儿童免疫学

Pediatric Immunology

第2版

主　编　赵晓东

副主编　宋红梅　王晓川　李彩凤　胡　坚

编　委（按姓氏汉语拼音排序）

安云飞	曹兰芳	陈朝英	陈　森	程　佶	丁　媛
韩晓华	何庭艳	胡　坚	黄建萍	季　伟	姜尔烈
孔晓慧	李彩凤	李成荣	李　东	李建国	李孟荣
李永柏	梁芳芳	刘戈力	刘　力	刘立云	罗　冲
罗　颖	吕　玲	毛华伟	秘营昌	宋红梅	宋丽君
孙金峤	唐雪梅	涂文伟	王　佳	王文红	王晓川
徐勇胜	许红梅	杨　军	杨　曦	姚海丽	于晓莉
曾华松	张陪元	张玉琴	张志勇	赵晓东	赵　煜
周　纬	周小勤	朱朝敏	竺晓凡	邹映雪	

秘　书　丁　媛

人民卫生出版社
·北京·

图书在版编目（CIP）数据

儿童免疫学 / 赵晓东主编 . —2 版 . —北京：人
民卫生出版社，2022.5
ISBN 978-7-117-33002-2

Ⅰ.①儿… Ⅱ.①赵… Ⅲ.①儿科学 —免疫学 Ⅳ.
①R720.3

中国版本图书馆 CIP 数据核字（2022）第 049827 号

人卫智网	www.ipmph.com	医学教育、学术、考试、健康，购书智慧智能综合服务平台
人卫官网	www.pmph.com	人卫官方资讯发布平台

儿童免疫学
Ertong Mianyixue
第 2 版

主　　编：赵晓东
出版发行：人民卫生出版社（中继线 010-59780011）
地　　址：北京市朝阳区潘家园南里 19 号
邮　　编：100021
E - mail：pmph @ pmph.com
购书热线：010-59787592　010-59787584　010-65264830
印　　刷：人卫印务（北京）有限公司
经　　销：新华书店
开　　本：889×1194　1/16　印张：41
字　　数：1212 千字
版　　次：2001 年 7 月第 1 版　　2022 年 5 月第 2 版
印　　次：2022 年 5 月第 1 次印刷
标准书号：ISBN 978-7-117-33002-2
定　　价：298.00 元

打击盗版举报电话：010-59787491　E-mail：WQ @ pmph.com
质量问题联系电话：010-59787234　E-mail：zhiliang @ pmph.com
数字融合服务电话：4001118166　E-mail：zengzhi @ pmph.com

主编简介

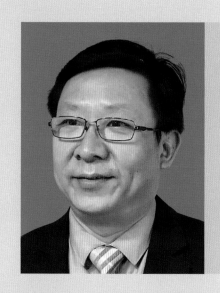

赵晓东

　　重庆医科大学附属第二医院二级教授、主任医师,博士研究生导师;国家"万人计划"领军人才,"百千万人才工程"国家级人选,享受国务院特殊津贴。

　　长期从事儿童免疫学科临床、教学和科研工作,尤其擅长原发性免疫缺陷病的诊治,在原发性免疫缺陷病新生儿筛查、分子诊断、精准治疗、免疫重建等领域作出了突出贡献。同时,以罕见的原发性免疫缺陷病为研究对象,先后承担国家自然科学基金重点项目、国际合作重点项目、面上项目、国家卫生健康委员会行业专项基金等国家级和省部级课题30余项,发表SCI论文80余篇,获教育部科学技术进步奖二等奖、省部级科学技术进步奖一等奖、"中国青年五四奖章"等。

前　言

　　儿童免疫学是临床免疫学的重要分支,是连接基础免疫学和儿科疾病的桥梁。机体免疫系统参与绝大多数儿科疾病,免疫学科正逐渐凸显其在儿科各专业疾病防治和发病机制研究中的重要作用。具体来讲,儿科疑难复杂病例的诊断、疾病靶标的精准定位、先进诊疗手段的研发都离不开免疫学。实践必将证明,免疫学会成为推动儿科学科发展的重要交叉学科。每一位儿科医师都应该掌握必要的免疫学知识,以适应新时代儿科医学的发展。

　　传统儿童免疫学包含原发性免疫缺陷病、风湿性疾病、过敏性疾病内容,免疫系统功能异常是这几类疾病最重要的发病机制。与其他罕见疾病一样,原发性免疫缺陷病大部分病例在儿童期起病,由儿科医师照护,儿科医师在疾病长时间照护过程中积累了丰富的经验,对患儿的各方面情况充分把握,因而是原发性免疫缺陷病防治实践中的主力军。儿童免疫系统发育特征决定了儿童时期的风湿性疾病和过敏性疾病也具有鲜明的、不同于成人相应疾病的特点,诸多病例具有相较成人更强的单基因或多基因遗传基础,如果忽略遗传因素而仅采用传统治疗,临床效果通常会大打折扣甚至根本无效。可见,儿童免疫学涵盖的上述三类经典疾病其实同宗同源,具有深厚的内在联系。由于免疫系统的"流动性",免疫细胞和免疫分子实则参与绝大多数各系统疾病的发病。感染性疾病的转归根本上取决于免疫功能状态。各器官特异性的自身免疫病和炎症性疾病主要采用免疫学技术进行诊断治疗。免疫监视功能受损是公认的肿瘤发生的关键。如此种种,无不说明儿童免疫学科的交叉渗透属性。

　　2001 年,由重庆医科大学附属儿童医院杨锡强教授领衔,来自全国多家单位专家参与编撰的《儿童免疫学》出版,首次系统介绍了儿童免疫学学科架构和现代免疫学与儿科疾病相结合的最新研究进展,是我国儿童免疫学科从初期萌芽到快速发展的显著标志。过去 21 年,免疫学发展速度最快,免疫学领域的基础和转化研究成果,以及儿童免疫学进入爆发式发展时期。原发性免疫缺陷病致病基因由 21 年前的不足 100 个到今天的 400 多个,随着高通量测序技术的广泛应用,除经典免疫分子外,表观遗传、核酸和蛋白质稳态维持等一系列相关基因变异导致的原发性免疫缺陷病不断被发现。诸多免疫通路的运行规律以原发性免疫缺陷病病例为研究对象得以破解。众多小分子/大分子药物依托免疫靶点得以发明并应用于临床,多种原发性免疫缺陷病的基因治疗完成了临床试验。同样,儿童风湿病/过敏性疾病的理论研究和临床实践也在飞速发展,人们对感染过程的深入解析,阐明了感染本身的转归规律,也部分阐明了肿瘤发生的多种机制。21 年后的今天,全国儿童免疫同道们深感知识恐慌,也意识到通过修订《儿童免疫学》进行知识更新的紧迫性和责任感。因此,一众儿童免疫专家学者经过 3 年多的艰苦努力,终于完成了修订工作。

在修订过程中,我们始终坚持以下原则:①先进性:力争将儿童免疫学的最新研究成果囊括书中;②交叉性:力争充分体现免疫学与其他儿科专业的紧密联系,重点着眼于各器官系统疾病的免疫机制和诊疗手段;③实用性:大幅度压缩了基础免疫学部分,留出更多空间阐述临床实践进展;④代表性:力争遴选全国各领域最有经验的专家负责相应章节的编写,以保证本书的质量。因此,我们希望本书能够满足儿童免疫专科医师、儿科研究生、住院医师规范化培训学员和免疫领域科研工作者的部分知识需求,成为一本基础与临床有机结合,启发学生/学员思维,启动合作研究的参考书。

在此,衷心感谢每一位编者为本书的编写作出的巨大贡献!本书出版之际,恳切希望广大读者在阅读过程中不吝赐教,如有疑问欢迎发送邮件至邮箱 renweifuer@pmph.com,或扫描封底二维码,关注"人卫儿科学",对我们的工作予以批评指正,以期再版修订时进一步完善,更好地为大家服务。

赵晓东

2022 年 4 月

目 录

第一章　免疫学基础

免疫(immunity)来源于拉丁文 *immunis* 一词,意指"免除",表示抵御感染的一种状态。是研究免疫系统的结构与功能,以及应用的一门学科,称为免疫学。人类对免疫的认识是从与感染性疾病的斗争中开始的。最早有史记载人类有意诱导免疫是中国在 15 世纪采用人痘接种预防天花,使用天花脓疱的痂皮注入皮肤表面的小切口,从而预防天花的发生。18 世纪,英国医师 Edward Jenner 发明了天花疫苗(牛痘苗),预防天花,从而最终战胜了天花病毒。这些利用免疫防控感染的成果,标志着经验免疫学的开启。早期的免疫学主要涉及抗感染免疫。19 世纪 70 年代,许多病原菌陆续分离成功,以及有关细菌与病毒的减毒或灭活疫苗的研制,启动了免疫学的科学发展。自此,人类对免疫的认识逐步完善,免疫学科得以逐渐发展,确定了免疫的分类,提出非特异性免疫和特异性免疫,以及体液免疫与细胞免疫学说。尤其是 20 世纪 70 年代以来,分子生物学、基因克隆以及基因工程等先进技术的兴起,促进了现代免疫学的深入发展。在当今生物医学快速发展的宏观背景下,尤其是以基因组学为代表的各类组学技术的飞速发展,以及生物信息学、遗传学、系统生物学与多种交叉学科的进步和交叉渗透,免疫学基础理论与应用研究将得以长足的发展。

现代免疫学理论的核心是"识别自身,排斥异己",从而抵抗异物,维持机体自身稳定与健康。免疫系统具有三大功能,包括免疫防御、免疫监视以及免疫自稳。免疫防御是指机体抵御外源病原微生物,包括细菌、病毒、真菌以及寄生虫等,保护机体免除感染性疾病;免疫监视指免疫系统识别、杀伤并及时清除体内突变细胞,防止肿瘤发生;免疫自稳则主要是免疫系统识别机体内衰老、凋亡与坏死的细胞和免疫复合物等,并及时从体内清除,从而维持机体自身内环境的稳定。免疫系统的这三大功能主要通过机体的先天免疫与适应性免疫来实现。先天免疫为机体排除异己的第一道防线,是机体在长期物种进化发育过程中逐渐形成的抵抗外来病原体侵袭、清除体内抗原性异物的天然防御能力。适应性免疫,又称为获得性免疫,是由抗原诱导产生的特异性免疫功能性反应,高度特异性地针对某一特定的异己成分。获得性免疫根据参与细胞的不同,可分为体液免疫与细胞免疫。

当免疫功能发生异常,则导致机体产生疾病。若免疫系统组分数量和 / 或功能低下,则导致免疫缺陷性疾病,表现为机体不能有效抵御病原微生物的感染,以及肿瘤易感性上升等。相反,若机体免疫系统对异己抗原反应过于强烈,诱发组织细胞的损伤,则导致超敏反应,过敏与哮喘即是经典的超敏反应。而机体免疫系统功能失调,对"自身"与"异己"识别障碍,突破免疫耐受,机体对自身抗原发起免疫攻击,引起自身免疫应答,则诱发自身免疫性疾病。

本章主要就免疫学基础理论以及免疫性疾病有关知识作简要概述,包括免疫系统组成、先天免疫、补体系统、免疫细胞发育,以及免疫应答等。

第一节　免疫系统

免疫系统主要由免疫组织器官、免疫细胞以及免疫分子构成。免疫器官根据解剖位置与功能不同,分为中枢免疫器官和外周免疫器官。在哺乳动物中,前者包括骨髓与胸腺;而外周免疫器官主要由脾脏、淋巴结以及黏膜相关淋巴组织构成。中枢免疫器官是免疫细胞分化发育的场所,发育成熟的免疫细胞主要是淋巴细胞,其迁移到外周免疫器官,执行免疫功能。免疫细胞是免疫系统的基本功能单位,包括先天免疫细胞和特异性免疫细胞。大量的免疫分子参与了免疫应答,包括抗原、抗体、补体、各类细胞因子、趋化因子,以及黏附分子等。

一、免疫器官

(一)骨髓

骨髓是造血器官,为所有血细胞包括免疫细胞的发源地。骨髓由骨髓基质细胞、多能造血干细胞,以及毛细血管网组成,其中基质细胞及其分泌的各类细胞因子构成了造血干细胞增殖、分化发育的微环境。造血干细胞具有自我更新,以及分化的潜能,可以定向分化为髓系前体细胞与淋巴系前体细胞。前者可进一步分化发育成单核细胞、粒细胞、红细胞与血小板。而淋巴系前体细胞则分化发育为 T 细胞、B 细胞、NK 细胞与树突状细胞。其中 T 细胞发育阶段中,T 细胞前体离开骨髓进入胸腺进一步发育为成熟 T 细胞;而 B 细胞则留在骨髓分化、发育,从淋巴前体细胞到原 B 细胞,再发育成前 B 细胞,此阶段未成熟 B 细胞离开骨髓到达脾脏,最终发育为成熟 B 淋巴细胞。

B 细胞发育过程中,众多的基质细胞与免疫分子参与发挥作用。布鲁顿酪氨酸激酶(Bruton's tyrosine kinase,BTK)即是其中一员。BTK 作用于前 B 细胞受体(B cell receptor,BCR)与 BCR 信号复合体的下游,为 B 细胞分化发育所必需的。BTK 缺陷则导致骨髓中 B 细胞的发育停止在原 B 细胞到前 B 细胞阶段,导致一种称为布鲁顿无丙种球蛋白血症(又称"X 连锁无丙种球蛋白血症")的罕见原发性免疫缺陷病。患者表现为 B 细胞缺乏、血清各类免疫球蛋白严重低下,以及由此所致的病原微生物感染易感性增加等。

(二)胸腺

胸腺为 T 细胞分化、发育成熟的场所。胸腺包括皮质与髓质,T 细胞前体离开骨髓后经由皮髓交接处进入胸腺。胸腺基质细胞及其分泌产生的细胞因子构成了 T 细胞分化发育的微环境。T 细胞刚进入胸腺时,细胞表面不表达 CD4 与 CD8,称为双阴性(double-negative,DN)细胞。在胸腺内,DN T 细胞逐步分化发育为 CD4、CD8 双阳性(double-positive,DP)细胞,最后分化成 CD4 或 CD8 单阳性(single-positive,SP)细胞,在此过程中,T 细胞

也经历了阳性选择以及阴性选择而获得了自身主要组织相容性复合体(major histocompatibility complex,MHC)限制性与自身免疫耐受的特性。发育成熟的 T 细胞离开胸腺,到达外周免疫组织执行免疫功能。

在 T 细胞发育过程中,基质细胞分泌的白介素 IL-7(interleukin,IL)是诱导 T 细胞增殖的重要细胞因子。IL-7 通过作用于 T 细胞表面的 IL-7R 发挥作用。在人类,若 IL-7R 成分 IL-7Rα 发生缺陷,则 T 细胞发育障碍,导致联合免疫缺陷。此外,胸腺发育障碍也能导致联合免疫缺陷,在人类表现为 DiGeorge 综合征。此两种联合免疫缺陷皆表现为 T 细胞缺乏,患者易反复感染,甚至死亡。

(三)脾脏

脾脏为机体最大的外周免疫器官,是淋巴细胞尤其是 B 细胞的主要定居地。脾脏为一被膜结构,外层为结缔组织,内含红髓与白髓。红髓富含血细胞,由脾索与脾血窦构成。而白髓由致密淋巴组织组成,包含 T 细胞区与 B 细胞区。其中,淋巴滤泡为 B 细胞区,含有大量 B 细胞与少量的滤泡树突状细胞。脾脏也是血源性抗原诱发免疫应答的主要场所。病原微生物进入血液循环到达脾脏后,刺激 T、B 淋巴细胞活化,产生效应 T 细胞与抗体,执行相应的免疫功能,从而清除病原体。因而,脾脏在机体抵御微生物感染中发挥了重要作用。脾切除个体极易患细菌感染,尤其是诸如肺炎球菌和脑膜炎球菌之类的含荚膜细菌。

(四)淋巴结

淋巴结是免疫应答发生的主要场所。其为一被膜结构,外层为结缔组织,内含皮质区、副皮质区与髓质。皮质主要由 B 细胞集聚,形成淋巴滤泡,包括初级淋巴滤泡以及次级淋巴滤泡。前者含有未受抗原刺激的静息 B 细胞,后者主要为抗原刺激后活化 B 细胞,形成生发中心。副皮质区主要由 T 细胞构成,称作 T 细胞区。髓质位于内层,由髓索与髓窦组成。循环中的免疫细胞通过高内皮小静脉进入淋巴结,产生免疫应答。而淋巴细胞可经输出淋巴管返回血液循环,从而实现淋巴细胞再循环,与整体免疫系统发生联系。

(五)黏膜相关淋巴组织

黏膜相关淋巴组织主要分布在呼吸道、消化道以及泌尿生殖道黏膜,由其中弥散分布的淋巴组织与淋巴细胞所构成。其也包括扁桃体、肠道派氏集合淋巴结及阑尾等被膜化的淋巴组

织。黏膜相关淋巴组织在局部产生免疫球蛋白 A（immunoglobulin A，IgA），分泌到黏膜表面，抵抗病原微生物的入侵，因此在机体黏膜免疫抗感染中发挥了重要作用。

二、免疫细胞

（一）单核巨噬细胞

单核细胞是多能造血干细胞经由髓系前体细胞分化发育而来，细胞核不分叶，因而得名。单核细胞可进一步分化成巨噬细胞和树突状细胞，巨噬细胞主要分布在各种组织器官内，发挥着吞噬杀伤病原微生物的重要功能。另外，巨噬细胞也是抗原呈递细胞，可摄取、加工以及呈递抗原给 T 细胞，从而活化 T 细胞，诱导特异性免疫应答。

（二）粒细胞

粒细胞主要包括中性粒细胞、嗜酸性粒细胞与嗜碱性粒细胞，皆由造血干细胞分化发育而来。中性粒细胞是外周血白细胞的主要组成部分，占 50%~70%。在骨髓分化后，中性粒细胞释放到外周血，生命周期为数天。当有感染发生，中性粒细胞数量显著上升，并在趋化因子的作用下，迁移到感染灶，执行吞噬杀伤病原微生物的免疫功能。最近研究发现中性粒细胞也具有调节适应性免疫应答的功能。

嗜碱性粒细胞为非吞噬性粒细胞，胞内含有嗜碱性颗粒，在苏木精 - 伊红染色（又称 "HE 染色"）下呈现蓝色，因而得名。嗜碱性粒细胞对于机体抵御寄生虫感染尤为重要。另外，嗜碱性粒细胞含有多种生物活性物质，比如组胺，可介导超敏反应的发生。同中性粒细胞一样，嗜碱性粒细胞可通过释放细胞因子调节适应性免疫应答。肥大细胞与嗜碱性粒细胞具有许多相同特征，胞内具有大量颗粒，内含组胺等生物活性物质，因而在过敏的发生中发挥了重要作用。

嗜酸性粒细胞同中性粒细胞一样，为吞噬细胞，胞内具有嗜酸性颗粒，内含过氧化物酶、酸性磷酸酶等。嗜酸性粒细胞可通过血液循环迁移到外周组织。虽然吞噬功能不如中性粒细胞重要，但嗜酸性粒细胞在机体抗寄生虫免疫中作用重大。另外，嗜酸性粒细胞也参与了哮喘，以及过敏症状的发生。嗜酸性粒细胞可分泌产生多种细胞因子，调节淋巴细胞功能，从而影响适应性免疫应答。

（三）树突状细胞

树突状细胞（dendritic cell，DC）表面有膜性树突样突起，因而得名。DC 于 20 世纪 70 年代中期由美国科学家 Ralph Steinman 发现，并由此获得 2011 年诺贝尔奖。DC 起源于骨髓多能造血干细胞，髓系前体细胞和淋巴系前体细胞可分别分化发育为髓系 DC 和淋巴系 DC。DC 为专职抗原呈递细胞，非成熟 DC 摄取、处理抗原能力强，成熟后抗原呈递能力增强，从而刺激活化 T 淋巴细胞。相比巨噬细胞和 B 细胞等其他抗原呈递细胞，DC 能刺激初始 T 淋巴细胞活化增殖，从而启动特异性免疫应答。

（四）淋巴细胞

淋巴细胞是参与适应性免疫应答的主要免疫细胞，在人外周血白细胞中占 20%~40%。淋巴细胞根据细胞表型及功能不同，主要分为自然杀伤（natural killer，NK）细胞、B 淋巴细胞、T 淋巴细胞。

NK 细胞是一类大颗粒淋巴细胞，在人外周血淋巴细胞中占 5%~10%。但与 T、B 淋巴细胞不同，NK 细胞不表达抗原特异性受体。并且 NK 细胞对感染细胞及肿瘤细胞等靶细胞的识别不受自身 MHC 限制；相反，NK 细胞以 "缺失 MHC Ⅰ 类分子" 为识别模式从而介导对靶细胞的杀伤。NK 细胞表面主要表达抑制性受体及活化性受体两类受体，他们与相应配体结合共同调节 NK 细胞的活性。NK 细胞在宿主抗感染免疫与肿瘤免疫中发挥了重要作用，是机体抵御感染与肿瘤的第一道天然防线。

B 淋巴细胞是介导体液免疫应答的主要免疫细胞。其表面表达抗原特异性受体，即 B 细胞受体（BCR），实为一种膜结合免疫球蛋白（immunoglobulin，Ig）分子。B 细胞通过 BCR 识别并结合特异性抗原，从而活化增殖，分化为浆细胞，后者合成分泌与自身 BCR 具有相同抗原特异性的抗体，从而执行体液免疫应答的功能。经抗原刺激活化的 B 细胞也可进一步分化成记忆 B 细胞，在下一次接受相同抗原刺激后，能迅速启动特异性免疫应答。

T 淋巴细胞是介导细胞免疫应答的主要免疫细胞。与 B 细胞相似，T 细胞表面也表达抗原特异性受体，即 T 细胞受体（T cell receptor，TCR）。根据 TCR 的组成不同，T 细胞可分为 αβT 细胞和 γδT 细胞。后者属于先天免疫细胞，主要分布在黏膜及皮肤免疫系统，可通过识别 CD1（clusters of differentiation）分子呈递的抗原被活化，在宿主抗感染免疫中发挥重要作用。

αβT 细胞即为通常提及的 T 细胞,根据细胞表面分子表达及抗原识别 MHC 限制性不同,可分为辅助 T 细胞(helper T cell,Th)和细胞杀伤 T 细胞(killer T cell,Tc)。前者细胞表面表达 CD4 分子,识别 MHC Ⅱ类分子呈递的特异性抗原。Th 细胞传统分为 Th1 和 Th2 两种类型。随着近年基础免疫学的进步,根据诱导极化因子、转录调节因子以及效应细胞因子的不同,Th 细胞进一步分化为 Th1 细胞、Th2 细胞、Th17 细胞、调节 T 细胞(regulatory cells,Treg)以及滤泡辅助性 T 细胞(follicular helper T cell,Tfh)等。整体上,Th1 和 Th17 细胞参与细胞免疫以及炎症反应;Th2 和 Tfh 细胞增强体液免疫与抗体产生;而 Treg 抑制 T 细胞免疫。Tc 细胞表面表达 CD8 分子,识别 MHC Ⅰ类分子呈递的特异性抗原。Tc 细胞接受特异性抗原刺激后活化、增殖分化为效应细胞及细胞杀伤 T 淋巴细胞(cytotoxicity T lymphocyte,CTL,又称细胞毒性 T 淋巴细胞)。初始 Tc 细胞的增殖分化需要 Th 细胞的辅助。CTL 在宿主抗胞内病原微生物感染以及肿瘤免疫中发挥重要作用。

三、免疫分子

(一)抗原

抗原是指一类能刺激机体免疫系统发生免疫应答,产生抗体或活化淋巴细胞,并能与相应抗体或活化淋巴细胞发生特异性结合的物质。抗原具有免疫原性与反应原性。根据产生抗体是否需要 T 细胞的辅助,抗原可分为胸腺依赖性抗原和胸腺非依赖性抗原。抗原与 T 细胞、B 细胞受体特异性结合。T 细胞对抗原的识别具有 MHC 限制性,Th 细胞识别 MHC Ⅱ类分子呈递的抗原,而 Tc 细胞识别 MHC Ⅰ类分子结合的抗原。

(二)抗体

抗体是抗原刺激 B 细胞所产生的免疫球蛋白(Ig),Ig 以游离型和膜结合型两种形式存在。Ig 由两条相同的重链与两条相同的轻链构成。轻链和重链皆由可变区与恒定区组成。两者的可变区构成抗原结合位点,决定了抗体的特异性。轻链可分为 κ 链和 λ 链,重链有 5 种类型,包括 μ 链、δ 链、γ 链、α 链、ε 链。这 5 种重链分别与轻链结合,构成了 5 种相应的 Ig,分别为 IgM、IgD、IgG、IgA 以及 IgE。IgG 可进一步分为 IgG1、IgG2、IgG3 及 IgG4 四种亚类;而 IgA 再分为 IgA1 与 IgA2 两种亚类。

不同种类及亚类的 Ig 具有不同的特性及生物学功能。

(三)补体

补体系统由一组血清蛋白构成,包括补体固有成分、补体调节蛋白与补体受体三大类。生理情况下,补体在外周循环中以无活性的酶原形式存在。在特定情况下,补体发生裂解,导致空间构型改变,从而被激活,依次促发级联活化反应,最终形成膜攻击复合物,导致靶细胞裂解死亡。补体活化通过三种途径实现,包括经典途径、旁路途径以及甘露糖结合凝集素途径。补体系统在机体抗感染免疫以及炎症反应中发挥了重要作用。

(四)细胞因子

细胞因子是由免疫细胞或其他细胞经刺激后产生分泌的一类具有广泛生物活性的小分子蛋白,具有调节机体免疫和非免疫系统发育与功能的作用。大部分细胞因子为可溶性蛋白,小部分以膜结合形式存在。根据结构与功能的不同,细胞因子可分为 5 大类,包括白介素、干扰素、肿瘤坏死因子超家族、集落刺激因子,以及趋化因子。细胞因子主要通过自分泌、旁分泌以及内分泌的方式发挥作用,相互间形成了一个错综复杂的调控网络。细胞因子的产生具有多向性与同一性,而其生物学效应具有多效性、重叠性,以及效应间的协同性与拮抗性等特征。

(五)其他细胞表面免疫分子

白细胞分化抗原是指不同谱系的血细胞在分化成熟的不同阶段以及细胞活化过程中出现或消失的细胞表面标记,以 CD 来统一命名。白细胞分化抗原大都是跨膜蛋白或糖蛋白,具有广泛的生物学功能,以及辅助鉴定不同的细胞类别与特定的功能和发育阶段。黏附分子是指介导细胞间或细胞与细胞外基质间相互接触和结合的分子。根据结构特点与功能不同,黏附分子可分为整合素家族、选择素家族、免疫球蛋白家族、血管地址素,以及钙黏素家族等,广泛参与免疫应答、炎症反应、细胞迁移,以及凝血与肿瘤转移等一系列重要的生理与病理过程。

(毛华伟)

第二节 先天免疫

先天免疫为机体排除异己的第一道防线,是机体在长期物种进化发育过程中逐渐形成的抵抗外来病原体侵袭、清除体内抗原性异物的天然防御能力。先天免疫系统由先天免疫屏障、先天免疫细胞以及免疫分子组成。当病原体入侵机体，先天免疫屏障系统提供抵御保护作用。当病原体突破屏障系统，进入机体内部，启动先天免疫应答。感染灶局部的巨噬细胞吞噬杀伤病原体，并产生释放细胞因子与趋化因子，后者趋化更多的炎症细胞，以及NK细胞等杀伤细胞到感染灶执行免疫功能，先天免疫得以强化，最终清除病原微生物。与适应性免疫应答不同，先天免疫应答无抗原特异性，通过分子模式识别异己成分，并迅速启动应答反应。但先天免疫与适应性免疫存在紧密的联系。先天免疫参与启动适应性免疫，并调节适应性免疫，影响其类型和强度，两者在免疫应答中协同作用、相互补充，共同完成免疫防御、免疫监视以及免疫自稳等功能。另一方面，传统的观念认为先天免疫应答无免疫记忆，但最近的研究结果表明，NK细胞免疫应答可产生免疫记忆。

一、先天免疫屏障系统

先天免疫屏障系统包括物理屏障、化学屏障以及生物学屏障，构成了机体抵御病原微生物入侵的第一道防线。人体的皮肤，与呼吸道、消化道以及泌尿生殖道的黏膜系统组成了物理屏障，能有效防止病原微生物入侵机体。人体的各种体液、黏液与胃内酸性环境等构成了化学屏障。其中，黏液、尿液、唾液及泪液等分泌物可冲刷掉入侵微生物，而酸性成分等可发挥杀菌、抑菌的功能。生物学屏障包括各类抗菌肽、溶菌酶、组织杀菌素及表面活性蛋白等。防御素是最重要的抗菌肽之一，由吞噬细胞与上皮细胞等产生，可直接杀死病原体，具有广谱杀菌作用，对革兰氏阴性菌和阳性菌均有作用。溶菌酶主要存在于黏膜与腺体的分泌物中，可破坏细菌壁中的肽聚糖，从而分解细菌。表面活性蛋白存在于呼吸道及其他黏膜上皮的分泌物中，促进吞噬细胞的吞噬作用。

二、吞噬细胞

病原微生物一旦突破免疫屏障系统，入侵机体进入组织间隙，则启动先天免疫细胞及免疫分子应答。其中，吞噬细胞是紧接屏障系统的第二道防御体系。吞噬细胞包括巨噬细胞、中性粒细胞、树突状细胞以及血液循环中的单核细胞。吞噬细胞表面表达模式识别受体（pattern recognition receptor，PRR）与调理素受体，可直接识别微生物表面的病原相关分子模式（pathogen-associated molecular patterns，PAMP）或结合于病原体表面的调理素，介导微生物的吞噬。首先吞噬细胞的胞膜突出形成伪足，包绕病原体，以吞噬体的形式转入胞内，吞噬体与溶酶体融合形成吞噬溶酶体，在防御素、溶菌酶、蛋白酶以及活性氧系统等抗菌物质的作用下发挥杀菌作用。

吞噬细胞内的活性氧（reactive oxygen species，ROS）系统，以及活性氮（reactive nitrogen species，RNS）系统对病原微生物的杀伤清除发挥了重要作用。ROS包括超氧阴离子、羟自由基、过氧化氢溶液，以及次氯酸；RNS包括一氧化氮、二氧化氮与过氧化次氯酸盐等。吞噬细胞通过模式识别受体识别并吞噬微生物后，活化胞内的还原型烟酰胺腺嘌呤二核苷酸磷酸（reducednicotinamide adenine dinucleotide phosphate，NADPH），又称还原型辅酶Ⅱ，曾经被称为三磷酸吡啶核苷酸）氧化酶复合物；同时呼吸爆发作用导致摄氧增加。氧分子经NADPH氧化酶、髓过氧化物酶等作用逐步生成超氧阴离子、过氧化氢溶液、羟自由基以及次氯酸，而超氧阴离子也可协同氧化氮合成酶促进RNS的合成。ROS与RNS的合成介导了胞内吞噬细菌裂解破坏。一种原发性免疫缺陷病，慢性肉芽肿病（chronic granulomatous disease，CGD）的发病机制充分反映了吞噬细胞的氧化系统杀菌作用的重要性。CGD患者的NADPH氧化酶复合物发生缺陷，因此不能生成活性氧化系统，导致患者对细菌与真菌的易感性增加。

三、自然杀伤（NK）细胞

NK细胞是一类大颗粒淋巴细胞，在人外周血淋巴细胞中占5%~10%。NK细胞可以通过细胞表面标志 $CD3^-CD56^+CD16^+$ 来界定。NK细胞无需事先激活即能直接识别并杀死微生物感染细胞以及肿瘤细胞，因此称为自然杀伤细胞。根据细胞表面CD56分子表达水平的强弱，NK细胞可进一步分为 $CD56^{dim}$ 和 $CD56^{bright}$ 两个亚类。前者CD56表达水平弱，在外周血中占总NK细胞的90%以上，其功能以细胞杀伤为主，细胞因子产生能力低。而 $CD56^{bright}$ NK细胞表达CD56水平高，主要产生分泌细胞因子，而细胞杀伤功能较弱。

与T、B淋巴细胞不同，NK细胞不表达抗原特异性受体。其细胞表面主要表达活化性受体及抑制性受体两类受体。活性受体主要包括NKp30、NKp46与NKp44等自然杀伤受体,以及NKG2D(natural-killergroup2,memberD)等。天然受体中NKp30与NKp46组成型表达于NK细胞表面,而NKp44表达于活化细胞表面。NK抑制性受体主要包括免疫球蛋白样受体与凝集素样受体。活化与抑制性两类受体与靶细胞表面相应配体结合协同调节NK细胞的活性。目前已明确部分受体的配体,而另一部分配体未明,如NKp46与NKp44可识别结合流感病毒的血凝血表面蛋白,NKp30可识别人巨细胞病毒pp65蛋白,而NKG2D可识别病毒感染细胞与肿瘤细胞表面的主要组织相容性复合体Ⅰ类链相关基因A(major histocompatibility complex class Ⅰ chain related gene A,MICA)、主要组织相容性复合体Ⅰ类链相关基因B(major histocompatibility complex class Ⅰ chain related gene B,MICB)和UL16结合蛋白(UL16 Binding protein,ULBP)等危险信号。

NK细胞对感染细胞及肿瘤细胞等靶细胞的识别不受自身MHC限制。相反,NK细胞以"缺失MHCⅠ类分子"为识别模式从而介导对靶细胞的识别。正常情况下,NK细胞抑制性受体识别健康细胞表面MHCⅠ类分子,转导抑制性信号,从而使机体免受NK细胞的攻击。而在病原体感染或肿瘤发生时,靶细胞表面MHCⅠ类分子表达下降,而诱导活化受体识别配体表达上升,因此最终传递活化信号,导致NK细胞杀伤感染细胞和肿瘤细胞。NK细胞对靶细胞的杀伤可通过三种机制来实现。NK细胞与靶细胞结合后,介导杀伤颗粒的胞吐作用,通过穿孔素与颗粒酶导致靶细胞的裂解。NK细胞也可通过表达肿瘤坏死因子(tumor necrosis factor,TNF)相关凋亡诱导配体(TNF-related apoptosis-inducing ligand,TRAIL)、Fas配体(Fas ligand,FasL)与TNF-α等细胞凋亡诱导配体,与靶细胞表面的凋亡受体结合,从而诱导细胞凋亡。另外,NK细胞表达Fc受体,可以与靶细胞结合的IgG抗体的Fc段识别结合,通过抗体依赖性细胞介导的细胞毒作用(antibody-dependent cell-mediated cytotoxicity,ADCC)诱导靶细胞的杀伤。除细胞杀伤功能外,NK细胞也可合成分泌γ干扰素(interferonγ,IFN-γ)与IL-12等细胞因子,调节多种免疫细胞的功能。

传统观念认为先天免疫应答无免疫记忆,但最近有关NK细胞抵御鼠巨细胞病毒感染的实验研究结果表明,NK细胞免疫应答可产生免疫记忆。鼠巨细胞病毒感染小鼠实验中,部分完成初次免疫应答的NK细胞可转变为记忆性NK细胞。当再次遇到鼠巨细胞病毒感染时,记忆NK细胞可迅速发起免疫攻击,并且应答能力较初始NK细胞增强,相比初始NK细胞,少量NK细胞即可抵御巨细胞病毒感染。

四、γδT细胞

γδT细胞相对于TCRαβ而言,是指T细胞受体TCR由γ链与δ链构成的T细胞。γδT细胞与αβT细胞皆由共同的前体细胞在胸腺内发育成熟。根据组织分布及效应高能的不同,γδT细胞可分为两类。一类分布在外周血中,其TCR具有一定的多样性;而另一类主要分布在上皮组织中,其TCR多样性非常有限。γδT细胞可直接识别靶抗原,无MHC限制性,且能识别的抗原种类有限,主要识别细菌裂解产物中的磷酸化抗原、胞内菌的热休克蛋白、某些病毒蛋白以及MHCⅠb抗原。γδT细胞可通过释放杀伤颗粒与表达死亡受体介导病原体感染细胞及肿瘤细胞的杀伤,从而参与宿主抗感染及抗肿瘤免疫。另外,活化γδT细胞也可分泌多种细胞因子,参与免疫调节。

五、NKT细胞

自然杀伤T细胞(natural killer T cell,NKT)是指一组既表达T细胞表面标志TCR与CD3,也表达NK细胞标志CD56的特殊T细胞亚群。NKT细胞来源于骨髓造血干细胞,在胸腺内发育。NKT细胞的TCR缺乏多样性,抗原识别谱较窄,主要识别CD1d分子及其呈递的糖脂与磷脂抗原,如微生物细胞壁成分α-半乳糖苷神经酰胺等。NKT细胞可通过释放杀伤颗粒与表达死亡受体杀伤靶细胞,也可分泌多种细胞因子调节免疫反应。其主要功能有参与炎症反应与免疫调节,并在抗肿瘤、自身免疫病以及抗感染免疫等发挥了一定作用。

六、先天免疫分子

除免疫细胞对病原微生物的直接吞噬与杀伤外,大多数先天免疫细胞,包括吞噬细胞、NK细胞以及上皮细胞等,可通过细胞表面的模式识别受体(PRR)识别并结合微生物的病原相关分子模式(PAMP)或凋亡细胞与损伤组织表达的损伤相关分子模式(damage associated molecular patterns, DAMP),从而启动下游信号转导通路,诱导免疫相关基因的表达,生成抗微生物肽、干扰素以及细胞因子等抗微生物分子,发挥相应的生物学效应。各类细胞表达的 PRR 包括 Toll 样受体(Toll-like receptor,TLR)、C 型凝集素受体(C-type lectin receptors,CLR)及 Nod 样受体(NOD-like receptors,NLR)等,其中 TLR 研究得较为清楚。目前在人类已发现 10 种 TLR,从 TLR1 到 TLR10,它们表达于细胞膜表面或胞内,可以识别革兰氏阴性菌、革兰氏阳性菌、病毒,以及真菌的 PAMP,从而介导抗微生物效应分子的表达。抗微生物活性分子中,防御素与抗菌肽可直接杀死吞噬的细菌、真菌与寄生虫等。干扰素可抑制病毒复制,并参与调节其他细胞的生物学活性。细胞因子作用广泛,调节免疫应答。而趋化因子可趋化多种免疫细胞到感染灶,发挥相应的生物学功能。

(毛华伟)

第三节 补体系统

补体是一组具有生物学活性的血清蛋白,与先天免疫及适应性免疫协同清除血液循环及组织中的病原微生物。补体包括 30 多种糖蛋白,可分为补体固有成分、补体调节蛋白与补体受体三大类。血浆中约 15% 的球蛋白为补体成分。大部分补体由肝细胞合成,少数可由单核细胞、巨噬细胞以及上皮细胞产生。生理情况下,补体在外周循环中以无活性的酶原形式存在。在特定情况下,补体通过经典途径、旁路途径以及甘露糖结合凝集素(mannose binding lectin,MBL)途径等三种方式被激活,依次促发级联活化反应,最终形成膜攻击复合物,导致靶细胞裂解死亡。补体系统在机体抗感染免疫以及炎症反应中发挥了重要作用。

一、补体组分

补体(complement,C)由补体固有成分、补体调节蛋白与补体受体三大类构成。其中补体固有成分包括 C1q 与 MBL 等启动因子,C1r、C1s、MBL 相关丝氨酸蛋白酶(mannose binding lectin-associated serine protease,MASP)与 B 因子等酶活性介质,C3b 与 C4b 等膜结合成分,C3a、C4a 与 C5a 等炎症介质,以及 C5b 与 C6~C9 等膜攻击蛋白。补体受体包括 CR1、CR2、CR3、C3aR,以及 C5aR 等,表达在细胞表面,与补体结合,刺激相应细胞生物学功能。补体调节蛋白包括 P 因子、H 因子、I 因子与 C1 抑制因子等可溶性分子,以及其他细胞膜结合蛋白,发挥调节补体活性的作用。如 I 因子可降解 C3b,从而抑制其生物学功能。

二、补体活化

生理情况下,补体在外周循环中以无活性的酶原形式存在。在特定情况下,补体通过经典途径、MBL 途径以及旁路途径等三种方式被激活,依次促发级联活化反应,最终形成膜攻击复合物,导致靶细胞裂解死亡。三种活化途径的激活物与活化顺序不同,但都汇集于 C5,通过 C5 转化酶裂解 C5 为 C5a 与 C5b。经典途径的激活物为抗原抗体复合物,后者的形成导致抗体 Fc 段构型改变,暴露出 C1 的结合位点。C1 多聚体结合后,诱导 C1s 活化,启动经典活化途径。活化的 C1s 裂解 C4 与 C2,形成 C3 转化酶 C4bC2a,后者再结合 C3b 形成 C5 转化酶 C4bC2aC3b。MBL 途径不依赖抗体参与,病原体表面的糖结构作为激活物启动补体活化。MBL 等凝集素识别病原体表面的糖结构,再结合活化 MASP 家族丝氨酸蛋白酶,后者裂解 C4 与 C2,形成 C3 转化酶 C4bC2a。C4bC2a 与其裂解 C3 产生的 C3b 结合形成 C5 转化酶 C4bC2aC3b。同 MBL 途径相似,旁路活化途径不依赖抗体参与。C3 自发水解导致构型改变,结合 B 因子,并被 D 因子裂解,生成 C3bBb。后者作为 C3 转化酶裂解 C3 生成 C3b,与 C3bBb 结合形成 C5 转化酶 C5bBb3b。虽然三种活化途径启动方式不同,但都生成 C5 转化酶。后者裂解 C5 形成 C5a 与 C5b。C5b 结合于细胞表面,依次与 C6、C7、C8 以及 C9 结合,最终形成膜攻击复合物,在胞膜上形成小孔,使得可溶性小分子及水分子可自由通过,导致细胞渗透压改变,从而发生溶解死亡。

三、补体生物学效应

补体在机体免疫系统中有着重要作用,除溶解病原微生物外,补体还参与调节先天免疫与适应性免疫。补体在机体防御中有着三大生物学功能。首先,补体可增强机体抗感染先天免疫:通过膜攻击复合物直接溶解细菌;通过 C3b 与 C4b 发挥调理作用;以及通过 C3a、C4a 与 C5a 作用于白细胞表面的受体,诱导炎症反应等。其次,补体调节适应性免疫：通过 C3b、C4b、免疫细胞上的 C3 受体以及滤泡树突状细胞，增强抗体应答以及免疫记忆；通过 MBL、C1q、C3b 及 C4b 等促进抗原呈递；以及通过 C3a、C3b 与 C5a 等影响 T 细胞功能。再次，补体参与免疫应答的后期阶段：通过 C1、C2 与 C4 等促进组织免疫复合物的清除；通过 C1 及 C3、C4 的结合片段等促进凋亡细胞的清除；以及通过 CD46 诱导调节 T 细胞等。

（毛华伟 涂文伟）

第四节 T 细胞与 B 细胞发育

T 细胞与 B 细胞皆由骨髓造血干细胞分化发育而来。造血干细胞在骨髓中先分化成淋巴前体细胞。部分前体细胞离开骨髓后经由血流进入胸腺。在胸腺内，进一步分化发育为成熟的 T 细胞。而 B 细胞则在骨髓内分化、发育，从淋巴前体细胞到原 B 细胞，再发育成前 B 细胞，此阶段未成熟 B 细胞离开骨髓到达脾脏，最终发育为成熟 B 淋巴细胞。

一、T 细胞发育

造血干细胞分化的淋巴前体细胞离开骨髓，经血液循环迁移到胸腺，在胸腺基质细胞及其分泌产生的细胞因子构成的微环境中进一步分化发育。最早进入胸腺的前体细胞能否发育成 T 细胞，微环境中的 Notch 信号发挥了关键作用。胸腺基质细胞表达 Notch 配体，与 T 细胞前体的 Notch 相互作用，决定了 T 细胞的定向分化。前体细胞进入胸腺后到离开胸腺前，统称为胸腺细胞。胸腺细胞在胸腺内的分化发育高度有序，具有一定的时空特征，每一个发育阶段发生在特定的胸腺微环境，且细胞表面表达特征性的细胞分子，作为不同发育阶段的表面标志。

胸腺细胞刚进入胸腺时，细胞表面不表达 CD4 与 CD8，称为双阴性（DN）细胞。在胸腺特定微环境，以及 Notch 信号的作用下，DN 细胞向 T 细胞定向分化，开始进行 TCR 基因重组。成功重组 TCRβ 链的 DN 双阴性胸腺细胞迅速增殖，分化发育成 CD4、CD8 双阳性的 DP 细胞，并启动 TCRα 链重组。DP 胸腺细胞位于胸腺皮质，是胸腺中数量最多的细胞群，占 80% 以上。DP 胸腺细胞需要经过阳性选择与阴性选择才能发育为成熟的 T 细

胞。其 TCR 能以适合亲和力与自身 MHC/ 肽复合物特异性结合的 DP 细胞经阳性选择，继续分化发育成 CD4 或 CD8 单阳性（SP）胸腺细胞，此过程称为阳性选择。若 DP 细胞的 TCR 与基质细胞表面的 MHC Ⅰ 类分子特异性结合，则 DP 细胞发育为 CD8$^+$SP 细胞；相反，若 DP 细胞与 MHC Ⅱ 类分子以适合亲和力结合，则发育成 CD4$^+$SP 细胞。在阳性选择过程中，若 DP 细胞与 MHC 分子以高亲和力结合或不能结合，则发生凋亡而被清除。经过阳性选择后，2%~5% 的 DP 细胞最终生存并分化发育成 SP 胸腺细胞，超过 95% 的细胞未能成功完成阳性选择而凋亡。

经过阳性选择的胸腺细胞迁移到髓质，进一步进行阴性选择。若 SP 细胞与基质细胞表达的自身抗原肽 /MHC 复合物以高亲和力结合，则发生凋亡或处于失能状态。而不能识别结合自身 MHC/ 肽复合物的 SP 胸腺细胞则继续分化发育成成熟的 T 细胞。因此，成功经过两轮阳性与阴性选择的 T 细胞获得了 MHC Ⅰ 或 MHC Ⅱ 类分子限制性识别以及对自身抗原耐受的能力。胸腺细胞在胸腺内分化发育，虽然多数胸腺细胞转变为常见的 CD4 或 CD8 TCRαβ T 细胞，但少数 DN 与 DP 胸腺细胞可发育成其他细胞系，包括淋巴样树突状细胞、TCRγδ T 细胞、NKT 细胞以及调节 T 细胞等，分别具有不同的生物学功能。发育成熟的 T 细胞离开胸腺进入外周淋巴器官，接受抗原刺激后被活化，并增殖分化为不同的效应 T 细胞。

在 T 细胞发育过程中，胸腺基质细胞及其合成分泌的细胞因子发挥了重要作用。其中，基质细胞分泌的白介素 IL-7 是诱导 T 细胞增殖的重要细胞因子。IL-7 通过作用于 T 细胞表面的 IL-7 受体（IL-7 receptor，IL-7R）发挥作用。在人类，若 IL-7R 成分 IL-7Rα 发生缺陷，则 T 细胞发育障碍，临床表现为外周血 T 细胞选择性缺如或极度低下，但 B 细胞和 NK 细胞绝对值正常，导致联合免疫缺陷。此外，胸腺发育障碍也能导致疾病的发生，在人类表现为 DiGeorge 综合征。临床表型上除胸腺发育不全外，还可表现为低钙血症、先天性心脏疾病和面部畸形，以及 T 细胞发育障碍。免疫缺陷表现为联合免疫缺陷病，患者易反复感染，甚至死亡。

另外，胸腺细胞在阴性选择阶段接触到表达自身免疫调节因子（autoimmune regulator，AIRE）的基质细胞。AIRE 促使细胞表达、处理并呈递组织特异性抗原给胸腺细胞，从而介导阴性选择，

导致自身反应性 T 细胞凋亡,因而在维持自身免疫耐受方面发挥了关键作用。若 AIRE 发生突变,则导致一种罕见的原发性免疫缺陷病,自身免疫性多内分泌腺病 - 念珠菌病 - 外胚层营养障碍病(autoimmune polyendocrinopathy-candidiasis-ectodermal dystrophy,APECED),表现为自身免疫病,特别是累及甲状旁腺、肾上腺与其他内分泌器官,以及慢性念珠菌病,牙釉质发育不良与其他异常。

二、B 细胞发育

哺乳动物胚胎发育过程中,B 细胞分化发育始于胚肝。但出生后,B 细胞发育场所主要在骨髓,始于造血干细胞。研究发现造血干细胞发育到成熟 B 细胞一般需要 1~2 周时间。骨髓中,造血干细胞依次经过多能前体细胞、早期淋巴前体细胞,分化为共同淋巴样前体细胞(common lymphoid precursor,CLP)。CLP 既可分化发育为 B 细胞,也可分化为 T 细胞。分化为 T 细胞的前体细胞迁移到胸腺完成分化发育;而多数前体细胞继续在骨髓内分化发育为 B 细胞。造血干细胞经过各种前体细胞分化为原 B 细胞后,即开始不可逆地向 B 细胞系定向分化发育,并且免疫球蛋白(Ig)基因开始重组。原 B 细胞经前 B 细胞,发育为非成熟 B 细胞。后者细胞表面有完整的 Ig 表达,开始离开骨髓向脾脏迁移,此阶段的 B 细胞也称为过度 B 细胞。最终 B 细胞在脾脏分化发育为成熟 B 细胞。

伴随 B 细胞的分化发育,B 细胞受体 Ig 也进行基因重排,最终形成功能性的免疫球蛋白分子。Ig 基因重排最先发生在重链可变区,早期原 B 细胞即开始重链 D-J 基因重排,接着晚期原 B 细胞发生 V-DJ 基因重排。在前 B 细胞阶段,Ig 重链基因重排完成,在细胞表面表达重链分子,并与替代轻链一起形成替代性 B 细胞受体 pre-BCR。来自 pre-BCR 的信号诱导前 B 细胞增殖,并启动轻链可变区基因重排。轻链基因重排完成后,与重链一起在非成熟 B 细胞表面表达完整的膜性 Ig 分子。非成熟 B 细胞表达 IgM,成熟 B 细胞表面表达 IgM 和 IgD。

骨髓中 B 细胞的分化发育不依赖抗原,骨髓基质细胞及其表达的各种功能分子发挥了重要作用。首先,通过黏附分子,骨髓基质细胞与造血干细胞及前体细胞结合,提供了分化发育所必要的分子

信号。其次,不同的基质细胞合成分泌多种细胞因子、趋化因子,介导分化发育的 B 细胞在骨髓中的迁移。比如,基质细胞表达趋化因子 CXCL12 与前体细胞结合,促使向原 B 细胞分化。而原 B 细胞接受来自表达 IL-7 的基质细胞的信号后,继续进一步向前 B 细胞分化发育。另外,基质细胞与其表达的功能分子所组成的微环境可诱导对 B 细胞发育重要的转录因子的表达,促进 B 细胞分化发育。

若 B 细胞分化发育的微环境发生缺陷,则可能导致 B 细胞发育障碍。Bruton 酪氨酸激酶(BTK)缺陷即为一个例子。BTK 作用于前 B 细胞受体与 BCR 信号复合体的下游,为 B 细胞分化发育所必需。BTK 缺陷则造成骨髓中 B 细胞的发育停止在原 B 细胞到前 B 细胞的阶段,导致一种称为 X 连锁无丙种球蛋白血症的罕见原发性免疫缺陷病。患者表现为 B 细胞缺乏、血清各类免疫球蛋白严重低下,以及由此所致的病原微生物感染易感性增加等。

(毛华伟 涂文伟)

第五节 免疫应答

免疫应答是指机体的免疫系统识别自身、排除异己,维持机体内环境稳定的一种生理功能,主要由免疫细胞与免疫分子完成。通常,免疫应答包括免疫细胞对抗原的识别、细胞活化增殖、分化成效应细胞,以及产生效应的过程。根据免疫应答识别的特点与效应机制的不同,可分为先天免疫和适应性免疫。前者的主要参与成分包括天然屏障如皮肤,吞噬细胞、NK 细胞等免疫细胞,模式识别受体等免疫分子;先天免疫应答可在数分钟到数小时内产生应答反应,且不依赖抗原活化、无抗原特异性。而适应性免疫应答的主要参与细胞为 T、B 淋巴细胞,淋巴细胞对抗原的识别具有特异性;抗原先被抗原呈递细胞摄取、处理然后呈递给淋巴细胞,刺激细胞活化、增殖,并分化成效应细胞。因此,从接触抗原到产生应答有一个延迟时间,通常需要数日。适应性免疫应答产生后往往形成免疫记忆。本节主要论述适应性免疫应答,先天性免疫已在前面描述。虽然分开两节分别论述先天与适应性免疫,但机体免疫系统识别到异己抗原后,两者相互联系、相互影响、共同协作,最终清除异己物质。

一、细胞免疫应答

（一）抗原识别

抗原识别是指抗原呈递细胞（antigen-presenting cells，APC）将摄取处理的抗原以 MHC/抗原肽复合物的形式呈递给 T 细胞受体 TCR 特异性结合的过程。APC 包括专职与非专职 APC。前者包括树突状细胞、单核巨噬细胞与 B 细胞。其共同特点是组成型表达 MHC Ⅱ类分子以及协同刺激分子，能主动摄取抗原并进一步处理及呈递抗原肽给 T 细胞。其中，DC 是抗原呈递功能最强的 APC，可激发初次免疫应答；而继发免疫应答可由任意 APC 呈递抗原肽。

APC 在感染或炎症局部提取抗原，在胞内降解成抗原多肽片段，并经过外源性途径或内源性途径，以 MHC/抗原肽复合物的形式表达于细胞表面，呈递给 T 细胞。APC 细胞表面的 MHC/抗原肽复合物与 T 细胞表面的 TCR 特异性结合，并形成免疫突触，从而启动 T 细胞抗原的识别与活化。APC 与 T 细胞表面间的黏附分子受体与配体相互作用增强了两者间的结合。T 细胞抗原识别具有特异性，并且受 MHC 限制。一种 TCR 特异性地识别结合一种抗原肽；CD4 T 细胞只结合 MHC Ⅱ类分子呈递的特异性抗原，而 CD8 T 细胞结合 MHC Ⅰ类分子呈递的特异性抗原。T 细胞表面的 CD4 和 CD8 分子同 APC 表面的 MHC Ⅱ 及 MHC Ⅰ类分子的结合也加强了 TCR 与抗原肽间的亲和力，促进了 T 细胞抗原识别与活化。

（二）T 细胞活化、增殖与分化

初始 T 细胞的活化需要双信号。第一信号来自 TCR 与 MHC/抗原肽复合物的特异性结合。而 T 细胞表面的协同刺激分子受体与 APC 表面的协同刺激分子配体间的相互作用提供了第二信号，目前研究得较为清楚，且作用非常重要的是 APC 表达的 B7 分子与 T 细胞表达的 CD28 分子。B7 与 CD28 结合后，协同 TCR 信号诱导 IL-2 的合成，从而促进 T 细胞的增殖。其他第二信号分子与配体还有 LFA-1/ICAM-1、CD2/LFA-3 以及 ICOS/ICOS-L 等。T 细胞与 APC 间的特异性结合，若只有第一信号，缺乏第二信号，则导致 T 细胞失能，对抗原刺激无反应。

TCR 与抗原肽分子的特异性结合将介导 T 细胞内的信号转导，诱发一系列激酶级联反应。T 细胞抗原结合后活化 Src 家族 Lck 激酶，后者诱导 ZAP-70 磷酸化并活化。活化的 ZAP-70 再磷酸化 LAT 等连接蛋白，活化的 LAT 招募并结合胞内的磷脂酶 C（phospholipase Cγ1，PLCγ1），诱导其酪氨酸残基磷酸化而活化。活化的 PLCγ1 裂解胞膜上的磷脂酰肌醇二磷酸（phosphatidylinositolbisphosphate，PIP2），产生三磷酸肌醇（inositol triphosphate，IP3）和甘油二酯（diacylglycerol，DAG）两个重要的信号分子。IP3 诱导钙离子释放，从而通过钙调素与钙调磷酸酶途径活化转录因子 NFAT。而 DAG 结合并活化蛋白激酶 C（protein kinase C，PKC），后者促进转录因子 NF-κB 的活化。另外，Ras-MAP 激酶信号途径诱导转录因子 AP 的活化。三种转录因子活化后，转位至细胞核内，启动相关基因的表达，从而参与 T 细胞的活化以及发挥相应的生物学效应。

T 细胞活化后进一步增殖分化成各种效应细胞与记忆细胞。CD8 T 细胞识别结合 MHC Ⅰ/抗原肽复合物活化后，分化成 CTL 细胞；CD4 T 细胞结合 MHC Ⅱ/抗原肽复合物活化后，分化成 Th 细胞。以往的观念认为 CD4 T 细胞活化后分化成 Th1 和 Th2 两种类型，但随着近年基础免疫学的进步，研究表明在不同的环境下，至少可以分化为 5 种不同类型的 Th 细胞，包括 Th1 细胞、Th2 细胞、Th17 细胞、Treg 细胞，以及 Tfh 细胞等。接受抗原刺激后，T 细胞活化，并增殖分化成效应 T 细胞，从而执行免疫应答功能。当病原微生物被清除后，大量效应细胞发生凋亡，而留下少部分记忆性 T 细胞。当再次接触相同抗原时，记忆 T 细胞能迅速启动免疫应答，并且较初次免疫应答更强、更有效。

（三）效应阶段

各种效应细胞发挥多种生物学效应。辅助 T 细胞中，Th1 细胞通过释放 IFN-γ、TNF-α 等细胞因子介导巨噬细胞活化，诱导炎症反应，并增强细胞免疫应答。Th2 细胞主要是刺激 B 细胞，诱导抗体产生，参与体液免疫应答；另外，Th2 细胞也介导过敏反应。Th17 细胞诱导炎症反应，参与机体抗真菌免疫以及自身免疫性疾病的发生。Tfh 细胞主要在生发中心辅助 B 细胞分化成效应细胞，参与体液免疫。而 Treg 细胞则调节、抑制机体的炎症反应与免疫应答。另一方面，CTL 细胞可通过释放穿孔素、颗粒酶，以及肿瘤坏死因子等多种介质，特异性地杀伤病原体感染细胞以及肿瘤细胞，在细胞免疫应答中发挥重要作用。

二、体液免疫应答

B 细胞应答过程随抗原种类不同而有所区别：对胸腺依赖抗原（thymus dependent antigen，Td-Ag）的应答需要 Th 细胞辅助；而胸腺非依赖抗原（thymus independent antigen，Ti-Ag）可直接活化 B 细胞，诱导体液免疫应答。绝大多数蛋白质抗原为 Td-Ag，因而 B 细胞对此类抗原的应答须有 Th 细胞的辅助。在此，先描述 Td-Ag 诱导的体液免疫应答。

B 细胞通过表面的 BCR 识别并结合特异性病原微生物抗原，产生了 B 细胞活化的第一信号。结合抗原后，B 细胞可通过胞吞作用内化抗原，进行加工处理，并通过 MHC Ⅱ/抗原肽复合物形式表达于细胞表面。同时，B 细胞表面的协同刺激分子 CD80 与 CD86 的表达也增加。呈递抗原的 B 细胞与 Th 细胞特异性结合，形成免疫突触。两种细胞间多种协同刺激分子受体与配体相互作用提供了 B 细胞活化的第二信号，其中最重要的是 B 细胞表面的 CD40 分子与 T 细胞表面的 CD40L 分子间的结合。两者间的结合也进一步促进了 T 细胞的活化，并分泌多种细胞因子，增强 B 细胞的活化与增殖。其他 LFA-1/ICAM-1、CD2/LFA-3 等黏附分子与配体间的结合也加强了 B 细胞与 T 细胞的相互作用。部分活化的 B 细胞开始增殖，并分化成浆细胞，分泌抗体，执行免疫应答的功能。而另一部分

活化 B 细胞迁移到淋巴滤泡继续增殖，形成生发中心，并在抗原刺激与 T 细胞辅助下进一步分化发育，进行 Ig 体细胞高频突变，产生分泌高亲和力抗体的浆细胞。另一方面，启动 Ig 类别转换，可产生多种类别的抗体。当病原微生物被清除后，多数浆细胞发生凋亡，生成部分记忆性 B 细胞。当再次接触相同抗原时，记忆性 B 细胞能迅速启动再次免疫应答，并且较初次免疫应答更强、更有效。

Ti-Ag 主要为细菌多糖、多聚蛋白质，以及脂多糖等，这些抗原可以直接激活 B 细胞，诱导抗体产生，不需要 Th 细胞的辅助。大多数此类抗原由 B-1 细胞和边缘区 B 细胞识别，主要产生 IgM 抗体，不经历体细胞高频突变，抗体亲和力低。

体液免疫应答产生的抗体可以通过中和作用、调理作用、补体固定以及抗体依赖性细胞介导的细胞毒作用（ADCC）等多种方式发挥生物学效应。抗体与病原微生物结合，阻止其入侵宿主细胞，从而发挥中和作用；并且形成的抗原 - 抗体复合物可被吞噬细胞清除。另外，抗体结合病原体后，可通过其 Fc 段与表达 Fc 受体的吞噬细胞结合，从而利用调理作用促进吞噬细胞吞噬病原体。抗原 - 抗体复合物也可通过经典途径激活补体系统，形成膜攻击复合物，发挥补体介导杀菌作用。结合病原体的抗体可与表达 Fc 受体的 NK 细胞结合，通过 ADCC 作用杀伤病原体感染的靶细胞。

（毛华伟　涂文伟）

参考文献

［1］曹雪涛, 何维. 医学免疫学. 3 版. 北京: 人民卫生出版社, 2015.

［2］OCHS HD, SMITH CIE, PUCK JM. Primary immunodeficiency diseases: a molecular and genetic approach. 3rd ed. USA: Oxford University Press, 2014.

第二章 原发性免疫缺陷病

第一节 概 述

感染导致的疾病病情高度可变,从轻至无任何临床症状的隐性感染,到重至危及生命的重症感染。诚然,在不同的病原体间比较,病原体的毒力是重要的疾病病情决定因素。但是,同一病原在不同人类个体导致的疾病也同样变异显著,这几乎只能用机体免疫系统功能状态及其遗传决定来解释。在人类基因组的2万多个功能基因中,保守估计有1 800~2 000个与机体免疫功能直接或间接相关。其中部分主要与天然免疫相关,因而影响初次感染的临床表现;另一些则主要与适应性免疫相关,参与或调控机体针对同一病原体的记忆应答,可能控制着再次应答的强度和相应的疾病表现;还有相当部分基因同时影响天然免疫和适应性免疫,使得免疫功能网络变得十分复杂,某些感染性疾病的临床表现和预后也由此变得变幻莫测。

免疫细胞的发育、分化和功能发挥的各个阶段,至少有三类信号发挥重要影响:外在信号(如细胞因子、配体、抗原、细胞之间的相互作用等)、内在因子(如表观遗传调节因子、转录因子和DNA重组激活蛋白等)和基本细胞过程(细胞增殖和DNA修复)。由于免疫网络的复杂性与日俱增,单用免疫学经典理论来阐释免疫细胞发育、分化和功能已经显得困难。因此,免疫学与遗传学、细胞生物学、生物化学和分子生物学等学科的融合发展明显促进了PID发病机制解析。免疫细胞的代谢、表观遗传和蛋白质平衡等新兴研究领域,也正成为PID新基因和新病种发现的热点领域。

原发性免疫缺陷病(primary immunodeficiency,PID)是一类由单个免疫基因突变导致的临床综合征,疾病以遗传病因为主,免疫系统功能变化通常有特定规律可循,因而是解析机体抗感染免疫机制的理想模型。以往认识的大多数PID以易发生感染为主要特征,因此称其为免疫功能"缺陷性"疾病。从遗传学角度看,这类疾病的致病基因突变通常引起编码蛋白质表达的缺失或明显较少,因此导致其所在通路的功能下降所致。以常染色体隐性和X连锁隐性遗传的固有免疫缺陷为例,似乎可以通过四种模式推测免疫基因的冗余度(redundancy):①编码蛋白质缺失意味着一种关键的免疫组分缺如,大多数个体易受多种病原微生物的侵害,此种情况下,该基因的冗余度极低。②某种编码蛋白缺失,但仅有部分个体出现窄谱病原甚至单个病原体易感性增高,则此基因的冗余度很高。③某种编码蛋白缺陷没有导致任何个体出现感染易感性增高,则该基因冗余度完全。④最后,某一编码蛋白缺失不仅没有导致感染易感性增高,还可能使机体有利于抵挡某种感染,则此基因可能具有"有益的"冗余度。此种对应关系并非十分准确,但反映出人和病原体长期进化、竞争的共性规律。

经典的免疫通路中,单基因遗传方式及其功能学影响存在多种情况。生殖细胞水平的单基因突变导致编码蛋白表达缺失,功能丧失殆尽,即为所谓功能缺失型突变(loss-of-function,LOF),也即"amorphic";如果编码蛋白有残留表达和残留功能,虽然也是LOF,但可用"hypomorphic"来形容;当然,如果突变导致编码蛋白质功能增强(表达水平通常无明显变化),则称为功能获得型突变(gain-of-function,GOF)或"hypermorphic"。杂合突变通常见于常染色体显性遗传的GOF、单倍体不足或显性负调疾病中。双链突变主要见于常染色体隐性遗传的 LOF。X 连锁隐性遗传则通常见于位于 X 染色体上基因的 LOF。但值得注意的是,单一基因并非仅有唯一一种突变致病模式,截至目前,至少发现多种 PID 基因具有不止一种突变和遗传模式,它们是 *STAT1*、*STAT3*、*NLRP1*、*RAC2*、*ZAP70*、*CARD11*、*IKBKB*、*WAS*、*JAK1*、*IFIH1*、*C3*、*C1R*、*C1S*(GOF 或 LOF);*STAT5*、*STAT1*、*CARD11*、*ACD*、*CFH*、*CFHR1-5*、*FOXN1*、*RAC2*、*TCF3*、*AICDA*、*PIK3R1*、*IFNGR1*、*TREX1*、*TICAM1*、*IRF8*(AD 或 AR);*PIK3CD*(AD GOF 或 AR LOF);*IKZF1*(AD 或单倍体不足);*NLRP3*(均属 GOF 但疾病表现迥然不同)。以上所述均为生殖细胞水平突变。需要指出的是,人体基因组虽然相对稳定,但绝不是一成不变的。生殖细胞水平的基因组,在人的一生中,都发生着一定程度的动态变化。例如,T、B 细胞的抗原受体重组,即是对生殖细胞水平基因组存在的基因位点进行 DNA 重组,通过体细胞突变(somatic mutation)的方式实现有限遗传信息的充分利用。同理,生殖细胞水平发生的基因突变,也可能在某个时点发生变化,这种变化可能是回复到正常基因型,也可能邻近位点的再次变异,使之前的重型突变改变为致病性较轻的轻型突变。回复突变(reversion)导致嵌合体(mosaicism)已在多种 PID 中发生,个别 PID 疾病回复突变发生率可高达 11%。虽然回复的机制目前尚不清楚,但某些基因回复突变发生后,基因型相对正常的细胞在体内可能获得生长优势,一定程度上免疫功能得以改善,从而起到修饰病情作用。以上这些回复突变和其他冗余度极低基因的体细胞水平突变,构成了一个动态突变系统,使得 PID 的经典遗传机制变得十分复杂。

某些 PID 可能具有完全由表观遗传驱动的发病机制。研究已证实表观遗传改变导致 PID 的发生、免疫功能变化和临床表现特征。表观遗传是在不改变生殖系 DNA 序列的情况下控制基因表达模式的建立、维持和遗传的一组过程。其作用是保证正确的基因在正确的时间、正确的细胞环境和可遗传的模式中表达,因此,表观遗传负责在整个发育过程中建立细胞的特性和功能。表观遗传调控因子的改变(主要控制 DNA 甲基化、组蛋白修饰或染色质重塑、非编码 RNA 等)越来越多地被阐明为 PID 致病因素,如免疫缺陷、着丝粒不稳定、面部异常综合征(immunodeficiency-centromeric-

instability-facial-anomalies syndrome,ICF)。另外,具有同样 PID 致病基因突变的家系成员,编码蛋白表达水平和功能、临床表现均可出现明显差异,似乎也主要由表观遗传决定。由于表观遗传标记不同于 DNA 突变,可以在药理学上重新编程,因此了解 PIDs 中异常表观遗传模式是如何启动和维持的,可能有助于我们设计恢复正常免疫功能的方法。

另外,从生物化学角度看,扰乱蛋白质翻译和平衡的基因也是 PID 重要病因之一。最近几年,免疫经典通路中的信号分子导致 PID 新病种的报道逐渐减少,但具有免疫系统多靶点,甚至多系统多靶点的蛋白质编码基因突变导致的 PID 新病种逐年增多。例如,*TRNT1* 基因编码广泛表达的 tRNA 核苷酸转移酶(tRNA nucleotidyltransferase,CCA-Adding1,TRNT1),TRNT1 添加和修复所有前体胞质 3′ 端的 CCA 序列线粒体 tRNA,此步骤为连接共轭氨基酸的必要步骤,对蛋白质合成至关重要。TRNT1 双等位基因功能缺失突变导致常染色体隐性遗传的 SIFD,即铁粒细胞性贫血(sideroblastic anemia)、B 细胞免疫缺陷(B-cell immunodeficiency)、发育迟缓(developmental delay)和周期性发热综合征(periodic fevers),一种包含免疫缺陷的多系统受累综合征。对冗余度很低的蛋白质平衡造成影响的关键基因也同样影响免疫细胞,如 TNFAIP3/A20 单倍体不足(haploinsufficiency of TNFAIP3/A20,HA20)。A20 既具有去泛素化酶作用,也有泛素连接酶作用,影响受体信号和蛋白酶体降解,负性调控经典 NF-κB 信号通路,因而,A20 杂合突变导致常染色体显性遗传的,以 NF-κB 信号通路过度活化为特征的家族性白塞病样自身炎症综合征。

综上所述,PID 的分子基础通常决定疾病特征和转归。临床上,对每一例 PID 病患,都应力争综合其临床信息和生物学信息进行全面分析和解释。

一、PID 的定义

免疫缺陷病(immunodeficiency,ID)指因免疫细胞和免疫分子发生缺陷或功能异常增强导致的免疫应答缺如、水平降低或亢进,导致机体抗感染免疫功能低下或免疫功能失调的一组临床综合征。免疫缺陷病可为遗传性,即由不同基因缺陷导致免疫系统功能损害的疾病,称为原发性免疫缺陷病(PID);也可为出生后环境因素影响免疫系统,如感染、营养紊乱和某些疾病状态所致,称为继发性免疫缺陷病(secondary immunodeficiency,SID);因其程度较轻,又称免疫功能低下(immuno-compromise)。由人类免疫缺陷病毒(human immunodeficiency virus,HIV)感染所致者,称为获得性免疫缺陷综合征(acquired immunodeficiency syndrome,AIDS)。由上可见,"缺陷"二字代表着人们对这类疾病的早期认识。随着科学技术的不断发展,人们发现免疫系统单基因突变导致的临床表现远远超出感染,至少还具备四种感染以外的临床特征,亦即自身免疫、过度炎症、过敏和恶性肿瘤,如此复杂的表现系因为单个基因参与的免疫细胞发育、分化、维持和功能发挥各不相同,尤其是某些基因尚可因 GOF 导致过度的免疫应答。因此,自 2017 年版国际免疫学会联盟 PID 分类标准开始,建议采用免疫出生错误(inborn error of immunity,IEI)这一概念,以避免局限理解这类疾病的范畴。目前看来,虽然 IEI 逐渐为研究者和临床医师接受,但 PID 仍在沿用。

二、PID 的发展历史和贡献

人们对 PID 的认识起源于 20 世纪,1940 年以前即有数种 PID 被描述,包括 Thorpe 和 Handley 于 1929 年描述的皮肤黏膜念珠菌病(mucocutaneous candidiasis),1926 年 Syllaba 和 Henner 描述共济失调毛细血管扩张症(ataxia telangiectasia,AT)和 1937 年 Wiskott 描述威斯科特-奥尔德里奇综合征(Wiskott-Aldrich syndrome,WAS)(又称"湿疹-血小板减少-免疫缺陷综合征")。细胞免疫缺陷最初于 1950 年由 Glanzmann 和 Riniker 描述,1958 年 Hitzig 则发现抗体缺陷和细胞免疫缺陷在一个患者身上同时存在,称为瑞士型无丙种球蛋白血症。1952 年 Bruton 报道了首例先天性无丙种球蛋白血症,并且证明血清中 γ-球蛋白缺乏是其病因,给患者补充某一血浆组分后,患者临床表现得以明显改善,因而被视为 PID 发展过程中的重大事件,从此免疫缺陷病这一名词才被广泛应用和受到重视,这一事件也被认为是儿童免疫学学科成立的标志。儿童免疫学科隶属于临床免疫学科,临床免疫学以研究人类疾病的免疫机制为主要任务,是连接基础免疫学和临床学科的桥梁。因此,儿童免疫学研究范畴囊括几乎所有儿童疾病的免疫机制,包括感染性疾病、风湿性疾病、过敏性疾病等,并逐渐成为引领儿科各专业发展的交叉学科,受到各专业的高度重视。然而,因为 PID 多于儿童期

发病,大量 PID 患者主要由儿科医务工作者照护,成人医学各专业对此类遗传性疾病的关注历来较少,故而 PID 是儿童免疫学学科中最具特色的研究方向。

PID 是研究人体免疫系统运行机制的天然模型,其免疫异常通常需要免疫学、分子生物学、生物化学技术才能解析,因而自 PID 诞生起,专科医师和科学家们就对其充满了浓厚的研究兴趣。欧洲国家在 20 世纪 80 年代就成立了欧洲免疫缺陷组(European Group for Immunodeficiency,EGID),英国、法国、意大利、德国、瑞士、荷兰、瑞典等国展开了跨国学术交流和合作研究。20 世纪 90 年代初,随着欧洲学术队伍的不断扩增和欧洲以外参与者的不断增多,EGID 更名为欧洲免疫缺陷学会(European Society for Immunodeficiency,ESID),并在欧洲各国每 2 年举办一次学术年会。随后,各大洲也陆续成立 PID 专门学术组织,如北美洲的 CIS、拉丁美洲的 LASID、非洲的 ASID 等。2015 年,亚洲与太平洋地区 PID 专家在日本大阪召开首次筹备会,2016 年在中国香港正式成立了亚太免疫缺陷学会(Asian Pacific Society for Immunodeficiency,APSID),终于在亚洲这一世界人口基数最大的洲成立了 PID 专门学术组织。首届 APSID 主席由著名儿童免疫学家——中国香港大学刘宇隆教授担任。

通过对 PID 的研究,人们不仅发现了越来越多的 PID 致病基因,而且对这些基因所在通路的深入探索揭示了 PID 清晰的、独特的发病机制,这些机制往往存在于各种各样的常见疾病中,例如 2019 新型冠状病毒感染,其重症发生的关键原因可能是机体免疫系统针对病毒感染的过度炎症,充分解析其炎症机制,不仅有助于免疫学理论的更新,更有助于研发精准干预方法,大幅度提升疾病的防治效果。类似的范例不胜枚举,以往认为自身免疫性疾病都是多基因控制疾病,但是,基于 PID 病例的研究发现,自身免疫调节因子(AIRE)单基因突变即可导致系统性自身免疫性疾病,其机制是 AIRE 缺陷扰乱了胸腺细胞负性选择,大量自身反应性 T 细胞进入外周致病。这是第一个被证明可导致系统性自身免疫性疾病的单基因,随后,自身免疫病的单基因基础越来越广泛和复杂:调节性 T 细胞核心转录因子——FoxP3、免疫抑制关键效应分子细胞毒性 T 淋巴细胞相关抗原 4(cytotoxic T lymphocyte associated antigen-4,CTLA4)、CTLA-4

的转运/调控通路参与者 LRBA、DEF6、代谢驱动的免疫细胞过度活化分子 p110δ 及其调控分子 PI3KR1、信号转导分子 STAT1/STAT3 的 GOF 等都是自身免疫病的重要贡献者。自身免疫病的发病机制得以深挖，相应的干预手段如西罗莫司、阿巴西普、Jak-STAT 小分子抑制剂应运而生，并取得了显著的精准干预效果。

20 世纪 90 年代初期，由于 PID 的特殊属性，基于造血干细胞的基因修饰治疗在腺苷脱氨酶缺陷等几种 PID 中得以首先尝试并获得初步成功。其后，由于逆转录病毒具有的插入突变致瘤特点，部分接受基因治疗的患者发生 T 细胞白血病，基因治疗遭遇质疑。然而，病毒载体技术经过不断发展进步，基因治疗的安全性大幅度提升，大量临床试验证明基因治疗不仅在大多数情况下可以重建机体免疫功能，恶性肿瘤也再未在接受治疗者中发生。不仅基因修饰技术已臻成熟，基因编辑技术的临床应用也被寄予厚望。

几十年的 PID 科学研究告诉我们：没有 PID，就没有免疫学科的快速发展；没有 PID，就没有基因治疗等精准医学的快速发展。以 PID 为模型，逐步解析复杂的人体免疫系统，将为众多疾病的发病机制阐明和精准干预手段的研发提供理论基础。

改革开放后的中国，迎来了学术发展的春天，免疫学知识和技术也一同来到了中国。我国一批儿童免疫学科建设先行者，如天津市儿童医院周尚仁、北京儿童医院冯雷、上海交通大学医学院附属新华医院应大明、复旦大学附属郭履赒、重庆医科大学附属儿童医院杨锡强等在 20 世纪 80 年代开启了 PID 临床服务和学术研究工作。经过数十年发展，我国 PID 专科医师已遍布祖国各省、市、自治区，筛查、分子诊断服务可及性明显提高，基于一组 PID 致病基因的靶向测序，全外显子组或全基因组测序的广泛运用，在 PID 知识积累和学科发展中起到了至关重要的作用。近年来，我国诊断的各种 PID 病种数、病例数快速增长，一些极为罕见的病例也得以成功诊断；治疗方面，造血干细胞移植根治 PID 技术快速发展，挽救了数量不菲患者的生命，各种精准治疗手段（尤其是针对 GOF 的靶向抑制）不断探索和成熟，为保全 PID 患者生命和提升其生存质量起到了明显作用。随之而起的科学研究也取得了一定成绩，为疾病的发病机制、诊断和新型防治手段的产生提供了较强支撑。以上都标志着我国 PID 临床服务逐步走向规范，儿童免疫学

科蓬勃发展。但是，我们也应看到，社会对罕见病的重视程度仍然不够、PID 流行病学资料欠缺、防控体系尚不健全、医疗资源公平可及度不够都是未来本领域需要解决的重大问题。

三、PID 的发病率

原发性免疫缺陷病传统被认为属罕见病，以往 PID 发病率或患病率多通过病例登记方式获得，这种获取方式无疑将会漏算部分患者，尤其是在医疗水平欠发达的国家和地区，报道的发病率数据可能远远低于实际数据。最保守的估计 PID 发病率介于 1/(10 000~50 000) 活产婴之间。但是，主要由于分子诊断水平的不断发展、新基因层出不穷、免疫缺陷到免疫失调临床表型的大幅度拓展等原因，对 PID 的发病率估计越来越高。现在认为，作为一个整体，PID 或 IEI 的发病率至少应该介于 1/(1 000~5 000) 活产婴之间。事实上，近来的研究发现，某一单个疾病的 PID 基础，竟然可能占到人群的 1%，提示 PID 的发病率估算仍然远远低于实际情况。我国作为世界第一人口大国，2016—2018 年，每年的新生儿出生量为 1 600 万 ~1 800 万，如按照 1/1 000 活产婴发病率推算，我国每年新增 PID 患者 16 000~18 000 例。

各种免疫缺陷的相对发生率：单纯免疫球蛋白或抗体为主的缺陷占 65%；细胞免疫缺陷占 5%；联合免疫缺陷（同时具有明显 T 细胞和 B 细胞缺陷）占 10%；吞噬细胞和/或中性粒细胞缺陷占 10%；而补体缺陷占 5%；固有免疫缺陷<1%。因 T 辅助细胞功能低下，不能提供辅助 B 细胞合成分泌免疫球蛋白的信息，可能发生不同程度的抗体产生减少。因此在全部原发性免疫缺陷病中，约 80% 存在不同程度免疫球蛋白和/或抗体缺陷。

四、PID 的命名和分类

国际免疫学会联盟（the International Union of Immunological Societies，IUIS）免疫出生错误专家委员会（Expert Committee of Inborn Errors of Immunity）由儿科和成人免疫专科医师、基础和临床科学家组成，该组织的主要任务是按照致病基因对 PID 或 IEI 进行分类更新。自 1970 年开始，每 2 年讨论和发表一次更新报告，纳入 2 年周期内发现的新基因和疾病。PID 更新报告并非简单纳入新基因和新的疾病，而是采用近乎严苛的标准，仅纳入那些具有十分确证证据的基因和疾病，同时

把握有利于临床实践的标准。因此,多个具有完整可靠免疫学资料的无关家系或仅有少数甚至单个病例,但采用动物模型或细胞模型平行研究清晰阐明疾病发病机制的案例,才有可能被纳入该更新报告。2019年3月,专家组在美国纽约召开会议,讨论和辩论将近年来发现的新基因和新疾病纳入更新报告。此次更新,不仅包括近2年来发现的新基因,也包括最近获得确证证据的过去数年描述的PID疾病。本次更新报告最终纳入了404种疾病,由430种已知遗传缺陷所致。过去5年内,导致PID的致病基因从约250个猛增到430个,主要因为对该类疾病的警觉提升和下一代测序技术的广泛应用。图2-1所示为近年来PID遗传缺陷数量和每一类PID基因数量变化趋势。研究认为,在免疫相关的1 800~2 000个基因中,至少>20%起到"非冗余"作用。因而,相信今后数年仍有数量不菲的PID新基

因被发现。2019年PID更新报告包含10个亚类,分别归于10个表(见表2-1~表2-10),其中表2-9骨髓衰竭为新增。10个亚类分别为:同时影响细胞和体液免疫的缺陷(immunodeficiencies affecting cellular and humoral immunity)、具有相关或综合征特征的联合免疫缺陷(combined immunodeficiencies with associated or syndromic features)、抗体为主的缺陷(predominantly antibody deficiencies)、免疫失调性疾病(diseases of immune dysregulation)、先天性吞噬细胞数量或功能缺陷(congenital defects of phagocyte number or function)、固有免疫和先天免疫缺陷(defects in intrinsic and innate immunity)、自身炎症性疾病(autoinflammatory disorders)、补体缺陷(complement deficiencies)、骨髓衰竭(bone marrow failure)、IEI的拟表型(phenocopies of inborn errors of immunity)。

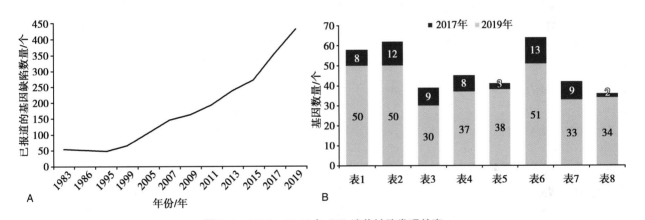

图 2-1　1983—2019 年 PID 遗传缺陷发现效率

A. IUIS/WHO 委员会报道的 PID 单基因缺陷数量;B. 2019 年 IUIS 分类报告中各表纳入 PID 突变基因数量,
深灰色代表 2017 版更新报告,浅灰色代表 2019 年更新报告中新增部分。

表 2-1　同时影响细胞和体液免疫的缺陷

疾病	遗传缺陷	遗传方式	OMIM	T 细胞	B 细胞	免疫球蛋白	相关特征
1. 重症联合免疫缺陷病(T⁻B⁺NK⁻SCID)							
γc 缺陷(共有 γ 链 SCID,CD132 缺陷)	*IL2RG*	XL	308380	极低	正常~高	低	NK 低
JAK3 缺陷	*JAK3*	AR	600173	极低	正常~高	低	NK 低
IL-7Rα 缺陷	*IL7R*	AR	146661	极低	正常~高	低	NK 正常
CD45 缺陷	*PTPRC*	AR	151460	极低	正常	低	γ/δT 细胞正常
CD3δ 缺陷	*CD3D*	AR	186790	极低	正常	低	NK 正常,无 γ/δT 细胞
CD3ε 缺陷	*CD3E*	AR	186830	极低	正常	低	NK 正常,无 γ/δT 细胞
CD3ζ 缺陷	*CD3Z*	AR	186780	极低	正常	低	NK 正常,无 γ/δT 细胞

续表

疾病	遗传缺陷	遗传方式	OMIM	T 细胞	B 细胞	免疫球蛋白	相关特征
Coronin-1A 缺陷	*CORO1A*	AR	605000	极低	正常	低	胸腺存在
LAT 缺陷	*LAT*	AR	602354	低~正常	低~正常	高	典型的 SCID 或联合免疫缺陷,后者伴有腺体病,脾大,反复感染,自身免疫

2. 重症联合免疫缺陷病(T⁻B⁻NK⁺SCID)

疾病	遗传缺陷	遗传方式	OMIM	T 细胞	B 细胞	免疫球蛋白	相关特征
RAG 缺陷	*RAG1*	AR	179615	极低	极低	降低	NK 细胞数量正常,但移植物排斥风险增加,可能由于 NK 细胞活化所致
	RAG2	AR	179616				
交联修复蛋白 1C(Artemis)缺陷	*DCLRE1C*	AR	605988	极低	极低	降低	NK 细胞数量正常,但移植物排斥风险增加,可能由于 NK 细胞活化所致,辐射敏感
DNA PKcs 缺陷	*PRKDC*	AR	615966	极低	极低	可变	NK 细胞正常,辐射敏感,小头畸形
Cernunnos/XLF 缺陷	*NHEJ1*	AR	611290	极低	极低	降低	NK 细胞正常,辐射敏感,小头畸形
DNA 连接酶Ⅳ缺陷	*LIG4*	AR	601837	极低	极低	降低	NK 细胞正常,辐射敏感,小头畸形
腺苷脱氨酶(ADA)缺陷	*ADA*	AR	608958	极低	进行性降低	进行性降低	低 NK,骨缺损,可能有肺泡蛋白沉积症,认知缺陷
AK2 缺陷	*AK2*	AR	103020	极低	极低	降低	网状发育不全伴中性粒细胞减少症,耳聋
RAC2 活化缺陷	*RAC2*	AD GOF	602049	极低	极低	低,特异性抗体反应差	反复细菌和病毒感染,淋巴组织增生,中性粒细胞减少症

3. 症状较轻的联合免疫缺陷病(CID)

疾病	遗传缺陷	遗传方式	OMIM	T 细胞	B 细胞	免疫球蛋白	相关特征
CD40 配体缺陷	*CD40LG*	XL	308230	低~正常	SIgM⁺IgD⁺初始 B 细胞存在,IgG⁺,IgA⁺,IgE+ 记忆 B 细胞缺乏	IgM 正常/高,其他同型 Ig 低	严重机会性感染,特发性中性粒细胞减少症,肝炎和胆管炎,隐孢子虫感染,胆管癌,自身免疫性血细胞减少症,周围神经外胚层肿瘤
CD40 缺陷	*CD40*	AR	606843	正常	SIgM⁺IgD⁺初始 B 细胞存在,IgG⁺,IgA⁺,IgE⁺ 记忆 B 细胞缺乏	IgM 正常/高,其他同型 Ig 低	中性粒细胞减少症,机会性感染,胃肠道、胆道疾病,肝病,隐孢子虫感染
ICOS 缺陷	*ICOS*	AR	604558	正常	正常	低	反复感染,自身免疫,胃肠炎,肉芽肿

疾病	遗传缺陷	遗传方式	OMIM	T 细胞	B 细胞	免疫球蛋白	相关特征
ICOSL 缺陷	*ICOSLG*	AR	605717	低	低	低	反复细菌、病毒感染,中性粒细胞减少症
CD3γ 缺陷	*CD3G*	AR	186740	数量正常,但 TCR 表达低	正常	正常	不同程度的免疫缺陷和自身免疫
CD8 缺陷	*CD8A*	AR	186910	缺乏 CD8,CD4 正常	正常	正常	反复感染,可能无症状
ZAP-70 缺陷(LOF)	*ZAP70*	AR	269840	CD8 低,CD4 数量正常但功能低下	正常	正常	可能有免疫失调,自身免疫
ZAP70 联合亚等基因和活化突变	*ZAP70*	AR LOF/GOF	617006	CD8 降低,CD4 细胞正常或降低	正常或降低	IgA 正常,IgM 低,IgG 低或正常;对疫苗产生保护性抗体反应	严重自身免疫(大疱性类天疱疮,炎症性结肠炎)
MHC Ⅰ类缺陷	*TAP1*	AR	170260	CD8 低,CD4 正常,淋巴细胞 MHC Ⅰ缺陷	正常	正常	血管炎,坏疽性脓皮病
	TAP2	AR	170261				
	TAPBP	AR	601962				
	B2M	AR	109700				鼻窦、肺部感染,皮肤肉芽肿,缺乏 β2m 相关蛋白质 MHC Ⅰ,CD1a,CD1b,CD1c
MHC Ⅱ类缺陷 A、B、C、D 组	*CIITA*	AR	600005	CD4⁺T 细胞低,淋巴细胞 MHC Ⅱ缺陷	正常	低~正常	生长迟缓,呼吸道和胃肠道感染,肝、胆道疾病
	RFXANK	AR	603200				
	RFX5	AR	601863				
	RFXAP	AR	601861				
IKAROS 缺陷	*IKZF1*	AD DN	603023	无记忆性 T 细胞	无记忆性 B 细胞	低	反复鼻窦、肺部感染,肺气肿早期 CID 发作
DOCK8 缺陷	*DOCK8*	AR	243700	T 淋巴细胞减少症,初始 CD8T 细胞减少,耗竭 CD8⁺ TEM 细胞增加,MAIT,NKT 细胞减少,γδT 细胞增加,增殖差,Treg 少且功能低下	B 细胞总数增加,记忆 B 细胞减少,外周 B 细胞耐受差	IgM 低,IgG 和 IgA 正常/高,IgE 极高,抗体反应差	NK 细胞少且功能低下,嗜酸性粒细胞增多,反复感染,皮肤的病毒、真菌和葡萄球菌感染,严重的特应性/过敏性疾病,易患癌症

续表

疾病	遗传缺陷	遗传方式	OMIM	T 细胞	B 细胞	免疫球蛋白	相关特征
DOCK2 缺陷	*DOCK2*	AR	603122	低	正常	IgG 正常/低,抗体反应差	早期侵袭性疱疹病毒,细菌感染,NK 细胞数量正常但功能缺陷,干扰素反应差
聚合酶缺陷	*POLD1*	AR	174761	CD4⁺ T 细胞低	B 细胞低,但正常成熟	低 IgG	反复呼吸道感染,皮肤感染,疣和传染性软疣,身材矮小,智力障碍
	POLD2	AR	600815				
RHOH 缺陷	*RHOH*	AR	602037	正常,初始 T 细胞很少,抗原受体多样性受限,抗 CD3 增殖反应差	正常	正常	HPV 感染,肺肉芽肿,传染性软疣,淋巴瘤
STK4 缺陷	*STK4*	AR	614868	CD4 淋巴细胞减少症,幼稚 T 细胞减少,TEM 和 TEMRA 增加,增殖功能差	记忆 B 细胞降低	IgM 减少,IgG、IgA、IgE 增加,抗体反应受损	间歇性中性粒细胞减少症,细菌、病毒(HPV、EBV、软疣)、念珠菌感染,淋巴组织增生性疾病,自身免疫性血细胞减少,淋巴瘤,先天性心脏病
TCRα 缺陷	*TRAC*	AR	615387	缺乏 TCRαβ(除少数 CD3 低表达的 TCR αβ),γδT 细胞为主,增殖功能差	正常	正常	反复病毒、细菌、真菌感染,免疫失调,自身免疫性疾病,腹泻
LCK 缺陷	*LCK*	AR	615758	CD4⁺ 和 Treg 低,T 细胞抗原受体多样性受限,TCR 信号差	正常	IgG 和 IgA 正常,IgM 高	反复感染,免疫失调,自身免疫性疾病
ITK 缺陷	*ITK*	AR	186973	CD4⁺ T 细胞进行性降低;T 细胞活化减少	正常	血清免疫球蛋白低~正常	EBV 相关 B 细胞淋巴组织增生性疾病,淋巴瘤,免疫失调
MALT1 缺陷	*MALT1*	AR	615468	数量正常,增殖功能差	正常	水平正常,特异性抗体反应差	细菌、真菌和病毒感染
CARD11 缺陷	*CARD11*	AR LOF	615206	数量正常,主要为初始 T 细胞,增殖功能差	正常,主要为过渡性 B 细胞	缺乏/低	肺孢子菌肺炎,细菌和病毒感染

续表

疾病	遗传缺陷	遗传方式	OMIM	T细胞	B细胞	免疫球蛋白	相关特征
BCL10缺陷	*BCL10*	AR	616098	数量正常，记忆T/Treg少，抗原和抗CD3增殖功能差	数量正常，记忆和转换B细胞降低	低	反复细菌、病毒、念珠菌感染，胃肠炎
IL-21缺陷	*IL21*	AR	615767	数量正常，功能正常或低下	低，记忆和转换B细胞降低	低丙种球蛋白血症，特异性抗体反应差，IgE增高	严重早发性结肠炎，反复鼻窦及呼吸道感染
IL-21R缺陷	*IL21R*	AR	615207	数量正常，细胞因子产生低下，抗原增殖反应差	正常，记忆和转换B细胞降低	低丙种球蛋白血症，特异性抗体反应差，IgE增高	反复感染，肺孢子虫感染，隐孢子虫感染，肝脏疾病
OX40缺陷	*TNFRSF4*	AR	615593	数量正常，抗原特异性记忆性CD4⁺低	数量正常，记忆性B细胞低	正常	对HHV8的免疫功能受损，Kaposi肉瘤
IKBKB缺陷	*IKBKB*	AR	615592	数量正常，Treg和γ/δT缺乏，TCR活化受损	数量正常，功能低下	低	反复细菌、真菌、病毒感染，机会感染
NIK缺陷	*MAP3K14*	AR	604655	数量正常，抗原增殖反应差	低，转换记忆B细胞降低	低	NK数量及功能降低，反复细菌、病毒、隐孢子虫感染
RelB缺陷	*RELB*	AR	604758	数量正常，多样性差，丝裂原增殖反应差，对抗原无反应	B细胞数量明显增加	数量正常但特异性抗体反应受损	反复感染
RelA单倍体不足	*RELA*	AD	618287	正常/增高	正常	正常	慢性黏膜皮肤溃疡，NF-κB活化受损，炎性细胞因子生成减少
Moesin缺陷	*MSN*	XL	300988	数量正常，细胞趋化和增殖缺陷	低	低	反复细菌感染，水痘，中性粒细胞减少
TFRC缺陷	*TFRC*	AR	616740	数量正常，增殖功能差	数量正常，记忆B细胞低	低	反复感染，中性粒细胞减少，血小板减少

续表

疾病	遗传缺陷	遗传方式	OMIM	T细胞	B细胞	免疫球蛋白	相关特征
c-Rel 缺陷	*REL*	AR	164910	正常,CD4⁺记忆T细胞降低,增殖反应差	低,以初始B细胞为主;几乎没有转换记忆B细胞,增殖功能受损	低,特异性抗体反应差	反复感染细菌、分枝杆菌、沙门菌和机会感染性病原体;固有免疫缺陷
FCHO1 缺陷	*FCHO1*	AR	613437	低,增殖反应差	正常	正常	反复感染(病毒、分枝杆菌、细菌、真菌),淋巴组织增生,发育停滞,活化诱导的T细胞死亡增加,网格蛋白介导的内吞作用缺陷

注:SCID/CID 谱:母体T细胞植入的SCID患者T细胞数量可正常,但无法正常发挥功能;这些细胞可能导致自身免疫性血细胞减少或移植物抗宿主疾病。导致SCID的几个基因的亚型突变可能导致Omenn综合征(OS)或"泄露型"SCID,或者仍然是症状较轻的联合免疫缺陷(CID)表型。与无效突变导致的典型SCID相比,OS和泄露型SCID的外周血自体T细胞可>300个/μl,增殖反应降低而不是不存在。在RAG1/2等位基因和其他SCID相关基因中有一系列临床发现,包括典型的SCID,OS,减效SCID,CID,肉芽肿伴T淋巴细胞减少,自身免疫和CD4 T淋巴细胞减少。此处列出的某些基因与表2-7中列出的那些基因之间可能存在临床重叠。

表2-1包含的疾病数目:50种;包含的突变基因数目:58种;

新PID:8种,*RAC2 GOF*;*ICOSLG*;*AD DN IKZF1*;*POLD1*;*RELA*;*REL*;*FCHO1*。

SCID:重症联合免疫缺陷病;CID:联合免疫缺陷;EBV:Epstein-Barr病毒;MHC:主要组织相容性复合物;HPV:人乳头瘤病毒;Treg:调节性T细胞;XL:X连锁遗传;AR:常染色体隐性遗传;AD:常染色体显性遗传;LOF:功能缺失性突变;GOF:功能获得性突变。

表2-2　具有相关或综合征特征的联合免疫缺陷

疾病	遗传缺陷	遗传方式	OMIM	T细胞	B细胞	免疫球蛋白	相关特征
1. 伴先天性血小板减少性的免疫缺陷							
Wiskott-Aldrich 综合征(WAS LOF)	*WAS*	XL	300392	数量进行性降低、淋巴细胞抗CD3反应异常	数量正常	IgM低,抗多糖抗体反应低、IgA和IgE常高	血小板减少伴体积减小,反复细菌和病毒感染,血性腹泻,湿疹,淋巴瘤,自身免疫性疾病和肿瘤、IgA肾病,XL血小板减少症患者的并发症发生较晚,寿命更长,但最终发展出与WAS患者相似的并发症
WIP 缺陷	*WIPF1*	AR	602357	减少,淋巴细胞抗CD3反应异常	正常或低	IgE高,其余正常	血小板减少伴/不伴体积减小,反复细菌和病毒感染,湿疹,血性腹泻,WAS蛋白缺乏

续表

疾病	遗传缺陷	遗传方式	OMIM	T 细胞	B 细胞	免疫球蛋白	相关特征
Arp2/3 介导的细丝分束缺陷	*ARPC1B*	AR	604223	正常	正常	Ig 和 IgA 高,其余正常	轻度血小板数量减少(体积正常),反复侵袭性感染,结肠炎,血管炎,自身抗体(ANA,ANCA)阳性,嗜酸性粒细胞增多,Arp2/3 缺陷致肌动蛋白细分支障碍
2. 除表 2-1 外的 DNA 修复障碍性疾病							
共济失调毛细血管扩张症	*ATM*	AR	607585	进行性降低、丝裂原增殖反应差,新生儿筛查可能发现 TRECs 和 T 细胞低	正常	IgA、IgE 和 IgG 亚类常低,IgM 单体增加,抗体不同程度降低	共济失调,毛细血管扩张(尤其是巩膜),肺部感染,淋巴网状内皮细胞瘤和其他恶性肿瘤,甲胎蛋白增高,辐射敏感性增高,染色体不稳定,染色体易位
Nijmegen 断裂综合征	*NBS1*	AR	602667	进行性降低,新生儿筛查可能发现 TRECs 和 T 细胞低	不同程度降低	IgA、IgE 和 IgG 亚类常低,IgM 增加,抗体不同程度降低	小头畸形,特殊面容,淋巴瘤和实体瘤,辐射敏感性增高,染色体不稳定
Bloom 综合征	*BLM*	AR	604610	正常	正常	低	身材矮小,特殊面容,光敏性红斑,骨髓衰竭,白血病,淋巴瘤,染色体不稳定
免疫缺陷伴着丝粒不稳及特殊面容(ICF 1、2、3、4 型)	*DNMT3B*	AR	602900	正常或降低,PHA 刺激反应可能降低	正常或降低	低丙种球蛋白血症 / 无丙种球蛋白血症,不同程度抗体缺陷	特殊面容,发育迟缓,巨舌,细菌 / 机会性感染,吸收不良,血细胞减少,恶性肿瘤,1 号、9 号、16 号染色体多径向构型
	ZBTB24	AR	614064	正常或降低			
	CDCA7	AR	609937	正常或降低,PHA 刺激反应可能降低			特殊面容,巨舌,细菌 / 机会性感染,吸收不良,血细胞减少,恶性肿瘤,1 号、9 号、16 号染色体多径向构型
	HELLS	AR	603946	正常或降低			

续表

疾病	遗传缺陷	遗传方式	OMIM	T细胞	B细胞	免疫球蛋白	相关特征
PMS2缺陷	*PMS2*	AR	600259	正常	低	IgA和IgG低,IgM高,抗体反应异常	反复感染,咖啡牛奶斑,淋巴瘤,结、直肠癌,脑部肿瘤
RNF168缺陷〔高辐射敏感性,免疫缺陷,生理缺陷,学习障碍(RIDDLE)综合征〕	*RNF168*	AR	612688	正常	正常	IgA或IgG低	身材矮小,轻度运动障碍共济失调,学习障碍(智力正常),轻微特殊面容或小头畸形,辐射敏感
MCM4缺陷	*MCM4*	AR	602638	正常	正常	正常	NK细胞数量降低,功能障碍,病毒感染(EBV、HSV、VZV),身材矮小,B细胞淋巴瘤,肾上腺功能不全
POLE1(聚合酶ε1亚基)缺陷	*POLE1*	AR	174762	正常,T细胞增殖功能降低	记忆B细胞低	IgG2和IgM低,PPS抗体缺陷	反复呼吸道感染,脑膜炎,特殊面容,青紫,身材矮小
POLE2(聚合酶ε2亚基)缺陷	*POLE2*	AR	602670	淋巴细胞减少,新生儿筛查TRECS缺乏,抗原增殖反应缺乏	极低	低丙种球蛋白血症	反复感染,播散性卡介苗感染,自身免疫病(1型糖尿病),甲状腺功能减退,特殊面容
连接酶Ⅰ缺陷	*LIG1*	AR	126391	淋巴细胞减少,γδT细胞增加,丝裂原反应降低	正常	低丙种球蛋白血症,抗体反应降低	反复细菌和病毒感染,发育迟缓,光敏感,辐射敏感,巨红细胞
NSMCE3缺陷	*NSMCE3*	AR	608243	数量降低,丝裂原和抗原反应差	正常	IgG和IgA正常,IgM正常或升高,对PPS抗体反应降低	重症肺病(病毒性可能),胸腺发育不良,染色体裂断,辐射敏感
ERCC6L2(Hebo缺陷)	*ERCC6L2*	AR	615667	淋巴细胞减少	低	正常	特殊面容,小头畸形,骨髓衰竭
GINS1缺陷	*GINS1*	AR	610608	低或正常	低或正常	IgA高,IgM和IgG低	中性粒细胞减少症,胎儿生长受限,NK细胞极低

疾病	遗传缺陷	遗传方式	OMIM	T 细胞	B 细胞	免疫球蛋白	相关特征
3. 胸腺缺陷伴先天性畸形							
DiGeorge 综合征 / 腭 - 心 - 面综合征, 染色体 22q11.2 缺失综合征(22q11.2DS)	通常在 22 号染色体(TBX1)大片段缺失(3Mb)	AD	602054	正常或降低, 5% 在新生儿筛查中 TERCs 低, 新生儿期 CD3 T 细胞 <1 500/μl	正常	正常或降低	甲状旁腺功能减退症, 心脏圆锥动脉干畸形, 咽腭发育不全, 特殊面容, 智力障碍
DiGeorge 综合征 / 腭 - 心 - 面综合征	不明	散发		正常或降低	正常	正常或降低	甲状旁腺功能减退症, 心脏圆锥动脉干畸形, 咽腭发育不全, 特殊面容, 智力障碍
TBX1 缺陷	*TBX1*	AD	602054	正常或降低, 新生儿筛查可能 TRECs 低	正常	正常或降低	甲状旁腺功能减退症, 心脏圆锥动脉干畸形, 咽腭发育不全, 特殊面容, 智力障碍
CHARGE 综合征	*CHD7*	AD	608892	降低或正常, 新生儿筛查可能 TRECs 低, PHA 增殖反应可能降低	正常	正常或降低	眼缺损, 心脏畸形, 后鼻孔闭锁, 智力障碍, 生殖器和耳畸形, 中枢神经系统畸形, 部分有 SCID 样表现
	SEMA3E	AD	608166				
	不明						
翼状螺旋裸 FOXN1 缺陷	*FOXN1*	AR	601705	极低	正常	降低	重症感染, 异常胸腺上皮, 免疫缺陷, 先天性脱发, 指甲营养不良, 神经管缺陷
FOXN1 单倍剂量不足	*FOXN1*	AD	600838	出生时严重的 T 淋巴细胞减少症, 成年后恢复正常	正常 / 低	未评估	呼吸道反复感染病毒和细菌, 皮肤受累(湿疹、皮炎), 指甲营养不良
染色体 10p13~p14 缺失综合征 (10p13~p14DS)	Del10p13~p14	AD	601362	正常, 偶有淋巴细胞减少和丝裂原、抗体增殖反应降低, 可有胸腺发育不良	正常	正常	甲状旁腺功能减退症, 肾病, 耳聋, 发育迟缓, 特殊面容, 可有心脏缺陷, 伴或不伴反复感染
染色体 11q 缺失综合征 (Jacobsen 综合征)	11q23 缺失	AD	147791	淋巴细胞减少症; NK 细胞低	B 细胞和转换记忆 B 细胞降低	低丙种球蛋白血症, 抗体反应降低	反复呼吸道感染, 多疣, 特殊面容, 生长迟缓

续表

疾病	遗传缺陷	遗传方式	OMIM	T 细胞	B 细胞	免疫球蛋白	相关特征
4. 免疫 - 骨发育不良性疾病							
软骨毛发发育不良（CHH）	*RMRP*	AR	157660	变化大（正常到 SCID），淋巴细胞增殖功能受损	正常	正常或减少，抗体不同程度降低	短肢性侏儒症伴干骺端发育不良，头发稀少，骨髓衰竭，自身免疫病，易患淋巴瘤和其他肿瘤，生精障碍，肠神经元发育不良
Schimke 免疫 - 骨发育不良	*SMARC AL1*	AR	606622	降低	正常	正常	身材矮小，脊柱骨骺发育不良，胎儿生长受限，肾病，细菌、病毒、真菌感染，可有 SCID 表现，骨髓衰竭
MYSM1 缺陷	*MYSM1*	AR	612176	T 淋巴细胞减少，幼稚 T 细胞减少，NK 细胞低	B 细胞缺陷	低丙种球蛋白血症	身材矮小，反复感染，先天性骨髓衰竭，脊髓发育不良，B 细胞和粒细胞免疫缺陷，骨骼畸形，白内障，发育迟缓
MOPD1 缺陷	*RNU4ATAC*	AR	601428	NK 细胞功能降低	总数和记忆 B 细胞都降低	低丙种球蛋白血症，特异性抗体不同程度降低	反复细菌感染，淋巴结病，脊柱骨骺发育不良，极度胎儿生长受限，视网膜变性，特殊面容，可有小头畸形，身材矮小
免疫性骨骼发育不良伴神经发育异常（EXTL3 缺陷）	*EXTL3*	AR	617425	降低	正常	降至正常	身材矮小，颈椎管狭窄，神经发育障碍，嗜酸性粒细胞增多症，可在婴儿早期死亡
5. 高 IgE 综合征（HIES）							
AD-HIES STAT3 缺陷（Job 综合征）	*STAT3*	AD LOF（DN）	147060	总体正常，Th17、Tfh 细胞、MAIT、NKT 细胞降低，Tregs 可能增高，对 STAT3- 活化细胞因子的反应受损	正常，记忆 B 细胞减少，BAFF 表达增加，对 STAT3- 活化细胞因子的反应受损	IgE 极高，特异性抗体生成减少	特殊面容（宽鼻梁），金黄色葡萄球菌感染（疖、肺脓肿、肺大疱），肺曲霉菌病，肺孢子虫，湿疹，皮肤黏膜念珠菌病，关节过伸，骨质疏松和骨折，脊柱侧弯，乳牙滞留，冠状动脉和脑动脉瘤形成

续表

疾病	遗传缺陷	遗传方式	OMIM	T 细胞	B 细胞	免疫球蛋白	相关特征
IL-6 受体缺陷	*IL6R*	AR	147880	正常 / 增加；丝裂原增殖反应正常	总数和记忆 B 细胞正常；转换记忆 B 细胞减少	血清 IgM、IgG、IgA 正常 / 低，IgE 非常高；特异性抗体生成少	反复化脓性感染，冷脓肿，循环 IL-6 水平高
IL-6ST 缺陷	*IL6ST*	AR	618523	Th17 降低	转换和未转换记忆 B 细胞减少	高 IgE，特异性抗体生成受到不同程度影响	细菌感染，疖，湿疹，肺脓肿，肺大疱，骨折，脊柱侧弯，乳牙滞留，颅缝早闭
ZNF341 缺陷 AR-HIES	*ZNF341*	AR	618282	Th17 和 NK 细胞降低	正常，记忆 B 细胞减少，对 STAT3-活化的细胞因子反应受损	高 IgE 和 IgG，特异性抗体生成减少	AD-HIES 表型；轻度面部畸形，早发性湿疹，MCC，细菌性皮肤感染，脓肿，反复细菌性呼吸道感染(金黄色葡萄球菌)，肺脓肿和肺大疱，关节过度伸展，骨折和乳牙滞留
ERBIN 缺陷	*ERBB2IP*	AD	606944	循环 Treg 升高	正常	IgE 中度升高	反复呼吸道感染，易感金黄色葡萄球菌，湿疹，关节过度伸展，脊柱侧弯，某些患者出现动脉扩张
Loeys-Dietz 综合征（TGFBR 缺陷）	*TGFBR1*	AD	609192	正常	正常	IgE 升高	反复呼吸道感染，湿疹，食物过敏，关节过度伸展，脊柱侧弯，乳牙滞留，主动脉瘤
	TGFBR2	AD	610168				
Comel-Netherton 综合征	*SPINK5*	AR	605010	正常	转换和未转换 B 细胞低	IgE 和 IgA 高，抗体不同程度降低	先天性鱼鳞病，结节性脆发症，特应质，细菌感染增加，发育停滞
PGM3 缺陷	*PGM3*	AR	172100	CD8 和 CD4 T 细胞可降低	B 细胞和记忆 B 细胞低	IgG 和 IgA 正常或升高，大部分伴高 IgE、嗜酸性细胞增多	严重特应质，自身免疫病，细菌和病毒感染，骨骼异常发育不良：身材矮小，短指，特殊面容，智力障碍伴认知功能障碍，部分患者中枢神经系统髓鞘形成延迟

续表

疾病	遗传缺陷	遗传方式	OMIM	T 细胞	B 细胞	免疫球蛋白	相关特征
CARD11 缺陷(杂合)	*CARD11*	AD LOF DN	617638	总数正常,但 T 细胞活化和增殖缺陷;偏向 Th2	低~正常	高 IgE,特异性抗体生成差,NF-κB 和 mTORC1 通路活化受损	不同程度特应质,湿疹,食物过敏,嗜酸性粒细胞增多症,皮肤病毒感染,反复呼吸道感染;淋巴瘤;CID

6. 维生素 B$_{12}$ 和叶酸代谢缺陷

疾病	遗传缺陷	遗传方式	OMIM	T 细胞	B 细胞	免疫球蛋白	相关特征
转钴胺素 2 缺陷	*TCN2*	AR	613441	正常	不定	降低	大细胞贫血,全血细胞减少症,未治疗者可致智力障碍
SLC46A1/PCFT 基因突变导致的遗传性叶酸吸收障碍	*SLC46A1*	AR	229050	数量和活化可变	不定	降低	大细胞贫血,发育停滞,未治疗者可致智力障碍
亚甲基四氢叶酸脱氢酶 1(MTHFD1)缺陷	*MTHFD1*	AR	172460	低胸腺输出,体外增殖正常	低	多糖抗原抗体反应受损或差	反复细菌感染,肺孢子虫,大细胞贫血,发育停滞,中性粒细胞减少症,癫痫发作,智力障碍,叶酸治疗有效

7. 无汗性外胚层发育不良伴免疫缺陷(EDA-ID)

疾病	遗传缺陷	遗传方式	OMIM	T 细胞	B 细胞	免疫球蛋白	相关特征
EDA-ID NEMO/IKBKG 缺陷)(外胚层发育不良,免疫缺陷)	*IKBKG*	XL	300248	正常或降低,TCR 活化受损	正常,记忆 B 细胞和同型转换 B 细胞低	降低,部分伴 IgA、IgM 升高,特异性抗体反应差,抗多糖抗原抗体缺乏	无汗性外胚层发育不良(部分患者),感染(细菌、分枝杆菌、病毒和真菌),结肠炎,圆锥齿,皮肤、牙齿和头发不同程度缺陷,单核细胞功能失调
EDA-ID(IKBA GOF)	*NFKBIA*	AD GOF	164008	总 T 细胞数量正常,TCR 活化受损	B 细胞数量正常,BCR 活化受损,记忆 B 细胞和同型转换 B 细胞低	IgA 和 IgG 降低,IgM 升高,特异性抗体反应差,抗多糖抗原抗体缺乏	无汗性外胚层发育不良,感染(细菌、分枝杆菌、病毒和真菌),结肠炎,皮肤、牙齿和头发不同程度缺陷,T 细胞和单核细胞功能失调
EDA-ID(IKBKB GOF)	*IKBKB*	AD GOF	618204	T 细胞降低,TCR 活化受损	计数正常,功能低下	减少	反复感染细菌、病毒、真菌,外胚层不同程度缺陷

续表

疾病	遗传缺陷	遗传方式	OMIM	T 细胞	B 细胞	免疫球蛋白	相关特征
8. 钙通道缺陷							
ORAI-1 缺陷	*ORAI1*	AR	610277	正常,TCR 活化受损	正常	正常	自身免疫病,EDA,非进行性肌病
STIM1 缺陷	*STIM1*	AR	605921	正常,TCR 活化受损	正常	正常	自身免疫病,EDA,非进行性肌病
9. 其他缺陷							
嘌呤核苷磷酸化酶(PNP)缺陷	*PNP*	AR	164050	进行性降低	正常	正常或低	自身免疫性溶血性贫血,神经损伤
免疫缺陷伴多发性肠闭锁	*TTC7A*	AR	609332	不定,但有时新生儿筛查 TRECs 可低或缺乏,出生时可有 SCID 表型	正常或低	IgG、IgM 和 IgA 显著降低	细菌(脓毒症)、真菌和病毒感染,多发性肠闭锁,常伴宫内羊水过多和夭折
头发-肝-肠综合征(THES)	*TTC37*	AR	222470	IFN-γ 生成受损	转换记忆 B 细胞数量不同程度低下	低丙种球蛋白血症,可有抗体反应差	呼吸道感染,FGR,特殊面容,羊毛状发,早发顽固性腹泻,肝硬化,血小板异常
	SKIV2L	AR	614602				
肝小静脉闭塞病伴免疫缺陷(VODI)	*SP110*	AR	604457	正常(记忆 T 细胞降低)	正常(记忆 B 细胞降低)	IgG、IgM 和 IgA 降低,生发中心和组织浆细胞缺如	肝小静脉闭塞病,易患肺孢子虫肺炎、CMV 感染、念珠菌感染,血小板减少,肝脾大,脑脊髓白质营养不良
BCL11B 缺陷	*BCL11B*	AD	617237	低,增殖差	正常	正常	先天性畸形,新生儿出牙,特殊面容,胼胝体缺如,神经认知障碍
EPG5 缺陷(Vici 综合征)	*EPG5*	AR	615068	CD4⁺ T 细胞深度耗竭	缺陷	降低(尤其是 IgG2)	胼胝体发育不全,白内障,心肌病,皮肤色素减退,智力障碍,小头畸形,反复感染,慢性皮肤黏膜念珠菌病
HOIL1 缺陷	*RBCK1*	AR	610924	数量正常	正常,记忆 B 细胞降低	多糖类抗原抗体反应差	细菌感染,自身炎症,支链淀粉病
HOIP 缺陷	*RNF31*	AR	612487	数量正常	正常,记忆 B 细胞降低	降低	细菌感染,自身炎症,支链淀粉病,淋巴管扩张

续表

疾病	遗传缺陷	遗传方式	OMIM	T 细胞	B 细胞	免疫球蛋白	相关特征
Hennekam 淋巴管扩张症 - 淋巴水肿综合征)	*CCBE1*	AR	612753	低 / 可变	低 / 可变	降低	淋巴管扩张症和淋巴水肿伴特殊面容和其他生理缺陷
	FAT4	AR	612411				
NFE2L2 活化新突变	*NFE2L2*	AD	617744	未报道	转换记忆 B 细胞降低	低丙种球蛋白血症;抗体反应下降	反复呼吸道和皮肤感染,生长迟缓,发育迟缓,脑白质病变,同型半胱氨酸水平升高,应激反应基因表达增加
STAT5b 缺陷	*STAT5B*	AR	245590	中度降低,Treg 数量和功能降低	正常	高丙种球蛋白血症,IgE 升高	生长激素不敏感矮小症,生理缺陷,湿疹,淋巴细胞性间质性肺炎,自身免疫病
STAT5b 缺陷	*STAT5B*	AD DN	604260	正常	正常	IgE 升高	生长停滞,湿疹(与 AR STAT5 缺陷相比,无免疫缺陷)
歌舞伎综合征	*KMT2D*	AD	602113	正常	正常	IgA 低,偶 IgG 低	特殊面容,唇 / 腭裂或高腭弓,骨骼畸形,身材矮小,智力障碍,先天性心脏病,50% 出现反复感染(中耳炎,肺炎),可自身免疫病
	KDM6A	XL(女性受累)	300128				
KMT2A 缺陷 (Widemann-Steiner 综合征)	*KMT2A*	AD	605130	正常	转换记忆 B 细胞和未转换记忆 B 细胞降低	低丙种球蛋白血症,抗体反应下降	呼吸道感染,身材矮小,眼距过宽,肘部多毛,发育迟缓,智力障碍

注:包含的疾病数目:58 种;包含的突变基因数目:62 种;

新 PID:12 种,LIG1;FOXN1 单倍体不足;*IL6R*;*IL6ST*;*ZNF341*;*ERBB2IP*;*TGFBR1*;*TGFBR2*;*AD LOF CARD11*;*AD GOF IKBKB*;*SKIV2L*;*NFE2L2*。

DiGeorge 综合征病因不明;CHARGE 综合征病因不明;10p13~p14 缺失段内的未知基因导致该表型;EDA:无汗性外胚层发育不良;HSV:单纯疱疹病毒;VZV:水痘带状疱疹病毒;TREC:T 细胞受体删除环(新生儿筛查中 T 细胞低的生物标志物);FGR:胎儿生长受限。

表2-3　抗体为主的缺陷

疾病	遗传缺陷	遗传方式	OMIM	免疫球蛋白	相关特征
1. 全部血清 Ig 严重降低伴 B 细胞显著降低或缺如,无丙种球蛋白血症					
Btk 缺陷,X 连锁无丙种球蛋白血症(XLA)	*BTK*	XL	300300	多数患者各类免疫球蛋白降低,部分患者可检测到 Ig	严重细菌感染,前 B 细胞数量正常
μ 重链缺陷	*IGHM*	AR	147020	各类 Ig 降低	严重细菌感染,前 B 细胞数量正常
λ5 缺陷	*IGLL1*	AR	146770	各类 Ig 降低	严重细菌感染,前 B 细胞数量正常
Igα 缺陷	*CD79A*	AR	112205	各类 Ig 降低	严重细菌感染,前 B 细胞数量正常
Igβ 缺陷	*CD79B*	AR	147245	各类 Ig 降低	严重细菌感染,前 B 细胞数量正常
BLNK 缺陷	*BLNK*	AR	604515	各类 Ig 降低	严重细菌感染,前 B 细胞数量正常
p110δ 缺陷	*PIK3CD*	AR	602839	各类 Ig 降低	严重细菌感染,自身免疫并发症(IBD)
P85 缺陷	*PIK3R1*	AR	615214	各类 Ig 降低	严重细菌感染,血细胞减少症,前 B 细胞降低或缺如
E47 转录因子缺陷	*TCF3*	AD	616941	各类 Ig 降低	严重、反复细菌感染,发育停滞
		AR	147141		
SLC39A7(ZIP7)缺陷	*SLC39A7*	AR	601416	各类 Ig 降低	早发感染,疱病,发育停滞,血小板减少症
Hoffman 综合征 / TOP2B 缺陷	*TOP2B*	AD	126431	各类 Ig 降低	反复感染,特殊面容,肢体异常
2. 至少两种血清 Ig 显著降低伴 B 细胞正常或降低,CVID 表型					
普通变异型免疫缺陷病(CVID)	不明	不定		IgG、IgA 和 / 或 IgM 低	临床表现多样,大多易患反复感染,部分有多克隆性淋巴组织增生、自身免疫性血细胞减少和 / 或肉芽肿病
P110δ 活化综合征	*PIK3CD GOF*	AD	615513（APDS1）	IgM 正常 / 升高,IgG 和 IgA 降低	严重细菌感染,记忆性 B 细胞减少,过渡性 B 细胞增加,EBV 感染伴或不伴 CMV 病毒血症,淋巴结病 / 脾大,自身免疫病,淋巴组织增生,淋巴瘤
	PIK3R1	AD	616005（APDS2）		严重细菌感染,记忆性 B 细胞减少,过渡性 B 细胞增加,淋巴结病 / 脾大,淋巴组织增生,淋巴瘤,发育迟缓
PTEN 缺陷(LOF)	*PTEN*	AD	158350	正常 / 降低	反复感染,淋巴组织增生,自身免疫病,发育迟缓
CD19 缺陷	*CD19*	AR	107265	IgG、IgA 和 / 或 IgM 低	反复感染,可有肾小球肾炎
CD81 缺陷	*CD81*	AR	186845	IgG 低,IgA 和 IgM 正常或低	反复感染,可有肾小球肾炎
CD20 缺陷	*CD20*	AR	112210	IgG 低,IgA 和 IgM 正常或升高	反复感染

续表

疾病	遗传缺陷	遗传方式	OMIM	免疫球蛋白	相关特征
CD21 缺陷	*CD21*	AR	120650	IgG 低,抗肺炎链球菌反应受损	反复感染
TACI 缺陷 #	*TNFRSF13B*	AR/AD	604907	IgG、IgA 和 / 或 IgM 低	临床表现和单等位基因变异体的外显率多样
BAFF 受体缺陷	*TNFRSF13C*	AR	606269	IgG 和 IgM 低	临床表现多样
TWEAK 缺陷	*TNFSF12*	AD	602695	IgM 和 IgA 低,缺乏抗肺炎球菌抗体	肺炎,细菌感染,疣,血小板减少,中性粒细胞减少症
TRNT1 缺陷	*TRNT1*	AR	612907	B 细胞缺陷,低丙种球蛋白血症	先天性铁粒幼细胞性贫血,耳聋,发育迟缓
NFKB1 缺陷	*NFKB1*	AD	164011	IgG、IgA 和 IgM 正常或低,B 细胞正常或低,记忆 B 细胞低	反复鼻窦、肺部感染,COPD,EBV 感染淋巴组织增生,自身免疫性血细胞减少,脱发,自身免疫性甲状腺炎
NFKB2 缺陷	*NFKB2*	AD	615577	IgG、IgA 和 IgM 低,B 细胞低	反复鼻窦、肺部感染,脱发,内分泌疾病
IKAROS 缺陷	*IKZF1*	AD(单倍体不足)	603023	IgG、IgA 和 IgM 低,B 细胞正常或低,B 细胞和免疫球蛋白水平随年龄降低	前 B 细胞减少,反复鼻窦、肺部感染,ALL 风险增加,自身免疫性疾病,CVID 表型
IRF2BP2 缺陷	*IRF2BP2*	AD	615332	低丙种球蛋白血症,IgA 缺乏	反复感染,可能有自身免疫与炎症性疾病
ATP6AP1 缺陷	*ATP6AP1*	XL	300972	不定	肝病,白细胞减少,低铜
ARHGEF1 缺陷	*ARHGEF1*	AR	618459	低丙种球蛋白血症,抗体缺乏	反复感染,支气管扩张
SH3KBP1(CIN85)缺陷	*SH3KBP1*	XL	300310	IgM、IgG 缺陷;抗体丢失	严重细菌感染
SEC61A1 缺陷	*SEC61A1*	AD	609213	低丙种球蛋白血症	严重反复呼吸道感染
RAC2 缺陷	*RAC2*	AR	602049	IgG、IgA、IgM 低,B 细胞低或正常;疫苗接种后抗体反应降低	反复鼻窦、肺部感染,选择性 IgA 缺陷;链球菌感染后肾小球肾炎;荨麻疹
甘露糖基寡糖类葡糖苷酶缺陷(MOGS)	*MOGS(GCS1)*	AR	601336	IgG、IgA、IgM 低,B 细胞增高,疫苗接种后抗体反应差	细菌和病毒感染,严重神经疾病,又称先天性Ⅱb 型糖基化障碍(CDG-Ⅱb)
3. 血清 IgA 及 IgA 显著降低伴 IgM 正常或升高,B 细胞数量正常,高 IgM					
AID 缺陷	*AICDA*	AR	605258	IgG 和 IgA 降低,IgM 升高,记忆 B 细胞正常,但缺乏体细胞高频突变	细菌感染,淋巴结和生发中心增大,自身免疫性疾病
		AD	605257	IgG 缺乏或降低,未检测到 IgA、IgM 增加;具有完整体细胞高频突变的 Bm 数量正常	细菌感染,淋巴结和生发中心肿大,突变独特地定位于核输出信号

续表

疾病	遗传缺陷	遗传方式	OMIM	免疫球蛋白	相关特征
UNG 缺陷	*UNG*	AR	191525	IgG 和 IgA 降 低,IgM 升高	淋巴结和生发中心增大
INO80	*INO80*	AR	610169	IgG 和 IgA 降 低,IgM 升高	严重细菌感染
MSH6	*MSH6*	AR	600678	IgG 不同程度缺陷,部分患者 IgM 升高,B 细胞正常,转换记忆 B 细胞低,Ig 类别转换重组障碍,体细胞高突变缺失	家族或个人肿瘤史

4. 同型、轻链或功能缺陷伴 B 细胞数目大致正常

疾病	遗传缺陷	遗传方式	OMIM	免疫球蛋白	相关特征
Ig 重链突变 / 缺失	14q32 突变或染色体缺失	AR		1 种或多种 IgG 和 / 或 IgA 亚类缺失、IgE 可缺失	可无临床症状
kappa 链缺陷	*IGKC*	AR	147200	全部 Ig 为 lambda 轻链	无临床症状
IgG 亚类缺陷	不明	?		1 种或多种 IgG 亚类减少	常无临床症状,少数特异性抗原抗体反应差,反复细菌或病毒感染
IgG 亚类缺陷伴 IgA 缺陷	不明	?		IgA 降低伴 1 种或多种 IgG 亚类减少	反复细菌感染
选择性 IgA 缺陷	不明	?		IgA 缺乏伴其他同型正常,亚类和特异性抗体正常	可无临床症状,细菌感染,自身免疫轻度增高
特异性抗体缺陷伴 Ig 和 B 细胞正常	不明	?		正常	特异性抗体产生缺陷
婴儿暂时性低丙种球蛋白血症	不明	?		IgG 和 IgA 降低	正常产生抗疫苗抗原抗体,常不伴明显感染
CARD11 GOF	*CARD11*	AD GOF	616452	多克隆 B 淋巴细胞增多(因 NF-κB 组 成 性活化)	脾大,淋巴结病,疫苗反应差
选择性 IgM 缺陷	不明	?		血清 IgM 缺乏	肺炎链球菌和细菌感染

注:普通变异型免疫缺陷病(CVID)包括可能由不同的遗传和 / 或环境因素引起的几种临床和实验室表型。一些患有 CVID 且无已知遗传缺陷的患者的 B 细胞数量明显减少伴低丙种球蛋白血症。对于常见突变体的识别有助于确定治疗方案。除了此表上的单基因突变外,由于反复感染,低丙种球蛋白血症和 B 细胞数量正常或减少,免疫学家首先发现了少数 XLP(表 2-4),WHIM 综合征(表 2-6),ICF(表 2-2),VODI(表 2-2),胸腺瘤伴免疫缺陷(Good 综合征)或骨髓增生异常的患者。

包含的疾病数目:46 种;包含的突变基因数目:39 种。

新 PID:9 种,*AR PIK3CD*;*AR TCF3*;*SLC39A7*;*TOP2B*;*ARHGEF1*;*SH3KBP1*;*SEC61A1*;*AR LOF RAC2*;*AD AICDA*;

EBV:Epstein-Barr 病毒;COPD:慢性阻塞性肺疾病。

[#] 在健康个体中已检测到 TNFRSF13B 中的杂合变体,因此此类变体很可能会改变疾病而不是引起疾病。

表2-4 免疫失调性疾病

疾病	遗传缺陷	遗传方式	OMIM	循环T细胞	循环B细胞	功能缺陷	相关特征
1. 家族性噬血淋巴组织细胞增生症（FHL综合征）							
穿孔素缺陷（FHL2）	*PRF1*	AR	170280	活化的T细胞增加	正常	NK和CTL细胞毒功能降低或缺如	发热,HSM,HLH,血细胞减少
UNC13D/Munc13-4缺陷（FHL3）	*UNC13D*	AR	608897	活化的T细胞增加	正常	NK和CTL功能降低或缺如(细胞毒功能和/或脱颗粒)	发热,HSM,HLH,血细胞减少
Syntaxin 11缺陷（FHL4）	*STX11*	AR	605014	活化的T细胞增加	正常	NK和CTL功能降低或缺如(细胞毒功能和/或脱颗粒)	发热,HSM,HLH,血细胞减少
STXBP2/Munc18-2缺陷（FHL5）	*STXBP2*	AR/AD	601717	活化的T细胞增加	正常	NK和CTL功能降低或缺如(细胞毒功能和/或脱颗粒)	发热,HSM,HLH,血细胞减少
FAAP24缺陷	*FAAP24*	AR	610884	活化的T细胞增加	正常	杀伤自体转染EBV的B细胞缺陷,NK细胞功能正常	EBV感染引起的淋巴组织增生性疾病
SLC7A7缺陷	*SLC7A7*	AR	222700	正常	正常	对巨噬细胞产生超炎性反应,NK细胞功能正常	赖氨酸尿性蛋白耐受不良,出血倾向,肺泡性蛋白沉积症
2. 伴有色素减退的FHL							
Chediak-Higashi综合征	*LYST*	AR	606897	活化的T细胞增加	正常	NK和CTL功能降低(细胞毒功能和/或脱颗粒)	部分伴白化病,反复感染,发热,HSM,巨大溶酶体,中性粒细胞减少,血细胞减少,出血倾向,进行性神经功能障碍
2型Griscelli综合征	*RAB27A*	AR	603868	正常	正常	NK和CTL功能降低(细胞毒功能和/或脱颗粒)	部分伴白化病,发热,HSM,HLH,血细胞减少
2型Hermansky-Pudlak综合征	*AP3B1*	AR	603401	正常	正常	NK和CTL功能降低(细胞毒功能和/或脱颗粒)	部分伴白化病,反复感染,肺纤维化,出血增加,中性粒细胞减少,HLH
10型Hermansky-Pudlak综合征	*AP3D1*	AR	617050	正常	正常	NK和CTL功能降低(细胞毒功能和/或脱颗粒)	眼皮肤白化病,严重中性粒细胞减少,反复感染,癫痫发作,听力丧失,神经发育延迟

续表

疾病	遗传缺陷	遗传方式	OMIM	循环 T 细胞	循环 B 细胞	功能缺陷	相关特征
3. 调节性 T 细胞功能缺陷							
X 连锁多内分泌腺病肠病伴免疫失调综合征(IPEX)	*FOXP3*	XL	300292	正常	正常	CD4⁺CD25⁺FOXP3⁺调节性 T 细胞(Treg)缺如(和/或功能缺陷)	自身免疫性肠病,早发性糖尿病,甲状腺炎溶血性贫血,血小板减少,湿疹,IgA、IgE 升高
CD25 缺陷	*IL2RA*	AR	147730	正常或降低	正常	CD4⁺CD25⁺细胞缺如伴 Treg 功能受损	淋巴组织增生,自身免疫,体外 T 细胞增殖功能受损
CD122 缺陷	*IL2RB*	AR	618495	CD8⁺记忆 T 细胞增加,Treg 降低	记忆 B 细胞增加	IL2Rβ 表达减少,响应 IL-2/IL-15 的信号转导失调,未成熟 NK 细胞增加	淋巴组织增生,淋巴结肿大,肝脾大,自身免疫性溶血性贫血,皮炎,肠病,高丙种球蛋白血症,反复病毒感染(EBV,CMV)
CTLA4 缺陷(ALPSV)	*CTLA4*	AD	123890	降低	降低	Treg 功能受损	自身免疫性血细胞减少,肠病,间质性肺病,淋巴外淋巴细胞浸润,反复感染
LRBA 缺陷	*LRBA*	AR	606453	CD4 数量正常或降低,T 细胞失调	B 细胞数量正常或低	IgG 和 IgA 显著降低	反复感染,炎症性肠病,自身免疫病
DEF6 缺陷	*DEF6*	AR	610094	轻度 CD4⁺和 CD8⁺淋巴细胞减少症	B 细胞数量低或正常	Treg 功能受损	肠病,肝脾大,心肌病,反复感染
STAT3 突变 GOF	*STAT3*	AD GOF	102582	降低	降低	STAT3 信号转导增强,致 Th17 分化增多、淋巴组织增生和自身免疫,Tregs 数量降低且功能受损	淋巴组织增生,实体器官自身免疫病,反复感染
BACH2 缺陷	*BACH*	AD	605394	进行性 T 细胞降低	记忆 B 细胞发育障碍	特异性转录因子表达单倍体不足	淋巴细胞性结肠炎,鼻窦、肺部感染
FERMT1 缺陷	*FERMT1*	AR	173650	正常	正常	IgG、IgM、IgA 和 C3 在基膜下胶样体中的细胞内积累	以先天性水疱、皮肤萎缩、光敏性、皮肤脆性和脱屑为特征的皮肤病

疾病	遗传缺陷	遗传方式	OMIM	循环T细胞	循环B细胞	功能缺陷	相关特征
4. 伴或不伴淋巴组织增生的自身免疫性疾病							
APECED (APS-1),自身免疫性多腺体综合征	*AIRE*	AR/AD	240300	正常	正常	AIRE是胸腺内自身反应性T细胞阴性选择和Tregs的产生检查点	自身免疫病:甲状旁腺和甲状腺功能减退,肾上腺功能不全,糖尿病,性腺功能障碍和其他内分泌异常,牙釉质发育不全,脱发,肠病,恶性贫血,慢性皮肤黏膜念珠菌病
ITCH缺陷	*ITCH*	AR	606409	未评估	未评估	可能通过影响自身反应性效应T细胞的无能诱导和Tregs的产生致免疫失调	早发性慢性肺病(间质性肺病),自身免疫病(甲状腺炎、1型糖尿病、慢性腹泻或肠病、肝炎),发育迟缓,特殊面容
三肽基肽酶Ⅱ缺陷	*TPP2*	AR	190470	降低	降低	TPP2缺陷致过早免疫衰老和免疫失调	不同程度淋巴组织增生,严重自身免疫血细胞减少,高丙种球蛋白血症,反复感染
JAK1 GOF	*JAK1*	AD GOF	147795	未评估	未评估	JAK1过度活化	HSM,嗜酸性粒细胞增多,嗜酸性粒细胞性肠炎,甲状腺疾病,发育迟缓,病毒感染
脯肽酶缺陷	*PEPD*	AR	613230	正常	正常	多肽酶D	常有自身抗体,慢性皮肤溃疡,湿疹,感染
5. 伴结肠炎的免疫失调性疾病							
IL-10缺陷	*IL10*	AR	124092	正常	正常	IL-10无功能性分泌	炎症性肠病(IBD),毛囊炎,反复呼吸道疾病,关节炎
IL-10R缺陷	*IL10RA*	AR	146933	正常	正常	白细胞对IL-10无应答	IBD,毛囊炎,反复呼吸道疾病,关节炎,淋巴瘤
	IL10RB	AR	123889	正常	正常	白细胞对IL-10、IL-22、IL-26、IL-28A、IL-28B和IL-29无应答	IBD,毛囊炎,反复呼吸道疾病,关节炎,淋巴瘤
NFAT5单倍体不足	*NFAT5*	AD	604708	正常	正常	记忆B细胞和浆母细胞降低	IBD,反复鼻窦、肺部感染

续表

疾病	遗传缺陷	遗传方式	OMIM	循环 T 细胞	循环 B 细胞	功能缺陷	相关特征
TGFB1 缺陷	*TGFB1*	AR	618213	正常	正常	抗 CD3 反应中 T 细胞增殖能力下降	炎症性肠病(IBD),免疫缺陷,反复病毒感染,小头畸形和脑病
RIPK1 缺陷	*RIPK1*	AR	618108	降低	正常/降低	MAPK,NF-κB 通路活化减少	反复感染,早发性炎症性肠病(IBD),进行性多关节炎

6. 自身免疫性淋巴细胞增生综合征(ALPS,Canale-Smith 综合征)

疾病	遗传缺陷	遗传方式	OMIM	循环 T 细胞	循环 B 细胞	功能缺陷	相关特征
ALPS-FAS	*TNFRSF6*	AD/AR	134637	TCRα/β+CD4⁻CD8⁻ T 细胞增加	正常,记忆性 B 细胞低	FAS 途径细胞凋亡障碍	脾大,腺病,自身免疫性血细胞减少,易患淋巴瘤,IgG 和 IgA 正常或增高,血清 FasL、IL-10、维生素 B_{12} 升高
ALPS-FASLG	*TNFSF6*	AR	134638	双阴 T 细胞增加	正常	FAS 途径细胞凋亡障碍	脾大,腺病,自身免疫性血细胞减少,SLE,可溶性 FasL 不高
ALPS-Caspase10	*CASP10*	AD	601762	双阴 T 细胞增加	正常	淋巴细胞凋亡障碍	腺病,脾大,自身免疫病
ALPS-Caspase 8	*CASP8*	AR	601763	双阴 T 细胞轻度增加	正常	淋巴细胞凋亡障碍和活化障碍	腺病,脾大,细菌和病毒感染,低丙种球蛋白血症
FADD 缺陷	*FADD*	AR	602457	双阴 T 细胞增加	正常	淋巴细胞凋亡障碍	脾功能减退,细菌和病毒感染,脑病和肝功能障碍反复发作

7. 易感 EBV 和淋巴增殖性疾病

疾病	遗传缺陷	遗传方式	OMIM	循环 T 细胞	循环 B 细胞	功能缺陷	相关特征
SAP 缺陷(XLP1)	*SH2D1A*	XL	300490	活化 T 细胞正常或升高	记忆 B 细胞	NK 细胞和 CTL 细胞毒功能降低	EBV 感染引起的临床和免疫学特征:HLH,淋巴组织增生,再生障碍性贫血,淋巴瘤
XIAP 缺陷(XLP2)	*XIAP*	XL	300079	活化 T 细胞正常或升高,iNKT 正常或低	记忆 B 细胞正常或降低	CD95 诱导 T 细胞凋亡增强,AICD(活化诱导细胞凋亡)增强	EBV 感染,脾大,淋巴组织增生,HLH,结肠炎,IBD,肝炎,iNKT 细胞降低

续表

疾病	遗传缺陷	遗传方式	OMIM	循环 T 细胞	循环 B 细胞	功能缺陷	相关特征
CD27 缺陷	*CD27*	AR	615122	正常	无记忆 B 细胞	低丙种球蛋白血症,抗疫苗/感染抗体反应差	EBV 感染引起的临床特征,HLH,再生障碍性贫血,低 iNKT 细胞,B-淋巴瘤
CD70 缺陷	*CD70*	AR	602840	数量正常,Treg 低,活化和功能差	记忆 B 细胞降低	低丙种球蛋白血症,抗疫苗/感染抗体反应差	EBV 易感,霍奇金淋巴瘤,部分患者可有自身免疫性疾病
CTPS1 缺陷	*CTPS1*	AR	615897	正常或低,活化和增殖功能降低	记忆 B 细胞降低	IgG 正常/高,抗原增殖反应差	反复/慢性细菌和病毒(EBV、VZV)感染,EBV 相关淋巴组织增生,B 细胞非霍奇金淋巴瘤
CD137 缺陷(41BB)	*TNFRSF9*	AR	602250	正常	正常	IgG、IgA 低,对 TD 抗原和 TI 抗原的反应差,T 细胞增殖能力下降,IFN-γ 分泌,细胞毒性	EBV 相关淋巴组织增生,B 细胞淋巴瘤,慢性活化 EBV 感染
RASGRP1 缺陷	*RASGRP1*	AR	603962	活化、增殖和迁移功能差,幼稚 T 细胞降低	活化、增殖和迁移功能差	IgM 和 IgG 正常,IgA 升高	反复肺炎,疱疹病毒感染,EBV 相关淋巴瘤
RLTPR 缺陷	*CARMIL2*	AR	610859	数量正常,CD4 高,幼稚 CD4⁺ 和 CD8⁺ T 细胞增加,Treg 和 MAIT 低,CD28 诱导功能差	数量正常,记忆 B 细胞降低	正常或减低,T 细胞依赖性抗体反应差	反复细菌、真菌和分枝杆菌感染,病毒性疣,软疣,EBV 相关淋巴组织增生性疾病或肿瘤,特应质
X 连锁免疫缺陷伴镁缺陷,EBV 感染和瘤形成(XMEN)	*MAGT1*	XL	300853	CD4 低,胸腺输出细胞低,CD4/CD8 比例倒置,MAIT 细胞降低,CD3 增殖反应差	总数正常,记忆 B 细胞降低	进行性低丙种球蛋白血症,NKG2D 表达受损致 NK 和 CTL 细胞毒性降低	EBV 感染,淋巴瘤,病毒感染,呼吸道和胃肠道感染,糖基化缺陷
PRKCD 缺陷	*PRKCD*	AR	615559	正常	记忆 B 细胞低,CD25 B 细胞高	B 细胞凋亡缺陷	反复感染,慢性 EBV 感染,淋巴组织增生,SLE 样自身免疫病(肾病和抗磷脂综合征),IgG 低

注:包含的疾病数目:44 种;包含的突变基因数目:45 种。

新 PID:8 种;*SLC7A7*;*IL2RB*;*DEF6*;*FERMT1*;*TGFB1*;*RIPK1*;*TNFRSF9*;*STAT5B AD DN*。

FHL:家族性噬血淋巴组织细胞增生症;HLH:噬血细胞淋巴组织细胞增生症;HSM:肝脾大;SLE:系统性红斑狼疮;IBD:炎症性肠病。

表 2-5 先天性吞噬细胞数量或功能缺陷

疾病	遗传缺陷	遗传方式	OMIM	影响细胞	影响功能	相关特征
1. 先天性中性粒细胞减少						
弹性蛋白酶缺陷（SCN1）	*ELANE*	AD	130130	N	髓系分化	易发生 MDS/白血病,严重先天性中性粒细胞减少或周期性中性粒细胞减少
GFI 1 缺陷（SCN2）	*GFI1*	AD	600871	N	髓系分化	B/T 淋巴细胞减少
HAX1 缺陷（Kostmann 病）（SCN3）	*HAX1*	AR	605998	N	髓系分化	认知和神经系统缺陷伴 HAX1 两个亚型缺陷,易发生 MDS/白血病
G6PC3 缺陷（SCN4）	*G6PC3*	AR	611045	N	髓系分化,趋化作用,O_2^-产生	先天性心脏病,泌尿生殖道畸形,内耳性耳聋,躯干、四肢静脉扩张
VPS45 缺陷（SCN5）	*VPS45*	AR	610035	N	髓系分化,趋化	髓外造血,骨髓纤维化,肾肿大
糖原累积症 1b	*G6PT1*	AR	602671	N+M	髓系分化,趋化作用,O_2^-产生	空腹低血糖,乳酸酸中毒,高脂血症,肝大
X 连锁中性粒细胞减少/骨髓发育不良	*WAS*	XL GOF	300392	N	分化和有丝分裂（因 WASp GTPase 结合域中 GOF 突变）	中性粒细胞减少,髓系成熟障碍,单核细胞减少症,不同程度淋巴组织异常
P14/LAMTOR2 缺陷	*LAMTOR2*	AR	610389	N + M	内涵体生成	中性粒细胞减少,低丙种球蛋白血症,CD8 细胞毒功能降低,部分白化病,生长发育落后
Barth 综合征(3-甲基戊烯二酸Ⅱ)	*TAZ*	XL	300394	N+L+Mel	线粒体功能	心肌病,肌病,发育迟缓,中性粒细胞减少
Cohen 综合征	*VPS13B*	AR	607817	N	髓系分化	特殊面容,智力障碍,肥胖,耳聋,中性粒细胞减少
Clericuzio 综合征（皮肤异色症伴中性粒细胞减少）	*USB1*	AR	613276	N	髓系分化	视网膜病,发育迟缓,特殊面容,皮肤异色症
JAGN1 缺陷	*JAGN1*	AR	616012	N	髓系分化	髓系成熟障碍,骨质疏松
3-甲基戊烯二酸尿症	*CLPB*	AR	616254	N	髓系分化,线粒体蛋白	神经认知发育障碍,小头畸形,低血糖,肌张力低下,共济失调,惊厥,白内障,胎儿生长受限
G-CSF 受体缺陷	*CSF3R*	AR	138971	N	应激性粒细胞生成紊乱	

续表

疾病	遗传缺陷	遗传方式	OMIM	影响细胞	影响功能	相关特征
SMARCD2 缺陷	*SMARCD2*	AR	601736	N	染色质重构,髓系分化,中性粒细胞分化和功能缺陷	中性粒细胞减少,发育迟缓,骨、造血干细胞、骨髓发育不良
特定颗粒缺陷	*CEBPE*	AR	189965	N	终末成熟和整体功能障碍	中性粒细胞减少症,双叶核中性粒细胞
Shwachman-Diamond 综合征	*SBDS*	AR	607444	N	中性粒细胞成熟,趋化作用,核糖体生物发生	全血细胞减少症,胰腺外分泌功能不足,软骨发育不良
	DNAJC21	AR	617052	N+HSC		全血细胞减少症,胰腺外分泌功能不足
	EFL1	AR	617941	N+HSC		
HYOU1 缺陷	*HYOU1*	AR	601746	N	未折叠蛋白反应	低血糖,炎症性并发症
SRP54 缺陷	*SRP54*	AD	604857	N	蛋白易位至内质网,髓样分化和中性粒细胞功能缺陷	中性粒细胞减少症,胰腺外分泌功能不足
2. 趋化功能缺陷						
白细胞黏附分子1 缺陷(LAD1)	*ITGB2*	AR	600065	N+M +L+NK	黏附,趋化作用,内吞作用,T/NK 细胞毒功能	脐带延迟脱落,皮肤溃疡,牙周炎,白细胞增多
白细胞黏附分子2 缺陷(LAD2)	*SLC35C1*	AR	605881	N+M	血管内滚动,趋化作用	轻度 LAD1 表现伴 hh 血型,生长延迟,发育迟缓
白细胞黏附分子3 缺陷(LAD3)	*FERMT3*	AR	607901	N+M+L+NK	黏附,趋化作用	LAD1 表现,出血倾向
Rac2 缺陷	*RAC2*	AD LOF	608203	N	黏附,趋化作用,O_2^- 产生	伤口愈合延迟,白细胞增多
β- 肌动蛋白缺陷	*ACTB*	AD	102630	N+M	迁移	智力障碍,身材矮小
局限性青少年牙周炎	*FPR1*	AR	136537	N	甲酰化肽诱导的趋化	仅牙周炎
Papillon-Lefèvre 综合征	*CTSC*	AR	602365	N+M	趋化作用	牙周炎,部分有掌跖角化病
WDR1 缺陷	*WDR1*	AR	604734	N	扩散,存活,趋化作用	轻度中性粒细胞减少,伤口愈合差,严重口腔炎,中性粒细胞核内肌动蛋白骨架异常
纤维囊性变	*CFTR*	AR	602421	仅 M	趋化作用	呼吸道感染,胰腺功能不全,汗液氯增高

续表

疾病	遗传缺陷	遗传方式	OMIM	影响细胞	影响功能	相关特征
中性粒细胞减少伴联合免疫缺陷（*MKL1* 缺陷）	*MKL1*	AR	606078	N+M +L+NK	细胞骨架基因表达降低	轻度血小板减少
3. 呼吸爆发缺陷						
X 连锁慢性肉芽肿病（CGD），gp91phox	*CYBB*	XL	306400	N + M	杀伤(O_2^-产生障碍)	感染,自身炎症,IBD,Kell 位点缺失的患者有 McLeod 表型
常染色体隐性遗传 CGD	*CYBA*	AR	608508	N + M	杀伤(O_2^-产生障碍)	感染,自身炎症
	CYBC1	AR	618334	N + M	杀伤(O_2^-产生障碍)	感染,自身炎症
	NCF1	AR	608512	N + M	杀伤(O_2^-产生障碍)	感染,自身炎症
	NCF2	AR	608515	N + M	杀伤(O_2^-产生障碍)	感染,自身炎症
	NCF4	AR	613960	N + M	杀伤(O_2^-产生障碍)	感染,自身炎症
G-6-PD 缺陷 I 型	*G6PD*	XL	305900	N	O_2^-产生降低	感染
4. 其他非淋巴组织缺陷						
GATA2 缺陷（MonoMac 综合征）	*GATA2*	AD	137295	M+ 外周血 DC	多系血细胞降低	易发分枝杆菌、HPV、组织胞浆菌病感染,肺泡蛋白沉积症,MDS/AML/CMMI,淋巴瘤
先天性肺泡蛋白沉积症	*CSF2RA*	XL（假常染色体双等位基因突变）	300770	肺泡巨噬细胞	GM-CSF 信号转导	肺泡蛋白沉积症
	CSF2RB	AR	614370			

注: 包含的疾病数目:34 种; 包含的突变基因数目:41 种。

新 PID:3 种,*SRP54*;*DNAJC21*;*CYBC1*。

MDS: 骨髓增生异常综合征;FGR: 胎儿生长受限;LAD: 白细胞黏附缺陷;AML: 急性粒细胞性白血病;CMMI: 慢性髓单核细胞白血病;N: 中性粒细胞;M: 单核细胞;L: 淋巴细胞;NK: 自然杀伤细胞。

表 2-6　固有免疫和先天免疫缺陷

疾病	遗传缺陷	遗传方式	OMIM	影响细胞	影响功能	相关特征
1. 呈孟德尔遗传的分枝杆菌病（MSMD）						
IL-12/IL-23 受体 β1 链缺陷	*IL12RB1*	AR	601604	L + NK	IFN-γ 分泌	易感染分枝杆菌和沙门菌
IL-12p40（IL-12 和 IL-23）缺陷	*IL12B*	AR	161561	M	IFN-γ 分泌	易感染分枝杆菌和沙门菌
IL-12Rβ2 缺陷	*IL12RB2*	AR	601642	L+NK	IFN-γ 分泌	易感染分枝杆菌和沙门菌

续表

疾病	遗传缺陷	遗传方式	OMIM	影响细胞	影响功能	相关特征
IL-23R 缺陷	*IL23R*	AR	607562	L+NK	IFN-γ 分泌	易感染分枝杆菌和沙门菌
IFN-γ 受体 1 缺陷	IFNGR1	AR	209950	M + L	IFN-γ 结合和信号传递	易感染分枝杆菌和沙门菌
		AD	615978	M + L		
IFN-γ 受体 2 缺陷	IFNGR2	AR	147569	M + L	IFN-γ 信号传递	易感染分枝杆菌和沙门菌
STAT1 缺陷	*STAT1*	AD LOF	614892	M + L	IFN-γ 信号传递	易感染分枝杆菌和沙门菌
巨噬细胞 gp91Phox 缺陷	*CYBB*	XL	300645	仅 M	杀伤功能(O$_2^-$ 产生)	仅易感染分枝杆菌
IRF8 缺陷	*IRF8*	AD	614893	M+L	cDCs 和 Th1 细胞发育受损	易感染分枝杆菌
		AR	226990	M	缺乏循环单核细胞和 DCs,部分患者 NK 细胞数量减少,功能降低	易感染分枝杆菌及其他病原体(包括 EBV)
SPPL2a 缺陷	*SPPL2A*	AR	608238	M+L	cDCs 和 Th1 发育受损	易感染分枝杆菌和沙门菌
Tyk2 缺陷	*TYK2*	AR	611521	M+L	细胞对 IL-10、IL-12、IL-23 和 Ⅰ 型 IFN 反应受损	易感染胞内细菌(分枝杆菌,沙门菌)和病毒
P1104A TYK2 纯合	*TYK2*	AR	176941	L	对 IL-23 的细胞反应受损	MSMD 或结核
ISG15 缺陷	*ISG15*	AR	147571	L	IFN-γ 产生缺陷	易感染分枝杆菌(BCG),脑钙化
RORγt 缺陷	*RORC*	AR	602943	L + N	ROR-γT 蛋白功能缺乏,IFN-γ 产生缺陷,产生 IL-17A/F 的 T 细胞缺失	易感染分枝杆菌和念珠菌
JAK1 缺陷	*JAK1*	AR LOF	147795	N + L	JAK1 活化细胞因子减少,IFN-γ 生成减少	易感染分枝杆菌和病毒,泌尿系统癌症
2. 疣状表皮发育不良(HPV)						
EVER1 缺陷	*TMC6*	AR	605828	角质细胞	EVER1、EVER2 和 CIB1 在角质细胞中形成一个复合物	人乳头瘤病毒(HPV)(B1 组)感染和皮肤癌(EV 型)
EVER2 缺陷	*TMC8*	AR	605829			
CIB1 缺陷	*CIB1*	AR	618267			
WHIM(疣,低免疫球蛋白血症,感染,骨髓粒细胞减少综合征)	*CXCR4*	AD GOF	162643	白细胞	趋化因子受体 CXCR4 对配体 CXCL12(SDF-1)反应增强	疣,中性粒细胞减少,B 细胞减少,低丙种球蛋白血症

续表

疾病	遗传缺陷	遗传方式	OMIM	影响细胞	影响功能	相关特征
3. 易发生严重病毒感染						
STAT1 缺陷	*STAT1*	AR LOF	600555	白细胞和其他细胞	STAT1 依赖性 IFN-α/β/γ 反应受损	严重病毒和分枝杆菌感染
STAT2 缺陷	*STAT2*	AR	600556	白细胞和其他细胞	STAT2 依赖性 IFN-α/β/γ 反应受损	严重病毒感染(播散性麻疹疫苗感染)
IRF9 缺陷	*IRF9*	AR	147574	白细胞和其他细胞	IRF9- 和 ISGF3- 依赖性 IFN-α/β/λ 反应	严重流感
IRF7 缺陷	*IRF7*	AR	605047	白细胞 / 浆细胞源性树突状细胞 / 非造血细胞	IFN-α/β/γ/λ 产生受损	严重流感
IFNAR1 缺陷	*IFNAR1*	AR	107450	白细胞和其他细胞	对 IFN-α/β 的 IFNAR1 依赖性反应	黄热病疫苗和麻疹疫苗引起的严重疾病
IFNAR2 缺陷	*IFNAR2*	AR	602376	广泛表达	对 IFN-α/β 的 IFNAR2 依赖性反应	严重病毒感染(播散性麻疹病毒感染,HHV6)
CD16 缺陷	*FCGR3A*	AR	146740	NK	NK 功能受累	严重疱疹病毒感染,尤其是 VZV/EBV/HPV
MDA5 缺陷	*IFIH1*	AR LOF	606951	广泛表达	病毒识别和 IFN 诱导受损	鼻病毒和其他 RNA 病毒感染
RNA 聚合酶Ⅲ缺陷	*POLR3A*	AD	614258	白细胞和其他细胞	对 VZV 或 poly I:C 反应过程中病毒识别和 IFN 诱导受损	严重 VZV 感染
	POLR3C	AD	617454			
	POLR3F	AD	617455			
4. 单纯疱疹病毒脑炎(HSE)						
TLR3 缺陷	*TLR3*	AD AR	613002	中枢神经系统固有细胞和成纤维细胞	TLR3 依赖性 IFN-α/β/γ 反应受损	单纯疱疹病毒 1 型脑炎(临床不全外显率),严重流感,VZV
UNC93B1 缺陷	*UNC93B1*	AR	608204	中枢神经系统固有细胞和成纤维细胞	UNC93B 依赖性 IFN-α/β/γ 反应受损	单纯疱疹病毒 1 型脑炎
TRAF3 缺陷	*TRAF3*	AD	601896	中枢神经系统固有细胞和成纤维细胞	TRAF3 依赖性 IFN-α/β/γ 反应受损	单纯疱疹病毒 1 型脑炎
TRIF 缺陷	*TICAM1*	AD AR	607601	中枢神经系统固有细胞和成纤维细胞	TRIF 依赖性 IFN-α/β/γ 反应受损	单纯疱疹病毒 1 型脑炎

续表

疾病	遗传缺陷	遗传方式	OMIM	影响细胞	影响功能	相关特征
TBK1 缺陷	*TBK1*	AD	604834	中枢神经系统固有细胞和成纤维细胞	TBK1 依赖性 IFN-α/β/γ 反应受损	单纯疱疹病毒 1 型脑炎
IRF3 缺陷	*IRF3*	AD	616532	中枢神经系统固有细胞和成纤维细胞	HSV1 诱导的 IFN-α、β 产生和 IRF3 磷酸化降低	单纯疱疹病毒 1 型脑炎
DBR1 缺陷	*DBR1*	AR	607024	中枢神经系统固有细胞和成纤维细胞	抗病毒 IFNs 生成受损	脑干 HSE，脑干感染其他病毒

5. 易感侵袭性真菌

疾病	遗传缺陷	遗传方式	OMIM	影响细胞	影响功能	相关特征
CARD9 缺陷	*CARD9*	AR	607212	单核吞噬细胞	CARD9 信号通路	侵袭性念珠菌感染，深部皮肤真菌病和其他侵袭性真菌感染

6. 易患皮肤黏膜念珠菌病

疾病	遗传缺陷	遗传方式	OMIM	影响细胞	影响功能	相关特征
IL-17RA 缺陷	*IL17RA*	AR	605461	上皮细胞/成纤维细胞/单核吞噬细胞	IL-17RA 信号通路受损	慢性黏膜皮肤念珠菌病(CMC)，毛囊炎
IL-17RC 缺陷	*IL17RC*	AR	610925	上皮细胞/成纤维细胞/单核吞噬细胞	IL-17RC 信号通路受损	CMC
IL-17F 缺陷	*IL17F*	AD	606496	T 细胞	含 IL-17F 的二聚体	CMC，毛囊炎
STAT1 GOF	*STAT1*	AD GOF	600555	T/B/单核细胞	STAT1 功能获得性突变影响分泌 IL-17 的 T 细胞发育	CMC，各种真菌、细菌和病毒(HSV)感染，自身免疫病(甲状腺炎，糖尿病，血细胞减少症)，肠病
ACT 缺陷	*TRAF3IP2*	AR	607043	T 细胞/成纤维细胞	成纤维细胞对 IL-17A、IL-17F 无反应，T 细胞对 IL-17E 无反应	CMC，眼睑炎，毛囊炎，巨舌

7. TLR 信号通路缺陷伴细菌易感

疾病	遗传缺陷	遗传方式	OMIM	影响细胞	影响功能	相关特征
IRAK-4 缺陷	*IRAK4*	AR	606883	L+N+M	TIR-IRAK4 信号通路受损	细菌感染(化脓性)
MyD88 缺陷	*MYD88*	AR	602170	L+N+M	TIR-MyD88 信号通路受损	细菌感染(化脓性)
IRAK1 缺陷	*IRAK1*	XL	300283	L+N+M	TIR-IRAK1 信号通路受损	细菌感染，Xq28 的 MECP2 和 IRAK1 大片段新缺失致 X 连锁 MECP2 缺陷相关综合征

续表

疾病	遗传缺陷	遗传方式	OMIM	影响细胞	影响功能	相关特征
TIRAP 缺陷	*TIRAP*	AR	614382	L+N+M	TIRAP 信号传递，成纤维细胞和白细胞 TLR1/2、TLR2/6 和 TLR4 刺激降低	儿童期葡萄球菌感染

8. 其他非造血组织相关的先天性免疫缺陷

疾病	遗传缺陷	遗传方式	OMIM	影响细胞	影响功能	相关特征
先天性无脾（ICA）	*RPSA*	AD	271400	无脾	RPSA 编码核糖体蛋白 SA（核糖体亚单位成分）	菌血症（无荚膜细菌）
	HMOX	AR	141250	巨噬细胞	HO-1 调节铁再循环和血红素依赖性损伤	溶血，肾炎，炎症
锥虫病	*APOL1*	AD	603743	造孔血清蛋白	脂质	锥虫病
NBAS 缺陷致急性肝衰竭	*NBAS*	AR	608025	体细胞和造血细胞	ER 应激	发热致肝衰竭
急性坏死性脑病	*RANBP2*	AR	601181	广泛表达	核孔蛋白	发热致急性脑病
骨硬化病	*CLCN7*	AR	602727	破骨细胞	分泌溶酶体	骨硬化病伴低钙血症，神经系统表现
	SNX10	AR	614780			骨硬化病伴视力障碍
	OSTM1	AR	607649			骨硬化病伴低钙血症，神经系统表现
	PLEKHM	AR	611466			骨硬化病
	TCIRG1	AR	604592			骨硬化病伴低钙血症
	TNFRSF11A	AR	603499		破骨细胞生成	骨硬化病
	TNFSF11	AR	602642	基质细胞		骨硬化病伴低钙血症，严重生长迟缓
化脓性汗腺炎	*NCSTN*	AD	605254	上皮细胞	NOTCH 信号转导，毛囊 γ 分泌酶调节角化	Verneuil 病/化脓性汗腺炎伴痤疮
	PSEN	AD	613737			Verneuil 病/化脓性汗腺炎伴皮肤色素沉着
	PSENEN	AD	613736			Verneuil 病/化脓性汗腺炎

9. 其他与白细胞相关的先天性免疫缺陷

疾病	遗传缺陷	遗传方式	OMIM	影响细胞	影响功能	相关特征
IRF4 单倍体不足	*IRF4*	AD	601900	L+M	IRF4 是一种多效转录因子	肠源性脂肪代谢障碍（惠普尔病）
IL-18BP 缺陷	*IL18BP*	AR	604113	白细胞和其他细胞	IL-18BP 中和分泌的 IL-18	暴发性病毒性肝炎

注：包含的疾病数目：53 种；包含的突变基因数目：64 种。

新基因：13 个，*IL12RB2*；*IL23R*；*SPPL2A*；*TYK2 P1104A allele*；*CIB1*；*IRF9*；*IFNAR1*；*POLR3A*；*POLR3C*；*POLR3F*；*DBR1*；*IRF4*；*IL18BP*。

NF-κB：核因子 κB；TIR：Toll 和白介素 -1 受体；IFN：干扰素；TLR：Toll 样受体；CMC：慢性皮肤黏膜念珠菌病；HPV：人类乳头瘤病毒；VZV：水痘带状疱疹病毒。

表 2-7　自身炎症性疾病

疾病	遗传缺陷	遗传方式	OMIM	T 细胞	B 细胞	功能缺陷	相关特征
1. I 型干扰素病							
STING 相关血管病变,婴儿期发病(SAVI)	*TMEM173*	AR	612374	未评估	未评估	STING 活化 NF-κB 和 IRF3 转录通路诱导 IFN 表达	皮肤血管病,炎症性肺部疾病,全身炎症,ICC,FCL
ADA2 缺陷	*ADA2*	AR	607575	未评估	未评估	ADAs 使细胞外腺苷失活并通过腺苷受体终止信号转导	结节性多动脉炎,儿童期发作,早发性反复缺血性卒中和发热;部分患者发展为低丙种球蛋白血症
TREX1 缺陷,Aicardi-Goutieres 综合征 1(AGS1)	*TREX1*	AR	606609	未评估	未评估	胞内异常 ss DNA 积累致 I 型 IFN 增加	典型 AGS,SLE,FCL
RNASEH2B 缺陷,AGS2	*RNASEH2B*	AR	610326	未评估	未评估	胞内异常 RNA-DNA 杂合积累致 I 型 IFN 增加	典型 AGS,SP
RNASEH2C 缺陷,AGS3	*RNASEH2C*	AR	610330	未评估	未评估	胞内异常 RNA-DNA 杂合积累致 I 型 IFN 增加	典型 AGS
RNASEH2A 缺陷,AGS4	*RNASEH2A*	AR	606034	未评估	未评估	胞内异常 RNA-DNA 杂合积累致 I 型 IFN 增加	典型 AGS
SAMHD1 缺陷,AGS5	*SAMHD1*	AR	606754	未评估	未评估	胞质 dNTP 失调致 I 型 IFN 增加	典型 AGS,FCL
ADAR1 缺陷,AGS6	*ADAR1*	AR	146920	未评估	未评估	双链 RNA 底物经催化腺苷脱氨转为肌苷缺陷,致 I 型 IFN 增加	典型 AGS,BSN,SP
AGS7	*IFIH1*	AD GOF	615846	未评估	未评估	*IFIH1* 基因编码胞质病毒 RNA 受体,通过衔接分子 MAVS 活化 I 型 IFN 信号传递	典型 AGS,SLE,SP

续表

疾病	遗传缺陷	遗传方式	OMIM	T细胞	B细胞	功能缺陷	相关特征
DNA 酶Ⅱ缺陷	*DNASE2*	AR	126350	未评估	未评估	DNA 酶Ⅱ降解并消除 DNA，DNA 酶Ⅱ活性丧失诱导Ⅰ型干扰素信号转导	AGS
DNASE1L3 缺陷致小儿系统性红斑狼疮	*DNASE1L3*	AR	614420			DNASE1L3 是一种核酸内切酶，可降解细胞外 DNA；DNASE1L3 缺陷会降低凋亡细胞的清除率	很早起病的 SLE，补体水平降低，自身抗体（dsDNA，ANCA），狼疮性肾炎，低补体性荨麻疹性血管炎综合征
脊柱软骨发育不良伴免疫失调（SPENCD）	*ACP5*	AR	171640	未评估	未评估	IFN 的上调可能与 pDC 有关	身材矮小，SP，ICC，SLE，血小板减少，自身免疫性溶血性贫血，可有反复细菌和病毒感染
X-连锁网状色素病	*POLA1*	XL	301220	未评估	未评估	POLA1 参与胞质 RNA：DNA 合成，缺陷时Ⅰ型 IFN 升高	色素沉着，特殊面容，肺部和胃肠道疾病
USP18 缺陷	*USP18*	AR	607057	未评估	未评估	ISG15 的负性调节缺陷致 IFN 升高	TORCH 样综合征
OAS1 缺陷	*OAS1**	AD GOF	164350		低	来自 RNA 识别的 IFN 增加	肺泡性蛋白沉积症，皮疹

2. 炎症小体缺陷

疾病	遗传缺陷	遗传方式	OMIM	T细胞	B细胞	功能缺陷	相关特征
家族性地中海热	*MEFV*	AR LOF	249100	成熟的粒细胞，细胞因子激活的单核细胞	炎性小体介导的对 IL-1β 的诱导增加	反复发热，秋水仙碱诱导的浆膜炎和炎症，易患血管炎和炎症性肠病	
		AD	134610		常为 M694del 变体		
甲羟戊酸激酶缺陷（高 IgD 综合征）	*MVK*	AR	260920	体细胞和造血细胞	影响胆固醇合成，致病机制不明	周期性发热，白细胞增多症伴 IgD 增高	
Muckle-Wells 综合征	*NLRP3*	AD GOF	191900	中性粒细胞和单核细胞	cryopyrin 缺陷影响白细胞凋亡、NF-κB 信号传递和 IL-1 产生	荨麻疹，SNHL，淀粉样变性	

续表

疾病	遗传缺陷	遗传方式	OMIM	T细胞	B细胞	功能缺陷	相关特征
家族性冷自身炎症综合征1	NLRP3	AD GOF	120100	中性粒细胞和单核细胞	cryopyrin缺陷影响白细胞凋亡、NF-κB信号传递和IL-1产生	非瘙痒性荨麻疹，关节炎，遇冷发热、寒战和白细胞增多	
新生儿发病多系统炎症性疾病（NOMID）或慢性婴儿神经皮肤关节综合征（CINCA）	NLRP3	AD GOF	607115	中性粒细胞和软骨细胞	cryopyrin缺陷影响白细胞凋亡、NF-κB信号传递和IL-1产生	新生儿皮疹，慢性脑膜炎，关节病伴发热和炎症	
家族性冷自身炎症综合征2	NLRP12	AD GOF	611762	中性粒细胞和单核细胞	cryopyrin缺陷影响白细胞凋亡、NF-κB信号传递和IL-1产生	非瘙痒性荨麻疹，关节炎，遇冷发热、寒战和白细胞增多	
NLRC4-MAS（巨噬细胞活动综合征)或家族性冷自身炎症综合征4	NLRC4	AD GOF	616050 616115	中性粒细胞、单核细胞和巨噬细胞	NLRC4功能获得性突变，引起IL-1β、IL-18升高和巨噬细胞活化	严重肠结肠炎，巨噬细胞活化综合征	
PLAID(PLCγ2相关抗体缺陷和免疫失调)或家族性冷自身炎症综合征3或APLAID（c2120A>C）	PLCG2	AD GOF	614878 614468	B细胞、NK细胞和肥大细胞	突变活化IL-1通路	冷性荨麻疹，低免疫球蛋白血症，自身免疫	
NLRP1缺陷	NLRP1	AR	617388	白细胞	IL-18和半胱天冬酶1升高，提示炎症小体受累	角化不良，自身免疫，关节炎	
NLRP1 GOF	NLRP1	AD GOF	615225	角质形成细胞	IL-1β升高	掌跖癌，角膜瘢痕形成；反复呼吸道乳头瘤病	
3. 非炎症小体相关情况							
TNF受体相关性周期综合征（TRAPS）	TNFRSF1A	AD	142680	中性粒细胞和单核细胞	55kD TNF受体突变致细胞内受体滞留或结合TNF的可溶性细胞因子降低	反复发热，浆膜炎，皮疹，眼和关节炎症	

续表

疾病	遗传缺陷	遗传方式	OMIM	T 细胞	B 细胞	功能缺陷	相关特征
无菌化脓性关节炎，坏疽性脓皮病，痤疮（PAPA）综合征，高锌血症和高钙网蛋白血症	*PSTPIP1*	AD	604416	造血组织，活化的 T 细胞上调	肌动蛋白重构障碍，致炎症时生理性信号传递异常	破坏性关节炎，炎症性皮疹，肌炎	
Blau 综合征	*NOD2*	AD	186580	单核细胞	CARD15 核苷酸结合位点突变，可能破坏与脂多糖和 NF-κB 信号传递的相互作用	葡萄膜炎，肉芽肿性滑膜炎，屈曲指，皮疹，脑神经病，30% 发生克罗恩结肠炎	
ADAM17 缺陷	*ADAM17*	AR	614328	白细胞和上皮细胞	TNF-α 产生缺陷	早发性腹泻，皮肤病变	
慢性复发性多灶性骨髓炎和先天性异常红细胞生成性贫血（Majeed 综合征）	*LPIN2*	AR	609628	中性粒细胞和骨髓细胞	不明	慢性复发性多灶性骨髓炎，输血依赖性贫血，皮肤炎症性疾病	
DIRA（IL-1 受体拮抗剂缺陷）	*IL1RN*	AR	612852	中性粒细胞和单核细胞	IL-1 受体拮抗剂突变致 IL-1 持续活性	新生儿起病无菌性多灶性骨髓炎，骨膜炎和脓疱疮	
DITRA（IL-36 受体拮抗剂缺陷）	*IL36RN*	AR	614204	角质细胞和白细胞	IL-36RN 突变致 IL-8 生成增加	脓疱型银屑病	
SLC29A3 突变	*SLC29A3*	AR	602782	白细胞和骨细胞	-	色素沉着过度，组织细胞增生 - 淋巴结病综合征	
CAMPS（CARD14 介导银屑病）	*CARD14*	AD	602723	主要为角质细胞	CARD14 突变致 NF-κB 通路活化和 IL-8 产生增加	银屑病	
家族性巨颌症	*SH3BP2*	AD	118400	基质细胞和骨细胞	巨噬细胞和 NF-κB 过度活化	下颌骨退行性变	

续表

疾病	遗传缺陷	遗传方式	OMIM	T 细胞	B 细胞	功能缺陷	相关特征
CANDLE（慢性非典型中性粒细胞皮炎伴脂代谢障碍）	*PSMB8**	AR 和 AD	256040	角质形成细胞，B 细胞，脂肪细胞	突变引起 IFN 信号转导增加，具体机制尚不清楚	挛缩，脂膜炎，ICC，发热	
	PSMG2	AR	609702	淋巴细胞		脂膜炎，脂肪营养不良，自身免疫性溶血性贫血	
COPA 缺陷	*COPA*	AD	601924	中性粒细胞和组织特异性细胞	COPA 突变致外壳蛋白复合物Ⅰ（COPⅠ）介导的细胞内转运缺陷	自身免疫炎症性关节炎，间质性肺部病，Th17 失调和自身抗体产生	
Otulipenia/ORAS	*OTULIN*	AR	615712	白细胞	增强 LUBAC 诱导性 NF-κB 活性，致前炎症因子水平升高	发热，腹泻，皮炎	
A20 缺陷	*TNFAIP3*	AD	616744	淋巴细胞	NF-κB 信号传递抑制通路缺陷	关节疼痛，黏膜溃疡，眼部炎症	
AP1S3 缺陷	*AP1S*	AR	615781	角质细胞	TLR3 转位障碍	脓疱型银屑病	
ALP1 缺陷	*ALP1*	AR	171740	小肠上皮细胞	对肠道 LPS 的抑制作用不足	炎症性肠病	
TRIM22 缺陷	*TRIM22*	AR	606559	巨噬细胞，小肠上皮细胞	肉芽肿性结肠炎	炎症性肠病	
皮下脂膜炎样 T 细胞淋巴瘤（TIM3 缺陷）	HAVCR2	AR	618398	白细胞	检查点信号转导缺陷导致炎症小体活性增加	脂膜炎，HLH，多克隆皮肤 T 细胞浸润或 T 细胞淋巴瘤	

注：包含的疾病数目：45 种；包含的突变基因数目：42 种。

新 PID：9 种，*DNASE2*；*DNASE1L3*；*OAS1*；*AD MEFV*；*NLRP1 GOF*；*ALPI*；*TRIM22*；*PSMG2*；*HAVCR2*；IFN：干扰素；HSM：肝脾大；CSF：脑脊液；SLE：系统性红斑狼疮；TORCH：弓形虫、其他病原微生物、风疹病毒、巨细胞病毒和疱疹病毒感染；SNHL：感觉神经性听力损失；AGS：心律失常综合征；BSN：双侧纹状体坏死；FCL：家族性冻疮狼疮；ICC：颅内钙化；IFN-1：1 型干扰素；pDCs：浆细胞样树突状细胞；SP：痉挛性轻瘫；SMS：Singleton-Merten 综合征；ssDNA：单链 DNA。

*PSMB4、PSMB9、PSMA3 和 POMP 突变体在复合杂合单基因（*PSMB4*），双基因（*PSMA3/PSMB8*，*PSMB9/PSMB4*，*PSMB4/PSMB8*）和 AD 单基因（*POMP*）模型中可导致类似 CANDLE 的表型。

表 2-8　补体缺陷

疾病	遗传缺陷	遗传方式	OMIM	实验室特征	相关特征
C1q 缺陷	*C1QA*	AR	120550	CH50 溶血活性缺陷,经典途径活性缺陷,凋亡细胞清除率降低	SLE,荚膜细菌感染
	C1QB	AR	120570	CH50 溶血活性缺陷,经典途径活性缺陷,凋亡细胞清除率降低	SLE,荚膜细菌感染
	C1QC	AR	120575	CH50 溶血活性缺陷,经典途径活性缺陷,凋亡细胞清除率降低	SLE,荚膜细菌感染
C1r 缺陷	*C1R*	AR	613785	CH50 溶血活性缺陷,经典途径活性缺陷	SLE,荚膜细菌感染,Ehlers-Danlos 表型
C1r 牙周 Ehlers-Danlos 综合征	*C1R*	AD GOF	613785	CH50 正常	色素沉着,皮肤脆弱
C1s 缺陷	*C1S*	AR	120580	CH50 溶血活性缺陷,经典途径活性缺陷	SLE,荚膜细菌感染,Ehlers-Danlos 表型
C1s 牙周 Ehlers-Danlos 综合征	*C1S*	AD GOF	120580	CH50 正常	色素沉着,皮肤脆弱
C4 完全缺陷	*C4A + C4B*	AR	120810	CH50 溶血活性缺陷,经典途径活性缺陷,C4A 和 C4B 双等位突变/缺失/转换致完全补体缺陷	SLE,荚膜细菌感染,C4A 或 C4B 部分缺失常见,患者宿主防御的能力受影响较轻
C2 缺陷	*C2*	AR	217000	CH50 溶血活性缺陷,经典途径活性缺陷	SLE,荚膜细菌感染,动脉硬化
C3 缺陷(LOF)	*C3*	AD	120700	CH50 和 AH50 溶血活性缺陷,调理活性缺陷,抗体免疫反应缺陷	感染,肾小球肾炎,非典型溶血尿毒综合征伴 GOF 突变
C3 GOF	*C3*	AD GOF	120700	补体激活增加	非典型溶血尿毒综合征
C5 缺陷	*C5*	AR	120900	CH50 和 AH50 溶血活性缺陷,杀伤细菌功能缺陷	播散性奈瑟菌感染
C6 缺陷	*C6*	AR	217050	CH50 和 AH50 溶血活性缺陷,杀伤细菌功能缺陷	播散性奈瑟菌感染
C7 缺陷	*C7*	AR	217070	CH50 和 AH50 溶血活性缺陷,杀伤细菌功能缺陷	播散性奈瑟菌感染
C8α 缺陷	*C8A*	AR	120950	CH50 和 AH50 溶血活性缺陷,杀伤细菌功能缺陷	播散性奈瑟菌感染
C8γ 缺陷	*C8G*	AR	120930	CH50 和 AH50 溶血活性缺陷,杀伤细菌功能缺陷	播散性奈瑟菌感染

续表

疾病	遗传缺陷	遗传方式	OMIM	实验室特征	相关特征
C8β 缺陷	C8B	AR	120960	CH50 和 AH50 溶血活性缺陷,杀伤细菌功能缺陷	播散性奈瑟菌感染
C9 缺陷	C9	AR	120940	CH50 和 AP50 溶血活性缺陷,杀伤细菌功能缺陷	轻度播散性奈瑟菌感染
MASP2 缺陷	MASP2	AR	605102	植物凝集素活化通路缺陷	化脓性感染,炎症性肺部疾病,自身免疫性疾病
纤胶凝蛋白 3 缺陷	FCN3	AR	604973	纤胶凝蛋白 3 通路补体活化缺陷	呼吸道感染,脓肿
C1 抑制剂缺陷	SERPING1	AD	606860	随 C4/C2 消耗补体途径自发性活化,高分子量激肽产生缓激肽致接触系统自发激活	遗传性血管性水肿
因子 BGOF	CFB	AD GOF	612924	功能获得性突变伴自发性 AH50 升高	非典型溶血尿毒综合征
因子 B 缺陷	CFB	AR	615561	补体旁路途径活化缺陷	荚膜细菌感染
因子 D 缺陷	CFD	AR	134350	CH50 溶血活性缺陷	奈瑟菌感染
备解素缺陷	CFP	XL	300383	CH50 溶血活性缺陷	奈瑟菌感染
因子 I 缺陷	CFI	AR	217030	随 C3 消耗补体旁路途径自发性活化	感染,播散性奈瑟菌感染,非典型溶血尿毒综合征,子痫前期
因子 H 缺陷	CFH	AR/AD	134370	随 C3 消耗补体旁路途径自发性活化	感染,播散性奈瑟菌感染,非典型溶血尿毒综合征,子痫前期
因子 H 相关蛋白缺陷	CFHR1 CFHR2 CFHR3 CFHR4 CFHR5	AR/AD	134371, 600889, 605336, 605337, 608593	CH50 和 AH50 正常,抗因子 H 自身抗体,1 个或多个 CFHR 基因缺失导致易患自身抗体介导的非典型溶血尿毒综合征	老年性非典型溶血尿毒综合征,播散性奈瑟菌感染
血栓调节蛋白缺陷	THBD	AD	188040	CH50 和 AH50 正常	非典型溶血尿毒综合征
膜辅蛋白(CD46)缺陷	CD46	AD	120920	补体旁路途径抑制剂,C3b 结合降低	非典型溶血尿毒综合征,感染,子痫前期
攻膜复合物抑制剂(CD59)缺陷	CD59	AR	107271	红细胞对补体介导的溶血高敏感性	溶血性贫血,多发神经性疾病
CD55 缺陷(CHAPEL 病)	CD55	AR	125240	补体对内皮细胞高反应性	蛋白丢失性肠病,血栓

注:包含的疾病数目:30 种;包含的突变基因数目:36 种。

新 PID:2 种,C1S AD GOF;C1R AD GOF。

SLE:系统性红斑狼疮。

表 2-9 骨髓衰竭

疾病	遗传缺陷	遗传方式	OMIM	T 细胞	B 细胞	其他细胞	相关特征	所属主类	所属亚类
范科尼贫血 A 型	*FANCA*	AR	227650	低～正常	低～正常	HSC	NK 细胞数量低～正常,中枢神经系统、骨骼、皮肤、心脏、胃肠道、泌尿生殖系统异常,染色体断裂增加	骨髓衰竭伴免疫缺陷	范科尼贫血
范科尼贫血 B 型	*FANCB*	XLR	300514						
范科尼贫血 C 型	*FANCC*	AR	227645						
范科尼贫血 D1 型	*BRCA2*	AR	605724						
范科尼贫血 D2 型	*FANCD2*	AR	227646						
范科尼贫血 E 型	*FANCE*	AR	600901						
范科尼贫血 F 型	*FANCF*	AR	603467						
范科尼贫血 G 型	*XRCC9*	AR	614082						
范科尼贫血 I 型	*FANCI*	AR	609053						
范科尼贫血 J 型	*BRIP1*	AR	609054						
范科尼贫血 L 型	*FANCL*	AR	614083						
范科尼贫血 M 型	*FANCM*	AR	618096						
范科尼贫血 N 型	*PALB2*	AR	610832						
范科尼贫血 O 型	*RAD51C*	AR	613390						
范科尼贫血 P 型	*SLX4*	AR	613951						
范科尼贫血 Q 型	*ERCC4*	AR	615272						
范科尼贫血 R 型	*RAD51*	AR	617244						
范科尼贫血 S 型	*BRCA1*	AR	617883						
范科尼贫血 T 型	*UBE2T*	AR	616435						
范科尼贫血 U 型	*XRCC2*	AR	617247						
范科尼贫血 V 型	*MAD2L2*	AR	617243						
范科尼贫血 W 型	*RFWD3*	AR	617784						
MIRAGE(骨髓增生异常,感染,生长受限,肾上腺发育不全,生殖表型,肠病)	*SAMD9*	AD GOF	617053	未报道	未报道	HSC,骨髓细胞	胎儿生长受限,性腺异常,肾上腺衰竭,骨髓增生异常综合征伴 7 号染色体畸变,易感染,肠病,脾脏缺失		
共济失调全血细胞减少症	*SMAD9L*	AD GOF	611170	正常	低	HSC,骨髓细胞	骨髓增生异常综合征,神经学特征		
DKCX1	*DKC1*	XL	305000	低～正常	低～正常	HSC	骨髓衰竭,肺和肝纤维化,指甲营养不良,白斑,网状皮肤色素沉着,小头畸形,神经发育迟缓		先天性角化不全症
DKCA1	*TERC*	AD	127550						
DKCA2	*TERT*	AD	187270						
DKCA3	*TINF2*	AD	604319						
DKCA4	*RTEL1*	AD	616373						
DKCA5	*TINF2*	AD	268130						

续表

疾病	遗传缺陷	遗传方式	OMIM	T细胞	B细胞	其他细胞	相关特征	所属主类	所属亚类
DKCA6	*ACD*	AD	616553						
DKCB1	*NOLA3*	AR	224230						
DKCB2	*NOLA2*	AR	613987						
DKCB3	*WRAP53*	AR	613988						
DKCB4	*TERT*	AR	613989						
DKCB5	*RTEL1*	AR	615190		低		指甲营养不良,白斑,骨髓衰竭,严重的B细胞免疫缺陷,胎儿受限受限,生长迟缓,小头畸形,小脑发育不全和食管功能障碍		
DKCB6	*PARN*	AR	616353		低~正常		发育迟缓,小头畸形和小脑发育不全		
DKCB7	*ACD*	AR	616553		低~正常		骨髓衰竭,肺和肝纤维化,指甲营养不良,白斑,网状皮肤色素沉着,小头畸形,神经发育迟缓		
BMFS1(SRP72-缺陷)	*SRP72*	AD	601222	NA	NA		骨髓衰竭和先天性神经性耳聋		
BMFS5	*TP53*	AD	618165	NA	低		红系发育不全,B细胞缺陷		
Coats plus 综合征	*STN1*	AR	613129	正常	正常		胎儿生长受限,过早衰老,全血细胞减少症,低细胞性骨髓,由于血管扩张引起的胃肠道出血,颅内钙化,端粒异常		
	CTC1	AR	617053	未报道	未报道				

注:包含的疾病数目:43种;包含的突变基因数目:43种。

HSC:造血干细胞;NK:自然杀伤细胞;CNS:中枢神经系统;GI:胃肠道;DKCX:X连锁先天性角化不全症;DKCA:常染色体显性遗传先天性角化不全症;DKCB:常染色体隐性遗传先天性角化不全症;BMFS:骨髓衰竭综合征。

表 2-10　IEI 的拟表型

疾病	遗传缺陷 / 可能机制	循环 T 细胞	循环 B 细胞	血清免疫球蛋白	相关特征 / 类似的 PID
1. 伴体细胞突变					
自身免疫性淋巴组织增生症（ALPS-SFAS）	TNFRSF6 体细胞突变	双阴性 T 细胞增多	正常,CD5$^+$ B 细胞数量增多	正常或升高	脾大,淋巴结病,自身免疫性血细胞减少,淋巴细胞凋亡缺陷 /ALPS-FAS
RAS 相关自身免疫性白细胞增生症（RALD）	KRAS（GOF）体细胞突变	正常	B 细胞增多	正常或升高	脾大,淋巴结病,自身免疫性血细胞减少,粒细胞增多症,单核细胞增多症,淋巴细胞凋亡缺陷 /ALPS 样表型
RAS 相关自身免疫性白细胞增生症（RALD）	NRAS（GOF）体细胞突变	双阴性 T 细胞增多	正常	正常或升高	脾大,淋巴结病,自身抗体 /ALPS 样
ALPS 样 Cryopyrin 病（Muckle-Wells/CINCA/NOMID 样综合征）	NLRP3 体细胞突变	正常	正常	正常	荨麻疹样皮疹,关节病,神经系统体征
STAT5b 体细胞突变致嗜酸细胞增多症	STAT5b（GOF）体细胞突变	正常	正常	正常	嗜酸性粒细胞增多,特应性皮炎,荨麻疹,腹泻
2. 伴自身抗体					
慢性黏膜皮肤念珠菌病	抗 IL-17 和 / 或 IL-22 自身抗体	正常	正常	正常	内分泌腺病,慢性皮肤黏膜念珠菌病 /CMC
成年起病的免疫缺陷伴感分枝杆菌	抗 IFN-γ 自身抗体	幼稚 T 细胞减少	正常	正常	分枝杆菌、真菌、沙门菌和水痘带状疱疹病毒感染 MSMD 或 CID
反复皮肤感染	抗 IL-6 自身抗体	正常	正常	正常	葡萄球菌感染 /STAT3 缺陷
肺泡蛋白沉积症	抗 GM-CSF 自身抗体	正常	正常	正常	肺泡蛋白沉积症,隐球菌脑膜炎,播散性奴卡菌病 /CSF2RA 缺陷
获得性血管性水肿	抗 CI 抑制剂自身抗体	正常	正常	正常	血管性水肿 /C1 抑制剂缺陷（遗传性血管性水肿）
非典型溶血尿毒综合征	抗补体因子 H 自身抗体	正常	正常	正常	非典型溶血尿毒综合征 / 补体旁路途径自发活化
胸腺瘤伴低丙种球蛋白血症（Good 综合征）	抗多种细胞因子自身抗体	CD8$^+$ T 细胞增多	正常	正常	侵袭性细菌、病毒或机会感染,自身免疫,PRCA,扁平苔藓,血细胞减少,结肠炎,慢性腹泻

注：包含疾病条目：12 个。

非典型溶血性尿毒症综合征；X 连锁遗传；常染色体隐性遗传；常染色体显性遗传；功能缺失型突变；GOF：功能获得型突变；PRCA：纯红细胞发育不良。

五、PID 的新生儿筛查

基于人群的新生儿筛查旨在通过一定技术手段在尚未发病的婴儿中早期发现、鉴定一批可治的严重疾病，以根本改变患者预后和减少并发症发生。重症联合免疫缺陷病（severe combined immune deficiency，SCID）为一组异质性单基因突变导致的致死性疾病，如未经早期根治性治疗，绝大多数患者于 2 岁内病死。SCID 自然病程已经描述清楚，未发生感染情况下，造血干细胞移植成功率很高，可有效挽救患者生命，因而完全符合新生儿筛查的必要条件——Jungner 标准。绝大多数 SCID 呈现 T 细胞缺如或极为低下，因此针对此免疫学特征有可能早期筛查 SCID。最先考虑的筛查技术包括外周血全血细胞计数，但很快被证明敏感性不足；后又采用脐带血流式细胞术检测 T 细胞，但由于此方法耗时、昂贵而被放弃。事实证明，PID 新生儿筛查必须采用一套融入现有新生儿筛查体系、价格低廉、检测快速可靠的技术方法。T 细胞剪切环（T cell receptor excision circle，TREC）是初始 T 细胞抗原受体重排过程中产生的环状 DNA，能够反映最近从胸腺中迁出至外周的 T 细胞水平。TREC 于 1982 年通过电镜观察在小鼠胸腺细胞中被发现，其检测方法由 Douek 等发明并证明其特异性反映初始 T 细胞数量，在健康人群中随年龄增长而逐渐下降，在 HIV 感染者中呈下降趋势。后续，TREC 作为环状 DNA 又被证明十分稳定，不易降解，且不随细胞分裂进行复制，因而成为初始 T 细胞群体理想的标志。2005 年，Kee Chan 和 Jennifer Puck 首次将从干纸片血斑中提取的 DNA 采用定量 PCR 法检测 TREC，并用于 SCID 和其他 T 细胞减少症大规模人群筛查。随后的 2008 年，TREC 检测方法得以优化并首次在美国威斯康辛州进行全州范围内 SCID 筛查，后来在马萨诸塞州（简称麻省）等州逐步推开。截至目前，美国绝大部分州采用 TREC 进行 SCID 新生儿筛查，覆盖 92% 新生儿。随着 TREC 筛查 SCID 的广泛开展，一系列具有 T 细胞减少症的其他疾病也逐渐被筛查出来。目前已知，TREC 水平在诸多原发性或继发性 T 细胞减少症中均可明显降低，至少包括表 2-11 所示疾病。一些关乎 B 细胞早期发育的关键基因突变导致先天性 B 细胞缺陷，包括 X 连锁无丙种球蛋白血症和常染色体隐性遗传的无丙种球蛋白血症。患者外周血几乎没有 B 细胞，血清所有免疫球蛋白水平显著降低。与 TCR 重排类似原理，在 B 细胞抗原受体重排过程中，V-D-J 重排产生一种称为 kappa 重组剪切环（kappa recombining excision circles，KREC），也是一种十分稳定的环状 DNA 片段。2007 年，van Zelm 描述了此过程并研发出定量 PCR 检测技术，同时证实 KREC 水平能准确反映 B 细胞扩增史并可能用于评估抗体缺陷和移植后患者 B 细胞重建

进程。2011 年，Nakagawa 等首次将 KREC 用于人群筛查，发现 XLA 患者外周血和干纸片样本均无法检出 KREC。西班牙和瑞典已经将 KREC 与 TREC 联合应用同时筛查 T 细胞和 B 细胞减少症。两者同时使用不仅可以有效筛查出诸如 XLA 等严重 B 细胞缺陷，也可提高 TREC 对某些疾病的检出率。位于 TCR 重排下游的分子缺陷，如 ZAP70 缺陷、MHC Ⅱ类分子缺陷、迟发型腺苷脱氨酶（adenosine deaminase，ADA）缺陷、迟发型重组活化基因 1 或 2（recombination activating gene 1 or 2，RAG1/2）缺陷等疾病，可因同时采用 KREC 筛查获得线索。

许多国家和地区已经制定了 PID 的新生儿筛查程序。大多数美国州、中国台湾省、以色列、卡塔尔和一些加拿大地区已经启动了基于 TREC 的 PID 新生儿筛查，新西兰也将于近期开始实施。意大利、瑞典、德国、荷兰、日本、法国、西班牙、挪威、法国、英国、土耳其、斯洛文尼亚、沙特阿拉伯、伊朗、冰岛、丹麦和巴西的试点研究中，也评估了仅使用 TREC、TREC/KREC 或 TREC/ADA 策略的筛查项目，还有更多的地区正在申请开始筛选项目（表 2-12）。

多国的 PID 新生儿筛查实践证明，新生儿筛查至少能够提供以下帮助：①重要 PID 的发病率和疾病负担数据：如美国新生儿筛查发现 SCID 每 58 000 名活产婴中发生 1 例，根据测算，得到 SCID 人群发病率约为 1/100 000；②提高 PID 救治成功率，大幅度减少远期并发症发生：在接种卡介苗之前发现 SCID，将有效防止 BCG 带来的致死性接种反应，提高造血干细胞移植的成功率；③发现新的 PID 疾病：基于 TREC 或 TREC/KREC 的新生儿筛查都毫无疑问将发现数量众多的 T 细胞减少症和 / 或 B 细胞减少症个体，其遗传病因尚未明确，对这部分个体进行长期临床随访和深入研究，将可能发现 PID 新病种，为该领域的发展提供新线索。中国作为人口大国，此前也开展了一些规模较小的基于 TREC 的新生儿筛查研究，但目前还没有真正将其应用于人群。随着技术的不断发展，我们希望越来越多的疾病纳入新生儿筛查。就 PID 而言，在不明显增加筛查成本的情况下，我们建议采用 TREC/KREC 联合筛查先导试验，充分验证其可靠性和成本效益，然后在我国经济较为发达地区开展，逐步推广到全国范围。

表 2-11　可被 TREC 和 KREC 检出的疾病

低 TREC	低 KREC
先天性原因	
重症联合免疫缺陷（SCID）*	T⁻B⁻ 重症联合免疫缺陷**
22q 缺失综合征	X 连锁无丙种球蛋白血症（XLA）
联合免疫缺陷（CID）	XLA-like 疾病
共济失调毛细血管扩张症（AT）	Nijmegen 断裂综合征**
胞质分裂蛋白 8（DOCK8）缺陷	
外胚层发育不良相关的免疫缺陷（EDA-ID）	
21- 三体综合征	
18- 三体综合征	
Kabuki 综合征	
CHARGE 综合征	
Noonan 综合征	
Jacobsen 综合征	
Nijmegen 断裂综合征**	
Fryns 综合征	
Schimke 免疫性骨发育不良（SIOD）	
软骨毛发发育不全	
CLOVES 综合征	
Ectrodactyly-ectodermaldysplasia-clefting（EEC）综合征	
Rac2 缺陷	
Renpenning 综合征	
血小板减少和桡骨缺失（TAR）综合征	
继发性原因	
早产	孕期使用免疫抑制剂
先天性心脏病	孕期使用其他药物，如利托君
乳糜胸	
胃肠道疾病（如胃痉挛）	
血管渗漏或水肿	
新生儿白血病	
母亲患自身免疫性疾病	
母亲患艾滋病毒感染	
孕期使用免疫抑制剂	
孕期使用其他药物，如利托君	

注：CHARGE 综合征：临床表现包括大肠癌、心脏缺陷、耳膜闭锁、生长迟缓、生殖器异常及耳朵异常。CLOVES 综合征：临床表现包括脂肪瘤、过度生长、血管畸形、表皮痣、脊柱 / 骨骼异常和 / 或脊髓灰质炎。

* 除外腺苷脱氨酶（ADA）缺陷、MHC Ⅱ类分子缺陷以及 ZAP 蛋白缺陷。

** TREC 和 KREC 均降低。

表 2-12　部分地区原发性免疫缺陷病的新生儿筛查结果

地区	筛查时间	筛查指标	筛查人数	经筛查发现的 PID 病例	参考文献
美国(10 个州 + 纳瓦霍地区)	2008 年 1 月 ~ 2013 年 7 月(5.5 年)	TREC	3 030 083	SCID(n = 52) 典型 SCID(n = 42) - 白细胞介素 2 受体 γ 链(IL2RG)缺陷(n = 9) - 白细胞介素 7 受体 α 链(IL7RA)缺陷(n = 6) - 腺苷脱氨酶(ADA)缺陷(n = 5) - 突变激活基因 1(RAG1)缺陷(n = 4) - 蛋白酪氨酸激酶 3(JAK3)缺陷(n = 3) - DNA 交联修复蛋白 1C(DCLRE1C)缺陷(n = 1) - 突变激活基因 2(RAG2)缺陷(n = 1) - CD3D 缺陷(n = 1) - TC7A 缺陷(n = 1) - 12p 四体的 Pallister-Killian 综合征(n = 1) - 分子缺陷未知(n = 6) - 基因检测不完善(n = 4) 泄露型 SCID(n = 10) - RAG1 缺陷(n = 4) - RMRP 缺陷(n = 2) - IL2RG 缺陷(n = 1) - DCLRE1C 缺陷(n = 1) - 分子缺陷未知(n = 2)	Kwan et al. 2014
中国台湾	2010—2017 年(78 个月)	TREC	920 398	SCID(n = 7) - IL2RG 缺陷(n = 3) - RAG1 缺陷(n = 1) - 分子缺陷未知(n = 3) 有 SCID 突变体,但未知分子缺陷(n = 8) 无汗性外胚层发育不良相关的免疫缺陷(EDA-HT)(n = 1)	Chien et al. 2017
瑞典	2013 年 11 月 ~ 2016 年 11 月(3 年)	TREC/KREC	89 462	SCID(n = 2) - DCLRE1C 缺陷(n = 1) - ADA 缺陷(n = 1) 共济失调毛细血管扩张症(AT)(n = 1) 联合免疫缺陷表型,但分子缺陷未知(n = 2)	Barbaro et al. 2016 Zetterström et al. 2017
以色列	2015 年 10 月 ~ 2017 年 4 月(18 个月)	TREC	290 864	SCID(n = 13) 典型 SCID(n = 10) - DCLRE1C 缺陷(n = 3) - IL7RA 缺陷(n = 2) - RMRP 缺陷(n = 1) - 连接酶 4(Lig4)缺陷(n = 1) - 完全性 DiGeorge 综合征(n = 1) - 分子缺陷未知(n = 2) 泄露型 SCID(n = 3) - DCLRE1C 缺陷(n = 2) - MHC II 类分子(RFX5)缺陷(n = 1) 疑诊 PID(n = 6)	Rechavi et al. 2017 Rechavi et al. (personal communation)

六、PID 的预警症状

作为全球最大的发展中国家,罕见疾病的防治正逐渐受到国家的高度重视。然而,提高我国 PID 防治水平仍是一个艰巨的系统工程,需要建立一个由儿科医师、患者及家庭、政府机构、社会组织和药品 / 生物技术供应商等构成的联合体,及一个从人群筛查、早期识别、转诊、专科检查、分子诊断、管理及根治、预防的综合防治体系。在目前尚未开展基于人群的普遍筛查前,早期识别是整个 PID 防治体系最为关键的环节。其中尤为关键的是根据相对特殊的临床表现怀疑 PID,如未考虑到 PID 可能,后续的免疫学检查、专科检查及分子诊断无从谈起。国际和我国的经验都显示,大多数 PID 患者可能首先由呼吸、耳鼻喉、感染、皮肤等儿科亚专科医师接诊,如何让非免疫专科医师和大众了解 PID 早期识别的重要线索显得十分重要。

(一) JefreyModell 基金会 10 条 PID 预警症状

PID 虽为罕见病,但其临床表现与诸多常见疾病重叠,及时由常见疾病症状怀疑 PID,是早期诊断、及时启动合理治疗的关键。为了提高医务人员(尤其是非免疫专科医务人员)和大众对 PID 的警觉,JefreyModell 基金会专门提出了 10 条 PID 预警症状(warning signs):

1. 1 年内 ≥4 次新的耳部感染。

2. 1 年内 ≥2 次严重鼻窦感染。

3. 超过 2 个月抗生素治疗无明显疗效。

4. 1 年内 ≥2 次肺炎。

5. 婴儿不能增重或不能正常生长。

6. 复发性深部皮肤或脏器脓肿。

7. 持续鹅口疮或皮肤真菌感染。

8. 需要静脉抗生素清除感染。

9. 2 种或 2 种以上深部感染,包括败血症。

10. PID 家族史。

以上 10 条中,具备 2 条或以上,应该考虑 PID 可能并建议就医。

(二) JefreyModell 基金会成人版 10 大预警症状

1. 1 年内 ≥2 次新的耳部感染。

2. 无过敏情况下,1 年内 ≥2 次新发鼻窦感染。

3. 每年 1 次肺炎超过 1 年。

4. 慢性腹泻伴体重下降。

5. 反复病毒感染(感冒、单纯疱疹、疣或尖锐湿疣)。

6. 反复需要静脉抗生素清除感染。

7. 反复深部皮肤或内脏脓肿。

8. 反复鹅口疮、皮肤或任何部位真菌感染。

9. 感染通常无害的结核样细菌。

10. PID 家族史。

同样,如成人个体具备以上 10 条中的 2 条或以上,应该考虑 PID 并建议就医。

(三) 我国 PID 早期识别专家共识

由于医疗资源和医疗体系的差异,以上预警体系可能并不适应我国国情。因此,有必要建立适合中国国情的 PID 预警指征。理想的预警症状体系应来源于坚实的临床证据,但遗憾的是,目前我国有关 PID 的发病率、患病率、治疗情况和远期预后等关键临床信息尚较为缺乏,建立基于循证的 PID 早期识别线索目前仍难以实现。2015 年,由中华医学会儿科学分会免疫学组牵头,广泛征集同行意见和建议,经过多次讨论,形成了我国第一个以早期识别和确诊 PID 为目的的专家共识。该专家共识具有如下特点:①参考欧洲免疫缺陷学会临床工作委员会为非免疫专科医师制定的以患者为中心的 PID 多步骤筛查指南,以各专业医师都熟悉的病历书写程序,总结提示 PID 可能性的重要线索。②本共识主要针对非免疫专业儿科医师。虽然部分 PID,如普通变异型免疫缺陷病(common variant immunodeficiency,CVID)多于成年期起病,但其早期表现和临床经过与儿科病例相似,可供成人内科医师参考。③本文第二部分描述临床表现或临床表现组合所提示 PID 病种,我们将在线人类孟德尔遗传数据系统(On-line Mendelian Inheritance in Man,OMIM)号列于每种 PID 疾病后,以便非免疫儿科医师读者了解、查询相关单基因遗传 PID 信息。④近年来新发现的 PID 不断涌现,本共识主要针对国内已有描述的 PID 病种,因而不甚完善,今后需要定期更新,以更全面、准确地预警 PID。

【病史】

1. PID 标志性表现感染病病史。

(1)反复细菌感染(比同年龄儿童发作更频繁)。

(2)一次或多次严重感染(脑膜炎、骨髓炎、肺炎、败血症等)。

(3)感染异常严重或呈慢性过程,常规治疗无效。

(4)内脏器官脓肿。

(5)反复皮下脓肿。

(6)持续或反复腹泻。

(7)机会感染(如肺孢子虫病、肺曲霉菌病等)。

(8)严重或持续性疣,全身性传染性软疣。

(9)播散性念珠菌病,1岁后复发性鹅口疮。

(10)疫苗接种不良反应(播散性BCG病、水痘疫苗感染、脊髓灰质炎疫苗感染)。

2. 家族史

(1)家族中有PID患者或有与患者类似症状者(X连锁遗传:男性患病,女性带病;或常染色体隐性/显性遗传:男女均可患病和携带)。

(2)原因不明的婴儿早亡,因感染致死。

(3)父母(祖父母)为近亲。

(4)多个家庭成员患自身免疫性疾病或血液系统恶性肿瘤。

3. 其他

(1)胸腺缺如或者发育不良。

(2)慢性腹泻、吸收不良、胰腺功能不足。

(3)脐带延迟脱落(>4周)。

(4)乳牙延迟脱落。

(5)进行性发育迟缓。

(6)难治性阻塞性肺部疾病。

(7)严重湿疹或皮炎。

(8)体重不增或消瘦。

(9)输血后移植物抗宿主反应(graft versus host reaction,GVHR)。

(10)肉芽肿。

(11)早发或反复自身免疫性溶血性贫血。

(12)早发炎症性肠病。

(13)早发或家族聚集发病淋巴瘤。

(14)伤口愈合不良;瘢痕。

(15)反复发热。

(16)不明原因支气管扩张,肺大疱,弥漫性实质性肺疾病。

【体征】

1. 皮肤及其附件毛发及牙齿异常;湿疹;新生儿红皮病;部分白化症;皮肤苍白;色素失禁;甲萎缩;播散性疣或传染性软疣;先天性斑秃;白化症;瘀斑(早发性和慢性);冷脓肿;毛细血管扩张症;无汗症。

2. 口腔严重齿龈炎和口腔炎;复发性牙周炎;阿弗他口炎;牙釉质发育不良;恒牙脱落。

3. 眼视网膜病变;毛细血管扩张。

4. 淋巴组织淋巴结和扁桃体缺如;严重淋巴结肿大;无脾症;肝脾大。

5. 神经系统共济失调;小头畸形;巨头症。

6. 其他杵状指;畸形;生长延迟或不匀称发育。

【基础血液学检测】

1. 血常规 中性粒细胞减少;淋巴细胞减少;嗜酸性细胞增多;巨噬细胞巨大颗粒;血小板减少,体积变小;贫血(再生障碍性贫血、溶血性贫血)。

2. 血液生化 低钙血症、低纤维蛋白血症、高甘油三酯血症、高铁蛋白血症、低C反应蛋白等。

以上病史、体检和基础血液学检测仅仅提供了识别PID的线索,在临床实践中如何合理运用还需要非免疫专业儿科医师在实践中体会,也需要免疫专业和非免疫专业医师的合作。近年来,高通量测序技术加速应用于儿科临床和科学研究,使儿科遗传性疾病的诊断呈现"井喷"态势,各种各样以前认识不够充分的遗传性疾病得以成功诊断,大大丰富了儿科医师的知识体系。但是,序列测定主导的市场还没有有效引导搭建一个完整的诊断体系,其中的功能分析平台尤为欠缺,导致大量疑诊病例累积,未能启动科学规范的治疗。在PID领域,今后我们应该在以下几方面着力完善:①继续提高儿科医师对PID的警觉和早期识别能力;②建立单基因遗传病遗传学诊断指南,逐步规范高通量测序开单资质和诊断行为;③在全国布局建设PID功能诊断中心,以点带面,全国一盘棋,形成PID分子诊断协作网络;④完善后勤保障体系,尤其是中心城市间隔夜冷链快运等支撑流式细胞分析的物流体系。

七、PID共同临床表现

原发性免疫缺陷病的临床表现由于病因不同而极为复杂,但其共同的表现非常相似,即反复感染、易患肿瘤、自身免疫性、过敏和过度炎症性疾病。

(一)感染

反复和慢性感染是免疫缺陷最常见的表现,其特点是反复、严重和持久。不常见和致病力低下的细菌常为致病的病原。许多患者常需要持续使用抗菌药物以预防感染的发生。

1. 感染的部位 以呼吸道最常见,如复发性或慢性中耳炎、鼻窦炎、结膜炎、支气管炎或肺炎。其次为胃肠道,如慢性肠炎。皮肤感染可为脓疖、脓肿或肉芽肿。其他部位感染如脑膜炎和骨关节感染。也可为全身性感染,如败血症、脓毒血症。

2. 感染的病原体 一般而言,抗体缺陷时易发生化脓性感染。T细胞缺陷时则易发生病毒、结核分枝杆菌和沙门菌属等细胞内病原体感染;也易发生霉菌和原虫感染。补体成分缺陷好发生奈瑟菌属感染。中性粒细胞功能缺陷时的病原体常为金黄色葡萄球菌。病原体的毒力可能并不很强，常呈机会感染。PID 感染病原谱因病而异。有的 PID，感染病原谱十分广泛，如重症联合免疫缺陷病（severe combined immune deficiency，SCID），几乎所有各类病原微生物均易感；而另一些 PID，则可能仅对窄谱甚至单个病原体易感，如孟德尔易感分枝杆菌病（Mendelian susceptibility to mycobacterial disease，MSMD）主要对结核分枝杆菌易感，TLR3 缺陷则仅对单纯疱疹病毒易感，感染后临床表现显著重于正常个体。病原学诊断对 PID 诊断和治疗均至关重要，病原学特征可提示机体免疫缺陷的分类和性质，当然对抗感染治疗方案的选择也起决定性作用。因 PID 基础疾病影响机体针对抗原的免疫应答，在采用血清学诊断手段时也注意客观分析，易出现假阴性结果。基于抗原、核酸等病原体成分的检测通常更为可靠。

3. **感染的过程** 常反复发作或迁延不愈，治疗效果欠佳，尤其是抑菌剂疗效更差，必须使用杀菌剂，剂量偏大，疗程较长才有一定疗效。同时，也应该注意并非所有 PID 的感染都不可控制。吞噬细胞缺陷易患细菌感染，常对敏感的静脉抗生素治疗反应良好。某些 PID 如 IRAK4 缺陷和 MyD88 缺陷，虽然幼年对细菌易感性明显增高，但在年长后，随着适应性免疫应答逐渐建立增强，感染病情可出现明显改善。

一些非免疫性因素也可能造成对感染的易感性，如呼吸道或泌尿道畸形、阻塞或发育异常、先天性功能异常、侵入性导管等。在考虑原发性免疫缺陷病时，应排除这些易患感染的非免疫因素。

（二）自身免疫性疾病

诸多 PID 具有免疫失调表现，其中最为常见的是自身免疫性疾病。Alain Fisher 等报道法国 2 183 例 PID 患者中，26.2% 患有明显自身免疫，其中最为常见的是自身免疫性血细胞减少，自身免疫一旦发生，将明显增加治疗难度，预后更差。主要表现包括血细胞减少、关节炎症、红斑狼疮样改变、肝脾淋巴结肿大、血管炎症和各种器官特异性自身免疫表现，如免疫复合物性肾炎、1 型糖尿病、免疫性甲状腺功能减退等。究其发病机制，涉及调节性 T 细胞发育和功能发挥缺陷、自身反应性 T/B 细胞隐性选择失败、BCR 编辑缺陷、外周自身抗原诱导的细胞死亡障碍、T/B 细胞过度活化、免疫复合物清除障碍、I 型干扰素产生过度等各种复杂过程。参与

上述过程的各种关键基因突变即会导致自身免疫，或同时导致免疫缺陷和自身免疫。其中，主管胸腺细胞负性选择的关键基因——自身免疫调节因子（AIRE）突变后，导致的 APECED，是首个单基因突变致自身免疫的经典案例。主管调节性 T 细胞发育和功能发挥的系列基因，如 FOXP3、CTLA-4、LRBA 缺陷导致调节性 T 细胞这一重要的外周免疫耐受维持机制被打破，因而导致全身性自身免疫综合征。上述基因突变及其病理生理后果的解析十分有助于开发针对此类 PID 和共享类似机制的其他自身免疫病的新型治疗方法，有望为各类自身免疫性疾病带来治疗领域的革命性发展。

（三）过敏性疾病

部分 PID 伴发过敏性疾病，如 DOCK8 缺陷伴有食物过敏和气道过敏症，STAT3 常染色体显性负调所致的高 IgE 综合征血清 IgE 水平极度增高，却不伴有典型过敏症。ZNF341 双链突变、IL6ST（编码 gp130，为 IL-6、IL-11、IL-27、LIF、OSM、CNTF 等受体的共享组分）或 IL6R 临床上都具有 AD-HIE 相似的表现，血清 IgE 水平亦显著增高。其他 PID 如 WAS、RAG1/2 缺陷、X 连锁免疫失调，多内分泌腺病，肠病综合征等调节性 T 细胞缺陷都可伴有不同程度 IgE 增高和过敏表现。

（四）炎症性疾病

单基因突变导致的自身炎症综合征为最典型代表，I 型干扰素、炎症小体和炎症小体以外如 NF-κB 等一系列主要隶属于机体天然免疫机制介导的自发性炎症，临床上表现为周期热、皮疹、关节痛、关节炎、血管炎等症。另外，免疫失调导致诸多 PID 伴有或主要表现为过度炎症反应，如家族性噬血细胞性淋巴组织细胞增生症（familial hemophagocytic lymphohistiocytosis，FHL）、IL-10-IL-10 受体通路缺陷导致的炎症性肠病等。其他一些 PID，新近也认识到其在特定情况下可能发生过度炎症状态，如慢性肉芽肿病受真菌成分触发发生暴发性肺 - 胸膜炎。PID 出现的自身免疫和过度炎症反应可能分别主要由适应性和天然免疫应答介导，但多数情况下两者之间具有千丝万缕的联系，并不易于区分。这类伴有过度炎症的 PID，通常能够明确其分子基础和干预靶点，通过免疫 / 炎症抑制治疗常可获得较好效果。

（五）恶性肿瘤

原发性免疫缺陷病患者未因严重感染而致死者，随年龄增长易发生自身免疫性疾病和肿瘤，尤

其是淋巴系统恶性肿瘤。其发生率较正常人群高数十倍乃至 100 倍以上。淋巴瘤,尤以 B 细胞淋巴瘤(50%)最常见,T 细胞瘤和霍奇金淋巴瘤、淋巴细胞性白血病也可发生。自身免疫淋巴增生综合征、X 连锁淋巴增生综合征(1 型)和 P110δ 过度活化综合征等 PID 均伴有淋巴瘤发生高风险,需在诊疗过程中随时予以关注。大多数 PID 淋巴瘤发生机制尚不清楚,推测与机体免疫监视功能下降和继发病毒感染有关。继发 EB 病毒(Epstein-Barr virus,EBV)感染的 PID,易患伯基特淋巴瘤。一些伴有染色体修复障碍的 PID 如遗传性毛细血管扩张、共济失调、免疫缺陷综合征(AT)、Nijmegen 断裂综合征、Bloom 综合征等易患淋巴网状内皮细胞瘤和其他恶性肿瘤。腺癌、鳞癌和其他肿瘤在某些 PID 也可能发生,如 X 连锁高 IgM 综合征发生周围神经外胚层肿瘤,OX40 缺陷易发生卡波西肉瘤等。

(六)其他临床表现

其他临床表现包括生长发育延迟或停滞、淋巴结肿大及淋巴增生表现,某些抗体缺陷却又表现为扁桃体 / 淋巴结缺如、特殊面容等。

(七)过去史、家族史和体格检查

1. **过去史**　脐带延迟脱落是黏附分子缺陷的重要线索。严重的麻疹或水痘病程提示细胞免疫缺陷,而接触性皮炎则表明细胞免疫功能完善。了解是否使用过免疫抑制剂,是否做过扁桃体切除、脾切除或淋巴结切除术,是否进行放射治疗以便排除由此引起的继发性免疫缺陷病。了解有无输血或血制品史,有无不良反应如移植物抗宿主反应(GVHR),则是提示重症联合免疫缺陷病的重要线索。预防注射史应详细记录,如发生疫苗感染,常提示 PID。

2. **家族史**　一旦发现家族中有明确早年夭折、可疑为原发性免疫缺陷病的特殊表现,应进行家谱调查。原发性免疫缺陷病先证者也可能是基因突变的开始者,从而家族中无类似患者。了解家族中有无患过敏性疾病如哮喘、湿疹,自身免疫性疾病和肿瘤患者,有助于对先证者诊断的评估。

3. **体格检查**　感染严重或反复发作,可出现营养不良、轻 - 中度贫血、体重或发育滞后现象。B 细胞缺陷者的周围淋巴组织如扁桃体和淋巴结变小或缺如。X 连锁淋巴组织增生症的全身淋巴结肿大。反复感染可致肝脾大,皮肤疖肿、口腔炎、牙周炎和鹅口疮等感染证据可能存在。某些特殊综合征则有相应的体征。

八、PID 的实验室检查

具有标志性表现——反复感染或其他免疫失调的部分临床表现或阳性家族史提示原发性免疫缺陷病可能性,须进行相应的实验室检查和辅助检查,明确是否存在免疫缺陷及免疫缺陷的性质。因免疫网络极为复杂,对免疫功能进行全面评估几乎是不可能的。为此,可分为 3 个层次进行,即:①初筛试验;②进一步检查;③特殊或研究性实验(表 2-13)。

1. **免疫球蛋白测定**　应设立不同年龄正常儿童 IgG、IgM、IgA(表 2-14)和 IgE 值。免疫球蛋白水平在正常同龄儿均值的 2SD 范围内可视为正常。年长儿和成人总 Ig(包括 IgG、IgM 和 IgA)>6g/L 者,应属正常,低于 4g/L 或 IgG 低于 2g/L 时提示缺陷。总 Ig 为 4~6g/L 或 IgG2~4g/L 者为可疑的抗体缺陷,应做进一步抗体应答试验或 IgG 亚类测定。IgE 增高见于某些吞噬细胞功能异常,特别是趋化功能缺陷。

2. **抗 A、抗 B 或抗 AB**　同族凝集素代表 IgM 类抗体功能,正常情况下,生后 6 个月婴儿抗 A、抗 B 滴度至少为 1 : 8(AB 血型者例外)。

3. **抗链球菌溶血素 O(ASO)和嗜异凝集素滴度**　由于广泛的食物、吸入物以及呼吸道细菌都可诱发这些自然抗体,一般人群嗜异凝集素滴度均>1 : 10,代表 IgG 类抗体。我国人群由于广泛接受抗菌药物,ASO 效价一般较低,若血清 ASO 在 12 岁后仍低于 50U 可提示 IgG 抗体反应缺陷。

4. **分泌型 IgA 水平**　一般测定唾液、泪、鼻分泌物和胃液中分泌型 IgA,其标本收集较为困难,至今尚无正常年龄对照值。收集唾液的方法为:令小孩咀嚼棉球,然后挤压浸满唾液的棉球,将唾液收集在 5ml 注射器内。唾液经过滤后,即可测定分泌型 IgA。

5. **外周血淋巴细胞绝对计数**　外周血淋巴细胞约 80% 为 T 细胞,因此外周血淋巴细胞绝对计数可代表 T 细胞数量,正常值为(2~6)× 10^9/L;<2 × 10^9/L 为可疑 T 细胞减少,<1.5 × 10^9/L 则可确诊。应重复检查,并作涂片观察形态学。正常婴儿外周血淋巴细胞绝对值高于儿童其他时期,此时若出现淋巴细胞<1.5 × 10^9/L,更提示淋巴细胞减少症,对 SCID 及其他伴有淋巴细胞减少症的联合免疫缺陷病具有重要提示价值。

表 2-13　免疫缺陷病的实验室检查

初筛试验	进一步检查	特殊 / 研究性实验
B 细胞缺陷：		
IgG、IgM、IgA 水平	B 细胞计数（CD19 或 CD20）	进一步 B 细胞表型分析
同族凝集素	IgG 亚类水平	淋巴结活检
嗜异凝集素	IgE 水平	抗体反应（ΦX174、KLH）
抗链球菌溶血素 O 抗体	抗体反应（破伤风、白喉、风疹、流感杆菌疫苗）	体内 Ig 半衰期
分泌型 IgA 水平	抗体反应（伤寒、肺炎球菌疫苗）	体外 Ig 合成
		B 细胞活化增殖功能
	侧位 X 线片咽部腺样体影	基因突变分析
T 细胞缺陷：		
外周淋巴细胞计数及形态	T 细胞亚群计数（CD3、CD4、CD8）	进一步 T 细胞表型分析
胸部 X 线片胸腺影	丝裂原增殖反应或混合淋巴细胞培养，HLA 配型	细胞因子及其受体测定（如 IL-2、IFN-γ、TNF-α）
迟发皮肤过敏试验（腮腺炎、念珠菌、破伤风类毒素、毛霉菌素、结核菌素或纯衍生物）	染色体分析	细胞毒细胞功能（NK、CTL、ADCC）
		酶测定：ADA、PNP
		胸腺素测定，细胞活化增殖功能，皮肤、胸腺活检，基因突变分析
吞噬细胞：		
WBC 计数及形态学	化学发光试验	黏附分子测定
NBT 试验	WBC 动力观察	（CD11b/CD18，选择素配体）
IgE 水平	特殊形态学,移动和趋化性	变形性、黏附和凝集功能测定
	吞噬功能测定	氧化代谢功能测定
	杀菌功能测定	酶测定（MPO、G-6-PD、NADPH 氧化酶）
		基因突变分析
补体缺陷：		
CH50 活性	调理素测定	补体旁路测定
C3 水平	各补体成分测定	补体功能测定（趋化因子、免疫黏附）
C4 水平	补体活化成分测定（C3a、C4a、C4d、C5a）	同种异体分析 补体体内存活时间

注：ADA：腺苷脱氨酶；ADCC：抗体依赖性杀伤细胞；CTL：细胞毒性 T 细胞；G-6-PD：葡萄糖 -6- 磷酸脱氢酶；KLH：锁孔虫戚血蓝素；MPO：髓过氧化酶；NADPH：烟酰胺腺苷二核苷磷酸；NBT：四唑氮蓝；NK：自然杀伤细胞；PNP：嘌呤核苷酸磷酸酶；ΦX：嗜菌体。

表 2-14　健康儿童血清免疫球蛋白含量 /g·L^{-1}（均值）

年龄组	测定人数	IgG	IgA	IgM
新生儿	7	5.190~10.790 (8.490)	0.001~0.018 (0.009)	0.018~0.120 (0.069)
4 个月~	11	3.050~6.870 (4.970)	0.110~0.450 (0.280)	0.310~0.850 (0.580)
7 个月~	20	4.090~7.030 (5.560)	0.210~0.470 (0.340)	0.330~0.730 (0.530)
1 岁~	60	5.090~10.090 (7.590)	0.310~0.670 (0.490)	0.980~1.780 (1.380)
3 岁~	85	6.600~10.390 (8.240)	0.580~1.000 (0.790)	1.100~1.800 (1.450)
7 岁~	50	7.910~13.070 (10.720)	0.850~1.710 (1.280)	1.200~2.260 (1.730)
12 岁~	30	8.270~14.170 (11.220)	0.860~1.920 (1.390)	1.220~2.560 (1.890)

注：表内数字为均值 ±2 个标准差，括弧内为均值。

6. **胸部 X 射线及 CT**　婴幼儿期缺乏胸腺影者提示 T 细胞功能缺陷，但胸腺可深藏于纵隔中而无法看到，应仔细改变投射位置，以便暴露胸腺影。新生儿期常规胸部 X 射线检查胸腺影，是筛查胸腺发育不全的重要手段。如能进行 CT 平扫或增强检查，则更能准确观察胸腺体积。婴幼儿时期前上纵隔部分通常为胸腺填充，CT 平扫可见软组织影，增强则更能将大血管排除在外，精确测量胸腺体积。胸腺萎缩甚至缺如常提示伴有明显淋巴细胞减少症的联合免疫缺陷。但是，一些后天因素如重症感染、皮质激素使用亦会导致胸腺萎缩，应注意鉴别。

7. **迟发型皮肤超敏试验**（delayed cutaneous hypersensitivity，DCH test）　DCH 代表 Th1 细胞功能。将一定量抗原注入皮内，24~72 小时观察注射部位的反应。常用的抗原和用量为腮腺炎病毒疫苗 1mg/ml，旧结核菌类（1∶1 000），也可用结核菌纯蛋白衍化物（purified protein derivative，PPD），毛霉菌素（1∶30），白念珠菌素（1∶100），白喉类毒素（1∶100），以上抗原均为 0.1ml 皮内注射。若上述皮试阴性，可加大浓度重复试验，如将破伤风、白喉类毒素和白念珠菌素浓度改为 1∶10。

DCH 为免疫回忆反应，皮试前应接种过这些疫苗或有相应的感染史。因此，2 岁以内儿童可能因未曾致敏，而出现阴性反应。应同时进行 5 种以上抗原皮试，只要有一种抗原皮试阳性，即可说明 Th1 细胞功能正常。当上述皮试均为阴性时，而又能证明曾接种过这些疫苗或有相应的感染史时，则可确定为 Th1 细胞功能低下。植物血凝素（phytohemagglutinin，PHA）的致敏性较差，二氮氯苯（dichlorobenzene，DNCB）的皮肤刺激性太大，且有潜在致癌的可能性，因而均少用于临床。

8. **四唑氮蓝染料试验**（nitroblue tetrazolium test，NBT）　NBT 为淡黄色可溶性染料，还原后变成蓝黑色甲颗粒。正常中性粒细胞进行吞噬时，糖代谢己糖磷酸旁路被激活，产生的氢离子和超氧根使 NBT 还原。未经刺激的中性粒细胞具有此还原能力者为 8%~14%，增高时提示细菌感染，慢性肉芽肿病患者通常低于 1%，甚至测不出。预先用内毒素刺激中性粒细胞，或将 NBT 与乳胶颗粒混合后再进行中性粒细胞培养，涂片计数 NBT 阳性细胞数。正常人阳性细胞 >90%，而慢性肉芽肿病患者常低于 1%，而疾病携带者则可呈嵌合体。

9. **补体 CH50 活性、C3 和 C4 水平**　总补体缺陷可用 CH50 活性法测定，其原理为血清补体成分能通过经典补体途径溶解抗体结合的羊红细胞，CH50 正常值为 50~100U/ml。C3 占总补体的 50% 以上，C4 是仅次于 C3 的主要补体成分。C3 正常值：新生儿期 570~1 160mg/L，1~3 个月 530~1 310mg/L，3 个月 ~1 岁 620~1 800mg/L，1~10 岁 770~

1950mg/L。C4 正常值:新生儿期 70~230mg/L,1~3 个月 70~270mg/L,3~10 岁 70~400mg/L。

10. 进一步检查 经过初步筛查,虽然一些原发性免疫缺陷病已能作出诊断,但尚有一些疾病需进一步检查才能确诊。

(1)B 细胞计数:B 细胞表面具有膜 Ig,包括膜 IgM、IgD、IgG1、IgG2、IgG3、IgA1、IgA2 和 IgE 以便了解 Ig 转换有无障碍。B 细胞表面相关抗原 CD19、CD20 和 CD21 是 B 细胞计数的标记。B 细胞在外周血淋巴细胞中占 10%~20%,随年龄有一定变异。不同年龄外周血 B 淋巴细胞亚群数量和百分率见表 2-15 及表 2-16。

(2)IgE 和 IgD 测定:由于 IgE 含量甚低,只能用放射免疫法测定。1 岁以内>50U/ml,2 岁以内>100U/ml,3 岁>400U/ml 时,可认为 IgE 轻度升高。IgD 的临床意义尚不十分清楚,一般认为对抗体缺陷病诊断并无价值,但最近发现 IgD 升高(>150U/ml 或 20mg/ml)见于复发性感染和周期性发热、淋巴结炎、关节炎综合征。

(3)IgG 亚类:IgG 亚类包括 IgG1、IgG2、IgG3、IgG4,其在总 IgG 中的成分分别为 70%、20%、7% 和 3%。不同年龄 IgG 亚类正常值不同,不同实验室的结果也不完全一致,最好应建立本地区和本实验室的正常参数值,表 2-17 为我国重庆地区不同年龄正常儿童 IgG 亚类参数值,一般认为低于均值以下 2SD 者,视为缺陷。IgG 呈正常低值或 IgG 总量正常而抗体反应缺陷者,应测定 IgG 亚类。

(4)抗体反应:血清免疫球蛋白水平不一定能代表抗体反应能力,某些特殊疾病的血清免疫球蛋白水平正常,但抗体反应低下。反之,一些由于感染、药物等病因所致的继发性抗体缺陷出现低免疫球蛋白血症时,抗体应答则是正常的。抗体应答主要通过检测蛋白和多糖抗原诱导的 IgG 抗体应答。蛋白抗原 IgG 应答可采用:破伤风、白喉、流感嗜血杆菌 B、肺炎蛋白连接疫苗等,亦可采用甲型肝炎、乙肝疫苗。多糖抗原 IgG 应答可采用:肺炎链球菌多价多糖疫苗。抗体应答检测可在 2 岁以上儿童及成人使用。若能确定患者未接种过白喉、破伤风疫苗,使用该疫苗接种,并于第 3 次接种后 2~3 周测定抗白喉或破伤风抗体滴度,可反映抗体(IgG1)功能。为进一步观察抗体反应,可做伤寒疫菌接种后的抗体滴度测定,抗"H"抗原的抗体代表特异性 IgG 类,抗"O"抗原的抗体代表特异性 IgM 类。在第 3 次接种后 3 周,如测定滴度>1:40 为正常。

抗肺炎球菌和脑膜炎球菌多糖抗原疫苗接种后能反映产生特异性 IgG2 抗体的能力。但 2 岁内小儿反应微弱,因而受到限制。麻疹、风疹和水痘-带状疱疹病毒抗体效价也是有价值的抗体反应能力测定手段。

(5)颈部侧位片:了解咽部腺样体影是否缩小,腺体影缩小见于某些免疫缺陷病。与此相反,非原发性免疫缺陷病所致的反复上呼吸道感染常呈现腺样体影增大。

(6)T 细胞亚群及分类计数:CD3 代表总 T 细胞,CD3 因年龄而异,婴幼儿相对较高。CD3 阳性细胞又可分为 CD4+(辅助/诱导性 T 细胞)和 CD8+(CTL)细胞。一般而言,CD3+ CD4+ 细胞数<500/μl 时可视为细胞免疫受损,<200/μl 时则为严重缺陷。CD4/CD8 比例<1 时提示细胞免疫被抑制,当<0.3 时,则为严重 T 细胞缺陷。随着近年来流式细胞术的快速发展,T 细胞亚群得以更加精确地分析。采用各种 T 细胞表面标记组合,可获得各群 T 细胞的相对和绝对计数,尤其是绝对计数,对诸多 PID 诊断具有重要价值。不同年龄外周血 T 淋巴细胞亚群数量和百分率见表 2-15 及表 2-16。

(7)T 细胞增殖反应:体外 T 细胞在抗原、丝裂原、同种异体细胞和抗 T 细胞单克隆抗体(抗 CD3)的刺激下,发生增殖或克隆扩增是 T 细胞的重要功能之一。常用的 T 细胞刺激物为植物凝集素(PHA)、大刀豆素 A(concanavalin A,Con A)、[美洲]商陆丝裂原(pokeweed mitogen,PWM)、抗胸腺细胞和抗淋巴细胞球蛋白。T 细胞依赖的 B 细胞刺激物为 PWM、多糖和抗原(PPD、细菌、病毒和霉菌),非 T 细胞依赖的 B 细胞刺激物为内毒素、抗免疫球蛋白、EBV、葡萄球菌蛋白 A(SAC)和放线菌丝裂原。混合淋巴细胞培养(MLC,同种异体细胞 DR)、抗原(PPD、细菌、病毒、霉菌)和超抗原(如葡萄球菌、肠毒素)刺激也是测定 T 细胞增殖的方法。以往 T 细胞增殖功能检测多采用 ³H-TdR 掺入法,由于放射性核素使用受到越来越严的限制,现在更多采用荧光染料 CFSE 稀释法。CFSE 稳定标记 DNA 分子,在细胞分裂过程中,荧光染料随 DNA 分裂分布至子代细胞中,流式细胞术检测可发现带有不同浓度荧光染料的子代细胞峰,定性或定量反映 T 细胞增殖能力。该法以流式细胞术为基础,不仅避免使用放射性核素,还可采用特异性标记标识各种细胞亚群,观察其增殖能力。

表2-15　不同年龄及性别正常儿童外周血淋巴细胞各亚群比例 /%

淋巴细胞亚群	性别	0~28天	1~5个月	6~12个月	1~3岁	4~7岁	8~11岁	12~17岁
T细胞	男	68.29* (54.26~80.94)	63.31 (54.28~71.67)	64.04 (55.32~73.11)	65.84 (53.88~72.87)	68.00 (60.05~74.08)	66.90* (57.10~73.43)	66.94 (56.84~75.02)
	女	75.78 (74.15~82.16)	66.61 (57.45~75.22)	67.00 (60.15~72.29)	64.17 (53.37~71.91)	67.19 (59.50~75.56)	70.00 (62.06~76.54)	68.01 (61.29~73.13)
CD4 T细胞	男	47.70* (41.90~55.58)	41.96* (33.72~52.43)	38.36* (28.17~47.74)	35.17 (24.08~42.52)	33.26* (26.17~40.76)	30.21* (24.00~38.72)	30.80* (22.25~39.00)
	女	53.76 (51.37~58.57)	45.13 (37.71~56.05)	44.54 (35.23~51.41)	35.96 (26.19~45.48)	35.00 (28.49~41.07)	34.09 (28.47~41.39)	34.53 (26.36~40.90)
CD8 T细胞	男	19.10 (16.94~26.18)	18.45 (14.08~24.70)	22.98* (15.88~31.48)	25.04* (19.00~32.51)	26.98 (19.68~34.06)	27.00 (21.01~33.94)	28.58 (21.91~36.80)
	女	19.44 (17.27~27.18)	17.83 (12.61~25.08)	19.00 (14.11~27.77)	21.81 (16.29~29.88)	25.28 (19.70~32.04)	27.98 (22.50~32.37)	27.40 (20.99~33.73)
B细胞	男	18.69* (7.70~35.29)	25.25 (17.34~36.03)	22.23 (17.20~29.71)	19.00* (13.23~26.39)	14.62 (10.21~20.12)	13.69 (9.19~19.48)	13.00 (8.84~17.76)
	女	9.26 (7.49~17.71)	22.74 (14.71~31.04)	22.21 (16.57~27.65)	20.57 (13.93~30.49)	15.65 (10.46~21.77)	13.58 (9.23~18.15)	12.58 (7.73~16.84)
NK细胞	男	8.64 (5.90~15.56)	9.00 (5.89~14.85)	8.88 (5.67~15.90)	12.24 (7.21~20.90)	14.80 (9.00~22.24)	17.00* (10.01~26.98)	18.06 (10.12~28.34)
	女	8.26 (6.92~14.19)	8.04 (4.92~13.45)	8.00 (4.84~15.47)	11.03 (6.53~22.24)	13.77 (7.83~20.99)	13.72 (7.75~23.47)	17.55 (11.43~27.57)
CD4/CD8	男	2.28 (1.98~3.10)	2.28 (1.47~3.23)	1.69* (0.93~2.52)	1.44* (0.90~2.13)	1.25* (0.87~1.94)	1.08* (0.81~1.66)	1.03* (0.65~1.65)
	女	2.76 (1.97~3.32)	2.66 (1.62~3.77)	2.36 (1.28~3.40)	1.65 (1.05~2.53)	1.34 (1.02~2.05)	1.24 (0.92~1.73)	1.26 (0.85~1.76)
CD4 CD8 双阳性 T细胞	男	0.63 (0.35~3.30)	0.59 (0.33~0.92)	0.44 (0.22~1.23)	0.34 (0.15~1.01)	0.29* (0.15~0.68)	0.41 (0.23~0.94)	0.37* (0.20~0.80)
	女	0.79 (0.60~1.56)	0.62 (0.33~1.17)	0.53 (0.31~0.82)	0.37 (0.15~0.96)	0.39 (0.22~0.71)	0.51 (0.21~0.92)	0.55 (0.32~1.08)

续表

淋巴细胞亚群	性别	0~28天	1~5个月	6~12个月	1~3岁	4~7岁	8~11岁	12~17岁
γδT 细胞	男	3.09 (2.54~5.30)	4.88 (3.32~7.40)	6.47 (3.95~10.40)	9.80 (4.94~17.98)	12.20 (6.92~19.84)	12.60 (8.10~20.76)	10.80 (6.55~20.28)
	女	3.33 (2.52~11.47)	5.58 (3.49~8.29)	5.77 (3.80~9.20)	10.20 (5.07~17.60)	11.30 (7.00~19.60)	12.30 (7.80~23.35)	11.45 (6.40~18.50)
TCRαβ·CD4 CD8 双阴性 T 细胞	男	0.62 (0.33~0.86)	0.64 (0.33~1.12)	0.86 (0.41~1.55)	1.01* (0.37~1.80)	1.31 (0.18~2.81)	1.60* (0.82~2.91)	1.48 (0.61~2.31)
	女	0.40 (0.22~0.94)	0.71 (0.40~1.16)	1.05 (0.57~1.53)	1.13 (0.56~2.36)	1.25 (0.19~2.43)	1.32 (0.68~2.16)	1.40 (0.80~2.52)
初始 CD4 T 细胞	男	87.67 (80.47~93.49)	82.40 (69.15~88.10)	78.45 (59.28~88.09)	70.30 (46.14~84.40)	62.20 (45.56~75.28)	57.80 (39.72~69.59)	53.20 (39.50~66.26)
	女	87.27 (78.15~90.70)	84.15 (67.52~89.73)	80.30 (65.58~87.86)	67.50 (46.42~81.20)	62.85 (40.75~72.70)	58.55 (39.85~71.80)	54.65 (43.30~63.20)
中心记忆 CD4 T 细胞	男	12.11 (6.37~19.02)	15.10 (10.11~28.20)	18.40 (10.15~33.38)	26.40 (13.88~48.12)	32.90 (22.06~46.46)	34.55 (24.24~52.73)	37.80 (25.34~49.90)
	女	12.55 (8.94~21.70)	14.50 (9.21~32.18)	16.90 (11.74~32.72)	28.85 (17.12~47.60)	32.05 (21.66~52.74)	35.30 (23.25~51.30)	36.50 (30.85~45.25)
效应记忆 CD4 T 细胞	男	0.09 (0.05~0.27)	1.02* (0.28~2.10)	1.33 (0.42~3.96)	2.80 (0.94~6.46)	4.30 (2.08~8.78)	6.20* (3.40~11.17)	8.10 (4.68~15.70)
	女	0.12 (0.05~0.50)	0.70 (0.16~1.82)	1.01 (0.42~2.26)	2.50 (0.90~5.17)	4.05 (1.90~9.20)	5.05 (2.65~9.90)	6.75 (4.20~16.25)
耗竭 CD4 T 细胞	男	0.05 (0.02~0.34)	0.23 (0.00~1.64)	0.30 (0.00~1.49)	0.20* (0.00~1.36)	0.20 (0.00~1.06)	0.25 (0.10~1.29)	0.20 (0.00~1.54)
	女	0.05 (0.01~0.25)	0.20 (0.00~0.68)	0.30 (0.00~1.07)	0.10 (0.00~0.50)	0.20 (0.00~1.47)	0.30 (0.07~1.65)	0.40 (0.10~2.10)
初始 CD8 T 细胞	男	88.92 (82.14~96.93)	81.40 (68.90~94.60)	72.50 (47.36~92.45)	63.50 (36.80~83.16)	61.30 (41.58~77.90)	55.85 (41.41~73.04)	52.80 (35.34~72.32)
	女	90.20 (84.66~92.62)	80.45 (63.39~94.29)	72.70 (53.16~90.14)	65.40 (38.19~86.18)	62.00 (38.03~79.08)	55.05 (36.05~72.25)	53.90 (37.00~69.35)

续表

淋巴细胞亚群	性别	0~28天	1~5个月	6~12个月	1~3岁	4~7岁	8~11岁	12~17岁
中心记忆 CD8 T 细胞	男	10.53 (3.01~16.90)	13.05 (5.14~25.55)	11.00 (4.82~24.11)	15.80* (5.18~31.66)	20.60 (12.08~30.54)	24.95 (13.21~37.89)	21.00 (10.96~31.00)
	女	8.99 (7.23~11.85)	13.45 (5.51~27.25)	11.30 (7.09~31.70)	20.20 (6.66~34.14)	22.05 (11.91~36.87)	26.70 (13.05~39.45)	24.05 (14.00~36.85)
效应记忆 CD8 T 细胞	男	0.05 (0.03~0.53)	0.78 (0.10~4.95)	2.01 (0.20~8.94)	3.40 (0.70~11.22)	4.90* (1.58~13.18)	5.60 (1.53~15.39)	7.50 (2.38~15.84)
	女	0.19 (0.06~0.55)	0.64 (0.02~4.74)	2.00 (0.18~7.06)	3.10 (0.60~12.01)	3.75 (1.11~14.51)	6.60 (2.00~16.75)	5.00 (2.40~15.50)
耗竭 CD8 T 细胞	男	0.12 (0.03~0.73)	0.65 (0.02~9.61)	9.30 (0.15~28.32)	15.50* (0.84~33.02)	10.30 (1.70~24.62)	8.40 (2.01~21.65)	13.80 (5.08~31.24)
	女	0.24 (0.05~1.16)	0.34 (0.00~10.48)	3.63 (0.12~20.70)	6.75 (0.50~24.45)	9.80 (1.30~22.85)	8.60 (1.35~21.50)	12.75 (3.90~27.25)
初始 B 细胞	男	87.20 (77.80~92.90)	93.15 (87.55~94.85)	87.80 (75.28~92.77)	77.60 (65.54~86.62)	64.50 (48.36~75.84)	64.85 (51.84~77.61)	67.26 (53.78~78.64)
	女	88.75 (70.95~93.72)	92.40 (87.99~94.63)	87.20 (79.08~93.04)	76.20 (59.59~85.28)	62.35 (52.04~75.78)	64.70 (44.95~75.80)	68.55 (48.38~77.85)
类别转换记忆 B 细胞	男	2.47 (0.96~3.63)	2.16 (0.99~4.71)	3.96 (1.77~7.06)	7.40* (2.98~14.18)	12.90 (7.76~19.90)	14.60 (8.96~24.09)	13.50 (7.15~23.10)
	女	2.93 (1.85~20.45)	2.18 (0.93~4.23)	4.40 (1.24~7.81)	7.70 (3.60~18.55)	14.20 (8.61~20.19)	13.95 (8.85~22.90)	15.40 (8.94~23.75)
过渡 B 细胞	男	31.60 (9.50~56.50)	19.90 (15.05~29.95)	12.60 (6.04~21.62)	9.80* (5.24~17.22)	6.70 (2.58~12.30)	5.30* (2.50~9.07)	3.70 (1.38~9.42)
	女	23.55 (9.83~38.68)	21.45 (11.77~30.45)	13.30 (5.84~18.76)	8.80 (4.73~15.68)	6.35 (3.41~11.17)	4.30 (1.75~10.30)	3.05 (1.35~5.50)
浆母细胞	男	1.30 (0.50~3.40)	1.35 (0.60~3.95)	2.43 (0.71~5.88)	2.00 (0.50~7.06)	2.80 (0.90~7.36)	2.25 (0.70~5.67)	1.80 (0.49~7.06)
	女	2.74 (0.39~8.06)	1.70 (0.69~3.42)	2.80 (0.44~7.40)	2.20 (0.60~10.31)	2.45 (0.80~9.75)	2.20 (0.70~7.95)	1.75 (0.46~5.80)

注：表中数据以中位数（上一行）与第 10~90 百分位数（下一行）表示，带 * 的指标表示有性别差异。淋巴细胞各精细分群的比例（%）设定为：总 T 淋巴细胞、B 淋巴细胞、NK 细胞、CD4 T 细胞、CD8 T 细胞、CD4 CD8 双阴性 T 细胞（DNT）的相对计数为各群占总淋巴细胞的比例；TCRγδ T 细胞、TCRαβ 双阴性 T 细胞（DPT）的相对计数为占总 T 淋巴细胞的比例；CD4 T 细胞、CD8 T 细胞各精细分群的相对计数分别为占 CD4 T 细胞、CD8 T 细胞及 B 细胞的比例。

表2-16 不同年龄及性别正常儿童外周血淋巴细胞各亚群绝对计数 /个·μl⁻¹

淋巴细胞亚群	性别	0~28天	1~5个月	6~12个月	1~3岁	4~7岁	8~11岁	12~17岁
T细胞	男	3 073 (1 856~4 021)	3 488 (2 179~4 424)	3 595 (2 187~6 352)	2 843 (1 794~4 247)	1 989 (1 424~2 664)	1 686* (1 325~2 276)	1 661 (1 184~2 144)
	女	3 636 (2 421~4 577)	3 369 (2 766~4 068)	3 625 (2 488~5 422)	2 778 (1 775~3 953)	2 092 (1 480~2 847)	1 864 (1 297~2 480)	1 617 (1 169~2 071)
CD4 T细胞	男	2 156 (1 330~3 105)	2 279 (1 461~3 018)	2 188 (1 125~3 768)	1 467 (902~2 253)	960* (686~1 358)	794* (531~1 110)	776 (522~1 084)
	女	2 548 (1 744~3 226)	2 287 (1 890~2 988)	2 539 (1 433~3 874)	1 518 (948~2 477)	1 066 (767~1 592)	897 (621~1 258)	843 (554~1 109)
CD8 T细胞	男	880 (657~1 152)	979 (556~1 687)	1 396* (686~2 278)	1 131* (580~1 735)	754 (518~1 125)	690 (480~1 112)	713 (489~1 009)
	女	1 026 (609~1 348)	956 (658~1 276)	1 059 (710~1 843)	979 (531~1 521)	773 (553~1 127)	714 (509~1 050)	672 (423~900)
B细胞	男	774 (344~2 090)	1 234 (734~2 265)	1 302 (916~1 832)	822 (461~1 456)	423* (280~623)	350 (216~536)	316 (203~476)
	女	466 (292.26~858.94)	1 058 (667.15~2 044.69)	1 226 (807.44~1 803.72)	867 (537.11~1 464.39)	473 (303.52~777.25)	333 (247.05~578.16)	309 (176.56~415.64)
NK细胞	男	350 (267~730)	471 (290~780)	588* (306~896)	508 (270~1 053)	406 (258~727)	423* (246~792)	425 (210~804)
	女	377 (266~602)	411 (221~722)	416 (243~924)	473 (241~978)	432 (227~668)	366 (203~584)	404 (232~789)
CD4 CD8 双阳性 T细胞	男	34 (16~121)	28 (16~56)	25 (9~67)	16 (6~50)	9* (4~21)	10 (6~26)	9* (4~21)
	女	37 (30~70)	31 (19~73)	29 (13~50)	15 (6~50)	12 (6~25)	13 (5~29)	13 (7~30)
γδT细胞	男	97 (51~240)	141 (92~279)	238 (128~436)	267 (114~539)	233 (124~410)	210 (124~388)	198 (81~343)
	女	139 (71~356)	187 (94~301)	205 (143~409)	283 (128~520)	243 (134~428)	234 (121~462)	176 (85~358)

续表

淋巴细胞亚群	性别	0~28天	1~5个月	6~12个月	1~3岁	4~7岁	8~11岁	12~17岁
TCRαβ⁺CD4⁻CD8⁻双阴性T细胞	男	20 (11~26)	18 (11~45)	29 (16~58)	27* (9~57)	23 (4~55)	26 (13~48)	23 (12~37)
	女	17 (6~35)	23 (13~38)	37 (19~72)	31 (16~58)	26 (4~49)	23 (12~41)	22 (13~44)
初始CD4 T细胞	男	1 943 (1 182~2 585)	1 839 (1 170~2 595)	1 802 (764~2 972)	918 (472~1 760)	595 (321~972)	407* (294~683)	410 (230~627)
	女	1 982 (1 592~2 853)	1 908 (1 433~2 546)	1 967 (1 042~3 160)	929 (530~1 837)	633 (339~1 037)	489 (299~857)	442 (276~654)
中心记忆CD4 T细胞	男	227 (145~387)	318 (213~647)	362 (206~796)	377 (212~735)	305* (211~478)	268* (165~475)	257 (182~403)
	女	339 (162~544)	341 (239~676)	384 (236~803)	448 (220~800)	341 (232~601)	317 (219~463)	296 (203~422)
效应记忆CD4 T细胞	男	3 (1~6)	21* (5~48)	29 (11~60)	41 (15~87)	40 (23~84)	45 (24~87)	60 (29~117)
	女	3 (2~13)	16 (3~42)	23 (12~56)	33 (14~93)	41 (20~97)	42 (24~94)	53 (31~128)
耗竭CD4 T细胞	男	2 (1~4)	5 (0~40)	5 (0~33)	4* (0~22)	1* (0~13)	2 (0~9)	2 (0~12)
	女	2 (0~4)	4 (0~16)	7 (0~23)	2 (0~12)	2 (0~17)	2 (1~15)	3 (1~18)
初始CD8 T细胞	男	775 (535~1 054)	800 (503~1 276)	909* (535~1 677)	653* (356~1 095)	462 (297~730)	380 (245~657)	375 (231~568)
	女	892 (519~1 205)	741 (484~1 009)	726 (461~1 235)	589 (295~971)	447 (293~768)	387 (232~665)	328 (210~560)
中心记忆CD8 T细胞	男	101 (29~140)	124 (41~305)	165 (51~316)	156 (56~406)	158 (85~268)	179 (92~287)	152 (74~228)
	女	93 (45~127)	124 (46~256)	131 (59~381)	177 (54~379)	173 (80~350)	178 (100~301)	154 (87~275)

续表

淋巴细胞亚群	性别	0~28天	1~5个月	6~12个月	1~3岁	4~7岁	8~11岁	12~17岁
效应记忆CD8 T细胞	男	1 (0~5)	6 (1~70)	28 (2~120)	39* (6~145)	38 (10~129)	40 (9~130)	55* (16~109)
	女	2 (1~4)	6 (0~52)	22 (2~116)	28 (4~163)	28 (8~104)	45 (14~157)	35 (13~110)
耗竭CD8 T细胞	男	1 (0~6)	5 (0~133)	146* (2~430)	154* (9~440)	80 (11~218)	56 (12~164)	100 (29~269)
	女	2 (1~13)	3 (0~109)	54 (1~220)	75 (3~294)	69 (9~210)	64 (11~175)	68 (20~218)
初始B细胞	男	675 (268~1 674)	1 157 (691~2 132)	1 146 (726~1 626)	629 (323~1 089)	264* (147~431)	233 (123~362)	206 (116~347)
	女	432 (196~801)	947 (597~1 941)	1 032 (729~1 474)	677 (371~1 197)	295 (171~469)	203 (140~381)	185 (98~296)
类别转换记忆B细胞	男	15 (8~67)	29 (12~54)	51 (22~103)	52* (26~124)	51* (31~94)	52 (28~89)	40 (20~86)
	女	20 (14~48)	25 (10~44)	52 (16~124)	72 (33~146)	64 (38~115)	51 (30~90)	42 (27~70)
过渡B细胞	男	282 (33~526)	250 (136~464)	164 (65~288)	78 (35~172)	27 (10~66)	18 (7~37)	11 (4~37)
	女	95 (36~384)	223 (122~445)	172 (74~266)	70 (33~181)	28 (14~60)	15 (5~37)	9 (3~19)
浆母细胞	男	12 (2~27)	19 (6~42)	33 (9~72)	17 (4~63)	11 (4~28)	7 (3~21)	6 (1~23)
	女	18 (1~29)	18 (8~36)	30 (6~109)	23 (4~88)	11 (4~40)	8 (2~36)	5 (1~15)

注:表中数据以中位数(上一行)与第10~90百分位数(下一行)表示,带*的指标表示有性别差异。

表 2-17 正常儿童血清 IgG 及其亚类水平 /g·L⁻¹

年龄	例数	IgG	IgG1	IgG2	IgG3	IgG4
0 个月 ~	24	9.21 ± 0.33 (5.68~13.52)	5.64 ± 0.98 (3.88~7.40)	2.27 ± 0.43 (1.41~3.11)	0.56 ± 0.11 (0.34~0.78)	0.34 ± 0.08 (0.19~0.51)
3 个月 ~	6	3.39 ± 0.90 (1.63~5.15)	2.28 ± 0.32 (1.65~2.91)	0.69 ± 0.12 (0.45~0.93)	0.27 ± 0.05 (0.17~0.37)	0.16 ± 0.05 (0.06~0.26)
6 个月 ~	17	5.50 ± 0.61 (4.30~6.76)	3.31 ± 0.51 (2.31~4.31)	1.13 ± 0.16 (0.82~1.44)	0.33 ± 0.06 (0.21~0.45)	0.19 ± 0.05 (0.09~0.29)
1 岁 ~	33	5.62 ± 1.14 (3.39~7.85)	3.46 ± 0.77 (1.95~4.97)	1.38 ± 0.40 (0.60~2.18)	0.36 ± 0.08 (0.20~0.57)	0.22 ± 0.07 (0.08~0.36)
3 岁 ~	40	6.73 ± 1.31 (4.16~9.30)	4.15 ± 0.79 (2.60~5.70)	1.74 ± 0.50 (0.76~2.72)	0.39 ± 0.09 (0.21~0.65)	0.23 ± 0.10 (0.03~0.41)
5 岁 ~	40	8.12 ± 0.21 (5.95~10.64)	5.00 ± 0.77 (3.49~6.51)	2.11 ± 0.40 (1.33~2.89)	0.50 ± 0.09 (0.32~0.68)	0.31 ± 0.07 (0.17~0.45)
7 岁 ~	24	9.13 ± 1.33 (6.52~11.74)	5.62 ± 0.93 (3.80~7.44)	2.44 ± 0.46 (1.54~3.34)	0.57 ± 0.13 (0.31~0.83)	0.31 ± 0.07 (0.17~0.45)
10~13 岁	27	10.38 ± 1.64 (7.17~13.59)	6.35 ± 0.94 (4.51~8.19)	2.83 ± 0.44 (1.97~3.69)	0.64 ± 0.11 (0.42~0.86)	0.39 ± 0.10 (0.19~0.59)
成人	20	11.57 ± 1.87 (7.90~15.24)	7.24 ± 1.16 (4.97~9.51)	3.26 ± 0.61 (2.06~4.46)	0.68 ± 0.11 (0.46~0.90)	0.44 ± 0.09 (0.26~0.62)

注：以均值 ± 标准差表示，括弧内为 95% 可信范围。引自：蒋利萍，杨锡强，张远维，等．儿童血清免疫球蛋白 G 亚类水平．上海免疫学杂志，1990，10：161。

(8) HLA 配型：用于寻找造血干细胞移植供体，MLC 增殖反应低下，提示供体和受体间无排斥反应。HLA 配型用于原发性免疫缺陷病的诊断，则是发现嵌合体。基于血清学的低分辨 HLA 配型可考虑用于相关供者，基于分子生物学的高分辨分型越来越多用于供者搜寻，因为低分辨 HLA 配型往往出错。

(9) 染色体分析：用于诊断胸腺发育不全和毛细血管扩张共济失调综合征。同时存在 XY 和 XX 也证实为嵌合体，结合 T 淋巴细胞增殖反应低下和异常的核型，可考虑为重症联合免疫缺陷病。

(10) 白细胞动力学：外周血中性粒细胞减少而骨髓粒系统增生正常时，应做一系列中性粒细胞计数，以排除周期性中性粒细胞减少症的可能性。糖皮质激素、肾上腺素或内毒素激发试验有助于进一步确诊。

(11) 中性粒细胞特殊形态学：组织化学染色可测定中性粒细胞碱性磷酸酶、髓过氧化物酶和脂酶活性。若上述染色呈阴性反应时，应进一步做酶定量测定。光镜下可发现中性粒细胞形态异常，如双叶核仁和大泡形成见于 Chedick-Higashi 综合征。用相差显微镜和光镜观察白细胞，颗粒形成、伪足形成和移行障碍见于白细胞特殊颗粒缺陷和白细胞黏附分子缺陷 -1。骨髓涂片可观察粒细胞系列的形态，以除外其他血液系统疾病。

(12) 白细胞移动和趋化性：测定白细胞移动和趋化能力的方法有 Boyen 小室法、⁵¹Cr 标记细胞放射免疫法和琼脂核扩散法。Rebuck 皮窗试验可测定体内白细胞的移行。

(13) 吞噬功能：测定方法为患者粒细胞存在正常血浆时，加入特殊颗粒（发酵酵母菌、聚乙烯苯珠、液状石蜡）、细菌或放射标记的免疫复合物，分别用光镜、分光光度计和液体闪烁仪测定吞噬数量。由于吞噬过程在杀菌过程之前，故若杀菌功能正常，则能间接反映吞噬功能无异常。

(14) 杀菌功能：最具说服力的杀菌功能定量试验是 Quie 法，能测定血清调理因子、吞噬和杀菌活性。也可采用组织化学和放射自显影法来定量测定单个细胞杀灭霉菌或细菌的能力。

(15) 调理素测定：正常的吞噬功能，提示调理功能亦正常。只有当吞噬功能异常时，才考虑进行调理素的测定。按 Quie 法，用患者血清，正常人粒细胞和细菌共同培养，观察其调理功能，应有正常对照。

（16）补体成分及其活化片段测定：补体各成分及其调节蛋白的检测采用溶血或免疫反应法。经典途径激活时，C1、C4、C2、C3 和 C5 明显下降；而旁路激活时 C1、C4 和 C2 正常，仅 C3 下降，但 B、D 和 P 因子则下降。

11. 特殊性实验　这部分实验一方面有助于原发性免疫缺陷病的确诊，同时也具有研究性质。

（1）进一步 B 细胞表型分析：采用多色流式细胞术观察外周血 B 细胞表面标记 CD40、CD80、CD86、黏附分子和分化过程。用于 T 细胞障碍所致的 B 细胞分化异常的检查。采用特殊标志可测定不同发育时期的 B 细胞，有助于抗体缺陷病的鉴别诊断。

（2）淋巴结活检：于大腿伸面接种百日咳、白喉、破伤风联合疫苗或伤寒疫苗 5~7 天后，做同侧腹股沟淋巴结活检。观察胸腺依赖皮质副区、髓质浆细胞、皮质生发中心。用免疫荧光染色了解 B、T 细胞的数量和分布。淋巴结活检主要用于疑为抗体缺陷的病例，由于具有局部感染的危险，现已很少使用。

（3）抗体反应：采用疫苗注射后的抗体反应可能受以往接种疫苗或自然感染的影响。钥孔虫戚血蓝素（Keyhole limpet hemocyanin，KLH，又称钥孔虫戚血蓝蛋白）和噬菌体 ΦX174 是人类从未接种过的新抗原，用此来激发抗体反应更为精确可靠。此外尚可观察 ΦX174 的清除率。

（4）免疫球蛋白半衰期：当低 IgG 血症被疑为丧失过多或分解代谢过高所致时，可测定免疫球蛋白半衰期。采用放射碘标记的免疫球蛋白的微量注射后，每天监测血清内放射性，换算出半衰期。正常情况下 IgG 半衰期为 23~25 天，IgM 和 IgA 为 5~7 天。

（5）Ig 体外合成：分离患者的外周血单个核细胞（PBMC），在体外美洲商陆（PWM）刺激下，可产生 IgG、IgM 和 IgA。加入各种调节因子于体外培养系统中，可了解影响 Ig 合成转换的各种因素，包括 T 细胞分泌的细胞因子等。

（6）B 细胞活化和增殖功能：观察体外 PBMC 在 PWM 和 T 细胞因子诱导下，B 细胞表面 MHC-DR 表达能力，表面 Ig 类别的转换，B 细胞增殖指数等实验可了解 B 细胞活化和增殖功能。加入各种调节因子于体外培养系统中，可了解影响其调控的各个环节。

（7）细胞因子及其受体：采用单克隆抗体酶联免疫方法可测定各种细胞因子，以了解免疫调节状况。胸腺素测定有助于诊断联合免疫缺陷病和胸腺发育不全。当免疫重建后，可监测是否重建成功。现已能用放射免疫法测定许多可溶性细胞因子受体，如可溶性 TNF-γ 受体、CD4 受体、CD8 受体、CD23（FCR Ⅱ）、FC 受体和细胞间黏附分子-1（CD54、ICAM-1）。

（8）细胞毒性细胞功能：为了解淋巴细胞直接溶解靶细胞的能力，可测定细胞毒性功能，包括 CTL、NK 和 ADCC 功能。经典方法原理为将靶细胞用 ^{51}Cr 标记，在与患者淋巴细胞共同培养后，测定放射性释放量来代表靶细胞被溶解破坏的程度。细胞毒性囊泡中存在的 CD107α 分子在 CTL 和 NK 细胞与靶细胞接触时会短暂表达于细胞表面，因而在刺激 NK 细胞和 CTL 后，通过流式细胞术检测细胞表面 CD107α 水平变化可部分反映细胞毒功能。如明显上升说明细胞毒功能正常，如无上升则提示细胞毒功能缺陷，例如家族性噬血细胞性淋巴组织细胞增生症（FHL）。

（9）酶测定：腺苷脱氨酶（adenosine deaminase，ADA）和嘌呤核苷磷酸化酶（purine nucleoside phosphorylase，PNP）缺乏时，可测定红细胞内的 ADA 和 PNP。测定羊水红细胞内该酶有助于产前诊断。

（10）胸腺、皮肤和肠黏膜活检：当疑有细胞免疫缺陷时，可做胸腺、皮肤和肠黏膜活检。胸腺结构异常与功能水平可能不完全一致。蛋白丧失性肠病时，肠黏膜活检可证实肠淋巴管瘤和浸润性病变，还能发现隐孢子虫和梨形鞭毛虫感染。皮肤活检可明确移植物抗宿主病和排除其他皮肤病。

（11）T 细胞活化增殖功能：一些细胞免疫缺陷病的 T 细胞数量正常，但丝裂原、抗原和抗 CD3 单抗诱导的增殖反应低下，应研究 T 细胞活化的全过程，包括 T 细胞受体表达和细胞内信息传递途径是否正常。用佛波酸、抗 CD3 单抗激活 T 细胞，检查细胞内信息传递途径中各个水平的蛋白质表达如 CD3ξ 链、IL-2 和蛋白酪氨酸激酶（protein tyrosine kinase，PTK）等。

（12）黏附分子测定：白细胞黏附分子缺陷（leukocyte adhesion deficiency，LAD）1 型和 2 型见于白细胞增多症，反复软组织感染和趋化因子缺乏。LAD-1 最常见，且伴有白细胞功能相关抗原-1［简称白细胞相关抗原（leukocytes function associated antigen，LFA）］和整合素缺乏。LAD-2

为白细胞选择素的配体缺陷,后者的功能为内皮细胞上的表皮生长因子与白细胞的黏附。采用流式细胞仪,可发现粒细胞缺乏 CD11b(CR-3-Mac-1)和 CD18(LAD-1),以及选择素配体缺乏(LAD-2)。

(13)白细胞变形性、黏附和聚集功能:当白细胞移动和趋化功能异常时,可进一步测定白细胞变形性、黏附和聚集功能。

(14)白细胞氧化代谢功能测定:可采用二氢罗丹明(dihydrorhodamine,DHR)及流式细胞术进行呼吸爆发试验,评估中性粒细胞氧化功能,不仅可确立 CGD 诊断,亦可发现携带者。四唑氮蓝染料试验(NBT)目前仍可作为 CGD 的筛查试验,但大部分情况下已被 DHR 替代。

(15)补体功能测定:以内毒素(抗原抗体复合物或酵母)活化患者血清中的补体,观察正常人吞噬细胞的趋化性,可反映 C3 和 C5 的功能。其他补体功能测定包括免疫黏附试验、血清杀菌活性、病毒中和试验和 ADCC 活性。采用放射标记法观察补体动力学以了解补体的存活时间。补体同种异型有助于了解补体缺陷的家族性。肺炎球菌活化试验可测定补体旁路活性。

(16)致病蛋白质分析:可采用各种细胞特异性标记和针对致病基因编码蛋白的抗体,直接用流式细胞术染色并观察相应蛋白质的表达水平,如 X-SCIDT 细胞表面 IL-2 受体 γ(CD130)表达缺如、另一种 AR-SCID T 细胞表面 IL-7Rα(CD127)表达缺如、WAS 患者外周血单个核细胞表达 WAS 蛋白缺如、X 连锁高 IgM 综合征 T 细胞诱导后表面 CD40 配体表达明显下降或缺如、IPEX T 细胞表面 Foxp3 蛋白水平明显降低或缺如等。以流式细胞术为基础的蛋白质检测时间较短,不仅可快速诊断各种 PID,还有助于分析病情程度和选择治疗方案。

(17)基因突变分析:许多原发性免疫缺陷病证实为单基因遗传,编码功能蛋白质的 DNA 序列已被克隆,明确其染色体的部位并发现突变位点和突变形式。多基因遗传原发性免疫缺陷病的确定较为困难,常见变异型免疫缺陷病和 IgA 缺乏症可能为多基因遗传或环境因素在发病中起着重要作用。

九、PID 的治疗

1. 原发性免疫缺陷病的一般处理 包括预防和治疗感染、注重营养、加强家庭宣教、增强父母和患者对抗疾病的信心等。许多患者经静脉注射丙

种球蛋白或其他治疗后,能较正常地生长发育和生活,应鼓励这些患者尽可能参加正常的生活。若患者尚有一定抗体合成能力,可接种灭活疫苗,如百日咳、白喉、破伤风联合疫苗。除细胞免疫缺陷外,应常规每两年测一次结核菌素(或 PPD)皮试,以监测结核感染。若有感染应及时治疗,如果抗菌药物无效,应考虑霉菌、分枝杆菌、病毒和原虫感染的可能。有时需长期抗菌药物预防性给药。

T 细胞缺陷患者不宜输血或新鲜血制品,以防发生移植物抗宿主反应。若必须输血或新鲜血制品时,应先将血液进行放射照射,剂量为 2 000~3 000rad。为防止巨细胞病毒(cytomegalovirus,CMV)血源性感染,供血者应做 CMV 筛查。患者最好不做扁桃体和淋巴结切除术,脾切除术通常视为禁忌,某些适应证必须做脾切除者,应在术前给予必要的疫苗接种,术后长期给予抗菌药物预防感染。糖皮质激素类也应慎用。

严重抗体和细胞免疫缺陷患者,禁用减毒活疫苗如天花、脊髓灰质炎、麻疹、腮腺炎、风疹和结核等,以防发生疫苗诱导的感染。当患者接触水痘患者后,应注射水痘 - 带状疱疹免疫球蛋白(varicella-zoster virus,VZIG)或用阿昔洛韦预防。

肺孢子菌肺炎(pneumocystis carinii pneumonia,PCP)(曾称卡氏肺囊虫性肺炎)是细胞免疫缺陷病和 HIV 感染的重要并发症,当 CD4$^+$ 细胞计数 1 岁内婴儿<1 500/ml,1~2 岁<750/ml,2~5 岁<500/ml,年长儿<200/ml,或任何年龄组 CD4 细胞<25% 总淋巴细胞时应进行感染的预防。

当同胞中已确定为联合免疫缺陷者,新生儿期应进行免疫学筛查。家庭中已发现免疫缺陷患者,应接受遗传学咨询,妊娠期应做产前筛查,必要时终止妊娠。

2. 替代治疗 即缺什么、补什么的治疗原则,可暂时性缓解其临床症状。大约 80% 以上的原发性免疫缺陷病伴有不同程度的低或无 IgG 血症。因此,替代治疗最主要是补充 IgG。其他替代疗法包括特异性免疫血清、输注白细胞、细胞因子(转移因子、胸腺素等)。

(1)静脉注射丙种球蛋白(intravenous immune globulin,IVIG):仅限于低 IgG 血症,一般剂量为每月静脉注射 IVIG 300~600mg/kg,注射后血清 IgG 呈现峰值,于第 2 次注射前下降至谷值。连续注射后,无论峰值或谷值均逐月上升,至 6 个月达到稳定平台。输注后务必使血清 IgG 谷值能达正常水

平（>6g/L）。近年来研究发现血清 IgG 谷浓度与患者远期预后相关,因此强调治疗剂量应个体化,以能控制感染,使患者症状缓解,肺部影像学检查长时间维持稳定,获得正常生长发育为尺度。

IVIG 的不良反应发生率低于 2%,常出现于注射开始的前 30 分钟内,包括背痛、腹痛、头痛、寒战、发热和恶心。上述不良反应在减慢滴注速率后多能消失。有过敏史者,于注射前先给予阿司匹林或苯海拉明以预防不良反应的发生。极个别病例发生血压下降、呼吸困难等生命危象,应给予肾上腺素和糖皮质激素,并停止 IVIG 滴注。使用丙肝病毒污染的 IVIG 制剂发生丙型肝炎的可能性应给予重视。

(2)高效价免疫血清球蛋白:高效价免疫血清球蛋白(special immune serum globulins,SIG)是从免疫接种或自然感染的供体的血清中收集来的抗原特异性免疫血清,含有高效价特异性抗体。现正式用于临床的有水痘 - 带状疱疹、狂犬病、破伤风和乙肝 SIG。其他正在临床验证的高价血清包括抗 B 组链球菌、铜绿假单胞菌、细菌多糖、呼吸道合胞病毒、HIV 和巨细胞病毒等。SIG 用于严重感染的治疗,也用于特殊个体(如肿瘤化疗、造血干细胞移植前)预防。

(3)血浆:血浆中除有 IgG 外,尚含有 IgM、IgA、补体和其他免疫活性成分,可用于治疗免疫缺陷病,剂量为 20ml/kg,必要时可加大剂量。大剂量静脉滴注时可有唇部针刺感和麻木感,一般并不严重,不必停用。血浆供体应做严格生物学污染过筛试验,以避免 CMV、HIV 和肝炎病毒血源性传染。

(4)输注白细胞:用于吞噬细胞缺陷患者伴严重感染时,分离的白细胞应先进行放射处理,以抑制其中可能存在的 T 细胞。新鲜白细胞必须在 3~4 小时内静脉注入患者体内,并需要反复数次。由于白细胞在体内存活时间太短以及反复使用会发生不良免疫反应,故仅用于严重感染时,而不作持续常规替代治疗。

(5)细胞因子治疗:①胸腺素类包括胸腺五肽(thymopentin,TP-5)对胸腺发育不全、湿疹血小板减少伴免疫缺陷病有一定疗效。②转移因子改善细胞免疫缺陷的临床症状尚未得到肯定。③其他细胞因子如 IFN-γ 治疗慢性肉芽肿病、高 IgE 血症、糖原累积症 I 型和不全性 IFN-γ 受体缺陷病。粒细胞集落刺激因子(granulocyte colony stimulating factor,G-CSF)治疗中性粒细胞减少症。

IL-2 治疗重症联合免疫缺陷病和选择性 IL-2 缺陷病。

(6)酶替代治疗:腺苷脱氨酶(ADA)缺陷者,可输注红细胞(其中富含 ADA),使部分患者可获得临床改善。牛 ADA 多聚乙二烯糖结合物(PEG-ADA ERT)肌内注射的效果优于红细胞输注,可纠正 ADA 缺陷所致的代谢紊乱。PEG-ADA 在 1986 年首次用于治疗 ADA-SCID,迄今为止,全球已有超过 150 人接受治疗。患者可很好耐受,可修复免疫系统至防护水平,但长期随访提示免疫系统的恢复仍不完全。因此,PEG-ADA 目前的定位是其他治疗方案的辅助治疗。外源性 PEG-ADA 用于治疗 ADA-SCID 的原理主要是基于:①直接转换血浆内积累的腺苷脱氨酶底物;②通过扩散间接减少细胞内的有毒代谢产物。

3. 原发性免疫缺陷病的免疫重建(immune reconstitution) 是采用正常细胞或基因片段植入患者体内,使之发挥其功能,以持久纠正缺陷。免疫重建的方法有胸腺组织移植、干细胞移植和基因治疗。

(1)胸腺组织移植:①胎儿胸腺组织移植:将 16 周以内的胚胎胸腺植于腹膜下或皮下用于治疗细胞免疫缺陷病,尤其是胸腺发育不全症。胎儿胸腺组织来之不易,使胸腺移植的使用受到很大限制。②培养的胸腺上皮细胞移植:体外胸腺组织培养数周后淋巴细胞死亡,而胸腺上皮细胞则生长良好。将此培养物移植于腹内或肌肉内。约 1/10 接受胸腺移植的患者发生淋巴瘤,免疫重建的效果不确定,目前仍处于研究阶段,临床已较少使用此方法。

(2)造血干细胞移植(hematopoietic stem cell transplantation,HSCT 或 HCT):由于绝大多数 PID 系由造血干细胞来源的造血或免疫细胞内在缺陷所致,因而造血干细胞移植理论上对这些 PID 具有根治效果。1968 年首次采用 HSCT 成功治疗 SCID 来,全球已有数千例 PID 患者接受了骨髓移植,并成为多种 PID 的唯一根治手段。随着时间的推移,主要由于高分辨率 HLA 分型的广泛采用、供者和干细胞来源的不断丰富、毒性较小的减强度预处理(RIC)方案探索,以及移植物处理技术进步等原因,移植成功率和患者远期预后越来越好。在欧美部分移植中心,SCID、WAS 等经典造血干细胞移植适应证总体生存率已达到或非常接近 100%,移植后患者的生存质量也得以有效保障。

我国儿科免疫和血液同行们于 2006 年开始探索 PID 造血干细胞移植技术应用,上海、重庆、广东、北京等地陆续针对 SCID、WAS、CGD、HIM 等 PID 病种进行了有效的移植实践。十几年后的今天,造血干细胞移植已成为我国 PID 病患根治治疗的重要手段,数量众多(可能达到 500 例)的 PID 患者获得新生。WAS 等疾病的移植总体生存率约 80%,移植并发症防控水平逐步提高。一些移植难度较大的病种,如对预处理极度敏感的 DNA 连接酶 4 缺陷、免疫失调性疾病 IPEX 等都取得了初步成功。由于我国多年实行独生子女政策,众多 PID 患者无法获得 HLA 完全匹配的同胞兄妹供者,国内同行也开展了脐带血干细胞移植和针对 CGD 等疾病的单倍体供者移植探索并取得初步成功。总之,虽然我国 PID 造血干细胞移植治疗实践起步较晚,能力水平较西方国家尚有一定差距,但也在快速发展,形成自己的特色。

PID 新病种不断涌现,研究发现 PID 的发病机制极其复杂,大多数主要影响造血和免疫系统,但亦有诸多 PID 累及其他系统,如骨骼、神经、肌肉等,这些异常无法采用造血干细胞移植纠正。另外,一些抗体为主的缺陷如 XLA、CVID,免疫球蛋白替代治疗能够取得较为满意的临床效果,这些疾病如接受造血干细胞移植,免疫重建难度和并发症风险极高,因而不建议采用 HSCT。表 2-18 总结了 HSCT 目前的 PID 适应证,建议我国各 PID 移植中心首先从医学角度出发,严格评估移植适应证和风险,慎重决定是否进行每一例 PID 患者的 HSCT。本文还总结了 PID 造血干细胞移植供者干细胞来源(表 2-19)、PID 造血干细胞移植常用预处理方案(表 2-20)、GVHD 预防和治疗的方法(表 2-21)及各类 PID 造血干细胞移植概况(表 2-22)供学习。

(3)基因治疗:20 世纪 90 年代,人类首次采用逆转录病毒载体介导,将目的基因转移到造血干细胞(hematopoietic stem cell,HSC)和祖细胞(progenitor cells,Ps),成功治疗了原发性免疫缺陷病——腺苷脱氨酶缺陷,标志着基因治疗步入临床试验,并阐明此技术尤其适用于起源于造血干细胞的疾病但无法接受传统造血干细胞移植患者的根治治疗。利用患者自体造血干细胞,将其中有缺陷的基因进行替换,再将基因纠正的自体细胞移植给患者,可避免移植物抗宿主病(allo-HSCT 后发病和死亡的主要原因)风险,也解决众多患者无法获得合适供者的困难,因而被认为是极具潜力的挽救生命替代方法。

逆转录病毒载体多年来一直是基因治疗最常用的载体之一。该病毒能够在体内外高效率转导,有效地将目的基因导入哺乳动物细胞,稳定地整合到宿主细胞基因组并由此介导目的基因的长期表达。逆转录病毒(retrovirus,RVs)是一类有包膜的 RNA 病毒,因其逆转录能力得名。根据其基因组结构,RV 主要分为两类:简单 RV(如 γ 逆转录病毒)和复杂 RV(如慢病毒或艾滋病病毒),主要区别在于后者基因组中还含有一些调节转录、RNA 转运、基因表达与组装的基因。γ 逆转录病毒载体在 1990 年首先被用于基因治疗临床试验,但由于慢病毒载体对非分裂细胞的高转导效率和明显降低的插入突变频率,使其成为近来基因治疗更为安全、高效的病毒载体。新一代的病毒载体和不依赖病毒的理化基因传送方法都处在临床前研究过程中。相信在不久的将来,目的基因在基因组上的选择性着陆,甚至精准地对人类基因组进行精准编辑终将实现。

基于造血干细胞的基因治疗 PID 首次临床试验开始于 20 世纪 90 年代晚期,以 ADA 缺陷 SCID 作为目标适应证。同时,全球多个研究小组采用 γ 逆转录病毒载体和类似策略将相关目的基因导入造血干细胞,研发了针对 X 连锁 SCID(X-SCID)、慢性肉芽肿病(CGD)和 WAS 基因治疗方案。基因治疗的安全性和有效性在 ADA-SCID 的长期随访中得以证实。但在 X-SCID、CGD 和 WAS 基因治疗实践中,虽然患者病情得以改善,临床效益明显,但因 GRV 长末端重复序列中的强大的增强子序列激活了癌基因导致部分病例在基因治疗后发生白血病。更为安全的载体,包括自失活(self-inactivating)的 GRV 和 LV 载体,在近几年对几种 PID 的基因治疗中显示出更加可靠的安全性,所有接受治疗的患者再无白血病发生。采用此类载体的基因治疗现正处于Ⅰ/Ⅱ期临床试验期间,包括腺苷脱氨酶缺陷所致中正联合免疫缺陷、X 连锁重症联合免疫缺陷、慢性肉芽肿病和威斯克特-阿尔德里奇综合征。处于临床前研究的还有许多其他 PID,包括 X 连锁淋巴细胞异常增生症(X-linked lymphoproliferative disease,XLP)、穿孔素缺乏、常染色体隐性遗传性 CGD 和 RAG 缺陷导致的重症联合免疫缺陷等。迄今已有超过 100 例重度 PID 患者成功接受自体 HSC 基因治疗。表 2-23 总结了迄今为止全球范围内已完结和正在开展的 PID 基因治疗临床试验。

表 2-18 PID 造血干细胞移植适应证

造血干细胞移植有效	造血干细胞移植部分有效	造血干细胞移植疗效存在争议
重症联合免疫缺陷病(SCID)	软骨毛发发育不全	普通变异型免疫缺陷病
联合免疫缺陷病(CID)^	PGM3 缺陷	丙种球蛋白缺乏症
X 连锁慢性肉芽肿病(CGD)	STAT1 功能获得性突变	补体缺陷(除 Cq1 缺乏外)
DOCK8 缺陷	STAT3 功能获得性突变	DiGeorge 综合征
DOCK2 缺陷	严重的先天性中性粒细胞减少症	IKBA 缺陷
X 连锁多内分泌腺病肠病伴免疫失调综合征(IPEX)	ADA2 缺陷	NEMO 缺陷
Wiskott-Aldrich 综合征(WAS)	CIQ 缺陷	
WIP 缺陷	CD25 缺陷	
ARPC1B 缺陷	IL-10 缺陷	
CD40 配体缺陷	IL-10 受体缺陷	
CD40 缺陷	DNA 双链修复障碍疾病	
X 连锁淋巴组织增生综合征 1 型(XLP1),X 连锁淋巴组织增生综合征 2 型(XLP2)		
P110δ 活化综合征(APDS)		
MHC Ⅱ类分子缺陷病		
显性遗传的高 IgE 综合征		
CTLA-4 单倍剂量不足		
LRBA 缺陷		
家族性噬血淋巴组织细胞增生症 1~5 型		
GATA2 缺陷		
RAB27A 缺陷		
白细胞黏附分子 1 缺陷		
网状组织发育不全		

注:^ 取决于临床及免疫表型;DOCK8:胞质分裂蛋白 8;WIP:WAS 蛋白互动蛋白;ARPC1B:肌动蛋白相关蛋白 2/3 复合体亚单位 1B;MHC:主要组织相容性复合体;CTL4:细胞毒性 T 淋巴细胞相关蛋白 4;LRBA:脂多糖(LPS)诱导的米样锚定蛋白;GATA2:GATA 结合蛋白 2;RAB27A:RAS 致癌基因家族成员;PGM3:乙酰葡糖胺磷酸变位酶;STAT1:信号转导转录活化因子 1;STAT2:信号转导活化因子 2;ADA2:腺苷脱氨酶 2;NEMO:NFκB(核因子 κB)基本元件。

表 2-19 PID 造血干细胞移植供者干细胞来源

供者来源	造血干细胞含量	获取供体速度	植入时间	GVHD 程度	TRM 程度	优点	缺点	其他
MRD	$(3~5) \times 10^6$ CD34$^+$ 个细胞 /kg 或者 $(300~500) \times 10^6$ TNC/kg	快	短	低	低	如有所需可近一步获取更多细胞	<30% 的患者有合适的 MRD,有成为携带状态的风险	多数儿童造血干细胞移植获取原发移植物的标准来源途径
MUD		慢	短	增加	低		HLA 不匹配影响预后	50%~80% 能找到合适的供体
去除 TCRαβ/CD19 的单倍休供者		快	短	低	低		病毒感染风险高,实验技术要求高,有成为携带状态的风险	提高了家庭成员成为供者的可能

续表

供者来源	造血干细胞含量	获取供体速度	植入时间	GVHD程度	TRM程度	优点	缺点	其他
脐带血	$(0.3\sim0.5)\times10^6$ CD34$^+$个细胞/kg	快	长	低	增加	增加了少数民族人群的供体选择	免疫重建时间长,限制了可用CD34$^+$细胞的数量,病毒感染风险高,无法再从供体获取细胞	更适用于小年龄儿童(可为小年龄儿童提供足够的造血干细胞)

注:MDR:匹配的亲缘供者;MUD:匹配的非亲缘供者;TCR:T细胞受体;TNC:总的有核细胞数;GVHD:移植物抗宿主病;TRM:移植相关死亡率;HLA:人类白细胞抗原。

表 2-20　PID 造血干细胞移植常用预处理方案

预处理方案^	药物组合	+/-	移入率	毒力
清髓预处理(MAC)*	Bu(90 ± 5mg × h/L i.v.)+Flu(160mg/m^2)	阿仑单抗或ATG	高	高
减强度预处理(RIC)	Bu(60 ± 5mg × h/L i.v.)+Flu(180mg/m^2)	阿仑单抗或ATG	可变的	低
	Flu(150mg/m^2)+马法兰(140mg/m^2)	阿仑单抗		
	曲奥舒凡(42g/m^2)+Flu(150mg/m^2)	无或阿仑单抗		

注:^需进一步骨髓抑制时可在目前预处理方案上加用噻替派。

*Bu/CY 预处理会提高 VOD 风险,故不再推荐。该方案也视为减低预处理方案。Bu:白消安;Flu:氟达拉滨;ATG:抗胸腺细胞球蛋白。

表 2-21　GVHD 预防和治疗的方法

Ⅰ.GVHD 的预防
a.药物疗法
• 神经钙调蛋白抑制剂(他克莫司^,环孢素 A*)
• 细胞增殖抑制剂(霉酚酸酯,甲氨蝶呤*^,PT-环磷酰胺)
• 激素
• mTOR 抑制剂(如:雷帕霉素,依维莫司)
b.去除移植物内 T 淋巴细胞
• 体内(抗 T 淋巴细胞球蛋白~,阿仑单抗)
• 体外(CD34$^+$选择,CD3$^+$TCRαβ/CD19 去除,CD3$^+$TCRαβ/CD19 去除同时反向添加 iCasp9 自杀基因阳性 TCRαβ,CD3$^+$CD45RA$^+$去除)
Ⅱ.GVHD 的治疗
a.激素
b.免疫抑制剂
c.细胞因子受体拮抗剂
• 白介素 2 受体单抗
• 白介素 6 受体单抗
• 肿瘤坏死因子受体单抗

d. 体外光分离置换疗法

- 8- 甲氧补骨脂素(8-MOP)+ 紫外线照射

e. 间充质干细胞

Ⅲ. 在研的潜在新型方法

- PI3K 抑制剂

- JAK 抑制剂

- MEK 抑制剂

- Aurora A 抑制剂

- ROCK-1 抑制剂

- CDK2 抑制剂

注:*联合,欧洲金标准;^联合,美国金标准;~联合;GVHD:移植物抗宿主病;PT:移植后;TCR:T 细胞受体;PI3K:磷酸肌醇 3 激酶；JAK:Janus 激酶;MEK:丝裂原活化蛋白激酶;ROCK-1:Rho 相关激酶 1;CDK2:细胞周期蛋白依赖激酶 2。

表 2-22 各类 PID 造血干细胞移植概况

PID 类型	PID 主要特征	证据概要	基于已发表病例的证据水平(<10;10~100;>100)
X 连锁重症联合免疫缺陷病和 *JAK3* 缺陷	γc 信号受损导致 T⁻B⁺NK⁻SCID	HSCT 视为生存需要,完成 T 细胞重建可不进行预处理,但在 X 连锁重症联合免疫缺陷病和 *JAK3* 缺陷无法完成功能性 B 细胞及 NK 细胞的重建,在 *IL7R* 缺陷重建的 B 细胞和 NK 则有功能,故常不预处理或采用低剂量预处理	>100(X 连锁重症联合免疫缺陷病和 JAK3 缺陷)
IL7R 缺陷	IL7R 信号受损导致 T⁻B⁺NK⁺SCID		10~100(*IL7R* 缺陷)
RAG 缺陷	VDJ 重组障碍导致 T、B 细胞发育缺陷。临床表现为常染色体隐性遗传的 T⁻B⁻NK⁺SCID,Omenn 综合征,非典型 SCID 和合并肉芽肿和 / 或自身免疫的免疫缺陷(CID-G/AI)		>100(重症联合免疫缺陷、Omenn 综合征和非典型的重症联合免疫缺陷)10~100(联合免疫缺陷 -G/AI)
腺苷脱氨酶(ADA)缺陷	可以影响多组织器官的代谢性疾病,细胞存活率下降	HSCT 有效,也可以选择基因治疗。ERT 可以作为前两者前的过渡治疗。不进行预处理进行 HSCT 的存活率高于采用 MAC 或 RIC 方案	10~100
网状组织发育不全	T⁻B⁻NK⁻SCID,粒细胞减少症,*AK2* 突变所致的神经性耳聋	HSCT 视为生存需要,为达到高水平植入率避免移植后粒细胞减少症需采用清髓预处理	10~100
DNA 双链修复障碍疾病	因缺乏非同源末端连接(NHEJ)DNA 修复机制对电离辐射高度敏感	HSCT 可纠正相关免疫缺陷,基于烷化剂的预处理方案可提高短期和长期的敏感性,采用 RIC 方案生产率高于 MAC 方案	10~100

续表

PID 类型	PID 主要特征	证据概要	基于已发表病例的证据水平（<10 ;10~100 ;>100）
MHC Ⅱ类分子（MHC-Ⅱ）缺陷病	MHC Ⅱ类分子表达缺陷所致的CD4⁺T 细胞数量下降,抗体减少,T细胞启动功能受损	患儿若未成功 HSCT 多在 10 岁内夭折,移植指征取决于患儿临床状态和配型情况,但总的生存率低于其他类型 PID	>100
CD40 配体和 CD40 缺陷	CD40 信号缺失影响抗体类别转换,树突状细胞活化及 T 细胞启动机制缺陷	HSCT 有效,采用 MAC 预处理方案及术前无器官损害(尤其是硬化性胆管炎)的情况无事件生存率最高	>100
DOCK8 缺陷	DOCK8 缺陷至非正常的细胞骨架重排,患儿表现为严重的湿疹、过敏,免疫缺陷,自身免疫性疾病和癌症高风险	HSCT 有效,采用 RIC 方案预后最佳	10~100
DOCK2 缺陷	DOCK2 缺陷所致的 T 淋巴细胞及初始 T 淋巴细胞减少,抗体反应缺陷,NK 细胞功能受损,患儿表现为早发严重的细胞病毒感染	HSCT 有效,尚无足够证据确定优选的预处理方案	<10
功能性 T 细胞免疫缺陷	pre-TCR 和 TCR 信号缺陷	对于 CD3δ、CD3ε 或 CD3ζ 缺陷患儿 HSCT 视为生存需求,CD3γ 缺陷患儿仅严重病例需 HSCT,其他 TCR 信号缺陷的患儿缺乏治疗经验。总体而言,预处理利于实现免疫重建,但其强度需调整到最小化器官毒性风险	10~100
Wiskott-Aldrich 综合征和其他伴血小板减少的免疫缺陷(WIP, ARPC1B)	WAS: 湿疹、血小板减少伴免疫缺陷综合征;WIP: WIPF1 基因突变所致的常染色体隐性基因免疫缺陷病,患儿为 WAS 样表型;ARPC1B: 伴免疫调节障碍和血小板异常的常染色隐性联合免疫缺陷病	HSCT 有效,低植入率会增加持续性血小板减少症的风险。高强度预处理可提高供体嵌合率	>100（WAS);<10（WIP);<10（ARPC1B)
软骨毛发发育不全（CHH)	参与核糖体 RNA 处理、线粒体基因复制和转录调控的 RMRP 基因突变,导致免疫缺陷、身材矮小、毛发稀疏为表现的临床综合征,同时自身免疫性疾病、先天性巨结肠、骨髓衰竭和肿瘤的发生风险增加	HSCT 可治疗免疫缺陷、骨髓衰竭和肿瘤,预防感染,然而生长情况、皮肤和肠道情况无法治愈	10~100
显性遗传的高 IgE 综合征(因显性阴性 STAT3 突变,Job 综合征)	STAT3 基因突变,表现为高 IgE 血症,细菌及曲霉菌易感,皮肤黏膜念珠菌病,特殊体征(特殊面容、脊柱侧弯、冠状动脉瘤和脑动脉瘤),Th17 和 TFH 细胞减少	尽管在一些 HSCT 病例中临床症状和免疫功能得到改善,但尚无足够证据证明 HSCT 有利。HSCT 对于动脉瘤、骨骼异常、肺内异常等特征的影响不明确	10~100

续表

PID 类型	PID 主要特征	证据概要	基于已发表病例的证据水平（<10；10~100；>100）
乙酰葡糖胺磷酸变位酶（PGM3）缺陷	糖基化异常，表现为可变的免疫缺陷，骨骼发育不良，神经发育延迟，骨髓衰竭倾向，器官（肾脏、肠道、心脏）损害	HSCT 可能有效，但缺乏经验，HSCT 对该病的其他特征多半无效，建议采用中强度预处理	<10
慢性肉芽肿病（CGD）	突变致磷酸酰胺腺嘌呤二核苷酸（NADPH）复合体异常，活性氧簇产生障碍，多为 X 连锁疾病	HSCT 有效，适当水平的供体嵌合率是纠正临床表型的基础，为限制毒性，可采用基于烷化剂的 RIC 预处理方案	>100
X 连锁多内分泌腺病肠病伴免疫失调综合征（IPEX 综合征）	FOXP3，一种影响 CD4 调节 T 细胞发育的主要转录调节因子突变，患儿表现为严重的多脏器自身免疫表现（肠病、慢性皮炎、内分泌腺病、肝炎、肾炎和血细胞减少症）	HSCT 有效，若未行 HSCT 患儿生存期不长，在发生器官损害前进行 HSCT 十分重要，中强度 RIC 预处理即可，是否需要血清治疗尚不明确	10~100
P110δ 活化综合征（APDS）	PIK3CD 基因扩增功能突变或编码 p85a 调节亚单位的 PIK3R1 功能缺失性突变，患儿表现为明显的 T 细胞功能缺陷（初始 T 细胞减少、衰老效应 T 细胞过剩）和 B 细胞功能缺陷（IgM 升高、IgG2 减少、疫苗反应受损、反复的窦肺感染和淋巴组织增生）	HSCT 有效，血清治疗可以预防移植失败 / 移植物抵抗，中 / 高强度 RIC 预处理能提高嵌合率和免疫功能	10~100
STAT1 功能获得性突变	STAT1 基因扩增功能突变影响 STAT1 去磷酸化或增加了 STAT1 磷酸化，患儿表现为慢性皮肤黏膜念珠菌病，严重的病毒感染，细菌、结核感染和自身免疫性疾病	该病 HSCT 的方式需进一步提高，需采用亚清髓预处理方案，血清治疗需谨慎评估	10~100
STAT3 功能获得性突变	STAT3 基因扩增功能突变，继发损害 STAT5 和 STAT1 的磷酸化和调节性 T 细胞间隔，患儿表现为感染、淋巴组织增生和自身免疫性疾病	HSCT 经验十分有限，HSCT 有效，可采用 RIC 预处理和血清治疗	<10
CTLA-4 缺陷	杂合突变导致 CTLA4 单倍剂量不足，CTLA4 二聚体和配体结合受损导致的常染色体显性遗传免疫失调伴免疫缺陷综合征	HSCT 经验十分有限，HSCT 有效，可采用 RIC 预处理和血清治疗	<10
LRBA 缺陷	脂多糖诱导的米样锚定蛋白基因（LRBA）突变导致的免疫失调综合征，表现为丙种球蛋白减少，B 细胞减少，功能性 T 细胞受损，异常的自噬现象、自身免疫疾病和慢性腹泻	HSCT 可治愈，但仍缺乏相关经验	<10

续表

PID 类型	PID 主要特征	证据概要	基于已发表病例的证据水平（<10；10~100；>100）
X 连锁淋巴组织增生综合征（XLP）1 和 2	XLP1（*SH2D1A* 基因突变所致）影响细胞毒性 T 细胞和 NK 细胞的功能，男性患儿有患暴发性传染性单核细胞增多症、噬血淋巴组织细胞增生症、EBV 相关淋巴瘤、骨髓发育不全的高风险以及丙种球蛋白减少 XLP2（*XIAP* 基因突变所致）以发生噬血淋巴组织细胞增生症和炎性疾病（尤其是内脏）发生率增高为主要特点，而无 EBV 相关淋巴瘤	HSCT 可治愈，RIC 方案优于 MAC，但 XLP2 患儿的 HSCT 预后需进一步提高，移植成功患儿仍有发生炎性肠病的可能	>100（XLP1） 10~100（XLP2）

注：PID：原发性免疫缺陷病；HSCT：造血干细胞移植；SCID：重症联合免疫缺陷病；CID：联合免疫缺陷病；JAK3：Janus 激酶 3；IL7R：白介素 7 受体；RAG：重组活化基因；CD40：细胞分化抗原 40；DOCK8：胞质分裂蛋白 8；DOCK2：胞质分裂蛋白 2；WAS：Wiskott-Aldrich 综合征；WIP：WAS 蛋白互动蛋白；ARPC1B：肌动蛋白相关蛋白 2/3 复合体亚单位 1B；STAT3，信号转导转录活化因子 3；STAT1：信号转导活化因子 1；RMRP，线粒体 RNA 处理核糖核酸内切酶组件；RIC，减强度预处理；MAC，清髓预处理。

表 2-23 已经完成和正在进行的 PID 基因治疗临床试验

疾病	临床中心	临床试验编号	病毒载体	是否冷冻储存	开始日期/年
ADA 缺陷 SCID（ADA-SCID）	米兰 耶路撒冷	NCT00599781 NCT00598481	GRV		1992 2002
	贝塞斯达	NCT00018018	GRV		2001
	伦敦	NCT01279720	GRV		2003
	洛杉矶	NCT00794508	GRV		2008
	伦敦	NCT01380990	LV		2012
	洛杉矶/贝塞斯达	NCT01852071			2013
	贝塞斯达	NCT02022696	LV		2013
	洛杉矶 伦敦	NCT02999984 NCT03765632	LV	是	2016 2018
X 连锁 SCID（X-SCID）	伦敦 巴黎		GRV		2003
	贝塞斯达	NCT00028236	GRV		2001
	波士顿/洛杉矶	NCT01129544	SIN-GRV		2010
	巴黎	NCT01410019			2010
	伦敦	NCT01175239			2011
	孟菲斯	NCT01306019	LV		2011
	贝塞斯达	NCT03315078	LV		2012
	孟菲斯/西雅图/旧金山	NCT01512888	LV		2016
	北京	NCT03217617	LV		2017
	波士顿/洛杉矶/伦敦	NCT03311503	LV		2018

续表

疾病	临床中心	临床试验编号	病毒载体	是否冷冻储存	开始日期/年
X 连锁慢性肉芽肿病（CGD）	法兰克福	NCT00564759	GRV		2004
	苏黎世	NCT00927134	GRV		2004
	贝塞斯达	NCT00394316	GRV		2006
	首尔	NCT00778882	GRV		2007
	法兰克福	NCT01906541	SIN-GRV		2013
	伦敦	NCT01855685	LV		2013
	洛杉矶/波士顿/贝塞斯达	NCT02234934	LV		2015
	巴黎	NCT02757911	LV		2016
	北京	NCT03645486	LV		2018
Wiskott-Aldrich 综合征（WAS）	汉诺威	DRKS00000330	GRV		2006
	米兰	NCT01515462	LV		2010
	伦敦	NCT01347242	LV		2011
	巴黎	NCT01347346			
	波士顿	NCT01410825	LV		2011
	米兰	NCT03837483	LV	是	2019
白细胞黏附分子缺陷（LAD）	贝塞斯达	NCT00023010	GRV/PBL		2001
	马德里	NCT03825783	LV	是	2019
	洛杉矶	NCT03812263			

注：GRV：γ逆转录病毒载体；LV：慢病毒载体；SIN-GRV：自灭活γ逆转录病毒载体；PBL：外周血白细胞。

2016 年，EMA 批准了 ADA-SCID 的第一个干细胞基因治疗产品。最近，一种治疗地中海贫血的 HSCs 基因治疗产品也获得了 EMA 的有条件批准。然而，这一领域不仅在利用慢病毒载体转化 HSCs 方面取得了进展，而且在冷冻保存转基因细胞方面也取得了进展。这样就可以更好地控制产品的质量，确保生产出足够数量的高效转换电池。低温保存还允许患者进行剂量靶向化疗以优化植入，同时最小化毒性，并允许将产品运送到患者。

基因组编辑技术如 CRISPR-cas、TALEN 等为科学家提供了改变活生物体 DNA 序列的机会。进行基因编辑的第一步是诱导 DNA 双链断裂（DNA double-strand break，DSB），DSB 后通常可以采用两种方式进行修复，一种是容易出错的 DNA 非同源末端连接，把"断裂"的 DNA 末端封在一起，但容易引入插入或删除，这种修复方式多被用于基因的敲除，通过插入或删除导致目标基因失活。另一种修复方法是同源定向修复（homology directed repair，HDR），使用完整的修复断裂的 DNA 序列拷贝。使用正确的 DNA 供体模板的机制，在特定的位点插入所需序列，实现对缺陷基因的原位修复。

新近，一批新型基因编辑技术如单碱基编辑等也逐步成熟，今后有望对特定 PID 的特定突变进行精准修改，有效控制脱靶效应，为 PID 的免疫重建提供崭新的根治手段。

（赵晓东）

第二节　联合免疫缺陷病

联合免疫缺陷病（combined immunodeficiency disease，CID）为一组主要表现为 T 细胞缺陷，同时伴有不同程度其他细胞（如 B 细胞、NK 细胞）缺陷的异质性疾病，目前发现至少数十种不同基因突变所导致的疾病。国外流行病学研究显示，CID 患病率约为 $1/(50\ 000\sim100\ 000)$ 活产婴。CID 中最为严重的类型为重症联合免疫缺陷病（SCID），通常于生后 $2\sim7$ 个月内出现生长发育停滞、持续性腹泻、呼吸道症状、鹅口疮、肺孢子虫病、明显的细菌感染和播散性卡介苗感染等。如不经严格隔离、造血干细胞移植或基因治疗，SCID 患者几乎均于 2 岁内死亡。

一、X 连锁重症联合免疫缺陷病

X 连锁重症联合免疫缺陷病(X-linked severe combined immunodeficiency disease,X-SCID)为一种外周血 T 细胞和 NK 细胞缺失,虽有 B 细胞但抗体合成障碍的疾病(OMIM#308380)。绝大部分病例免疫学表型为 T⁻B⁺NK⁻。本病系 X 连锁隐性遗传,致病基因为 IL-2 受体共同 γ 链(*IL2RG* 基因),位于 X 染色体长臂。X-SCID 约占所有 SCID 的 50%,患病率约为 1/(150 000~200 000)活产婴。1968 年完成首例造血干细胞移植。

【病因和发病机制】

20 世纪 50 年代瑞士发现一种致命性的淋巴细胞减少症。格兰兹曼和里尼克描述了一种伴有致死性真菌感染的淋巴细胞耗竭综合征。1952 年 Bruton 报道无丙种球蛋白血症后,1961 年希奇和威利报道了合并无丙种球蛋白血症和淋巴细胞减少症的病例,往往在婴儿期死亡。常染色体隐性遗传和 X 连锁遗传的病例临床表现没有区别。随后"瑞士型无丙种球蛋白血症"用来特指合并真菌感染、淋巴细胞减少和早期死亡的病例,并与相对轻型的仅伴无丙种球蛋白血症的病例区别。随着免疫学检查和基因检测的进展,疾病诊断更加准确,发现瑞士型无丙种球蛋白血症由一系列具有类似表现的严重联合免疫缺陷组成。

X-SCID 是由于构成 IL-2、IL-4、IL-7、IL-9、IL-15 和 IL-21 等细胞因子受体的组分 γc 基因(*IL2RG* 基因)突变所致(图 2-2)。*IL2RG* 基因位于 Xq12-13.1,属于造血细胞因子受体家族,基因编码序列 1124 个核苷酸,由 8 个外显子组成。5′ 端包含有 22 个氨基酸的信号序列,引导蛋白在细胞表面表达后即被清除。在胞外氨基酸序列的终末端包含 4 个保守的半胱氨酸序列。外显子 5 编码跨膜细胞外基序。外显子 6 主要编码跨膜序列。外显子 7 编码序列 Box1/Box2 盒,类似于 Src 酪氨酸激酶的 SH2 结构域。

γc 是 IL-2、IL-4、IL-7、IL-9、IL-15 和 IL-21 等多个细胞因子受体的组分,持续表达于 T、B、NK、髓红系祖细胞表面。DiSanto 等发现 X-SCID 患者 IL-2 的结合和内化缺陷。但在 IL-2 基因敲除的小鼠,却没有 SCID 的相关表现,而是以发生自身免疫性溶血性贫血和炎症性肠病等免疫调节失衡表现为主。基因敲除鼠实验和细胞因子活化实验证实 IL-7 和 IL-7 受体结合在淋巴前体细胞的发育中发挥重要作用,缺乏 IL-7 或 IL-7Rα 链的小鼠具有 SCID 的表型,IL-7 通过促进 *RAG1* 和 *RAG2* 基因表达诱导 T 细胞受体 β 基因重组。IL-4 对淋巴细胞发育和功能发挥的重要性尚未完全阐明,IL-4 缺

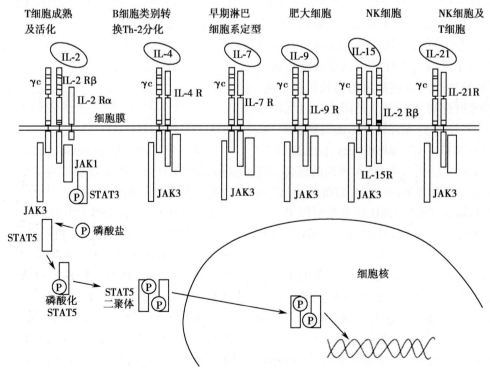

图 2-2　X-SCID 基因产物 γc 在多个细胞因子信号转导中的作用

陷鼠存在 T 细胞和 B 细胞,但诱导 B 细胞类别转换的辅助性 T 细胞存在缺陷,而且研究发现人 X-SCID 的 B 细胞系仍存在部分 IL-4 活化。IL-9 受体复合体的生理作用亦有待进一步研究。IL-15 信号通路活化对 NK 细胞的发育是必需的。IL-21 信号通路对固有免疫和适应性免疫均非常重要,不仅能提高 NK 细胞效应功能和 IFN-γ 的产生,而且还能提高 T 细胞和 B 细胞对特异性抗原的反应。

上述任何一种细胞因子与受体结合,γc 将向与其相连的 JAK3 传导活化信号。JAK3 是酪氨酸激酶家族成员。JAK3 磷酸化后,依次活化信号转导分子,导致 STAT5 蛋白磷酸化,形成二聚体进入细胞核,从而改变细胞转录程序。细胞因子和 JAK3 磷酸化是一一对应关系。似乎仅有 JAK3 具有特异性传递活化信号的作用。多个研究者发现 X-SCID 的 B 细胞缺乏 JAK3 磷酸化。而且,JAK3 缺陷导致的 SCID 除了遗传方式差异外,具有与 X-SCID 高度相似的临床表现。

【临床表现】

由于母源性抗体的存在,患者通常在生后 3~6 个月起病,表现为与抗生素无关的口腔念珠菌病,持续性腹泻,呼吸道各种细菌、病毒(如呼吸道合胞病毒、腺病毒、偏肺病毒、副流感病毒等)、卡氏肺孢子虫等感染。细菌感染对抗生素治疗反应差,病毒排毒时间明显延长。消化道可发生轮状病毒或蓝氏贾第鞭毛虫感染而致严重消化不良。生长发育延迟或停滞是 X-SCID 常见表现,但偶有患者于生后 1 岁才发生。可伴有脂溢性皮炎、硬化性胆管炎,血液系统可发生各系血细胞减少。可能与母胎输血移植物抗宿主病(MF-GVHD)有关。如果不进行造血干细胞移植,X-SCID 患者通常在生后 2 岁内死亡。

法国和美国报告了大量发生机会性感染的 X-SCID 病例,主要包括白念珠菌、卡氏肺孢菌、铜绿假单胞菌、沙门氏菌和其他革兰氏阴性和阳性菌、疱疹病毒及真菌。SCID 患者接种卡介苗后有发生播散性感染的风险。我国 SCID 患者生后数月内多接受卡介苗接种,部分患者可发生局部、区域甚至全身播散性卡介苗感染,十分难治,死亡率高。由于大多数婴儿有母源性的抗脊髓灰质炎病毒抗体,脊髓灰质炎疫苗接种少有引起小儿麻痹症和心肌炎。

部分非典型 X-SCID 患者起病偏晚,临床表现较轻,具有正常数目的 T 淋巴细胞,揭示了 γc 蛋白

分子生物学的重要特点。1 例法国的 X-SCID 患者,病初 T 淋巴细胞数目正常,随着时间延长,T 细胞数目逐渐降低,T 细胞受体多样性受限。*IL2RG* 基因检查显示外显子 1 的错义突变(129G>A,D39N)。一个来自得克萨斯州的 X-SCID 家族成员反复发生呼吸道病毒感染,伴 T 细胞减少(但未缺如),基因检测显示 *IL2RG* 基因错义突变(L293Q),影响 γc 蛋白与 JAK3 蛋白的相互作用。另 1 例 X-SCID 患者临床表现较轻,携带保守的半胱氨酸基序列的错义突变(C115R),研究证实患者发生 *IL-2RG* 基因回复突变,并且可能发生在 T 祖细胞水平。此外,有 2 例携带错义突变(R222C)的 X-SCID 患者有数目正常但功能异常的 T 细胞,其中 1 例行胸腺活检显示相对正常。但是 4 例携带相同突变的患者表现为典型的 SCID。因此,X-SCID 的基因型和表现型关系较为复杂。具有低水平的正常 γc 或残存 γc 功能可能允许部分 T 细胞发育而导致临床表型差异。

【实验室检查】

1. **免疫学检查**　淋巴细胞减少症(lymphopenia)是非常有用的诊断线索。绝大部分患者外周血淋巴细胞绝对计数<2.5×10⁹/L,甚至<1.5×10⁹/L。如发生 MF-GVHD,外周血淋巴细胞水平可有一定程度上升。由于 T 细胞的发育受阻,SCID 患者可伴有 TREC(T 细胞受体剪切环)的降低。采用定量 PCR 的方法进行 TREC 检测将有助于诊断。通过流式细胞术可发现患者外周血 T 细胞(CD3、CD3/CD4、CD3/CD8)和 NK 细胞显著减少,B 细胞相对数显著增高,绝对值正常。X-SCID 的患者 B 细胞是未成熟 B 细胞,与初始 B 细胞的表面标志相似。B 细胞的免疫球蛋白重链序列分析显示 VDJ 重组正常,但缺乏高频突变。免疫球蛋白水平多全面下降。淋巴细胞增殖实验和混合淋巴细胞反应均显著异常,对疫苗和感染原的特异性抗体反应严重受损或缺乏。

尽管患者有上述免疫学特点,但是并非所有的患者淋巴细胞数目和功能均是一致的,可能会受到环境因素和/或基因突变的影响。比如,有少数患者存在 B 细胞显著减少的情况,呈现 T⁻B⁻NK⁺ 的免疫学表型。

由于母源性淋巴细胞的植入,X-SCID 男性患者可通过 HLA 分型,或利用 DNA 多态性标记检测到 XX 核型。如果采用敏感的方法,几乎所有的 X-SCID 患者均可检测到母体细胞,可以提高

X-SCID 患者外周血淋巴细胞计数。当足够数量的母源性细胞被活化，X-SCID 患者可出现嗜酸性粒细胞增多、肝炎、皮疹等 GVHD 类似表现。重庆医科大学附属儿童医院确诊的 40 例 X-SCID 患者中，采用 STR 方法发现约 30%(12/40) 患者外周血中具有母源性信号，但仅有 4 例出现不同程度 GVHD 的临床表现。

2. **IL2RG 基因分析** IL2RG 基因突变是确诊 X-SCID 的重要依据，目前在几乎所有种族均有报道。发表和证实的 IL2RG 基因突变可以在 IL2RGbase 数据库查阅。最初报道的 344 例 IL2RG 基因突变绝大多数仅有一个或数个核苷酸突变，而且突变的分布并不均衡。外显子 5 占所有突变 27% 左右，其次是外显子 3(21%)、外显子 4(14%)、外显子 6 和 7(10%)。外显子 8 仅有 3 个突变。突变类型包括错义突变、无义突变、插入突变、缺失突变和拼接位点突变等，包括 5 个热点突变(690C>T R226C；691G>A R226H；684C>T R224W；879C>T R289X；868G>A R285Q)。

大约 57% 的 X-SCID 患者由点突变引起，至少有 35 种无义突变和 62 种错义突变被报道。评估错义突变的功能意义非常重要。预测某些错义突变将改变重要的功能域，比如信号序列、保守的半胱氨酸胞外基序、跨膜区等。错义突变是否有害的直接证据需要检测患者细胞表面 γc 表达，γc 与 IL-2 的结合以及下游分子包括 JAK3 和 STAT5 磷酸化等。大约 19% 的 X-SCID 患者由插入和缺失突变引起。

3. **γc 基因 mRNA 及蛋白表达** γc 基因 mRNA 及蛋白表达降低，可诊断 X-SCID。但是需要注意的是，部分 X-SCID 患者 γc 基因 mRNA 及蛋白表达并不降低，尤其是 IL2RG 基因胞内部分发生突变的患者(外显子 7 和外显子 8)。因此，γc 蛋白检测须结合 IL2RG 基因分析。

4. **其他检查** X-SCID 很重要的免疫病理学特点是小胸腺及淋巴细胞缺如。胸腺基质存在但是分化不良。胸腺树突状细胞及上皮细胞异常。X-SCID 患者胸腺 T 细胞受体 β 链重排提示 Dβ 和 jβ 重组可以发生，但随后的 VDJ 重排受阻。胸部影像学检查可发现胸腺影减小或缺如。此外，其他外周淋巴器官，包括淋巴结和扁桃体发育不良。

【诊断及鉴别诊断】

一旦临床疑诊联合免疫缺陷病，尤其是男性的 SCID 患者，须首先考虑 X-SCID 可能，X 连锁的阳

性家族史更有助于诊断。但是，没有家族史不能除外 X-SCID。在一个 87 例的 X-SCID 病例研究中，仅有 33 例(38%)具有 X 连锁的阳性家族史。

诊断 X-SCID 的进一步线索来自免疫学检查。T 淋巴细胞缺如，B 淋巴细胞比例升高，NK 细胞缺乏的男性极可能有 IL-2RG 基因突变。需要注意的是在发生母源性 T 细胞植入，输入未经辐照的血液制品及感染时淋巴细胞表型可能会有误导。外周血 γc 蛋白表达降低有助于诊断 X-SCID。但是 γc 蛋白有表达可能提示 IL-2RG 基因编码无功能的蛋白，或者存在母源性 T 细胞或其他外源性细胞植入。

对于有先证者的家族进行 IL-2RG 基因携带者的检查将有助于遗传咨询和避免类似患者出生。有外周血淋巴细胞没有 IL-2RG 基因突变的母亲，生育多个 X-SCID 患者的报道。Puck 等报道 85 例 X-SCID 患者的母亲中，13% 外周血不携带 IL-2RG 基因突变。原因可能是母亲有单个突变的卵母细胞或大量的嵌合体。因此，生育男性的相对风险介于 0~50% 之间。

产前诊断的方法包括多种，主要取决于获取的关于表型的信息量。如果先证者或携带者基因型已明确，可采集孕妇羊水或绒毛膜的 DNA 直接进行鉴定。但如果不清楚 SCID 先证者的基因型，可采集胎儿血标本进行检查。如果发现淋巴细胞减少，T 淋巴细胞减少及 T 淋巴细胞丝裂原增殖反应低下同样可进行产前诊断。重庆医科大学附属儿童医院进行了 7 个 SCID 家族的产前诊断，其中包括 6 个 X-SCID 家族。对携带 IL-2RG 突变基因的 6 个高危孕妇采集羊水细胞，提取 DNA，采用 PCR 结合测序方法进行产前诊断，结果 2 例为正常男性胎儿，2 例为正常女性胎儿，2 例为缺陷男性胎儿。

淋巴细胞减少症是鉴别 SCID 与其他各种原因导致的早期严重感染的重要线索。SCID 患者的外周血淋巴细胞计数多低于 1 500/mm³。X-SCID 与其他各种基因突变导致的 SCID 鉴别，则主要依靠基因和 / 或功能诊断。

【治疗】

X-SCID 与其他 SCID 一样属儿科急症，自明确诊断即应启动严格隔离、IVIG 替代治疗和复方新诺明预防感染。禁止接种一切减毒活疫苗。输注血液制品应经过辐照清除具有增殖能力的细胞。

本病唯一根治方法为 HSCT，采用同胞兄妹遗传背景完全相同的供者，HSCT 成功率可高达 90%

以上。但大多数患者缺乏 HLA 配型相合的同胞兄妹。配型的无关供者（MUD）、脐血干细胞及半相合父母供者也可作为选择方案。X-SCID 进行 HSCT 通常并不需要清髓预处理，有时可完全不用免疫抑制药物，移植后虽然可能仅为嵌合状态，但亦可保全患者生命。影响 HSCT 效果另一重要因素为移植时机，如已发生感染，或已接种卡介苗，即使尚无卡介苗感染症状，亦大幅增加移植难度。国内数家单位进行了 X-SCID HSCT 探索，由于以上两方面原因，移植成功率尚十分低下。

随着移植治疗的 X-SCID 的增加，关于不同移植治疗方案的优劣也有争议。但是，目前还没有指标预测某个患者移植后是否发生 GVHD，是否会产生足够的抗体而避免长期的免疫球蛋白替代治疗，是否会最终出现 T 细胞功能失调或降低。目前有早期经 HLA 相合骨髓移植的 X-SCID 患者已健康存活至 30 多岁。部分患者移植后获得了完全的免疫重建，部分患者最终出现胸腺输出降低、初始 T 细胞数目降低、T 细胞受体多样性受限等情况。

X-SCID 产前治疗存在争议主要在于孕期侵入性操作的风险。产前宫内造血干细胞移植的优势在于早期获得重建、宫内提供的保护性环境等。早期由于技术限制，存在感染并发症及 GVHD 等并发症，X-SCID 产前治疗严重受阻。近来，Flake 等人成功进行了宫内造血干细胞移植，采集父亲半相合、去除 T 细胞的分选的 CD34+ 骨髓细胞注入 X-SCID 胎儿腹腔。孕期选择在 17~20 周。结果显示胎儿生后获得完全的免疫重建，不需要免疫球蛋白的替代治疗。

作为 X-SCID 的另一根治手段，基因治疗越来越受到关注。X-SCID 基因治疗的优势在于不需要寻找 HLA 配型相合供者；避免 GVHD 的发生；γc 蛋白在血细胞系广泛表达；γc+ 细胞在体内有生长优势。首例 X-SCID 基因治疗在法国 Necker 医院采用逆转录病毒载体转染成功进行。最初进行基因治疗的 5 例 X-SCID 患者有 4 例获得完全的免疫重建。另 1 例患者有播散性 BCG 感染，基因治疗失败，但后来成功接受了半相合的骨髓移植。基因治疗同样存在风险，主要在于载体的插入可能异常活化癌基因。法国一项基因治疗试验中，10 例 X-SCID 患者中 3 例发生了白血病。其中 2 例分别在生后 1 月龄和 3 月龄进行基因治疗，在治疗后 30 个月左右发生白血病，并且发现 2 例患者 LMO2 基因的 5′ 端插入逆转录病毒载体。1 例患者死亡，

另 2 例化疗后获得持续缓解。因此，基因治疗的选择必须进行风险和效益的仔细评估，并且在治疗后进行长期严密监测。

二、JAK-3 缺陷

JAK3 缺陷（JAK3 deficiency）系由 JAK3 基因缺陷导致的一种常染色体隐性遗传 SCID（OMIM# 600173），具有与 X-SCID 类似的临床和免疫学表型，但为常染色体隐性遗传，发病率远较 X-SCID 低，约占 SCID 的 10%。JAK3 缺陷的患者临床表现为反复细菌或病毒感染，外周血 T 细胞及 NK 细胞严重减少，B 细胞数量正常或稍减少但存在功能障碍。

【病因和发病机制】

JAK3 缺陷由 JAK3 基因突变所致。JAK3 基因位于 19 号染色体 p12~13.1，其开放读码框有 3 372 个碱基，共 24 个外显子，编码 1 124 个氨基酸。JAK3 基因包含 23 个外显子，7 个功能域，即 JH1~7。其中 C- 终末端的 JH1 主要发挥酪氨酸激酶功能，而 N- 终末端的 JH3~7 主要介导与跨膜受体链的胞内段的结合，JH2 的功能目前尚不完全明确，可能承担某些调节功能。JAK3 是一种非受体酪氨酸激酶，主要表达于造血干细胞，与 IL-2、IL-4、IL-7、IL-9、IL-15、IL-21 的共同受体共同 γ 链（γc）相结合，对从 γc 至转录激活家族（STATs）的信号转导尤为重要，从而影响免疫细胞的发育与活性。在 NIH3T3αβγ 细胞中发现 JAK3 对 IL-2 受体介导的细胞增殖非常重要。NIH3T3αβγ 是一种表达 IL-2R 的 α、β 和 γ 链，包括 JAK1 和 JAK2，但是不表达 JAK3 的细胞。IL-2 不能促进 NIH3T3αβγ 细胞增殖，但经 JAK3 转染后其增殖能力恢复。JAK3 突变所致的 SCID 患者缺乏 T 细胞及 NK 细胞，B 细胞数量正常，但存在功能障碍。因 B 细胞功能障碍，故血清免疫球蛋白水平也明显降低。

【临床表现】

JAK3 缺陷的临床表现与 X-SCID 高度相似，免疫学表型亦为 T-B+NK-SCID，但为常染色体隐性遗传。生后几个月内出现生长发育停滞、慢性腹泻、严重呼吸道或全身感染等 SCID 共同临床表现。有研究总结了 27 例 JAK3 缺陷患者的临床特点，起病年龄为生后至 72 个月，8 例有慢性腹泻，6 例有间质性肺炎，3 例有皮疹，1 例有脑膜炎。重庆医科大学附属儿童医院报道了国内唯一 1 例 JAK3 缺陷患者：女，4+ 个月，因"发热、咳嗽

20 余天,腹泻 10 余天"就诊;生长发育尚可,肝肋下 4cm,质软,脾平脐;WBC 10.7×10^9/L,N 89.0%,L 5.4%;淋巴细胞分类计数:CD3$^+$ 0.10%,CD4$^+$ 0,CD8$^+$0.06%,CD16$^+$CD56$^+$ 2.74%,CD19$^+$ 97.19%,符合 T$^-$B$^+$NK$^-$SCID 的免疫学表型;免疫球蛋白及补体:IgG<1.31g/L,IgA<0.24g/L,IgM<0.19g/L,IgE 13.90U/ml。患者 JAK3 基因为复合杂合突变,两个等位基因均为错义突变,其中一个突变为第 8 外显子(1308G>A:R403H),突变位于 JH3 区域,遗传其父亲的突变基因;另一个为第 23 外显子(3354G>A:R1085Q),位于 JH1 区域,遗传其母亲的突变基因。

【辅助检查】

JAK3 缺陷患者的免疫学表型与 X-SCID 非常类似,免疫学表型亦为 T$^-$B$^+$NK$^-$SCID。淋巴细胞减少症可有可无,但 T 细胞绝对值下降,B 细胞绝对值正常或升高,NK 细胞数目及功能下降。有学者总结了最初确诊的 27 例 JAK3 缺陷患者的免疫学特点,发现大多数患者 CD3$^+$T 细胞显著下降(0.2%~2%),而 B 细胞升高(74%~96%)。个别病例由于母源性 T 细胞植入,CD3$^+$T 细胞的比例在正常范围。由于 JAK3 组成性表达于 NK 细胞,因此 JAK3 缺陷患者伴有 NK 细胞数目和功能的显著降低。

除了 T 细胞数目降低以外,JAK3 缺陷患者 T 细胞功能显著降低,对丝裂原、抗原及同种抗原的增殖反应显著降低。尽管 B 细胞比例升高,但各种血清免疫球蛋白显著降低,抗原刺激后没有抗体反应。不能产生抗体反应的原因包括辅助性 T 细胞功能异常和 B 细胞内在缺陷。

研究证实,JAK3 缺陷患者的 B 细胞经 EB 病毒转染后,细胞因子刺激不能产生正常的 STAT 活化。有趣的是,JAK3 缺陷患者的免疫学表型可随着病程发生改变。1 例生后 1 个月确诊的典型 JAK3 缺陷患者,具有 T$^-$B$^+$NK$^-$SCID 表型(CD3$^+$ 2%,CD19$^+$ 74%,CD16$^+$ 13%)。但外周血 CD3$^+$ T 细胞很快升至 41%。晚发育的 T 细胞表型和功能均不正常。它们均为 CD4$^+$ 细胞,共表达 CD45RO 和 DR,并且是寡克隆细胞。异常的 T 细胞对 PHA 和单独的 CD3 刺激均无增殖反应,但是对 IL-2 和抗 CD3 抗体的联合刺激有部分反应。在 T 细胞水平升高的同时,患者 IgE 水平也显著升高(1 000U/ml,正常<100U/ml)。这种表型和 JAK3 基因的突变(A1537G 和外显子 10~12 缺失)导致部分残存

JAK3 蛋白表达及功能有关。残存的 JAK3 蛋白功能并不完全清楚,但是考虑到 JAK3 基因敲除的小鼠有活化的 CD4$^+$T 细胞发育,因此,JAK3 缺陷导致的 T 细胞分化异常可能随着病程发生改变,或者一定程度上 T 细胞的发育不完全依赖于 JAK3。尽管 JAK3 表达于粒单核细胞系,但是 JAK3 缺陷患者的单核细胞数正常,并且患者单核细胞具有对 IL-2 和 IL-4 的正常反应,提示 JAK3 对单核细胞的发育不是必需的。

JAK3 基因突变的检测是确诊依据。共发现至少 34 种不同的 JAK3 基因突变,覆盖 JAK3 的整个功能区,并且集中于 JH2 和 JH3。尽管没有明显的热点突变,但 5 个突变(D169E、R445X、565X、R651W 和 V722I)均在 2 个非相关家族中发现。突变的类型包括错义突变 14 种、无义突变 9 种、拼接位点突变 5 种、缺失突变 4 种和插入突变 2 种。大多数的 JAK3 基因突变导致 JAK3 蛋白表达显著降低,但是也有部分错义突变和缺失突变的 JAK3 缺陷患者有接近正常水平的 JAK3 蛋白表达。

【诊断及鉴别诊断】

对于具有 T$^-$B$^+$NK$^-$SCID 免疫学表型,并且除外 X-SCID 的患者,均应考虑 JAK3 缺陷的可能。有报道 JAK3 缺陷在某些近亲结婚流行地区占 B$^+$SCID 的 37.8%。截至目前,JAK3 缺陷的诊断主要依靠 JAK3 蛋白检查、功能分析及基因诊断。一旦 X-SCID 被除外,Western blotting 检测 JAK3 蛋白是重要的诊断手段。JAK3 缺陷患者经 EBV 转染的细胞系显示 IL-2 刺激后 JAK3 和 STAT5 磷酸化异常。采用流式细胞术进行 STAT 磷酸化检查提供了早期诊断的手段。不管如何,基因组水平发现突变是确诊 JAK3 缺陷的最重要依据。

【治疗】

与其他的 B$^+$SCID 一样,JAK3 缺陷的唯一根治手段是 HSCT。采用 HLA 相合的同胞供者进行移植,可以达到至多 95% 的成功率,而采用 HLA 不相合的相关供者移植,成功率至多达到 75%。在不进行预处理的情况下,供者 T 细胞的植入常伴有受者自体 B 细胞的持续存在,导致移植后需要长期免疫球蛋白的输注。因此,预处理有利于供者 B 细胞植入。由于病例较少,有关 JAK3 缺陷患者进行 HSCT 的报道不多,但已有采用全相合同胞兄妹及半相合父母供者取得移植成功的案例。意大利布雷西亚的研究团队对 13 例 JAK3 缺陷患者的骨髓移植治疗进行了总结。其中 9 例接受去除 T 细胞

的父母半相合骨髓移植,3例接受HLA匹配的非相关供者骨髓移植,1例接受HLA相合的同胞骨髓移植。结果显示13例中12例均获得供者T细胞的成功植入,但仅有接受HLA匹配的非相关供者骨髓移植的3例患者和接受HLA相合的同胞骨髓移植的1例患者获得供者B细胞的成功植入,提示造血干细胞移植对T细胞的重建有较理想的效果。9例接受半相合骨髓移植的JAK3缺陷患者中2例移植后死于感染并发症。4例接受HLA相合骨髓移植的患者均存活。Roberts等对10例JAK3缺陷患者接受造血干细胞移植后进行随访,其中2例接受HLA相合的同胞骨髓移植,8例接受母亲的HLA半相合骨髓移植。结果接受半相合骨髓移植的8例患者中1例死亡,1例失败后继续接受脐带血移植。9例患者移植后存活(年龄4~18岁),所有存活患者T细胞功能均正常,但对B细胞及NK细胞的重建效果欠佳。6例患者移植后需要继续免疫球蛋白输注。

由于JAK3缺陷和X-SCID在表型上的相似性,基因治疗理论上也是JAK3缺陷的根治手段。体外试验和动物体内实验已经显示基因治疗JAK3缺陷的可行性。逆转录病毒介导的*JAK3*基因转染可以纠正JAK3缺陷B细胞的生物学异常,重建IL-2介导的信号通路和细胞增殖。尽管目前在JAK3缺陷基因治疗的动物实验中尚未发生严重不良反应,但在X-SCID基因治疗的患者中有白血病发生,JAK3缺陷基因治疗仍有发生类似后果的风险。因此美国FDA生物反应调节剂咨询委员会建议只有在其他治疗方案不能进行或失败的情况下,才能对JAK3缺陷和X-SCID患者进行基因治疗。

三、IL-7受体α链缺陷

IL-7受体α链缺陷(IL-7 Rα deficiency)为一种常染色体隐性遗传的T-SCID(OMIM#608971),占所有SCID的1%~2%。患者外周血T细胞缺乏,但B细胞和NK细胞水平正常,B细胞水平也可升高。

【病因和发病机制】

IL-7由骨髓或胸腺的基质细胞表达。IL-7受体有两条链构成:γc链为IL-2、IL-4、IL-9、IL-15和IL-21共有,α链则为IL-7独有,胸腺内表达IL-7R的细胞为早期胸腺细胞,IL-7信号维持其生存与发育。致病基因IL-7Rα链基因位于常染色体5p13,基因产物又称CD127。IL-7Rα链基因由8

个外显子和7个内含子组成,其中外显子1~5编码胞外部分,外显子6编码跨膜部分,外显子7和8编码胞内部分。IL-7RαcDNA由1 380个核苷酸构成,编码460个氨基酸、分子量约90kDa的蛋白。尽管目前报道的IL-7RαSCID病例有限,但突变类型仍包括无义突变、错义突变和拼接位点突变等多个类型。Giliani S等统计了16例*IL-7Rα*基因缺陷患者基因突变情况,突变类型以错义突变最多见(58%),其次为剪接位点突变(24%)和无义突变(12%)。

【临床表现】

IL-7RαSCID具有典型SCID临床表现。1998年Puel等首次报道了2例T⁻B⁺NK⁺SCID表型的患者,临床表现为反复发生中耳炎、病毒感染、腹泻和发热。另有在一个家系中发现3例持续鹅口疮的T⁻B⁺NK⁺SCID患者,均死于腹泻和严重感染。在Duck大学医学中心的一项169例SCID的研究中,16例(9.5%)确诊为IL-7RαSCID,是继X-SCID和ADA后最常见的SCID。重庆医科大学附属儿童医院在国内首次报道了1例IL-7RαSCID患者。该患者于生后15天出现反复发热、咳嗽、腹泻,5月龄时检查发现中度贫血,营养发育差,卡介苗接种处流脓,左腋下淋巴结肿大,肝脾大。淋巴细胞绝对计数明显减少。免疫球蛋白IgG 6 867mg/L,IgA 249mg/L,IgM 206mg/L,IgE 23U/L。淋巴细胞分类:T淋巴细胞0,B淋巴细胞58%,NK细胞42%。*IL-7Rα*基因检查提示为*IL-7Rα*基因的复合杂合突变(IVS4+1G>A;638 C>T)。其中第4内含子剪接位点突变是新型突变,导致外显子4的64个核苷酸缺失,最终导致编码氨基酸在160位终止(496-559del,K158fsX160)。患者哥哥4月龄时因重症感染夭折,其父母均为携带者。

【实验室检查】

IL-7RαSCID的典型实验室检查特征是淋巴细胞减少伴B细胞升高,而CD3⁺T细胞和CD16⁺NK细胞减少。丝裂原刺激的T细胞增殖反应缺陷,但是NK细胞杀灭K562细胞的功能正常。尽管患者B细胞数目正常,但各种免疫球蛋白水平均显著降低,而且患者没有疫苗接种后的正常反应。胸部X射线检查提示胸腺影缺如或明显减小。通过流式细胞术分析IL-7Rα链(CD127)可快速诊断此病,也可与γc(CD130)同时检测,以助鉴别X-SCID。*IL-7Rα*基因检查是最终确诊依据。

【诊断及鉴别诊断】

T⁻B⁺NK⁺SCID是IL-7Rα缺陷的最重要的免疫学

特征。鉴别诊断主要是少数 X-SCID。IL-7RαmRNA 和蛋白检查可以提供很多有用信息。确诊仍需患者及父母发现致病性的 *IL-7Rα* 基因突变。

【治疗】

与其他类型的 SCID 相同，IL-7RαSCID 需要早期诊断，积极进行抗感染和支持治疗。目前唯一的根治手段为 HSCT。由于全球确诊病例不多，对该病 HSCT 的远期疗效尚不肯定。重庆医科大学附属儿童医院确诊 IL-7RαSCID 患者于 8⁺ 月龄时接受无关供者 HSCT，采用减强度预处理方案，取得了嵌合植入效果，患者存活至移植后 1 年，终因慢性播散性 BCG 感染衰竭死亡。由于和 X-SCID 和 JAK3 缺陷影响相同的信号通路，IL-7RαSCID 也具有进行基因治疗的前景以及类似的治疗风险。

四、放射线敏感的免疫缺陷病

DNA 损伤修复通路缺陷可导致放射线敏感的免疫缺陷病（radiation-sensitive severe combined immunodeficiency，RS-SCID）。当 DNA 进行复制和减数分裂时受到活性氧和电离辐射等损害可导致 DNA 损伤，如不加以修复，可能会出现基因序列错误。为保持基因组的完整性和稳定性，机体可自行通过修复通路识别和纠正这些错误。除了保护基因组完整性外，DNA 修复通路还参与适应性免疫中的 T、B 细胞抗原受体 VDJ 重组。因此，若修复通路出现缺陷，除导致机体对放射线或烷基化剂等敏感外，还可导致 VDJ 重组障碍和 / 或免疫球蛋白类别转换重组缺陷所致联合免疫缺陷、染色体不稳定、细胞死亡及肿瘤等发生。同时，经典的 DNA 损伤反应在大脑发育过程中也是必不可少的。

在哺乳动物细胞中，修复通路主要为同源重组（homologous recombination，HR）和非同源末端连接（nonhomologous terminal junction，NHEJ）。HR 主要在细胞分裂的 S 期中起作用，需要一个同源模板来维持复制的准确性。NHEJ 可以在细胞分裂或非分裂期中起作用而不受细胞周期的影响，但在没有同源模板的细胞周期中尤为有效。

HR 通路缺陷导致的疾病有 ataxia-telangiectasia（AT）、Seckel syndrome、Nijmegen 断裂综合征（Nijmegen breakage syndrome，NBS）和范科尼贫血（Fanconi anemia），其特征是以免疫缺陷和 / 或发生癌症可能性大为主。参与 NHEJ 通路的蛋白有 Ku 异二聚体（Ku70/80）、Artemis（DNA 交联修复酶 1C 或

DCLRE1C）、DNA 依赖蛋白激酶催化亚基（DNA-PKcs）、DNA 连接酶 Ⅳ（LIG4）、XRCC4 和 Cernunnos（即 XLF）。NHEJ 通路在 T、B 淋巴细胞 VDJ 重组过程中双链 DNA 断裂的修复过程中尤为关键。在双链 DNA 断裂后，首先 Ku70-Ku80 识别 DNA 游离末端并与之结合形成 DNA-PK 复合物，使 DNA 两个断裂末端相互靠近并正确排列；随后 DNA-PKcs 和 Artemis 被募集到 DNA-PK 复合物上，DNA-PK/Artemis 复合体的形成使得两个 DNA 断裂端连接到一起形成突触样结构，在多核苷酸激酶（PNK）等参与下，对 DNA 末端进行处理和比对；同时 XRCC4/LIG4/XLF 复合体募集并装配到 DNA-PK/Artemis 复合体上，促使 DNA 的断裂端连接；最后借助 DNA-PKcs 自磷酸化和 DNA-PK 介导的辅助因子磷酸化作用将 NHEJ 蛋白复合体从 DNA 上去掉，完成 DSBs 的修复。

利用射线照射 DNA 连接酶Ⅳ缺陷、Cemunnos 缺陷、Artemis 缺陷、AT、NBS 患者以及正常人皮肤成纤维细胞进行克隆细胞生存分析，结果显示上述基因缺陷患者皮肤成纤维细胞对射线均较正常人更为敏感。目前以 Cemunnos、DNA 连接酶Ⅳ及 Artemis 为主的蛋白因子缺陷在国内外报道越来越多，2009 年 DNA-PKcs 基因缺陷引起的 RS-SCID 也首次被报道，并发现该突变 DNA-PKcs 蛋白主要通过抑制 Artemis 活性而导致免疫缺陷病发生。目前还没有在人类发现 *XRCC4* 及 *ku70/ku80* 基因缺陷，但在敲除 *ku70/ku80* 基因的小鼠模型中发现小鼠出现生长迟缓、辐射敏感、免疫缺陷、好发肿瘤等与通路其他基因缺陷类似表现。随着 SCID 新生儿筛查技术的推广，在美国、以色列、瑞典、中国台湾等国家和地区已有通过 TRECs 定量检测发现的 LIG4 缺陷、Artemis 缺陷、AT 病例，尤其以 Artemis 缺陷较多见。

RS-SCID 目前最主要的治疗方法是造血干细胞移植（HCT）。移植供体来源，不同预处理方案，合并肿瘤时化疗的剂量及疗程均是影响患者移植预后的重要因素。对 SCID 患者来说，无预处理的移植总体存活率较高，T 淋巴细胞的功能重建较好，但 B 淋巴细胞和 NK 细胞的功能重建却并不理想，而采用预处理的移植，供者细胞嵌合率更高，T、B、NK 细胞重建更理想，但采用清髓预处理方案（MAC）易导致骨髓抑制，也常导致其他器官损害，尤其在小年龄和移植时有严重感染的 SCID 患者中，发生毒副作用的风险更高，故一般推荐减强度

处理（RIC）方案。从目前的统计数据看来，供体来源似乎是影响 RS-SCID 患者 HCT 预后的最重要因素。匹配的相关供者的异基因 HSC 移植的 RS-SCID 患者存活率约为 85%，而单倍体移植的 RS-SCID 患者存活率约为 65%。但是 RS-SCID 患者对烷基化和电离辐射的敏感可能导致患者移植后出现恶性肿瘤等远期并发症。NHEJ 在大脑发育过程中是必不可少的，因此 NHEJ 通路缺陷可导致患者出现小头畸形、特殊面容、生长/发育迟缓，患者暴露于烷基化剂或低剂量全身照射（TBI）可使中枢神经系统内在缺陷所造成的损伤进一步恶化，并进一步延缓其生长潜力。随着新生儿 SCID 筛查的普及，小年龄婴儿暴露在化疗环境中所造成的损伤问题可能变得更加严重。因此 RS-SCID 患者 HCT 移植方案的选择需更加谨慎。

HR 通路缺陷导致的免疫缺陷病参见本章第三节。本节主要介绍几种 NHEJ 通路缺陷的放射线敏感性原发性免疫缺陷病。

（一）DNA 连接酶Ⅳ（LIG4）综合征

DNA 连接酶Ⅳ（LIG4）综合征由 DNA 连接酶Ⅳ（*LIG4*）基因缺陷引起，为常染色体隐性遗传疾病。LIG4 蛋白为依赖于 ATP 的 DNA 连接酶，包括一个氨基端催化域和两个羧基端乳腺癌易感蛋白 1C 末端（BRCT）结构域。动物研究证实 *LIG4* 基因的缺失突变对小鼠胚胎是致命的。LIG4 是 NHEJ 通路上最终 DNA 连接的关键酶，它参与细胞周期的所有阶段，尤其在 G0 和 G1 期最为活跃。LIG4 和 XRCC4 通常以复合体的形式存在，XRCC4 对 LIG4 既有稳定作用，又有激活作用。XRCC4/LIG4 复合体除参与 DNA 断链末端的比对和缺口填补外，还能与 DNA 断链末端、DNA-PKcs、Ku70/80 蛋白相互作用，促进 DNA 断链的连接。

该病主要表现为辐射敏感、生长/发育迟缓、小头畸形及特殊面容，部分患者有明显的神经系统发育异常和智力低下，少数患者可出现非霍奇金淋巴瘤、淋巴细胞白血病等恶性肿瘤或自身免疫疾病，如 ITP 等。总的来说，LIG4 综合征起病年龄较其他类型 SCID 相对较晚，目前报道平均起病年龄 14.69（0.5~44）个月，存活年龄最大可到 48 岁。该病发病率目前仍不明确。

【病因和发病机制】

LIG4 基因位于 13q33~q34 染色体，突变形式多样，可表现为错义突变、无义突变、移码突变等。大部分突变位于第 2 外显子，且大部分为复合杂合突变。*LIG4* 基因不同突变位点可导致蛋白功能受损程度不同而使患者临床表现和病情轻重不一。突变位点若位于两个 BRCT 结构域之间，可导致 LIG4 蛋白不稳定以及活性降低，影响与 XCCR4 相互作用。部分位于连接酶区域的突变虽可使 LIG4 蛋白保持有与 XCCR4 相互结合的能力，但 LIG4 活性丧失，仍不能完成 NHEJ 通路的修复连接步骤。某些突变类型如单独 A3V、T9I 突变可不影响 LIG4 蛋白与 XRCC4 的结合及 LIG4 蛋白活性，但 A3V、T9I 突变与 R278H 突变同时存在时，LIG4 蛋白虽能与 XRCC4 正常结合，但蛋白活性明显降低。迄今我国内地 LIG4 综合征患者均为复合杂合突变，热点突变为第 2 外显子上错义突变（c.833G>T，R278L），经蛋白结构预测 R278L 突变可通过改变氢键和空间构象来影响 LIG4 蛋白的结构。R278L 与 R278H 为相同密码子，对 LIG4 蛋白活性有相似的影响。LIG4 综合征还存在亚效基因突变（hypomorphic mutation），即基因突变导致 LIG4 蛋白功能部分丧失，多见于杂合突变，这可能是导致 LIG4 综合征病情轻重不一的原因。

【临床表现】

1. **辐射敏感**　对辐射敏感是 NHEJ 通路缺陷的特征性表现之一，国外既往报道的患者皮肤成纤维细胞在体外均对辐照敏感。作为敏感的 DNA 损伤感应分子，γ-H2AX 灶点的数量与 DSBs 数量呈线性正相关关系，通过免疫荧光技术分析发现 *LIG4* 基因缺陷患者成纤维细胞经射线照射后，γ-H2AX 灶点阳性细胞数量随射线剂量的增加而增加，且增加幅度明显高于正常对照，在停止射线照射后，γ-H2AX 灶点数量在观察时间内下降的速度明显低于正常，提示 *LIG4* 基因缺陷细胞不仅对射线敏感，且存在射线损伤后修复延迟。虽然成纤维细胞在体外对辐照表现出高度敏感性，但目前在人体发现的唯一辐照敏感临床表现，是一例患者接受头部放疗后大片头皮红斑、脱屑。

2. **生长发育迟缓**　主要表现为低体重和小头围，小头畸形多不会随生长而缓解，少数可随着年龄增长变得不甚明显。少部分患者可出现大运动及语言发育落后等神经系统发育异常和智力低下表现。

3. **特殊面容**　主要表现为头小、鼻大、额头窄等鸟头样或者塞克尔综合征样面容。

4. **反复感染**　感染多发生在 1 岁以后，主要以呼吸道感染、消化道感染和败血症为主。常见的细菌有肺炎球菌和沙门菌；病毒感染包括 CMV、EBV、HHV-6、诺如病毒等；真菌主要为曲霉菌和念珠菌。感染导致的多器官功能衰竭也是 LIG4 综合征患者死亡的主要原因之一。

5. **肿瘤与自身免疫**　主要为非霍奇金淋巴瘤及急性 T 淋巴细胞白血病。自身免疫可表现为自身免疫性血细胞减少症和特发性血小板减少性紫癜，也有患者出现 Omenn 综合征表现。

6. **其他**　部分患者可出现银屑病、皮肤光敏感、疣等皮肤病变。

【实验室检查】

1. **免疫表型**　流式细胞术检测可发现患者 T、B 淋巴细胞绝对计数水平低于正常，大多数患者 NK 细胞绝对计数基本正常，国外报道部分患者免疫球蛋白水平降低，国内报道的患者几乎都有低丙种球蛋白血症。几乎所有患者的 T 细胞增殖严重受损，患者 TRECs 接近于 0，因此可通过新生儿筛查早期发现。基因分析技术可发现患者 VDJ 重组障碍，BCR 多样性部分受限，抗体类别转换障碍，LIG4 综合征患者 TCR Vβ 多样性与基因突变类型相关，部分突变类型可有 TCR Vβ 多样性受限，也有部分突变如已报道的 H282L 和 K424fs 复合杂合突变患者显示 TCR Vβ 多样性与正常人无明显差别。有部分患者骨髓中 B 细胞的分化受损，存在 Pre-B-Ⅰ 细胞向 Pre-B-Ⅱ 细胞分化不完全阻滞，仅能在外周血中检测到少量成熟 B 细胞，但也有患者外周血中 B 细胞数量明显降低，却能检测到相当水平的记忆 B 细胞。患者接种疫苗后反应不一致，部分患者在风疹、麻疹、HHV-6 疫苗接种后血清中能产生特异性抗体，而破伤风、白喉疫苗接种后却不能产生特异性抗体。

2. **血常规**　三系均可能出现下降，血小板是受影响最严重的细胞类型，其次是白细胞，由于部分患者可因自身免疫性溶血性贫血而贫血程度较重。骨髓检测显示骨髓增生活跃，未见形态异常，因此考虑自身免疫反应导致患者血细胞减少可能性大。

3. **辐照敏感性**　LIG4 综合征患者皮肤成纤维细胞对射线均较正常人敏感。检查主要方法为获取患者及健康对照组的皮肤成纤维细胞，将指数生长阶段的成纤维细胞暴露于射线中（1~6Gy），继续培养细胞 10~14 天，计算相对于未辐射细胞和健康对照组细胞的存活率。因该检查获取细胞难度大，

检测方法较为复杂，所需时间较长，因此未被广泛推广使用。

【治疗】

要获得长期生存，造血干细胞移植仍然是唯一有效的治疗方法。目前被报道的 LIG4 缺陷患者移植数量较少，尚没有统一的移植处理方案。与大多数 RS-SCID 一样，LIG4 综合征患者 HCT 主要推荐减强度 RIC 处理方案并尽量减少烷基化剂使用，但这也导致移植后 GVHD 程度较重，尤其是单倍体移植患者。在烷基化剂的使用上目前没有定论，使用烷基化剂主要导致 RS-SCID 患者移植后远期并发症增多，LIG4 患者移植后远期并发症仍在随访中。实验室研究发现，LIG4 缺陷的细胞系的体外暴露并没有显示出对实验浓度的白消安或非烷基化氟达拉滨和甲氨蝶呤的敏感性增加，然而，单独使用环孢素，或者与白消安和 FLU 联合使用，却会导致双链 DNA 断裂增加，但在找到更好的 GVHD 预防方案之前，仍可能需要使用环孢素。由于 LIG4 缺陷患者体内 T 细胞部分耗竭较强，故不建议清除供体 T 细胞，以免影响移植后免疫重建。

重庆医科大学附属儿童医院完成 2 例 LIG4 缺陷患者移植，均为单倍体移植，采取 MAC（CTX+FLU+ATG）处理方案，其中一例因严重 GVHD 死亡，另一例目前仍然存活，但仍有严重的排斥反应。

（二）Artemis 缺陷症

Artemis 缺陷是最常见的 NHEJ 通路缺陷病，在美国阿萨巴斯卡土著人中报道最多，该病在当地新生儿中发生率可达 1∶2 000。发病年龄从新生儿期到 27 岁不等。Artemis 是用于修复 DSBs 的核酸酶金属 - 内酰胺酶超家族成员。Artemis 蛋白与 DNA-pkcs 形成复合物，共同参与打开 DNA 发夹结构，发挥关键的 NHEJ 功能，可在细胞周期的所有阶段修复 DSBs。Artemis 被 ATM 和 ATR 磷酸化，以应对 IR 和 UV 诱导的 DNA 损伤，同时 Artemis 是参与 DNA 损伤引起的 G2/M 细胞周期阻滞的一个关卡蛋白。Artemis 还通过破坏停滞的复制叉中的 DNA 来控制 DNA 复制效率，从而限制染色体的不稳定性。

【发病机制】

该病致病基因为 *DCLRE1C*，位于 10p13 号染色体上，由 14 个外显子组成，其大小从 52bp 到 1 160bp 不等，基因组 DNA 跨度为 47.2kb。Artemis 是一种广泛表达的核蛋白，由 692 个氨基酸组成，该

基因 N 端包含酶活性位点,C 端调节核酸酶活性。目前报道的突变类型以错义突变为主,移码、剪切位点突变、无义突变、点缺失、片段缺失、插入突变均有报道。高度保守区域的错义突变可导致典型的 T⁻B⁻SCID。Artemis 存在亚效基因突变,低保守区域的突变仍有部分剩余的 Artemis 蛋白表达。这些突变均可导致不同程度的 Artemis 蛋白表达量减少或者活性降低,影响了发夹结构打开而导致 VDJ 重组障碍。Artemis 活性丧失通常会导致 VDJ 重组严重受损导致 T⁻B⁻SCID,以及 NHEJ 通路对 DSB 修复缺陷导致的放射敏感性。目前报道的所有移码突变都涉及 Artemis 的 C 端结构域,并且存在部分 VDJ 重组,这些突变可导致部分 Artemis 功能残存。剪接位点和内含子突变的患者在存在替代剪接转录本或正确剪接转录本副本的情况下,同样可有残存的 Artemis 蛋白表达。

【临床表现】

Artemis 残余蛋白表达和功能的程度是决定免疫失调严重程度和最终疾病预后的重要因素。

Artemis 蛋白完全缺乏可表现为:皮肤成纤维细胞对射线敏感;小头畸形及生长迟缓表现较为少见;免疫缺陷症状重,感染以呼吸道及消化道为主,病原主要为细菌、病毒和机会感染,真菌感染相对少见,常见病原有 EBV、CMV、VZV、天花病毒、微小病毒等,铜绿假单胞菌、金黄色葡萄球菌等细菌和隐孢子虫、弓形虫、卡氏肺孢子虫、念珠菌等。可合并淋巴瘤、克罗恩病、自身免疫性溶血性贫血、皮肤肉芽肿病及肝硬化。

部分 Artemis 蛋白表达的患者通常感染症状出现较晚,甚至有些患者在成年后才会出现症状,慢性 EBV 感染较为常见,并经常导致危及生命的 EBV 相关淋巴瘤和淋巴增殖性疾病。部分患者出现与隐孢子虫病相关的支气管扩张、肠道炎症、胆汁性肝硬化等器官损伤。自身免疫性疾病较常见。随年龄增长,患者症状可能逐渐加重并导致预后不良。

值得注意的是导致 Artemis 缺陷的基因类型不同可引起患者辐照敏感性程度不一致,部分甚至对电离辐射不敏感。

【实验室检查】

1. **细胞学检查**　部分患者合并自身免疫性溶血性贫血,脾脏功能亢进,可导致血细胞下降。

2. **免疫学检查**　Artemis 缺陷患者的免疫学表型是 TRECS 下降,外周血 T、B 淋巴细胞绝对计数降低,以 B 细胞为主,T 细胞中 Naive T 细胞水平明显降低,γ/δT 细胞为优势 T 细胞,NK 细胞水平正常或降低;IgG 及 IgA 多降低,且有进行降低趋势,IgM 可正常或降低;T 淋巴细胞增殖功能降低较多见,也有部分患者增殖功能正常,但 TCRvβ 多样性受限。

3. **基因及蛋白分析**　基因检测是该病诊断的金标准。该病致病基因为 *DCLRE1C*,未发现热点突变,目前二代测序技术已是该病的常规筛选手段。Artemis 缺陷蛋白水平检测较为重要,不同突变类型导致蛋白水平表达不同可引起患者不同程度免疫缺陷和辐照敏感性。

4. **病原学检查**　Artemis 缺陷患者感染病原类型较多,如 EBV 等慢性感染易导致 EBV 相关淋巴瘤和淋巴增殖性疾病。

【治疗】

造血干细胞移植:与其他 NHEJ 通路上的 RS-SCID 不同,Artemis 缺陷的 SCID 患者 HCT 之前采取清髓 MAC 处理方案可能获得更好的移植预后,但大多数患者移植后 B 细胞重建差,甚至需要终身免疫球蛋白替代治疗。Artemis 缺陷患者恶性肿瘤发生率较高,使用烷基化剂化疗后患者移植后远期并发症的风险显著增加,这些并发症包括感染、免疫失调、非感染性/非自身免疫性内分泌功能障碍、生长迟缓和恒牙异常,在接受烷基化治疗的 >5 岁的 Artemis 缺陷患者中,86% 的患者存在生长迟缓。目前数据表明,在 HCT 术后存活 2 年的辐照敏感型 SCID 患者中,Artemis 缺陷患者的长期无事件生存率最低,感染率最高,GVHD 和/或自身免疫率最高,并且需要长期营养支持。

基因治疗:目前已在 Artemis 缺陷动物模型中进行了研究。结果表明,T 细胞和 B 细胞重建较好,但仍需要克服使用烷基化剂或全身照射预处理带来的影响。

（三）Cernunnos/XLF 缺陷

Cernunnos/XLF 是 NHEJ 通路上另一因子,由于其结构和功能表型与 XRCC4 类似,曾被认为是 XRCC4-like 蛋白。Cemunnos/XLF 蛋白不但能够与 DNA 结合,促进错配的和非黏性的 DNA 末端连接,还可直接与 XRCC4/LIG4 复合体相互作用促进 DSBs 的连接。该蛋白可在细胞周期所有阶段发挥作用。一旦 Cemunnos/XLF 蛋白表达量低于一定数值,即可引发机体疾病状态。该病症状与 LIG4 综合征相似,主要表现为成纤维细胞对辐射敏感,小头畸形、特殊面容、生长/发育迟缓、骨骼或指畸形、泌尿系统畸形。平均起病年龄为15.33(1~36)个月。

【发病机制】

该病由 Cernunnos 基因突变导致,Cernunnos 基因位于 2q35 染色体,编码分子量为 33kD 的功能蛋白。该病为常染色体隐性遗传。基因突变类型包括错义突变、剪接位点突变,目前还没有明确的基因型/表型相关性。Cernunnos/XLF 与 XRCC4 具有相似的结构。Cernunnos/XLF 缺陷的成纤维细胞中 V(D)J 重组率约为正常值的 10%,这可以导致 T、B 细胞淋巴明显减少。Cernunnos/XLF 蛋白在大脑发育过程中是必不可少的,因此可导致患者出现小头畸形、特殊面容、生长/发育迟缓。几种动物模型的分析表明,Cernunnos/XLF 缺陷可能导致染色体畸变,如易位或端粒融合,这可能是导致癌症的原因之一。

【临床表现】

Cernunnos/XLF 缺陷患者症状与 LIG4 综合征相似。主要表现为成纤维细胞对辐射敏感、反复感染、小头畸形、特殊面容、生长/发育迟缓、骨骼畸形、泌尿系统畸形。感染以细菌感染、机会感染以及真菌感染为主,病原主要为流感嗜血杆菌、肺炎链球菌、念珠菌、卡氏肺孢子虫、蓝氏贾第鞭毛虫、沙门菌、弯曲杆菌等,病毒感染少见,目前仅有 2 例传染性软疣报道,部分患者可合并自身免疫性疾病,主要为自身免疫性溶血性贫血。尽管 Cernunnos/XLF 缺陷患者的放射敏感性增加,但淋巴瘤或其他恶性肿瘤却并不常见。

【实验室检查】

免疫表型:T、B 淋巴细胞绝对计数均低于正常,且随着年龄的增长,T、B 淋巴细胞的数量逐渐降低,尤其 T 细胞中幼稚 T 细胞(naïve T)缺陷明显,NK 细胞水平则基本正常。免疫球蛋白检测可见 IgG、IgA 降低,IgM 水平正常或者升高。T 淋巴细胞增殖功能大多低于正常。

【治疗】

常规治疗方法为免疫球蛋白替代及抗生素预防治疗。

造血干细胞移植是目前唯一有效的根治方法,目前该病报道移植成功例数较少,该病对不同供者来源、移植预处理方案与移植后发生感染或肿瘤等问题均无明显统计学意义。但主流观点仍推荐降低强度的 RIC 方案预处理及减少烷基化剂使用,但移植后发生 GVHD、感染、使用烷基化剂对中枢神经系统缺陷及远期并发症的影响仍是需解决的难题。可采用延长利妥昔单抗等使用疗程控制 GVHD,但同时也导致 B 细胞重建较差,需长期使用免疫球蛋白替代治疗。

该病若无有效治疗,平均死亡年龄 6.87(1~18)岁,目前有报道未接受移植的患者最大年龄 30 岁。

五、IL-2Rα 缺陷

IL-2Rα 缺陷(OMIM#606367)是一种罕见的常染色体隐性遗传的联合免疫缺陷病,以反复病毒、细菌和真菌感染及淋巴细胞浸润为主要特点。伴淋巴细胞减少症,尤其是 $CD4^+T$ 细胞减少。

【病因和发病机制】

IL-2 是重要的 T 细胞生长因子,同时对 NK 细胞和 B 细胞的生长也有促进作用。IL-2R 是多聚体,包含 IL-2Rα、β 和 γ 链。单独的 IL-2Rα 和 IL-2 的亲和力很低,IL-2Rβ 和 γ 链更低。只有 IL-2Rα(CD25)、β 和 γ 链共表达才能形成高亲和力的 IL-2R 复合体。IL-2Rα 是首先克隆的 IL-2R 链。IL-2Rα 编码基因位于第 10 号染色体,编码包含 219 个氨基酸的胞外段、19 个氨基酸的跨膜段及仅有 13 个氨基酸胞内段的 55kDa 蛋白。IL-2Rα 和 IL-15Rα 具有一定的同源性。在 IL-2R 的 3 条链中,IL-2Rα 受到最紧密的调节。IL-2Rα 在最早期的胸腺细胞($CD3^-CD4^-CD8^-$)即有表达,随后显著下调,在胸腺细胞接下来的发育阶段中均不表达。在静止的成熟 T 细胞中 IL-2Rα 不表达,只有在经 T 细胞受体或者 IL-1 和肿瘤坏死因子刺激后才诱导表达。相似的是,B 细胞在经 B 细胞受体刺激后才新表达 IL-2Rα。IL-2Rα 的调节依赖于几个潜在的增强子,包括和 NF-κB 结合的 PRR Ⅰ,有 Elf-1 和 HMG-Ⅰ结合位点的 PRR Ⅱ,与 Elf-1、HMG-Ⅰ和 STAT5 结合的 PRR Ⅲ。

【临床表现】

有报道来自同一家庭的 2 例 IL-2Rα 缺陷患者,父母为表兄妹。患者 6 月龄即出现反复的鹅口疮、念珠菌性食管炎和 CMV 感染。8 月龄时出现慢性腹泻、肺炎加重并频繁住院。1 岁后肝脾淋巴结肿大逐渐明显。2 岁后出现频繁的中耳炎、牙龈炎和慢性下颌炎症。

【实验室检查】

淋巴细胞分类检查显示 $CD3^+T$ 细胞绝对数降低,尤其是 $CD4^+T$ 细胞。抗 CD3 和 PHA 刺激后

T细胞增殖反应显著降低(11%~20%),加入外源的IL-2也不能改善增殖反应。异体移植皮肤也不被排斥。肺脏、肠道和肝脏在没有感染的情况下有密集的淋巴细胞浸润。胸腺活检提示皮髓质分界欠清楚,赫氏小体缺如,组化显示CD1和CD25表达降低,bcl-2高表达和细胞凋亡减少。患者经EB病毒转化的细胞经流式细胞术不能检测到IL-2Rα表达。Western blot检测同样不能检测到IL-2Rα,而共同γ链表达正常,IL-2Rβ链表达升高,可能是对IL-2Rα缺乏的补偿。

【诊断】

对于具有反复的多种病原顽固性感染、生长发育落后,同时兼具有自身反应性炎症特点的患者,需要警惕IL-2Rα缺陷的可能。进一步采用流式细胞术和/或Western blot检查IL-2Rα表达可协助诊断。IL-2Rα基因诊断是确诊的最重要依据。目前确诊的2例IL-2Rα缺陷患者经RT-PCR检测显示具有2种IL-2RαcDNA。一种有全长序列(编码活化受体),一种缺乏外显子4(编码失活受体)。2种cDNA均在60~64位有4个核苷酸的缺失。预测缺失前仅有20个氨基酸,之后发生移码后在25位氨基酸后终止。患者的父母均携带有4个核苷酸缺失的突变。

【治疗】

采用类皮质激素对IL-2Rα缺陷患者的淋巴结病和组织浸润有部分缓解作用。但是,造血干细胞移植是治愈的根本手段。采用HLA相合的同胞骨髓进行移植,IL-2Rα缺陷患者获得快速的免疫重建,症状完全消失。随访过程中,患者未经任何治疗情况下完全没有症状,外周血中95%的单核细胞来自供者,而且生长发育也逐渐赶上同龄儿童。

六、CD45缺陷

CD45缺陷(OMIM#151460)是一种罕见的由CD45基因突变导致的常染色体隐性遗传的重症联合免疫缺陷病。CD45基因位于染色体1q31~32,包含34个外显子。其编码的CD45分子在所有白细胞上均有表达,又称为白细胞共同抗原(leukocyte common antigen,LCA)。CD45由一类结构类似、分子量较大的I型跨膜蛋白组成,包含8种同型异构体。其分布可作为某些T细胞亚群的分类标志。CD45分子在淋巴细胞抗原受体介导的信号转导中发挥重要作用。其胞质区段具有蛋白质酪氨酸磷酸酶的作用,能调节受体相关的Src酪氨酸激酶的活性,从而在细胞的信息传导中发挥重要作用。此外,CD45分子的去磷酸化作用可以负性调节整联蛋白介导的黏附和某些细胞因子受体的信号转导。

目前有2例CD45缺陷的病例报道,分别来自芬兰和伊拉克。2例患者均有典型的严重联合免疫缺陷的特征。来自芬兰的病例生后6周起病,反复皮肤口腔念珠菌感染、中耳炎、肺炎、结膜炎、脓疱疹、臀部脓肿及慢性轮状病毒性肠炎。气道分泌物中呼吸道合胞病毒检测持续阳性。伴有严重贫血及中性粒细胞、淋巴细胞减少症。3月龄时外周血可见网织红细胞,之后血红蛋白始终维持在正常水平,但淋巴细胞减少症仍持续存在。4月龄时发生播散性的卡介苗感染。尽管予以积极的支持治疗,患者生长发育仍明显落后,1岁5个月时体重仅5.5kg,身高66.5cm。后患B细胞淋巴瘤死亡。另一例伊拉克病例2月龄起病,伴有发热、皮疹、肺炎、肝脾淋巴结肿大、全血细胞减少和播散性的获得性巨细胞病毒感染。根据临床表型和实验室检查确诊严重联合免疫缺陷后,于8月龄时进行骨髓移植。尽管T细胞成功植入,由于巨细胞病毒重新活化,患者于移植后55天死亡。

实验室检查显示CD45缺陷的2例患者淋巴细胞绝对计数显著降低。CD3$^+$T细胞,尤其是CD4$^+$细胞下降明显,而B细胞数目基本正常。芬兰病例显示NK细胞减少,伊拉克病例NK细胞未检测。2例患者均伴低丙种球蛋白血症和淋巴细胞增殖实验异常。流式细胞术检测显示2例患者CD45表达缺失或显著减少。患者父母CD45表达水平均正常。CD45基因检查显示芬兰病例为复合杂合突变,包括一个基因3′端较大的缺失突变和第13内含子拼接位点突变。尽管采用RT-PCR可以检测到CD45mRNA的异常拼接产物,但是采用Northern blot检查不能检测到CD45mRNA编码蛋白,提示截短型的CD45mRNA可能很快降解。来自近亲结婚家庭的另一个伊拉克病例CD45基因检查显示第11外显子的纯合缺失突变(1 168~1 173del),导致CD45胞外区域第339位谷氨酸和第340位酪氨酸的缺失。患者父母均为缺失突变的携带者。将携带该缺失突变的CD45 cDNA转染中国仓鼠卵巢细胞(Chinese hamster ovary cell,CHOcell)和鼠EL-4胸腺瘤细胞,结果显示细胞表面均不表达突变蛋白,而胞内蛋白水平降低,提示该缺失突变可能影响蛋白的折叠、稳定性或准确定位。尽管流式细胞术检测 CD45 表达显著降低是确诊 CD45 缺陷的依据，但仍有两个问题需要说明。一种情况是 CD45 基因的失功能突变可导致部分 CD45 分子表达，因此需要注意平均荧光强度避免漏诊。另一种情况是 CD45 基因胞内区尾端的突变可能导致正常水平的 CD45 表达。这种病例需要和不典型的 X 连锁联合免疫缺陷及 *JAK3* 基因突变病例鉴别。这种不典型 CD45 缺陷病例可以通过 TCR/CD3 的信号转导通路是否正常予以鉴别。

和其他的重症联合免疫缺陷病一样，骨髓移植是 CD45 缺陷的根治手段。骨髓来源首选 HLA 相合的同胞兄弟姐妹，其次是 HLA 相合的无关供者和 HLA 不匹配的家庭成员。由于 CD45 在所有有核造血细胞系均有表达，因此，移植前仍需要预处理保证有效的免疫重建。

CD45 缺陷是首个在人类发现的酪氨酸磷酸酶缺陷性疾病。CD45 缺陷的严重联合免疫缺陷表型反映了 CD45 分子在促进抗原受体信号转导及调节其他信号复合物，包括细胞因子受体和整联蛋白的功能中发挥关键作用。CD45 缺陷扩展了磷酸酶信号通路的疾病谱，包括 ZAP-70 缺陷、IL-7 受体 /γc/Jak3 激酶缺陷综合征和 Btk 缺陷。CD45 缺陷可能代表了 CD45 相关疾病谱的极端情况。不同 CD45 同型异构体的异常表达及功能异常可能导致不同疾病。在鼠模型中，某些 CD45 异构体的表达增加和很多自身免疫性疾病有关。有研究发现导致人 CD45 基因外显子 4/A 异常拼接的 77 位核苷酸多态位点改变（C → G）与多发性硬化症有关。进一步的研究将阐明 CD45 缺陷机制及 CD45 分子在免疫性疾病中的作用。

七、CD3/T 细胞受体缺陷

CD3 缺陷是一种罕见的常染色体隐性遗传的 SCID（OMIM#186790，#186830，#186740）。该病于 1986 年首次报道，是一种 T 细胞受体复合体缺陷，导致 T 细胞信号转导异常，从而影响 T 细胞发育、活化、增殖等功能。患者以 TCR/CD3 表达降低为主要特点，临床表型通常为 T⁻B⁺NK⁺SCID。目前已报道包括 CD3γ、CD3δ、CD3ε 和 CD3ζ 4 种 CD3 缺陷。

【病因和发病机制】

T 淋巴细胞活化通常需要 TCR 同抗原呈递细胞表面主要组织相容性复合体（MHC）分子所呈递

的抗原多肽相互作用。TCR/CD3 复合体中 TCR 提供特异性结合抗原的结构，CD3 分子参与受体的装配及信号传递。CD3 分子本身缺乏信号转导的酶活性，而是通过一系列胞内或跨膜酪氨酸激酶和配体（ZAP-70、Fyn、Lck 等）的募集和活化来传递信号。因此，一旦出现 CD3 分子缺陷，将导致 T 细胞信号转导异常，导致以 T 细胞为主的免疫缺陷。

自从 1981 年首次发现 TCR/CD3 复合体以来，至少发现四种 CD3 蛋白：CD3γ，CD3δ，CD3ε，CD3ζ。其编码基因分别为 *CD3G*、*CD3D*、*CD3E*、*CD3Z*。1986 年首次报道 1 例选择性 CD3γ 缺陷患者，4 年后报道 1 例部分型 CDε 缺陷患者。后相继有 CDδ 和 CDζ 缺陷患者报道。

【临床表现】

CD3 缺陷的发生率很低，其临床表现与预后差异极大。而且携带相同突变的 CD3 缺陷同胞兄弟姐妹，其临床表现也可能显著不同。两个 CD3γ 缺陷西班牙同胞兄弟中，一个由于严重联合免疫缺陷导致难治性腹泻、溶血性贫血和病毒性肺炎于 33 个月时死亡；另一个尽管有 CD3⁺ 细胞数减少和 IgG2 缺陷，但已健康地活到了 10 岁。CD3γ 缺陷患者病情相对较轻，而 CD3δ、CD3ε 和 CD3ζ 缺陷患者均表现为 SCID。有研究报道了 7 个无关家系的 13 例（8 名男性，5 名女性）CD3 缺陷患者，均在 3 岁前起病。尤其是 CD3δ、CD3ε 和 CD3ζ 缺陷患者绝大多数在 6 月龄前起病。伴反复细菌和病毒感染。细菌感染包括流感嗜血杆菌、沙门菌、耶尔森菌等。病毒感染包括腺病毒、巨细胞病毒、副流感病毒、EBV 等。口腔和外阴可检测到真菌。其他症状包括慢性腹泻、自身免疫性肠病、呼吸窘迫、哮喘、支气管炎、过敏性鼻炎、过敏性湿疹、病毒性脑膜炎、扩张型心肌病和泌尿系统感染等。13 例患者中 8 例均早期死亡。

【实验室检查】

CD3 缺陷患者最特异的实验室检查是 TCR/CD3 表达缺陷。检测 CD3 细胞比例可能不足以检测到轻型 CD3 缺陷，因此采用一系列 TCR/CD3 特异性单抗检测平均荧光强度非常必要。CD3δ、CD3ε、CD3ζ 缺陷患者 T 细胞显著降低，CD3γ 缺陷患者 T 细胞数目可正常。但 CD3γ 缺陷患者的 CD45RA⁺T 细胞显著降低，提示初始 T 细胞的胸腺输出或外周存活异常。TCR/CD3 诱导的 T 细胞增殖功能取决于刺激物。佛波酯（phorbol ester，PMA）加离子霉素刺激后可诱导正常的 T 细胞功能。应用植物血凝素(phytohemagglutinin,PHA)、破伤风类毒素、PPD、念珠菌的皮肤试验较弱或缺如。B 细胞和 NK 细胞数目基本正常。免疫球蛋白水平可正常或降低。多糖的抗体反应降低而对抗原的抗体反应正常。此外,CD3ζ 缺陷基因回复突变也有报道。

【诊断及鉴别诊断】

对于有反复感染,伴选择性 T 淋巴细胞减少症的患者(T⁻B⁺NK⁺SCID)均应考虑 CD3 缺陷可能。外周血成熟 T 淋巴细胞 TCR/CD3 表达缺陷或 *CD3G*、*CD3D*、*CD3E* 和 *CD3Z* 基因突变可以确诊。需要注意的是 CD3γ 缺陷患者病情相对较轻,甚至有个别无临床表现的 CD3γ 缺陷患者报道。CD3 缺陷需要和 ZAP-70、MHC Ⅰ 类缺陷、IL7Rα 缺陷、嘌呤核苷磷酸化酶(PNP)和腺苷脱氨酶(ADA)缺陷鉴别。

【治疗】

CD3 缺陷的临床表现及预后差异极大,可以表现为早期致死性的 SCID,也可以没有明显免疫学异常,存活至 10 余岁。抗感染治疗,尤其是抗生素治疗非常重要。1 例 CD3γ 缺陷患者在 15 月龄前成功接受了骨髓干细胞移植,但半相合骨髓移植的报道往往效果欠佳。在轻型 CD3 缺陷患者也有预防性使用丙种球蛋白报道。在轻型 CD3 缺陷患者发现其体内抗体反应正常。因此,CD3 缺陷患者可以接种疫苗(活疫苗除外),目前暂无不良反应报道。目前针对 CD3 缺陷的基因治疗正在研究中。

八、Coronin-1A 缺陷

Coronin-1A 缺陷(Coronin-1A deficiency,OMIM# 605000)为一种由 *CORO1A* 基因缺陷导致的常染色体隐性遗传的 T-SCID。该病患者临床表现为反复细菌或病毒感染,外周血 T 细胞严重减少,B 和 NK 细胞数量正常或减少但存在功能障碍。尽管该病患者外周血 T 细胞数量极低,但有正常体积的胸腺组织。2008 年,一例被诊断为严重联合免疫缺陷症的女性患者作为全球首例患者被报道,目前该病在全球范围报道病例仅 10 余例,我国尚无病例报道。

【病因和发病机制】

Coronin 蛋白首先在 1991 年由 Hostos 在提纯细胞骨架蛋白时发现,某种蛋白与细胞表面接触的时候会变为皇冠样的形状,而这种蛋白就被称为 Corona,来源于拉丁文 crown(皇冠)。Coronin 蛋白家族由 12 个亚家族组成,是根据不同蛋白间的相似性和关系进行划分,主要在调节肌动蛋白长丝动力学和物质内化方面发挥关键的作用。Coronin1A 蛋白是 Coronin 蛋白家族中研究最为广泛的一种蛋白。

Coronin-1A 蛋白的相关基因为 *CORO1A*,位于 16 号染色体 p11.2,包含 11 个外显子,编码 57kDa 的蛋白。Coronin1A 蛋白主要表达于造血组织及细胞中,分布于细胞质中,有 40 个氨基酸的多重重复基序,具有"WD 重复序列"。N 端区域有 7 个 WD 重复序列,一个中央连接器和一个 C 端螺旋线圈。WD 重复序列区域形成一个 7 叶的 β 螺旋桨,介导质膜结合。连接区带正电残基形成与 F- 肌动蛋白结合位点,C- 末端延伸包含亮氨酸拉链卷曲螺旋结构域。Coronin1A 蛋白可以直接或间接地将质膜连接到肌动蛋白细胞骨架,作为肌动蛋白结合的促进剂,根据细胞外信号诱导细胞骨架重塑,与 F- 肌动蛋白结合进而发挥作用参与 T 细胞介导的免疫和线粒体凋亡,从而对信号转导、迁移、吞噬和小泡运输起到了重要的作用。除了 F- 肌动蛋白结合外,Coronin-1A 蛋白还与肌动蛋白相关蛋白(Arp)2/3 复合物结合,防止肌动蛋白聚合并进一步调节细胞骨架动力学。进一步研究发现,Coronin-1A 蛋白通过与 PLC-γ1 的相互作用,可能在介导细胞内 Ca²⁺ 离子释放方面起着更为关键的作用。在 *CORO1A* 基因敲除小鼠中,T 细胞出现明显的数量减少,而 B 细胞和 NK 细胞数量较正常小鼠无明显区别。T 细胞中,胸腺和周围成熟的单阳性 T 细胞受到的影响最大,而未成熟的双阴性(double-negative,DN)和双阳性(double-positive,DP)胸腺细胞受到的影响较小,且与 Coronin-1A 蛋白的表达水平有关。

【临床表现】

Coronin-1A 缺陷患者生后几个月内即出现生长发育停滞、慢性腹泻、严重呼吸道或全身感染等 SCID 共同临床表现。该病患者对 Epstein-Barr 病毒(EBV)有特殊的易感性,容易发生 EBV 相关 B 淋巴细胞增殖性疾病。和所有的 SCID 患者一样,大多数 Coronin-1A 缺陷患者会在生后第一年经历各种感染,如中耳炎、鹅口疮、肺部感染、消化道感染等。目前报道的所有患者均出现多发性耳部、鼻窦和呼吸道感染。病原菌可出现利什曼原虫感染等特殊病原菌感染。值得注意的是,部分患者甚至会出现喂养困难、发育迟缓、癫痫等临床表现。

EBV 相关的 B 细胞淋巴增殖性疾病尤其是淋巴瘤在该病中发病率很高,发病的年龄都较早,目前报道的患者多在 1 岁左右出现淋巴增殖表现。患者可早期出现 EBV 感染证据,逐渐发展为 EBV 相关淋巴瘤等淋巴细胞增殖性疾病。和所有的 SCID 患者一样,该病患者对疫苗接种尤其是活疫苗接种可出现严重的疫苗接种反应,且疫苗接种后不能起到正常的免疫应答,所以对该病患者的疫苗接种的态度应更为谨慎。

【实验室检查】

1. 免疫学指标 Coronin-1A 缺陷患者的免疫学表型为 $T^-/lowB low/^+NK low/^+SCID$。患者外周血中 T 细胞数量明显减少,B 及 NK 细胞数量正常或减少。T 细胞数量的减少以幼稚 T 细胞减少为主,其 T 细胞受体切除环(TRECs)存在明显缺陷,且 TCR Vβ 的多样性有受损。目前研究发现,患者的恒定自然杀伤 T 细胞(iNKT)和黏膜相关恒定 T 细胞(MAIT)数量均出现明显的减少。该病患者不仅出现 T 细胞数量减少,T 细胞功能尤其是增殖功能受限(对 PWM、PHA、ConA 增殖应答无反应)。B 细胞和 NK 细胞数量虽然可能正常,但存在明显的功能障碍。血清免疫球蛋白水平可出现正常或降低,且其抗体的应答功能受损,疫苗接种后的特异性抗体滴度几乎不能被检测出,但破伤风类毒素除外。

2. 基因及蛋白检查 *CORO1A* 基因突变的蛋白检测是确诊该病的重要依据。该病的遗传方式为常染色体隐性遗传,且目前报道的患者均为复合杂合突变。部分患者出现 16 号染色体 p11.2 约 600kb 的缺失突变,该区域包含超过 30 个基因,其中也包括 *CORO1A* 基因,该区域缺失突变患者可出现如癫痫、发育迟缓、认知障碍,甚至孤独症等神经系统临床表现,但目前临床样本尚少,仍需更多的患者数据进行观察及随访。值得注意的是,部分患者的突变位点可被认为单核苷酸多态性可能,所以需结合基因及蛋白检测同时进行分析。目前认为,有残余蛋白表达的患者的临床表现较蛋白完全缺失的患者轻。

【治疗】

与其他类型的 SCID 相同,Coronin-1A 缺陷需要积极的支持治疗,IVIG 替代治疗和复方新诺明预防感染都是必要的。该病患者禁止接种一切减毒活疫苗,且对疫苗的应答效果欠佳。免疫系统重建的唯一手段为造血干细胞移植。移植时间尽量选择在发生 EBV 感染或 EBV 相关淋巴细胞增殖性疾病之前,这对提高移植成功率有很大帮助。

九、RAG1/2 缺陷 SCID 或 Omenn 综合征［V(D)J］重排缺陷

重组活化基因 1 或 2(RAG1/2)(OMIM#601457)编码 T、B 细胞抗原受体组装过程中打断双链 DNA 的酶,其缺陷可导致 $T^-B^-NK^+SCID$,具有典型 SCID 表现,为常染色体隐性遗传,约占所有 SCID 的 20%。当 RAG1/2 发生减功能突变(hypomorphic mutation)时,RAG1/2 具备一定残留酶活性,外周血则可出现一定数量 T 细胞。患者除具有 SCID 基本感染特征外,还出现淋巴结、肝脾大、红皮病、嗜酸性粒细胞增高和自身免疫表现等,除外移植物抗宿主病后可诊断 Omenn 综合征。

【病因和发病机制】

T、B 细胞通过其多样性的受体识别外来抗原,V-D-J 重组实现 B 细胞抗原受体(BCR,即 Ig)和 T 细胞抗原受体(TCR)组装。RAG1 和 RAG2 介导 V、D、J 基因片段的剪切和重组。RAG1 与 V、D、J 基因片段两侧的特异性重组信号序列(recombination signal sequences,RSS)结合。RSS 包含 12-RSS 和 23-RSS。而重组仅发生在一个 23-RSS 和一个 12-RSS 之间,称为 12/23 法则。RAG1 结合到 RSS 后,募集 RAG2,利用重组酶活性引入 DSBs。随后,在一系列修复酶的作用下,DNA 片段通过非同源末端修复完成重组。在淋巴细胞的发育过程中,前 B 和前 T 细胞如果不能通过其受体获得存活信号将不能存活和进一步发育。如果发生完全 RAG 缺陷,V(D)J 重组不能启动,淋巴细胞不能形成前 B 和前 T 细胞受体并获得存活信号。因此在完全 RAG1/2 缺陷患者会出现淋巴细胞减少症(T-B-SCID)。RAG1/2 突变可残留酶活性,胸腺内可完成一定数量,功能不全,具有自身反应特点的 T 细胞和 B 细胞受体组装,导致典型 SCID 外的其他临床表现,包括 Omenn 综合征,不典型 SCID(atypical SCID,AS),合并肉芽肿和/或自身免疫的联合免疫缺陷(combined immunodeficiency with granulomas and/or autoimmunity,CID-G/AI)及其他晚发的不典型表现。

【临床表现】

RAG1/RAG2 导致的疾病谱较为广泛,包括典型的 $T^-B^-NK^+SCID$、Omenn 综合征、AS、CID-G/AI

及其他晚发的不典型表现。

典型 SCID 大多在生后第 2 个月后起病,以慢性、复发性的致死性感染为主要表现,尤其是机会性感染(比如卡氏肺孢子虫感染)。反复肺炎、皮肤念珠菌病、湿疹和局部及全身细菌感染(中耳炎、化脓性乳突炎、鼻炎和结膜炎、脑膜炎、关节炎)是常见表现。除了反复感染,慢性肠炎可导致生长发育迟缓。此外,细胞内的寄生虫(李斯特菌、军团菌)以及某些病毒(EBV、CMV)可能会引起致命的并发症。由于患者不能排斥异体细胞,母胎输血或输注未经辐照的血液制品可造成移植物抗宿主病,临床上可以出现 Ommen 综合征样表现。如果不进行造血干细胞移植,患者往往生后数月死亡。典型 SCID 的免疫学表型是 T⁻B⁻NK⁺,但如果出现母源 T 细胞植入,外周血可以存在一定数量的 T 细胞,且为 CD45RO⁺ 表型。各种免疫球蛋白普遍低下。

Omenn 综合征于 1965 年首次描述,RAG 基因的减功能突变是 Omenn 综合征的首位病因。除了具有典型 SCID 的致死性感染、生长发育落后等特点外,Omenn 综合征常伴有红皮病、淋巴结和肝脾大、嗜酸性粒细胞增高和 IgE 增高等特征性表现。腹泻及渗出性红皮病导致蛋白丢失可引起广泛水肿,脱发也很常见。Omenn 综合征的免疫学表型为 T⁺B⁻NK⁺。活化的寡克隆 T 细胞浸润皮肤、肠道、肝脏等器官引起相应表现,而 B 细胞往往是缺如的。值得注意的是 Omenn 综合征的诊断必须除外母源性 T 细胞植入导致移植物抗宿主病反应的 SCID。有意思的是,在同一个家族发现 T⁻B⁻NK⁺SCID 和 Omenn 综合征的病例。

除了典型 SCID 和 Omenn 综合征外,RAG 基因突变可引起 AS。AS 特指患者外周血存在一定数量的 T 细胞(>300cells/μl),T 细胞功能降低但未缺如的状态(<30%),并且除外母源性 T 细胞植入。AS 与 Omenn 综合征的临床表现可以有部分重叠,比如皮疹。但是 AS 缺乏典型 Omenn 综合征肝、脾、淋巴结肿大等严重淋巴增殖性表现。而且自身免疫性表现是 AS 的重要特征。血细胞减少症,尤其是自身免疫性溶血性贫血最常见,其次可发生严重血管炎。

随着新生儿筛查的逐渐普及,可以更加准确地建立 RAG 缺陷中 SCID、Omenn 综合征和 AS 的构成。自 2010 年 8 月至 2017 年 3 月,美国加利福尼亚州采用检测 TRECs 的方法对 3 252 156 名新生儿进行了筛查,其中 562 例 TRECs 结果异常。进一步对确定 SCID 表型的 50 例进行了基因检查,IL2RG 基因突变 14 例,ADA 9 例,RAG1 8 例,RAG2 3 例,IL7R 6 例,JAK3 3 例,RMRP 1 例 和 BCL11B 1 例。相比于未进行新生儿筛查的 SCID 构成,RAG 基因突变占据较大比重,其中相当部分为非典型或泄露型 SCID 病例。

CID-G/AI 是 RAG 基因缺陷的另一个临床表型。2008 年,Schuetz 等报道了 3 例以皮肤、黏膜和内脏广泛肉芽肿形成为主要特征的女孩,并且发生严重的病毒感染和 B 细胞淋巴瘤。尽管 T 细胞和 B 细胞降低,但是 T 细胞受体多样性正常,并且对疫苗接种后的反应正常。自此后,陆续报道了几例儿童期甚至成人期起病,主要以自身免疫性表现和 / 或炎症,尤其是多个器官肉芽肿形成为特征的病例。所以将具有这类表现的患者归为"联合免疫缺陷合并肉芽肿和 / 或自身免疫(CID-G/AI)"。Ottavia M 总结了 68 例 CID-G/AI 患者,53% 病例具有自身免疫性血细胞减少症表现。而且,器官特异性的自身免疫性表现也较常见,比如白癜风、脱发、甲状腺功能亢进 / 甲状腺功能减退、自身免疫性肌病等。68 例患者中有 24 例有肉芽肿表现,其中皮肤和肺部最常见。CID-G/AI 患者在儿童早期致命性感染少见,但往往有反复窦肺感染,可导致支气管扩张。而且,严重疱疹病毒感染(尤其水痘 - 带状疱疹病毒,CMV 和 EBV)和软疣也较常见。CID-G/AI 病例尽管 T 细胞存在,但初始 T 细胞比例往往是降低的。T 细胞对丝裂原刺激后 T 细胞的增殖反应正常或仅轻度降低。B 细胞数目常常可变。和 SCID 与 Omenn 综合征不同,血清 IgG、IgA 和 IgM 水平常在正常范围。特异性抗体变异较大,可以在正常范围。NK 细胞的数目正常或升高。笔者所在单位曾诊断一例 CID-G/AI 患者。该患者 10⁺ 岁,因"右大腿根部包块 3 年,咳嗽 2 年,抽搐 3⁺ 个月"入院。长期咳嗽,流脓涕,伴全秃,有鹅口疮、重症肺炎和重症水痘病史。淋巴细胞分类 T 细胞和 B 细胞稍降低,而免疫球蛋白均在正常范围。TRECs 检测为零。淋巴结和皮肤活检发现干酪样坏死及肉芽肿结构,考虑结核。最终基因检测明确为 RAG1 基因突变。RAG 基因突变还可以在其他晚发和不典型表现的病例中发现。比如特发性 CD4⁺T 细胞淋巴细胞减少症,常见变异型免疫缺陷病、IgA 缺陷、高 IgM 血症等。这一类患者往往以反复窦肺感染为主要的特征。

需要强调的是,SCID 患者禁忌接种 BCG 疫苗。但是大多数国家鼓励出生时即进行 BCG 接种,导致 BCG 相关并发症。Sergio D 等对来自 17 个国家、28 个中心的 821 例 SCID 进行了分析,其中 349 例进行了 BCG 疫苗接种,177 例(51%)发生 BCG 并发症。基因诊断明确的 159 例患者中,最常见的是 IL2RG 基因缺陷,其次为 RAG1/RAG2。因此,对 RAG 基因缺陷患者应禁忌接种 BCG 疫苗,对家族中的高危儿在确诊前也应避免接种。

【实验室检查】

RAG1/2 重型突变导致 T⁻B⁻NK⁺SCID。外周血 T 细胞和 B 细胞极低。母源免疫球蛋白消失后,外周血没有抗体产生。NK 细胞数目及功能基本正常。由于患者淋巴细胞数极低,体内外功能试验较为困难。

Omenn 综合征主要的实验室检查发现包括外周血相当数量的寡克隆活化 T 细胞,嗜酸性粒细胞增多,伴 IgE 升高的低丙种球蛋白血症,B 细胞缺如和 T 细胞增殖反应低下。其他实验室检查发现包括贫血、血小板减少和低蛋白血症。与大多数联合免疫缺陷病不同的是,Omenn 综合征患者外周血有一定数量的 T 细胞,并且常常是升高的。和在皮肤和淋巴结的 T 细胞类似,循环 T 细胞共表达活化标志(CD45R0,DR,CD25,CD95,CD30)。而且活化 T 细胞分泌 Th2 型细胞因子为主,包括 IL-4、IL-5。据推测,IL-4 和 IL-5 的异常分泌和 Omenn 综合征患者 IgE 和嗜酸性粒细胞升高有关。

Omenn 综合征患者血清 IgG、IgA 和 IgM 显著降低。噬菌体 ΦX174 免疫后可检测到低滴度 IgM 类抗体,提示患者体内有残存的抗体产生能力。低丙种球蛋白血症与蛋白丢失及 B 细胞分化异常、B 细胞显著减少有关。由于在淋巴结和肠道不能检测到 B 细胞,IgE 的分泌部位尚不明确。尽管 T 淋巴细胞持续存在,并显示活化表型,但仍有功能缺陷,对抗原的增殖反应低下。T 细胞缺陷和细胞凋亡增加有关,主要经两种不同机制:抗凋亡分子表达降低(比如 BCL-2)和促生长因子 IL-2 产生减少。而且 Omenn 综合征患者的 T 细胞对活化诱导的细胞死亡(activation-induced cell death,AICD)高度敏感,尤其是通过 CD95 信号通路。如有条件可采用流式细胞术或分子生物学方法分析 TCR 多样性,如多样性严重受限,应考虑 Omenn 综合征,但前提是除外各种原因导致的 GVHD。

RAG1/2 突变分析是确诊依据。RAG1 和 RAG2 突变数据库分析显示大多数 T-B-SCID 患者为无效突变(无义突变和移码突变),并且主要集中于 RAG1/2 基因的核心区。值得注意的是部分 T⁻B⁻SCID 患者携带错义突变,生化检查显示 RAG 蛋白重组能力完全缺如,提示为无效等位基因。此外,部分 RAG1/2 基因突变可保留不同程度 RAG 蛋白重组能力,导致 Omenn 综合征。和 T⁻B⁻SCID 不同,Omenn 综合征患者绝大多数携带至少一个错义突变,并伴有外周血寡克隆淋巴细胞存在,生化检查提示存在部分 RAG 活性。有趣的是部分 Omenn 综合征患者携带纯合缺失突变,生成缺失 N-终末端的 RAG 蛋白。由于移码后重新以甲硫氨酸作为启动子,因此可以保留较为完整的 RAG 蛋白 N-终末端部分,残存部分 RAG 活性。而且有研究显示 RAG 蛋白的缺失突变可能影响 RAG 蛋白的胞内定位。重庆医科大学附属儿童医院总结了 15 例 RAG 基因缺陷患者临床和分子特征,包括 7 例 Omenn 综合征和 8 例 SCID。发现 10 个 RAG1 基因新型突变(R108X、M630T、E510X、S666P、E669K、C730Y、A857V、K847E、L922PfsX7 和 L1025FfsX39)和 4 个 RAG2 基因新型突变(R73C、I427GfsX12、P432L 和 311insL)。值得注意的是,除了 RAG1/RAG2 基因,其他基因包括 IL2RG、IL-7Rα、Artemis、DNA 连接酶 IV 等均可引起 Omenn 综合征。

【诊断及鉴别诊断】

临床上具有 SCID 的典型表现,淋巴细胞分类检查提示外周血 T 细胞和 B 细胞显著降低,而 NK 细胞数目和功能基本正常。除 SCID 表现外,还具有红皮病、淋巴结和肝脾大、嗜酸性粒细胞和 IgE 增高等特点,除外母源性 T 细胞植入和输血相关的 GVHD。具有以上临床表现的患者均应进行免疫学功能试验,包括 TCR 多样检查及基因检查明确是否存在 RAG 缺陷。此外,对于以起病较晚、有突出的自身免疫性和肉芽肿表现的病例,也应警惕 RAG 基因缺陷。应积极进行免疫功能评估,确定免疫学表型,完善基因检查。

诊断 Omenn 综合征需除外母胎输血导致的移植物抗宿主病(MF-GVHD)。X 连锁重症联合免疫缺陷和 RAG1/2 缺陷均较易发生 MF-GVHD,发生 MF-GVHD 的部分患者可没有相应临床表现,需要采用外周血单个核细胞核型分析或 STR 等方法予以鉴别。

【治疗】

RAG1/2 缺陷所致 SCID,非典型 SCID(AS)及

Omenn 综合征的治疗包括抗生素预防、规律的丙种球蛋白输注、营养支持等。造血干细胞移植是根治手段。HLA 匹配的同胞供者是最佳选择，而 HLA 匹配的非相关供者及半相合供者也可考虑。目前比较一致的意见是在没有感染的情况下，早期进行移植治疗（最好在 3.5 个月前）。Haddad 等对 33 个北美儿童中心的移植结果进行了比较，发现在存活率、移植物抗宿主病的发生率、免疫重建方面，典型 SCID 病例和包括 Omenn 综合征在内的非典型病例没有显著区别。

由于活化的寡克隆 T 细胞存在，Omenn 综合征移植前的预处理是必要的。而对典型 SCID，由于缺乏 T 细胞，不能排斥异体造血干细胞，有人认为可以采用非预处理的方式进行移植。但是，对于严重的 RAG 缺陷，非预处理的造血干细胞移植方案与高的移植失败率相关（可达 25%）。这可能与骨髓和胸腺仍存在 RAG 突变的祖细胞，仍能排斥供者来源细胞有关。而且，NK 细胞在移植排斥中也发挥了重要作用。在非预处理的造血干细胞移植，尤其是半相合移植，T 细胞数目和功能进行性下降，持续的 B 细胞功能异常经常被报道。因此，预处理可以促进造血干细胞植入和持续的免疫重建得到共识。但是，预处理的使用需要考虑化疗药物的毒副作用，尤其是使用清髓方案时。目前，北美有研究者正在 RAG 缺陷的婴儿中进行临床研究，以探讨达到足够和稳定的造血干细胞移植需要的最小白消安剂量。另一临床试验在进行采用抗 CD117（anti-c-kit）单克隆抗体预处理的安全性和有效性的研究。

对于晚发的 CID-G/AI 或其他不典型情况，治疗比较棘手。需要免疫抑制剂或免疫调节剂来控制自身免疫问题，同时也提高了慢性和机会性感染的风险。有研究采用 γ 干扰素成功缓解病情，并同时降低嗜酸性粒细胞数目，提高淋巴细胞对丝裂原的增殖反应。也有研究采用免疫抑制剂阻止 T 细胞活化，激素证明部分有效或无效，环孢素 A 一定程度上效果更好。但是，γ 干扰素和免疫抑制剂的作用持续时间短，最终根治仍须造血干细胞移植。对于这类患者造血干细胞移植的资料有限。有人统计了 26 例患者的移植结果，平均年龄 5.2 岁（1.5~19 岁），其中 9 例采用匹配的非相关供者。而且大部分患者采用清髓的预处理方案。结果 18 例在平均随访 9 个月后仍存活。明确死亡原因的 6 例中包括感染 3 例、慢性移植物抗宿主病 1 例、特

发性肺综合征 1 例、植入失败 1 例。对于 CID-G/AI 病例，常常诊断较晚，诊断时常常已合并严重器官损害和肿瘤，对于控制其免疫失衡也比较困难。

目前对 RAG 基因缺陷基因治疗的临床前研究也在进行中，其结果仍存在争议。

十、网状发育不全

网状发育不全（reticular dysgenesis，RD），亦称网状组织发育不良，是一种由腺苷酸激酶 2（adenylatekinase 2，AK2）基因缺陷导致的少见的常染色体隐性遗传的重症联合免疫缺陷病（OMIM#267500）。该病患者淋巴系和髓系前体细胞成熟障碍，主要临床表现为生后即发现生长障碍、呕吐、腹泻和严重的局部感染，病情进展快，患者常迅速死亡（生后 3 天~3 个月），因此是重症联合免疫缺陷病中表现较重的一种。

该病于 1959 年首次被两位荷兰儿科医师 O. M. de Vaal 和 V. Seynhaeve 报道，并命名为"Reticular dysgenesis（RD）"。值得注意的是，该命名反映的是当时医学界对造血过程的尚不成熟的认识，当时人们以为骨髓及周围淋巴器官中的"多能原始网状细胞（multipotent primitive reticular cells）"是淋巴细胞和粒细胞的前体细胞。而事实上，我们现在知道淋巴细胞和粒细胞的原始来源是造血干细胞（hematopoietic stem cell，HSC），而网状组织（reticular tissue）是造血器官和淋巴器官的基本组织成分，由网状细胞（reticular cell）、网状纤维和基质构成。网状细胞产生网状纤维。网状纤维分支交错，连接成网，并可深陷于网状细胞的胞体和突起内，成为网状细胞依附的支架。网状组织为淋巴细胞发育和血细胞发生提供适宜的微环境。

RD 男女患病比例为 17∶15，接近 1∶1。RD 的两大主要临床表现是生长障碍和严重感染。RD 患者几乎无一例外地在新生儿期（93%）发生生长障碍和 / 或严重感染起病，其中 47% 在生后 1 周内发病。已报道的最晚发病年龄为 2.5 个月。RD 患者多为早产儿和小于胎龄儿，如一项大宗病例回顾分析发现超过 1/3 的 RD 患者为早产，近 2/3 为小于胎龄儿，这可能与胎儿生长受限有关。另一项大宗病例回顾分析亦发现 16 例 RD 患者中有 13 例出生体重低于 2 500g，其中 5 例低于 1 500g。而其他 SCID 患者多为足月儿，且无明显胎儿生长受限。

RD 患者的感染多为细菌性败血症（59%），其

次是脐炎(17%)。外周血病原学分析发现金黄色葡萄球菌较常见,其次是B族溶血性链球菌、表皮葡萄球菌、大肠埃希菌、草绿色链球菌、铜绿假单胞菌及白念珠菌。除此之外,先天性巨细胞病毒感染亦有报道,而条件致病菌感染(如卡氏肺孢子虫感染)、获得性巨细胞病毒感染及反复呼吸道病毒感染等其他SCID中常见的感染在RD患者中尚无报道。

另外也有不典型病例的报道,如一例患者表现为典型的Omenn综合征,有全身性红皮病、淋巴结肿大、腹泻及淋巴细胞增生,这可能与母源性寡克隆T细胞扩增有关,发现母源性T细胞对诊断SCID有重要价值。

严重的白细胞减少和粒细胞缺如是RD的主要实验室检查表现。其中白细胞常常在(1~16)×10^8/L之间,均值为$6.3×10^8$/L,而粒细胞大多完全缺如,单核细胞也常常低于正常水平。淋巴系细胞也都明显低于正常,包括T细胞、B细胞和NK细胞,T细胞水平降低尤为普遍,而残存的T、B及NK细胞其功能也是受损的。另外,有相当部分患者体内存在母源性T细胞。残存淋巴细胞较多时往往延误诊断,尤其是临床表现不典型时,比如感染发生稍晚,或如前述,表现为类似Omenn综合征样自身免疫症状时。

除此之外,还有近半数的RD患者同时有其他血液系统异常表现,如44%的患者有血红蛋白水平降低,45%的患者有血小板减少。骨髓细胞学发现85%的患者髓系发育停滞于早幼粒细胞期,35%的患者有淋巴系发育异常。

感音神经性聋在RD患者中发生率很高,且严重影响患者发育,尤其是造血干细胞移植后的患者,其具体机制尚不明了。

2009年,两个独立研究团队同时发表了AK2基因缺陷导致RD的研究发现,随后几年中依靠基因诊断,陆续有更多病例被诊断,重庆医科大学附属儿童医院亦曾报道过2例,为国内首次报道,临床表现与国外报道类似。整体来看,致病突变遍布整个基因,突变类型包括小片段和大片段缺失、剪接位点突变、错义突变和无义突变。这些突变常常对AK2基因转录本的稳定性没有影响,而主要是严重影响蛋白的稳定性。除部分突变,如p.Asp165Gly和p.Arg103Trp可能会有不足10%的蛋白表达,大部分突变导致蛋白完全缺失。值得注意的是,个别病例具备RD的典型临床表现,

其AK2基因却没有突变,提示RD致病基因可能不只AK2,即存在基因模拟(genocopy)。另一个有意思的现象是,近年来有报道AK2某些突变可导致轻型联合免疫缺陷,其粒细胞和淋巴细胞计数可正常。

AK2基因在进化上高度保守,位于1号染色体p35.1,长约24kb,有两个不同的转录本,编码相应的异构体(isoform A和isoform B)。Isoform A有239个氨基酸,Isoform B有232个氨基酸,两者只在C端有几个氨基酸不同。除红细胞外,两种异构体均广泛表达于多种组织细胞,但不同组织细胞表达水平有所差异。值得注意的是,两种异构体在同一种细胞中是否有表达差异,亚细胞定位是否相同,酶活性是否有差异,一种细胞存在两个同源性异构体的生物学意义,两者是否还有激酶活性外的功能等一系列问题均未有确切研究,这加大了研究RD发病机制的难度。AK2的酶活性主要依赖于3个结构域,包括磷酸基团结合环(第22~30位氨基酸)、单磷酸核苷结合结构域(NMP bind domain,第45~74位氨基酸)、LID结构域(第141~178位氨基酸)。AK2定位于线粒体膜间隙,可以可逆地催化细胞能量代谢反应,使一个磷酸基团从ATP转移至AMP,从而产生两个ADP。然而该生物过程如何与生物体生长障碍及粒细胞、T细胞、B细胞及NK细胞发育异常相联系,尚欠更多的分子机制细节研究。鉴于AK2定位于线粒体内膜间隙,有学者猜测AK2缺陷会导致线粒体功能异常,而线粒体功能异常常常导致活性氧(ROS)产生过多,该团队在斑马鱼动物模型中证实了该假设。更令人感兴趣的是,作者使用抗氧化剂干预可以逆转粒细胞发育停滞的表型,抗氧化剂作为潜在的治疗策略备受期待。另外近年来有研究揭示AK2尚有非能量代谢相关的生物学功能,比如AK2-FADD-CASP10复合体参与内源性细胞凋亡,AK2-DUSP26复合体参与细胞增殖。Ak2基因敲除小鼠胚胎致死,因此缺乏有效的动物研究模型,既往研究多采用果蝇、斑马鱼及棉铃虫进行体内研究,最近有团队利用Crispr/Cas9技术构建了人原代造血干细胞Ak2基因敲除细胞模型,在体外重现了髓系发育停滞的发现,该模型对研究RD分子机制有重要作用。当然小鼠模型更利于体内研究的开展,这可能依赖于Ak2基因条件性敲除,目前尚未见有团队尝试构建。

新生儿孤立的白细胞减少不是诊断RD的特

异表现,因为发病率更高的败血症也可继发白细胞减少。但是中性粒细胞和淋巴细胞同时明显减少时应该积极进一步检查,以除外 RD 可能。早期诊断对包括 RD 在内的 SCID 至关重要,因为早期诊断,早期启动造血干细胞移植治疗显著影响患者预后。RD 的疑诊可参考表 2-24 所列临床表现和实验室检查。疑诊病例应完善基因检测。

表 2-24　RD 预警临床表现

主要表现	非特异表现
生后 1 周内发生细菌感染	母源 T 细胞植入
中性粒细胞计数降低,粒细胞集落刺激因子治疗无效	早产儿
淋巴细胞计数降低	小于胎龄儿
骨髓象呈粒细胞发育停滞于早幼粒阶段	贫血和 / 或血小板减少
感音神经性聋	父母系近亲结婚

造血干细胞移植是目前唯一的根治方法。与其他 SCID 不同,为了更好地重建粒细胞系,RD 的造血干细胞移植大多需要清髓预处理,当然,清髓的药物剂量需根据具体患者情况调整。移植后患者仍有粒细胞减少时,不推荐使用粒细胞集落刺激因子治疗,而再次移植似乎是唯一有效的方法。人工耳蜗植入是改善患者听力的有效措施。

十一、腺苷脱氨酶缺陷

腺苷脱氨酶(ADA)缺陷是一种常染色体隐性遗传的重症联合免疫缺陷病(OMIM#102700)。该病为嘌呤代谢通路异常性疾病,占常染色体隐性遗传 SCID 的 40% 和所有 SCID 的 14%。由于缺乏 ADA 酶活性,导致脱氧腺苷和脱氧三磷酸腺苷等毒性代谢中间产物在细胞内堆积,淋巴细胞对此毒性尤为敏感,因而可出现 T^-B^-SCID 表型。部分具有残留 ADA 酶活性的患者可在儿童期甚至成人期起病。

【病因和发病机制】

腺苷脱氨酶(ADA)是一种广泛分布的嘌呤代谢通路的关键酶,催化腺苷和脱氧腺苷及自然发生的甲基化腺苷化合物脱氨基,产生肌苷和脱氧肌苷。进一步在嘌呤核苷磷酸化酶(PNP)作用下转化为次黄嘌呤,次黄嘌呤在次黄嘌呤鸟嘌呤磷酸核糖转化酶(HGPRT)作用下转变为磷酸肌苷或转化为尿酸排泄。ADA 的缺乏将导致肌苷和脱氧肌苷

产生减少。但是由于其他旁路的影响,ADA 缺陷患者的肌苷和脱氧肌苷维持在正常浓度,并有正常水平的尿酸产生。ADA 缺乏导致底物腺苷和脱氧腺苷血清浓度升高,红细胞和淋巴细胞 dATP 明显升高。另外,尿液中脱氧腺苷显著增加,腺苷也有轻度增加。升高的脱氧腺苷可以灭活 SAH 水解酶,导致红细胞 SAH 水解酶活性降低。升高的 dATP 影响 DNA 合成必需的核糖核苷酸还原酶,阻止 DNA 复制、抑制淋巴细胞尤其是 T 细胞的增殖。升高的脱氧腺苷抑制 DNA 修复,诱导细胞凋亡。SAH 水解酶活性降低抑制甲基化反应,可能在 ADA 缺陷发生神经系统异常中具有重要作用。残留 ADA 的活性与其临床表现的严重程度以及脱氧腺苷和 dATP 等毒性中间代谢产物的水平成反比。

尽管 ADA 在所有细胞系均有分布,不同组织中酶活性差异显著。人体中淋巴组织,尤其是胸腺内未成熟 T 细胞和脑组织、肠道内 ADA 酶分布较多,而红细胞内酶活性最低。随着 T 细胞的成熟,细胞内 ADA 酶活性逐渐降低。

人类 ADA 基因定位于 20 号染色体长臂(20q12~q13.1),其 cDNA 含 1 089 个核苷酸和 12 个外显子,编码 363 个氨基酸的蛋白。截至目前,超过 50 种重型 ADA 基因突变和 10 余种轻型 ADA 基因突变被报道。重型突变主要包括错义突变、拼接位点突变、缺失和插入突变及无义突变。错义突变主要集中于外显子 4、5 和 7,主要编码底物结合和发挥催化作用的氨基酸。尽管 ADA 基因突变分布于所有编码区,但有约 2/3 突变集中于 12 种热点突变。而且大约 2/3 的患者为复合杂合突变。大约 1/2 左右 ADA 基因错义突变位于 CpG 二核苷酸区域。在对健康人群或 ADA 缺陷患者的相关亲属的筛查中,发现 10 余种不同的错义突变。这类患者被划入部分 ADA 缺陷。该类患者以红细胞 ADA 酶活性缺如,非红细胞有部分 ADA 酶活性为特征。有研究对 20 余种 ADA 基因错义突变的 ADA 酶活性进行检测,并将其分为 4 组,分别为缺如、0~2%、2.5%~6%、10%~80%。并且发现 ADA 酶活性与临床和生化表型密切相关。

【临床表现】

ADA 缺陷患者的临床表现差异较大,可于新生儿期起病,也可幼儿期甚至成人期晚发。既有免疫学表现,也有非免疫学表现。

1. 免疫学表现

(1)早发型:ADA 缺陷 SCID 的早期描述是基

于对具有典型 SCID 表现患者的回顾性研究。因此，超过 95% 的病例其临床和免疫学表现和其他 SCID 类似。伴显著淋巴细胞减少、细胞和体液免疫功能缺陷、反复致命性的多病原感染。很多早发病例缺乏 T 细胞和 B 细胞，因此被划入 T⁻B⁻SCID。除了免疫功能缺陷外，约 50% 患者有骨骼异常，如肋软骨连接处凹陷、闭合不全及骨盆发育不全等。

（2）晚发型：越来越多的 ADA 缺陷患者在生后 3~15 岁起病，部分患者甚至成人期起病。患者临床表现多样，包括反复细菌性肺炎（肺炎链球菌为主）和败血症、淋巴细胞减少、嗜酸性粒细胞升高、高 IgE 血症及自身免疫性疾病。肺炎链球菌多糖免疫后不能产生抗体。常见自身免疫性疾病包括糖尿病、特发性血小板减少症、溶血性贫血和自身免疫性甲状腺功能减退症等疾病。

成人期起病的 ADA 缺陷患者同样可发生各种感染和自身免疫性疾病。包括反复呼吸道细菌感染、肺炎、败血症、持续性病毒疣、复发性带状疱疹感染、哮喘、自身免疫性甲状腺功能减退症。溶血性贫血与特发性血小板减少症也有报道。而且目前报道的 3 例 ADA 缺陷成人患者中，免疫缺陷诊断前均存在淋巴细胞减少症。首次报道的成人期起病的 ADA 缺陷患者以顽固性疣为主要表现。尽管接受了 ADA 酶的替代治疗，患者最终死于严重肺部感染。其同胞患者接受 ADA 酶治疗后期发生酶抵抗。另一例 ADA 缺陷患者 39 岁时确诊，伴反复感染和白细胞减少症。其剖宫产后发生败血症，同时伴不明原因的肝脏肉芽肿、肺结核和哮喘。

（3）部分 ADA 缺陷型：正常群体或 ADA 缺陷患者的健康亲属筛查中发现部分人群表现为红细胞 ADA 酶活性缺如。这类患者起初被称为"ADA 部分缺陷"。因为尽管红细胞 ADA 酶活性缺如，但非红细胞仍保留 5%~80% 的 ADA 酶活性。这类人群有 dATP 的显著升高，而没有确切的免疫功能缺陷证据，可能是其不易发生母胎输血 GVHD 的原因。其远期预后仍有待进一步随访。

2. 非免疫学表现 ADA 缺陷患者可伴有非免疫学表现，包括肾和肾上腺异常、神经系统异常、幽门狭窄和肝脏疾病。此外，血小板异常聚集也有报道。尽管很难证明神经系统异常不是继发于病毒性脑炎，但有人提出神经系统异常是由于腺苷和腺苷受体 A1 相互作用所致。这个假说是基于发现随着治疗后异常代谢物降低，患者的神经系统表现明显改善。此外，少数患者发生 EBV 相关的淋巴

瘤。近来，有发现 ADA 缺陷患者常伴有其他 SCID 不具备的临床特点，包括认知和行为异常、耳聋等。

【实验室检查】

淋巴细胞减少伴进行性免疫功能减退是 ADA 缺陷的常见表现。在早发型 ADA 缺陷患者宫内和出生时即伴有淋巴细胞减少和细胞毒性代谢产物，比如 dATP 升高。在早发型病例，通常有淋巴细胞缺如和细胞免疫、体液免疫功能严重受损。同种凝集素缺乏和免疫球蛋白，尤其是 IgM 和 IgA 降低或缺如，T 细胞抗原依赖的抗体反应严重受损，表现为 T⁻B⁻SCID。因此可伴有多种机会性致病微生物感染。晚发型 ADA 缺陷患者，可以有 B 细胞和抗体产生，但有进行性功能减退。常伴有嗜酸性粒细胞升高和 IgE 升高。自身免疫性疾病，包括哮喘的发生率也明显升高。

一般来说，ADA 缺陷患者的腺苷代谢物浓度和疾病的严重程度密切相关。血浆腺苷和脱氧腺苷的浓度明显升高，但由于采血时立即被红细胞摄取并进一步磷酸化，因此一般方法很难检测。ADA 缺陷最显著的改变是红细胞和淋巴细胞内大量 dATP 的积聚，主要是胞内升高的脱氧腺苷进一步磷酸化形成的。因此，脱氧腺苷的浓度和 dATP 水平具有一致性。ADA 缺陷患者同时伴尿液脱氧腺苷分泌明显增加，而正常人尿液不能检测到。与正常人相比，ADA 缺陷患者尿液的腺苷浓度仅轻度增加。脱氧腺苷的浓度增加会灭活 SAH 水解酶，导致红细胞 SAH 水解酶活性明显降低。不同的治疗方案可以不同程度降低异常代谢物浓度。骨髓移植后 ADA 缺陷患者的红细胞、血浆和尿液的代谢物浓度均显著降低，但经敏感的检测方法显示仍高于正常，尤其是尿液腺苷浓度。相比输血和骨髓干细胞移植，ADA 酶替代治疗后红细胞 dATP 浓度更低。

患者红细胞、淋巴细胞或成纤维细胞 ADA 酶活性检测是可靠的筛查方法，典型的 ADA 缺陷 SCID 患者 ADA 酶活性通常不能检测到。晚发型 ADA 缺陷患者可能保留 2%~5% 活性，而成人期起病者 ADA 酶活性最高。通过分析骨髓和外周血 T、B 淋巴细胞数量有助于 ADA 缺陷诊断，因为骨髓淋巴细胞相对年轻，胞内毒性产物积聚尚不严重，因而骨髓中可检出一定数量 T、B 细胞。进行 ADA 基因分析可确定诊断。

【诊断及鉴别诊断】

考虑到晚发型和成人期起病的 ADA 缺陷患

者,任何不明原因的淋巴细胞减少,频繁感染,伴或不伴有自身免疫性疾病,均应进行 ADA 缺陷的检测。红细胞 ADA 酶的筛查异常,应进行非红细胞 ADA 酶活性检查,以除外部分型 ADA 缺陷。红细胞的 dATP 和尿液腺苷升高有助于诊断。

典型 ADA 缺陷不难诊断。晚发型 ADA 缺陷患者,需要和多种原发、继发和获得性原因引起的淋巴细胞减少症鉴别。ADA 基因检测及基因变异的致病性证实是确诊依据。

【治疗】

ADA 的治疗包括一般措施、造血干细胞移植、酶替代治疗及基因治疗。与其他 SCID 类似,ADA 患者应接受预防性抗生素疗法,包括预防卡氏肺孢菌。某些制品不能应用,包括活疫苗或未经辐照的巨细胞病毒阳性的血液制品。应行免疫球蛋白替代疗法,包括增加对呼吸道合胞病毒的预防治疗。

造血干细胞移植是 ADA 缺陷确切的首选根治治疗措施。成功的造血干细胞移植可以显著降低以脱氧腺苷为基础的异常代谢产物。由于 ADA 对脱氧腺苷的亲和力更高,因此移植后 ADA 缺陷患者仍有相对较高的腺苷水平,但没有明显副作用。此外,SAH 水解酶活性在移植后仍较低,可以解释移植后仍存在的非免疫学表现,尤其是耳聋和认知行为异常等神经系统表现。数项多中心的回顾性研究报道,患者生存率>80%。其中一项纳入了106 例患者,共 119 次移植,发现接受 HLA 匹配的同胞供者或 HLA 匹配的亲属供者移植后,患者总生存率达 86% 和 81%,移植后中位随访时间是 6.5年。相比之下,接受匹配的非亲缘供者,半相合的亲缘供者和不匹配的非亲缘供者移植的患者生存率分别为 67%、43% 和 29%。大多数死亡事件发生于移植后 100 天内。接受 HLA 相合同胞移植物的患者仅占所有患者的 15%,而移植物来自 HLA不匹配的供者可造成致死性移植物抗宿主病。与组织相合移植相比,半相合移植的植活所需要的时间通常明显延长,功能 T 细胞的出现可能需要 4~7个月,且植活可能不完全。

ADA 酶替代治疗主要用于缺乏 HLA 相合供者的初始治疗。患者病情不稳定,不能经受 HLA不匹配移植前的预处理。通过酶替代治疗,为寻找 HLA 匹配的供者或基因治疗赢得时间。有不到 10% 的 ADA 病例在造血干细胞移植或基因治疗失败后接受酶替代治疗。最开始尝试应用酶替代治疗的方法是每 2~4 周输注 1 次来自 ADA 阳性

供者的经辐照的冷冻红细胞。该方法存在铁过载导致的不良反应,目前已被弃用。现酶替代治疗采用牛 ADA 的聚乙二醇修饰的 ADA(polyethylene glycol-modified ADA,PEG-ADA)。PEG-ADA 的优势在于其可通过阻断 ADA 蛋白表面的结合位点来延长 ADA 的半衰期,因此,可阻断酶的降解和抗 ADA 抗体的形成。PEG-ADA 可以减少红细胞的脱氧腺苷和脱氧腺苷核苷酸。PEG-ADA 的半衰期为 2~3 天,因此每周 1 次或每周 2 次肌内注射即可。ADA 酶替代治疗起始剂量因人而异。推荐起始剂量为每周 15~30U/kg,而早发型的 SCID 患者在最初数月使用剂量可达 30~60U/kg,每周 2 次。根据检测 dATP、脱氧腺苷、SAH 水解酶及抗 ADA抗体调整 ADA 酶的用量。PEG-ADA 的临床疗效显著,具有诸多优点,包括更安全、可以提供更多的酶、更完全地降低异常代谢物的浓度。除了改善生长发育、延长生命外,ADA 酶替代治疗可以改善T 细胞的保护性免疫和提高 SAH 水解酶活性。目前,超过 120 例 ADA 缺陷患者接受 ADA 酶替代治疗,存活率大约 80%。但 ADA 酶替代治疗的问题之一是治疗后其免疫功能是否可以持续改善。有研究对 9 例 ADA 缺陷患者进行了 10 年随访发现,ADA 酶替代治疗后数年患者淋巴细胞计数和增殖反应有逐渐降低趋势,提示在治疗过程中仍应密切监测患者免疫功能。ADA 酶替代治疗的劣势包括价格昂贵、每周用药并需终身治疗、需要监测代谢物浓度调整剂量、长期用药后产生抗酶抗体等。值得注意的是,PEG-ADA 治疗后并非所有的临床特征可随着治疗而改善。关于 ADA 缺乏症相关的神经系统和行为异常及感音性耳聋,目前缺乏数据表明 PEG-ADA 对其进展的效果。

ADA 基因治疗早在 1990 年就进行了临床研究。为提高基因治疗的效率,有研究建议治疗前予以低强度预处理及治疗后适时中断 ADA 酶替代治疗。自 2000 年起,全球超过数十例 ADA 缺乏症患者应用基因治疗,其中 70% 的患者成功。与其他 PID 不同,目前接受基因治疗的 ADA 缺乏症患者未见白血病的报道,产生这种差异的原因不清楚。但已有原癌基因插入突变的报道,因此,基因治疗的安全性仍值得关注。

十二、嘌呤核苷酸磷酸化酶缺陷

嘌呤核苷磷酸化酶缺陷是一种罕见的常染色体隐性遗传的重症联合免疫缺陷病(OMIM#164050)。

该病是由于嘌呤代谢的关键酶 PNP 缺陷导致的代谢异常性疾病。于 1975 年首次报道。以反复严重感染、中枢神经系统异常及易患自身免疫性疾病为特点。目前报道病例数不足 50 例。

【病因和发病机制】

PNP 是一种广泛分布的嘌呤代谢的关键酶，尤其在胸腺和淋巴结高表达。在 PNP 的催化下，体内肌苷、脱氧肌苷、鸟苷和脱氧鸟苷进一步代谢生成次黄嘌呤和鸟嘌呤。次黄嘌呤和鸟嘌呤进一步产生尿酸。一旦 PNP 酶缺陷，将必然导致相应底物浓度升高，尿酸水平降低。尤其是升高的脱氧鸟苷进一步生成的三磷酸鸟嘌呤脱氧核苷酸（dGTP），影响 DNA 的合成和修复。dGTP 的毒性作用对 T 细胞功能影响尤其明显，可导致进行性淋巴细胞减少，而对 B 细胞影响相对较轻。PNP 患者神经系统的异常可能与线粒体功能异常和神经元 GTP 缺乏有关。PNP 基因定位于 14q13.1，包含 6 个外显子，目前报道约 40 种不同的 PNP 基因突变，包括错义突变、无义突变、拼接位点突变和缺失突变。

【临床表现】

PNP 缺陷具有典型的严重联合免疫缺陷的临床特征，常在生后 1 岁内起病，容易发生多种病原的严重致命性感染，比如细菌、病毒和真菌、卡氏肺孢子虫等。常见感染包括肺炎、中耳炎、鼻窦炎和尿路感染。由于严重的 T 细胞功能受损，少数患者发生播散性水痘和持续性的单纯疱疹病毒感染。超过 1/2 的 PNP 缺陷患者伴有神经系统异常，包括痉挛性瘫痪、共济失调、震颤、运动发育落后和不同程度的精神发育迟滞。神经系统异常可以在感染发生之前出现。此外，自身免疫性疾病是 PNP 缺陷的常见临床表现，包括自身免疫性溶血性贫血、血小板减少性紫癜、自身免疫性中性粒细胞减少症、系统性红斑狼疮和中枢神经系统血管炎。部分患者可发生淋巴瘤和淋巴肉瘤。

【实验室检查】

T 细胞功能缺陷是 PNP 缺陷的重要特点。大多数患者有显著的淋巴细胞减少症。丝裂原刺激的淋巴细胞增殖反应显著异常。B 细胞数目基本正常，但有不同程度的功能异常。免疫球蛋白水平正常或降低。某些患者抗体产生有进行性下降趋势。采用放射化学或分光光度法检测红细胞 PNP 活性是重要的诊断方法。此外，PNP 酶的相应底物明显升高，包括血清和尿液肌苷、鸟苷升高，红细胞 dGTP 浓度升高。

【诊断及鉴别诊断】

具有反复细菌、病毒、真菌感染及神经系统异常、淋巴细胞减少、T 细胞功能和抗体反应异常的患者应怀疑 PNP 缺陷可能。红细胞 PNP 酶活性检测有助于进一步诊断。血清和尿液尿酸浓度降低，血清肌苷和鸟苷升高，尿液肌苷、脱氧肌苷、鸟苷和脱氧鸟苷分泌增加，红细胞 dGTP 浓度增加进一步支持 PNP 缺陷诊断。本病与其他 SCID 或 CID 的鉴别有赖于 PNP 基因检测和致病性分析。

【治疗】

骨髓移植是 PNP 缺陷治疗的选择之一。由于本病较为罕见，临床资料较为有限。仅有 50% 左右接受移植的患者获得完全的植入和免疫功能重建。移植前接受预处理和早期接受移植成功率更高。低强度的预处理更有利于成功植入和避免神经系统症状恶化。骨髓移植并不能改善神经系统症状，因此，关于伴有严重神经系统异常的 PNP 缺陷患者是否需要进行骨髓移植存在争议。此外，胎儿胸腺移植未能取得成功。由于 PNP 缺陷患者异常的抗体反应，推荐进行定期的免疫球蛋白输注。卡氏肺孢子虫感染的预防也非常必要。

十三、ZAP-70 激酶缺陷

ZAP-70 缺陷是一种罕见的常染色体隐性遗传的重症联合免疫缺陷病（OMIM#176947）。该病以 TCR 介导的信号转导异常及选择性的 CD8$^+$T 细胞缺失为主要特征。ZAP-70 缺陷首次提供了酪氨酸激酶，尤其是 ZAP-70，在 T 细胞发育及功能发挥中具有重要作用的证据。

ZAP-70 是一种仅在 T 细胞和 NK 细胞表达的分子量为 70kDa 的 Syk 家族酪氨酸激酶。所有的胸腺细胞亚群均有 ZAP-70 蛋白表达，而且在体内和胸腺细胞及 T 细胞磷酸化的 CD3ζ 链紧密相连。ZAP-70 募集到 TCR 对 T 细胞的活化及信号转导非常重要。T 细胞活化有赖于 TCR 信号转导途径。与 TCR-CD3 复合物相邻的共受体（CD4 或 CD8）分子，其胞质段与酪氨酸激酶 Lck 相连，该酶被激活可使 CD3 分子的 ITAM 磷酸化，进而募集并活化其他激酶，包括 ZAP-70，从而启动激酶活化的级联反应，活化特异性转录因子。转录因子移入细胞核内，使 IL-2 基因及参与细胞分裂的基因活化。

ZAP-70 缺陷显示 TCR 介导的信号转导异常及选择性的 CD8$^+$T 细胞缺失提示 ZAP-70 对

CD8+T 细胞的胸腺选择及外周 CD4+T 细胞和 CD8+T 细胞的信号转导非常重要,而不是 CD4+T 细胞的胸腺选择所必需的。一个可能的解释是在 ZAP-70 缺乏的情况下,在胸腺内高表达的酪氨酸激酶 Syk,可以部分替代 ZAP-70,拯救 CD4+T 细胞的选择。对于 CD4+ 和 CD8+ 细胞在胸腺的选择中,Syk 替代 ZAP-70 的能力不同可能与 Syk 募集到 TCR 需要 Lck 有关。由于在双阳性胸腺细胞中,相对于 CD8,Lck 和 CD4 联系更为紧密。因此,在 Syk 不能完全替代 ZAP-70 的情况下,CD4 细胞更易于被选择。在成熟 T 细胞中,Syk 活性下调,因此在外周 T 细胞的信号转导中不足以补偿 ZAP-70 的缺陷。

与其他重症联合免疫缺陷病类似,ZAP-70 缺陷患者均在生后早期起病,反复发生肺炎、中耳炎、巨细胞病毒感染、慢性腹泻、严重水痘及口腔念珠菌感染。部分患者伴慢性湿疹和肝脾大。需要注意的是大多数的 ZAP-70 缺陷患者可以检测到淋巴组织。胸腺活检提示有正常的组织结构和正常比例的双阳性胸腺细胞和单阳性 CD4+ 细胞,而 CD8+ 细胞极少。实验室检查显示患者外周血淋巴细胞计数正常或升高。淋巴细胞分类检查提示 CD3+ 细胞(38%~80%)和 CD4+ 细胞(37%~75%)比例正常或升高,而 CD8+ 细胞显著降低(0~3%)。而且采用 HLA 分型及 Southern blot 分析,显示外周 T 细胞为多克隆,除外母源性植入的可能。在体外采用多种有丝分裂原,包括植物血凝素(PHA)、美洲商陆有丝分裂原(PWM)、刀豆素 A(Con A)和抗 CD3 单克隆抗体刺激 ZAP-70 缺陷患者淋巴细胞,结果显示增殖异常,支持重症联合免疫缺陷病诊断。NK 细胞的数目和功能相对正常。尽管 B 细胞数目在正常范围,但患者间 B 细胞功能仍有所不同。大多数 ZAP-70 缺陷患者有低 IgG 血症,缺乏特异的抗体反应,需要每月输注丙种球蛋白。值得一提的是,在 ZAP-70 缺陷患者中,与采用经 TCR 介导刺激淋巴细胞增殖缺陷不同的是,使用佛波酯(phorbol myristateacetate,PMA)和离子霉素刺激,患者淋巴细胞增殖正常,并可以检测到 IL-2 产生。主要原因是 PMA 和离子霉素可以模拟 TCR 信号通路的第二信使 Ras 和 Ca^{2+} 的功能。

在大多数 ZAP-70 缺陷患者,采用免疫印迹分析不能检测到 ZAP-70 蛋白。而其他的酪氨酸激酶,包括 Lck 和 Fyn 等,均在正常水平。目前至少有 8 种不同的 *ZAP-70* 基因突变的报道。

主要以错义突变为主(S518R、P80Q、M572L、A507V、R465C、R465H),其次包括拼接位点突变(1833G>A,K541_K542insLEQ)和缺失突变(K504_P508delfsX35)。而且突变主要位于激酶结构域(kinase domain),研究显示突变显著影响 ZAP-70 蛋白的稳定性和催化活性。

因此,对于有不同程度低免疫球蛋白血症,相对正常的淋巴细胞和 T 细胞数目和显著下降的 CD8+T 细胞(<5%)的患者,须进行 ZAP-70 缺陷的筛查。经 TCR 刺激,比如 PHA 和 CD3 单克隆抗体,T 细胞增殖缺陷,而经 PMA 和离子霉素刺激,T 细胞增殖基本正常支持诊断。ZAP-70 蛋白和基因检查是确诊依据。

与其他重症联合免疫缺陷病类似,造血干细胞移植是唯一根治手段。早期确诊的 6 例 ZAP-70 缺陷患者移植均取得了成功。移植的供体包括 HLA 相合的同胞骨髓、去 T 细胞的父母骨髓、HLA 相合的无关供者骨髓及 HLA 部分相合的无关供者骨髓。而且采用动员患者父母外周血干细胞移植也取得了不同程度成功。采用基因治疗 ZAP-70 缺陷患者还有待于进一步研究。

总之,TCR 相关的酪氨酸激酶在 T 细胞成熟的各个阶段均发挥了重要作用。进一步阐明 ZAP-70 在 TCR 信号转导中的作用,对更好地理解 CD4 和 CD8 细胞在胸腺的选择无疑具有重大意义。

十四、LCK 激酶缺陷

LCK 缺陷是一种罕见的常染色体隐性遗传的原发性免疫缺陷病(OMIM#615758)。其临床表现差异较大,可以表现为重症联合免疫缺陷病,也可以是普通变异型免疫缺陷病表型。与 ZAP-70 缺陷以 CD8 细胞显著降低不同的是,LCK 缺陷患者以 CD4 细胞降低为主。

LCK 是一种在外周 T 细胞和各阶段胸腺细胞高表达的分子量为 56kDa 的 Src 家族酪氨酸激酶。大量的体内外实验证实 LCK 在正常的 T 细胞信号转导中发挥重要作用。ZAP-70 募集到 CD3 的 ITAM 需要 LCK 的辅助,而且 LCK 也介导 ZAP-70 的磷酸化,启动下游的信号转导。在鼠模型中的研究还显示 LCK 在胸腺细胞的分化中具有重要作用。LCK 缺陷小鼠的双阳性胸腺细胞和单阳性细胞均显著降低,提示 LCK 在双阴性胸腺细胞向双阳性胸腺细胞的转化阶段起重要作用。原因在于 LCK 是胸腺细胞发育过程中经前 TCR-CD3 复合体进行信号转导所必需的。不管是动物模型，还是 LCK 缺陷患者，CD4 细胞显著下降是其主要特点。目前具体原因尚不完全清楚。可能的原因是在 CD4 和 CD8 细胞 LCK 的调节和活化不同。体外研究发现 LCK 结合到 CD4 和 CD8 的磷酸化过程有差异，一旦 PKC 活化，LCK 脱离 CD4，而仍结合在 CD8。

目前，有临床报道 1 例 LCK 缺陷的重症联合免疫缺陷病患者。该患者来自一近亲结婚家庭。1个月时出现腹泻和体重不增，2 个月时因严重脱水和败血症住院治疗。经检查伴口腔念珠菌感染，体重在正常同龄儿第 5 百分位以下。病原检查显示轮状病毒感染、血培养阴沟肠杆菌阳性，肠道活检和尿检巨细胞病毒均阳性。HIV 检查阴性并且除外母源性植入 T 细胞的可能。经静脉输注免疫球蛋白及积极抗感染治疗，患者仍反复腹泻，须依赖全静脉营养。26 月龄时为提高 CD4 细胞水平，曾试用 IL-2 治疗 2 个月，临床表现和淋巴细胞数目均无改善。32 个月接受 HLA 配型的无关供者骨髓移植获得成功。

免疫学检查显示淋巴细胞绝对计数尽管有波动，与正常对照相比仍有降低（780~1 890/μl *vs.* 4 000~10 000/μl）。在 16 个月随访期间，CD8⁺ 细胞在正常范围（50%~63%），而绝对计数降低或在正常低限（490~945/μl）。CD4⁺ 细胞比例和绝对计数均显著降低。CD4/CD8 比例倒置，在 0.2~0.3 之间。B 细胞和 NK 细胞数目基本正常。免疫球蛋白水平 IgA 和 IgM 均降低，IgG 在患者输注免疫球蛋白后在正常水平。此外，需要注意的是表达 CD28 的 CD8⁺ 细胞显著降低（2%~7%），而 85% 的 CD4⁺ 细胞表达 CD28。LCK 蛋白检查显示 T 细胞 LCK 蛋白表达显著降低（<10%）。淋巴细胞增殖实验显示经有丝分裂原、抗 CD3 单克隆抗体及 IL-2 刺激后，总 T 淋巴细胞及 CD8⁺ 细胞的增殖反应均有不同程度降低。而同种抗原刺激后的增殖反应没有影响。而且在随访的 16 个月内，患者淋巴细胞的增殖反应进行性下降。

LCK 基因检查显示该患者 LCK mRNA 缺失编码酪氨酸激酶 ATP 结合位点和激酶结构域的外显子 7。不稳定的 LCK mRNA 导致可以检测但明显降低的 LCK 蛋白表达。而且，患者 T 细胞有相当数量的正常 LCK mRNA 存在。此外，尽管有 LCK 异常表达，TCR 交联后酪氨酸磷酸化的过程基本正常，但 CD8⁺ 细胞表达的 CD69 没有显著上调。

总之，TCR 相关的酪氨酸激酶在 T 细胞成熟的不同阶段均发挥了重要作用。LCK 是胸腺细胞信号转导所必需的。不管是鼠模型还是人类，如果阻断 LCK 将严重影响外周 T 细胞的发育及功能。LCK 蛋白异常表达及选择性 CD4 淋巴细胞减少的潜在基因缺陷还有待进一步研究。

十五、主要组织相容性 I 类抗原和主要组织相容性 II 类抗原缺陷

（一）MHC-I 缺陷

主要组织相容性 I 类抗原（MHC-I）缺陷是一种罕见的常染色体隐性遗传的联合免疫缺陷病（OMIM#604571）。最初称为裸淋巴细胞综合征（bare lymphocyte syndrome，BLS）。目前世界范围内报道病例不足 30 例。以肺部慢性炎症和皮肤肉芽肿性血管炎为主要表现。临床表现差异极大，部分患者没有任何临床症状。

【病因和发病机制】

MHC-I 类分子主要分布于有核细胞表面，以淋巴细胞表面的密度最大。MHC-I 类分子属于糖蛋白，由一条重链和轻链（β₂- 微球蛋白）以非共价键连接而成，主要参与内源性抗原的转运，在免疫监视方面发挥重要作用。内源性抗原降解后，由抗原加工相关转运体（transporter associated antigen processing，TAP）将适合的抗原肽转运至内质网，与已组装的 MHC-I 类分子结合成复合物，经高尔基复合体转运至细胞表面，供 CD8⁺T 细胞识别。TAP 包括 TAP1 和 TAP2 亚单位，其编码基因位于第 6 号染色体。甲硫蛋白（Tapasin）由 *TAPBP* 基因编码，是一种连接 TAP 和 MHC-I 类分子重链的糖蛋白，起着参与 MHC-I 类分子组装及保护重链不被降解的作用。

根据遗传背景、生化和临床特征，MHC-I 缺陷分为 TAP1、TAP2 和 TAPBP（Tapasin）缺陷。上述基因并不参与 MHC-I 类分子转录及合成，而是在抗原肽的运输和装载中发挥重要作用。如果发生 *TAP* 基因突变，内源性抗原肽不能转运至内质网，空载的 MHC-I 类分子将停留在内质网和高尔基复合体之间，导致细胞表面 MHC-I 类分子表达降低。另外，推测第四类 MHC-I 类分子缺陷因转录异常引起，但致病基因尚不明确。

由于 MHC-I 类分子介导胞内抗原递呈至 CD8⁺T 细胞，理论上 MHC-I 缺陷患者将易患病毒感染和肿瘤。但是患者似乎保持了完整的抗病毒

免疫,也无恶性肿瘤的显著倾向。一个可能的解释是 NK 细胞和某些 CD8$^+$T 细胞可以以 TAP-非依赖的方式进行免疫防御反应。而且在刺激条件下,CD8$^+$T 细胞和 NK 细胞可重新募集。但是,由于 TAP-非依赖的抗原较少,NK 细胞的细胞毒作用较正常弱,因此,TAP 缺陷患者病毒清除延迟。病毒持续存在诱导细胞因子和趋化因子产生,促进中性粒细胞聚集,破坏呼吸道纤毛并导致肺纤维化,导致细菌不能有效清除,进一步促进中性粒细胞的趋化,从而导致肺部慢性炎症。

【临床表现】

最常见的 MHC-Ⅰ类缺陷由 *TAP1* 和 *TAP2* 基因突变所致。婴儿期往往没有症状。反复呼吸道细菌感染可演变为慢性肺部炎症和支气管扩张,最终导致呼吸功能不全和低氧血症。除了呼吸道表现外,几例患者出现腿部皮肤肉芽肿性血管炎。上呼吸道病变导致面部变形也曾有报道。此外,部分 TAP1 和 TAP2 缺陷患者完全没有症状。目前仅有 1 例表现为晚发的慢性肾小球肾炎的甲硫蛋白(Tapasin 缺陷)病例报道,没有任何 TAP 缺陷的相关临床表现。截至目前,有 2 例尚未明确致病基因的 MHC-Ⅰ缺陷。其中 1 例有不明原因的对激素有反应的贫血,在 HLA 配型时偶然被发现。另 1 例是其兄弟,完全没有任何症状。

【实验室检查】

T 淋巴细胞亚群分析显示 CD4$^+$/CD8$^+$ 比率正常或升高,主要是由于 CD8$^+$αβT 细胞降低所致。由于阳性选择缺陷,理论上讲 CD8$^+$αβT 细胞的 TCR 受体库多样性将受限。但事实上大多数患者 TCR 受体库多样性在正常水平。B 细胞和免疫球蛋白基本正常。尽管 NK 细胞数目在正常范围,但其细胞毒性仍有降低。NK 细胞和 T 细胞活化后,表现出对自体细胞的过度反应,这个特点也有助于理解本病的炎症本质。

【诊断及鉴别诊断】

MHC-Ⅰ缺陷通常可以经血清 HLA 分型诊断。目前,还可以采用流式细胞术的方法检测 MHC-Ⅰ分子表达。进一步的实验有助于区分其缺陷类型。正常的胞内 MHC-Ⅰ分子水平,MHC-Ⅰ分子唾液酸化异常伴降解趋势和稳定性降低高度支持 MHC Ⅰ分子装配异常,刺激后胞外 MHC-Ⅰ分子表达没有显著影响。第四类 MHC-Ⅰ缺陷患者胞内 MHC-Ⅰ分子 mRNA 表达降低,而经细胞因子刺激可诱导胞外 MHC-Ⅰ表达。本病临床表现变异极大,通常需要与其他基因突变导致的联合免疫缺陷鉴别。

【治疗】

MHC-Ⅰ缺陷没有特殊治疗,最重要的是对支气管感染的预防和治疗。采用的方法和其他慢性呼吸道炎症疾病相同。对于慢性鼻窦炎,建议采用冲洗、外用激素和抗生素等保守治疗。皮肤溃疡采用基本的消毒护理即可,植皮治疗效果不佳,还可导致皮损复发。干扰素治疗也将导致皮损加重。

大多数 MHC-Ⅰ缺陷由 *TAP1* 和 *TAP2* 基因突变引起,虽然相关的肺部炎症和皮损是特征性表现,但有些患者可数十年没有明显症状,因此真正的发生率并不清楚。所以有必要收集这些不典型病例的资料,阐明背后的遗传背景。此外,分析 TAP 缺陷患者 CD8$^+$αβ T 细胞介导的抗病毒反应,可以发现多种以非 TAP 依赖方式递呈的病毒蛋白。这些发现将为非 TAP 依赖通路的分子基础研究提供重要线索。

（二）MHC-Ⅱ缺陷

MHC-Ⅱ缺陷是一种罕见的常染色体隐性遗传的重症联合免疫缺陷病(OMIM#209920)。MHC-Ⅱ分子仅表达在专职的抗原呈递细胞如 B 细胞和单核细胞上,是由 α 和 β 链组成的异二聚体跨膜糖蛋白,通过介导跨膜信号,参与抗原特异性 CD4$^+$T 细胞的活化。因此,MHC-Ⅱ缺陷将导致针对外来抗原的细胞免疫和体液免疫功能显著异常。MHC-Ⅱ缺陷的患者于 20 世纪 70 年代末期被发现,至今确诊病例不足百例,以非洲北部人群为主。

【病因和发病机制】

MHC-Ⅱ缺陷是由于 MHC-Ⅱ基因转录调节因子缺陷所致。目前已知 MHC-Ⅱ缺陷可分为四群,由 *MHC2TA*、*RFXANK*、*RFX5* 和 *RFXAP* 基因突变所致,分别定位于 16p13、19p12、1q21.1~21.3 和 13q14。其中最常见的是 *RFXANK* 基因突变所致。在 MHC-Ⅱ基因的启动子区有非常保守的 S、X、X2 和 Y 盒状序列,RFX、X2BP 和 NF-Y 蛋白分别结合到 X、X2 和 Y 盒状序列形成核蛋白复合体,称为 MHC-Ⅱ增强子。S 盒状序列的结合蛋白目前尚不明确。其中,RFX 是由 *RFXANK*、*RFX5* 和 *RFXAP* 基因编码的蛋白共同形成的多蛋白复合物。一旦 RFX 复合体发生突变,将导致包括 RFX 复合体、X2BP 及 NF-Y 蛋白与 MHC-Ⅱ基因启动子区脱离,从而影响 MHC-Ⅱ基因转录。而 RFX、X2BP 和 NF-Y 蛋白与启动子相应盒状序列的结合可以相互显著增强稳定性,并且具有特异性。

MHC2TA 基因编码的 CIITA 是一种通过蛋白-蛋白相互结合发挥作用的共活化因子。C Ⅱ TA 蛋白与 MHC-Ⅱ 启动子区的核蛋白复合体(增强子)结合,通过其 N 末端的活化域募集其他因子活化 MHC-Ⅱ 基因转录,包括 TF Ⅱ B、TAF Ⅱ 32、TAF Ⅱ 70、TF Ⅱ H、p-TEFb 和 HAT 等。MHC2TA 基因的转录由 4 个独立的启动子控制,导致编码基因首个外显子的差异,并决定细胞型的特异性及 MHC-Ⅱ 基因表达。比如启动子 Ⅲ 主要促进 B 细胞和活化 T 细胞 C Ⅱ TA 表达,启动子 Ⅳ 主要促进胸腺上皮细胞 C Ⅱ TA 表达。

截至目前,至少发现 6 例 MHC2TA 基因突变的 MHC-Ⅱ 缺陷患者,包括无义突变、错义突变和拼接位点突变。此外,在 27 例非相关患者中发现 8 种不同的 RFXANK 基因突变,所有的突变均影响锚蛋白重复序列的稳定性,包括错义突变、无义突变、缺失及拼接位点突变。在 5 例典型 MHC-Ⅱ 缺陷患者中发现 RFX5 基因突变,均为无义突变和拼接位点突变,导致合成缺失 C-终末端的截短型 RFX5 蛋白。而目前仅在 6 个家族中发现 3 种不同的 RFXAP 基因突变,均合成截短型的 RFXAP 蛋白。

【临床表现】

和其他严重联合免疫缺陷一样,MHC-Ⅱ 缺陷感染发生早,几乎均在 1 岁以内,平均起病年龄 4.1 个月,而平均死亡年龄 6 个月~5 岁。患者可发生各种病原感染,包括病毒、细菌、真菌和原虫等。其中假单胞菌和沙门菌是最常见的细菌病原,巨细胞病毒是最常见的病毒病原。细菌感染最常见,包括消化道感染、呼吸道感染及败血症等。蓝氏贾第鞭毛虫和念珠菌引起的慢性腹泻和吸收不良为该病的特征性表现,常引起生长迟缓、肝脏肿大、转氨酶增高、硬化性胆管炎(隐孢子虫感染有关)和严重的肝病及门静脉纤维化。肠道病理检查显示不同程度的绒毛萎缩。几乎所有的患者均有反复支气管肺炎,病原包括病毒(巨细胞病毒、呼吸道合胞病毒、肠道病毒)、细菌(链球菌、嗜血杆菌、葡萄球菌、假单胞菌和变形杆菌)、卡氏肺孢子虫和白念珠菌等。此外,病毒感染引起的神经系统表现也较常见,包括脊髓灰质炎、脑膜脑炎和慢性淋巴细胞性脑膜炎。柯萨奇病毒、腺病毒和脊髓灰质炎病毒常常导致脑膜脑炎。尽管接种灭活疫苗,2 例患者发生脊髓灰质炎。另有 1 例患者接种减毒活疫苗后

死于脊髓灰质炎伴脑炎。除了严重感染外,部分患者可伴有血液系统改变,比如粒细胞减少和严重自身免疫性溶血。不同基因突变的 MHC Ⅱ 缺陷患者临床表现无显著差异。

需要注意的是,MHC-Ⅱ 缺陷患者之间的临床表现差异可能较大。而且目前尚未发现明显的基因型和表现型的关系。有趣的是,有几例 MHC-Ⅱ 缺陷患者临床表现较轻,部分患者甚至存活至 20 岁。但其具体机制,包括遗传、免疫、环境的影响尚不清楚。

【实验室检查】

所有的免疫学异常均是由于 MHC-Ⅱ 缺失影响抗原递呈所致。容易理解的是 MHC-Ⅱ 缺失导致针对外源性抗原的细胞和体液免疫缺陷。大多数患者有低免疫球蛋白血症,甚至无丙种球蛋白血症。微生物制剂免疫后的抗体反应显著降低。有趣的是,在几个患者患者中发现自身免疫性疾病相关抗体。MHC-Ⅱ 缺陷患者可有正常数目的 T 细胞和 B 淋巴细胞,但大多数患者 CD4$^+$T 细胞减少,而 CD8$^+$T 细胞比例增加,主要是由于胸腺 MHC-Ⅱ 缺失导致 CD4$^+$T 细胞异常选择和成熟障碍。虽然患者 CD4$^+$T 细胞减少,但其 CD4$^+$T 细胞的表型和功能正常,与正常人相比,TCR 谱系仅有极小差别,丝裂原增殖反应也基本正常。此外,患者血液学检查可出现中性粒细胞减少和溶血性贫血。单个核细胞如 B 细胞、单核细胞、活化 T 细胞及巨噬细胞上 MHC-Ⅱ 表达缺失或减少及致病基因检查可明确诊断。

【诊断及鉴别诊断】

对于具有联合免疫缺陷病的相关表现及免疫学检查,尤其是仅有 CD4$^+$T 细胞减少的病例,须警惕 MHC-Ⅱ 缺陷可能。进一步的 MHC-Ⅱ 蛋白及基因检查可协助诊断。

【治疗】

对感染及其他并发症的治疗可以最大限度地减少 MHC-Ⅱ 缺陷相关临床问题的频率和严重程度。对症治疗包括预防性使用抗生素、静脉注射免疫球蛋白和肠外营养。但这些治疗方法并不能阻止器官功能进行性损害和死亡。长期腹泻、营养不良、静脉营养及相关并发症是病情恶化的主要原因。

HSCT 是目前 MHC-Ⅱ 缺陷唯一的根治手段。HSCT 的成功率相对较低,仅有不到 1/2 的 MHC-Ⅱ 缺陷患者 HSCT 成功。2 岁前进行移植效

果更理想,尤其是有 HLA- 匹配的同胞供者。从目前移植的经验来看,可得出如下 4 个结论:首先,移植物抗宿主病的发生风险和其他免疫缺陷病相似;由于胸腺上皮细胞 MHC-Ⅱ 表达缺失,移植后的长期存活者 CD4⁺T 细胞计数仍较低下;在经过成功的 HSCT 后,非造血细胞 MHC-Ⅱ 表达缺失并未造成严重不良反应;不管有无 HLA- 匹配的同胞供者,HSCT 宜尽早进行。

基因治疗是潜在的治疗手段。但由于转染效率等诸多原因,目前尚未在临床应用。

十六、CD27 缺陷

CD27 缺陷是一种罕见的常染色体隐性遗传的联合免疫缺陷(OMIM#615122)。其临床表现多样,包括 EBV 相关的淋巴增生性疾病、淋巴瘤、再生障碍性贫血及 EBV 感染后低丙种球蛋白血症。部分患者没有明显临床症状。

CD27 是一种肿瘤坏死因子家族成员,对 B 细胞、T 细胞及 NK 细胞的功能、存活及分化均具有关键性作用。CD27 与特异性配体 CD70 结合后,发挥共刺激分子的作用,与抗病毒、抗肿瘤等免疫反应密切相关。CD27 是记忆性 B 细胞的标志。动物实验显示 CD27 的信号对于维持 CD8⁺ 效应 T 细胞的作用非常重要,因此推测 CD27 缺陷可导致联合免疫缺陷。

免疫健全的个体感染 EBV 后常常没有症状。但是在免疫缺陷个体,EBV 感染可以引起持续的伴有症状的 EBV 病毒血症,病程可长达 6 个月以上,有发热、淋巴结肿大、肝炎和肺炎等表现。而且持续的 EBV 病毒血症可引起淋巴瘤、淋巴增生性疾病、嗜血综合征及再生障碍性贫血。EBV 特异的免疫反应包括细胞免疫和体液免疫,而 CD8⁺T 细胞介导的免疫反应尤其重要。现已知某些细胞免疫缺陷可以引起异常的 EBV 感染过程,包括联合免疫缺陷、X 连锁淋巴增生性疾病、家族性嗜血综合征等。

CD27 缺陷患者常伴有 iNKT 细胞的严重降低。而 iNKT 细胞在 SAP、XIAP 和 ITK 缺陷病发生 EBV 异常感染中发挥重要作用。推测 CD70-CD27 轴作为共刺激分子是维持 iNKT 细胞正常发育所必需的。CD27 缺陷导致 iNKT 细胞降低与其 EBV 的异常感染有关。

CD27 缺陷的临床表现多样,其临床和免疫学改变均与 EBV 的触发有关。临床表现包括 EBV

感染后的低丙种球蛋白血症、嗜血综合征、淋巴瘤、再生障碍性贫血等。Salzer 等报道了来自 3 个家庭的 8 例 CD27 缺陷患者,包括 3 例 EBV 相关的淋巴增生性疾病、2 例淋巴瘤,另外 3 例无明显临床表型特点。1 例来自土耳其的 5 岁女孩在 17 月龄发生重症传染性单核细胞增多症,随后发生 EBV- 淋巴增生性疾病和全身炎症反应。采用大剂量激素治疗 4 年。流式细胞术显示 CD27 在淋巴细胞不表达,iNKT 细胞缺如。可以检测到 EBV 特异性的 T 细胞,CD4⁺T 细胞受体多样性没有明显异常,而 CD8⁺T 细胞受体多样性轻度受限。该患者的 2 个姐妹没有明显临床症状,但有接近临界值的低丙种球蛋白血症。来自第 2 个家族的 1 例患者在 18 个月时发生 EBV- 淋巴增生性疾病和嗜血综合征。尽管病初免疫球蛋白在正常水平,但 4 个月后出现低丙种球蛋白血症。最终该患者进行了 HLA 相合的无关供者脐带血移植并成功。该患者妹妹同样为 CD27 缺陷患者,但无明显临床症状。例 6 在 15 岁时出现 EBV- 淋巴增生性疾病,并进展至 T 细胞淋巴瘤,需要利妥昔单抗治疗及化疗。流式细胞术显示 CD27 不表达和 iNKT 细胞显著降低。该患者的 2 个姐妹分别在 2 岁和 22 岁时死于淋巴瘤。CD27 缺陷的其他临床相关特点还包括:针对病毒抗原记忆形成降低和 T 细胞、γδT 细胞及 NK 细胞抗肿瘤免疫受损,因此 EBV 淋巴瘤及其他肿瘤的发生风险增加。

对于具有低丙种球蛋白血症和 / 或严重 EBV 感染的患者,须警惕 CD27 缺陷。进一步采用流式细胞术检测 CD27 表达及 CD27 基因检查可明确诊断。由于 CD27 缺陷的临床表现多样,因此其治疗方案各异。对伴有低丙种球蛋白血症的患者,可予以丙种球蛋白替代治疗。对发生嗜血综合征和淋巴瘤的患者,可采取化疗方案。造血干细胞移植是目前唯一的根治手段。

(张志勇　戴荣欣　杨　曦　杜鸿强　赵晓东)

第三节　伴有典型症状的免疫缺陷综合征

一、Wiskott-Aldrich 综合征

1937 年,德国儿科医师 Alfred Wiskott 首次描述了一种家族性血小板减少症,来自同一家庭的

三兄弟均在生后不久出现血便、皮肤瘀斑瘀点、湿疹和反复上呼吸道感染，并最终因消化道出血或感染夭折。1954 年，美国儿科医师 Robert Aldrich 观察到类似情况，一名男性患者表现为血便、瘀斑、脓皮病、脾大，最终于 10 月龄时死于消化道出血和脓毒症。该患者所属的荷兰裔家庭共有来自三代的 16 名男性婴儿罹患此病并均死于并发症，而女性家庭成员可能携带并传递本病，因而首次明确该病为 X 连锁隐性遗传方式。20 世纪 60 年代，本病被称为威斯科特 - 奥尔德里奇综合征（Wiskott-Aldrichsyndrome，WAS，OMIM#300392）。1994 年，导致本病的基因得以明确，从此对本病发病机制研究方兴未艾。

现已明确，WAS 是一种罕见的 X 连锁隐性遗传性疾病，以血小板减少、血小板体积减小、湿疹、免疫缺陷、易患自身免疫性疾病和淋巴瘤为特征。发病率约为每百万新生儿 1~10 例，如不经造血干细胞移植，WAS 蛋白表达阴性患者生存期仅约 15 岁左右。虽同为 *WAS* 基因突变所致，但本病病情严重度和预后差异很大，轻至仅有独立的血小板减少，可存活至成年期，重至生命早期出现危及生命的出血、免疫缺陷、自身免疫和恶性肿瘤。根据 1997 年 Zhu 等提出的意见，可将 *WAS* 基因突变导致的疾病分为典型 WAS、X 连锁血小板减少症（X-linked thrombocytopenia，XLT）、间歇性 X 连锁血小板减少症（intermittent X-linked thrombocytopenia，IXLT）和 X 连锁粒细胞减少症（X-linked neutropenia，XLN）几种不同类型，后者不具备血小板减少和血小板体积减小特点，而主要表现为先天性中性粒细胞减少。

【病因和发病机制】

1994 年鉴定 WAS 的致病基因，命名为 *WAS* 基因，定位于 X 染色体（Xp11.22~11.23）。该基因包括 12 个外显子，基因组 DNA 长约 9kb，cDNA 序列由 1 821 个碱基组成，编码含 502 个氨基酸的 WAS 蛋白（WASprotein，WASp）。WASp 为细胞骨架成束促进因子家族中第一个被发现的成员，该家族还包括后来陆续发现的 N-WASP 和 WAVE1-3。WASp 特异性表达于造血系统，由 N 端的启用 / Vasp 同源结构域 1（Enables/Vasp Homology 1，EVH1）、GTPase 结合域（GTPase Binding Domain，GBD）、富含脯氨酸结构域（Proline-Rich Domain，PRD）和 C 端的维脯氨酸同源结构域（Verprolin homology domain，VCA）几个功能域构成。在静

息条件下，VCA 结构域与 GBD 区域相互结合，WASp 呈发夹状结构，此时 VCA 结构域不能与 Arp2/3 复合体结合。当细胞被激活时，Cdc42-GTP 与 GBD 结合导致 VCA 结构域释放，与 Arp2/3 复合体结合，并向其传递球状激动蛋白启动束状肌动蛋白合成。PRD 结构域还通过结合蛋白酪氨酸激酶（FYN、LCK、HCK）、接头分子（NCK、CRKL）、细胞骨架（PSTPIP1，profiling）和内吞蛋白（SNX9，intersectin）介导 WASp 活化和调节。通过 EVH1 结构域，WASp 与 WASp 相互作用蛋白（WIP）结合，后者通过阻止翻译后降解来调节 WASp 稳定性。另外，新近研究发现 WASp 还在细胞核中参与 *TBX21* 转录，*TBX21* 是编码 Th1 免疫应答关键调节因子 T-bet 的基因。

WASp 特异性表达于造血细胞，调节肌动蛋白多聚化，影响造血细胞和免疫细胞诸多功能。细胞内信号转导、细胞移动、变形、细胞表面突起形成、细胞 - 细胞间接触、突触形成等生物学行为均受到细胞骨架重构与解构影响。WASp 伴侣分子——NWASp 也同样表达于造血系统，在各种不同的细胞类型中，WASp 和 NWASp 如何相互作用目前大部分尚属未知。最近研究发现的 WASp 不依赖于细胞骨架的新功能，在 WAS 病理机制中的作用目前也是研究的热点。

目前已报道超过 400 种 *WAS* 基因突变。9 个热点突变占所有 *WAS* 基因突变的约 1/3。错义突变是最常见的突变类型，多位于第 1~4 外显子，一般伴有残余 WASp 表达，通常病情较轻。但是，一些可能影响 WASp-WIP 结合位点的错义突变，可能导致 WASp 降解增多而表现出偏重病情。其次为拼接位点突变，多位于 *WAS* 基因的 3′ 端，对 WASp 表达水平的影响不确定，病情差异因此也较大，可能有更高的发生淋巴瘤的风险。无义突变和插入 / 缺失、复合突变分布于整个 *WAS* 基因，通常完全没有 WASp 表达，对应典型 WAS 临床表现。第 9 外显子 GBD 区的错义突变（L270P、S272P、I276S、和 I294T）导致 XLN。推测上述突变影响 VCA 区与 GBD 区的结合，WASP 自体抑制的发夹结构解除，导致活化型 WASp 增多，诱发粒细胞过度凋亡而产生特殊疾病类型。

【临床表现】

临床表现通常发生在生命的最初几个月到几年，可非常复杂。虽然大多数患者出现血小板减少症和感染，但其他临床并发症（如湿疹、自身免

疫和恶性肿瘤)可以不同方式出现,且严重程度差异极大。表现较轻的 WAS 通常被称为 X 连锁血小板减少症(XLT),这种称谓仍然部分沿用,因其反映不同临床表型、对应的不同性质基因突变,远期预后也有所不同。然而,由于 XLT 患者病情可发展严重,如出现自身免疫性疾病和恶性肿瘤,目前建议放弃使用 XLT 定义,仅以"轻度"或"重度"WAS 予以区分,以提高人们对此类情况的动态认识,即便是症状较轻的患者,也要以纵向方式长期监测。

重度 WAS 患者的预期寿命降低明显,不同文献报道生存期仅 8~15 岁,目前可行的根治治疗还仅有异基因造血干细胞移植。然而,即便由于各种限制患者无法接受移植,精心照护和规范防治仍能够大幅度提升生存期。重度 WAS 存活期已经从 1954 年 Aldrich 报道的最大 31 个月提升到成人。尤为值得注意的是,在轻度的 WAS 病例,目前发达国家报道的总生存率仅略低于一般男性人群。这一疾病自然病程规律的认识和防止水平的提升,使针对个体 WAS 病例的临床决策变得较为困难,需要全面动态分析其病情、掌握其所有遗传学和免疫学资料,才有可能做出个体化的临床决策。

1. **出血倾向** 超过 80% 的 WAS 和 XLT 患者早发出血倾向,尤其是血丝便,大部分患者在新生儿期即可出现。另有瘀斑、瘀点、咯血和血尿等自发出血倾向,创伤后出血加重,严重者可出现威胁生命的消化道大出血、颅内出血。循环血小板数量减少伴血小板体积减小是该病的特征。导致血小板减少的机制长期以来都有争议,多因素可能性大。WAS 患者骨髓中的巨核细胞数量正常甚至增加,体外显示正常血小板生成能力,但血小板转换研究揭示在 WAS 患者体内无效的血小板生成证据。WAS 患者并未出现网状血小板水平增加和未成熟血小板比例降低。最近研究也发现,来自 WAS 患者的诱导多能干细胞(iPSC)血小板生成能力缺陷。以上证据都支持血小板生成缺陷假说。另一方面,血小板在外周加速也可能是血小板减少症的部分原因。最具说服力的论点是,几乎所有脾切除术后的病例血小板计数都能恢复正常。基于以上争论,更为人们普遍接受的观点也许是:WAS 患者具有内在缺陷的血小板被位于脾和骨髓中的功能亢进的吞噬细胞系统过度吞噬,从而降低了血小板存活率。另外,十分重要的是,抗血小板抗体也可以在 WAS 患者中检测到,并且常与特别严重

的血小板减少症相关。WAS 患者血小板功能是否受损一直也存在争议。有研究发现血小板对胶原纤维的黏附性降低,对凝血酶的膜糖蛋白调节能力减弱。同时,采用流式细胞术对血小板活化的评估发现,血小板活化与血小板表面积成正比,WAS 患者血小板活化与对照组无明显差异。总之,WAS 可能具有血小板功能内在缺陷,但与出血并发症之间的相关性尚不清楚。

2. **湿疹** 约 80% 的 WAS 患者可出现异位性湿疹,范围和严重程度差异很大,重者可严重影响患者生活质量并继发感染。部分患者嗜酸性粒细胞增多和血清 IgE 水平升高,皮疹特征符合特应性皮炎诊断标准。机制方面,可能与树突状细胞功能障碍和 Th2 过度极化,导致皮肤屏障功能损害有关。过敏性鼻炎、哮喘和食物过敏相关疾病也较常见于 WAS 患者。与一般人群相比,儿童 WAS 患者对常见食物致敏原(如花生、虾、牛奶、蛋清、小麦)过敏反应的患病率增加,食物过敏诊断率也更高。WAS 患者调节性 T 细胞功能不足,导致其对 Th2 效应细胞的抑制功能缺陷,可能是导致 IgE 介导食物过敏原的机制。

3. **感染** WAS 患者易受细菌、病毒和真菌感染。细菌性中耳炎、鼻窦炎和肺炎较为常见,脓疱、蜂窝织炎和脓肿也常见。其他细菌感染包括小肠结肠炎和尿路感染,以及脑膜炎和败血症。易感的病毒病原包括 VZV、HSV、EBV、CMV 和 HPV,病情可能非常严重。机会性感染也可发生,如念珠菌病、传染性软疣、曲霉菌病和卡氏肺孢子虫病等。WAS 乙肝病原体之所以如此广泛,可以用其免疫缺陷的性质和程度得以解释。重度 WAS 患者先天免疫系统细胞,如单核细胞和巨噬细胞,显示明显的趋化反应和吞噬能力下降,中性粒细胞黏附、阻滞功能和整合素诱导的呼吸爆发减少均较正常人降低,而树突状细胞的运动能力和与 T 细胞和 NK 细胞产生稳定和功能性免疫突触的能力也明显下降。WAS 患者 NK 细胞整合素介导的迁移减少、免疫突触紊乱和靶细胞溶解减少。以上发现证实了 WAS 先天免疫多种细胞成分的功能缺陷,除了易患感染,也可能与自身免疫和恶性肿瘤发病风险增高有关。

在适应性免疫方面,WAS 患者表现出多种 T 和 B 细胞亚群的表型和功能缺陷。首先,T 细胞数量和功能异常,损害细胞免疫,导致患者对细胞内病原体易感性增加。T 细胞数量降低可在生命

早期出现,提示胸腺输出减少。最近对 WAS 患者 TCR 多样性的研究,采用了敏感的高通量测序技术,发现从儿童开始,即可检出 T 细胞抗原受体多样性受限,尤其是在记忆性 CD4$^+$ 和 CD8$^+$ 细胞群体。扫描电镜显示,T 细胞表面微绒毛数量减少,体外刺激 TCR 后,无法上调表面活化标志物(如 CD69),增殖、迁移和产生白细胞介素 -2 能力均受损。此外,活化的 T 细胞产生紊乱的免疫突触,随之产生异常的突触信号。WAS 患者某些重要的 T 细胞亚群也存在缺陷,外周血 CXCR5$^+$CD4$^+$ 滤泡辅助 T 细胞(Tfh)数量和功能缺陷,有助于解释该病体液免疫功能缺陷,即 IgM 水平降低,IgA 升高,疫苗应答不足,特别是对多糖抗原的抗体产生能力缺陷。

另一方面,WAS 患者 B 细胞发育和分化也存在内在缺陷。患者骨髓中 B 细胞前体细胞构成异常,未成熟 B 细胞频率降低。外周血 B 淋巴细胞绝对计数低于正常范围,成人患者 B 淋巴细胞绝对计数则基本正常。外周血 B 细胞亚群的分布不同,与年龄匹配的健康对照相比,患者过渡期 B 细胞可正常或升高,而成熟的初始 B 细胞数量正常或下降。记忆 B 细胞数量通常减少,而 CD21^{low}B 细胞则过度扩增,后者为初始 B 细胞样细胞,可能具有自身反映潜能的 B 细胞亚群。另外,WAS 患者的 B 细胞还表现出分化成熟缺陷,如体细胞超突变频率降低、免疫球蛋白重链可变区基因的重排受限、优先使用免疫球蛋白 γ3 重链恒定区(Cγ3)基因等异常。上述异常的发生机制尚不清楚,但有理由推测,这些异常可能导致抗体多样化减少,从而导致病原体清除效率低下和感染倾向,也可能导致慢性炎症条件下的耐受性崩溃和自身免疫性疾病发生。

4. 自身免疫性疾病 WAS 和 XLT 患者均常发生自身免疫性疾病,美国和欧洲研究发现其发生率可高达 40%~72%,移植后患者也有超过 20% 患者发生。自身免疫性疾病包括自身免疫性溶血性贫血、血管炎、关节炎和肾脏疾病,也可有炎症性肠病、中性粒细胞减少症和自身免疫性血小板减少性紫癜。自身免疫性细胞减少症(包括溶血性贫血、中性粒细胞减少症和血小板减少症)是最常见的并发症,其次是关节炎、血管炎、炎症性肠病(表现为克罗恩病或溃疡性结肠炎)和免疫介导的肾病,如 IgA 肾病和过敏性紫癜。然而,许多影响其他器官和组织(如皮肤、肌肉、眼睛和肝脏)的自身免疫并发症也被描述。究其机制,可能与以下几方面有关:CD4$^+$CD25$^+$FOXP3$^+$ 调节性 T 细胞(nTreg)数

量和质量缺陷,早期认为患者 nTreg 细胞数量正常,但其功能存在缺陷,不能充分抑制自体和异基因 CD4$^+$ 效应性 T 细胞的体外增殖。动物模型研究发现分泌 IL-10 的调节性 B 细胞(B10 细胞)数量减少,并与炎症性肠病发生可能相关。患者血清中常见的多反应性自身抗体,提示自我耐受 B 淋巴细胞的选择机制可能存在。对 B 细胞分化早期研究表明,患者成熟初始 B 细胞含有表达自身反应抗体(如 ANAs、抗 dsDNA、抗胰岛素)的克隆的频率增加,并过度取用 VH4-34 免疫球蛋白重链基因这一已知编码自身抗体的片段,这种现象主要存在于从骨髓迁移出的过渡 B 细胞到初始 B 细胞阶段。导致自身反应性 B 细胞清除缺陷的机制尚不清楚。一方面,WAS 缺陷时 BCR 触发和 Toll 样受体(TLR)刺激呈现高反应性,外周血 B 细胞激活因子(B cell activating factor,BAFF)水平升高可能导致自身反应性 B 细胞克隆被过多选择。另一方面,鉴于调节性 T 细胞在外周 B 细胞耐受检查点中的作用,nTreg 功能缺陷也可能有助于产生自身抗体的 B 细胞克隆存活。IgA 肾病(IgAN)是 WAS 常见的自身免疫并发症,发生率为 3.5%~19%。与其他自身免疫性疾病不同,IgA 肾病的病理生理可能不依赖于免疫调节功能的缺陷。事实上,WAS 患者出现大量缺乏半乳糖的 IgA 和 IgG-IgA 循环免疫复合物水平升高,可能在发病机制中具有关键作用。另外,Th2 极化应答 IgA 糖基化缺陷增加,可能有助于半乳糖缺乏 IgA 的积聚以及由此导致的 IgG-IgA 免疫复合物肾小球损伤。

5. 恶性肿瘤 WAS 和 XLT 患者发生淋巴系统恶性肿瘤的风险明显增高,恶性肿瘤的患病率高达 13%~22%,尤其是淋巴瘤。回顾性研究报道,恶性肿瘤平均发病年龄为 9.5 岁,已有自身免疫性疾病患者的发病风险增加。淋巴瘤,主要是淋巴结外的非霍奇金型,常由 EBV 引起,是最常被诊断的恶性肿瘤。淋巴母细胞性白血病、骨髓增生异常、骨髓增生性疾病和其他非淋巴网状肿瘤(例如精原细胞瘤、睾丸癌、胶质瘤、神经瘤和卡波西肉瘤)也有被描述。一般认为,临床症状较轻的 WAS 患者同样会罹患恶性肿瘤。但一项对临床评分为 1~2 分的 WAS 患者回顾性研究表明,与具有严重表型患者相比,风险可能降低,恶性肿瘤的患病率为 5%,出现恶性肿瘤时的中位年龄为 34 岁。良性淋巴结肿大、滤泡反应性增生等良性增生改变亦较常见。有报道发现 WAS 患者发生淋巴增殖性疾病的风

险明显增加,预后极差。易患恶性肿瘤可归因于免疫监视能力异常,WAS 缺陷时,树突状细胞、T 淋巴细胞和 NK 细胞的功能异常可导致突变细胞(如病毒感染)消除障碍,或对抗肿瘤细胞的免疫缺陷,可能促进恶性肿瘤的发生和进展。例如,来源于 WAS 患者的细胞毒性细胞系显示出对淋巴瘤细胞细胞毒活性显著降低,可能是由于免疫突触形成不佳和含有穿孔素细胞毒囊泡计划不全所致。

此外,WASp 的 Cdc-42 结合位点突变导致 X 连锁中性粒细胞减少症,该病患者可具有完全正常的血小板水平,但中性粒细胞持续或反复减少。由于 XLN 系由 WAS GOF 突变导致其在中性粒细胞过度活化,中性粒细胞凋亡过度而致中性粒细胞减少症,因而较其他原因导致的粒细胞缺乏症(如 *ELANE* 基因突变所致的先天性重症粒细胞缺乏症)病情往往较轻,甚至可无明显感染表现,而在儿童体检时偶然发现。

【实验室检查】

WAS 患者血清免疫球蛋白水平可呈现特征性变化,IgG 水平可正常或升高,大部分患者 IgM 水平降低,而 IgA 和 IgE 水平升高。湿疹严重者 IgE 水平尤高。外周血总 B 细胞水平可正常。随年龄增长,较多出现淋巴细胞减少症和 T 细胞数量减少。T 细胞增殖、分化功能均降低。通过商品化的抗体和流式细胞术分析外周血单个核细胞胞质内 WASp 表达是一种快速诊断手段,可在数小时内确诊 WAS。不仅如此,除个别例外,如 WASp 完全缺失,患者临床表现通常为典型 WAS,预后较差,一般需要尽早接受造血干细胞移植。XLT 患者 WASp 可有表达,但表达水平较正常同龄儿低。携带者 WASp 表达正常。*WAS* 基因突变为确诊依据(图 2-3)。

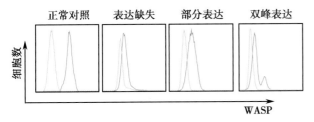

图 2-3 外周血单个核细胞表达 WAS 蛋白水平
(自左至右依次为:正常对照;典型 WAS 患者;XLT 患者;
部分 PBMC 表达 WASp,其余部分不表达)

【临床评分系统】

国际通行采用血小板减少、血小板体积(MPV)减小、湿疹、感染、自身免疫性疾病和 / 或恶性肿瘤 6 项指标对病情评分。1 分:仅有血小板减少、MPV 减小,无其他临床表现。2 分:血小板减少,MPV 减小;轻度、短暂湿疹;伴或不伴轻症感染。3 分:血小板减少、MPV 减小;持续但治疗有效的湿疹;反复发生需抗生素治疗的感染。4 分:除血小板异常,有持续、难以控制的湿疹和可能危及生命的感染。5 分:血小板异常、湿疹及反复感染外,出现自身免疫性疾病和 / 或恶性肿瘤。5A:伴自身免疫性疾病;5M:伴恶性肿瘤。值得注意的是,2 岁以下幼儿临床评分虽为 1~2 分,但部分病例今后可进展为典型 WAS。

【治疗】

WAS 的治疗方案需根据临床严重程度、病程、*WAS* 基因突变和 WASp 的表达情况而定。WAS 患者如未行根治治疗,终将死于感染、出血和恶性肿瘤等并发症。

1. **一般治疗** 改善营养状态,可补充必需的维生素、微量元素及其他营养素。可接种灭活疫苗,但不应接种活疫苗,包括卡介苗和减毒脊髓灰质炎活疫苗等。

2. **湿疹治疗** 严重湿疹需局部使用激素或短期全身激素治疗,近来也有用他克莫司软膏等治疗取得良好效果的报道。湿疹伴感染需局部使用抗生素制剂。如有食物过敏证据,应避免相应饮食。

3. **感染防治** WAS 患者易发生各种感染,对细菌、真菌、病毒、卡氏肺孢子虫等病原体易感性增高。生后 2~4 年可使用复方新诺明预防感染。因血小板水平难以维持,出血倾向明显而行脾切除的患者应终身使用抗生素预防感染。感染发生时,应仔细寻找病原学依据,争取针对性使用抗感染药物。

4. **IVIG 替代治疗** 典型 WAS 患者通常具有对多糖抗原的抗体产生缺陷,对其他抗原的抗体应答也不充分,IgG 抗体的代谢速度可高于正常同龄儿。因此对典型 WAS 患者应给予足量 IVIG 输注,即每次 300~600mg/kg,每 3~4 周输注一次。该手段大幅度延长了 WAS 患者生存期,使其获得造血干细胞移植机会。轻型患者如无感染表现,可仅在血小板危象时使用大剂量 IVIG 治疗,不必进行常规替代治疗。

5. **出血的治疗** 避免接触性运动,头部损伤应进行及时的医疗评估。无明显感染史的 XLT 提倡行脾切除术,但必须于术前进行有计划地接种多糖疫苗,抗生素预防也可明显减少术后脓毒症风险,所有脾切除术后 XLT 患者血小板减少症均立即且持续上升,且基本不会复发,血小板激动剂(如艾曲波帕)对提高 WAS/XLT 患者的血小板计数有一定作用,但在儿童中无效。血小板输注应尽量避免,除非有颅内出血、消化道大出血等严重出血情况,不应以血小板水平作为判断是否进行血小板输注的指标,皮肤瘀斑、瘀点、血丝便等出血情况也不应输注血小板。所使用的任何血液制品均应经过辐照。

6. 造血干细胞移植(HSCT) 异基因 HSCT 可以治愈该病所有临床表现,到目前仍是本病唯一可行的根治方法。HSCT 治疗 WAS 最早在 1968 年尝试,于 1978 年成功成为治愈方法。大样本研究证实,WAS 移植后 5 年总生存率约为 90%,8~10 年后的总生存率约为 75%~80%。WAS 也已成为造血干细胞移植根治 PID 的典型病种。HLA 同型同胞供体移植效果最佳。患者临床特征(如接受时的年龄和疾病严重程度)、供者类型等因素均明显影响总生存率。移植时年龄越大,总生存率越低。脐带血干细胞和不匹配相关供者移植总生存率较低。但是,对于单倍体相合供者,新近研发的移植物操作方法将移植物抗宿主病(GVHD)的风险明显降低,不管采用体内或体外去除 T 细胞手段,都有可能最大限度降低移植风险和提升免疫重建效率。临床评分 3 分以上,WASp 蛋白表达缺如的病例,均需要早期进行移植。轻型患者是否进行 HSCT 需逐案评估,1990—2011 年,在全球不同中心移植的 24 例较轻患者的 HSCT 结果的回顾性研究结果提示,总生存率达到 83%,且无并发症发生,但因时间跨度大,最近移植病例的总体生存率可能还更高。移植后并发症最主要的是自身免疫,报道高达 55% 移植后患者出现自身免疫症状,多为自身抗体介导的血细胞减少,其发生原因目前尚不清楚。因为自身免疫多发生于供者嵌合度不高的个体,因而推测可能患者体内残存受者来源的免疫失调的细胞所致,这也是截至目前 WAS 移植预处理仍推荐使用清髓方案的重要原因。

7. 基因治疗 全球数据显示,仅有约 20% WAS 患者有幸获得 HLA 完全相同家庭捐赠者的 HSCT。虽然组织配型不完全匹配供体的 HSCT 近年来取得明显进展,但其死亡风险更大是不争的事实。与 HSCT 相比,基因治疗由于采用患者自体造血干细胞进行基因修饰,因而具有以下优势:①理论上所

有患者都可及;②理论上没有移植排斥反应风险;③预处理方案和术后免疫抑制的强度可大幅度减小,潜在的并发症明显减少。WAS 基因治疗第一个临床试验在德国完成,该试验使用 γ 逆转录病毒载体基因纠正了 10 例 WAS 患者 CD34$^+$ 细胞,结果其中 9 名受试者血小板计数显著增加,免疫功能恢复。然而,不幸的是,7 名患者患上了与载体整合介导的 LMO2、MDS1 或 MN1 基因激活相关的急性白血病。γ 逆转录病毒载体的插入致瘤风险显然难以被接受。因而,后续的临床研究采用了基于 HIV-1 改建的基因治疗载体,其基因组毒性远低于 γ 逆转录病毒载体。使用这些慢病毒载体的一系列临床试验目前在欧洲和美国开放,并产生了令人鼓舞的初步结果。意大利在 2010 年开始的第一项临床试验中,使用减强度白消安、氟达拉滨和利妥昔单抗预处理,前三位患者基因治疗后 ≥1 年的结果显示血小板计数、免疫功能和疾病临床表现均改善,严重感染减少,湿疹缓解。同时,基因治疗后患者骨髓和外周血 B 细胞亚群分布正常,CD21lowB 淋巴细胞水平正常,表达自身反应抗体的成熟原始 B 细胞克隆的频率也显著降低。尤其重要的是,对载体整合位点的分析并未发现先前在德国试验患者中发现的载体富集插入在癌基因靶区,提示安全性提高。在巴黎和伦敦第二次使用相同慢病毒载体和类似预处理方案的临床试验中,在接受治疗的 7 名患者中,有 6 名在治疗后 6~42 个月显示免疫功能和临床表现有所改善,也同样没有载体介导的克隆扩增发生。但是,两个试验均未达到正常血小板水平,虽然临床上出血表现减轻。最近,在波士顿启动了第三项使用慢病毒载体的临床试验,截至 2015 年 12 月,4 名接受治疗的患者取得了类似效果。综上,慢病毒介导的自体造血祖细胞基因矫正可为患者带来显著益处,可作为 WAS 的治疗方案之一,但有必要进行更长时间的随访观察,以确定其远期治疗效果和安全性。

二、DNA 损伤修复与原发性免疫缺陷病

各种生理性或病理性,内源或外源因素(如有丝分裂、VDJ 重排、辐射等)都能造成细胞基因组 DNA 损伤或双链断裂,机体细胞则建立了复杂的修复系统以应对不同形式的损伤,称 DNA 修复。DNA 修复途径可大致分为五条修复途径:①直接修复;②碱基切除修复;③核苷酸切除修复;④碱

基错配修复;⑤ DNA 双链断裂修复。DNA 双链断裂(DSBs)是最严重的 DNA 损伤类型,同源重组修复和非同源末端连接是修复 DSBs 的两条主要途径。同源重组修复主要分为:① DNA 损伤位点的识别;② DNA 损伤位点的加工处理;③加工后的末端侵入同源 DNA 和修复性合成;④ Holliday 联结的形成与解离。其过程为当 DSB 发生后,由 MRE11、NBS1 和 RAD50 组成的 MRN 复合物聚集,稳定 DNA 断端和激活 ATM 活性,并通过 ATM 激活细胞周期检查点。ATM 被激活后磷酸化一些靶蛋白,包括组蛋白 H2A 变异体 H2AX、MDC1 等。磷酸化后的 MDC1 与 RNF8 和 HERC2 连接,并与 E_2 连接酶一起,催化围绕在 DSB 周围的组蛋白泛素化。之后 RNF168 向组蛋白聚集,继续扩大泛素化,同时 MRN 和 CtIP 为 Exo1 等核酸酶切除 DNA 末端作准备,RECQ 解螺旋酶 BLM 在此过程发挥稳定末端和分解中间产物的作用。末端切除后产生 ssDNA,与 BRCA1 和 BRCA2 等分子促进 Rad51 连接和促进同源重组。RAD51 竞争性置换单链 DNA 末端上结合 RPA 分子,并覆盖在暴露的 DNA 单链上,形成"核蛋白丝"。RAD51 引导核蛋白丝识别同源 DNA 模板并催化 DNA 链的配对、延伸、形成 Holliday 联结,完成链交换过程。Holliday 联结经核酸酶和连接酶切割和再连接后解体,得到两个完整的双链 DNA 分子。研究表明 DSBs 后进入 HR 或 NHEJ 通路取决于细胞周期状态和细胞周期蛋白依赖性激酶的活性。ATM 和 MRN 复合物在两条通路均发挥作用,BLM 主要作用在 HR。其中 *ATM*、*MRE11*、*NBS1*、*BLM*、*RNF168* 基因存在于 DNA 双链断裂修复通路中,它们的缺陷分别引起共济失调毛细血管扩张、共济失调毛细血管扩张样疾病、Nijmegen 断裂综合征、Bloom 综合征和 Riddle 综合征;PMS2 属于碱基错配修复通路,引起 PMS2 缺陷;*DNMT3B* 和 *ZBTB24* 基因任意一缺陷将导致免疫缺陷、着丝粒不稳定、面部异常综合征。这些疾病都是常染色体隐性遗传病,且多数为单基因遗传病,特征包括生长发育迟缓、肿瘤、神经退行性疾病以及不同程度的免疫缺陷。共济失调 - 毛细血管扩张(AT,OMIM#607585)是最典型的存在免疫缺陷的 DNA 双链断裂修复缺陷综合征,为常染色体隐性遗传病,发病率为 1:100 000~1:40 000,既往文献报道 AT 是仅次于家族性地中海热的第二位单基因所致 PID。是大多数国家儿童进行性小脑共济失调最常见的原因,

全球报道病例超过 2 500 例,我国仅有零星报道。常常从幼儿期出现进行性小脑共济失调、眼球运动障碍、舞蹈手足徐动症、结膜毛细血管扩张、免疫缺陷、肿瘤发病风险增加、电离辐射敏感,常伴发育障碍和代谢性疾病等。该病主要致死原因为肿瘤和慢性肺病。

【病因和发病机制】

AT 的致病基因 *ATM*(ataxia-telangiectasia mutated)定位于 11q22.3,含有 66 个外显子,编码由 3 056 个氨基酸组成,分子质量为 350kD 的 ATM 蛋白,广泛表达于除脂肪、肝脏和软组织外的组织器官。ATM 在修复 DNA 双链断裂和细胞周期检测点中起关键作用。ATM 属于磷脂酰肌醇(PI)3/4- 激酶家族。ATM 和 Rad3 相关激酶(ATR)、DNA 依赖性蛋白激酶(DNA-PK)、ATX/SMG-1 和 mTOR/FRAP 为相同蛋白家族,序列功能相似。ATM 蛋白作为直接感受 DNA 双链断裂损伤信号的分子,具有丝氨酸 /苏氨酸激酶活性,催化多种重要功能底物蛋白的磷酸化。主要在细胞核中发挥功能,当生理病理原因导致 DNA 损伤时,ATM 磷酸化激活 H2AX,H2AX 与 DNA 损伤检查点蛋白 -1(MDC1)的介质结合,并在 DNA 断裂点充当 DDR 复合物的支架。MRN 复 合 体(MRE11、RAD50 和 NBS1)与 MDC1 结合,并将 BRCA1 和 BRCA2 募集到 DNA 断裂点。ATM 在此过程中一方面作为 DNA 损伤感受器激活 DNA 损伤反应,另一方面通过磷酸化 KAP1 维持 DNA 的异染色质状态便于修复相关蛋白复合物与 DNA 的结合,同时使受损的 DNA 停止于细胞周期检测点并对其进行修复,对维持染色体的稳定性起重要作用,尤其是 G1 和 S 期检查点和细胞凋亡调控。ATM 在生理条件下参与 DSBs 修复机制,例如减数分裂重组,通过 V(D)J 重组和成熟 B 细胞类别转换组装 TCR 和免疫球蛋白基因。上述过程异常可导致免疫功能障碍,肿瘤易感和不孕不育等。共济失调可能由于 ATM 蛋白缺陷导致受损的神经细胞引起小脑变性所致。ATM 也分布于细胞质过氧化物酶体和内含体,可能参与氧化应激代谢和线粒体稳定;通过磷酸化 AKT 和 4E-BP1 调节胰岛素依赖的糖摄取等。可能与患者神经系统症状和代谢异常有关。目前发现 ATM 突变 500 余种,以缺失突变等重型突变多见,也有错义突变和拼接位点突变报道。

【临床表现】

1. **神经系统**　神经变性是最主要的临床表

现。进行脊髓小脑神经变性通常出现在 6~18 个月之间,首发症状往往是进行性小脑共济失调,学会走路之后很快出现步履蹒跚,部分患者在 2~4 岁时有改善,之后共济失调继续进展,出现躯干摇晃、共济失调步态、神经痛、肌张力减退和突然跌倒等,10 岁后可能出现行走困难。早期可出现眼球水平和 / 或垂直运动障碍,约 25% 患者出现肌阵挛性抽搐和意向震颤。90% 患者中观察到严重形式的舞蹈症和肌张力障碍。患者一般智力正常,但往往有学习困难。

2. **毛细血管扩张** AT 患者毛细血管扩张往往出现于 10 岁前,也有部分患者无表现。最常发生于球结膜,也可出现在面部、耳、鼻翼,前臂后侧、手足背部等阳光暴露部位,球结膜毛细血管扩张一般不影响视力。随着年龄增加,出现延髓毛细血管扩张可导致其他眼部并发症如斜视、眼球震颤、集合障碍等。毛细血管扩张病因尚不清楚,可能与 HIF-1 高表达引起 VEGF 表达升高和血管生成相关。

3. **免疫缺陷** 约 80% 患者有反复感染等免疫缺陷表现,主要表现为复发的窦肺感染,可导致支气管扩张,IVIG 替代治疗可改善。感染以细菌和病毒常见,很少有机会性感染。细胞免疫缺陷最多见,表现为 CD4 和 / 或 CD8 淋巴细胞降低,也可发生体液免疫缺陷,表现为 B 细胞降低,特异性抗体产生不足,50% 发生选择性 IgA 缺乏,另有部分患者发生低球蛋白血症和 IgG 亚类缺乏,IgG2 降低多见。患者可表现 IgM 升高,由于婴儿期可能不会出现 AT 的某些临床特征,如共济失调步态和构音障碍,因此这些患者的诊断可能被误诊为高 IgM 综合征。AT 患者也可能发生与选择性 IgA 缺乏症相关的自身免疫和 / 或慢性炎性疾病。免疫缺陷主要由于 V(D)J 重排和类别转换障碍、TCR 及 Ig 重链编码相关的 7 号与 14 号染色体易位、氧化应激异常所致淋巴细胞凋亡和胸腺输出减少等相关。

4. **肺部疾病** 约 70% 患者表现出肺部疾病,随着年龄的增长逐渐进展,是患者死亡的主要原因。约 50% 的患者青春期死于呼吸衰竭。肺部疾病主要表现为肺部感染、肺纤维化与间质性肺病和神经肌肉异常所致呼吸功能异常。肺部疾病的致病机制尚不明确。推测与免疫缺陷、异常损伤修复、全身性炎症和氧化应激的综合作用有关。另外,AT 患者继发性肺淋巴瘤风险增加,临床和影像学可能类似 ILD,恶性肿瘤的化学疗法会增加患者肺纤维化风险。患者肺部疾病的某些临床表现也可能与进行性神经肌肉缺陷有关,延髓性麻痹可导致吞咽困难和慢性误吸引起肺部疾病加重。肺功能检测有利于更早发现肺部疾病。

5. **肿瘤倾向** 由于免疫缺陷和修复障碍,10%~25% 的 AT 患者可能患肿瘤,儿童患者最常见的恶性肿瘤为白血病和淋巴瘤,尤其是 T 细胞急性淋巴细胞白血病。成年患者更易患淋巴样肿瘤和各种类型的实体瘤,包括乳腺癌、胃癌、肝癌、食管癌等。有研究认为 ATM 携带者乳腺癌风险增高。

6. **胰岛素抵抗和代谢异常** 部分 AT 患者患胰岛素抵抗性糖尿病,或者仅有血糖轻微升高和胰岛素敏感性下降。可能与胰岛素信号转导依赖 4E-BP1,而 4E-BP1 磷酸化依赖 ATM。

【实验室检查】

多数患者血清 IgA 水平下降,甚至缺乏;IgE 缺乏;少数 IgG,特别是 IgG2 下降;IgM 均正常或升高。淋巴群分析提示 B 细胞以及 CD4$^+$ 和 CD8$^+$T 细胞均减少,CD4/CD8 比例下降,NK 细胞正常或升高,且淋巴细胞对 PHA、PWM 等的增殖反应下降,TCRVβ 和 B 细胞受体多样性受限,T 细胞受体删除环(TREC)水平显著下降。尸检不易发现胸腺,但显微镜下可找到散在的胸腺网状组织,其中淋巴细胞稀少,无哈氏小体,皮质和髓质分界不清,免疫球蛋白和 T 细胞受体基因位于染色体 7 和 14,患者淋巴细胞染色体 7、14 出现频繁断裂、重组和异位。血清 AFP 浓度升高。

【诊断及鉴别诊断】

根据患者典型小脑共济失调、毛细血管扩张、免疫缺陷等临床表现;血清 AFP 浓度升高;外周血染色体分析可见 7、14 染色体断裂异位;上述特征性免疫表型;体外试验证明细胞辐射敏感等需疑诊,行胞内蛋白 ATM 表达可初步诊断,确诊 AT 需行 ATM 基因检测。基于相似的临床和实验室特征,有些罕见的疾病可能被误诊为 A-T。需要注意的是儿童期共济失调的其他疾病包括共济失调样毛细血管扩张样疾病 2(ATLD2)、共济失调性眼动性失用症 1 型(AOA1)、共济失调性眼动性失用症 2 型(AOA2)、RIDDLE 综合征(RNF168 缺乏症)和轴突神经病变的小脑共济失调。儿童患者还要注意区分发育未成熟或肌肉无力而导致的共济失调与步态不稳。

【治疗】

AT 根治困难,目前移植治疗后三年存活率仅为 25%，且对于神经系统改善并不理想，因此主张以对症治疗为主。免疫缺陷：AT 患者超过 50% 可有抗体缺陷。有抗体缺陷患者需要免疫球蛋白替代疗法和抗生素治疗。可以采用针对常见细菌呼吸道病原体（如流感嗜血杆菌、流感病毒和肺炎球菌）的疫苗接种。神经系统：金刚烷胺、氟西汀、丁螺环酮、苯海索、氯硝西泮等可以缓解神经系统表现。据报道糖皮质激素（如地塞米松和倍他米松）可以改善 AT 的神经系统症状，激素使用有增加感染的频率风险。肿瘤治疗：由于 AT 患者细胞敏感性，放射疗法和化学治疗剂使用时需要严密监控其细胞毒性。因此，必须非常仔细调整这种药物的使用剂量和频次。多聚（ADP- 核糖）聚合酶抑制剂可能对部分携带者肿瘤如胃癌有效。另外，维生素 E 和 α- 硫辛酸等抗氧化剂可能对线粒体氧化损伤有效。

三、共济失调毛细血管扩张样疾病

共济失调毛细血管扩张样疾病（ataxia telangiectasia like disorder，ATLD）十分罕见，国外仅报道病例约 20 例。由 11q21 染色体上的 *MRE11* 基因的纯合或复合杂合突变引起。MRE11 具有 DNA 核酸外切酶活性、单链 DNA 内切酶活性和 DNA 连接活性。MRE11 与 NBS1 和 RAD50 组成复合物，支持复合物的稳定性和分子间相互作用。ATLD 临床特征与 AT 十分相似，最明确的相似之处是进行性小脑共济失调，但 ATLD 患者没有毛细血管扩张，中度放射敏感性，发病晚，进展缓慢，寿命更长。至今仍不清楚 ATLD 患者是否对肿瘤易感，ATLD 患者也表现为正常总水平的 IgG、IgA 和 IgM，可能有特定功能的免疫球蛋白水平下降（如肺炎链球菌等）。

四、Nijmegen 断裂综合征

Nijmegen 断裂综合征（NBS，OMIM#602667）是第一个被描述的放射敏感综合征，为常染色体隐性遗传，已知病例约 150 例，全球范围均有报道，NBS 最早表现为轻 - 中度的小头畸形和智力缺陷，特点是小头畸形、鸟样脸、生长迟缓、身材矮小、肛门闭锁、联合免疫缺陷、反复窦肺感染、恶性肿瘤发病风险增加，女性卵巢功能早衰。该病是一种极其罕见的常染色体不稳定性遗传综合征，恶性肿瘤倾向和免疫缺陷是导致 NBS 患者预后差的主要原因。大约 50% 的 NBS 患者在 20 岁之前发生癌症（90% 是白血病或淋巴瘤），若无有效治疗，近 40% 的 NBS 患者在 28 岁之前死亡。

【病因和发病机制】

NBS 致病基因 *NBS 1* 位于染色体 8q21~q24，编码蛋白 NBS1（Nibrin）相对分子质量约 95kD，含有 754 个氨基酸序列，Nibrin 通过参与由 DSB 修复蛋白 MRE11、DNA 修复蛋白 RAD50 组成的 MRN 复合物识别 DNA 双链断裂（DSBs），并参与激活丝氨酸蛋白激酶（ATM）。常见的突变为 c.657~661 缺失 5bp 纯合子。当发生突变时，它会导致发育性染色体不稳定性障碍，功能失调的 Nibrin 会导致细胞 DNA 损伤反应受损，因此，NBS 患者罹患血液病恶性肿瘤的风险增加，并且极易受到电离辐射（IR）的影响。因为 NBS1 和 ATM 是直接相互作用分子，NBS 的许多症状，比如肿瘤发病风险升高、免疫缺陷、放射敏感等与 AT 相似。但小头畸形是不同于 AT 的神经变性表型，可能是因为 DNA 修复缺陷，神经细胞以 ATM 依赖的方式凋亡，脑细胞的数量减少引起。

【临床表现】

1. **小头畸形** 头围小于同年龄和同性别健康人群平均值 $2SD$，年长儿可进行性加重到 −9SD。前囟不易触及，并在生后前几周闭合，有时小头畸形可被脑积水掩盖。因为头盖骨小，前额倾斜，下颌后退，小鼻子和大耳朵突出，称为"鸟样脸"。

2. **生长迟缓** 2 岁之前身长低于同年龄儿童第 3 百分位，2 岁以后，线性增长趋于正常，但仍低于同龄儿。

3. **智力下降** 大多数在 7 岁时测试有轻度～中度智力障碍。

4. **免疫缺陷** 呼吸道感染常见，反复肺炎和支气管炎可能导致呼吸衰竭和早期夭折，机会性感染少见。患者免疫功能呈进行性下降，多数患者出生后疫苗接种无明显并发症发生。

5. **易发肿瘤** 目前报道的病例中约 35% 在 1~34 岁之间出现肿瘤，特别是 B 细胞淋巴瘤的风险增高，其他肿瘤包括 T 细胞淋巴瘤和实体瘤。

6. **卵巢功能早衰** 女性患者中发病率很高，表现为血清促性腺激素浓度升高、原发闭经和第二性征发育缺陷。男性青春期发育与正常儿童无明显差异。

NBS 的临床症状与共济失调毛细血管扩张症有许多相似之处，因此曾被认为是 AT 的变型，但该病患者无共济失调、小脑萎缩、毛细血管扩张等

表现。

【实验室检查】

1. **免疫球蛋白**　NBS 存在免疫球蛋白类别转换缺陷。多数 IgG 低于 2g/L，特别是 IgG4、IgG2 下降，部分患者血清总 IgG 正常但 IgG 亚类缺陷，IgA 下降或检测不到，IgM 正常或升高，对细菌和病毒抗原产生抗体反应能力下降。

2. **淋巴细胞数量及功能**　B 细胞及 T 细胞减少，特别是 $CD4^+T$ 细胞，$CD4^+CD45RA^+$ 下降，$CD8^+T$ 细胞可变，但 CD4/CD8 下降，NK 细胞正常或升高，淋巴细胞对 PHA、PWM 等的增殖反应下降。NBS 患者 T 和 B 细胞受体多样性正常或稍受限，TREC 水平正常。

3. **染色体不稳定**　10%~35% 的患者有丝分裂中期存在染色体结构畸变。大部分的重排发生在 7 号染色体和 14 号染色体的免疫球蛋白和 T 细胞受体基因的位置。

4. **基因及蛋白检查**　免疫印迹检测 NBS1 蛋白缺失，可建立诊断，确诊依赖 *NBS1* 基因检测。

5. **其他检查**　体外试验可检测细胞对电离辐射敏感性增加。

【治疗】

目前对 NBS 患者尚无特效治疗，对症治疗方式主要有抗感染、免疫球蛋白替代治疗等。应避免使用活疫苗。由于 NBS 患者在年幼时就有发展成恶性肿瘤的趋势，预后较差，多为幼年期夭折。

NBS 患者对放疗和化疗的敏感性较强，若患者出现恶性肿瘤，应尽量避免放疗，必要时应最大程度减少剂量，有报道证实在 NBS 患者中发生的淋巴恶性肿瘤可以通过调整标准的化疗方案成功地缓解，然而，已有治疗失败和继发性淋巴恶性肿瘤的案例被不断报道。因此针对 NBS 合并恶性肿瘤的患者，HCT 是目前的首选治疗方案。但染色体不稳定性和放射敏感性是该病造血干细胞移植的重大的治疗挑战，如早期尝试用同种异体造血干细胞移植（HSCT）治疗范科尼贫血，采用标准的骨髓清除（MAC）方案，移植后并发症及死亡率都较高。因此对此类疾病患者的移植方案，国际上现推荐用降强度（RIC）方案，多采用 FLU+CTX+ATG 联合处理，在预防移植物排斥反应（GR）和移植物抗宿主病（GVHD）中，泼尼松和环孢素 A（cyclosporine A，CsA）也被广泛应用。NBS 患者采用 BMT 及 UCB 均有移植成功的报道，但长远的并发症及存活率仍需观察。RIC 处理方案除了其低毒性的优点外，也增加了移植延迟和 GR 的风险，尤其是在使用 UCB 时，UCB 的使用可以降低 GVHD 的风险，但同时也增加了 GR 的风险。有研究发现在 HSCT 之前对白血病或淋巴瘤进行化疗可能降低移植中 GR 风险。但如 NBS 等疾病未能进行化疗时，则建议加强使用 ATG。

五、Bloom 综合征

Bloom 综合征（Bloom syndrome，BS，OMIM# 604610）是一种由于 BLM 突变所致常染色体隐性遗传疾病，又称先天性毛细血管扩张性红斑伴发育迟缓综合征，1954 年由 David Bloom 首次报道了 3 名毛细血管扩张性红斑和矮小儿童，并建议以综合征命名该病。German 等于 1994 年将致病基因定位于 15q26.1，随后 Ellis 等人克隆并确定了致病基因 *BLM*。至今全球报道超过 180 例，其临床特征包括：毛细血管扩张性红斑、光敏感、免疫缺陷、生长迟缓、特殊面容、胰岛素抵抗、癌症风险增加的临床特征以及姐妹染色单体交换频率增加的细胞遗传学特征。

【病因和发病机制】

BSyn 的致病基因为 *BLM*，位于 15q26.1，编码产物为分子量 159kD、由 1 417 个氨基酸残基组成的 BLM 蛋白。BLM 具有 DNA 和 RNA 解螺旋酶活性。*BLM* 基因突变导致缺陷的 BLM 蛋白缺乏 RecqDNA 解螺旋酶的活性，造成 DNA 复制过程中出现的各种异常 DNA 结构而不能被修复，从而出现染色体断裂、易位和姐妹染色单体交换（SCEs）等染色体不稳定综合征的细胞遗传学特征，BLM 缺陷也造成免疫细胞发育和功能受到不同程度的影响。目前 BLM 突变报道约 180 余例，超过 60 种不同突变类型，患者 1/3 具有中欧和东欧（阿什肯纳齐）犹太人背景，我国仅有零星报道。阿什肯纳齐犹太患者中有位于 10 号外显子的 6bp 插入或者 10bp 缺失突变的热点纯合突变，其他种族非近亲结婚患者多以复合杂合突变为主，无显著热点突变，无明确基因型 - 表型相关性。

【临床表现】

1. **生长迟缓**　为 BS 突出的临床表现，BS 患者有宫内和产后生长不足，身长和体重都会受到影响，往往为小于胎龄儿，出生体重一般 <2 500g，成年身高明显低于正常，身材匀称，头围小。尽管头围持续偏小，甚至低于均值 $-2SD$，但绝大部分患者智力无显著异常。同时婴儿和儿童通常有严重的

进食问题,食欲减退,胃食管反流,常有频繁呕吐和腹泻。部分患者行胃造口术后体重可增加。皮下脂肪组织通常非常稀疏,外形消瘦明显。但许多患者在 8 岁以后,低 BMI 逐渐改善,部分在成年时期发展为中枢性肥胖。患者生长激素的产生和分泌正常,IGF-1 和 IGFBP-3 的血清浓度正常。部分患者接受生长激素治疗后发生淋巴瘤和白血病,由于 BS 患者易患癌症,尤其是白血病和淋巴瘤,虽然长期生长激素使用与癌症的关联可能不是因果关系,但目前公认 BS 患者使用生长激素应十分慎重。

2. **皮疹** 主要为毛细血管扩张性红斑,出生时往往无皮疹,常在幼儿期出现以面颊、鼻子、眼睑边缘、嘴唇、前额和耳朵为主,类似蝶形,偶尔出现在手背和前臂。皮疹光敏感,故皮肤毛细血管扩张病变常在夏天的时候首次出现或加重,避免日晒可改善。除毛细血管扩展性红斑外,还可出现唇炎、唇皲裂、起疱、斑秃、眉毛和睫毛缺如,皮肤暴露部位皮肤癌发生率显著增加等皮肤表现。

3. **免疫缺陷与感染** BS 患者免疫功能异常常见但程度各异,大多不严重,婴幼儿时期约 20% 患者出现反复感染,表现为中耳炎和肺炎,病原以细菌为主,偶尔有真菌感染报道,少数患者可发生严重支气管扩张、闭塞性细支气管炎、肺气肿等慢性阻塞性肺疾病而死亡。87% 患者有不同程度低免疫球蛋白血症,可以表现为一种或几种免疫球蛋白降低,尤其是 IgM/IgA 降低较多见。迟发型超敏反应皮试和抗体应答无显著异常。感染是否由免疫缺陷引起目前尚不十分清楚,在严重感染患者中约 86% 有不同程度抗体缺陷,而 14% 患者球蛋白无任何异常。而在无反复感染患者中,有 28% 患者血清免疫球蛋白降低。

4. **内分泌异常** 患者除生长落后外,部分发生糖代谢异常、胰岛素抵抗和 2 型糖尿病、血脂异常和代偿性甲状腺功能减退症,部分患者胆固醇、低密度脂蛋白或甘油三酯浓度升高,或血清高密度脂蛋白降低。

5. **肿瘤** 是 BS 患者中最常见和最严重的并发症,往往呈现早发趋势,是最常见的死亡原因。其中白血病和淋巴瘤最多见,髓系白血病多于急性淋巴细胞性白血病,淋巴瘤的类型包括 B 细胞(包括 Burkitt 淋巴瘤)和 T 细胞淋巴瘤,霍奇金淋巴瘤罕见。实体瘤中,消化道腺癌最常见。头、颈部鳞状细胞癌也较多见,Wilms 肿瘤等罕见肿瘤也有报道。

6. **其他** 面容异常可能见于部分患者,但往往特征性不够突出,头围偏小,颧骨和下颌骨发育不良,鼻子和耳相对突出。BSyn 男性通常患有隐睾症或睾丸萎缩,青春期发育正常但往往为无精子症或严重的少精子症而引起不育。女性有生育能力,但更年期提前。

【实验室检查】

1. **细胞遗传学特征** 染色单体间隔,断裂和重排;姐妹染色单体交换频率(sister-chromatid exchanges,SCEs)较正常升高 6~10 倍,此项检查通常用来检测染色体断裂频率,特异性强,结果可靠;可出现一种对称、四臂染色单体交换结构(四射体结构)。SCE 水平的升高是诊断 BS 的唯一客观和特异性较强的指标。SCES 频率正常细胞为 0.24 条 / 染色体,BS 细胞为 2.12 条 / 染色体。

2. **免疫学检查** T、B、NK 细胞数量正常,CD4/CD8 比例正常,淋巴细胞增殖反应正常。动物实验表明,*TCRVβ* 基因重排正常。抗体检测提示 IgM 常显著下降,IgG、IgA 略下降,随年龄增加,IgG、IgA 稍有上升,但 IgM 仍低。虽然抗体产生下降,但疫苗接种后的抗体反应正常。

3. **外周血检查** 一般无显著异常,部分患者可能有轻度贫血但无临床症状,若发生白血病等外周血可见相应异常。骨髓检查在部分化疗患者和极少数未发生肿瘤和处理患者可发现骨髓增生异常综合征表现。

4. **内分泌检查** 部分患者可能发现糖耐量受损或者胰岛素抵抗,或有血糖升高。部分患者精液检查发现无精子或者精子形态异常,在男性携带者,也发现精子染色体断裂和重排增加,提示减数分裂异常可能导致不育。

【诊断】

BS 无临床诊断标准,根据生长落后、面容异常等临床表现,结合相对特异的细胞遗传学检查提示 SCES 频率增加,可初步诊断。Bloom 综合征确诊需同时行 *BLM* 基因序列分析。

【治疗】

本病缺乏根治和特异性治疗。主要控制皮肤异常、生长和营养问题、内分泌异常以及恶性肿瘤的风险。由于婴儿喂养困难,需要对于 BS 患者营养支持,尤其患者合并胃食管反流呕吐和腹泻时,更需要对症支持治疗,包括正确体位、增加和减少喂食量,以及使用药物如 H_2 受体阻滞剂或质子泵抑制剂等。生长落后在 BS 患者是突出问题,虽然生长激素等干预身高有一定效果,但是可能与恶性肿瘤发生有关,使用应十分谨慎。感染需要及时诊断并使用抗生素进行充分治疗,频繁感染者可使用抗生素预防治疗。存在 IgG 及亚类缺乏者,需要 IVIG 替代治疗。应特别注意紫外线防护,规律随访患者糖尿病和血液系统及消化道等肿瘤发生。使用放射治疗和某些化学治疗剂(例如烷基化药物)可能会增加继发性恶性肿瘤的风险,应该尽量减少放射性检查次数。化学疗法应注意减小和调整剂量,由于 BS 患者肿瘤细胞往往对化学疗法敏感,部分研究显示减少药物剂量至半量也能取得较好的抗肿瘤效果。

六、免疫缺陷 / 着丝粒不稳定 / 面部异常综合征

免疫缺陷 / 着丝粒不稳定 / 面部异常综合征(ICF)在 1978 年首次被发现,于 1988 年首次命名。主要由 *DNMT3B*(ICF1,OMIM#602900)、*ZBTB24*(ICF2,OMIM#614064)、*CDCA7*(ICF3,OMIM#609937)、*HELLS*(ICF4,OMIM#603946)突变引起,均为常染色体隐性遗传病。临床以反复感染和抗体缺陷、异常面容、着丝粒不稳定为特征。植物血凝素(PHA)刺激淋巴细胞之后染色体 1、9、16 出现分支为其相对特征性实验室细胞学表现。ICF临床和实验室特征具有相似性,且 DNMT3B 所致ICF1最多见,本节以 ICF1 为例描述本病。

【发病机制】

DNA 甲基化在基因组印迹和 X 染色体失活中起重要作用,并且对于哺乳动物的发育至关重要。人类染色体着丝粒附近区域的 DNA 主要是由高度重复的序列组成的,称为卫星 DNA。着丝粒区域主要是 α 卫星 DNA。这些卫星 DNA 在正常体细胞中是高度甲基化的,因此染色质呈凝集状态。由于 1、9 和 16 号染色体着丝粒的卫星 DNA 区域较大,因此高度甲基化,若去甲基化后形成松散的结构使染色体容易发生断裂及融合,形成多臂的染色体。DNMT3B 是主要的从头 DNA 甲基转移酶,在胚胎发育的早期阶段(包括着床)表达并具有活性,除了维持着丝粒甲基化,也是基因内区域甲基化的主要功能酶。当 *DNMT3B* 突变后,上述染色体1qh、9qh 和 16qh 呈现低甲基化状态,引起染色体融合断裂形成多臂染色体,可能与神经系统异常、特殊面容和肿瘤倾向等相关。基因内甲基化异常可能和淋巴细胞发育与功能相关。*DNMT3B* 位于

20q11.21,编码由 853 个氨基酸组成 95.7kD 蛋白,含有 PWWP、PHD、C5MTase 结构域,蛋白主要定位于细胞核,目前发现超过 50 种突变类型,以编码区错义突变为主,主要位于催化结构域的蛋白质的 C 末端部分,表明正是 DNA 甲基转移酶活性的丧失导致了 ICF 临床表现。ICF 患者主要来自欧洲,人种包括欧洲、土耳其、日本和非裔美国人。目前报道约上百例。近年来欧洲和日本确诊的非家族性散发病例数量急剧增加,我国仅有零星报道。

【临床表现】

1. **反复感染** 主要由抗体缺陷引起,几乎所有的患者出现严重的呼吸道感染,超过 1/2 有反复胃肠道感染、心包炎、耳部感染、败血症,口腔念珠菌感染也常见。免疫球蛋白水平不同程度下降,从无丙种球蛋白血症到一种或数种免疫球蛋白轻微下降。多数患者 IgA、IgG、IgM 普遍缺陷,某些患者只有 IgG 亚类缺陷。部分患者 T 淋巴细胞减少,记忆 T 细胞下降,B 淋巴细胞减少或正常,缺乏记忆 B 细胞。

2. **特殊面容** 主要表现为内眦赘皮、眼距增宽和鼻梁低平,部分患者有小颌畸形、耳位较低、巨舌症。需要注意的是,特殊面容往往不够突出和典型,大部分仅轻微异常甚至无特殊面容。

3. **肿瘤和血液系统疾病** 多见霍奇金淋巴瘤、骨髓增生异常综合征、再生障碍性贫血、血小板减少。肾上腺皮质腺瘤也有报道。

4. **精神运动发育迟缓** 见于 20%~30% 的患者,包括认知缓慢、智力低下、精神运动障碍(共济失调步态,肌张力低下等)。

5. **其他** 少数报道患者有先天性异常包括胎儿生长受限、腹部突出、四肢纤细、咖啡牛奶斑、不规则色素沉着斑等。

【辅助检查】

核型分析在 ICF 诊断中具有相对特异性,可见 1 号、16 号、9 号染色体的全臂缺失和着丝粒周边断裂;1 号和 16 号染色体着丝粒附近可见三臂或多臂分叉。有时在着丝粒附近有断裂、易位和异型染色体等。部分患者在 1qh 和 16qh 区域出现明显的拉伸(缩合)现象。丝裂原刺激 48~92 小时后T 细胞中 1qh 和 / 或 16qh 的染色体异常频率很高,检查 20 个中期细胞 G 带通常足以揭示 ICF 的特征性细胞遗传异常,考虑到细胞遗传学在 ICF 诊断中的核心地位,最好检查 50 个中期核型。

免疫筛查: 淋巴细胞分类和免疫球蛋白亚类分

析有利于评估患者免疫缺陷。患者往往可能存在不同程度免疫球蛋白降低或者 IgG 亚类缺陷。部分患者存在 T 细胞降低、记忆性 B 细胞降低等。

甲基化分析:目前对于着丝粒甲基化分析仅用于研究,临床尚未开展。

【诊断及鉴别诊断】

结合临床反复感染临床表现、免疫学筛查及较特征性细胞遗传学表现:染色体 1、9、16 整臂缺失和着丝粒断裂;1、16 染色体分支出现多臂,加入着丝粒近端(多数在 1qh 和 16qh 区域);偶见等臂染色体和断端异位到着丝粒附近;1qh 和 16qh 区域可以看到明显增长等核型异常可以初步确定诊断。确诊依赖 *DNMT3B* 等基因序列分析。另外,其他 DNA 修复缺陷相关疾病如 Bloom 综合征(BS)、共济失调毛细血管扩张症(AT)和 Nijmegen 断裂综合征(NBS)等,均可能表现免疫缺陷、生长发育迟缓和精神行为异常以及染色体不稳定。A-T 和 NBS 核型异常可能位于 7 号和 14 号染色体的免疫球蛋白超家族重排位点。BS 患者姐妹染色单体互换率显著升高是其细胞学特征,而 ICF 患者一般无显著姐妹染色单体互换核型,虽然 BS 在核型分析也可能见到分叉染色体存在,但其分叉部位和染色体无特异性。另外,面部异常和皮肤表现也可能具有鉴别诊断意义。

【治疗】

一旦诊断,患者应该接受丙种球蛋白替代治疗,目标谷浓度为 5g/L,可显著减轻感染和胃肠道症状。部分患者由于 T 细胞缺陷存在,因此患者可能罹患真菌、CMV、卡氏肺孢子虫感染等,可予复方磺胺甲噁唑(sulfamethoxazole complex,SMZ)预防感染 PCP,强有力的控制感染和预防感染可显著延长患者寿命。已有少量报道移植治疗 *DNMT3B* 缺陷,结果显示免疫和血液重建,感染显著改善,但是神经系统表现和面容异常等无改善,在免疫缺陷突出患者可以酌情采用。

七、胸腺发育不全

1929 年,Harrington 描述了一个患有胸腺缺失的患者。1959 年,Lobdell 注意到了胸腺发育不全与先天性甲状旁腺功能减退症之间的关系。1968 年,DiGeorge 描述了一系列患者,表现为先天性甲状旁腺缺如且无可见胸腺组织,于是出现了 DiGeorge 综合征(DiGeorge syndrome,DGS)的疾病名称(OMIM#188400)。根据胸腺的发育程度,DiGeorge 综合征可分为完全性 DGS 和部分性 DGS,前者无胸腺组织,后者胸腺重量低或胸腺发育不全。1979 年,Conley 进一步整理了 DGS 的主要三联症表现:①完全或部分胸腺缺失和 / 或细胞免疫缺陷;②症状性低钙血症和 / 或甲状旁腺发育不全;③圆锥动脉干心脏流出道缺陷。直到 20 世纪 90 年代引入了特定的分子细胞遗传学工具,从而认识到许多 DGS 的遗传病因,大约 90% 的 DGS 病例是 22 号染色体 22q11.2 缺失造成。DGS 的病例在遗传病因学上演变为 22q11 缺失综合征。

DGS 是胚胎发育过程中源自咽弓的结构发育缺陷引起的体征和症状的组合。胸腺发育不全会导致一系列 T 细胞缺陷。大多数 DGS 患者的 T 细胞数量轻度减少,且没有免疫缺陷的临床表现。但约 1% 的患者胸腺组织完全缺失,具有极严重的免疫缺陷,称为完全性 DGS,在免疫系统上表现为严重联合免疫缺陷。除胸腺发育异常外,DGS 还影响其他组织器官表现出相应的表型。目前明确该综合征临床表现异质性大,包括多种先天性异常和继发性疾病,例如腭、胃肠道和肾脏异常、自身免疫性疾病,认知与行为以及精神系统问题。管理需要采取多学科合作,包括儿科、全科、外科、精神病学、语言和行为、物理治疗和遗传等。

【病因和发病机制】

DGS 是咽弓发育缺陷引起的一组畸形复合体,病因复杂,可能因素有接触致畸形制剂和母体患糖尿病。绝大多数 DGS 患者由 22q11.2 缺失所致,这些缺失与 22q11 基因组区域的结构以及存在节段性重复或含低拷贝重复序列大的区域有关。高度同源节段重复可以介导错配和非等位基因同源重组,导致重复序列之间的区域缺失或重复。75%~80% 的患者具有相同的 22q11 大缺失,为 2.4~3Mb,荧光原位杂交(fluorescence in situ hybridization,FISH)技术或染色体微阵列能检测到。尽管会出现较小的重复缺失,其大小仅为普通缺失的 1/2,大小约 1.5Mb,但小缺失并不代表症状轻。另外,即使在同一个家庭中,表型变异也可能较大。因此,很难明确基因型与表型的相关性。大多数 22q11 缺失都是新发突变,约 10% 的缺失是从受影响的父母继承,大小保持不变。

DGS 患者的表型广泛,最常见的发现包括心脏异常、血钙低和胸腺发育缺陷。研究人员在染色体缺失区域鉴定了 90 多个不同的基因,其中研究最多的是 T-box 转录因子 1(TBX1),它与心脏、胸腺和甲状旁腺发育的严重缺陷有关。TBX1 还与神经微血管异常有关,这可能是 DGS 中出现行为和发育异常的原因。从遗传学角度来看,TBX1 与 DGS 最突出的表型具有相关性。TBX1 驱动的咽弓发育失败会导致胸腺和甲状旁腺的缺失或发育不全。利用模式动物小鼠和斑马鱼 *TBX1* 基因敲除模型,研究该疾病的胚胎学基础。发现在小鼠中,缺乏 TBX1 会导致严重的咽、心脏、胸腺和甲状旁腺缺陷以及行为障碍。斑马鱼基因敲除发现胸腺、咽弓畸形以及耳朵和胸腺畸形。而 22q11.2 敲除小鼠模型还与帕金森病、孤独症谱系障碍、注意力缺陷多动症和精神分裂症有关。这些发现以及在 *TBX1* 基因敲除小鼠中发现的神经微血管病理学,为与 DGS 相关的精神病学及病理学提供了分子基础。

DGS 相关的组织器官异常与咽弓系统的形态发生和随后异常功能相关,包括胸腺、甲状旁腺、主动脉弓和心脏流出道等。甲状旁腺和胸腺来源于咽内胚层与神经嵴细胞之间的组织相互作用。甲状旁腺发育缺陷导致低血钙症,先天性心脏异常与心脏流出道中形成的动脉缺陷有关,而胸腺发育缺陷导致免疫缺陷。胎儿胸腺是 T 细胞发育的重要部位。T 细胞前体在骨髓中发育并迁移至胸腺以进行最终分化。在人类中,T 细胞的成熟期从头 3 个月末开始,并在整个妊娠过程中发展。人类胎儿在足月分娩时已经形成了相当成熟的免疫组库。T 细胞经过在胸腺中的发育,至少产生四种主要类型 T 细胞,包括 CD4 T 细胞、CD8 T 细胞、调节性 T 细胞和 γδ T 细胞。CD4 T 细胞和 CD8 细胞介导机体特异性细胞免疫应答。调节性 T 细胞通过抑制自身反应性 T 细胞和 B 细胞,为控制自身免疫发挥了重要作用。同时在胸腺发育过程中,自身反应性 T 细胞将会被删除。因此,胸腺发育不全主要是限制了 T 细胞的产生,从而导致细胞免疫缺陷。同时,调节性 T 细胞发育和自身反应性 T 细胞删除的异常,可能也是患者自身免疫风险增加的原因之一。

【临床表现】

DGS 典型三联症包括胸腺发育不全所致免疫缺陷、先天性心脏病和甲状旁腺发育不全所致低钙血症。但 DGS 临床表型异质性大,根据胸腺发育可分为完全性 DGS 和部分性 DGS。前者指胸腺缺如或 T 细胞缺乏;后者指胸腺小或 T 细胞数量低。表型的呈现是高度可变的,从严重威胁生命的

状况到仅有一些不太严重的相关特征。家族间和家族内,即使同卵双胞胎之间,表型也存在一定的差异,间接反映了该综合征的复杂性。

由于胸腺发育不全造成 T 细胞免疫缺陷,影响 75% 左右的 DGS 患者。然而,影响程度不一,范围从胸腺发育正常、成熟 T 细胞产生正常,到一小部分 T 细胞产生缺乏。可通过流式细胞术分析外周血 T 细胞来评估胸腺功能。影像学检测不准确,因为胸腺组织大小、存在或不存在不能预测个体的免疫功能。流式细胞术可同时评估 T 细胞、幼稚 T 细胞、记忆 T 细胞、B 细胞和自然杀伤细胞。完全性 DGS 表现出严重的 T 细胞免疫缺陷,类似于严重联合免疫缺陷表型。外周血中几乎检测不到 T 细胞,并且对 T 细胞丝裂原刺激没有反应。反映新近胸腺输出细胞的 T 细胞受体剪切环(TRECs)表达量减少。由于完全性 DGS 中 TRECs 缺失或很少,因此 TREC 检测可用于新生儿筛查 DGS,从而早期诊断和针对性防治该病。而部分性 DGS 患者的 T 细胞数量仅有轻 - 中度缺陷;并且大多数部分性 DGS 患者的 T 细胞增殖正常,只是有些患者显示较低的丝裂原应答反应。另一方面,除转化记忆 B 细胞缺陷和体细胞超频超突变减少外,DGS 患者 B 细胞产生和分化基本正常。大多数 DGS 患者的抗体水平、功能和亲和力均正常。少数患者可发生低球蛋白血症和疫苗特异性抗体反应不良,可能需要免疫球蛋白替代治疗和 / 或抗生素预防。同时,胸腺发育缺陷导致的调节性 T 细胞发育和自身反应性 T 细胞删除的异常,可能导致患者自身免疫风险增加。患者表现为慢性感染、体液免疫反应受损、疫苗特异性免疫反应差、IgA 缺乏症、过敏和哮喘、高免疫球蛋白血症、自身免疫性疾病如幼年特发性关节炎、免疫性血小板减少症、自身免疫性溶血性贫血和甲状腺疾病等,都较为常见。为了了解 DGS 人群中的感染频率和严重程度,一项研究进行了结构化访谈。发现在 9 岁以上的儿童中,27% 患有反复鼻窦炎;25% 患有反复中耳炎;7% 患有反复支气管炎;4% 患有反复肺炎。在该队列研究未发现机会性感染。

DGS 患者产前或新生儿期可见明显的心血管异常,通常是导致诊断的最初表现。大多数异常表现为圆锥动脉干心脏缺陷,包括法洛四联症、永存动脉干、主动脉弓中断和室间隔缺陷等。肺动脉异常可能独立存在或伴有圆锥动脉干缺陷。主动脉弓异常最常见的是右侧或双主动脉弓,伴或不伴锁

骨下动脉异常。肺动脉异常包括弥漫性增生不良和不连续,伴或不伴主动脉-肺动脉侧支循环。约10%的儿科患者主动脉根部扩张。其他类型的先天性心脏病在DGS患者中较为罕见。导管依赖性病变在未听见杂音的情况下可能被忽视。总体而言,先天性心脏病是DGS导致儿童死亡的主要原因之一。超过50%~65%的DGS患者具有甲状旁腺功能减退,并伴有低钙血症,表现为手足抽搐、癫痫发作、进食困难、喘鸣和疲劳。压力可能导致短暂的新生儿低钙血症或新发低钙血症。生后最初2周低钙血症尤其突出,但大多数为暂时表现,随年龄而有所缓解。其他内分泌表现包括:儿童和约20%的成年人有甲状腺功能减退症,儿童和约5%的成年人甲状腺功能亢进,生长激素缺乏症、胎儿生长受限和身材矮小。在约30%的患者中发现了明显的胃肠道异常,可能导致进食和吞咽问题。在儿童早期,胃肠道并发症可表现为胃食管反流病、食管运动障碍、鼻咽反流、呕吐和便秘。严重并发症包括食管炎、误吸、生长不佳、营养不良、拒食和呼吸道症状,例如窒息和反复肺炎。面部特征包括面部较长、球型鼻尖和狭窄的鼻翼、腭裂、颧骨扁平、眼距增宽、斜眼、眼皮下垂、耳轮发育不全及小下颌。其他少见的体型异常有小头畸形、身材矮小、指/趾细长、腹股沟疝和脊柱侧弯。大约1/3的患者患有泌尿生殖系统异常。其他畸形包括先天性膈疝、喉部异常、眼部异常和神经管缺损等。DGS可能导致发育和教育方面的问题。大运动和精细运动困难以及表达延迟和言语问题在婴幼儿中占主导。平均智商约为70,需要抽象推理的数学和学校技能常常获取较差。DGS患多种精神疾病的风险增加,焦虑、注意力缺陷和孤独症谱系障碍患病率增加。

【实验室及影像学检查】

采用流式细胞术检测患者免疫缺陷情况。血常规了解淋巴细胞绝对数量。根据细胞表面标记分别检测外周血总T细胞、CD4 T细胞、CD8 T细胞、B细胞、调节T细胞数量;同时可以检测T细胞对丝裂原刺激的增殖反应。检测血清免疫球蛋白IgG、IgA、IgM和IgE水平,有条件单位检测抗原特异性抗体应答情况。检测电解质特别是钙和磷的水平;同时检测甲状旁腺素、促甲状腺激素水平;测试生长激素缺乏等。X射线胸片检测胸腺,粗略了解胸腺发育。超声心动图评估心脏畸形异常,肾脏超声检查可能的肾脏和泌尿生殖系统缺

陷。另外再根据疾病的严重程度和广泛程度,有针对性地进行相应检查。

遗传学检测辅助DGS的确诊。可通过荧光原位杂交、多重连接依赖探针扩增MLPA、单核苷酸多态性芯片和比较基因组杂交微阵列等技术检测22q11.2缺失情况。全基因组微阵列检测所有染色体上的致病性拷贝数变异,该方法具有无需预先选择特定基因组区域可避免引入偏倚,对于临床特征很少或有多个非典型特征的患者尤其有用。

【诊断及鉴别诊断】

由于DGS累及多系统组织,详细的病史和体检对于DGS的诊断和评估非常重要。尽管大多数病例在产前和儿科均得到诊断,但也有在成年期才发现的。发育迟缓是一种常见的表现特征,首先被父母意识到而导致就医。对于患者具有发育延迟、行为障碍、T细胞缺陷继发反复感染、言语困难、进食困难、肌肉痉挛、抽搐、癫痫发作和DGS的家族史,检查发现颅面部异常、先天性心脏病等,需要考虑DGS,遗传学检测辅助确诊。DGS须与各种具有以上类似表现的染色体病或基因病相鉴别。

目前没有DGS公认的诊断标准。欧洲免疫缺陷学会的诊断标准可做参考,分为部分性DGS和完全性DGS标准。

1. 部分性DGS标准

(1)确诊:3岁前CD3$^+$T细胞减少($<500/mm^3$),伴以下其中一种情况:①心脏圆锥动脉干缺陷,以及实验室或临床提示低钙血症。②心脏圆锥动脉干缺陷和染色体22q11.2缺失;实验室或临床提示低钙血症和染色体22q11.2缺失。③心脏圆锥动脉干缺陷,以及实验室或临床提示低钙血症和染色体22q11.2缺失。

(2)很可能:3岁前CD3$^+$T细胞减少($<500/mm^3$),伴染色体22q11.2缺失。

(3)可能:3岁前CD3$^+$T细胞减少($<500/mm^3$),伴以下至少一种情况:①心脏缺陷;②实验室或临床提示低钙血症;③面部畸形或腭畸形。

2. 完全性DGS标准 确诊CD3$^+$T细胞重度减少/缺发($<50/mm^3$),伴以下所有情况:①无胸腺:表现为少于$50/mm^3$近期胸腺输出细胞和/或TRECs$<100/100\ 000$ T细胞;②甲状旁腺功能减退;③心脏缺陷。

【治疗】

DGS患者管理需要采取多学科的方法,包括儿科、普通医学、外科、精神病学、心理学、介入疗法

(物理、职业、言语、语言和行为)和遗传等。

先天性心脏病的治疗与其他任何先天性心脏病患者相同。腭裂病例需要耳鼻喉科医师、整形外科医师或口腔颌面外科医师进行评估。进行手术时若需输血,应进行 X 射线照射,以防止移植物抗宿主病。积极治疗低血钙和甲状腺功能异常。尤其要注意血钙水平,在新生儿期保持警惕以预防抽搐发作至关重要。可用钙制剂、维生素 D 和低磷饮食治疗。发生低钙惊厥者,应即刻使用药物止惊和给予静脉注射离子钙。难治的 DGS 患者中,重组人甲状旁腺激素是一种选择。有认知和行为发展方面延迟的患者,早期干预有益。患有精神症状的 DGS 患者,必须进行精神科照护。

免疫缺陷的处理根据患者受累程度有所不同,可从无干预到胸腺移植。因此需先对患者进行免疫评估,了解免疫缺陷的程度。具有完全性 DGS 的患者免疫功能低下,根据每个患者的具体情况,可通过隔离、免疫球蛋白替代治疗、抗生素预防以及胸腺或造血干细胞移植进行管理。在没有胸腺功能的完全性 DGS 中,儿童通常会发生严重感染,甚至死亡。在这种情况下,可进行造血干细胞移植 HSCT。多中心调查研究数据显示,相配的无关供者移植的存活率为 33%,相配的同胞移植时为 60%。部分性 DGS 不需考虑免疫重建治疗。关于患者麻疹-流行性腮腺炎-风疹疫苗和口服脊髓灰质炎疫苗等活疫苗接种问题,存在争议。一般来讲,患有严重 T 细胞缺陷的儿童不应接种活病毒疫苗。但是,目前的证据表明,若患者已证明有疫苗反应,CD4>500/μl 的 1 岁以上儿童,疫苗接种具有安全性和有效性。反复感染患者,应积极抗感染治疗,预防性抗生素可能有一定效果。有体液缺陷表现患者,给予提供免疫球蛋白替代治疗,全球约有 3% 的患者接受免疫球蛋白替代治疗。患有自身免疫性疾病的患者通常采用适合其他自身免疫性疾病患者的治疗策略,但应将免疫抑制降至最低。

绝大多数 DGS 患者的遗传变异为新发突变,约 10% 的患者为遗传自父母。如果父母与受影响的孩子具有相同的突变,那么新生婴儿也有 50% 的机会患有 DGS。对于有 DGS 孩子的父母再要孩子,以及可能想成为父母的 DGS 患者,需要进行遗传咨询,可以使用 FISH、MLPA 和微阵列技术等检测手段进行产前检查。

【并发症与预后】

先天性心脏病和免疫缺陷的严重程度是影响 DGS 患者预后的重要指标。只有不到 1% 的患者具有完全性 DGS,预后很差。如果不进行胸腺或造血干细胞移植,这些患者可能因严重感染死亡。但即使进行移植,预后仍然不佳。对于部分性 DGS 患者,预后取决于与疾病相关的病理严重程度,多数可以存活到成年。

八、软骨毛发发育不全

软骨毛发发育不全(cartilage hair hypoplasia,CHH)是一种罕见的常染色体隐性遗传病(OMIM#250250)。CHH 由编码线粒体 RNA 处理核糖核酸内切酶的长非编码 RNA 成分的基因 RMRP 突变导致。临床表现为干骺端软骨发育不良,身材矮小、毛发发育不全,合并免疫缺陷和肿瘤风险增加等。CHH 主要报道在阿米什人和芬兰人,其他国家地区和人群也有报道。造血干细胞移植可以纠正患者的免疫缺陷。

【病因和发病机制】

RMRP 基因位于染色体 9p13.3 区域,编码线粒体 RNA 处理核糖核酸内切酶的长非编码 RNA 成分。RMRP 主要位于胞核中,通过切割 rRNA 参与成熟 5.8S rRNA 的生成。RMRP 还通过切割细胞周期蛋白 mRNA 参与细胞周期控制。RMRP 突变会破坏细胞周期蛋白 B2 mRNA 的裂解,导致细胞周期蛋白 B2 的水平升高。该分子的过度表达促进处于晚期有丝分裂的细胞的积累,导致染色体不稳定。RMRP 突变也会影响淋巴细胞的数量和功能。

对 CHH 患者的 RMRP 基因突变分析发现,这些突变根据性质和位置可分为三类:影响启动子区域的突变、转录本中保守核苷酸的微小变化以及转录本 5′ 端的插入和重复。导致重大免疫缺陷的 RMRP 突变通常位于启动子区域。核苷酸 23~62 之间的核仁定位信号区是唯一无突变的功能区。最常见的突变是核苷酸 70 位置处的 G 碱基取代 A。该突变是芬兰人和阿米什人中最常见的突变。根据分析提示该突变在 3 900~4 800 年前被引入芬兰,占芬兰患者突变的 92%。而在欧洲、北美洲、南美洲和澳大利亚等其他地区的 CHH 患者中,该突变占 48%。

【临床表现】

1965 年,McKusick 等首先在美国宾夕法尼亚州一个阿米什人社区中报道了 CHH。该病主要见于阿米什人和芬兰人,其他国家地区也有零星病例报道。在阿米什人中,CHH 的发生率为 1:1 340

活产婴,携带者比率为 1∶19 ;在芬兰,发生率为 1∶23 000,携带者比率为 1∶76。CHH 的临床特征表现为干骺端软骨发育不良,身材矮小和四肢短,毛发发育不全,合并免疫缺陷,贫血和恶性肿瘤风险增加。患者的临床特征存在差异,与基因突变有关。但是,即使在同一个家庭中,也可以看到临床特征的变异性。CHH 患者通常出生时身长短,即使在青春期,生长突增也非常微弱或没有。患者头发细少、稀疏、色浅、短发、容易折断,并且随着年龄的增长会变暗。体毛也受到类似的影响。双手短而水肿,关节明显松弛,尤其是手和脚关节松弛,肘部伸展受限。桡骨和尺骨通常比肱骨短,而股骨比胫骨短,胫骨比腓骨受累更严重。小腿和大腿弯曲,腰椎前凸增加,踝内翻和膝内翻。伴或不伴膝部疼痛的膝内翻往往是 CHH 患者骨科就诊的常见原因。男性成年人身高介于 110.7~149.0cm 之间,中位身高为 131.1cm;女性身高 103.7~137.4cm,中位身高为 122.5cm。CHH 的生长迟缓与干骺端改变的严重程度密切相关。在组织病理学上,CHH 患者软骨细胞相对较少,而成骨细胞和破骨细胞的数量正常。成年 CHH 患者恶性肿瘤风险上升 8 倍,尤其是白血病和淋巴瘤,特别是非霍奇金淋巴瘤,另外基底细胞癌的风险也增加。CHH 男性患者存在生精障碍,表现为精子浓度低,运动力降低和形态改变。也有报道 CHH 与肠道吸收不良和先天性巨结肠有关。

CHH 影响免疫系统,不同患者间免疫缺陷差异较大,可表现为从无症状到严重联合免疫缺陷。芬兰幸存的 CHH 患者中约有 1/4 表现为联合免疫缺陷,而也有 1/4 患者没有免疫缺陷的表现。据报道,在没有骨骼异常的情况下,*RMRP* 突变具有严重的免疫缺陷。主要表现为 T 细胞异常,包括总 T 细胞、CD4T 和 CD8T 细胞数量减少,近期胸腺输出细胞减少,幼稚 CD4 T 和 CD8 T 细胞数量减少,迟发型超敏反应降低,T 细胞增殖缺陷和 T 细胞凋亡增加。Fas 和 Fas 配体以及促凋亡分子 Bax 的表达增加,而抗凋亡分子 bcl-2 和凋亡抑制分子降低与 T 淋巴细胞凋亡增加有关。另外,也有中性粒细胞减少。统计发现,淋巴细胞减少的比例为 65%,中性粒细胞减少症的比例为 27%。研究发现,32%~60% 的 CHH 患者发生反复感染。感染发生率增加主要发生在儿童出生后的头 2 年。水痘是最常见的严重感染,死亡率上升,但对其他病毒的易感性却没有明显增加。体液免疫缺陷也存在,

幼稚 B 细胞和记忆 B 细胞减少。34 例基因证实的 CHH 芬兰患者中,29% 的患者发生支气管扩张,年龄在 29~68 岁之间。支气管扩张为单侧或双侧,常见于下叶和右中叶。患有支气管扩张的患者倾向于发生更多的鼻窦感染、肺炎和慢性咳嗽。CHH 患者自身免疫常见。一项研究发现 104 名经基因证实的 CHH 患者中,10.6% 具有自身免疫疾病,包括肠病、溶血性贫血、甲状腺功能减退、炎性皮肤病、幼年特发性关节炎、银屑病、特发性血小板减少性紫癜和多灶性运动轴索神经病等。16% 阿米什人患者和 24% 的芬兰患者患有哮喘;过敏性鼻结膜炎在芬兰的 CHH 人群中也很普遍。同时 CHH 患者有广泛自身抗体反应性。CHH 患者中,自身免疫性疾病与更高的死亡率、反复肺炎、败血症和高 IgE 水平相关。

【诊断及鉴别诊断】

本病尚无确切诊断标准。根据临床表现谱情况,须与其他原因所致的抗体缺陷和自身免疫性疾病相鉴别。

【治疗】

目前 CHH 没有统一的标准治疗方案。患者身材矮小没有特殊的治疗手段。曾报道一名接受重组生长激素治疗的 CHH 患者身高增加明显,治疗 4 年 7 个月后,身高 SD 评分从 -4 变为 -2.98。但在另外 4 名 CHH 儿童中,生长激素对生长的影响是暂时的,只能持续 1 年,并且最终身高没有增加。因此,重组人生长激素在 CHH 中的疗效和安全性有待进一步深入研究。如果 CHH 患者存在明显的抗体缺陷,需要免疫球蛋白替代治疗。造血干细胞移植可以纠正免疫缺陷,但对软骨发育不良没有改善。3 名接受骨髓移植的患者,无论是否使用相关或不相关的匹配供体,移植后 5~20 年均存活。免疫系统评估提示细胞和体液免疫正常。另外一项调查发现,具有免疫失调、恶性淋巴瘤和自身免疫的 16 位 CHH 患者接受造血干细胞移植。其中 13 例在儿童早期移植,另外 3 例在青春期移植。中位随访 7 年,存活率为 62.5%。T 淋巴细胞的数量和功能恢复正常,并且自身免疫得以改善。因此,伴严重免疫缺陷的 CHH 患者应考虑造血干细胞移植。

【并发症与预后】

CHH 患者发生淋巴瘤后,存活率较低。合并严重免疫缺陷的患者,除非免疫重建,否则长期预后也很差。芬兰的 108 名患者中,有 14 名死于疾

病相关并发症,平均死亡年龄为5岁。一份报告显示,芬兰CHH患者的死亡率是芬兰普通人群的9.3倍。在25名阿米什人患者队列中,到20岁时有25%死亡或发生了重大不良事件。

九、高IgE综合征

根据遗传方式、临床表现和分子机制不同,高IgE综合征(hyper IgE syndrome,HIE)可分为常染色体显性遗传高IgE综合征(autosomal dominant hyper-IgE syndrome,AD-HIES)和常染色体隐性遗传高IgE综合征(autosomal recessivehyper-IgE syndrome,AR-HIES)。HIES罕见,具体患病率尚不清楚。AD-HIES占所有HIES患者的60%~70%,多数为散发,有免疫系统异常和非免疫系统受累表现,信号转导与转录活化因子3(signal transducer and activator of transcription 3,STAT3)突变是其病因;AR-HIES较少见,主要累及免疫系统,主要表现为病毒感染和过敏,肿瘤高发。已发现的致病基因有胞质分裂因子8(dedicator of cytokinesis 8,DOCK8)和酪氨酸激酶2(tyrosine kinase 2,TYK2)。其中,DOCK8突变占AR-HIES的大多数;而TYK2突变目前报道极少。因此,在本节中,主要描述STAT3突变导致的染色体显性遗传高IgE综合征和DOCK8突变导致的染色体隐性遗传高IgE综合征。

(一)常染色体显性遗传高IgE综合征

常染色体显性遗传高IgE综合征(AD-HIES)是一种罕见的原发性免疫缺陷病(OMIM#147060)。1966年首次报道,命名为Job综合征,临床表现主要包括嗜酸性粒细胞增多、湿疹以及反复皮肤和肺部感染等。1972年发现IgE升高为主要特征,并提出高IgE综合征的名称。该表型后来扩大到许多结缔组织和骨骼异常。常染色体显性HIES大多数情况下是由STAT3基因突变引起,其特征为经典的临床三联症:反复葡萄球菌性皮肤脓肿、复发性坏死性肺炎并伴有肺大疱形成,以及血清IgE极度升高。

【病因和发病机制】

尽管早在1966年临床就报道了高IgE综合征,但直到2007年才发现STAT3基因突变是AD-HIES的致病原因。STAT3基因位于染色体17q21.2,含23个外显子,编码含770个氨基酸的转录因子STAT3,为STAT家族成员之一。STAT参与JAK-STAT信号通路,接受多种细胞因子、激

素和生长因子信号而被激活,从而诱导下游基因转录和翻译。STAT蛋白通常结合JAK,JAK是与细胞因子受体胞内部分相关的酪氨酸激酶。当细胞因子与其受体结合时,JAK会磷酸化细胞因子受体,然后磷酸化STAT蛋白,STAT再从JAK受体复合物中解离,并通过磷酸酪氨酸和SH2结构域在胞质中形成同源或异源二聚体。然后,STAT二聚体易位至细胞核,结合靶基因的启动子序列,激活基因转录。该活性通过STAT去磷酸化而停止。

STAT3有N端保守序列、卷曲螺旋结构域、DNA结合结构域、SH2结构域、转录活性结构域。根据报道,STAT3突变涉及所有功能域,但热点突变位于STAT3蛋白的DNA结合域(介导蛋白-DNA之间相互作用)、SH2结构域(介导蛋白之间相互作用)。目前发现突变数量超过60种,多为杂合错义突变和缺失突变,导致产生具有显性负性活性的蛋白。突变和野生型的STAT3蛋白共表达时,突变的蛋白表现出负性显性作用,抑制正常蛋白的功能,被称为减功能突变。因此,在AD-HIES患者中,虽然可能观察到STAT3蛋白正常表达,但其磷酸化活化、与靶基因DNA结合以及随后启动子序列的激活受到抑制,导致相应功能减退。STAT3是IL-6、IL-10、IL-21、IL-23、IL-27等多种细胞因子信号转导途径中主要的转录因子,参与免疫调控、损伤修复和肿瘤形成。显性负性STAT3突变导致多种细胞缺陷,包括Th17细胞、记忆B细胞、T细胞滤泡辅助细胞和黏膜相关T细胞减少,以及幼稚B细胞对IL10和IL21的反应能力减弱等,这些免疫功能缺陷导致了AD-HIES患者对细菌、真菌易感和抗体产生不良。

STAT3-HIES患者体液免疫应答存在严重缺陷。B细胞内源性和外源性STAT3信号转导改变,记忆B细胞发育和抗体成熟受损,总体类别转换和未转换的记忆B细胞减少。外周血中,除IgE阳性记忆B细胞频率增加外,其他记忆B细胞频率降低。在淋巴结中,STAT3-HIES患者具有正常的生发中心结构,位于副皮质区的CD138$^+$浆细胞表达IgE、IgG和IgM,但不表达IgA。骨髓中存在大量IgE$^+$浆细胞。这些缺陷,特别是缺乏IgA$^+$记忆B细胞,可能参与导致STAT3-HIES患者反复上下呼吸道感染的原因;同时也反映出STAT3信号通路对于亲和力成熟和B细胞分化非常重要。在抗体应答中,尽管STAT3-HIES患者血清总IgG水平在正常范围内,但患者对新抗原疫苗的特异性免

疫球蛋白 G 反应降低。患者反复发生金黄色葡萄球菌感染，但其抗原特异性体液免疫应答受抑，金黄色葡萄球菌特异性 IgG 明显减低。而免疫球蛋白替代疗法可增加 STAT3-HIES 患者的金黄色葡萄球菌特异性 IgG，并减弱疾病的临床进程，提示体液免疫在金黄色葡萄球菌清除中作用重大。

Th17 是近年发现的一类辅助性 T 细胞亚群，对清除真菌和细胞外细菌感染至关重要。IL-6 启动人类 Th17 分化，分化发育过程依赖 STAT3 信号转导。IL-21 和 IL-23 与相应受体结合，导致 STAT3 激活，诱导 RORγt 表达，从而启动相应基因转录，分泌细胞因子 IL-17A、IL-17F、IL-21、IL-22。上皮细胞表达 IL-17 和 IL-22 受体，细胞因子与受体结合，使趋化因子和粒细胞集落刺激因子释放，招募中性粒细胞聚集到炎症部位，在抗微生物免疫中发挥重要作用。比如 IL-22 通过激活 STAT3 刺激皮肤和呼吸道产生 β- 防御素，具有广谱高效的抗微生物作用。STAT3 突变导致 HIES 患者外周血 Th17 细胞缺陷。STAT3-HIES 患者的 T 细胞在葡萄球菌肠毒素 B 促丝裂原或白念珠菌抗原刺激下均无法产生 IL17。纯化 T 细胞无法在体外分化为 Th17 辅助细胞，RORγt 表达降低。Th17 细胞数量减少可作为提示 AD-HIES 的标志。多项研究提示，Th17 细胞缺陷是导致 HIES 患者易感性增加的潜在机制。另一方面，反复金黄色葡萄球菌感染所致皮肤脓肿是 HIES 的特征性表现。研究发现，AD-HIES 患者的皮肤 IL-17A 和 IL-17F 产生正常，但 TNF-α 的过度产生与上皮细胞功能缺陷有关，抑制了上皮细胞对葡萄球菌的免疫应答，提示 TNF-α 参与了皮肤脓肿的发病机制。

【临床表现】

STAT3 突变导致的常染色体显性遗传高 IgE 综合征是多系统疾病。临床主要表现为湿疹，反复金黄色葡萄球菌和真菌感染，反复肺炎伴肺大疱形成，血清 IgE 异常增高和嗜酸性粒细胞增多；同时累及结缔组织、骨骼、牙齿和脉管系统。目前并没有基因型与表型相关的证据。

1. 感染与免疫系统表现 反复肺炎是 HIES 重要的临床特征，大多数患者一生中至少患过 1 次，1/2 以上患者发生 3~4 次肺炎甚至更多。反复肺部感染，导致并发肺脓肿、肺大疱和气胸。肺部感染最常见的病原体是金黄色葡萄球菌，肺炎链球菌和流感嗜血杆菌也很常见，曲霉菌、铜绿假单胞菌和非分枝杆菌常引起慢性感染。STAT3-HIES 中

也可发生机会性感染，曾有耶氏肺孢子菌肺炎报道。具有囊性肺疾病的高 IgE 综合征患者，真菌和假单胞菌感染病情较重，可能危及生命。对具有囊性肺部疾病史的 HIES 死亡患者的分析发现，患者的肺炎以铜绿假单胞菌和真菌感染为主。肺部真菌可入侵血管并伴有致命性出血，烟曲霉和产多孢假单胞菌可引起转移性脑真菌病。一项关于法国 STAT3 缺陷 AD-HIES 队列研究发现，17.5% 的 STAT3-HIES 患者发生肺曲霉菌病，首次发病的中位年龄为 13 岁。90% 的患者具有支气管扩张或空洞病史。感染谱包括单曲霉菌球、慢性空洞型肺曲霉菌病、过敏性支气管肺曲霉菌病样疾病或混合过敏性支气管肺曲霉菌病样疾病和慢性空洞型肺曲霉菌病；未发现侵袭性曲霉病。肺部感染导致的并发症是 STAT3-HIES 患者死亡率高的原因之一。既往研究提示肺部疾病严重损害了患者的生活质量。大部分患者肺功能提示同时具有梗阻性和限制性损害，FEV$_1$ 和 FVC 降低。肺功能损害的严重程度与既往烟曲霉感染和手术有关。组织学检测观察到严重的肺组织损伤，ABCA3 阳性 II 型肺细胞数量减少。部分严重肺病患者需要手术治疗，但术后并发症发生率很高，包括愈合不良和瘘管形成等。上呼吸道感染（如鼻窦炎、支气管炎、中耳炎、外耳炎、乳突炎等）在 HIES 患者中非常常见，报道有 72% 的患者每年发生 4 次以上。

皮疹往往是最初的表现，面部和头皮上的脓疱或湿疹样发作通常在生命的头几周开始，并持续到青少年时期。几乎所有患者都有湿疹，出现在非典型特异性皮炎处（四肢末端、躯干、头皮）。皮肤感染常常表现为金黄色葡萄球菌引起的脓肿。典型的皮肤脓肿通常是既不发热也不疼痛的冷脓肿，研究认为是炎症反应不足的表现。行 B 超检查可见低回声结构，外科切开排脓后脓液培养大多为金黄色葡萄球菌。有学者认为 HIES 是炎症反应过强和过弱的矛盾体：持续的局限于肺的肺大疱是炎症过剩的表现，而冷脓肿是过弱的表现。近来报道内部器官脓肿（肝、睾丸、牙周、扁桃体周围脓肿等）在 AD-HIES 发生率高。皮肤黏膜白念珠菌感染发生于约 83% 的患者，可表现为指甲、口咽、食管和阴道黏膜疾病。地方性真菌可引起播散性感染，例如组织胞浆菌病和隐球菌导致胃肠道疾病、隐球菌导致脑膜炎。

STAT3-HIES 患者中，水痘 - 带状疱疹病毒再次激活发生率显著增加，这可能与患者记忆 T 细

胞缺陷有关。与其他过敏性患者相比,尽管 HIES 患者总 IgE 和抗原特异性 IgE 升高,但食物过敏和严重过敏反应较少,这可能是与 STAT3 功能相关。STAT3 介导的信号转导对肥大细胞介导的血管通透性至关重要,而在 STAT3-HIES 患者中,该通路受抑。另外,HIES 患者的霍奇金淋巴瘤和非霍奇金淋巴瘤的发病率有所增加。

2. **非免疫系统表现**　最早 Davis 和 Buckley 等报道了 HIES 相关的骨骼和面部异常。特征性面容有面部皮肤粗糙、眼距增宽、鼻翼肥大、面部不对称、前额凸出、耳和鼻软组织增厚、轻微凸颌等。特殊面容 16 岁以上患者表现明显。在>7 岁的患者中发现保留乳牙现象,72% 患者乳牙不脱落,阻止了恒牙萌出,或恒牙萌出在乳牙附近形成两排牙,需人工拔除未正常脱落的乳牙。颊黏膜、牙龈等病变发生于 75% 以上的患者,病变累及硬腭、舌背、颊黏膜和唇黏膜等。口角炎和舌炎也有报道,所有这些口腔病变都没有自觉症状,也不需要干预措施。它们比特殊面部表现出现早,可以为早期诊断提供依据。

骨骼异常包括骨质疏松症、病理性骨折、脊柱侧弯、脊柱退行性疾病和颅缝早闭。骨折常发生在长骨和肋骨,可发生于任何年龄,常发生于轻微损伤之后。16 岁以上患者 76% 有脊柱侧弯>10°,其中有些是先天性的。骨折和脊柱侧弯往往需要手术治疗。脊柱病变往往在 40~50 岁时才出现,如颈椎病,导致疼痛、乏力和神经系统病变。关节过伸常见,随年龄增长关节疼痛越来越显著,物理治疗能改善这些症状。

血管异常可能是结缔组织异常的表现,包括冠状动脉和脑动脉等中动脉的动脉瘤,扩张和扭曲变形等。这些症状可能导致心肌梗死、蛛网膜下腔出血和肠道出血。STAT3-HIES 患者的冠状动脉存在粥样硬化,血管壁比健康者明显增厚,但并不导致狭窄,这可能由于 STAT3 突变相关的组织重塑失调所致。影像学较常见中枢神经系统异常。大多数 STAT3-HIES 患者中,脑部 MRI 可以看到无症状的局灶性白质高信号,其外观类似于小血管疾病。1 型 Chiari 畸形和颅缝早闭在 HIES 患者中发生率也较高,但通常不需要手术矫正。

免疫功能异常和结缔组织病变导致 STAT3-HIES 患者发生胃肠道疾病表现。上皮细胞免疫功能障碍可能导致念珠菌和地方性真菌感染胃肠道。另外,HIES 患者可表现一种或多种胃肠道症状,其中最常见的是胃食管反流病和吞咽困难。慢性嗜酸细胞性食管炎和胃肠道动力障碍导致食物嵌塞。文献报道数例患者结肠穿孔,可能与黏膜和结缔组织修复异常有关。炎性肠病的发生率在 STAT3-HIES 患者并未增加。

国内一项关于 17 例 STAT3-HIES 患者的队列临床研究发现,平均发病年龄为 1.05 岁,平均诊断年龄为 10.35 岁,发病到诊断相差 9 年左右。湿疹反复皮肤感染和呼吸道感染是最常见的临床症状,所有患者都有发生。37.5% 的患者因接种卡介苗而出现并发症。非感染性表现中,所有患者具有特征性面容,90.91% 患者乳牙未脱落,41.18% 患者发生过异常骨折。与既往报道相比,该队列患者诊断年龄更高、卡介苗接种并发症发生率明显更高、念珠菌病发生率更低。

【实验室检查】

血清 IgE 水平和嗜酸性粒细胞增高是实验室检查异常的突出表现。血细胞计数通常是正常的,即使有感染发生时,白细胞计数往往也没有升高。嗜酸性粒细胞增多在 90% 以上的患者中发现,嗜酸性粒细胞至少比正常高出 2 个标准差,常常大于每微升 700 个细胞。淋巴细胞表型通常提示记忆性 T 和 B 细胞减少,以及 Th17 细胞降低。患者在幼年就有血清 IgE 异常增高,峰值通常>2 000U/ml,早期发现该类患者依靠 IgE 水平并不可靠,但 IgE 值高于正常同龄儿 10 倍水平的应该引起注意。血清 IgE 水平不是静止的,其浓度随着时间大幅度波动,有的患者在确诊后几年内 IgE 水平还会降至正常范围内。IgE 水平与疾病的严重程度无相关性。血清 IgG 和 IgM 水平基本正常,有些患者有 IgA 降低。但是对荚膜类微生物特异性抗体反应受抑。

STAT3 是 AD-HIES 的致病基因,进行基因测序可检测 *STAT3* 序列变异。目前发现的突变位点覆盖 STAT3 蛋白的所有功能结构域,热点突变位于 DNA 结合域和 SH2 结构域。已知的突变数量超过 60 种,多为杂合错义突变和缺失突变。蛋白检测可能提示患者 STAT3 蛋白表达正常,进行功能学实验,则发现 STAT3 磷酸化活化、与靶基因 DNA 结合等功能减退。

【诊断及鉴别诊断】

1. **诊断**

(1)临床诊断:直到 2007 年明确 *STAT3* 基因突变导致 AD-HIES 之前,主要是依靠患者特征性临床表现,包括反复皮肤感染、囊肿性肺炎和血清 IgE 水平显著升高等进行临床诊断。1999 年,美国国立卫生研究院(National Institutes of Health,NIH)基于患者的临床特征和实验室检查,制定了 HIES 的评分系统(表 2-25),该系统包括免疫 / 感染学特征和骨骼 / 结缔组织学异常指标。每一个指标不同严重程度给予一定的分值,最终统计所有指标的总分。诊断标准:评分总分超过 40 分者可临床诊断 HIES,分值在 20~40 之间的患者需要随访,<20 分基本不考虑 HIES。为了尽量提高 AD-HIES 诊断的准确性,患者应同时具有免疫 / 感染特征和非免疫特征。免疫学 / 感染特征包括血清 IgE 浓度升高、嗜酸性粒细胞增多、反复皮肤脓肿、肺炎、感染后肺实质性病变、其他严重或致命感染、新生儿皮疹、湿疹、鼻窦炎或中耳炎和皮肤黏膜念珠菌病。非免疫性特征包括乳牙保留、脊柱侧弯、轻微创伤后的骨折、关节过伸、特征性面容、鼻翼增宽、高腭弓、先天性骨骼异常和淋巴瘤。

表 2-25 NIH 高 IgE 综合征临床评分表

临床表现	分值 [A]									
	0分	1分	2分	3分	4分	5分	6分	7分	8分	10分
血清 IgE 最高值 (U/ml) [B]	<200	200~500			501~1 000				1 001~2 000	>2 000
皮肤脓肿	无		1~2		3~4				>4	
肺炎总次数	无		1		2		3		>3	
肺实质异常	无						支气管扩张		肺大疱	
乳牙保留	无	1	2		3				>3	
脊柱侧弯,最大弯曲度	<10°		10°~14°		15°~20°				>20°	
轻微外伤引起骨折	无				1~2				>2	
嗜酸性粒细胞计数最高值(/μl) [C]	<700			700~800			>800			
特征性面容	无		轻微			有				
中线异常 [D]	无					有				
新生儿皮疹	无				有					
湿疹(最严重阶段)	无	轻度	中度		严重					
每年上呼吸道感染次数	1~2	3	4~6		>6					
念珠菌病	无	口腔	指甲		全身性					
其他严重感染	无				严重					
致命性感染	无				有					
关节过伸	无				有					
淋巴瘤	无				有					
鼻翼增宽 [E]	<1SD	1~2SD		>2SD						
高腭弓	无		有							
小年龄矫正	>5岁			2~5岁		1-2岁		≤1岁		

注:[A] 最右边一栏为每一表现的最高得分;[B] 正常值<130U/ml;[C] 700/μl = 1SD,800/μl = 2SD(超过正常平均值 2SD);[D] 腭裂、舌裂、半椎体和其他脊柱的异常;[E] 与同龄同性别的对照组比较。

此HIES的评分系统最突出的特点是与年龄有关,最后一项指标即小年龄矫正,是为了弥补婴幼儿临床表现不典型而制定。如乳牙保留和脊柱侧弯在婴幼儿观察不到,所以年龄越小这一项评分越高。另一个特点是多元记分制,HIES的各种表现并非特有,常与其他疾病有重叠,也没有特定的实验室检查金标准,仅有一项指标得分高不一定能最终确诊。

(2)基因诊断:临床诊断高IgE综合征后,对于是否考虑STAT3基因突变,2010年提出了针对STAT3缺陷高IgE综合征的诊断参考指指南。①可能STAT3缺陷AD-HIES:IgE>1 000U/ml,再加上基于反复肺炎、新生儿皮疹、病理性骨折、特征性面容和高腭弓5个临床特征加权评分>30分;②很有可能STAT3缺陷AD-HIES:具有上述特征,同时加上Th17细胞缺乏或者明确的HIES家族史;③确诊STAT3缺陷AD-HIES:上述特征,同时具有STAT3基因显性负性杂合突变。

2. 鉴别诊断 AD-HIES患者发生皮肤感染与脓肿,注意与慢性肉芽肿病(CGD)皮肤脓肿相鉴别。CGD是由于NADPH缺陷,导致吞噬细胞不能杀灭细菌与真菌,引起严重感染。四唑氮蓝试验和中性粒细胞呼吸暴发功能二氢罗丹明试验可鉴别。另外,特应性皮炎患者血清中IgE含量升高,病情严重患者经常被怀疑患有HIES,而且许多特应性皮炎患者也容易发生葡萄球菌反复感染。但是,特应性皮炎患者通常没有AD-HIES的其他特征,并且通常比AD-HIES患者的过敏种类和程度更加严重。Wiskott-Aldrich综合征(WAS)是由WAS基因突变引起的X连锁隐性疾病。与HIES相似,WAS综合征患者存在湿疹和反复感染,但往往伴有血小板减少,并且自身免疫性疾病和淋巴瘤的发生率较高,通常比HIES更具有机会性感染。另外,Wiskott-Aldrich综合征绝大多数发生在男性患者,而HIES为常染色体显性遗传,男女皆可发病。

【治疗与预后】

1. 对症支持治疗 AD-HIES患者的临床严重程度范围很广,从反复感染、肺功能降低、生活质量受损,到良性疾病表现、感染稀疏和程度较轻等。不同的患者在不同的临床阶段接受一种或联合药物治疗,疗程也不尽相同。目前尚不清楚AD-HIES的最佳管理方式,主要是对症和支持性治疗,包括预防性使用抗生素和抗真菌药、感染早期积极治疗、免疫球蛋白治疗,以及选择性造血干细胞移植(HSCT)。抗生素和抗真菌剂的使用取决于感染的性质和受累程度。皮肤需用局部抗菌疗法如稀释的漂白剂沐浴,同时用保湿霜和外用类固醇。抗过敏药有助于控制瘙痒、改善湿疹症状。可以考虑钙和维生素D改善骨骼健康。尽管已有HSCT治疗AD-HIES患者的报道,但尚不清楚哪些患者是合适的移植对象。

AD-HIES的防治,基于循证学的研究较少。AD-HIES患者对感染易感性大大增加。反复下呼吸道感染会导致支气管扩张和肺大疱等的发生,而这些并发症会进一步导致假单胞菌和曲霉菌等病原微生物的感染,造成恶性循环。有肺损伤的患者特别容易发生真菌性肺部感染。一项对10名儿童AD-HIES患者的回顾性研究发现,预防性使用抗生素后,患者感染减少。在未使用预防性抗真菌治疗前,患者发生肺烟曲霉菌感染。诊断曲霉菌病后开始抗真菌预防,此后未再发生肺部真菌感染。就肺部损伤而言,早期诊断和抗生素预防的使用可能与更好的预后相关。虽然感染下降可能部分归因于AD-HIES随年龄增长而变化的自然过程,抗生素预防获得的效益需详细评估,但趋势是朝着临床改善的方向发展。目前还尚不清楚AD-HIES患者何时需要开始预防性使用抗微生物药物。也无明确的证据证明预防性治疗是否应在特定的时间段内还是长期持续进行。

尽管AD-HIES患者的血清总IgG水平在正常范围内,但由于B细胞内源性和外源性STAT3信号通路异常,导致记忆B细胞减少,抗原特异性免疫球蛋白G应答降低。因此,免疫球蛋白替代治疗是有益的,现已在临床实践中成功应用,替代治疗可以降低窦肺感染的发生率。

2. 造血干细胞移植 HSCT在AD-HIES患者中的作用仍在研究中。两例患者接受移植后,有33%的供体T细胞嵌合,但仍然发生慢性黏膜皮肤念珠菌病。另外两名AD-HIES移植患者,HSCT后随访8年。发现患者循环细胞IL-17的产生和血清IgE水平恢复正常,感染频率降低。但是,其中一名患者尽管有100%的供体嵌合,但却复发肺曲霉病。第二名患者在移植后表现为混合嵌合体,发生了新的肺大疱。也有接受HSCT后6个月因肺纤维化死亡的病例。另一方面,一名患者接受HSCT治疗后持续随访,发现患者的感染频率和严重程度均有改善。两例散发非霍奇金淋巴瘤 HIES 患者，经清髓性骨髓移植后，分别随访了 14 年和 10 年，都没有发生移植物抗宿主反应，临床症状也得到改善，IgE 水平降至正常，Th17 水平也接近正常人。从总体来看，尽管 HSCT 不能纠正 AD-HIES 的血液系统外表现（如脊柱侧弯），但似乎对感染的频率和严重程度具有有益的影响。如果在疾病的早期进行 HSCT，并进行适当的物理治疗，这可能是一种有效的治疗选择，尤其是对于供体匹配的患者。

3. 遗传咨询 STAT3-HIES 以常染色体显性方式遗传，目前大多数病例是由新生突变引起。AD-HIES 患者的每个孩子都有 50% 的机会遗传该病。如果已知父母具有致病基因突变，则可以对孕妇进行产前诊断。

【并发症与预后】

肺部感染性并发症和淋巴瘤是 AD-HIES 患者的主要死亡原因。肺大疱可以继发细菌和真菌感染，再导致肺炎、系统性感染或突发肺出血。真菌侵袭血管可能引发感染性动脉瘤，随后导致肺部和其他器官并发出血。HIES 患者发生淋巴瘤后，则预后较差。

（二）DOCK8 缺陷

DOCK8 缺陷是 *DOCK8* 基因突变导致的一种原发性免疫缺陷病。最初于 2004 年报道为常染色体隐性遗传高 IgE 综合征（OMIM#243700），直到 2009 年才鉴定出 *DOCK8* 为致病基因。DOCK8 缺陷影响 T 淋巴细胞和 B 淋巴细胞功能，实为联合免疫缺陷。临床表现以严重过敏、反复细菌和病毒感染和恶性肿瘤为特征。自然病程结局较差，造血干细胞移植（HSCT）为根治手段。DOCK8 缺陷的确切患病率尚不清楚，主要发生在近亲婚育率高的土耳其和阿拉伯地区；但在其他人群也有报道，包括北美和南美、欧洲和中国。

【病因和发病机制】

DOCK8 是位于 9 号染色体短臂上的大基因，包含 48 个外显子。*DOCK8* 基因编码大小约为 190kDa 的大蛋白质，属于鸟嘌呤核苷酸交换因子（GEF）的 DOCK180 超家族，参与肌动蛋白细胞骨架调控。DOCK 蛋白激活 Rho 家族 GTPases，如 CDC42 和 RAC，传递来自细胞膜的信号以控制涉及肌动蛋白聚合和细胞骨架重排的通路。DOCK 蛋白包含一个 DHR1 结构域和 DHR2 结构域，前者通过磷酸肌醇结合将 GEF 活性定位于细胞；而后者包含催化性亚基，将 Rac 或 CDC42 上的 GDP

交换为 GTP。Rho 家族 GTP 酶在多种细胞功能中具有重要作用，包括细胞分裂、存活、黏附、迁移、活化和分化。*DOCK8* 基因的突变类型大多数是缺失突变，其大小范围从数个碱基对到跨越整个基因座，常常导致蛋白表达缺失或明显下降。高频率的缺失突变可能是由于 DOCK8 周围和内部的重复基因组序列导致异常重组。其他突变包括无意义突变和剪接位点突变，以及单碱基插入和 2 个碱基对插入。错义突变较罕见，迄今为止仅报道了数名患者。曾有报道患者回复突变，导致临床表型改变。

DOCK8 在免疫系统中高度表达。DOCK8 缺陷导致淋巴细胞减少，尤其是 $CD4^+T$ 淋巴细胞减少；也能影响 $CD8^+T$ 细胞、NK 细胞和 / 或 B 细胞。在 $CD8^+T$ 细胞中，幼稚和记忆细胞亚群通常都减少，而大多数 $CD8^+T$ 细胞表现为耗竭 $CD45RA^+CCR7^-$ 表型。此外，DOCK8 缺陷患者 $CD8^+T$ 细胞功能异常，IFN-γ 和 TNF-α 等抗病毒细胞因子降低。DOCK8 在 B 细胞的 TLR9-MyD88 信号通路中发挥了重要作用，DOCK8 与 MyD88 和酪氨酸激酶 Pyk2 相互联系。Toll 样受体 9（TLR9）接受刺激后，DOCK8 被 Pyk2 磷酸化，与 Src 家族激酶 Lyn 结合，将 TLR9 刺激信号传递至 Src-Syk-STAT3 级联通路，这对于 TLR9 驱动的 B 细胞增殖和分化至关重要。DOCK8 缺陷影响抗体应答，$CD27^+$ 记忆 B 细胞明显减少。在缺乏 DOCK8 的 B 细胞中，由 Toll 样受体 9 刺激的 B 细胞增殖和免疫球蛋白生成降低；但胞苷脱氨酶、免疫球蛋白受体 CD23 和共刺激分子 CD86 的表达以及转录因子 NF-κB 和激酶 p38 的激活是正常的。因此，DOCK8 缺陷型患者可以出现免疫系统的多种异常，包括 T 细胞功能缺陷和抗原特异性抗体产生抑制，从而导致皮肤持续病毒感染、皮肤黏膜念珠菌病、复发性窦肺感染、特应性皮炎和其他变应性疾病、肿瘤，甚至是自身免疫疾病。

【临床表现】

DOCK8 缺陷患者常发生严重、慢性皮肤病毒感染，主要病原包括单纯疱疹病毒、人乳头状瘤病毒、传染性软疣病毒和水痘 - 带状疱疹病毒。患者也易出现各种病原体导致的窦肺感染（如肺炎链球菌、流感嗜血杆菌、组织胞浆菌、嗜肺军团菌、腺病毒、呼吸道合胞病毒等）。约半数病例发生皮肤黏膜念珠菌病，可能与部分受损的 Th17 细胞功能有关。DOCK8 缺陷易并发恶性肿瘤，如早发鳞状细胞癌或 EBV- 淋巴瘤。

1. 感染 有助于将 DOCK8 与其他疾病鉴别的一个显著特征就是难以控制的皮肤病毒感染。病原体通常是单纯疱疹病毒、人乳头瘤病毒、传染性软疣病毒和水痘 - 带状疱疹病毒。DOCK8 患者经常发生疱疹性湿疹、慢性溃疡性口唇或肛门生殖器单纯疱疹病毒感染或单纯疱疹病毒角膜炎。扁平疣、肛门生殖器疣也较常见。有的患者发生广泛，甚至融合的传染性软疣病毒皮肤病变，以及严重的水痘或带状疱疹暴发。其他严重的全身性病毒感染也有报道，例如巨细胞病毒病和进行性多灶性白质脑病。真菌感染在 DOCK8 缺陷中与病毒感染同样常见。患者通常表现为皮肤黏膜念珠菌病，极少出现耶氏肺孢子虫、组织胞浆菌病或隐球菌性脑膜炎。暂无丝状霉菌感染报道。好发念珠菌感染可能与其在健康人群中普遍共存相关。

DOCK8 缺陷患者反复出现鼻窦、肺和中耳感染，并且超过 1/3 的患者发生了乳突炎或支气管扩张等并发症。病原体主要是革兰氏阳性和革兰氏阴性细菌，例如肺炎链球菌、流感嗜血杆菌；也有真菌如耶氏肺孢子虫，以及呼吸道腺病毒等病毒。另外，部分患者由于沙门菌肠炎、蓝氏贾第鞭毛虫病或诸如病毒等病原而反复或持续发生胃肠道感染。隐孢子虫感染所致的胆道相关性肝病可能相当严重。但是，也有报道与隐孢子虫无关的重大肝脏疾病。

2. 过敏 DOCK8 缺陷患者往往在婴儿期开始出现特应性皮炎，通常早于其他症状出现，例如病毒性皮肤感染。患者常由金黄色葡萄球菌引起皮肤感染，包括脓肿，从而进一步加剧了特应性皮炎。同 STAT3-HIES 患者相似，DOCK8 缺陷患者的血清 IgE 和嗜酸性粒细胞也往往增多。但与之不同的是，DOCK8 缺陷患者也有其他特应性疾病表现。大多数患者对多种食物或过敏原都具有严重过敏反应，包括过敏性休克，并且部分患者还会发生嗜酸性食管炎，哮喘也较常见。这些过敏表现反映了患者中 Th2 细胞数量的增加，它们表达 IL-4 或 IL-13 促进过敏性疾病的发生。

3. 肿瘤 与许多其他原发性免疫缺陷病相似，DOCK8 缺陷罹患肿瘤风险增加，约 20% 的患者继发至少一种肿瘤，约 10% 的患者死于肿瘤。恶性肿瘤是 DOCK8 缺乏症的一个关键特征，且具侵袭性，可在年轻时便出现。最常见的恶性肿瘤是鳞状细胞癌，皮肤的慢性 HPV 感染是其中原因之一。鳞状细胞癌之后第二大最常见的肿瘤是淋巴瘤。EBV 阴性弥漫大 B 细胞淋巴瘤和 EBV 阳性 Burkitt 淋巴瘤均有报道。而淋巴瘤倾向于结节外淋巴瘤，包括原发性中枢神经系统淋巴瘤，以及皮肤 T 细胞白血病 / 淋巴瘤。在 DOCK8 缺陷患者中，微囊腺瘤和平滑肌瘤等罕见肿瘤也有报道。

4. 自身免疫疾病 DOCK8 缺陷患者可能并发明显的自身免疫性疾病，包括自身免疫性溶血性贫血、脉络膜视网膜炎 / 葡萄膜炎、甲状腺功能减退症，以及血细胞减少症和血管炎。尽管大部分中枢神经系统异常是由感染引起，但在某些患者中已报道中枢神经系统血管炎。目前尚不清楚某血管炎是否与感染性、自身免疫和 / 或自身炎症相关。血管异常被认为是由血管炎引起。可见脑动脉瘤和狭窄，并与脑卒中和烟雾病有关。另外，一名 DOCK8 缺陷患者发生系统性红斑狼疮，表现为紫癜和坏死性皮肤病变、关节炎和肾小球肾炎，并伴有抗核抗体、抗 DNA 抗体和抗磷脂抗体。

在一项针对 DOCK8 缺陷患者的国际性回顾调查中，分析了 136 例患者，随访时间横跨 1 693 个 /（患者·年）。调查发现，湿疹、反复呼吸道感染、过敏、病毒感染和皮肤黏膜念珠菌病是最常见的临床表现。99% 患者发生湿疹，难治性湿疹占 1/2 以上。91% 出现反复呼吸道感染。71% 出现过敏，其中，半数以上为食物过敏和哮喘。62% 患者患有脓肿，皮肤脓肿占绝大多数。病毒感染患者占 81%，包括单纯疱疹病毒、人乳头瘤病毒、传染性软疣病毒、水痘 - 带状疱疹病毒、EB 病毒和巨细胞病毒。64% 患者发生真菌感染，大部分为皮肤黏膜念珠菌感染。58% 患者发生危及生命的感染，包括细菌、病毒和真菌感染，多数导致肺炎、败血症、脑部感染和骨髓炎等。在中位年龄 12 岁时，17% 患者患有肿瘤，包括血液肿瘤、皮肤癌和其他肿瘤，其中多人死于癌症。10% 发生严重非感染性脑部疾病。在另一项对于 64 例 DOCK8 缺陷患者的研究中，也观察到类似临床表型。与 STAT3-HIES 患者相比，DOCK8 缺陷几乎没有肺大疱、骨折和出牙问题；而过敏表现较多，包括特应性皮炎、食物过敏、哮喘和嗜酸性食管炎等。DOCK8 缺陷与 STAT3-HIE 的临床表现比较见表 2-26。

表 2-26　STAT3-HIE 与 AR-HIE 临床表现比较

感染	STAT3-HIE	DOCK8 缺陷
窦肺		
细菌	+++	+++
病毒	+	+
真菌	+++	+
皮肤		
脓肿	+++	++
病毒（HPV/HSV/MCV）	-	+++
念珠菌病	++	++
变应性疾病		
新生儿皮疹	+++	-
湿疹	+++	+++
哮喘	-	++
食物 / 吸入过敏	-	+++
肿瘤		
淋巴瘤	+	++
鳞状细胞癌	-	++
非免疫系统表现		
特殊面容	+++	-
乳牙保留	+++	-
骨骼异常	+++	-
血管异常	+++	-
中枢神经系统异常	+++	+
实验室检查		
高 IgE	+++	+++
低 IgM	-	+++
T 淋巴细胞减少	-	+++
嗜酸性粒细胞增高	+++	+++
Th17 细胞降低	+++	++

【实验室检查】

DOCK8 缺陷累及 T 细胞和 B 细胞，表现为淋巴细胞减少，并随着年龄增长常常伴有进行性淋巴细胞减少。会影响 CD4$^+$ 和 CD8$^+$T 细胞，特别是 CD4$^+$T 细胞。幼稚 T 细胞和胸腺新近输出 T 细胞（RTE）减低，呈 Th2 倾向。在 CD8$^+$T 细胞中，幼稚和记忆细胞亚群通常都减少，而大多数 CD8$^+$T 细胞表现为耗竭 CD45RA$^+$CCR7$^-$ 表型。T 细胞受体刺激，DOCK8 缺陷患者的 CD8$^+$T 细胞无法激活、分裂和扩增。大多数 DOCK8 缺陷患者缺乏记忆

B 细胞和转换记忆 B 细胞。抗体应答中，绝大多数患者 IgE 升高和嗜酸性粒细胞增多。中位 IgE 水平为 5 201U/ml，嗜酸性粒细胞水平通常至少为 800/ul。但也有 IgE 水平稍高甚至正常的报道。IgG 水平正常或升高，IgA 正常或降低。IgM 水平降低，并且通常随着年龄的增长而下降。对蛋白质结合疫苗或多糖结合疫苗的抗体反应变异较大。抗原在某些个体中会引发反应，而在另一些个体中却不会。在两名接受新抗原噬菌体免疫的患者中，继发性攻击未能引起类别转换或记忆应答，提示 T 细胞在帮助 B 细胞功能方面可能存在缺陷。

DOCK8 缺陷患者的 DOCK8 蛋白表达往往缺乏或明显下降，可采用流式细胞术或蛋白质印迹法检测。DOCK8 基因突变大多数是大片段缺失变异，可采用比较基因组杂交或微阵列法检测。另外，下一代高通量测序结合一定的算法，也会对大片段缺失变异有所提示。

【诊断及鉴别诊断】

1. **诊断**　根据临床特征、结合免疫学实验室检查和遗传学分析，可以明确 DOCK8 缺陷患者的诊断。临床诊断高 IgE 综合征，伴嗜酸性粒细胞增多和上呼吸道感染、严重病毒感染、变态反应、IgM 水平低，但无实质肺部异常、乳牙保留和轻微创伤性骨折的患者，需考虑 DOCK8 缺陷可能。结合 DOCK8 蛋白表达分析和遗传学检测，从而确证 DOCK8 缺陷。

2. **鉴别诊断**　DOCK8 缺陷的鉴别诊断包括可能导致嗜酸性粒细胞增多和血清 IgE 水平升高的其他原发性免疫缺陷。如前所述，DOCK8 缺陷与 STAT3-HIES 具有某些相似临床特征，包括葡萄球菌皮肤感染、念珠菌病、呼吸道感染以及嗜酸性粒细胞计数和血清 IgE 水平升高。但这两种原发性免疫缺陷病也具有区别，TAT3-HIES 往往同时具有非免疫学特征，例如结缔组织和骨骼异常以及乳牙保留；而 DOCK8 缺陷则具有特征性的过敏性疾病和皮肤病毒感染。另外，可通过 5 个临床特征帮助分析患者是否更可能携带 STAT3 或 DOCK8 突变。这 5 个特征包括肺实质性异常、上呼吸道感染、嗜酸性粒细胞增多、乳牙保留和轻微创伤性骨折。

【治疗】

1. **对症支持治疗**　DOCK8 缺陷患者需积极对症支持治疗。漂白浴可减少皮肤感染机会，推荐患者使用。对于皮肤病毒感染，有采用伐昔洛韦

预防单纯疱疹病毒感染有效的报道,但对人乳头瘤病毒和传染性软疣病毒尚无有效治疗方法。仔细评估患者潜在特应性疾病,这些疾病可能会导致炎症,从而增加感染风险。积极治疗特应性皮炎对于保护皮肤屏障和限制病毒和细菌感染尤为重要。由于多数患者具有多种食物过敏和生长不良,需要营养评估和补充。尽管 DOCK8 缺陷患者总 IgG 水平正常,但基于特异性抗体应答受损,建议免疫球蛋白替代治疗,可减少呼吸道感染机会。

2. 造血干细胞移植 是 DOCK8 缺陷患者的唯一根治选择。早期的报道中,有两例患者在进行基因诊断之前就已经接受造血干细胞移植,结果证明了 HSCT 治愈 DOCK8 缺陷的有效性。此后系列病例报道都显示了较好的结果。一项对国际大队列 DOCK8 缺陷患者 HSCT 结果的回顾性研究分析,移植的中位年龄为 9.7 岁,随访了 3~135 个月,有 84% 患者还活着。死亡原因包括感染、移植物抗宿主病、多器官衰竭和既往淋巴瘤病史。重度急性(Ⅲ~Ⅳ期)或慢性移植物抗宿主病的发生率分别为 11% 和 10%。匹配相关或不相关 HSCT 后的生存率分别为 89% 和 81%。与完全清髓性白消安为基础的方案相比,基于苏消安或减量白消安的减毒预处理方法具有更高的生存率。干细胞移植时年龄<8 岁的患者中有 96% 存活,而 8 岁及以上年龄的患者中有 78%。由此可见,造血干细胞移植对大多数 DOCK8 患者治疗有效。并且,经造血干细胞移植后,DOCK8 缺陷患者的淋巴细胞功能得以改善,患者总 IgE 和过敏原特异性 IgE 也随时间下降。但并非所有疾病表现对移植的反应速度都相同,湿疹、感染和软疣的消退速度比食物过敏或生长迟缓消退快。建议在疾病早期阶段进行造血干细胞移植,在等待移植治疗之前,必须积极应对与感染和恶性肿瘤相关的重大并发症。

【并发症和预后】

DOCK8 缺陷患者病情严重,预后较差,未经治疗则死亡率高,约 1/2 患者在 20 岁之前死亡。在一项国际性回顾性调查中发现,患者在 10 岁、20 岁和 30 岁时,总生存率分别为 87%、47% 和 33%。如果将不良事件定义为死亡、威胁生命的感染、肿瘤、中枢神经系统血管炎或脑卒中等脑部并发症,则在同一时间点的无事件生存率分别为 44%、18% 和 4%。在中位年龄 12 岁时,17% 的患者发生肿瘤,其中部分患者最终死于癌症。10% 的患者出现严重非感染性脑部并发症。

十、FOXN1 缺陷

FOXN1 缺陷(winged helix deficiency)为一种常染色体隐性遗传的 SCID(OMIM#601705)。患者常伴有先天性脱发、甲营养不良等外胚层异常表现。外周血 T 细胞缺乏或降低,但有正常数目的 B 细胞和 NK 细胞。

【病因和发病机制】

FOXN1 是翼状螺旋结构域转录因子家族成员。在细胞的发育、代谢、肿瘤及衰老等一系列过程发挥作用。在胎儿阶段,FOXN1 在多种间质和上皮细胞表达,包括肝、肺、肠道和肾脏等。出生后 FOXN1 仅在胸腺基质和皮肤细胞表达。*FOXN1* 定位于染色体 17q11.2,由 8 个外显子构成,包含 30kb 核苷酸。有趣的是,*FOXN1* 基因存在 2 个异构体,包含不同的启动子并具有组织特异性。*FOXN1* 包含 N 端终末区、叉头结构域和 C 端终末区。截至目前,仅发现 3 种突变(R255X、S188fs 和 R320W)。R255X 和 S188fs 位于 N 端终末区,而 R320W 位于叉头结构域。FOXN1 是胸腺上皮细胞(thymic epithelial cells,TECs)发育和功能发挥所必需的。如果 *FOXN1* 基因突变,将使 T 细胞发育在阳性选择阶段受阻,导致双阴性 T 细胞升高。此外,*FOXN1* 基因突变将使 CD4 阳性 T 细胞发育完全受阻,而允许少部分 CD8 阳性 T 细胞产生,可能与细胞不同来源有关。此外,FOXN1 还参与毛发和指/趾(甲)形成及大脑和神经管的发育。

【临床表现】

FOXN1 缺陷除具有 SCID 患者的典型表现外,还伴有外胚层发育异常的表现。1996 年首次确诊 2 例 FOXN1 缺陷的姐妹。伴胸腺发育不全、脱发和甲营养不良。其中 1 例于 1 岁因感染死亡,另 1 例在 5 岁成功接受移植治疗。皮肤和毛发等处的外胚层发育异常是本病区别于其他 SCID 的重要特点,即头皮、眉毛和睫毛的脱发及甲营养不良。在患者和裸鼠,毛囊数目正常,但毛发不能卷曲,在皮肤表面折断而导致无毛症。此外,FOXN1 缺陷患者可以伴有神经系统异常表现。目前中枢神经系统缺陷仅在 2 例来自近亲结婚家庭的携带 R255X 突变的胎儿中被发现。第一例表现为严重的神经管畸形,如无脑畸形和脊柱裂。第二例表现稍轻,表现为大脑半球扩大和胼胝体缺如。FOXN1 在中枢神经系统发育中的作用仍有待进一步研究。

【实验室检查】

FOXN1 缺陷的典型免疫学表型是 T$^-$/lowB$^+$NK$^+$。即 CD3$^+$T 细胞减少,尤其是 CD4$^+$T 细胞减少,而 B 细胞和 NK 细胞数目正常。外周双阴性 T 细胞可以升高。T 细胞对丝裂原的增殖反应异常,T 细胞受体多样性受限及 TRECs 显著降低。尽管 B 细胞数目正常,但特异性抗体产生异常。胸部 X 射线检查提示胸腺影缺如或明显减小。FOXN1 基因检查是最终确诊依据。

【诊断及鉴别诊断】

伴有外胚层异常的 T$^-$/lowB$^+$NK$^+$SCID 需要考虑 FOXN1 缺陷。鉴别诊断主要是其他类型的 SCID。确诊仍需患者及父母发现致病性的 FOXN1 基因突变。

【治疗】

与其他类型的 SCID 相同,FOXN1 缺陷需尽早诊断,积极进行抗感染和支持治疗。首选根治手段为早期造血干细胞移植。由于 FOXN1 基因突变导致胸腺基质改变,因此,胸腺移植可以作为另一选择。恢复正常的胸腺基质环境可以提供持久的免疫重建。目前报道的 9 例患者中,5 例接受了免疫重建治疗。3 例在 5 月龄接受 HLA 匹配的同胞供体移植,2 例分别在 9 月龄和 14 月龄接受胸腺移植。接受造血干细胞移植的患者中,1 例在移植后 6 年仍然存活,T 细胞重建成功。另 2 例死于移植后并发症。接受胸腺移植的 2 例患者,T 细胞重建成功。2 例患者 T 细胞数目,TRECs 阳性的初始 CD4$^+$ 及 CD31$^+$ 细胞均正常。而且,体外细胞增殖反应,TCR 多样性和 B 细胞功能均正常。免疫重建使 2 例患者能够清除移植前感染,并在胸腺移植后 3~5 年免于感染。尽管胸腺移植可能是较有前景的治疗手段,但治疗指征需要把握。仅在 HLA 匹配的同胞供体不能获得及快速的 T 细胞重建不是很紧急的情况下采用。

FOXN1 突变的 SCID 是一种罕见的 SCID,而且是目前少数的单基因改变影响胸腺细胞而不是造血细胞发育的 SCID。因此,本病是研究胸腺分子通路的绝佳模型。关于 FOXN1 在胸腺和皮肤的作用机制仍有待更进一步阐明。

十一、ORAI-1 缺陷

ORAI1 缺陷为一种常染色体隐性遗传的 SCID(OMIM#612782)。可伴有非进行性肌张力减退、牙釉质异常及自身免疫性疾病。外周血淋巴细胞正常或轻度降低,免疫球蛋白正常或升高。T 细胞对有丝分裂原和抗原的增殖反应受损,且对疫苗接种的特异性抗体反应异常。

【病因和发病机制】

抗原刺激后淋巴细胞活化依靠钙离子释放激活的钙离子(Ca^{2+} release-activatedCa^{2+},CRAC)通道跨质膜钙池操纵性钙内流。钙释放激活的钙调节蛋白 1(ORAI1)是 CRAC 通道的孔形成亚基。ORAI1 包含 4 个 a 螺旋结构的跨膜结构域(M1~4)和胞内的 N- 终末区和 C- 终末区。位于胞膜的受体接受活化信号,诱导 PLCr1 或 PLCr2 活化,产生 IP3。Ca^{2+} 通过非选择性 Ca^{2+} 通道 IP3 受体从内质网释放,活化基质相互作用分子 1(STIM1)。STIM1 通过 CRAC 活化结构域(CAD)与 ORAI1 分子结合,导致 CRAC 钙通道开放和 Ca^{2+} 内流,该过程称为储存操纵性钙内流(store-operated Ca^{2+}entry,SOCE)。持续 Ca^{2+} 内流可使转录因子活化 T 细胞核因子转位到细胞核,在细胞核诱导 IL-2 和其他细胞因子表达。因此,ORAI1 和 STIM1 的失功能突变均会影响 CRAC 钙通道功能及免疫细胞(T、B、NK 细胞)和非免疫细胞(如成纤维细胞和血小板)的 SOCE。ORAI1 和 STIM1 缺陷的患者可出现早期严重感染,并可伴有肌张力减退、牙釉质异常、外胚层发育不良、自身免疫等临床表现。而 ORAI1 和 STIM1 基因的增功能突变可增强 SOCE,引起史托摩根综合征(Stormorken syndrome),约克血小板综合征(York platelet syndrome)和微管聚集性肌病(tubular aggregate myopathy,TAM)。

【临床表现】

ORAI1 失功能突变的患者可出现早期严重感染的 SCID 样表现,并可伴有肌张力减退、牙釉质异常、外胚层发育不良、自身免疫等临床表现。ORAI1 缺陷患者生后早期即出现反复严重的病毒、细菌和真菌感染。几乎所有患者均易感疱疹病毒,如 CMV、EBV、VZV 等。患者可频繁出现呼吸道、胃肠道、泌尿道感染及脑炎和败血症。也有发生白念珠菌和 BCG 感染的报道。非进行性肌张力减退是 ORAI1 失功能突变的另一重要临床表现。患者可出现肌力和耐力下降。新生儿阶段就可伴有声调异常和头部控制差。自婴儿期出现行走延迟、全身肌肉无力、行走距离下降、上楼困难、Gower 征阳性等。肌张力减退的另一表现是眼虹膜发育不全和瞳孔散大。此外,肌张力下降可能也参与部分 ORAI1 缺陷患者慢性肺疾病的形成。牙釉质发育不全是大多数 ORAI1 缺陷患者的典型表现。主要表现为牙釉质过度磨损,残留变色牙釉质。某些患者牙釉质几乎完全丢失,仅残留黄色的牙本质。牙釉质的快速丢失将使患者容易发生龋齿和口腔感染。相比于 STIM1 缺陷患者,ORAI1 缺陷患者的自身免疫性疾病的发生率相对较低。仅在 7 例患者中发现 1 例自身免疫性血小板减少和中性粒细胞减少症。*ORAI1* 增功能突变的患者可出现史托摩根综合征、约克血小板综合征和微管聚集性肌病。史托摩根综合征可出现中等程度血便和血小板减少,中度贫血,鱼鳞癣,身材矮小,特殊面容,认知障碍和微管聚集性肌病。约克血小板综合征主要出现中等程度血便和血小板减少,伴肌无力的骨骼肌肌病。微管聚集性肌病以肌无力、肌痛和瞳孔缩小为特点。ORAI1 失功能突变和增功能突变的临床表现有部分重叠,如血小板数量减少及功能异常,骨骼肌异常等。

【实验室检查】

ORAI1 缺陷的患者淋巴细胞数目正常或轻度减少,主要的淋巴细胞分类(T/B/NK 细胞)正常,T 细胞受体多样性正常。淋巴细胞减少主要是 Foxp3$^+$Treg 细胞和 iNKT 细胞减少。而且在所有 ORAI1 缺陷的患者比较一致的发现是初始 CD4$^+$T 细胞降低,而记忆 CD4$^+$T 细胞升高。T 细胞和 NK 细胞功能受损,而 B 细胞和固有免疫细胞功能的证据较少。免疫球蛋白水平正常或升高。T 细胞对有丝分裂原和抗原的增殖反应受损,且对疫苗接种的特异性反应受损。*ORAI1* 基因检查是最终确诊依据。

【诊断及鉴别诊断】

伴有非进行性肌张力减退,牙釉质发育不良,血小板减少及功能异常的 SCID 患者,需考虑 ORAI1 缺陷可能。确诊仍需患者及父母发现致病性的 *ORAI1* 基因突变。本病临床表现复杂,各系统临床表现须与各种染色体疾病和基因病鉴别。

【治疗】

与其他类型的 SCID 相同,ORAI1 缺陷需要早期诊断,积极进行抗感染和支持治疗。唯一的根治手段为 HSCT。

十二、STIM1 缺陷

活化基质相互作用分子(stromal interaction molecule,STIM)1 缺陷为一种常染色体隐性遗传的 SCID(OMIM#612783)。STIM1 缺陷导致钙离子释放激活的钙离子(CRAC)通道活化异常。除 SCID 的表现外,可伴有非进行性肌张力减退、自身免疫性疾病和牙釉质异常。STIM1 的增功能突变可引起史托摩根综合征、约克血小板综合征和无症状的微管聚集性肌病。

【病因和发病机制】

CRAC 通道由钙释放激活的钙调节蛋白 1(ORAI1)亚单位构成,在细胞活化后介导 Ca^{2+} 内流,这个过程对多种细胞功能的发挥非常重要。CRAC 通道由位于内质网的 STIM1 蛋白活化。STIM1 是位于内质网的单程跨膜蛋白,它的 N 端位于内质网腔内,包含 cEFh、nEFh 和 SAM 结构域。STIM1 的 C 端位于细胞质,包含 3 个 CC 结构域和 1 个富含赖氨酸的 K 结构域,分别与 ORAI1 和细胞膜磷脂结合。STM1 和 ORAI1 结合是通过 CRAC 激活域(CAD),由 CC2 和 CC3 构成。在内质网充满 Ca^{2+} 的情况下,STIM1 的胞质内结构域处于封闭失活状态,并与另一个 STIM1 分子形成二聚体。而 STIM1 位于内质网的 EF-SAM 结构域呈单体状态。位于胞膜的受体接受活化信号,诱导 PLCr1 或 PLCr2 活化,产生 IP3。Ca^{2+} 通过位于内质网的非选择性 Ca^{2+} 通道 IP3 受体释放到胞质。内质网 Ca^{2+} 浓度的降低导致 STIM1 分子内质网的 EF-SAM 结构域形成二聚体,C 终末端的 CAD 和 K 结构域暴露。STIM1 分子由二聚体解离成单聚体,并向内质网和细胞膜连接处募集。STIM1 的 CAD 与 ORAI1 分子结合,K 结构域和细胞膜磷脂结合,导致 CRAC 通道开放,Ca^{2+} 内流。该过程即储存操纵性钙内流(SOCE)。持续 Ca^{2+} 内流可使转录因子活化 T 细胞核因子转位到细胞核,在细胞核诱导 IL-2 和其他细胞因子表达。因此,*STIM1* 的失功能突变会影响 CRAC 钙通道功能及免疫细胞(T、B、NK 细胞)和非免疫细胞(如成纤维细胞和血小板)的 SOCE。ORAI1 和 STIM1 缺陷的患者症状与 ORAI1 缺陷者相似。目前报道的 *STIM1* 的失功能突变主要位于 CAD 结构域(R429C,R426C)和 SAM(P165Q,E128RfsX9),而增功能突变主要位于 C1 结构域(R304W)和 EFh 结构域(I115F,H109N,F108L,L96V,D84G,G81D,N80T,H72Q)。

【临床表现】

与 *ORAI1* 失功能突变的患者类似,STIM1 缺陷的患者生后可出现早期严重感染的 SCID 样表现,并可伴有肌张力减退、牙釉质异常、外胚层发育不良、自身免疫等临床表现。STIM1 缺陷患者生后早期即出现反复严重的病毒、细菌和真菌感染。几乎所有患者均易感疱疹病毒，如 CMV、EBV、VZV 等。患者可频繁出现呼吸道、胃肠道、泌尿道感染及脑炎和败血症。也有发生白念珠菌和 BCG 感染的报道。自身免疫性疾病是 STIM1 缺陷患者常见的临床表现，大多数患者在生后 1 年内发生自身免疫性溶血性贫血和血小板减少症，而 ORAI 缺陷患者相对较少。STIM1 缺陷患者容易发生自身免疫性疾病的原因可能与 Treg 细胞数量下降有关。血小板减少是 STIM1 缺陷患者的常见表现，可能与抗血小板抗体有关。与 ORAI1 失功能突变的患者类似，非进行性肌张力减退是 *STIM1* 失功能突变的另一重要临床表现。患者可出现肌力和耐力下降。新生儿阶段就可伴有声调异常和头部控制差。自婴儿期出现行走延迟、全身肌肉无力、行走距离下降、上楼困难、Gower 征阳性等。肌张力减退的另一表现是眼虹膜发育不全和瞳孔散大。牙釉质发育不全也是大多数 STIM1 缺陷患者的典型表现。主要表现为牙釉质过度磨损，某些患者牙釉质几乎完全丢失，仅残留黄色的牙本质。患者容易发生龋齿和口腔感染。*STIM1* 增功能突变可导致 CRAC 通道过度活化，导致独特的疾病表型。*STIM1* 增功能突变的疾病谱包括史托摩根综合征、约克血小板综合征和微管聚集性肌病（TAM）。史托摩根综合征和约克血小板综合征的疾病表型相似，主要以血小板减少和肌病为主要表现。史托摩根综合征可出现中等程度血便和血小板减少，中度贫血，鱼鳞癣，身材矮小，特殊面容，认知障碍和微管聚集性肌病。约克血小板综合征主要出现中等程度血便和血小板减少，伴肌无力的骨骼肌肌病。微管聚集性肌病以肌无力、肌痛和瞳孔缩小为特点。*STIM1* 失功能突变和增功能突变的临床表现有部分重叠，如血小板数量减少及功能异常，骨骼肌异常等。

【实验室检查】

STIM1 缺陷的患者初始 CD4$^+$T 细胞降低，而记忆 CD4$^+$T 细胞升高。T 细胞和 NK 细胞功能受损，而 B 细胞和固有免疫细胞功能的证据较少。免疫球蛋白水平正常或升高。T 细胞对有丝分裂原和抗原的增殖反应受损，且对疫苗接种的特异性反应受损。*STIM1* 基因检查是最终确诊依据。

【诊断】

伴有非进行性肌张力减退、牙釉质发育不良、血小板减少及功能异常的 SCID 患者，需考虑

STIM1 缺陷可能。确诊仍需患者及父母发现致病性的 *STIM1* 基因突变。

【治疗】

与其他类型的 SCID 相同，*STIM1* 失功能突变的患者需要早期诊断，积极进行抗感染和支持治疗。而 *STIM1* 增功能突变的患者可以缓慢进展，以对症治疗为主。唯一的根治手段为 HSCT。

十三、STAT5b 缺陷

STAT5b 缺陷为常染色体隐性或显性遗传病（OMIM#245590、OMIM#604260），迄今约 10 例左右患者被发现。临床主要表现为生长落后、感染、慢性肺病、特应质及自身免疫。STAT5b 编码蛋白参与生长因子受体、IL-2 家族细胞因子受体及促红细胞生成素、血小板生成素等下游信号转导，上述受体活化后促进 STAT5b 磷酸化并转入细胞核参与相关基因表达调控。

【临床表现】

出生身长正常，生后严重生长迟缓，常常低于第三百分位，生长激素治疗无效。慢性肺病表现突出，发病可早至一岁，多为间质性损害，严重者可导致呼吸衰竭死亡。患者可常常有反复感染，包括细菌、病毒（如水痘 - 带状疱疹病毒）等。另外往往有严重湿疹等特应质表现。自身免疫性血小板减少、幼年特发性关节炎等自身免疫也多有发现。部分患者有慢性腹泻。

【实验室检查】

生长因子正常甚至升高；IGF-1、IGFBP-3、ALS 明显降低，生长因子激活后仍无明显升高；免疫学表型包括 T 细胞（CD4 及 CD8）及 NK 细胞轻度降低，T 细胞增殖功能减退；调节性 T 细胞（CD4$^+$CD25$^+$FOXP3$^+$）降低，抑制功能明显减弱；各类免疫球蛋白升高等。

【诊断】

根据患者典型生长激素治疗无效的明显生长落后、慢性肺病及自身免疫、特应质表现，结合免疫学表型可疑诊该病，需行 *STAT5b* 基因筛查确诊。

【治疗】

该病发现较少，尚无明确治疗建议。原则上针对感染必要时使用抗生素，自身免疫表现明显者可免疫抑制治疗。慢性肺病严重时需肺移植，但疗效不明确。骨髓移植对于免疫系统重建有效。生长落后可试用 IGF-1 替代治疗，但补充生长因子无效。

十四、肝静脉阻塞伴免疫缺陷病

肝静脉阻塞伴免疫缺陷综合征（familial veno-occlusive disease with immunodeficiency syndrome，VODI）为一种常染色体隐性遗传的具有特异临床表现的原发性免疫缺陷病（OMIM#235550）。大部分生后6个月内起病，以低丙种球蛋白血症伴肝脏受累为主要表现。如果不及时治疗，预后较差。

【病因和发病机制】

VODI的致病基因为 *SP110*，含19个外显子。目前发现的致病突变主要位于第2、4、5和8外显子。淋巴细胞分类显示VODI患者T细胞、B细胞或者两者可降低。记忆性B细胞显著降低及免疫球蛋白类别转换过程受损。研究还发现过渡性B细胞也受到影响。早期CD21^{lo}过渡性B细胞升高，而相应更成熟的CD21^{hi}过渡性B细胞降低。提示SP110在初始B细胞发育为记忆性B细胞或效应性B细胞的存活中发挥作用。VODI患者的B细胞在CD40L和IL-21刺激后，免疫球蛋白的产生较正常人显著降低，提示 *SP110* 突变影响B细胞对T细胞依赖刺激物的反应，导致分化为免疫球蛋白产生细胞的过程受损。VODI患者B细胞对IL-21的增殖反应亦受损。而且有研究发现，*SP110* 基因突变导致B细胞存活和活化受损更能解释VODI患者低丙种球蛋白血症，包括其记忆性B细胞缺陷。VODI患者体液免疫缺陷除了低丙种球蛋白血症和记忆性B细胞缺乏外，还包括淋巴结生发中心和组织浆细胞缺如。VODI患者伴有记忆性CD4$^+$T细胞减少，可能与T细胞依赖的感染易感性升高有关，比如卡氏肺孢子虫感染。

【临床表现】

VODI是一种具有特异表现的免疫缺陷病，诊断标准包括：①低丙种球蛋白血症；②T细胞功能异常；③先证者或一级亲属有肝大伴肝衰竭或组织学证实肝静脉阻塞性疾病；④疾病遗传符合常染色体隐性遗传；⑤起病年龄在12个月前。目前报道VODI患者起病年龄2~11个月，大部分在生后6个月内起病。免疫学特征包括严重的低丙种球蛋白血症，T细胞功能异常而循环T细胞和B细胞数目正常，淋巴结生发中心缺如，缺乏组织浆细胞。患者容易发生卡氏肺孢子虫感染，皮肤黏膜念珠菌病，肠道病毒及巨细胞病毒感染。90%的VODI患者病初即出现肝大或肝衰竭。此外，约30%的VODI患者有神经系统受累。目前有3例脑白质

营养不良的VODI患者报道，其中1例在CMV相关胃肠炎后发生脑白质营养不良，伴有下肢瘫痪。而另2例病因不明。详细检查尚未发现伴有感染或脑静脉堵塞。因对大剂量丙种球蛋白和激素治疗有部分效果，推测可能有炎症参与。VODI患者无特殊面容。血小板减少常在起病时出现，但可以随着肝静脉堵塞缓解而改善。1例VODI患者出现抗利尿激素异常分泌的症状，可能是脑白质营养不良的表现。如果在生后第一年不能早期诊断，及时给予丙种球蛋白和卡氏肺孢子虫的预防治疗，VODI的病死率几乎是100%。但在新诊断的8例年龄超过1岁的患者中，仅有3例死亡，提示早期诊断及时治疗可显著改善预后。1例6岁患者骨髓移植后病情复发死亡，2例患者死于肝移植后并发症。

【实验室及影像学检查】

免疫球蛋白检查发现低丙种球蛋白血症是VODI患者的重要特征。淋巴细胞数目和CD4及CD8比例正常。细胞内细胞因子产生减少，而记忆性B细胞显著降低。肝脏超声可发现肝静脉堵塞的特征，包括肝脾大、胆囊壁增厚、门静脉直径增大、肝静脉直径缩小、腹水等。多普勒超声可发现门静脉和脐旁静脉血流降低，肝动脉阻力增大。组织学特征包括终末肝小静脉3区纤维性同心狭窄、肝小叶中心肝细胞坏死和肝窦充血。SP110蛋白和基因检测是确诊依据。

【诊断及鉴别诊断】

VODI的诊断建立在前述的诊断标准。对不完全符合诊断标准的患者，*SP110* 基因发现致病突变即可确诊。对单纯肝静脉堵塞的鉴别诊断需要除外环境等其他因素。肝静脉堵塞在酒精性肝硬化、共济失调-毛细血管扩张症、骨质疏松症和高嗜酸性粒细胞综合征均有报道。而对免疫缺陷注意除外HIV感染。

【治疗】

一旦诊断VODI，需完善患者评估，包括详细的免疫功能、肝功能、超声检查等。治疗上及时予以丙种球蛋白替代治疗和复方新诺明预防卡氏肺孢子虫。针对低丙种球蛋白血症，每4周输注400mg/kg，并根据免疫球蛋白水平调整，使IgG谷浓度达到6g/L以上。针对各种感染进行积极的抗感染治疗。骨髓移植可能是有效的治疗方式，而肝移植可以考虑，但并发症发生率较高。此外，对可能造成肝静脉堵塞的制剂，应避免接触和服用，如

千里光中的生物碱和灌木茶。

十五、与碱基错配修复（MMR）缺陷相关的免疫缺陷综合征

碱基错配修复（mismatch repair，MMR）系统主要是针对 DNA 重组和复制过程中产生的碱基错配进行切除和修复。主要过程为：错配的识别、错配切除及 DNA 的再合成。MSH2 和 MSH6 组成异源二聚体识别单碱基的错配及插入缺失，MSH2 和 MSH3 识别多碱基的插入和缺失；PMS2 与 MLH1 组成异源二聚体和核酸外切酶 EXO1 共同进行碱基的切除。最后由 DNA 聚合酶、DNA 连接酶、RPA、PCNA 等完成 DNA 的再合成和连接。参与 MMR 基因 MSH1、MSH2、MSH6、PMS2 纯合或者复合杂合突变主要导致错配修复癌综合征（mismatch repair cancer syndrome），也被称为 Turcot 综合征，亦属于儿童遗传性癌症易感综合征大类疾病。其特征是肿瘤倾向，包括血液系统恶性肿瘤、中枢神经系统肿瘤、结直肠肿瘤和多发性肠息肉以及其他恶性肿瘤，包括胚胎肿瘤和横纹肌肉瘤。而上述基因杂合突变也能导致常染色体显性遗传肿瘤倾向性疾病，称为遗传性非息肉病性结直肠癌（hereditary nonpolyposis colorectal cancer，HNPCC）或 Lynch 综合征，与结肠癌、子宫内膜癌、卵巢癌、胃癌、小肠癌以及肝胆道、上泌尿道、脑和皮肤肿瘤易感性相关。一般认为 MMR 功能完全缺失往往导致儿童期发病，且肿瘤以脑部和血液系统为主，残留部分 MMR 功能可能成年期发病，以脑部、血液系统和胃肠道肿瘤为主，因此存在基因型 - 表现型相关性。近年来发现 PMS2 和 MSH6 由于可以同时导致抗体缺陷，因此 PMS2 和 MSH6 被纳入原发性免疫缺陷病，MSH6 归类于抗体缺陷，PMS2 归类于 DNA 修复缺陷，此处详细描述 PMS2 缺陷特征。其他基因也有零星报道引起抗体异常，如 MSH2、MSH5、RAD50 等多态性认为与 CVID 及 IgAD 相关，但尚未纳入 PID 分类表。

【发病机制】

Hamilton 等于 1995 年首次报道 PMS2 基因突变可导致错配修复癌综合征，PMS2 与 MLH1 组成异源二聚体和核酸外切酶 EXO1 共同进行碱基的切除。2008 年，Peron 等发现 PMS2 基因突变引起抗体类别转换重组（class switch recombination，CSR）诱导的双链断裂修复缺陷，如 Sμ-Sα、Sμ-Sγ2 连接异常，可导致抗体类别异常。目前报道的致病突变有 Arg134Stop、1221ΔG、2361DCTTC、Arg802Stop、Arg134Stop、2184ΔTC、1169ins20、Gln643Stop、Ser46Ile、543ΔT 等。由于此前研究主要集中在肿瘤方面以及大量 PMS2 假基因的存在，因此遗传性 PMS2 缺陷引起抗体缺陷研究目前资料极少。可能部分患者仅有抗体缺陷而肿瘤不明显的情况以及大量以肿瘤表现患者并未进行抗体分析，推测可能存在较多误诊和漏诊情况。

【临床表现】

PMS2 临床特征为牛奶咖啡斑、反复感染和儿童期癌症，包括脑肿瘤、白血病、淋巴瘤和胃肠道癌。患者约 55.6% 的患者患脑肿瘤，平均年龄为 8.6 岁（2~19 岁），包含恶性胶质瘤、少突神经胶质瘤、神经母细胞瘤、神经外胚层肿瘤、星状细胞瘤等。其次为血液恶性肿瘤，占 25.9%，主要为淋巴瘤和白血病，如 T 细胞白血病、淋巴瘤，B 细胞非霍奇金淋巴瘤等。14.8% 患者患结肠癌和小肠癌等消化道肿瘤。由于原发肿瘤，超过 1/2 患者于 12.2 岁死亡（2~25 岁）。DNA 修复缺陷导致许多患者可能发生第二种肿瘤，37% 患 2 种以上癌症，以胃肠道癌多见。牛奶咖啡斑不是 PMS2 患者的特征性表型，常常出现在神经纤维瘤 1 型患者，甚至健康人也可能出现 Bloom 综合征。但在 MMR 患者中，发生率高。患者感染可能与球蛋白类别转换缺陷等相关，也与肿瘤所致继发性免疫缺陷有关。

【实验室检查】

由于类别转换障碍，患者往往 IgG 和 IgA 下降，IgM 上升，类似高 IgM 综合征缺陷患者抗体表现，也可以表现为 IgG2/IgG4 等抗体亚类缺陷，对抗原的特异性体液免疫应答缺陷，B 淋巴细胞正常或下降，类别转换 B 细胞可下降，记忆性 B 细胞降低。T 淋巴细胞往往正常。可通过微卫星不稳定（microsatellite instability，MSI）和肿瘤组织的 MMR 蛋白免疫组织化学进行初筛。具有牛奶咖啡斑合并早发中枢神经系统肿瘤、血液系统恶性肿瘤、结直肠癌或息肉患者需要尽早进行 MMR 相关基因筛查。需要注意的是，PMS2 由于许多假基因存在，需要仔细分析。

【诊断及鉴别诊断】

目前尚无明确诊断标准，结合临床表现、基因分析和功能学验证，可确诊本病。本病须与各种抗体缺陷和恶性肿瘤相鉴别。

【治疗】

患者存在不同程度抗体缺陷，需要注意防护，

避免感染,一旦出现感染,应该及时抗感染治疗,有纯合子 MMR 基因突变的存活儿童需要彻底的定期癌症筛查。建议进行全血细胞计数、CEA 水平、上下内镜检查、胸部和腹部 / 骨盆 CT 和全身 MRI 检查。CT 扫描相关的高辐射可能导致 DNA 损伤,因此单独使用 MRI 进行胸部和腹部检查更安全。杂合子携带者应接受结肠镜检查。肿瘤治疗应遵循相应化学和放射疗法指南,由于这些疗法的细胞毒性和患者本身的 DNA 修复缺陷,因此需要严密观察细胞毒性和调整治疗强度,以避免继发性肿瘤的发生。抗体缺陷患者应定期 IVIG 或皮下丙种球蛋白替代治疗,与其他无丙种球蛋白缺陷患者类似,根据患者感染情况和谷浓度调整丙种球蛋白剂量和间隔时间。

(赵晓东 安云飞 毛华伟 张志勇)

第四节 以抗体为主的原发性免疫缺陷病

一、X 连锁无丙种球蛋白血症

X 连锁无丙种球蛋白血症(X-linked agammaglobulinemia,XLA,OMIM#300755)是一种由于 BTK 基因突变所导致的罕见原发性免疫缺陷病,以 B 细胞缺乏、血清各类免疫球蛋白严重低下以及由此所致的感染易感性增加为特征,而 T 细胞数量与功能正常。本病于 1952 年由 Bruton 首先报道,故又称为布鲁顿无丙种球蛋白血症(Bruton's agammaglobulinemia)。XLA 患者主要表现为早期反复细菌感染,主要治疗方法为免疫球蛋白替代治疗。该病在人群中发病率因人种不同而在 1~100 000 到 1~200 000 之间。

【病因和发病机制】

XLA 由于 Bruton 酪氨酸激酶(BTK)基因突变所致,该基因位于 X 染色体长臂 Xq21.3~22,编码胞质酪氨酸激酶 BTK 蛋白。BTK 为信号转导分子,属于非受体酪氨酸激酶 Tec 家族。BTK 作用于前 B 细胞受体(BCR)与 BCR 信号复合体的下游,它的活化为 B 细胞活化与成熟所必需。B 细胞在骨髓发育,按照特定的步骤从原始 B 细胞到前 B 细胞,再到不成熟 B 细胞,最后到成熟 B 细胞,后者离开骨髓到外周。BTK 基因突变导致骨髓中 B 细胞的发育停止在原始 B 细胞到前 B 细胞的

阶段。因此,XLA 患者外周血中 B 细胞极少,不足 2%,从而导致各类免疫球蛋白水平极低。

BTK 基因长度为 37kb,包括 19 个外显子,编码 BTK 蛋白包含 PH、TH、SH2、SH3 和 TK 等 5 个功能区。BTK 基因突变可发生在 BTK 蛋白的所有结构域,包括非编码区。突变形式包括错义突变、无义点突变、移码突变、拼接部位突变、缺失突变等。BTK 基因突变可表现为 X 连锁突变及新发突变。约 40% 的 XLA 患者具有家族史。

【临床表现】

XLA 几乎全部见于男孩。目前为止,仅有一例因 BTK 突变表现为无丙种球蛋白血症的女性患者报道,由于 X 染色体失活偏倚所致。因母体 IgG 可通过胎盘传递给胎儿,所以 XLA 患者一般在生后数月内可不出现任何症状。随着母源 IgG 不断分解代谢而逐渐减少,患者一般在生后 3~4 个月开始出现感染症状。约 50% 的患者在 1 岁前出现临床症状,95% 以上在 5 岁前有感染表现。尽管目前已有全国性及国际性的 BTK 基因突变数据库,但仍不清楚基因型与表现型是否有一定的相关性。

1. 扁桃体缺如 XLA 患者唯一特征性体征即扁桃体基本缺如,一些患者不能扪及淋巴组织。但是,由于 T 细胞区域增生,导致外周淋巴结可能看似正常。

2. 细菌性感染 反复细菌感染是 XLA 患者最突出的临床表现,主要由荚膜化脓性细菌所致,如肺炎球菌、流感嗜血杆菌、金黄色葡萄球菌和假单胞菌属。细菌感染导致呼吸道感染、败血症、骨髓炎、化脓性关节炎以及中枢神经系统感染等。上呼吸道感染以中耳炎最为常见,反复中耳炎可能是 XLA 诊断前唯一的感染表现。多次肺炎病史是诊断 XLA 的常见特征性病史。即使给予 Ig 替代治疗后,也可能发生反复支气管炎和 / 或肺炎,这是导致患者支气管扩张和慢性肺病的主要原因。XLA 患者败血症最常见的病原为假单胞菌,其次为流感嗜血杆菌、肺炎球菌。胃肠道感染在该病也较为常见。蓝氏贾第鞭毛虫是常见致病原,难以根除,因而导致慢性腹泻和吸收不良。除此之外,空肠弯曲菌和沙门菌也是肠道感染病原菌。

3. 病毒感染 XLA 患者对肠道病毒特别易感,包括埃可病毒、柯萨奇病毒以及脊髓灰质炎病毒。在无 Ig 替代治疗前,肠道病毒感染较常见,可以导致慢性脑膜脑炎、慢性肝炎,甚至可以表现为皮肌炎。肠道病毒所致脑膜脑炎的早期体征为行

为改变,可逐渐进展为神经系统障碍与昏迷。XLA患者接种脊髓灰质炎活疫苗或者接触接种脊髓灰质炎活疫苗的个体后,可以发生疫苗相关性脊髓灰质炎。其主要特征表现为潜伏期相对较长,慢性脑脊髓炎,死亡率高。并且,这也为全球消灭脊髓灰质炎带来了障碍。

4. 关节炎　约20%的XLA患者可能发生关节炎。临床表现与类风湿关节炎相似,包括活动受限、疼痛、关节腔积液,这些症状给予IVIG治疗有效。据有关报道,肠道病毒和支原体感染与风湿性表现有关。

5. 其他表现　不同的研究指出有10%~25%的XLA患者有中性粒细胞减少的表现,但具体机制仍未阐明。中性粒细胞减少常在疾病诊断时发现,在规律Ig治疗后逐渐好转。假单胞菌感染所致的脓疱通常仅见于伴中性粒细胞减少的XLA患者。其他罕见临床表现包括膜性肾病、肾小球肾炎、淀粉样变性、脱发、结膜炎、皮肤肉芽肿性血管炎等。肿瘤性疾病包括胃腺癌与皮肤T细胞淋巴瘤等。

【实验室检查】

血清免疫球蛋白及各种亚类显著降低、免疫接种抗体应答低下,以及B淋巴细胞缺如是XLA的典型实验室特征。

1. 血清Ig与抗体应答　患者总Ig及各Ig亚类显著降低,血清IgG、IgA与IgM水平通常低于100mg/dl,甚至低于仪器最低检测水平。但是在某些患者,IgG水平可高至200~300mg/dl。并且有报道XLA病例IgG水平低,但IgA或者IgM水平基本正常。极个别患者Ig水平接近正常,此种情况下需检测疫苗特异性抗体应答。XLA患者抗原(如:同族红细胞凝集素)特异性抗体以及疫苗接种(如:脊髓灰质炎、破伤风、白喉)抗体应答显著降低。

2. 细胞计数与功能　外周血及淋巴组织中成熟B细胞(CD19、CD20阳性B细胞,表达Ig B细胞)显著降低。淋巴组织、骨髓,以及直肠黏膜固有层中浆细胞缺如。T淋巴细胞数量与功能正常。10%~25%的XLA患者有中性粒细胞减少。

3. BTK基因与蛋白检测　根据临床表现及实验室检查拟诊XLA后,需进行BTK基因与蛋白表达检查。提取外周血DNA标本,行BTK基因分子诊断,明确BTK突变类型。BTK基因突变可发生在BTK蛋白的所有结构域,以及非编码区。突变

形式包括错义突变、无义点突变、移码突变、拼接部位突变,缺失突变等。有条件的实验室可以采用流式细胞仪检测BTK蛋白表达,若无BTK表达,可确诊XLA。

【诊断及鉴别诊断】

1. 诊断　根据家族史、临床表现、实验室检查发现Ig低下,外周血B细胞缺乏(<2%),结合BTK基因与蛋白检测,可以确诊XLA。

2. 鉴别诊断　XLA需与其他可导致无丙种球蛋白血症或低丙种球蛋白血症的疾病相鉴别,包括婴儿暂时性低丙种球蛋白血症、常见变异性免疫缺陷、常染色体隐性遗传无丙种球蛋白血症,以及联合免疫缺陷。B细胞、T细胞计数,免疫接种抗体应答检测,结合BTK基因突变,往往可以准确诊断XLA。大多数其他导致无丙种球蛋白血症或低丙种球蛋白血症的疾病,其B细胞水平往往正常。

准确诊断XLA不仅对患者非常重要,对其家庭女性成员遗传咨询、鉴定突变携带者也有重要帮助。比如:若患者的母亲为BTK基因突变携带者,则其姐妹有50%的概率为携带者。携带者所生男性小孩有50%的概率患病,XLA患者的下一代所有女性成员皆为携带者。

【治疗】

免疫球蛋白替代治疗是XLA最主要的治疗方法。感染控制也是重要的环节。

1. Ig替代治疗　Ig治疗包括静脉注射Ig(IVIG)和皮下注射Ig(subcutaneous immunoglobulin, SCIG)。Ig治疗能降低XLA患者感染与住院治疗的次数,也能帮助预防长期慢性肺病的发生,降低肠道病毒系统性感染的危险。研究指出,在5岁前开始Ig治疗最有益。

从1981年起,IVIG已成为所有体液免疫缺陷患者的常规治疗方式。所需剂量主要是根据患者体重、Ig波谷浓度以及临床应答等决定。目前普遍认为维持>500mg/dl的波谷Ig浓度可以降低感染以及住院次数。每3~4周注射400mg/kg的Ig通常可以维持该波谷浓度。但Ig治疗需考虑个体化。数项长期随访研究发现500mg/dl波谷Ig浓度不能提供足够的保护,部分患者可能需更高剂量Ig以控制感染。

目前SCIG非常具有前景,首先耐受性好,可以用于对IVIG有较强副作用的患者。其次,SCIG与IVIG同样有效。另外,皮下治疗可在患者家中进行,因此可提供更好的生活质量。

但是,Ig替代治疗也有局限性。目前的Ig制剂仅含IgG,无法补充IgA与IgM。另外,替代治疗的Ig虽能提供针对普通病原体的保护,但无针对非常见微生物的高滴度抗体。有报道表明,XLA患者规律接受IVIG治疗,随访20年后发现患者仍患上慢性肺病。

2. **感染治疗与预防** XLA患者一旦有感染发生,应立即使用抗生素治疗。可能需经常使用抗生素,治疗时间较长。并且,即使抗生素治疗数月,也有可能无法根除感染病原体。另外,在IVIG规律治疗期间,也可能需要预防性使用抗生素,从而控制感染次数。

3. **基因治疗** 由于XLA发病机制明确,B细胞中BTK基因缺陷,因此基因治疗为可能的一种治疗方式。既往严重联合免疫缺陷患者接受基因治疗后继发白血病引发大量有关基因治疗安全性的讨论,但近年此领域研究进展迅速。在小鼠模型中,利用逆转录载体转染造血干细胞,成功重建BTK依赖B细胞发育与功能。因此,在XLA患者中进行基因治疗是可行的,将来可能会成为XLA的另一种治疗方式。

4. **辅助治疗** 卫生、生活环境及营养方面的支持。加强手卫生,避免接触感染原从而减低对传染性感染性疾病的暴露。如果可能,尽量避免饮用未处理过的饮用水。对具有慢性肺病的患者需考虑物理治疗。

5. **疫苗接种** XLA患者对疫苗接种不能产生有效抗体应答,但一般推荐接种灭活病毒与细菌疫苗,以期能产生T细胞介导的免疫应答,可能提供一定的免疫保护。但活疫苗为禁忌。

【新生儿筛查】

目前技术层面已可能在新生儿期筛查如无丙种球蛋白血症之类的B细胞缺陷。早期筛查此类疾病非常重要,因为早期诊断与治疗能在一定程度上预防感染。kappa重组剪切环(KREC)在B细胞成熟过程中形成,在B细胞成熟缺陷XLA患者中KREC不能产生,因此可通过检测KREC来早期筛查XLA。同利用TREC筛查T细胞缺陷类似,收集新生儿干血片,采用荧光定量PCR技术检测KREC。

【并发症与预后】

自半世纪以前首次报道XLA以来,XLA的平均诊断年龄已显著下降。Ig替代治疗和抗生素的使用完全改变了XLA患者的预后。既往无正规治

疗前,XLA患者通常在10岁前死亡,死于败血症及脑膜炎之类的侵袭性感染。目前,只要早期诊断辅以合理治疗,XLA患者少有侵袭性感染,大部分都能生存到成年,且生活质量显著提高。

但是,肺部并发症、慢性肺病成为XLA患者死亡的重要原因之一。主要是由于Ig治疗只补充IgG,并不含有IgA,不能达到黏膜表面。长期的临床随访已表明,即使接受合理治疗,XLA患者也会发生慢性肺病并发症,因此呼吸系统物理治疗是一项重要的辅助治疗方法。另外,也有报道XLA患者发生肿瘤,包括结直肠癌、胃腺癌及淋巴肿瘤。

二、普通变异型免疫缺陷病

普通变异型免疫缺陷病(CVID)是一组常见的临床异质性显著的原发性免疫缺陷病,由B细胞分化成熟障碍、特异性抗体应答受损、伴或不伴T细胞缺陷所致,主要临床特征包括反复感染、慢性肺病、肉芽肿病、自身免疫性疾病、淋巴增殖/恶性肿瘤等。根据2017年国际免疫学会联盟PID专家委员会最新分类标准,CVID主要归类于原发性抗体免疫缺陷病。

【病因和发病机制】

1. **遗传易感性** CVID是一种由多因素导致并具有遗传基因易感性的原发性免疫缺陷病。HLA*DQ2、*DR7、*DR3、*B8和/或B44,B44见于半数CVID患者,基因连锁分析发现CVID可能的致病基因位点位于染色体4q、染色体6和染色体16q。关于基因多态性的研究显示,TACI(TNFRSF13B)和MSH5基因多态性可能影响5%~8% CVID患者的临床和免疫学表型;TNF和IL-10基因多态性与慢性肉芽肿形成相关;MBL2和α₁-胰蛋白酶基因多态性可影响支气管扩张及肺囊性纤维化的发生;MAP3K7IP3基因多态性与IgA水平降低相关;PFTK1、HAVCR1和KIAA0834基因多态性与淋巴瘤密切相关;CACNA1C基因多态性常见于CVID合并肠病患者。目前单基因致病性突变仅见于2%~10% CVID患者,包括ICOS、CD19、BAFF-R、CD20、CD81、CD21、LRBA、NFKB2、CD21、NFKB1、IKZF1、PIK3CD和CTLA4等基因。

2. **B细胞缺陷** 有研究通过分析CVID患者B细胞亚型、增殖与体细胞高频突变特征,提出B细胞缺陷的5种类型:B细胞产生缺陷、早期外周B细胞成熟或生存障碍、B细胞活化和增殖障

碍、生发中心缺陷和后生发中心缺陷。研究证实多数 CVID 患者淋巴器官内（黏膜组织、淋巴结和骨髓）存在浆细胞缺失。2008 年，欧洲多中心的研究根据 B 细胞表型和临床表现将 CVID 分为两类（表 2-27）。他们发现多数 CVID 患者存在记忆 B 细胞明显减低（<2%），记忆 B 细胞减少（<2% 总 B 细胞）与脾大、肉芽肿病及自身免疫病有关，而过渡型 B 细胞或 CD21^{low}B 细胞增多则分别与淋巴结病变、脾大有关。

表 2-27　CVID 分类

第 I 类：B$^-$ 型，<1% 外周 B 细胞
第 II 类：B$^+$ 型，>1% 外周 B 细胞
1. CD21^{low}B 细胞增多（>10%）（与脾大相关）
a. smB$^+$：>2%CD27$^+$IgD$^-$IgM$^-$ 记忆 B 细胞
b. smB$^-$：<2%CD27$^+$IgD$^-$IgM$^-$ 记忆 B 细胞（肉芽肿病和脾大发生率高）
i. 过渡 B 细胞增高：≥9%CD38^{hi}IgM^{hi} 过渡 B 细胞（与淋巴结病变相关）
ii. 过渡 B 细胞正常：<9%CD38^{hi}IgM^{hi} 过渡 B 细胞
2. CD21^{low}B 细胞正常（≤10%）
a. smB$^+$：>2%CD27$^+$IgD$^-$IgM$^-$ 记忆 B 细胞（肉芽肿病发生率比其他亚型小）
b. smB$^-$：<2%CD27$^+$IgD$^-$IgM$^-$ 记忆 B 细胞（肉芽肿病和脾大发生率高）
i. 过渡 B 细胞增高：≥9%CD38^{hi}IgM^{hi} 过渡 B 细胞（与淋巴结病变相关）
ii. 过渡 B 细胞正常：<9%CD38^{hi}IgM^{hi} 过渡 B 细胞

3. **T 细胞缺陷**　主要包括 CD4$^+$T 细胞和初始 CD4$^+$CD45RA$^+$T 细胞数量减少，细胞因子（IL-2、IFN-γ 或 IL-10）产生障碍，辅助性 T 细胞功能减弱，T 细胞信号转导异常，共刺激分子 CD40 配体表达减少，或调节 T 细胞（Treg）比例减少等。骨髓内 T 细胞聚集则与自身免疫性血细胞减少相关。CD4$^+$T 细胞低于 200/μl 易发生机会性感染、脾大、肉芽肿病、胃肠道疾病及自身免疫性疾病。

4. **抗原呈递细胞与固有免疫受体缺陷**　树突状细胞 Toll 样受体（TLR7、TLR8 或 TLR9）信号通路缺陷可能导致 B 细胞成熟障碍。树突状细胞分化成熟障碍，导致 IL-12 产生减少和共刺激分子的正向调节作用受损。

【临床表现】

约 34% CVID 患者起病年龄 <10 岁，主要临床表现包括感染、慢性肺病、肉芽肿病、自身免疫、胃肠道疾病、淋巴增殖及恶性肿瘤等。

1. **感染**　常表现为反复感染，易累及呼吸道和胃肠道，导致肺炎、支气管炎、鼻窦炎、急/慢性腹泻病。易感病原菌包括荚膜细菌（肺炎链球菌、链球菌和流感嗜血杆菌）、空肠弯曲杆菌、沙门菌属、蓝氏贾第鞭毛虫和诺如病毒等。解脲支原体可导致复发性尿路感染、肺部感染及关节炎。肠道病毒感染可能引起脑膜脑炎或皮肌炎样综合征。机会性感染少见，通常见于联合免疫缺陷病。

2. **慢性肺病**　阻塞性或限制性疾病、支气管扩张的发生常伴有气道炎症反应，导致疲劳、乏力、呼吸短促和咳嗽。肺部影像学常表现为网状、结节状或毛玻璃样不透光区。肉芽肿性间质性肺炎的肺部病理同时显示肉芽肿、滤泡性细支气管炎和淋巴细胞性间质性肺炎改变。慢性肺病是导致 CVID 患者死亡的主要原因之一。

3. **肉芽肿病**　肉芽肿性或非典型结节样病变见于 8%~22% CVID 患者，多累及肺部、淋巴结和脾脏，亦可见于皮肤、肝脏、骨髓、肾脏、胃肠道、眼睛或大脑。

4. **自身免疫性疾病**　自身免疫性疾病见于 25%~30% CVID 患者，常表现为自身免疫性溶血性贫血、免疫性血小板减少症或 Evans 综合征，自身免疫性中性粒细胞减少相对少见。其他 CVID 相关性免疫失调性疾病包括炎症性肠病、关节炎、恶性贫血、葡萄膜炎、血管炎、甲状腺炎、脱发、白癜风、肝炎、原发性胆汁性肝硬化、干燥综合征或系统性红斑狼疮等。

5. **胃肠道疾病**　常见疾病包括消化道感染、CVID 相关性自身免疫性肠病（autoimmune enteropathy，AIE）及肝功能异常。AIE 常表现为持续性慢性腹泻、脂肪泻、体重下降及肠吸收营养不良，病理学特征包括肠绒毛扁平、隐窝扭曲伴淋巴细胞增多（多为 CD8$^+$T 细胞）、淋巴组织增生及浆细胞缺失。肝功能异常多由肝结节状再生性增生所致，亦可见于原发性胆汁性肝硬化、自身免疫性或肉芽肿性肝炎。

6. **淋巴增殖症/恶性肿瘤**　淋巴增殖现象和/或脾大见于至少 20% CVID 患者，病理学特征包括非典型淋巴组织增生、反应性淋巴组织增生或肉芽肿性炎症伴浆细胞和生发中心界限缺失。恶性肿瘤见于 6%~9% CVID 患者，主要表现为淋巴瘤和实体瘤，以非霍奇金淋巴瘤最为常见。

7. **其他**　CVID 相关表现还包括骨质疏松症和甲状腺功能减退症。

【实验室检查】

IgG 降低(至少低于平均年龄 2SD)和 IgM 或 IgA 明显下降。多数 CVID 患者 IgG<4.5g/L、IgM<0.25g/L 或 IgA<0.1g/L。多数 CVID 患者存在肺炎球菌多糖抗原疫苗反应缺陷,部分表现为同型血细胞凝集素滴度降低和特异性抗体反应受损。多数 CVID 患者循环 T 细胞和 NK 细胞数量正常,部分存在 CD4$^+$T 和初始 CD4$^+$CD45RA$^+$T 细胞数量减少。CVID 患者 B 细胞数量和表型异质性显著,且与临床表现密切相关。

【诊断及鉴别诊断】

1. **诊断** 目前常用的诊断标准为 ESID 标准,即患者 IgG 明显下降(至少低于平均年龄 2SD)和 IgM 或 IgA 至少一类明显下降,同时满足:①免疫缺陷症状发作年龄>2 岁;②无同型血细胞凝集素和 / 或疫苗反应低下;③排除其他明确病因的低丙种球蛋白血症。患者在接种疫苗或某些感染后特异性抗体反应受损,IgG 水平无法增加 4 倍以上或只有瞬态抗体,将有助于诊断 CVID。明确单基因致病性突变,且符合上述 ESID 诊断标准者归类于 CVID 样综合征,其临床表现及免疫学特点见表 2-28。

2. **鉴别诊断** 鉴于 CVID 为排他性诊断,其最小诊断年龄为 4 岁,需与以下疾病鉴别:

(1)继发性体液免疫缺陷:①药物相关性低丙种球蛋白血症。抗疟药、抗癫痫药(卡马西平和苯妥英钠)、糖皮质激素、柳氮磺胺吡啶和利妥昔单抗等;②感染性疾病。先天性风疹病毒、巨细胞病毒或刚地弓形虫感染、HIV 感染等;③其他系统性疾病。严重烧伤、重度营养不良、肾病综合征、淋巴管扩张症、蛋白丢失性肠病等。

(2)婴幼儿短暂性低丙种球蛋白血症:多数患者在 2 岁时 IgG、IgM 和 IgA 水平及 5 岁时疫苗抗原抗体反应和细胞免疫功能恢复正常,而 CVID 患者疫苗抗原抗体反应持续性受损。

(3)其他原发性免疫缺陷病:① IgG 亚类缺乏症。IgG、IgM 和 IgA 正常,IgG1 或 IgG2 降低;②高 IgM 综合征。IgG、IgA 和 IgE 显著降低,IgM 正常或增加,B 细胞总数正常,多数存在 CD40L、CD40、AID 或 UNG 基因缺陷;③ X 连锁无丙种球蛋白血症。IgG、IgM 和 IgA 显著降低,B 细胞显著减少或缺如,多数存在 BTK 基因缺陷;④ X 连锁淋巴增殖性疾病。EB 病毒感染后 IgG 可降低伴 IgM 增加,T 细胞和 B 细胞总数正常伴功能障碍,自身反应性效应 CD8$^+$T 细胞增多,NK 细胞功能障碍,存在 SH2D1A 基因缺陷;⑤重症联合免疫缺陷病。婴儿早期起病,多重病原菌感染、机会致病菌感染和重症感染表现突出,T 细胞总数显著降低,B 细胞和 NK 细胞数量不等,存在 IL2RG、JAK3、IL2R、RAG1/RAG2、AK2 或 ADA 等基因缺陷。

表 2-28 CVID 样综合征

致病基因	临床表现	免疫学特征
ICOS	常染色体隐性遗传,反复呼吸道及胃肠道感染,支气管扩张,脾大,淋巴结病,自身免疫性疾病,肉芽肿病	IgG 和 IgA 降低(部分 IgM 减低),疫苗抗原抗体反应受损,B 细胞总数正常或降低,记忆性 B 细胞减少,效应 T 细胞功能受损
TACI	常染色体显性 / 隐性遗传,或为遗传易感性变异,反复呼吸道感染,支气管扩张,慢性腹泻病,炎症性肠病,脾大,淋巴结病,脑膜脑炎,自身免疫性疾病,淋巴瘤	IgG、IgA 和 IgM 降低,抗 IgA 抗体可阳性,疫苗抗原抗体反应受损,B 细胞总数正常或增加,T 细胞总数正常伴不同程度功能障碍
CD19	常染色体隐性遗传,反复呼吸道感染,感染后肾小球肾炎	IgG 和 IgA 降低,IgM 正常或降低,肺炎链球菌疫苗反应受损,B 细胞总数正常,记忆 B 细胞减少,B 细胞 CD19 表达减少,T 细胞总数正常
BAFF-R	常染色体隐性遗传,反复呼吸道感染,反复细菌感染,成人起病,临床表型异质性显著	IgG 和 IgM 降低,IgA 正常,抗体合成障碍,成熟 B 细胞数量减少,过渡型 B 细胞数量正常或增加,T 细胞总数正常
CD20	常染色体隐性遗传,反复呼吸道感染,反复细菌感染	IgG 和 IgA 降低,IgM 正常或降低,非 T 细胞依赖性抗体合成障碍,B 细胞总数正常,记忆性 B 细胞减少,B 细胞 CD20 表达缺如,T 细胞总数正常

致病基因	临床表现	免疫学特征
CD81	常染色体隐性遗传,反复呼吸道感染,过敏性紫癜,肾小球肾炎,肾衰竭,自身免疫性血小板减少	IgG 和 IgA 降低,IgM 正常或降低,疫苗抗原抗体反应受损,B 细胞总数正常,记忆性 B 细胞减少,B 细胞 CD19 和 CD81 表达缺如,T 细胞总数正常
CD21	常染色体隐性遗传,反复呼吸道感染,慢性腹泻病	IgG 和 IgA 降低,IgM 正常或降低,疫苗抗原抗体反应正常,B 细胞总数正常,转化记忆 B 细胞减少
LRBA	常染色体隐性遗传,反复呼吸道感染,支气管扩张,哮喘,自身免疫性肠病,炎症肠病,关节炎,自身免疫性血细胞减少,EB 病毒感染,其他自身免疫性疾病,临床表型异质性显著	IgG、IgA 和 IgM 降低,疫苗抗原抗体反应受损,部分自身抗体阳性,B 细胞总数正常或降低,转化记忆性 B 细胞减少,T 细胞增殖障碍,Treg 细胞减少
NFKB2	常染色体显性遗传,反复呼吸道感染,脑膜脑炎,自身免疫性疾病,哮喘,牛皮癣型皮炎,指/趾甲营养不良,指甲粗糙,脱发,垂体前叶发育不良,神经系统发育延迟,中枢性肾上腺功能不全,生长激素缺乏,间断性低血糖等	部分 IgG 伴 IgA 或 IgM 降低,肺炎链球菌疫苗反应受损,部分自身抗体阳性,B 细胞总数正常,转化记忆性 B 细胞减少
IL21	常染色体隐性遗传,生长发育迟缓,反复呼吸道感染,重症感染,隐孢子虫病,慢性腹泻病,炎症性肠病,婴儿期起病	IgG 降低,IgE 升高,疫苗抗原抗体反应受损,B 细胞总数和记忆 B 细胞减少,T 细胞总数正常伴细胞因子产生障碍,NK 细胞杀伤功能减弱
IL21R	常染色体隐性遗传,反复呼吸道和胃肠道感染,肺结核,支气管扩张,机会致病菌感染,隐孢子虫感染导致肝胆管炎和肝硬化,慢性皮肤炎症表现,肝脾大	IgG 降低伴 IgM 和 IgE 正常或升高,B 细胞抗体类型转换障碍,T 细胞总数正常伴细胞因子产生障碍,NK 细胞数量正常伴功能障碍
IKZF1	常染色体显性遗传,存在外显不全,反复呼吸道感染,自身免疫性血细胞减少,部分急性 B 淋巴细胞白血病	IgG、IgA 和 IgM 进行性降低,B 细胞总数减少,骨髓中前 B 细胞减少,B 细胞分化缺陷,部分 CD8$^+$T 细胞数量增加
IRF2BP2	常染色体显性遗传,反复呼吸道感染,炎症性肠病,牛皮癣,1 型糖尿病	IgG 降低,疫苗抗原抗体反应受损,B 细胞成熟障碍,转化记忆 B 细胞减少
TWEAK	常染色体显性遗传,反复呼吸道感染,疣,肺炎链球菌脑膜炎,血小板减少,中性粒细胞减少	IgG、IgM 和 IgA 降低,肺炎链球菌疫苗反应受损,B 细胞总数正常或降低,记忆 B 细胞减少
PIK3CD	常染色体显性遗传,反复呼吸道感染,支气管扩张,EB 病毒感染,脾大,淋巴结病,自身免疫性疾病,淋巴瘤	部分 IgG 降低,符合 CVID 诊断标准,部分总 IgG 正常,IgG2 降低。肺炎链球菌疫苗反应受损,B 细胞总数可降低,过渡型 B 细胞增加,转化记忆 B 细胞减少,CD4$^+$T 细胞减少,效应 CD8$^+$T 细胞增多
CTLA4	常染色体显性遗传,存在外显不全,部分反复呼吸道感染,肉芽肿性间质性肺炎,肝脾大,自身免疫性疾病,淋巴细胞浸润性肠病,慢性腹泻病,淋巴细胞浸润性神经系统表现	IgG 和/或 IgA 降低,疫苗抗原抗体反应受损,自身抗体阳性,B 细胞总数减少,转化记忆 B 细胞减少,初始 T 细胞减少,Treg 细胞功能受损,T 细胞过度活化,效应 T 细胞过度增殖
CD27	常染色体隐性遗传,部分反复感染,EB 病毒感染,部分再生障碍性贫血,EB 病毒相关淋巴增殖性疾病,肝脾大,淋巴结病,淋巴瘤,部分噬血细胞综合征表现	IgG 和/或 IgA 降低,部分符合 CVID 诊断标准,T 细胞依赖性抗体合成障碍,淋巴细胞 CD27 表达缺如,B 细胞总数正常,记忆 B 细胞缺如,T 细胞功能障碍
CD70	常染色体隐性遗传,反复感染,EB 病毒感染,EB 病毒相关淋巴增殖性疾病,肝大,淋巴结病,淋巴瘤	IgG 和/或 IgA 降低,疫苗抗原抗体反应受损,部分记忆 T 细胞和 B 细胞减少,部分符合 CVID 诊断标准,部分 NK 细胞减少,淋巴细胞总数正常

【治疗】

1. **丙种球蛋白替代治疗**　IVIG 推荐剂量为 400~600mg/kg，3~4 周一次。若存在持续性感染、慢性肺病、免疫性肠病或自身免疫性血液系统疾病，调整 IVIG 剂量可至 ≥1g/kg，3~4 周一次，直至病情缓解。皮下注射用丙种球蛋白目前国内尚无应用经验。

2. **抗生素防治感染**　不推荐常规应用抗生素预防性治疗。急性细菌性鼻窦炎和肺炎可适当延长抗生素治疗疗程。支气管扩张症 CVID 患者需进行肺功能及肺部高分辨率 CT 基线评估，部分行阿奇霉素预防性治疗有效。经验性治疗支气管扩张症急性发作时，抗生素抗菌谱需覆盖流感嗜血杆菌、肺炎链球菌和支原体，且疗程至少 >2 周，必要时根据药敏调整治疗药物。对于反复或慢性腹泻 CVID 患者，需警惕蓝氏贾第鞭毛虫、弯曲杆菌、沙门菌或隐孢子虫感染，选择敏感抗生素治疗。

3. **并发症治疗**　①自身免疫性血液系统疾病：多数糖皮质激素常规剂量治疗有效，如泼尼松 1~2mg/(kg·d)，同时调整 IVIG 剂量至 1g/kg，3~4 周一次。利妥昔单抗对部分难治性自身免疫性血小板减少症或溶血性贫血 CVID 患者有效。脾切除术可作为药物治疗失败患者的有效治疗手段，并未增加死亡风险。②肉芽肿病：尚无标准治疗方案，疗效具有不确定性。多为小剂量糖皮质激素联合免疫调节性药物治疗，如硫唑嘌呤、环磷酰胺、羟氯喹、利妥昔单抗或甲氨蝶呤。英夫利昔治疗部分难治性皮肤肉芽肿病和肺部肉芽肿病有效。③CVID 相关性自身免疫性肠病：通常首选使用 5-氨基水杨酸治疗，疗效欠佳者可行小剂量糖皮质激素联合免疫调节性药物治疗，如硫唑嘌呤。英夫利昔治疗部分患者有效。④淋巴增殖性疾病/恶性肿瘤：脾大/淋巴结病不伴浸润性器官功能受损时，定期随访观察，警惕疾病演变发生恶性肿瘤。

4. **造血干细胞移植治疗（HSCT）**　不推荐 HSCT 作为 CVID 患者的首选治疗方案，但已有研究报道表明 HSCT 可成功治疗部分 CVID 患者。

【预后】

目前随着 IgG 替代治疗的推广，诊断 CVID 后约 58% 患者还有 45 年预期寿命。不伴疾病相关并发症者，预期寿命接近正常。AIE、慢性肺病、肉芽肿病、自身免疫性血液系统疾病、淋巴增殖/恶性肿瘤等非感染相关性并发症均可缩短 CVID 患者的生存周期。一项意大利大型研究报道 CVID 患者 40 岁时总存活率为 35%，不伴恶性肿瘤者存活率为 65%。两项研究随访 40 年期间，CVID 患者总死亡率约 19.5%，常见的死亡原因包括慢性肺病（30%~35%）、淋巴瘤/其他恶性肿瘤（20%~30%）。

三、Ig 类别转换重组缺陷

Ig 类别转换重组缺陷（immunoglobulinclass switch recombination defects，CSR-D）是一类罕见的原发性免疫缺陷，以血清 IgM 水平正常或升高而转换类别 Ig 包括 IgG、IgA 及 IgE 水平低下为特征，因此既往这类疾病也称为高 IgM 综合征。类别转换重组缺陷最早于 1960 年报道，截至目前，已发现数种临床表型及遗传缺陷相异的疾病种类，主要包括 X 连锁 CD40L 缺陷（OMIM#308230）、常染色体隐性遗传 CD40 缺陷（OMIM#606843）、常染色体隐性遗传 AID 缺陷（OMIM#605258）、常染色体隐性遗传 UNG 缺陷（OMIM#608106）等，总发病率估计约为 1:500 000。根据遗传缺陷的不同，CSR-D 患者临床表型各异，轻者可为单纯体液免疫缺陷，重者则为联合免疫缺陷。患者表现为反复感染及自身免疫等，主要治疗方式为 Ig 替代治疗、抗感染，骨髓移植为唯一根治手段。

【病因和发病机制】

抗体成熟过程包括类别转换重组、体细胞高频突变及记忆 B 细胞产生等一系列重要事件，主要发生在脾、淋巴结及扁桃体等二级淋巴器官，通过抗原以及 T 细胞依赖的方式实现。T 细胞提供的协同刺激信号在 CSR 中发挥了重要作用。活化 CD4 滤泡辅助 T 细胞表达 CD40 配体（CD40L），结合 B 细胞组成型表达的 CD40 受体，导致下游 NF-κB 信号通路活化，促进 NF-κB 依赖基因表达，如活化诱导的胞苷脱氨酶基因（activation-induced cytidine deaminase，*AICD*）。活化诱导的胞苷脱氨酶（AID）、尿嘧啶 N-糖基化酶（uracil N-glycosylase，UNG），以及错配修复蛋白 PMS2 等参与 CSR 过程。

类别转换重组异常可因为 B 细胞内在缺陷造成，也可由于数种免疫细胞异常导致，这种发病机制的不同造成不同种类的 CSR-D 临床表现各异。*CD40L* 和 *CD40* 突变影响活化 CD4⁺T 细胞与 B 细胞、树突状细胞及单核细胞等表达 CD40 的免疫细胞之间的交互作用。因此，这类疾病的免疫功能异常范围较大，包括 T 细胞功能缺陷，从而导致联合免疫缺陷。另一方面，*AICD* 与 *UNG* 突变特异性影响 B 细胞功能,因而主要导致体液免疫缺陷。

CSR-D 最常见的类型为 X 连锁 CD40L 缺陷,约占所有 CSR-D 的 1/2。其次为常染色体隐性遗传 AID 缺陷,但有报道指出编码 AID C 端基因的无义突变表现为常染色体显性遗传特征。CD40 缺陷和 UNG 缺陷表现为常染色体隐性遗传特征。除外这几类遗传缺陷明确的 CSR-D,还有一类 CSR-D,其分子基础目前尚不明确。

【临床表现】

CSR-D 患者的临床表型因遗传分子缺陷不同而各有所异。CD40L 和 CD40 缺陷表现为联合免疫缺陷;而 AID 与 UNG 缺陷则主要表现为体液免疫缺陷。

1. CD40L 与 CD40 缺陷

(1)感染:大部分 CD40L 缺陷患者从婴儿期出现反复呼吸道感染,如肺炎、鼻窦炎与中耳炎,病原菌主要为含荚膜细菌。另外,诸如肺孢子虫、隐孢子虫与组织胞浆菌等机会感染易感性增加,其中有报道约 40% 的患者出现肺孢子虫感染。蓝氏贾第鞭毛虫与隐孢子虫感染可导致慢性腹泻,并且隐孢子虫感染与胆道疾病、硬化性胆管炎相关,可导致末期肝损伤。CMV 感染造成肝脏疾病。虽然其他类型感染较少见,但肠道病毒脑膜脑炎、皮肤感染、软组织感染、骨髓炎也曾有报道。

(2)中性粒细胞减少:约 1/2 以上患者发生中性粒细胞减少,导致持续性口角炎与口腔溃疡。中性粒细胞减少的具体机制目前尚不明确,骨髓检测提示早幼粒细胞 / 中幼粒细胞阶段发育受阻。给予 G-CSF 治疗能升高中性粒细胞数量。

(3)并发症:小部分患者患有自身免疫,包括炎症性肠病和细胞减少。针对血细胞的 IgM 抗体诱发自身免疫,导致溶血性贫血以及血小板减少。CD40L 缺陷患者肿瘤发生危险增加,包括肝、胆道、胃肠道及神经系统肿瘤。隐孢子虫及 CMV 感染的常见两大并发症即为肝硬化与胆管癌。

CD40 缺陷患者的临床表型与 CD40L 缺陷患者非常相似,只是前者既可发生在男性患者,也可发生在女性患者,也常见于近亲结婚家庭。

2. AID、UNG 缺陷以及其他类型 CSR-D

(1)感染:AID 缺陷占 CSR-D1/4 左右,大部分见于近亲结婚家庭。典型特征为反复窦肺感染,主要为含荚膜细菌导致,最终可导致支气管扩张。胃肠道细菌感染也有报道。与 CD40L 或 CD40 缺陷不同,AID 缺陷极少患有机会菌感染。另一方面,

与无丙种球蛋白血症不同,AID 缺陷患者不发生严重肠道病毒感染。患者通常在儿童早期发病,中位数发病年龄为 2 岁左右,但诊断大多较迟,有些患者在成年才得以诊断。

(2)淋巴增生:AID 缺陷一个显著特征为约 75% 患者有淋巴增生,导致扁桃体等淋巴组织增生,可能需要扁桃体切除或淋巴结切除。这一点与 CD40L 缺陷相反,后者淋巴与扁桃体组织稀疏。

(3)自身免疫:是 AID 缺陷的常见并发症,占 20%~30%,表现为血细胞减少,肝炎、炎症性肠病以及关节炎等。针对血细胞的 IgM 自身抗体可导致溶血性贫血、血小板减少,中性粒细胞减少罕见。AID 缺陷患者即使给予 Ig 替代治疗,仍会发生自身免疫。

UNG 缺陷报道病例数少,临床表型与 AID 缺陷相似。其他类型的 CSR-D,除其特殊的体征外,临床表现与 AID 缺陷类似,但程度较轻。

【实验室检查】

CSR-D 患者具有一些共同的生化特征。

1. 血清 Ig、抗体应答　血清 IgG、IgA、IgE 水平降低;IgM 水平升高或正常。尽管这类疾病也称作高 IgM 综合征,但需注意约 1/2 的 CD40L 缺陷患者的血清 IgM 水平正常,甚至是降低的。

2. 细胞计数与功能　患者循环 B 细胞数量正常,但记忆 B 细胞(CD27$^+$ B 细胞)显著减少。T 细胞数量基本正常。抗原特异性 T 细胞应答在 CD40L 与 CD40 缺陷患者中减低,但 AID 和 UNG 缺陷患者中正常。约 1/2 以上 CD40L 缺陷患者中性粒细胞减少,表现为慢性或循环性中性粒细胞减少。另外,二级淋巴器官组织学检查中,CD40L 和 CD40 缺陷患者的生发中心缺乏,而 AID 与 UNG 缺陷患者的生发中心是扩增的。

3. 基因与蛋白检测　根据临床表现及实验室检查拟诊 CSR-D,并且初步评估为哪种类型后,需进行相关基因与蛋白表达检查。提取外周血 DNA 标本,行 *CD40L*、*CD40*、*AID*、*UNG* 基因分子诊断,明确突变类型。*CD40L* 基因突变散布在整个基因,突变形式包括错义突变、无义突变、拼接部位突变、缺失突变及插入突变等。有条件的实验室可以采用流式细胞仪检测相关蛋白表达,如检测活化 T 细胞表面的 CD40L 表达或 B 细胞与单核细胞 CD40 的表达情况可以辅助 CD40L 缺陷或 CD40 缺陷的诊断。PMA 和离子霉素刺激外周血单个核细胞后,检测 T 细胞表面 CD40L 的表达水平。同时

检测 CD69 或 CD25 等活化分子验证 T 细胞活化状况。

【诊断及鉴别诊断】

1. **诊断** 根据家族史、临床表现、实验室检查血清 Ig 水平特征，结合相关基因与蛋白检测，可以确诊 CSR-D。CD40L 或 CD40 缺陷可通过流式细胞术检测 T 细胞 CD40L 蛋白表达，B 细胞与单核细胞 CD40 表达缺乏来辅助诊断。而 AID 及 UNG 缺陷则只能通过遗传学检测基因突变而诊断。

2. **鉴别诊断** CSR-D 需与其他可表现为高 IgM 的疾病相鉴别，包括共济失调 - 毛细血管扩张、常见变异性免疫缺陷以及 NBS 染色体断裂综合征等。这些疾病皆可表现为血清 IgM 水平增高，但各自都有其他特殊的临床表现。典型的毛细血管扩增以及神经系统表现有助于共济失调 - 毛细血管扩张患者的诊断。NBS 染色体断裂综合征患者还表现为小头畸形、特殊面部形态异常、身材矮小以及智力进行性下降等非免疫系统特征。常见变异性免疫缺陷主要表现为 IgM 及 IgG 或 IgA 水平低下，但也有 IgM 正常的情况，如 ICOS 缺陷。而该疾病主要为排除性诊断。

CD40L 缺陷为 X 连锁疾病，该病病情严重，因此对于携带 *CD40L* 基因突变的育龄妇女进行遗传咨询及产前诊断非常重要。孕期 10~12 周时可抽取孕妇外周血鉴定胎儿性别，若为男性胎儿，则可进行绒毛膜或羊膜活检，再行 *CD40L* 基因检测，鉴定有无基因突变，最后给予相应的遗传咨询。

【治疗】

免疫球蛋白替代治疗与感染控制是 CSR-D 的有效治疗手段，异体造血干细胞移植是 CD40L 与 CD40 缺陷的唯一根治方式。

1. **Ig 替代治疗** Ig 治疗能有效降低感染的发生与严重程度，并且可能降低 IgM 水平，甚至达到正常水平。根据患者体重及 Ig 波谷浓度来确定所需免疫球蛋白剂量，注射方式包括静脉注射 Ig（IVIG）和皮下注射 Ig（SCIG）。目前 IVIG 是替代治疗的主要方式，但由于 SCIG 与 IVIG 效果相似，且其耐受性好，也可在患者家中进行，由此，SCIG 非常具有前景。

2. **感染治疗与预防** CSR-D 患者一旦发生细菌感染，应立即使用抗生素治疗。由于 CD40L 与 CD40 缺陷患者对卡氏肺孢子虫易感，需长期使用复方磺胺甲噁唑预防感染。

3. **造血干细胞移植** 是根治 CD40L 与 CD40 缺陷的唯一方式，但常有报道植入效果差以及移植后并发症。若能找到 HLA 匹配供体，应早期进行干细胞移植。根据欧洲的一项报道，从 1993 年至 2002 年十年中，38 位 CD40L 缺陷患者接受干细胞移植，总生存率为 68%，无病生存率为 58%。同 CD40L 缺陷类似，CD40 缺陷患者需尽早进行干细胞移植。尽管如此，由于干细胞移植只能恢复造血细胞 CD40 表达，但并不能恢复其他类型细胞的 CD40 表达，导致 CD40 缺陷干细胞移植效果较 CD40L 缺陷差。

4. **重组 CD40L 替代治疗** 近期有报道研究 CD40L 缺陷患者皮下注射重组 CD40L 的效用与安全性。3 例 CD40L 缺陷患者接受皮下注射 CD40L，结果显示此替代治疗重建了部分免疫功能。治疗后，虽无 T 细胞依赖抗原特异性抗体应答，但恢复了 Th1 细胞功能，丝裂原刺激后能合成 Th1 型细胞因子。此治疗无明显副作用，可作为严重机会感染的治疗方式。

5. **辅助综合治疗** 中性粒细胞减少患者可接受皮下注射 G-CSF 治疗。对于 CD40L 与 CD40 缺陷患者，务必讲卫生，注意环境卫生清洁，预防隐孢子虫感染，避免在池塘、河流与湖泊中游泳。规律监测肝与胆道结构功能，对于肝损伤患者，可考虑肝移植。AID 缺陷患者若发生自身免疫，可使用免疫抑制剂。

【预后】

尽管管理措施改善，CD40L 缺陷患者的预后仍较差。根据欧洲与美国的研究，该病患者的死亡率介于 10%~20% 之间，未接受干细胞移植的患者生存期中位数少于 25 年。至于死亡原因，疾病早期主要为严重感染，后期主要为终末期肝损害。鉴于此，规律监测肝功能以及超声检查（至少每年 1 次）对于疾病随访非常重要。利用 PCR 技术检查大便中隐孢子虫与微孢子虫，以早期了解感染的存在与否。一旦发现感染，给予阿奇霉素或硝唑尼特治疗以预防感染的进展，否则可能导致严重的肝胆并发症。AID 与 UNG 缺陷患者的长期预后较 CD40L 缺陷患者好。规律 Ig 替代治疗和及时控制感染能有效避免慢性肺病的发生。

四、选择性 IgA 缺乏症

选择性 IgA 缺乏症（selective IgA deficiency, sIgAD, OMIM#137100）系 4 岁以上个体出现单纯性血清 IgA 缺乏（血清 IgG 和 IgM 水平仍然正常），

并排除了其他原因的低丙种球蛋白血症。sIgAD 是最常见的一种原发性免疫缺陷病。大多数受累个体并无症状，通常通过对健康献血者的血液检查来估算患病率。既往认为黄种人患病率较低，约 1/20 000，而近期的数据显示，黄种人患病率亦可达 1/2 000，可能与部分该病患者无临床症状有关，致使对患病率的调查差异较大。另外，从性别来看，该病男性更常见。

【病因和发病机制】

IgA 分为血清型 IgA 和分泌型 IgA 两种类型。血清型 IgA 主要存在于循环中，新生儿期血清 IgA 含量极微，甚至测不出，至 8~12 岁达成人水平。分泌型 IgA 存在于各种外分泌液中，如呼吸道、消化道和阴道分泌物、乳汁、唾液、鼻液、泪液、尿液等。分泌型 IgA 是多种细菌和病毒的抗体，主要在黏膜部位起作用，是重要的局部抗体。当分泌型 IgA 减少时，可使感染反复发作，长期不愈。本症的发病机制与普通变异性免疫缺陷病（CVID）相似，可为常染色体隐性遗传或常染色体显性遗传，也可为散发性。第 6 对染色体上的 MHC（人类为 HLA）位点，特别是 HLA-Ⅱ 的 DR、DQ 和 DP 位点氨基酸或表位的多态性与本病密切有关，与 MHC-Ⅲ 的 C4A 或 21-羟化酶（CYP21）位点突变也有关联。IgA 缺陷病与第 9 对染色体上的 PAX5 基因突变可能有关，但还未得到确认。许多病例的 Th 细胞功能异常，B 细胞得不到 T 细胞提供的有效辅助刺激信号，不能合成转换 IgA。已证实 T 细胞分泌的转化生长因子 -β1（TGF-β1）不足是原因之一。

多数认为本病是由多种病因导致的一组综合征，除遗传因素外，环境因素亦很重要。在较多病例发现选择性 IgA 缺陷向 CVID 转换，提示两病相关，并且存在相同的潜在缺陷。过去数年，在 CVID 和选择性 IgA 缺乏症患者中，多个与 B 细胞发育相关的基因被发现，比如 ICOS、TACI、BAFF-R 和 CD19 等。

【临床表现】

本症的临床表现是多种多样的，最轻者可长期无任何症状，不少患者仅表现轻度的上呼吸道感染，也有的患者发生各种伴发病，特别是自身免疫性疾病、过敏性疾病、反复感染等。诊断年龄自 6 个月至 12 岁。与国外相比，我国报道的患者神经系统疾病、自身免疫病及过敏性疾病的发生率相对少见，而呼吸道感染和肠道疾病则较多见。

1. **呼吸道感染** 因该症缺乏分泌型 IgA，黏膜表面的局部免疫能力不足，故容易发生呼吸道感染。症状可能在婴幼儿期开始，部分患者可持续到青春期，此后有所缓解。还有一些患者在成人期开始出现症状，甚至可推迟至 50~60 岁才发病。

2. **肠道疾病** 部分病例存在胃肠道症状，如腹泻和吸收障碍。小肠活检可发现黏膜固有层中几乎都是 IgM 浆细胞，而缺乏 IgA 浆细胞。本症可伴发溃疡性结肠炎、节段性小肠炎、萎缩性胃炎、胃溃疡、肠淋巴管扩张症、肠道蓝氏贾第鞭毛虫感染、胰腺炎和肝炎等。

3. **自身免疫性疾病** 约 50% 的病例伴有自身免疫性疾病，如慢性活动性肝炎、系统性红斑狼疮、皮肌炎、类风湿关节炎、结节性动脉周围炎、慢性甲状腺炎、混合结缔组织病、特发性肾上腺皮质功能减退症、自身免疫性溶血性贫血和特发性血小板减少性紫癜等。常见有自身免疫现象（仅有自身抗体，而无症状），包括抗 IgA 抗体、抗 IgG 抗体、抗 IgM 抗体、抗甲状腺球蛋白抗体、类风湿因子、抗核抗体、抗脱氧核蛋白抗体、抗平滑肌抗体、抗线粒体抗体、抗基底膜抗体、抗壁细胞抗体等。本病与自身免疫病的因果关系尚未明确。

4. **神经系统疾病** 有些患者伴有智力低下和感觉神经异常，与原发性癫痫也有密切关系。

5. **过敏性疾病** 有些选择性 IgA 缺乏症患者伴发哮喘，在欧美哮喘患者中，约 10% 为选择性 IgA 缺乏症，另外，还有荨麻疹等其他一些过敏症状，这些表现常无明显季节性，多从婴儿期发病。输注含 IgA 的血浆、全血或 IVIG（含微量 IgA）可使患者致敏，产生高浓度抗 IgA 抗体。当再次输注含 IgA 的血制品时，则可发生严重过敏反应，包括过敏性休克。既往并无输注历史者也可发生过敏反应，这可能与母子胎盘输注和喝牛奶造成的对 IgA 致敏有关。

6. **恶性肿瘤** 选择性 IgA 缺陷患者有时伴发恶性肿瘤，如肺癌、胃癌、结肠癌、直肠癌、乳腺癌、卵巢癌、子宫癌、胸腺瘤、白血病和淋巴瘤等。有人还注意到本症和自身免疫病、恶性肿瘤可同时存在。

7. **其他** 一些选择性 IgA 缺乏症患者存在染色体异常，主要是第 18 对染色体长臂或短臂的部分缺失（18-q 综合征），或为环状 18 染色体。

【实验室检查】

1. **血清免疫球蛋白水平** 患者血清 IgA 水平显著低于正常，IgG、IgM 一般正常，有时可代偿性升高。伴有过敏性疾病的患者可见血清 IgE 水平升高。近年来发现伴有反复感染的选择性 IgA 缺陷往往合并 IgG2 或 / 和 IgG4 缺陷。因此，有必要进行 IgG 亚类检测。

2. **淋巴细胞亚群**　绝大部分 sIgAD 患者 T 细胞和 B 细胞数量正常，有些 sIgAD 患者循环中 T 细胞数量减少，有些患者在有丝分裂原刺激后不能产生干扰素，增殖反应也有所降低，还可见到辅助性 T 细胞数量减少。

3. **抗体反应**　有研究发现，部分 sIgAD 患者抗体产生能力受到影响。

4. **自身抗体**　近 40% 的 sIgAD 患者可检测到自身抗体，此外，还可检测到抗牛类血清抗体。

5. **其他**　根据患者的症状，选择相应的实验室检查。如有反复感染，需尽可能明确感染部位、感染病原，外周血白细胞计数等。如有自身免疫性疾病的症状，需进行针对性的检查。

【诊断及鉴别诊断】

1. **诊断**　根据国际原发性免疫缺陷专家委员会共识，诊断需满足以下几条标准：血清 IgA 降低或缺乏；血清 IgM、IgG 正常；年龄 ≥4 岁；排除其他可导致低丙种球蛋白血症的疾病。根据 IgA 含量的不同分为两型：血清 IgA ≤0.07g/L 为 sIgAD；血清 ≥0.07g/L，但低于正常值 2 个标准差，为部分型 sIgAD。

2. **鉴别诊断**　应排除其他可引起低丙种球蛋白血症的原发性免疫缺陷病，对于伴有自身免疫性疾病、恶性肿瘤等，需进行相应疾病的鉴别。

【治疗】

本病通常无特殊治疗，对于没有症状的 sIgAD 患者，无需治疗。治疗主要是针对各种伴发病。如反复感染患者，应给予敏感抗生素抗感染；伴系统性红斑狼疮患者，应给予免疫抑制剂。由于本病大多数患者血清内有抗 IgA 抗体，已有因输血而引起过敏性休克的报道，故本病患者应避免输注含有 IgA 的血制品。本症临床症状较轻，部分患者到五六十岁几乎仍未发现异常表现，或只有轻度反复呼吸道感染。相当一部分婴儿患者未经治疗可以自然痊愈，常在 5 岁以内 IgA 水平达到正常。由于本症的预后主要取决于伴发病，故应仔细检查有无伴发病，以便早期治疗。

五、婴儿暂时性低丙种球蛋白血症

婴儿暂时性低丙种球蛋白血症（transient hypogammaglobulinaemia of infancy，THI）是指一种或多种免疫球蛋白浓度暂时性降低，随着年龄的增长可达到或接近正常范围的自限性疾病。临床上患者感染发生率明显增多，一般不会发生机会感染或严重感染。通常 2~3 岁以后患者免疫球蛋白水平达到正常。确切的 THI 发生率尚不明确，在既往的研究中，男性更常见。

【病因和发病机制】

通常婴儿在生后 3~4 个月 IgG 达到生理性低限，随后逐渐上升。如果出生时系未成熟儿，IgG 水平将明显低于足月儿。THI 的病因及发病机制尚不清楚，可能与正常同龄儿产生免疫球蛋白的能力存在个体差异有关。患者体内可能存在细胞因子产生障碍或 B 细胞对细胞因子反应异常。一些细胞因子如肿瘤坏死因子 α、β 可能抑制 B 细胞的功能。有研究发现 T 辅助细胞的功能降低可能是导致该病的原因之一。也有研究推测由于 CD19 复合物调控 BCR 抗原刺激后的 B 细胞活化受损，导致低丙种球蛋白血症。

【临床表现】

大多数 THI 患者在生后 6 个月开始出现临床症状，大多数在 2 岁左右 IgG、IgM、IgA 的浓度达到正常，极少数患者持续到 6 岁。患者往往因反复感染而就诊，如中耳炎、咽炎、支气管炎等不威胁生命的感染，偶尔会发生黏膜念珠菌病。此外，在 THI 患者也有食物过敏、严重湿疹、中性粒细胞减少和自身免疫性溶血性贫血的报道。由于 THI 患者抗原特异的应答反应基本正常，T 细胞免疫功能正常，通常极少发生严重细菌感染和机会性感染。THI 患者生长发育正常，体格检查通常是正常的。扁桃体、腺样体和淋巴结正常，有助于与其他先天性 B 细胞免疫缺陷鉴别。

【实验室检查】

1. **血清免疫球蛋白水平**　一种或多种免疫球蛋白低于相同年龄组水平 2~3 个标准差或血清 IgG 少于 2.5g/L。

2. **淋巴细胞亚群**　B 细胞、T 细胞数目正常或接近正常，T 细胞对丝裂原的反应正常。

【诊断及鉴别诊断】

1. **诊断**　THI 是一种在实验室发现和临床表现缓解后回顾性确立的排除性诊断。一种或多种免疫球蛋白低于相同年龄组水平 2~3 个标准差。这一表现持续至 6 月龄后，并且无其他免疫缺陷病。大多为中耳炎、咽炎、支气管炎等不威胁生命的感染,一旦发生条件致病微生物感染或严重感染常提示不是本病。

2. **鉴别诊断** THI 系排除性诊断,需注意和其他具有类似表现的原发性免疫缺陷病鉴别,如 XLA、CVID,甚至 SCID。

【治疗】

治疗的原则是支持治疗和适当的抗生素治疗。通常并不提倡采用免疫球蛋白替代治疗,如果发生严重感染或对一般治疗无效,可考虑使用免疫球蛋白治疗,在这种情况下,最重要的是与其他严重免疫球蛋白缺陷相鉴别。大部分已报道的病例采用短疗程的免疫球蛋白治疗,疗程从单次注射到至多 18 个月不等。关于何时停止替代治疗,不应仅根据感染数量和严重程度的显著下降来决定,其他因素如 IgA 和 IgM 浓度的自发性升高和同种血凝素滴度的增高也很重要。在停止治疗后,应对患者定期随访,直至获得完全的临床和实验室缓解。

THI 应给予常规预防接种。对于合并过敏性疾病的患者,应给予相应的治疗,没有食物过敏的患者,无需特殊饮食。THI 患者总体预后良好。

六、其他抗体缺陷

1. **kappa 链缺陷** B 细胞发育中第 2 号染色体编码的 kappa 轻链与第 14 号染色体编码的重链重组障碍或由于编码 kappa 链的基因点突变而引起的血清 kappa 型 Ig 缺如。kappa 链缺陷患者可表现为反复呼吸道感染和腹泻。有报道严重 kappa 链缺陷可伴低 Ig 症和恶性贫血。也有 kappa 链完全缺如的病例而无反复感染者。该病抗体反应正常。

2. **选择性 IgM 缺陷病** 发病率为 0.03%~1.0%,血清 IgM 低于 20mg/dl,而其他免疫球蛋白类别的水平正常。其发病机制还不清楚,多数患者外周血 B 细胞可表达 μ 链,有人提出可能存在所谓的 Ig 同种型转换特异性抑制性 T 细胞。临床表现包括反复或严重的呼吸道和泌尿道感染、播散性传染性软疣、慢性湿疹、异位性皮炎、脂溢性皮炎、自身免疫性贫血和系统性红斑狼疮;也可无任何症状。

患者 T 细胞功能正常或不正常,白喉 - 破伤风疫苗注射不能诱导产生特异性 IgM 抗体,但能合成特异性 IgG 抗体。噬菌体 ΦX174 抗体反应正常或初次抗体反应即为 IgG,而非 IgM。

选择性 IgM 缺陷病可能是一组病因不同的综合征,其治疗应个体化,取决于免疫学缺陷和临床

表现的不同而定。必要时免疫球蛋白和抗生素治疗可能对控制症状有一定好处。

3. **选择性 IgE 缺陷病** 选择性 IgE 缺陷病 (IgE 低于 15ng/ml) 的临床意义并不清楚。可无临床症状或发生严重慢性肺部疾病,其他免疫球蛋白水平和 T 细胞功能正常,但外周血淋巴细胞减少。

4. **特异性抗体缺陷** 病因不明,患者对特异性抗原的抗体产生能力降低,而免疫球蛋白水平正常。

5. **其他** IgG 亚类缺陷通常没有症状,少部分有反复病毒和细菌感染,对特异性抗原反应差。IgG 亚类缺陷合并 IgA 缺陷病因不明,可引起反复细菌感染,以 IgA 缺乏伴一种或多种 IgG 亚类降低为特征。Ig 重链突变和缺失系染色体 14q32 的突变或缺失,可能合并一个或多个 IgG 亚类,IgA 亚类及 IgE 缺如,可没有症状。*CARD11* 增功能突变可引起 NF-κB 通路过度活化,表现为淋巴结和脾大,疫苗接种后反应异常和 B 细胞数目增加。近来,多个新发现的致病基因与抗体缺陷有关,如 *NFKB1*、*NFKB2*、*ATP6AP1*、*IKZF1*。患者通常出现反复窦肺感染,B 细胞数目正常或降低,免疫球蛋白水平正常或降低,可合并自身免疫和自身炎症性表现。

(毛华伟 杨 军 丁 媛 张志勇)

第五节 免疫调节失衡性疾病

一、家族性噬血细胞性淋巴组织细胞增生症

家族性噬血细胞性淋巴组织细胞增生症(FHL)是一组由淋巴细胞和组织细胞过度增生、免疫应答失控引起多器官高炎症反应而导致的临床综合征。传统的 FHL 分为五型,除 FHL1 尚未明确具体致病基因外,FHL2-5 分别由穿孔素基因(*PRF1*,OMIM#170280)、*UNC13D*(OMIM#608897)、*STX11*(OMIM#605014)、*STXBP2*(OMIM#601717)基因突变所致。随着其分子病理基础研究的不断深入,目前国际上把该病分为两大类:伴或不伴有色素减退的 FHL。把白细胞异常色素减退综合征(Chediak-Higashi syndrome,CHS,OMIM#606897)、格里塞利综合征 2 型(Griscelli syndrome type 2,GS2,OMIM#603868)、Hermansky-Pudlak 综合征 2 型和 10

型（HPS2，OMIM#603401；HP210，OMIM#617050）纳入伴有色素减退的 FHL，而传统的五型 FHL 均属于不伴色素减退的 FHL。本病罕见，估计发病率是 1∶50 000 个活产婴，多在婴幼儿期发病，但也有成人期发病的病例报道。该病起病急，常常由感染触发，其中 EBV、CMV 感染最常见，病情进展迅速，在不采取治疗的情况下，病死率极高。

【病因和发病机制】

FHL 是由于相关致病基因发生突变，导致穿孔素/颗粒酶途径功能障碍，致使细胞毒性 T 细胞（CTL）和自然杀伤（NK）细胞清除病毒、胞内菌感染及突变细胞的细胞毒功能受损，不能及时有效清除病毒或其他抗原而持续刺激和活化免疫细胞，引起单核吞噬细胞系统反应性增生并大量释放多种细胞因子即"细胞因子风暴"，引起多脏器浸润及全血细胞减少等，最终使宿主不能处理由一般病原引起的感染，同时活化的细胞因子过量产生，致使出现 FHL 临床表型（图 2-4）。目前认为，T 细胞功能异常是 FHL 发病的关键因素。

FHL-1 在 1999 年首次被提出，研究人员在对 2 个表现为噬血细胞性淋巴组织细胞增生症（hemophagocytic lymphohistiocytosis，HLH）的巴基斯坦家系进行基因检测时发现位于染色体 9q21 的相关基因存在突变，并进行相关报道及命名。但迄今为止，仅在巴基斯坦 4 个近亲家系里面发现该位点的突变，且相关基因的具体定位仍不清楚，机制尚不明了。

2 型 FHL 的致病基因是 *PRF1*。该基因包括 3 个外显子，编码的穿孔素蛋白含 555 个氨基酸，该蛋白储存在 CTL 和 NK 细胞内囊泡中。在 Ca^{2+} 的存在下，穿孔素单体能迅速地附着在靶细胞膜的表面，嵌入细胞膜的双层磷脂分子层中，多单体聚合成打孔复合物，进而在靶细胞膜上形成不同孔径的跨膜通道，从而导致靶细胞膜去极化的发生，使胞外水分进入胞内，此时一些电解质和大分子物质趁机流出胞外，致靶细胞的渗透性死亡，从而导致细胞凋亡。该基因突变可导致完全或部分穿孔素表达下调，稳定性下降，从而导致 NK 细胞和 T 细胞颗粒介导细胞毒性受损。在 FHL 中，*PRF1* 基因的突变率因种族而不同，在 20%~50% 之间。值得注意的是，该基因的多态性位点如 p.A91V 等和 FHL 的发病有密切联系。

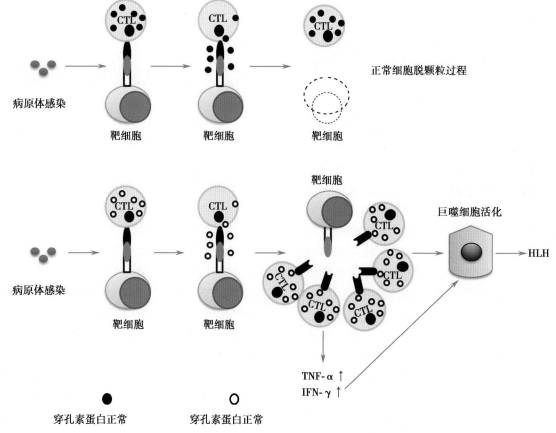

图 2-4 穿孔素/颗粒酶途径示意图

UNC13D 基因是 3 型 FHL 的基因突变,此基因突变编码 Munc13-4 蛋白,包含 32 个外显子,编码的蛋白含 1 090 个氨基酸,主要参与细胞毒性囊泡与细胞膜的融合过程,然后启动细胞颗粒的释放。该蛋白质缺乏可导致细胞毒性作用及脱颗粒功能障碍。该基因在 FHL 中的发病率因种族不同而异,据报道,该基因突变在韩国的 FHL 中占比高达 89%。

STX11 基因突变引起的 FHL 被称作 FHL-4,该基因含有 2 个外显子,编码含 287 个氨基酸的突触融合蛋白。该蛋白是 SNARE 的家族成员,与 Munc 家族蛋白相互作用,形成复合体,当膜上颗粒已接触抗原,发挥融合作用的复合体由闭合到开放,继而催化膜囊和靶细胞膜的融合。该基因缺陷导致 NK 细胞和 CTL 细胞毒性功能及脱颗粒功能缺陷。值得注意的是,该缺陷途径尤其是 NK 细胞的细胞毒性功能可因 IL-2 刺激得到部分恢复,所以该基因突变患者在疾病进展上较其他 FHL 患者表现偏轻。且目前该基因突变报道几乎都来自土耳其 / 库尔德人群,在亚洲尚未发现该基因突变报道。

STXBP2 基因突变引起的是 FHL-5,该基因编码突触融合蛋白结合蛋白 -2(Munc18-2)。该蛋白与 Syntaxin11 有共同的结合位点,通过与 Syntaxin11 相互作用,引发细胞毒颗粒内容物的释放,杀伤靶细胞。该基因突变可造成 Munc18-2 与 Syntaxin11 之间相互作用减弱,蛋白质稳定性下降,造成 NK 和 T 细胞细胞毒性作用降低或丧失。该缺陷途径也可因 IL-2 刺激得到部分恢复。

FAAP24 基因缺陷导致 FAAP24 综合征,该基因主要包含 ERCC4 结构域和(HhH)2 结构域。该基因既依赖于 FAAP24 相关结合蛋白异二聚体的形成,又依赖于 FAAP24 的单链 DNA 结合能力,在 DNA 修复过程中起双重作用。该基因缺陷导致患者 DNA 修复障碍,且 EBV 感染可加速该障碍,诱发临床症状。

LYST 基因突变是 CHS 的病因,该基因编码含 3 801 个氨基酸的调节蛋白 LYST,参与溶酶体形成和细胞内运输过程。该基因突变导致细胞毒性颗粒不能正常释放,致使患者的 NK 和 CTL 细胞功能障碍,中性粒细胞和单核细胞趋化性减慢。GS2 型是由 *RAB27A* 基因突变引起,编码含有 221 个氨基酸的 Rab27a,主要在囊泡的融合及运输过程中发挥作用。AP3B1 与 AP3D1 分别表达 β 与 δ 接头相关结合蛋白 -3 复合体,参与并调节溶酶体酶的运输。

【临床表现】

FHL 患者通常表现为 HLH,目前临床诊断多用 2004 年国际组织细胞学会指定的 HLH 诊断标准(HLH-2004)(表 2-29)。

表 2-29 HLH 诊断标准(HLH-2004)

符合以下两条标准中任何一条时可以诊断 HLH:
1. 分子诊断符合 HLH 有目前已知的 HLH 相关基因突变,如:*PRF1*,*UNC13D*,*STX11*,*STXBP2*,*RAB27A*,*LYST*,*SHD1A*,*BIRC4*,*ITK*,*AP3B1*,*AP3D1*,*MAGT1*,*CD27* 等。
2. 符合以下 8 条指标中的 5 条 (1)发热:体温>38.5℃,持续>7 天。 (2)脾大。 (3)血细胞减少(累及外周血两系或三系):血红蛋白<90g/L,血小板<100×10⁹/L,中性粒细胞<1.0×10⁹/L 且非骨髓造血功能降低所致。 (4)高甘油三酯血症(空腹>265mg/dl)和 / 或低纤维蛋白原血症<150mg/dl)。 (5)骨髓、脾或淋巴结可见噬血细胞但无恶性表现。 (6)血清高铁蛋白血症(≥500μg/L)。 (7)可溶性白细胞介素受体升高(sIL-2R≥2 400μg/L)。 (8)NK 细胞活性降低或缺如。

FHL 患者通常于生后 1 岁内起病,甚至有宫内发病的报道,但也有迟至成年发病者。有研究表明,在同一家系中,起病年龄相似。临床表现多不典型,症状、体征多样,发热、肝脾大为常见临床特征。发热多为持续性,肝脾大明显,且呈进行性加重,约 50% 患者有淋巴结肿大,但不显著。皮疹无特征性,常为一过性,往往出皮疹时伴高热。中枢神经系统疾病在 FHL 中发病率不低,被认为占 50% 左右,症状一般在病程晚期出现,亦可发生于早期,表现为兴奋性增高、前囟饱胀、颈强直、肌张力增强或降低、抽搐,第Ⅵ或Ⅶ对脑神经麻痹等。

【疾病分型】

FHL 根据致病基因的不同,分型如表 2-30 所示。

1. FHL-1 目前仅在巴基斯坦人种中有相关报道。

2. FHL-2 FHL-2 起病年龄通常很小,中位年龄 3 个月。致病基因 *PRF1* 突变发生频率因种族而异,国外报道其发病率占总 FHL 的多数,约 1/3 左右。迄今为止,超过 120 种突变基因被发现。大多数突变导致穿孔素蛋白表达及功能的明显下降,极少数突变仅部分损害穿孔素表达和功能,这种部分损害可导致迟发型 FHL 临床症状。值得注意的是,既往报道 p.A91V(c.272C>T)突变一直被认定

表2-30　FHL分型

	命名	相关基因	OMIM	遗传方式
不伴色素减退的FHL	FHL-1	不明或不能确定		不明或不能确定
	FHL-2	*PRF1*	170280	常染色体隐性遗传
	FHL-3	*UNC13D*	608897	常染色体隐性遗传
	FHL-4	*STX11*	605014	常染色体隐性遗传
	FHL-5	*STXBP2*	601717	常染色体隐性/显性遗传
	FAAP24综合征	*FAAP24*	610884	常染色体隐性遗传
伴色素减退的FHL	白细胞异常色素减退综合征（CHS）	*LYST*	606897	常染色体隐性遗传
	格里塞利综合征2型（GS2）	*RAB27A*	603868	常染色体隐性遗传
	Hermansky-Pudlak综合征2型（HPS2）	*AP3B1*	603401	常染色体隐性遗传
	Hermansky-Pudlak综合征10型（HPS10）	*AP3D1*	617050	常染色体隐性遗传

为是 *PRF1* 基因的单核苷酸多态性位点，最近有研究证明该突变和FHL的发病密切相关，使患者PRF1的细胞依赖毒性部分丧失，导致迟发型FHL临床症状或血液系统恶性肿瘤的发生。

3. FHL-3　FHL-3和FHL-2的临床表现类似。*UNC13D* 基因突变在各种族中频率不同，韩国报道该基因突变频率在总FHL患者中高达89%。3型FHL曾经在我国被认为鲜有发生，但随着我国分子诊断水平的提升，目前数据显示我国病例以FHL-3占多数。

4. FHL-4　FHL-4患者在疾病进展上较FHL-2和FHL-3患者表现更轻，因为IL-2刺激可使NK细胞脱颗粒和细胞毒性作用得到部分恢复。目前报道的 *STX11* 突变绝大多数是来自土耳其血统的患者，且突变形式均为无义突变或缺失突变。尚无亚洲人群发生相关基因突变的报道。

5. FHL-5　FHL-5患者因细胞毒性作用部分恢复而使临床表现相对较轻。患者除了经典的HLH特征之外，还可表现为神经性听力障碍、异常出血和严重腹泻等临床表现。

6. FAAP24综合征　尽管FAAP24相关基因在DNA修复过程中起到关键，但该病患者多表现为EB相关HLH，未表现出相关DNA修复障碍的临床症状。

7. 伴有色素减退的FHL　该大类FHL具有较为鲜明的临床特征。通常患者会有较家系其他成员颜色相对较浅的发色或是出现银灰色头发，这种情况在深系发色种族中尤为明显。局部皮肤的色素减退和严重的日光性皮炎是该型患者皮肤的特征性表现。CHS患者的血涂片中，巨大的胞质内颗粒可以作为一个典型的实验室特征（图2-5）。很多患者在做基因检测前就通过临床表现和血涂片分析可直接诊断。在CHS和GS2中，HLH的发生占80%。在HPS2中，虽然已经通过其功能分析证实了其在细胞毒性功能上的缺陷，但迄今为止，只有两例患者并发了HLH，并且这两例患者中，其中1例还发现有杂合的 *RAB27A* 基因突变。有学者甚至用HPS2的动物模型证实，即使用淋巴细胞性脉络丛脑膜炎病毒这种HLH的易感病毒去感染HPS2的动物模型，动物发生了HLH，但经过治疗，HLH也得到了痊愈，甚至在植入了 *RAB27A* 基因纯合突变后，HLH得到完全缓解的情况也没有发生变化。所以，*AP3B1* 基因在HLH的发生和转归中起到的作用目前还不得而知，仍需要更多的临床和实验室研究。

【实验室检查】

1. 临床实验室检测　几乎所有的患者在疾病进展期均出现外周血象两系或三系降低，尤其以Hb和PLT减少多见，白细胞减少相对少见，而且据报道，15%的患者出现了初始白细胞增多症。甘油三酯、血清铁蛋白水平升高，纤维蛋白原水平下降。骨髓检查在早期可表现为增生性骨髓象，活动期可见明显组织细胞增多伴噬血现象。sIL-2R水平与疾病活动性密切相关，可作为监测病情及预测复发的指标。

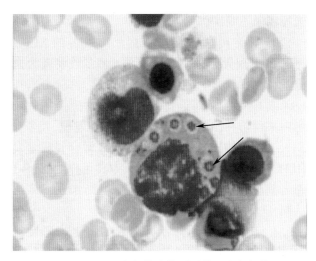

图 2-5 CHS 患者骨髓检测到的巨大包涵体

2. 基因及蛋白检测 基因诊断为该病诊断的金标准。*PRF1* 基因缺陷导致穿孔素表达及功能异常。而 *MUNC13-4*、*STX11*、*STXBP2* 缺陷可导致 NK 细胞及 CTL 脱颗粒异常,从而导致细胞表面溶酶体相关膜蛋白(CD107α)表达水平降低;采用流式细胞术可分析 NK 细胞及 CTL 的 CD107α 蛋白水平,如明显下降需考虑 FHL,检测相应基因突变可确诊。患者血清中的炎症细胞因子水平升高,如肿瘤坏死因子 -α(TNF-α)、γ 干扰素(IFN-γ)和白细胞介素 -6 等。

【诊断及鉴别诊断】

FHL 的临床表现多不典型,症状、体征多样,目前诊断仍然依据国际组织细胞学会 2004 年制定的诊断标准为主。值得一提的是,不是所有的 FHL 患者都能达到 HLH-2004 的诊断标准,如果患者出现脾脏肿大、反复发热或不好解释的发热、至少两系血细胞减少、血清铁蛋白浓度增高、可溶性 IL-2 受体水平升高、骨髓或脑脊液有噬血细胞增生症的征象、肝功能异常(高甘油三酯血症或低纤维素血症)等时,要注意开展 FHL 相关筛查。伴色素减退的 FHL 更有鲜明的临床特征,当患者出现皮肤毛发或眼的白化病症状伴免疫缺陷、出血倾向、先天或暂时中性粒细胞减少,不好解释的神经系统症状或神经退行性变等时,要注意伴有色素减退的 FHL 的诊断筛查。FHL 主要和 HLH 及其他易发生 HLH 的疾病相鉴别,基因诊断仍为该病诊断的金标准,蛋白和功能检测有助于辅助诊断。

【治疗】

FHL 病情进展迅速,病势凶险,如不及时有效治疗,其中位生存期仅为 2 个月。治疗包括抑制

高炎症反应、杀灭病原感染的细胞及造血干细胞移植三方面。HLH-2004 方案是目前国际上最常用的 HLH 治疗方案,HSCT 仍是目前根治 FHL 的唯一方法,但 FHL 移植治疗死亡率高,移植后相关并发症如感染、肝静脉闭塞及非感染型肺炎等为主要治疗相关死因。活动期进行移植的生存率明显低于稳定期移植。近年来研究发现,在诊断 4 周内便启动包含足叶乙苷等治疗可改善预后。同时,预后好坏与移植时累及的脏器有关,尤其是肝脏。故为了降低移植相关死亡率,可采取以下措施:①尽力避免活动期进行移植。②对移植前的脏器功能进行严格评价,尤其是肝脏功能。可采用血浆置换等方法降低相关炎症因子水平。③采用减低强度预处理方案,相对清髓方案而言,减低强度预处理能在治疗疾病的同时降低移植后并发症,明显提高存活率。近年来,新的免疫抑制药物也在尝试和应用,治疗理念在于抑制淋巴细胞活化和高细胞因子风暴。有应用抗胸腺细胞球蛋白(antithymocyte globulin,ATG)、CD25 单抗、TNF 抑制剂等成功治疗 HLH 的报道。更大规模的治疗试验尚有待开展。

二、X 连锁淋巴细胞异常增生症

X 连锁淋巴细胞异常增生症(XLP)是一种罕见的 X 连锁隐性遗传的原发性免疫缺陷疾病。该病最早于 1975 年一家族内 3 个男孩均因致死性传染细胞增生症死亡而被描述,直到 1998 年,其首个致病基因淋巴细胞活化信号分子结合蛋白基因(*SH2D1A/SAP*)才被全世界 3 个实验室同时发现。2006 年,第二个致病基因 *XIAP* 基因也被发现。故目前该病分为两型,分别是由 *SH2D1A* 基因突变导致的 XLP-1 型和由 *XIAP* 基因突变导致的 XLP-2 型。该病仅见于男性,发病率为 0.000 1%~0.000 3%。XLP 常 由 Epstein-Barr 病毒(EBV)感染触发,导致各种免疫细胞功能改变,从而诱发致死性噬血细胞性淋巴组织细胞增生症(HLH)、异常丙种球蛋白血症、淋巴瘤等严重临床表现,如未经造血干细胞移植(HSCT),死亡率极高。

(一)X 连锁淋巴细胞异常增生症 1 型

X 连锁淋巴细胞异常增生症目前也称为 XLP-1 型(OMIM#308240),由淋巴信号活化分子相关蛋白(SLAM-associated protein,*SH2D1A/SAP*)基因突变所致。XLP-1 在 EBV 感染前临床症状轻微,早期诊断较为困难,典型临床表现主要为 EBV

相关 HLH(60%)、异常丙种球蛋白血症(30%)、恶性淋巴瘤(30%)三种,少见者如再生障碍性贫血、淋巴细胞性脉管炎等。该病死亡率高,早期诊断并及时进行造血干细胞移植极其重要。

【病因和发病机制】

致病基因 SH2D1A 位于 X 染色体短臂 q25 区,包含 4 个外显子,基因组 DNA 长约 25kb,编码由 128 个氨基酸构成的 SAP 蛋白。SAP 蛋白包含 SH2 区和氨基酸尾部,通过 SH2 区域与 SLAM、2B4、Ly-9、NTB-A、CD84、CRACC 等免疫受体相结合,对淋巴细胞功能实施调控。该病患者因 SH2D1A 基因突变导致 SAP 蛋白表达和 / 或功能异常,在病毒感染(尤其是 EBV)等因素下,一方面影响其介导的 T/B 细胞间作用,造成机体 NK 细胞对病毒感染细胞的识别和杀伤异常,导致大量 EB 病毒感染后的 B 细胞被清除造成堆积形成淋巴瘤及异常丙种球蛋白血症,另一方面也导致 T 细胞过度活化产生大量细胞因子,从而活化巨噬细胞,发展为 HLH 等临床表现。

【临床表现】

XLP-1 患者临床表现通常出现在 EBV 感染后,但 EBV 检出率却并非 100%,尤其是表现为淋巴瘤或异常丙种球蛋白血症的患者,EBV 检出率仅 30% 左右。经研究证实,患者对其他疱疹病毒如单纯疱疹病毒、巨细胞病毒和 6 型疱疹病毒的免疫反应正常。XLP-1 患者在出现典型临床症状之前大多数都非常隐匿,临床表现多样,各种临床表型常交叉合并出现,需认真进行鉴别与随访。

1. **噬血细胞性淋巴组织细胞增生症(hemophagocytic lymphohistiocytosis,HLH)** 约 60% 的 XLP 患者表现为 HLH,多发生于 2~3 岁。表现为 HLH 的患者常由 EB 病毒感染触发,EB 病毒检测阳性率为 80%~90%。该型患者临床表现最为凶险,约有 30% 左右患者出现中枢性 HLH,如未经正规治疗,仅有约 7% 的患者可存活,发病后平均生存时间仅 2 个月。部分患者可通过化疗等办法得到暂时缓解,但容易出现 HLH 的复发。

2. **恶性淋巴瘤** 约 30% 的 XLP-1 患者表现为恶性淋巴瘤,以 B 细胞淋巴瘤常见,伯基特淋巴瘤约占 50% 以上,偶可发生霍奇金淋巴瘤或 T 细胞淋巴瘤。淋巴瘤多发生于淋巴结以外部位,最常侵犯肠道回盲区,较少侵犯中枢神经系统、肝脏和肾脏。多数首发临床症状为恶性淋巴瘤的 XLP 患者起病年龄较表现为 HLH 的患者会晚 1~2 岁,具

体原因尚不明确。

3. **异常丙种球蛋白血症** 约 30% 的 XLP-1 患者可出现异常丙种球蛋白血症,多数表现为血清 IgG 水平降低,包括 IgG 亚类异常,部分可出现 IgM 或 IgA 增高,可通过每月定时输注静脉丙种球蛋白来预防和控制感染。但长期随访发现,大多数 XLP-1 患者的异常丙种球蛋白血症常合并或继发 HLH 或淋巴瘤出现,有报道认为其可作为 XLP-1 患者病情急骤进展的预警表现,但尚未获得广泛认同。

4. **其他** 部分患者可出现如再生障碍性贫血、淋巴细胞性脉管炎甚至肉芽肿病等,有部分患者可合并胃肠道表现,包括出血性大肠炎及慢性活动性胃炎等。有研究发现 SH2D1A 基因大片状缺失与胃肠道炎症易感性有关。

【实验室检查】

基因及蛋白诊断是确诊 XLP-1 的金标准。致病相关的 SH2D1A 基因突变类型已发现了 100 余种,包括无义突变、错义突变、插入突变、缺失突变和剪切位点突变等。目前,基因型和表现型之间的关系尚存在争议。现可通过商品化的抗体对外周血单个核细胞胞质内 SAP 蛋白表达进行流式细胞术分析,可快速确诊 XLP-1,当然,传统的如 Western blot 等蛋白检测方法也同样适用于 XLP 的疾病诊断。值得注意的是,部分基因检测确诊的 XLP-1 患者,其 SAP 蛋白表达流式细胞检测亦可为正常。而在有 XLP-1 临床表现但却没有 SH2D1A 基因突变的患者中进行蛋白检测,发现其中部分患者的 SAP 蛋白表达存在明显的下降。这提示基因检测及蛋白检测在 XLP-1 诊断中起到了同样重要的作用,缺一不可。

XLP-1 患者在出现典型临床表现之前缺乏特异性的实验室检测指标,甚至在出现临床表现后,XLP-1 患者外周血 T 细胞和 B 细胞数量也可正常,可出现 CD8[+]T 细胞数量增多,CD4/CD8[+]T 细胞比例倒置。在淋巴细胞精细免疫分型下可发现,XLP-1 患者可出现记忆性 B 细胞及 NKT 细胞的数量下降。而 T、B 细胞的增殖功能均出现不同程度的受损,NK 细胞功能在 EBV 感染前正常,感染时增高,而感染后降低。

【诊断及鉴别诊断】

XLP-1 的诊断主要依靠基因及蛋白诊断。男性患者发生 HLH,尤其是 EB 病毒感染相关的 HLH 时,一定要开展 XLP 相关疾病筛查。近年来

有女性 XLP-1 患者报道，但该病主要还是以男性发病为主。XLP-1 主要需要和 HLH 尤其是 EBV-HLH 相鉴别，因该病易出现低丙种球蛋白血症，所以和抗体缺陷性疾病也要注意进行鉴别。

【治疗】

XLP-1 治疗和预后与普通 HLH 及淋巴瘤患者迥然不同，75% 以上的 EBV 相关 HLH、淋巴瘤患者等都可用化疗得到长期缓解。而 XLP-1 大多死于儿童期，即使在使用化疗等治疗手段的情况下，生存率仍然非常低，唯一的根治方法为造血干细胞移植。移植成功与否取决于移植时患者年龄，<15 岁时成功率较高，故早期诊断并及时进行造血干细胞移植极其重要。临床治疗方法还包括使用各种免疫调剂药物等的相应治疗。

1. 预防性治疗 定期注射富含 EBV 抗体的免疫球蛋白，以预防 EBV-HLH 的发生，但其效果并不可靠。不宜接种 EBV 疫苗，以防发生全身疫苗扩散，患者对接种除 EBV 疫苗以外的其他疫苗无禁忌。

2. HLH 及淋巴瘤的治疗 对于确诊 HLH 的 XLP-1 患者建议尽早使用 HLH-2004 化疗方案进行治疗，同样，确诊淋巴瘤后也应尽快开始相应的手术及化疗。有报道称，尽早开始化疗的患者能得到更高的化疗后缓解率。利妥昔单抗被建议应用在 HLH 及淋巴瘤患者中，但它仅可明显延长患者疾病缓解期时间，长期随访对减少其死亡率并无帮助。

3. 异常丙种球蛋白血症治疗 给予规范的 IVIG 替代治疗，以预防反复细菌和病毒性感染，但同样只能起到缓解疾病进展的作用，对预后无明显帮助。

4. 造血干细胞移植 异基因造血干细胞移植是该病目前唯一的治愈方式。有研究比较了清髓方案和减低强度的预处理方案在该病应用，结果表明其移植成功率是类似的。移植的预后主要取决于：①移植时的年龄，证据表明，<15 岁时成功率较高，故早期诊断并及时进行造血干细胞移植极其重要；②移植时患者的 HLH 是否处于活动状态，处于 HLH 活动状态进行的移植风险显著高于稳定期的移植。

（二）XIAP 缺陷综合征

XIAP 缺陷综合征（X-linked inhibitor of apoptosis deficiency，XIAP deficiency，OMIM#300635）是一种罕见的 X 连锁原发性免疫缺陷疾病。该病首先于

2006 年在一组具有 X 连锁淋巴细胞增生异常综合征（XLP）临床特征，但却未见 SH2D1A 基因突变的患者中被发现，故该病也被称为 XLP-2 型。XIAP 缺陷综合征的临床表现多样，目前尚缺乏较明确的临床诊断依据，主要依据致病基因 BIRC4 突变分析和其编码的 XIAP 蛋白筛查进行诊断。

【病因和发病机制】

致病基因 BIRC4 是细胞凋亡蛋白抑制物基因，又称作 XIAP/MIHA/hILP，定位于 Xq25，含有 6 个外显子，编码的 XIAP 蛋白内含有 3 个 BIR 结构域和 1 个 RING 锌指结构域。BIR 结构域及 RING 锌指结构域是 IAP 家族抑制天冬氨酸活性、发挥抗凋亡作用的重要结构。该基因编码的蛋白 XIAP 是 IAPs 家族中最有效力的 Caspase 抑制物，其 BIR 结构域可以结合并选择性抑制 Caspase-3、Caspase-7 和 Caspase-9，并能通过抑制效应性的 Caspase-3 和 Caspase-7，从而抑制 Caspase 凋亡通路的下游途径，使细胞免于各种刺激所导致的凋亡。而 RING 锌指结构域具有 E_3 泛素连接酶活性，可通过促进降解 Caspase-9 和 Caspase-3 以及内源性的 XIAP 抑制剂，增强 XIAP 的抗凋亡作用，从而阻止多种因素诱导的细胞凋亡。BIRC4 基因突变后可致淋巴细胞出现过度凋亡，不同于 XLP 患者，XIAP 缺陷综合征患者从未发生过淋巴瘤，相信这也与 XIAP 蛋白的抗凋亡作用相关。

【临床表现】

XIAP 缺陷综合征目前全球报道例数不多，目前尚未发现种族特异性。该病临床表现多样，甚至有少部分 XIAP 缺陷综合征患者可无任何临床表现，仅在进行家族疾病筛查时被发现。通过对这些患者的临床表现进行分析并归纳，可分为以下几种常见的临床表型。值得一提的是，各临床表型常可交替重叠发生。

1. 噬血细胞性淋巴组织细胞增多症（HLH） 此临床类型在 XIAP 缺陷综合征患者中比较常见，常为首发症状，发生率为 70%~90%。出现 HLH 的患者相对发病年龄较小，在婴儿期发病的占 50% 以上，明显早于由 SH2D1A 基因突变导致的 XLP。值得一提的是，该病中 HLH 的复发率可达 70% 左右。有报道认为在 XIAP 缺陷综合征患者中，存在一定的基因型和表现型之间的关系，发生无义突变的患者更容易发生 HLH，且多为复发性 HLH。不同于 XLP，该病患者不易出现重型 HLH。关于该病对 HLH 的易感性明显增加的原因，迄今没有合

理的解释。NK 细胞和 T 细胞毒性功能实验证明，该病患者的细胞毒性功能未见明显异常，这或许可以解释该病患者不易出现重型 HLH 的原因，但始终未能阐明其发病机制。EB 病毒感染常被认为是 HLH 的触发点，但在表现为 HLH 的 XIAP 缺陷综合征患者中，EB 病毒的感染率却仅占 30%~50%，而且，有报道称巨细胞病毒感染也可以激发该表现型的发生。

2. 异常丙种球蛋白血症 约 30%XIAP 缺陷综合征患者发生该临床表型，主要表现为 IgG 和/或 IgA 不同程度的下降。据报道，该病存在少部分患者仅表现为异常丙种球蛋白血症这单一临床表现。值得一提的是，在孤立出现异常丙种球蛋白异常血症的患者中，通过固定输注丙种球蛋白制剂可使患者长期维持稳定状态，经长期随访未发生致命性感染或 HLH。

3. 慢性出血性结肠炎或炎症性肠病 该型的发生在 XIAP 缺陷综合征中是不容小觑的。其发病率在 17% 左右或者更高，且此型较前两型更为凶险，通常发展为致命的肠道疾病。有报道指出 XIAP 蛋白与 NOD2 的活化有关，而 NOD2 是部分克罗恩病的致病基因。所以有理由相信，XIAP 缺陷与慢性结肠炎甚至其他炎症性肠病发病可能存在密切关系。

4. 非 HLH 的脾大 发病率为 90% 左右，目前认为该病患者的脾大常和血细胞减少和发热相关联，常作为发生 HLH 的先兆体征独立出现在该病中。有报道称对 1 例以脾大为唯一表现的 XIAP 缺陷综合征患者的脾脏组织学检查结果显示，脾脏中累积有大量的活化的 $CD8^+T$ 细胞和噬血细胞，这也证实了其远期并发 HLH 的可能。

5. 其他 肝炎、胆管炎等均在该病中被报道，更有患者发生了川崎病、银屑病等免疫调节功能异常疾病。淋巴瘤是 XLP 的重要临床表现，但迄今为止，并未在 XIAP 缺陷综合征患者中发现淋巴瘤报道。

【实验室检查】

基因诊断是诊断该病的金标准。该病相关的 *BIRC4* 基因已发现了 50 余种突变，包括无义突变、错义突变、插入突变和缺失突变等。目前，基因型和表现型之间的关系尚存在争议。同时，XIAP 蛋白表达检测也是对该病筛选的一个重要手段。流式细胞仪对 XIAP 蛋白表达的检测是快速和有效的，绝大多数患者的 XIAP 蛋白表达出现了下降或

者缺失，但也存在少部分患者在流式检测上出现蛋白表达正常的情况，因此，如果临床高度怀疑，建议在流式蛋白检测即使正常的情况下，仍然进行基因筛查。

值得强调的是，在确定 *BIRC4* 基因突变或是 XIAP 蛋白表达下降之前，仅仅依靠临床表现和普通的实验室检查难以确诊 XIAP 缺陷综合征。淋巴细胞计数、免疫表型、体液免疫及 T、B 细胞数量检测等实验室检查通常被认为是无用的。在淋巴细胞凋亡功能的检测中发现患者的 T 细胞活化诱导的细胞凋亡出现明显增加，并且 NK 细胞的数量和功能未见明显异常。

【诊断及鉴别诊断】

基因诊断是诊断 XIAP 缺陷综合征的金标准。患者出现 HLH 或无法解释的脾肿大或炎症性肠病时，需进行相关的疾病筛查。XIAP 缺陷综合征主要需要和 HLH、炎症性肠病等相鉴别。

【治疗】

XIAP 缺陷综合征是一种致死性疾病，预后不良。进行造血干细胞移植是目前唯一有希望的治疗方法。移植不仅可以根治患者血液系统病变，对慢性出血性结肠炎或炎症性肠病的改善也是明显的。但对该病进行造血干细胞移植需比较谨慎，有多中心报道 19 例 XIAP 缺陷综合征患者进行造血干细胞移植治疗，仅 1 例移植成功。但随着移植技术的发展，目前国内已有多个中心报道 XIAP 缺陷综合征移植成功的案例。

三、X 连锁免疫失调，多内分泌腺病，肠病综合征

X 连锁免疫失调，多内分泌腺病，肠病综合征（immune-dysregulation，poly-endocrinopathy，enteropathy，X-linked syndrome，IPEX，OMIM# 300292）是一种罕见的 X 连锁隐性遗传性疾病。在 2019 版原发性免疫缺陷病分类中，被归类为免疫失调性 PID，目前全球尚无确切发病率资料，部分报道推测可能在 1/500 000。该病由 *FOXP3* 基因突变导致 $CD4^+CD25^+FOXP3^+$ 调节 T 细胞发育和功能异常所致。*Foxp3* 基因突变最早在 scurfy 小鼠模型被发现，带有该基因突变的雄性小鼠生长发育落后，耳、足、眼睑、尾部鱼鳞状皮疹，血浆炎性细胞因子升高，$CD4^+T$ 淋巴细胞浸润导致肝、脾、淋巴结肿大等系列自身免疫表现，常在出生后 16~25 天死亡。在人类，与小鼠同源的 *FOXP3* 基因突变

导致 IPEX 临床表型,常以新生儿期胰岛素依赖性糖尿病或顽固性腹泻起病。临床表现为早发性顽固性腹泻、胰岛素依赖性糖尿病及其他自身免疫性多内分泌腺病、皮疹、血浆 IgE 升高、嗜酸性粒细胞升高、肾病及多系统损害等。

【病因和发病机制】

IPEX 由 *FOXP3* 基因缺陷引起,*FOXP3* 基因位于 Xp11.23,由 11 个外显子编码 431 个氨基酸构成 FOXP3 蛋白。FOXP3 蛋白为核转录因子,含有富脯氨酸结构域、C2H2 锌指结构域、亮氨酸拉链结构域及叉头状 DNA 结合结构域。FOXP3 在调节性 T 细胞(Treg)发育与功能中至关重要,是 Treg 细胞胸腺发育的关键性核转录因子,FOXP3 缺陷造成 Treg 发育障碍。Treg 是机体维持外周免疫耐受最关键的细胞,通过多种方式抑制效应性 T 细胞,如通过功能分子 CTLA-4 结合抗原呈递细胞 CD80/CD86 并内吞至 Treg 胞内降解,使效应性 T 细胞不能通过 CD28 结合 CD80/CD86 而活化增殖;Treg 也可以通过分泌抑制性细胞因子 IL-10、TGF-β 抑制免疫应答;也有认为 Treg 通过高亲和力 IL-2 受体,结合和夺取微环境中的 IL-2,使效应性 T 细胞失去 IL-2 的协同活化作用。因此,当 Treg 缺陷后,不能抑制效应性 T 细胞,造成自身抗体和自身反应性 T 细胞所致自身免疫损伤。FOXP3 除对 Treg 发育至关重要,也可通过结合 CTLA-4、GITR 等 Treg 功能分子调控区诱导其表达,与 NF-κB 及 NFAT 结合并通过结合在 IL-2、IL-4、IFN-γ 等促炎性细胞因子基因调控区,抑制上述基因的表达。*FOXP3* 突变也造成炎症因子分泌过多和 Treg 功能缺陷。

目前 *FOXP3* 突变全球报道超过 200 例,我国有零星报道,突变主要集中在与靶基因结合的 FKH 结构域。各种突变形式都有报道,以错义突变为主,部分错义突变并不影响 FOXP3 表达和 Treg 发育,临床也表现轻微。大段缺失往往造成 Treg 严重缺乏和重症表现,但总体讲,缺乏基因型 - 临床表型相关性。

【临床表现】

1. **腹泻及生长落后**　腹泻是 IPEX 的标志性表现,发生率超过 90%。主要表现为早发性、顽固性水样腹泻,部分患者为黏液血便,常常于新生儿期间发病,对于常规抗感染、对症等腹泻治疗方案无反应或反应差。严重病例需全静脉营养维持。病理主要为小肠黏膜下层及黏膜固有层淋巴细胞浸润引起的黏膜萎缩、破坏。部分患者病变累及结肠,病理检查可被误诊为溃疡性结肠炎或克罗恩病。少数患者发病晚,可能与 *FOXP3* 轻微突变相关。由于严重腹泻营养障碍,患者一般生长落后、体重增长缓慢。

2. **自身免疫性疾病**　主要累及内分泌腺,早发性胰岛素依赖性糖尿病多见,许多患者在新生儿期间发病,血糖升高明显。患者血清胰岛素降低,并存在针对胰岛细胞的自身抗体。病理特征为胰岛细胞缺乏及胰岛间质淋巴细胞浸润。另外,患者常见的内分泌腺病表现为甲状腺功能减退或者甲状腺功能亢进。患者血清可检测到甲状腺自身抗体,如抗甲状腺微粒体抗体等。极少数患者表现为其他内分泌腺疾病,如肾上腺皮质功能不全等。部分患者合并自身免疫性血细胞减少症,包括自身免疫溶血性贫血、自身免疫性血小板减少症、自身免疫性粒细胞减少症等,可检测到相应抗血细胞自身抗体。

3. **皮肤毛发异常**　大部分患者表现为皮肤湿疹样皮疹或红斑,新生儿期可表现为红皮病,部分少见表现包括局限性银屑病样皮疹、大疱性类天疱疮样皮疹、普秃、指甲纵线等。

4. **感染**　大约 50% IPEX 患者有细菌感染,表现为脓毒症、脑膜炎、肺炎、骨髓炎等,常见病原为肠球菌属及金黄色葡萄球菌。患者也可发生巨细胞病毒及念珠菌感染。感染易感原因目前尚不清楚,可能为 FOXP3 缺陷本身导致抑或是免疫反应过强破坏皮肤黏膜屏障或免疫抑制剂的使用导致的继发性感染易感。

5. **其他**　约 30% 患者肾脏受累,可为原发性病变,也可继发于环孢素 A、FK506 使用引起的继发性损害,肾小球及肾小管均可受累,以间质性肾炎多见,表现为轻微血尿、蛋白尿,也可为严重急进性肾炎。部分患者由于淋巴细胞浸润可引起肝脾淋巴结肿大。少数患者可出现神经系统异常如惊厥及神经系统发育迟滞等。

【实验室检查】

患者外周血可发现嗜酸性粒细胞升高,IgE 升高,过敏患者可能发现过敏原特异性 IgE。外周血淋巴细胞比例一般无明显异常,CD4$^+$CD25$^+$FOXP3$^+$Treg 缺乏或者降低,部分患者可正常。可发现多种器官特异性自身抗体,如 anti-AIE-75、anti-villin 等针对肠黏膜自身抗体,针对胰岛的 GAD、IA、IAA、INT8、ICA 等,自身免疫血细胞减少可出现 Coombs 试验阳性。*FOXP3* 基因分析和 Treg 细胞抑制功能实验可提供诊断证据。

【诊断及鉴别诊断】

1. **诊断**　对于男性患者存在早发性难治性腹泻、生长发育迟缓、肠黏膜萎缩应考虑本病可能。若存在湿疹样或者银屑病样皮疹支持诊断。若患者同时存在难治性腹泻、胰岛素依赖性糖尿病、甲状腺功能减退及上述皮疹时，则可能性极大。患者确诊依赖 CD4$^+$CD25$^+$FOXP3$^+$Treg 流式细胞仪及 *FOXP3* 基因检测，但须注意患者 Treg 数量正常不能排除本病可能。同样，具备 IPEX 样临床表现患者，仅有约 60% 患者发现 *FOXP3* 基因缺陷。其他基因如 *LRBA*、*CTLA-4*、*STAT3 GOF*、*IL-2RA*、*IL-2RB*、*STAT5b* 也可能引起类似表型疾病，称为 IPEX-like 疾病。

2. **鉴别诊断**　IPEX 患者需与自身免疫性淋巴组织增生综合征（autoimmune lymphoproliferative syndrome，ALPS）、自身免疫性多内分泌腺病 - 念珠菌病 - 外胚层营养障碍病（autoimmune polyendocrinopathy-candidiasis-ectodermal dystrophy，APECED）、Omenn 综合征、WAS 综合征相鉴别。ALPS 患者以淋巴结、脾大为主要表现，伴自身免疫现象，外周血双阴性淋巴细胞增多，可发生 B 细胞淋巴瘤。而 APECED 患者常见表现为皮肤黏膜念珠菌病、甲状旁腺功能减退及肾上腺皮质功能不全。Omenn 综合征常表现为红皮病、严重感染、腹泻、生长发育落后，外周血 IgE 及嗜酸性粒细胞升高，T 淋巴细胞存在，B 细胞降低缺乏。WAS 综合征患者常表现为早发血便、顽固难治性湿疹、反复感染、出血倾向，可发生自身免疫性血细胞减少。

【治疗及预后】

IPEX 病情凶险，需尽早积极治疗。

1. **对症治疗**　全胃肠外静脉营养保证营养能量需要；贫血严重血小板减少明显时给予对症输注红细胞及血小板；糖尿病患者及甲状腺功能减退患者给予对症替代治疗；严重感染则积极根据病原抗感染。

2. **免疫抑制治疗**　免疫抑制治疗在部分患者有效，既往常用糖皮质激素联合环孢素或者 FK506，目前认为西罗莫司可能具有更好效果及更小的肾脏毒性。其他如甲氨蝶呤、英夫利昔单抗等均有个别应用，疗效尚不明确。免疫抑制剂的使用可能导致感染及肾损害等副作用。

造血干细胞移植为目前唯一根治性手段，并在许多患者取得成功。根据腹泻、营养不良、肝脏损害、肺损害、肾脏损害五方面，若存在上述三方面损害，患者则可能免疫抑制效果差，需要早期进行造血干细胞移植治疗，目前证据认为造血干细胞移植远期效果好于免疫抑制治疗。因此对发病早、病情重的患者，需要尽早准备移植。

IPEX 不经移植根治一般预后较差，多在 1 岁内死亡，部分轻型突变或剪切位点突变（部分正常剪切存在）患者可能临床表型稍轻，但也极少存活超过 20 岁。虽针对 T 细胞免疫抑制在部分患者取得明显疗效，但因原发病未经有效处理、免疫抑制剂的副作用等造成远期效果欠佳。

若先证者基因诊断明确，则可在孕期行性别鉴定，若为女性则可能携带突变位点但一般不会发病，若为男性须于孕期行羊水脱落细胞基因检测明确是否为患者，早期干预，但由于可能出现新发突变及母血污染，故存在误诊风险。

四、自身免疫性多内分泌腺病 - 念珠菌病 - 外胚层营养障碍病

APECED 病（OMIM#240300）即自身免疫性多内分泌腺病 - 念珠菌病 - 外胚层营养障碍病，又称自身免疫性多内分泌腺病 I 型及 Whitaker 综合征。以内分泌器官特异性自身免疫和慢性皮肤黏膜念珠菌感染为特征的一种常染色体隐性遗传病，是中枢耐受被打破所导致自身免疫引起的多个内分泌腺功能受损的综合征。该病作为单基因缺陷导致自身免疫性疾病成为良好的对于自身免疫性疾病与中枢耐受研究的对象。APECED 病多以儿童期典型的念珠菌病起病，随后序贯出现甲状旁腺功能减退和肾上腺皮质功能不全。除此之外，还可有性腺功能不全、胰岛素依赖型糖尿病（1 型糖尿病）、慢性活动性肝炎、白斑病、牙齿及指 / 趾甲异常、角膜病等表现。治疗主要依赖皮质激素补充治疗、抗真菌治疗等。经正规治疗后预后一般较好，可存活至成年甚至老年。

【病因和发病机制】

APECED 致病基因为自身免疫调节因子（*AIRE*），该基因位于 21q22.3，全长 13kb，包含 14 个外显子。主要产物为核转录因子 AIRE-1，含 545 个氨基酸组成的 57.5kD 的蛋白质。AIRE-1 含有 HSR（homogeneous staining region）、SAND 及 2 个 PHD 型锌指结构域，一个亮氨酸拉链、一个 NLS（nuclear localization signal）及 4 个 LXXLL 基序，蛋白主要定位于细胞核，部分表达于胞质。在人类的胸腺髓质上皮细胞、胸腺小体、淋巴结副皮质区和髓质、脾脏及外周血白细胞均检测到 *AIRE* 基因的表达。

AIRE 通过胸腺髓质上皮细胞参与异位蛋白的表达，上调胸腺髓质上皮细胞对某种器官特异性抗原的转录提呈作用，在器官特异性胸腺细胞的阴性选择中发挥重要作用，从而建立中枢耐受。动物实验证实 *AIRE* 基因的突变导致胸腺髓质上皮细胞异位蛋白表达明显减少，造成自身反应性 T 细胞凋亡障碍并辅助自身抗体产生，引起自身免疫性疾病发生。部分研究认为在健康人的胸腺中 AIRE 也高表达在 Hassall 小体的周围。Hassall 小体边缘的上皮细胞产生胸腺基质淋巴因子，诱导 CD11$^+$DC 的产生，促进 Treg 细胞的发育。在 AIRE 患者中发现 Treg 细胞数量减少，*FOXP3* 基因表达降低，提示 Treg 参与的外周耐受异常可能也参与 APECED 自身免疫的发病。另外，针对 IL-17A、IL-17F、IL-22 的自身抗体造成这两种细胞因子被中和，认为是 APECED 患者发生慢性皮肤黏膜念珠菌病的重要原因。

在 APECED 患者中，共发现了上百种不同的突变，遍布 *AIRE* 基因的整个编码区。最常见的热点突变位于外显子 6 中的 769 位核苷酸处出现的 C-T 转换（R257X），称为经典的芬兰型"热点"突变。R257X 造成 AIRE 蛋白的 SAND 结构域和之后氨基酸缺失形成截短蛋白，引起 AIRE 蛋白的分布、复合物形成及激活活性障碍，临床表现典型。但是其他许多错义突变则与临床表型无明显相关性。部分相同突变患者的临床表现仍然可能差异较大，提示人种及环境因素在临床表现中的作用。因此 *AIRE* 基因突变与临床表型间无明显相关关系。

【临床表现】

该病男女发病率几乎相等，儿童或青年期起病。在 20 岁前可陆续出现 3 个主要症状，但仅有 1/3~1/2 的患者出现所有的 3 种表现，并且第一种表现出现得越早，越容易出现多种表现，反之其表现越单纯。

1. 慢性皮肤黏膜念珠菌病　最常见，发病多在 2 岁以内，最早可出现于出生后 1 个月，也可在成人期出现，表现为顽固反复的口腔、口周、肛周等皮肤黏膜念珠菌感染，口腔症状可包括早期的口角炎、急性全口腔炎、慢性增生性口腔炎症或者萎缩性改变，累及食管可引起胸骨下段疼痛、咽痛及吞咽困难等。累及肠道引起腹痛、肠胀气、腹泻等。皮肤、指 / 趾甲也可累及，青春期后可发生外阴、阴道感染。皮肤念珠菌感染面积常常局限在体表 5% 以内。若使用免疫抑制剂等造成继发性免疫缺陷时可能导致全身性及深部感染。长期感染可发生癌变。由于皮肤念珠菌病是 APECED 最早的表现，可以看成是其超早期标志。因此，对有此表现的患者应提高警惕，识别可能发生的内分泌功能减退。

2. 自身免疫性多内分泌腺疾病

（1）甲状旁腺功能减退：发病高峰期在 2~11 岁间。主要表现为低钙性抽搐、癫痫和大脑基底核钙化。发病初期可能仅表现为甲状旁腺激素储备功能受损，而低钙血症的表现比较轻微，多在数年后才表现为典型的手足抽搐样发作。部分患者发生慢性或者周期性腹泻，导致钙剂及骨化醇类药物吸收障碍，引起难治性低钙血症。另外，部分患者严重低钙血症造成后续胆囊收缩素分泌减少，后续引起胰腺外分泌腺分泌障碍，可导致腹泻、营养吸收障碍，该部分患者需要外分泌腺替代治疗。

（2）肾上腺皮质功能减退：发病高峰期在 4~12 岁间。以糖皮质激素缺乏常见，少数患者有醛固酮缺乏。在发病最初的数月及数年可能仅表现为肾上腺皮质相关自身抗体阳性。如合并有甲状旁腺功能减退，由于糖皮质激素分泌不足，钙排出减少使低钙血症表现不明显，在糖皮质激素补充治疗时才会表现出低钙血症。若补充的量不足甚至可表现出高钙血症，因此不可预见的高钙血症可能是肾上腺皮质功能减退进展的早期表现。

（3）其他内分泌腺疾病：部分患者发生性腺功能不全，发生在青春期以前表现为第二性征和外生殖器发育不全，发生在成年期表现为性欲减退、不孕不育等，女性可有闭经。部分患者还伴有甲状腺功能减退和自身免疫性糖尿病。

3. 外胚层营养不良　主要表现为脱发、白癜风及牙釉质发育不良。脱发可为斑秃或全秃。白癜风开始为局部点状色素减退，后期可逐渐扩大。还可有恒牙牙釉质发育不良，部分患者发生角膜结膜炎，可有结膜充血、畏光、眼睑痉挛及角膜溃疡等。

4. 自身免疫性非内分泌腺疾病　包括慢性萎缩性胃炎伴或不伴小肠吸收不良综合征，表现为腹泻或脂肪下痢。还可发生自身免疫性肝炎和慢性间质性肾炎，严重者可导致肝硬化和肾衰竭。自身免疫性肝炎可能无症状,急性发作可呈暴发性肝炎、肝衰竭。有些患者还可合并无脾脏或脾脏萎缩。

【实验室检查】

1. 自身免疫性多内分泌腺病-念珠菌病-外胚层营养障碍病 患者可行 *AIRE* 位点突变的检测对幼年时期发生 3 种主要表现中 2 种或者 1 种主要表现伴其他表现的患者,都应进行突变分析。突变分析有助于了解 AIRE 的分子病原学特征,有助于高风险家庭的临床前期诊断。

2. 相关自身抗体的检测 患者除了出现淋巴细胞及浆细胞、吞噬细胞浸润等,同时可出现许多自身抗体,且部分自身抗体具有特异性并与疾病的活动性、严重性相关。患者可检测到肾上腺皮质羟化酶自身抗体(Cyp450c21、Cyp450c17、Cyp450c11、Cyp450Scc),抗 P450c21 可能预测肾上腺皮质及卵巢功能衰竭。另外部分患者外周还可检测到甲状旁腺自身抗体(针对主细胞 NALP5、钙敏感受体自身抗体)、甲状腺自身抗体(甲状腺球蛋白抗体和甲状腺过氧化物酶抗体)、胰腺内分泌细胞自身抗体(谷氨酸脱羧酶抗体、蛋白酪氨酸磷酸酶抗体、胰岛细胞抗体)。许多患者还存在 IL-17A、IL-17F、1L-22 自身抗体。

3. 病理 与其他自身免疫性疾病类似,受累内分泌腺可表现为淋巴细胞、浆细胞及巨噬细胞浸润,甲状旁腺及肾上腺皮质实质腺体细胞破坏,被脂肪组织及纤维组织填充。肝脏早期为汇管区淋巴浆细胞浸润,后逐渐扩展至汇管区周围肝细胞,出现淋巴细胞、多核细胞、巨噬细胞浸润及小叶性坏死、纤维化,当出现肝内胆管及肝细胞性胆汁淤积后逐渐发生肝硬化。

【诊断】

APECED 的诊断需结合临床表现、自身抗体的检查和遗传基因的检查来确诊。经典诊断标准:①有或无家族史;②具有念珠菌感染、甲状旁腺和肾上腺皮质功能减退症 3 种疾病;③甲状旁腺和肾上腺自身抗体阳性;④ AIRE 突变。由于 APECED 表现的多样性及在不同种群的表现差异,因此患者具备典型的临床表现的两种或者一种伴其他表现者均应该进行基因筛查。其中念珠菌病根据典型口腔表现、皮疹及培养可确诊,若患者出现低钙高磷表现并除外肾小管功能异常则可诊断甲状旁腺功能减退。P450c21 自身抗体常常提示肾上腺皮质功能不全,促肾上腺皮质激素激发实验有助于早期诊断,疾病后期皮质醇降

低。肾上腺髓质功能不全早期可表现为肾素活性升高,后期则表现为嗜盐、高钾、低钠,可存在抗肾上腺皮质自身抗体或 CYP450c21 自身抗体。循环 CYP450scc 或 CYP450c17 自身抗体提示卵巢功能不全。

本病须与各种原因所致的外胚层发育不良、内分泌腺体功能异常和自身免疫性疾病相鉴别。发现 *AIRE* 基因突变和各种自身抗体阳性是本病与其他疾病的重要鉴别点。

【治疗及预后】

包括替代治疗、抗真菌治疗及免疫抑制治疗等。经正规治疗,该病预后较好,可存活至成年甚至老年,但若发生暴发性肝损害、肾上腺危象、严重低钙等可致命。

1. 慢性皮肤黏膜念珠菌感染者应用局部及全身抗念珠菌药物,保持口腔清洁。当出现症状时局部用药控制感染,若病情加重可连续使用几周的氟康唑或酮康唑。对指/趾甲感染可连续使用伊曲康唑 4~6 个月。对任何口腔可疑的病灶组织进行活检以避免恶化。该病可能存在细胞免疫缺陷,不宜进行活疫苗接种。

2. 甲状旁腺功能减退者应维持钙磷水平稳定。应用钙剂及维生素 D。服药同时要注意剂量的个性化,以免血钙波动过大。高钙血症可出现在长期的血钙控制之后,因其临床症状隐匿,在数周内可造成不可逆的肾脏损害。

3. 肾上腺皮质功能减退者应终身应用类固醇激素。糖皮质激素通常选用氢化可的松。因其影响生长,应监测患者身长、体重、骨龄增长情况,及时调整剂量以避免用量过大。如有钠摄入不足或消耗过多可从小剂量加用盐皮质激素。同时观察血压、水肿,检测电解质和心电图。应激状态下视具体情况增加糖皮质激素 1~3 倍和换给药途径,但对于严重的感染和创伤是否静脉给药应当慎重,应激消除后可减量至原量维持。一旦高度怀疑肾上腺危象,应立即治疗。首先纠正低血压和电解质紊乱,以稳定内环境。静脉使用氢化可的松,若病情好转可逐步减量,可同时口服氟氢可的松以利于血钠水平稳定。

4. 部分研究采用环孢素、甲氨蝶呤、甲泼尼龙等治疗 APECED 的自身免疫取得部分疗效,但免疫抑制治疗并未常规大规模使用,因此其治疗效果尚不完全明确。针对消化道症状过于明显的严重营养不良的衰竭患者可以试用。

五、自身免疫性淋巴组织增生综合征

自身免疫性淋巴组织增生综合征（ALPS）是一组由 FAS 凋亡通路失活引发，以淋巴细胞大量异常存活为特征的综合征。患者可逐渐发展为慢性淋巴细胞增生、难治性血细胞减少、自身免疫疾病等，同时有较高并发恶性肿瘤的风险。该病通常具有三种突出表现，即非恶性淋巴细胞的慢性聚集、TCRα/β⁺ CD3⁺CD4⁻CD8⁻ 双阴性 T 细胞（DNT）明显增高和淋巴细胞体外凋亡障碍。ALPS 最早于 1967 年被发现，为第一种细胞凋亡缺陷所致的人类遗传性疾病。一度被认为是一种极其罕见的疾病，随着其分子病理基础研究的不断深入，现全球已有超过 700 例 ALPS 患者被诊断和发现，相信随着对 FAS 及其相关影响分子探索的不断深入及此病临床认识的加深，该数字会不断增加。

【病因和发病机制】

FAS 途径是体内诱导淋巴细胞凋亡的最主要途径，广泛表达于 T、B 淋巴细胞。正常机体在受特异性抗原刺激后，伴随 T、B 细胞的活化及增生，细胞会表达高水平的 FAS 蛋白，同时活化的 T 细胞又会增强 FAS 配体（FASL）的表达，FAS 与 FASL 结合后，大量活化的淋巴细胞进入凋亡程序，清除与自身抗原有交叉反应的克隆和由自身抗原激活的细胞克隆，以限制 T 细胞克隆的无限增殖，防止对自身组织的损伤。ALPS 患者由于 FAS 蛋白缺乏，不能通过 FAS 激活死亡结构域从而促发半胱天冬酶级联作用，使得 DNA 降解及蛋白水解过程提前结束（图 2-6）。不完全的细胞凋亡会导致慢性淋巴细胞增生，自身免疫性疾病及继发恶性疾病等。双阴性 T 细胞（TCRα/β⁺，CD3⁺，CD4⁻，CD8⁻，DNT）的增加在 ALPS 的发病中起着重要的作用，DNT 的产生机制尚不明确，目前认为 DNT 的增加不仅是因为凋亡细胞的减少，也因为依赖于 Akt-mTOR 通路转导途径激活导致有丝分裂活性增加。DNT 数量增加会导致异常的 B 细胞活动，从而发生一系列的自身免疫性疾病。

FAS 蛋白是一个跨膜蛋白，包含了 9 个外显子，其中外显子 1 至部分外显子 6 位于细胞外区，剩余部分外显子 6 在胞膜区，而外显子 7~9 则位于细胞内区。值得一提的是，ALPS-FAS 患者中 70% 的突变可在细胞内区（即外显子 7~9 区域）中被发现，所以这也被称为 FAS 死亡区域（FAS-DD）。有报道指出，发生在 FAS-DD 区域突变的 ALPS 患者有更高继发血液系统恶性疾病的风险，可分别增加非霍奇金淋巴瘤及霍奇金淋巴瘤的风险率约 14 倍和 51 倍。

常染色体显性遗传的 *FAS* 基因突变为大多数 ALPS 的遗传基础，另外，部分患者为 *FAS* 基因的体细胞突变（生殖细胞水平正常基因型和生后体细胞突变基因型嵌合体）。胚系 *FAS* 基因突变的患者及体细胞 *FAS* 基因突变的患者在临床

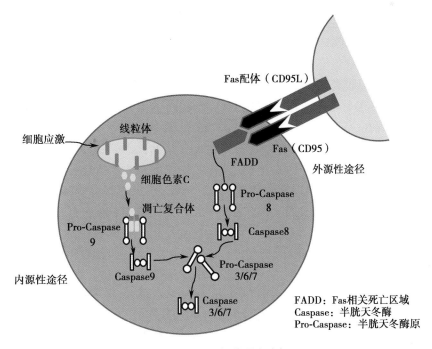

图 2-6　Fas 相关凋亡途径

表现的实验室功能检测方面都较相似,目前已知的区别在于胚系 FAS 突变的患者普遍发病时间相对较早,且发生脾大及淋巴结病变的机会明显增加。

【临床表现】

ALPS 平均起病年龄为 2 岁,其临床表现呈多样性,常见临床表现为淋巴细胞增生(100%)、慢性淋巴结病(87%)、脾大(90%)、肝大(45%)及自身免疫性疾病,患者起病比较隐匿,最初多由体格检查发现,因此极易发生漏诊。同时,由于 ALPS 的临床表现和实验室检查与许多血液系统疾病有较多重叠交叉,极易误诊。

1. **淋巴细胞增生及肝脾大** 是 ALPS 最常见的临床表现,几乎 100% 的 ALPS 患者发生淋巴结硬性肿大,可累及颈部、腋下、颌下、腹股沟及腹膜后淋巴结,超过 90% 的患者发生脾大,约 45% 的患者出现肝大。需要指出的是,ALPS 患者出现的淋巴结增生及肝脾大通常都为以 DNT 为主的 T 细胞增生区,有经验的病理医师在淋巴结活检时也可以发现此特点。随着年龄的增大,患者的淋巴结病、肝脾大症状会有自然改善趋势。

2. **自身免疫性疾病** 约 70% 的患者发生,常可合并其他临床症状出现。最多见为自身免疫相关的慢性难治性血细胞减少,值得注意的是,血细胞减少程度和 ALPS 的严重性呈正相关。有报道称通过对 45 例 Evans 综合征(两种或以上类型的自身免疫性血细胞减少)患者研究发现,其中 47% 确诊为 ALPS。自身免疫性表现也可累及到包括关节、肝脏、肾脏、肺脏等脏器,其临床表现可与系统性红斑狼疮相似。多系统自身免疫性疾病及淋巴增殖导致的器官损害如葡萄膜炎、肝炎、肾炎浸润性肺部损害、脑炎等常在多年后才出现。自身免疫性神经系统疾病也可出现在 ALPS 患者中,目前已有 ALPS 合并吉兰 - 巴雷综合征、横贯性脊髓炎等相关病例的报道。

3. **异常丙种球蛋白血症** 在 ALPS 患者中也较常见,主要表现为高丙种球蛋白血症,主要为 IgG 水平的异常增高。但以 CASP8 基因突变导致的 ALPS 患者可出现低丙种球蛋白血症,甚至有合并普通变异型免疫缺陷病(CVID)的报道。

4. **恶性肿瘤** ALPS 患者有较高发生恶性肿瘤的风险,以淋巴瘤为主。据报道,该风险较普通人群增加了 10%~20%。在长期随访 ALPS 患者及其家系的过程中发现,具有 FAS 基因突变但没有出现临床症状的家族成员中,淋巴瘤患病率也高于一般人群,因此 FAS 基因突变也是发生淋巴瘤的重要危险因素之一。淋巴瘤以 B 细胞淋巴瘤为主,值得注意的是,发生淋巴瘤的患者的 FAS 基因突变主要集中在 FAS-DD 区域内。ALPS 患者及其家系淋巴瘤活检结果常提示肿瘤细胞呈多克隆增生状态,而其他淋巴瘤肿瘤细胞则多呈单克隆状态,这也在一定程度上为鉴别 ALPS 病及原发淋巴瘤提供了依据。

【疾病分类和分型】

随着近年来对 ALPS 疾病的认识和了解,除了 FAS 基因突变导致的相关疾病外,与 FAS 蛋白凋亡途径相关的基因缺陷包括 FASL、FADD、CASP8、CASP10,甚至 KRAS 和 NRAS 等也纳入了 ALPS 的疾病范畴。ALPS 患者中超过 70% 都存在 FAS 基因突变。FAS 发生纯合基因突变时因其突变的严重性,导致其发生胎儿期流产或生后不久继发严重的感染而死亡。目前存活患者中,最多见的为 FAS 杂合突变,占患者总数的 60%~70%。有 10% 的患者存在体细胞 FAS 基因突变,主要影响 DNTs 细胞。少数的患者可能有 FASL(<1%)、CASP8(2%~3%)突变。极少数患者可发生 CASP10、FADD-DD、CARD11、PRKCD、KRAS 或 NRAS 基因突变。值得一提的是,有 20%~30% 的临床怀疑 ALPS 疾病,且其功能实验也证实其 FAS 凋亡途径受损的患者,未发现明确的相关基因突变,这提示着环境或其他因素,或是其他目前未知的基因突变对 ALPS 的发病存在影响。近年来,ALPS 及其相关性疾病的命名根据基因分类又被重新定义及修正(表 2-31)。

ALPS 的严重程度与其凋亡功能的缺陷严重程度成正相关,根据 2014 年发表在 Blood 上最新的分型,认为患者在发病时间两年内合并发展为白细胞少于 $2 \times 10^9/L$,或中性粒细胞少于 $1 \times 10^9/L$,或血红蛋白少于 80g/L,或血小板少于 $50 \times 10^9/L$ 的情况,该患者即可判断为 ALPS 重型,从而对治疗及预后采取不同的方案及预估。重型 ALPS 大多起病于新生儿或妊娠期,多由 FAS 凋亡通路功能完全丧失引起,如发生纯合突变的 ALPS-FAS 患者大多表现为重型。在 FAS 基因相关的 ALPS 中,约有 37% 的患者表现为重型,并无男女差异。约 25% 重症患者可发展为淋巴瘤,且因为其严重的血细胞减少情况,大多数重型 ALPS 都需要做脾切除手术。

表2-31 ALPS分类

命名		相关基因	OMIM	描述	比例
ALPS 0	ALPS-FAS	*FAS*	134637	*FAS* 基因纯合突变	少见
ALPS Ⅰa	ALPS-FAS	*FAS*	134637	*FAS* 基因杂合突变	60%~70%
ALPS Ⅰm	ALPS-sFAS	*FAS*	134637	*FAS* 基因体细胞突变	10%
ALPS Ⅰb	ALPS-FASL	*FASL*	134638	*FASL* 基因突变	<1%
ALPS Ⅱa	ALPS-CASP10	*CASP10*	601762	*CASP10* 基因突变	2%~3%
ALPS Ⅲ	ALPS-U	不明或不能确定		未发现的已知基因突变	少见
ALPS Ⅱb	CEDS	*CASP8*	601763	*CASP8* 基因突变	少见
ALPS Ⅳ	RALD	*NRAS/KRAS*		*NRAS* 或 *KRAS* 基因突变	少见
	ALPS-FADD	*FADD-DD*	602457	*FADD-DD* 基因突变	少见

【诊断】

2009 年美国国立卫生研究院制定了最新修订的 ALPS 诊断标准,如表 2-32 所示,除必需条件之外,凋亡功能检测、细胞因子检测、家族史等也作为 ALPS 的辅助诊断条件。

表2-32 APLS诊断标准(2009 年)

一、必要诊断条件

1. 慢性(>6 个月),非恶性,非感染性的淋巴细胞增生及/或脾大
2. 外周血中 DNTs 细胞比例大于总淋巴细胞的 1.5% 或总 CD3⁺T 细胞的 2.5%

二、辅助诊断条件

1. 首要辅助条件
(1)体外淋巴细胞凋亡功能缺陷(两次独立检测以上)
(2)发现体细胞或胚系 *FAS*、*FASL*、*CASP8*、*CASP10* 基因突变
2. 次要辅助条件
(1)血浆中升高的细胞因子:sFASL>200pg/ml 或 IL-10>20pg/ml 或 IL-18>500pg/ml 或维生素 B₁₂(血清或血浆中)>1 500ng/L
(2)淋巴结活检结果出现典型的免疫病理学变化,如淋巴滤泡及附皮质区的增生
(3)发生自身免疫性血细胞减少(包括溶血性贫血、血小板减少症、中性粒细胞减少症)及血清 IgG 水平增高(多呈多克隆性增高)
(4)有非恶性非感染性淋巴细胞增生相关疾病的家族史
确诊:满足两条必要及至少一条首要辅助诊断条件
疑似诊断:满足两条必要及至少一条次要诊断条件

【实验室检查】

1. **基因检测** 基因诊断为该病诊断的金标准。但是某些 ALPS 致病基因的突变分析可能在技术上难于鉴定,部分患者的基因突变甚至只能在

DNT 细胞中找到,所以对本病的基因检测一定要非常仔细。另外,ALPS 的遗传变异并非都是致病的,存在健康相关突变携带者,即使在 ALPS 家系,也存在携带突变基因,但无淋巴细胞增生性疾病、无脾大、无自身免疫性疾病并且不满足 ALPS 的诊断条件的家族成员。所以对本病的诊断需对患者进行致病性分析或功能分析,以确定该遗传变异是否与疾病相关。

2. **DNT 细胞检测** DNT 比例检测在 ALPS 诊断中起到举足轻重的作用。在正常外周血中数量极少,在多数 ALPS 患者外周血中会出现明显增加,但在如 CAPS8 突变所致的 ALPS 中,DNT 细胞可能仅仅是轻度或不明显的增高。在淋巴细胞绝对数正常或增高时,ALPS 患者的 DNT 细胞水平至少应超过外周血淋巴细胞绝对值的 1.5% 或 T 淋巴细胞绝对值的 2.5%。如患者同时伴有淋巴细胞减少症,上述诊断标准可能不适用。DNT 的增加一度被认为是 ALPS 的偶发症状,但随着对 ALPS 的了解和认识,以及越来越多病例的发现,现在认为 DNT 细胞的增加在 ALPS 的发病中起着重要的作用,而且其比例和血清中的 IL-10、IL-18、FasL、维生素 B₁₂ 水平成正相关。值得注意的是,服用类固醇激素及免疫抑制剂或有淋巴细胞减少症的患者该检测提供的诊断帮助较少,因为前者可能会出现假阳性,后者可出现假阴性。同时在临床工作中,需强调 DNTs 是在 TCRα/β⁺ 中检测发现的,T 细胞亚群中的 γδT 细胞在感染和部分免疫系统疾病中会增高,从而影响 CD3⁻T、CD4⁻T、CD8⁻T 的检测结果,因此需要警惕相同表型的其他 T 细胞亚型对临床诊断的干扰。

3. 淋巴细胞凋亡功能检测　凋亡功能检测也是非常重要的辅助诊断方法,它可用于检测 FAS 凋亡通路激活后的活化的淋巴细胞百分数,大部分 ALPS 患者的 T 细胞凋亡功能受损,出现凋亡细胞减少。值得注意的是,部分 ALPS 相关疾病如 RALD,患者的 FAS 相关凋亡功能不会受损,而活化诱导后 T 细胞凋亡功能会出现明显受损。少部分如体细胞 FAS 及 FASL 突变类型的患者可有正常的凋亡功能报道。

4. 淋巴结病理检查　典型的淋巴结病理表现可帮助 ALPS 诊断,包括:副皮质区扩大伴多克隆 T 细胞浸润,滤泡发育不全伴浆细胞多克隆增生等。

【治疗】

虽大多 ALPS 不会危及患者生命,仅有不足 5% 病例在长期随访中死亡,但大部分患者仍需要免疫抑制治疗,特别是合并难治性血细胞减少的患者。短期的类固醇皮质激素冲击治疗对大多数患者疗效较好,但长期服用对患者负担过大,停药后有复发情况的患者也较多。目前唯一可治愈 ALPS 的方法为造血干细胞移植,由于其条件严苛,极少有相关案例的报道。随着新的靶向治疗的发展,造血干细胞移植会逐渐倾向应用于 ALPS 合并高度难治性疾病的患者。

1. 遗传咨询　ALPS 遗传方式多样,确诊先证者后常于同一家系发现多名基因突变者,根据其外显度不同,基因突变者可有或无症状。无临床症状者 DNT、血清维生素 B_{12} 和 IL-10 通常可正常,但应长期随访其全身症状、血细胞水平、淋巴结和脾脏大小。

2. 脾切除　脾切除术是在难治性自身免疫性血细胞减少中常用的治疗方法。部分 ALPS 患者,尤其在重型 ALPS 患者,因为顽固性血细胞减少,90% 以上患者都需要或在专科诊疗前已经行脾切除术缓解血细胞减少表现。值得指出的是,ALPS 患者在脾切除后发生致死性败血症的概率非常高,目前 ALPS 的主要死因即脾切除后引发的脓毒症。导致这种情况的原因可能与机体循环中 $CD27^+$ 记忆 B 细胞缺乏或 ALPS 患者中存在抗多聚糖 IgM 抗体产生缺陷相关。所以,目前建议在脾切除前进行疫苗的接种,在脾切除后,患者需终身行抗生素预防治疗。因此目前只推荐对不能控制的脾功能亢进患者行脾切除术。对于这些患者,脾部分切除或脾栓塞术是更为合适的治疗方法。

3. 造血干细胞移植　ALPS 总体预后良好,死因主要包括脾切除后脓毒症和进展为恶性疾病,仅个别因严重溶血性贫血和药物毒性死亡,因此造血干细胞移植似不必要。已接受造血干细胞移植的患者预后亦不甚理想,有的仍然进展为恶性肿瘤,有的因减强度预处理植入不佳,有的发生机会感染。如携带同样基因突变,即便没有临床症状,同胞兄妹作为干细胞供者均不合适;配型的无关供者移植效果也欠佳。但是,部分具有纯合子突变,病情严重,预计需要终身免疫抑制剂治疗,或短期内可能因淋巴细胞浸润导致脏器功能衰竭的患者可考虑造血干细胞移植治疗。

4. 利妥昔单抗　在治疗大多数 ALPS 患者中是较有效的,当其他药物无效时或不能耐受时也可以使用利妥昔单抗。但长期使用会导致严重的低丙种球蛋白血症,需要进行长期的丙种球蛋白替代治疗。同时较多患者在停用利妥昔单抗后,会出现疾病复发情况,因此利妥昔单抗不推荐单独应用在 ALPS 患者中。

5. 麦考酚酸酯(MMF)　MMF 可降低肌苷酸的活性,以阻碍嘌呤合成。约 80% 的 ALPS 患者使用 MMF 后自身免疫性疾病都有明显的好转。MMF 开始用药时需同时服用大剂量类固醇皮质激素,随后逐渐减量至口服泼尼松,类固醇皮质激素使用时间至少需要维持 2 周,以使 MMF 达到有效的治疗浓度。

6. 西罗莫司　是一种哺乳动物雷帕霉素靶蛋白抑制剂,对难治性血细胞减少以及自身免疫疾病效果良好。Teachey 等报道了 4 例使用西罗莫司治疗自身免疫性细胞减少,效果显著。其中 2 例患者患有自身免疫性关节炎、结肠炎,也有明显的好转。西罗莫司对 DNT 减少也有一定的作用。

六、免疫失调性结肠炎

胃肠道疾病是 PID 继肺部病变之后第二大常见并发症,多达 1/2 的 PID 患者会出现胃肠道症状,表现为反复腹泻、营养不良、生长发育落后以及炎症性肠病等。目前为止,已报道多种 PID 可以引起炎症性肠病或自身免疫性肠病,比如 CGD、IPEX 缺陷、XIAP 缺陷、CD25 缺陷、STAT5b 缺陷、NEMO 缺陷、WAS 综合征、CVID,以及 IL-10、IL-10 受体(IL-10R)缺陷等。本部分主要介绍由于机体免疫功能失调而引起的以肠炎为主要表现的原发性免疫缺陷病。其中 IPEX 缺陷,自身免疫性肠病是其重要的一项临床表现,由于该病以及其他 PID 已在前面章节论述,因此,本部分重点介绍 IL-10、IL-10R 缺陷所引起的免疫失调性肠炎。目前已报道的有 IL-10 缺陷、IL-10R1缺陷(OMIM#613148)以及 IL-10R2 缺陷(OMIM#612567)。IL-10 及 IL-10R 缺陷所导致的免疫缺陷主要以过度炎症反应为特征,临床表现为炎症性肠病以及毛囊炎、反复呼吸道感染与关节炎等肠外症状。激素与免疫抑制剂等内科治疗疗效不佳,骨髓移植是唯一根治方式。

【病因和发病机制】

胃肠道是人体较大的免疫器官,其免疫系统包括肠道相关淋巴组织以及其他淋巴样器官,暴露于病原微生物包括细菌、病毒与寄生虫等外源抗原,以及食物蛋白等。因此,肠道免疫系统需在对病原微生物的免疫反应以及对非致病抗原的耐受之间保持平衡,以维持机体内环境的免疫稳态。在此过程中,诸如调节 T 细胞以及 IL-10 等免疫调节系统发挥着重要作用。若免疫调节成分发生障碍,将会导致不可控的炎症反应,从而损伤胃肠道黏膜,进而导致慢性炎症以及自身免疫等。

IL-10 通过抑制诸如 TNF-α、IL-12 等细胞因子的产生而下调炎症反应,从而在维持机体免疫系统稳态方面发挥着重要作用。IL-10 由多种细胞包括上皮细胞等非免疫细胞以及巨噬细胞、淋巴细胞等免疫细胞合成分泌,生成的 IL-10 结合 IL-10R行使功能。IL-10 受体由 IL-10R1 与 IL-10R2 两个亚单位构成。IL-10 首先结合 IL-10R1,从而招募IL-10R2,形成四聚体复合物,刺激下游信号通路,导致胞内信号转导转录活化分子 STAT3 磷酸化,然后转位至胞核,最终诱导 IL-10 应答基因的表达,从而发挥抑制炎症反应的功能。因此,IL-10 通路的缺陷将导致机体过度的炎症反应。目前已报道有 IL-10 缺陷、IL-10R1 缺陷以及 IL-10R2 缺陷可导致免疫失调性肠炎。

【临床表现】

IL-10R 缺陷诱发炎症性肠病最早于 2009 由英国与德国的联合研究小组报道,其后 2010 年,该小组又报道 IL-10 缺陷可导致相似的临床表现。2012 年,笔者所在研究小组在国内首次报道了IL-10R 复合杂合突变导致新生儿期发病的克罗恩病。IL-10 与 IL-10R 缺陷的疾病表型基本相似,主要表现为早发的炎症性肠病以及毛囊炎、反复呼吸道感染与关节炎等肠外症状。

1. **炎症性肠病**　IL-10、IL-10R 缺陷主要在 3岁前发病,多数在 1 岁内起病,笔者所报道的病例在新生儿期即开始发病。一项报道的 40 例炎症性肠病中,14 例于 1 岁前发病,其中 7 例 IL-10R1 突变;而 1 岁后发病的 26 例患者皆无 IL-10R1 突变。对于临床表型,IL-10 突变与 IL-10R 突变相似。表现为难治性的炎症性肠病,同时并发肛周、直肠、阴道或肠道皮肤窦道,以及脓肿形成。肠镜显示肠道深部或透壁溃疡,组织病理提示活动性肠炎、大量炎症浸润以及脓肿形成。使用激素与免疫抑制剂等内科治疗疗效不佳,经常需要诸如部分肠切除等外科干预。由于病情严重,往往导致患者营养不良,生长发育落后。

2. **肠道外症状**　除肠道炎症反应外,IL-10、IL-10R 缺陷还可导致脓皮病、口腔溃疡、毛囊炎、关节炎,以及反复感染等。感染包括呼吸道感染以及泌尿道感染。并且有报道 IL-10R2 缺陷的患者发生 EB 病毒相关淋巴瘤。

【实验室检查】

IL-10 信号通路功能障碍是 IL-10、IL-10R 缺陷的主要特征。

1. **功能实验**　IL-10R 缺陷患者,其外周血单个核细胞受 IL-10 刺激后,下游信号分子 STAT3 磷酸化被抑制。脂多糖 LPS 刺激患者细胞产生大量的炎症因子包括 TNF-α,并且不能被外源 IL-10 所抑制。另外,IL-10R2 缺陷患者,除 IL-10 外,对细胞因子 IL-22、IL-26 刺激也无反应。而对于 IL-10缺陷患者,无功能性 IL-10 产生;体外合成的突变IL-10 不能刺激信号通路下游 STAT3 活化,也不能抑制炎症分子的产生。

2. **分子缺陷**　根据患者的临床表型以及IL-10 信号通路功能障碍,拟定可能的分子缺陷后,进行分子遗传学检测,以明确相应的分子缺陷。基因突变的确定是最终的诊断依据。

【诊断及鉴别诊断】

1. **诊断**　对于早期发病的炎症性肠病,尤其是伴有肛周窦道与严重结肠炎患者,应考虑 IL-10信号通路基因突变。根据特征性临床表现、实验室IL-10 信号通路功能障碍,以及结合分子缺陷检测结果,可以确诊 IL-10、IL-10R 缺陷所致肠炎。

2. **鉴别诊断**　IL-10、IL-10R 缺陷所致免疫失调性肠炎需与其他可引起炎症性肠病的免疫缺陷相鉴别,包括 CGD、IPEX 缺陷、XIAP 缺陷、CD25缺陷、STAT5b 缺陷、NEMO 缺陷、WAS 综合征、

CVID 等,这些 PID 除有肠炎外,都还有其他特征性临床表现。其中,IPEX 缺陷还有糖尿病、甲状腺炎等内分泌疾病,以及溶血性贫血、血小板减少等其他自身免疫。而 XIAP 缺陷还有脾大、淋巴组织增生、EBV 感染、HLH 等其他表型。

【治疗】

IL-10、IL-10R 缺陷病情往往较重,若未及时处理,可导致死亡。激素与免疫抑制剂等内科治疗疗效不佳,造血干细胞移植是唯一根治方式。

1. **抗炎症制剂**　根据目前的报道,大多数患者对抗炎症药物,包括激素、甲氨蝶呤、沙利度胺以及抗 TNF-α 单克隆抗体等生物制剂部分有效,很难诱导疾病转归与持续改善。但笔者所报道病例,给予激素、硫唑嘌呤、甲氨蝶呤以及英夫利昔单抗治疗后,成功诱导疾病转归,身高体重增加。

2. **外科治疗**　内科治疗无效患者,可考虑外科手术治疗,包括回肠造口、部分/结肠切除术等。一项报道中指出,在婴儿期发病的炎症性肠病中,具有 IL-10R 突变患者的累计手术率显著高于无突变患者。

3. **造血干细胞移植**　是唯一根治方式,应尽早考虑。首次报道的 IL-10 及 IL-10R 缺陷患者接受了骨髓造血干细胞移植。移植后,皮肤、肛周窦道等症状好转,临床表型与细胞功能好转。此后多次报道显示患者接受造血干细胞移植后,大多数诱导疾病转归,结肠炎好转,临床症状与生活质量迅速改善。并且,2014 年的一项研究表明,在无完全匹配供体情况下,使用半相合骨髓移植也能取得成功。

【预后】

IL-10 与 IL-10R 导致炎症性肠病常常早期发病,病情较重,预后差。内科治疗疗效不佳,经常复发。若未给予及时处理,可导致死亡。

（杨　曦　安云飞　毛华伟）

第六节　吞噬细胞缺陷

一、严重先天性中性粒细胞减少症

严重先天性中性粒细胞减少症(severe congenital neutropenia,SCN)是一种以中性粒细胞成熟障碍为特征的异质性遗传性综合征。中性粒细胞减少定义为婴儿外周血中性粒细胞绝对计数 $<2 \times 10^9$/L,

儿童外周血中性粒细胞绝对计数 $<1.5 \times 10^9$/L。根据外周血中性粒细胞绝对计数定义减少的严重程度,计数 $(1.0~1.5) \times 10^9$/L 为轻度,$(0.5~1.0) \times 10^9$/L 为中度,$<0.5 \times 10^9$/L 为重度。SCN 最常见的致病原因是中性粒细胞弹性蛋白酶基因 ELANE 常染色体显性突变和 HAX1 基因常染色体隐性突变。SCN 患者在婴儿期开始出现反复严重的感染,如脐炎、皮肤脓肿、肺炎、败血症等。长期中性粒细胞缺乏者容易导致真菌感染。部分患者可能导致骨髓增生异常综合征或急性髓性白血病。诊断基于临床表现或实验室检查,分子遗传学检测有助于确诊。除抗感染外,粒细胞集落刺激因子(G-CSF)是最主要的治疗手段,造血干细胞移植(HSCT)能根治 SCN。

【病因和发病机制】

在宿主抗感染免疫中,除天然机械屏障外,中性粒细胞等固有免疫系统是人体抗感染的第一道防线。感染发生后,感染部位受感染细胞释放大量的细胞因子和趋化因子,诱导中性粒细胞等炎症细胞从血液循环趋化到感染部位。吞噬微生物后,中性粒细胞通过脱颗粒和呼吸暴发活化等杀灭微生物。活化的中性粒细胞形成的细胞外诱捕网可协助杀菌和限制细菌播散。中性粒细胞严重减少则会导致严重的病原体感染,包括细菌和真菌等。

随着基因组学和对中性粒细胞发育分化的认识的不断进展,已经发现了 SCN 的多种遗传病因。目前已知 ELANE、GFI1、HAX1、G6PC3、VPS45 基因突变皆可导致先天性中性粒细胞减少,分别称作 1~5 型 SCN。针对不同的致病基因,SCN 中粒细胞成熟障碍的具体原因可能有所不同,但却有一些共同的病理机制。40%~60% 的 SCN 由常染色体显性遗传的 ELANE 基因突变引起,为 SCN1(OMIM#202700)。ELANE 基因编码中性粒细胞弹性蛋白酶,存储在嗜天青颗粒中,在中性粒细胞活化后释放。中性粒细胞弹性蛋白酶可水解多种蛋白质底物,包括细胞表面蛋白质、血管细胞黏附分子和趋化因子受体 CXCR4 等;它也参与细胞外诱捕网的功能。具有 ELANE 突变的 SCN 患者,根据受影响的结构域不同,突变的中性粒细胞弹性蛋白酶不能在髓系细胞中正确折叠、加工、分泌或降解。另外,若 ELANE 突变破坏了翻译的开始,则产生截断性中性粒细胞弹性蛋白酶,导致突变蛋白的异常定位。突变蛋白的胞内集聚和定位错误会诱导内质网应激并激活未折叠蛋白反应,从而导致凋亡增加。目前已鉴定出 200 多种不同的 *ELANE* 突变,这些突变随机分布在所有外显子以及内含子 3 和内含子 4 中。其中有些突变,如 p.C151Y 和 p.G214R,导致严重疾病表型,严重感染、对 G-CSF 反应不良以及恶性转化为白血病风险升高等。

GFI1 基因突变导致常染色体显性遗传 SCN2 型(OMIM#613107)。在 SCN2 患者中已发现 GFI1 锌指结构域的杂合显性负性突变。GFI1 是一种转录抑制因子,调节基因转录和剪接,可控制造血干细胞的自我更新和分化,参与了对造血分化和功能重要的各种基因的转录控制,包括 *ELA2/ELANE*、*C/EBPα*、*C/EBPε* 和 *Bax1* 等。此外,Gfi1 在正常骨髓生成过程中控制调节性 microRNA、HoxA9、Pbx1 和 Meis1 的转录。GFI1 在多种生理途径的复杂调节功能,可能参与了 SCN 患者的表型发生。

HAX1 基因突变导致常染色体隐性遗传 SCN3 型(OMIM#610738),也称为 Kostmann 综合征。*HAX1* 基因定位于染色体 1q22,编码线粒体蛋白。它的结合分子造血系细胞特异蛋白 HCLS1,是 G-CSFR 信号通路中重要的衔接蛋白。HAX1 参与 G-CSF 信号通路中 HCLS1 衔接蛋白的激活和抗凋亡功能。HAX1 突变导致线粒体膜电位降低、细胞凋亡增加以及 G-CSFR 信号转导废止。HAX1 剪接异构体有两种,若 *HAX1* 突变影响这两种剪接体,除了导致严重的先天性中性粒细胞减少,还同时伴有发育迟缓或癫痫发作等神经症状;若仅影响一种异构体,则导致严重的先天性中性粒细胞减少而没有神经系统症状。

G6PC3 基因突变导致常染色体隐性遗传 SCN4 型(OMIM#612541)。*G6PC3* 基因位于 17 号染色体,是一个普遍表达的基因,影响髓系分化、趋化和超氧阴离子产生。G6PC3 缺乏导致内质网应激增加,BiP 表达水平升高和内质网形态超微结构改变结果。缺乏 G6PC3 的中性粒细胞发生凋亡的倾向增强。除导致中性粒细胞减少外,*G6PC3* 突变还导致心脏、泌尿生殖系统畸形和内分泌异常。

VPS45 基因突变导致常染色体隐性遗传 SCN5 型(OMIM#615285)。*VPS45* 编码空泡蛋白分选相关蛋白 45,调控 SNARE 复合体的组装。SNARE 复合体通过溶酶体、内涵体和反式高尔基复合体在蛋白质运输和回收中起着至关重要的作用。*VPS45* 基因突变导致 SNARE 复合物的关键成分降解以及蛋白质从反式高尔基复合体网络到内涵体的转运缺陷、细胞运动受损、细胞凋亡增加,以及

NADPH 氧化酶功能障碍和中性粒细胞产生的超氧化物减少等。VPS45 的生理功能广泛,发生突变后,不仅影响血液系统,也导致神经系统、骨和肾脏等其他系统的表型。

【临床表现】

SCN 是一种罕见病,估计患病率为每百万人 3~8.5 例。在全世界范围内,常染色体显性遗传 SCN 更为常见,而隐性遗传 SCN 通常在近亲婚育人群中较多诊断。而近亲婚育率的差异可能也是欧洲与北美之间 SCN 相关基因突变发生率差异的主要原因之一。比如在欧洲,由于土耳其和阿拉伯有大量近亲家庭,*HAX1* 突变导致的 SCN3 患病率很高,占整体先天性中性粒细胞减少症的 11%。而在其他地区,很少检测到具有 *HAX1* 突变的患者。

SCN 的主要临床表现是从婴儿期开始出现的反复严重感染,若未经恰当治疗会持续一生。在新生儿时期,严重的脐带感染可能提示中性粒细胞减少。感染的风险与中性粒细胞减少的程度和持续时间有关,但中性粒细胞减少症的严重程度有所不同,甚至同一位患者中也可能随时间而变化。皮肤和黏膜是最频繁感染的部位,也常常导致中耳炎、齿龈炎、皮肤感染、肺炎、深部脓肿和败血症等。牙周炎、牙龈炎和龋齿是患者的常见口腔问题,SCN 患者败血症有致命的风险。多种革兰氏阳性细菌和革兰氏阴性细菌都是 SCN 患者潜在的感染病原,包括葡萄球菌、链球菌和假单胞菌等。长期中性粒细胞减少患者容易导致曲霉属、念珠菌属和毛霉菌等深部感染。除中性粒细胞减少所致的微生物感染外,许多 SCN 患者容易继发骨质减少和骨质疏松。部分 SCN 患者还表现出其分子遗传病因相关的特殊表型。*HAX1* 突变患者可能有发育迟缓或癫痫等神经系统表现。*G6PC3* 突变患者具有心脏、泌尿生殖系畸形、甲状腺功能减退、内耳听力下降、躯干和四肢静脉扩张。*VPS45* 突变所致 SCN5 患者血液系统表现为红细胞大小不等、异形红细胞增多、高丙种球蛋白血症、髓外造血、骨髓纤维化、进行性贫血和血小板减少等;另外,还可能出现肾肿大、脾大、骨硬化、发育延迟、皮质盲、听力丧失和胼胝体薄等神经系统表现。因此,每位 SCN 患者都必须进行全面的临床检查,以明确累及的组织系统。

SCN 具有恶性转化可能,相当一部分患者会发生白血病或骨髓增生异常,主要是急性髓性白血病,包括未分化 M0、M1 或 M4 型白血病,但也

有急性淋巴细胞白血病和慢性粒细胞白血病的报道。白血病进展不仅仅只限于 *ELANE* 突变相关的 SCN，*HAX1* 和 *GFI1* 突变的 SCN 患者也有进展为急性髓性白血病和骨髓增生异常的可能。一项来自严重慢性中性粒细胞减少症国际注册中心的数据，87 名 SCN 患者有 16% 发生了骨髓增生异常综合征或急性髓性白血病，与 25 种 *ELANE* 突变相关，分布在 5 个外显子，以及内含子Ⅲ和Ⅳ。其中两种突变——C151Y 和 G214R 具有较高的白血病风险，这可能与交换氨基酸的大小和电荷/极性差异所致蛋白质结构重大变化有关。C151Y 破坏了第二个二硫键，G214R 用更大的极性、强碱性精氨酸取代了非极性、中性的甘氨酸。欧洲的数据显示，14.4% 的 *ELANE* 突变患者和 12.5% 的 *HAX1* 突变患者发生了白血病。研究发现，白血病发生的主要危险因素是集落刺激因子 3 受体 CSF3R 的获得性体细胞突变。但实际上，除 SCN1 外，大多数其他类型的患者人数都很少，因此很难对发生白血病的风险做出准确可靠的评估。*G6PC3* 突变所致SCN 也有报道并发骨髓增生异常和急性骨髓性白血病的报道。

【实验室检查】

血常规检测发现中性粒细胞重度下降是 SCN 的典型实验室特征。除此之外，*ELANE* 突变患者还可能表现为单核细胞增多、嗜酸性粒细胞增多；*GFI1* 突变患者外周血非成熟髓系细胞增多、淋巴细胞减少；*G6PC3* 突变患者血小板降低；*VPS45* 突变患者红细胞大小不等、异形红细胞增多、进行性贫血和血小板减少，甚至还有高丙种球蛋白血症。骨髓细胞学检测显示中性粒细胞发育停滞于早幼粒/中幼粒细胞阶段，早幼粒细胞可有胞质空泡化和嗜天青颗粒异常。同时骨髓可用于细胞遗传学检测，另外也有助于排除或确认白血病、再生障碍性贫血或骨髓增生异常。

基因检测在 SCN 诊断和分型中具有重要作用。因为 *ELANE* 基因突变所致 SCN 在总体 SCN 中占主要部分，所以当没有其他临床线索时，应首先进行 *ELANE* 基因测序。如果 *ELANE* 测序结果为阴性，则可以根据家族史和临床表型对其他单个基因进行分析。比如若患者同时具有泌尿生殖器或心脏畸形，则可进行 *G6PC3* 测序。在近亲家庭中，建议检测常染色体隐性突变基因。随着基因组学和测序技术的飞速发展以及测序价格的直线下降，下一代测序和外显子组测序越来越广泛地用作诊断工具，直接进行粒细胞减少相关基因包测序是一种比较合理而迅速的方式。

【诊断及鉴别诊断】

1. **诊断** SCN 主要依靠临床诊断。出生后即出现持续的中性粒细胞重度降低，临床表现为反复严重感染，骨髓检测提示中性粒细胞发育停滞于早幼粒细胞阶段，成熟中性粒细胞缺乏，需考虑 SCN 可能，再进一步进行基因检测可确诊 SCN。另外，相关家族史也是非常重要的帮助信息。但实际上，在最初发病和确诊之间通常会有较长的延迟，临床就诊过程中未加重视和罕见疾病的认识不足是可能的原因之一。

2. **鉴别诊断** SCN 需与其他导致中性粒细胞减少的疾病相鉴别。*ELANE* 基因突变可导致另一种罕见的常染色体显性遗传性疾病，称作周期性中性粒细胞减少症。其临床特点为 14~35 天一次的中性粒细胞减少，周期存在个体差异，大多数患者的发作周期为 21 天左右，但相对于每名患者，发作周期通常是一致的。多数患者表现为相关的反复发热、咽炎、牙龈炎和细菌感染。患者出现不适、发热、阿弗他口炎，偶尔会发生严重的皮肤和皮下感染。感染的严重程度与中性粒细胞减少的严重程度通常相符。周期性中性粒细胞减少症常常趋于良性，但已有患者死于感染的报道。大部分患者基因检测提示 *ELANE* 基因突变，有助于确诊。对临床症状反复发作或重度感染的患者应给予 G-CSF 治疗。

另外，在儿童阶段，免疫介导的中性粒细胞减少是中性粒细胞计数低的常见原因，通常不需要大量的检查或特殊的治疗干预。自身免疫性白细胞减少症是在病毒感染的情况下发生的，主要是由针对 FcRgⅢb 或 CD16 的抗体引起。儿童的自身免疫性中性粒细胞减少症可能持续数月才能自发消退。少数情况下，儿童自身免疫性中性粒细胞减少症可见于其他自身免疫性疾病，如红斑狼疮和 Evans 综合征。除此之外，*WAS* 基因 GTP 酶结合结构域突变可导致 X 连锁中性粒细胞减少症，表现为中性粒细胞和单核细胞减少。其他疾病，如糖原贮积症Ⅰb 型、网状发育不良、WHIM 综合征、软骨毛发发育不良、先天性角化不良、Chediak-Higashi 综合征、Griscelli 综合征等都可导致中性粒细胞减少，但这些疾病往往还有其他系统病变的表型，有助于临床鉴别。

【治疗】

SCN 的治疗方式主要包括对症支持、抗感染和 G-CSF 治疗,造血干细胞移植是唯一的根治方法。而 SCN 治疗的变迁反映了对疾病认识的进步。未使用抗生素治疗,SCN 患者的死亡率高达90%;即使使用抗生素,仍有 80% 左右的患者死于严重的细菌感染。自从 G-CSF 用于临床治疗后,SCN 患者的救治取得了突破。在整个疾病管理过程中,防治感染是最重要的环节。注意口腔卫生,定期口腔科检查,推荐使用抗微生物漱口水。因为一旦防止细菌入侵的牙龈屏障的完整性被破坏,通常就无法恢复,然后发生牙周疾病并可持续一生。在细菌或真菌感染的情况下,须根据感染部位和严重性、微生物属性及其敏感性和耐药性,相应选择抗微生物剂种类和使用方式。在获得特定病原谱前,重症患者需考虑使用静脉高级抗菌药物经验性治疗。

目前,G-CSF 是 SCN 患者的首选治疗方法,使得感染次数和严重程度显著降低,患者生活质量明显改善,现在总体存活率估计超过 80%。G-CSF 通常耐受性良好,最常见的副作用是骨痛和流感样反应,其他少见副作用有血小板减少、注射部位反应、皮疹、肝大和关节痛等。通过增加对 G-CSFR 信号的刺激,G-CSF 治疗可诱导严重中性粒细胞减少患者的粒细胞生成补偿机制。G-CSF 的治疗通常以$3\sim5\mu g/kg$ 体重的剂量开始,大多数患者会有治疗反应。如果患者无反应,可考虑增加 G-CSF 剂量。根据研究结果,败血症导致的死亡风险显著降低,从使用第一年的 50% 降低到 G-CSF 治疗 10 年后的 8%。

异基因造血干细胞移植是 SCN 患者唯一的根治手段。对于 G-CSF 治疗无反应患者和发生白血病或骨髓增生异常综合征的患者,需考虑干细胞移植。对于发生恶性转化的患者,如果没有进行移植,其生存机会将大大减少。但对于某些患者,移植相关毒性仍然太大,因此很难确定 G-CSF 治疗无反应的患者进行造血干细胞移植的最佳时机。一项对 1990—2012 年在欧洲和中东中心接受造血干细胞移植的 136 名 SCN 患者的研究显示,移植后 3 年总生存率为 82%,移植相关死亡率为 17%,植入失败率为 10%,移植后 3 个月 2~4 级急性移植物抗宿主病(GVHD)发生率为 21%,1 年期慢性GVHD 发生率为 20%。经多元分析发现,10 岁以下患者、HLA 匹配的相关或不相关供体进行的移植与总生存率明显改善相关。中位随访 4.6 年后未发生继发性恶性肿瘤。因此,造血干细胞移植对

特定 SCN 患者是一种有希望的治疗选择,但也需谨慎选择移植对象,与移植相关的合并症仍是要考虑的主要风险。

【并发症与预后】

G-CSF 的使用极大改善了 SCN 患者的预后和生活质量,预期寿命和参与正常生活活动的能力都得到了显著改善。但仍有约 10% 的患者对G-CSF 无反应,可能会导致败血症或严重的细菌感染。SCN 患者有发生血液性疾病恶性转化的可能,骨髓增生异常综合征和急性髓细胞性白血病是主要的并发症。一项来自严重慢性中性粒细胞减少症国际注册中心的数据显示,16% 的患者发生了骨髓增生异常综合征或急性髓性白血病。其中具有 *ELANE* 基因 C151Y 和 G214R 两种突变的患者具有较高的风险。白血病风险随着 G-CSF 剂量的增加而增加,反应不好而需要更高剂量的患者 15年的白血病累积发病率为 40%,而反应好的患者为11%。另外,法国的中性粒细胞减少症注册研究表明,骨髓增生异常综合征或急性髓性白血病的 10年累积发生率为 2.7%,20 年时为 8.1%。

二、白细胞黏附缺陷

白细胞黏附缺陷(LAD)是一种罕见的常染色体隐性遗传疾病,临床上均以反复感染和中性粒细胞显著升高为特征表现。根据致病基因不同,LAD 可 分 为 三 型:LAD1(OMIM#116920)、LAD2(OMIM#266265)和 LAD3(OMIM#612840),每种类型都有特定的临床、生化和遗传特征。其中,目前 LAD1 病例报道最多,是由 *ITGB2* 基因突变导致,除感染外,脐带脱落延迟和牙周炎也是重要的临床表现。LAD2 是 *SLC35C1* 基因突变导致,相对于 LAD1,感染较轻,但患有严重的精神运动和生长迟缓以及孟买血型。*FERMT3* 基因突变导致LAD3,以反复感染和出血倾向为临床特征。LAD2和 LAD3 皆只有少数病例报道。LAD 临床管理以控制感染和对症支持治疗为主,造血干细胞移植(HSCT)是 LAD1 和 LAD3 的唯一根治方法。

【病因和发病机制】

白细胞在防御各种微生物感染中发挥了重要作用。在正常情况下,白细胞在脉管系统中随血流快速移动。当组织局部发生病原体入侵或炎症反应时,所释放的细胞因子和趋化因子会招募白细胞从循环系统趋化到受累组织。在这一过程中,首先血管内皮细胞被激活,细胞表面选择素表达增加,

与白细胞表面的相应配体相互作用,导致白细胞在血管壁缓慢滚动。进一步微环境中的趋化因子活化整合素,从而介导白细胞停滞,与血管壁牢固黏附,然后跨血管内皮迁移到病变部位。白细胞向炎症部位的迁移是一个动态过程,涉及多种黏附分子间的协作与级联反应,并且可以进行不同的调节。这些黏附分子发生缺陷,则会导致一系列临床疾病,包括 LAD。

β₂- 整合素作为黏附分子,由 α 亚基和 β₂- 蛋白(CD18)组成,对白细胞在血管壁的黏附至关重要。*ITGB2* 基因位于染色体 21q22.3 处,编码整合素 β₂ 蛋白。*ITGB2* 基因突变,β₂- 蛋白表达缺乏或降低,影响整合素异二聚体的表达,抑制了白细胞在血管内皮的黏附,从而导致 LAD1。对已经报道的 80 多种突变进行分析发现,许多突变发生在第 5~9 号外显子覆盖的 240 个残基区域中,主要类型有点突变、插入、缺失和拼接突变等。根据 β₂ 整合素的表达量,LAD1 可分为中度和重度两类。β₂ 整合素表达低于 2%,称为重度缺陷;表达介于 2%~30% 之间,则为中度缺陷。极少数情况下,*ITGB2* 基因突变产生的 β₂ 整合素表达正常,但功能障碍,仍影响白细胞的黏附。

LAD2 是由选择素配体的岩藻糖基化缺陷导致的。包括唾液酸化 Lewis X(sLex)在内的寡糖的岩藻糖基化,由高尔基复合体中的岩藻糖基转移酶介导。而胞质中的底物 GDP- 岩藻糖通过高尔基 GDP 岩藻糖转运蛋白(GFTP)运输至高尔基腔。GDP 岩藻糖转运蛋白由位于 11 号染色体的 *SLC35C1* 基因编码,含 364 个氨基酸,由 10 个跨膜结构域组成,氨基和羧基末端位于细胞质中。*SLC35C1* 的突变导致白细胞选择素配体的岩藻糖基化降低,影响其功能或亚细胞定位,从而导致它们在活化内皮细胞上的滚动,最终引起 LAD2 的发生。目前 LAD 中引起生长障碍和精神运动迟滞的细胞缺陷和分子机制尚不清楚。

FERMT3 基因位于 11 号染色体,含有 15 个外显子,编码 kindlin-3 蛋白,由 667 个氨基酸组成。kindlin-3 在造血细胞和内皮细胞中表达,对整合素活化至关重要。Kindlin-3 与 β₁、β₂ 和 β₃ 整合素的胞内部分结合,诱导蛋白构象重排,导致它们与内皮细胞上的免疫球蛋白超家族分子的结合增加,从而确保了白细胞黏附力足够牢固以承受血管内存在的连续剪切力。因此,Kindlin-3 在白细胞整合素激活和亲和力上调中发挥重要作用。编码

kindlin-3 的 *FERMT3* 基因突变,则会引起整合素激活障碍,从而导致 LAD3 疾病的发生。

【临床表现】

三种 LAD 皆以反复感染和中性粒细胞显著升高为特征表现。1979 年首次报道 LAD1,发现 2 个家庭的 6 个婴儿患有新型免疫缺陷综合征,呈常染色体隐性遗传,临床表现为脐带延迟脱落、广泛感染、中性粒细胞移行缺陷。随后,1992 年和 1997 年分别首次报道了 LAD2 和 LAD3。截至目前,全球报道了 300 多例 LAD1 患者,但 LAD2 和 LAD3 病例只有数十个。一项研究报纳入了三种 LAD 患者,分析其临床表型。发现所有 LAD 患者中,72% 感染发生在皮肤和皮下组织。由于白细胞动员进入炎症部位受抑,导致感染无法控制,发生持续的黏膜皮肤病变,同时皮肤损伤部位没有脓液形成。口腔疾病在 LAD 患者表现为口腔溃疡、严重的牙龈炎和牙周炎,并可能导致牙齿完全脱落。口腔疾病实际上是由病原体引起的炎症反应所致,牙周病变诱导 IL-23 和 IL-17 表达增强,从而导致局部免疫病理、炎症反应和骨吸收。有 1/2 患者曾发生败血症,其中数名患者由于多系统衰竭而死亡。38% 的患者发生深部脓肿,位于肛周、臀部、尿道、腹壁、胸壁和脑等部位。除反复感染外,3 种 LAD 有自身独特的临床表现。

LAD1 表现为反复严重感染、脐带延迟分离、脐炎、伤口愈合不良和无脓液形成等。一项回顾性研究总结了 1975—2017 年之间报道的 323 个 LAD1 病例,发现 LAD1 感染的严重程度与 CD18 的缺陷相关。中性粒细胞 CD18 的表达低于正常 2% 的为重度缺陷;表达为 2%~30%,为中度缺陷。63 位重度缺陷患者发病年龄介于 0.03~18 个月之间,中位年龄为 1 个月。而 62 例中度缺陷患者,中位发病年龄为 6 个月,范围为 0.03~192 个月。所有患者中,77% 发生了感染,革兰氏阴性细菌、革兰氏阳性细菌和真菌皆是易感病原。脐炎和脐带延迟脱落等脐带并发症和粒细胞增多是早期 LAD1 的常见表现。重度缺陷患者有 84% 的病例具有脐带并发症,明显多于中度缺陷患者(58%)。重度缺陷患者常见感染是呼吸道感染,包括肺炎(39%)、败血症(29%)、中耳炎(27%)。中度缺陷患者中,最常见的感染是牙周,52% 患者发生牙龈炎和口腔溃疡,36% 患者有中耳炎,25% 患者有败血症。除常见感染外,超过 10% 的患者发生肛周皮肤感染和坏死性皮肤溃疡。重度缺陷患者反复发生威胁生

命的感染,若没有进行造血干细胞移植,常在2岁之前死亡。

LAD2主要表现为免疫缺陷、中重度智力低下、身材矮小、面部粗糙,以及孟买血型。同LAD1相似,白细胞明显增多,但感染较LAD1轻。LAD2患者感染发生率随着时间而逐渐降低。在婴儿期,白细胞黏附缺陷引起反复感染,包括细菌性肺炎和中耳炎。在成长后期,主要罹患牙周炎,感染频率较低且不严重,而精神运动障碍和生长迟缓较为突出。由于岩藻糖基化与认知发育和生长等功能有关,因此代谢紊乱也是LAD2患者的一个主要问题。患者表现为独特的面部特征,包括宽鼻尖、舌头突出和下颌突出、身体畸形、身材矮小、精神运动迟缓、智力低下和癫痫等。另外,LAD2患者红系细胞上H抗原缺乏,表现为孟买血型。

LAD3患者临床特征是反复性细菌感染、出血性疾病和白细胞增多。由于血小板黏附异常,导致患者出血,可能导致胃肠道出血、颅内出血和肺出血等。另一个特征是与骨硬化症相似,骨密度增加。同LAD1相似,LAD3患者也具有脐带脱落延迟,以及伤口愈合不良等表型,成长后期也会发生牙周炎,但细菌感染没有LAD1感染严重。

【实验室检查】

LAD患者在基础状态下,中性粒细胞计数增多;感染后计数显著上升。另外,LAD1患者白细胞表面CD18表达缺失或减少。重度缺陷患者CD18表达低于正常水平的2%,中度缺陷患者表达水平介于2%~30%之间。也有极少数患者CD18表达正常的报道,但体外功能实验提示功能异常。LAD2患者细胞表面糖蛋白SLeX表达缺陷,红系细胞表面H抗原缺乏、表现为孟买血型。LAD3的β_2整合素表达正常,但活化存在缺陷。临床考虑LAD诊断时,可进行基因测序,检测*ITGB2*、*SLC35C1*和*FERMT3*基因的变异情况,分别辅助LAD1、LAD2和LAD3的确诊。

【诊断及鉴别诊断】

1. 诊断 患者具有反复感染和中性粒细胞计数明显升高,需考虑LAD诊断可能,若父母为近亲婚育则支持临床考虑。若患者同时具有反复感染、脐带延迟脱落、脐炎和伤口愈合不良等,提示LAD1。流式细胞术检测患者白细胞CD18表达水平,同时进行CD18基因测序,可确诊LAD1。若除反复感染外,患者同时具有精神运动障碍和生长迟缓等神经系统表现,需考虑LAD2。实验室检测

孟买血型、糖蛋白SLeX表达和*SLC35C1*基因检测,可确诊LAD2。患者同时具有反复发作细菌感染和严重出血倾向,可考虑LAD3诊断。基因检测*FERMT3*基因,可辅助LAD3确诊。

2. 鉴别诊断 LAD需与其他表现为白细胞增多的疾病相鉴别。普通独立感染有时会导致白细胞显著升高,当通常无既往反复感染病史,无期待并发症病史,同时白细胞CD18表达检测可辅助鉴别。类白血病、白血病和其他淋巴细胞增生性疾病伴白细胞增多症可发生白细胞增多,但两者间的典型临床表现和基因检测可提供鉴别参考。慢性肉芽肿病同为吞噬细胞缺陷,也表现为反复感染。除细菌感染外,容易罹患侵袭性真菌感染和卡介苗接种后发生分枝杆菌感染,男性患者多见,实验室检测显示吞噬细胞呼吸暴发功能异常;另外基因检测也能辅助鉴别。

【治疗】

LAD患者临床管理主要包括感染防治和对症支持治疗,造血干细胞移植是LAD1和LAD3患者的唯一根治方式。严重慢性牙周炎较难处理,具有挑战性。严格的口腔卫生和牙齿保健对于所有LAD患者都是非常重要的,应定期在牙科进行评估随访。LAD1和LAD3感染较重,LAD2相对较轻。针对病原体感染,应积极早期治疗。对于反复严重感染,可以考虑抗生素预防性使用。鉴于LAD2具有岩藻糖代谢缺陷,部分研究进行了岩藻糖补充治疗试验。个别患者临床有所改善,感染发作显著减少,中性粒细胞数量和黏附活性有所改善;但在另外一些患者中未能获得成功。鉴于研究对象数量少,因此其疗效有待进一步深入研究。

HSCT有报道用于根治LAD1和LAD3患者,但一般不推荐用于LAD2患者。在一项回顾性研究分析了6例LAD患者HSCT的临床结局,清髓性预处理的3例患者中,2例完全嵌合,1例混合嵌合。而3例接受减低强度预处理移植的患者都表现为混合嵌合体。但最近83例LAD移植患者分析发现,接受清髓性预处理的患者与非清髓性的患者相比,无明显益处。无论采用何种方案,HSCT都有较高的严重并发症,包括移植物排斥和严重急性移植物抗宿主病。研究也发现LAD3患者与LAD1患者移植结果无显著差异。总体来看,HSCT为LAD严重患者提供了一项根治手段,应尽早在发生威胁生命的感染之前进行;但同时需优化移植方案以实现更好的结局。

【并发症与预后】

LAD 患者主要并发严重感染，LAD2 患者成长后期发生神经系统并发症，而 LAD3 患者还易并发出血性疾病。LAD2 和 LAD3 患者目前报道数量有限，对整个疾病病程和预后的了解有待进一步认识。总结目前所有报道的 LAD1 患者资料发现，若未经 HSCT 治疗，患者生存期与 CD18 表达水平相关。重度缺陷患者 2 岁时存活率为 39%。其中 1 名重度缺陷患者，存活到 13.5 岁。CD18 表达水平介于正常 2%~4% 的患者，2 岁存活率为 69%；而 CD18 表达超过 4% 的患者，2 岁及整个儿童早期的存活率均 >90%。

三、慢性肉芽肿病

慢性肉芽肿病（chronic granulomatous disease, CGD）是由负责吞噬细胞呼吸爆发功能的还原型烟酰胺腺嘌呤二核苷酸磷酸（NADPH）氧化酶复合物缺陷所导致的一种原发性免疫缺陷病。NADPH 氧化酶复合物 5 个亚基中的任何一个突变都会导致 CGD，涉及两种不同遗传方式：CYBB（gp91phox，X 连锁 CGD，OMIM#306400）、CYBA（p22phox，AR-CGD，OMIM#233690）、NCF1（p47phox，AR-CGD，OMIM#233700）、NCF2（p67phox，AR-CGD，OMIM#233710）和 NCF4（p40phox，AR-CGD，OMIM#601488）。CGD 的主要特征包括反复严重甚至威胁生命的细菌、真菌感染，异常肉芽肿形成，以及结肠炎等炎症并发症。抗细菌和真菌药物是该病的主要治疗和预防方式，造血干细胞移植是目前唯一根治手段。患病率在不同国家地区有所不同，差异较大。1954 年 Charles Janeway 首次描述 CGD，1967 年明确其发病机制为细胞吞噬功能杀灭病原体能力缺陷。希腊 CGD 患病率高，约为 1:45 000；而意大利较低，为 1:1 000 000。国内暂无相关患病率资料。

【病因和发病机制】

吞噬细胞通过呼吸暴发参与细菌和真菌的杀菌过程，呼吸暴发的特征为氧耗增加和活性氧的产生。活化 NADPH 氧化酶是参与呼吸暴发的关键酶。NADPH 氧化酶复合物由膜结合蛋白和胞质蛋白组成。催化糖蛋白 gp91phox 和非糖基化蛋白 p22phox 位于细胞膜，形成异二聚体细胞色素 b558；胞质蛋白包括 p47phox（NCF1）、p67phox（NCF2）、p40phox（NCF4）。它们在吞噬细胞激活时协同起作用，产生对杀死病原菌必不可少的活性氧。吞噬细胞激活后，胞质蛋白 p47phox、p67phox 和 p40phox 易位至细胞色素 b558，并募集 Rac1/2。这导致 gp91phox 发生构象变化，从而使胞质 NADPH 能够将电子提供给吞噬溶酶体中的分子氧以形成超氧化物离子。后者再用于生成对吞噬病原菌具有高度毒性的活性氧，包括过氧化氢、次氯酸和羟基等。

NADPH 氧化酶复合物 5 个亚基（CYBB、CYBA、NCF1、NCF2 和 NCF4）中的任何一个突变都会引起 ROS 产生缺陷，从而导致 CGD。跨膜糖蛋白 gp91phox 由 CYBB 在 X 染色体上编码，CYBB 突变导致的 X 连锁 CGD，在西方国家占总病例的 65%~70%。NCF1（p47phox）常染色体隐性突变约占总病例的 20%，CYBA（p22phox）和 NCF2（p67phox）常染色体隐性突变各约占总病例的 5%。NCF4（p40phox）突变导致 CGD 有个案报道。但是，近亲结婚率较高的地区，隐性形式的 CGD 的患病率超过 X 连锁 CGD 的患病率。在伊朗，隐性遗传 CGD 占比高于 85%，而 X 连锁 CGD 只有 12.5%。在中国，与其他非近亲人群相似，X 连锁 CGD 占大多数，不同地区数据为 70%~90%。

CGD 患者 NADPH 氧化酶复合物缺陷，无法产生超氧化物，导致下游过氧化氢和羟基等活性氧产生障碍。这种缺陷在临床上表现为微生物杀伤力不足，细菌和真菌反复感染。理论上讲，中性粒细胞超氧化物残留的水平决定了细胞残存功能，从而影响患者存活率。残留超氧化物生成量较高的 X-CGD 患者的长期生存率要高于残留超氧化物较低的患者。无义突变、缺失突变和某些剪接突变导致功能蛋白生成缺陷，残留过氧化物产生低或无，导致患者存活率低；而能产生蛋白和超氧化物的错义突变，患者存活率较高。另外，若 CGD 患者的巨噬细胞有残留超氧化物生成，则 γ 干扰素处理能提高 NADPH 氧化酶活性，上调超氧化物和活性氧的产生。但没有残留超氧化物的巨噬细胞经干扰素处理则没有应答。

【临床表现】

CGD 吞噬细胞功能缺陷，导致细菌和真菌杀伤力降低。临床特征主要是严重反复的细菌和真菌感染以及炎症反应失调，导致肉芽肿形成和其他炎症性疾病，如结肠炎。CGD 发病年龄变异较大，从婴儿期到成人不等，笔者曾诊断 15 日龄新生儿 CGD。但是，绝大多数 CGD 患者在 5 岁之前被诊断，诊断中位年龄为 2.5~3 岁。国内一项 CGD

大队列,诊断中位年龄为 8 个月。近年来,青春期或成年期诊断 CGD 患者数量有所增加。总体讲,*CYBB* 基因突变导致的 X 连锁 CGD 表型通常比常染色体隐性遗传的 CGD 病情重。而且,X 连锁 CGD 男性通常较早诊断,直肠周围脓肿和化脓性淋巴结炎发生率更高,年轻时死亡率也更高。

1. **感染** 尽管通过常规抗菌药物预防性使用,CGD 患者的感染频率有所降低,但感染发生率仍为 0.3 次 / 年。感染最常见的部位是肺、淋巴结、肝脏和皮肤,导致肺炎、淋巴结炎、肝脓肿、骨髓炎、皮肤脓肿、蜂窝织炎。脓肿最常见的部位是肛周和直肠周围以及肝脏。感染通常导致肉芽肿,累及膀胱和胃肠道。国内上海报道的 169 例 CGD 患者中,最常见的感染部位是肺(95.9%)、淋巴结(58.5%)、皮肤(45.4%)、肠(43.1%)和肛周(38.5%)。CGD 感染的病原谱在不同地区有所差异。在北美,CGD 中最常见的病原体包括金黄色葡萄球菌、洋葱伯克霍尔德菌、黏质沙雷菌、诺卡氏菌和曲霉菌引起。在其他地方,沙门菌、卡介苗菌(BCG)和结核分枝杆菌也是重要的病原体。在欧洲一个大型 CGD 队列中,洋葱伯克霍尔菌和诺卡氏菌分别占所有分离病原体不足 1%。相反,沙门菌和念珠菌属是 CGD 的前五位病原体之一。在拉丁美洲,洋葱伯克霍尔菌和诺卡氏菌也不常见。牛分枝杆菌卡介苗是最常见的病原体,其次是金黄色葡萄球菌、曲霉、克雷伯菌和假丝酵母等。国内重庆对 114 例 CGD 患者的研究发现,所有患者均有细菌感染;而 42%(48/114)患者有真菌感染。引起细菌感染的主要病原体是肺炎克雷伯菌、金黄色葡萄球菌、大肠埃希菌、表皮葡萄球菌和卡他莫拉菌。真菌感染主要由白念珠菌和烟曲霉引起。除这些常见微生物外,其他罕见细菌感染包括贝塞斯格兰德杆菌引起的坏死性淋巴结炎、败血症和脑膜炎;紫罗兰杆菌和弗朗西斯菌导致的败血症等。

分枝杆菌包括结核和卡介苗也是 CGD 的常见易感病原体,导致分枝杆菌病。在结核病流行区、BCG 疫苗强制接种或两者兼有的国家,CGD 患者发生分枝杆菌病相对普遍。1971 年 Esterly 等首次报道 CGD 患者接种 BCG 疫苗后出现并发症。目前,对患者接种 BCG 出现卡介苗病有较深的认识。BCG 可以导致局部、区域性、远处和播散性感染等几种卡介苗病表现。这部分患者的一个共同特征是出现卡介苗病时年龄较小;且分枝杆菌病往往是这些患者的首发临床表现。在亚洲国家,结核

流行,22 个结核病高负担国家中,有 10 个在亚洲。卡介苗是世界上使用最广泛的疫苗之一。在亚洲,出生时进行了常规 BCG 疫苗接种。世界卫生组织东南亚和西太平洋区域的 BCG 覆盖率分别为 88% 和 97%。在一项对四大洲 20 个国家 / 地区的 71 名 CGD 的回顾性分析中发现,44%(31/71)的患者有结核病;75%(53/71)出现卡介苗并发症;18%(13/71)患者同时患有结核病和 BCG 感染。其中,大多数患者(76%)同时具有细菌和真菌感染;但 24% 仅表现为分枝杆菌病。在伊朗,有 56% 的 CGD 患者患有卡介苗病。在拉丁美洲、土耳其和法国,22%~30% 的 CGD 患者患有卡介苗病。在中国,卡介苗感染是较为突出的临床挑战。严重的感染也是导致死亡的主要原因,中国的整体死亡率仍然很高。上海报道的 169 例 CGD 患者中,卡介苗感染很常见,占 59.2%。重庆报道的接受 BCG 疫苗接种的 32 名患者中,53% 患有 BCG 疾病,而其中 41% 死于播散性卡介苗病。北京的 CGD 患者队列也有类似的发现,接种 BCG 的 24 名患者中有 58% 发生了卡介苗病,而其中 26.7% 发生了远处或播散性感染。由此可见,在这些国家或地区,卡介苗病是 CGD 患者的重要疾病负担,应及时识别这些临床表现,出现卡介苗接种不良反应和严重的结核病应该考虑排除 CGD 的可能。

在原发性免疫缺陷疾病中,CGD 的真菌感染率非常高。约 30% 的 CGD 患者在整个疾病过程中会发生真菌感染。真菌感染也是 CGD 患者的主要死亡原因。肺和胸壁是最常见的感染部位。侵入性真菌感染多发病于患者前 20 年,可能是整个疾病的首发表现;也是导致患者死亡的主要原因。真菌感染通常是通过吸入孢子或菌丝,导致肺炎,从而局部扩散到肋骨和脊柱或转移到大脑。真菌感染往往是隐匿性的,没有症状或仅表现为生长不良或不适。其他常见的体征和症状包括咳嗽、发热和胸痛等。曲霉菌是导致肺部侵入性真菌感染的常见原因,其中烟曲霉感染最为常见。而构巢曲霉主要是 CGD 所特有,导致严重难治性感染,局部和远距离播散。淡紫色拟青霉和多变拟青霉在 CGD 中引起肺炎和骨髓炎。在免疫抑制的情况下可发生毛霉菌病。酵母菌感染在 CGD 患者中不如细菌和真菌感染那么普遍,皮肤黏膜念珠菌病罕见。使用抗真菌药物作为预防和治疗方法,大大降低了侵袭性真菌感染的总体发生率和死亡率;但同时,也延迟了真菌感染的发病年龄,并且可能需要更长的

治疗时间。

2. 炎症并发症 除反复严重感染外,高炎症反应也是 CGD 患者的常见临床表现,并可能引起多种症状,胃肠道和泌尿生殖道最常见。CGD 患者炎症反应失调的具体机制目前尚不明确,感染可以导致高炎症反应。一项针对法国 98 名 CGD 患者队列的研究指出,69.4% 的患者中出现炎症表现,最常见的器官是胃肠道(88.2%)、肺部(26.4%)、泌尿生殖道(17.6%)和眼睛(8.85%)。约 10% 的患者也有自身免疫表现。炎症并发症在 X 连锁 CGD 患者中的发生率是常染色体隐性 CGD 患者的 2 倍。其中,胃肠道的炎症表现最为常见,发生率介于 33%~60% 之间。可在任何年龄出现症状,但大多数在前 10 年发生胃肠道受累。重要的是,可能在感染发生和患者诊断 CGD 之前,就已出现胃肠道表现。结肠是受影响最频繁的部位。幽门水肿导致功能性胃出口阻塞。食管、空肠、回肠、盲肠、直肠和直肠周围肉芽肿也与克罗恩病中的肉芽肿相似。CGD 患者特别容易发生肛周疾病,肛瘘和直肠周围脓肿的发生率很高。胃肠道症状通常是非特异性的,包括腹痛、非感染性腹泻、口疮、口臭、恶心和呕吐以及生长不佳。严重结肠炎导致肠梗阻,瘘管和狭窄可能是生长迟缓的重要原因。

除炎症性肠病外,肝脏受累也很频繁,而且可能很严重。约 35% 的患者发生肝脓肿,常难以治愈,并且反复发生的风险较高。肝脏表现通常是进行性的,可能会出现转氨酶升高,碱性磷酸酶持续升高、结节性增生,非肝硬化门脉高压症,肝脾大。其中,门脉高压症和血小板减少症与肝内疾病相关,也是死亡的重要风险因素。泌尿生殖道表现很常见,如肉芽肿性膀胱炎和膀胱假瘤,尤其是在 gp91phox 和 p22phox 缺乏的 CGD 患者。肺部表现包括肉芽肿性肺疾病和间质性肺纤维化。眼部累及脉络膜视网膜炎、葡萄膜炎和眼肉芽肿。另外,巨噬细胞活化综合征也已在 CGD 患者中有报道,是一种威胁生命的炎症并发症。

3. 其他表现 反复感染可导致慢性呼吸道疾病,可能发生支气管扩张、闭塞性细支气管炎和慢性纤维化。由于肠道炎症病变和反复感染,CGD 患者常出现生长迟缓。消化系统除胃肠道外,也可发生牙龈炎、口腔炎、口疮性溃疡和牙龈肥大。非感染性皮肤表现有光敏性、肉芽肿性病变和血管炎等。自身免疫性疾病常见,包括特发性血小板减少症、幼年特发性关节炎、重症肌无力、IgA 肾病和

抗磷脂抗体综合征等。恶性肿瘤发生率较低。X 连锁 CGD 的女性携带者通常为正常个体,无临床表现。因为正常 *CYBB* 等位基因表达的 gp91phox 可产生足够的超氧化物,执行吞噬细胞杀灭病原微生物的功能。但若出现严重的 X 染色体偏倚失活,则携带者表达的主要是致病的等位基因,从而发病。目前报道的临床表现主要为自身免疫现象,包括盘状狼疮样皮肤病变、口疮性溃疡、光敏性皮疹、关节痛。无症状的脉络膜视网膜病变和肉芽肿也有报道。

【实验室检查】

1. 吞噬细胞功能实验 通过 NADPH 氧化酶复合物直接测量吞噬细胞超氧化物的产生,来辅助 CGD 的临床诊断。既往使用的是四唑氮蓝染料试验(NBT),对吞噬细胞 NADPH 氧化酶活性进行定性测定。当在体外受到刺激时,正常的吞噬细胞会产生超氧化物,将黄色的 NBT 还原为蓝色黑色化合物,并在细胞中形成沉淀。四唑氮蓝染料试验通常在显微镜载玻片上进行,可手动读取以区分还原(蓝黑色)和非还原(未染色)细胞。由于 NBT 测试是半定量的,在 X 染色体偏倚失活等情况下可能导致结果误判。目前,由于流式细胞术的发展,在有硬件条件的单位,二氢罗丹明(DHR)试验已大大取代了四唑氮蓝染料试验。二氢罗丹明试验检测 PMA 刺激的吞噬细胞中二氢罗丹明 123 转变为若丹明 123 的水平,从而反映 NADPH 氧化酶活性。过氧化物的产生使染料氧化,导致荧光发射。活化细胞的平均荧光强度与超氧化物的产生直接相关。二氢罗丹明试验不仅能检测患者,还能检测 X 连锁 CGD 携带者,它们在二氢罗丹明试验流式细胞术结果图上呈现双峰。

2. 蛋白表达 基因突变可导致相应蛋白表达的降低,甚至缺失。用 Western blot 或流式细胞分析方法可检测 gp91phox、p22phox、p47phox、p67phox 蛋白表达。若蛋白表达降低或缺失,支持 CGD 临床诊断。但致病基因为错义突变时,蛋白表达数量可能正常,但功能异常,也能导致疾病的发生。因此,即使蛋白表达正常,也应通过四唑氮蓝染料试验或二氢罗丹明试验检测吞噬细胞功能,或通过基因检测,来判读 CGD 的诊断。

3. 分子诊断 可直接通过基因测序进行 CGD 的基因诊断。在有临床诊断 CGD 的情况下,可通过传统的 Sanger 测序检测 *CYBB*、*CYBA*、*NCF1*、*NCF2* 和 *NCF4* 基因有无突变。目前,由于下一代

高通量测序技术的迅猛发展和测序价格的下降,有条件的情况下,可通过相应的基因测序包来检测所有 CGD 致病基因的变异情况,辅助 CGD 分子诊断。

【诊断及鉴别诊断】

1. 诊断 肺部、肝脏和皮肤发生反复或严重的细菌感染、真菌感染、脓肿,尤其是在男性患者,应当考虑 CGD 的诊断。在东南亚及中国,出现卡介苗病和严重的结核感染时,也应该进行相应的试验,检测有无 CGD 的存在。另外,在没有已知易感因素情况下,发生非常见的微生物感染时,需要主要排除有无 CGD 的可能。当患者出现上述临床表现,怀疑 CGD 可能的情况下,需进行四唑氮蓝染料试验或二氢罗丹明试验检测吞噬细胞的功能,有条件的单位可检测 gp91phox、p22phox、p47phox、p67phox 蛋白的表达,辅助 CGD 的临床诊断。Sanger 测序或下一代高通量基因测序包可以进行基因确诊。

2. 鉴别诊断 CGD 需要与其他具有反复严重感染或炎症性肉芽肿的疾病相鉴别。*STAT3* 基因突变导致的常染色体显性遗传高 IgE 综合征也常常表现为葡萄球菌和曲霉菌感染,与 CGD 临床感染表现相似。但高 IgE 综合征同时具有湿疹、冷脓肿、特异性面部特征、骨骼异常和血清 IgE 水平显著升高等表型辅助鉴别。另外,在临床考虑 CGD 时,还需要注意与过敏性支气管肺曲霉菌病、囊性纤维化和克罗恩病等相鉴别。

【治疗】

1. 积极防治感染 抗细菌和真菌感染对于 CGD 患者的治疗是非常重要的环节,应尽早而积极地治疗,经常需要长期服用抗生素才能治疗彻底。鉴定病原体种类有助于针对性抗感染治疗,应充分利用微生物培养、活检和 CT、MRI 等影像学检查,尽量明确致病菌的属性。治疗初期,通常根据经验选用抗生素和抗真菌药物;在确定致病微生物后,进行相应调整。新型唑类药物扩大了 CGD 真菌感染的治疗选择。CGD 患者应始终高度警惕真菌感染,侵袭性真菌感染最常见肺受累。对于具有肺部症状和不明原因发热患者,应根据经验性抗真菌治疗。淋巴结炎和肝脓肿可能需要手术切除或脓液引流。金黄色葡萄球菌性肝脓肿可经引流、抗生素联合激素进行治疗。

终身抗生素和预防真菌。X 连锁 CGD 患者使用复方磺胺甲噁唑预防细菌感染,使每 100 例患者月细菌感染发生率从 15.8 次减少到 6.9 次;常染色体隐性遗传 CGD 患者每 100 例患者月细菌感染发生率从 7.1 次减少到 2.4 次。伊曲康唑常用于预防真菌感染,在一项随机对照试验中,伊曲康唑预防组只发生了一次严重真菌感染,且耐受性好;而安慰剂组发生了 7 次严重的真菌感染。因此,建议终身使用复方磺胺甲噁唑和伊曲康唑预防感染,直至接受根治性治疗。另外,患有 CGD 的患者应避免接种 BCG 疫苗。

γ 干扰素(IFN-γ)在 CGD 防治中的使用,目前意见不统一,作用机制也尚不明确。发热、肌痛和不适是 IFN-γ 最常见的副作用。一项对 128 例 CGD 患者进行的大型随机、双盲、安慰剂对照研究表明,预防使用 IFN-γ 具有明显的益处,感染次数和严重性均降低,长期随访 9 年显示持续获益。但是,另一项前瞻性研究表明,长期使用 IFN-γ 与对照组相比,并没有显著改变患者的总感染率,也没有证据支持长期使用 IFN-γ 进行预防。因此,在临床实践中,应根据 CGD 患者情况具体考虑是否给药。

2. 炎症治疗 CGD 结肠炎的治疗往往比较困难,且治疗时间较长。患者通常对激素有效,但容易复发,且长期使用易导致并发症,包括生长迟缓、骨质疏松和感染风险增加等。TNF-α 抑制剂英夫利昔单抗治疗可快速改善病情,但是与患者感染和死亡增加相关,应尽量避免。水杨酸衍生物和硫唑嘌呤也可用于结肠炎治疗。有报道显示 IL1 抑制剂治疗结肠炎,患者症状可得到快速持续的改善。造血干细胞移植可治愈 CGD 相关结肠炎,大多数患者移植后结肠炎完全消退。CGD 炎症并发症可使用激素治疗。联合使用抗生素和激素治疗感染及其诱发的高炎症反应,比如金黄色葡萄球菌感染所致肝脓肿。细菌和真菌感染继发的噬血细胞性淋巴组织细胞增生症可同时使用抗微生物制剂、静脉注射丙种球蛋白和激素积极治疗。

3. 造血干细胞移植 异基因造血干细胞移植是目前 CGD 唯一的根治手段。1985—2000 年,CGD 患者进行造血干细胞移植,接受全剂量清髓性预处理,HLA 匹配的相关供体移植的总生存率为 85%,无事件生存率为 81%。随后 10 年中,即使使用 HLA 匹配的无关供体或无关脐带血供体移植,清髓性预处理干细胞移植的结果也得以进一步改善。但是,对患有难治性感染或自身炎症等高危因素、青少年和年轻成年 CGD 患者,干细胞移植仍然较困难，移植相关死亡率高达 28%~50%。近年非清髓性预处理方案的使用大大降低了方案相关毒性，即使在现症感染的情况下也可进行移植。一项在全球 10 个国家 16 个中心进行的前瞻性研究发现，进行减强度预处理，即使在具有难治性感染或自身炎症等高危因素的 CGD 患者中，接受 HLA 匹配的相关供体 / 非相关供体干细胞移植，也取得很好的治疗效果。两年总生存率为 96%，无病生存率为 91%。因此，减强度预处理方案造血干细胞移植对具有高危因素的 CGD 是安全有效的。尽管移植相关死亡率显著下降，成功治愈率上升，但哪些 CGD 患者应该接受造血干细胞移植仍较复杂。长期感染的风险、医学治疗的可及性、移植风险、供体选择、移植费用、移植物抗宿主病之类的移植并发症、家庭经济以及患者心理等因素，都影响着 CGD 患者造血干细胞移植的选择。

4. 基因治疗 CGD 由单个基因缺陷导致，基因治疗是造血干细胞移植可行的替代治疗方法，尤其是为无合适移植供体的 CGD 患者提供了一种治愈方法。基因治疗在体外将正常基因拷贝引入患者自身造血干细胞，再回输患者体内，从而重建吞噬细胞超氧化物的产生，发挥正常杀菌功能。基因治疗使用自身干细胞，因此无 GVHD 的风险，已避免了长期免疫抑制的使用。过去基于逆转录病毒载体的基因治疗，患者体内含有正常基因拷贝的细胞最终都逐渐丢失，使得治疗失败。并且，逆转录病毒载体插入激活癌基因的转录，导致血液恶性疾病的发生。近年来，借助新型自灭活慢病毒载体的使用和治疗方案的优化，基因治疗工作令人鼓舞，有可能出现创新性的结果。

5. 遗传咨询 CGD 患者进行基因诊断后，应对其家庭进行遗传咨询。*CYBB* 基因突变导致的 CGD 以 X 连锁方式遗传；而 *CYBA*、*NCF1*、*NCF2* 或 *NCF4* 突变的 CGD 以常染色体隐性方式遗传。若 X 连锁 CGD 患者的母亲是杂合突变携带者，则在其所生子女中遗传突变基因的概率是 50%。若为男孩，则是 CGD 患者；若为女孩，则为突变携带者。常染色体隐性遗传 CGD，若父母皆为杂合突变携带者，所生育子女中，25% 为 CGD 患者，50% 为无症状携带者，25% 为正常个体。

【并发症与预后】

在唑类抗真菌药使用前，CGD 患者很少能生存到 30~40 岁。随着对疾病认识的深入，以及抗生素和抗真菌药物的使用，CGD 患者的生存期和生

命质量得以大大改善。然而，与普通人群相比，预期寿命仍然下降。多项研究报道，CGD 患者 10 岁时生存率为 88%~97%，20 岁时 73%~87%，30 岁时 46%~55%。总体来看，X 连锁 CGD 患者的总生存率低于常染色体隐性 CGD 患者，并且残留超氧化物水平与生存率相关。炎性肠病不影响 CGD 死亡率，患有或不患有结肠炎的 CGD 患者的总生存率相似。

四、孟德尔易感分枝杆菌病

孟德尔易感分枝杆菌病（MSMD）是一类由于单核吞噬细胞——辅助 T 细胞通路缺陷所导致的罕见免疫缺陷病。顾名思义，该类疾病的主要特征是患者对毒力弱的非结核分枝杆菌包括卡介苗（BCG）易感。根据疾病种类及分子缺陷不同，临床表型轻重各异，可表现为从无症状感染到严重系统性、播散性感染；所感染分枝杆菌的毒力也不同，从环境分枝杆菌到 BCG，再到牛结核分枝杆菌以及人结核分枝杆菌。除分枝杆菌外，此类患者对其他病原如沙门菌、李斯特菌、真菌、利什曼原虫，以及病毒也易感。MSMD 主要是由于 γ 干扰素（IFN-γ）- 白介素 12（IL-12）循环通路中的分子缺陷所导致，到目前为止，已经发现该通路中多种基因缺陷，包括 IFN-γ 受体 1（IFNGR1）缺陷（OMIM#107470）、IFNGR2 缺陷（OMIM#147569）、IL-12 受体 1（IL12RB1）缺陷（OMIM#209950）、IL-12p40（IL12B）缺陷（OMIM#161561）、STAT1 缺陷（OMIM#600555）、IRF8 缺陷（OMIM#601565）、ISG15 缺陷（OMIM#14751）导致该病。另外，NEMO 缺陷（OMIM#300248）以及 *CYBB* 突变（OMIM#306400）可表现为 X 连锁 MSMD。MSMD 的主要治疗方式为抗分枝杆菌类抗生素治疗，IFN-γ 在部分类型 MSMD 有效。

【病因和发病机制】

单核吞噬细胞与 T 细胞的交互作用在机体抵抗结核分枝杆菌、非结核分枝杆菌以及沙门菌等其他胞内菌中有着重要作用。分枝杆菌感染机体时，吞噬细胞吞噬分枝杆菌，产生细胞因子 IL-12，其为 IL-12p40 与 IL-12p35 两个亚单位组成的异源二聚体。IL-12 通过结合 T 细胞与 NK 细胞表面的 IL-12R 从而活化这两种细胞，IL-12R 由 IL-12Rβ1 与 IL-12Rβ2 构成。IL-12 结合 IL-12R 诱导 T 细胞和 NK 细胞内转录因子 STAT4 磷酸化活化，活化 STAT4 转位至核内，从而促进 IFN-γ 的合成与分

泌。然后,IFN-γ与吞噬细胞表面IFN-γR1与IFN-γR2组成的受体复合物结合,导致胞内转录因子STAT1磷酸化以及转位至核内,从而促进IFN-γ诱导基因的转录,其中包括肿瘤坏死因子α(TNF-α)的合成以及IL-12生成上调。通过IFN-γ诱导产物及IFN-γ本身的作用,最终杀伤分枝杆菌。

由此可见,IFN-γ-IL-12循环通路在机体抗分枝杆菌免疫中发挥着关键作用,其中任何一环发生缺陷,即可导致机体感染分枝杆菌。迄今,报道过的基因缺陷包括 *IFNGR1*、*IFNGR2*、*IL12RB1*、*IL12B*、*STAT1*、*IRF8*、*ISG15* 等基因。此外,*CYBB* 突变也可导致MSMD。其中,*IFNGR1*、*IFNGR2*、*STAT1*、*IRF8* 以及 *CYBB* 基因突变导致IFN-γ的作用受抑,而 *IL12B*、*IL12RB1*、*ISG15* 基因突变则影响IFN-γ的产生。

【临床表现】

MSMD患者主要表现为环境非结核分枝杆菌(NTM)感染或卡介苗病。根据患者地域特点以及卡介苗接种情况,其疾病表现形式与易感分枝杆菌株有所不同。在中国内地及中国香港,普遍接种卡介苗,因此MSMD患者通常表现为卡介苗感染。而在其他不接种BCG的国家和地区,则主要表现为NTM感染,如禽分枝杆菌及偶发分枝杆菌。除此之外,有些患者还易感染沙门菌等其他胞内病原体。

分枝杆菌感染可累及肺部、胃肠道、皮肤、淋巴网状系统以及骨髓等。临床特征往往无特异性,包括发热、腹泻、腹痛、肝脾淋巴结增大、消瘦等。卡介苗感染时,局部引流淋巴结增大,并与皮肤及周围组织形成窦道;此外也可通过血源传播形成播散性感染,如脑膜炎、骨髓炎。根据遗传缺陷的不同以及由此对IFN-γ通路的影响程度,MSMD患者的发病年龄以及疾病的严重程度有所不同。完全缺陷患者较早发生播散性感染,而部分缺陷患者可晚至青少年出现轻型感染。此外,不同遗传缺陷患者具有其各自的特点。

1. **IFN-γR缺陷** IFN-γR缺陷包括常染色体隐性遗传(AR)和常染色体显性遗传(AD)。AR完全IFN-γR1或IFN-γR2缺陷患者在新生儿或儿童早期即发生严重播散性分枝杆菌感染。除此之外,该类患者也容易发生沙门菌、李斯特菌等细菌感染,以及CMV、呼吸道合胞病毒、水痘-带状疱疹病毒以及副流感病毒等病毒性感染。而AR部分IFN-γR1或IFN-γR2缺陷患者临床表型较完全缺陷患者轻,感染发生也较晚。AD部分IFN-γR1缺陷在儿童晚期或青少年期发病,表现为局部或播散性BCG感染以及NTM感染,组织胞浆菌病、沙门菌感染也有报道。此类患者最显著的一个特征即是多灶性NTM骨髓炎。AD部分IFN-γR2缺陷患者报道较少,主要表现为NTM骨髓炎与播散性禽分枝杆菌感染。

2. **IL-12RB1和IL-12B缺陷** IL-12RB1缺陷患者通常在儿童早期发病,主要表现为播散性沙门菌感染和NTM感染,或接种卡介苗后播散性BCG感染。部分患者还有结核分枝杆菌感染、慢性皮肤黏膜念珠菌病。其中NTM感染患者预后最差。而IL-12B缺陷患者临床表型较完全IFN-γR缺陷患者轻。大多数患者在儿童早期起病,主要表现为局部或播散性卡介苗病,沙门菌感染也有报道。

3. **STAT1缺陷** STAT1缺陷依据其遗传方式以及缺陷程度的不同,其临床表型也各有不同。AR完全STAT1缺陷对分枝杆菌和病毒皆易感,如播散性BCG感染、单纯疱疹病毒性脑炎以及暴发性EBV感染等,病情严重。此类患者若不接受骨髓移植,可在婴儿期死亡。AR部分STAT1缺陷患者MSMD表型较轻,表现为分枝杆菌及沙门菌感染。单纯疱疹病毒与呼吸道合胞病毒感染也曾报道。AD STAT1缺陷患者表型与AR部分IFN-γR缺陷相似,可表现为播散性BCG感染与禽分枝杆菌感染。

4. **IRF8缺陷** IRF8缺陷包括常染色体隐性遗传(AR)和常染色体显性遗传(AD)两种。AR IRF8缺陷患者临床表现较重,婴儿早期即发生播散性BCG感染和口腔念珠菌病。而AD缺陷患者表型相对较轻,儿童早期发生播散性卡介苗病。

5. **ISG15缺陷** ISG15缺陷表现为常染色体隐性遗传,其临床表型与IL-12RB1和IL-12B缺陷类似。患者表现为播散性BCG感染、并发窦道形成,但对病毒的易感性并未增加。

6. **CYBB缺陷** CYBB缺陷主要导致CGD病,表现为反复细菌感染、真菌感染、炎症反应,以及一部分患者接种卡介苗后导致播散性BCG感染。但一部分CYBB缺陷患者只表现为MSMD,反复播散性分枝杆菌感染。并且在所有吞噬细胞中,只有巨噬细胞的氧化呼吸暴发功能受到影响。

【实验室检查】

IFN-γ-IL-12循环通路功能缺陷是MSMD的主要特征。另外,实验室检查应鉴定感染病原以及明确分子缺陷。

1. 病原鉴定 从感染灶收集标本,包括血液、分泌物、骨髓、淋巴结,以及组织,采取涂片、培养或PCR方法鉴定分枝杆菌。PCR方法可以区分结核分枝杆菌与非结核分枝杆菌,并且还能对分枝杆菌进行分型、培养及进行药敏试验。另外,结核菌素试验也较常用,但可能出现假阴性。

2. 功能实验 利用流式细胞术检测细胞表面受体,比如IFN-γR1、IL-12RB1的表达可以辅助疾病诊断。通过检测刺激物刺激细胞后,IFN-γ-IL-12循环通路中信号分子的活化磷酸化情况(如STAT1磷酸化),从而了解该通路信号转导的缺陷。例如:AR完全IFN-γR缺陷患者外周血细胞表面IFN-γR表达缺乏。其下游信号通路功能受损,IFN-γ刺激后,胞内转录因子STAT1无法活化。另一方面,也可利用BCG、IFN-γ或IL-12刺激外周血后,检测细胞因子的产生来检测IFN-γ-IL-12循环通路功能。此外,可以检测特殊细胞类型辅助疾病诊断。IFN-γR、STAT1、IL-12RB1、IRF8缺陷患者循环CD11c[+]树突状细胞减少。

3. 分子缺陷 根据患者的临床表型以及IFN-γ-IL-12循环通路功能缺陷,拟定可能的分子缺陷后,进行分子遗传学检测,以明确相应的分子缺陷。基因突变的确定是MSMD的最终诊断依据。

【诊断及鉴别诊断】

1. 诊断 对于具有反复或播散性NTM感染或卡介苗病的患者应考虑MSMD。根据家族史、特征性临床表现、实验室IFN-γ-IL-12循环通路功能缺陷,以及结合分子缺陷检测结果,可以确诊MSMD。

2. 鉴别诊断 MSMD需与其他可导致分枝杆菌感染的疾病相鉴别。GATA2缺陷导致单核细胞低及分枝杆菌病综合征(MonoMAC综合征),主要表现为儿童晚期或成年发病,除播散性非结核分枝杆菌病,患者还容易患真菌感染、病毒感染、组织胞浆菌病以及进行性肺泡蛋白质沉积,而且患者血细胞减少。NEMO缺陷导致免疫缺陷以及外胚层发育不良。患者除分枝杆菌感染外,还对细菌、病毒及真菌易感。另外,联合免疫缺陷患者也易感染分枝杆菌,但此类患者都有其相应的特征。

【治疗】

抗分枝杆菌治疗是MSMD最主要的治疗方法。γ干扰素也是重要的辅助手段。

1. 抗感染治疗 根据实验室病原鉴定、病原

分型以及药敏试验,选取相应的抗感染药物。抗分枝杆菌治疗疗程长,根据药物反应、临床症状以及影像学检查来确定治疗所需时间。部分患者可能需终身预防使用抗分枝杆菌药物。

2. γ干扰素(IFN-γ) 除完全IFN-γR缺陷及STAT1缺陷外,大部分MSMD患者对IFN-γ治疗都有效果。根据临床反应以及患者耐受程度调整药物剂量。

3. 外科治疗 MSMD主要依靠内科治疗,但对于部分患者局部感染,以及并发症需要外科处理,如引流及局部切除。

4. 造血干细胞移植 造血干细胞移植是唯一的根治方式,已有AR完全IFN-γR缺陷患者进行骨髓造血干细胞移植的部分报道,但最终结果不一,移植排斥并发症发生率高。

【并发症与预后】

大部分MSMD患者NTM感染对抗分枝杆菌感染治疗有效。但AR完全IFN-γR缺陷以及AR完全STAT1缺陷患者分枝杆菌感染难以控制,且对IFN-γ无明显效果,预后较差。IL-12RB1和IL-12B缺陷对抗分枝杆菌治疗以及IFN-γ治疗有效,整体预后较好。

五、其他吞噬细胞缺陷

(一)GATA2缺陷

GATA2缺陷(OMIM#614172)也称作MonoMAC综合征(monocytopenia with mycobacterium infection syndrome),是由于造血转录因子*GATA2*基因突变导致的一种免疫缺陷疾病。主要表现为多系血细胞减少,非结核分枝杆菌(non-tuberculosis mycobacterium,NTM)、病毒与真菌感染,肺泡蛋白沉积症,以及髓发育不良逐渐进展为急性髓性白血病或慢性髓单核白血病等。控制感染以及对症处理为主要治疗方法,骨髓移植提供了一种根治方式。

【病因和发病机制】

GATA2为转录因子GATA家族一员,含有两个锌指结构域以及碳端核定位信号。其主要表达于造血前体细胞,以及早期红系细胞与胚胎干细胞,调节造血细胞相关基因表达,对造血干细胞、前体细胞以及后期多种血细胞系的产生与功能发挥着重要作用。动物实验发现,GATA2缺陷可导致严重造血缺陷以及胚胎死亡。多个研究表明,GATA2缺陷将导致多种免疫细胞的发育以及功能

障碍。GATA2 突变导致 NK 细胞数量减少以及功能障碍，表现为 NK 细胞自然杀伤功能以及抗体介导的细胞杀伤能力都下降。并且 GATA2 对于 NK 细胞分化、成熟以及生存都至为重要，GATA2 突变导致高表达 CD56+NK 细胞减少。由于 NK 细胞功能障碍，GATA2 缺陷患者易患疱疹病毒与人乳头瘤病毒等病毒感染。另外，GATA2 可调节肺泡巨噬细胞的吞噬作用，因此，GATA2 缺陷导致巨噬细胞功能障碍，可能参与了患者肺泡蛋白质沉积的发生。

【临床表现】

GATA2 缺陷可表现为常染色体显性遗传与散发病例。发病年龄高度可变，介于 5 个月到 78 岁之间，中位发病年龄为 30 岁左右。临床表型多样，主要包括播散性非结核分枝杆菌、病毒与真菌感染，以及肺泡蛋白沉积症。无明显证据提示临床表型与基因型具有相关性；但 GATA2 无效突变患者发病较早，严重病毒感染常见。一项对 57 例 GATA2 缺陷患者的回顾性分析表明，严重 NTM 或病毒感染，以及髓发育不良 / 急性髓性白血病为最常见的临床表现。

NTM 感染是 GATA2 缺陷的主要临床特征，1/2 以上的患者都曾感染过 NTM。致病源包括多种分枝杆菌，主要为鸟分枝杆菌。NTM 可通过血液播散侵袭多种组织器官，导致肺部、肝脏以及骨髓等严重感染。病毒感染，主要为乳头瘤病毒与疱疹病毒感染，是 GATA2 缺陷的另一主要临床表现。目前已报道过的病毒包括人乳头瘤病毒、单纯疱疹病毒、巨细胞病毒、水痘 - 带状疱疹病毒、EB 病毒以及细小病毒 B19 等。长期病毒感染可导致皮肤病变。真菌感染包括组织胞浆菌与霉菌感染，肺泡蛋白沉积症与淋巴水肿也有报道。

【实验室检查】

GATA2 缺陷主要以单核细胞、B 淋巴细胞、NK 细胞以及树突状细胞显著减少为特征。一项较大样本的回顾性分析表明，80% 以上的患者有 B 细胞、NK 细胞以及单核细胞减少，1/2 左右的患者 CD4 淋巴细胞与中性粒细胞减少。组织巨噬细胞、浆细胞以及表皮朗格汉斯细胞数量正常。体液免疫未见丙种球蛋白水平低下。骨髓检查提示髓发育不良，细胞数减少，髓系与红系发育不良。另外，微生物学检查可提供病原学证据，指导临床管理。

根据患者的典型临床表型以及实验室检查提示单核细胞等多种免疫细胞减少，考虑 MonoMAC 综合征的患者，进行分子遗传学检测 GATA2 基因，以明确相应的分子缺陷。基因突变的确定是最终的诊断依据。

【诊断及鉴别诊断】

1. **诊断**　临床表现对 GATA2 缺陷的诊断非常重要，对于以播散性非结核分枝杆菌感染、反复病毒尤其是 HPV 与疱疹病毒感染，以及髓发育不良等为主要临床特征的疾病，应考虑此病。结合实验室检查单核细胞、B 淋巴细胞及 NK 细胞减少，而免疫球蛋白水平基本正常，再辅以 GATA2 基因分析，可以确诊本病。

2. **鉴别诊断**　MonoMAC 综合征需与其他易感非结核分枝杆菌的免疫缺陷相鉴别，如 MSMD 与 NEMO 缺陷等。根据特征性临床表现结合实验室检查可辅助鉴别。

【治疗与预后】

GATA2 缺陷患者的治疗主要是控制感染以及对症治疗等。造血干细胞移植为唯一的根治方式。一项 6 例 GATA2 缺陷患者进行移植的研究表明，非清髓造血干细胞移植能够成功重建免疫功能，包括单核细胞、B 细胞与 NK 细胞，以及改善临床表型。6 例移植中，4 例使用 HLA 匹配外周血干细胞，另外 2 例使用脐血干细胞。接受移植后，所有患者都有高水平供体植入。并发症包括移植物抗宿主病、植入延迟以及免疫介导的血细胞减少与肾病综合征等。除 1 例患者死于急性移植物抗宿主病外，另外 5 例患者平均随访 17.4 个月仍存活。

（二）肺泡蛋白沉积症

肺泡蛋白沉积症（pulmonary alveolar proteinosis，PAP，OMIM#306250）为一种罕见的肺部疾病，在 1958 年首次报道该病。主要表现为肺泡表面活性物质过度集聚，从而导致呼吸功能障碍。同时，PAP 患者由于髓系细胞异常而易发生肺部或肺外细菌感染。PAP 包括先天性、自身免疫性以及继发性三种类型。目前业已发现粒细胞 - 巨噬细胞集落刺激因子（granulocyte-macrophage colony stimulating factor，GM-CSF）受体突变可导致先天性 PAP。肺泡灌洗为主要治疗方式，造血干细胞移植可能根治本病。

【病因和发病机制】

肺泡表面活性物质由肺泡 II 型上皮细胞产生，主要功能是降低肺泡气液界面表面张力，从而避免肺泡塌陷，维持呼吸交换。肺泡表面活性物质的产生、重吸收、循环与代谢必须保持动态平衡以达到一个相对稳定水平。如果表面活性物质在肺泡壁过度集聚，将产生大量炎症反应，从而导致 PAP。研究表明，PAP 的发生中，肺泡 II 型上皮细胞对表面活性物质的重吸收与代谢未受影响，但肺泡巨噬细胞对表面活性物质的清除减少，从而导致本病的发生。

在分子水平上，GM-CSF 信号通路在 PAP 的病理生理机制中非常重要。GM-CSF 结合 GM-CSF 受体（GM-CSFR）发挥作用，而后者由 GM-CSFRα 链与 GM-CSFRβ 链组成。低浓度 GM-CSF 促进髓系细胞生存与分化；而高浓度则导致细胞活化与增殖。GM-CSF 可促进细胞黏附、细胞吞噬功能以及诱发炎症反应。GM-CSF 通过巨噬细胞分泌 IL-18 与 IL-12 细胞因子，刺激 T 细胞与 NK 细胞分泌 IFN-γ，从而加强对胞内病原体的免疫应答。因此，GM-CSF 信号通路缺陷将导致胞内细菌等微生物感染。

【临床表现】

PAP 包括先天性、自身免疫性以及继发性三种类型。其中，自身免疫性 PAP 占 90% 以上，主要由高水平抗 GM-CSF 自身抗体介导产生。先天性 PAP 由于 GM-CSF 信号通路缺陷导致，目前已发现 GM-CSFRα 链与 GM-CSFRβ 链突变可导致本病。另外，白血病与骨髓增生异常综合征等血液系统疾病、SCID 与 IgA 缺陷等 PID 以及感染、造血干细胞移植等疾病可继发 PAP，具体机制不详。

进展性呼吸衰竭以及低氧血症是 PAP 的主要临床特征。同时，由于髓系细胞异常以及 GM-CSF 信号通路功能障碍，PAP 患者易患肺部或肺外感染。社区获得性含荚膜细菌以及分枝杆菌、诺卡放线菌等机会病原体为常见致病原。

【实验室检查】

PAP 患者肺活检提示肺泡颗粒状 PAS 阳性蛋白类物质积聚，以及泡沫巨噬细胞与炎症浸润，但肺组织结构无破坏。肺泡灌洗液中炎症介质包括细胞因子与趋化因子水平升高。自身免疫性 PAP 患者抗 GM-CSF 抗体上升，而先天性 PAP 患者无此自身抗体，但血清 GM-CSF 水平显著升高。对于考虑先天性 PAP 的患者，可进行分子遗传学检测 GM-CSFR 基因，以明确相应的分子缺陷，基因突变的确定辅助该病的确诊。

【诊断及鉴别诊断】

临床表现对 PAP 的诊断非常重要，对于以进行性呼吸功能障碍伴肺部或肺外感染为主要临床特征的疾病，应考虑此病。结合肺活检、实验室 GM-CSF 自身抗体以及 GM-CSFR 基因检测，可以确诊本病以及鉴别三种类型。

【治疗与预后】

肺泡灌洗为主要治疗方式。PAP 患者接受肺泡灌洗后，临床症状及胸部影像学检查显著改善；但约 15% 的患者会复发，需多次灌洗。另外，雾化吸入或皮下注射 GM-CSF 有一定效果。造血干细胞移植可能根治本病。但一例 GM-CSFRα 突变的先天性 PAP 患者接受无关供体干细胞移植后，由于严重呼吸道感染而死亡。对于自身免疫性 PAP 患者，使用利妥昔单抗可能有效。

（毛华伟）

第七节　固有免疫缺陷

一、无汗性外胚层发育不良伴免疫缺陷综合征

无汗性外胚层发育不良伴免疫缺陷综合征（anhidrotic ectodermal dysplasia with immunodeficiency, EDA-ID）为一类罕见病。患者临床表现包括外胚层发育不良、反复感染、血管异常、骨质异常等。免疫学特征包括患者对多糖抗原产生抗体反应受损、低免疫球蛋白血症、高 IgM 综合征、自然杀伤细胞（NK）细胞毒性功能受损和自身免疫性疾病。目前已鉴定出两个与 EDA-ID 相关的基因：X 连锁 EDA-ID（XL-EDA-ID）致病基因 NEMO（蛋白为 IKKγ），常染色体显性 EDA-ID（AD-EDA-ID）致病基因 NFKBIA（蛋白为 IκBα）。这两个基因都参与 NF-κB 激活。XL-EDA-ID 的遗传诊断中，需注意 NEMO 假基因和体细胞嵌合现象的发生。

【病因和发病机制】

Frix 等人于 1986 年报告了首例以血行播散型肺结核（曾称粟粒型肺结核）为主要表现的 EDA-ID 病例。同时发现另一名表现为铜绿假单胞菌、分枝杆菌和巨细胞病毒感染引起的多重危重感染的 EDA-ID 患者。2001 年，3 个小组研究表明 NEMO 基因缺陷与 XL-EDA-ID 有关，证实 XL-EDA-ID 患者外胚层发育不良和免疫功能障碍，均是由 NEMO 缺陷导致 NF-κB 信号活化受损引起的。Courtois 等人于 2003 年发现 AD-EDA-ID 的病因为 NFKBIA 基因突变。西方国家估计 XL-

EDA-ID 的发病率是 1∶250 000 活产男性。AD-EDA-ID 报道较少,迄今已报道约 10 余例。

NF-κB 参与多种形式的信号转导,包括白细胞介素 1(IL-1)家族蛋白受体、Toll 样受体、血管内皮生长因子受体 -3(VEGFR-3)、受体核因子 κB 激活因子(RANK)、外胚层增殖素 A 受体、CD40 途径和肿瘤坏死因子(TNF)受体等,是免疫应答、应激反应、细胞凋亡、分化的重要调节因子,NF-κB 通路相关基因突变则导致相应生理功能障碍和疾病发生。哺乳动物细胞存在两种主要的 NF-κB 激活途径,即典型途径和非典型途径。其中 NEMO 和 NF-κB 抑制物(IκB)直接参与经典途径并间接参与非经典途径。NF-κB 蛋白由同源或异源二聚体(p50、p52、RelA、RelB 和 c-rel)构成,与 IκBα、IκBβ、IκBε 三者构成的 IκB 家族蛋白相互结合,分布于细胞质中。在信号活化后,IκB 家族蛋白被磷酸化和多泛素化后通过泛素化 - 蛋白酶体途径被降解,从而释放 NF-κB 并转移到细胞核,激活其靶基因表达。IκB 磷酸化由具有催化活性的 IKKα/IKKβ 和 IKKγ(NEMO)多蛋白激酶复合物执行。NEMO 基因位于 Xq28,是一个由 9 个外显子和 4 个可变的非编码第一外显子组成的 23kb 的基因。NEMO 基因的非功能拷贝 IKBKGP(也称为 NEMO 假基因)位于外显子 10 远端 31.6kb。IKBKGP 与 NEMO 基因尾对尾,包含外显子 3~10,两者同源性为 99.8。NEMO 蛋白分子量 48kDa,由两个螺旋结构域(CC1,CC2)、亮氨酸拉链(LZ)结构域、NEMO 泛素结合(NUB)结构域和锌指(ZF)结构域组成。NEMO 没有催化活性,但其对于 IKK 复合物功能必不可少。通过 NEMO 的 CC1 结构域 N 末端与 IKK 复合物相互作用。通过细胞因子信号转导,Lys-63 连接或线性泛素链结合 NUB 和 ZF 结构域,后者具有第二泛素结合位点。NEMO 与泛素的相互作用促进了 NEMO 的募集和寡聚化,CC2/LZ 转化为完全折叠的构象,形成 NEMO 的低聚物,从而激活 IKK 复合物,导致 IκB 家族蛋白的磷酸化和后续泛素化降解以及释放 NF-κB。NEMO 亚效基因突变损害了 IκB 磷酸化和 NF-κB 的顺序激活,导致 EDA-ID 临床特征的变化。相比之下,NEMO 完全失功能突变在男性中是致命的,在女性携带者中导致色素失调症。NEMO 的结构复杂,已报道突变分布在整个 NEMO 基因,因而导致 XL-EDA-ID 多样化临床表型。IκBα 蛋白为丝氨酸 / 苏氨酸蛋白激酶家族成员,在其 N- 末端含

有磷酸化位点,在其中心部分含有锚蛋白重复结构域,在其 C- 末端含有富含脯氨酸、谷氨酸、丝氨酸和苏氨酸(rPEST)结构域的重组肽序列。IκBα 抑制 NF-κB 复合物的激活,而 Ser32 和 Ser36 磷酸化触发 IκBα 泛素化而降解,失去抑制的 NF-κB 向细胞核移位并激活其靶基因。IκBα 的增功能突变会导致其磷酸化障碍,使突变的 IκBα 分子在细胞质中积累,持续抑制 NF-κB 的核转运和靶基因激活。所有报道的 IκBα 突变均导致 IκBα 磷酸化位点的异常,导致蛋白质的异常积累,从而导致 NF-κB 在细胞质中的滞留。

【XL-EDA-ID 临床表现】

1. 无汗性外胚层发育不良 外胚层来源的细胞和组织如角质形成细胞、毛囊和汗腺的发育及外胚层发育有关。外胚层发育主要通过 ectodysplasin 及其受体信号转导通路。ectodysplasin 及其受体活化信号依赖 NF-κB 激活途径。NEMO 失功能突变则影响 NF-κB 激活造成外胚层发育不全。外胚层发育不全诊断需要以下七项特征中的至少两项:①皮肤色素减退;②眼眶周围皱纹和色素沉着;③头发稀疏;④汗腺发育不良或无汗腺;⑤牙齿缺损、锥形前牙和牙槽嵴缺损;⑥低鼻梁,鼻翼发育不良;⑦额头饱满,眶上嵴突出。虽然 EDA 是 EDA-ID 的特征性征象之一,但在婴儿早期并不明显,甚至完全没有 EDA 表现。在这种情况下,需进行 NEMO 和 NFKBIA 基因的遗传分析和典型免疫学筛查。

2. 细菌与病毒感染 大多数 XL-EDA-ID 患者感染易感性增高,尤其细菌感染。59% 患者出现低丙种球蛋白血症,大多数患者不能对肺炎链球菌多糖抗原产生特异性的抗体,导致对包括肺炎链球菌、流感嗜血杆菌和金黄色葡萄球菌在内的化脓细菌感染。EDA-ID 患者对 TNF-α、IL-1、IL-18 和脂多糖等反应受损引起固有免疫缺陷。此外,CD40 介导的信号在树突状细胞和 B 细胞中受损,同样导致抗体应答受损。

3. 分枝杆菌感染 部分 XL-EDA-ID 患者易感分枝杆菌,为疾病相关的最严重的并发症之一。各种分枝杆菌感染均有报道,其中鸟分枝杆菌最常见,表现为蜂窝织炎、骨髓炎、淋巴结炎、肺炎和播散性疾病。XL-EDA-ID 对 BCG 也易感,需注意避免接种。XL-EDA-ID 患者分枝杆菌易感可能使由于单核细胞 CD40 信号转导的缺陷致 IL-12-IFN-γ 轴缺陷引起。

4. 骨质疏松与血管异常　在 XL-EDA-ID 严重表型的患者中观察到骨质疏松症和血管异常。这种疾病称为 EDA-ID 伴骨质疏松症和淋巴水肿（OL-EDA-ID）。这些患者大多存在生长迟缓和难治性感染，包括肺孢子虫病等机会感染。必须进行造血干细胞移植以避免相关并发症和夭折。在各种动物模型中，RANKL 和 TNF 诱导的 NF-κB 信号转导可影响骨髓破骨细胞的生成。XL-EDA-ID 患者由于 NEMO 突变，RANKL 诱导的信号转导受损，破骨细胞生成受到抑制，以及对易于被 TNF 诱导的破骨细胞前体凋亡，可以解释特征性骨质疏松症。VEGFR-3 信号转导可诱导 NF-κB 活化，*VEGFR-3* 基因突变可引起原发性淋巴水肿。在 OL-EDA-ID 中观察到的淋巴水肿可能反映严重的功能性 NF-κB 激活障碍。

5. NK 细胞毒功能缺陷　XL-EDA-ID 患者外周血 NK 细胞数量正常，但 NK 细胞杀伤活性受损。结合特征性临床表现，NK 细胞缺陷对 XL-EDA-ID 有一定的诊断价值。NKp30 是一种天然的细胞毒性受体，几乎只在人 NK 细胞表达。*NEMO* 突变患者 NK 细胞毒性的缺陷由特异性激活受体（包括 NKp30）诱导的经典通路 NF-κB 活性受损引起。

6. 炎症性疾病　XL-EDA-ID 患者中经常观察到炎症性疾病和自身免疫，约 1/4 患者患炎性结肠炎（称为 NEMO 相关结肠炎）。NEMO 相关结肠炎通常发生在儿童早期，导致顽固性腹泻和生长落后。组织病理学检查显示活动性结肠炎伴大量中性粒细胞浸润。NEMO 缺陷上皮细胞对 TNF 诱导的细胞凋亡增加可能是慢性肠炎的重要原因。

【XL-EDA-ID 诊断及鉴别诊断】

XL-EDA-ID 患者许多常规免疫学检查可能无明显异常，加上早期外胚层发育不良表现不突出，因此早期诊断特别困难。然而，由于 EDA 在 EDA-ID 患者中具有特征性和诊断价值，因此具有 EDA 表现伴感染患者则鼓励行遗传分析。EDA 表现可能在部分患者缺失，因此，即使没有特征性体征，也不应完全排除 EDA-ID。如果患者具有反复的细菌感染或环境分枝杆菌感染，则 XL-EDA-ID 应包括在鉴别诊断中。NK 细胞的细胞毒性分析可能对诊断有指示意义。*NEMO* 突变分布于整个 *NEMO* 基因，这解释了 EDA-ID 临床表型多样性。基因分型有利于预测患者 EDA-ID 表型和预后。

NEMO 假基因的存在使利用基因组 DNA Sanger 测序进行遗传分析较为困难。因此 *NEMO* 突变应该通过 NEMO cDNA 的序列分析来鉴定。NEMO cDNA 的编码序列从第 2 外显子延伸到第 10 外显子。淋巴细胞表达 NEMO 转录本，包括外显子 1A、1B 或 1C，1B 转录本占大多数。外显子 1B 剪接位点 +1 位的突变导致 NEMO mRNA 拼接异常、NEMO 蛋白的表达减少。因此，在 XL-EDA-ID 的遗传诊断中，必须所有 10 个 *NEMO* 外显子进行基因组测序。部分患者体内存在的体细胞嵌合现象，主要见于 T 细胞嵌合，提示 NEMO 对 T 细胞增殖至关重要。尽管 XL-EDA-ID 中体细胞嵌合现象的临床表型尚未阐明，但需要注意这种现象可能影响分子诊断，NEMO 蛋白的流式细胞术分析可用于一些嵌合体 XL-EDA-ID 的诊断。

【XL-EDA-ID 预后】

根据既往 X-EDA-ID 数据库，平均死亡年龄为 6.4 岁。随着患者诊断的提前，可能发现更多小年龄死亡患者。

【AD-EDA-ID 临床表现】

IκBα 的突变引起与 NF-κB 激活相关的信号转导异常，导致各种临床表现类似于 NEMO 突变。目前 *IκBα* 基因突变发现不多，包括 p.Ser32Ile、p.Gln9X、p.Trp11X 和 p.Glu14X 等。在文献报道的 AD-EDA-ID 患者中，绝大部分患者有 EDA，p.Ser32Ile 嵌合症患者无该表现。无义突变患者有反复细菌感染、肺孢子虫感染和皮肤念珠菌病。低免疫球蛋白血症、TCRγδT 细胞减少、抗 CD3 激活 T 细胞增殖低下。尽管在大多数 NEMO 缺陷患者 NK 细胞毒性功能降低，但是在 IκBα p.Ser32Ile 突变的患者中未检测到 NK 细胞毒性功能异常。一位 p.Ser32Ile 体细胞突变患者表现为幼年特发性关节炎，接受类固醇治疗 10 年，成年后，出现类风湿因子阳性的少关节炎，发生一次鼠伤寒沙门菌感染。3 个无义突变（p.Trp11X、p.Gln9X 和 p.Glu14X）的患者 IgG 水平正常。p.Glu14X 突变患者表现为自幼生长落后，反复细菌和肺孢子虫感染。p.Glu14X 突变 N- 末端截短蛋白缺乏丝氨酸磷酸化位点（Ser32 和 Ser36），并通过在淋巴细胞和单核细胞中作为显性负调机制抑制 NF-κB 的激活。P.Gln9X 突变患者从儿童早期开始出现反复病毒和细菌感染，肠内炎症性疾病。P.Trp11X 突变患者表现为复发性肺炎和支气管扩张，但无菌血症或分枝杆菌感染史，该患者 10 岁时开始接受免疫球蛋白输注疗法，之后感染等明显减少。

【AD-EDA-ID 诊断及鉴别诊断】

1. **诊断** 除体细胞突变嵌合状态外,EDA 为 AD-EDA-ID 的一致表现,因此对诊断很有指示意义。反复严重感染多见,包括细菌、病毒、真菌和小婴儿肺孢子虫感染等。

2. **鉴别诊断** AL-EDA-ID 较 XL-EDA-ID 的免疫功能障碍更加严重,但并不能以感染严重程度进行鉴别诊断。

【EDA-ID 的治疗】

对于大多数 XL-EDA-ID 患者和所有 AD-EDA-ID 患者,治疗应包括静脉或皮下注射免疫球蛋白替代。患者尽管存在正常水平免疫球蛋白,但对多糖抗原应答受损,以及对化脓性细菌易感。在可疑感染的 EDA-ID 患者,应早期经验性静脉注射抗生素,由于 Toll 样受体信号转导缺陷,患者早期可能不能产生明显 CRP 升高。部分 XL-EDA-ID 患者和几乎所有 AD-EDA-ID 患者中可以看到白念珠菌和肺孢子虫感染。强烈建议尽早和充分复方新诺明和抗真菌药物预防感染。慢性非典型分枝杆菌感染在 XL-EDA-ID 中也很常见,常常提示不良预后。非典型分枝杆菌感染往往起病隐匿,可能仅有一种症状或体征,即淋巴结病变、生长落后和顽固性腹泻等,诊断时往往已经形成播散性感染。因此强调 EDA-ID 患者进行定期随访。NEMO 相关结肠炎在 XL-EDA-ID 中较为复杂,患者的生活质量明显下降,抗生素治疗可能无效,而皮质类固醇有效。报道 1 例 XL-EDA-ID 患者的炎症性结肠炎采用 TNF 抗体治疗后疾病缓解,它可能是 NEMO 相关结肠炎患者的治疗选择。报道 2 例 AD-EDA-ID 和 8 例临床表型严重的 XL-EDA-ID 患者行 HSCT,其中 1 例 AD-EDA-ID 患者和 5 例 XL-EDA-ID 患者免疫功能及远期生存率均有改善,而 2 例 XL-EDA-ID 患者免疫功能仍无改善。3 例 XL-EDA-ID 患者和 1 例 AD-EDA-ID 患者在 HSCT 后死亡,1 例死于静脉闭塞性疾病,1 例死于Ⅲ型副流感病毒感染,1 例死于感染性休克,1 例死于耐药铜绿假单胞菌所致败血症。3 例 XL-EDA-ID 患者和 1 例 AD-EAD-ID 患者发生移植物衰竭。这些病例表明 EDA-ID 患者可能存在移植困难,需要新的根治方法。

二、Toll 样受体(TLR)通路缺陷

人类有 10 种 Toll 样受体作为病原生物的模式识别受体,在固有免疫中发挥重要功能。不同的 TLR 同源二聚体和异二聚体可被不同微生物成分激活,如三乙酰化细菌脂肽激活 TLR1/TLR2,二乙酰化脂肽激活 TLR2/TLR6,肽聚糖和脂磷壁酸激活 TLR2,双链 RNA 激活 TLR3,脂多糖(LPS)激活 TLR4,细菌鞭毛激活 TLR5,单链 RNA 激活 TLR7 和 TLR8,CpG-DNA 激活 TLR9。尚无确切 TLR10 激动剂。其中,TLR1、2、4、5、6、10 表达于细胞表面。TLR3、7、8 和 9 在内质网(ER)中表达,可能被运送到其他细胞内细胞器,如溶酶体和内体等。UNC-93B 在 TLR3、7、8、9 信号转导和在不同细胞器间转位中起关键作用。TLR 和 IL-1R 都具有细胞内 Toll 和白细胞介素 1 受体(TIR)结构域。存在此结构域统称为 TIR 超家族。人类有多达 10 个 IL-1R 家族成员,包括无 TIR 结构域诱饵受体(IL-1RII)和 9 个含有 TIR 结构域的受体,包括 6 种受体(IL-1R1、IL-18Rα、IL-33Rα、TIGIRR-1、TIGIRR-2 和 IL-1Rrp2),2 个共受体(IL-1RAcP 和 IL-18Rβ)和抑制作用受体 TIR8/SIGIRR。6 个受体识别三种促炎因子:① IL-1β(IL-1R1 和 IL-1RAcP 也识别轻度促炎症性 IL-1α);② IL-18(IL-18Rα 和 IL-18Rβ 也识别 IL-1F7);③ IL-33(IL-33Rα 和 IL-RAcP)。由于 IL-1β、IL-18 和 IL-33 已被证明是关键早期促炎细胞因子,在各类抗感染免疫应答中起重要作用,因此 IL-1Rs 被认为是关键的固有免疫系统受体。

TIR 经典途径及缺陷(IRAK4 及 MYD88 缺陷致其他 TLR 信号转导障碍 - 化脓性感染):其他 TLR 依赖经典 TIR 途径,TIR 募集 MyD88,MyD88 募集包括 IRAK 复合物在内的胞质激酶。IRAK 复合物(包含活性激酶 IRAK-1、IRAK-4 和非催化亚基 IRAK-2、IRAK-3/M)激活 NF-κB 和有丝分裂原激活蛋白激酶(MAPKs)通路。NF-κB 信号转导参照 EDA-ID 描述。经典 TIR 信号通路最终引起炎症细胞因子和趋化因子的合成(包括 IL-1β、-6、-8 和 -12,TNF-α 等)。目前已经发现 TIR 经典通路相关 IRAK4、MYD88 缺陷两种原发性免疫缺陷,临床主要表现为侵袭性和非侵袭性化脓性感染。

TIR 非经典途径及缺陷(缺陷致 TLR-3 通路信号转导障碍 - 单纯疱疹病毒性脑炎):含有 TIR 结构域的 TLR 和 IL-1Rs 募集胞内含有 TIR 结构域的接头蛋白 MyD88、TRIF,协同接头蛋白 TIRAP(MAL)、TRAM 和 SARM。根据接头蛋白和信号转导不同,TIR 信号转导分为经典途径和非经典途径。TLR3 和 IL-1R、IL-18R 和 IL-33R 信号转

导依赖非经典 TIR 途径,TLR3 募集 TRIF 接头蛋白,TLR4 同时募集 MyD88 和 TRIF 两种接头蛋白。TRIF 募集 TRAF6 并激活 TAK1 并级联激活 NF-κB。TRIF 也募集 TRAF3、TBK1 和 IKKε 信号复合体,TBK1 磷酸化激活 IRF3。被磷酸化激活的 IRF3 入核诱导 Ⅰ、Ⅲ型 IFN 和炎症细胞因子,促进抗病毒免疫。替代途径缺陷已经发现 *TLR3*、*UNC93B1*、*TRIF*、*TRAF3*、*TBK1* 和 *IRF3* 等突变所致 TLR-3 通路信号转导缺陷。这些基因突变主要表现是单纯疱疹病毒脑炎。UNC93B1 和 TRAF3 缺陷也会损害 TLR7~9 通路,但尚无明确对应临床表现。

（一）TIR 经典途径及缺陷

【IRAK-4 缺陷】

1. **病因及突变**　Picard 等人于 2003 年首次发现 IRAK-4 缺陷,为常染色体隐性遗传病,由纯合突变或者复合杂合突变所致,散发及家族性均有发现,无明确地域特点。错义突变、缺失突变、无义突变、移码突变等均有发现。除 G298D 和 R12C 外,绝大部分突变均导致 IRAK-4 表达及功能缺失。

2. **临床表现**　尽管免疫表型多样,涉及信号通路复杂,但 IRAK-4 缺陷患者临床往往表现为侵袭性化脓性细菌感染(脑膜炎、败血症、关节炎、骨髓炎和脓肿)。患者对常见真菌、寄生虫、病毒和其他许多细菌有正常抵抗力。感染部位中脑膜炎占 65%,败血症占 37%,关节炎占 27%,骨髓炎占 13%,深部内脏器官/组织脓肿占 29%。侵袭性细菌感染主要由肺炎链球菌、金黄色葡萄球菌和铜绿假单胞菌引起。肺炎链球菌感染占所有感染的 54%,金黄色葡萄球菌和铜绿假单胞菌的发现率为 14% 和 20%。革兰氏阳性细菌如无乳链球菌和革兰氏阴性细菌(志贺菌、脑膜炎球菌、流感嗜血杆菌和败血性梭菌)已被证实可引起感染。90% 的 IRAK-4 缺陷患者在 2 岁之前发病。约 40% 患者 8 岁以前死于侵袭性细菌感染,许多患者 2 岁前死亡,主要死于侵袭性肺炎链球菌感染。IRAK-4 缺陷侵袭性感染随着年龄增长而改善,患有 IRAK-4 缺陷的儿童在十几岁后侵袭性细菌感染明显减少。患者存在皮肤和上层呼吸道非侵袭性化脓性细菌感染和坏死性感染。40% 患者有反复局部皮肤感染(疖病、毛囊炎、蜂窝织炎、脐炎、眼眶蜂窝织炎、眼内炎),淋巴结炎占 29%,耳鼻喉感染(耳炎、鼻窦炎、扁桃体脓肿、坏死性会厌炎、咽炎和腭部感染)约占 30% 的患者。大约只有 20% 患者患有肺炎,

但无慢性支气管和肺疾病。主要的非侵袭性感染病原包括金黄色葡萄球菌约占 40%,铜绿假单胞菌约占 20%,肺炎链球菌约占 16%。其他革兰氏阳性和革兰氏阴性菌也可引起非侵袭性疾病。极少患者发生了鸟分枝杆菌感染。所有患者均发生过非侵袭性细菌感染,且在 2 岁之前就均有第一次非侵袭性细菌感染。

3. **实验室检查**　患者外周血白细胞在 TLR 和 IL-1R 激动剂刺激下,白细胞不能产生 IL-6,粒细胞脱落 CD62L 明显减少。TLR3 信号转导不依赖 IRAK-4,因此无明显影响,TLR-4 信号依赖经典和非经典途径,因此功能部分受损。造血细胞和非造血细胞 IL-1β、IL-18、IL-33 活化 IL-1R 通路均明显受损。白细胞发育无明显影响。另外 T/B 细胞特异性免疫应答无明显异常。明确免疫异常包括:IgM⁺IgD⁺CD27⁻B 细胞明显降低,而类别转化的记忆 B 细胞无明显异常。约 1/2 患者针对肺炎链球菌及多糖抗原产生的 IgG 和 IgM 抗体降低。约 70% 患者血清 IgE 及 40% 患者血清 IgG4 升高,但患者哮喘、特应性皮炎湿疹等发病率无显著升高。患者虽患严重细菌感染,但病初发热患者血浆 CRP 升高不明显,约 20% 患者可发现脐带脱落延迟。

【MyD88 缺陷】

1. **病因及突变**　MyD88 缺陷于 2008 年首次被发现,为常染色体隐性遗传。可为纯合突变,亦可为复合杂合突变,绝大部分患者为家族性发病,极少数为散发性。突变包含错义突变、无义突变和移码突变等。*MyD88* 突变均为功能缺失,无义突变可表现为表达缺失。

2. **临床表现**　MyD88 缺陷患者细菌感染易感性明显增高,但病初引起 CRP 升高及发热反应不明显。主要表现为窄谱侵袭性化脓性细菌感染(脑膜炎、败血症、关节炎、骨髓炎和脓肿),对常见真菌、寄生虫、病毒和许多其他细菌均有正常免疫应答。MyD88 中约有 45% 发生脑膜炎,50% 败血症,14% 关节炎,骨髓炎占 9%,内脏器官/组织深脓肿约占 14%。仅极少数患者未见侵袭性细菌感染。侵袭性细菌感染中肺炎链球菌约占 40%,金黄色葡萄球菌和铜绿假单胞菌则分别占 20% 和 15% 左右。其他革兰氏阳性菌(A 组、B 组和 β-溶血性链球菌)和革兰氏阴性(肠炎沙门菌、流感嗜血杆菌和黏膜炎莫拉菌)也可引起患者侵袭性感染。大多数 MyD88 缺陷患者 2 岁前已感染发病。已经报

道超过 40% 患者 4 岁前死于侵袭性细菌感染,许多在 1 岁前死亡。MyD88 缺陷患者侵袭性感染随着年龄的增长而改善,青春期后极少有侵袭性细菌感染发生。患者常常患有非侵袭性化脓性细菌感染,多为皮肤和上呼吸道,坏死性感染常见。反复局部皮肤感染(疖病、毛囊炎、蜂窝织炎和眼内炎)占 14%,淋巴结炎占 23%,耳炎、鼻窦炎、扁桃体炎、坏死性会厌炎、咽炎发生于约 14% 患者。报道只有约 14% 的患者患有肺炎,无慢性肺部疾病报道。非侵袭性感染主要细菌株约 50% 为金黄色葡萄球菌,20% 为肺炎链球菌,13% 为铜绿假单胞菌感染。其他革兰氏阴性细菌如大肠埃希菌和肺炎克雷伯菌也引起非侵袭性感染。大多数 MyD88 缺陷患者都有过非侵袭性细菌感染,1/2 患者 2 岁前患有第一次非侵袭性细菌感染。

3. **实验室检查** 患者外周血白细胞在 TLR 和 IL-1R 激动剂刺激下,白细胞不能产生 IL-6,粒细胞脱落 CD62L 明显减少,TLR3 信号转导不依赖 MyD88,因此无明显影响。白细胞发育无明显异常,T/B 细胞免疫应答无明显异常。IgM⁺IgD⁺CD27⁺B 细胞明显降低,而类别转化的记忆 B 细胞无明显异常。1/2 受试患者针对肺炎链球菌及多糖抗原产生的 IgG 和 IgM 抗体在 1/2 受试患者降低,可能与参与 TACI 信号转导有关。约 50% 患者血清 IgE 及 28% 患者血清 IgG4 升高。

4. **IRAK-4 及 MyD88 缺陷治疗** MyD88 和 IRAK-4 的缺陷免疫学和临床表型相似,所以这两种缺陷的管理可以一起讨论。患有 IRAK-4 和 MyD88 的患者接种肺炎链球菌疫苗、流感嗜血杆菌疫苗和脑膜炎奈瑟菌疫苗,以及预防性抗生素预防(复方 SMZ 或者青霉素类)。同时建议经验静脉注射或皮下给予免疫球蛋白注射,直到 10 岁。这似乎对预防侵袭性细菌感染有一定效果。临床状况和结果随着年龄的增长可得到有效改善,这可能通过适应性抗原的发展来解释特异性 T 淋巴细胞和 B 淋巴细胞反应。

(二) TIR 非经典途径及缺陷

【TLR3 缺陷】

1. **病因及实验室检查** Zhang 等于 2007 年首次发现常染色体显性遗传 TLR3 缺陷,为显性负调机制引起疾病。TLR3 缺陷也可以呈常染色体隐性遗传。患者主要表现为单纯疱疹病毒性脑炎。血白细胞对 TLR3 激动剂反应低下。患者成纤维细胞在 TLR3 激活下,产生 IFN-β 及 IFN-γ 功

能低下,不能抑制 HSV-1 及 VSV 复制并造成细胞死亡。但白细胞类、T 细胞亚群、特异性抗体产生、淋巴细胞增殖功能均无明显异常。提示 TLR-3 依赖的 IFN-α、IFN-β 和 IFN-γ 对中枢神经系统原发 HSV-1 感染至关重要。

2. **临床表现** 目前发现 TLR-3 患者极少,仅有零星报道,主要表现为 HSV-1 所致脑炎。其中 1 例 HSV 脑炎患者于 5 岁发病,首次发病因脑脊液发现 HSV-1 抗体阳性而实现病原诊断。使用阿昔洛韦后患者恢复,但后复发,脑脊液 HSV 阳性,并出现脑实质损害。继续采用阿昔洛韦静脉及口服序贯治疗。另一名患者于 5 月龄因脑炎起病,脑脊液 HSV-1 阳性,经抗阿昔洛韦病毒治疗后好转。患者均暴露 VZV 及 EBV 等,且抗体阳性,但患者无明显急性感染表现。接受麻疹、腮腺炎和风疹及脊髓灰质炎减毒活疫苗后亦未发生疫苗病。患者未发现细菌、分枝杆菌、寄生虫和真菌等易感性增高表现。据报道,其他 5 例常染色体显性遗传患者甚至大部分患者未发现临床 HSV 脑炎表现,提示 AD 患者细胞表型完全外显而临床不完全外显,可能与感染病毒年龄、病毒本身和其他相关调控基因相关。

【UNC-93B 缺陷】

1. **病因及实验室检查** Casrouge 于 2006 年首次发现 UNC-93B 缺陷致单纯疱疹病毒性脑炎(herpes simplex virus encephalitis, HSE)。为常染色体隐性遗传病,目前报道极少。UNC-93B 定位于内质网,含有 12 个跨膜结构域。UNC-93B 从内质网转运 TLR3、7 和 9 到内溶酶体及细胞内体。患者白细胞及成纤维细胞在 TLR3、7、8、9 激活后不能产生 IFN-α、IFN-β 和 IFN-γ。IRAK-4 及 MyD88 患者同样有 TLR7、TLR8 和 TLR9 通路受损,但患者无 HSE 易感性增高表现,提示 TLR7、8、9 在 UNC-93B 所致 HSE 患者发病中并不起关键作用。UNC-93B 缺陷患者成纤维细胞不能控制 HSV-1 或 VSV 感染和复制而造成细胞死亡。其他吞噬细胞、T/B 细胞及亚群、NK 细胞无明显异常。抗体应答以及 T/B 细胞丝裂原活化下细胞增殖无明显异常。

2. **临床表现** 报道 2 例患者发生 HSE,第 1 例患者于 11 月龄发病。依据临床表现、脑部影像学及脑脊液 HSV 抗体检测确诊。后给予阿昔洛韦抗病毒治疗后好转,但多次复发。后序贯口服阿昔洛韦后患者未再复发。第 2 例患者于 5 岁起病,也

呈脑膜脑炎表现,根据影像学及脑脊液核酸检测确诊 HSE。经过抗病毒治疗后未再复发。但患者带有相同突变的同胞未发病。患者均接触过 CMV、VZV、EBV、HHV6、细小病毒 B19、呼吸道合胞病毒、副流感病毒、甲型流感病毒、乙型流感病毒等,均未发生急性感染临床表现。患者均接受减毒活疫苗,如麻疹、腮腺炎和风疹疫苗及脊髓灰质炎病毒疫苗接种,未发生疫苗病。

【TRAF3 缺陷】

1. 病因及实验室检查 Perez de Diego 等于 2010 年首次发现 TRAF3 缺陷,为常染色体显性遗传。TRAF-3 参与多种 TNF 受体以及 TLR-3 下游信号转导,促进 IFN-α、IFN-β 和 IFN-γ 的产生。报道的患者 R118W 杂合突变引起蛋白表达和功能缺失,以显性负调控方式引起免疫缺陷。患者白细胞和成纤维细胞 TLR3 活化后产生 IFN-β 和 IFN-γ 功能受损。患者成纤维细胞在 VSV 感染后病毒复制增加并造成细胞死亡。单核细胞诱导的树突状细胞和单核细胞诱导的巨噬细胞在 TLR4 和 TLR7~8 激动剂活化后产生 IFN-α、IL-12p40、TNF-α 和 IL-6 减少。同样,TRAF3 缺陷影响 TNF-R 途径、CD40、LTβR 和 BAFF-R 途径,但患者未表现出相应临床特征,提示与临床外显率相关。患者吞噬细胞、T/B 细胞及亚群、NK 细胞无明显异常。抗体应答以及 T 细胞丝裂原及抗原活化下细胞增殖无明显异常。总之,TRAF3 缺陷影响相应 IFN-α/β/γ 诱导途径和 TNF-R 信号途径。而残余 TRAF3 活性足以抵抗大部分感染而使患者无明显临床症状,由于 TRAF3 在 TLR3 信号中的重要功能,患者表现为 HSE。

2. 临床表现 首例 TRAF3 患者 4 岁时以持续发热和抽搐起病,脑脊液发现 HSV-1 阳性,CT 扫描显示左额颞叶低密度影。静脉注射阿昔洛韦治疗后恢复。患者病前 2 个月患水痘,患者母亲及兄弟患有口唇疱疹及病毒性脑炎。患者未接受预防感染但病情稳定,无其他特殊感染,血清 EBV、VZV 和 HSV-2 抗体阳性但无临床症状。

【TRIF 缺陷】

1. 病因及实验室检查 Sancho-Shimizu 等于 2011 年首次发现两例 TRIF 缺陷致 HSE 患者。为常染色体隐性遗传或显性遗传,其中 1 例患者缺陷为 R141X 纯合突变,造成蛋白截短。该突变造成 TRIF 依赖的 TLR-3 和 TLR-4 通路缺陷,产生 IFN-β 和 IFN-γ 产生受损。第 2 例患者为 S186L

杂合突变,提示患者为常染色显性遗传,以显性负调控机制造成免疫缺陷,该患者携带者亲属无 HSE 表现,提示该病的不完全外显。

2. 临床表现 第 1 例患者于 2 岁发病,出现癫痫、脑电图异常、左颞叶萎缩及语言发育落后。第 2 例患者于 21 月龄发病,表现为 HSE,阿昔洛韦治疗后未再复发,无神经系统后遗症。

【TBK1 及 IRF3 缺陷】

TLR3 活化后,TRIF 及 TRAF3 协同募集 TBK1 及 IKKε,TBK1 磷酸化 IRF3,磷酸化 IRF3 二聚化后入核,诱导 Ⅰ 型及 Ⅲ 型干扰素表达。Herman 于 2012 年首次发现 TBK1 杂合突变致 HSE,为常染色体显性遗传。TBK1 突变后患者成纤维细胞在双链 RNA 激活后,不能产生 TBK1 激酶活性。缺陷成纤维感染 HSV-1 后病毒明显增殖。而在 dsDNA 或者 ssRNA 激活缺陷成纤维细胞后期功能则无异常。患者 PBMC 在 HSV-1 感染后可以产生足够量的 IFN-α,而两位患者中一位患者并无 HSE 发生,提示残余 TBK1 酶活性可能使临床表现呈现变异。

Andersen 及 Mørk 等于 2015 年首次发现 IRF3 缺陷患者表现为 HSE,为常染色体显性遗传,主要原理为单倍型剂量不足。缺陷蛋白不能被磷酸化和二聚化,造成 TLR3-TRIF 信号转导障碍。患者 IRF3 表达正常,但 poly(I:C) 激活患者成纤维细胞后,不能产生 IFN-β,感染 HSV-1 病毒后复制增加和造成细胞死亡。患者 PBMC 在 poly(I:C) 激活后产生 IFN-α2、IFN-β、IFN-γ1,CXCL10 明显减少。患者父亲为携带却未发病,提示不全外显示可能。

【HSE 诊断】

患者表现为发热、脑膜脑炎、癫痫、认知障碍等。腰椎穿刺(lumbar puncture,LP)对 HSE 诊断至关重要,在无颅内高压等禁忌证患者中均应该开展。脑脊液改变常见淋巴细胞和蛋白质升高,葡萄糖一般正常,RBC 一般正常,在出现脑组织坏死或出血性脑炎以及穿刺损伤时可以出现脑脊液红细胞升高。部分患者脑脊液可正常,在高度怀疑 HSE 患者中可重复穿刺检测。脑脊液 HSV DNA PCR 对于诊断灵敏度和特异度高。脑脊液 HSV 抗体一般无助于早期诊断,但可用于回顾性鉴别诊断。HSV 脑脊液培养阳性率低。HSE 诊断首选神经影像学是 MRI,影像改变包括水肿、出血、内侧颞叶坏死等,受累可为单侧或双侧。大多数患者可发现脑电图异常。周期性单侧癫痫样放电是 HSE 相对特征性表现,也有其他脑电图异常表现,如进行性加重的双侧满波活动及周期性复合波发放。对于怀疑基因缺陷患者建议早期行基因筛查。

【HSE 治疗】

高度怀疑患者,早期诊断和迅速启动抗病毒对治疗至关重要。除了对症支持治疗外,美国指南推荐阿昔洛韦抗病毒治疗。目前的推荐剂量为每天 45mg/kg,新生儿 60mg/(kg·d),均分为 3 次使用。病毒胸苷激酶基因突变可引起阿昔洛韦耐药。膦甲酸为替代抗病毒药物。皮质类固醇治疗辅助治疗 HSE 尚且有争议,不是常规治疗推荐,可能在血管性脑水肿有一定效果。口服预防尚不清楚是否确定有效,有患者在口服药物过程中出现复发。未来 IFN-α 治疗可能有效。

人类 IRAK-4 和 MyD88 缺陷损害 TLR3 以外的 TLR 和大多数 IL-1R 信号通路,导致儿童早期严重化脓性细菌感染,主要包括肺炎链球菌、金黄色葡萄球菌和铜绿假单胞菌,但侵袭性感染常在青春期以后缓解。MyD88 和 IRAK-4 依赖途径对儿童时期的一些化脓菌保护性免疫力必不可少,但其他病原体防御则未必如此重要。X 连锁 NEMO 亚效基因突变和常染色体显性 NFKBIA 突变损害 NF-κB 介导的信号转导,至少影响 TLR、IL-1Rs 和 TNF-R 信号通路,患者感染广泛且无自行缓解倾向。TLR3、UNC93B、TRIF、TRAF3、TBK1、IRF3 等基因突变所致替代通路缺陷致儿童遗传性 HSE,遗传性 HSE 较为罕见,包括:常染色体隐性遗传 UNC-93B,常染色体显性和隐性 TLR3,常染色体显性遗传 TRAF3,常染色体隐性遗传和显性 TRIF 缺陷,常染色体显性遗传 TBK1 缺陷和常染色体显性遗传 IRF3 缺陷。TLR3 表达丰富,尤其在中枢神经系统的驻留细胞,包括神经元、少突胶质细胞、星形胶质细胞和小胶质细胞。缺乏 TLR3 反应导致产生抗病毒功能 IFN-α/β 和 γ 受损,病毒复制增强,细胞死亡增加而引起中枢神经系统损害。

三、WHIM 综合征

WHIM 综合征(warts, hypogammaglobulinemia, infection, myelokathexis, WHIM)是由趋化因子受体 CXCR4 突变引起的一种罕见的先天性免疫缺陷病,为常染色体显性遗传病(OMIM#162643)。临床表现为疣、低丙种球蛋白血症、感染以及尤效生成性慢性粒细胞缺乏四联症。

【病因和发病机制】

WHIM 致病基因为 CXCR4,为常染色体显性遗传病。CXCR4 定位于 2q21,为趋化因子受体基因,编码 352 个氨基酸构成的含有 7 段跨膜区的 G 蛋白偶联受体,主要表达于成熟白细胞及造血祖细胞。CXCR4 的配体为骨髓基质细胞衍生因子(stromal derived factor, SDF-1,又称 CXCL12),在造血干细胞归巢中起重要作用。当 SDF-1 与 CXCR4 结合,信号转导激活异三聚体 Gi 蛋白、磷酸肌醇 3 激酶(PI3K)、磷脂酶 C 及 JAK2/JAK3/STAT 等进而活化下游效应器 AKT 及 Erk 等,通过钙离子流动触发细胞趋化效应及相关转录调控。CXCR4 突变截断了 CXCR4 羧基末端,使 CXCR4 负性调控通路受阻,导致 CXCR4 信号活性及其对骨髓中性粒细胞的促黏附功能增强,从而干扰骨髓成熟中性粒细胞向外周血释放(无效髓系造血),致使成熟中性粒细胞从骨髓释放延迟,外周血白细胞减少,而存留在骨髓过度成熟白细胞则会进一步凋亡。故而患者表现出骨髓中性粒细胞滞留的现象。CXCR4 致病突变均位于 C 末端。绝大多数为无义突变或移码突变,目前报道突变包括 R334X、G336X、S338X、S339fs342X、S341fs365X、E343X,无明显基因型 - 表型关联性。GRK3 为 CXCR4 信号负调控蛋白,突变后也引起类似表现。

【临床表现】

1. **疣** 为 WHIM 综合征最常见临床表现,主要由 HPV 感染引起,多表现为四肢的多发性寻常疣,可从儿童期到成年期发病,从皮肤轻微散在疣到全身及生殖器疣。女性尖锐湿疣及疣状表皮发育不良可较为严重,需射频消融或手术治疗。大多患者对免疫调节治疗及切除治疗反应较好,许多患者也可自行消退。只有极少部分患者没有疣的表现。少数患者有水痘 - 带状疱疹病毒及单纯疱疹病毒感染。WHIM 患者减毒活疫苗接种后未见疫苗病表现。

2. **细菌感染** 患者常常有反复细菌感染,可发生于呼吸道、口腔、鼻窦、耳部、皮肤及软组织等,多数为轻症感染。慢性反复呼吸道感染可造成支气管扩张症。婴儿期起出现的反复中耳炎则可能导致听力受损及语言发育延迟。感染病原无特异性,流感嗜血杆菌、肺炎链球菌、肺炎克雷伯菌、金黄色葡萄球菌和奇异变形杆菌等均有报道,患者细菌感染病情大多不重,对抗生素反应较好,许多患者成年期才发病,也有一些严重感染致死病例,如深部软组织的感染、脑膜炎,亦有鸟分枝杆菌或戈登分枝杆菌引起的致死性感染报道。

3. 肿瘤性疾病 HPV 感染可致外阴皮肤癌,其他脑肿瘤和卡波西肉瘤也有报道。病毒相关性肿瘤发病率增加,如 EBV 相关 B 细胞淋巴瘤等。

【实验室检查】

外周血粒细胞减少,常常少于 1 000/μl。粒细胞吞噬、趋化及杀菌能力正常。患者在感染、肾上腺素、糖皮质激素、集落刺激因子、压力、破伤风类毒素、生长因子等的影响下,中性粒细胞可能会有短暂的升高,也是 WHIM 的特点之一。骨髓细胞学显示粒细胞核右移,中性粒细胞以分叶核粒细胞为主,各分叶间以不正常的长细丝染色质相连,细胞核过度分裂,核固缩,细胞质空泡化提示凋亡异常。部分病例嗜酸性粒细胞及嗜碱性粒细胞比例增高,淋巴细胞、单核细胞或嗜碱性粒细胞未发现有形态异常。骨髓活检显示增生活跃及粒细胞生成增加。外周血粒细胞减少或缺乏,伴有骨髓成熟粒细胞堆积和过度成熟,而移行至外周池发生障碍的特殊现象称为"髓保留"。淋巴细胞检测显示外周血 B 细胞减少,记忆 B 细胞明显下降,自然杀伤细胞正常或是在淋巴细胞分类中比例相对升高,单核细胞计数通常下降,但细胞毒活性会增加。低丙种球蛋白血症是本病另一特点。免疫球蛋白水平多呈轻-中度下降,在一些病例中也可正常,免疫球蛋白下降以 IgG 为主,亦可波及 IgA 和/或 IgM。少数报道提示破伤风疫苗接种后 WHIM 患者淋巴结滤泡形成减小。

【诊断及鉴别诊断】

具备四联症患者诊断较为容易。患者有疣的表现,若合并中性粒细胞减少及合并低丙种球蛋白血症或者淋巴细胞减少的患者都需考虑 WHIM 综合征的可能。阳性家族史支持诊断。年幼的患者临床表现则较隐匿,可能仅表现为疣或无明显症状,也无粒细胞减少。骨髓检查见到"髓保留"表现有助于疾病诊断。确诊依赖于 CXCR4 基因测序。WHIM 综合征的骨髓表现需要与骨髓增生异常综合征、Kostmann 综合征、SDS 综合征、Chediak-Higashi 综合征等鉴别。Kostmann 综合征以反复感染为主要表现,多在生后 1 个月内发病,感染较严重,常发生脐炎、软组织脓肿、牙龈炎,多伴有骨质疏松、发育迟缓和癫痫等,可见腹壁静脉曲张,骨髓形态显示粒细胞成熟障碍,停滞于中晚幼粒细

胞阶段,常见 HAX1 基因突变。SDS 综合征是先天性中性粒细胞减少症中较多见的一类疾病,血液学异常表现为轻中度粒细胞减少,常伴有中度贫血和血小板减少及胎儿血红蛋白升高。其表现为粒细胞缺乏伴有胰腺外分泌功能异常,常伴有脂肪泻、湿疹、骨骼发育异常如干骺端畸形和胸廓狭窄等,98% 的患者伴有 SDBS 基因突变。Chediak-Higashi 综合征患者多表现有皮肤色素减退或色素沉着,粒细胞胞质见特异性的包涵体可与 WHIM 综合征鉴别,且常伴有 CHS1/LYST 基因异常。

【治疗】

静脉注射免疫球蛋白是最常用的替代治疗方法。剂量为 300~600mg/(kg·次),每 3~4 周一次,根据患者球蛋白谷浓度个体化调整剂量及间隔时间。

抗感染:患者急性感染时,根据药敏积极使用抗生素控制感染,建议复方磺胺甲噁唑预防葡萄球菌等感染,部分资料显示 HPV 疫苗有助于预防 HPV 感染及后续恶变。

注射粒细胞集落刺激因子(G-CSF)或粒细胞-巨噬细胞集落刺激因子(GM-CSF)可有效增加外周血粒细胞数量。普乐沙福作为 CXCR4 的拮抗剂,可促进中性粒细胞从骨髓中释放,被认为是 WHIM 综合征的最佳治疗方案。国外有限资料显示有效,但尚缺乏大量样本明确其疗效以及副作用。

WHIM 综合征患者因反复感染及肿瘤风险,平均寿命有所缩短,但大部分患者可存活至成年,目前报道的患者最高年龄为 75 岁。其他死因包括淋巴瘤、分枝杆菌相关的肝衰竭(合并潜在淋巴瘤)、晚期的 HPV 相关生殖系统疾病、细菌性脑膜炎等。对疾病的早期诊断、控制感染以及预防恶变有助于改善生存质量及延长寿命。

四、慢性皮肤黏膜念珠菌病

人体皮肤及口腔、胃肠道与泌尿生殖道黏膜具有念珠菌定植,在免疫功能缺陷等情况下可发展为念珠菌病。念珠菌病可表现为局部皮肤黏膜感染,也可播散形成多系统感染。多种免疫缺陷病具有念珠菌病表现,如 T 细胞缺陷、高 IgE 综合征以及吞噬细胞缺陷等,在这些疾病中,念珠菌感染只是其多种临床表现之一。而一类以皮肤、指甲以及黏膜慢性非侵袭性念珠菌感染为主要临床特征的疾病,称为慢性皮肤黏膜念珠菌病(chronic mucocutaneous candidiasis,CMC)。CMC 相关的其他免疫缺陷,如联合免疫缺陷、高 IgE 综合征以及 APECED 等,已在前面相关章节论述。本部分重点介绍以 CMC 为主要临床特征的一类免疫缺陷,包括 IL-17RA 缺陷(OMIM#60546)、IL-17F 缺陷(OMIM#606496)、STAT1 缺陷(OMIM#614162)、ACT1 缺陷(OMIM#615527)、IL-17RC 缺陷等。在这类 PID 的发病机制中,IL-17 介导的免疫功能发挥着重要作用。抗真菌药物为主要治疗方法,造血干细胞移植提供了一种根治方式。

【病因和发病机制】

IL-17(IL-17A、IL-17F)介导的免疫功能在宿主防御皮肤黏膜念珠菌感染中发挥了关键作用。IL-17 主要由 Th17 细胞分泌,分泌的 IL-17 结合细胞表面 IL-17R(IL-7RA、IL-17RC),刺激宿主产生抗微生物肽,以及 TNFα、IL-6、IL-8、CXCL1、CCL20 等细胞因子。抗微生物肽可直接抵抗致病菌,而这些细胞因子则趋化活化中性粒细胞到感染灶,从而杀灭相关致病微生物。细胞因子 IL-6、IL-21、IL-23 与 IL-1,信号转导转录活化分子 STAT3 以及视黄酸相关孤儿受体 RORγt 介导 Th17 细胞的分化与增殖。除此之外,免疫细胞表面的模式识别受体,包括 Toll 样受体 2(TLR2)、TLR4、Dectin-1、Dectin-2 以及 C 型凝集素受体 MINCLE,识别结合念珠菌的特殊分子结构,也可诱导 Th17 细胞的分化从而介导抗真菌黏膜免疫。因此,若 IL-17 免疫功能发生障碍,则机体易发生皮肤黏膜念珠菌感染。CMC 患者可检测到 Th17 细胞数量减少。部分患者血清检测到 IL-17 与 IL-22 自身抗体,并且相关研究表明 IL-17A 自身抗体与疾病严重程度相关。

【临床表现】

CMC 主要表现为皮肤与黏膜的慢性非侵袭性念珠菌感染,伴或不伴有其他感染及自身免疫现象。临床表型最早于 20 世纪 30 年代所报道,70 年代作为一种独立的综合征,但直至近年才鉴定其遗传学基础。目前已明确常染色体显性(AD)遗传 IL-17F 缺陷、AD 遗传 STAT1 缺陷、常染色体隐性(AR)遗传 IL-17RA 缺陷,以及 AR 遗传 ACT1 缺陷可导致 CMC。此外,2015 年 4 月报道的病例表明 AR 遗传 IL-17RC 缺陷也可导致 CMC。

1. IL-17 介导的免疫功能缺陷　IL-17 免疫功能缺陷包括 IL-17F 缺陷、IL-17RA 缺陷以及 IL-17RC 缺陷。患者主要表现为皮肤黏膜念珠菌病,但无侵袭性念珠菌感染以及自身免疫表现,并且对其他细菌以及病毒等病原体无明显易感性。在目前报道的数例患者中,皮肤葡萄球菌感染、中耳炎以及呼吸道感染也曾发生。另外,对于报道的 IL-17F 突变患者,在两个健康个体中也发现与患者相同的杂合突变,表明 AD 遗传 IL-17F 突变在临床表型上外显不全。

2. ACT1 缺陷　目前报道了一个家系两例患者,出生于近亲家庭。患者主要表现为慢性皮肤黏膜念珠菌感染,以及反复金黄色葡萄球菌感染所导致的眼睑炎与毛囊炎。偶有指甲念珠菌感染。两位患者婴儿时期皆有脂溢性皮炎。

3. STAT1 缺陷　AD 遗传功能获得性 *STAT1* 杂合突变是 CMC 最常见的原因,突变主要发生在 STAT1 卷曲螺旋结构域及 DNA 结合结构域。除 CMC 临床表现外,STAT1 缺陷患者也可见反复病毒感染以及自身免疫性疾病。病毒感染多为 HSV、VZV 等疱疹病毒,而自身免疫常累及甲状腺与肝脏。另外,数例 IPEX 样表型患者中也发现 *STAT1* 突变。

【实验室检查】

IL-17 免疫功能障碍是 CMC 的主要特征,分子遗传学诊断辅助明确基因突变。

1. 功能实验　CMC 患者 T 细胞受念珠菌抗原刺激后,所产生的细胞因子与细胞增殖能力降低。IL-17R 缺陷患者,T 细胞表面 IL-17RA 或 IL-17RC 蛋白表达受抑;并且 IL-17 刺激所诱导的 IL-6 与 GROα 表达显著降低。IL-17F 缺陷患者,其 IL-17F 表达无明显影响,但突变的 IL-17F 不能结合 IL-17 受体;并且,突变 IL-17F 刺激所诱导的 IL-6 与 GROα 表达也显著降低。STAT1 缺陷患者,干扰素刺激后所诱导的磷酸化 STAT1 去磷酸化延迟,导致 STAT1 活性增强,从而免疫应答较正常对照升高。

2. 分子缺陷　根据患者的典型临床表型以及 IL-17 免疫功能障碍,拟定可能的分子缺陷后,进行分子遗传学检测,以明确相应的分子缺陷。基因突变的确定是最终的诊断依据。

【诊断及鉴别诊断】

临床表现对 CMC 的诊断非常重要,对于以皮肤、指甲以及黏膜等慢性非侵袭性念珠菌感染为主要临床特征的疾病,应考虑此病。根据典型临床表现、实验室 IL-17 免疫功能障碍,结合分子遗传学检测结果,可以确诊 CMC。

慢性念珠菌感染可见于多种 PID 疾病。T 细胞缺陷与重症联合免疫缺陷病患者常常患有鹅口疮及皮肤念珠菌感染，但与 CMC 不同的是，此类患者可导致侵袭性念珠菌感染，以及系统播散性感染。高 IgE 综合征、Dock8 缺陷患者也常有鹅口疮等念珠菌感染，但除此之外，他们还有所患 PID 疾病的特征性临床表型。CARD9 缺陷主要表现为侵袭性念珠菌感染。IL-12RB1、IL-12B 缺陷也曾报道念珠菌感染，但此类患者以分枝杆菌病为主要临床表现。除原发性免疫缺陷外，念珠菌感染也可见于 HIV 感染、长期使用激素以及糖尿病等继发性免疫缺陷。

【治疗】

抗真菌药治疗皮肤黏膜念珠菌病以及预防念珠菌感染是 CMC 治疗的重点。其他呼吸道感染、皮肤葡萄球菌感染按照常规处理。

1. **抗真菌治疗** 念珠菌通常对三唑类抗真菌药物有效。其中氟康唑药效好，副作用少，相对价廉，为常用药物，但出现耐药时，可选用其他抗真菌药物。对于严重病例，可选用两性霉素。CMC 对局部应用抗真菌药物通常效果不佳，需系统使用。疗程往往较长，剂量较大，但停用抗真菌药物后，易复发。

2. **支持治疗** 加强口腔卫生与牙齿护理。呼吸道细菌感染或皮肤葡萄球菌导致的毛囊炎，根据常规处理。有内分泌障碍时，需使用相关激素补充治疗。对于严重自身免疫，可加用激素或免疫抑制剂。另外，CMC 患者需规律随访，以期早期发现胃肠道并发症与呼吸道真菌感染，及时治疗。

3. **造血干细胞移植** 造血干细胞移植可能是唯一的根治方式，有 2 例骨髓移植成功治疗 CMC 的报道。1 例 7 岁女孩患有 CMC，合并严重再生障碍性贫血；另 1 例 12 岁 CMC 男孩，同时患有溶血性贫血与反复支气管肺炎。接受 HLA 全相合同胞供体来源的骨髓移植后，CMC 症状完全消失，不再需要使用抗真菌药物。

【预后】

到目前为止，IL-17F、IL-17RA、IL-17RC 以及 ACT1 缺陷患者诊断例数有限，暂时无法评估其预后。而 STAT1 缺陷患者的预后主要取决于能否及时有效地控制念珠菌感染，以及自身免疫疾病的严重程度。

（安云飞 毛华伟）

第八节 自身炎症性疾病

一、家族性地中海热

家族性地中海热（familial Mediterranean fever, FMF）是一种最常见的自身炎症性疾病。FMF 与 16 号染色体上的 *MEFV* 基因变异相关，可表现为常染色体隐性遗传 FMF（OMIM#249100）和常染色体显性遗传 FMF（OMIM#134610）。FMF 大多数发生于地中海地区血统的人种，尤其是犹太人、亚美尼亚人、土耳其人和阿拉伯人。在这些族裔中，FMF 的患病率介于 1:1 000~1:500 之间，MEFV 变异非常普遍，携带者比例达到 1/5。尤其在北非裔犹太人中，超过 90% 个体具有 p. Met694Val 致病性变异。土耳其可能是 FMF 患者最多的国家，患病率约为 1:1 000，估计有超过 100 000 名 FMF 患者。自发现 *MEFV* 基因后，全球越来越多地区报道了 FMF。在其他许多国家，FMF 患病率较低，有可能是对疾病缺乏认识所致。FMF 是一种典型的自身炎症性疾病，多为儿童起病，特征性表现为反复发热、浆膜炎、关节痛、关节炎和皮疹。最严重的并发症是蛋白淀粉样变性，通常影响肾脏。秋水仙碱控制 FMF 患者炎症效果好，无效或不耐受者可考虑 IL-1 抑制剂等生物制剂。

【病因和发病机制】

1997 年，发现 FMF 与 *MEFV* 基因变异相关。*MEFV* 基因位于 16 号染色体（16p13），包含 10 个外显子。MEFV 编码蛋白质 pyrin，由 781 个氨基酸组成，分子量约 95kDa。pyrin 主要表达在固有免疫细胞，即粒细胞、嗜酸性粒细胞、单核细胞和树突状细胞。pyrin 以希腊语中的"发热"一词命名，FMF 的发病与 pyrin 炎症小体的过度活化有关。pyrin 通过适当的刺激作用而引起炎症小体的组装，随后激活 caspase-1 并释放 IL-1β 和 IL-18。在这个过程中，重要一步是将凋亡相关斑点样蛋白（ASC）募集到 pyrin。ASC 通过其 N 端 PYD 结构域与 pyrin 相互作用，从而诱导 ASC 寡聚化，形成 ASC 斑点。随后，通过 ASC 的 CARD 结构域与 pro-Caspase-1 的 CARD 域相互作用，将 pro-Caspase-1 募集到 ASC 斑点。pro-Caspase-1 的自动切割导致形成活性半胱天冬酶-1 的 p10/p20 四聚体,从而将前 IL-1β 和前 IL-18 加工成它们的成熟形式 IL-1β 和 IL-18。导致 FMF 发炎的另一种机制是 GSDMD 介导的焦亡,其导致胞质物质的释放,包括成熟的 IL-1β 和 IL-18。这些细胞因子作为固有免疫反应的有效引发剂和扩增剂,并诱导各种防御机制,包括发热、造血、淋巴细胞活化、白细胞趋化和抗体合成等。凋亡还导致 ASC 斑点释放到细胞外空间,进一步促进炎症反应。

既往对触发 pyrin 激活的配体或信号尚不清楚。直到 2014 年,才发现 pyrin 可以感知病原体诱导的宿主 Rho GTPases 酶的变化。在静息状态下,小 Rho GTPase 酶 RhoA 依赖的丝氨酸/苏氨酸蛋白激酶 PKN1 和 PKN2 直接在 Ser208 和 Ser242 位点磷酸化 pyrin。磷酸化 pyrin 与伴侣蛋白 14-3-3 相互作用,导致 pyrin 处于失活状态,从而防止了活性炎症小体的形成。通过细菌毒素使 RhoA 失活会导致 PKN1 和 PKN2 活性降低,降低 pyrin 的磷酸化水平,继而从抑制性 14-3-3 蛋白中释放出 pyrin,并促进了活性 pyrin 炎症小体的形成。难辨梭菌的致病因子 TcdB、肉毒梭状芽孢杆菌的 C3 毒素、百日咳鲍特菌(又称百日咳杆菌)的百日咳毒素、副溶血弧菌 VopS、睡眠嗜组织菌 IbpA,以及伯克霍尔德菌分离菌的 TecA 毒素等,都会导致 RhoA 活性变化,从而促进炎症小体的形成。

MEFV 基因突变导致 pyrin 蛋白表达减少或功能异常,使细胞处于异常的持续激活状态,引起自身炎症性病理损伤。pyrin 蛋白具有 5 个不同功能的结构域。N 端的 PYD 结构域存在于 20 多种参与炎症过程的蛋白质中,对于形成 pyrin 炎症小体是必需的。C 端 B30.2 结构域特别重要,体外研究表明,pyrin 的 B30.2 结构域与 caspase-1 直接相互作用。在 *MEFV* 基因中的 300 多个核苷酸变异中,最常见的 FMF 相关突变位于外显子 10,该外显子编码 B30.2 结构域。在该区域内,氨基酸残基 680 和 726 之间为 FMF 突变热点,其中 Met680Ile、Met694Val 和 Val726Ala 是最常见的致病变异。在中东和地中海盆地的多个人群中,携带者频率高达 10%。B30.2 结构域中的突变倾向于以常染色体隐性方式传播,而外显子 2、3 和 5 中的突变更经常表现出常染色体显性遗传。

【临床表现】

家族性地中海热最重要的并发症是淀粉样变性病。淀粉样蛋白可以沉积在肾脏、肠道、皮肤、FMF 是一种典型的自身炎症性疾病,其特征是周期性发热、浆膜发炎,表现为严重的腹痛或胸痛、关节痛、关节炎和丹毒样红斑。症状通常在儿童时期发作,大约 90% 的患者 FMF 首次发病在 20 岁之前,发病平均年龄在 3~9 岁之间。发病早的 FMF 患者,临床表型通常更为严重。尽管很少见,但也有报道 40 岁以后才发病的病例。感染、压力、寒冷暴露、富含脂肪的食物,以及某些药物皆可触发 FMF 的发作。这些发作可为自限性,一次发作结束后,患者可以完全恢复正常。发热、胸腹部疼痛通常在 48~72 小时内缓解。继发性血清淀粉样蛋白 A 淀粉样变性是 FMF 最严重的并发症,可以沉积在肾脏、肠道、皮肤、心脏并且引起脏器功能的逐渐丧失,其中肾脏累及最为常见。随着医疗水平的提高,SAA 淀粉样变性的发病率已大大降低。

根据临床特征,FMF 可以分为 3 种表型。FMF 1 型:反复发热、浆膜炎和关节炎的典型症状。症状在不同患者之间有所不同,有时甚至在同一家庭的成员之间也不同。淀粉样变性病可导致肾衰竭,是 1 型 FMF 最严重的并发症。FMF 2 型:患者表现为肾脏淀粉样变性,但无其他 FMF 症状,无发热发作。FMF 3 型:患者具有 *MEFV* 基因两个变异,但没有发热及其他症状,也没有淀粉样变性。

发热是 FMF 患者的典型症状,超过 96% 的疾病发作皆有发热表现。儿童早期反复发热可能是 FMF 的唯一表现。发热体温较高,介于 38~40℃ 之间。往往体温迅速上升,然后趋于平稳,并在 1~3 天内迅速下降。发热前,5% 的患者感觉发冷。可伴有轻度的前驱症状,表现为轻度不适症状或一系列生理、情感和神经心理不适。如肌痛、关节痛、腰椎疼痛、头痛、呼吸困难、恶心、乏力、不安等,平均持续约 20 小时。发热通常反复发作,频率从每周 1 次到每 10 年 1 次不等。在整个疾病过程中,FMF 患者可以表现出不同的发作形式,但大多数患者每次发作时经常会出现相同的症状。发病年龄>12 岁的患者发热频率比年轻患者低。发病年龄<5 岁的患者病情往往更重。此外,对于 *MEFV* 突变的患者,感染可能诱发更高的发热,尤其是 IL-1β 的细胞因子分泌增加时。

腹痛也是一种常见症状,90% 的患者经历过腹痛,可为弥漫性或局部性表现。在某些情况下,临床表现很像急腹症。体格检查发现板状腹、反跳痛、腹胀和肠鸣音消失。X 射线提示肠内有多个液气平。30%~40% 的患者因此进行了不必要的腹部手术。但如果未进行手术,症状和体征会在 24~48

小时后缓解,无后遗症。在某些情况下,阑尾的解剖病理学研究显示非特异性炎症,超声检查显示肠系膜淋巴结炎。部分患者出现腹泻、呕吐或者便秘。在儿童 FMF 病例中,功能性胃肠疾病较为常见,功能性消化不良和肠易激综合征等。15%~45% 的 FMF 患者有胸膜炎表现,急性发作。胸腔积液通常为单侧,程度较轻。影像学检测能显示肋间角有少量渗出液。胸痛与胸腔积液和心包炎有关。患者呼吸时疼痛,患侧呼吸音减弱。心包炎很少见,其特征是胸骨后疼痛。心电图显示 ST 段升高。胸片可能显示心脏轮廓短暂扩大,而超声心动图提示心包积液。尽管很少见,复发性心包炎可能是 FMF 的唯一表现。

45%~75% 的 FMF 患者发生关节炎和关节痛。关节炎表现为红、热、肿、痛,突然发作,或因轻微外伤或劳力而诱发。通常是单关节,主要累及髋、膝、踝关节,也可能发生在肩部、颞下颌关节或胸锁关节。关节炎通常比其他症状持续更长时间,数周或数月后才逐渐消退。并且可能导致关节严重受损,导致需要更换关节。在某些患者中观察到髋关节破坏。非甾体抗炎药通常可有效治疗 FMF 相关性关节炎。肌痛主要发生在腿部,有些患者会出现长时间的高热性肌痛。

丹毒样红斑是 FMF 的典型临床表现。特征表现是灼热、触痛、肿胀、边缘明显的红色病灶,主要发生在腿部、脚踝和膝盖之间或足背。病变通常持续 1~2 天。病变组织学检查显示真皮水肿,无血管炎。有资料显示,在 18 岁之前发病的患者中,关节炎、关节痛、肌痛和丹毒样红斑的发生率要比 18 岁之后发病的患者高得多。除这些典型表现外,FMF 患者还有多种其他炎症性疾病表现。一项对约 1 000 名 FMF 患者的调查发现,21.1% 的患者合并其他炎性疾病,包括银屑病、IgA 血管炎、白塞病、炎症性肠病、脊柱关节炎、结节性多动动脉炎和多发性硬化等。

淀粉样变性是 FMF 最严重的并发症,在未经治疗的患者中,淀粉样变性较为常见。主要表现为持续性蛋白尿,导致肾病综合征和进行性肾病,直至终末期肾病。肾脏淀粉样变性可能是无其他临床表现的 2 型 FMF 的唯一临床表现。除肾脏外,其他器官中也发现了淀粉样蛋白沉积,少数病例报道了肺部淀粉样变性。淀粉样变性病的发生率在不同的种族、基因型和性别有所差别。60% 未经治疗的土耳其裔患者以及多达 75% 的北非犹太患者

患有淀粉样变性。有淀粉样变性的 FMF 患者,发病年龄早于没有淀粉样变性的患者。而从发病到诊断之间的时长与发生淀粉样变性的风险有关。

FMF 可表现为常染色体隐性遗传和常染色体显性遗传。在一项对 979 名土耳其 FMF 患者的调查发现,MEFV 纯合突变占 24.3%,杂合突变为 47.3%,复合杂合突变 28.4%。具有纯合突变的患者疾病更严重,发病年龄更早,关节皮肤受累、骶髂关节炎和淀粉样变性病的患病率更高。与纯合突变患者相似,具有复合杂合突变基因型的患者也表现出严重的疾病活动。此外,具有复合杂合突变的患者长期热性肌痛的发生率较高,纤维蛋白原水平升高。63.9% 的复合杂合突变患者发病年龄 <20 岁,疾病严重程度更高,发作频率和秋水仙碱耐药率较高。结果显示两个等位基因突变是疾病严重程度的指标。在 MEFV 基因已知的 300 多个变异中,大多数错义突变位于外显子 2、3、5 和 10 中。常见的变异有 M694V(48%)、E148Q(18%)、M680I(15%)、V726A(12.5%)、P369S(3.3%)、R761H(0.9%)、K695R(0.9%)、E148V(0.9%) 和 A744S(0.5%)。其中,M694V 是最普遍的致病性突变,M694V 纯合子的患者发病较早,更容易发生关节炎和淀粉样变性病,需要高剂量秋水仙碱控制疾病的活动。M680I 在土耳其和亚美尼亚患者中更常见,在德系犹太人中 V726A 常见,在阿拉伯人中为 M694I。而 E148Q 是普通人群和 FMF 病例少的地区最常见的变异。具有一个或多个 M694V 或 M680I 突变的患者,FMF 典型症状更为严重;E148Q 或 V726A 突变与轻度表型有关;P369S 患者腹痛、胸痛较频繁;而 K695R 这种患者则较常见于关节炎。

尽管 FMF 在地中海沿岸地区患者很多,但自发现 MEFV 基因以来,越来越多地区报道了 FMF 病例。由于不同的遗传背景和环境等因素,可能存在不同的临床表现。在日本的两项大型研究发现,日本 FMF 患者发热和腹膜炎的发生率相对较低,但头痛却很常见。日本患者的病程较长,持续 4~7 天。患者往往对较低剂量的秋水仙碱就有疗效。一项调查种族、环境和遗传因素对 FMF 疾病严重程度影响的研究,纳入了生活在地中海东部国家的患者、居住在西欧的具有东地中海血统的患者和生活在西欧国家的白种人患者三组群体。结果发现,与其他两组相比,生活在地中海东部国家的患者每年发热的频率更高,并且关节炎、心包炎和胸

腹痛的频率更高。他们一旦移居欧洲后，其疾病表型减轻，这反映了环境对单基因疾病表达的影响。研究结果显示居住国、M694V 突变和阳性家族史是 FMF 严重程度的独立相关变量。在许多国家，FMF 的患病率较低，临床表现也有较大的变异，这可能与 *MEFV* 基因变异类型和环境因素有关。

【实验室检查】

实验室检查对于诊断 FMF 非常重要。FMF 急性炎症发作期，检测红细胞沉降率、C 反应蛋白、血清淀粉样蛋白 A、全血细胞计数，以及纤维蛋白原等以了解炎症的程度。症状缓解后复查上述指标，了解这些结果是否恢复到正常水平。此外，进行尿液检查有无血尿和蛋白尿。当蛋白尿呈阳性时，进一步检查以了解是否继发于淀粉样变性。肾脏活检可以检测有无淀粉样物沉积是诊断的重要依据。根据临床表现，典型的反复发热、浆膜炎、关节痛、关节炎和皮疹等，进行基因检测了解 *MEFV* 基因变异情况。

【诊断及鉴别诊断】

当患者临床表现为反复发热、腹膜炎、胸膜炎、滑膜炎、反复丹毒样红斑，实验室检测提示炎症指标升高时，需考虑 FMF。目前广泛使用的临床诊断标准是 Tel Hashomer 标准，包括主要指标和次要指标，满足两个主要指标或一个主要和两个次要指标时，临床诊断 FMF。主要指标包括：①反复发热伴腹膜炎、滑膜炎、胸膜炎；②淀粉样变性但无其他易感因素；③秋水仙碱治疗有效。次要指标包括：①反复发热；②丹毒样红斑；③在一级亲属患有 FMF。Tel Hashomer 标准主要是根据以色列成年患者的临床表现总结而来。尽管 Tel Hashomer 标准可以诊断儿童 FMF 患者，但其特异性在儿童中较低。为此，2009 年提出了土耳其 FMF 儿童标准，包括：①发热，腋下温度>38℃（持续时间 6~72 小时，≥3 次发作）；②腹痛（持续时间 6~72 小时，≥3 次发作）；③胸痛（持续时间 6~72 小时，≥3 次发作）；④少关节炎（持续时间 6~72 小时，≥3 次发作）；⑤ FMF 家族史。患者具有 5 个指标中的 2 个，即临床考虑 FMF。该标准对儿童 FMF 患者的诊断具有较高的敏感性和特异性。

当临床考虑 FMF 时，进行基因检测了解 *MEFV* 基因变异情况。对于 FMF 的遗传诊断，基于循证依据的建议包括：FMF 是一种临床诊断，可以通过基因检测支持但不能排除。M694V 纯合突

变患者极有可能出现严重表型，有早期发病的风险。对于无症状的 M694V 纯合子，应进行评估并密切随访，考虑治疗。携带两个常见突变等位基因的 FMF 患者，尤其是 M694V 突变或外显子 10 的 680~694 位突变的患者，患有严重疾病的风险高。E148Q 变异常见，致病性不明确，若是唯一的 MEFV 变异则不支持 FMF 的诊断。对于有两个致病性突变的无症状患者，如果存在淀粉样变性的危险因素（例如家族病史和炎性标志物持续升高，特别是血清 A 淀粉样蛋白），应密切随访，并考虑治疗。

FMF 的准确诊断，需排除感染、其他相关自身炎症性疾病、自身免疫性疾病、全身型幼年特发性关节炎和肿瘤等。许多感染可以类似于 FMF，但病原学检测结果可提供鉴别帮助。恶性肿瘤也可表现为反复发热，如白血病、淋巴瘤和骨髓增生异常综合征，但肝脾淋巴结肿大等其他临床表现、免疫表型分析提示淋巴细胞单克隆扩增、血液学和骨髓检测等可协助鉴别。周期性发热、口疮性口炎、咽炎和淋巴结病综合征（periodic fever, aphthous stomatitis, pharyngitis, and adenitis, PFAPA）的发热与 FMF 中的发热不易区分。但如其名所示，PFAPA 往往还有口腔咽炎和颈部淋巴结病变。另外，该病尚未发现其遗传基础，目前多认为与多基因相关。在发热急性期，激素治疗有效。周期性中性粒细胞减少症由 *ELANE* 基因突变导致，可以表现为反复发热、皮肤和口咽部炎症以及颈部淋巴结病。但在发病期间，中性粒细胞数目减少，也常发生蜂窝织炎，尤其是肛周蜂窝织炎。cryopyrin 相关周期性综合征包括慢性婴儿神经皮肤关节综合征、家族性冷性自身炎症综合征和 Muckle-Wells 综合征，皆有自身临床特征或组合型临床表现。

【治疗】

FMF 治疗的目标是：控制疾病发作、炎症指标正常化、无发作间期亚临床炎症最小化以及预防淀粉样变性等中晚期并发症。2016 年，EULAR 对 FMF 的管理提出了一系列建议，强调早期诊断、秋水仙碱治疗和依从性的重要性。临床诊断后应开始使用秋水仙碱治疗，根据耐受性和依从性，可以单次剂量或分剂量使用。当症状持续发作或持续亚临床炎症时，考虑增加秋水仙碱剂量。存在淀粉样变性的 FMF 患者，使用最大耐受剂量的秋水仙碱治疗，并根据需要补充生物制剂。秋水仙碱治疗

期间,应注意监测其毒性和患者治疗依从性。对秋水仙碱无反应或不耐受时,考虑其他生物疗法。具有慢性关节炎的 FMF 患者,需要考虑 DMARDs 等其他药物。

在急性发作期间,要重视对症支持治疗,可以使用非甾体抗炎药物治疗高热和炎性发作等。目前,治疗 FMF 的药物主要是秋水仙碱,不仅可以控制发作,还可以减少淀粉样变性。5 岁以下儿童秋水仙碱开始剂量 ≤ 0.5mg/d,5~10 岁儿童开始剂量 0.5~1.0mg/d,10 岁以上儿童和成年人开始剂量 1.0~1.5mg/d。患有淀粉样变性或疾病严重程度较高的患者,可以使用高剂量。如果炎症持续存在,儿童的剂量可逐渐增加至 2mg/d,成人 3mg/d,需仔细监测副作用。在控制肌痛和关节炎方面,秋水仙碱效果较差,需要添加非甾体抗炎药或皮质类固醇。

秋水仙碱通常较为安全且耐受性好。但仍有 5%~10% 的 FMF 患者对秋水仙碱治疗无反应,并且 2%~5% 的患者由于毒性问题对秋水仙碱不耐受。对于这类患者,可以考虑生物制剂治疗,IL-1 抑制剂是较好的选择。阿那白滞素 Anakinra 是 IL-1 受体拮抗剂的人重组非糖基化类似物,半衰期短。已有临床证据显示阿那白滞素对秋水仙碱耐药的 FMF 患者具有治疗优势,可以防止 75% 的对秋水仙碱耐药的患者症状发作。Canakinumab 是一种完全人源化 IgG1 单克隆抗体,可特异性对抗 IL-1β,中和其促炎作用。已被 FDA 批准用于 cryopyrin 相关周期性综合征的治疗。Canakinumab 具有较长的半衰期,可以每 2 个月给药一次,效果持续时间长。再具有长期破坏性关节炎的 FMF 患者,Canakinumab 诱导了完全临床缓解。除 IL-1 抑制剂外,个别研究发现肿瘤坏死因子 α 单克隆抗体英夫利昔单抗治疗秋水仙碱耐药患者有效,改善了继发于淀粉样变性导致的蛋白尿和肾病综合征,以及关节炎和腹痛的反复发作。沙利度胺有用于散发病例,但并不经常使用。

【并发症与预后】

蛋白淀粉样变性是 FMF 患者最严重的并发症及主要致死原因。可影响各种组织,通常是肾脏。这些患者通常具有持续多年的严重慢性炎症,并且常对秋水仙碱治疗效果不好。FMF 的预后主要取决于淀粉样变性的发展。在使用秋水仙碱和 IL-1 抑制剂之前,死亡率很高。如今,随着医疗水平的提高,蛋白淀粉样变性的发病率已大大降低。

二、甲羟戊酸激酶缺乏症

甲羟戊酸激酶缺乏症(mevalonate kinase deficiency,MKD)属常染色体隐性遗传病,甲羟戊酸激酶的编码基因突变可引起甲羟戊酸激酶(MVK)活性降低,导致甲羟戊酸代谢途径障碍,引起甲羟戊酸堆积、胆固醇和类异戊二烯等下游产物的合成减少,上述代谢异常可导致 IL-1β 等炎症因子过度产生,继而引发自身炎症反应,因此 MKD 是集遗传、代谢和免疫等多因素于一身的自身炎症性疾病。根据 MVK 酶活性下降严重程度和临床表现的不同,MKD 又分为高 IgD 伴周期性发热综合征(hyperimmunoglobulinemia D with periodic fever syndrome,HIDS)和甲羟戊酸尿症(mevalonic aciduria,MA)等两种临床亚型,由于 HIDS 和 MA 具有相同的遗传背景,因此合称为 MKD。HIDS 的临床特征为反复性、周期性发热,常伴淋巴结肿大、脾大、关节痛/关节炎、腹痛和皮疹等,偶见内脏淀粉样变性;MA 则以严重的神经系统损伤、发育畸形并多数早夭为主要特征。

【病因和发病机制】

1. **遗传学机制** 1992 年 Schafer 等发现 MA 患者存在 MVK 基因点突变,1999 年 Houten 发现 HIDS 患者与 MA 同样存在甲羟戊酸激酶活性下降以及尿甲羟戊酸排泄增加,对 HIDS 患者的 MVK 基因靶向测序最终证实其为致病基因。MVK 基因突变导致编码蛋白的三磷酸腺苷(ATP)结合结构域错误折叠,ATP 无法与 MVK 结合,致使 MVK 活性下降甚至完全丧失。迄今已发现超过 120 个突变位点与 MKD 相关,其中最常见的是 V377I,其次为 I268T,最常见的突变类型是 p. V377L/I268T 复合杂合突变(约占 22%),其次是 p. V377I 纯合突变(约占 12%),其中 p. V377L/p. I268T 复合杂合突变患者更容易合并内脏淀粉样变性。

2. **生物代谢机制** 甲羟戊酸激酶是甲羟戊酸途径的关键酶之一,甲羟戊酸途径是哺乳动物合成胆固醇和类异戊二烯产物的唯一途径,MVK 酶活性降低会导致甲羟戊酸堆积、胆固醇和类异戊二烯等下游产物的合成减少。法尼基焦磷酸(farnesyl pyrophosphate,FPP)和牻牛儿基焦磷酸(geranylgeranyl pyrophosphate,GGPP)等类异戊二烯产物参与了蛋白质翻译后的脂化修饰过程,可增加蛋白质 C 端的疏水性,使修饰蛋白能定位在细胞膜上并活化,许多小 GTP 酶(如 Rac、Ras 和 Rho

等)均需经过这种脂化修饰才能发挥细胞生长分化、周期调控、转化迁移、信号转导等重要作用。此外,类异戊二烯产物还参与亚铁血红素 A(电子转运作用)、多萜醇(糖蛋白合成作用)、辅酶 Q10(电子转运、抗氧化作用)等物质的合成。目前认为 MKD 的发病机制与类异戊二烯合成产物缺乏有关,其缺乏导致了细胞信号转导异常、细胞因子紊乱并促发了炎症反应。

3. 免疫学机制 与冷炎素相关周期性综合征(CAPS)和家族性地中海热(FMF)等经典的自身炎症性疾病相似,Masters 等发现 MKD 发作期存在自身炎症反应且自身抗体或自身反应性淋巴细胞均无法检出。MKD 在急性发作期也同样存在炎症介质的过量释放,急相蛋白水平升高(比如 CRP、ESR 和 SAA 等),IL-1β、TNF-α、IL-6 和 IFN-γ 等炎症细胞因子的产生增加。发生上述自身炎症反应的免疫学机制目前尚不明确,基于体外试验推测类异戊二烯产物的缺乏导致小 GTP 酶异位激活,并通过活化 NLRP3 炎症小体和半胱天冬酶-1(Caspase-1)引起 IL-1β 等炎症因子过度释放,最终导致过度全身炎症反应。同时类异戊二烯产物缺乏会影响线粒体的功能和稳定性,导致线粒体自噬清除功能障碍,IL-1β 前体和 IL-18 前体降解减少,氧自由基(ROS)及线粒体 DNA 释放增加,并引起 NLRP3 炎症小体过度活化,进一步使 IL-1β 和 IL-18 分泌增多。

鉴于 MKD 的发病机制较为复杂,涉及遗传、代谢、免疫等多种机制的共同参与,因此 MKD 亦可称为遗传性代谢性自身炎症性疾病。

【临床表现】

MKD 属于罕见病,迄今为止全球已有超过 300 例 MKV 报道。发病无明显性别差异,临床表型 HIDS 占多数,白种人居多(69%~90%),其中荷兰、意大利等欧洲国家多见(西欧尤甚),美国、西班牙、土耳其、捷克等亦有报道,亚洲地区最早由日本报道,中国目前亦有散发的非家系病例报道。总结国外 50 例以上的多中心大样本资料,MKD 临床表现如下(表 2-33):患者平均起病年龄为 4~10 月龄,71%~78% 的患者在 1 岁前起病,92% 的患者在 5 岁前起病,提示 5 岁以后起病的可能性小。87% 的患者在发作间歇期可以没有症状,5% 的患者症状持续,而 8% 的患者病情持续恶化。本病确诊存在明显的滞后性,平均确诊时间为起病后 2.5~9.9 年,与对本病的认识不足和复杂的排他性诊断有

关。MKD 的发病诱因主要为疫苗接种、感染和应激等,常见临床表现主要包括反复的发作性发热,可伴腹痛、腹泻、呕吐、淋巴结肿痛、皮疹、头痛、关节痛、肌痛和口腔溃疡等,部分患者可出现癫痫、小脑综合征、巨噬细胞活化综合征等,远期并发症主要为内脏淀粉样变性、肠粘连、关节挛缩等。根据临床表现的不同特点,MKD 目前又分 HIDS 和 MA 两种临床亚型。

1. HIDS 特征性表现包括反复发热,伴淋巴结肿大、脾大、关节痛/关节炎、腹痛和皮疹,每 4~8 周发作 1 次,发作间歇期的个体差异较大,皮疹和关节症状缓解较慢,其他症状多随热退而缓解。

(1)发热:几乎所有 HIDS 均有发热症状,发热时体温上升急骤,常伴寒战,热峰多高于 38.5~40℃,发热通常持续 3~7 天,伴随症状可随发作结束而逐渐缓解,而皮肤症状和关节症状消退较慢。因此病程早期与感染性疾病较难鉴别。大多数家长可以通过一些前驱症状预知何时发作,比如鼻塞、咽痛、背痛、乏力、眩晕、头痛,甚至行为异常等。

(2)淋巴结肿大:80% 以上的患者在发热时伴淋巴结肿大,触诊时质韧并多伴有触痛,以颈部淋巴结肿痛最为常见,淋巴结活检可显示非特异性炎症改变,包括淋巴结增生和浆细胞浸润。同时多数患者还可存在脾大。

(3)腹痛:腹痛是 HIDS 的特征性表现,见于 80% 以上的患者。腹痛时多伴有腹泻和/或呕吐,腹痛程度较剧烈,常因误诊为急腹症而行阑尾切除术或剖腹探查术。部分患者可合并无菌性腹膜炎、消化道溃疡(甚至出血和穿孔)。

(4)关节痛/关节炎:大多数患者发热时伴有多关节疼痛,其中部分有关节炎的表现,多累及大关节,常呈对称性,膝关节、踝关节和腕关节受累常见。关节症状往往缓解较慢,较少出现侵袭性关节炎。

(5)皮肤表现:80% 以上的患者可出现非特异性皮疹,最常见的是红斑样皮疹,其次为丘疹、荨麻疹、红斑性结节和瘀点。皮疹通常为多发性,四肢多于躯干,可单独存在或融合成片。皮肤活检通常显示内皮细胞肿胀和血管周围炎性浸润。约半数患者合并口腔溃疡,伴或不伴生殖器溃疡,报道曾有 3 例 HIDS 患者被误诊为白塞病,应注意鉴别。

(6)神经系统表现:多数患者在发作前驱期和急性期均可出现头痛,少数患者可出现小脑综合征、癫痫和精神发育迟滞。

表2-33 不同研究单位统计的 MKD 临床表现 /%

研究单位	发作诱因			消化道表现				浆膜炎	淋巴组织表现		肌肉、骨骼表现			皮肤黏膜表现		
	疫苗接种	感染	应激	腹痛	腹泻	呕吐	肝大		淋巴结肿大	脾大	关节痛	关节炎	肌痛	皮疹	口腔溃疡	渗出性咽炎
国际HIDS组织 (103例)	63	–	多数	85		71	22	19	87	32	84	55	–	69	49	–
法国,比利时 (50例)	–	–	–	20	40	11	25	–	38	32	20	6	0	43	15	–
意大利 (56例)	–	–	–	63	69	45	37	4	71	63	67	43	22	67	43	–
Eurofever (114例)	36	17	24	88	84	69	–	–	85 (疼痛60)	–	71	28	57	39	69	28

研究单位	神经系统表现				眼部表现				其他表现						远期并发症				
	头痛	小脑综合征	癫痫	精神发育迟缓	结膜炎	葡萄膜炎	视野缺损	白内障	体重减轻	乏力	心理障碍	血小板减少症	巨噬细胞活化综合征	淀粉样变性	肠粘连	关节挛缩	反复/或重症感染	低丙种球蛋白血症	肾血管平滑肌脂肪瘤
国际HIDS组织 (103例)	63	–	–	–	–	–	–	–	–	–	–	–	–	3	10	4	1	–	–
法国,比利时 (50例)	0	–	–	–	–	–	–	–	–	–	–	4	0	0	6	–	27	6	6
意大利 (56例)	12	–	–	–	–	–	–	–	–	–	–	4	6	–	–	–	–	6	–
Eurofever (114例)	38	3	5	4	10	2	2	3	16	63	24	–	1	5	–	–	–	–	–

注:- 表示无统计值。

（7）眼部表现：约 10% 的患者可出现结膜炎，少数可伴有色素性视网膜炎、葡萄膜炎和视野缺损，严重者可出现白内障。

（8）其他表现：文献报道 6% 的 MKD 患者并发巨噬细胞活化综合征（MAS），高达 25% 的患者有情绪障碍，亦有自杀的病例报道，提示本病存在一定的心理障碍；多达 12% 的患者在发作期间可能发生浆膜炎。

（9）远期并发症：内脏淀粉样变性是 HIDS 严重的远期并发症，病变主要累及肾脏、脾脏和肝脏，可引发终末期肾病，预后较差；部分患者因反复腹膜炎而引起肠粘连，严重时可导致机械性肠梗阻；长期的关节炎可导致关节挛缩。

2. MA　是 MKD 最严重的表型，通常起病较早，生后数月内即可出现典型的临床表现，产前亦可发现胎儿生长受限或先天畸形，甚至出现死产或早夭。MA 患者多伴有特殊面容，主要表现为前额隆起、眼距增宽、睫毛过长以及三角面容等。病情较严重的患者可出现明显的生长发育迟缓、白内障、肝脾大、淋巴结肿大、贫血以及腹泻和吸收不良。相较于 HIDS，MA 的神经系统表现更为常见且严重，包括精神运动发育迟缓、共济失调、癫痫与肌病等，影像学表现可见小脑进行性萎缩。消化系统表现为胆汁淤积、肝功能异常，眼部病变主要包括复发结膜炎、葡萄膜炎和白内障。患者血液中甲羟戊酸浓度显著升高，血浆胆固醇浓度正常或仅略有下降。Simon 发现 HIDS 和 MA 两者还可重叠出现。

【实验室检查】

MKD 是目前唯一实验室检查意义大于遗传学（基因）检查的自身炎症性疾病。典型的 MKD 患者多伴血清 IgD 升高（>14mg/dl 或 100U/ml），64%~80% 的患者存在血清 IgA 水平升高（>260mg/dl），但亦有 12%~28% 的 MKD 患者在急性期和间歇期的血清 IgD 水平均正常，血清 IgD 检测的敏感性和特异性分别为 79% 和 27%，阳性预测值和阴性预测值分别为 50% 和 58%，因此血清 IgD 正常不能排除 MKD，并且 IgD 水平与疾病严重程度无关，目前认为 IgD 和 IgA 均不适合作为 MKD 的诊断性检查。多数文献认为 MVK 酶活性检测具有确诊意义，HIDS 患者的 MKV 酶活性为正常的 1.8%~28%，而 MA 则 <0.5%，推测 MKD 的临床异质性源于 MKV 酶残存活性的不同。尿甲羟戊酸检测则是 MKD 初筛较为敏感的方法，大多数患者

存在甲羟戊酸排泄量增加，HIDS 仅轻度或中度升高，而 MA 则明显升高，一项荷兰的单中心回顾性研究发现尿甲羟戊酸检测的敏感度和特异度分别为 92% 和 90%，阳性预测值和阴性预测值分别为 71% 和 98%，同时发现甲羟戊酸浓度与 MKD 病情严重程度和预后相关，但目前检测尿甲羟戊酸的技术和敏感度差异较大，因此其检测的意义仍存在争议。MKD 急性发作期可伴非特异性炎症指标升高，如外周血白细胞（以中性粒细胞升高为主）、CRP、ESR、铁蛋白和血清淀粉样蛋白 A（SAA）等，其中 45% 的患者在发作间歇期仍有 SAA 水平升高，而其他炎症指标在间歇期通常恢复正常或仅有轻度升高。此外，无论在急性期还是间歇期 IL-1β 和 IL-6 均显著升高。MVK 基因突变筛查具备确诊价值，迄今已发现 120 个突变位点与 MKD 相关，最常见为 V377I，其次为 I268T，检测出致病基因突变则可确诊 MKD，但基因筛查阴性并不能除外 MKD。文献报道接近 1/4 的 HIDS 患者未能检测出 MVK 基因突变，此类患者为变异型 HIDS 可能性较大。

【诊断及鉴别诊断】

具有提示意义的临床表现包括：发病年龄<1 岁，疫苗接种后出现反复发热，发热时伴腹痛、腹泻、呕吐、淋巴结肿大、脾大、关节痛 / 关节炎、肌痛、口腔溃疡等；实验室检查包括血清 IgD 水平和 / 或 IgA 水平升高，MVK 酶活性降低，尿甲羟戊酸排泄增多，以及基因检测发现 MVK 致病突变等。2015 年欧洲儿童风湿病组织制定了 MKD 的临床诊断标准，即具有该病的典型的反复发作性发热（除外感染及其他原因），并有发病年龄<2 岁（10 分）、口疮性口炎（11 分）、淋巴结肿大或脾大（8 分）、淋巴结疼痛（13 分）、阵发性腹泻（20 分）、持续性腹泻（37 分）以及不合并胸痛（11 分），如果 Cut-off 值 ≥42 分即可诊断，该诊断标准的特异性为 89%，敏感性为 53%。MKD 应与感染性疾病、原发性免疫缺陷病、恶性肿瘤及其他自身炎症性疾病进行鉴别。对于发热伴腹痛的患者，即使有 MKD 家族史，也必须除外感染性疾病和外科急腹症，如急性阑尾炎、胃溃疡穿孔等。此外，应除外遗传性或获得性血管性水肿和急性间歇性卟啉病（acute intermittent porphyria，AIP）等。

【治疗】

MKD 目前尚无根治方法，其治疗目标是减轻症状，避免不必要的手术和抗生素治疗，改善患者

的生活质量及预后。MKD 的治疗应个体化,对患者家长进行必要的医学宣教可提高其依从性。目前 MKD 的一线治疗药物是非甾体抗炎药,二线治疗包括口服糖皮质激素及生物制剂治疗,部分严重的难治性患者可选择造血干细胞移植。

1. 非甾体抗炎药(non-steroidal anti-inflammatory drugs,NSAIDs) 初始治疗首选 NSAIDs,主要用于控制发热,对其他症状无明显作用。对初始剂量疗效欠佳者,可以逐步加量至最大耐受剂量并观察疗效。文献报道 13% 的患者治疗有效,64% 可以部分缓解症状,23% 治疗无效。

2. 糖皮质激素 对于 NSAIDs 无效的难治性患者,可以选择短期口服糖皮质激素,建议剂量为 1mg/(kg·d)(不超过 60mg/d),疗程 4~7 天,可根据患者的发热持续时间适当调整疗程,通常 1~2 天起效,发热和其他伴随症状多能明显改善。也有文献报道单次剂量冲击治疗,或 30mg/d 连用 3 天并于 1 周减停,或 1mg/(kg·d)连用 2 周减停等方案亦有效。长期口服糖皮质激素应警惕和预防相关毒副作用。

3. 生物制剂 对于 NSAIDs 和糖皮质激素治疗均无效或不耐受的患者,可以选择生物制剂治疗,包括 IL-1 拮抗剂、TNF-α 抑制剂及 IL-6 受体拮抗剂等。首选生物制剂为 IL-1 受体拮抗剂如阿那白滞素、卡那单抗等,阿那白滞素可使 22%~34% 患者完全缓解,46%~67% 部分缓解;卡那单抗可特异性结合 IL-1β 以阻断细胞表面受体的相互作用,对 IL-1 的阻断作用比阿那白滞素更为有效且作用持久。值得注意的是大多数生物制剂都有免疫抑制作用和增加严重感染的风险。

4. 造血干细胞移植 对于病情严重且对上述治疗均无效的患者,可以考虑选择造血干细胞移植治疗,但治疗风险较高。目前已有造血干细胞移植成功的病例报道。

【预后】

MKD 周期性发热可能会伴随终身,HIDS 发作次数可能随年龄增长而减少,10 岁前超过半数患者每年发作超过 12 次,但 20 岁后约半数患者每年发作仅为 1~6 次,部分患者在治疗后症状可得到持续控制。HIDS 死亡率较低,死因见于严重感染合并 MAS、多器官功能衰竭、自杀、脑出血等。MA 患者通常预后较差,约 40% 的患者在婴儿期夭折。甲羟戊酸代谢途径对炎症通路的影响已成为 MKD 发病机制的研究热点,口服生物利用度较高的植物

类异戊二烯已被证实有较好的抗炎作用和中枢神经系统调节作用,或将成为治疗 MKD 的新靶点。

三、PAPA 综合征

化脓性关节炎、坏疽性脓皮病和痤疮综合征(pyogenic arthritis,pyoderma gangrenosumand acne,PAPA)(OMIM#604416)是一种极为罕见的自身炎症性疾病。1997 年在一个跨越三代的大家系中首次临床报道了此种疾病,目前学界仅报道了数十个病例。PAPA 综合征是由脯氨酸丝氨酸苏氨酸磷酸酶相互作用蛋白 1(proline serine threonine phosphatase-interacting protein 1,PSTPIP1)突变导致,目前报道的患者绝大多数表现为常染色体显性遗传,仅在一个家系中发现常染色体隐性病例。PAPA 综合征主要表现为反复化脓性关节炎、严重瘢痕性囊性痤疮和较难控制的坏疽脓皮病。治疗主要是经验性的,无统一的标准方案,糖皮质激素和免疫抑制剂通常仅部分有反应,细胞因子抑制剂等生物制剂显示出不同程度的疗效。

【病因和发病机制】

PAPA 综合征报道后,在第一和第二个家系中都鉴定出 *PSTPIP1* 基因突变。*PSTPIP1* 基因位于 15q24.3 号染色体,表达的蛋白质在造血细胞中高度表达。除 CD2 和 PTP-PEST(富含脯氨酸/谷氨酸/丝氨酸/苏氨酸残基/蛋白酪氨酸磷酸酶)之外,PSTPIP1 也与其他免疫相关蛋白相互作用。目前,*PSTPIP1* 基因突变引起自身炎症性 PAPA 综合征的分子机制仍然不是非常清楚,部分研究结果提示与炎症小体活化有关。PSTPIP1 需要 pyrin 组装凋亡相关斑点样蛋白(ASC)焦亡小体,从而募集并激活 Caspase-1。pyrin 是 PSTPIP1 的胞质受体,pyrin 和 PSTPIP1 均以三聚体形式存在。在未结合的构象中,由于分子内 pyrin 结构域(PYD)和 B-box 之间的相互作用,pyrin 同型三聚体处于自抑制状态,从而阻止了 ASC 募集到 pyrin 的 PYD 结构域。PSTPIP1 同型三聚体通过与 B-box 的直接相互作用与 pyrin 同型三聚体结合,导致其 PYD 结构域的暴露而激活 pyrin,从而使 pyrin 与 ASC 相互作用并促进 ASC 寡聚,形成活性 ASC 焦亡小体,最终导致 pyrin 炎症小体活化产生炎症分子。相比野生型而言,PAPA 相关的 PSTPIP1 突变体与 pyrin 的 B-box 具有很高的结合亲和力,因此诱导 pyrin 活化增强,更有效地组装 ASC 焦亡小体,从而解释了 PAPA 综合征中的自发炎症性表型。

PSTPIP1 是一种胞质衔接分子,可与多种蛋白质相互作用,包括 pyrin、ASC、PTP-PES 和 WASP 等。通过酵母双杂交和免疫共沉淀实验发现,PAPA 相关 PSTPIP1 突变诱导 PSTPIP1 磷酸化,导致其对 PTP-PEST 的亲和力降低,破坏了 PSTPIP1 与 PTP-PEST 的结合。PSTPIP1 通过与 WASP 的相互作用在细胞骨架组织中发挥作用,影响巨噬细胞伪足小体的形成。而 PAPA 综合征患者的巨噬细胞中伪足小体形成受损和迁移降低。另外,研究发现,PAPA 综合征患者循环低密度粒细胞升高。中性粒细胞胞外捕获物(NET)在中性粒细胞和低密度粒细胞中形成增强,从而促进炎症。皮肤活检中检测到 NET 与组织 IL-1β、IL-8 和 IL-17 升高相关,提示其他炎症途径可能参与了 PAPA 的发病机制,有助于指导新治疗方法的研究。

【临床表现】

1997 年,Lindor 等人报道一个大家系 10 名患者。先证者是一个 39 岁的男性,临床表现为累及多个关节的关节炎、坏疽性脓皮病和囊性痤疮。其他家庭成员也表现出从儿童期开始的非轴性、破坏性关节炎、坏疽性脓皮病和青春期后严重的囊性痤疮。其他不常见的特征包括成年胰岛素依赖型糖尿病、蛋白尿、注射部位脓肿形成以及磺胺类药物引起的血细胞减少。根据主要的临床表现,提出了 PAPA 综合征的疾病术语。无菌性化脓性关节炎、坏疽性脓皮病和痤疮是 PAPA 综合征的典型三联症表现。但综合目前所报的病例来看,PAPA 综合征具有外显不全和表现度变异大的特点,存在无症状携带者。PSTPIP1 的不同突变以及与其他参与免疫应答的胞内蛋白之间的相互作用复杂,可能是导致 PAPA 综合征患者临床表现不同的原因之一。

PAPA 综合征特征性的表现是急性反复无菌性关节炎,往往在儿童早期出现,有最早发生在 1 岁的报道。但在某些患者中,关节炎的表现可迟至 20 岁以后才出现。在青少年后期,关节炎发作的频率和严重性通常会降低。关节炎可自发或在轻微创伤后发生,起病时关节累及通常为单关节或少关节,但随着时间推移可能会进展为多关节。PAPA 综合征主要影响四肢骨骼的关节,包括踝、膝、肘部和手腕。虽然频率较低,但也有累及肩、髋关节、颈椎、掌指和掌趾关节的报道。关节炎发作时,受影响的关节腔内聚积富含中性粒细胞的物质。影像学检查主要表现为少关节侵袭性关节炎,可逐步进展为骨赘形成、弥漫性关节变窄、软骨下硬化和囊肿形成等,反应性新骨形成,具有明显的骨过度生长。在某些情况下,关节变形或强直性骨破坏。磁共振往往提示非特异性的表现,包括多部位关节积液伴滑膜增厚、骨髓水肿和周围软组织水肿。关节炎具有很强的炎症属性,如不及时治疗,可导致关节破坏、永久性关节畸形、小颌畸形和关节强直等。有病例报告患者关节间隙变窄以及股骨头短而不规则,运动范围明显受限的情况。另一例患者在反复发作关节炎后发生左肘屈曲挛缩。关节畸形的个体最终需要进行植骨和截骨术,导致受影响关节的活动范围降低。

PAPA 综合征患者青春期后关节症状减轻,但皮肤症状往往加剧。皮肤表现包括病理反应、注射部位脓肿形成、严重的囊性痤疮、反复发作的不愈合无菌性溃疡、坏疽性脓皮病和粉刺痤疮等。大多数患者会出现痤疮,通常是结节囊性形式,通常在青春期早期发生,并持续到成年期。严重坏疽性脓皮病可能是该病最具挑战性的表现,较少见,最初是表皮小的紫罗兰色斑丘疹,逐渐演变为无菌性脓疱和侵袭性溃疡性皮肤病变,通常位于下肢。轻度创伤后可能会发生局部疾病加重,并且有报道称皮肤注射后引起病理反应形成脓肿。另外,皮肤病变造成的美容方面的问题,令 PAPA 综合征患者特别困扰,可能导致精神心理的不良影响。

除典型的三联症外,其他非特异性表现包括银屑病、脓疱性酒渣鼻、牙龈脓疱、特发性肝炎、成年发病的胰岛素依赖型糖尿病、膜性肾小球肾炎、低球蛋白血症和葡萄膜炎等。有 PAPA 综合征患者发生中枢神经系统受累,因大脑后动脉动脉瘤破裂继发脑动脉血管炎和蛛网膜下腔出血,但并不明确是否与血管炎相关,其他自身炎症性疾病报道与血管炎相关。除 PAPA 综合征外,与 PSTPIP1 相关的炎性疾病还包括 PSTPIP1 相关髓样蛋白血症炎性综合征;化脓性关节炎、坏疽性脓皮病、痤疮和化脓性汗腺炎综合征;化脓性关节炎、坏疽性脓皮病和痤疮样综合征;坏疽性脓皮病、痤疮和溃疡性结肠炎综合征。这些疾病可能表现出相似的临床特征,或与 PAPA 综合征重叠。近期一项研究发现,在 13 名高锌血症患者中检测出 PSTPIP1 突变,包括 p. E250K 和 p. E257K。同典型的 PAPA 综合征患者相比,这些患者具有不同的临床表现,表现为早发炎症性疾病、中位发病为 13 个月,以皮肤炎症、肝脾大、生长不良、淋巴结病和关节受累为特征,但化脓性关节炎却很少发生。并且,这些患者人大多数有血液学异常,包括中性粒细胞减少症、贫血和血小板减少症,血锌和 MRP8/14 水平也显著升高。而在 PAPA 综合征患者中,贫血、中性粒细胞减少、血小板减少、肝脾大和生长不良极少报道。两组唯一共同的临床症状是表现为多种形式的皮肤炎症。由于不同病例之间的表现存在明显差异,因此 *PSTPIP1* 基因突变导致的疾病谱可能比目前认为的更加广泛,有待进一步深入研究考证。

【实验室检查】

PAPA 综合征患者实验室检查往往提示全身性炎症,急性期反应物增加,血浆中细胞因子如 IL-1β、TNF-α 水平升高。并且,与主要表现为皮肤病变的患者相比,反复关节炎发作患者的 IL-1β、IL-6 和 TNF-α 水平更高。外周血白细胞细胞因子的产生无明确统一结果,部分报道提示 IL-1β 和肿瘤坏死因子表达增加,但也有其他研究提示刺激白细胞并未引起这些细胞因子的表达上调。关节液中存在大量中性粒细胞,滑膜液和皮肤培养显示阴性结果。另外,根据临床表现,可进行基因检测了解 *PSTPITP1* 基因变异情况。

【诊断及鉴别诊断】

1. **诊断**　PAPA 综合征是一种极为罕见的疾病,主要依靠临床诊断。但目前报道的病例数少,且疾病外显不全,若在早期没有皮肤病变,也无明确家族史的情况下,诊断 PAPA 综合征特别困难,因此往往导致诊断延迟。对于表现为反复关节炎病史,排除关节感染或其他具有类似临床特征的急慢性疾病后,需临床怀疑 PAPA 综合征的可能性,再经基因检测证实。

2. **鉴别诊断**　PAPA 综合征需与感染性关节炎、幼年特发性关节炎、慢性复发性多灶性骨髓炎(chronic recurrent multifocal osteomyelitis,CRMO),以及其他自身炎症性疾病等相鉴别。感染性关节炎主要表现为关节的红、肿、热、痛,并且有微生物学感染证据;而 PAPA 综合征关节积液的培养为阴性。Majeed 综合征除 CRMO 表现外,还有贫血和皮肤病等表现。脓皮病也经常发生在其他疾病。DIRA 综合征表现为具有鱼鳞病样特征的脓疱病、多灶性无菌性骨髓炎、骨膜炎和指甲异常等。SAPHO 综合征表现为滑膜炎、痤疮、脓疱病、骨肥大和骨炎。

【治疗】

PAPA 综合征目前报道病例数少,无明确统一的标准治疗方案。因此具有较强的挑战性,主要依靠经验性治疗。早期患者主要使用糖皮质激素关节内或全身给药或免疫抑制剂,用于治疗关节和皮肤表现,反应效果不一,通常需要高剂量药物来控制整个病情,导致严重的副作用和与药物相关并发症。有报道关节穿刺术对于缓解疾病发作期间的关节肿胀和疼痛有帮助。改变病情抗风湿药 DMARD 对缓解关节症状也有不同程度的疗效。

在明确过强的自身炎症反应在 PAPA 综合征的发病机制中的重要作用后,开始尝试针对细胞因子的生物制剂用于治疗。部分患者使用 IL-1 受体拮抗剂治疗后病情有快速和持久的效果,关节表现在临床和影像学上都提示较好的反应,长期随访显示所有患者的发作频率降低和急性期反应物正常化。一些患者在使用抗 TNF 药物后,包括依那西普和英夫利昔单抗,可实现持续的临床缓解。但在部分难治性患者,有报道需要联合使用 IL-1 和 TNF 抑制剂,甚至需要抗 IL-1、抗 TNF 和糖皮质激素三联治疗才能有效抑制疾病引起的强烈炎症反应。从总体来看,生物制剂并非在所有情况下都始终有效,不一定会加速所有疾病表现的缓解。另一方面,IL-1 和 TNF 拮抗剂可以广泛地抑制固有免疫机制,具有继发感染的风险,尤其是在管理具有开放性皮肤病变患者时需特别注意。考虑到 PSTPIP1 参与了多种免疫细胞的多种生化途径,因此有必要进一步详细研究 PSTPIP1 在 PAPA 综合征发病机制中的作用,从而辅助开发更加特异性的治疗手段。

【并发症与预后】

PAPA 综合征可发生一系列并发症,包括关节破坏、严重开放性溃疡继发感染以及手术后新溃疡的发生等。一些严重关节破坏的患者需要进行关节置换治疗和颈椎融合术。高剂量的皮质激素导致库欣综合征和生长迟缓。皮肤严重结疤会导致美容问题,进而可能导致心理压力需要治疗。使用 IL-1β 和 TNF-α 抑制剂治疗可以改善疾病的预后,但对于多数患者来讲,完全控制炎症发作仍然是一个较大挑战。

四、Majeed 综合征

Majeed 综合征(OMIM#609628)是一种极为罕见的自身炎症性疾病,由 *LPIN2* 突变引起的常染色体隐性遗传疾病。临床特征表现为早发性慢性复发性多灶性骨髓炎(CRMO)、先天性红细胞生成异常性贫血和嗜中性皮肤病。主要使用非甾体抗炎药和糖皮质激素等对症支持治疗,IL-1抑制剂有较好疗效。

【病因和发病机制】

1989年,Majeed等首次报道该病表现为常染色体隐性遗传疾病。*LPIN2*基因突变导致Majeed综合征的病因。*LPIN2*属于LPIN基因家族,编码一种含有896个氨基酸的蛋白质lipin-2。作为磷脂酰磷酸酶,lipin-2在甘油酯的生物合成中起重要作用,但既往对*LPIN2*基因突变在Majeed综合征中的致病机制尚不清楚。

近年研究发现lipin-2在炎症中的重要作用。脂多糖等饱和脂肪酸可以激活Toll样受体(Toll-like receptor,TLR),包括TLR2和TLR4,从而诱导MAPK激活,并导致NF-κB介导的促炎性细胞因子的产生上调。缺乏lipin-2的小鼠对脂多糖表现出更高的敏感性。Valdearcos等人研究了lipin-2在控制饱和脂肪酸引发的炎症中的作用。他们发现,当暴露于过量的饱和脂肪酸棕榈酸中,低表达lipin-2的人或鼠单核细胞的TNF-α和IL-6等促炎细胞因子表达增加;但过表达lipin-2时,则减弱了细胞因子的表达。后来,进一步发现,缺乏lipin-2的人巨噬细胞不仅表达更高的TNF水平,而且还产生更高的生物学活性IL-1β。Lipin2缺陷小鼠的骨髓衍生巨噬细胞(BMDM)会增加ASC寡聚和炎症小体组装,炎症小体激活后增加了成熟Caspase-1的释放,并随后增加IL-1β的产生。另一方面,在临床Majeed综合征患者中使用IL-1β抑制剂后,迅速改善了骨炎症表现,全身炎性标志物和促炎细胞因子水平。因此,这些研究结果证实Majeed综合征是一种NLRP3炎症小体介导的自身炎症性疾病。

【临床表现】

Majeed综合征的经典三联症是早发严重的CRMO,先天性红细胞生成异常性贫血和嗜中性皮肤病。但是患者表型之间存在差异,虽然所有人都患有CRMO和不同程度的红细胞生成异常性贫血,但只有约1/4的患者表现出嗜中性皮肤病。Majeed综合征的多灶性骨髓炎发病较早,基本发生在2岁之前,也有4~8岁发病的病例报道。病程长,可能持续终身。主要累及大关节,偶尔小关节。儿童跛行常常预示着骨病的发作,可能伴有触痛和肿胀。骨髓炎表现可能在发病时是单灶性的,但随着时间的推移会进展为多灶性病变。CRMO发作较频繁,并常伴发热,据报道2/3的病例有周期性发热,每次发热持续1~4天。骨骼X射线通常在长骨的干骺端显示不规则的溶骨性病变,周围硬化。锁骨病变中可能存在骨肥大。骨扫描显示炎性病变的摄取增加,可以发现无症状病变。磁共振有助于确认诊断、指导病变活检。活动性骨病变在T₂加权和STIR图像上显示信号增强,而在T₁加权图像上显示信号强度降低。

先天性红细胞生成异常性贫血表现为小细胞低色素性贫血,通常在1岁前出现,严重程度从轻度到输血依赖不等。少数患者会出现炎性皮肤病,与Sweet综合征相似,伴有瘙痒性红斑,大小从0.5cm至4cm不等,病灶表面小囊泡,累及四肢、躯干和面部,但手掌和脚掌往往无累及,消退后不留瘢痕。活检通常显示表皮内中性粒细胞集聚。杂合携带者可能患有银屑病。除典型表现外,Majeed综合征患者还可发生肝脾大、中性粒细胞减少、短暂性胆汁淤积性黄疸、生长不良、成人身材矮小等。患者如果未及时治疗,由于反复发作的疼痛、慢性贫血以及挛缩和肌肉萎缩等并发症,生活质量会很差。

尽管目前报道的Majeed综合征病例少,但似乎没有明显的基因型与表型相关性。Majeed等人在早前报道的一个家系,*LPIN2*基因突变为错义突变,患者具有严重的CRMO伴有挛缩、输血依赖的红细胞生成异常性贫血、生长不良,非甾体抗炎药和糖皮质激素治疗只能部分改善。而在具有相同突变的另一名患者中,仅表现为轻度的CRMO和极轻的正细胞性贫血,并在8岁时才发病。

Majeed综合征的实验室检查是非特异性的。主要表现为炎症指标红细胞沉降率升高和CRP明显升高,缺乏自身抗体。贫血,白细胞和血小板计数可以升高或正常。尽管伴有发热,血液、骨活检和皮肤病变的培养为阴性。骨活检显示慢性非肉芽肿性炎症改变、骨髓纤维化和骨小梁再吸收。皮肤病变提示血管周围嗜中性粒细胞浸润,无血管炎迹象;表皮显示脓疱和局灶性海绵状病变。影像学检测可以辅助了解骨骼炎症情况。遗传学诊断检测*LPIN2*基因变异,目前已知*LPIN2*突变是引起Majeed综合征的唯一基因。

【诊断及鉴别诊断】

1. **诊断** 当患者表现为典型的早发慢性复发性多灶性骨髓炎、先天性贫血和嗜中性皮肤病三联症时,临床诊断Majeed综合征,进行*LPIN2*基因的分子遗传学检测,可以确诊。但在婴儿期和儿童早期发生任何一种症状,如反复发作的多灶性骨髓炎或红细胞生成异常性贫血,应该怀疑该疾病的可能性。

2. 鉴别诊断 Majeed 综合征需与具有类似骨骼、皮肤表现的疾病相鉴别。SAPHO 综合征表现为滑膜炎、痤疮、脓疱病、骨肥大和骨炎,成人相对多见。该病的遗传学基础尚不清楚。Majeed 综合征除 CRMO 外,还有先天性贫血和早期发作的特点,与 SAPHO 综合征有所区别。非综合征性 CRMO 是一种散发的自身炎症性骨疾病,表现为伴有或不伴发热的骨痛,但无红细胞生成异常性贫血的特征。PAPA 综合征特征性表现为化脓性关节炎、坏疽性脓皮病和痤疮,是 *PSTPIP1* 基因突变导致的常染色体显性遗传病。而 Majeed 综合征无坏疽性脓皮病和痤疮,*LPIN2* 基因突变导致的常染色体隐性遗传病。

【治疗与预后】

Majeed 综合征目前病例很少,无统一的标准治疗方案,主要是基于经验性的对症支持治疗。非甾体抗炎药、糖皮质激素、甲氨蝶呤和帕米膦酸皆有报道可部分改善 Majeed 综合征的症状。非甾体抗炎药可减少发作的频率、持续时间和严重程度,但不能完全控制症状。若非甾体抗炎药反应不好,可使用全身性糖皮质激素,有助于控制皮肤和骨病表现;但不能改善贫血程度,并且长期大剂量使用会导致诸多副作用。有临床病例报道,经 IL-1 抑制剂治疗后,患者的临床、实验室和影像学方面的表现获得持续改善,骨骼炎症、贫血、全身炎性标志物和促炎细胞因子等好转。而 TNF-α 抑制剂治疗无明确疗效。1 例患者脾切除术后,输血依赖性贫血不再需要输血。物理治疗可以避免肌肉失用性萎缩或挛缩,帮助保持关节活动范围。

从整体来看,大部分 Majeed 综合征患者表现出严重的疾病以及与治疗相关的并发症。部分患者最终发生严重的骨骼畸形和永久性关节挛缩,生活质量较差。IL-1 抑制剂为改善疾病控制和长期预后提供了希望。

五、Blau 综合征

Blau 综合征(OMIM#186580)是一种罕见的自身炎症性疾病,估计全球儿童患病率低于 1:1 000 000。该病呈常染色体显性遗传,NOD2(nucleotide-binding oligomerization domain protein 2)基因突变为其致病原因。Blau 综合征通常在儿童早期出现,典型表现为肉芽肿性关节炎、皮疹和葡萄膜炎三联症,但已逐步认识到该病实为一种系统性肉芽肿性疾病。

【病因和发病机制】

1985 年,Blau 首次报道了该病一个家系,四代 11 名家庭成员受累,呈常染色体显性遗传,但直到 2001 年,才鉴定出致病基因 *NOD2*。*NOD2* 基因位于 12 号染色体,有 12 个外显子。NOD2 是模式识别受体 NOD 样受体家族成员,具有 N 末端 CARD(caspase-recruitment domain)结构域、中心 NACHT 结构域和 C 末端富含亮氨酸重复(leucine-rich repeats,LRR)基序结构域。LRR 结构域结合 NOD2 配体胞壁酰二肽(muramyl dipeptide,MDP),后者是细菌细胞壁肽聚糖的降解产物。NOD2 在单核细胞、巨噬细胞、树突状细胞和肠道内皮细胞中表达。作为胞内模式识别受体,NOD2 参与炎症和针对入侵病原体的固有免疫防御。NOD2 激活的经典途径始于配体 - 受体结合。在静息状态,NOD2 通过其 LRR 和 CARD 域之间的分子内相互作用而处于自抑制状态。MDP 配体结合导致从这种自抑制状态解离,并通过暴露的 NACHT 结构域发生寡聚,促进受体相互作用蛋白激酶 2(RIP2)的活化,以及通过 CARD 结构域之间相互作用的下游信号转导。随后 NF-κB 和 MAPK 激酶的活化最终导致产生炎性细胞因子,例如 IL-1β、IL-6、IL-8、TNF-α 以及多种其他细胞因子,如趋化因子和黏附分子等。

Blau 综合征是一种自发炎性疾病,*NOD2* 突变导致先天免疫系统失调,进而导致发生肉芽肿性病变。与 Blau 综合征相关的突变主要发生在 NACHT 域中,这在蛋白质相互作用和核苷酸结合中非常重要。Blau 综合征中的 NOD2 增功能突变,导致 NF-κB 活性增强,促炎细胞因子的产生增加。体外试验证实在细胞中过表达 Blau 综合征相关的 *NOD2* 突变会诱导 NF-κB 过度激活;同时在 Blau 综合征患者血浆中也检测到细胞因子 TNF-α、IL-6 和 IL-1β 升高。对于大多数家庭来说,Blau 综合征是一种完全外显性疾病,但在一个家系中发现了不完全外显现象。

【临床表现】

Blau 综合征是一种罕见病,大多数患者为欧罗巴人种(又称高加索人种),在亚洲和非裔美国人中也有报道。该病早发,大多数通常在 3~4 岁之前发病;但也有 10 岁以后才出现症状的报道。开始经典的三联症包括肉芽肿性关节炎、皮疹和葡萄膜炎。尽管大多数患者会随着时间推移而发生这三种表现;但在一项对 200 多名患者的调查中发现,只有 42% 的患者同时具有三联症表现。

关节炎是 Blau 综合征最常见的表现,典型特征为局部囊样关节肿胀和腱鞘炎。关节受累通常是对称性分布。一项国际注册研究显示 96% 的患者表现为多关节炎,70% 囊性滑膜炎。主要累及腕关节、膝关节、踝关节、手足近端指间关节和掌指/趾关节,偶有肘部关节,其他关节较少受累。轴向骨骼和颞下颌关节尚无受累的报道。关节肿胀,伴有滑膜增厚和关节积液。在关节周围结构中存在的肉芽肿性炎症,导致明显的关节周围肿胀和腱鞘囊肿,特别是手腕和脚背部。腱鞘炎常累及腕部伸肌腱,腓骨和胫骨屈肌腱鞘。近端指间关节通常在疾病过程中相对较早进展为挛缩,与滑膜炎程度不成比例。这种畸形可能是增生异常改变的结果,与幼年特发性关节炎中炎症相关的关节挛缩不同。关节症状通常在 5 岁之前发病,当仅表现为滑膜炎,而没有眼部或皮肤病变的情况下,临床常常与幼年特发性关节炎相混淆。

皮肤病变通常是 Blau 综合征的首发表现,有最早 1 周龄发生皮疹的报道,40%~60% 的病例中皮疹在关节炎发生之前出现。皮疹最常发生在躯干和四肢,可表现为斑丘疹、苔藓样疹、黄棕色丘疹通常成簇出现、鳞屑样皮疹、丘疹结节样皮疹,外观可变,并可能随时间消退遗留瘢痕。也有皮下结节、结节性红斑和可触及的紫癜的报道。皮疹有时可能会被误诊为特应性皮炎,或当脱屑剧烈时被误诊为寻常性鱼鳞病。而皮疹轻度时,甚至会被忽视。病变组织学检查提示非干酪性肉芽肿。

眼部病变见于 60%~80% 的患者,发病年龄中位数为 4.4 岁,通常在皮肤和关节受累之后数年发生。肉芽肿性葡萄膜炎,几乎总是双侧受累。与幼年特发性关节炎的葡萄膜炎几乎总是局限在前葡萄膜不同,前瞻性队列研究发现 75% 的 Blau 综合征患者具有全葡萄膜。也常见反复前葡萄膜炎,伴眼痛、畏光、结膜充血和视力模糊。并发症发生率高,在一项国际调查研究中发现,10%~50% 的患者患有白内障,27% 的继发青光眼和 40% 的严重视力丧失。大多数患者需长期持续的随访和眼部症状的治疗。

目前越来越多的证据提示 Blau 综合征是一种全身性疾病,除典型的三联症外,可累及其他系统,表现形式多样。研究发现约有 33% 的患者具有非典型表现,包括周期性发热、持续发热、生长落后、结节性红斑、感觉神经性听力丧失、脑神经麻痹、间质性肺炎、高血压、心包炎、Takayasu 样动脉炎、白细胞碎裂性血管炎、肉芽肿性肝疾病、间质性肾炎、血栓形成、器官肿大和淋巴结病等。其中,发热和结节性红斑常见。实际上,结节性红斑是 Blau 综合征的第二最常见皮肤表现。

一项来自我国的单中心研究,分析了 30 例 Blau 综合征患者的临床特征。提示在出生后早期出现了 Blau 综合征表现。通常以皮疹和对称性多关节炎起病,在表型上以典型的皮疹、关节炎、虹膜睫状体炎和动脉炎为特征。同时也发现心脏受累、神经性耳聋、肾脏受累、骨软骨瘤和中枢神经系统受累。提示当临床怀疑 Blau 综合征时,应尽早进行病理检查和 NOD2 基因突变检测以进行确诊。

【实验室检查】

实验室检测提示炎症指标升高或可能正常。抗核抗体、类风湿因子和血管紧张素转化酶水平正常或滴度低。影像学检查提示关节周围软组织肿胀,指屈曲畸形和关节间隙变窄,但常无侵袭性骨破坏。关节超声所示滑膜囊性增生为特征性改变。活检病理提示非干酪性肉芽肿,可见多核巨细胞和淋巴细胞浸润,纤维素样坏死和纤维化。分子遗传检测了解 NOD2 基因变异情况。我国儿童中报道的突变包括 R334W、R334Q、G481D、M513T、R587C、R334L、E383D、R471C、C495R 和 D512F。其中,R334W、R334Q 和 C495R 频率最高。

【诊断及鉴别诊断】

1. **诊断** Blau 综合征主要依据临床诊断,儿童早期发病,临床表现为肉芽肿性关节炎、皮疹和葡萄膜炎的患者,需考虑 Blau 综合征诊断。皮肤或滑膜等组织学病理检查可提供一定的帮助。NOD2 基因检测发现致病位点突变,辅助确诊。

2. **鉴别诊断** Blau 综合征需要与幼年特发性关节炎、结节病和血管炎等相鉴别。在 Blau 综合征疾病早期时,仅有关节症状而无眼部或皮肤病变的情况下,容易与幼年特发性关节炎相混淆。Blau 综合征大多数表现为多关节炎、典型的囊样肿胀和炎性肉芽肿病变,基因检测可以辅助鉴别。结节病是一种原因不明的非干酪性坏死肉芽肿为特征的疾病,常侵犯肺和皮肤,肺门淋巴结肿大为特征性表现,血管紧张素转化酶 ACE 升高等可辅助鉴别。

血管炎,特别是肉芽肿性血管炎,以肺部、上呼吸道和肾脏受累为特征性表现,实验室检测常提示抗中性粒细胞胞质抗体阳性。其他表现为肉芽肿的疾病包括感染等,依据病史、特征性临床表现和基因检测,可协助鉴别。

【治疗】

Blau 综合征为罕见病,尚无有关治疗的任何对照研究,无统一的标准治疗方法。传统的治疗方案通常借鉴幼年特发性关节炎和慢性葡萄膜炎的治疗策略。根据疾病的严重程度,治疗药物包括非甾体抗炎药、糖皮质激素、免疫抑制剂和 TNF 抑制剂等或其中的某种组合。TNF 抑制剂是常用的生物治疗方法,对关节症状有效。有报道尝试 IL-1 抑制剂治疗,但效果不一。anakinra 治疗的两名患者无明确效果。而另一例患者接受 IL-1β 单克隆抗体 canakinumab 治疗,全葡萄膜炎迅速改善。总体来看,Blau 综合征尽管给予积极药物治疗,但反应不一,治疗失败或不完全反应仍时常发生。眼部炎症特别难以控制,并发青光眼和白内障,可能需要手术治疗。另外,由于畸形和挛缩,手容易失去功能,需进行职业治疗和物理治疗,以帮助维持关节功能。在一个队列中,对 50% 的患者进行了滑膜切除术,但其具体作用与效果仍不明确。

【并发症与预后】

Blau 综合征是慢性自身炎症性疾病,几乎 1/2 的 Blau 综合征患者报告该病对其整体健康的影响为中 - 重度。随时间推移,大多数患者可能导致关节畸形,关节挛缩导致关节活动受限,生活质量降低。另外,即使使用生物制剂,也难以完全控制葡萄膜炎。葡萄膜炎的绝大多数患者在 15 年后都出现了活动性眼部受累,超过 1/3 的患者发生并发症,视力丧失。

六、白介素 36 受体拮抗剂缺陷

白介素 36 受体拮抗剂缺陷(deficiency of interleukin-36 receptor antagonist,DITRA;OMIM#614204)是一种罕见的自身炎症性疾病,目前报道病例不足 200 例。DITRA 是由 IL36RN 基因纯合或复合杂合突变引起的常染色体隐性遗传疾病。临床主要表现为泛发性脓疱型银屑病(generalized pustular psoriasis,GPP)伴全身炎症和发热;但在掌跖脓疱型银屑病、Hallopeau 连续性肢端皮炎和急性泛发性发疹性脓疱病也有报道。针对细胞因子 TNFα、IL-12/23 和 IL-17 的生物制剂治疗有效。

【病因和发病机制】

IL36RN 位于染色体 2q14.1,编码主要在皮肤中表达的 IL-36 受体拮抗剂(IL36-Ra)。IL-36 家族属于 IL-1 超家族,由 3 种激动剂(IL-36α、IL-36β、IL-36γ)、1 种拮抗剂(IL-36Ra)、1 种同源受体(IL-36R)和 1 种辅助蛋白组成(IL-1RAcP)。在皮肤中,IL-36 是宿主防御病原微生物的重要机制之一。IL36 与 IL-36R 结合,募集 IL-1RAcP,激活下游 NF-κB 和 MAPK 信号通路,最终导致促炎性细胞因子的转录和表达增强。通常情况 IL-36 家族成员以低水平表达。刺激后,IL-36 诱导上皮细胞产生大量细胞因子和趋化因子。而拮抗剂 IL-36Ra 通过与 IL-36R 结合并阻止 IL-1RAcP 募集而抑制信号转导。从而 IL36 活化作用与 IL36RN 的抑制作用处于平衡状态。但当平衡打破,IL-36 活化持续上调或 IL-36Ra 下调则导致受累组织器官的炎症变化。IL-36 可以刺激角质细胞和免疫细胞增强 Th17/Th23 轴而诱导银屑病样皮肤病。在斑块状银屑病的皮肤中发现 IL-36 细胞因子的过表达。拮抗剂 IL-36Ra 的基因突变导致了 GPP 的发生。目前报道的与 GGP 和脓疱病相关的 IL36RN 突变有 p. Arg10X、p. Arg10ArgfsX1、p. Leu27Pro、p. Lys35Arg、p. Arg48Trp、p. Arg102Trp、p. Ser113Leu、p. Thr123Arg、p. Thr123Met。不同群体之间的变异有所不同,发现了创建者效应。在欧洲人中,IL36RN 中最常见的突变为 p. Ser113Leu。

【临床表现】

GPP 特征性表现为反复发热,弥漫性红斑性皮疹,迅速覆盖脓疱,白细胞明显增多和血清 C 反应蛋白升高。2001 年,Marrakchi 等在来自突尼斯的 9 个常染色体隐性遗传性 GPP 家系中,发现了 IL36RN 基因纯合突变。16 名患者具有典型的 GPP 临床和生物学表现。其中 12 名儿童,发病年龄介于 1 周龄 ~11 岁之间;另外 4 名患者为成年人。各患者间发作频率变化较大,部分呈慢性过程,表现为没有脓疱的红斑性慢性斑块。这些患者的发作诱因包括病毒或细菌感染、停药、月经和妊娠等。有 5 名患者患败血症后死亡。随后,在英国、德国、马来西亚、中国和日本的家族性和散发性脓疱性银屑病中也报道了 IL36RN 突变,但不同群体间的突变有所不同。分析目前报道资料,在不同的研究群体中,IL36RN 基因突变占 GPP 患者的 21%~82%。在临床上,DITRA 与 GPP 有所不同。DITRA 患者发病年龄较小,全身炎症风险较高。除 GPP 外,*IL36RN* 突变也见于掌跖脓疱型银屑病、Hallopeau 连续性肢端皮炎和急性泛发性发疹性脓疱病,而寻常型银屑病患者中则未见报道。

【实验室检查】

提示中性粒细胞增多、急性期反应物(如 ESR 或 CRP)升高。*IL36RN* 突变可导致 IL36Ra 表达降低,影响对细胞因子反应的抑制能力,导致患者角质细胞炎性细胞因子产生增加。皮肤活检组织病理学显示典型的海绵状脓疱,棘层症和角质层角化不全。免疫染色显示皮肤 CD3⁺T 细胞、CD8⁺T 细胞和巨噬细胞浸润。

【治疗与预后】

DITRA 目前没有统一的标准化治疗方案。曾使用糖皮质激素和免疫抑制剂,效果不一。一项研究对儿童 DITR 患者生物治疗情况进行了分析,13 例患者有 28 次疾病发作。其中 12 次发作使用靶向 TNF-α 抑制剂治疗,分别有 58%、8% 和 33% 的完全应答、部分应答和不应答。4 次发作使用 IL-17 和 IL-12/23 抑制剂,全部完全应答。而在 7 次使用 IL-1 抑制剂的发作中,76% 无效。由此综合目前研究报道,针对 TNF-α、IL-12/23 和 IL-17 的特异性生物制剂疗效较好,而 IL-1 抑制剂效果较差。

七、NLRP3 炎症小体病

NLRP3 炎症小体病是由 *NLRP3* 基因增功能突变导致的一系列冷炎素相关周期热综合征(cryopyrin associated periodic syndrome,CAPS)。NLRP3 基因型与疾病表型存在一定相关性,此类疾病关键致病机制为 NLRP3 炎症小体持续激活导致 IL-1β 和 IL-18 分泌增加。根据疾病活动度进行目标治疗,IL-1β 阻断剂可有效控制病情,改善预后。

NLRP3 炎症小体病常见疾病表型包括家族性寒冷自身炎症性综合征(familial cold autoinflammatory syndrome,FCAS1)、Muckle-Wells 综合征(Muckle-Wells syndrome,MWS)和新生儿多系统炎症性疾病[(neonatal-onset multisystemic inflammatory disease,NOMID;又称慢性炎症性神经、皮肤、关节综合征(chronic infantile neurological cutaneous articular syndrome,CINCA)],其主要共同临床特征包括早发性荨麻疹样皮疹、发热、关节痛/炎、乏力,IL-1β 阻断剂可有效控制病情进展。本部分将全面论述常见 NLRP3 炎症小体病的发病机制、临床表现、辅助检查、诊断及鉴别诊断、治疗进展及预后。

【致病基因和发病机制】

1. **致病基因** *NLRP3* 基因(又被称为 *CIAS1* 基因)位于染色体 lq44 区域,含有 9 个外显子,编码 NLRP3 蛋白(又称冷炎素,cryopyrin 蛋白),含 NLRs 家族的 3 个典型结构域:C 端的富含亮氨酸的重复序列(leucinerichrepeats,LRR),中间的核酸结合寡聚结构域(nucleotide binding and oligomerization domain,NACHT)和 N 端的 caspase 募集活化结构域(caspase activation and recruitment domain,CARD)。已知 *NLRP3* 基因突变位点>200 种,多数位于 3 号外显子,为错义突变,影响 NBD 结构域,少数位于 4 号或 6 号外显子,影响 LRR 结构域,常见致病性突变包括 p. Arg260Trp、p. Asp303Asn、p. Leu305Pro、p. Asp311Lys、p. Thr348Met、p. Leu353Pro 和 p. Ala439Val;部分相同致病性突变位点可导致不同疾病表型(图 2-7)。致病性存在争议性及外显率低下的变异位点主要包括 p. Val198Met、p. Arg488Lys 和 p. Gln703Lys,以及可导致成人期发病的 FACS1(图 2-7)。*NLRP3* 基因体细胞致病性突变亦可导致 CAPS,首次报道于 1 例 CINCA/NOMID 患者。随后一项研究发现经常规基因测序阴性 CINCA/NOMID 患者全血细胞中存在 4.2%~35.8% *NLRP3* 基因突变频率。另一项关于 MWS 患者的研究显示 *NLRP3* 基因体细胞平均突变频率为 12.5%。

2. **发病机制** 在病原相关分子模式(PAMPs)、危险相关分子模式(DAMPs)、K⁺ 离子外流或氧化应激因素触发下,NLRP3 通过其 N 端的 pyrin 结构域与接头蛋白 ASC 结合后募集 pro-caspase-1,形成 NLRP3 炎症小体,激活 caspase-1。NLRP3 炎症小体途径调控环节包括炎症小体募集组装调控因子、NLRP3 含量及表观遗传学修饰、自噬体降解。miR-223 是髓系细胞中 NLRP3 mRNA 表达重要的负性调控转录因子,以维持胞内较低 NLRP3 水平,防止自发形成炎症小体导致自身炎症。NLRP3 S- 亚硝基化将抑制炎症小体募集组装;前列腺素 E₂ 信号转导活化后可通过激活蛋白激酶 A,增加细胞内 cAMP 浓度,促进 NLRP3 NBD 结构域磷酸化,降低其 ATP 酶活性及寡聚化水平,均可负性调控炎症小体活化。*NLRP3* 基因突变主要抑制负性调控环节,导致 NLRP3 炎症小体持续激活,促进大量 IL-1β 和 IL-18 成熟和分泌,导致自身炎症。

【临床表现】

CAPS 共同临床特点包括反复发热、皮疹、关节痛、肌痛、头痛、乏力。皮肤损害表现为中性粒细胞荨麻疹样皮肤病,其特点为夜间加重的游走性红色斑疹/丘疹,于24小时内可消失,按疾病严重程度由轻到重分为FACS1、MWS和NOMID/CINCA。

1. 家族性寒冷自身炎症性综合征 寒冷刺激后1~2小时出现荨麻疹样皮疹,继而出现发热、关节痛,多数持续12~24小时后缓解,可伴有肌痛、结膜炎/角膜炎、出汗、乏力及头痛等,多数在婴儿期起病,其症状严重程度及持续时间与寒冷暴露时间相关,不易出现继发性脏器淀粉样变性。

2. Muckle-Wells 综合征 属于CAPS中间型,表现为儿童早期起病的周期性发热综合征,触发因素包括应激、感染、运动、外伤等非寒冷暴露诱因。临床表现为慢性或间歇性发热、头痛、荨麻疹样皮疹、关节痛/关节炎、结膜炎/角膜炎/葡萄膜炎,多数持续1~3天后缓解。可出现渐进性感音神经性听力丧失及继发淀粉样变性的蛋白尿和肾衰竭。

3. 新生儿多系统炎症性疾病/慢性炎症性神经、皮肤、关节综合征 属于CAPS最严重的类型,主要表现为婴儿期起病的慢性炎症伴皮肤、关节及中枢神经系统损害,呈慢性进行性发展,发热每次持续时间为1~3天。多数患者于生后不久出现慢性荨麻疹样皮疹,伴发热、乏力、关节痛/关节炎/骨骺软骨过度生长/前额凸出、结膜炎/角膜炎/葡萄膜炎/视神经乳头水肿/视神经炎;中枢神经系统症状包括慢性脑膜炎、头痛、癫痫发作、腿部痉挛、颅内压增高、智力及认知发育落后;易出现渐进性感音神经性听力丧失及继发淀粉样变性的蛋白尿和肾衰竭;其他表现包括肝、脾、淋巴结肿大。

【实验室及影像学检查】

1. 血液检查 外周血白细胞增多、中性粒细胞增多、血红蛋白降低和血小板增多。发热期血沉增快,血浆纤维蛋白原、C反应蛋白和血清淀粉样物质等急相反应产物水平显著增高。并发肾脏淀粉样变性时可出现尿蛋白阳性及进行性肌酐、尿素氮升高。

2. 免疫学检查 IgG水平正常或轻度升高,补体水平正常或轻度升高。自身抗体阴性。淋巴细胞分型未见特异性改变。血浆炎性细胞因子水平显著升高,以IL-1β和IL-18为著。

3. 脑脊液检查 NOMID/CINCA患者显示颅内压增高和脑脊液细胞数增多等慢性脑膜炎表现。

4. 影像学检查 NOMID/CINCA患者颅脑影像学检查显示脑室扩大、脑萎缩、脑膜强化;膝部X射线检查可见髌骨肥大或过度生长、骨骺过度生长和关节炎表现。

5. 皮肤病理 符合中性粒细胞荨麻疹样皮肤病特点,小汗腺周围可见中性粒细胞浸润。

6. 眼、耳评估 MWS和NOMID/CINCA患者听觉诱发电位及眼底检查等可显示感音神经性聋、结膜炎/角膜炎/葡萄膜炎/视神经乳头水肿。

7. 基因测序检测 基因测序结果显示NLRP3基因生殖细胞和体细胞致病性突变(图2-7)。

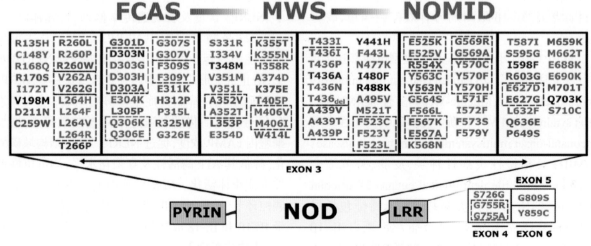

图 2-7 NLRP3 基因型与疾病表型的关系
致病性位点颜色标注:FCAS(蓝色)、FACS/MWS(紫色)、MWS(红色)、
MWS/NOMID(棕色)、NOMID(绿色)、低外显率(黑色)

【诊断及鉴别诊断】

1. **诊断** 包括临床表现(反复发热、荨麻疹样皮疹、关节痛、肌痛、头痛、乏力,伴/不伴眼部损害、骨骼异常、听力下降和/或神经系统损害)。发热期外周血白细胞增多、血沉增快及急相反应产物水平增高,血浆 IL-1β 和 IL-18 水平升高。基因测序显示 NLRP3 基因生殖细胞或体细胞致病性突变。

2. **鉴别诊断**

(1)FCAS2:主要表现为周期性发热综合征,每次发热持续时间 2~10 天,伴荨麻疹样皮疹、关节痛和肌痛。少数亦由寒冷因素触发及出现感音神经性聋,表现为类 CAPS。基因测序显示 NLRP12 基因致病性突变。IL-1β 阻断剂治疗无效。

(2)Schnitzler 综合征:是一种系统性自身炎症性疾病,主要临床特征为单克隆性免疫球蛋白(M 蛋白)血症及慢性荨麻疹,常见表现包括反复发热、肌痛、关节痛、肝脾淋巴结肿大,可并发贫血、肾脏淀粉样变性及淋巴增殖性疾病。IL-1β 阻断剂治疗有效。少数髓系细胞中存在 NLRP3 基因致病性突变,该部分患者纠正诊断为 CAPS,故诊断 Schnitzler 综合征需排除 NLRP3 基因生殖细胞和体细胞致病性突变。

(3)NLRC4 炎症小体病:可表现为 FACS4 或婴儿期起病小肠结肠炎伴巨噬细胞活化综合征两种疾病表型,前者由 NLRC4 基因 p. His443Pro 杂合突变所致。引起 NLRC4 相关小肠结肠炎常见致病性位点包括 p. Val341Ala、p. Thr337Ser、p. Thr337Asn 和 p. Ser171Phe。糖皮质激素、环孢素、IL-1β 阻断剂治疗有效。重组 IL-18BP 用于糖皮质激素、环孢素、IL-1β 阻断剂和 TNFα 阻断剂治疗失败危重患者有显著疗效。

(4)全身型幼年特发性关节炎:一种系统性自身炎症综合征,主要表现为反复发热持续 2 周以上、非固定性红斑性皮疹、关节炎/关节痛、全身淋巴结肿大/肝脾大、浆膜炎,易并发巨噬细胞活化综合征。基因测序未见单基因致病性突变。

(5)其他自身炎症性疾病:如家族性地中海热(FMF)、家族性自身炎症伴中性粒细胞性皮肤病(pyrin-associatedautoinflammation with neutrophilic dermatosis,PAAND)、肿瘤坏死因子相关周期热综合征(tumor necrosis receptor-associated periodicsyndrome,TRAPS)、甲羟戊酸激酶缺乏症(MKD)/高 IgD 综合征(HIDS)、新生儿期起病全血细胞减少-自身炎症-皮疹-噬血细胞综合征(neonatal onset of pancytopenia,autoinflammation,rash,and episodes of hemophagocyticlymphohistiocytosis,NOCARH)等。

【治疗】

最新德国 CAPS 诊治共识提出目标治疗概念,根据疾病活动度制订按需或持续治疗方案。疾病缓解期或无活动时,自身炎症性疾病活动指数(auto-inflammatorydiseases activity index,AIDAI)<9 分,CRP 和 SAA 正常;疾病轻度活动时,AIDAI≥9 分,CRP 和 SAA≤3 倍正常上限升高;疾病中重度活动时,AIDAI>9 分,CRP 和 SAA>3 倍正常上限。疾病轻度活动时,首选 NSAIDS 和糖皮质激素缓解症状,可按需在疾病发作期时短期应用 IL-1β 阻断剂治疗;对于部分 MWS 和 NOMID/CINCA 长期处于疾病中重度活动期,需持续应用 IL-1β 阻断剂治疗。每 1~3 个月再次评估疾病活动度,必要时调整治疗方案。

1. **对症支持** 避免寒冷刺激,康复训练,抗癫痫药物等治疗。

2. **NSAIDs 或糖皮质激素** 作为辅助用药缓解症状。

3. **生物制剂** 至今被美国食品药品管理局批准用于治疗 CAPS 的一线治疗药物均为 IL-1β 阻断剂,包括 IL-1 受体拮抗剂阿那白滞素(1~8mg/kg,儿童最大剂量 100mg,每天 1 次皮下注射)、IL-1 受体融合蛋白列罗西普(2.2~4.4mg/kg,每周 1 次皮下注射)和 IL-1β 单克隆抗体卡那单抗(2~4mg/kg,每 4~8 周皮下注射 1 次)。

4. **其他药物** 沙利度胺和抗 IL-6 受体抗体托珠单抗治疗 NOMID/CINCA 可能有效,但仅限于病例报告。

【预后】

FCAS1 预后良好,仅罕见慢性未治患者出现继发性淀粉样变性;60% MWS 患者出现进行性感音神经性聋,约 25% MWS 发生继发性淀粉样变性导致肾衰竭;NOMID/CINCA 易并发感音神经性聋及继发性淀粉样变性伴肾衰竭,伴有生长智力发育低下及神经系统损害,可出现早期死亡,病死率高,预后不良。

八、肿瘤坏死因子受体相关周期热综合征

肿瘤坏死因子受体相关周期热综合征(TRAPS)呈常染色体显性遗传,是一种自身炎症性疾病,

其临床表现为周期性发热、关节痛、肌痛、多浆膜炎、眶周水肿和皮疹等。临床症状缺少特异性。TRAPS为一种罕见病，国外有研究估计其发病率为(1~2)/1 000 000，我国尚未有相关疾病报道。报道的患者男女比例约为1:1，以白种人居多，但随后各个族群中均有病例报道。

【发病机制】

1982年，本病首次在一个爱尔兰家系中发现，3代16名受累家庭成员表现为反复发热，伴有局部肌肉疼痛和痛性红斑样皮疹，故当时称该病为家族性爱尔兰热(familial Hibernian fever，FHF)。1998年，研究人员将该病的致病基因定位在12p13染色体上。1999年，通过连锁分析明确该病的致病基因为*TNFRSF1A*。

*TNFRSF1A*编码55kD大小的肿瘤坏死因子受体1蛋白(tumor necrosis factor receptor 1，TNFR1)。TNFR1蛋白为跨膜蛋白，可与TNF相结合。*TNFRSF1A*基因突变导致TNFR1蛋白折叠错误，不能到达细胞表面，在胞质内累积，被内质网捕获，引起细胞内炎性反应，导致促炎细胞因子表达增加，其中白细胞介素(interleukin，IL)-22表达增高可以诱导肝脏、胰腺、肠道和皮肤的炎症。目前在患者中已发现*TNFRSF1A*基因超过140种突变，多为2~4号外显子的错义突变，主要影响二硫键的形成，从而影响蛋白胞外结构域的三维结构。

【临床表现】

该病患者的临床表现主要有发热、腹痛、肌痛、红斑样皮疹、眼睑水肿或结膜炎、胸痛、关节痛或单关节滑膜炎等。这些症状通常在3岁左右开始出现，发作持续时间和频率各个病例不同。约有10%患者在30岁后发病。部分患者可在某些特定的情况下出现症状，如身体或心理压力、月经期、劳累、感染等，部分患者可以有前驱症状(眶周水肿、全身不适)。许多TRAPS患者在发作间期无不适症状，然而，部分患者症状持续，无明显的缓解期。

1. **发热** 为最常见的症状，有88%~100%患者可出现反复发热，一次发热通常可持续1~3周，间隔数周或数月反复发作，但无严格周期性。

2. **肌痛** 另一个显著症状(有59%~85%患者出现肌痛)，通常仅影响躯体的一个部位，疼痛程度不一。肌痛主要是由于慢性筋膜炎症而非肌炎所致，因此患者血清中肌酶浓度通常正常。

3. **皮疹** 常见，可反复出现，其中斑丘疹最为常见。皮疹常为炎症发作的前驱症状。

4. **关节痛** 常见，但是发生率较低(无论是单关节炎还是少关节炎)。

5. **眼部症状** 超过80%的病例有眼部症状，包括结膜炎、眶周水肿和/或疼痛(单侧或双侧)。眶周水肿常是前驱症状。

6. **消化道症状** 大多数病例(可高达92%)有消化道症状，表现为腹痛，常继发于炎症性腹膜炎或腹壁肌肉炎症。患者也可发生呕吐和便秘，通常由无菌性炎性腹膜炎引起，部分需要外科急症手术干预。

7. **其他** 其他不常见的临床表现包括淋巴结肿大、胸痛(常由于胸膜或肋间肌肉受累所致)、浆膜炎(心包炎、胸膜炎)、睾丸肿胀和疼痛。

8. **并发症** TRAPS最严重的并发症是淀粉样变性，常在炎症反复发生几年后出现，肾脏通常是淀粉样变性最早累及的器官，蛋白尿是最早的预测指标。

【实验室检查】

1. **血液学检查** 血液学检查包括血常规、自身抗体、血沉、C反应蛋白等检查。在急性发作期，可有中性粒细胞增多、核左移，血小板增多，红细胞沉降率增快，C反应蛋白和血清淀粉样蛋白增高等非特异性血液学改变。

2. **病原学检查** 除血液学检查外，患者还需排除各种常见及罕见病原体感染，特别应注意疟原虫、布氏杆菌等可以导致周期性发热的病原，以排除感染导致疾病的可能。

3. **基因检查** 症状、体征以及实验室检查高度怀疑本病患者可进行基因分析以明确病因。

【诊断及鉴别诊断】

1. **诊断** 虽然TRAPS通常在儿童期出现症状，但是亦有成人发病的报道，因此，不能单独根据临床症状的初发年龄排除该病。TRAPS基因突变类型与疾病表型的关系尚不明确，相同突变的患者其临床表现具有很大异质性。除了基因分析之外，没有特异性的实验室检测来诊断TRAPS。在急性发作期，可有炎症指标的非特异性改变。可能出现免疫球蛋白的多克隆扩增增加，但自身抗体检测不到。这些指标的变化在症状缓解期可以部分或完全恢复正常。对于有上述临床表现的主要症状者，基因检测可有助于诊断。

2019年，儿童风湿病国际试验组织(Pediatric Rheumatology International Trials Organization，

PRINTO)制定了包括 TRAPS 在内的主要周期性发热综合征的分类标准(classification criteria)。对于反复发热的患者(症状至少存在 6 个月以上),伴有急性期蛋白(ESR、CRP 或 SAA)升高,若存在确定的 *TNFRSF1A* 基因突变类型,并伴有以下至少一种临床表现:一次发热持续 ≥ 7 天,肌痛,游走性皮疹,眶周水肿,一级亲属诊断为 TRAPS;或存在不确定的 *TNFRSF1A* 基因突变类型,并伴有上述至少两项临床表现,可考虑 TRAPS。该方案的敏感性为 0.95,特异性为 0.99。PRINTO 同时还提出了单纯的临床分类标准。即如果患者存在持续 7 天以上发热(2 分),存在持续 5~6 天发热(1 分),存在游走性皮疹(1 分),存在眶周水肿(1 分),存在肌痛(1 分),存在阳性家族史(1 分),不存在阿弗他口炎

(1 分),不存在咽扁桃体炎(1 分),若得分 ≥ 5 分,可考虑 TRAPS。该方案的敏感性为 0.87,特异性为 0.92。

2. **鉴别诊断** TRAPS 诊断需排除细菌和其他感染性及肿瘤性疾病导致的反复发热,需排除其他免疫介导的疾病,如系统性红斑狼疮、全身型幼年特发性关节炎等。同时,TRAPS 需和其他遗传性周期性发热疾病相鉴别(表 2-34)。

【治疗】

TRAPS 发病机制复杂,这也导致该病的治疗效果有很大差异。目前常用的治疗方法如下:

1. **秋水仙碱** 可以增强皮质类固醇的作用而实现控制发作,在无症状时使用,可以降低淀粉样变性风险。

表 2-34　TRAPS 和其他遗传性周期性发热疾病的鉴别

项目	TRAPS	FMF	HIDS	CAPS
遗传类型	AD	AR	AR	AD
致病基因	*TNFRSF1A*	*MEFV*	*MVK*	*NLRP3*
发作持续时间	7~21 天	1~3 天	3~7 天	FCAS:12~24 小时;MWS:通常 2~3 天;NOMID:可持续存在
发热	+	+	+	+
腹部	腹膜炎,腹泻或便秘	腹膜炎,便秘	剧烈腹痛,呕吐,腹泻	可有恶心、腹部疼痛
关节痛	+	+	+	+
胸痛	常见	常见	较少见	较少见
淋巴结肿大	可见	可见	颈部淋巴结肿大常见	NOMID 患者中可见
淀粉样变性	10%~20%	未治疗患者中>50%,常见	<5%~10%,不常见	MWS 患者中>25%
IgD 水平			明显升高	
眼睛	结膜炎,眶周水肿	–	–	结膜炎,葡萄膜炎,视神经乳头水肿
皮疹				
分布	全身	下肢	四肢	全身
形态	单个或多个红斑状斑片沿肢体向远端蔓延	丹毒样皮疹	红斑样皮疹,丘疹,荨麻疹,红斑性结节	荨麻疹样皮疹
血管炎	HSP	HSP,PAN		
其他	肌痛常见	多见于西班牙系犹太人、亚美尼亚人、北非人、土耳其人等族群	多见于荷兰裔和法裔	

注:TRAPS:肿瘤坏死因子受体相关周期热综合征;FMF:家族性地中海热;HIDS:高 IgD 伴周期性发热综合征;CAPS:冷炎素相关周期热综合征;AD:常染色体显性遗传;AR:常染色体隐性遗传;FCAS:家族性寒冷型自身炎症综合征;MWS:Muckle-Wells 综合征;NOMID:新生儿发病的多系统炎症性综合征;HSP:过敏性紫癜;PAN:结节性多动脉炎。

2. 皮质类固醇和 NSAIDs 超过 20mg/d 剂量的皮质类固醇可以短期控制症状发作。然而,由于随着使用皮质类固醇时间的延长,可出现激素耐药或依赖,常需要联合使用 NSAIDs,NSAIDs 可减轻症状。

3. 生物制剂

(1)卡那单抗(canakinumab):是重组的人源化的 IL-1β 单克隆抗体,半衰期约为 24 天。2016 年,被美国食品药品管理局批准用于治疗包括 TRAPS 在内的周期热综合征。

(2)阿那白滞素(anakinra):阿那白滞素是重组 IL-1 受体拮抗剂,半衰期约 4 小时,是可能的卡那单抗替代药物。

(3)依那西普(etanercept):依那西普 25mg/ 次,每周 2 次,皮下注射,可降低症状发作频率和持续时间,并可减少皮质类固醇用量。然而,不同患者的疗效可能存在差异。已有报道,依那西普可逆转 TRAPS 患者由于淀粉样变性所致的肾病综合征,但不能减少淀粉样蛋白沉积的量。

(4)抗 TNF 单克隆抗体:TRAPS 患者不推荐给予抗 TNF 单克隆抗体治疗,如英夫利昔单抗、阿达木单抗,可引起自相矛盾的炎性反应。然而,有报道采用英夫利昔单抗治疗 TRAPS 患者且反应良好,可能与基因突变类型有关。

(5)托珠单抗(tocilizumab):是重组的 IL-6 受体单克隆抗体,有研究报道可终止 TRAPS 急性发作。

4. 其他 莫西沙星有利于 TRAPS 的治疗,可能与其可清除细菌性抗原有关,但亦有病例对该药无反应。对 TRAPS 合并终末期肾病的患者还可考虑肾移植治疗。

【预后】

TRAPS 预后主要取决于患者是否发生淀粉样变性。约 25% 患者发生淀粉样变性,蛋白尿常是最早出现的症状,因此,对于 TRAPS 患者,应进行尿常规筛查。突变类型可能和淀粉样变性风险相关。突变累及半胱氨酸残基(如 C33Y)或 T50M 突变的患者发生继发性淀粉样变性的风险增加,而 R92Q 突变患者的淀粉样变性风险较低。

九、Ⅰ型干扰素病

Ⅰ型干扰素病(the type Ⅰ interferonopathies)是一组与Ⅰ型干扰素水平异常增高相关、呈孟德尔遗传的疾病,主要与固有免疫系统功能失调有关。尽管其临床表型存在很大异质性,但通常以自身炎症

和不同程度的自身免疫或免疫缺陷为特征,中枢神经系统和皮肤是该类疾病最常累及的部位,临床表现以颅内钙化、肌炎、皮肤冻疮样皮疹、网状青斑、肺间质疾病和脂膜炎最为常见。该类疾病还具有明显遗传异质性,多种基因突变均可导致Ⅰ型干扰素通路异常,如 *TREX1*、*RNASEH2A-C*、*SAMHD1*、*ADAR*、*IFIH1* 等。目前已发现的Ⅰ型干扰素病主要包括 Aicardi-Goutières 综合征(Aicardi-Goutières syndrome,AGS)、婴幼儿起病的干扰素基因刺激蛋白相关血管病(STING-associated vasculopathy with onset in infancy,SAVI)、蛋白酶体相关自身炎症综合征(proteasome-associated auto-inflammatory syndrome,PRAAS)、脊椎软骨发育不良伴免疫调节异常(spondyloenchondrodysplasia with immune dysregulation,SPENCD)和腺苷脱氨酶 2 蛋白缺陷症(the deficiency of adenosine deaminase 2,DADA2)等。

干扰素(IFN)具有抗病毒、抗肿瘤和免疫调节活性等多种作用,分为Ⅰ型(IFN-α、IFN-β、IFN-ω、IFN-ε 和 IFN-κ)和Ⅱ型(IFN-γ)。其中Ⅰ型干扰素在抵抗病毒感染的免疫防御中起重要作用,它的激活是由先天免疫系统的模式识别受体所诱导的,这些受体能够识别病原体来源的核酸。Ⅰ型 IFN 的产生主要包括两条途径,Toll 样受体(TLR)和非 Toll 样受体依赖途径。TLR 依赖途径主要通过位于巨噬细胞、树突状细胞和 B 细胞核内体的 TLR 样受体,识别从外界摄取的核酸物质,如病毒感染细胞的碎片,活化下游信号通路,导致Ⅰ型 IFN 产生。与存在特定细胞的 TLR 依赖途径不同,非 TLR 依赖途径广泛存在于多种细胞,其位于胞质的核酸传感器,包括环鸟腺苷酸合成酶(cyclic GMP-AMP synthase,cGAS)、维 A 酸诱导基因 1(retinoic acid-inducible gene 1,*RIG1*)和黑色素瘤分化相关基因 5(melanoma differentiation-associated protein 5,*MDA5*),能够分别识别 dsDNA,带有 5′- 三磷酸或二磷酸的短 dsRNA 和长 dsRNA。cGAS 信号经由 IFN 基因刺激因子(stimulator of interferon gene,STING)、RIG1 和 MDA5 信号经由线粒体抗病毒信号蛋白(mitochondrial antiviral signaling,MAVS)传导,两条通路均可进一步活化 TBK1/IRF3 途径诱导 IFNB 和干扰素刺激基因(IFN-stimulated genes,ISGs)表达,最终导致Ⅰ型 IFN 水平显著增加。Ⅰ型 IFN 随后通过作用于 IFN 异二聚体受体(IFNAR1 和 IFNAR2),促使酪氨酸激酶家族成员 TYK2 和 JAK1 磷酸化,进而活化不同信号转导及

转录激活因子(signal transducers and activators of transcription,STATs)。

这些胞内固有核酸传感通路几乎有助于所有细胞对病毒感染做出快速反应,通过改变细胞代谢、细胞周期及凋亡敏感性,促进机体抗病毒。同时,胞内核酸传感通路还可以通过激活 IKK- 依赖和 TBK1- 依赖途径,引起促炎细胞因子的释放,增强机体抗病毒效应。事实上,这种细胞内固有 IFN 激活途径的异常,即通过胞质核酸传感器识别自身核酸,是导致大部分Ⅰ型干扰素病发生的核心。这种不适当的Ⅰ型 IFN 激活可能通过促进自身炎症反应和打破机体免疫耐受,导致疾病发生。总结目前已发现的干扰素通路疾病的分子缺陷,可以发现Ⅰ型干扰素过度产生可由以下 4 种途径引起:①内源性核酸的异常聚集或化学修饰;②核酸识别过程敏感度增强或Ⅰ型干扰素信号通路中下游组分激活;③负向调控干扰素信号通路的分子功能障碍;④调节Ⅰ型干扰素信号通路的其他通路的缺陷。

(一) Aicardi-Goutières 综合征

Aicardi-Goutières 综合征(Aicardi-Goutières syndrome,AGS)是一组罕见的以神经系统及皮肤受累为主的早发性遗传性疾病。由 Aicardi 和 Goutières 于 1984 年首次报告此病,主要临床特征包括颅内多发钙化灶、脑白质病变、脑脊液(CSF)慢性淋巴细胞增多症和冻疮样皮疹,少部分还可表现出自身免疫、自身炎症、颅底异常血管网或颅内大血管炎。AGS 具有明显的遗传异质性,至今已发现 7 个 AGS 致病基因,分别对应于 AGS1~7 型。另外,根据起病年龄不同,还可分为新生儿型和晚发型。新生儿型多由 TREX1 基因缺陷所致,起病于新生儿或婴儿早期,易被误诊为宫内感染。晚发型患者出生后一段时间内发育正常,首次发病在数月龄甚至 1 岁后,常以严重的亚急性脑病起病。

【病因和发病机制】

导致 AGS 综合征各种疾病表型的发病机制尚未完全阐释清楚。但目前已发现 7 个不同基因(TREX1、RNASEH2A、RNASEH2B、RNASEH2C、SAMHD1、ADAR 和 IFIH1)的突变可以导致 AGS。其中 AGS1~6 型为功能缺失性基因突变,该类突变会引起核酸酶活性降低或丧失,胞质内核酸堆积,促使 STING-TBK1-IRFs 等信号通路过度活化,最终导致Ⅰ型 IFN 水平显著增加;而胞质 RNA 感受器 IFIH1(编码 MDA5)的功能获得性突变,引起 MDA5 对 RNA 的识别及感应能力增强,进而导致Ⅰ型 IFN 产生增多。

有研究对 299 个 AGS 家系的调查显示:274 个家系存在 TREX1(65/299,22%)、RNASEH2B(104/299,36%)、RNASEH2C(35/299,12%)、RNASEH2A(14/299,5%)、SAMHD1(38/299,13%)、ADAR(18/299,6%)基因纯合或复合杂合突变,9 个家系存在 IFIH1 基因杂合突变,其他 9 例 AGS 患者由 TREX1 或 ADAR(p. Gly1007Arg)基因杂合突变所致;RNASEH2B 基因内含子区域 c.65-13G>A 或 c.322-17A>G 变异可影响 mRNA 的剪接,为致病性变异可能性大;RNASEH2C 氨基酸 p. Arg69Trp 位点纯合变异所致临床表型异质性显著,表现为严重神经功能受损或仅有冻疮样皮疹;SAMHD1 基因突变形式包括错义突变、无义突变和外显子缺失。TREX1 基因缺陷所致 AGS 多表现为常染色体隐性遗传;TREX1 基因杂合突变导致氨基酸 p. Asp18Asn、p. Asp18His、p. His195Tyr、p. Asp200Asn 或 p. Asp200His 位点变异,表现为常染色体显性遗传 TREX1 相关性疾病,可出现更严重的皮肤症状。TREX1 氨基酸 p. Asp18Asn 位点杂合变异临床异质性显著,且存在外显不全,可导致家族性冻疮样狼疮伴或不伴神经系统症状。TREX1 氨基酸 p. Arg97His 位点纯合变异患者 3 岁时以典型的系统性红斑狼疮表现起病,4 岁时出现右侧偏瘫,影像学检查显示中型血管炎和左侧大脑中动脉梗死。IFIH1 基因是近期发现的 AGS 致病基因,其功能获得性突变导致的氨基酸位点变异包括 p. Arg337Gly、p. Arg779Cys、p. Gly495Arg、p. Asp393Val、p. Arg720Gln、p. Arg779His、p. Ala452Thr 和 p. Leu372Phe 等,该基因突变引起高度变异的 AGS 临床表型。

【临床表现及实验室检查】

研究表明 AGS 临床表现具有很大异质性,可表现为严重的神经功能损害,也可能仅出现轻微皮肤病变。进展性脑病、颅内钙化、脑萎缩、脑白质营养不良、肝脾大是 AGS 综合征的主要特征。每种类型的临床和实验室表现详见表 2-35。

【诊断及鉴别诊断】

AGS 综合征的诊断主要依靠临床表现,凡是具有神经系统异常表现(尤其是颅内钙化、脑白质营养不良和脑萎缩),伴或不伴皮肤病变,需警惕该类疾病。确诊需结合基因检测结果,极少数可能由未知基因突变所致。本病须与其他原因导致的颅内病变鉴别。

表 2-35　不同类型 AGS 综合征的特点

疾病名称	遗传方式	OMIM	临床相关症状	突变基因	OMIM
TREX1 缺陷（AGS1）	AR AD	606609	进行性脑病,颅内钙化,脑萎缩,脑白质营养不良,肝脾大,血小板减少,肝转氨酶升高,脑脊液淋巴细胞增多	*TREX1*	606609
RNASEH2B 缺陷（AGS2）	AR	610181	进行性脑病,颅内钙化,脑萎缩,脑白质营养不良,肝脾大,血小板减少,肝转氨酶升高,脑脊液淋巴细胞增多	*RNASEH2B*	610326
RNASEH2C 缺陷（AGS3）	AR	610329	进行性脑病,颅内钙化,脑萎缩,脑白质营养不良,肝脾大,血小板减少,肝转氨酶升高,慢性脑脊液淋巴细胞增多	*RNASEH2C*	610330
RNASEH2A 缺陷（AGS4）	AR	610333	进行性脑病,颅内钙化,脑萎缩,脑白质营养不良,肝脾大,血小板减少,肝转氨酶升高,慢性脑脊液淋巴细胞增多	*RNASEH2A*	606034
SAMHD1 缺陷（AGS5）	AR	612952	进行性脑病,颅内钙化,脑萎缩,脑白质营养不良,肝脾大,血小板减少,贫血,乳酸升高,慢性脑脊液淋巴细胞增多,皮肤血管炎,口腔溃疡,关节病	*SAMHD1*	606754
ADAR1 缺陷（AGS6）	AR	615010	进行性脑病,颅内钙化,严重发育迟缓,脑白质营养不良	*ADAR1*	146920
AGS7	AD	615846	进行性脑病,颅内钙化,严重发育迟缓,脑白质营养不良	*IFIH1*	606951

注:AD,常染色体显性遗传;AR,常染色体隐性遗传。

【治疗】

治疗上主要根据临床症状进行对症支持治疗。IVIG 和糖皮质激素为经验性治疗常用药物,单用或联合使用可不同程度改善神经系统症状、减轻自身炎症或自身免疫表现,但其确切疗效尚有待于进一步观察。对于有癫痫发作的患者,可以推荐抗惊厥药物。

(二)婴幼儿起病的干扰素基因刺激蛋白相关血管病

婴幼儿起病的干扰素基因刺激蛋白相关血管病(SAVI)(OMIM#615934)是一种 2014 年新报道的血管病/血管炎综合征,是由于编码 STING 蛋白的 *TMEMl73* 基因(OMIM#612374)功能获得性突变所致,以早期起病的全身炎症反应、反复冻疮样皮疹、肢端溃疡、间质性肺病、慢性贫血、生长受限为主要临床表现。可散发,亦可在家系中呈常染色体显性遗传模式。

该病致病基因 *TMEMl73* 位于第 5 号染色体上,目前发现的致病突变位点有 p. S102P、p. V147L、p. V147M、p. N154S、p. V155M、p. C206Y、p. F279L、p. R281Q、p. R284G,其中 p. V155M 为该基因的热

点突变。该基因的编码蛋白 STING 蛋白是 I 型干扰素信号通路中的转换蛋白。细胞质中的免疫刺激分子如双链 DNA 在核酸转移酶 cGAS 的作用下产生第二信使环化二核苷酸(cyclic GMP-AMP,cGAMP),STING 感知 cGAMP 后,经由 TANK 结合激酶 1(TANK-binding kinase 1,TBK1)和转录因子干扰素调节因子 3(interferon regulatory factor 3,IRF-3)诱导干扰素基因的表达,促进 I 型干扰素分泌增多。

皮疹常是该病首发症状,可累及颊部、鼻尖、耳郭、肢端等部位,常伴有皮肤的破损和水疱,严重者可出现肢端的坏死、鼻中隔穿孔等。指甲周围红斑和甲营养不良也较常见的,可能为该病的先兆症状。寒冷暴露可诱发皮肤症状。皮肤活检标本的病理学分析表现为弥漫性毛细血管炎,未见肉芽肿的报道。间质性肺部病变也是该病一个重要表现,可继发肺动脉高压等并发症。另外,生长受限、慢性贫血等也是全身炎症反应的间接表现。实验室检查特点包括红细胞沉降率、CRP 等炎症指标升高,低滴度的自身抗体(如抗核抗体、抗心磷脂抗体和抗 β_2- 糖蛋白抗体)阳性。

对于早期（尤其<2个月）出现典型皮疹、生长发育不良、全身炎症反应和肺部受累的儿童，应警惕该病。确诊需要结合基因结果。抗中性粒细胞胞质抗体（cANCA）阳性伴SAVI相关临床特征时需与儿童肉芽肿性血管炎鉴别。

SAVI目前还没有确定的治疗方法。皮质类固醇、DMARDS和生物制剂治疗均无明显疗效。使用JAK抑制剂（阻断干扰素信号）治疗可能是一个选择。

（三）蛋白酶体相关自身炎症综合征

蛋白酶体相关自身炎症综合征（PRAAS）是由编码蛋白酶体基因突变引起的一系列疾病谱系，包括中条-西村综合征（Nakajo-Nishimura syndrome，NNS）、关节挛缩-肌萎缩-小细胞贫血-脂膜炎性脂肪萎缩综合征（joint contractures, muscle atrophy, microcytic anemia, and panniculitis-induced lipodystrophy，JMP），以及伴发热和脂肪萎缩的慢性非典型中性粒细胞皮病（chronic atypical neutrophilic dermatosis with lipodystrophy and elevated temperature，CANDLE）（OMIM#256040）。另有文献报道了3例日本伴脂肪代谢障碍的炎症综合征（Japanese autoinflammatory syndrome with lipodystrophy，JASL），因其临床表现与NNS极其类似，将其归入NNS中。

蛋白酶体在体内广泛表达，可参与蛋白水解、细胞周期调控、基因修复及IFN信号通路活化。其相关基因突变会影响蛋白水解，导致胞内蛋白蓄积及压力增高，进而活化IFN信号通路，诱发炎症反应。现有研究显示位于6号染色体编码免疫蛋白酶体诱导β5i亚基的蛋白酶体亚单位β8（proteasome subunit β type 8，PSMB8）（OMIM#177046）基因突变，可导致持续炎症反应，该基因不同位点突变可引起不同表型的PRAAS综合征。随后研究发现编码其他蛋白酶体亚单位的基因突变（包括PSMA3、PSMA4、PSMB9和POMP）也可致病。一般认为，PRAAS遵循常染色体隐性遗传模式。但近期研究显示部分杂合突变个体也具有典型的PRAAS临床表现。

CANDLE最初在4例患者中被描述，生后数月发病，表现为反复发热、紫红色斑疹、眶周水肿和红斑、脂肪萎缩、关节痛及炎症指标增高。紫红色斑疹是CANDLE患者特有的临床表现，皮肤病理改变主要为中性粒细胞在皮肤各层浸润，少数以非典型单核细胞浸润为主，还有的表现为典型

小叶性脂膜炎。NNS于1939年在日本首次被发现，其特征为反复发热、冻疮样皮疹、部分脂肪性肌肉萎缩、杵状指、结节性红斑和关节挛缩。此外，2011年报道了3例来自日本两个家系的患者，以反复发热、结节性红斑、上半身脂肪萎缩、手指畸形、肌肉萎缩、关节挛缩、巨舌及高丙种球蛋白血症为主要表现，被命名为JASL，目前已证实JASL为PSMB8基因的纯合子错义突变所致。2010年报道了3例来自葡萄牙和墨西哥2个家系的JMP患者，该类患者起病相对较晚，以关节挛缩、肌肉萎缩、小细胞性贫血和脂膜炎诱导的脂营养不良综合征为主要表现。对于存活至儿童期以后未治疗或部分治疗的患者，肌肉受累和关节挛缩是主要后期并发症。

诊断主要根据临床特征（包括特征性的皮肤病理表现）。对于遗传方式符合常染色体隐性遗传的患者，更要高度警惕该病（注意，POMP基因突变为常染色体显性遗传）。确诊该病需要基因检测。

目前治疗上尚无统一治疗方案。抗TNF-α、IL-1、IL-6治疗在部分患者有效。激素治疗可使部分患者临床症状缓解。

（四）脊椎软骨发育不良伴免疫调节异常

脊椎软骨发育不良伴免疫调节异常（SPENCD；OMIM#607944），是一种常染色体隐性遗传病，以骨骼发育不良、干骺端改变和神经受累为特征。该病由编码抗酒石酸酸性磷酸酶（tartrate resistant acid phosphatase，TRAP）的ACP5基因（OMIM#171640）纯合或复合杂合突变引起的。临床表现主要包括骨骼发育不良、干骺端改变、神经受累性改变，以及免疫调节障碍。反复细菌和病毒感染、颅内钙化、SLE样自身免疫现象、炎性肌病、溶血性贫血和血小板减少症也有报道。该病诊断主要依靠临床表现，确诊需结合基因结果。

治疗上，对于仅有骨骼异常及矮小的患者，可给予生长激素治疗。因软骨发育不良导致的骨骼畸形，可通过手术矫正。对于合并自身免疫性疾病的治疗，可根据具体情况选择激素和/或免疫抑制剂治疗。

（五）腺苷脱氨酶2蛋白（ADA2）缺陷

腺苷脱氨酶2蛋白（ADA2）缺陷（OMIM#615688）是2014年新报道的一种自身炎症性疾病，由于CECR1基因（OMIM#607575）功能缺失性突变引起血管内皮细胞分化异常，诱导炎症反应和血管病变所致。该病呈常染色体隐性遗传。临床表

现多样，轻重程度不一。轻者可仅表现为皮疹，重者可累及多个脏器甚至危及生命。其特征是早发的血管病变，主要表现包括儿童全身和局部结节性多动脉炎、反复发热、轻度免疫缺陷、青斑样皮疹和早发性卒中。免疫缺陷患者可出现低 IgG 或低 IgM 血症、反复细菌或病毒感染、不同程度的淋巴细胞减少表现。

该病诊断主要依靠临床症状，如出现反复发热、早发性卒中、青斑样皮疹、结节性多动脉炎等表现，要考虑该病。如果遗传方式符合常染色体隐性遗传，则更要高度警惕。有条件可检测血清中 ADA2 表达，确诊还需结合基因结果。

治疗上，部分病例使用抗 TNF-α 治疗疗效相对较好，但其有效性有待进一步评估。病情严重的患者可考虑造血干细胞移植治疗（HSCT）。少数患者接受 HSCT 治疗，ADA2 活性可恢复正常，临床表现有所改善。ADA2 替代治疗或新鲜冷冻血清也可能是一种短期治疗方案。

典型的临床症状结合基因检测可诊断 I 型干扰素病，目前针对该病的治疗方法仍有限。随着测序技术的快速发展，越来越多的已知或新型 I 型干扰素病可能被确诊。临床医师应对此类自身炎症性疾病提高认识，在有全身炎症反应，并伴有中枢神经系统、皮肤症状和肺部病变时，应想到本类疾病可能。

（毛华伟　杨军　何庭艳
王琳琳　罗颖　翁若航）

第九节　原发性补体缺陷病

原发性补体缺陷病（primary complement deficiency）属极少见的原发性免疫缺陷病，多为常染色体隐性遗传，也可见 X 连锁遗传、常染色体显性遗传。备解素突变（properdin deficiency）是目前报道的唯一的 X 连锁原发性补体缺陷病，因此所有病例见于男性。常染色体显性遗传有因子 B 缺陷、C1-INH 缺陷、MCP/CD46 缺陷。参与补体激活途径的补体调节蛋白、补体激活固有成分和补体受体等缺陷均可致此类疾病。原发性补体缺陷通常由无义突变引起，纯合子蛋白表达缺失所致。患者除抗感染能力不同程度降低外，不同类型的补体缺陷还可表现为特有的症状和体征。补体固有成分缺陷患者常表现为 SLE 样综合征，易发生化脓细菌感染（如奈瑟菌）。补体调节蛋白或补体受体缺陷常多表现为抗感染能力下降。例如 C1INH 缺陷所致的遗传性血管神经性水肿可发生颅内血管性水肿，虽发病率极低，但有致死风险。目前全世界多中心研究数据表明，原发性补体缺陷病发病率约为原发性免疫缺陷病的 1%~10%，ESID 报道该病发病率为 4.9%。日本通过筛查 145 640 例自愿者推断原发性补体缺陷病在普通人群发病率约为 0.03%，但是目前我国无相关数据报道。

【病因及发病机制】

补体系统包括 30 余种组分，广泛存在于血清、组织和细胞膜表面，是一个有精密调节机制的蛋白反应系统。补体不仅是机体固有免疫防御体系的重要成分，也是抗体发挥免疫效应的重要成分。补体激活的调节主要通过三种机制：①针对经典途径前端反应的调节。C4b2a 是经典途径和凝集素途径的 C3 转化酶。针对 C4b2a 的调节因子均发挥负调控作用，主要是阻断 C4b2a 形成，或分解已形成的 C4b2a。另外 C5 转化酶 C4b2a3b 也受此机制负调控。在该环节起作用的还有 C1 抑制物（C1INH）、CR1、C4 结合蛋白、膜辅蛋白（MCP）、I 因子、衰变加速因子（DAF）等。②针对旁路途径前端反应的调节。多种调节蛋白可调控旁路途径 C3 转化酶（C3bBb）形成，或抑制已形成 C3 转化酶的活性。旁路途径 C5 转化酶 C3bBb3b 也受此机制调控。P 因子起正调节作用。③针对 MAC 的调节。补体活化的共同末端通路中，多种补体成分可抑制 MAC 形成及活性，从而保护自身正常细胞免遭补体攻击。这些因子包括膜反应性溶破抑制物（membrane reactive lysis inhibitor，MIRL）、同源限制因子（homologous restriction factor，HRF）、S 蛋白（SP）和群集素等。补体缺陷、功能障碍、补体过度活化等与疾病的发生发展密切相关。原发性补体缺陷病临床表现多样，主要取决于缺陷的补体对抗机体免疫应答及炎症反应的能力。目前病因及机制尚未完全阐明。

1. 补体缺陷与感染　由于补体成分缺陷，补体系统不能被激活，因此患者对病原体易感。补体对人的抗病原感染初期及抑制感染播散至关重要。此外，血液循环中的补体可清除播散的病原菌。因此，补体可帮助机体对抗各种病原如细菌、真菌、病毒等。补体对抗病原入侵细胞的机制包括：①某些病原与 C3b、iC3b、C4b 等补体片段结合，通过 CR1、CR2 进入细胞，使感染播散；②某些病原可以通过补体受体或调解蛋白作为其受体入侵细胞,如 EB 病毒以 CR2 为受体,麻疹病毒以 MCP 为受体,柯萨奇病毒及大肠埃希菌以 DAF 为受体;③某些病原感染机体后,能产生一些与补体调节蛋白功能相似的蛋白抑制补体活化,从而逃避机体补体系统攻击。例如,C3 缺陷患者易感调理素途径清除的细菌,如肺炎链球菌、化脓性球菌、流感嗜血杆菌等。C1、C2、C4 缺陷患者易感荚膜细菌,因为这些成分可通过经典途径活化 C3,但与 C3 缺陷表现不同,这些补体缺陷旁路途径是正常的。终末途径补体成分 C5~C9 对清除革兰氏阴性菌非常重要,因为活化的 C5~C9 可促进膜相关免疫复合物重构而产生抗细菌作用。因此,C5~C9 缺陷患者易感革兰氏阴性菌,如奈瑟菌。

2. **补体缺陷与自身免疫** 补体对免疫耐受、免疫复合物及凋亡细胞的清除均非常重要。补体缺陷机体由于体内免疫复合物清除障碍而易患自身免疫病,特别是 SLE 样综合征。C1、C2、C4 缺陷患者易患系统性红斑狼疮,因为细胞凋亡后,胞内成分释放致自身抗体产生,如 SLE 患者淋巴细胞凋亡后可暴露 SSA 或 SSB。不同补体缺陷病 SLE 发生率不同,如 C1 缺陷发生率约为 100%,C2 缺陷发生率约为 50%,C5~C9 缺陷发生率低于 2%,这是因为不同补体成分清除免疫复合物能力不同。C1 和 C4 是清除免疫复合物的主要补体成分,因此 C1 和 C4 缺陷患者易患 SLE。补体缺陷还可能并发其他自身免疫性疾病,如蝶形狼疮、皮肌炎、多发性硬化、过敏性紫癜、血管炎、膜相关肾炎等,其机制尚未阐释清楚。

3. **补体缺陷与其他特殊表现** 补体调节蛋白可抑制宿主补体的活化。补体缺陷病变易发生于脉管系统,它可直接与补体蛋白接触。例如,C1INH 缺陷可引起遗传性血管神经性水肿。溶血尿毒症综合征的发生是因为补体调节蛋白缺陷,不能抑制补体介导的肾小球网格上皮损伤。肾小球基底膜带负电荷可激活补体。补体介导的肾血管损伤是其主要机制。DAF 缺陷引起夜间阵发性血红蛋白尿症(PNH)等。

【临床表现】

原发性补体缺陷主要包括经典途径缺陷、旁路途径及旁路调节蛋白缺陷、终末途径、凝集素通路缺陷。患者主要表现为抗感染能力下降,特别是化脓性球菌(奈瑟菌)感染、自身免疫病及一些特殊表现如血管神经性水肿等。

1. **C1 缺陷** C1 包括 C1q(OMIM#120550、120570、120575)、C1r(OMIM#216950)、C1s(OMIM#12058)。C1 缺陷患者易发生 SLE,与不伴 C1 缺陷 SLE 患者相比,其特点是起病更早,更易发生皮肤狼疮、神经精神性狼疮,血液检查抗双链 DNA 阳性率低。患者多死于反复细菌感染,这可能与补体调理素作用受损,致 B 细胞活化能力降低有关。C1q 突变广泛存在,A、B、C 三条多肽上均有突变位点报道,其中,C1q 氨基酸 186 位无义突变是热点突变。因此,家系基因分析对诊断有重要意义。C1r 缺陷临床表现为患者血清 C1r 水平明显下降,伴 C1s 水平常下降为正常的 20%~50%。但是,目前尚未发现 C1r 基因突变,一个报道发现 12 例患者有 7 例是波多黎各后裔,说明其基因突变可能与种族相关。C1s 突变则更少见,临床表现为患者 C1s 水平明显下降,伴 C1r 水平常下降为正常的 50%。目前发现 C1s 基因突变有第 10 外显子缺失 4bp,第 12 外显子无义突变。

2. **C2 缺陷**(OMIM#217000) 是最常见的原发性补体缺陷病。C2 纯合子缺陷频率在白种人中约为 1/10 000。原发性 C2 缺陷常常无症状,20%~40% 发生 SLE。与无 C2 缺陷的传统 SLE 比较,患者常在青少年即发生 SLE,皮肤狼疮常见,血清抗 RO 抗体阳性是其特征。95% 为 HLA-B18、BF*S、C2*Q0、C4A*4、C4B*2、DR2 处单倍型外显子 6 的 28bp 的纯合缺失,与血清低 IgG2 和 IgG4 相关。此外,其他突变类型有缺失 2bp 致密码子提前终止、2 处无义突变等。仅少数 C2 缺陷患者易患反复细菌感染,常见的感染包括脑膜炎、肺炎、会厌炎、腹膜炎,常见的病原菌包括肺炎链球菌和流感嗜血杆菌等。

3. **C3 缺陷**(OMIM#120700) 极少见,C3 增功能缺陷患者主要表现为非典型溶血尿毒症综合征。C3 减功能缺陷者的 C3 小于正常值的 1%。约 28% 的 C3 缺陷患者发生狼疮,也常见免疫复合物介导的器官异常,如血管炎和肾炎。患者常见荚膜细菌感染,其他感染病原还包括大肠埃希菌、化脓性链球菌、金黄色葡萄球菌等。

4. **C4 缺陷**[包括 C4A、C4B(OMIM#120810、120820)] C4 基因序列有高度多态性,在人群中的突变率为 1%~2%,在 SLE 患者中突变率约为 15%。C4 缺陷是伴 SLE 样综合征中发生率第二高的原发性补体缺陷病。纯合 C4A 和纯合 C4B 同时缺陷者极少见。低 C4A 拷贝数和完全 C4 缺陷患者易表现 SLE。所有 C4A 缺陷患者易感染荚膜菌,包括肺炎链球菌、流感嗜血杆菌、脑膜炎球菌等。然而,仅仅纯合 C4B 缺陷患者易感染荚膜菌。

5. 膜攻击复合物缺陷(C5~C9 :OMIM#120900 ;OMIM#217050 ;OMIM#217070 ;OMIM#120960、120950、120930 ;OMIM#120940) C5~C9 缺陷患者表现为反复的脑膜炎球菌感染,病死率呈 5~10 倍增加。C5a 是中性粒细胞最重要的内源性趋化因子之一。C5 缺陷表现与其他典型的终末途径补体缺陷一致,由 *C5* 基因无义突变或移码突变所致,发病常有种族差异。C6 缺陷是最常见的一种补体缺陷之一,表现为脑膜炎、播散性淋病奈瑟球菌感染,此外还可见 SLE 和膜增生性肾小球肾炎。血清 C6 缺失有诊断意义。*C6* 基因分析见 12 外显子一个碱基缺失致蛋白提前终止,即 C6SD。另一种是 C6 等位基因失活致 C6 功能明显下降。C6 缺陷发生有种族差异,移码突变常见南非裔。C7 缺陷常见淋病奈瑟球菌感染,此外可见硬皮病、类风湿关节炎和 SLE。C7 缺陷因蛋白精氨酸变丝氨酸发病。C7 缺陷常伴 C6 水平下降。C8 包括 α、β、γ 链。C8 感染特点与 C6 一致,是否伴发自身免疫尚未明确。C8 α~γ 缺陷常见于非裔美国人,常见突变类型是 10bp 插入 C8 基因致密码子提前终止。C8β 常见一个碱基替换突变致不成熟蛋白提前终止。C9 缺陷在日本尤为常见,发生率为 5/10 000~1/1 000。约 1/3 的 C9 缺陷患者患流行性脑脊髓膜炎,部分患者发生 SLE。C9 缺陷患者血清 C9 水平为正常值的 1/3~1/2,CH50 下降,但常不会降为 0。因此,C9 缺陷确诊比较困难。

6. MASPs 缺陷(OMIM#605102) 患者表现为自身免疫和反复呼吸道感染,病情较 MBL 缺陷重。西方人常见的 D105G 频率为 1%~3%。

7. Ficolin 缺陷 Ficolin 家族包括 Ficolin1、2、3,即 Ficolin M、L、H(OMIM#601252、601624、613860)。Ficolins 缺陷报道病例很少。发病因 *Ficolin* 基因多态性影响蛋白的浓度和功能。FCN3 的外显子 5 编码 Ficolin-3。移码突变(FCN31637delC、rs28357092)在正常人群基因频率为 0.01。Munthe-Fog 分析 1 282 例免疫缺陷患者(不包括 HIV 感染)发现 FCN3 上 23 个杂合突变,1 个纯合突变。约 1/2 的杂合突变个体的 Ficolin-3 水平低于正常对照。纯合突变见于一名 32 岁男性,起病早,表现为反复下呼吸道感染、手指复发性疣、脑脓肿、血小板减少等。常见病原菌有非溶血性链球菌、流感嗜血杆菌和铜绿假单胞菌。基因分析发现移码纯合突变。实验室检查发现血清中 Ficolin3 蛋白和 Ficolin3 依赖的其他补体活化受损。因此,Ficolin 缺陷诊断依赖基因、蛋白水平及功能分析。

8. C1-INH 缺陷(OMIM#106100) 常致遗传性血管性水肿(hereditary angioneurotic edema,HAE)。它包括两种类型,Ⅰ型约占 85%,Ⅱ型约占 15%。Ⅰ型患者血清 C1INH 蛋白缺陷且功能下降,Ⅱ型 C1INH 蛋白水平可能正常,但功能严重受损,因此Ⅱ型的诊断必须结合 C1INH 功能检测明确。C1-INH 缺陷通常青春期起病,也可更早起病。HAE 主要表现为患者四肢、面部、嘴唇、喉部或胃肠道反复肿胀。其特点是受累部位无疼痛及瘙痒。腹部受累患者常述饱腹感,偶见急性腹痛,若出现急腹症,有时被误开腹探查。严重气道受累可发生窒息。目前报道的 C1-INH 缺陷主要因 *C1INH* 基因上 Alu 介导的基因片段缺失或复制所致。C1-INH 缺陷致缓激肽异常生成,导致渗透性变化、组织肿胀是病理生理特征。

9. 因子 B 缺陷(OMIM#134350) 因子 B 是急性炎症蛋白,炎症反应时其表达增加。因子 B 增功能突变主要表现为非典型溶血尿毒症综合征,减功能突变以荚膜感染为主要表现。减功能突变患者易感染奈瑟菌,常患脑膜炎,实验室检查发现 AH50 接近 0,基因分析未发现突变,分析 B 蛋白水平下降是诊断的主要手段。

10. 因子 D 缺陷(OMIM#134350) 因子 D 缺陷患者中其他补体水平几乎正常,但补体旁路途径活化严重受损。患者易感奈瑟菌、链球菌。研究表明,因子 D 缺陷可能与肥胖相关,但原因尚不清楚。

11. 备解素缺陷(OMIM#312060) 备解素由单核细胞、粒细胞、T 细胞合成。备解素可稳定 C3Bb,通过旁路途径活化 C3。因此,备解素缺陷患者易感奈瑟菌,常无自身免疫表现。>50% 的患者发生脑膜炎。备解素缺陷患者发生脑膜炎后死亡率高,且比其他终末途径补体缺陷患者死亡率高,其病死率高达 34%~63%。同一家系患者常见非脑膜炎球菌引起的反复中耳炎和肺炎。备解素基因突变类型有终止密码子提前出现、碱基替换等。备解素蛋白缺失或功能缺陷均可能致病。备解素缺陷没有种族差异,是白种人中最常见的原发性补体缺陷类型之一。

12. **因子I缺陷**（OMIM#217030） 因子I由二硫键连接的两条多肽组成，一条肽链起丝氨酸酶解活性，可将C3b分解为iC3b。因子I突变主要表现为反复感染、非典型溶血尿毒症综合征或膜增生性肾小球肾炎，其基因型与表现型的相关性尚未阐释。因子I是C3bBb分离的协同分子，因此，因子I缺陷后C3水平下降，AH50及CH50水平下降，但未完全缺失。所以，因子I缺陷易感奈瑟菌，如肺炎链球菌、流感嗜血杆菌。由于肾小球基底膜带负电，补体能与之紧密结合，因此，补体调节蛋白失能可致肾小球上皮受损，致溶血尿毒症综合征。但是，因子I缺陷患者因子I水平常正常，C3可下降或正常，因此诊断非常困难。

13. **因子H缺陷**（OMIM#134370） 因子H是旁路途径的抑制分子，通过与因子B竞争结合C3b影响补体旁路途径功能。因子H缺陷患者主要表现为感染、非典型溶血尿毒症综合征、眼黄斑变性，此外可见膜增生性肾小球肾炎。有15%~30%的患者表现为非典型溶血尿毒症综合征。因子H缺陷患者死亡率高。常见致病菌包括肺炎链球菌、流感嗜血杆菌、脑膜炎菌（B组、C组、W-135），此外可见酿脓链球菌、出血性麻疹病毒感染。实验室检查发现因子H水平下降，常伴C3表达下降，但AH50及CH50常未下降为0。患者因子H水平也可正常，但C3水平均下降，因此，因子H基因分析对疾病诊断非常重要。

14. **CD46缺陷**（OMIM#120920） 即MCP缺陷，与因子H或I相比，患者也表现为非典型溶血尿毒症综合征，但起病更晚。约10%的非典型溶血尿毒症综合征由CD46缺陷引起。实验室检查发现CD46水平下降而传统补体水平正常是其特征。

15. **CD59缺陷**（OMIM#107271） CD59能防止膜攻击复合体产生。与CD55类似，主要表现为慢性溶血性贫血。目前仅报道1例患者。

16. **CD55缺陷**（OMIM#125240） 也叫DAF缺陷，即Inab血型表型。DAF缺陷是新报道的一种补体调节系统受损的缺陷，与癌症、疟疾、蛋白质丢失性肠病、阵发性夜间血红蛋白尿和自身免疫性疾病相关，但是患者无溶血。CD55可防止C3b沉积所触发的全C3裂解酶、C3bBb形成。血细胞来源的红细胞和血小板对补体攻击敏感，临床表现为阵发性睡眠性血红蛋白尿，与反复血栓和溶血发生有关。

17. **补体蛋白细胞膜受体缺陷**（OMIM#600065） 白细胞CD18缺陷导致不能形成补体受体（CR）CR3（CD11c/CD18）、CR4（CD11b/CD18）和LFA1（CD11c/CD18），统称为β_2整合素。患者临床表现为白细胞黏附分子缺陷1型，特征为严重反复皮肤黏膜感染，中性粒细胞黏附，渗出和吞噬功能严重受损。

18. **MBL缺陷**（OMIM#154545） MBL是凝集素途径的一部分，可在适应性免疫应答发生之前发挥功能。MBL功能受外显子1和启动子区的多态位点影响。氨基酸替换（多态性）使MBL由单聚体耦合形成多聚体，抑制有功能的MBL分子形成。个体间MBL水平差异巨大，10%~15%西方人携带突变基因型，目前尚未有MBL完全缺失病例报道。MBL缺陷病本身不易发生感染，若伴发其他原发或继发免疫缺陷，则可能易发生感染。MBL缺陷与多种病原菌感染相关，包括脑膜炎球菌、肺炎链球菌、结核分枝杆菌、疟疾、肝炎病毒、HIV、真菌等。MBL缺陷是自身免疫的危险因素，与SLE发病有关，也可调节类风湿关节炎发病，且可影响相关疾病的影像学进程。

19. **CL-11缺陷**（OMIM#603198） CL-11是Collectin家族的一员，于2006年发现。近期报道表明，CL-11缺陷与3MC综合征相关，表现为面裂、肾脏异常、男性生殖器异常、颅骨增生、学习障碍等。目前报道的CL-11基因突变类型有5种。CL-11和MAPS-3在胚胎形成期起关键作用，因此，患者可能表现为严重多系统受累。

【实验室检查】

1. **病原学** 荚膜细菌和脑膜炎球菌最常见。

2. **血清学** 合并自身免疫的患者可检测到自身抗体，但与不伴补体缺陷的自身免疫病患者不同，如C1缺陷血清抗双链DNA阳性率低，C2缺陷血清抗RO抗体阳性。

3. **总补体活性筛查** CH50为零或极低，AH50正常，提示C1q、C1r、C1s、C2或C4缺陷。AH50为零或极低，CH50正常，提示因子B或D（极少见），或备解素缺陷。AH50和CH50均为零或极低，提示C3、C5、C6、C7、C8或C9缺陷。晚期成分降低，尤其C3、AH50和CH50低，提示因子H或I缺失。携带者的CH50分析多为正常的（表2-36）。

4. **单个补体成分定量分析** 若总补体活性筛查实验提示缺陷，则行候选补体的蛋白定量，可用免疫化学的免疫沉淀方法（单向免疫扩散或比浊法）、酶联免疫吸附试验（ELISA）或免疫印迹

（Western blot）。若免疫化学方法不支持任何缺陷，补体可能功能上无活性，功能分析可确定诊断。原理与溶血分析相似，试验采用特异缺陷血清。

表 2-36　总补体活性检查结果判断

经典途径	凝集素途径（MBL）	凝集素途径（Ficolin-3）	旁路途径	可能缺陷
+	+	+	+	无
−	+	+	+	C1q、C1r、C1s
+	+	+	−	备解素,因子 B、D
+	−	+	+	MBL
+	+	−	+	Ficolin-3
+	−	−	+	MASP2
−	−	−	−	C3、C5、C6、C7、C8、C9
−	−	−	+	C4、C2 或同时

5. **基因分析**　部分补体成分缺陷可行基因检测，但需结合蛋白功能确诊。

6. **其他**　根据原发性补体缺陷病预警相应的实验室检测流程（图 2-8）。

【诊断】

由于认识的不足，目前确诊的原发性补体缺陷病远远低于实际。根据患者表现为反复感染特别是荚膜菌感染、自身免疫及一些特殊表现可疑诊。患者确诊需要补体成分功能分析或基因分析。根据原发性补体缺陷病临床表现及感染程度制定的诊疗流程见图 2-9（按感染严重程度区分）（2017 年 IUIS）。

原发性补体缺陷病的诊断预警包括以下几个方面：①年龄 >5 岁患流行性脑脊髓膜炎；②反复其他细菌感染，特别是肺炎链球菌；③自身免疫；④不伴荨麻疹的血管性水肿；⑤肾炎伴或不伴眼炎。

1. **年龄 >5 岁患流行性脑脊髓膜炎**　脑膜炎球菌感染往往发生于 2 岁前儿童,因为特异性抗体的产生尚不足。有 5%~15% 的正常个体鼻咽部见脑膜炎球菌定植,在流行期间达到 50%。个体缺乏丙种球蛋白和终末途径补体（C5~C9）易患脑膜炎球菌感染。在 C5~C9 缺陷的患者中,脑膜炎球菌病的风险比一般人群增加了 1 000~10 000 倍。这反映了补体的溶细胞活性在宿主防御奈瑟菌中的重要性。脑膜炎在终末途径缺陷患者的发生率约为 40%,在备解素缺陷患者的发生率约为 6%,在 MBL 缺陷、因子 H、因子 I 缺陷患者中也高频发生。原发性补体缺陷患者易感的脑膜炎球菌血清型较特异,包括血清型 X、Y、Z、W135、29E。

2. **反复其他细菌特别是肺炎链球菌感染**　原发性补体缺陷病常见化脓性细菌感染,包括肺炎球菌、流感嗜血杆菌和链球菌,原因与 C3 的调理素作

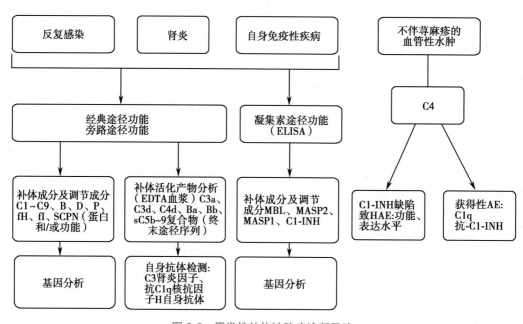

图 2-8　原发性补体缺陷病诊断思路

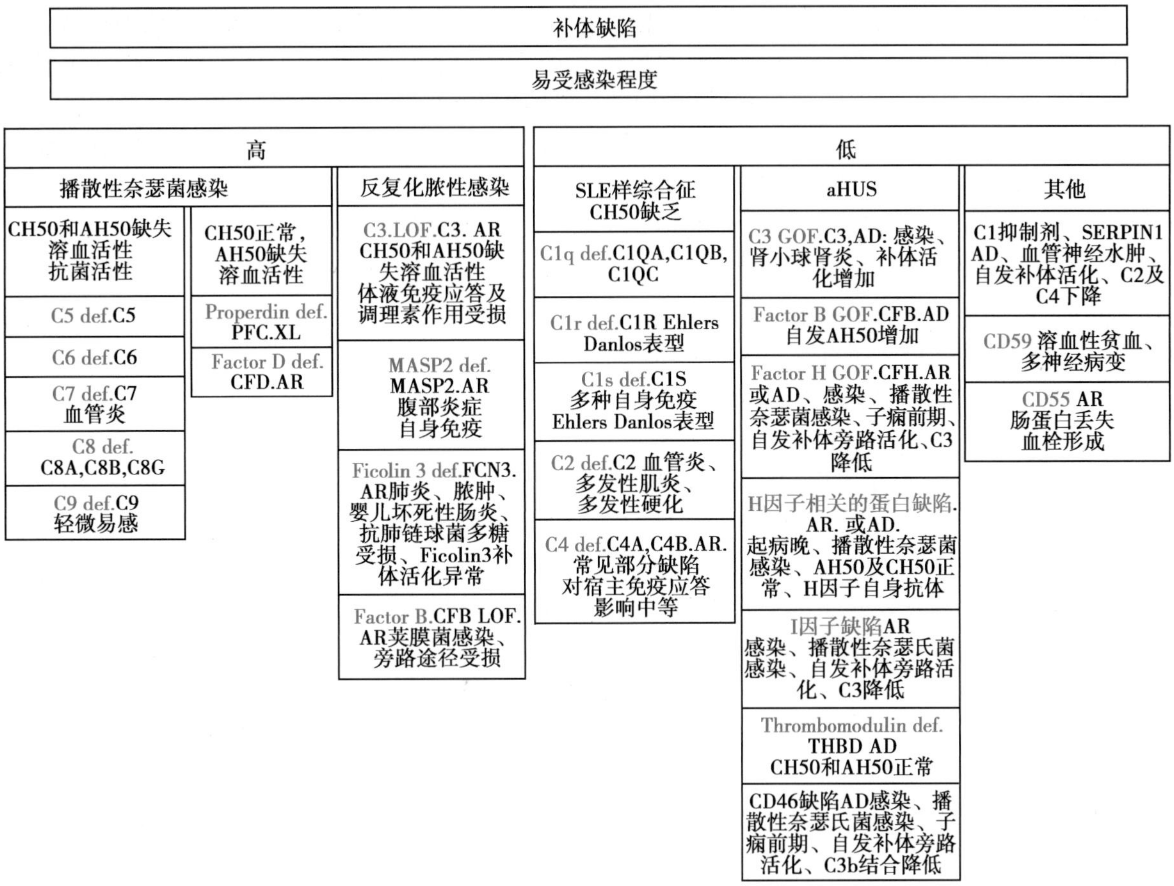

补体缺陷

易受感染程度

高			低		
播散性奈瑟菌感染		反复化脓性感染	SLE样综合征 CH50缺乏	aHUS	其他
CH50和AH50缺失 溶血活性 抗菌活性	CH50正常, AH50缺失 溶血活性	C3.LOF.C3. AR CH50和AH50缺 失溶血活性 体液免疫应答及 调理素作用受损	C1q def.C1QA,C1QB, C1QC	C3 GOF.C3,AD: 感染、 肾小球肾炎、补体活 化增加	C1抑制剂、 SERPIN1 AD、血管神经水肿、 自发补体活化、C2及 C4下降
C5 def.C5	Properdin def. PFC.XL		C1r def.C1R Ehlers Danlos表型	Factor B GOF.CFB.AD 自发AH50增加	CD59 溶血性贫血、 多神经病变
C6 def.C6	Factor D def. CFD.AR	MASP2 def. MASP2.AR 腹部炎症 自身免疫	C1s def.C1S 多种自身免疫 Ehlers Danlos表型	Factor H GOF.CFH.AR 或AD、感染、播散性 奈瑟菌感染、子痫前期、 自发补体旁路活化、C3 降低	CD55 AR 肠蛋白丢失 血栓形成
C7 def.C7 血管炎			C2 def.C2 血管炎、 多发性肌炎、 多发性硬化		
C8 def. C8A,C8B,C8G		Ficolin 3 def.FCN3. AR肺炎、脓肿、 婴儿坏死性肠炎、 抗肺链球菌多糖 受损、Ficolin3补 体活化异常	C4 def.C4A,C4B.AR. 常见部分缺陷 对宿主免疫应答 影响中等	H因子相关的蛋白缺陷. AR. 或AD. 起病晚、播散性奈瑟菌 感染、AH50及CH50正 常、H因子自身抗体	
C9 def.C9 轻微易感		Factor B.CFB LOF. AR荚膜菌感染、 旁路途径受损		I因子缺陷AR 感染、播散性奈瑟氏菌 感染、自发补体旁路活 化、C3降低	
				Thrombomodulin def. THBD AD CH50和AH50正常	
				CD46缺陷AD感染、播 散性奈瑟氏菌感染、子 痫前期、自发补体旁路 活化、C3b结合降低	

图 2-9　原发性补体缺陷病诊疗流程

用相关。CR1 与 CR4（CD11b、c/CD18、$β_2$- 整合素）缺陷表现为生后即反复发生各种细菌感染。白细胞黏附分子 Ⅰ 缺陷（LAD1）表现为脐炎、脐带脱落延迟、反复感染等，原因是白细胞不能黏附血管壁，无法迁移到各个器官。确诊可通过流式分析 CD18 表达水平，严重病例需要行造血干细胞移植。MBL 缺陷易感细菌及真菌，因为小年龄儿童适应性免疫应答不完全，起病很早。诊断 MBL 缺陷需通过分析 MBL 水平，不能仅仅靠 MBL 基因分析，但是目前 MBL 缺陷的定义尚存争议，因为不同人群存在高频变化的单倍体。凝集素缺陷往往表现为反复严重感染及自身免疫。MASP2 和 Ficolin 缺陷患者也易发生感染，目前其病原学特点仍需更多数据再做总结。

3. **自身免疫**　原发性补体缺陷常表现为各种表型的自身免疫，包括：关节炎、系统性红斑狼疮、皮肌炎、血管炎、膜增生性肾小球肾炎、过敏性紫癜等。C1q、C1r/s、C2、C4、MBL 缺陷常表现为狼疮样综合征表型。CR1（CD35）下降可合并狼疮或耶尔森菌小肠结肠炎、反应性关节炎。B 细胞上 CR2

表达下调可合并狼疮。但是不同补体缺陷合并自身免疫发生率变化很大。C1q 合并自身免疫发生率是 95%，在 C2 缺陷仅为 40%。

4. **不伴荨麻疹的血管性水肿**　目前报道不伴荨麻疹的血管神经性水肿约占 2%。遗传性血管性水肿 HAE（C1 抑制剂缺陷）发生率约为 1/50 000。C1-INH 缺陷常常合并 C4 水平下降。可表现为嘴唇、皮肤、胃肠道、肾脏等多部位水肿，严重气管水肿时见明显呼吸困难，严重胃肠道水肿致腹痛往往误诊为急腹症。组胺制剂、激素治疗无效是其特点。

5. **肾炎伴或不伴眼炎**　近年来认为补体调节异常致肾炎或眼炎是一种新的补体缺陷类型，但目前尚无统一定论。溶血尿毒症综合征（hemolytic uremic syndrome，HUS）的特征是腹泻及肾脏疾病，发病与细菌毒素相关，常见大肠埃希菌 O157∶H7。在儿童，约 90% 的 HUS 由志贺毒素引起，传统上称为典型的（D+）HUS。10% 的病例被归为非典型 HUS（aHUS）。与志贺毒素 HUS 相比，aHUS 的致病性较差。aHUS 的特征是三联症：微血管病变性溶血性贫血、血小板减少、不伴 ADAMTS13 缺陷的急性肾衰竭。aHUS 可在任何年龄发病，目前认为 80% 的病例发病年龄及易感因素均受基因突变类型的影响。aHUS 可散发或通过家系遗传。补体因子 H(CFH)缺陷发生 aHUS 占 20%~30%，在补体因子 I(CFI)缺陷占 5%~10%，在补体因子 B(CFB)缺陷占 1%~4%，在 MCP/CD46 占 10%~15%，在血栓调节蛋白缺陷占 3%~5%，在 C3 缺陷占 2%~10%。但是，还有约 50% 的病例基因型不明。肾炎型的补体缺陷可见常染色体显性及隐性遗传方式。约 20%aHUS 病例是显性遗传，由杂合突变所致，且家族聚集发病。实验室诊断方面，aHUS 患者总的 CH50 及 C3 水平可下降，补体活化产物 C3a/C3d、Bb、SC5b-9 可升高。补体旁路调节缺陷还可见于 C3 及致密物沉积肾小球疾病（膜增生性肾小球肾炎）、年龄相关性黄斑变性（age-related macular degeneration，ARMD）。

【治疗】

原发性补体缺陷病临床表现各异，治疗方案需个体化制订，取决于患者临床表现的不同。主要治疗包括针对感染的治疗和针对自身免疫病的治疗。

1. **替代治疗** 由于经济及技术手段的匮乏，目前尚不能提纯补体，用于完全性补体缺陷的替代治疗。新鲜冰冻血浆可提供 C2，也是目前 C1q 或 C3 缺陷者的唯一治疗方法。新鲜冰冻血浆置换可清除自身抗体和补充缺陷的补体成分，可用于因子 H 缺陷者和不典型溶血尿毒症综合征者，建议每周应用 2 次。C1-INH 替代治疗目前有成功案例报道。C1-INH 替代治疗的指征包括：呼吸道水肿，严重疼痛性腹部痉挛，口咽部手术时，其他方法治疗无效的频繁发作者。MBL 替代治疗应用于 MBL 缺陷伴他免疫缺陷患者，虽 MBL 缺陷者本身感染不重，但合并其他免疫缺陷，因严重感染死亡率高。

2. **补体抑制剂** 科学家致力于研究重组补体抑制剂用于肾脏、眼部疾病、各种自身免疫。目前动物模型研究最多的是 sCR1，可调节对 AP 的 C3 和 C5 转化酶活性，但是尚不成熟。

3. **抗生素预防使用** 旁路途径或 C5~C9 缺陷者是脑膜炎球菌感染的高危人群，可预防或按需应用抗生素（利福平、头孢曲松，>18 岁时可用环丙沙星）。

4. **疫苗接种** 鉴于原发性补体缺陷患者易感脑膜炎球菌及肺炎链球菌，因此，建议患者预防接种佐剂四价（A、C、Y、W-135）脑膜炎球菌疫苗，但不能提供完全的保护。近端补体缺陷患者伴 C3d 产生减少，需 2 个月后加强接种一剂。C3 形成缺陷者需接种 13 价佐剂和 23 价非佐剂肺炎球菌疫苗。接种后需监测抗体滴度以确保形成较好的保护作用。

5. **肾移植** 可用于 MCP 突变致 aHUS。但是目前数据不足，其预后尚无定论。

（舒 洲 赵晓东）

第十节 拟 表 型

拟表型是指因为后天因素引起的与先天基因缺陷疾病类似的表型。拟表型一般非遗传而来，也不传递给后代。拟表型免疫缺陷病主要指两大类疾病，一类是指体细胞而非生殖细胞基因突变引起的疾病，包括 FAS、KRAS、NRAS、STAT5b、STAT3、NLRP3 体细胞突变。另一类是指由于机体产生针对可溶性免疫成分的中和性自身抗体引起的疾病，如针对 IL-17、IL-6、IFN-γ 中和抗体等。本节内容将重点介绍几种拟表型免疫缺陷病。

一、RAS 基因相关性自身免疫淋巴增殖性疾病

RAS 基因相关性自身免疫淋巴增殖性疾病（ras-associated autoimmune lymphoproliferative disorder，RALD）是一种极为罕见的原发性免疫缺陷病，由 KRAS、NRAS 基因体细胞突变所致，常见的临床特征包括淋巴组织增生、脾大、自身免疫性血细胞减少、B 细胞或单核细胞增多症，易继发恶性肿瘤，即自身免疫性淋巴组织增生症（ALPS）样表现。根据 2017 年国际免疫学会联盟 PID 专家委员会最新分类标准，RALD 仅归类于拟表型免疫缺陷病，不再归属于 ALPS Ⅳ型。

【病因和发病机制】

KRAS 或 NRAS 蛋白是鸟苷三磷酸酶（GTP）小分子，与 GT 结合后，进而产生酶活性，活化下游信号通路。GTP 水解转化为 GDP 后，KRAS 或 NRAS 蛋白失去酶活性。RALD 的发病机制主要包括 KRAS 或 NRAS 基因增功能体细胞突变促使 GTP 转化为 GDP 障碍，引起 KRAS 或 NRAS 蛋白酶活性增强、RAF-MEK-ERK 和 PI3K-AKT-mTOR 等下游信号通路持续性活化，促进淋巴细胞增殖，同时下调促凋亡蛋白 Bim 的表

达,导致内源性线粒体凋亡途径功能障碍。因此,*KRAS* 或 *NRAS* 基因体细胞突变将影响淋巴细胞的增殖、分化、存活及凋亡,其体细胞突变可仅限于部分白细胞类型,从而导致不同临床表型。目前已报道可导致 RALD 的 *NRAS* 基因变异位点包括 c. 38G>A,p. G13D、c. 35G>T,p. G12V、c. 35G>C,p. G12A 和 c. 34G>A,p. G12S;*KRAS* 基因变异位点包括 c. 38G>A,p. G13D、c. 37G>T,p. G13C、c. 35G>A,p. G12D、c. 35G>C,p. G12A 和 c. 34G>A,p. G12S。RAS 信号通路基因还包括 *PTPN11*、*SOS1*、*RAF1*、*BRAF*、*HRAS*、*MAP2K1*、*MAP2K2*、SPRED1、*NF1* 和 *RIT1* 等;除 *PTPN11* 基因突变可见于幼年型粒单核细胞白血病(juvenile myelomonocytic leukemia,JMML),目前尚未有关于这些基因体细胞突变的文献报道。

【临床表现】

RALD 常见的临床特征包括异常淋巴组织增生、脾大、难治性自身免疫性溶血性贫血及血小板减少症、间质性肺炎、多浆膜腔积液、易继发淋巴瘤及 JMML。少部分可继发肺动脉高压,或出现血栓性血小板减少症导致神经系统受累。以异常淋巴组织增生起病患者早期易诊断为 Rosai-Dorfman 病;抗双链 DNA 或抗 Sm 抗体阳性患者易诊断为单纯型系统性红斑狼疮;部分 RALD 患者早期诊断为 JMML,因预后良好,回顾性诊断为 RALD。部分可继发反复重症感染,有文献报道可能与初始 T、B 细胞产生减少、TCR 及 BCR 多样性成熟障碍相关,同时需警惕免疫抑制剂或脾切除治疗加重免疫缺陷,防治感染。

【实验室检查】

外周血白细胞检测显示 B 淋巴细胞比例或绝对数增加,单核细胞比例或绝对数增加。部分存在外周血三系或两系减少,肝功能或凝血功能异常。血清 FAS、白介素 10 和维生素 B_{12} 水平正常。部分人粒细胞-巨噬细胞集落刺激因子(granulocyte-macrophage colony stimulating factor,GM-CSF)高敏性检测试验阳性。多数存在高 γ-球蛋白血症,IgG 水平显著升高,抗人球蛋白试验阳性,抗血小板抗体阳性,自身抗体以抗核抗体、抗中性粒细胞胞质抗体或抗心磷脂抗体阳性常见,少部分可出现抗双链 DNA 抗体或抗 Sm 抗体阳性。$CD3^+TCR\alpha\beta^+CD4^-CD8^-T$ 细胞比例正常或仅轻度升高。FAS 诱导的淋巴细胞凋亡功能正常,弃除 IL-2 活化诱导的 T 细胞凋亡障碍。基因检测显示

RAS/MAPK 通路基因(以 *NRAS* 或 *KRAS* 最常见)体细胞突变。当监测外周血单核细胞计数进行性增加,血红蛋白 F 升高,外周血或骨髓出现髓系幼稚细胞,或 GM-CSF 高敏性检测阳性时,需警惕继发 JMML 风险。

【诊断及鉴别诊断】

目前 RALD 的诊断主要依赖于临床特征、自身抗体、$CD3^+TCR\alpha\beta^+CD4^-CD8^-T$ 细胞计数、淋巴细胞凋亡试验及基因测序检测等,其鉴别诊断及鉴别要点包括:①单纯型系统性红斑狼疮:RALD 患者起病早,特异性自身抗体抗双链 DNA 抗体或抗 Sm 抗体阳性相对少见,可出现抗核抗体、抗心磷脂抗体等非特异性抗体阳性,存在 RAS/MAPK 通路基因体细胞突变。②其他类型 ALPS:RALD 与其他常见的 ALPS 不同点包括 $CD3^+TCR\alpha\beta^+CD4^-CD8^-T$ 细胞多正常或轻度升高,单核细胞增多,血清 FAS、白介素 10 和维生素 B_{12} 水平正常,FAS 诱导的淋巴细胞凋亡功能正常,T 细胞对弃除 IL-2 活化诱导的细胞凋亡耐受,基因测序显示 RAS/MAPK 通路基因体细胞突变,未见 *FAS*、*FASL*、*Caspase 8*、*Caspase 10* 或 *cFLIP* 基因致病性突变。③其他 ALPS 样综合征:如 *RASGRP1* 基因缺陷,亦具有淋巴组织异常增生、肝脾大及自身免疫临床表型,$CD3^+TCR\alpha\beta^+CD4^-CD8^-T$ 细胞正常。基因产物 Ras 鸟苷酸核苷酸释放蛋白 1(ras guanyl nucleotide releasing protein 1,RasGRP1)促使 Ras-GDP 转化为 Ras-GTP,进而 RAS-MAPK-ERK 激活信号通路,影响 T 细胞的发育和功能。但由于发病机制不同,*RASGRP1* 基因功能缺失性突变患者具有 TCR 依赖的 RAS-MAPK-ERK 活化异常及活化诱导的细胞死亡(AICD)功能障碍,易出现反复感染、多重病原菌感染及重症感染。AICD 及基因测序检测可鉴别此病。理论上,*RASGRP1* 基因增功能体细胞突变可导致 RALD,但尚未有相关病例报道。④其他 RAS 相关疾病:如心-面-皮肤综合征、Noonan 综合征、1 型神经纤维瘤病、Legius 综合征或 Costello 综合征,这些综合征多数胚胎期或生后起病,伴有特征性面容、先天性心脏病、严重发育迟缓、智力障碍或外胚层发育不良等表现,且显示 RAS/MAPK 通路基因(包括 *PTPN11*、*SOS1*、*RAF1*、*BRAF*、*KRAS*、*NRAS*、*HRAS*、*MAP2K1*、*MAP2K2*、*SPRED1*、*NF1* 或 *RIT1* 基因)生殖细胞突变,而非体细胞突变。⑤单纯型淋巴瘤:RALD 本身易继发恶性肿瘤,在诊断 RALD 时亦

需排查淋巴瘤可能,淋巴结病理活检有助于鉴别此病。⑥JMML:此病起病年龄多数<5岁,以粒单核细胞异常增生分化及器官浸润为显著特征,可伴有自身免疫性疾病,其临床表型可与RALD高度重叠,可存在RAS信号通路基因体细胞突变,对大多数标准化疗反应均较差,30%的患者疾病进展迅速,在诊断后约1年内死亡,中位生存期5个月~4年。RALD易继发JMML,但多无需高强度化疗,并存在一定自限性。目前仅报道1例 KRAS 基因 c.37G>T、p.G13C 体细胞突变患者继发严重JMML,死于由肿瘤细胞肺浸润引起的急性呼吸窘迫综合征。鉴于治疗方案和预后的不同,必须进行原发性或继发性JMML的鉴别诊断。

【治疗】

与其他ALPS类似,需要根据病情进行个体化治疗。仅表现为单纯淋巴结病或肝脾大的患者建议免疫科门诊密切随访。严重自身免疫性血细胞减少首选糖皮质激素冲击及口服维持治疗,可联合吗替麦考酚酸酯或西罗莫司控制病情。既往发现利妥昔单抗使用者可继发普通变异型免疫缺陷病等抗体缺陷病,2例RALD患者使用利妥昔单抗治疗后,需定期IVIG治疗;而脾切除术后者即使应用疫苗接种及抗生素预防感染,发生重症感染风险亦明显增加,仅报道1例RALD患者由于大范围脾梗死行脾切除术;不推荐利妥昔单抗和脾切除术常规应用于RALD患者。继发淋巴瘤或JMML时,需与血液专科医师联合制订治疗方案。造血干细胞移植(HSCT)是RALD的根治手段,目前仅有1例RALD患者行造血干细胞移植,远期预后尚不明确。鉴于HSCT继发感染、移植物抗宿主反应等风险大,建议仅应用于激素联合靶向药物治疗失败的RALD患者。

【预后】

既往文献总结报道25例RALD患者中2例13岁时死亡,死因不详,尸检均排除恶性肿瘤因素,其中1例于家中出现发热症状后,突发昏迷及心搏骤停而猝死;1例脾功能亢进危象行脾切除术后,于20岁时继发JMML双肺浸润性病变,最终死亡;1例随访情况不详;其余21例尚存活。存活的21例患者中2例分别于32岁及38岁时继发B细胞淋巴瘤,并分别随访至48岁及57岁,仍存在淋巴增殖表现。鉴于目前文献报道的RALD患者总病例数不足40例,随访年数有限,现有资料显示该病预后差异性显著,故其远期预后尚不明确。

二、STAT3 体细胞突变

该病主要表现为大颗粒淋巴细胞(Large granular lymphocyte,LGL)白血病,是一种罕见的、以持续克隆扩增的细胞毒性T细胞或自然杀伤(Natural killer,NK))细胞为特点的疾病,其中大颗粒T细胞白血病占全部病例的85%~90%。男女患病率没有明确的差异,多为成年期起病。与侵袭性NK细胞LGL白血病不同,该病多表现为以细胞减少和自身免疫性疾病为特征的惰性疾病。

【发病机制】

STAT3体细胞突变(somatic mutation)为杂合突变形式,突变热点有Y640F、D661V、D661Y、N647I,目前已知所有突变均位于第21外显子,编码SH2区域(Src-like homology 2 domain),该区域介导STAT蛋白形成二聚体及活化,增加STAT3转录活性和磷酸化,导致LGL细胞凋亡受损,使细胞持续克隆扩增。

【临床表现及辅助检查】

临床表现为反复感染、脾肿大、自身免疫性疾病。自身免疫性疾病可表现为自身免疫性溶血性贫血、自身免疫性甲状腺炎和类风湿性关节炎,也有自身免疫性多腺综合征1型的个案报道。该病易继发性原发性恶性肿瘤,其中血液系统疾病可表现为浆细胞增生异常、骨髓增生异常综合征及毛细胞白血病等。

辅助检查提示患者外周血、骨髓和脾脏找到大量增殖的大颗粒淋巴细胞($CD3^+CD8^+CD57^+CD16^+CD4^-$ with or without $CD56^+$),有75%的患者有中性粒细胞减少,40%的患者有中性粒细胞缺乏,25%~50%的患者有贫血,而血小板减少较少见,部分患者有转氨酶或碱性磷酸酶升高,这可能与LGL的肝受累有关,血清免疫球蛋白水平可正常或升高。约73%左右的LGL白血病中可发现STAT3体细胞突变,而几乎所有LGL白血病患者中均可发现STAT3信号增强。

【诊断及鉴别诊断】

对于反复感染、脾肿大、自身免疫性疾病的患者,其外周血、骨髓细胞形态学和免疫表型分析见到T细胞系或NK细胞系克隆性LGL数量增多时需考虑该病,确诊需基因分析及STAT3转录活性及磷酸化功能分析。

鉴别诊断包括其他淋巴瘤性和白血病性疾病,可通过骨髓细胞学、骨髓活检,部分病例还可通过脾脏病理学助诊。此外,该病还需与反应性 LGL 扩增相鉴别,如病毒感染(如 EB 病毒、乙型肝炎和丙型肝炎病毒、HIV 和 CMV)、结缔组织病、ITP、非霍奇金淋巴瘤、多种皮肤疾病及噬血细胞综合征(巨噬细胞活化综合征)时可发生继发性良性 LGL 扩增(即胚系构型中有 TCR 基因的 CD3$^+$ 细胞)。

【治疗】

治疗方面,1/3 到一半的轻型患者在诊断后不需要治疗,他们通常只表现为轻度中性粒细胞减少,只需每 3~6 个月随访 1 次。如患者出现严重中性粒细胞减少、反复感染、输血依赖性贫血、自身免疫性疾病、进行性脾肿大伴循环血淋巴细胞迅速升高等情况时,则需进行治疗,治疗目的在于抑制或根除大颗粒淋巴细胞的克隆扩增。目前治疗方案首选免疫抑制剂如甲氨蝶呤、环磷酰胺、环孢菌素,若免疫抑制剂无效还可选择单抗靶向治疗,如 Alemtuzumab、Siplizumab、MiK-B1 等,目前 JAK 抑制剂为该病治疗研究热点,此外,还可采用如粒细胞集落刺激因子、EPO 等对症处理。该病预后较好,极少数可转化为大 T 细胞淋巴瘤,且只在未使用免疫抑制剂的患者中有相关报道。该病主要死因是严重的感染和败血症,而非疾病本身。

除 LGL 白血病外,在其他疾病如再生障碍性贫血、骨髓增生异常综合征、T 细胞淋巴瘤和炎症性肝细胞腺瘤中目前也发现部分病人有体细胞 STAT3 突变。

三、STAT5b 体细胞突变

STAT5b 体细胞突变同样可表现为大颗粒淋巴细胞(Large granular lymphocyte,LGL)白血病,其临床表现与 STAT3 体细胞突变导致的 LGL 白血病相似。此外,STAT5 体细胞突变还可表现为非克隆嗜酸性粒细胞增多症、特应性皮炎、荨麻疹和腹泻。

【发病机制】

STAT5b 体细胞突变同样为杂合突变形式,主要突变位点有 Y665F、N642H。STAT5b 在 NK 细胞激活中起着重要作用,T 细胞中 STAT3 和 STAT5 共享许多下游靶基因,因此,与之前描述的 STAT3 突变相似,STAT5b 突变位于 SH2 结构域,增加了 STAT5 的转录活性和磷酸化,导致 LGL 细

胞凋亡受损,使细胞持续克隆扩增。而 N642H 相比 Y665F 突变导致活性增强更为明显。

在 STAT5b 活性增加的小鼠模型中,IL-3 反应性和胸腺基质淋巴细胞生成素产生的增强可导致严重的肥大细胞激活,这可能解释了 STAT5b 体细胞突变导致非克隆嗜酸性粒细胞增多症、重度特应性皮炎、荨麻疹和腹泻等一系列病变。同时,环境暴露,体细胞突变的原始祖细胞的发育状态,和/或生殖系修饰均可影响疾病表现。

【临床表现及辅助检查】

STAT5b 体细胞突变的患者外周血和骨髓中更多表现为 CD4$^+$ 大颗粒淋巴细胞增多,Y665F 位点突变的患者中除了淋巴细胞增多外,其他血液细胞计数多正常。相比之下,N642H 位点突变的患者可出现中性粒细胞减少、溶血性贫血和脾肿大,LGL 白血病可表现为侵袭性,骨髓、胃、小肠、肺、肝、脾、淋巴结可同时出现广泛淋巴细胞浸润。

此外,STAT5 体细胞突变还可表现为非克隆嗜酸性粒细胞增多症、重度特应性皮炎、荨麻疹和腹泻。血液中可检测到嗜酸性粒细胞明显增多,皮肤、消化道、呼吸道均可有明显嗜酸性粒细胞浸润,患者 IgE 水平可升高或正常,患者调节性 T 细胞数量、自身抗体多为正常。

【诊断及鉴别诊断】

STAT5b 体细胞突变引起 LGL 白血病诊断思路与 STAT3 体细胞突变相似,确诊需基因分析及 STAT5 转录活性及磷酸化功能分析。

克隆嗜酸性粒细胞增多症、重度特应性皮炎、荨麻疹和腹泻需与感染或过敏导致的嗜酸性粒细胞增多症相鉴别,其特点是无明显感染源或致敏因素。

【治疗及预后】

目前针对 STAT5b 体细胞突变引起的 LGL 白血病尚无特异性治疗,值得注意的是,N642H 突变患者易患非典型、侵袭性、化疗难治性的 LGL 白血病,预后欠佳。嗜酸性粒细胞增多症目前可予激素治疗,有一例患者接受了造血干细胞移植,但移植 31 天后死于重症感染、呼吸衰竭。

四、自身抗体引起的拟表型免疫缺陷病

免疫系统的许多功能通过可溶性的蛋白实现,如白细胞介素、趋化性细胞因子、补体、集落刺激因子等。若机体产生针对上述可溶性蛋白的中和抗

体,则可造成类似原发性免疫缺陷病的疾病表型。需要注意的是,许多健康人体内也有上述各种自身抗体,但滴度及亲和力远低于患者。

1. 获得性血管性水肿　该病由 C1 抑制物(C1-INH)自身抗体引起,拟先天性 C1-INH 缺陷所致的遗传性血管性水肿表型。临床包括三大特征:C1-INH 自身抗体、补体激活经典途径的过度活化及血管性水肿。发病机制主要由于 C1-INH 自身抗体导致补体系统及接触系统激活,尤其引起缓激肽增加而导致血管通透性升高引起。发病率 1/100 000~1/500 000,常常于成年期发病。临床主要表现为反复发作性血管性水肿,呈局限性、非凹陷性、非瘙痒性分布于面部及肢体的水肿,一般不伴有荨麻疹样皮疹,持续 1~2 天至数天不等,可自行缓解,可伴有有剧烈腹痛,舌及呼吸道水肿可引起窒息。该病诊断依赖上述临床表现及实验室特征:C1-INH(浓度或者功能活性)及 C4 下降达到 50%,C1q 下降达 70%,C1-INH 自身抗体阳性,C1-INH 基因检测阴性,家族史一般阴性。需注意该病常可合并淋巴瘤、自身免疫性疾病及淋巴增殖性疾病可能。治疗方面:急性期多可采用血浆 C1-INH 替代治疗,最新的激肽释放酶抑制剂 ecallantide 及缓激肽拮抗剂艾替班特已经投入临床实验并取得较好效果。抗纤溶剂或雄激素可用于预防远期复发。

2. 肺泡蛋白沉积症　该病由针对 GM-CSF 自身抗体引起,拟 GM-CSF 受体 α(CSF2RA)缺陷表型。GM-CSF 参与肺泡巨噬细胞的终末分化及肺泡巨噬细胞清除肺泡表面活性物质。同时 GM-CSF 对中性粒细胞的趋化、吞噬、氧化功能也必不可少。因此 GM-CSF 被高亲和力中和抗体中和后表现为肺泡表面活性物质聚集及免疫缺陷。该病临床发病率为 6~7/1 000 000,患者常常在 30~40 岁发病,但也有儿童期发病报道,但年龄越小发病越倾向于遗传性而非自身免疫引起的肺泡蛋白沉积症。临床主要表现为隐匿起病的呼吸衰竭、缺氧引起的生长落后、免疫缺陷。其中免疫缺陷表现为肺部或者肺外局部性或者全身性感染,多为机会感染,感染病原包括细菌、分枝杆菌、病毒、真菌等。约 18% 死亡病例由感染引起。辅助检查包括高亲和力高滴度 GM-CSF 自身抗体,肺活检可见患者肺泡完整,嗜伊红颗粒状非细胞性均质物质沉积、PAS 染色阳性。影像学主要表现为弥漫性透光度减低,呈现毛玻璃状,小叶间隔增厚,可呈现“碎

石”样外观。该病治疗主要采用多次肺泡灌洗以去除肺泡表面活性物质的沉积。其他针对自身免疫可采用血浆置换、GM-CSF 补充、利妥昔单抗去除 B 细胞等尚在临床实践中。患者 5 年存活率大于 80%,主要死因为呼吸衰竭及感染,但也有少部分患者有自发缓解趋势。

3. 成年起病型免疫缺陷病　该病由 IFN-γ 自身抗体引起,拟孟德尔遗传分枝杆菌易感性疾病及联合免疫缺陷病的分枝杆菌等感染表型。临床主要表现为成年起病的播散性分枝杆菌病,包括结核分枝杆菌及非结核分枝杆菌病(主要为鸟分枝杆菌)。起病常不典型,表现为发热,消瘦、腹痛、肌痛等症状。后期可出现淋巴结病、肉芽肿等。部分患者也对沙门菌、真菌等易感。患者血清 IFN-γ 明显降低,但 PBMC 在 PHA/PMA 激活后 IFN-γ 产生并无异常。病理检查可发现肉芽肿改变,可见多核巨细胞,抗酸染色阳性,组织培养可发现分枝杆菌。治疗方面给予抗结核治疗,但部分患者反应不佳,给于 IFN-γ 补充后部分患者好转。

4. 慢性皮肤黏膜念珠菌病(与 APECED 合并或者单独存在)　主要由针对 IL-17A、IL-17F、IL-22 等 Th17 细胞相关性细胞因子的自身抗体引起。慢性皮肤黏膜念珠菌病是主要累及指/趾甲、外阴部皮肤、口腔黏膜的慢性念珠菌感染性疾病,病因众多,可作为唯一感染存在,也可与其他感染合并存在。既往发现 STAT3、Dectin1、CARD9、IL-17A 等基因缺陷及 STAT1 功能获得型突变可通过多种途径引起 Th17 细胞数量或功能及其相关细胞因子缺陷,造成对念珠菌的抗感染免疫缺陷。而在 APECED 及少数胸腺瘤患者中,发现高滴度 IL-17A、IL-17F、IL-22 的中和性自身抗体,这类患者除了原发疾病表现外,也常常伴有慢性皮肤黏膜念珠菌感染,治疗同 APECED 念珠菌病治疗。

5. 反复皮肤感染　由 IL-6 自身抗体引起。由于 IL-6 通过 STAT3 磷酸化通路发挥后续效应,因此该类患者拟 STAT3 缺陷引起的高 IgE 综合征的皮肤化脓性感染表型。IL-6 自身抗体在部分健康人中也可被检测到,但仅具有高滴度中和性抗体者发病。患者临床主要表现为反复金黄色葡萄球菌软组织感染及脓肿,婴儿期即可以起病。实验室检查最大特点为感染后 CRP 无反应,血清可以检测到 IL-6 高亲和力中和抗体,但分离细胞活化后产生 IL-6 并无异常。免疫球蛋白及淋巴细胞分类等无明显异常。

五、其他未归类疾病

（一）非典型溶血性尿毒综合征（aHUS）

溶血性尿毒综合征（Hemolytic uremic syndrome, HUS）是一种以微血管病性溶血性贫血、血小板减少和急性肾损伤为特征的血栓性微血管病。可分为典型型、继发性及非典型型，典型 HUS 由产志贺毒素大肠杆菌（STEC）感染引起，继发性 HUS 多伴随其他疾病的继发，非典型 HUS（atypical HUS）通常由补体激活引起。STEC-HUS、继发性 HUS 和 aHUS 的共同致病特征是同时损伤内皮细胞、血管内溶血、激活血小板导致促凝状态、形成微血栓和组织损伤。非典型溶血性尿毒综合征（aHUS）极为罕见，据报道发病率为每百万人 0.75~2.0 例，该病从新生儿期到成人期均可发病，但儿童期发病率略高于成人，儿童期发病的 aHUS 在男女比例差异不大，在成人中则以女性居多。该病在常染色显性或隐性遗传均可出现，约 20%~30% 患者存在 HUS 家族史，但外显率仅 50% 左右，因此，存在该基因突变的家庭成员仅半数会有疾病表现。

【病因和发病机制】

该病主要由补体因子 H（*CFH*）基因突变导致，常染色显性或隐性遗传均可出现，此外，*CD46*、补体因子 1（*CFI*）、补体因子 3（*C3*）、补体因子 B（*CFB*）、*MCP*、*DGKE*、和血栓调节蛋白（*THBD*）等基因突变或存在 CFH 抗体同样可致病。基因突变导致补体缺陷引起调节异常，在感染等诱因出现时，补体替代途径发生持续激活，形成膜攻击复合物，导致肾内皮损伤，引起血栓性微血管病。

【临床表现】

1. aHUS 从轻度血液异常到严重，甚至危及生命的末端器官损伤都可能出现，如消化道出血、癫痫、失明或急性肾衰竭。

2. 大多数患者（70%~80%）有前驱诱发事件，多为上呼吸道感染，部分患者以腹泻为前驱症状，此外，妊娠、恶性高血压、肾移植、其他器官和造血干细胞移植、药物、自身免疫性疾病和血管炎、纤维素性血栓性疾病、败血症均可诱发 aHUS。

3. 反复 HUS 发作。

4. 严重高血压。

【实验室检查】

1. **常规检查**　血红蛋白水平降低；Coombs 试验阴性；外周血涂片可见大量裂体细胞及盔状红细胞；血清间接胆红素浓度升高；血清乳酸脱氢酶（lactate dehydrogenase, LDH）水平升高；血小板减少。

2. **补体检查**　不同基因突变类型补体水平不完全一致。*C3* 和 *CFB* 基因突变的患者，以及有 CFH 抗体的患者通常血浆 C3 水平低，但 C4 水平正常。*CFH*、*CD46* 和 *THBD* 基因突变的患者中血浆中 C3 水平可能下降或保持正常。因此，*C3*、*C4*、*CFB*、*CFH* 和 *CFI* 基因突变患者血浆中 C3 水平正常也不能 aHUS 的诊断。

【诊断及鉴别诊断】

如果患者有发病年龄早、HUS 反复发作、HUS 家族史等情况且除外感染引起的典型 HUS 后，需高度警惕该病。发病年龄、家族史、背景和临床表现在儿童中通常具有指示性，但在成人中不太典型。对于 6 个月以下的新生儿和儿童，遗传因素是诊断 aHUS 重要支持，但也需除外 STEC-HUS。在 6 个月至 5 岁的儿童中，需重点排除 STEC-HUS 诊断，在这一年龄组中，腹泻后引起的继发性 HUS 占绝大多数，其次是 aHUS。青春期前和青少年期则为 aHUS 好发时期。成人期需与其他自身免疫性疾病鉴别，如 SLE、自身免疫性 TTP 等。

此外，aHUS 通常出现在感染或其他情况激活补体系统后。但相当数量的 aHUS 患者，特别是抗 CFH 抗体的患者，有胃肠道症状。因此，胃肠道症状的存在不能用来排除 aHUS。

【治疗及预后】

目前，C5 单克隆抗体依库珠单抗（eculizumab）为该病一线治疗药物，还可用于移植肾的挽救或预防性治疗。Eculizumab 推荐用量和疗程见表 2-37。

表 2-37　aHUS 患者依库珠单抗推荐使用剂量及疗程

体重 /kg	诱导期	维护期
≥40	第 1,2,3,4 周 900mg	第 5 周服用 1 200mg，然后每 2 周服用 1 200mg
30~40	第 1,2 周 600mg	第 3 周服用 900mg，然后每 2 周服用 900mg
20~30	第 1,2 周 600mg	第 3 周服用 600mg，然后每 2 周服用 600mg
10~20	第 1,2 周 600mg	第 2 周服用 300mg，然后每 2 周服用 300mg
5~10	第 1 周 300mg	第 2 周服用 300mg，然后每 3 周服用 300mg

但 Eculizumab 药物会增加脑膜炎球菌感染的风险,患者应在首次使用前至少 2 周接种脑膜炎球菌疫苗,如患者在接种疫苗后不到 2 周内开始使用 Eculizumab 治疗,则应在接种疫苗后 2 周之前接受额外的预防性抗生素治疗。

此外,长效 C5 抑制剂 Ravulizumab 目前也被被美国食品药物管理局批准用于治疗年龄 ≥1 个月的儿童和成人 aHUS 患者。Ravulizumab 治疗 aHUS 可根据体重每 4 或 8 周注射一次,应至少持续 6 个月,超过 6 个月的延期应根据个人情况决定。

当 Eculizumab 疗效欠佳时,血浆置换治疗仍可作为备选方案。但血浆置换可能会引起与导管和体外循环相关的并发症,尤其在 6 岁以下的儿童中,因此需谨慎使用。

如果患者为 CFH 突变并出现多次复发,可以考虑肝移植,因为大部分血浆 CFH 是由肝脏产生的。目前已经有几例肝移植术后未再出现 aHUS 复发的报道。虽然肝移植可以治愈 CFH 相关的复发性 aHUS,但是肝移植患者术后需面临免疫排斥反应及长期免疫抑制剂导致的免疫缺陷状态,这会增加感染和恶性肿瘤的风险。另外,肝移植只适用于 CFH 突变和 CFI 突变的患者,对于其他基因突变的患者,肝移植是不可行的。

若患者出现终末期肾病,可行肾移植治疗,但需要根据突变基因的风险分层采取一些预防措施。*MCP* 突变、*DGKE* 突变、抗 CFH 自身抗体检测不出和无突变的患者是移植后复发的低风险人群。*CFH*、*CFI*、*C3*、*CFB*、*CFH/CFHR1* 突变或联合突变患者术后复发率仍较高,可使用美珠单抗进行预防性治疗。肾移植术后,对于难以耐受排斥治疗、免疫抑制剂转化和血浆置换的患者,仍应考虑使用 Eculizumab。

所有 aHUS 患者中,除 *CD46* 基因突变型外,该病预后差,*CFH* 基因突变患者预后最差。60%~70% 的患者在起病 1 年内进展至终末期肾病(end-stage renal disease,ESRD)或死亡。

(二)低丙种球蛋白血症合并胸腺瘤(GS)

低丙种球蛋白血症合并胸腺瘤(Good's syndrome,GS)是一类罕见的免疫缺陷副肿瘤综合征,主要表现表现为胸腺瘤,外周血中 B 细胞数量低或缺失,低丙种球蛋白血症,细胞免疫缺陷。该病发病年龄晚,发病高峰年龄为 40~50 岁,儿童期起病罕见,且无明显性别差异,少有家族史。胸腺瘤的发病率是每 100 000 人中有 0.15 例,而胸腺瘤患者的低丙种球蛋白血症发生率为 6%~11%。

【病因和发病机制】

GS 发病机制尚不清楚,目前低丙种球蛋白血症和胸腺瘤之间可能存在两种假设机制。第一,由骨髓基质细胞分泌的细胞因子可能会影响胸腺和前体 B 细胞的的发育和分化。第二,从胸腺瘤患者中分离的 T 细胞可能抑制 B 细胞的生长和免疫球蛋白的产生。然而,这两种假设都没有被广泛接受。

【临床表现】

主要表现为胸腺瘤、低丙种球蛋白血症、感染、腹泻和易伴发自身免疫性疾病。感染以侵袭性感染为主,自身机会性感染占少数,自身免疫性疾病可表现为再生障碍性贫血、重症肌无力、扁平苔藓、干燥综合征、系统性红斑狼疮等,而淋巴组织增生、肉芽肿、慢性肝病或肠绒毛萎缩等 CVID 或其他免疫缺陷病的常见并发症少见。

【辅助检查】

CT 提示胸腺瘤,血清免疫球蛋白水平明显下降,多系血细胞下降或增多,外周血 B 细胞明显减少或缺失,CD4$^+$T 细胞淋巴细胞减少,CD4/CD8 细胞比例降低,T 细胞增殖受损。自身抗体如抗核抗体等可呈阳性。补体水平基本正常。

【诊断】

该病诊断主要依赖临床表现及实验室检查,胸腺瘤合并体液免疫缺陷时需考虑该病。

【治疗及预后】

该病治疗以对症对主,可通过胸腺或胸腺瘤切除改善如重症肌无力或纯红再障等并发症,有效的胸腺瘤切除是影响患者预后的关键,补充丙种球蛋白及适当的抗生素预防用药可以降低感染的风险,其他的治疗方法如免疫抑制疗法、血浆置换、脾切除术、人白细胞转移因子也有尝试,但效果均不理想。总体来讲,该病预后较差,多数患者会在起病后 5~10 年内死亡,主要死因包括感染、自身免疫性疾病、血液系统并发症。

(何庭艳 杨 军 戴荣欣)

参考文献

［1］ AMATUNI G, CURRIER R, CHURCH JA, et al. Newborn screening for severe combined immunodeficiency and T-cell lymphopenia in California. Pediatrics, 2018, 132: 140-150.

［2］ DELMONTE OM, SCHUETZ C, NOTARANGELO LD. RAG Deficiency: Two Genes, Many Diseases. J Clin Immunol, 2018, 38: 646-655.

［3］ BAI X, LIU J, ZHANG Z, et al. Clinical, immunologic, and genetic characteristics of RAG mutations in 15 Chinese patients with SCID and Omenn syndrome. Immunol Res, 2016, 64: 497-507.

［4］ ALTMANN T, GENNERY AR. DNA ligase IV syndrome; a review. Orphanet J Rare Dis, 2016, 11 (1): 137.

［5］ JIANG J, TANG W, AN Y, et al. Molecular and immunological characterization of DNA ligase IV deficiency. Clin Immunol, 2016, 163: 75-83.

［6］ DARD R, HERVE B, LEBLANC T, et al. DNA ligase IV deficiency: Immunoglobulin class deficiency depends on the genotype. Pediatr Allergy Immunol, 2017, 28 (3): 298-303.

［7］ BUCHBINDER D, SMITH MJ, KAWAHARA M, et al. Application of a radiosensitivity flow assay in a patient with DNA ligase 4 deficiency. Blood Adv, 2018, 2 (15): 1828-1832.

［8］ JULIANA A, SLATTER MA, FIONA MK, et al. Long-Term Health Outcome and Quality of Life Post-HSCT for IL7Rα-, Artemis-, RAG1- and RAG2-Deficient Severe Combined Immunodeficiency: a Single Center Report. Journal of Clinical Immunology, 2018, 38 (6): 727-732.

［9］ CHARRIER S, LAGRESLE-PERYOU C, POLETTI V, et al. Biosafety Studies of a Clinically Applicable Lentiviral Vector for the Gene Therapy of Artemis-SCID. Mol Ther Methods Clin Dev, 2019, 15: 232-245.

［10］ SLACK J, ALBERT MH, BALASHOV D, et al. Outcome of hematopoietic cell transplantation for DNA double-strand break repair disorders. J Allergy Clin Immunol, 2018, 141 (1): 322-328 e310.

［11］ SHEIKH F, HAWWARI A, ALHISSI S, et al. Loss of NHEJ1 Protein Due to a Novel Splice Site Mutation in a Family Presenting with Combined Immunodeficiency, Microcephaly, and Growth Retardation and Literature Review. J Clin Immun ol, 2017, 37 (6): 575-581.

［12］ RECIO MJ, DOMINGUEZ-PINILLA N, PERRIG MS, et al. Extreme Phenotypes With Identical Mutations: Two Patients With Same Non-sense NHEJ1 Homozygous Mutation. Front Immunol, 2018, 9: 2959.

［13］ AL-MOUSA H. Unbiased targeted next-generation sequencing molecular approach for primary immunodeficiency diseases. The Journal of Allergy and Clinical Immunology, 2016, 137: 1780-1787.

［14］ GUILCHER GM, WRIGHT NA, TRUONG TH, et al. Postpartum HLA-Matched Bone Marrow Donation from Mother to Neonate for Reticular Dysgenesis. Journal of Clinical Immunology, 2017, 37: 29-31.

［15］ HOENIG M. Reticular dysgenesis: international survey on clinical presentation, transplantation, and outcome. Blood, 2017, 129: 2928-2938.

［16］ HOENIG M, PANNICKE U, GASPAR HB, et al. Recent advances in understanding the pathogenesis and management of reticular dysgenesis. British Journal of Haematology, 2018, 180: 644-653.

［17］ OSHIMA K. Human AK2 links intracellular bioenergetic redistribution to the fate of hematopoietic progenitors. Biochemical and Biophysical Research Communications, 2018, 497: 719-725.

［18］ KUO CY, R SIGNER, SCSAITTA. Immune and Genetic Features of the Chromosome 22q11.2 Deletion（DiGeorge Syndrome）.Curr Allergy Asthma Rep,2018,18(12):75.

［19］ KRUSZKA P. 22q11. 2 deletion syndrome in diverse populations. Am J Med Genet A, 2017, 173 (4): 879-888.

［20］ DAVIES EG. Thymus transplantation for complete DiGeorge syndrome: European experience. J Allergy Clin Immunol, 2017, 140 (6): 1660-1670 e16.

［21］ LACKEY AE, MRMUZIO. DiGeorge Syndrome, in StatPearls. 2020: Treasure Island (FL).

［22］ VAKKILAINEN S. A Wide Spectrum of Autoimmune Manifestations and Other Symptoms Suggesting Immune Dysregulation in Patients With Cartilage-Hair Hypoplasia. Front Immunol, 2018, 9: 2468.

［23］ KOSTJUKOVITS S. High prevalence of bronchiectasis in patients with cartilage-hair hypoplasia. J Allergy Clin Immunol, 2017, 139 (1): 375-378.

［24］ MYLES IA. TNF overproduction impairs epithelial staphylococcal response in hyper IgE syndrome. J Clin Invest, 2018, 128 (8): 3595-3604.

［25］ GERNEZ Y. Autosomal Dominant Hyper-IgE Syndrome in the USIDNET Registry. J Allergy Clin Immunol Pract, 2018, 6 (3): 996-1001.

［26］ DUREAULT A. Spectrum of Pulmonary Aspergillosis in Hyper-IgE Syndrome with Autosomal-Dominant STAT3 Deficiency. J Allergy Clin Immunol Pract, 2019, 7 (6): 1986-1995 e3.

［27］ KRONER C. Lung disease in STAT3 hyper-IgE syndrome requires intense therapy. Allergy, 2019, 74 (9): 1691-1702.

［28］ ODNOLETKOVA I, KINDLE G, QUINTI I, et al. The burden of common variable immunodeficiency disorders: a retrospective analysis of the European Society for Immunodeficiency (ESID) registry data. Orphanet J Rare Dis, 2018, 13 (1): 201.

［29］ PICARD C, BOBBY GH, AL-HERZ W, et al. International Union of Immunological Societies: 2017 Primary Immunodeficiency Diseases Committee Report on Inborn Errors of Immunity. J Clin Immunol, 2018, 38 (1): 96-128.

［30］ BONILLA FA, BARLAN I, CHAPEL H, et al. International Consensus Document (ICON): Common Variable Immunodeficiency Disorders. J Allergy Clin Immunol Pract, 2016, 4 (1): 38-59.

［31］ BOGAERT DJ, DULLAERS M, LAMBRECHT BN, et al. Genes associated with common variable immunodeficiency: one diagnosis to rule them all. J Med Genet, 2016, 53 (9): 575-590.

［32］ AZIZI G, ABOLHASSANI H, KIAEE F, et al. Autoimmunity and its association with regulatory T cells and B cell subsets in patients with common variable immunodeficiency. Allergol Immunopathol (Madr), 2018, 46 (2): 127-135.

［33］ AZIZI G, ABOLHASSANI H, ASGARDOON MH, et al. Autoimmunity in common variable immunodeficiency: epidemiology, pathophysiology and management. Expert Rev Clin Immunol, 2017, 13 (2): 101-115.

［34］ FARMER JR, ONG MS, BARMETTLER S, et al. Common Variable Immunodeficiency Non-Infectious Disease Endotypes Redefined Using Unbiased Network Clustering in Large Electronic Dataset. Front Immunol, 2017, 8: 1740.

［35］ QUEIROS PO, SOUSA MJ. Autoimmune hepatitis as a complication of common variable immunodeficiency. Rev Esp Enferm Dig, 2018, 110 (3): 212-213.

［36］ AZIZI G, KIAEE F, HEDAYAT E, et al. Rheumatologic complications in a cohort of 227 patients with common variable immunodeficiency. Scand J Immunol, 2018, 87 (5): e12663.

［37］ JORGENSEN SF, REIMS HM, FRYDENLUND D, et al. A Cross-Sectional Study of the Prevalence of Gastrointestinal Symptoms and Pathology in Patients With Common Variable Immunodeficiency. Am J Gastroenterol, 2016, 111 (10): 1467-1475.

［38］ ODETOLA O, ANANTHANARAYANAN V. Gastrointestinal Presentations of Common Variable Immunodeficiency: Hiding in Plain Sight. Arch Pathol Lab Me, 2018.

［39］ LEON R, SANCHEZ-MARTINEZ R, PALAZON JM, et al. Nodular regenerative hyperplasia associated with common variable immunodeficiency and other comorbidities. Med Clin (Barc), 2016, 146 (6): 263-266.

［40］ 中华医学会儿科学分会免疫学组,《中华儿科杂志》编辑委员会. 原发性免疫缺陷病抗感染治疗与预防专家共识. 中华儿科杂志, 2017, 55 (4): 248-255.

［41］ GEORGE LA, TEACHEYDT. Optimal Management of Autoimmune Lymphoproliferative Syndrome in Children. Paediatr Drugs, 2016, 18 (4): 261-272.

［42］ WOLACH B. Leucocyte adhesion deficiency-A multicentre national experience. Eur J Clin Invest, 2019, 49 (2): e13047.

［43］ HORIKOSHI Y. Allogeneic Hematopoietic Stem Cell Transplantation for Leukocyte Adhesion Deficiency. J Pediatr Hematol Oncol, 2018, 40 (2): 137-140.

［44］ ALMARZANOVOA E. Leukocyte adhesion deficiency-I: A comprehensive review of all published cases. J Allergy Clin Immunol Pract, 2018, 6 (4): 1418-1420 e10.

［45］ WANG S. Clinical and Molecular Features of Chronic Granulomatous Disease in Mainland China and a XL-CGD Female Infant Patient After Prenatal Diagnosis. J Clin Immunol, 2019, 39 (8): 762-775.

［46］ ZHOU Q. A Cohort of 169 Chronic Granulomatous Disease Patients Exposed to BCG Vaccination: a Retrospective Study from a Single Center in Shanghai, China (2004-2017). J Clin Immunol, 2018, 38 (3): 260-272.

［47］ OCHS HD, SMITH CIE, PUCK JM. Primary immunodeficiency diseases: a molecular and genetic approach. 3rd ed. USA: Oxford University Press, 2014.

［48］ LING Y, CYPOWYJ S, AYTEKIN C, et al. Inherited IL-17RC deficiency in patients with chronic mucocutaneous candidiasis. J Exp Med, 2015, 212 (5): 619.

［49］ FAVIER LA, SCHULERT GS. Mevalonate kinase deficiency: current perspectives. Appl Clin Genet, 2016, 9: 101-110.

［50］ TER HAAR NM, JEYARATNAM J, LACHMANN HJ, et al. The Phenotype and Genotype of Mevalonate Kinase Deficiency: A Series of 114 Cases From the Eurofever Registry. Arthritis Rheumatol, 2016, 68 (11): 2795-2805.

［51］ MUNOZ MA, JURCZYLUK J, MEHR S, et al. Defective protein prenylation is a diagnostic biomarker of mevalonate kinase deficiency. J Allergy Clin Immunol, 2017, 140 (3): 873-875.

［52］ PARK YH, WOOD G, KASTNER DL, et al. Pyrin inflammasome activation and RhoA signaling in the autoinflammatory diseases FMF and HIDS. Nat Immunol, 2016, 17 (8): 914-921.

［53］ CAMPBELL L, RAHEEM I, MALEMUD CJ, et al. The Relationship between NALP3 and Autoinflammatory Syndromes. Int J Mol Sci, 2016, 17 (5): 725.

［54］ 侯佳, 刘丹如, 朱晓华, 等. 高免疫球蛋白 D 伴周期性发热综合征 1 例病例报告. 中国循证儿科杂志, 2016, 11 (5): 373-376.

［55］ SAG E, BILGINER Y, OZEN S. Autoinflammatory Diseases with Periodic Fevers. CurrRheumatol Rep, 2017, 19 (7): 41.

［56］ JEYARATNAM J, TER HAAR NM, DE SAIN-VAN DVM, et al. Diagnostic Value of Urinary Mevalonic Acid Excretion in Patients with a Clinical Suspicion of Mevalonate Kinase Deficiency (MKD). JIMD Re, 2016, 27: 33-38.

［57］ Mevalonate kinase deficiency: therapeutic targets, treatments, and outcomes. Expert Opinion on Orphan Drugs, 2017, 5 (6): 515-524.

［58］ ATAS N. Familial Mediterranean fever is associated with a wide spectrum of inflammatory disorders: results from a large cohort study. Rheumatol Int, 2020, 40 (1): 41-48.

［59］ BODUR H. Familial mediterranean fever: assessment of clinical manifestations, pregnancy, genetic mutational analyses, and disease severity in a national cohort. Rheumatol Int, 2020, 40 (1): 29-40.

［60］ BALCI-PEYNIRCIOGLU B. Comorbidities in familial Mediterranean fever: analysis of 2000 genetically confirmed patients. Rheumatology (Oxford), 2019.

［61］ TANATAR A. Comparison of Pediatric Familial Mediterranean Fever Patients Carrying Only E148Q Variant With the Ones Carrying Homozygous Pathogenic Mutations. J Clin Rheumatol, 2020.

［62］ EL HASBANI G, A JAWAD, IUTHMAN. Update on the management of colchicine resistant Familial Mediterranean Fever (FMF). Orphanet J Rare Dis, 2019, 14 (1): 224.

［63］ SCHNAPPAUF O. The Pyrin Inflammasome in Health and Disease. Front Immunol, 2019, 10: 1745.

［64］ OZEN S. EULAR recommendations for the management of familial Mediterranean fever. Ann Rheum Dis, 2016, 75 (4): 644-651.

［65］ MARTINEZ-RIOS C. Imaging findings of sterile pyogenic arthritis, pyoderma gangrenosum and acne (PAPA) syndrome: differential diagnosis and review of the literature. Pediatr Radiol, 2019, 49 (1): 23-36.

［66］ OMENETTI A. Disease activity accounts for long-term efficacy of IL-1 blockers in pyogenic sterile arthritis pyoderma gangrenosum and severe acne syndrome. Rheumatology (Oxford), 2016, 55 (7): 1325-1335.

［67］ MISTRY P. Dysregulated neutrophil responses and neutrophil extracellular trap formation and degradation in PAPA syndrome. Ann Rheum Dis, 2018, 77 (12): 1825-1833.

［68］ 魏骐骄, 宋红梅. 炎症小体病研究进展. 中华风湿病学杂志, 2018, 22 (12): 847-851.

［69］ BOOSHEHRI LM, HOFFMAN HM. CAPS and NLRP3. J Clin Immunol, 2019, 39 (3): 277-286.

［70］ LABROUSSE M, KEVORKIAN-VERGUET C, BOURSIER G, et al. Mosaicism in autoinflammatory diseases: Cryopyrin-associated periodic syndromes (CAPS) and beyond. A systematic review. Crit Rev Clin Lab Sci, 2018, 55 (6): 432-442.

［71］ LOUVRIER C, ASSRAWI E, EL KE, et al. NLRP3-associated autoinflammatory diseases: Phenotypic and molecular characteristics of germline versus somatic mutations. J Allergy Clin Immunol, 2019.

［72］ DE TORRE-MINGUELA C, MESA DCP, PELEGRIN P. The NLRP3 and Pyrin Inflammasomes: Implications in the Pathophysiology of Autoinflammatory Disease. Front Immunol, 2017, 8: 43.

［73］ HERBERT VG, AHMADI-SIMAB K, REICH K, et al. Neutrophilic urticarial dermatosis (NUD) indicating Cryopyrin-associated periodic syndrome associated with a novel mutation of the NLRP3 gene. J Eur Acad Dermatol Venereol, 2016, 30 (5): 852-853.

［74］ ROMBERG N, VOGEL TP, CANNA SW. NLRC4 inflammasomopathies. Curr Opin Allergy Clin Immunol, 2017, 17 (6): 398-404.

［75］ HANSMANN S, LAINKA E, HORNEFF G, et al. Consensus protocols for the diagnosis and management of the hereditary autoinflammatory syndromes CAPS, TRAPS and MKD/HIDS: a German PRO-KIND initiative. Pediatr Rheumatol Online J, 2020, 18 (1): 17.

［76］ LAM MT, COPPOLA S, KRUMBACH O, et al. A novel disorder involving dyshematopoiesis, inflammation, and HLH due

to aberrant CDC42 function. J Exp Med, 2019, 216 (12): 2778-2799.
[77] GERNEZ Y, DE JESUS AA, ALSALEEM H, et al. Severe autoinflammation in 4 patients with C-terminal variants in cell division control protein 42 homolog (CDC42) successfully treated with IL-1beta inhibition. J Allergy Clin Immunol, 2019, 144 (4): 1122-1125.
[78] 宋红梅. 冷炎素相关周期热综合征. 中国实用儿科杂志, 2018, 33 (1): 11-13.
[79] RIGANTE D, FREDIANI B, CANTARINI L. A Comprehensive Overview of the Hereditary Periodic Fever Syndromes. Clin Rev Allergy Immunol, 2018, 54 (3): 446-453.
[80] 孙金峤, 王晓川. 肿瘤坏死因子受体相关周期性发热综合征. 中国实用儿科杂志, 2018, 33 (01): 23-25.
[81] LACHMANN HJ. Periodic fever syndromes. Best Pract Res Clin Rheumatol, 2017, 31 (4): 596-609.
[82] DE BENEDETTI F, GATTORNO M, ANTON J, et al. Canakinumab for the Treatment of Autoinflammatory Recurrent Fever Syndromes. N Engl J Med, 2018, 378 (20): 1908-1919.
[83] RODZIEWICZ N, BHUSHAN S, AVASIA A, et al. Kidney Transplant in a Patient With Tumor Necrosis Factor Receptor-1 Syndrome (TRAPS): Case Report and Review of the Literature. Transplant Proc, 2016, 48 (1): 265-266.
[84] GATTORNO M, M HOFER, S FEDERICI, et al. Classification criteria for autoinflammatory recurrent fevers. Ann Rheum Dis, 2019, 78 (8): 1025-1032.
[85] LACHMANN HJ. Periodic fever syndromes. Best Pract Res Clin Rheumatol, 2017, 31 (4): 596-609.
[86] CAPUCINE PICARD, H BOBBY GASPAR, WALEED AL-HERZ, et al. International Union of Immunological Societies: 2017 PrimaryImmunodeficiency Diseases Committee Report on Inborn Errors of Immunity: J Clin Immunol, 2018, 38: 96-128.
[87] AZIZBOUSFIHA, LEÏLAJEDDANE, CAPUCINE PICARD. The 2017 IUIS PhenotypicClassificationforPrimary Immunodeficiencies: J Clin Immuno, 2018, 38: 129-143.
[88] PICARD C, BOBBY GH, AL-HERZ W, et al. International Union of Immunological Societies: 2017Primary Immunodeficiency Diseases Committee Report on Inborn Errors of Immunity. J Clin Immunol, 2018, 38 (1): 96-128.
[89] 何庭艳, 李成荣, 夏宇, 等. RAS 基因相关性自身免疫淋巴增殖性疾病二例并文献复习. 中华儿科杂志, 2017, 55 (11): 853-857.
[90] PEVEC U, ROZMAN N, GORSEK B, et al. RASopathies: Presentation at the Genome, Interactome, and Phenome Levels. Mol Syndromol, 2016, 7 (2): 72-79.
[91] RAGOTTE RJ, DHANRAJANI A, PLEYDELL-PEARCE J, et al. The importance of considering monogenic causes of autoimmunity: A somatic mutation in KRAS causing pediatric Rosai-Dorfman syndrome and systemic lupus erythematosus. Clin Immunol, 2017, 175: 143-146.
[92] LEVY-MENDELOVICH S, LEV A, RECHAVI E, et al. T and B cell clonal expansion in Ras-associated lymphoproliferative disease (RALD) as revealed by next-generation sequencing. Clin Exp Immunol, 2017, 189 (3): 310-317.
[93] RIEUX-LAUCAT F. What's up in the ALPS. Curr Opin Immunol, 2017, 49: 79-86.
[94] MAO H, YANG W, LATOUR S, et al. RASGRP1 mutation in autoimmune lymphoproliferative syndrome-like disease. J Allergy Clin Immunol, 2018, 142 (2): 595-604.
[95] SOMEKH I, MARQUARDT B, LIU Y, et al. Novel Mutations in RASGRP1 are Associated with Immunodeficiency, Immune Dysregulation, and EBV-Induced Lymphoma. J Clin Immunol, 2018, 38 (6): 699-710.
[96] 陈晓燕, 章婧嫽, 竺晓凡. 幼年型粒单核细胞白血病发病机制研究进展. 中华儿科杂志, 2018, 56 (9): 705-708.
[97] BRIDE KL, VINCENT T, SMITH-WHITLEY K, et al. Sirolimus is effective in relapsed/refractory autoimmune cytopenias: results of a prospective multi-institutional trial. Blood, 2016, 127 (1): 17-28.
[98] LEE H, KANG E, KANG HG, et al. Consensus regarding diagnosis and management of atypical hemolytic uremic syndrome. Korean J Intern Med, 2020, 35 (1): 25-40.
[99] LAPEYRAQUE AL, BITZAN M, AL-DAKKAK I, et al. Clinical Characteristics and Outcome of Canadian Patients Diagnosed With Atypical Hemolytic Uremic Syndrome. Can J Kidney Health Dis, 2020, 7: 2054358119897229.
[100] JOKIRANTA TS. HUS and atypical HUS. Blood, 2017, 129 (21): 2847-2856.
[101] DONG JP, GAO W, TENG GG, et al. Characteristics of Good's Syndrome in China: A Systematic Review. Chin Med J (Engl), 2017, 130 (13): 1604-1609.
[102] LAMY T, MOIGNET A, LOUGHRAN TP. LGL leukemia: from pathogenesis to treatment. Blood, 2017, 129 (9): 1082-1094.
[103] Koskela HL, Eldfors S, Ellonen P, et al. Somatic STAT3 mutations in large granular lymphocytic leukemia. N Engl J Med, 2012, 366 (20): 1905-1913.

［104］ BARILA G, TERAMO A, CALABRETTO G, et al. Stat3 mutations impact on overall survival in large granular lympho-cyte leukemia: a single-center experience of 205 patients. Leukemia, 2020, 34 (4): 1116-1124.

［105］ MA CA, XI L, CAUFF B, et al. Somatic STAT5b gain-of-function mutations in early onset nonclonal eosinophilia, urti-caria, dermatitis, and diarrhea. Blood, 2017, 129 (5): 650-653.

［106］ RAJALA HL, ELDFORS S, KUUSANMAKI H, et al. Discovery of somatic STAT5b mutations in large granular lympho-cytic leukemia. Blood, 2013, 121 (22): 4541-4550.

第三章 风湿性疾病

第一节 概　述

风湿性疾病（rheumatic diseases）是指以肌肉骨骼系统、血管和皮肤的急、慢性炎症为临床表现的多系统损害的一组疾病。风湿病可以影响骨、关节及其周围软组织如肌肉、滑囊、肌腱、筋膜、神经等，其临床表现可以是局限性的，也可以是系统性的。病因可有感染因素、免疫因素、内分泌代谢因素及遗传与环境等因素。其病程有反复发作、迁延不愈等特点，给患者和社会带来巨大的医疗和经济负担。

现代风湿病学的概念概括了风湿病、自身免疫病、结缔组织病、代谢、遗传、内分泌及感染等多种疾病。儿童风湿病学是基于儿科、成人风湿病学、免疫学等学科基础上，根据儿童特殊的生理特点而形成的分支学科。

一、风湿性疾病的发展简史

风湿性疾病在人类已有几千年的历史。风湿（rheumatism）一词源于古希腊语 rheuma，最早出现在公元 3 世纪，意思为"液体的流动"，用来表示部位不固定的疼痛。Baillous 最早使用 rheumatism 一词，用来区别急性关节炎和痛风。1776 年，Scheele 发现尿酸这一事件，成为现代风湿病学发展的标志。此后，随着自然科学的发展，人们逐渐对痛风、风湿热、类风湿关节炎、强直性脊柱炎、红斑狼疮、硬皮病和皮肌炎有了认识，风湿病学研究也迎来了崭新的时代。1927 年成立国际抗风湿联盟（Internationalleague Against Rheumatism，ILAR）。1928 年美国成立风湿病控制委员会，1937 年更名为美国风湿病协会。1942 年，Klemperer 根据这类疾病结缔组织中有类纤维化这一共同的特点将风湿热、类风湿关节炎、结节性多动脉炎、系统性红斑狼疮、硬皮病和皮肌炎统称为胶原病（collagen disease）。1952 年，William E. Ehrich 建议用结缔组织病（connective tissue disease）这一概念取代胶原病。进入 20 世纪，越来越多的风湿类疾病为人们所认识，如 1933 年瑞典眼科医师 Sjögren 报道了原因不明的表现，如干燥性角膜炎、口腔干燥，并大部分合并类风湿关节炎的一组病例，他不仅详细介绍了干燥性角膜结膜炎，而且还注意到唾液腺、口腔及呼吸道黏液腺分泌减少和类风湿关节炎、贫血等全身的症状表现，此后即将此病称为 Sjögren 综合征（Sjögren' syndrome）。1937 年，土耳其皮肤病医师 Behçet 报道了以前房积脓性虹膜睫状体炎、复发性口腔黏膜溃疡和外生殖器溃疡为特征的一组综合征，并称为白塞综合征（Behçet syndrome）。这些病名一直沿用至今。近 30 年来，由于生物化学、免疫学、细胞生物学及分子生物学的快速发展，人类对风湿病的研究也不断扩大和深入。1940 年，挪威免疫学家 Waaler 发现在 70%~80% 的类风湿关节炎患者的血液中可测定出一种抗体，称为类风湿因子。1949 年，Joseph L. Hollander 首次使用"Rheumatology"命名"风湿病学"。20 世纪 60 年代中期，人们对存在于人类白细胞和其他组织细胞的细胞膜上的一组抗原——人类白细胞抗原（human leukocyte antigen，HLA），进行了系统广泛的研究，发现其同血型抗原一样，是由遗传决定的，受染色体上基因的控制。HLA 系统的发现不仅有助于强直性脊柱炎、Reiter 综合征、牛皮癣性关节炎、肠病性关节炎等疾病的诊断，有助于疾病预后的判断和治疗方法的选择，而且从基因水平提示了遗传

237

因素很可能与自身免疫性疾病密切相关。在我国，风湿病专业起步较晚，20世纪70年代末才在国内主要三甲医院成立风湿免疫专科，1985年中华医学会风湿病学分会正式成立。

国外在儿童风湿性疾病方面研究起步较早。1870年，巴西的一位作者描述了罹患关节炎的8名儿童的症状。1896年，Still就撰文指出儿童风湿病患者与成人的差异。20世纪40年代后，儿童风湿病开始引起重视。1976年，美国风湿病学会第一届儿科风湿病学术会议召开。国内的儿童风湿病研究起步于20世纪80年代，北京儿童医院何晓琥教授在国内率先成立了儿童风湿免疫科，30多年来，在儿童风湿病的诊断及治疗方面一直在国内起领军作用，担负着来自全国各地风湿免疫性疾病患者的诊断、治疗及随访工作，并通过开办学习班、成立协作组和培养研究生及进修医师等方式，为全国培养了儿童风湿病方面的人才。

二、风湿性疾病的分类

根据美国风湿病学会（American College of Rheumatology，ACR）的分类，成人风湿病可分为十大类，包括100余种疾病。此分类体现了风湿病的系统和完整性，也突出了单个疾病的临床特点与相互关系，并纠正了普通人关于风湿病就是关节炎的错误认识。儿童风湿病尚无统一的分类标准，在1995年出版的 *Textbook of Pediatric Rheumatology* 一书中，对儿童风湿病进行了分类（表3-1）。该分类方法参照成人分类标准，又有儿童自身的特点，在儿科风湿病学界得到了较多的应用。

三、风湿性疾病相关实验室检查

实验室检查可以为风湿性疾病的临床诊断、病情监测、治疗以及预后等提供依据，这些检查包括抗核抗体和风湿因子等自身抗体检测、组织相容性复合物检测、血清总补体及各补体成分检测、循环免疫复合物检测，以及血清蛋白、免疫球蛋白、血沉（ESR）和C反应蛋白（CRP）等急性期反应物检测等（表3-2）。此外，由于风湿性疾病常累及机体多系统多脏器，除了一些常规检查，如血常规检查、尿液常规检查、全血生化检查、培养等，需要对受累器官功能等进行实验室检查，包括关节液分析、肾功能检查以及各种影像学分析技术等。活组织检查技术，如皮肤、肾活检等，可以提供组织学机体受累的证据。

表3-1　儿童风湿病的分类

分类	疾病
1. 炎症性风湿性疾病 慢性关节病	**幼年特发性关节炎** 　少关节型、多关节型、全身型、幼年强直性脊柱炎、幼年银屑病关节炎、未定类的关节炎 **炎性肠病性关节炎** **与感染因素相关的关节炎** • 感染性关节炎：细菌性、螺旋体引起（莱姆病）、病毒性等 • 反应性关节炎：急性风湿热、肠道感染后、泌尿生殖系感染后等
弥漫性结缔组织病	系统性红斑狼疮 幼年皮肌炎 硬皮病：系统性硬化症、局限性硬皮病 混合结缔组织病 嗜酸性筋膜炎等 血管炎 多动脉炎：结节性多动脉炎、川崎病、显微镜下结节性多动脉炎等 白细胞破碎性血管炎：过敏性紫癜、过敏性血管炎等 肉芽肿性血管炎：变态反应性肉芽肿、韦格纳肉芽肿病等 巨细胞动脉炎：大动脉炎、颞动脉炎
与免疫缺陷相关的关节炎和结缔组织病	补体成分缺陷 抗体缺陷综合征 细胞介导免疫缺陷

分类	疾病
2. 非炎症性风湿病	良性关节过度活动综合征广泛的、局限的 疼痛扩散综合征和相关的病症 生长痛 原发性纤维肌痛综合征 反射性交感神经营养不良 急性一过性骨质疏松症 红斑性肢痛症 应用过度综合征 髌骨软骨软化、应力性骨折 胫骨骨赘、网球肘、腱鞘炎 外伤：分离性骨软骨炎、外伤性关节炎、非意外伤害性关节炎、先天性疼痛感觉障碍、冻伤性关节病变 背、胸或颈部疼痛综合征：椎骨脱离和脊椎前移、椎间盘突出、肋软骨炎、斜颈、无神经痛性肌萎缩
3. 骨骼发育不良	骨软骨发育不良 全身性软骨发育不全、畸形侏儒 骨骺发育不良 脊柱骨骺发育不良、多发性骨骺发育不良 骨软骨炎 幼年变形性骨软骨炎、胫骨粗隆骨软骨病、幼年期脊柱后凸
4. 结缔组织遗传性疾病	成骨不全 埃 - 唐综合征 皮肤松弛征 假黄瘤 马方综合征
5. 贮积性疾病	黏多糖贮积症 黏脂贮积病 鞘脂沉积病
6. 代谢紊乱	骨质疏松 佝偻病 维生素 C 缺乏症 维生素 A 过多症 痛风 大骨节病 淀粉样变性
7. 伴有肌肉骨骼表现的全身性疾病	血红蛋白病 血友病 糖尿病 高脂蛋白血症 假性甲状旁腺功能减退 继发性肥大性骨关节炎 结节病
8. 骨质增生（骨肥厚）	婴儿骨皮质增生症 其他

表 3-2　风湿性疾病的相关实验室检查

自身抗体：

- 类风湿因子：幼年特发性关节炎的分类
- 抗核抗体：①疾病诊断：系统性红斑狼疮（抗 Sm、dsDNA 抗体等）；混合性结缔组织病的诊断（抗 nRNP 抗体）；新生儿狼疮（抗 SSA 抗体、抗 SSB 抗体）；②病情监测：抗 dsDNA 抗体、抗核小体抗体
- 抗磷脂抗体谱：抗磷脂抗体综合征的诊断
- 抗中性粒细胞胞质抗体：抗中性粒细胞胞质抗体相关血管炎
- 抗 C1q 抗体、抗内皮细胞抗体：病情监测

人类白细胞抗原分型：

B27：脊柱性关节疾病

血清补体系列：

- C3、C4：系统性红斑狼疮病情监测
- 循环免疫复合物：疾病的证据

急性期反应物：

C 反应蛋白、ESR、血清蛋白检测：病情监测和疾病随访

（一）自身抗体

自身抗体在自身免疫疾病的诊断以及病情监测、预后评估中有重大意义。部分疾病在分类或者诊断标准中包括的自身抗体对诊断有重大意义，如系统性红斑狼疮（systemic lupus erythematosus，SLE）诊断标准中包括的抗核抗体（anti-nuclear antibody，ANA）、抗双链 DNA（double-strained DNA，dsDNA）抗体，干燥综合征（Sjögren syndrome，SS）诊断标准中的抗 SSA 抗体、抗 SSB 抗体，混合性结缔组织病（mixed connective tissue disease，MCTD）诊断标准中的抗 U_1-RNP 抗体，抗磷脂抗体综合征（antiphospholipid syndrome，APS）诊断标准中的抗心磷脂抗体、抗 β_2 糖蛋白 I 抗体、狼疮凝集物（lupus anticoagulant，LA）等。

1. 类风湿因子检测　类风湿因子（rheumatoid factor，RF）是一组与 IgG 的 Fc 部分反应的抗体，是抗 γ 球蛋白抗体（主要为 IgM 类抗体），通过与免疫球蛋白形成复合物可能在类风湿关节炎患者的长期炎症中起作用。RF 本身并不致病，也不为慢性滑囊炎所必需。IgM 型 RF 在类风湿中的阳性率为 70%~90%，是 2010 年 ACR 和 EULAR 颁布的类风湿关节炎（rheumatoid arthritis，RA）分类标准中的血清学检测项目之一。另外，IgA 型和 IgG 型 RF 对 RA 的诊断也可能有一定的意义。由于在健康人群和各种感染性疾病以及其他自身免疫性疾病（如 SLE、干燥综合征和硬皮病等）患者中也可检出 RF，因此 RF 是类风湿疾病的一个敏感但不十分特异的指标，目前常用的检测方法包括免疫比浊法、

ELISA 和化学发光法。

由凝集技术检出的 IgM 型 RF 与成人型类风湿关节炎有很强的关系。在这组患者的整个疾病病程中，RF 始终处于高滴度状态。幼年特发性关节炎其中的一种亚型患者类似典型的成人型类风湿关节炎也有 RF 升高。

2. ANA　经典定义为针对真核细胞核成分的自身抗体总称，现已扩展到许多针对细胞质成分的抗体，如核糖体抗体、抗 Jo-1 抗体等。因此，现代血清 ANA 检测覆盖的自身抗体范围十分广泛，包括针对核酸和核糖体抗体的总和，如抗 dsDNA 抗体、抗 Sm 抗体、抗 SSA 抗体、抗 SSB 抗体、抗 U_1-RNP 抗体、抗 Scl-70 抗体、抗 Jo-1 抗体、抗核糖体 P 蛋白抗体、抗着丝粒蛋白抗体、抗核小体抗体、抗着丝点抗体等。

1）ANA 的间接免疫荧光法检测 ANA 是检测风湿性疾病的首选筛查项目，对风湿性疾病有很高的诊断敏感性。由于 ANA 滴度与病情严重程度没有必然联系，因此不适用 ANA 滴度值的变化来反映风湿性疾病的活动性和疗效反应性。

ANA 检测以 HE-p2 细胞为底物的间接免疫荧光（indirect immunofluorescence，IIF）法为首选，具有操作简单、敏感性高、综合性强、费用低廉的特点，是目前国际上广泛使用的方法。IIF 法可以确定受检血清中是否有 ANA 存在，同时获得阳性血清的典型荧光模型。

IIF-ANA 以 HE-p2 细胞为实验基质的典型荧光模型有以下几类，而每类中又包括几种荧光模型（图 3-1）：①细胞核型：核均质型、核颗粒型、核

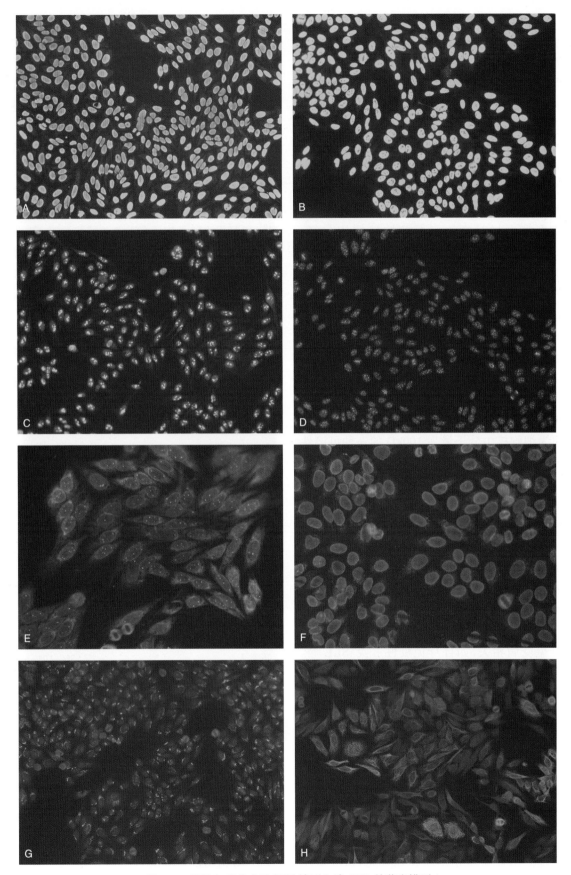

图 3-1　间接免疫荧光法（IIF）检测血清 ANA 的荧光模型
（实验基质：Hep-2 细胞）A. 核均质型；B. 核颗粒型；C. 核仁型；D. 着丝点型；
E. 核点型；F. 核膜型；G. 高尔基复合体型；H. 波形蛋白

仁型、着丝点型、核点型、核膜型、弥散细颗粒型、增殖性细胞核抗原型等；②细胞质型：胞质颗粒型、线粒体型、核糖体型、高尔基复合体型、溶酶体型、细胞骨架等；③有丝分裂型：纺锤体型、中心体型、细胞核基质蛋白、中间体型等。ANA 核型结果对下一步特异性抗体的检测有一定的指导意义。当 IIF-ANA 检测结果为阳性、需要对 ANA 特异性自身抗体进行进一步检测时，可基于 IIF 荧光模型进行推断选择进一步的自身抗体特异性血清学检测，为疾病确诊提供依据。

荧光模型与对应的主要的抗核抗体包括：①核均质型：ANA 特异性靶抗原包括双链 DNA（dsDNA）、染色质、拓扑异构酶（Scl70）、组蛋白，IIF 检测为均质型。②核颗粒型：抗 U1-nRNP 抗体及抗 Sm 抗体在 HEp-2 细胞中通常表现为粗颗粒型荧光。抗 Ro(SS-A)抗体和抗 La(SS-B)抗体常为细颗粒型荧光。③核仁型：抗原纤维蛋白（U3-nRNP）抗体、抗 RNA 多聚酶 I 抗体、抗 PM-Scl 和 Scl-70 抗体、抗 Th/To、NOR90 抗体等表现为核仁型荧光，是硬化症的诊断指标。④核点型：抗核点抗体的靶抗原为细胞核中分子量为 100kD 的一种可溶性酸性核蛋白（SP100）。抗核点抗体对原发性胆汁肝硬化（PBC）具有较高的敏感性和特异性，阳性率为 10%~30%。该抗体也偶见于自身免疫病中，如干燥综合征（7%）、SLE（2%）、MCTD，以及重叠综合征等，但阳性率较低。⑤着丝点型：抗着丝点抗体的靶抗原主要为着丝点蛋白 B（分子量为 80kD），对局限型进行性系统性硬化症具有较高的特异性和敏感性，阳性率为 80%~90%。⑥核膜型：抗板层素（lamins）抗体在 HEp-2 细胞上表现为核膜型，与自身免疫病相关，如自身免疫性肝炎、SLE 等。⑦细胞质型和有丝分裂型：抗线粒体、核糖体、抗组氨酸-tRNA 合成酶（Jo-1）抗体等在 HEp-2 细胞质中产生各异的胞质颗粒型荧光。抗肌动蛋白、波形蛋白和原肌球蛋白抗体等在 HEp-2 细胞质中产生纤维束状荧光，或者细的纤维网状荧光。抗肌动蛋白与自身免疫性肝炎有关，而抗波形蛋白和原肌球蛋白抗体的临床意义尚不明确。

ANA 检测结果以滴度值表示。ANA 滴度是根据 IIF 血清稀释方案而定，滴度的定义是：与相同稀释度的阴性血清相比，刚刚能检测到特异性荧光反应的样品最高稀释倍数。目前有两种稀释体系：①传统方法：1:40、1:80、1:160、1:320……稀释体系；②现代方法：1:100、1:320、1:1 000、1:3 200、>3 200……稀释体系。

ANA 可见于各种免疫性疾病（表 3-3），特别是风湿性疾病，是自身免疫性疾病诊断、鉴别诊断、治疗及预后判断的重要依据。但这种作用由于下述原因而受到了限制：① IIF 法作为 ANA 检测的初筛方法，只能提供自身抗原的亚细胞核定位信息，对诊断没有特异性。虽然大多数自身免疫血清的 ANA 特性不同，但荧光模型可以重叠。②健康人群中用 IIF 检测阳性检出率可达 5%，并随着年龄增长阳性率增高。ANA 弱阳性结果可见于健康人群（包括孕妇、老年人等）或者感染性疾病、肝脏疾病、肿瘤性疾病等多种疾病患者。③ANA 滴度一般不与病情的严重程度相关。ANA 阳性常提示可能存在自身免疫性疾病，滴度越高，与自身免疫性疾病的相关性越大。

表 3-3　常见的自身免疫性疾病中 ANA 的阳性率

自身免疫性疾病	ANA 阳性率
系统性红斑狼疮	
• 活动期	95%~100%
• 非活动期	80%~100%
药物诱导的红斑狼疮	100%
混合性胶原病（MCTD、夏普综合征）	100%
类风湿关节炎	20%~40%
其他风湿病	20%~50%
进行性系统性硬化症	85%~95%
多肌炎/皮肌炎	30%~50%
干燥综合征	70%~80%
溃疡性结肠炎	26%
正常人	5%~10%

系统性自身免疫性疾病患者以 IIF 法检测 ANA 结果为阴性，可能原因有：① ANA 相关抗体缺失；②存在的是针对高度可溶性抗原的自身抗体，如抗 SSA 抗体；③抗体针对的是含量极少的胞质靶抗原，如 Jo-1、抗 SSA 抗体等。因此当患者临床表现高度怀疑罹患某种风湿性疾病（尤其是 SS 和 DM/PM）时，即使 IIF-ANA 结果为阴性，也应该考虑进行 ANA 特异性自身抗体的检测。由于检查方法敏感性差异及靶抗原特点，IIF 检测 ANA 为阴性而特异性抗体阳性的发生率临床上为 5%~10%。

2）抗 ENA 抗体谱检测 ANA 的靶抗原众多，采用盐析法从细胞核中提取出来且不含 DNA 的一类抗原统称为 ENA（extractable nuclear antigens）。抗 ENA 抗体谱检测常用免疫印迹法、ELISA 法等，检测人血清或血浆中的抗 nRNP、Sm、SSA（天然 SSA 和 Ro52）、SSB、Jo-1、Scl-70、ds-DNA、核小体、组蛋白、核糖体 P 蛋白抗体等 10 余种不同抗原 IgG 类抗体。

抗 nRNP 抗体可在多种风湿性疾病中出现，但是高滴度的抗 nRNP 抗体对 MCTD 有诊断意义，阳性率为 95%~100%，抗体滴度与疾病活动度相关。抗 Sm 抗体是 SLE 高度特异性的血清标志物，在一些检测方法中（如免疫印迹法）常与抗 nRNP 抗体相伴出现。目前由于重组抗原的应用，可以在检测中出现单独抗 Sm 抗体阳性。抗 Sm 抗体对 SLE 具有高度特异性，与抗 dsDNA 抗体一样，为 SLE 的诊断标志，但在 SLE 中的阳性率仅为 5%~30%。抗 SSA 抗体和 / 或抗 SSB 抗体阳性是诊断 SS 的血清标志物。抗 SSA 抗体的靶抗原由相对分子量为 60 000 和 52 000 的两种蛋白质组成，抗 SSA-52 000 可出现在多种自身免疫病中，一般不作为诊断依据，抗 SS-60000 抗体与 SS 密切相关。此外，抗 SS-A 抗体在新生儿 SLE 中的阳性率几乎为 100%，可以经胎盘传入胎儿并引发炎症反应，以及新生儿先天性心脏传导阻滞。抗 SSB 抗体也是 SS 的特异性抗体。抗 SS-B 抗体几乎仅出现于女性患者（29∶1）中，见于干燥综合征（40%~95%）以及 SLE（10%~20%）。在干燥综合征中，抗 SS-A 抗体和抗 SS-B 抗体几乎同时出现。抗 Scl-70 抗体是 SSC 分类标准中的血清标志物，与预后不良、肺纤维化、心脏病变有关。抗着丝粒蛋白抗体是局限型 SSC 特异性的血清标志物，提示预后良好。抗 Jo-1 抗体属于抗氨基酰 tRNA 合成酶抗体群，在 DM 或 PM 患者中的阳性率为 25%~30%，该自身抗体群还包括 PL-7、PL-12、EJ 等。抗 Mi-2 抗体几乎只出现于 DM 患者，阳性率约为 20%。抗 PM-1 抗体是 PM 较为特异的自身抗体，在 PM 患者中阳性率约为 13%。

3）抗 dsDNA 抗体检测仅出现于 SLE 中，对 SLE 具有很高的特异性（95%），为 SLE 的重要诊断标准之一；并且抗体滴度与疾病活动度存在相关性，检测抗体滴度为疗效监控和预后评价提供了有效的依据，如 SLE 相关肾炎。如果健康人血清中检测到次抗体，其中 85% 的人在 5 年内可能发展为 SLE。抗 dsDNA 抗体与抗 Sm 抗体一样，为 SLE 的诊断标志。

目前公认的检查方法有 IIF、放射免疫法（Farr 法）和 ELISA 法。其中，放射免疫法（Farr 法）检测高亲和力 dsDNA，在诊断方面特异性高，但出于环境保护方面的考虑，这种方法的使用受到很大的限制。IIF 方法是目前广泛使用的用于检测高亲和力和中等亲和力 dsDNA 抗体的方法，但是不能提供 dsDNA 抗体准确的定量信息。如使用绿蝇短膜虫做基质的 IIF 法特异性高，1∶10 的滴度就已经有意义，但其敏感性不是很高。ELISA 方法检测抗 dsDNA 抗体的敏感性高于 Farr 法和 IIF 方法，也能定量检测抗体，但特异性略差，有可能检测到没有临床意义的低亲和力抗体。Farr 法和 ELISA 法都可对抗体水平给出正确的定量结果，但两者相比，ELISA 法更为经济。有条件的实验室可以使用两种方法进行 dsDNA 抗体检测，结果可以相互印证。而抗 ssDNA 抗体可以出现在很多免疫性疾病中，其疾病特异性很低，因此其诊断价值不大。

抗 dsDNA 抗体作为 SLE 疾病活动性的检测指标之一，应该定期进行检测。由于 dsDNA 抗体水平与 SLE 疾病活动度，尤其是狼疮肾炎密切相关，且抗体水平升高可以出现在疾病复发之前，因此定量监测抗 dsDNA 抗体有助于 SLE 患者的临床情况评估。对于 SLE 病情活动期的患者，以每隔 6~12 周检测 1 次抗 dsDNA 抗体为宜，而对病情较为稳定的患者，每隔 6~12 个月检测 1 次即可。

4）抗核小体抗体检测：抗核小体抗体可出现于 SLE 的早期，敏感性和特异性均比较高，其阳性率为 50%~90%，常用的检查方法为 ELISA。

3. 抗 C1q 抗体检测　抗 C1q 抗体除去与低补体血症荨麻疹性血管炎、RA 等相关外，与 SLE 患者并发 LN 及其活动性也密切相关。抗 C1q 抗体结合抗 dsDNA 抗体与 SLE 性肾炎密切相关，并且抗 C1q 抗体与 SLE 性肾炎的临床表现（如蛋白尿）显著相关。常用的检查方法是 ELISA。

4. 抗磷脂抗体谱检测　抗磷脂抗体包括狼疮凝集物（LA）、抗心磷脂（anti-cardiolipin，aCL）抗体、抗 β_2 糖蛋白 Ⅰ（β_2-Glycoprotein Ⅰ，β_2-GP Ⅰ）抗体、抗凝血酶原（PT）抗体和抗磷脂酰丝氨酸（PS）抗体等，在我国 SLE 患者中检出率为 20%~30%，是 SLE 预后不良的重要标志。在临床上，aCL-IgG 和 / 或 IgM、β_2-GP Ⅰ-IgG 和 / 或 IgM 抗体和狼疮凝集物（LA）是诊断 APS 最常采用和易于标准化的检测指标。抗 β_2-GP Ⅰ-ELISA（特异性约为 98%，敏感度约为 60%）与抗心磷脂抗体 ELISA（特异性＞85%，敏感度＞60%）的联合定量检测，可以达到最好的结果,使 APS 的血清学诊断阳性率达到 100%。为了确认检验结果,抗 β_2-GP Ⅰ-IgG 和 / 或 IgM 抗体或 aCL-IgG 和 / 或 IgM 抗体检测,必须重复 2 次及以上,每次至少间隔 2 周。只有同时满足一项临床诊断标准与一项实验室标准(中 - 高滴度的抗 β_2-GP Ⅰ-IgG 和 / 或 IgM 抗体或 aCL-IgG 和 / 或 IgM 抗体),才能确诊 APS。LA 通过体外凝血时间来定性测定,其他抗体通常采用 ELISA 方法进行大量检测。

5. 抗中性粒细胞胞质抗体检测 抗中性粒细胞胞质抗体(anti-neutrophil cytoplasm antibodies,ANCA),主要是抗蛋白酶 3(proteinase 3,PR3)抗体和抗髓过氧化物酶(myeloperoxidase,MPO)抗体与

ANCA 相关血管炎(包括肉芽肿性多血管炎、嗜酸性肉芽肿性多血管炎、显微镜下多血管炎),以及这些疾病的肾脏表现密切相关。

用 IIF 法检测至少可以区分出两种荧光模型(图 3-2):粒细胞胞质颗粒型荧光(cANCA:胞质型)和围绕核周的平滑或细颗粒型荧光(pANCA:核周型)。抗 PR3 抗体产生 cANCA 荧光模型,已知的 pANCA 靶抗原有髓过氧化物酶(MPO)、乳铁蛋白、弹性蛋白酶、组织蛋白酶 G、溶酶体和 β- 葡萄糖醛酸酶。抗 BPI 抗体可产生 cANCA 或 pANCA 两种荧光模型。偶见 pANCA 阳性血清不与上述任何一种靶抗原反应,主要是因为还存在一些其他的未知抗原。

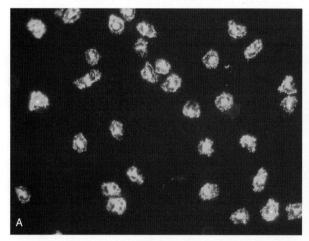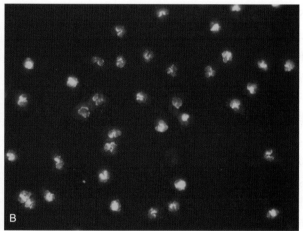

图 3-2 间接免疫荧光法(IIF)检测血清抗中性粒细胞胞质抗体的荧光模型
A. 胞质型;B. 核周型

IIF 法只适用于抗中性粒细胞胞质抗体(ANCA)的初筛实验,不能区分相应的靶抗原。要区分靶抗原应进一步采用纯化的特异性蛋白为检测基质(如特异性 ELISA 检测试剂盒)。IIF 和 ELISA 联合应用是检测 ANCA 的最佳方法。联合使用抗 PR3-ELISA、抗 MPO-ELISA 对小血管炎诊断特异性可达 99%,新确诊的韦格纳肉芽肿病(Wegener granulomatosis,WG)和显微镜下多血管炎(microscopic polyangitis,MPA)病例的诊断敏感性分别为 73% 和 67%。

由于抗 PR3 和抗 MPO 抗体滴度与疾病活动性有很好的相关性,因此可用作判断疗效及评估复发的指标,进行监测有助于指导临床治疗(表 3-4)。

6. 抗内皮细胞抗体检测 抗内皮细胞抗体(AECA)与血管炎和多种风湿性疾病的血管内皮损伤有关,如白塞病、肉芽肿性多血管炎、SLE、SSC、

过敏性紫癜肾炎等。抗体滴度与病情活动性具有相关性。

目前常用的检查方法有 ELISA 和 IIF。

7. 抗瓜氨酸化蛋白 / 肽抗体检测 抗瓜氨酸化蛋白 / 肽抗体是一组对 RA 高度特异性的自身抗体,包括抗角蛋白抗体(anti keratin antibody,AKA)和抗核周因子抗体(antiperinuclear factor autoantibody,APF)等,属于抗丝蛋白群,可出现在 RA 早期,并且与 RA 病情活动性指标呈正相关,对 RA 有一定的诊断价值。目前 AKA/APF 常用的检查方法为 IIF:AKA 阳性者在大鼠食管管腔侧的角质层出现线状荧光;APF 抗体阳性者在人口腔黏膜上皮细胞质中出现包涵体样荧光(图 3-3)。

第二代抗环瓜氨酸肽(cyclic citrullinated peptide,CCP)抗体检测是用环化的瓜氨酸肽代替线状的瓜氨酸肽作为 ELISA 的抗原基质,可将灵

表 3-4 ANCA 的荧光模型、靶抗原与疾病的关系

相关疾病	荧光模型	靶抗原
韦格纳肉芽肿病	cANCA, 偶见 pANCA	PR3, 偶见 MPO
微动脉炎	cANCA, pANCA	PR3, MPO
Churg-Strauss 综合征	pANCA	MPO
结节性多动脉炎	ANCA（阳性率低）	偶见 PR3 或 MPO
类风湿关节炎	pANCA, 不典型的 ANCA	偶见 MPO, 乳铁蛋白
弥散性红斑狼疮	pANCA	偶见 MPO, 乳铁蛋白
溃疡性结肠炎（57%） 原发性硬化性胆管炎 克罗恩病（7%）	pANCA, 不典型的 ANCA	组织蛋白酶 G, 乳铁蛋白, 弹性蛋白酶, 溶酶体和其他未知抗原
自身免疫性肝炎	pANCA, 不典型的 ANCA	

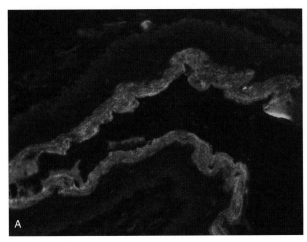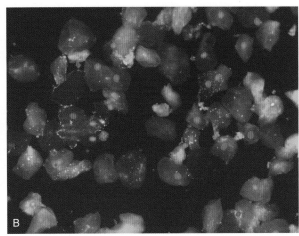

图 3-3 间接免疫荧光法（IIF）检测血清抗角蛋白抗体和抗核周因子抗体的荧光模型

敏度从 49% 提高到 68%。抗 CCP 是 RA 最新的分类标准中的血清学检测项目之一，敏感性和特异性均较好。抗 CCP 抗体主要为 IgG 类抗体，对 RA 的特异性为 95%。70%~80% 的 RA 患者在疾病很早期就在血清和滑膜液中出现抗 CCP 抗体，这甚至在出现首个症状的很多年以前，并且抗 CCP 抗体的滴度通常和疾病的活动度相关，因而抗 CCP 抗体是 RA 早期诊断以及治疗预后的重要指标。抗 CCP 抗体在青少年先天性关节炎中的阳性率低至 2%~12%，因此对 JIA 疑似病例的诊断作用和监测治疗作用受到限制。

对于 RA 疑诊患者应该进行包括 RF、AKA、APF 和抗 CCP 抗体在内的相关自身抗体的联合检测，以提高 RA 的早期诊断。ARA、APF 和抗 CCP 抗体的出现独立于 RF，因此平行检测 RF 和 ARA、APF 和抗 CCP 抗体可以弥补单一抗体检测敏感性不足的缺点，从而达到提高 RA 的血清学检出率的目的。

目前抗 CCP 抗体和抗瓜氨酸化蛋白 / 肽抗体检测最常用的方法为 ELISA。

（二）急性期反应物质

急性期反应物质是指在炎性情况下，出现或增多的血浆成分。包括红细胞沉降率（ESR）、CRP、血清黏蛋白、各种 α- 球蛋白、γ- 球蛋白，一些补体成分和某些蛋白质，如转铁蛋白。这些指标广泛存在于各种与炎症有关的情况中（例如恶性变、感染、组织创伤、组织坏死等），缺乏特异性，没有诊断意义。由于急性期反应物质通常存在于疾病的活动期，可用于病程随访，其中以血沉最为有用。

（三）循环免疫复合物、补体

循环免疫复合物（circulating immunocomplex, CIC）是一类在抗原量稍过剩时，在血液中形成中

等大小的可溶性免疫复合物(8.8~19S),可随血流沉积在某些部位的毛细血管壁或嵌合在肾小球基底膜上,激活补体导致免疫复合物沉积的发生。检查组织内或 CIC 的存在有助于某些慢性炎症和免疫性疾病的诊断、发病机制的研究、预后估计、病情活动观察和疗效判断等。CIC 与一些风湿疾病(特别是 SLE)和其他各种情况(包括某些感染性疾病)的组织免疫损害有关。目前常用的检查方法为 ELISA。

血清中的补体 C3 和 C4 水平能说明 SLE 和其他免疫复合物形成有关的疾病的活动性。低的血清补体水平反映了补体被免疫复合物形成所消耗,从而说明疾病的活动性。SLE 补体持续的下降,同时结合抗 dsDNA 抗体阳性提示肾脏的损害,而且预后不佳。如疾病侵犯脑部时,脑脊液中的补体也随之下降。补体的下降有助于鉴别其他抗核抗体阳性的疾病。测定血清总的溶血补体活性是一种最有用的实验。目前的实验只测定 C3 或 C4 其数量而不能反映其生物活性,因此只能诊断少数遗传补体成分缺陷。

血清蛋白和免疫球蛋白(Ig):在许多风湿性疾病中,最明显的是 SLE,可以出现一种或几种 Ig 升高。各种慢性炎症患者血清白蛋白水平可以降低。免疫缺陷患者,如 IgA 缺乏、低 β- 球蛋白血症或各种 T 细胞结合性免疫缺陷综合征极少有类风湿样表现。

(四)人类白细胞抗原

人类白细胞抗原(human leukocyte antigen,HLA)是人类主要组织相容性复合体(MHC)的表达产物,通过介导细胞之间的相互识别来诱导免疫反应从而调节免疫应答。根据 HLA 抗原结构、功能与组织分布的不同,可分为三类:Ⅰ类分子为 HLA-A、-B、-C 系列抗原,广泛分布于各组织有核细胞表面,包括血小板和网织红细胞,成熟的红细胞一般不含 HLA 抗原;Ⅱ类分子为 HLA-D/DR、-DP、DQ 系列抗原,主要在 B 细胞和抗原呈递细胞上表达,这两类抗原都与移植有关,其中Ⅱ类抗原更为重要;Ⅲ类分子为补体成分。近年来研究表明,某些疾病的发生率与一些特殊型别的 HLA 检出率有关,但发病机制不明并伴有免疫功能异常和有遗传倾向性的疾病。

风湿性疾病与 HLA 密切相关,其中强直性脊柱炎与 HLA-B27 最具代表性。HLA-B27 基因属于Ⅰ型 MHC 基因,基本上表达在机体中所有有核

的细胞上,尤其是淋巴细胞的表面有丰富的含量。早在 20 多年前,人们就已发现 HLA-B27 抗原的表达与强直性脊椎炎有高度相关性,超过 90% 的强直性脊椎炎患者其 HLA-B27 抗原表达为阳性,普通人群中仅 5%~10% 为阳性,而强直性脊椎炎由于症状与许多疾病相似而难以确诊,因此 HLA-B27 的检测在疾病中的诊断有着重要意义。年长儿童的少关节炎(特别是少关节型 JIA)与 HLA-B27 密切相关。

除了强直性脊椎炎以外,还有许多其他的疾病与 HLA-B27 抗原的表达有着或多或少的相关性,其他与 HLA 有关的风湿性疾病包括 SLE(HLA-B8、DR2、DR3)和幼年皮肌炎(HLAD8、DR3)。类风湿因子阳性的多关节型 RA 与 HLA-D4 明显相关。

目前常规 HLA 分型的方法分为高、低分辨 HLA 检测方法,基本原理为 PCR 扩增和测序。HLA 分型低分辨检测的主要原理为聚合酶链反应 - 序列特异性引物(PCR-SSP),检测结果为血清型结果;HLA 分型高分辨检测的主要原理为 DNA 测序,检测结果为基因型结果。

(李彩凤　孔晓慧)

第二节　幼年特发性关节炎

幼年特发性关节炎(juvenile idiopathic arthritis,JIA)是小儿时期常见的风湿性疾病,以慢性关节滑膜炎为主要特征,并伴有全身多脏器功能损害,也是造成小儿时期残疾和失明的重要原因。本病临床表现差异很大,可分为不同类型,故命名繁多,如幼年型类风湿关节炎(juvenile rheumatoid arthritis,JRA)、Still 病、幼年慢性关节炎(juvenile chronic arthritis,JCA)及幼年型关节炎(juvenile arthritis,JA)等。为了便于国际间协作组对这类疾病的遗传学、流行病学、转归和治疗方案实施等方面进行研究,近十多年国际风湿病联盟儿科委员会专家组经过多次讨论,将儿童时期(16 岁以下)不明原因的关节肿胀并持续 6 周以上者,命名为幼年特发性关节炎(JIA)。各地分类的比较见表 3-5。本病除关节炎症和畸形外,全身症状可以很明显,如发热、皮疹、肝脾及淋巴结肿大、胸膜炎及心包炎等。多数病例预后良好,少数可发展为慢性过程,严重影响运动功能。

表 3-5 幼年特发性关节炎分类与美国和欧洲分类的比较

美国风湿病学会	欧洲风湿病联盟	国际风湿病联盟
幼年型类风湿关节炎	幼年慢性关节炎	幼年特发性关节炎
全身型	全身型	全身型
多关节炎型	多关节炎型 JCA	多关节炎型（RF 阴性）
少关节炎型	少关节炎型	多关节炎型（RF 阳性）
	银屑病关节炎	少关节炎型
	幼年强直性脊柱炎	持续型
		扩展型
		银屑病性关节炎
		与附着点炎症相关的关节炎
		其他关节炎

【病因和发病机制】

病因至今尚不清楚,可能与多种因素如感染、免疫及遗传有关。

1. **感染因素** 虽有许多关于细菌(链球菌、耶尔森菌、志贺菌、空肠弯曲菌和沙门菌属等)、病毒(微小病毒 B19、风疹病毒、EB 病毒、柯萨奇病毒和腺病毒等)、支原体和衣原体感染与本病有关的报道,但都不能证实这些感染是诱发本病的直接原因。

2. **免疫学因素** 支持本病为自身免疫性疾病的证据有:①部分病例血清中存在类风湿因子(RF,抗变性 IgG 抗体)和抗核抗体(ANA)等自身抗体;②关节滑膜液中有 IgG 包涵体和类风湿因子的吞噬细胞(类风湿关节炎细胞,RAC);③多数患者的血清 IgG、IgM 和 IgA 上升;④外周血 CD4⁺T 细胞克隆扩增;⑤血清炎症性细胞因子明显增高。

3. **遗传因素** 很多资料证实本病具有遗传学背景,研究最多的是人类白细胞抗原(HLA),发现具有 HLA-DR4、DR8 和 DR5 位点者是 JIA 的易发病人群。其他如 HLA-DR6、HLA-A2 等也和本病发病有关。此外,某些原发性免疫缺陷病如低丙种球蛋白血症、选择性 IgA 缺乏症及先天性低补体血症患者易罹患本病。

综上所述,本病的发病机制可能为:各种感染性微生物的特殊成分作为外来抗原,作用于具有遗传学背景的人群,激活免疫细胞,通过直接损伤或分泌细胞因子、自身抗体触发异常免疫反应,引起自身组织的损害和变性。尤其是某些细菌、病毒的特殊成分可作为超抗原,直接与具有特殊可变区

β 链(Vβ)结构的 T 细胞受体(TCR)结合而激活 T 细胞,激发免疫损伤。自身组织变性成分(内源性抗原)如变性 IgG 或变性的胶原蛋白,也可作为抗原引发针对自身组织成分的免疫反应,进一步加重免疫损伤。

【病理】

关节呈慢性非化脓性滑膜炎症,早期呈现水肿、充血、纤维蛋白渗出,淋巴细胞和浆细胞浸润。轻者可完全恢复正常。反复发作者,滑膜增厚呈绒毛状向关节腔突起,附着于软骨上,并向软骨伸延形成血管翳,最终侵蚀关节软骨,随之关节面粘连融合,由纤维性或骨性结缔组织所代替,导致关节强直和变形。受累关节附近可有腱鞘炎、肌炎、骨质疏松及骨膜炎。类风湿结节的病理所见为均匀无结构的纤维素样坏死,外周有类上皮细胞围绕。胸膜、心包膜及腹膜可见纤维性浆膜炎。淋巴结呈非特异性滤泡增生。皮疹部位的皮下毛细血管周围有炎症细胞浸润。眼部受累时为虹膜睫状体的肉芽肿样浸润。

【分类及临床表现】

本病可发生于任何年龄,以 2~3 岁和 8~10 岁两个年龄组为发病高峰,女孩多见。临床表现复杂,除关节症状外,又可累及多个脏器。按起病形式、临床经过和预后不同,可分为不同类型,其临床有不同表现。

1. **全身型幼年特发性关节炎**(systemic juvenile idiopathic arthritis) 可发生于任何年龄,但以幼年者为多,无明显性别差异。此型约占幼年特发性关节炎的 20%。其定义为:每日发热至少 2 周以

上,伴有关节炎,同时伴随以下 1~4 项中的一项或更多症状。

(1) 短暂的、非固定的红斑样皮疹。

(2) 淋巴结肿大。

(3) 肝脾大。

(4) 浆膜炎:如胸膜炎及心包炎。

应排除下列情况:①银屑病患者;②6 岁以上 HLA-B27 阳性的男性关节炎患者;③家族史中一级亲属有 HLA-B27 相关的疾病(强直性脊柱炎、与附着点炎症相关的关节炎、急性前葡萄膜炎或骶髂关节炎);④两次类风湿因子阳性,两次间隔为 3 个月。

弛张型高热是本型的特点,体温每日波动在 36~40℃之间,骤升骤降,常伴寒战。热退时患者一般情况好,活动正常,无明显痛苦表情。发热持续数周至数月后常自行缓解,但常于数周或数月后复发。

约 95% 的患者出现皮疹。直径为数毫米的淡红色斑疹分布于全身,以躯干及肢体近端为甚,但亦可波及掌、跖部位。单个皮疹逐渐扩大,其中心消散,皮疹间可相互融合。皮疹时隐时现,高热时明显,热退则隐匿;搔抓等外伤或局部热刺激均可使皮疹复现。可伴痒感。

急性期多数病例有一过性关节炎、关节痛或肌痛,有时因全身症状突出而忽视了关节症状。部分患者在急性发病数月或数年后关节炎才成为主诉。约 25% 最终转为慢性多发性关节炎,导致关节变形。

约 85% 有肝、脾及淋巴结肿大,肝功能轻度损害。约 1/3 伴胸膜炎或心包炎,一般不需处理多能自行吸收。少数累及心肌,但鲜有发生心内膜炎者。个别病例可发生心功能不全而需积极治疗。少数尚伴间质性肺浸润,多为一过性。约 1/5 出现腹痛,此可能为肠系膜淋巴结肿大所致。

2. 多关节型幼年特发性关节炎(polyarticular juvenile idiopathic arthritis)(类风湿因子阴性) 是指发病最初 6 个月有 5 个关节受累,类风湿因子阴性。约占 JIA 的 25%。

应排除下列情况:①银屑病患者;②6 岁以上 HLA-B27 阳性的男性关节炎患者;③家族史中一级亲属有 HLA-B27 相关的疾病(强直性脊柱炎、与附着点炎症相关的关节炎、急性前葡萄膜炎或骶髂关节炎);④两次类风湿因子阳性,两次间隔为 3 个月;⑤全身型 JIA。

本型任何年龄都可起病,但 1~3 岁和 8~10 岁为两个发病高峰年龄组,女性多见。受累关节≥5 个,先累及大关节如踝、膝、腕和肘,常为对称性。表现为关节肿、痛,而不发红。晨起时关节僵硬(晨僵)是本型的特点。随病情发展逐渐累及小关节,波及指 / 趾关节时,呈典型梭形肿胀;累及颈椎可致颈部活动受限和疼痛;累及颞颌关节表现为张口困难。幼儿可诉耳痛。病程长者,可影响局部发育出现小颌畸形;累及喉杓(环状软骨、杓状软骨)关节可致声音嘶哑、喉喘鸣和饮食困难。疾病晚期,至少半数病例出现髋关节受累,可致股骨头破坏,严重者发生永久性跛行。复发病例的受累关节最终发生强直变形,关节附近的肌肉萎缩,运动功能受损。

本型可有全身症状,但不如全身型 JIA 严重。常有乏力、厌食、烦躁、轻度贫血和低热,体格检查可发现轻度肝、脾和淋巴结肿大。约 25% 的病例抗核抗体阳性。

3. 多关节型幼年特发性关节炎(polyarticular juvenile idiopathic arthritis)(类风湿因子阳性) 是指发热最初 6 个月有 5 个关节受累,类风湿因子阳性。约占 JIA 的 10%。

应排除下列情况:①银屑病患者;②6 岁以上 HLA-B27 阳性的男性关节炎患者;③家族史中一级亲属有 HLA-B27 相关的疾病(强直性脊柱炎、与附着点炎症相关的关节炎、急性前葡萄膜炎或骶髂关节炎);④全身型 JIA。

本型发病亦以女孩多见。多于儿童后期起病,其临床表现基本上与成人 RA 相同。关节症状较类风湿因子阴性组为重,后期可侵犯髋关节,最终约半数以上发生关节强直变形而影响关节功能。约 75% 的病例抗核抗体阳性。除关节炎外,可出现类风湿结节。

4. 少关节型幼年特发性关节炎(oligoarticular juvenile idiopathic arthritis) 是指发病最初 6 个月有 1~4 个关节受累。本型又分两个亚型:

(1) 持续型少关节型 JIA:整个疾病过程中受累关节均在 4 个以下。

(2) 扩展型少关节型 JIA:在疾病发病后 6 个月发展成关节受累≥5 个,约 20% 患者有此情况。

应排除下列情况:①银屑病患者;②6 岁以上 HLA-B27 阳性的男性关节炎患者;③家族史中一级亲属有 HLA-B27 相关疾病(强直性脊柱炎、与附着点炎症相关的关节炎、急性前葡萄膜炎);④两次类风湿因子阳性,两次间隔为 3 个月;⑤全身型 JIA。

本型女孩多见,起病多在 5 岁以前。多为大关节受累,膝、肘或腕等大关节为好发部位,常为非对称性。虽然关节炎反复发作,但很少致残。有 20%~30% 患者发生慢性虹膜睫状体炎而造成视力障碍,甚至失明。

5. **与附着点炎症相关的幼年特发性关节炎**(enthesitis related juvenile idiopathic arthritis) 是指关节炎合并附着点炎症,或关节炎,或附着点炎症,伴有以下情况中至少 2 项:①骶髂关节压痛或炎症性腰骶部及脊柱疼痛,而不局限在颈椎;②HLA-B27 阳性;③6 岁以上男性患者;④家族史中一级亲属有 HLA-B27 相关的疾病(强直性脊柱炎、与附着点炎症相关的关节炎、急性前葡萄膜炎)。

应排除下列情况:①银屑病患者;②两次类风湿因子阳性,两次间隔为 3 个月;③全身型 JIA。

本型以男孩多见,多于 6 岁以上起病。四肢关节炎常为首发症状,但以下肢关节如髋、膝、踝关节受累为多见,表现为肿、痛和活动受限。骶髂关节病变可于病初发生,但多数于起病数月至数年后才出现。典型症状为下腰部疼痛,初为间歇性,数月或数年后转为持续性,疼痛可放射至臀部,甚至大腿。直接按压骶髂关节时有压痛。随着病情发展,腰椎受累时可致腰部活动受限,严重者病变可波及胸椎和颈椎,使整个脊柱呈强直状态。在儿童常只有骶髂关节炎的 X 射线改变,而无症状和体征。

患者还可有反复发作的急性虹膜睫状体炎和足跟疼痛,这是由于跟腱及足底筋膜与跟骨附着处炎症所致。本型 HLA-B27 阳性者占 90%,多有家族史。

6. **银屑病性幼年特发性关节炎**(psoriatic juvenile idiopathic arthritis) 是指 1 个或更多的关节炎合并银屑病,或关节炎合并以下任何 2 项:①指/趾炎;②指甲凹陷或指甲脱离;③家族史中一级亲属有银屑病。

应排除下列情况:①6 岁以上 HLA-B27 阳性的男性关节炎患者;②家族史中一级亲属有 HLA-B27 相关的疾病(强直性脊柱炎、与附着点炎症相关的关节炎、急性前葡萄膜炎或骶髂关节炎);③两次类风湿因子阳性,两次间隔为 3 个月;④全身型 JIA。

本型儿童时期罕见。发病以女性占多数,女与男之比为 2.5:1。表现为一个或几个关节受累,常

为不对称性。大约有半数以上患者有远端指间关节受累及指甲凹陷。关节炎可发生于银屑病发病之前或数月、数年后。40% 患者有银屑病家族史。发生骶髂关节炎或强直性脊柱炎者,HLA-B27 阳性。

7. **未定类的幼年特发性关节炎**(undefined juvenile idiopathic arthritis) 是指不符合上述任何一项或符合上述两项以上类别的关节炎。

【实验室检查】

实验室检查的任何项目都不具备确诊价值,但可帮助了解疾病程度和除外其他疾病。急性期可有轻～中度贫血,中性粒细胞计数增高,以全身型起病者尤为突出,可呈类白血病反应,白细胞计数高达 $75×10^9$/L。血清 $α_2$ 和 $γ$ 球蛋白升高,白蛋白降低,IgG、IgM、IgA 均增高,以 IgG1 和 IgG3 增高为著。血沉增快,炎症性反应物质如 C 反应蛋白、肿瘤坏死因子、IL-1、IL-6 活性可增高,表明急性炎症过程的存在。40% 病例出现低中滴度的抗核抗体,但与疾病的进程和预后无关。多关节炎型中发病年龄较大者,血清类风湿因子阳性,提示关节损害严重,日后易遗留运动障碍。尿常规检查一般正常。关节腔滑膜液混浊,可自行凝固,蛋白质含量增高,糖降低,补体下降或正常,细胞数明显增高,以中性粒细胞为主。

X 射线检查:早期(病程 1 年左右)显示关节附近软组织肿胀,关节腔增宽,近关节处骨质疏松,指、趾关节常有骨膜下新骨形成;后期关节面骨质破坏,以腕关节多见,骨骺早期关闭,骺线过度增长,关节腔变窄甚至消失。受累关节易发生半脱位。其他影像学检查如骨放射性核素扫描、超声波和 MRI 均有助于发现骨关节损害。

【诊断及鉴别诊断】

本病的诊断主要根据临床表现,晚期关节症状已较突出者诊断较易。X 射线骨关节典型改变有助于确诊。全身型临床表现复杂,诊断颇为困难,需与风湿热、感染性关节炎、骨髓炎、急性白血病、淋巴瘤、恶性组织细胞病及其他风湿性疾病合并关节炎相鉴别。凡关节炎或典型的高热、皮疹等全身症状持续 3 个月以上者,排除了其他疾病之后,即可确诊为本病。

【治疗】

本病尚无特效治疗,但若处理得当,至少 75% 的患者可免致残疾。JIA 的治疗原则是:控制病变的活动度,减轻或消除关节疼痛和肿胀;预防感染和关节炎症的加重;预防关节功能不全和残疾;恢

复患者的关节功能及生活与劳动能力。

（一）一般治疗

保证患者适当休息和足够的营养。除急性发热外，不主张过多地卧床休息。宜鼓励患者参加适当的运动，尽可能像正常儿童一样生活。采用医疗体育、理疗等措施可防止关节强直和软组织挛缩。为减少运动功能障碍，可于夜间入睡时以夹板固定受累关节于功能位。此外，心理治疗也很重要，应克服患者因患慢性疾病或残疾而造成的自卑心理，增强自信心，使其身心得以健康成长。

（二）药物治疗

1. **非甾体抗炎药**（nonsteroidal anti-inflammatory drugs，NSAIDs）　儿童常用的 NSAIDs 见表3-6。

表3-6　儿童常用的 NSAIDs

药物	开始年龄	剂量	用法	最大量
双氯芬酸钠	6个月	1~3mg/(kg·d)	每日3次	200mg/d
萘普生	2岁	10~15mg/(kg·d)	每日2次	1 000mg/d
布洛芬	6个月	30~40mg/(kg·d)	每日3~4次	2 400mg/d
美洛昔康	2岁	0.25mg/(kg·d)	每日1次	15mg/d
吲哚美辛	新生儿	1.5~3mg/(kg·d)	每日3次	200mg/d
托美汀	2岁	20~30mg/(kg·d)	每日3次	600mg/d
塞来昔布胶囊	2岁	6~12mg/(kg·d)	每日2次	400mg/d

布洛芬为最常用的 NSAIDs，胃肠道副作用轻微，较易耐受，对于控制发热有较好的效果，尤其多用于全身型 JIA 患者。双氯芬酸和萘普生对减轻疼痛、缓解关节肿胀有较好的作用。吲哚美辛有较强的抗炎作用，可以用于全身型 JIA，但其胃肠道反应较大，选择栓剂可以减少胃肠道副作用。对于 NSAIDs 的选择因人而异，如果用药4周无效时，换用另一种 NSAIDs 可能会有效，但要避免两种 NSAIDs 同时应用，以免增加其毒副作用。

和成人相比，儿童应用 NSAIDs 时的胃肠道副作用相对较轻，所以通常选用传统的 NSAIDs 用于 JIA 的治疗，大部分患者均可耐受。如果患者胃肠道对 NSAIDs 难以耐受时，可以选用 COX-2 抑制剂（塞来昔布胶囊）。由于儿童本身心血管的高危因素较成人少，所以除特殊情况外，NSAIDs 对于儿童的心血管副作用并不需要特别关注。值得注意的是，个别儿童可能对 NSAIDs 过敏，严重者表现为渗出性多形红斑，可有多脏器功能损害，眼结膜严重受累可能致盲，所以用时需询问过敏史。

2. **缓解病情抗风湿药**（disease modifying anti-rheumatic drugs，DMARDs）　又称慢作用抗风湿药（slow acting anti-rheumatic drugs，SAARDs）近年来认为，在患者尚未发生骨侵蚀或关节破坏时及早使用本组药物，可以控制患者病情进展。

（1）羟氯喹（hydroxychloroquine）：剂量为每日5~6mg/kg，总量不超过 0.25g/d，分1~2次服用，疗程3个月~1年。不良反应可有视网膜炎、白细胞减少、肌无力和肝功能损害。

（2）柳氮磺吡啶（sulfasalazine）：剂量为每日30~50mg/kg，服药1~2个月即可起效。副作用包括恶心、呕吐、皮疹、哮喘、贫血、骨髓抑制、中毒性肝炎和不育症等。

（3）其他：包括青霉胺（penicillamine）、金制剂（gold salt）等。

3. **肾上腺糖皮质激素**　虽可减轻 JIA 关节炎症状，但不能阻止关节破坏，长期使用有软骨破坏及发生骨质无菌性坏死等副作用，且一旦停药将会严重复发，故无论全身或关节局部给药都不作为首选或单独使用，应严格掌握指征。

（1）全身型：糖皮质激素需与非甾体抗炎药物等联合使用。在炎症反应较重时常需大剂量甲泼尼龙冲击治疗，剂量为 10~20mg/(kg·d)，最大量为1g，视病情连用3~5天。急性期口服泼尼松按每日 0.5~1mg/kg（每日总量 ≤60mg），分次服用。一旦体温得到控制时即逐渐减量至停药。

（2）多关节型：对 NSAIDs 和 DMARDs 未能控制或炎症反应较剧烈的患者，加用小剂量泼尼松口服，按每日 0.5~1mg/kg（每日总量 ≤60mg），可使原来不能起床或被迫坐轮椅者症状减轻，过着基本正常的生活。

(3) 少关节型：不主张用肾上腺皮质激素全身治疗，可酌情在单个病变关节腔内抽液后进行局部注射治疗。

(4) 虹膜睫状体炎：轻者可用扩瞳剂及肾上腺皮质激素类眼药水点眼。对严重影响视力患者，除局部注射肾上腺皮质激素外，需加用泼尼松口服。虹膜睫状体炎对泼尼松很敏感，无需大剂量。

(5) 银屑病性关节炎：不主张用肾上腺皮质激素。

4. 免疫抑制剂

(1) 甲氨蝶呤（methotrexate，MTX）：剂量为 10~15mg/m^2，每周 1 次顿服，服药 3~12 周即可起效。MTX 不良反应较轻，有不同程度胃肠道反应、一过性转氨酶升高、胃炎和口腔溃疡、贫血和粒细胞减少等。长期使用增加发生肿瘤风险。

(2) 来氟米特：常见的副作用是腹泻、肝转氨酶升高、脱发、皮疹、白细胞下降和瘙痒等。

(3) 环孢素 A：可以单独使用，也可以与甲氨蝶呤配合使用，在风湿疾病常用的剂量是 3~5mg/(kg·d)。在巨噬细胞活化综合征和重症全身型初始可以静脉应用，需要监测药物血浓度。副作用包括齿龈增生、多毛症、肾功能不全和高血压。

(4) 环磷酰胺（cyclophosphamide，CTX）：可以用于难治型幼年特发性关节炎全身型，激素及甲氨蝶呤、环孢素 A 治疗效果差，病情易反复或激素不敏感或激素依赖时，应用剂量 300~500mg/(m^2·次)，每月 1 次，可以配合其他免疫抑制剂，但需要注意药物副作用，尤其肝功损害和骨髓抑制。

(5) 沙利度胺（thalidomide）：又名反应停，具有特异性免疫调节作用，能抑制单核细胞产生 TNF，还能协同刺激人 T 淋巴细胞，辅助 T 细胞应答，并可抑制血管的形成和黏附分子的活性。沙利度胺用于病情反复的幼年特发性关节炎各型，可有效缓解关节症状和控制体温。

5. 生物制剂 用于治疗幼年特发性关节炎取得了良好的效果。可能的风险包括结核感染、其他机会致病菌感染、肝炎及肿瘤的发生等，使用前需常规行 PPD 实验、胸片和肝炎病毒抗体检测等。目前常用于 JIA 的两类生物制剂如下：

(1) TNF 抑制剂：以 TNF-α 为靶向的生物制剂包括：肿瘤坏死因子受体抗体融合蛋白（依那西普），人鼠嵌合肿瘤坏死因子单克隆抗体（英夫利昔单抗）及完全人源化的肿瘤坏死因子单克隆抗体（阿达木单抗）。肿瘤坏死因子受体抗体融合蛋白适用于关节症状比较明显的患者，剂量为 0.4mg/(kg·次)，每周 2 次皮下注射治疗。患者经传统的标准治疗后反应不佳或不能耐受传统治疗、患者处于病情活动期均为英夫利昔单抗治疗的适应证。用法为 3~5mg/kg，缓慢静脉滴注，在接受过第一剂注射后，第二及第三剂注射将分别于之后第二及第六周进行。然后，每 8 周接受一次注射。应用英夫利昔单抗治疗可达很好的临床疗效，并可抑制影像学上的疾病进展。但该药为静脉注射，可能引起 1% 的患者发生严重过敏反应。另外，反复静脉用药后可能产生抗英夫利昔单抗抗体，同时应用甲氨蝶呤（MTX）可减少抗体产生。阿达木单抗在 2019 年已被 CFDA 获批用于治疗 4 岁及以上年龄的多关节型 JIA，剂量为 20mg/ 次（体重<30kg）、40mg/ 次（体重>30kg），每 2 周 1 次皮下注射。

(2) IL-1 抑制剂：可以用于全身型 JIA 的治疗。阿那白滞素是通过基因重组技术所产生的人 IL-1 受体拮抗剂。由于其半衰期短，需要每天进行皮下注射，剂量为 1~2mg/(kg·次)。卡那单抗是全人源型抗 IL-1β 单克隆抗体，对于 2 岁及以上的全身型的患者每 4 周皮下注射 1 次，剂量为 2~4mg/(kg·次)。国内尚未上市。

(3) IL-6 抑制剂：人源型抗人白细胞介素 -6（IL-6）受体抗体（托珠单抗）已在中国上市，用于难治性全身型 JIA 有较好的疗效。托珠单抗用法为静脉滴注给药，每次 8~12mg/kg，每 2 周 1 次。之后根据临床缓解程度适当延长用药间隔时间。不良反应可能增加感染风险，其他如胃肠道症状、皮疹和头痛等。

(4) 其他生物制剂：阿巴西普为可溶性融合蛋白，可调节 CD80/CD86：CD28 T 细胞共刺激信号通路的激活，对于多关节型 JIA 有效。剂量为 10mg/(kg·次)静脉滴注，在接受过第一剂治疗后，第二及第三剂治疗将分别于之后第二及第四周进行。然后，每 4 周接受一次治疗。利妥昔单抗为人鼠嵌合的抗 CD20 B 细胞受体的单克隆抗体。目前国内均未获批用于 JIA 的治疗。

6. 其他 大剂量 IVIG 可用于难治性全身型 JIA 的辅助治疗。

（三）理疗

理疗（physical therapy）对保持关节活动、肌力强度极为重要。尽早开始保持关节活动及维持肌肉强度的锻炼，有利于防止发生或纠正关节失能。

JIA 治疗药物的选择应与疾病活动性密切相

关,要定期复诊,根据疾病的控制程度调整治疗方案,最终获得完全缓解。2018 年由 30 名国际儿童风湿病专家组成的特别小组通过文献回顾的方式制定了 JIA 达标治疗的指导建议,共涉及 6 条总体原则和 8 条建议。6 条总体原则包括:①治疗目标和治疗方案需要由家长 / 患者和儿童风湿病医疗团队共同制订;② JIA 是一类异质性疾病,需要制订个体化治疗方案;③ JIA 治疗的目标是控制症状,改善体征,防止结构的损坏,避免并发症及药物副作用,促进功能恢复、生长发育,改善生活质量,增加患者社会参与度;④消除炎症;⑤避免长期全身性应用激素;⑥定期评价疾病活动性,酌情调整治疗方案。8 条建议包括:① JIA 患者治疗的初级目标是临床缓解,也就是炎症活动性疾病的临床表现及体征,包括关节外表现。②最低(或者低)级别的疾病活动性可能成为另一种治疗目标,特别是对于长期慢性疾病的患者。③需要根据患者的具体情况制定治疗目标、选择治疗药物及治疗方案,要获得家长 / 患者同意。④需要评估疾病活动性,定期应用可靠的方式进行记录。⑤根据 JIA 的分类、疾病活动性水平和关节外表现是否存在制定疾病评价的频率。具有活动性全身性临床表现的全身型 JIA 患者需要每周进行评价。高度 / 中度疾病活动性患者需要每月或每 3 个月评价 1 次。持续性临床缓解的患者评价次数可以减少。⑥对于所有患者来说,经过治疗 3 个月内应该至少有 50% 的临床缓解,6 个月应达标治疗。对于存在活动性全身性症状的 sJIA 患者来说,1 周内需要控制体温至正常。⑦达标治疗前治疗方案需要根据病情变化调整。⑧一旦达标治疗,需要持续监测病情,维持达标治疗。

【预后】

JIA 若能及时诊断,经过早期适当治疗,症状易于控制,但亦有复发。多数患者预后良好,给予适当处理后 75% 的患者不会严重致残,仅部分造成关节畸形,出现运动功能障碍。全身型和多关节炎型易变为慢性关节病;少关节型可因慢性虹膜睫状体炎而致视力障碍;多关节型致关节残疾。对慢性患者若护理得当,大多数能正常生活。有研究认为 IgM 型 RF 阳性滴度越高,预后越差。

附:巨噬细胞活化综合征

巨噬细胞活化综合征(macrophage activation syndrome,MAS)是一种严重的有潜在生命危险的风湿性疾病的并发症,可以并发于各种风湿性疾病,但最常并发于全身型 JIA。

【病因和发病机制】

引起 MAS 的原因并不十分清楚,可能与患者本身免疫细胞功能紊乱有关。MAS 的确切发病机制尚未明确,T 淋巴细胞和分化完好的巨噬细胞的增生和过度活化是 MAS 发病的基础,持续的过度增生可以造成细胞因子,如 TNF-α、IL-1、IL-6 在短期内的瀑布样释放,导致了 MAS 的临床特征和实验室改变。

【临床表现】

该病的临床表现变异性大,可以非常严重,由于脑功能、心脏功能、呼吸功能和肾脏功能衰竭而入 ICU,也可以仅表现为持续发热,不伴有明显的器官增大,血象相对降低,轻微的凝血功能障碍。

1. 不可缓解的高热往往持续不退,有的表现为全身型幼年特发性关节炎时的弛张热,但多为稽留热,持续高热常常是 MAS 的首发症状。

2. 肝脾和淋巴结增大程度不等。

3. 肝功能急剧恶化可以表现为恶心、呕吐、黄疸及转氨酶在短期内迅速增高,每升国际单位可达数千甚至过万,并可以出现肝脏其他代谢功能紊乱。

4. 易伴皮肤黏膜出血现象,可以表现为紫癜、易损伤、黏膜出血、消化道出血,也可能出现弥散性血管内凝血(disseminated inravascular coagulation,DIC)。

5. 中枢神经系统功能障碍,可以有嗜睡、烦躁、定向力障碍、头痛、抽搐、昏迷。

6. 偶有肾脏、肺脏及心脏受累。

【实验室检查】

1. **末梢血细胞减少** 可以是白细胞减少、贫血、血小板减少,一系或三系减少。

2. **血清转氨酶增高** ALT、AST、GGT 等增高,可有血胆红素增高。

3. **凝血功能异常** 可有 PT、APTT 延长,纤维蛋白原降低,FDP 增加,D- 二聚体增高。

4. **血液生化的改变** 甘油三酯、LDH 增高,LDH 可以迅速增高而且程度较高;其他肌酶可以增高;钠离子、白蛋白降低。

5. **ESR 降低** 由于血液纤维蛋白原降低所致。

6. **血清铁蛋白增高** 是本病特点之一,增高程度往往达数千,甚至上万,可以作为检查 MAS 病情变化的指标。

7. 组织病理学特征　可以在骨髓穿刺活检、淋巴结活检或肝脾活检时发现分化完好的极度活跃增生的吞噬了血细胞的吞噬细胞。但并不是所有患者均可以发现，尤其在疾病早期。但如果发现吞噬细胞，则对诊断有非常重要的意义。

【诊断及鉴别诊断】

MAS 是一种威胁生命的并发症，所以早期诊断及快速和有效的治疗是抢救生命的关键。EULAR/ACR 儿童风湿病国际试验组织（paediatric rheumatology international trails organisation，PRITO）于 2014 年 3 月 21~22 日在意大利热那亚举行了国际 MAS 分类标准共识大会，联合制定了关于 sJIA 并发 MAS 的新分类标准：确诊或疑似 sJIA 的发热患者，符合以下标准可以诊断为 MAS：① 铁蛋白>684ng/ml；② 血小板$\leq 181 \times 10^9$/L；③ AST>48U/L；④ TG>1 560mg/L；⑤ 纤维蛋白原≤ 3 600mg/L。诊断条件：1 为必备条件，2~5 满足任意 2 条或 2 条以上（注：实验室数据异常需排除伴发免疫介导的血小板减少症、传染性肝炎、内脏利什曼病或者家族性高脂血症等疾病）。在临床中需密切观察病情的动态变化，在诊断中尚需要鉴别诊断，如疾病的活动和复发、继发感染及药物副作用。

【治疗】

MAS 是一个重症，有报道死亡率达 20%~60%，早期诊断积极治疗可以极大地改善预后。目前常用的治疗方法为：

1. 肾上腺皮质激素　静脉应用肾上腺皮质激素是治疗 MAS 的首选治疗方法，常常需要大剂量甲泼尼龙冲击治疗。剂量为 30mg/（kg·d），一般最大剂量为 1g/d，连用 3~5 天，改为口服。如果病情需要，可以重复应用。

2. 环孢素 A　激素耐药者要应用环孢素 A 治疗，已有报道治疗了一些重症 MAS，有的患者在12~24 小时出现明显的临床及实验室的改善。它能通过抑制巨噬细胞和 T 细胞而达到治疗 MAS 的有效作用，所以也有学者将其定为治疗 MAS 的一线药物。常用剂量为 2~8mg/（kg·d），急性期以静脉用药为佳，一旦病情控制，即改为口服治疗，应用本药需要监测血药浓度。

3. 生物制剂　目前尚无确定疗效。

4. 其他治疗　如静脉输注免疫球蛋白、应用 VP16 及血浆置换，但临床报道较少，作用尚不确定。

【预后】

如能早期识别并诊断，给予早期治疗，预后良好。

附：赖特综合征

本病于 1916 年由 Han Reiter 首先报道，故命名为赖特综合征（Reiter syndrome，RS）。其表现为三联症：即尿道炎、结膜炎、关节炎，所以也称尿道、眼、关节综合征。

【病因】

本病的病因尚不明确，感染和遗传因素与本病的发病有很强的相关性。

多数患者在肠道感染后发病，肠道感染多为革兰氏阴性杆菌，包括福氏志贺菌、沙门菌、幽门螺杆菌及耶尔森菌。也有人提出螺旋体、淋病奈瑟球菌、支原体、沙眼衣原体、伤寒等感染性病因。

赖特综合征患者有家族发病趋向，患者 HLA-B27 阳性率高达 75% 以上，更支持遗传因素参与发病。本病多见于男性年长儿，男女之比为（10~20）：1。

【临床症状】

90% 患者在前驱感染后 3~30 天（多数在 2 周内）发病。首发症状以尿道炎居多，其次为结膜炎和关节炎。80% 的患者有中~高度发热，每天 1~2 个高峰，多不受退热药影响，通常持续 10~40 天自行缓解。热退后多伴有关节炎消退。

1. 泌尿、生殖系统表现　该系统症状的发生率达 90% 以上，最常见为尿道炎，可有浆液性或浆液脓性分泌物。排尿时有烧灼感或剧痛，尿道口红肿，可并发膀胱炎。也可见龟头炎，发生率为23%~50%，表现为无痛性浅表糜烂，周围为环状红斑。起病时可仅为小疱，破裂后形成浅表糜烂。包皮的冠状缘及龟头附近也被波及。有时龟头炎可先于其他症状出现，或仅有龟头炎而无尿道炎。女性患者尿道炎较少见。

2. 关节症状　在三联症中最为突出，发生率达 90% 以上，有剧烈疼痛及烧灼感，进而肿胀。关节炎多在病程第 2 周出现，从单关节受累发展至多关节，好发于负重的下肢关节，如膝关节及踝关节，也可见于手指、足趾、腕、髋、脊柱关节。应用镇痛剂后数天内即可缓解。一般预后良好，据报道有5% 患者残留足关节的永久畸形。关节渗出液培养无菌生长。

除关节炎外，赖特综合征还表现有三种典型的肌肉骨骼病变：①整个手指或足趾的弥漫肿胀，称腊肠指/趾（sausage digit toes）；②骨膜炎，尤其在跟腱或髌腱附着点的肿胀或触痛，跟骨底面和足底筋膜炎，常引起"痛性足跟综合征"；③下背痛，多系骶髂关节炎所致，常为非对称性，经常并发韧带骨赘。

3. 眼部症状　2/3 的病例有眼部症状，眼结膜炎是本病三联症之一。一般先从下眼睑开始，呈均匀平坦光滑略带紫色。轻度者可无症状，中度结膜炎患者眼内有砂砾感并有稀薄浆液性分泌物。在睑结膜及穹窿部呈均匀性炎症，局部充血可扩展至球结合膜部。重症病例有眼痛、畏光等症状及球结膜水肿。病变多为两侧性。80% 患者的结膜炎在 1~4 周内自行缓解。此外，尚可见到角膜炎、巩膜炎、虹膜炎、虹膜睫状体炎、角膜溃疡等，角膜炎的发生率为 3%~8%。眼症状可在数天或数周内消失。

4. 其他症状　皮肤黏膜病变常见。皮疹初起为淡黄色水疱，继而破溃形成溃疡，多发生于生殖器、掌跖、上腭、咽部。口腔病变也可见于舌、颊、唇和软腭的黏膜，在悬雍垂及扁桃体周围可见进行性融合性红斑。舌面上见红色乳头或表浅糜烂。约 10% 患者可有心脏异常，如心肌炎或心包炎，心电图呈各个部位的传导阻滞。约 1% 患者有神经系统异常，常见者为多发性周围神经炎、暂时性偏瘫和脑膜脑炎。呼吸道病变占 8%，可表现为肺部浸润病灶及胸膜炎。尚见腹泻、腮腺肿大等表现。

【实验室检查】

外周血白细胞数正常或轻度增高，有轻度贫血，血沉增快。类风湿因子、抗核抗体呈阴性。2/3患者循环免疫复合物可为阳性，滑膜组织免疫荧光检查可见免疫球蛋白沉积，血管周围和间质中见IgM 及 C3 沉积。HLA-B27 检查阳性有重要参考价值。骨关节影像学检查无特异性意义。

【诊断及鉴别诊断】

有三联症存在时诊断可以确定，有时主要为角膜炎而非结膜炎，或表现为龟头炎而非尿道炎，有时以皮肤黏膜表现明显，因此需与其他疾病相鉴别。关节病变应与风湿热、类风湿关节炎、感染性及感染反应性关节炎鉴别。皮肤黏膜病变为主者，应与斯-琼综合征及皮肤黏膜淋巴结综合征鉴别。

【治疗】

急性期应卧床休息，注意寻找和预防过敏因素。非甾体抗炎药及激素可使症状缓解，但停药后易复发，免疫抑制剂如甲氨蝶呤等可根据病情加用。根据眼部病变情况，酌情于眼科专科进一步药物治疗。

【预后】

本病多呈自限性，通常在 2~6 个月症状消退，外周关节炎完全恢复，皮肤和黏膜病变不遗留痕迹，但本病有复发倾向。

（李彩凤）

第三节　儿童系统性红斑狼疮

系统性红斑狼疮（systemic lupus erythematosus, SLE）是一种以多系统损害和血清中出现自身抗体为特征的自身免疫性疾病，为儿童常见风湿性疾病之一。在亚洲人、波利尼西亚人、土著美洲人中较为常见，黑种人发病率高于白种人。其在儿童的发病率国外报告为 0.36~0.60/100 000 人，亚洲地区的日本报告每年的患病率为 0.47/100 000 人，中国台湾地区一项大规模的调查显示其 16 岁以下儿童 SLE 的发病率为 6.3（5.7~7.0）/100 000 人（其中男和女的发病率分别为 1.8 和 11.2，即男∶女为 1∶6.2）。目前尚无我国内地儿童 SLE 发病率或患病率的报告，男女比例为 1∶（3.9~5.93）。有 15%~20%的 SLE 是在儿童时期起病的，其中 90% 为女性，其发病高峰年龄在 9~10 岁，4 岁以前幼儿发病者罕见。儿童 SLE 较成人病情重，器官损害（特别是肾脏和神经系统）发生率高，常需要较成人更积极和强化的治疗。

【病因和发病机制】

SLE 基本的病因和发病机制尚不清楚，研究认为，遗传因素、免疫紊乱和环境触发因素等在 SLE 的发生和发展中起关键作用。在遗传易感性的基础上、一些环境诱发因素的作用下，机体的免疫内环境调节失衡，导致疾病的发生。

1. 遗传因素　SLE 存在家族聚集现象，其家族患病率（3%~12%）远较一般人口患病率［（3.2~7.0）/100 000］要高；10%~20% 的 SLE 患者倾向于一级亲属关系；同卵双胞胎中，一方诊断系统性红斑狼疮，另一方发病的概率为 24%~69%；父母患有 SLE 的子女中有 5%~12% 发病，并且如果患病亲属中存在抗补体 C1q、抗心磷脂抗体（ACL）阳性以及补体 C3、C4 异常，子女发病率会更高；

195 例患有 SLE 母亲的子女中,27% 存在抗核抗体(ANA)阳性。近年来采用全基因组关联研究(genome-wide association studies,GWAS)以及人群的病例对照研究,已发现 50 余个 SLE 易感基因位点。

最常见的 SLE 易感基因定位于主要组织相容性复合体(MHC),MHC 包含表达抗原呈递分子的基因。位于染色体 6q21.3 上的 I 型人类白细胞抗原分子(HLA)-A、-B、-C 与 SLE 的发病密切相关,主要与自身抗体的产生有关;多个研究证实 II 型 HLA-DR2、-DR3、-DQ、-DP 为 SLE 的易感基因;其他易感基因突变包括与初始免疫和干扰素(IFN)-α 通路相关的 IRF5、STAT4、IRAK1、TNFAIP3、SPP1、TLR7;以及与在 T 细胞或 B 细胞活化、抑制过程中起重要作用的蛋白质酪氨酸酶 N22(PTPN22)、OX40L、细胞程序性死亡配体-1(programmed death-1,PD-1)、BANK-1、LYN、BLK、FCGR2A、TTGAM、PXK、KLK1 和 KLK3。

PTPN22 与人类自身免疫性疾病有关,包括类风湿关节炎和 SLE;STAT4 也是一个与类风湿关节炎(RA)和 SLE 信号转导子和转录激活子相关的基因;IRF5 基因组局部区域的复杂多态现象可能是 SLE 发病的危险因素;PD-1 的单核苷酸多态性(SNPs)阻断了与 SLE 可能有关的 RUNX1 转录子的结合点,RUNX1 与 SLE 的发病显著相关;Toll 样受体(TLRs)为模式识别受体中的信号转导受体,是连接固有免疫和适应性免疫的桥梁,核酸免疫复合物激活位于树突状细胞内的 TLR7 和 TLR9,促使产生大量在 SLE 发病机制中起重要作用的 IFN-α 等细胞因子;调控细胞凋亡过程的许多基因包括 Fas、FasL、Bcl-2、Bax、C-myc 基因和 P53 基因也参与了 SLE 的发病,特别是 Fas/FasL 基因突变导致的细胞凋亡异常在 SLE 发生和发展中的重要作用已得到公认;Bcl-2 转基因小鼠可出现 B 细胞增多且存活期延长、高免疫球蛋白血症以及自发性 ANA 的表达,约 60% 可发展为 SLE。其他可能与 SLE 发病相关的易感基因还有 I 型纤溶酶原激活物抑制因子(PAI-1),其多态性与狼疮性肾炎的发生及其严重程度有关;雌激素受体(ER)基因的多态性可能与 SLE 症状的异质性和狼疮性肾炎的性别倾向有关;编码免疫球蛋白 G 的 Fc 受体(FcγR)的功能基因,特别是 FcγR 2A 和 3A 与 SLE 的危险度增加有关。中国汉族人群 GWAS 研究结果也发现了超过 15 个易感基因位点,表明包含这些位点的免疫相关性生物学通路在 SLE 的发病中发挥关键作用。

MHC 基因系统中,遗传性补体缺陷也与 SLE 发病有关,HLA II 类抗原中编码补体 C2 和 C4 的基因已被证实为 SLE 的遗传危险因素之一。近来 SLE 相关的表观遗传学研究也取得了进展,除了基因组编码的易感基因,基因后调节在 SLE 的发病机制中也有重要作用,包括与 DNA 修复有关的 TREX1 以及 DNA 甲基化,影响蛋白翻译过程。microRNAs(miRNA)在翻译过程中的作用也参与了 SLE 的发病。

2. 免疫调节异常 SLE 患者存在多种免疫缺陷,这些缺陷导致自身免疫耐受的缺失,进而引起免疫调节的异常。SLE 患者体内产生的自身抗体(自身抗体可能在疾病出现临床表现前数年即可存在),可与自身抗原结合形成免疫复合物,而其吞噬、清除凋亡细胞和坏死细胞分解代谢产物及免疫复合物的能力下降,导致了抗原及免疫复合物的持续存在。首先,T 细胞的功能异常可刺激自身反应性 B 细胞活化和功能分化,分泌自身抗体增加而导致疾病的发生;特别是近年来对调节性 T 细胞(Treg)的研究表明,Treg 与 SLE 的发生和发展密切相关,包括 CD4$^+$CD25$^+$、Tr1 型 CD4$^+$Treg、Th3 型 CD4$^+$Treg、CD8$^+$Treg 和自然杀伤(NK)细胞,其中 CD4$^+$CD25$^+$Treg 报道最多;也有学者发现 CD4$^+$CD25$^-$Treg 为一种异常活化的 T 细胞,可能在 SLE 的发病中发挥重要作用。同时 SLE 患者体内也存在辅助性 T 细胞亚群(Th)的平衡失调,最近的研究热点表明 Th17 与自身免疫疾病的发生密切相关。动物实验结果显示白细胞介素(IL)-17 可通过上调 B 细胞上的 G 蛋白信号 Rgs13(regular of G-protein signaling 13)和 Rgs16 调节子基因而促进生发中心的形成和自身抗体的分泌;SLE 患者血清中 IL-17 升高,且与 IL-6、类风湿因子(RF)等明显相关,也表明了 IL-17 和 Th17 在 SLE 发病中的潜在作用。

B 细胞在 SLE 发病机制中的作用传统认为主要是抗体依赖性的,包括免疫复合物介导的免疫反应、抗体依赖的 II 型细胞毒作用、刺激自身免疫细胞产生致病性细胞因子——IFN-α、肿瘤坏死因子(TNF)-α、IL-1 等。最近研究发现非抗体依赖性 B 细胞功能异常在 SLE 的发病机制中可能起更重要的作用,包括 B 细胞的抗原呈递、激活 T 细胞并促进其分化、调节树突状细胞功能异常等。B 细胞激活因子(BAFF,也称为 B 淋巴细胞刺激因子,BlyS)

是一个促进 B 细胞发育、成熟、分化和增殖的 TNF 家族成员,其过度表达可出现 B 细胞异常分化、高免疫球蛋白血症,以及出现 ANA 和抗双链 DNA (dsDNA)抗体等狼疮样综合征的表现。以上因素均可导致自身抗体产生增加且持续存在。这些自身抗原抗体复合物,尤其包含 DNA、RNA 或核酸蛋白的免疫复合物,通过 TLR9 或 TLR7 激活免疫系统,树突状细胞活化,释放 IFN-1、TNF-α,T 细胞释放 IFN-γ、IL-6、IL-10,同时 NK 细胞和 T 细胞不能释放相应的转移生长因子(TGF)-β,这些细胞因子的变化以及淋巴细胞对细胞因子的异常反应,也促进了自身抗体的形成。

3. **诱发因素** 以上基因信息只能解释 18% 的 SLE 易感性,表明环境因素及基因后因素在 SLE 发病中也起到重要作用。感染是重要因素之一,其可通过分子模拟、细胞凋亡、影响免疫调节功能以及参与 RNA 干扰机制而诱导特异性免疫应答。EB 病毒和麻疹病毒是首先被认为参与 SLE 发病的感染病原,以后报告风疹病毒、腮腺炎病毒、巨细胞病毒(CMV)和微小病毒 B19 等的感染也与 SLE 的发生具有高度相关性,最近还发现逆转录病毒的感染,包括 HTLV-1 和 HIV-1 也与 SLE 的发病有关。

其他诱发因素包括应激可通过促进神经内分泌改变而影响免疫细胞功能;特殊饮食可影响炎症介质的产生;毒品包括药物可调节细胞反应性和自身抗原的免疫原性;紫外线照射等物理因素可导致炎症和组织损伤。SLE 患者的男 / 女比例为 1:9,病情也常在月经期和妊娠期加重,反映了雌激素可能与 SLE 的发生发展有关。近期的研究显示维生素 D(vitamin D,VitD)可能通过降低 Treg 细胞的迁移能力而参与了 SLE 的发病,大部分狼疮患者存在 VitD 缺乏,且与疾病的活动度有关;VitD 受体(VDR)在 SLE 的病因及发病机制中也可能发挥重要作用,VDR 的 FokI 多态性位点 F 等位基因的 F/F 和 F/f 基因型与 SLE 发病易感性有关,而且 F/f 杂合子患者更容易发生浆膜炎和产生抗 dsDNA 抗体、抗 Sm 抗体和抗组蛋白抗体;VDR Apa I 和 Bsm I 位点多态性基因型中的 Aa-bb 与 SLE 发病易感性有关。

【临床表现】

儿童 SLE 全身症状较成人多见,如发热(60%~100%)、疲乏、体重下降、脱发及全身炎症性改变如淋巴结肿大(30%~40%)、肝脾大等;而且儿童 SLE

较成人病情重,更容易有主要器官的受累,特别是肾脏、心脏和神经系统,常需要较成人更积极和强化的治疗。儿童与成人 SLE 临床表现的异同见表 3-7。

表 3-7 儿童与成人 SLE 临床和实验室检查的异同

临床表现	儿童 SLE	成人 SLE
皮疹	40%~60%	60%~80%
光过敏	35%~50%	35%~50%
脱发	15%~30%	20%~55%
口腔溃疡	20%~30%	20%~30%
关节炎	60%~70%	80%~95%
肾脏损害	60%~80%	35%~50%
中枢神经系统病变	20%~45%	10%~25%
肺部受累	15%~40%	20%~90%
心包炎、心脏压塞	10%~15%, 2.5%~3%	25%~30%, 2.5%~5%
淋巴结肿大	20%~30%	15%~25%
ANA(+)	>90%	>90%
抗 dsDNA(+)	50%~85%	40%~55%
抗 RNP(+)	20%~30%	5%~33%

1. **皮肤、黏膜** 是最常见的受累器官之一,发生率为 30%~90%,且 40% 左右的患者以皮疹为首发症状。其中面部蝶形红斑最常见(40%~92.3%),是 SLE 的标志性表现。也可见脱发(20%~52%)、光过敏(30%~50%)、非特异性全身皮疹(25%),还可见到的皮肤改变包括盘状红斑、冻疮样皮疹、紫癜样皮疹、网状青斑、雷诺现象及肢端溃疡等。口腔及鼻黏膜溃疡发生率为 10%~30%。

2. **关节、肌肉** 为常见的受累器官之一,发生率为 20%~80%,其中以关节痛、关节炎最常见,表现为大小关节对称性、多发性大小关节的肿、痛、积液、活动受限、晨僵,但无破坏性改变。其他可见如腱鞘炎、肌痛及肌无力,真性肌炎少见。

3. **血液系统** 儿童 SLE 常见血液系统损害,占 50%~75%。其中最常见的表现是贫血(60%~80%),多为(60%)正细胞正色素性贫血,但如持续存在将逐渐转为小细胞低色素性贫血,Coombs 试验阳性者仅占 20%~40%,明显的溶血者<10%。其次为白细胞减少,占 20%~50%,比成人发生率略

低,其中淋巴细胞减少比中性粒细胞减少更常见,是疾病活动的一个敏感指标。血小板减少占 30%,儿童病例中可能有近 15% 以免疫性血小板减少(ITP)为首发症状,20%~30% 的 ANA 阳性的血小板减少患者最终发展为 SLE,故慢性 ITP 应注意检测狼疮指标。狼疮抗凝物阳性的患者易发生深静脉血栓或颅内静脉血栓,但动脉血栓少见,后者往往合并真性血管炎。也可见到严重微血管病性血栓。

4. **心血管系统** 以心包炎最常见,表现为心包积液(占 58.3%),10%~15% 儿童 SLE 发生心肌炎和心包炎,但很少见心脏压塞;心瓣膜异常、心律失常/传导异常以及心脏扩大也较成人少见;房室肥厚及充血性心力衰竭的发生率分别为 11.5% 和 7.5%。成人资料 2.8%~15%SLE 患者发生肺动脉高压(pulmonary hypertension,PH),且通常与雷诺现象有关;儿童 SLE 合并肺动脉高压的发生率为 5%~14%。近来越来越多地被认识到心血管异常为儿童 SLE 重要的死亡原因之一,常有亚临床表现的心脏异常,特别是冠状动脉病变引起的心肌缺血,有报告 16% 的儿童 SLE 存在无症状性心肌缺血,4% 存在确切的冠状动脉粥样硬化性心脏病(coronary atherosclerotic heart disease,CHD);儿童 SLE 早期出现动脉粥样硬化的危险因素包括:同型半胱氨酸水平升高、高胰岛素血症、高血压、肾病范围的蛋白尿、血脂异常(LDL 和氧化的 LDL 升高)、动脉血管炎、免疫复合物介导的细胞损伤、ACL、狼疮抗凝物、CD40-CD40 配体的水平上调以及激素引起的肥胖。儿童 SLE 也可见到疣状心内膜炎(Libman-Sack 心内膜炎)等少见表现。患者出现心肌受累、严重心律失常及心功能不全提示预后不良。

5. **呼吸系统** 肺部受累见于 50% 的儿童 SLE,并且 4%~15% 患者是以肺部表现起病,儿童 SLE 肺部亚临床表现(40%)低于成人 SLE(90%)。最常见的临床表现为胸腔积液引起的呼吸困难(15%~40%);可出现的肺部受累包括:弥漫性肺泡出血(diffuse alveolar hemorrhage,DAH)、急性间质性肺炎(ALP)和急性呼吸窘迫综合征(ARDS)。膈肌受累、血管炎及肺栓塞较少见。抗 dsDNA 抗体与肺部并发症有关。

6. **消化系统** 20%~40% 的儿童 SLE 可出现各种消化系统表现,包括腹痛、食欲减退、吞咽困难、恶心呕吐、腹胀、腹泻及消化道出血、穿孔等,

可以是吸收不良、假性梗阻、麻痹性肠梗阻、肠系膜血管炎和胆囊炎、胰腺炎(不常见,<5%)、急性缺血性肠炎或蛋白丢失性肠病等,腹痛是最常见的症状(87%)。30% 左右的患者在诊断为 SLE 时或诊断后 1 个月内即出现胃肠道受累。脾大占 20%~30%,肝大占 40%~50%,25% 左右患者有肝功能异常。

SLE 累及消化系统可表现为假性肠梗阻,最早在 1993 年报道,是以肠道梗阻为特征但无肠道器质性病变的一组临床综合征,病因与肠道平滑肌、支配肌肉的内脏神经和营养神经肌肉的血管产生了免疫炎症性损伤有关。17% 的 SLE 假性肠梗阻患者合并肾盂积水、输尿管扩张、膀胱容积缩小等泌尿系统表现。并且胆囊壁增厚也常同时出现,这均与平滑肌受累有关;也有学者总结归纳为平滑肌运动障碍综合征。临床上易被误诊而行手术治疗。部分患者可能以消化系统的假性肠梗阻起病,而最后诊断为 SLE。

7. **其他系统** 患者可出现内分泌系统异常,35% 有抗甲状腺抗体阳性,其中 10%~15% 发展为明显的甲状腺功能减退,也可为甲状腺功能亢进。此外,可出现月经异常、青春期延迟等。儿童 SLE 可出现虹膜炎及视网膜血管炎等眼部病变,也可合并眼干、口干等表现(可有继发性干燥综合征)。

8. **狼疮性肾炎** 肾脏也是 SLE 最常见的受累器官之一,发生率为 40%~90%,比成人多见且严重,常需要大剂量的激素和免疫抑制剂治疗。90% 在发病第一年内出现。症状从轻度蛋白尿或镜下血尿到终末期肾衰竭,蛋白尿是最常见的临床表现(60%~70%),其次为镜下血尿(40%~50%)、高血压和肾功能不全。最常见的病理类型为弥漫增殖性肾小球肾炎。

9. **神经系统** 即神经精神性狼疮(NPSLE),流行病学研究显示,有 28%~40% 的成年 SLE 患者在疾病诊断前或诊断时出现神经精神症状;不同的报道中,NPSLE 的发病率各不相同,成人患者发病率从 14% 到 >80%。有 17%~95% 儿童 SLE 患者在病程中出现神经精神症状,略高于成人。15.6% 患者以神经精神异常为首发症状,50% 患者 SLE 诊断后 9 个月以内起病,75% 患者诊断后 2 年以内起病。自 1875 年 Hebra 和 Kaposi 首次报道 SLE 的神经精神症状以来,目前已报道 SLE 患者多种神经精神异常,其临床表现从轻度认知功能障碍到严重的精神病症状,最常见的表现是头

痛(22%~95%),其他包括情绪异常(28%~57%)、认知功能障碍(20%~57%)、精神病(12%~50%)、惊厥(10%~40%)、脑血管疾病(12%~30%)以及横贯性脊髓炎、周围神经病和假性脑瘤等,在精神病症状中以幻视为儿童 NPSLE 的特征性表现。运动性疾病中的舞蹈症、认知功能障碍和情感障碍常与 ACL 抗体有关,发生率比成人多。

【实验室及影像学检查】

1. **常规检查及炎症指标** SLE 的常规血、尿、便检查可出现贫血、白细胞增高或降低、血小板减少;蛋白尿、血尿、管型尿和尿中肾小管损伤的指标包括 β_2 微球蛋白(β_2M)、α_1 微球蛋白(α_1M)、N - 乙酰 -β- 葡萄糖苷酶(N-acetyl-β-glucosaminidase,NAG)、视黄醇结合蛋白(retinol-binding protein,RBP)等升高;累及胃肠道可出现粪便潜血阳性、粪便中白细胞和红细胞增多等;血沉明显增快。

关于急性期蛋白(acute phase proteins),在 SLE 患者多数是增高的,并且有助于判断疾病的活动性,包括 C 反应蛋白(CRP)、纤维蛋白原、纤溶酶原、铁蛋白、血清淀粉样蛋白 A(SAA)、铜蓝蛋白、补体因子、触珠蛋白、血红素蛋白、粒细胞集落刺激因子(G-CSF)、抗胰蛋白酶以及 IL-1 受体拮抗物,临床上以 CRP 和铁蛋白最常用,但是由于 CRP 在明显活动的患者中也可能在正常范围,所以限制了其在评价 SLE 活动方面的应用。有人认为其在鉴别 SLE 恶化和感染方面有很好的应用价值,另外 CRP 的升高可能与心肌组织的损伤有关。SLE 同时存在低补体血症,特别是 C3 的降低常常和病情活动度以及肾脏损害有关;单纯补体 C4 降低并不能提示疾病活动,其常常和患者存在先天性补体缺乏有关。

2. **自身抗体** 多种自身抗体的出现是 SLE 的特征性表现之一,而且大部分自身抗体阳性率在儿童 SLE 高于成人,包括 ANA 阳性率为 96%~100%,抗 dsDNA 抗体为 84%~95%,抗 U1-RNP 抗体为 37%,抗 RNA 抗体为 27%,抗 Sm 抗体为 20%,但是抗 Ro/SSA 抗体和抗 La/SSB 抗体的阳性率则较成人低,分别为 33% 和 15%。其中 ANA 诊断 SLE 的敏感性为 100%,特异性为 90%,特别是高滴度的 ANA 高度提示 SLE 的可能,抗 dsDNA 和抗 Sm 抗体对 SLE 诊断的特异性近 100%。抗磷脂抗体也是 SLE 患者较常见的自身抗体,包括抗 ACL 抗体和狼疮抗凝物,其阳性率分别为 22%~50% 和 20%~30%,阳性者增加血栓、舞

蹈症、缺血性坏死、癫痫、偏头痛、网状青斑的危险;SLE 患者还可出现 RF(12%~29%)、抗核小体抗体(35%)、抗组蛋白抗体、抗 C1q 抗体(80%)、抗核糖体 P 抗体(15%)、抗血小板抗体和抗红细胞抗体等;抗核糖体 P 抗体可能在神经精神性狼疮中阳性率更高。

3. **其他辅助检查** 由于 SLE 可以出现各个系统器官的累及,所受累脏器的异常都可出现相应的其他辅助检查的异常,包括心脏受累时的心电图和超声心动图异常、肺部受累时的肺功能和胸部影像学异常以及 NPSLE 时的脑电图和影像学异常等。

(1)心脏受累:心电图的异常包括各种心律失常、低电压以及 ST-T 改变等,超声心动图可发现心包积液、心房 / 心室扩大、心肌肥厚、心室壁运动异常和收缩舒张功能障碍、心瓣膜异常、肺动脉高压以及无菌性疣状赘生物等异常。

(2)肺部受累:胸部 X 射线或 CT 可发现胸腔积液、肺纹理增强、肺内渗出影和非实变以及肺野磨玻璃征和小叶间隔增厚等肺间质性病变等,特别是胸部高分辨率 CT 对于间质性肺疾病有很好的诊断价值。根据其不同的病理改变,SLE 患者可出现肺通气功能或弥散功能障碍,有报告显示,即使在无肺间质疾病临床表现的患者中,也发现 37% 存在肺功能(PFTs)的异常(最常见为限制性通气障碍)、8% 存在高分辨率 CT 的异常。

(3)NPSLE:对所有初治 SLE 以及可疑 NPSLE 的复治患者均应行腰椎穿刺检查,多表现为脑脊液压力升高、白细胞数和蛋白升高,糖和氯化物正常。70% 左右 NPSLE 患者有脑电图的异常。NPSLE 的头颅 CT 和 MRI 异常最常见为脑萎缩,主要是轻度广泛性脑皮质萎缩,其次为血管闭塞导致的脑白质低密度影以及脑室壁或脑白质高密度钙化影,MRI 可见皮层下和脑室周围白质区的高信号,胼胝体和大脑容积的减少可能与病程和认知障碍有关。在结构 MRI 中可发现,多数 NPSLE 异常(40%~80%)表现为血管旁和皮层下白质小局灶改变。在疾病活动期、足量激素应用期和大部分中枢神经系统病变的 SLE 患者中,可发现海马萎缩,并且足量应用激素的 SLE 患者和部分 NPSLE 患者的海马萎缩呈进展趋势。视觉分析 FDG-PET 可在活动和静止的 NPSLE 患者中发现额叶、顶叶、顶枕叶、颞叶、枕叶灰质以及白质损伤。在急性 NPSLE 患者,可发现额叶、前扣带回以及顶下小叶白质异常,但是静止期 NPSLE 患者无

相关发现。有 60%~80% 活动期 NPSLE 患者始终存在双侧顶枕叶白质氟 -18- 去氧葡萄糖正电子发射断层成像(fluorodeoxyglucose-positron emission tomography,FDG-PET)低代谢,但其常规 MRI 及 PET 均正常。磁共振波谱(magnetic resonance spectroscopy,MRS)可以在常规 MRI 脑白质 / 灰质均正常,或者非活动期的患者发现神经代谢的异常,特别是有认知障碍的患者;甚至在结构 MRI 正常 SLE 患者的白质及灰质中,MRS 也可以发现神经代谢异常,反映其存在神经损伤或脱髓鞘病变。PET 和单光子发射计算机断层成像(singlephoton emission computed tomography,SPECT)发现儿童 NPSLE100% 存在脑灌注减少,且对判断疾病活动和疗效也很有帮助。另外弥漫性张力成像(diffusion tensor imaging,DTI)和磁共振转移成像(magnetization transfer imaging,MTI)等 MRI 新技术对于发现中枢神经系统损伤以及评估治疗效果也有很大帮助。

【诊断及鉴别诊断】

SLE 为一多系统受损的疾病,如果患者出现一个以上的器官或系统受累应该想到 SLE 的可能(表 3-8),特别是学龄期以上的女孩。任何青少年女性出现发热伴有不能解释的器官损害,特别是伴有血沉增快时均要想到 SLE 的可能。

表 3-8　高度提示儿童 SLE 存在的表现

一般表现	器官损伤
不能解释的皮疹	肾脏损害(蛋白尿 / 血尿)
光过敏	神经系统异常
雷诺现象	血液系统异常
口腔溃疡	心 / 肺异常
关节炎 / 关节痛	胃肠道损害
浆膜炎	
全身症状	
淋巴结肿大 / 肝脾大	

注:如有以上一般表现中的任何 2 项或以上,同时伴有器官损伤中的任何 1 项;或者器官损伤中的任何 2 项或以上,同时伴有一般表现中的 1 项,均应高度提示 SLE 的可能。

1. **诊断**　目前多采用 1997 年美国风湿病学会(ACR)修订的 SLE 诊断标准,符合其中 4 项或以上即可诊断为 SLE(表 3-9)。但其敏感性却不尽如人意,容易有漏诊的情况。为此 SLE 国际临床合作组(SLICC)在 2009 年美国风湿病学会(ACR)/ 美国风湿病医师协会(ARHP)费城年会上提出了新的修订标准(表 3-10),在以下几方面做了修订:①将原来蝶形红斑和盘形红斑两项皮肤病变改为了急性或亚急性皮肤狼疮和慢性皮肤狼疮,体现

表 3-9　1997 年 ACR 修订的 SLE 诊断标准

1. **颊部红斑**　遍及颊部的扁平或高出皮肤的固定性红斑,常不累及鼻唇沟部位

2. **盘状红斑**　隆起的红斑上覆盖有角质性鳞屑和毛囊栓塞,旧病灶可有萎缩性瘢痕

3. **光过敏**　日光照射引起皮肤过敏

4. **口腔溃疡**　口腔或鼻咽部无痛性溃疡

5. **关节炎**　非侵蚀性关节炎,累及 2 个或以上的周围关节,以关节肿痛或渗液为特点

6. **浆膜炎**　胸膜炎:胸痛、胸膜摩擦音、胸膜渗液;心包炎:心电图异常、心包摩擦音或心包渗液

7. **肾脏病变**　持续性蛋白尿(>0.5g/d 或>+++);细胞管型:红细胞、血红蛋白、颗粒管型或混合型管型

8. **神经系统异常**　抽搐:非药物或代谢紊乱,如尿毒症、酮症酸中毒或电解质紊乱所致精神症状:非药物或代谢紊乱(同上)

9. **血液学异常**　溶血性贫血伴网织红细胞增多;白细胞减少,至少两次测定少于 $4×10^9$/L;淋巴细胞减少,至少两次测定少于 $1.5×10^9$/L;血小板减少,少于 $100×10^9$/L(除外药物影响)

10. **免疫学异常**　抗 dsDNA 抗体阳性 / 抗 Sm 抗体阳性 / 抗磷脂抗体阳性(具备抗心磷脂抗体或狼疮抗凝物或至少持续 6 个月梅毒血清学试验假阳性中 1 项即可)

11. **抗核抗体**　免疫荧光法或其他相应方法检测 ANA 抗体滴度异常,并排除了药物因素

表 3-10 SLICC 2009 年 SLE 修订标准

临床指标	1. 急性或亚急性皮肤狼疮
	2. 慢性皮肤狼疮
	3. 口腔／鼻溃疡
	4. 非瘢痕性脱发
	5. 炎症性滑膜炎,指内科医师观察到的 2 个或以上关节的肿胀或关节触痛伴有晨僵
	6. 浆膜炎
	7. 肾脏尿蛋白／肌酐增加或 24 小时尿蛋白 ≥ 500mg 或有红细胞管型
	8. 神经系统惊厥,精神病,多发性单神经炎,脊髓炎,外周或脑神经病变,脑炎(急性精神混乱状态)
	9. 溶血性贫血
	10. 低白细胞血症(至少一次 <4 000/mm³)或低淋巴细胞血症(至少一次 <1 000/mm³)
	11. 血小板减少(至少一次 <100 000/mm³)
免疫学指标	1. ANA 阳性
	2. 抗 ds-DNA 阳性(如用 ELISA 法,需两次阳性)
	3. 抗 Sm 抗体阳性
	4. 抗磷脂抗体阳性狼疮抗凝物阳性、梅毒血清学试验假阳性、抗心磷脂抗体(至少超过正常 2 倍或中高滴度)、抗 β_2-GPI 阳性
	5. 补体降低包括 C3、C4 和 CH50
	6. 无溶血性贫血者直接 Coombs 试验阳性
确诊条件	符合下列两项中的任何一项:
	1. 有活检证实的狼疮肾炎,伴有 ANA 阳性或抗 ds-DNA 阳性
	2. 满足分类标准中的 4 条,但是至少包括一项临床指标和一项免疫学指标

了 SLE 皮肤损害的多样性,此点可能更适合于儿童 SLE。②增加了非瘢痕性脱发。③删除了光过敏。④强调了炎症性滑膜炎作为关节受累的定义。⑤突出了血液系统改变在诊断中的地位,将溶血性贫血、低白细胞血症和血小板减少分别列为三项指标。⑥增加了免疫学指标,如抗 β_2 糖蛋白 I(β_2-GPI)、补体和 Coombs 试验,并强调了试验方法和数值标准,包括如用 ELISA 法检测抗 ds-DNA 抗体应有 2 次高于实验室参考标准、抗 ACL 抗体检测要高于正常水平 2 倍以上。⑦确诊条件中强调了肾脏病理的重要性,如肾脏病理证实为狼疮性肾炎,只要有 ANA 或抗 dsDNA 阳性即可确诊;另外一项确诊条件(满足分类标准中 4 项以上)中强调至少包含 1 项临床指标和 1 项免疫学指标。

(1)病情活动度的评估:SLE 的诊断确立后,还应对病情的轻重程度进行评估,国际上通用的评价成人 SLE 活动度和累及器官损害的标准也已经用于儿童 SLE 的评估,包括 SLE 疾病活动指数(SLEDAI)、系统性狼疮活动测量标准(SLAM)、欧洲通用狼疮活动指数(ECLAM)和英国狼疮活动评定指数(BILAG)和系统性红斑狼疮国际合作

组／美国风湿病学会的疾病指数(SLICC/SDI)。2021 年,中国儿童 SLE 诊断与治疗指南中,基于 SLEDAI-2000 评分标准,疾病活动度分为轻度活动(≤6 分),中度活动(7~12 分),重度活动(≥13 分)。

狼疮危象的概念:狼疮危象是指急性危及生命的重症 SLE,包括急进性狼疮性肾炎、急性肾衰竭;严重的中枢神经系统损害(脑血管意外、急性精神紊乱或持续惊厥);严重的溶血性贫血、血小板减少性紫癜和粒细胞缺乏症;严重心脏损害(心脏压塞、急性心肌炎或心肌梗死);严重狼疮性肺炎或肺出血、呼吸窘迫综合征;严重的胃肠道出血、肠穿孔和急性胰腺炎、严重狼疮性肝炎;严重的血管炎、灾难性抗磷脂抗体综合征等。

(2)狼疮性肾炎的诊断标准:根据中华医学会儿科学分会肾脏病学组制定的诊疗指南,SLE 患者有下列任何一项肾受累表现者即可诊断为狼疮性肾炎:①尿蛋白检查满足以下任一项者:1 周内 3 次尿蛋白定性检查阳性;或 24 小时尿蛋白定量 >150mg;或 1 周内 3 次尿微量白蛋白高于正常值。②离心尿每高倍镜视野(HPF)RBC>5 个。③肾功能异常(包括肾小球和／或肾小管功能)。④肾活检异常。

表 3-11　SLE 疾病活动指数评判标准（SLEDAI）

计分	临床表现	定义
8 分	癫痫样发作	近期发作,除外代谢、感染和药物因素
8 分	精神症状	严重的认知障碍、行为异常,包括:幻觉、思维散漫、缺乏逻辑性、行为紧张、缺乏条理。除外尿毒症和药物因素
8 分	器质性脑病	大脑功能异常,定向力、记忆力及计算力障碍。包括意识障碍、对周围环境注意力不集中,加上以下至少两项:认知障碍、语言不连贯、嗜睡或睡眠倒错、精神运动增加或减少。需除外代谢性、感染性和药物因素
8 分	视力受损	SLE 的视网膜病变,包括絮状渗出、视网膜出血、严重的脉络膜渗出或出血以及视神经炎。需除外高血压、感染及药物因素
8 分	脑神经异常	新发的包括脑神经在内的感觉或运动神经病
8 分	狼疮性头痛	严重持续的头痛,可以为偏头痛,但必须对镇痛药治疗无效
8 分	脑血管意外	新发的脑血管意外,除外动脉硬化
8 分	血管炎	溃疡、坏疽、痛性指端结节,甲周梗死。片状出血或活检或血管造影证实存在血管炎
4 分	关节炎	2 个以上关节疼痛及炎症表现,如压痛、肿胀及积液
4 分	肌炎	近端肌肉疼痛或无力,合并 CPK 或醛缩酶升高,或肌电图或肌活检存在肌炎
4 分	管型尿	出现颗粒管型或红细胞管型
4 分	血尿	RBC>5 个 /HP,除外结石、感染或其他因素
4 分	蛋白尿	蛋白尿>0.5g/24h
4 分	脓尿	WBC>5 个 /HP,除外感染
2 分	皮疹	炎性皮疹
2 分	脱发	异常片状或弥漫性脱发
2 分	黏膜溃疡	口、鼻溃疡
2 分	胸膜炎	出现胸膜炎疼痛,有胸膜摩擦音或胸腔积液或胸膜增厚
2 分	心包炎	心包疼痛,加上以下至少一项:心包摩擦音、心包积液或心电图或超声心动图证实
2 分	低补体	CH50、C3、C4 低于正常值低限
2 分	抗 ds-DNA 抗体增加	>25%(Farr 试验)或高于检测范围
1 分	发热	>38℃,需除外感染因素
1 分	血小板降低	<100×10^9/L
1 分	白细胞减少	<3×10^9/L,需除外药物因素

　　关于 SLE 肾炎的病理分型,采用 2003 年国际肾脏病学会 / 肾脏病理学会(ISN/RPS)病理分类系统为基础的评估标准(表 3-12),特别是近来强调评估急 / 慢性肾小球病变、肾小管间质病变以及与抗磷脂抗体综合征(APS)相关血管病变。

　　(3)NPSLE 的诊断标准:参考 1999 年 ACR 对 NPSLE 命名和定义的分类标准,包括 19 种中枢神经和周围神经病变(表 3-13)。①中枢神经系统病变(12 种):无菌性脑膜炎、脑血管病、脱髓鞘综合征、头痛(包括偏头痛和良性颅内高压)、运动失

表 3-12　2003 年 ISN/RPS 病理分类系统

病理分型	描述
Ⅰ型 轻微病变性 LN	光镜下肾小球正常,免疫荧光可见系膜区沉积物
Ⅱ型 系膜增生性 LN	光镜下不同程度系膜细胞及系膜基质增殖,伴系膜区沉积物,光镜下无上皮侧及内皮下沉积物,免疫荧光和电镜下可见少量孤立性上皮侧或内皮下沉积物
Ⅲ型 局灶性 LN	累及 <50% 的肾小球,病变可表现为活动或非活动,病变呈局灶、节段性或球性分布,毛细血管内或毛细血管外增殖性病变均可出现,伴节段内皮下沉积物,伴或不伴系膜增殖性病变 Ⅲ(A):局灶增殖性 LN Ⅲ(A/C):局灶增殖和硬化性 LN Ⅲ(C):局灶硬化性 LN
Ⅳ型 弥漫性 LN	累及 ≥50% 的肾小球,病变可表现为活动或非活动,病变呈节段性或球性分布,毛细血管内或毛细血管外增殖性病变均可出现,伴弥漫内皮下沉积物,伴或不伴系膜增殖性病变 Ⅳ-S(A):弥漫节段增殖性 LN Ⅳ-G(A):弥漫球性增殖性 LN Ⅳ-S(A/C):弥漫节段增殖和硬化性 LN Ⅳ-G(A/C):弥漫球性增殖和硬化性 LN Ⅳ-S(C):慢性非活动性病变伴瘢痕形成——弥漫节段硬化性 LN Ⅳ-G(C):慢性非活动性病变伴瘢痕形成——弥漫球性硬化性 LN
Ⅴ型 膜性 LN	光镜、免疫荧光和电镜下可见球性或节段上皮侧免疫复合物沉积,伴或不伴系膜病变 Ⅴ型合并Ⅲ型或Ⅳ型 伴终末硬化性病变
Ⅵ型 终末硬化性 LN	终末硬化性 LN(球性硬化 ≥90%)

注:A:活动性病变;C:慢性化病变;G:球性病变,指 ≥50% 的肾小球出现球性病变;S:节段性病变,指 ≥50% 的肾小球出现节段性病变。

调(舞蹈症)、脊髓病、惊厥发作、急性精神错乱状态、焦虑状态、认知功能障碍、情感障碍、精神病;②外周神经系统病变(7 种):急性炎症性脱髓鞘性多发性神经病(acute inflammatory demyelinating polyneuropathy,AIDP,又称 Guillain-Barre syndrome)、自主神经紊乱、单神经病(单发/多发)、重症肌无力、颅骨病变、神经丛病、多发性神经病。

2. **鉴别诊断**　由于 SLE 的临床表现涉及全身各个系统,故其鉴别诊断也比较复杂,应该与各个系统可出现相似症状的其他疾病相鉴别。系统性疾病包括可出现发热、皮疹、乏力、关节肿痛、淋巴结肿大和肝脾大的各种感染、全身炎症反应综合征、败血症等。血液系统疾病包括特发性溶血性贫血、免疫性血小板减少性紫癜、白血病,以及恶性网状内皮细胞增多症等恶性肿瘤。肾脏受累时应和各种类型的肾脏病鉴别。也应与其他的风湿性疾病相鉴别,例如急性风湿热、幼年特发性关节炎、皮肌炎、干燥综合征,以及各种血管炎等。

ANA 在 SLE 的诊断中非常重要,同时应该除外同样可以引起 ANA 阳性的感染、肿瘤和其他的结缔组织疾病(表 3-14)。

【治疗】

目前 SLE 尚无特效的治疗方法,治疗原则为积极控制狼疮活动、改善和阻止脏器损害,坚持长期、规律治疗,加强随访,尽可能减少药物副作用以改善患者生活质量。SLE 为一多系统损害的疾病,其治疗需要以小儿风湿免疫科医师为主的多个儿科学亚专科医师的密切合作,例如 SLE 的系统损害以肾脏为主时,应由小儿肾脏病医师行肾穿刺活检,明确病理类型以选择适当的治疗药物;合并肺间质损害或肺动脉高压时,应由小儿呼吸科或心血管科医师共同参与制定治疗措施,必要时行肺穿刺活检或心导管检查;NPSLE 的治疗也应有小儿神经/精神科医师进行专业用药方面的指导;一个理想的儿童 SLE 的治疗团队还应有护理、药学,以及社会学等专业人员的参与。

**表 3-13　1999 年 ACR 对 NPSLE 命名和
定义的分类标准**

中枢神经系统	1	无菌性脑膜炎
	2	脑血管病
	3	脱髓鞘综合征
	4	头痛（包括偏头痛和良性颅内高压）
	5	运动失调（舞蹈症）
	6	脊髓病
	7	惊厥发作
	8	急性精神错乱状态
	9	焦虑状态
	10	认知功能障碍
	11	情感障碍
	12	精神病
外周神经系统	13	急性炎症性脱髓鞘性多发性神经病
	14	自律神经紊乱
	15	单神经病（单发/多发）
	16	重症肌无力
	17	颅骨病变
	18	神经丛病
	19	多发性神经病

表 3-14　可以出现 ANA 阳性的情况

正常人	随年龄增长阳性率增加,女性更常见
系统性自身免疫性疾病	SLE
	混合结缔组织疾病
	系统性硬化症
	多发性肌炎/皮肌炎
	干燥综合征
	类风湿关节炎/幼年特发性关节炎
器官特异性自身免疫性疾病	自身免疫性肝炎
	原发性自身免疫性胆管炎
	自身免疫性甲状腺炎
药物	异烟肼
	青霉胺
	普鲁卡因
	奎尼丁
	氯丙嗪
	米诺环素
	肼屈嗪
	地尔硫䓬
	甲基多巴
	抗惊厥药
感染	EB 病毒感染
	结核
	亚急性细菌性心内膜炎
	疟疾
	丙型肝炎
	微小病毒 B19 感染

1. 一般治疗　对于 SLE 这样严重、慢性疾病，首先要对家长和患者进行相关知识的宣传，说明长期治疗的必要性以增加其对治疗的依从性，同时为患者树立治疗的信心。适当的休息和营养、防治感染以及日常生活中防晒也非常重要。

2. 药物治疗

（1）根据病情活动度选择治疗方案：①轻度活动 SLE 的治疗。针对轻度活动 SLE 的皮肤黏膜和关节症状，可选用 NSAIDs、羟基氯喹（hydroxychloroquine，HCQ），以及甲氨蝶呤治疗，必要时小剂量糖皮质激素。由于儿童 SLE 器官受累较成人多且较重，单纯累及皮肤和关节者少见，所以大部分儿童 SLE 均需要加用糖皮质激素。②中度活动 SLE 的治疗。可采用口服足量糖皮质激素，如果需要长时间应用 0.3mg/（kg·d）的皮质激素维持治疗，则有必要联合免疫抑制剂治疗，常用药物为甲氨蝶呤、硫唑嘌呤、来氟米特和 HCQ 等。③重度活动 SLE 的治疗。因有重要器官的受累，其治疗分为诱导缓解和维持治疗两个阶段，诱导缓解阶段应用足量糖皮

质激素加免疫抑制剂治疗，特别是对于临床表现严重和狼疮危象的患者，应积极给予甲泼尼龙冲击治疗，同时联合环磷酰胺（CTX）冲击治疗。其他免疫抑制剂可选用吗替麦考酚酯（mycophenolate mofetil，MMF）、环孢素（CsA）和他克莫司（FK506）；维持治疗阶段应根据病情逐渐减少糖皮质激素的用量，最后小剂量维持，免疫抑制剂可选用 CTX、MMF、甲氨蝶呤、硫唑嘌呤、来氟米特和 HCQ 等。

儿童 SLE 患者多处于生长发育第二个高峰的青春期，应尽量选择对其生长发育影响最小的治疗方案以提高儿童 SLE 的生活质量。例如对青春期特别是男孩的治疗，应与家长和患者充分交代和讨论 CTX 的性腺损伤问题，欧洲已有作者提出在

儿童 SLE 的诱导缓解方案中口服 MMF 可以作为与 CTX 等同位置的选择之一，成人较大样本的研究表明，在 SLE 诱导缓解治疗中 MMF 有不低于 CTX 的作用。

(2) 狼疮性肾炎的治疗：首先对伴有肾脏损害的 SLE 患者应尽早进行肾穿刺活检以明确病理类型，根据不同的病理类型选择相应的治疗方案。其次强调免疫抑制剂治疗的重要性和必要性，激素联合免疫抑制剂治疗已经使狼疮性肾炎的 5 年生存率有了明显提高，而且复发率明显降低。应用免疫抑制剂治疗时间超过 3 个月，特别是达到 6 个月以上，可以显著降低肾损害以及肾功能不全的发生率。另外，应注意降压、降脂、保护肾功能等综合治疗，特别是血管紧张素转换酶抑制药（angiotensin converting enzyme inhibitors，ACEI）和血管紧张素受体阻滞剂（ARB）的应用对肾脏损害有明显的改善作用。

(3) NPSLE 的治疗：因为 NPSLE 为重症狼疮和狼疮危象的表现之一，为威胁患者生命和预后的重要因素，诱导缓解常需要甲泼尼龙联合 CTX 双冲击治疗，以快速控制疾病活动和进展。NPSLE 的治疗强调相应的对症治疗，包括降颅压、抗精神病药物和抗惊厥药物等。对于存在精神异常或认知功能紊乱的患者，心理干预等非药物性治疗同样重要。近来许多其他新型免疫抑制剂在治疗 NPSLE 患者中也取得较好疗效，并且较传统治疗方法可能有更少的不良反应。

(4) 糖皮质激素：是治疗儿童 SLE 的基础用药。常用泼尼松 1.5~2.0mg/（kg·d），为了更快更好地发挥其抗炎和免疫抑制作用，治疗开始时主张每日 2~3 次给药。根据病情轻重初始足量激素应维持 3~8 周，然后根据患者病情控制情况（一般要活动指标正常后）酌情缓慢减量，至 5~10mg/d 维持数年。快速减量会导致病情复发，也不主张过早改为隔日应用。甲泼尼龙冲击剂量为每次 15~30mg/kg（最大量不超过 1g/次），连用 3 天为 1 个疗程，每周 1 个疗程，可连用 2~3 个疗程，间隔期间及疗程结束后服用足量泼尼松。应注意糖皮质激素的不良反应，包括感染、水钠潴留、高血压、高血糖、骨质疏松、无菌性骨坏死、高血脂和肥胖以及青光眼、白内障等眼睛异常。强调甲泼尼龙冲击治疗前应充分除外各种感染特别是结核、真菌等的感染；甲泼尼龙冲击时应密切观察生命体征（因其可致心律失常）；应用糖皮质激素的同时应加用维生素 D 和钙剂。由于 SLE 治疗过程漫长，应该注意避免应用对下丘脑 - 垂体 - 肾上腺轴抑制作用较大的药物，如地塞米松等长效或超常效的糖皮质激素，以防止出现肾上腺皮质功能不全的发生。

(5) 羟氯喹（HCQ）：以往仅用于治疗轻症 SLE，对关节症状、皮疹及疲倦等有效。目前已经被推荐为 SLE 的基础治疗，可以防治 SLE 复发和延长患者生存期，对于 SLE 患者如果没有禁忌均应在开始治疗时即同时加用 HCQ，最近的研究也表明其对孕妇和胎儿是安全的，故可用于妊娠期间 SLE 的维持治疗，而且 2008 年的欧洲风湿病联盟（EULAR）专家共识推荐为 SLE 的主要治疗药物，认为早期使用可以防治不可逆的系统损害、血栓形成和骨质疏松。常用量为 4~6mg/（kg·d）。HQC 有很好的安全性，相关的不良反应少见，且多为可逆的轻微反应，主要不良反应为视网膜病变和视野缺损，但在目前推荐剂量下 [≤6.5mg/（kg·d）] 很少出现，推荐每 6~12 个月进行一次眼科检查。由于其对心脏的毒副作用，禁用于有心脏病病史者、特别是心动过缓或有传导阻滞者。

(6) 环磷酰胺（CTX）：是治疗重度活动性 SLE 的有效药物之一，早期与糖皮质激素联合应用是降低病死率的关键，其能有效地缓解病情，组织和逆转病变的进展，改善远期预后。但是，由于其较大的毒副作用，建议用于重症或狼疮危象时，例如弥漫增殖性狼疮性肾炎、严重 NPSLE、严重间质性肺疾病或肺出血等。美国国立卫生院（NIH）治疗成人狼疮性肾炎的标准方案也可适用于儿童：0.75~1.0g/（m^2·次），每个月 1 次，6 个月后改为每 3 个月 1 次，疗程 2 年；最近的欧洲方案可能有更小的不良反应：0.5g/（m^2·次），每 2 周 1 次，3 个月后改为维持；而国内更多应用的方案为：8~12mg/（kg·d），每 2 周连用 2 天为 1 个疗程，6 个疗程后逐渐延长给药间隔，维持 1~3 年。冲击当天应进行水化（增加补液 >20ml/kg）。CTX 的主要不良反应有胃肠道反应、骨髓抑制、出血性膀胱炎、脱发和性腺损伤。如患者有严重感染，或 WBC<4.0×10^9/L 时应慎用。

(7) 吗替麦考酚酯（MMF）：MMF 联合激素治疗狼疮性肾炎与 CTX 具有同样好的疗效，而且出现疲劳、精神压力、对社会以及机体功能方面的影响均明显降低，特别是用于血管炎或增殖性肾炎诱导期的治疗。MMF 也是 SLE 维持期有效且安全的治疗药物，常用剂量为 15~30mg/（kg·d），不良反应主要为白细胞减少和感染。

(8)环孢素(CsA):联合激素治疗较单独糖皮质激素能更好地减轻疾病活动度。CsA 治疗狼疮性肾炎时降低蛋白尿的作用与 CTX 相当,总有效率为 83%,明显高于 CTX 的 60%,但停药后复发率较高;同时 CsA 能提高 SLE 患者的生长速度。CsA 常用剂量为 4~6mg/(kg·d),有效血浓度维持在 120~200μg/L。不良反应有高血压、高血脂、齿龈增生、多毛症、溶血尿毒症综合征等。

(9)他克莫司(FK506):FK506 与 CsA 相同,为强效神经钙蛋白调节抑制剂,其效果较 CsA 强 10~100 倍,能够明显降低狼疮活动指标。常用量为 0.1~0.15mg/(kg·d),维持血药浓度在 5~15ng/ml。最近有报告提出应用更小剂量每日 1 次给药(3mg/d,0.04~0.075mg/kg)治疗儿童狼疮性肾炎也安全有效。

(10)来氟米特:为一新型的合成类免疫抑制剂,治疗轻 - 中度 SLE 患者与安慰剂对照组相比能够更好地降低狼疮活动指标,特别是治疗狼疮性肾炎,与传统的免疫抑制剂比较具有有效和不良反应少的特点。最近成人多中心随机对照研究显示,来氟米特联合糖皮质激素治疗增生性狼疮肾炎很有效,并且其药效和安全性与环磷酰胺类似,能够显著缓解患者的临床症状、改善狼疮活动指标和肾脏病理改变。来氟米特也是用于狼疮肾炎长期治疗有效且安全的药物。来氟米特的成人用量为初始剂量 40~60mg/d,分 2~3 次口服,然后改为 20mg/d 维持,儿童一般为 1mg/(kg·d)连用 3 天,以后改为 0.3mg/(kg·d)维持。除了较少引起患者胃肠道反应外,其他不良反应如感染、高血压、脱发和转氨酶升高等与环磷酰胺没有显著差异。

(11)硫唑嘌呤(azathioprine,AZA):AZA 曾作为 SLE 维持治疗的首选药物,但是其严重的不良反应限制了其应用,并且随着近年来新型免疫抑制剂的出现,对 AZA 的安全性和有效性提出了新的挑战。目前多用于 CTX 冲击治疗以后的序贯治疗,特别是在狼疮性肾炎,其效果与 MMF 和 CTX 相当,不良反应则较 CTX 少。AZA 联合糖皮质激素治疗对防止增生性肾炎的复发与 CsA 具有相同的效果。AZA 通常用量为 1~2mg/(kg·d)口服,不良反应有骨髓抑制、胃肠道反应和肝功能损害等,严重者可导致严重粒细胞和血小板减少甚至再生障碍性贫血。

其他的药物还有甲氨蝶呤、长春新碱以及雷公藤等均可作为轻症或维持期患者免疫抑制治疗的可选择的药物之一。

(12)生物制剂:针对发病机制的靶向生物制剂是近年来 SLE 治疗的研究热点。目前可应用的药物有:①针对 B 细胞的制剂。由于自身免疫性 B 淋巴细胞在 SLE 发病中的重要作用,近年来针对 B 淋巴细胞的生物治疗取得了很好的疗效,这些制剂可以选择性耗竭患者体内的 B 细胞,从而减少自身抗体的形成。目前常用的药物为抗 CD20 分子的鼠 / 人嵌合的单克隆抗体——利妥昔单抗(rituximab,RTX),还有抗 CD22 单抗依帕珠单抗(epratuzumab)、抗 B 细胞刺激因子(BlyS)的单抗贝利木单抗(belimumab)和跨膜激活剂及钙调蛋白相互作用分子(TACI)与人 IgG1Fc 段的融合蛋白阿塞西普(atacicept)。②改变 T、B 细胞或抗原呈递细胞相互作用的制剂。可阻断 T、B 细胞的相互作用,抑制 T 细胞活化,进而抑制 B 细胞的功能和自身抗体的产生。包括细胞毒性 T 细胞相关抗原 4(CTLA-4)-Ig 融合物阿巴西普(abatacept)、抗 CD40 配体(CD40L)的单抗(ruplizumab)、抗 CD11a 抗体依法珠单抗(efalizumab)。③细胞因子相关制剂。主要有 IL-6 受体单抗托珠单抗(tocilizumab)、抗 TNF-α 单抗、抗 IL-1 单抗和抗 IFN-α 单抗。④补体抑制剂。目前可用的制剂为抗 C5a 单抗依库珠单抗(eculizumab)。⑤与免疫耐受相关的制剂。通过与 B 细胞表面的抗体结合等机制,诱导 B 细胞凋亡或免疫耐受,减少自身抗体的产生;包括阿贝莫司、重组人 DNA 酶和免疫球蛋白等。

RTX 为针对 B 细胞表面 CD20 分子的鼠 / 人嵌合的单抗,美国食品药品管理局(FDA)1997 年批准用于治疗非霍奇金淋巴瘤,2000 年批准用于治疗 RA;可通过抗体依赖性细胞介导的细胞毒作用(ADCC)、诱导补体依赖的细胞毒作用(CDC)或直接与细胞表面的 CD20 分子结合诱导细胞凋亡等机制,抑制 B 淋巴细胞的成熟和分化,使 2/3 难治性重症 SLE 患者得到临床缓解,可改善 SLE 患者的疾病活动度、减少糖皮质激素用量,而且具有良好的安全性和耐受性。其在儿童 SLE 应用也有很好的疗效和安全性,可安全、有效地治疗儿童 SLE 的自身免疫性血小板减少和自身免疫性溶血。利妥昔单抗常用剂量为 375mg/m^2,每周 1 次,共 4 次,主要的不良反应为轻度输液反应,偶见严重贫血、血小板减少和中性粒细胞减少,感染的发生率并不比传统的免疫抑制剂高。

贝利木单抗是美国食品药品管理局于2011年批准的首个用于治疗SLE的生物制剂,2019年9月国内获批成人SLE适应证,其与BAFF结合阻止其作用,从而抑制B细胞的生长、分化和成熟,使产生自身抗体的B细胞凋亡,来自全球多中心的随机对照试验(randomized controlled trial,RCT)结果显示其可有效治疗SLE,并改善SLE患者的生活质量。依法珠单抗是重组人源化抗CD11a单抗,已被FDA批准治疗银屑病,可有效地改善盘状红斑狼疮、亚急性皮肤型红斑狼疮等多种狼疮性皮肤损害。依库珠单抗为针对C5的重组人源IgG单抗,作用机制为防止C5转化酶将C5裂解为C5a和C5b,从而抑制补体C5活化,减少炎症介质的产生和对组织的损害;2008年FAD和欧洲医疗产品委员会(ECMP)批准用于治疗阵发性血红蛋白尿,2011年FDA批准治疗不典型溶血尿毒症综合征(aHUS);最近也有成功用于治疗SLE的报告,特别是SLE的血管病变如血栓微血管病(thrombotic micro-angiopathy,TMA)。

托珠单抗为一重组人源化单抗,可结合IL-6受体,阻断炎症信号转导,可降低SLE患者IgG水平和抗dsDNA抗体水平。TNF-α抑制剂包括人源化可溶性TNF-α受体融合蛋白依那西普(etanercept)、抗TNF-α单抗英夫利昔单抗(infliximab)和阿达木单抗(adalimumab),主要用于RA的治疗;尽管也有用于SLE有效的报告,特别是狼疮性肾炎,可部分缓解患者关节炎和蛋白尿情况,但是停药后很快复发,而且最近关于其可诱导药物性狼疮的报告逐渐引起关注。

(13)其他药物治疗:①抗凝治疗。对抗磷脂抗体阳性的患者可给予低剂量阿司匹林或小分子肝素抗凝治疗,对合并肺动脉高压的患者也多主张用双嘧达莫抗凝治疗,对于血管炎合并心脑梗死的患者应按照相应的治疗方案进行治疗。②静脉注射丙种免疫球蛋白(IVIG)。联合免疫抑制剂可用于重症SLE的治疗,特别是常规治疗无效的患者,多采用400mg/(kg·d),连续3~5天为1个疗程,每月1个疗程,依病情可持续数个疗程。国内由于经济原因可采用400mg/(kg·d),连续3~5天,然后每个月2.5~5g,维持数月至数年。IVIG不良反应较少,偶有寒战、发热、低血压、急性荨麻疹、肾功能不全等。由于感染是SLE患者死亡的主要原因并且可以诱发SLE活动和促进SLE病情恶化,应用IVIG对控制SLE患者的感染也有作用。

3. **其他治疗**

(1)血浆置换:可去除患者体内自身抗体、免疫复合物以及细胞因子等,减轻其对患者的致病作用。血浆置换的疗效缺乏有力的RCT循证医学证据。小样本的回顾性研究表明其对SLE患者有短期的治疗效果,可明显改善临床症状和免疫学指标,但其远期效果与单纯应用药物治疗者无差别。血浆置换的适应证包括:活动性重症SLE、伴有心脑肾等重要脏器受累、药物治疗无效或因药物副作用而不能耐受所需的糖皮质激素及免疫抑制剂者。目前有病例支持的包括精神神经性狼疮、SLE并发单纯红细胞再生障碍性贫血、狼疮肾炎、SLE并发急性弥漫性肺出血、血栓性血小板减少性紫癜等。但有感染存在或有凝血功能障碍者禁用。

(2)干细胞移植:1995年,欧洲外周血骨髓和脐血移植组和欧洲抗风湿联盟(European Group for Blood and Marrow Transplantation/European League Against Rheumatism,EBMT/EULAR)宣布共同进行自身免疫病的外周血干细胞移植研究,截止到2001年,在EBMT/EULAR注册的自身免疫病接受外周血干细胞移植的患者已达500余例,包括类风湿关节炎、SLE、JIA、多发性肌炎/皮肌炎等,疗效肯定。1996—2007年在欧洲骨髓移植协作组登记的900例自身免疫患者的报告显示:自体干细胞移植治疗对常规治疗无效的严重自身免疫病者可以达到超过5年的持续缓解。近10年,国内儿科对儿童难治性风湿病尝试自体外周血干细胞移植治疗,也取得了较好的近期疗效。建议干细胞移植适应于:①常规药物治疗无效;②病情进行性发展,预后不良;③累及重要脏器危及生命;④不能耐受药物毒副作用者。

4. **SLE合并症治疗**　随着SLE生存率的提高,对其长期并发症的研究成为最近的研究热点。影响儿童SLE生理心理健康的重要并发症包括:骨质疏松(20%)、骨量减少(35%)、未成熟性腺功能减退(30%)、亚临床冠心病(16%)、终末期肾病(20%)、健康相关的生活质量下降(40%)。

(1)骨质疏松的预防:糖皮质激素和SLE疾病本身都会增加骨质疏松的危险,而且青少年期骨密度达到最低值,因此早期关注儿童和青少年SLE患者的骨骼健康非常重要。一项70例儿童SLE的研究表明存在明显的骨密度降低,儿童SLE 37.5%存在骨量减少(骨密度降低),20%有骨质疏松,原因可能是由于:慢性炎症、青春期延迟、持续的激素治疗以及接受阳光照射减少。除激素以外,治疗 SLE 的其他常用药物也可以影响骨量,包括 CsA、FK506、甲氨蝶呤、袢利尿剂,以及 NPSLE 治疗中使用的长效抗惊厥药物和抗抑郁药。ACR 早在 2001 年发布了激素诱导的骨质疏松症(glucocorticoid-induced osteoporosis,GIOP)的诊治指南,并于 2010 年进行了更新,指出对于接受任何时间糖皮质激素治疗的患者,无论使用激素的剂量大小,均应添加 1 200~1 500mg/d 的元素钙,同时补充维生素 D 800~1 000U/d 以达到血清 25-(OH)D$_3$ 的治疗水平。由于骨密度仍然是评价骨强度的定量评价指标,所以建议每年进行一次骨密度测定以评估患者的骨密度变化,并且鼓励患者进行负重训练以保持正常的骨密度。当存在严重的骨质疏松时,可以考虑使用双膦酸盐类药物,但是对于长期应用该类药物的副作用尚不清楚,并且药物会对胎儿产生潜在影响,因此在使用双膦酸盐类药物治疗之前应获得患者的知情同意。

(2)股骨头坏死:有 5%~10% 的儿童 SLE 患者会发展为无菌性股骨头坏死,如行 MRI 检查则异常率可达 40%,但大多数不会有 X 射线改变。典型的无菌性股骨头坏死通常发生在大的负重骨(最常见的是股骨和胫骨)。在一般情况下,股骨头缺血性坏死是与长期、高剂量类固醇治疗有关;但由于其也可出现在标准治疗,甚至类固醇激素治疗刚刚开始的最初几周内,推测其发生更可能与疾病本身的活动有关。所以建议对有可疑症状的患者应行 MRI 检查,一旦确定诊断后应联合物理康复、中医以及骨科等的医师,积极采取综合治疗以减少致残并提高患者生活质量。

(3)肺动脉高压(pulmonary arterial hypertention,PAH):PAH 也是严重影响 SLE 患者预后甚至导致死亡的重要原因之一,尽早识别、明确诊断并给予有效的治疗对改善 SLE 患者的病情和预后、提高其生活质量、降低死亡率非常重要。多普勒超声心动图是目前用于筛查 PAH 的常用方法,成人推荐诊断 PAH 的标准为肺动脉压 ≥40mmHg(1mmHg=0.133kPa),相当于三尖瓣反流速率>3.0m/s。对存在 PAH 的儿童 SLE 患者应进行心电图、胸片、血气分析、胸部高分辨率 CT,以及肺功能的检查,并根据病情选择右心导管检查以明确右心室和肺动脉的血流动力学参数,同时应参考 WHO 标准评价患者右心功能情况,以及行 6 分钟步行距离(6MWT)评价患者活动耐量,美国胸科医师协会

(ACCP)推荐对所有风湿病的患者在确立诊断后至少 4 年内应每 6 个月行一次超声心动图和肺功能检查。积极控制疾病活动对于 SLE 合并 PAH 的治疗非常重要,传统治疗措施包括利尿剂、地高辛、吸氧和抗凝治疗,新的特异性药物包括磷酸二酯酶 5 型(phosphodiesterase type 5,PDE5)抑制剂、前列环素及其类似物和内皮素受体拮抗剂。

(4)动脉粥样硬化:动脉粥样硬化作为影响儿童 SLE 预后的并发症之一,越来越受到儿童风湿病学界的重视。儿童期发病的 SLE 有 8% 在青壮年发生急性心肌梗死。对儿童 SLE 患者也应控制和避免导致动脉粥样硬化的各种危险因素,包括饮食和锻炼控制体重、避免吸烟、降低血压和蛋白尿、饮食控制,必要时他汀类药物降低血脂,同时定期进行超声检查以监测颈动脉内膜厚度。

(5)性腺损伤:青春期延迟可见于 11% 的 SLE 儿童,可能与药物的影响和慢性疾病本身的下丘脑功能异常有关。虽然未成熟卵巢衰竭很少见,但 30% 年轻女性,特别是接受 CTX 累积剂量达 21g 者可有严重的卵巢功能衰退。青春期男性较女性有更高的不孕危险,化疗前储存其配子已经成为此部分人群广泛接受和应用的保存生育能力的方法。

5. 免疫接种 由于感染为 SLE 死亡的首要原因,目前国际上的共识是对有发生相关感染危险的风湿病患者,提倡应用接种疫苗这种最经济有效的方式来预防感染,降低风湿病患者的感染相关的死亡率。特别是在治疗前为了防止免疫抑制治疗后发生严重感染,应进行适当的预防接种,例如肺炎链球菌疫苗。鉴于有报告提出自身免疫病的发生和疾病的复发与疫苗的接种有关,所以临床医师也担心疫苗接种会导致 SLE 的复发或活动,但是有研究表明疫苗接种多与器官特异性自身免疫病有关,而引起系统性自身免疫病如 SLE 则很少见。相关的研究表明 SLE 患者进行灭活疫苗的预防接种是安全和有效的,但是疫苗的应答水平低于健康人,所以英国风湿病学会推荐风湿病患者接种非活性疫苗后,应该检测相应的保护性抗体,如果低于保护水平则应该在 3 个月后重复。美国儿科学会(AAP)也建议:对所有 SLE 的患者均应建议与年龄相应的常规疫苗接种,包括每年一次的流感疫苗、肺炎疫苗以及脑膜炎疫苗。

但是对于 SLE 患者不推荐使用活疫苗,特别是对于活动期的患者或活动性狼疮性肾炎的患者不建议接种任何疫苗。AAP 也同时建议对于长

期服用泼尼松剂量>2mg/（kg·d）（或10kg以上小儿>20mg/d）的患者应避免减毒活疫苗的接种，直到停用激素至少1个月以上。

6. 随访 SLE是一种以恶化与缓解反复交替为特征的慢性疾病，活跃期往往持续数年，所以治疗后的定期规律随访对防止复发和减少并发症非常重要。轻症患者或维持治疗的患者应该每3个月随访一次，稳定期的患者可以6~12个月随访一次，但是重症诱导缓解期则应该1个月随访一次。在随访过程中，首先应进行疾病活动度的评估。另外每年进行一次器官损伤程度的评估（包括整体和特定器官）也为SLE治疗的目标之一，EULAR推荐应用SLICC/ACR损伤指数来评估SLE患者不可逆的器官损伤（慢性损伤），并且最近逐渐完善了评估标准，例如近期的建议中倾向于应用估算的肾小球滤过率（glomerular filtration rate，GFR）作为狼疮性肾炎的研究终点指标，因为其比单纯的血清肌酐水平具有更高的可信度。

鉴于脏器损伤特别是肾脏和神经系统对SLE患者预后的重要性，在随访过程中要特别注意对其相应临床表现的监测，EULAR在对成人SLE患者的监测建议中指出：如已有明确肾脏受累者，应至少每3个月一次常规检测尿蛋白/肌酐比值和免疫学指标，包括补体C3、C4、dsDNA、尿沉渣和血压监测并坚持2~3年；如已有明确慢性肾脏受累者（GFR<60ml或24小时尿蛋白定量持续高于0.5g），则应严格按照肾脏病专科对慢性肾脏病的指南进行监测。与成人相同，肾脏预后不良的因素包括：肾脏病理显示慢性病变、肾功能不全、高血压、弥漫增殖性肾小球肾炎和肾病水平的蛋白尿。

在随访过程中对于实验室指标的监测，EULAR建议在诊断初期应该进行ANA、dsDNA、抗SSA/SSB/RNP/Sm抗体、抗磷脂抗体以及补体的检查，有疾病活动时应复查抗dsDNA抗体和补体，如果抗ACL抗体阳性，应在其手术、器官移植、妊娠、雌激素补充治疗以及新发神经系统和血管事件时进行复查；稳定期的患者每6~12个月随访一次血常规、血沉、CRP、血清白蛋白、血肌酐（或GFR）、尿常规和尿蛋白/肌酐比值；如果患者应用特殊药物则需根据不同药物的不良反应进行相应的监测。

另外，对于活动期的患者应根据受累脏器的情况、治疗方案的选择，以及治疗反应等多种因素安排随访，应特别重视对一些严重影响患者生活质量

方面的问题或并发症进行随访，包括：慢性病对患者心理的影响、生长缓慢、由于疾病和治疗引起的外表的变化、性腺损伤和生育问题、可能影响患者学习能力和认知功能的因素等。

SLE患者与同龄的健康人相比在社会心理、认知能力和体格发育等方面都存在落后的风险，因此SLE患者由儿童转入成人的过程中常常不能很好地坚持治疗，导致了较高的复发率和致死率。SLE患者由以儿童为中心的护理转入以成人为中心的护理是一个长期过程。转入之前，应对患者对于SLE疾病本身、SLE的并发症、药物治疗的副作用、自身护理的要求、与医护有效沟通的方法，以及遵循医嘱的重要性等方面的认识进行评估。此外，儿科医师应该为儿童及青少年SLE患者提供成功转入成人风湿科所需要的必要教育，主要集中于培养患者的独立意识以及患者正确地脱离父母和儿科医师护士的庇护，以保证患者在疾病和心理都处于稳定状态下成功转入成人风湿科。

附：新生儿狼疮综合征

新生儿红斑狼疮（neonatal lupus erythematosus，NLE）是指抗Ro/SSA和/或抗La/SSB抗体和/或抗U1-RNP抗体（少数情况）阳性的母亲所分娩的新生儿，在出生后出现的皮疹、心脏传导功能异常、肝功能或血液等其他系统异常的一组临床综合征。主要表现为皮肤疱疹、先天性心脏传导阻滞和/或多系统受累。

【流行病学】

美国报告的患病率为1/20 000活产婴儿，皮肤损害的男/女性别比为1:2，而心脏损害的男/女比率大致相同。抗Ro/SSA和抗La/SSB抗体阳性的妊娠母亲中，其胎儿发生NLE的概率约为1%，但是如果既往有NLE孕产史，则再次发生NLE的概率增加到25%。在NLE患者中皮肤损害约占50%，先天性心脏传导阻滞（congenital heart block，CHB）占30%~50%，皮肤合并CHB约占10%；日本1992年报告的心脏病变发生率为11%，而2005年报告则高达50%；我国报告的病例中绝大多数为皮肤损害，有CHB者仅占13.2%。

【发病机制】

由母亲经胎盘传递给胎儿的自身抗体在NLE的发病中起重要作用。已有大量病例研究表明，当母亲体内存在ANA和抗Ro/SSA、抗La/SSB抗体（前者的抗原是胞质内一小的RNA蛋白复合体，后

者的抗原是核糖核蛋白复合物），这些 IgG 型抗体经过胎盘进入胎儿体内，引起 NLE 症状。

近年来研究表明，母亲体内的抗 Ro/SSA、抗 La/SSB 与 NLE 的关系最为密切。NLE 患者心肌中可检测到抗 SSA 和抗 SSB 抗体，这些抗体与胎儿心肌上的抗原决定簇结合，在约孕 16 周胎儿心脏成熟以后，导致房室结和房室束的损伤，而致 NLE 发生永久性心脏传导阻滞；病理检查发现胎儿的房室结缺如或严重受损，代之以纤维组织及局部钙化。抗 Ro/SSA 抗体可拮抗 5- 羟色胺诱导的胎儿心房细胞 L 型钙通道的激活，触发炎症反应，最终导致窦房结、房室结和希氏束纤维化及瘢痕形成；抗 La/SSB 抗体可能与皮肤损害有关；抗 U1RNP 抗体也与典型的皮肤损害或者系统损害，特别是血小板减少的发生有关。但是抗 SSA 和抗 SSB 抗体阳性母亲的新生儿仅有 1%~2% 发生 NLE；所以 NLE 确切的发病机制尚不清楚，是否存在相关的遗传学基础有待于进一步的研究。

【临床表现】

NLE 的临床表现分为两类：一类称为暂时性狼疮综合征，患者有皮疹或其他全身表现，无心脏病变；另一类为存在 CHB 的持续性新生儿狼疮样综合征。

暂时性狼疮综合征是由于母亲体内 IgG 抗 Ro 和抗 La 抗体经过胎盘进入胎儿体内引起的。有些婴儿会在生后立即或几个月内出现皮疹。NLE 的皮肤损害可发生在出生时，但更多的是发生在出生之后的几周内，最长的报告为 20 周；皮疹多见于日光暴露部位如额头、面部及头皮，其次为躯干或四肢；呈环形的充血性斑丘疹或红斑，可有鳞屑及中央部位萎缩，边缘清晰且凸起，偶有融合，类似盘状红斑；一般在生后 6~9 个月内消退；极少数患者可遗留表皮萎缩和毛细血管扩张。NLE 皮疹的病理改变为表皮及真皮接触部位出现退化，血管周围淋巴细胞浸润，角质形成细胞及基底膜可见免疫复合物沉积。

与新生儿暂时性狼疮综合征不同，具有 CHB 伴或不伴有心肌炎、心脏间隔或心内膜垫缺损、心内膜心肌弹力纤维化等其他心脏损害的 NLE 称为持续性新生儿狼疮样综合征。NLE 的心脏损害表现为不可逆的、完全性房室传导阻滞，死亡率达 20%~30%。典型的传导阻滞开始于孕中后期，可从一度房室传导阻滞逐渐加重，最终发展为三度房室传导阻滞；也可出现窦房结受累，表现为心动过缓

等；约 6% 的患者可合并扩张型心肌病。

NLE 也可累及肝脏和血液系统。肝脏受累发生率约 10%；可表现为转氨酶升高、高胆红素血症甚至肝衰竭；可发生于宫内、新生儿期或婴儿期，多持续短暂时间后恢复。约 10% 的患者也可出现一过性血小板减少、白细胞或中性粒细胞减少以及轻度溶血性贫血等改变。其他系统病变包括中枢神经系统较少见，且多为暂时性的，一般在 6 个月内消失。

【诊断及鉴别诊断】

目前对新生儿红斑狼疮尚无明确的诊断标准。对母亲患有 SLE、干燥综合征或其他风湿病史，特别是其抗 Ro/SSA、抗 La/SSB 或抗 U1-RNP 抗体阳性的新生儿，均应考虑有无 NLE 的可能。但因有 30%~50% 的 NLE 母亲在孕期或分娩时无风湿病的表现，所以对疑似患者应对其母亲进行血中以上抗体的检测。在宫内，特别是孕中晚期，如果胎儿超声心动图显示任何程度的 CHB 均应疑诊 NLE。

如果母亲或新生儿抗 Ro/SSA 和 / 或抗 La/SSB 抗体阳性，新生儿出生后出现皮疹、心脏传导功能异常、肝功能或血液系统等的异常，又无其他原因可以解释则要考虑 NLE 的诊断。如果母亲诊断为亚急性皮肤型狼疮或者诊断有疑问时可行皮肤活检，病理表现为表皮基底层空泡变性以及真皮内间质和血管周围淋巴细胞浸润。应与各种病毒、弓形虫或金黄色葡萄球菌等病原体感染引起的皮肤损害相鉴别。

【治疗与监测】

对所有妊娠的 SLE 患者都应进行抗 Ro/SSA 和 / 或抗 La/SSB 抗体的检测，对于这两种抗体中有一种阳性，尤其是高滴度者，或既往有过 NLE 患者生育史的孕妇应密切监测，警惕其胎儿发生新生儿红斑狼疮的危险。对 SLE 患者的新生儿，除了常规新生儿检查外，还应进行心脏超声、心电图、血液、肝功能等多方面的评估。

1. **皮疹**　暂时性狼疮综合征很少需要药物治疗，但应避免日光照射，外出应使用防晒物品，多数在 6~8 个月内自行缓解，也很少留瘢痕，少数可以使用局部用激素，对持续的毛细血管扩张可考虑激光治疗。严重皮损可应用短疗程激素疗法［泼尼松，2mg/（kg·d）］，口服或静脉冲击。

2. **心脏损害**　对于 NLE 患者，心脏传导阻滞可以是致命的。对Ⅲ度心脏传导阻滞者，一般都需要植入起搏器，尤其是出生时心率低于 55 次 /

min 者。生后出现的Ⅰ度和Ⅱ度心脏传导阻滞有发展成Ⅲ度心脏传导阻滞的风险，但对于Ⅰ度和Ⅱ度心脏传导阻滞是否治疗尚有争议，可以试用糖皮质激素或静脉用丙种球蛋白。对于胎儿期已经发现的Ⅱ度心脏传导阻滞，即便经过治疗已经逆转，生后仍需密切监测，仍有进展到Ⅲ度心脏传导阻滞的风险。对于胎儿期发现过任何心脏传导功能异常的新生儿，生后都应该请儿童心脏专家会诊。

3. 血液系统　对于轻度的白细胞下降或血小板减少，可以自行恢复正常，一般不需治疗。少数血液系统受累严重的可能会需要泼尼松［2mg/(kg·d)］或 IVIG（总量 2g/kg）的治疗。

4. 其他情况　对有严重肝功能异常、胆汁淤积或者神经系统损害的患者可试用糖皮质激素、IVIG 和 / 或免疫抑制剂治疗。

【预后和随访】

少数新生儿暂时性狼疮综合征患者长大后在青春期可发展为 SLE、幼年特发性关节炎、干燥综合征或其他风湿性疾病；部分孕期或生产时无症状的母亲也有 1/3 日后发生了 SLE、干燥综合征、关节炎或皮肌炎等自身免疫性疾病。

由于 NLE 的症状未必会生后马上表现出来，因此对母亲抗体高滴度或既往 NLE 患者分娩史母亲的婴儿，应密切随访，最初在婴儿出生后 2 周、满月后每月、至出生后 6 个月都应进行随访，此后每 3 个月随访一次，至少至 1 岁。

如何预防 NLE 现在尚不十分明了了，有主张对患 SLE 的妇女在妊娠期应进行糖皮质激素的治疗，可选用地塞米松或倍他米松，必要时也可选择免疫抑制剂、进行血浆置换以清除母亲体内抗体，以及静脉用免疫球蛋白等，尽可能减少对胎儿心脏的损害。

SLE 患者在妊娠期间会出现病情复发或加重，有大约 1/3 的患者最终以剖宫产的方式终止妊娠，近 1/3 以上的患者出现早产，20% 以上的患者发生子痫，有近 30%SLE 患者的胎儿出现胎儿生长受限（fetal growth restriction，FGR），因此需规范 SLE 患者的围产期管理以提高 SLE 患者的妊娠成功率和降低母婴死亡率。最近中华医学会风湿病学分会提出了 SLE 患者围产期管理建议，认为 SLE 患者的妊娠必须有计划性，须同时满足下述条件才可以考虑妊娠：①病情不活动且保持稳定至少 6 个月；②糖皮质激素的使用剂量为泼尼松 15mg/d（或相当剂量）以下；③24 小时尿蛋白排泄定量为 0.5g 以

下；④无重要脏器损害；⑤停用免疫抑制药物如环磷酰胺、甲氨蝶呤、雷公藤等至少 6 个月；⑥没有服用妊娠期间不允许服用的药物，对于孕前一直服用 HCQ 的患者建议妊娠期间继续使用。

（宋红梅）

第四节　抗磷脂抗体综合征

抗磷脂抗体综合征（antiphospholipid syndrome，APS）是与抗磷脂抗体（antiphospholipid antibody，APL）相关的一组临床征象，以血栓形成、习惯性流产和血小板减少等为主要表现。上述症状可单独或同时出现。在部分患者还可出现网状青斑（livedo reticularis）、心瓣膜赘生物及溶血性贫血。患者体内存在狼疮抗凝集物（lupus anticoagulant，LA）和 / 或抗磷脂抗体（APL）中度或高度阳性。最常检测到的抗磷脂抗体亚群为狼疮抗凝集物、抗心脂抗体（anticardiolipin antibody，ACL）及 β_2 糖蛋白 1（β_2 glycoprotein 1，β_2-GP1）。自从 1983 年由 Hughes 等首先提出后，人们对该病的认识越来越深入。但关于儿童 APS 的报道却不多见。

本综合征可分为原发性抗磷脂抗体综合征（primary antiphospholipid syndrome，PAPS）和继发性抗磷脂抗体综合征（secondary antiphospholipid syndrome，SAPS），儿童 APS 多为 SAPS，可继发于多种情况，例如 SLE、病毒感染、类风湿关节炎、手术等，其中继发于 SLE 最多见。有报道 SLE 患者中 50%APL 阳性，25% 表现为 APS。

与成人相比，儿童的血栓症发病率很低。欧洲儿科风湿病学会抗磷脂抗体和系统性红斑狼疮分会对抗磷脂抗体综合征的患者进行了注册登记。在注册登记的 121 名患者中，56 名为男孩，65 名为女孩，诊断的平均年龄是 10.7 岁。其中有 60 名（49.5%）患者为原发性抗磷脂抗体综合征，60 名（49.5%）继发于其他自身免疫性疾病，其中 50 名患者继发于系统性红斑狼疮，1 名（<1%）继发于恶性淋巴瘤。

【发病机制】

本病确切的发病机制尚不清楚。抗磷脂抗体对血管内皮细胞和血小板功能均有影响。抗磷脂抗体与血管内皮细胞的磷脂结合后，使内皮细胞功能受损，导致前列环素（prostacyclin，PG12）的合成及释放减少。抗磷脂抗体与血小板磷脂结合可激

活血小板,使其释放一种血管收缩剂和凝集前物质——血栓素 A2(thromboxane,TXA2)。由于上述两者比例失衡,致使血管收缩、血流缓慢、抗血小板凝集功能减弱。

此外,抗磷脂抗体可影响一些内皮细胞蛋白的功能,如抗凝血酶 Ⅲ(antithrombin Ⅲ,AT Ⅲ)水平降低,及抗磷脂抗体与内皮细胞上的血栓环素(thrombomodulin)相互作用导致机体呈高凝状态。抗磷脂抗体还可与胎盘抗凝蛋白(placental anticoagulant protein 1,PAP1)结合,使胎盘局部抗凝能力下降,导致胎盘血栓形成及自发流产。

【临床表现】

1. **动、静脉血栓形成** APS 血栓形成的临床表现取决于受累血管的种类、部位和大小,可以表现为单一或多个血管累及。APS 的静脉血栓形成比动脉血栓形成多见,儿童静脉血栓以下肢深静脉血栓常见。此外还可见于肾脏、肝脏和视网膜。动脉血栓多见于脑部及上肢,可出现缺血性梗死表现,还可累及肾脏、肠系膜及冠状动脉等部位。肢体静脉血栓形成可致局部水肿,肢体动脉血栓会引起缺血性坏疽。

2. **心脏表现** 心脏表现多种多样,如瓣膜病,包括疣状赘生物、瓣膜增厚、纤维钙化等。此外也可发生冠状动脉病变,心房或心室内栓塞,还可伴肺动脉高压和心肌病。有报道儿童 APS 患者最多见的心脏表现为扩张型心肌病。

3. **血液系统异常** 可表现为血小板减少,自身免疫性溶血性贫血,淋巴细胞减少,少数会出现出凝血异常。Evans 综合征在儿童 APS 中较常见。

4. **肾脏损害** APS 是导致儿童期肾病的原因之一。APS 时的肾脏损害称之为抗磷脂抗体综合征肾病(APSN),是一种血管性的肾脏损害,即肾脏的非炎性反应性血栓性血管病,临床上分为急性型和慢性型:急性型临床表现可有严重高血压、微血管病性贫血、急进性肾炎(RPGN)或原有肾脏疾病加重。慢性型相对较多见,临床上可无明显症状及体征,而是肾功能隐匿丧失,最终进入终末期肾。肾脏严重的血栓形成可导致肾梗死,肾梗死多见于恶性抗磷脂抗体综合征(catastrophic antiphospholipid syndrome,CAPS),其病死率高达60%。临床多表现为进行性肾衰竭。APS 肾损害除了表现为血管性损伤外,还可表现为非血管性APS 肾病,如膜性肾病、微小病变、局灶节段肾小球硬化、系膜性肾病、寡免疫新月体肾炎等。临床表现有蛋白尿、肉眼血尿、镜下血尿、高血压、肾功能不全、肾病综合征、急性肾衰。起病可为急性、亚急性或慢性。

5. **中枢神经系统表现** APS 的神经受累并不少见。其发病机制除血栓形成所致脑缺血外,还可能与 aPL 抗体和脑磷脂发生交叉反应造成的脑组织弥散性损伤有关。多见于大脑动脉栓塞,且在儿童期出现的大脑缺血中大部分患者的血 aPL 阳性。因此,在儿童期出现中枢神经系统症状且表现出磷脂依赖的凝血时间延长应考虑本病。儿童还可表现为偏头痛、舞蹈症、癫痫或精神异常。

6. **皮肤表现** 80% 的患者有网状青斑,可有雷诺现象、皮肤溃疡等表现。在儿童,皮肤瘀斑也可以是唯一的临床表现。但应注意网状青斑也可见于感染性疾病、免疫性疾病和胆固醇结晶栓塞等情况。APS 还可有其他皮肤表现,如掌跖红斑、皮肤坏死、紫癜及指/趾甲下裂片状出血等。

7. **产科及围产期表现** 成人 APS 可发生胎盘血管的血栓形成导致胎盘功能不全,可引起习惯性流产、胎儿宫内窘迫、胎儿生长受限或死亡。所以,对围产期异常的胎儿,需要考虑母亲有无 APS 的可能。

8. **其他** 少见的如肺部损害、肢端坏疽和皮肤慢性溃疡、肾上腺血栓和缺血性骨坏死等。

9. **灾难性抗磷脂抗体综合征(catastrophic antiphospholipid syndrome,CAPS)** 于 1992 年由 Asherson 首次定义,指由多发微血管血栓形成而导致的暴发性多器官衰竭,是一种急性进行性的严重危及生命的抗磷脂抗体综合征。

研究表明,患有原发性 APS 的患者年龄相对偏小,易出现动脉血栓,特别是容易出现脑血管缺血事件。而患有继发性抗磷脂抗体综合征的患者年龄较大,易出现静脉血栓,可有血液系统表现及皮肤表现。

【实验室检查】

1. **狼疮抗凝集物(lupus anticoagulant,LA)** LA 是一种 IgG 或 IgM 类免疫球蛋白,在体外能干扰并延长各种磷脂依赖的凝血试验。LA 通过与活化的凝血酶原复合物中的磷脂结合,阻断因子 V 与凝血酶原的作用,从而抑制纤维蛋白的形成,使凝血时间延长。目前常用的筛选 LA 的较敏感的方法为白陶土凝集试验(KCT)。LA 不仅发生于狼疮,且与血栓形成有关。

2. **抗磷脂抗体** 是一组能与多种含有磷脂

结构的抗原物质发生反应的抗体,抗心磷脂抗体(ACL)是其中的一种。aCL 主要致病机制为活化血小板并导致内皮细胞功能异常,抑制蛋白 C 和蛋白旁路,引起组织因子表达增多,纤维溶解素减少,内皮细胞抗体形成等。aCL 分为 IgG、IgM 及 IgA。持续中~高滴度的 IgG/IgM 型 aCL 与血栓形成的关系密切,IgG 型 aCL 与中晚期流产相关。ACL 与临床上的一些合并有血栓形成、习惯性流产、血小板减少和神经精神症状的疾病有关,而且特异性很强。因此有众多学者常常将上述临床表现合并有这类抗体的抗磷脂抗体综合征又称为抗心脂综合征。然而 aCL 阳性不仅见于 APS,也可见于健康老年人、自身免疫性疾病、感染及肿瘤等疾病,但后者多为 IgM 型,与血栓和血小板减少等症状无明确相关性。

3. 抗 β₂ 糖蛋白 1 检测　随着对 aCL 研究的不断深入,发现有一类 aCL 需磷脂结合蛋白 β₂ 糖蛋白 1(β₂-GPI)参与,而不能直接与心磷脂结合,故将这类 aCL 称为 β₂GPI 依赖性 aCL。高滴度的抗 β₂GPI 抗体与 APS 动静脉血栓形成、习惯性流产关系密切。

4. 除以上 3 种抗体外还有另外一些抗体与 APS 相关,如抗凝血酶原抗体、抗血小板抗体、补体因子 H 抗体及许多凝血和纤溶途径的调节蛋白,包括蛋白 C 和蛋白 S 等。

【诊断】

1999 年在日本札幌召开的第一次国际 APS 专家共识会提出了 APS 的诊断标准,即 Sapporo 标准,该诊断标准在临床得到了广泛的应用。但实践表明,应用该标准诊断缺乏特异性。为此,2004 年底在悉尼召开的第二次国际 APS 专家共识会,根据现有的研究证据提出了修订标准,并于 2006 年公布。以下为修订后的诊断标准:

(一)临床标准

1. 血管栓塞　至少有一次经影像学、超声多普勒或组织学证实的任何脏器或器官的动脉、静脉或小血管血栓形成发生。

2. 病态妊娠　①至少 1 次不能解释的孕 10 周或 10 周以上的胎儿死亡;或②至少 1 次因先兆子痫、子痫或严重胎盘功能不全导致孕 34 周或 34 周以上的早产(新生儿形态正常);或③3 次或 3 次以上的孕 10 周前自发流产。

(二)实验室标准

1. 抗心磷脂抗体 2 次中高滴度的 IgG 和 / 或 IgM 型抗体阳性(间隔至少 12 周)。

2. 狼疮抗凝物 2 次阳性(间隔至少 12 周)。

3. 抗 β₂GPI 抗体 2 次高滴度 IgM 或 IgG 型抗体阳性(间隔至少 12 周)。

注:至少 1 条临床标准和至少 1 条实验室标准即可确诊。

目前尚未制定儿童 APS 的诊断标准,因此儿童 APS 诊断参照上述成人 APS 的诊断标准。单从临床表现或实验室检查很难确诊 APS。所以对于一个有中高滴度 aCL 或 LA 阳性的患者,并有以下情况应考虑 APS 的可能:①无法解释的动脉或静脉血栓;②发生在不常见部位的血栓(如肾或肾上腺);③反复发生的血栓;④反复发生的血小板减少。

【治疗】

对于原发性 APS,治疗的目的主要是对症治疗、防治血栓。继发性 APS 的治疗除以下治疗外,尚需治疗原发病。

1. 一般治疗　主要是对症处理,防止血栓形成。首先提出的预防 APL 阳性者血栓栓塞的方法是使用小剂量阿司匹林。但有研究认为,小剂量阿司匹林并不能预防 APL 阳性者深部静脉血栓形成或肺栓塞。

2. 抗凝治疗　肝素及低分子量肝素、华法林、双嘧达莫等。羟氯喹可以减少 APL 的生成,有抗血小板聚集作用,主要用于 APL 阳性伴有血栓者。

3. 其他治疗　目前对于抗磷脂抗体综合征没有标准化的治疗方案,一些药物如羟氯喹、血小板活性药物、凝血酶抑制剂及利妥昔单抗均有临床应用,但均未成为临床标准治疗方法。

4. 血小板减少的治疗　对轻度血小板减少并无血栓合并症的患者宜随访观察,不给予治疗;对出现血栓而血小板 $<100 \times 10^9$/L 患者抗凝治疗应慎重,血小板 $<50 \times 10^9$/L 患者应禁用抗凝治疗,可应用泼尼松联合大剂量丙种球蛋白静脉注射治疗,血小板上升后再给予抗凝治疗。

5. 急性期治疗　急性期血栓可行取栓术。有手术禁忌证者可以溶栓,常用药物有尿激酶、链激酶等。

6. 灾难性抗磷脂抗体综合征　本综合征常是骤然起病,一般主张抗凝并同时使用较大剂量激素,必要时联合使用血浆置换和静脉注射免疫球蛋白。

7. 慢性期治疗　口服抗凝药物为主,至于抗凝治疗时间,应当依据血栓栓塞事件严重程度、其他高凝因素、潜在的出血并发症等危险因素综合考虑,推荐长期甚至终身抗凝治疗。

(李彩凤)

第五节 干燥综合征

干燥综合征(Sjögren syndrome,SS)是一种自身免疫性外分泌腺体的慢性炎症性疾病。病变主要为淋巴细胞及浆细胞浸润泪腺及大小唾液腺等外分泌腺,致使腺体破坏,引起这些腺体的分泌减少为特点。它可同时累及其他器官,造成多种多样的临床表现,但以眼干燥(或干燥性角膜结膜炎)和口腔干燥为主要症状。血清中可出现多种自身抗体。干燥综合征可单独存在,称为原发性干燥综合征(primary Sjögren syndrome),此类型在儿童时期较为少见。本征也可与其他自身免疫性疾病并存,如幼年特发性关节炎、系统性红斑狼疮、系统性硬化症等称为继发性干燥综合征(secondary Sjögren syndrome)。儿童时期多见继发于系统性红斑狼疮或混合结缔组织病。

【流行病学】

SS 是一种较常见的自身免疫性疾病,患病率为 0.5%~5%,90% 以上患者为女性,发病年龄大部分为 30~50 岁,但可发生于任何年龄,包括儿童和老年人等。

【病因和发病机制】

本病的病因与以下 3 个方面有关:

1. **遗传因素** 本病有家族聚集倾向,通过免疫遗传的研究,发现某些人类白细胞抗原基因 HLA-DR、HLA-B8 基因与干燥综合征相关。这种相关性可因种族不同而不同,如日本人与 HLA-DRW53 相关,而中国人则与 HLA-DR3、DR2、DRW53 相关性更显著。

2. **病毒感染** 原发性 EB 病毒感染常侵犯腮腺,但当时并不发生 SS,然而从 50%SS 患者的腮腺液中可培养出 EB 病毒(正常人为 20%)。患者腮腺内 EB 病毒 DNA 增加,说明病毒被活化,但此现象也见于其他免疫紊乱疾病,并非 SS 病所特有。因此,EB 病毒不是 SSD 直接病因,它是作为一个多克隆 B 细胞活化因素,可能参与延续或加重 SS 患者的免疫紊乱,导致持续的自身炎症,甚至可能最终导致淋巴瘤。

3. **免疫学异常** 干燥综合征患者外周血中的 T、B 淋巴细胞分化、成熟和功能明显异常。B 淋巴细胞功能高度亢进和 T 淋巴细胞抑制功能低下,造成干燥综合征患者突出的体液免疫功能异常,如高丙种球蛋白血症和多种自身抗体的产生,其中抗 SSA(Ro)抗体和抗 SSB(La)抗体等具有相对特异性。本病 T 淋巴细胞亚群的变化即抑制性 T 细胞减少,也反映了该类人群存在细胞免疫功能异常。具有器官特异性抗体包括对唾液腺上皮细胞的抗体、抗腮腺导管抗体、抗甲状腺抗体和抗胃体细胞抗体等。

干燥综合征在上述多种因素的影响下,最终导致机体免疫异常。异常的细胞和体液免疫反应产生各种炎症介质,引起患者的组织炎症和破坏性病变。

本病首要表现为外分泌腺大量淋巴细胞、浆细胞,以及单核细胞浸润,如唾液腺、泪腺、肾间质、肺间质,还可累及肝汇管及消化道黏膜,最终导致局部导管和腺体的上皮细胞增生,继之退化、萎缩、破坏,代以纤维组织而丧失功能。其次为系统性血管炎表现,是由冷球蛋白血症、高球蛋白血症或免疫复合物沉积所引起,也是干燥综合征并发肾脏损害、神经系统病变、皮疹及雷诺现象的病理基础。最后,亦可表现为全身性 B 淋巴细胞增殖。

【临床表现】

干燥综合征多起病缓慢,以非特异性临床症状起病,如关节痛、皮疹或发热等,而并非口干或眼干等典型症状。

1. **口干** 是由于唾液减少所致。儿童患者虽有唾液量减少,却无自觉症状。口干燥症患者会自觉口干,常扩展到咽部,严重者常频频饮水,进固体食物时必须用水送下。约 50% 患者牙齿逐渐发黑,呈粉末状或小片脱落,只留残根成为猖獗龋,是口干燥综合征的特点之一,龋洞通常发生在齿龈或咀嚼面等少见的部位,且常反复出现口腔念珠菌感染。舌面干,有皲裂。舌乳头萎缩,故舌面光滑;舌痛,可出现溃疡。腮腺或下颌下腺可表现为反复双侧交替肿大,尤以腮腺肿大为多见。儿童 SS 最常见的症状为反复发作的腮腺炎或腮腺肿大,发生率为 30%~70%,口干症状常常可以缺如或出现较晚。

2. **眼干** 是由于泪腺分泌减少所致眼部干涩、"异物感""砂砾感""烧灼感"等。眼干燥症早期可能表现为患者不能耐受戴隐形眼镜。常见伴随症状包括畏光、红肿和眼睛疲劳,眼部分泌物黏稠增多,尤其是睡醒时。疼痛、强烈畏光提示角膜磨损。严重者哭时无泪。严重的眼干可导致丝状角膜炎,可致失明。但同口干燥症状相似,儿童眼干燥症状亦常常缺乏或出现较晚,多表现为眨眼增多。

3. **其他部位外分泌腺** 鼻、咽、喉、气管和支气管黏膜的腺体也可累及,导致鼻腔干燥、鼻出血、慢性干咳、声音嘶哑。下呼吸道受累可发生慢性支气管炎或间质性肺炎。约有 1/2 的原发性 SS 患者报道有消化道症状,消化道可见食管运动功能障碍,胃酸分泌减少及萎缩性胃炎。肾脏损害是儿童 SS 最具特征性且最常见的腺外损害,可先于口眼干燥症或发生于无腺体受累的儿童,其中肾小管酸中毒最多见,严重者出现低钾性麻痹。此外,还可发生肾性糖尿病、尿崩症、肾病、肾小球肾炎等,长期未得到治疗的患者会并发佝偻病和生长受抑。此外,研究发现 35% 患者抗胃壁细胞抗体阳性。18%~44% 患者有肝脾大,转氨酶增高。40% 病理改变为慢性活动性肝炎,7%~13% 的患者可发现抗线粒体抗体 AMA,提示原发性 SS 与原发性胆汁性肝硬化(primary biliary cirrhosis,PBC)有密切关系。

4. **皮肤黏膜** 可出现紫癜样皮疹、结节性红斑、鱼鳞样变,发生部位不固定,可伴瘙痒和表皮剥脱。继发感染较罕见,外阴分泌腺常受累,导致外阴皮肤与阴道干燥及萎缩,可能引起瘙痒、刺激感。

5. **其他脏器病变** 一些患者血清中存在抗甲状腺抗体,临床上可并发桥本甲状腺炎。也可伴有血管炎出现雷诺现象及皮肤溃疡。还可出现外周神经受累,表现为下肢麻痹、感觉障碍。中枢神经受累可表现为癫痫样发作、精神异常或脑神经病变等。患者还可并发单克隆 B 细胞淋巴瘤。

6. **关节、肌肉** 原发性 SS 患者往往会有关节肌肉症状,包括关节痛和一过性滑膜炎,其发生率为 54%~84%。关节破坏罕见。仅有 10% 出现关节炎,部分患者可有肌炎表现。

【**实验室检查**】

血常规检查缺乏特异性,可有贫血、白细胞或血小板减少等。血沉明显增快。大部分患者表现为显著的高免疫球蛋白血症,以 IgG 为最明显。患者血清中存在多种自身抗体,如 ANA 谱、ENA 谱(以抗 SSA 和 SSB 抗体为主),尤其后者有较高的诊断特异性。90% 患者 RF 阳性。约 80% 的患者循环免疫复合物增高。约半数以上的患者可测到抗甲状腺抗体、抗腮腺导管抗体、淀粉酶增高等。

血清中 β_2 微球蛋白在疾病活动期增高。

【**诊断及鉴别诊断**】

1. **诊断** SS 诊断标准沿用最为广泛的为 2002 年美国-欧洲联盟(American-European Consensus Group,AECG)修订的国际标准(表 3-15、表 3-16),但均未涉及儿童 SSC 的诊断。2012 年美国风湿病学会(American College of Rheumatology,ACR)根据干燥综合征国际合作联盟(Sjögren International Collaborative Clinical Alliance,SICCA)的调查数据,公布了新的干燥综合征分类标准(表 3-17),这将对干燥综合征的临床诊治工作产生重要影响。

**表 3-15 干燥综合征国际分类(诊断)标准
(2002 年修订)**

Ⅰ	口腔症状:3 项中有 1 项或 1 项以上:
	1. 每日感到口干,持续 3 个月以上
	2. 成人后腮腺反复或持续肿大
	3. 吞咽干性食物时需饮水帮助
Ⅱ	眼部症状:3 项中有 1 项或 1 项以上:
	1. 每日感到不能忍受的眼干,持续 3 个月以上
	2. 感到反复的眼睛砂磨感
	3. 每日需用人工泪液 3 次或 3 次以上
Ⅲ	眼部体征:下述检查任何 1 项或 1 项以上阳性:
	1. Schirmer 试验(+)(≤5mm/5min)
	2. 角膜染色(+)(≥4 van Bijsterveld 计分法)
Ⅳ	组织学检查:小唇腺淋巴细胞灶≥1
Ⅴ	唾液腺受损:下述检查任何 1 项或 1 项以上阳性:
	1. 涎流率(+)(≤0.1ml/min)
	2. 腮腺造影(+)
	3. 唾液腺放射性核素检查(+)
Ⅵ	自身抗体:抗 SSA(+)/抗 SSB(+)(双扩散法)

表 3-16 诊断具体条例

1. **原发性干燥综合征** 无任何潜在疾病情况下,按下述两条诊断:
   a 符合上述标准中 4 条或 4 条以上,但条目Ⅳ(组织学检查)和条目Ⅵ(自身抗体)至少有 1 项阳性
   b 标准中Ⅲ、Ⅳ、Ⅴ、Ⅵ4 条中任 3 条阳性

2. **继发性干燥综合征** 患者有潜在的疾病(如任何一结缔组织病),符合条目Ⅰ和Ⅱ中任一条,同时符合条目Ⅲ、Ⅳ、Ⅴ中任 2 条

3. **诊断**Ⅰ和Ⅱ中必须除外 头颈面部放疗史、丙型肝炎病毒感染、AIDS、淋巴瘤、结节病、GVH 病、抗乙酰胆碱药的应用(如阿托品、莨菪碱、溴丙胺太林、颠茄等)

表 3-17　2012 年 ACR 干燥综合征诊断分类标准

1. 血清抗 SSA 和 / 或抗 SSB 抗体(+)，或者类风湿因子 RF 阳性同时伴 ANA ≥ 1:320

2. OSS 染色评分方法(ocular staining score)≥ 3 分

3. 唇腺病理活检示淋巴细胞灶 ≥ 1 个 /4mm²(4mm² 组织内至少有 50 个淋巴细胞聚集)

注：以上 3 项满足 2 项或 2 项以上，且除外头颈面部放疗史、丙型肝炎病毒感染、获得性免疫缺陷病、结节病、淀粉样变性、移植物抗宿主病、IgG4 相关疾病，即可诊断为干燥综合征。

因儿童 SS 口眼干燥症状较轻或不明显，有较高比率的患者不符合诊断标准。国外有作者提出新的儿童 SS 的分类诊断标准，然而并未经过临床的广泛验证，究其原因是与儿童 SS 临床较为少见有关。故目前儿童 SS 的诊断虽然以成人诊断标准为依据，但更加依赖自身抗体、唇腺组织活检和腮腺造影等检查结果。口干燥症和干燥性角膜炎代表本病最主要受累的外分泌腺体，即唾液腺和泪腺的病变，因此，它们是本病诊断的主要依据。

(1)以下 3 个基本点是本病的诊断依据：

口干燥症的诊断标准：①唾液的流率下降(正常值为每分钟平均 ≥ 0.6ml)。②腮腺造影：在腮腺有病变时，其导管及小腺体有破坏现象。③唇黏膜活检其腺体组织中可见淋巴细胞浸润，≥ 50 个淋巴细胞团聚或成堆者为灶；≥ 1 个灶性淋巴细胞浸润为异常。④放射性核素造影：唾液腺功能低下时其摄取及分泌均低于正常。

凡上述 4 项试验中有 2 项异常者可诊断为口干燥症。

(2)干燥性角膜炎的诊断标准

1)滤纸试验(schirmer test)：5 分钟时滤纸润湿长度 ≥ 15mm 为正常，≤ 10mm 为异常。

2)泪膜破裂时间(test film breakup time，BUT)：<10 秒者为异常。

3)角膜染色：在裂隙灯下，角膜染色点超过 10 个为异常。

4)结膜活检：结膜组织中出现灶性淋巴细胞浸润者为异常。

凡具有上述 4 项试验中 2 项异常者即可诊断。

(3)自身抗体：ANA 阳性、抗 SS-A 抗体阳性、抗 SS-B 抗体和 RF 阳性。

2. **鉴别诊断**　儿童的干燥综合征需与以下疾病相鉴别：

(1)儿童复发性腮腺炎：男性多见，腮腺肿大常伴疼痛、发热和红斑；无自身抗体和局灶性淋巴细胞浸润；抗生素治疗有效。

(2)弥漫性浸润性淋巴细胞增多综合征：与 HIV 感染有关。

(3)感染性腮腺炎：链球菌、葡萄球菌、EB 病毒和巨细胞病毒等均可引起腮腺炎。

(4)其他：如结节病、淋巴瘤和先天性多囊腮腺疾病等。

【治疗】

本病目前尚无根治方法，主要是替代治疗 / 局部治疗和全身治疗。治疗大体上分为 3 个阶段，第一阶段主要是外部湿润替代疗法，这种方法适用于口腔、鼻腔、眼、皮肤以及阴道；第二阶段主要是促进体内源性分泌，主要对口干燥症有效；最后，当患者出现系统症状时，如肺部病变、血管炎以及假性淋巴瘤，则可能需要使用糖皮质激素和 / 或细胞毒性药物。

1. **局部治疗**　主要针对干燥症状的治疗。口干可适当饮水，注意口腔卫生，勤刷牙。有龋齿者要及时修补。眼干可用人工泪液。如果使用润湿替代法治疗的患者的干燥症没有明显好转，可以考虑使用刺激腺体分泌的疗法(促分泌剂)。

2. **全身治疗**　主要用于有内脏损害如肾脏、神经系统受累以及血管炎者，可用肾上腺皮质激素，必要时可联合应用免疫抑制剂，如甲氨蝶呤、硫唑嘌呤、环磷酰胺等，国内外均有甲泼尼龙冲击治疗的报道。除此之外，非甾体抗炎药通常对轻微的肌肉、骨骼症状有效，羟氯喹可用于缓解疲劳、关节痛和肌痛等症状，同时还可减少患者体内的急性时相蛋白的产生，并降低已升高的免疫球蛋白水平。轻、中度肾小管酸中毒的治疗包括补充氯化钾，使用枸橼酸钾进行碱化。

合并有其他结缔组织病如系统性红斑狼疮、混合结缔组织病、硬皮病及多发性肌炎等，应该给予相应的原发病治疗。当原发结缔组织病减轻时，本病也相应减轻。

【预后】

本病是预后较好的自身免疫性疾病。有内脏损害者，经恰当治疗后大多可以缓解，死亡者少。合并有其他结缔组织病者，预后取决于原发病。

(李彩凤)

第六节 幼年皮肌炎和多发性肌炎

【概述】

儿童特发性炎性肌病(idiopathic inflammatory myopathy,IIM)是一组少见且严重的系统性自身免疫性疾病,以幼年皮肌炎(juvenile dermatomyositis,JDM)和多发性肌炎(juvenile polymyositis,JPM)为主,其中 JDM 占 95% 以上,本节以阐述 JDM 为主。

JDM 以横纹肌和皮肤非化脓性炎症为主要特征,临床表现为肢体近端肌无力和特征性皮疹,胃肠道和肺也常常受累。在儿童患者中还可能出现钙质沉着、皮肤溃疡和脂质代谢异常,这些情况比成人患者更多见,而雷诺现象和肿瘤的发生则比成人患者少见。本病病因不明,目前认为属于免疫复合物血管炎,由遗传易感性和环境因素共同作用发病。治疗主要采用激素和细胞毒性药物。JPM 是一种不伴有皮疹的炎症性肌病,但在病理机制上与 JDM 不完全相同,且较幼年皮肌炎更少见。更为少见的是有的患者具有典型皮疹,却始终没有肌病证据,或仅有亚临床轻微或可疑的肌源性损害,把这两种情况称为"临床无肌炎的皮肌炎(clinically amyopathic dermatomyositis,CADM)"。

【流行病学情况】

幼年皮肌炎和多发性肌炎属于少见疾病。在儿童自身免疫性疾病中,JDM 相对少见,约占结缔组织病的 6%,发病年龄常见于 5~14 岁。英国和爱尔兰的研究显示,16 岁以下 JDM 的发病率为 1.9/1 000 000 人。在美国,2~7 岁年龄段 JDM 的发病率为 2.5~4.1/1 000 000 人。西方大多数研究认为该病多见于女性,而亚洲资料显示男女发病率相似,甚至男性多于女性。目前我国还没有完整的流行病学资料。

JDM 发病之初是补体激活,随后补体成分和免疫复合物沉积在靶器官小血管壁,所导致的血管炎既是一个重要的发病条件,也是疾病持续存在的病理基础,因而出现以血管炎为背景的靶器官损伤。靶器官损伤多见于骨骼肌、皮肤、胃肠道,其他还包括肺、肾脏、眼部、心脏。在发病过程中,体液免疫和细胞免疫都参与其中。

约半数患者可出现自身抗体,包括肌炎特异性自身抗体(myositis-specific autoantibodies,MSAs)和肌炎相关性自身抗体(myositis-associated autoantibodies,MAAs)。目前,已发现 MSAs 包括抗氨基酰 tRNA 合成酶(aminoacyl-tRNA-synthetase,ARS)抗体、抗 Mi-2 抗体、抗黑色素瘤分化相关蛋白 5(melanoma differentiation-associated gene5,MDA5)抗体、抗转录中介因子 1-γ(transcription intermediary factor 1-γ,TIF1-γ)抗体、抗核基质蛋白 2(nuclear matrix protein 2,NXP2)抗体、抗小泛素样修饰物激活酶(small ubiquitin-like modifier activating enzyme,SAE)抗体、抗信号识别颗粒(signal recognition particle,SRP)抗体、抗 3 羟基 -3- 甲基戊二酰辅酶 A 还原酶(3-hydroxy-3-methyl glutaryl-coenzyme A reductase,HMGCR)抗体和抗胞质 5′ 核苷酸酶 1A(cytosolic 5′nucleotidase 1A,cN1A)抗体。抗 ARS 抗体是 IIM 患者中最常见的一类特异性自身抗体,目前共发现 8 种抗 ARS 抗体,其中以抗组氨酰 tRNA 合成酶抗体(Jo-1 抗体)最为常见,占所有抗 ARS 抗体的 80%。每个 IIM 患者体内仅有一种 MSA,同时存在两种或以上罕见表现,MSA 类型与患者的临床表型相对应。

MAA 包括抗多种细胞核和细胞质抗原成分的自身抗体,其中最常见的是抗核抗体(ANA),还有 PM- 系统性硬化症(PM-Scl)抗体、抗 Ku 抗体、抗核糖体核蛋白(RNP)抗体、抗 SSA(Ro)52kDa 抗体、抗 SSa(Ro)60kDa 抗体等,但它们并不与某个肌炎亚型特别相关,也可见于其他自身免疫性疾病,如系统性红斑狼疮、系统性硬化症及干燥综合征等。

【免疫病理】

炎性肌病的肌组织病理基本特征是肌纤维变性和炎症细胞浸润。但是在疾病早期,肌肉炎性病变多不明显甚至不出现,且不能区分 JDM 和 JPM。肌细胞表面 MHC Ⅰ 分子的过度表达和 MHC Ⅱ 分子的出现与疾病密切相关,各种细胞因子、趋化因子和黏附分子在肌组织中的表达增多也在疾病的免疫病理反应过程中发挥重要的作用。

微血管病变是 JDM 典型的病理改变,毛细血管壁出现补体膜攻击现象,这可以出现在疾病早期。毛细血管出现形态改变、空泡形成和坏死,肌纤维发生缺血性损伤,肌束周边有变性坏死和萎缩的肌纤维(即束周萎缩),而肌束中央的肌纤维则可以不受累,同时出现肌纤维再生和新生微血管,间质结缔组织增生。微血管病变也是系统性的,除了累及皮肤、皮下组织和骨骼肌外,患者的胃肠道、中枢神经系统和其他内脏器官包膜的小动脉、小静脉和毛细血管亦可有广泛的相同改变,这与疾病的临床特征相一致。

病变区域肌纤维被炎症细胞浸润,主要是 $CD4^+T$ 细胞、巨噬细胞和树突状细胞分布于血管周围,特别是肌束膜区域;另一现象是单个核细胞围绕在肌内膜区域或侵入非坏死肌纤维,主要是 $CD8^+T$ 细胞和巨噬细胞,亦可见 $CD4^+$ 细胞和树突状细胞。

JPM 的病理特征是肌纤维变性坏死、肌内膜炎,很少出现微血管病变。同样可以有肌纤维间的炎症细胞浸润,但少见束周萎缩和新生微血管。提示 JPM 的发病可能不是以微血管病为背景。

【发病机制】

JDM 的发病机制并不明确,多数研究认为遗传易感性和环境因素共同参与,最终导致免疫介导的炎症反应。

目前,主要组织相容性复合体(MHC)被认为是 IIM 最常见的易感基因,已知 HLA-DRB1*0301、HLA-DQA1*0501、HLA-DQA1*030 是 JDM 最强的遗传危险因素,HLA 基因与 IIM 特异性的血清学亚型也存在密切关联,但应注意 HLA 在不同的种族中会存在很大差异。由于发病率很低,关于 IIM 的候选基因研究并不多。最近的一项 GWAS 研究结果显示,DM 最有意义的易感基因是位于 6 号染色体的 MHC 基因区域,提出 3 个候选基因(*PLCL1*、*BLK*、*CCL21*)的 6 个 SNP 位点与 DM 之间有显著的相关性。除 MHC 外还有其他的非 HLA 易感基因,如 *TNF-α* 基因、*ACTN3* 基因、*MBL* 基因、*IL-1* 基因、免疫球蛋白基因、NF-κB 通路相关基因等。

JDM 多发生于呼吸道感染、胃肠道疾病、疫苗接种、药物过敏和暴晒等情况之后,提示特定的环境因素可能是 JDM 的始动因素。患有无丙种球蛋白血症的儿童埃可病毒感染后可出现致命性肌炎,部分免疫缺陷病的儿童可发生 JDM,因此在发病过程中,免疫调节异常可能也是发病的基础。

【临床表现】

JDM 起病隐匿,典型表现为发热、皮疹、近端肢体无力,也可以出现疲劳、不适、食欲减退和体重下降等全身症状。有少部分患者病情呈急进性,迅速出现危及生命的脏器损害。JDM 的病程大致可分为前驱期、急性进展期、稳定期和恢复期 4 个阶段:首先是数周至数月的前驱期,主要包括一些非特异症状;随后为数天至数周的急性进展期,出现特征性的近端肌无力和皮疹;稳定期的肌炎和皮疹往往持续 1~2 年;恢复期出现肌萎缩和关节挛缩,伴或不伴钙化。

1. **肌肉症状** 最突出的症状是对称性分布的近端肌无力,多伴随疼痛,晚期可以出现肌肉萎缩。最先累及近端肌群,以骨盆带肌受累起病多见,随后是肩胛带肌和上肢近端肌肉,其次可出现颈肌和咽喉肌受累,呼吸肌受累不多见,面部肌肉、眼外肌受累罕见。患者或家长主诉乏力、肌肉疼痛和僵直感,临床表现常见下蹲后起立困难(Gower 征)或不能从地上爬起,逐渐出现起床困难,不能上楼梯、行走,不能举臂、梳头、穿衣等。虽然肌无力明显,但患者的深肌腱反射正常存在。颈屈肌和背部肌肉无力时可导致头部不能保持直立和站立姿势。咽部肌肉受累可出现吞咽困难和发声困难、声音嘶哑,可导致致命性的误吸,腭裂语音和液体的鼻反流是早期预警提示。少数情况出现膈肌和胸廓肌肉受累,导致呼吸困难甚至需要辅助通气。CADM 患者可以不出现肌无力症状,或者轻微的肌无力亚临床表现,而以间质性肺病为突出的临床表现,MDA5 抗体阳性率高,临床进展迅速预后差。

2. **皮肤症状** JDM 几乎都伴有皮疹,皮损程度与肌肉病变严重程度可不平行,少数患者皮疹先于肌无力出现。向阳疹(heliotrope eyelid rash)和 Gottron 征是最典型的特征性皮疹。向阳疹分布于一侧或双侧眶周的红色或紫红色斑,局部常伴随水肿,有时也可出现于面颊部位(图 3-4)。Gottron 征多见于掌指关节、指间关节、肘或膝关节伸面,急性期表现为肥厚性的淡红色鳄鱼皮样丘疹,慢性期呈萎缩性的色素减退性丘疹(图 3-5)。关节伸面的线性红斑也是较为特异的皮疹。部分患者还可在曝光部位出现局限性或者弥漫性暗红色斑疹,如头面部和颈部,此外还可出现于肩部和上胸部 V 字区(披肩征),目前认为这可能与阳光过敏有关。皮肤损害还可见于手指,如甲襞毛细血管迂曲扩张、甲周红斑和皮肤过度角化。部分患者双手外侧掌面皮肤角化粗糙脱屑,称之为技工手。其他少见的皮肤表现还包括脂膜炎、网状青斑和脱发。严重的皮肤损害可出现皮肤溃疡,难以愈合(图 3-6)。

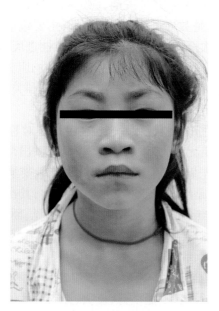

图 3-4 幼年皮肌炎的向阳疹

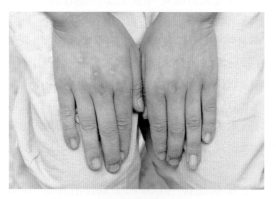

图 3-5 幼年皮肌炎的 Gottron 征

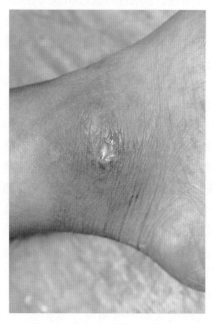

图 3-6 幼年皮肌炎的皮肤溃疡

3. **钙质沉着** 20%~30%JDM 出现钙质沉着，是最具特色的后遗性病征，常发生在病后的 1~3 年，最长可达 20 年后。主要多见于病情慢性活动或治疗不当。钙质沉着有 4 种形式：①皮肤浅片状或环装结节样的浅层形态，约占 33%；②延伸深层组织较大的结节性结构，如瘤样钙化和整个肌群钙质沉着，约占 20%；③沿肌腱或肌肉筋膜钙化，约占 16%；④外骨骼钙化，导致关节挛缩和固定，约占 10%。以上各种变化在同一个体出现的约占 22%。除第一种形式很少疼痛外，其他类型都可以有不同程度的深层痛感或触痛，伴随脂膜炎、溃疡或弥漫性蜂窝织炎时疼痛更明显。钙质沉着较多见于压迫性摩擦的部位，如肘部和膝部，这些病变范围可随病情扩大或缩小。钙质沉着处可形成溃疡窦道，破溃处的溢出呈奶白色黏稠液体或结晶。严重的钙质沉着会影响运动功能，一旦形成治疗效果不佳。

钙质沉着的风险因素：①临床相关性：在多变量分析中显示长期延迟诊断和初始治疗选择有相关性。幼年起病者，病程超过 4 年，或慢性多周期活动性是重要的影响钙化形成的原因。如果心脏受累，或需要用一种以上免疫抑制剂的患者与钙质沉着症的风险增加。②自身抗体和促炎因子相关性：约 25% 的 JDM 患者存在识别核蛋白 NXP-2/MORC3 的抗 -MJ 自身抗体，其中钙质沉着的发生率可达 54%；一些促炎因子的等位片段多态性可促进钙质沉着，如 TNF-α-308A，而 IL-1α-889T 则起保护性作用。③疾病初期肌酶水平相关性：高水平的血清肌酸激酶和长期持续肌酶高水平都显示出与钙质沉着症相关。④与钙质沉着相似，脂肪代谢障碍和脂膜炎则是疾病严重与长期活动伴随的结果。⑤种族相关性：非洲裔美国儿童 JDM 患者，即使是规范诊疗及低水平血清肌酶依旧易患。

4. **消化系统** 因食管及咽部肌肉病变使食管蠕动差，可出现吞咽困难和误吸，持续存在的胃食管反流可造成反流性食管炎。消化道黏膜的血管炎可形成消化道溃疡，导致出血或穿孔。此外可因胃肠功能障碍、胃排空时间延长等情况，而出现腹痛、肠胀气、便秘或腹泻。

5. **呼吸系统** 呼吸系统受累包括吸入性肺炎、间质性肺疾病（interstitial lung disease，ILD）、呼吸肌受累、气道受累、胸膜受累和肺动脉高压等。因为误吸和感染所致的肺炎容易被诊断及早期发现，但更多患者存在 ILD，往往以亚急性起病多见，临床表现隐匿,表现为慢性干咳、逐渐出现进行性加重的呼吸困难。ILD 是肺部受累中最常见且影响严重的高危病症,往往提示预后不良,部分患者在出现临床症状前,肺功能检查提示弥散功能异常。对于怀疑合并 ILD 的患者进行肺功能和高分辨率 CT 检查,有利于早期诊断。呼吸肌无力可导致限制性肺部疾病,咽部肌肉受累则是吸入性肺炎的危险因素。

6. **心脏损害** 较为少见,可出现心肌病、心律失常、充血性心力衰竭、心包积液。

7. **脂代谢异常** 更多见于女性,可为全身性或者局部脂代谢异常,呈慢性进行性脂肪丢失,如胰岛素抵抗相关黑棘皮病、多毛症、糖耐量异常、高脂血症、脂肪肝、高血压、月经失调等,皮肤脂肪营养不良罕见。

8. **关节炎** 多为非侵蚀性关节炎,也可仅有关节部位疼痛,很少见。

9. **神经系统** 神经系统损害极少见,可累及周围和中枢神经系统。前者表现为多发性神经病;后者出现癫痫发作以及精神障碍,严重者可有脑干梗死,多由脑血管病变所致。

10. **泌尿系统** 直接肾脏损伤不多见,可因为肌红蛋白大量产生造成肌红蛋白尿、肾小管坏死、急性肾衰竭。

11. **其他** 少见的还有肝脾大、视网膜炎、虹膜炎和肾脏受累等。JDM 伴发恶性肿瘤罕见。

【实验室及影像学检查】

1. **血清肌酶** 绝大多数患者在疾病活动期出现血清肌酶水平升高,肌酶的升高提示肌组织损伤的程度,因此可被用于监测病情。应当注意的是,当疾病晚期肌肉广泛萎缩时,肌酶可以是正常的,疾病早期肌酶也可以正常。但肌酶水平与肌力强度和功能无明显相关性,评价肌酶水平的意义应始终结合临床进行。肌酶包括肌酸激酶(creatine kinase,CK)、醛缩酶(aldolase,ALD)、乳酸脱氢酶(lactate dehydrogenase,LDH)、门冬氨酸氨基转移酶(aspartate transaminase,AST)、丙氨酸氨基转移酶(alanine aminotransferase,ALT)等,其中以 CK 最敏感。但 CK 水平的升高可见于其他肌肉疾病,如肌营养不良、先天性肌病、横纹肌溶解症、甲状腺功能减退、药物性肌病等。需要指出的是,由于骨骼肌纤维再生,CK-MB 水平可以升高,但并不表示心肌受累,肌钙蛋白是心肌受累特异性最高的指标。

2. **磁共振** 磁共振能够敏感地显示肌组织早期炎性改变,甚至在一些血清肌酶正常的 JDM 患者中可发现信号异常。典型影像为 T_2WI 和 STIR 序列上肌群内呈现双侧对称分布的弥漫性或局灶性斑片状高信号影,病变肌束结构和形态保持完好、肌束间界限清晰,而在 T_1WI 序列上可能为正常或者低信号。MRI 可显示病变范围和严重程度,提高肌电图以及活检的阳性率。晚期后遗症阶段 MRI 显示肌肉萎缩和间隙内脂肪浸润。肌肉 MRI 检查具有无创、灵敏和快速的特点,且影像所提示的病变严重程度和肌酶升高程度相一致,适用于儿童患者的辅助诊断和病情评估,有部分学者提出使用 MRI 替代肌组织活检。

3. **免疫学检查** 抗核抗体在 JDM 中阳性率超过半数,虽然 MSAs 阳性率相对较低,但 MSAs 与特定的临床亚型相关,有助于诊断、鉴别诊断、并发症预测和预后判断。目前临床检测的 MSAs 接近 20 种,在 JDM 患者中抗 ARS、MDA5、NXP-2、TIF1 抗体阳性率相对较高。在 JDM 患者中抗 ARS 抗体阳性率为 2%~5%,主要是抗 Jo-1 抗体阳性,常伴随多种临床表现,间质性肺病、非侵蚀性关节炎、发热、雷诺现象和"技工手"等特征被称为抗合成酶抗体综合征(antisynthetase syndrome,ASS),其中抗 Jo-1 抗体阳性被认为是 ILD 的预测指标。抗 MDA5 抗体多出现于 CADM,在 CADM 中阳性率可达 60% 以上,患者肌肉无明显受累,但可表现为快速进展型间质性肺病(rapidly progressive interstitial lung disease,RP-ILD)且病死率较高,预后差。有研究显示 MDA5 对 RP-ILD 有较高的诊断价值,灵敏度为 77%(95% 置信区间为 64%~87%),特异度为 86%(95% 置信区间为 79%~90%),因此对于 MDA5 阳性患者应高度关注其肺部影像学情况、肺功能及呼吸系统症状,如合并 ILD 需给予积极治疗。此外,MDA5 抗体阳性也与皮肤溃烂、可触痛的手掌丘疹、脱发、脂膜炎、关节炎等症状相关。JDM 的钙质沉着症较成人皮肌炎更常见,抗 NXP-2 抗体与钙质沉着密切相关,此抗体可在钙质沉着发病前检测出来。在 JDM 患者的血清中,NXP-2 阳性率为 23%~25% 且与疾病活动度相关,乏力显著、肌肉挛缩和萎缩与抗 NXP2 抗体阳性也有关。抗 TIF1 抗体在 JDM 出现频率为 22%~29%,该抗体阳性的患者可出现皮肤广泛受累,一些患者表现出手掌角化过度性丘疹、银屑病样病变及由色素减退和毛细血管扩张所致的红白斑块,与 Gottron 征、颊部皮疹、披肩征、光过敏相关。Ⅱ型肺泡细胞表面抗原（KL-6）与 ILD 有很高的相关性，对 JDM-ILD 的特异度可达 83%，且 KL-6 升高水平与肺部病变严重程度一致，在 JDM 合并 RP-ILD 中可显著升高，并伴随病情缓解而降低。

4. **肌电图**（electromyography，EMG） 绝大多数患者出现肌源性损害。表现为插入电活动增加，连续的正锐波和纤颤电位，运动单元电位平均时限缩短、波幅下降，短时限多相运动电位比例增加，募集反应呈病理干扰相。自发性电活动是疾病活动性指标。

5. **肌肉活检** 仍是目前诊断的金标准，选择中度无力的肌肉进行活检可取得最佳的结果。常见取材部位如股四头肌和三角肌等，由于肌肉炎症可能为多灶性病变，必要时需多部位取材。还可通过 MRI 和肌肉超声定位取材，提高活检的阳性率。由于 EMG 检查能导致组织病理学改变而使得解释活检结果复杂化，尽可能选择行 EMG 的对侧肢体取材。微血管病变和束周肌纤维萎缩是最主要的病理改变，血管周围浸润的炎性细胞以 B 细胞和 $CD4^+T$ 细胞为主，其中束周萎缩是 DM 的特征性表现。

6. **甲襞毛细血管检查** 半数 JDM 可出现异常，表现为毛细血管袢扭曲、管壁增厚、周围血管缺失和毛细血管袢呈树枝状簇集等现象。齿龈和口唇黏膜也可出现同样改变。

7. **高分辨率肺 CT 和肺功能检查** 用于判断是否合并间质性肺损害，提倡早期检查以指导治疗。主要表现为肺间质性改变，以小叶内间质增厚和磨玻璃影最多见，还可见到支气管血管束增宽、结节影、支气管扩张、马赛克征等。肺功能检查中以一氧化碳弥散功能检查最为敏感，可检出影像学尚无改变的早期患者。肺功能检查典型表现为限制性通气障碍，包括肺总量、功能残气量、残气量、1 秒用力呼气量以及用力肺活量减少，FEV_1/FVC 比值正常或升高，一氧化碳弥散下降。肺部高分辨率 CT 联合肺功能检查，可以发现和评估疾病早期患者肺损伤。

8. **肌肉超声** 目前应用于肌肉检查的超声成像技术包括 B 型超声、超声造影和超声弹性成像，通过这些技术可对组织的形态、密度、血流灌注和硬度进行描述，具有价格低、重复性强、操作简便的优点。急性期肌肉可以出现体积增加或正常、回声降低，超声造影检查下肌肉血流灌注增加，超声弹性成像技术可以辅助显示病变肌肉的硬度。

【**诊断、评估及鉴别诊断**】

（一）诊断标准

具备对称性四肢近端肌无力、特征性皮肤改变和肌酶增高的典型病例不难诊断。目前仍采用 Bohan 和 Peter 于 1975 年提出的诊断标准：①对称性近端肌无力，伴或不伴吞咽困难和呼吸肌无力；②血清酶谱升高，特别是 CK 升高；③ EMG 异常；④肌活检异常：⑤特征性的皮肤损害。对于儿童患者，具备第⑤条，再加三项或四项可确诊为 JDM；第⑤条加上两项可能为 JDM，第⑤条加上一项为可疑 JDM。因为 MRI 的方便及无创，目前有趋势替代有创的 EMG 和肌活检用于 JDM 的诊断。

（二）疾病活动性和累积损害的评估

1. **评估系统** 为便于对患者进行随访和不同临床研究间的比较，国际上采用一系列评分方式对 JDM 患者进行评估：医师/家长/患者整体评估采用 10cm 视觉模拟评分法（visual analogue scales，VAS）或 Likert 量表；肌力评估采用儿童肌炎评定量表（child myositis assessmentscore，CMAS）或徒手肌力测试（manual muscle testing，MMT）；生长发育指标如身高、体重和第二性征等；活动性整体评估采用疾病活动性评分（disease activity score，DAS）或肌炎活动性评估（MDAA）；损害整体评估采用肌炎损害指数（MDI）；功能性评估采用儿童健康评价问卷（C-HAQ）等。

用于肌肉功能评估的 CMAS 基本内容是：在完成指定的基本动作过程中（表 3-18），着重测定主要肌肉群的力量和耐力，包括中轴肌群和周围肌群，如颈屈肌、腹壁、臀髋区、上肢肢带肌和下肢四头肌，根据完成的情况计分。该方法适应年龄宽（2 岁到成人），与其他评分量表比较，CMAS 不仅有较好的相关度和可信度，且操作简单。

2. 高危病征血管炎的严重程度是重要的危险因素，对应的一些症状或体征提示疾病活动性的同时具备高危病征和远期预后的意义。这些高危病征分别是：

（1）皮肤黏膜损伤相关：突出的皮下水肿，呈全身性，是疾病严重进展的体征；黏膜或甲襞毛细血管病是疾病活动和病情进展的重要标志，毛细血管的密度减少或迁曲断裂强烈提示损伤的活动性；溃疡形成则明确提示疾病的严重性、潜在的致命性和持续的肌无力。

表 3-18　儿童肌炎评定量表（CMAS-14）

无有较上次测试加重	无有较上次测试加重
Heliotrope 征 Gottron 丘疹 甲周红斑 甲皱毛细血管扩张 皮疹	钙质沉着 皮肤溃疡 肌肉触痛 远端肌无力

1. **抬头**(分数 / 程度)
   - 0= 不能　　　　　　　3 =30~59 秒
   - 1= 维持 1~9 秒　　　　4 =60~119 秒
   - 2=10~29 秒　　　　　5 =≥2 分钟

2. **抬腿 / 触物**
   - 0= 不能将腿抬离桌面
   - 1= 可以将腿抬离桌面,但不能触及物体(测试者的手)
   - 2= 可以将腿抬高至触及物体(测试者的手)

3. **伸腿 / 维持**
   - 0= 不能　　　　　　　3 =30~59 秒
   - 1= 维持 1~9 秒　　　　4 =60~119 秒
   - 2=10~29 秒　　　　　5 =≥2 分钟

4. **翻身**(仰卧至俯卧)
   - 0= 不能,即使翻向一侧都有困难;近稍微能够 / 一点也不能将胳膊放在背后
   - 1= 翻向一侧尚容易,但是胳膊不灵活,并且摆不出俯卧位
   - 2= 翻向一侧很容易,但是借助胳膊灵活地摆出完全的俯卧位有一定的困难
   - 3= 轻松翻身,胳膊运动灵活

5. **起身**(从坐到站)
   - 1= 按住大腿,需要平衡
   - 2= 双手交叉胸前,需要平衡
   - 3= 双手抱头,需要平衡
   - 4= 按住大腿,不需要平衡
   - 5= 双手抱头,不需要平衡

6. **做起**(仰卧到端坐)
   - 0= 不能独立坐起
   - 1= 相对困难,非常缓慢费力,几乎不能坐起
   - 2= 有点困难,能够坐起,但是有点缓慢费力
   - 3= 没有困难

7. **举起 / 伸直手臂**
   - 0= 不能将手腕举至肩锁关节平面
   - 1= 可以举至肩锁关节平面,但低于头顶
   - 2= 可以举过头顶,但是不能将肘关节完全伸直
   - 3= 可以举过头顶,并能将肘关节完全伸直

8. **举手维持**(将手腕举过头顶,并维持)
   - 0= 不能　　3 = 30~59 秒
   - 1= 1~9 秒　　4 = ≥60 秒
   - 2=10~29 秒

9. **坐下**(从站立位转成坐在地上)
   - 0= 不能,即便允许使用椅子作为帮扶也害怕
   - 1= 非常困难,需要扶着椅子才能坐下,如果不扶椅子不愿意尝试
   - 2= 有点儿困难,坐下时不需要扶着椅子,但仍会有点困难,会缓慢小心地坐下,不能完全平衡自己的身体
   - 3= 没有困难,没有多余的动作

10. **手足撑地**
    - 0= 俯卧时不能用手足把身体撑起
    - 1= 可以撑起,但不能保持手足撑地的姿势,更不能把头抬起来看前方
    - 2= 可以保持手足撑地的姿势,并且能让背伸直和把头抬起,但不能向前爬
    - 3= 可以保持手足撑地的姿势,并且能抬头向前爬
    - 4= 手足撑地能保持平衡,并能伸出一条腿

11. **起身**(从跪到站)
    - 0= 不能,即便允许使用椅子作为帮扶也不行
    - 1= 非常困难,需要扶着椅子才能站起
    - 2= 中等困难,可以不用扶着椅子站起,但需要手按着腿或者地板才能站起
    - 3= 轻度困难,不需要协助就可以站起,但仍会有点困难
    - 4= 没有困难

12. **从椅子上坐起**
    - 0= 完全不能,即使用手按着椅边也不能坐起
    - 1= 非常困难,需要用手按着椅子边才能做起
    - 2= 中等困难,可以不用手按着椅子边做起,但需要用手按着膝或者腿才能坐起
    - 3= 轻度困难,不需要协助就可以坐起,但仍会有点困难
    - 4= 没有困难

13. **踏上凳子**
    - 0= 不能
    - 1= 非常困难,需要用手扶着测试桌 / 测试者的手才能踏上
    - 2= 有点儿困难,可以不用手扶着测试桌 / 测试者的手就能踏上,但需要手按着膝或腿才能踏上
    - 3= 不需要协助就能完成

14. **拾物**
    - 0= 不能弯腰捡起地上的铅笔
    - 1= 非常困难,但必须扶着测试者的手可以
    - 2= 有些困难,至少得扶着膝或腿才能捡起,并且动作有些慢
    - 3= 没有困难,没有多余动作

注：以上 14 项动作的满分是 52 分(肌力满分为 52 分)　　　儿童肌炎评估表得分：

(2)肌损伤相关：腭肌和咽肌受累时患者会出现下咽和发声困难，表现为哭声的变化、哺乳困难、鼻音和液体从鼻孔反流所致的咳嗽[即源于吞咽困难的"饮水咳嗽"，咳嗽的声音如流动的液体]。胃肠道血管病，临床表现可以有溃疡、出血、肠壁囊样积气征或穿孔。持续性或进展性严重腹痛提示危及生命的潜在可能性。心肌和呼吸肌损伤严重时可影响呼吸功能和心功能。

(3)间质性肺病的出现提示远期预后不良，应对疑似患者早期进行弥散度的肺功能检查和高分辨率肺CT。合并ILD的诊断标准为：①排除其他原因引起的ILD：如感染、心功能衰竭、药物反应等；②症状或体征：干咳，活动后气短，双肺底爆裂音；③X射线胸片或肺部高分辨率计算机断层扫描(HRCT)：双侧网格影、结节影、磨玻璃影、实变影、蜂窝影；④肺功能检查：限制性通气功能障碍或者弥散功能障碍(低于预计值80%)；⑤肺活检证实。符合①+另4条中的2条或⑤即诊断。目前，RP-ILD的定义是指从出现呼吸道症状或诊断肌炎后的3个月内进展为呼吸衰竭。RP-ILD是导致患者短期内死亡的主要原因。

(4)婴幼儿或<5岁起病的皮肌炎患者属于高危类型。年龄<5岁的患者因为其体力活动强度低、范围小，且其自述能力差，使疾病多数不能在早期被发现，发现症状主要依靠家长的判断。与高发年龄组的临床表现相比较，皮肤溃疡和皮下水肿更多见，接受治疗患者的远期预后则没有显著差别。婴幼儿的皮疹分布和特征常易与湿疹相混。一些婴幼儿还可能出现反复发热。

(三)鉴别诊断

1. **感染性肌病** 是指病毒、细菌、寄生虫、真菌、螺旋体等病原体感染骨骼肌所引起的炎症，其中以病毒性肌炎或病毒感染后肌炎最为常见。最多见于流感病毒、柯萨奇病毒感染之后，以腓肠肌疼痛为主，常于1~2周迅速缓解，急性期CK升高，EMG提示肌源性损害。

2. **肌营养不良** 是以骨骼肌变性、坏死为主要病理改变，以进行性肌无力、肌萎缩为临床特征的一组遗传性肌病。肌营养不良可分为杜氏型/贝克型、肢带型、先天性、Emery-Dreifuss型、面肩肱型、眼咽型、远端型及强直性肌营养不良等。此组疾病起病隐袭，进展缓慢，肌无力从肢体近端开始，血清肌酶升高或正常，无肌肉压痛，不伴皮疹。发病机制尚不十分清楚，可能与致病相关基因的异常、肌纤维膜结构相关蛋白的缺失和肌纤维膜的功能缺陷有关，除基因检查外，需进行骨骼肌的免疫组织化学染色检测致病相关蛋白。

3. **先天性肌病** 是以肌纤维结构异常为病理特征，全身性肌力或部分肌力下降、病情进展缓慢或相对稳定为临床特征的一组先天性肌病。病因不清楚，可能与肌纤维的发育异常有关，目前已发现几十种先天性肌病。骨骼肌的组织学和组织化学特殊染色中显示特征性改变，包括出现中央轴空、多微小轴空、杆状体等，但很少出现肌纤维的变性、坏死，可以出现炎性细胞浸润。生化检查血清肌酶正常或者轻度升高，但合并严重感染时可以出现肌酶显著升高。

4. **代谢性肌病** 是以骨骼肌糖原、脂肪代谢异常，蛋白酶或线粒体酶的功能缺陷为主的一组疾病，过多的糖原、脂肪在肌肉组织中沉积，可破坏骨骼肌的正常结构，也可以影响肌肉的能量代谢，导致肌无力、运动不耐受等。油红染色、糖原染色以及改良Gomori染色分别可见肌纤维内大量脂肪滴、糖原沉积以及破碎红纤维等典型病理学改变。该组疾病是由于基因突变导致，检测致病相关基因的突变或相关酶活性的缺失可为诊断代谢性肌病提供直接依据。

5. **内分泌肌病** 甲状腺功能亢进或减退、甲状旁腺功能亢进，以及长期使用糖皮质激素影响体内蛋白合成和能量代谢，可以导致内分泌性肌病。肌肉活检可见肌纤维大小不等、肌原纤维网紊乱、选择性ⅡB型纤维萎缩，不伴有明显的肌纤维坏死。内分泌性肌病患者除出现肌无力外，还常常出现相关的内分泌异常症状和体征。

6. **重症肌无力** 部分或全身骨骼肌肌力下降，晨轻暮重，活动后症状加重，休息后症状减轻，不伴随皮疹，血清肌酶、肌活检正常，血清抗乙酰胆碱受体抗体和新斯的明试验阳性。

7. **其他结缔组织病** 如硬皮病、系统性红斑狼疮、混合性结缔组织病都可出现肌炎症状，以硬皮病最为多见，JDM的典型皮疹和自身抗体谱是鉴别的要点。

8. **其他可以引起组织钙化的疾病** 当缺少JDM和自身免疫性疾病其他证据而出现皮肤钙质沉着症时，遗传代谢性疾病、皮肤肿瘤、外伤后或静脉穿刺后都是临床医师需要考虑鉴别的情况，还包括胰腺脂膜炎、迟发性皮肤卟啉病、家族性肿瘤样钙质沉着、骨质增生、高磷血症、先天性结缔组织病（Ehlers-Danlos 综合征）、弹性假黄色瘤和进行性骨化性纤维结构不良（fibrodysplasia ossificans progressiva，FOP）等。

【治疗】

（一）一般治疗

在疾病急性期应卧床休息、避免剧烈运动，急性期过后应尽早进行合理的康复锻炼，避免肌肉的萎缩。给予高热量、高蛋白以及含钙丰富饮食和适量补充维生素 D，减少骨量丢失和骨折发生；有吞咽困难者必要时给予鼻饲防止误吸；避免紫外线暴露；预防感染等。

（二）药物治疗

主要采用糖皮质激素联合免疫抑制剂：初始治疗使用一线药物（泼尼松、甲泼尼龙和甲氨蝶呤等）；对于重症或存在高危病症的病例，以及难治性、甲氨蝶呤反应不佳、初始治疗疗效不好的低龄患者或有不良反应者的治疗可采用激素联合二线药物（丙种球蛋白、环孢素或硫唑嘌呤等）或三线药物（环磷酰胺、吗替麦考酚酯、他克莫司和利妥昔单抗或肿瘤坏死因子 -α 拮抗剂等）。

1. 糖皮质激素 目前糖皮质激素仍是治疗 JDM 的首选药物，尤其是严重病例。一般初始剂量为泼尼松 1~2mg/（kg·d），或等效剂量的其他糖皮质激素，最大剂量 60mg/d。通常足量用药 1~2个月后，病情缓解，肌力增加，肌酶下降。肌力明显恢复，肌酶接近正常时（通常为用药后 2 个月），开始激素减量，减量方法尚无统一方案，根据病情缓解情况、遵循个体化治疗原则逐渐减量，通常激素总疗程 1~2 年。在治疗过程中应注意长期使用激素的不良反应，如感染、骨质疏松等。

病情进展迅速或有呼吸困难、吞咽困难、发声困难、心肌损伤及消化道血管炎者，可采用静脉注射大剂量甲泼尼龙（IVMP）冲击治疗。剂量为甲泼尼龙 10~30mg/（kg·d）（最大剂量 1g/d），连续或者隔日使用 3 天，随后口服泼尼松治疗。如果病情不能得到控制，可在 1~2 周后重复大剂量甲泼尼龙冲击治疗。MDA5 阳性的患者，如合并 ILD 即使临床症状较轻也应该给予积极治疗，防止病情迅速恶化。

2. 免疫调节与免疫抑制剂 激素与免疫抑制剂的联用可提高疗效，减少激素用量，避免不良反应。

（1）甲氨蝶呤（MTX）：不仅对控制肌肉的炎症有帮助，而且对改善皮肤症状也有作用，是免疫抑制剂中的首选药。多采用口服给药，剂量每周 7.5~15mg/m²。MTX 为慢作用药，通常在用药 2~3个月才能判断是否有疗效。主要不良反应有肺纤维化、肝功能受损、骨髓抑制、口腔炎等。用药期间可同步服用叶酸避免口腔炎发生，应定期监测肝肾功能、血常规和肺弥散功能。

（2）环磷酰胺（CTX）：多采用静脉冲击疗法，剂量为 8~12mg/（kg·d），或每月 0.5~1.0g/m²，初始每隔 2~4 周用药 1 次，可单次用药或分为 2 天用药以减少不良反应，根据其皮肌炎症状缓解程度调整用药的间隔时间。也可采用口服用药，剂量为 2.5~5mg/（kg·d），分 2 次口服。主要用于合并血管炎、间质性肺病或中枢神经系统受累者。主要不良反应有骨髓抑制、出血性膀胱炎、性腺抑制、血细胞减少、诱发恶性肿瘤等。用药期间应注意充足的水化，需监测血常规和肝肾功能。

（3）环孢素 A（CsA）：主要用于激素或 MTX 治疗无效的难治病例，间质性肺疾病也是用药的适应证。常用剂量为 5~7.5mg/（kg·d），分 2 次口服。主要不良反应为高血压、多毛、胃肠道症状、齿龈增生及肾脏毒性等。由于环孢素的有效浓度与中毒浓度很接近（不足 2 倍），加之不同患者都有不同的药代动力学改变，因此，长期用药需要监测药物服药前的血药谷浓度（C0）和服药 2 小时后的血药峰浓度（C2）。

（4）硫唑嘌呤（AZA）：用于 MTX 或 CsA 治疗无效者，常用剂量为 1~3mg/（kg·d），分 2~3 次口服。不良反应主要有骨髓抑制、血细胞减少、转氨酶增高等。用药时应定期复查血常规和肝肾功能等。使用前应检测硫代嘌呤转移酶活性或基因（*TPMT* 基因），以避免严重的骨髓抑制。

（5）羟基氯喹（HCQ）：属于抗疟药，适用于皮肤病变者，剂量为 ≤ 6.5mg/（kg·d）顿服。不良反应：视网膜病、粒细胞减少、肝功能受损等。

（6）吗替麦考酚酯（MMF）：常用剂量为 30~40mg/（kg·d），分 2 次口服。最大的优点是无明显的肝肾毒性。常见不良反应有胃肠道反应、血细胞减少、诱发恶性肿瘤等。

（7）他克莫司（tacrolimus）：适用于传统免疫制剂无效的情况。常用剂量为 0.1~0.25mg/（kg·d），分 2 次口服。常见不良反应主要是高血压、心律失常等。

（8）静脉注射免疫球蛋白：用于激素无效或同时联合免疫抑制剂治疗效果欠佳者，特别适合于疾病进展迅速的患者。剂量为 1~2g/(kg·m²)，应用 4~6 个月，对肌力和皮疹均有明显改善效果，且无明显不良反应。

（9）生物制剂：近年来，生物制剂开始用于治疗重症、难治性 JDM，一些个案报道使用 CD20 单抗、肿瘤坏死因子 α 抑制剂、托珠单抗（tocilizumab）取得较好治疗效果，但目前尚无大样本随机对照研究来进一步证实。

（10）干预钙、磷代谢药物治疗：钙质沉着除抗炎症治疗外，可采用钙通道阻滞剂、二膦酸盐、硫代硫酸钠、氢氧化铝和丙磺舒等药物干预钙磷代谢，以达到减少钙沉积、溶解已沉积的钙质的目的。

（11）其他治疗：皮肤病变可局部外用激素类药物。严重的钙质沉着影响功能，可考虑外科手术治疗。对于无肌病性皮肌炎，一般只需外用激素，无效者可加用羟氯喹治疗，但需要监测肌力及肌酶的变化以调整用药。

【预后】

JDM 的预后好于成人 DM，但标准化死亡率（standardized mortality rate）仅次于 SLE。早期诊断、早期治疗以及激素和免疫抑制剂的合理应用使 JDM 的生存率明显提高，并可使患者获得良好的生活质量，病死率不足 2%。JDM 合并有广泛皮肤黏膜血管炎、全身水肿、吞咽困难、间质性肺病和神经系统损害往往提示预后不良。皮肤软组织钙化持续存在，也可导致严重的残疾。

（刘　力　胡　坚）

第七节　硬　皮　病

硬皮病（scleroderma）是儿童时期少见的慢性结缔组织病。其命名来源于希腊文 skleros（硬化）和 derma（皮肤），既往本病被认为是一种皮肤病，以后的研究认识到，本病不但会影响皮肤，也可以累及内脏器官。本病可分为局限性硬皮病（localized scleroderma，LS）和系统性硬化病（systemic sclerosis，SS）两种类型。前者以局限性皮肤增厚和纤维化为主，后者除皮肤损害外，可影响内脏器官如心、肺、肾，消化道也受侵犯。

儿童时期发病以 LS 为多数，约 10% 的 SSC 发生于儿童期。国外资料表明，儿童系统性硬化症的发病率为 (0.45~1.9)/(100 000 人·年)，局限性硬皮病的发病率为 2.7/(100 000 人·年)，本病的发病率随着年龄增长。儿童时期 10 岁以下发病仅占硬皮病总数的 1%~2%，10 岁以上可达 10% 左右。女性发病率是男性的 3~4 倍。

【病因和发病机制】

本病病因尚未明了。近年来很多报道提示血管、免疫及代谢异常。

1. **血管异常学说**　近年来认为硬皮病是血管内皮细胞，特别是微血管内皮细胞反复受损的结果。

2. **免疫机制**　由 T 淋巴细胞介导的对结缔组织或其他抗原的自身反应，导致淋巴因子和单核因子的释放而刺激成纤维细胞分泌大量胶原。

3. **结缔组织代谢异常**　组织内过度纤维化是硬皮病的特征。在硬皮病患者的皮肤中发现成纤维细胞增多，从而使胶原合成增多。还有人认为本病的纤维化病变与胶原分子糖化和羟化异常有关。

4. **遗传基础**　有很多报道 HLA 和本病有一定相关性，但结果不完全一致。国外报道本病与 HLA-A9、B8 和 Bw35 以及 DR3、DR5 相关，还有报道与 DQB3.1、DQB1.1、DQB1.2 和 DQB1.3 相关。

【病理改变】

病变皮肤的早期病理变化为表皮和真皮水肿、胶原纤维肿胀、间质水肿及炎症细胞浸润；晚期所见为表皮萎缩、真皮增厚及皮下组织萎缩，受损部位胶原纤维肥厚硬化。血管方面：早期即有血管和微血管内皮细胞损伤，毛细血管通透性增高，90%以上的系统性硬化症患者发生雷诺现象（Raynaud phenomenon）。小动脉有三种特殊病变，即血管内膜增生、中层萎缩变薄、外膜有多种胶原纤维沉积以致瘢痕形成。内脏肌肉纤维变性、萎缩，肌间纤维组织增生而造成脏器硬化。

【临床表现】

局限性硬皮病以皮肤病变为主，部分可引起脏器损伤及局部生长障碍或活动受限，甚至致残。系统性硬化症不但可引起广泛的皮肤改变，还会导致重要脏器受累，甚至危及生命。故将其临床表现分述如下：

1. **局限性硬皮病**　局限性硬皮病的皮肤改变可分为三期：①水肿期：初期在病变的皮肤局部出现水肿，界限分明，隆起于皮肤表面，呈紫蓝色，病变缓慢地进入硬化期。②硬化期：病变皮肤增厚，中心厚实而色淡，边缘色深。病变附近的大块皮肤亦有轻度色素沉着。③萎缩期：后期病变局部及皮下组织萎缩。

皮肤的基本病变可分为斑块型(morphea)和线型或带状(linear)两种。目前国际上根据局限性硬皮病皮损类型将 LS 分为 5 种不同亚型：①局限性硬斑(circumscribed morphea)。即斑块面积<3cm，躯干多见；②广泛性硬斑(generalized morphea)。即存在 4 块以上的硬斑，且斑块面积>3cm，包括以下 2 处以上的解剖部位(头颈部、右上肢、左上肢、右下肢、左下肢、前胸、后背)，但无面部及手指受累。③带状硬皮病(linear morphea)(图 3-7)。

根据其受累部位分为两种亚类：肢体带状硬化(trunk/limb variant)及头部带状硬化(head variant)。①全硬化性硬斑(pansclerotic morphea)：即硬皮病影响躯干、四肢或面部的皮肤硬化增厚，全层组织包括骨组织，出现肌肉萎缩，关节挛缩，但无手指和足趾受累；②混合性硬皮病(mixed variant morphea)：即 2 种或 2 种以上硬皮病亚型同时存在。

2. 系统性硬化症 本型起病一般徐缓，皮肤异常多在早期即出现，可出现隐袭性肢端和面部肿胀，还可出现雷诺现象和面部点片状毛细血管扩张。内脏病变多在病程中相继出现。

(1)雷诺现象：90% 的患者可出现雷诺现象，70% 的患者以雷诺现象为首发症状。局限皮肤型的雷诺现象发生率为 100%。在寒冷或情绪紧张等刺激下，肢端小动脉的痉挛引起皮肤的苍白与发绀，可伴有麻木和疼痛感。患者的雷诺现象可累及手、足背，部分可累及口唇、舌、耳等其他肢端部位。个别患者可出现指端末节或整个手指的缺血性干性坏疽(图 3-8)。

(2)皮肤改变：根据其病变发展也分为三期，即水肿期、硬化期和萎缩期。病变先发生于四肢、颜面、后颈部，以后扩展至躯干部。最初皮肤呈紫色。水肿期开始较轻，面部水肿较明显，水肿可持续数周到数月，手指、手背发亮、紧绷，手指褶皱消失，汗

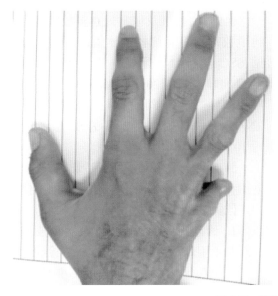
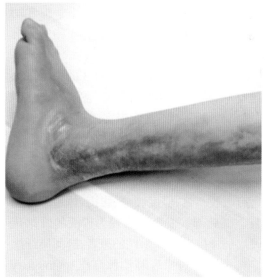

图 3-7 带状硬皮病皮损

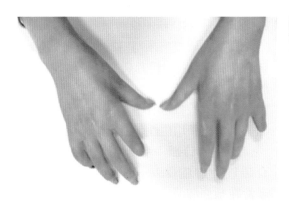
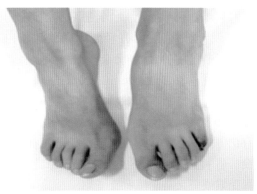

图 3-8 系统性硬化症雷诺现象所致的指/趾端干性坏疽

毛稀疏,手指呈腊肠样弥漫性肿胀,伴晨僵,可有关节痛。硬化期水肿消退,皮肤出现紧张感,失去原有的光泽和纹理。皮肤变硬后,类似皮革,光滑发亮,不能用手捏起皮褶,皮肤温度低而发凉。呈蜡样光泽,额纹可消失,肢端出现硬化;之后面部和躯干及近端肢体出现硬化。萎缩期时皮肤光滑而细薄,紧贴于皮下骨面,硬化部位常有色素沉着,间以脱色白斑,有毛细血管扩张及皮下组织钙化;面颈部受累可以形成面具脸;口周出现放射性沟纹,口唇变薄,鼻端变尖。胸部皮肤受累时可致呼吸运动浅表。病情进展后,皮肤呈黄褐色或象牙色,可见色素沉着或色素减退。皮肤受累范围和严重程度在 3 年内达高峰。重症并发皮肤钙质沉着症,主要出现在手指、鹰嘴区、髌骨前滑囊、下肢前侧及头皮。

（3）肌肉、骨骼症状:多关节痛和肌肉疼痛常为早期症状;1/5 的患者可出现肌痛,肌肉可以出现萎缩;可出现明显的关节炎,29% 可有侵蚀性关节病;患者可有晨僵;病史较长的可有关节挛缩和功能受限;影像学检查可发现骨质疏松甚至指端骨溶解表现。

（4）内脏病变:①消化道受累。1/3 的患者可出现消化道症状,可有舌肌萎缩变薄,系带可硬化挛缩,齿龈退缩,牙齿脱落;食管损害:食管受累表现为吞咽困难,主要由于下 2/3 食管蠕动减弱所致。食管下部括约肌功能受损可导致胸骨后灼热感、泛酸、呛咳等。下 2/3 食管蠕动减弱可有吞咽困难。空肠损害有吸收不良,轻度腹痛、腹泻、体重下降和营养不良。②肺部病变。可表现为广泛的纤维化弥漫性硬皮病伴抗 Scl-70 阳性的患者,肺间质纤维化较重。部分患者可出现肺动脉高压（pulmonary arterial hypertention,PAH）,是本病的重要死因。③心脏受累。可以出现冠脉病变、心肌缺血、心脏扩大、心力衰竭等,由于心肌纤维化可致严重心律失常及心力衰竭而引起猝死。④肾脏病变。5% 的患者可以出现肾脏病变,可有轻度或间歇性蛋白尿,重者可出现肾性高血压和肾衰竭。极少数患者可出现硬皮病肾危象（sclerodermarenal crisis）,主要表现为高血压（>150/85mmHg）、急性肾功能不全（GFR 下降>30%）、肌酐升高（96%）、微血管病溶血性贫血（60%）、血小板减少（50%）、高肾素血症,可危及生命。⑤神经系统受累。极少部分患者可出现脑血管受累或三叉神经感觉支受累。

目前系统性硬化症的分类主要按照皮肤受累的范围进行分类,是参照 LeRoy EC 2001 年的分类标准（表 3-19）。

表 3-19　系统性硬化症的分类

分类	特点
弥漫皮肤型	除面部、肢体远端和近端外,皮肤增厚还累及躯干
局限皮肤型	皮肤增厚限于肘(膝)的远端,但可累及面部、颈部
无皮肤硬化的硬皮病	临床无皮肤增厚的表现,但有特征性的内脏表现和血管、血清学异常
重叠综合征	上述 3 种情况中任何一种与诊断明确的类风湿关节炎、系统性红斑狼疮、多发性肌炎、皮肌炎同时出现
未分化型	雷诺现象伴系统性硬化症临床和 / 或血清学特点,但无系统性硬化的皮肤增厚和内脏异常

【实验室及影像学检查】

血常规、血沉及尿常规在多数患者中可正常。约半数以上患者抗核抗体呈阳性,以斑点型为多见,SSC 患者 ANA 阳性率达 90% 以上,核型为斑点型和核仁型。20%~40%SS 患者抗 scl-70 抗体可为阳性。抗着丝点抗体在 SS 患者为阳性。抗 RNA 酶Ⅰ~Ⅲ抗体在 20% 的 SS 患者中可阳性。约 30% 患者类风湿因子阳性。

肺部高分辨率 CT、钡餐造影、肺功能检查、心电图和超声心动图可确定内脏受累的部位和程度。

【诊断及鉴别诊断】

1. **诊断**　局限性硬皮病有典型皮肤改变者,诊断并不困难。必要时可做皮肤活检确诊。

系统性硬化症最初的诊断标准是美国风湿病学会于 1980 年制定的,在儿童中也沿用多年。但由于儿童和成人 SS 的诸多不同,2007 年,欧洲儿科风湿学会、美国风湿病学会及欧洲风湿病联盟提出了儿童 SSC 新的诊断标准（表 3-20）。

局限性硬皮病须与嗜酸性筋膜炎（eosinophilic fasciitis）相鉴别。后者病变部位出现疼痛,由于筋膜炎症引起关节挛缩,但没有全身脏器受累的表现。实验室检查可有嗜酸性粒细胞增高,抗核抗体和类风湿因子均阴性。筋膜活检可确诊。

2. **鉴别诊断**　系统性硬化症须与感染诱发的自限性硬肿症（scleredema adultorum）相鉴别,后者常在咽部细菌感染后出现皮肤发硬。以背部、后颈部、肩及面部为常见,很少侵犯手足,为对称性非可凹性硬肿,边缘不清楚。不发生雷诺现象及内脏损害。

表 3-20 儿童系统性硬化症诊断标准

主要诊断标准(必备条件): 近端硬皮病表现或皮肤硬化

次要诊断标准(至少满足下列 2 条):
- 皮肤表现:指端硬化
- 外周血管表现:雷诺现象,甲襞毛细血管扩张,指端溃疡
- 胃肠道表现:吞咽困难,胃食管反流
- 心血管表现:心律不齐,心力衰竭
- 肾脏表现:肾危象,新出现的肾性高血压
- 呼吸系统表现:肺纤维化(高分辨率 CT/胸片),肺一氧化碳弥散功能降低,肺动脉高压
- 神经系统表现:神经精神病变,腕管综合征
- 骨骼肌肉表现:肌腱摩擦音,关节炎,肌炎
- 血清学检查:(1)抗核抗体阳性
  (2)硬皮病相关抗体:抗着丝点抗体,抗拓扑异构酶 I 抗体(Scl-70),抗纤维蛋白抗体,抗 PM/Scl 抗体,抗 RNA 聚合酶 I/III 抗体等

【治疗】

目前尚无有效疗法。一般治疗包括注意保暖、避免创伤、避免过度日光照射。注意皮肤保湿、适当活动等。

1. **局限性硬皮病** 病变局部可外用糖皮质激素制剂,严重病例可口服小剂量糖皮质激素及甲氨蝶呤。

2. **系统性硬化症** 激素能缓解该病所致关节炎、肌炎、心包炎、心肌损害、间质性肺疾病的炎症期,但推荐小剂量应用。已证明免疫抑制剂如甲氨蝶呤、环磷酰胺等对本病有效。血管活性药物如钙通道阻滞剂、前列腺素或其类似物、血管紧张素受体拮抗剂、血管紧张素转换酶抑制药(ACEI)、内皮素受体阻滞剂、中药丹参等对改善微血管病变,治疗雷诺现象、指端溃疡及皮肤病变有效。抗纤维化药物青霉胺、秋水仙碱等在儿童中少用。近年来有生物制剂如 CD20 单抗、IL-6 受体拮抗剂等应用于系统性硬化症的治疗,取得一定疗效。

【预后】

局限性硬皮病一般无生命危险,除病变在面部者外一般不重,带状硬皮病常伴有皮肤损害和深部骨骼发育障碍,造成肢体挛缩和畸形。皮肤损害可持续进展多年,个别损害可逐渐变软,但很少完全恢复正常。

系统性硬化症如发病早期即有心、肺、肾受累,则预后不良。肺纤维化和肺功能不全、限制性心包炎、心功能不全和硬皮病肾危象是主要致死的原因。病死率约为 25%。儿童 SSC 诊断后的 5 年生存率为 89%,最早死于起病后 6 个月,最长可达 10 年。少数患者可有显著好转,但罕有完全恢复者。

(李彩凤)

第八节 混合性结缔组织病

【概念】

混合性结缔组织病(mixed connective tissue disease,MCTD)是一种综合征,其特点为临床上具有系统性红斑狼疮、幼年特发性关节炎、皮肌炎和硬皮病等多种结缔组织病的症状,肾脏损害轻,血清学检查具有高滴度的斑点型的抗核抗体(ANA)、抗核糖核蛋白(nRNP)抗体。1972 年由 Sharp 首先提出并认为这是一种独立于其他结缔组织病以外的结缔组织病。但越来越多的趋势表明 MCTD 可能是某种结缔组织病的中间过程或亚型。最终可发展成系统性红斑狼疮或硬皮病或其他结缔组织病。

【流行病学】

MCTD 发病年龄从 4 岁到 80 岁,大多数患者在 30~40 岁出现症状,平均年龄 37 岁。女性多见,约占 80%。我国发病率不明,但并非少见。

【病因和发病机制】

本病病因和发病机制尚不清楚,有研究表明与免疫和遗传因素有关。

1. **免疫因素** 该类患者血清学检查可发现多种自身抗体,如持续高滴度的抗 RNP 抗体、活动期增高的循环免疫复合物、肾小球或血管壁可见补体和 IgG、IgM 的沉积。同时患者常伴有明显的高丙种球蛋白血症。组织器官病理提示淋巴细胞和浆细胞浸润,如肌肉、肺、肝、心、滑膜以及唾液腺等组织。

2. **遗传因素** 有学者研究认为 HLA-B7、HLA-DW1 和 HLA-BW55 阳性者 MCTD 的发生率高。有人发现 MTCD 患者常有 HLA-DR4 或 B15、DR4 同时存在。日本学者发现,日本的 MTCD 患者与 HLA-DRB1*0401 有相关性。可见 MCTD 发病有一定的遗传基础。

【病理 】

MCTD 的基本病理改变为广泛的血管内膜或中等血管内膜增殖性损害。主动脉、冠状动脉、肺动脉和肾动脉等大中血管内膜增殖性改变所造成的血管腔狭窄可发生相应脏器的损害。同样的病理改变可见于毛细血管。肾组织活检可见肾小球细胞增生,局灶性基底膜增厚,动脉内膜增生、闭塞。

【临床表现 】

患者可表现为组成本疾病的各个结缔组织病的任何临床症状。但此类临床表现并非同时出现,可以相继出现,不同的患者表现亦不尽相同。典型的临床表现主要是雷诺现象,手指肿胀或硬化,多关节炎,间质性肺疾病,多浆膜炎。

1. **关节症状** 几乎所有患者都有关节疼痛和发僵。60% 的患者有症状明显的关节炎,其临床特点与幼年特发性关节炎相似。常易受累的关节为掌指关节。影像学检查一般无骨侵蚀性病变,但少数患者也可见关节边缘侵蚀和关节破坏。

2. **皮肤黏膜症状** 大多数患者在病程中出现皮肤黏膜病变。雷诺现象伴手指肿胀、变粗,甚至手水肿是 MCTD 患者最常见和最早的表现。手指皮肤胀紧变厚,但不发生挛缩。有些患者的皮肤病变表现为狼疮样皮疹,尤其是颧部红斑和盘状红斑。少数患者可有脱发、指 / 趾硬化,光过敏,荨麻疹、面部和甲周毛细血管扩张。面部皮肤可有硬皮样改变,但真正硬皮病面容则少见。部分 MCTD 患者可有典型的皮肌炎皮肤改变或类狼疮样黏膜损害。前臂屈肌,手、足伸肌和跟腱可出现腱鞘周围及皮下结节。

3. **肌肉病变** 肌痛是 MCTD 常见的症状,但大多数患者没有明确的肌无力、肌电图异常或肌酶的改变。有明确炎性肌病的 MCTD 患者,有时伴高热,其在临床和组织学方面与 PM 相同,如肌酶升高,肌电图为典型炎性肌病改变,肌活检有肌纤维退化性病变,血管周围和间质有浆细胞和淋巴细胞浸润。

4. **心脏表现** 20% 的患者心电图异常,最常见的改变是心律失常,右心室肥厚,右心房增大和室间传导损害。10%~30% 的患者出现心包炎,是心脏受累最常见的临床表现,心脏压塞少见,肺动脉高压常见。

5. **肺脏表现** 85% 的 MCTD 患者有肺部受累的证据,但大多数患者没有症状。早期肺功能障碍亦不明显。肺受累显著时可伴有呼吸困难、胸痛及咳嗽。胸部影像学检查常有间质性改变、胸膜渗出、肺浸润和胸膜增厚等。肺功能检查主要表现为弥散功能异常。弥漫性实质性肺疾病通常呈进行性加重,有效容积和肺泡气体交换减少。肺出血少见。

6. **肾脏受累** 约 1/4 患者伴有肾脏损害。高滴度的抗 nRNP 抗体对弥漫性肾小球肾炎有相对的保护作用。弥漫性肾小球肾炎和累及间实质的肾小球病变很少发生,通常为膜性肾小球肾炎,有时也可引起肾病综合征,但大多数患者无症状,仅表现为肾活检异常。

7. **胃肠道症状** 胃肠道受累是有 SSC 表现的 MCTD 患者的主要特征。多数患者有食管功能障碍和食管压力改变导致的临床症状,但与皮肤损伤的严重程度无关。主要表现为进食后哽噎、吞咽困难。其他胃肠道损害还有腹痛、消化道低张力、假性囊状扩张,吸收不良等。

8. **血液系统受累** MCTD 患者可有贫血表现。约 60% 的患者 Coombs 试验阳性,但溶血性贫血并不常见。有 SLE 表现的患者可出现白细胞计数减少,以淋巴细胞系统为主,与疾病活动度有关。血小板减少、血栓性血小板减少性紫癜、红细胞发育不全相对少见。大多数患者有高丙种球蛋白血症,33% 的 IgG 分子有抗 nRNP 特异性。

【实验室及影像学检查 】

1. **一般检查** 末梢血象示中度贫血、白细胞及血小板减少。血沉增快。血清可表现为肌酶升高。

2. **血清学检查** 可见高滴度的斑点型或颗粒型抗核抗体,抗 ENA 抗体中的抗 RNP 抗体滴度明显增高或免疫印迹检测有 UI-RNP(70kD)抗体。抗 Sm 抗体阴性,抗双链 DNA 抗体少见。约半数以上患者 RF 阳性。

3. **其他检查** 有心脏受累者,心电图可见 ST-T 改变。食管造影可见蠕动减弱及下端扩张。肌电图可见多发性肌炎的改变。

【诊断及鉴别诊断 】

1. **诊断** 目前 MCTD 的诊断多沿用 1986 年在日本东京举行的 MCTD 会议上 Sharp、Kasukawa 和 Alarcon-Segovia 分别发表的标准,后期结合了 1991 年 Kahn 提出的相对较新的诊断标准,至今世界范围内还没有统一诊断标准。

对症状典型、抗 nRNP 抗体明显增高者诊断并不困难。本病有以下特征:①雷诺现象;②腊肠样手指或手指有局灶性硬化现象；③肾脏病变轻微或缺如；④抗 RNP 抗体强阳性,加之有多发性关节炎、面部红斑、胸膜炎、心肌炎、心包炎和肌炎等,结合其他检查如抗 Sm 抗体及抗 DNA 抗体阴性即可诊断本病。

2. **鉴别诊断**　本病早期诊断困难,需与系统

性红斑狼疮、系统性硬化症、多发性肌炎或皮肌炎、幼年特发性关节炎、病毒性心肌炎、特发性血小板减少性紫癜及各种原因的发热性疾病等相鉴别。本病与系统性红斑狼疮(SLE)、系统性硬化症(SSC)、皮肌炎或多发性肌炎(DM 或 PM)的鉴别见表 3-21。

表 3-21　混合结缔组织病与其他风湿性疾病的临床特征比较

临床特征	MCTD	SLE	SSC	DM/PM
雷诺现象	++++	+	++++	+
手肿胀	+++	罕见	+++	罕见
食管运动障碍	+++	+	+++	+
肺部病变	+++	+	++	+
肌炎	+++	罕见	+	++++
多关节痛或关节炎	++++	+++	+	+
白细胞减少	++	++	罕见	罕见
严重肾脏病	+	+++	++	罕见
严重中枢神经病变	+	+++	罕见	罕见
弥漫性硬皮病	+	罕见	++++	+
高球蛋白血症	++++	+++	+	+
高滴度 RNP 抗体	++++	+++	罕见	−
dsDNA 抗体	+	++++	+	罕见
Sm 抗体	罕见	+++	−	−
低补体血症	+	+++		罕见

【治疗】

本病的治疗原则与其他全身结缔组织病相同。

1. **一般治疗**　注意休息和加强营养,有雷诺现象时注意保温,关节疼痛或关节炎时应加强按摩,同时配合理疗以防止关节强直和肌肉挛缩。

2. **药物治疗**

(1)肾上腺皮质激素:适用于有肾脏病变、心肌炎、心包炎、肌炎、血小板减少及神经系统症状的病例。

(2)免疫抑制剂:肾脏损害和肺动脉高压者可加用环磷酰胺冲击治疗,有皮肤损害者可加用羟氯喹。

【预后】

预后取决于内脏损害的性质与程度。死亡原

因为心、肾衰竭,肺部疾患和脑出血以及继发感染。

(李彩凤)

第九节　重叠综合征

重叠综合征(overlapping syndrome,OLS)指患者具有 2 种或 2 种以上结缔组织病、结缔组织近缘病的重叠。这种重叠可同时发生,亦可在不同时期先后发生;或先有某一种结缔组织病,以后移行转变为另一种结缔组织病。这种转变可呈连续性或间隔一定时间后出现。

【病因和发病机制】

目前病因不清,其发生考虑与免疫紊乱相关。

【诊断】

通常发生于 6 个弥漫性结缔组织病：系统性红斑狼疮（SLE）、类风湿关节炎（RA）、皮肌炎（DM）/多发性肌炎（PM）、进行性系统性硬化症（PSS）、结节性多动脉炎（polyarteritis nodosa，PN）及风湿热（rheumaticfever，RF）的重叠，亦可由 6 个结缔组织病与近缘病如白塞病、干燥综合征、脂膜炎相重叠，此外尚可与其他自身免疫病如桥本甲状腺炎、自身免疫性溶血性贫血等重叠。

1. **SLE 与 PSS 重叠** 病初常表现为 SLE，以后出现皮肤硬化、吞咽困难及肺纤维化等表现。一般面部红斑发生率较单纯 SLE 低，雷诺现象发生率高。抗 dsDNA 效价较低，ANA 呈高效价、高阳性率，荧光核型呈斑点型。

2. **SLE 与 PM 重叠** 除 SLE 表现外有近端肌无力、肌痛及压痛、萎缩及硬结。血清 ANA 阳性率高，红斑狼疮细胞（LE 细胞）检出率低。低补体血症、高 γ 球蛋白血症。血清肌浆酶如 CPK、LDH 及醛缩酶等增高，24 小时尿肌酸排出量增加。

3. **SLE 与 RA 重叠** 除 SLE 症状外有关节炎、关节畸形及类风湿结节等表现。

4. **SLE 与 PN 重叠** SLE 与 PN 重叠时除 SLE 表现外，有沿血管分布的皮下结节及腹痛，肾损害较单一 SLE 时更重，肺部症状及中枢神经系统受累多见。常见嗜酸性细胞增高，γ 球蛋白高。

5. **PSS 与 PM/DM 重叠** 患者有近端肌无力、肌痛、关节痛、食管运动减慢及肺纤维化等改变。硬皮病改变常局限于四肢，毛细血管扩张及肢端溃疡少见。血清 Ku、PM-Scl-70 和抗 U2RNP 抗体阳性为其特征。

6. **其他** 各种形式重叠均可发生，如白塞病、脂膜炎及桥本甲状腺炎等。

当同一患者同时或先后具有 2 种或 2 种以上 CTD 及其近缘病的共同表现，并符合各自的诊断标准时可诊断为重叠综合征。诊断时应写明哪两种 CTD 之重叠或某型重叠综合征。

【治疗】

一般应用肾上腺皮质激素，也可联合使用免疫抑制剂治疗。可根据临床表现按照各种结缔组织病的治疗原则处理。

【预后】

重叠综合征患者的预后较单纯的某种免疫性疾病患者的预后差。

（李彩凤）

第十节 风 湿 热

风湿热（rheumatic fever，RF）是 A 组 β 溶血性链球菌咽峡炎感染后发生的一种免疫性炎性疾病，是累及全身结缔组织的非化脓性炎症，主要侵犯心脏和关节。在临床上以心肌炎、关节炎、皮下结节、环形红斑和舞蹈症为主要表现，常反复发作，心肌炎是最严重的临床表现，慢性反复发作可形成风湿性心瓣膜病。目前风湿热仍然是全世界儿童和青少年后天性心脏病中最常见的病因之一，也是最常见的心血管疾病死亡原因之一，在部分发展中国家，风湿病是 50 岁以下人群心血管疾病相关死亡的首位病因。北京儿童医院统计 1955—1999 年发病人数呈逐年下降趋势。但近 20 年来，可能因抗生素的滥用、细菌致病毒力增强和抗原性质变化导致耐药菌株出现、人体对 A 族链球菌的免疫力下降等，在全球范围，包括发达国家在内，其发病率又开始回升。1996 年 WHO 链球菌感染会议报告学龄儿童急性风湿热年发病率，非洲为 300.0/100 000，美洲为 0.2~50.5/10 000，东南亚为 30.0~54.0/100 000。我国 1992—1995 年对中小学生风湿热流行状况的调查显示，风湿热年发病率约为 20.0/100 000，风湿性心脏病总患病率为 22.0/100 000，风湿热年患病率约 80.0/100 000。故急性风湿热仍是发展中国家的一大公共卫生问题。本病多见于 5~15 岁的学龄儿童，3 岁以下罕见，发病无性别差异，四季均可发生。潮湿、寒冷地区发病率高。

【病因和发病机制】

风湿热是机体感染 A 组 β 溶血性链球菌咽峡炎后的并发症，其他组链球菌和其他细菌均证明与风湿热无关。风湿热的发病与 A 组 β 溶血性链球菌的特殊结构成分和细胞外产物有关。不同种族人群中患病率的不同提示了本病的宿主遗传易感性。

A 组 β 溶血性链球菌的抗原性很复杂，包括超抗原 M 蛋白、细胞壁的多糖成分 "C 物质"、脂磷壁酸、链球菌致热外毒素等。其荚膜由透明质酸组成，与人体关节、滑膜有共同抗原；其细胞壁外层蛋白质中 M 蛋白和 M 相关蛋白、中层多糖中 N- 乙酰葡萄胺和鼠李糖均与人体心肌和瓣膜有共同抗原；其细胞膜的蛋白与人体心肌肌膜和丘脑下核、尾状核之间有共同抗原。链球菌感染后,机体产生抗链球菌抗体,一方面可清除链球菌起保护作用,另一方面可与人体组织产生免疫交叉反应导致器官损害,链球菌抗原的分子模拟是风湿热发病的主要机制。链球菌抗原与抗链球菌抗体还可以形成循环免疫复合物在人体关节滑膜、心肌、心瓣膜等沉积后,激活补体成分产生炎性病变。

此外,A 组链球菌还可以产生多种外毒素和胞外酶,部分对人体组织如心肌、关节有毒性作用。近年来的研究证实,风湿热的发病与一些炎性因子,如 IL-8、IFN-γ1 和 CX3CR1 等的作用相关,证实细胞免疫也参与了风湿热的发病。

宿主的遗传易感染性或免疫应答性改变在风湿热发病机制中起到一定作用。不同人种风湿热的患病率也有差别,据报道,风湿性心脏病的发病率在高加索人和印第安人的混合血种人群中明显高于其他人种。

【病理】

风湿热的病理过程分为渗出、增生和硬化三期,各期病变可以同时存在,"风湿小体"(Aschoff 小体)为其特征性病理改变。

1. **变性渗出期**　受累部位如心脏、关节、皮肤等结缔组织变性和水肿,淋巴细胞和浆细胞浸润;心包膜纤维素性渗出,关节腔内浆液性渗出。本期持续约 1 个月。

2. **增殖期**　本期特点为 Aschoff 小体(风湿小体)的形成。Aschoff 小体为位于血管周围的局灶性胶原纤维素样坏死,外周有淋巴细胞、浆细胞和巨大的多核细胞(风湿细胞)的浸润,它可小到由数个细胞组成,大到近 1cm,以致眼观可见。风湿细胞呈圆形或椭圆形,含有丰富的嗜碱性胞质,胞核有明显的核仁。Aschoff 小体广泛分布于肌肉及结缔组织,好发部位为心肌、心瓣膜、心外膜、关节处皮下组织和腱鞘,是风湿病的特征性病变,并提示有风湿活动,也是诊断风湿热的病理依据。本期持续 3~4 个月。

3. **硬化期**　Aschoff 小体中央变性和坏死物质被吸收,炎症细胞减少,纤维组织增生和瘢痕形成;心瓣膜增厚形成瘢痕,本期持续 2~3 个月。

此外,大脑皮质、小脑、基底核可见散在非特异性细胞变性。

【临床表现】

风湿热临床表现轻重不一,取决于疾病侵犯部位和程度。全身各器官均可受累,但以心脏、血管及浆膜等处变化最明显。风湿热仅发生于上呼吸道链球菌感染后,潜伏期 1 周至数周;发作活动期如不经治疗,一般不超过 6 个月;如不进行预防,可以反复周期性发作。风湿热多呈急性起病,亦可为隐匿性进程,主要累及关节、心脏、皮肤和皮下组织,偶可累及中枢神经系统、浆膜及肺、肾等内脏。临床表现以关节炎和心肌炎为主,可伴有发热、皮疹、皮下结节、舞蹈症等。发热和关节炎是最常见的主诉,其发作呈自限性,急性发作时通常以关节炎较为明显,急性发作后常遗留轻重不等的心脏损害,尤其心瓣膜病变最为显著,易形成慢性风湿性心脏病或风湿性瓣膜病。证明原有链球菌感染是必需的诊断条件;咽拭子培养阳性或抗链球菌抗体阳性可证明有过链球菌感染。

1. **一般表现**　在病前 1~4 周有链球菌感染后咽峡炎、扁桃体炎或猩红热感染史,表现为发热、不适、疲倦、胃纳不佳、面色苍白、多汗和腹痛等,个别有胸膜炎和肺炎。

2. **心脏炎心肌炎**　急性风湿热最特征的表现是心脏炎,是唯一的持续性器官损害,初次发作时心肌、心内膜和心包膜均可累及,以心肌炎和心内膜炎最多见,亦可发生全心炎,发生率为 40%~50%,多于首次起病 1~2 周内出现症状,常有心悸、气短、心前区不适等。累及心肌时可有心动过速,第一心音减弱,重者出现心脏扩大,心尖冲动弥散,闻及奔马律;侵犯心内膜主要累及二尖瓣和主动脉瓣,造成关闭不全,反复发作后造成永久性瓣膜损害;风湿热的心包炎多为轻度,出现心前区不适、心包摩擦音等。心肌炎可单独出现,或与其他症状同时出现。

(1)心肌炎:轻者可无症状,重者可伴不同程度的心力衰竭;安静时心动过速,与体温升高不成比例;心脏扩大,心尖冲动弥散;心音低钝,可见奔马律;心尖部可闻及轻度收缩期杂音,主动脉瓣区可闻及舒张中期杂音。X 射线检查有心脏扩大,心尖冲动减弱;ECG 示 P-R 间期延长,伴有 T 波低平和 ST 段异常,或有心律失常。

(2)心内膜炎:主要侵犯二尖瓣和 / 或主动脉瓣,造成关闭不全;二尖瓣关闭不全表现为心尖部 2~3 级 /6 级吹风样全收缩期杂音,向腋下传导,有时可闻及二尖瓣相对狭窄所致舒张中期杂音;主动脉瓣关闭不全时胸骨左缘第三肋间可闻及舒张期叹气样杂音;急性期瓣膜损害多为充血性水肿,恢复期可渐消失;多次复发可造成心瓣膜永久性瘢痕形成,导致风湿性心瓣膜病。超声心动图检查能更敏感地发现临床听诊无异常的隐匿性心瓣膜炎。

(3)心包炎:积液量很少时,临床上难以发现;典型症状为心前区疼痛,心底部听到心包摩擦音;积液量多时心前区搏动消失,心音遥远,有颈静脉怒张、肝大等心脏压塞表现;X 射线检查心影向两侧扩大呈烧瓶形,ECG 示低电压,早期 ST 段抬高,随后 ST 段回到等电位,并出现 T 波改变;超声心动图可确诊少量心包积液。临床上有心包炎表现者,提示心肌炎严重。

风湿性心肌炎初次发作有 5%~10% 患者发生充血性心力衰竭,再发时发生率更高。近期发生风湿热的病例如果伴有心力衰竭,提示有活动性心肌炎存在。

3. 关节炎 占急性风湿热的 50%~60%。表现为多发性、游走性大关节炎,主要累及四肢大关节,以膝、踝、肘、腕多见,表现为关节红、肿、热、痛,活动受限,偶见小关节受累,可同时侵犯数个关节,或从 1 个关节到另 1 个关节游走,可延续 3~4 周,预后不遗留关节畸形。

4. 舞蹈症 表现为全身或部分肌肉的无目的的不自主快速运动,如伸舌歪嘴,挤眉弄眼,耸肩缩颈,言语障碍,书写困难,细微动作不协调,在兴奋或注意力集中时加剧,入睡后即可消失,伴肌无力,也可出现喜怒无常、易冲动等神经过敏表现。占风湿热的 3%~10%,年长女孩多见。多发生在链球菌感染后 1~6 个月,也可为首发症状。平均病程 3 个月左右,呈自限性。

5. 皮肤症状 见于 5% 患者。

(1)环形红斑较少见,环形或半环形边界明显的粉红色红斑,大小变化很大,中心苍白,出现在躯干和四肢近端,呈一过性,或时隐时现呈迁延性,可持续数周。

(2)皮下结节少见,常伴有严重心肌炎,呈坚硬无痛结节,与皮肤不粘连,直径 0.1~1cm,出现于肘、膝、腕、踝等关节伸面,或枕部、前额头皮以及胸、腰椎脊突起的部位,一般 2~4 周内消失。其他皮肤表现有荨麻疹、结节性红斑、多形红斑等。

其他表现:风湿热亦可累及其他重要脏器,如出现风湿性肺炎、胸膜炎、肾炎、脑炎等。

【实验室检查】

1. 链球菌感染证据 咽拭子培养可发现 A 组 β 溶血性链球菌;近年来开展的咽分泌物 A 组链球菌抗原的快速鉴定,敏感性与特异性均很高,阳性

率达 90% 左右;测定血清抗链球菌抗体,链球菌感染 1 周后血清 ASO 滴度开始上升,2 个月后逐渐下降,80% 患者 ASO 升高;同时测定抗脱氧核糖核酸酶 B(anti-DNase B)、抗链球菌激酶(ASK)、抗透明质酸酶(AH)则阳性率可提高到 95%。

2. 风湿热活动性指标 包括白细胞计数和中性粒细胞增高、血沉增快、C 反应蛋白阳性、α_2 球蛋白增高、黏蛋白增高等,但均为非特异性。

【诊断及鉴别诊断】

1. 诊断 根据以上临床表现和典型实验室检查可作出风湿热的诊断。目前仍沿用 1992 年修订的 Jones 诊断标准,在确定链球菌感染证据的前提下,有两项主要表现或一项主要表现伴两项次要表现可作出诊断(表 3-22)。

表 3-22　风湿热 Jones 诊断标准

主要表现	次要表现	链球菌感染证据
心肌炎	发热	
多关节炎	关节痛	咽拭子培养阳性
舞蹈症	血沉增高	快速链球菌抗原试验阳性
环形红斑	CRP 阳性	抗链球菌抗体(ASO)滴度升高
皮下小结	P-R 间期延长	

注:主要表现为关节炎者,关节痛不再作为次要表现;主要表现为心肌炎者,P-R 间期延长不再作为次要表现。

2. 鉴别诊断

风湿热以发热及关节炎为主要临床表现,需与下列疾病进行鉴别:

(1)幼年特发性关节炎(JIA):本病分 7 种亚型,全身型以弛张高热为主,常伴风湿性皮疹,肝脾淋巴结肿大,严重病例出现巨噬细胞活化综合征,可危及生命。风湿热以发热为主要表现时需注意与该病鉴别,JIA 不常出现心脏受累可以资鉴别。多关节型 JIA 常累及指 / 趾小关节,反复发作后可遗留关节畸形,X 射线骨关节摄片可见软组织肿胀,关节面破坏、关节间隙变窄和骨质疏松,但其关节炎无游走痛特点,且亦较少侵犯心脏,可与风湿热鉴别。

(2)感染性心内膜炎(infectious endocarditis,IE):先天性心脏病患者易患感染,尤其在合并感染性心内膜炎时,应注意与风湿性心脏病伴风湿活动鉴别。IE 患者临床可出现发热、贫血、肝脾大、皮肤瘀斑或其他栓塞症状,超声心动图发现心瓣膜或心内

膜赘生物,血培养阳性可确诊,抗感染治疗症状可缓解。

(3) 急性白血病:儿童白血病常出现发热及骨关节疼痛,大多同时合并贫血、出血倾向,肝、脾及淋巴结肿大。外周血象可见幼稚白细胞,骨髓检查提示异常增生的幼稚细胞可确诊。

【治疗】

1. 一般治疗 针对风湿热患者的一般治疗,足够的休息是最主要的。无心肌炎患者建议卧床休息2周,心肌炎不伴心力衰竭患者建议卧床休息4周,心肌炎伴心力衰竭患者建议卧床休息至心功能恢复后3~4周。同时注意保暖,避免潮湿和受凉。

2. 清除链球菌感染 首选青霉素或苄星青霉素。对初发链球菌感染,可肌内注射苄星青霉素,临用前加适量灭菌注射用水使其成为混悬液,肌内注射,成人1次60万~120万U,儿童1次30万~60万U,2~4周1次。无苄星青霉素时可用青霉素钾注射液,按体重2.5万U/kg,每12小时给药1次,连用2周。青霉素过敏者改用红霉素、头孢菌素等有效抗生素。

3. 抗风湿治疗

(1) 水杨酸类药物:常用阿司匹林,急性期80~100mg/(kg·d)(≤3g/d)至体温正常、关节症状消失、实验室活动指标正常后逐渐减量,疗程4~8周。也可选用萘普生、吲哚美辛等。适用于发热、关节炎而无心肌炎者。

(2) 糖皮质激素:一旦确诊风湿热心肌炎,首选糖皮质激素治疗。建议早期使用泼尼松2mg/(kg·d)(≤60mg/d)分次口服2~4周,病情缓解后减量至10~15mg/d维持治疗,总疗程8~12周;重症病例可选用氢化可的松或甲泼尼龙,10~30mg/(kg·d),静脉注射,根据病情可使用1~3次。为防止激素反跳现象,可于停用激素前2周加用阿司匹林,待激素停用2~3周后再停用阿司匹林。

(3) 合并心力衰竭的治疗:强调早期大剂量应用糖皮质激素。有充血性心力衰竭时应注意半卧位休息,低盐饮食,氧气吸入,同时注意限制液体入量,纠正电解质紊乱,必要时给予利尿剂、洋地黄制剂和血管扩张剂。

(4) 舞蹈症的治疗:目前尚无特效药物。应尽量避免强光噪声刺激,给予心理治疗,必要时可使用镇静剂如地西泮、苯巴比妥或氯丙嗪等。

【预防】

预防链球菌感染是防止风湿热发生及复发最重要的措施。

1. 初发的预防(一级预防) ①防止呼吸道感染,鼓励经常参加体育运动,提高机体抵抗力。②对急性扁桃体炎、咽炎、中耳炎、猩红热等急性链球菌感染,应早期予以积极彻底的抗生素治疗,以青霉素为首选,对青霉素过敏者可选用红霉素。③对于慢性扁桃体炎反复发作者,必要时应手术摘除扁桃体,术前一天至术后3天用青霉素预防感染。扁桃体摘除术后,仍可发生溶血性链球菌咽炎,一旦发生参照上述治疗。④对于幼儿或免疫功能低下的高危人群,以及学校等集体人群应作好预防工作,早期发现及诊断链球菌感染,减少链球菌感染流行。

2. 复发的预防(二级预防) 已患风湿热的患者,积极预防链球菌感染以防止复发。推荐使用苄星青霉素120万U,每月肌内注射1次。对青霉素过敏者,可用磺胺嘧啶或磺胺异噁唑,儿童每天0.25~0.5g,顿服;成人每天0.5~1.0g,分次口服。预防用药期限:18岁以下的风湿热患者必须持续预防用药;超过18岁且无心脏受累的风湿热患者,从风湿热末次发作起至少维持预防用药5年;已有心脏受累的风湿热患者,再次感染链球菌后极易引起风湿活动,且易发生心肌炎,建议终身药物预防。

本病预后主要取决于心脏受累的程度,以及首次发作后是否正规治疗,复发后是否规律随访等。严重风湿性心肌炎伴充血性心力衰竭患者预后较差。

(唐雪梅)

第十一节 川崎病

川崎病(Kawasaki disease,KD),又称皮肤黏膜淋巴结综合征(mucocutaneous lymphnode syndrome,MCLS),是一种以全身性血管炎为主要病理改变的急性发热性出疹性疾病。是日本学者川崎富作于1967年首次报道。我国于1976年首次报道。自1970年以来,世界各国均有发生,以亚裔人群发病率高。在发达国家,KD已经成为儿童获得性心脏病的主要病因。本病患者以婴幼儿多见,80%~85%<5岁,男多于女,男女比例约为1.8:1。一年四季均可发病,冬、春季多见。

【病因和发病机制】

病因尚未明确,发病机制尚未完全清楚。相关因素可能如下：

1. **感染** 本病的临床表现与某些急性感染性疾病相似，目前认为本病可能与立克次体、葡萄球菌、链球菌、逆转录病毒、支原体感染相关。有研究发现，某些超抗原，如热休克蛋白65作为特殊抗原与川崎病的发生呈一定相关性；而中性粒细胞与细菌脂多糖结合使蛋白酶分泌的增加导致血管内皮损伤均提示感染与本病的发生密切相关。

2. **免疫因素** 研究认为免疫反应异常是重要的致病环节，推测感染原的特殊成分，如超抗原可不经单核-巨噬细胞系统，直接与T细胞抗原受体结合，使B细胞多克隆活化和凋亡减少，产生大量的免疫球蛋白（IgG、IGM、IgA、IgE）和细胞因子（IL-1、IL-6、TNF-α）。抗中性粒细胞胞质抗体（ANCA），抗内皮细胞抗体和细胞因子损伤血管内皮细胞，使其表达细胞间黏附分子-1（ICAM-1）和内皮细胞性白细胞黏附分子-1（ELAM-1）等黏附分子，同时血管内皮生长因子参与，导致血管壁进一步损伤。

3. **遗传因素** 川崎病在白种人发病率最低，在亚裔人群发病率最高，即使移民到其他发病率低的国家仍保持很高的发病率。川崎病患者同胞的患病率明显高于普通儿童，有家族聚集特点。提示遗传因素在儿童的易感性中有一定作用。

4. **其他因素** 围产期因素可能与发病相关，包括高龄产妇、母亲B族链球菌定植、婴儿早期因细菌感染住院等因素。另外，环境污染或化学物品过敏可能与发病相关，但无确切证据。

【病理】

基本病理改变为全身性血管炎，以中动脉为主，尤其为冠状动脉。病程早期为全身微血管炎，约10天后表现为主动脉分支的动脉内膜炎和动脉周围炎，冠状动脉易受累，若急性期后动脉瘤持续存在，可有血栓形成或冠状动脉内膜异常增厚、钙化、肉芽增生，继而机化致冠状动脉狭窄，恢复期血管可再通。动脉病变严重时可导致缺血性心脏病变、心肌梗死、动脉瘤破裂等。除此以外，可出现心脏损害，尤以间质性心肌炎、心包炎及心内膜炎最为显著，另可波及传导系统。按病理过程分Ⅳ期，第Ⅰ期为病程为1~9天，表现为微血管、小静脉、小动脉全层血管炎，中等及大动脉周围炎及心包炎。Ⅱ期：为12~25天，冠状动脉主要分支全层血管炎，血管内皮水肿。弹力纤维和肌层断裂，可形成血栓和动脉瘤。Ⅲ期：为28~31天，动脉炎症及心脏病

变逐渐消退，中等动脉肉芽肿形成。Ⅳ期：数月至数年，病变逐渐愈合，心肌瘢痕形成，阻塞的动脉可能再通，晚期有可能发展为缺血性心脏病。

【临床表现】

1. **主要表现**

（1）发热：为最早出现的症状，体温一般可达39~40℃，呈稽留热或弛张热，持续7~14天或更长时间（2周至月余），抗生素治疗无效。

（2）皮肤表现：一般发热后2~4天出现皮疹，为多形性弥漫性充血性红斑，可表现为荨麻疹样皮疹、麻疹样或猩红热样红斑，躯干部多见，一般不发生疱疹和结痂，亦无色素沉着，约1周左右消退。肛周皮肤发红，伴有脱屑常是川崎病特征性变化。婴幼儿常出现卡介苗接种处瘢痕处发红。

（3）双眼球结合膜充血：多于起病3~4天出现，可为一过性，无脓性分泌物和流泪、畏光等表现，无水肿或角膜溃疡，在裂隙灯下可观察到轻度急性虹膜睫状体炎或前葡萄膜炎。

（4）唇及口腔表现：口唇潮红、干裂、出血和结痂。口腔及咽部黏膜弥漫性充血。舌乳头突起、充血，呈"草莓舌"样改变。不伴有咽扁桃体渗出性改变和口腔溃疡。可持续于整个发热期。

（5）肢端变化：急性发热早期，手掌、足底弥漫性红斑，指/趾末端硬性肿胀，严重者可伴疼痛和功能障碍。于体温渐降时手足硬性水肿消退。第2周从指/趾端甲床移行处膜状脱皮，脱皮可扩展到整个手掌或足底，呈"手套"或"袜套"样，重者指/趾甲亦可脱落。

（6）颈淋巴结肿大：一般在发热同时或发热后3天内出现，直径>1.5cm，质硬、触痛，一般不化脓，常位于单侧颈部，少数为双侧，有时可伴耳后、枕后淋巴结肿大。热退后消散。

2. **心血管症状与体征** 心脏损害并不少见，于病程1~6周可出现心肌炎、心包炎、心内膜炎、心律失常。可出现心音低钝、心律不齐或心脏扩大。重症者发生心肌梗死、心力衰竭、心源性休克等。KD最重要的心血管并发症是冠状动脉病变。<6个月和>9岁的患者更易发生冠状动脉损害。80%以上冠状动脉病变发生于病程10天内。未经治疗的患者冠脉瘤发生率为15%~20%。发生冠脉瘤或狭窄者可无临床表现，除非因严重的冠状动脉内血流紊乱或血栓形成导致心肌梗死时出现相应临床表现。冠状动脉瘤破裂继发心肌梗死和心脏压塞者罕见。

另外,因严重血管炎可导致川崎病休克综合征(Kawasaki disease shock syndrome,KDSS),为 KD 患者出现持续性血压下降,收缩压低于相应年龄段正常平均血压值 20%,或具有末梢循环灌注障碍的表现。在西方国家的发病率约为 7%。

3. 其他伴随症状 消化系统如呕吐、腹痛、腹泻、黄疸、胆囊积液、麻痹性肠梗阻。少数患者可发生肝大、黄疸及血清转氨酶活性增高。有些患者可在起病后 2 周腹部彩超发现胆囊结石或积液。泌尿系统可有无菌性脓尿、轻度蛋白尿、肾功能损害。呼吸系统如咳嗽、间质性肺炎(常有 X 射线表现而无临床症状)。神经系统如无菌性脑膜炎、面瘫、肢体瘫痪、惊厥、意识障碍;小婴儿可表现为易激惹。还可有关节痛及关节炎,可出现在起病后第一周内,可累及小的指间关节或大的负重关节,10 天后以大关节(膝关节或踝关节)为主,可以关节滑膜炎为表现。

【实验室及影像学检查】

无特异的实验诊断方法,但综合各项实验室检查有助于对疾病的严重度和预后做出评估,利于及时治疗和随访观察。

1. 血液学检查 急性期外周血白细胞计数增高,以中性粒细胞为主伴核左移。半数以上患者可见轻度或中度贫血。早期血小板正常,第 2~3 周血小板显著增高,血液呈高凝状态,血黏度增高。发热期血沉增快,C 反应蛋白增高。血生化检查提示低白蛋白血症,血纤维蛋白原增高,天冬氨酸氨基转移酶、心肌酶升高。血浆脑钠肽(brain natriuretic peptide,BNP)增高,有心包积液者则 BNP 增高趋势更明显。

2. 免疫学检查 血清 IgG、IgA、IgM、IgE 和血液循环免疫复合物升高,某些细胞因子如 IL-6、TNF-α 升高,补体 C3 正常或增高,类风湿因子和抗核抗体阴性。

3. 尿常规 可有白细胞数增多,轻度蛋白尿。

4. 心电图 早期是非特异性 ST-T 变化,P-R 间期、Q-T 间期延长。心包炎时可有广泛 ST 段抬高和低电压;心肌梗死时 ST 段明显抬高、T 波倒置及异常 Q 波。另可有心动过速、低电压及各种心律失常等。

5. 超声心动图 急性期可见心包积液,左室内径增大,二尖瓣、主动脉瓣或三尖瓣反流;可出现冠状动脉病变,如冠状动脉管壁粗糙、管壁回声增强、冠状动脉扩张或冠状动脉瘤形成。严重病例可见心肌局部运动减弱和心包积液。2012 年中华医学会儿科学分会心血管学组及免疫学组制定的冠状动脉扩张性病变的诊断标准为:①<5 岁儿童冠状动脉主干直径>3mm,5 岁及 5 岁以上儿童>4mm;或②冠状动脉局部内径较邻近处明显扩大(≥1.5 倍);或③冠状动脉内径 Z 值≥2.0。2017 年美国心脏协会(American Heart Association,AHA)发表的川崎病诊治科学声明指出以 Z 值,即体表面积校正的冠状动脉管腔内径来评估冠状动脉异常,而不是只考虑冠状动脉内径的绝对值。依据 Z 值对冠状动脉异常的分类:①无受累:Z 值<2。②仅扩张:Z 值 2~<2.5;或初始 Z 值<2,随访中 Z 值下降幅度≥1。③小型冠状动脉瘤:Z 值≥2.5~<5。④中型冠状动脉瘤:Z 值≥5~<10,且内径绝对值<8mm。⑤巨大冠状动脉瘤:Z 值≥10,或内径绝对值≥8mm。但 Z 值的评估依不同人群、不同的评估系统存在差异性,且需要准确测量冠状动脉内径、身高及体重。

6. 其他检查 若超声检查有多发性冠状动脉瘤,或心电图有心肌缺血的表现,应进行冠状动脉造影,以观察冠状动脉病变程度。多层螺旋 CT 在检测冠状动脉狭窄、血栓、钙化方面明显优于超声心动图,可部分取代冠状动脉造影。

【诊断及鉴别诊断】

1. 诊断 本病的诊断主要依靠临床表现,并排除其他类似发热性疾病,无特异性诊断实验,实验室检查仅作参考。

发热 5 天以上,经抗生素治疗无效,伴下列 5 项临床表现中 4 项者,排除其他疾病后,即可诊断川崎病:

(1)双侧眼球结合膜充血,非化脓性。

(2)口唇充血皲裂,口腔黏膜弥漫充血,舌乳头突起、充血,呈草莓舌。

(3)四肢末端改变:病初手足硬肿、掌跖红斑,恢复期(2~3 周)出现指/趾端膜状脱皮或肛周脱屑。

(4)躯干或四肢多形性充血性红斑样皮疹。

(5)颈部淋巴结非化脓性肿大(常为单侧,>1.5cm)。

如 5 项临床表现不足 4 项,但超声心动图有冠状动脉损害,亦可确诊为川崎病;如超声心动图未提示冠状动脉损害,5 项临床表现 2~3 项者,尚未达到诊断标准,临床表现不完全但已除外其他疾病者,考虑不完全川崎病。

对具有>4项主要临床特征者,尤其当具有出现手足潮红硬肿时,热程满4天即可以诊断KD;对于症状十分典型者,可以在热程3天作出诊断。而对于发热7天后自愈者不能除外KD的诊断。

不完全KD的定义:儿童发热≥5天,具备5项中2或3项主要临床表现,除外结膜炎、咽炎、溃疡性口腔炎、大疱性或水疱性皮疹、全身淋巴结肿大或脾大;婴儿发热≥7天且无其他原因可以解释者,需要考虑不完全KD的可能。如果相关实验室化验检查及超声心动图检查达到标准,则可确诊不完全KD。

2. **鉴别诊断**

(1)渗出性多形红斑:尽管本病有发热、皮疹及黏膜损害,但是皮肤和黏膜的大疱、糜烂、渗出、结痂是本病的重要特征,眼部可有分泌物及假膜形成。而川崎病的皮损干燥,没有渗出表现。

(2)幼年特发性关节炎:该病发热达2周以上需警惕,可合并有淋巴结肿大、皮疹等表现,该病可见于年长儿,发热时间长,关节受累较重,少见冠状动脉损害,可有类风湿因子阳性。

(3)败血症:该病可有发热、淋巴结肿大、皮疹,若非敏感抗生素治疗可无效,但患者病程中可有感染中毒症状,降钙素原等指标升高,血培养阳性等表现有助于鉴别。

(4)猩红热川崎病:可有猩红热样红斑。该病根据起病急骤、典型皮疹、巴氏线、口周苍白圈,结合全身发热、咽痛、扁桃腺炎、抗生素治疗有效等特点,与川崎病容易鉴别。

(5)系统性红斑狼疮:可有颜面部蝶形红斑、无痛性口腔溃疡、抗核抗体阳性、补体下降等表现,有助于鉴别。

【治疗】

治疗目的:控制全身血管炎症,对抗血小板凝集,防止冠状动脉瘤形成及血栓性阻塞,以防止和减少心脏损害。

1. **阿司匹林** 为首选药物。具有抗炎和抑制血小板凝集作用。30~50mg/(kg·d),口服,热退后3天逐渐减量,2周左右减至维持量为3~5mg/(kg·d),持续用药至症状消失,血沉正常,疗程6~8周。有冠状动脉病变甚至冠状动脉瘤者应持续用药至病变消失为止。需用阿司匹林长期治疗而未进行过水痘预防接种的川崎病,一旦发生水痘或者6个月内曾患水痘,则避免使用阿司匹林,以免加大发生瑞氏综合征的危险性。

2. **静脉注射用丙种球蛋白(IVIG)** 治疗本病疗效突出。在病程10天内诊断的患者,应尽早使用。与阿司匹林合用能明显降低冠状动脉瘤的发生率,且能改善心肌功能,缩短发热病程。推荐IVIG用量为2g/kg,于8~12小时内持续输注。用药后绝大部分患者发热和充血症状可在24~48小时内缓解,效果不佳者需考虑IVIG无反应型KD(IVIG非敏感型KD)。目前对该诊断尚无统一定义。多数认为,KD患者在发病10天内接受IVIG 2g/kg治疗,无论一次或分次输注48小时后体温仍高于38℃,或给药2~7天(甚至2周)后再次发热,并符合至少一项KD诊断标准,可考虑。对此类患者,建议重复使用1次IVIG 2g/kg,亦可选择大剂量甲泼尼龙冲击治疗或英夫利昔单抗治疗。IVIG疗法不能全部防止冠状动脉损害的发生。在病程10天以后诊断的患者,ESR增快或CRP>30mg/L伴发热或冠状动脉瘤(Z值≥2.5)者,需应用IVIG;无发热、炎性指标正常、冠状动脉正常者,不用IVIG。使用IVIG后9个月内避免疫苗接种。

3. **糖皮质激素** 糖皮质激素易引起高凝,影响血管胶原纤维修复,加重血栓形成和冠状动脉损害,一般不主张单独或常规使用糖皮质激素。但若伴有持续高热、应用IVIG无效者,在排除感染之后或并发严重心肌炎,大量心包积液致急性心脏压塞时可考虑使用。可使用大剂量甲泼尼龙,30mg/(kg·d),静脉输注,连用3天,以后口服泼尼松1~2mg/(kg·d),热退或CRP下降至正常后逐渐减量,疗程2~4周。近年来,多数人认为糖皮质激素可减少冠状动脉瘤的发生率,与阿司匹林合用有效、安全。也可合用小分量肝素防止血栓形成。

4. **双嘧达莫** 血小板显著增多者可加用此药,剂量为3~5mg/(kg·d),分2~3次口服。

5. **其他** 根据病情给予对症、支持治疗。有心肌损害者给予ATP、维生素C、辅酶A,有冠状动脉损害者给予维生素E。发生心肌梗死时予以静脉内和局部动脉内溶栓治疗,以尿激酶最常用。对于冠状动脉狭窄等,必要时予以介入治疗或外科手术治疗处理。抗生素仅用于控制继发感染。

【预后】

本病系自限性疾病,多数预后良好,1%~2%的患者复发。KD的预后仍取决于冠状动脉受累情况。Z值<2.5的冠状动脉扩张大部分可在4~8周完全恢复。冠状动脉瘤多于病后2年内自行消失,但常遗留管壁增厚和弹性减弱等功能异常。大动

脉瘤不易完全消失,常致血栓形成或管腔狭窄。通过正规治疗,KD 冠状动脉瘤并发症的发生率已从 25% 降至 4% 左右,某些患者仍有心肌梗死的风险。

【随访】

无冠状动脉病变者出院后 1、3、6 个月及 1~2 年随访。所有具有冠脉病变病史的患者均需要终身监测,目标为预防血栓形成,治疗心肌缺血及相关并发症。

由此总结出:①川崎病病理改变以全身血管炎为主,尤以冠状动脉受累明显,可发生冠状动脉扩张、冠状动脉瘤,另可发生心肌炎、心包炎、心肌缺血、心肌梗死等。② IVIG 为川崎病的特效治疗药物,可使冠状动脉病变的发生率明显降低,但 IVIG 不能全部防止冠状动脉损害的发生。③本病系自限性疾病,多数预后良好,1%~2% 的患者复发。未经有效治疗的患者,15%~20% 发生冠状动脉瘤。冠状动脉瘤多于病后 2 年内自行消失,但常遗留管壁增厚和弹性减弱等功能异常,需要免疫科及心血管专科长期随访。

(罗　冲　唐雪梅)

第十二节　过敏性紫癜

过敏性紫癜(anaphylactoid purpura)又称舒-亨综合征(Henoch-Schonlein syndrome,Henoch-Schonlein purpura,HSP),是以小血管炎为主要病变的系统性血管炎。主要病理基础为广泛的毛细血管炎,以非血小板减少性可触性紫癜、消化道黏膜出血、关节肿痛和肾脏损害为主要临床表现,可伴有腹痛、便血、血尿和蛋白尿,少数患者伴有血管神经性水肿。

【病因和发病机制】

本病病因和发病机制尚未明确。病因可能涉及感染、免疫紊乱、遗传等因素。发病机制可能为各种刺激因子,包括感染原和过敏原作用于具有遗传背景的个体,激发 B 细胞克隆扩增,导致 IgA 介导的系统性血管炎。

1. **感染**　常常是 HSP 发生的触发因素。HSP 最常见的感染以 A 组 β 溶血性链球菌所致的上呼吸道感染最多见,幽门螺杆菌(helicobacter pylori,HP)、金黄色葡萄球菌、结核分枝杆菌等感染可能也是 HSP 发病的原因之一。HSP 发生也可能与流感、柯萨奇病毒、腺病毒、EB 病毒、麻疹、风疹、水痘带状疱疹、流行性腮腺炎、肝炎病毒等感染有关,其他如肺炎支原体感染可能与 HSP 发生有一定相关性。另外,寄生虫感染,以蛔虫最多见,其次为钩虫、丝虫等,可能与过敏性紫癜发病相关。机制可能为机体对寄生虫的代谢产物和幼虫死后释放的异体蛋白过敏所致。但尚未证明本病系感染的直接结果。

2. **部分食物及药物过敏**　可能为特异体质对动物蛋白(乳类,蛋类,肉类)及植物蛋白(豆类)过敏所致;但目前尚无明确证据证明食物过敏是导致 HSP 的原因。某些药物,如解热镇痛药类,青霉素、链霉素、氯霉素、红霉素、磺胺类及异烟肼、苯巴比妥、水合氯醛、氢氯噻嗪、人工合成的雌激素、胰岛素等可能参与其中;但无确切证据。

3. **IgA 介导的体液免疫异常**　IgA1 或其免疫复合物主要通过旁路途径激活补体,沉积于小血管壁引起的系统性小血管炎,血管壁因免疫损伤而通透性增高,血液和淋巴液渗出,从而引起皮肤、黏膜、内脏器官等多部位病变。特别是 IgA1 糖基化异常及 IgA1 分子清除障碍在 HSP 的肾脏损害中起关键作用。

4. **疫苗接种**　如流感疫苗、乙肝疫苗、狂犬疫苗、麻疹疫苗有可能诱发 HSP,而麻醉、寒冷刺激、花粉吸入、精神因素等亦可能诱发 HSP;但尚需可靠研究证据论证。

5. **遗传因素**　HSP 有遗传好发倾向,不同种群人群发病率也不同。白种人发病率明显高于黑种人。本病家族中可同时发病,同胞中可同时或先后发病,有一定遗传倾向,部分患者 HLA-DRB1*7 级、HLA-DW35 等基因表达增高或 C2 补体成分缺乏。

【病理】

广泛的白细胞碎裂性小血管炎为过敏性紫癜的主要病理变化,除毛细血管受累外,亦可波及小静脉和小动脉。血管壁可见胶原纤维肿胀,坏死及间质水肿,重者呈坏死性小动脉炎。内皮细胞肿胀,可有血栓形成。血管周围可见中性粒细胞及嗜酸性粒细胞浸润,红细胞可经血管渗出。皮肤损伤主要见于真皮血管,肠道改变以黏膜下为常见,重者可发生黏膜溃疡。肾脏改变主要累及肾小球,轻者可为轻度系膜增生、微小病变、局灶性肾炎,重者为弥漫增殖性肾炎伴新月体形成。在皮肤和肾脏荧光显微镜下可见 IgA 为主的免疫复合物沉积。

【临床表现】

多以急性起病,可发生于任何年龄,以 2~8 岁儿童多见,男孩多于女孩。本病一年四季均可发病,以春秋季发病居多。临床上由于病变的部位不一而有不同的表现,有皮肤型、腹型、关节型、肾型、关节型及混合型。首发症状多以皮肤紫癜为主,少数病例以腹痛、关节炎或肾脏症状首先出现。多数患者发病前 1~3 周有上呼吸道感染史,可伴有低热、乏力、食欲缺乏、头痛、咽痛等表现。

1. **皮肤紫癜**　是 HSP 诊断的必要条件。反复出现的紫癜样皮疹为主要特征。四肢对称性分布,以伸侧为主。其次为臀部,可扩散至面部及躯干部,少数男性患者可出现阴囊、阴茎部、龟头紫癜样皮疹,极少数患者可出现肛周片状紫癜样皮疹。初起可呈淡红色、紫红色斑丘疹,大小不一,高出皮面,压之不褪色,中心可发生点状出血,部分紫癜可融合成片;数日后可转为暗红色,最终呈棕褐色,消退。少数重症患者可融合成大疱伴出血性坏死。部分病例于紫癜出现前后及紫癜出现过程中合并有荨麻疹及血管神经性水肿。血管神经性水肿可见于头部、眼睑、唇部、手足、四肢及会阴部等,可伴有触痛。皮肤紫癜一般在 4~6 周后消退,部分患者间隔数周,数月后又反复。

2. **胃肠道症状**　较常见,可见于 50%~75% 患者。因血管炎所致肠壁水肿、出血、坏死或穿孔是产生肠道症状及严重并发症的主要原因。最常见者为腹痛,持续性隐痛伴阵发性加剧,常于脐周或下腹部,可伴有呕吐、黑便或鲜血便。严重者呈血水样大便。少有呕血。病程中可无紫癜样皮疹出现或腹痛早于皮疹出现,故而易被误诊为急腹症行剖腹探查术。少数患者可并发肠套叠、肠梗阻、肠穿孔及出血性坏死性小肠炎。还可有少见的肠系膜血管炎、胰腺炎、胆囊炎、胆囊积水、蛋白丢失性肠病及肠壁下血肿。

3. **关节症状**　见于约 82% 病例。以单个关节为主,主要累及双下肢,可发生于膝、踝、肘、腕等大关节,表现为关节肿胀疼痛,活动受限,关节周围有皮疹者肿胀更为明显,有时局部有压痛。关节腔可有渗液,多呈浆液性,一般无出血。关节症状多在数日内消失,不遗留变形。有 30%~43% 的患者以关节痛或腹痛起病,可长达 14 天无皮疹,极易误诊。

4. **肾脏症状**　在过敏性紫癜病程 6 个月内,出现血尿和蛋白尿,称为紫癜性肾炎。依据临床诊断,紫癜性肾炎发生率为 40%~50%。肾脏损害多发生在起病 1 个月内,亦可在病程的晚期,于其他症状消失后发生,少数患者以肾炎为首发症状。紫癜性肾炎病情轻重不一,与肾外症状的严重度无一致性。轻者居多,出现血尿、蛋白尿或管型尿,部分可伴有血压增高及水肿,通常在数周内恢复;少数呈肾病综合征表现;重症可发生肾功能减退、氮质血症和高血压脑病。虽然有些患者的血尿、蛋白尿持续数月甚至数年,但大多数都能完全恢复,少数发展为慢性肾炎,死于慢性肾衰竭。

5. **其他症状**　如病变累及中枢神经系统,可导致惊厥、瘫痪、昏迷、失语等。累及循环系统发生心肌炎和心包炎,累及呼吸系统发生喉头水肿、肺出血等。并发症可有肠套叠、肠梗阻、肠穿孔、急性胰腺炎及睾丸炎等。

【实验室及影像学检查】

1. **血常规检查**　外周血白细胞正常或增加,中性粒细胞和嗜酸性粒细胞可增高;若有严重出血表现,可出现贫血;血小板正常甚至升高,出凝血时间正常,血块退缩试验正常,部分患者毛细血管脆性试验阳性。多数患者红细胞沉降率增快。

2. **尿常规检查**　可有红细胞、蛋白、管型,重者可有肉眼血尿。

3. **粪便常规检查**　消化道出血时粪便隐血试验阳性;出血明显时显微镜下可见红细胞、白细胞。

4. **血液生化检查**　血肌酐、尿素氮多数正常,极少数急性肾炎和急进性肾炎表现者可升高。血 ALT、AST 少数可有升高。少数血 CK-MB 可升高。血白蛋白在合并肾病或蛋白丢失性肠病时可降低。37% 患者血清 IgA 升高。

5. **免疫学检查**　血清 IgA 可正常或增高,C3、C4 正常或升高;抗核抗体及类风湿因子阴性;重症患者血浆黏滞度增高。部分患者类风湿因子 IgA 和抗中性粒细胞抗体 IgA 可升高。

6. **其他检查**　腹部超声对于 HSP 消化道损伤的早期诊断和鉴别诊断起重要作用。可提示肠壁水肿增厚,回声均匀降低,肠腔向心性或偏心性狭窄。临床诊断或排除肠套叠首选腹部超声检查。腹部平片可表现为肠黏膜折叠增厚、指纹征、肠袢间增宽,小肠胀气伴有多数液气平面,同时结肠和直肠内无气体;可了解有无肠梗阻及肠穿孔表现。CT 检查多在 X 射线及 B 超检查有疑问时适用。内镜检查可了解过敏性紫癜患者胃肠道黏膜受累情况,病变以黏膜渗出、糜烂、出血为主要特征,对仅有消化道症状而临床无皮肤皮疹患者,消化道内镜由于不符合诊断标准,在临床诊断上要谨慎,内镜检查常在合并严重腹痛或消化道大出血时采用。头颅 MRI 对有中枢神经系统症状患者可给予确诊,肾脏症状较重和病情迁延者可行肾穿刺评估肾脏损害情况。对于不典型可触性皮疹或疑诊患者可行皮肤活检协助诊断。皮肤病理检查为白细胞破碎性血管炎,有小血管坏死和粉红色无定型纤维蛋白沉积,小血管壁 IgA 和 C3 免疫荧光阳性。

【诊断及鉴别诊断】

1. **诊断**　依据 2006 年 EULAR/PReS 诊断标准:可触性(必要条件)皮疹伴如下任何一条:

(1)弥漫性腹痛。

(2)任何部位活检示 IgA 沉积。

(3)关节炎 / 关节痛。

(4)肾脏受损表现(血尿和 / 或蛋白尿)。

部分患者仅表现为单纯皮疹而无其他症状,2012 年中华医学会儿科学分会免疫学组"儿童过敏性紫癜诊治专家座谈会"根据国内组织活检未普遍开展的情况下建议:对于典型皮疹急性发作的患者排除相关疾病可以临床诊断,对于皮疹不典型或未见急性期发作性皮疹者,仍需严格按标准诊断,必要时行皮肤活检。

以上各型临床表现中除皮肤紫癜外,伴有胃肠道症状、关节症状及肾脏症状中 2 种或 2 种以上称为"混合型"。仅合并一项分别称为"腹型""关节型"及"肾型"。若仅有皮疹,称为"皮肤型"。

2. **鉴别诊断**

(1)免疫性血小板减少性紫癜:根据皮肤紫癜的形态不高出皮肤、分布不对称及血小板计数减少,不难鉴别。免疫性血小板减少性紫癜无血管神经性水肿,且不伴有荨麻疹样皮疹改变。

(2)严重细菌感染:脑膜炎双球菌血症、亚急性细菌性心内膜炎以及其他败血症均可出现紫癜样皮疹。此类紫癜是由于细菌感染后导致微循环障碍,形成血栓,中心出现坏死所致。但该类患者多起病急骤,感染中毒症状重,外周血白细胞明显增高,常伴有血小板减少和凝血时间延长,刺破皮疹处涂片菌检可为阳性,血培养阳性。

(3)其他风湿性疾病:血管炎包括系统性红斑狼疮(SLE)、混合型结缔组织疾病(MCTD)和皮肌炎(DM)等风湿性疾病可并发皮肤血管炎可出现紫癜,SLE 可有颜面部红斑、口腔溃疡及血液系统受累等表现,自身抗体检测异常,并伴有补体下降。

MCTD 常有心肺受累和食管蠕动障碍,抗 RNP 也是重要诊断依据。DM 特点是肌无力,患者病程初期多为步态不稳和不能爬楼梯,可仅有皮疹,或皮疹早于肌肉受累数年,皮疹也是双侧对称性的,但伴肘及膝关节伸侧面萎缩,肌电图异常和肌酶升高。

(4)外科急腹症:如有急性腹痛者,应与阑尾炎进行鉴别,两者均可出现脐周及右下腹痛伴压痛,但过敏性紫癜皮肤可有紫癜,伴有关节、消化道、肾脏等症状,可给予鉴别。出现血便或腹痛加剧时,需与肠套叠相鉴别。若表现出对于儿童时期出现的急性腹痛者,应警惕过敏性紫癜可能,需对皮肤、肾脏、关节及消化道情况做全面检查。肠套叠多见于婴幼儿,如患者阵发性哭吵不安,腹部扪及包块,伴果酱样大便时,可完善彩超了解肠道有无同心圆状影像出现予以鉴别。但过敏性紫癜可并发肠套叠,且年长儿童亦可出现,需引起注意。

(5)急性链球菌感染后肾小球肾炎(APSGN):并发皮肤超敏反应也可以出现广泛皮疹。APSGN 也可有关节痛、血尿和水肿,这些均与 HSP 相似。但是,皮肤表现为散在红斑、荨麻疹或血管性水肿。HSP 的荨麻疹或血管性水肿通常是无瘙痒的。其肾脏组织免疫荧光检查为广泛的 IgG 和 C3 颗粒沉积。详细询问病史,包括近期接触、用药史以及临床表现可与 HSP 鉴别。

【治疗】

无特效疗法,急性期需卧床休息。治疗措施主要包括一般治疗、糖皮质激素和免疫抑制剂治疗、抗组胺类药物治疗及抗凝治疗。

1. **一般治疗**　积极寻找和去除致病因素。有感染者,尤其为链球菌感染时,可用青霉素、头孢类药物控制感染。有肠道寄生虫者,须待消化道出血停止后进行驱虫。并寻找致敏因素,慎用可能导致本病的食物或药物,禁止接触可能导致本病的物品。病程中腹痛重者可予以镇静或山莨菪碱解痉,消化道出血时应禁食,并缓慢添加饮食(流质→普通饮食),建议 1 个月内避免禁食鱼虾、蛋、牛奶等食物;出血量多,引起贫血者可输血,静脉予以止血药及口服凝血酶;若尿量少,水肿明显,可使用利尿剂。

2. **糖皮质激素和免疫抑制剂的使用**　糖皮质激素具有抗过敏及改善血管通透性的作用。对严重血管神经性水肿、关节肿痛、胃肠道出血等症状疗效好。但不能防止皮疹复发及预防肾脏损害,亦不能影响预后。单纯皮肤紫癜可不用糖皮质激素治疗。糖皮质激素适用于 HSP 胃肠症状、关节炎、血管神经性水肿、肾损害较重者及表现为其他器官的急性血管炎。目前认为激素对 HSP 胃肠道及关节症状有效。早期应用激素能有效缓解腹部及关节症状，明显减轻腹痛，提高 24 小时内的腹痛缓解率，可减少肠套叠、肠出血的发生风险；对腹部症状严重的患者早期应用激素是有益的，有可能降低外科手术干预风险。注意 HSP 腹痛时应用激素治疗应严密观察肠套叠、肠穿孔、腹膜炎等急腹症症状和体征。症状较轻者可用泼尼松 1~2mg/(kg·d)（最大剂量 60mg/d），分次口服，症状缓解后逐渐减量，于 2 周内减停；若腹痛便血，胃肠症状较重者不能口服的患者及关节肿痛严重时，用地塞米松 0.3~0.5mg/(kg·d)，静脉滴注；或甲泼尼龙，4~8mg/(kg·d)，分次静脉滴注，病情严重者如肠系膜血管炎大量出血者给予冲击治疗剂量可达 15~30mg/(kg·d)，最大剂量<1 000mg/d，连用 3 天，必要时 1~2 周后重复冲击治疗 3 天，严重症状控制后应改口服糖皮质激素，并逐渐减量，总疗程推荐 2~4 周，注意疗程不宜过长。症状缓解后改为泼尼松口服，服用疗程同上。若经激素治疗仍有腹痛便血反复者，或激素减量困难，可考虑加用或改用吗替麦考酚酯 15~40mg/(kg·d) 治疗；也有采用静脉用甲泼尼龙和环磷酰胺冲击治疗 HSP 合并颅内血管炎、颅内出血及 HSP 合并肺泡出血的有效治疗病例报道，以及静脉环孢素 A 有效治疗 HSP 合并肺泡出血病例报道。若紫癜性肾炎严重时，需糖皮质激素加用免疫抑制剂治疗。

3. 组胺类药物治疗　能降低机体对组胺反应和毛细血管通透性，可能减轻症状，常用药物盐酸苯海拉明、氯苯那敏、地氯雷他定、西替利嗪等。H_2 受体阻断剂西咪替丁 20~40mg/(kg·d)，分 2 次静脉滴注。

4. 抗凝治疗

（1）抗组织血小板聚集和血栓形成的药物：阿司匹林 3~5mg/(kg·d)，分次服用，或 25~50mg/d，每日 1 次服用；双嘧达莫，3~5mg/(kg·d)，分次服用。

（2）肝素：每次 0.5~1mg/kg，首日 3 次，次日 2 次，以后每日 1 次，持续 7 天；或低分子量肝素钙 50~100IU/(kg·d)，皮下注射。

（3）尿激酶：1 000~3 000U/(kg·d)，静脉滴注。

5. 其他治疗　钙通道阻滞剂，如硝苯地平，0.5~1mg/(kg·d)，分次服用；非甾体抗炎药如吲哚美辛 2~3mg/(kg·d)，分次服用，有利于血管炎的恢复。中成药，如丹参片、银杏叶片，可补肾益气、活血化瘀。血浆置换及血液灌流可去除血中部分免疫复合物，对于呈急进性紫癜性肾炎（病理提示新月体肾炎）及 HSP 伴有严重合并症的患者，可采用血浆置换、血液灌流，但确切疗效尚需更大规模设计良好的 RCT 研究进一步证实。若肾脏损害明显，伴有明显肾功能不全，可予以血液透析治疗。

【预后】

本病为自限性疾病，无肾脏受累者一般持续 1~6 周恢复，偶可反复紫癜发作达数月之久。其远期预后主要取决于肾脏是否受累及其受累程度。有肾病变者可能在 5~10 年内仍有尿常规检查异常，总体发生终末期肾病的风险度<2%，但表现为肾炎综合征、肾病综合征、肾炎型肾病患者有 5%~20% 发展为终末期肾病。

【预防】

积极控制口腔、耳鼻喉部位感染以及扁桃体及腺样体切除术可能对皮疹反复复发及紫癜性肾炎的病情的改善有效。

由此总结出：① HSP 是儿童期最常发生的血管炎，主要以白细胞碎裂性小血管炎为病理改变的全身综合征。②诊断依据 2005 年 EULAR/PReS 标准，可触性皮疹为必要条件，若患者病程中无紫癜样皮疹出现，而临床高度怀疑过敏性紫癜，可完善胃镜或肠镜了解胃肠道有无紫癜样皮疹以协助诊治，但内镜检查不符合诊断标准，在临床诊断上要谨慎。③ HSP 具有自限性，单纯皮疹不需要治疗干预。糖皮质激素适用于 HSP 胃肠道症状、关节炎、血管神经性水肿、肾损害较重及表现为其他器官的急性血管炎患者。肾脏损害决定远期预后。

（罗　冲　唐雪梅）

第十三节　多发性大动脉炎

大动脉炎（Takayasu arteritis，TA）是指主动脉及其主要分支的慢性进行性非特异性炎性疾病。病变多见于主动脉弓及其分支，其次为降主动脉、腹主动脉和肾动脉，通常以受累动脉狭窄或闭塞而导致相应组织或器官供血不足为主要临床表现。临床表现复杂，因受累血管部位、大小、类型及病理特点不同而导致临床表现各异。本病成年人发病率为(0.8~2.6)/1 000 000，男女之比为 1:3.2，但其在儿童的发病率尚不清楚。

【病因和发病机制】

病因尚不明确。有研究发现,病毒感染可能是诱发因素之一;部分 TA 与结核同时存在,但抗结核药物对大动脉炎无效,提示大动脉炎发病可能与感染后免疫异常介导的炎症相关。

【病理】

多发性大动脉炎损害广泛,组织学检查为全层动脉炎,主要累及主动脉及其主要分支、肺动脉、冠状动脉等,呈节段性或不规则性分布的急性渗出、慢性非特异性炎症病变和肉芽肿。早期受累的动脉壁全层有淋巴细胞、浆细胞、巨噬细胞、中性粒细胞浸润以及成纤维细胞增生。晚期动脉壁病变以纤维化为主,内膜增厚,瘢痕形成,引起血管狭窄,继发动脉硬化和动脉壁钙化伴血栓形成进一步导致管腔闭塞。

【临床表现】

1. 临床症状 少数患者在局部症状或体征出现前可有全身不适、发热、食欲缺乏、恶心、肌痛、关节炎和结节红斑等症状,可急性发作,也可隐匿起病。按受累血管不同,出现相应器官缺血的症状与体征,如头痛、头晕、晕厥、卒中、视力减退、四肢间歇性活动疲劳,肱动脉或股动脉搏动减弱或消失,颈部、锁骨上下区、上腹部、肾区出现血管杂音,两上肢收缩压差>10mmHg(1mmHg=0.133kPa)。

2. 临床分型 根据病变部位可分为 4 种类型:头臂动脉型(主动脉弓综合征)、胸 - 腹主动脉型、广泛型和肺动脉型。

(1)头臂动脉型(主动脉弓综合征):主要累及主动脉弓及其分支。颈动脉和椎动脉狭窄和闭塞,可引起脑部不同程度的缺血,出现头昏、眩晕、头痛,记忆力减退,单侧或双侧视物有黑点,视力减退,视野缩小甚至失明。少数患者因局部缺血产生鼻中隔穿孔,上腭及耳郭溃疡,牙齿脱落和面肌萎缩。脑缺血严重者可有反复晕厥、抽搐、失语、偏瘫或昏迷。上肢缺血可出现单侧或双侧上肢无力、发凉、酸痛、麻木,甚至肌肉萎缩。颈动脉、桡动脉和肱动脉搏动减弱或消失(无脉征)。约半数患者于颈部或锁骨上部可听到Ⅱ级以上收缩期血管杂音,少数伴有震颤,但杂音响度与狭窄程度之间并非完全成比例,轻度狭窄或完全闭塞的动脉,杂音不明显。

(2)胸 - 腹主动脉型:由于缺血,下肢出现无力、酸痛、皮肤发凉和间歇性跛行等症状,特别是髂

动脉受累时症状最明显。肾动脉受累出现高血压,可有头痛、头晕、心悸。合并肺动脉狭窄者,则出现心悸、气短,少数患者发生心绞痛或心肌梗死。高血压为本型的一项重要临床表现,尤以舒张压升高明显,主要是肾动脉狭窄引起的肾血管性高血压;此外,胸降主动脉严重狭窄,使心脏排出的血液大部分流向上肢,可引起上肢血压升高;主动脉瓣关闭不全导致收缩期高血压等。部分患者胸骨旁或背部脊柱两侧可闻及收缩期血管杂音,其杂音部位有助于判定主动脉狭窄的部位及范围,如胸主动脉严重狭窄,于胸壁可见浅表动脉搏动,血压上肢高于下肢。大约 80% 患者于上腹部可闻及Ⅱ级以上高调收缩期血管杂音,在主动脉瓣区可闻及舒张期杂音。

(3)广泛型:具有上述 2 种类型的特征,属多发性病变,多数患者病情较重。

(4)肺动脉型:本病合并肺动脉受累并不少见,约占 50%,上述 3 种类型均可合并肺动脉受累,肺动脉高压大多为一种晚期并发症,临床可见心悸、气短,重者心力衰竭,肺动脉瓣区可闻及血管杂音和肺动脉瓣第 2 心音亢进。

【实验室及影像学检查】

1. 实验室检查 无特异性实验室指标。红细胞沉降率(ESR)是反映本病疾病活动的一项重要指标。C 反应蛋白的临床意义与 ESR 相同,为本病疾病活动的指标之一。少数患者在疾病活动期可出现外周血白细胞增高或血小板增高,也为炎症活动的一种反应。还可出现慢性轻度贫血,高免疫球蛋白血症较少见。类风湿因子(RF)和抗核抗体(ANA)可呈阳性。血清抗主动脉抗体阳性率达91.5%,可协助诊断。血清抗内皮细胞抗体阳性也可提示诊断,但不能用于判断病情活动度。如发现活动性结核灶应抗结核治疗,对结核菌素强阳性反应的患者,在经过仔细检查后,仍不能除外结核感染者,可试验性抗结核治疗。

2. 影像学检查

(1)X 射线检查:胸部平片可见左心室增大,也可显示主动脉钙化或主动脉扩张,甚至瘤样扩张,降主动脉变细等改变。部分患者可出现肺血减少。

(2)血管造影:对探测血管解剖结构较敏感,可直接显示受累血管管腔变化、管径大小、管壁是否光滑、受累血管的范围和长度,但不能观察血管壁厚度的改变,无法评估血管狭窄的进程。目前血管造影结果仍是诊断 TA 的金标准。

（3）数字减影血管造影（digital subtraction angiography，DSA）：是一种数字图像处理系统，为一项较好的筛选方法。DSA操作较简便，反差分辨率高，对头颅部动脉、颈动脉、胸腹主动脉、肾动脉、四肢动脉、肺动脉及心脏等均可进行此项检查。但其对脏器内小动脉，如肾内小动脉分支显示不清。

（4）超声多普勒检查：在TA无脉症前期即可发现动脉壁增厚，而传统的血管造影检查很难获得阳性结果。超声检查可探查主动脉及其主要分支狭窄、闭塞或瘤样扩张（颈动脉、锁骨下动脉、肾动脉等）以及其血流速度改变，但对其远端分支探查较困难。

（5）CT和磁共振成像：增强CT可显示部分受累血管的病变，发现管壁强化和环状低密度影提示为病变活动期，磁共振成像还能显示出受累血管壁的水肿情况，有助于判断疾病是否活动。

【诊断及鉴别诊断】

1. **诊断** 采用1990年美国风湿病学会的分类标准：

（1）发病年龄≤40岁：出现与大动脉炎相关的症状或体征时年龄≤40岁。

（2）肢体间歇性运动障碍：活动时1个或多个肢体出现逐渐加重的乏力和肌肉不适，尤以上肢明显。

（3）肱动脉搏动减弱：一侧或双侧肱动脉搏动减弱。

（4）血压差>10mmHg（1mmHg=0.133kPa）：双侧上肢收缩压差>10mmHg。

（5）锁骨下动脉或主动脉杂音：一侧或双侧锁骨下动脉或腹主动脉闻及杂音。

（6）血管造影异常：主动脉一级分支或上下肢近端的大动脉造影显示狭窄或闭塞，病变常为局灶、节段性，且不是由动脉粥样硬化、纤维肌发育不良或类似原因引起。

符合上述6项中的3项或以上者可诊断本病。此诊断标准的敏感性和特异性分别是90.5%和97.8%。

2. **鉴别诊断**

（1）结节性多动脉炎：主要累及中、小动脉，尤其是内脏小动脉，引起皮肤、关节、周围神经、胃肠道、肾脏等病变。与大动脉炎侵犯的血管部位不同，故与大动脉炎的临床表现不同。

（2）肾动脉纤维肌发育不良：是一种原因不明的、节段性、非动脉硬化性和非炎症性动脉病。与

TA均好发于年轻女性，两者的病变分布相似，都是累及主动脉及其各主要动脉分支，但肾动脉纤维肌发育不良无特异性的炎症表现，造影呈典型的"串珠样改变"，病理检查显示血管壁中层发育不良。

（3）血栓闭塞性脉管炎（Buerger病）：好发于有吸烟史的年轻男性，为周围慢性血管闭塞性炎症。主要累及四肢中小动脉和静脉，下肢较常见。表现为肢体缺血、剧痛、间歇性跛行，足背动脉搏动减弱或消失，游走性浅表静脉炎，重症可有肢端溃疡或坏死等，与大动脉炎鉴别一般并不困难。

【治疗】

本病约20%为自限性，在发现时疾病已稳定，对这类患者如无并发症可随访观察。对发病早期有上呼吸道、肺部或其他脏器感染因素存在，应有效地控制感染，对防止病情的发展可能有一定的意义。高度怀疑有结核菌感染者，应同时抗结核治疗。对于活动期的患者应以糖皮质激素治疗为基础，积极给予免疫抑制剂及扩血管、改善血液循环治疗，如有重要脏器血栓形成迹象，应加强抗凝溶栓治疗。

1. **药物治疗**

（1）糖皮质激素：激素对本病活动仍是主要的治疗药物，单用激素治疗缓解率约为60%。及时用药可有效改善症状，缓解病情。一般口服泼尼松每日1mg/kg，早晨顿服或分次服用，由于在皮质激素减量过程中常有病情的反复，所以早期不应减量太快，维持3~4周后逐渐减量，每10~15天减总量的5%~10%，通常以血沉和C反应蛋白下降趋于正常为减量的指标，剂量减至5~10mg时，应长期维持一段时间，而且减量期间不主张改为隔日应用。活动性重症者可试用大剂量甲泼尼龙静脉冲击治疗，但要注意激素引起的库欣综合征、感染、高血压、糖尿病、精神症状和胃肠道出血等不良反应，长期使用要防治骨质疏松。

（2）免疫抑制剂：现多认为激素不能阻止大动脉炎的血管壁慢性纤维化，所以对于有活动性的多发性大动脉炎一经诊断，应积极早日开始免疫抑制剂与糖皮质激素联合治疗，能增强疗效。即使临床缓解，免疫抑制剂维持使用仍应持续较长时间。常用的免疫抑制剂为环磷酰胺、甲氨蝶呤和硫唑嘌呤等。CTX的应用方案是8~12mg/（kg·d），每2周连用2天为1个疗程，6个疗程后逐渐延长给药间隔，总剂量应尽量<200mg/kg，其主要的不良反应有胃肠道反应、骨髓抑制、脱发、性腺损伤和出血性

膀胱炎,用药当天应进行水化(增加补液>20ml/kg)。患者有严重感染或 WBC<$4.0×10^9$/L 时应慎用。甲氨蝶呤每周 5~25mg(或 10~15mg/m²)静脉注射、肌内注射或口服,不良反应有骨髓抑制、胃肠道反应和肝功能损害等,严重者可导致严重粒细胞和血小板减少甚至再生障碍性贫血。硫唑嘌呤每日口服 2mg/kg。有报道环孢素 A(CsA)、吗替麦考酚酯(MMF)、来氟米特等有效。MMF 能明显改善 TA 患者的病情和活动度,并且可以减少糖皮质激素的用量,常用剂量为 15~30mg/(kg·d),不良反应主要为白细胞减少和感染。

(3)生物制剂:近年来,随着对血管炎病理基础的深入了解,针对免疫细胞和细胞因子进行靶向治疗的生物制剂出现。目前越来越多的学者开始使用抗肿瘤坏死因子拮抗剂(TNF)或 IL-6 受体拮抗剂,可使大动脉炎患者症状改善、炎症指标好转,获得良好的疗效。其在儿童 TA 中的有效性也得到了证实,但尚缺乏大规模多中心的研究结果,需进一步临床随机对照试验证实。

(4)扩血管、抗凝、改善血液循环。在控制炎症发展基础上,使用扩血管、抗凝药物治疗,能部分改善脑、肾等主要脏器因缺血较明显所致的一些临床症状,控制顽固性高血压。如地巴唑 20mg,每日 3 次;阿司匹林 75~100mg,每日 1 次;双嘧达莫(潘生丁)50mg,每日 3 次等。本病的高血压多数属于肾素依赖发生的,使用血管紧张素抑制剂可使血压下降明显。但对于已狭窄的血管扩张作用微弱,甚至可能加重远端缺血,因此对有严重肾动脉狭窄的患者不建议使用 ACEI 类降压药,可以应用钙通道阻滞剂进行治疗。

2. 经皮腔内血管成形术 血管成形术为大动脉炎的治疗开辟了一条新的途径,目前已应用治疗肾动脉狭窄及腹主动脉、锁骨下动脉狭窄等,获得较好的疗效。

3. 外科手术治疗 手术目的主要是恢复缺血肢体、脑、肾脏及其他重要脏器的血供、切除动脉瘤、处理并发症。手术方式主要有:

(1)单侧或双侧颈动脉狭窄引起的脑部严重缺血或视力明显障碍者,可行主动脉及颈动脉人工血管重建术、内膜血栓摘除术或颈部交感神经切除术。

(2)胸或腹主动脉严重狭窄者,可行人工血管重建术。

(3)单侧或双侧肾动脉狭窄者,可行肾脏自身移植术、血管重建术和支架置入术,患侧肾脏明显萎缩者可行肾切除术。

(4)颈动脉窦反射亢进引起反复晕厥发作者,可行颈动脉体摘除术及颈动脉窦神经切除术。

(5)冠状动脉狭窄可行冠状动脉搭桥术或支架置入术。

(6)动脉瘤的处理:应以手术为主,姑息性手术及内科治疗不能防止动脉瘤的再形成,也不能降低再手术的风险,所以根治性手术是最佳的选择。

【预后】

本病为慢性进行性血管病变,受累后的动脉由于侧支循环形成丰富,故大多数成年患者预后好,无重要并发症的患者 5 年生存率达 95%,有重要并发症的患者 5 年生存率为 50%~70%。

儿童 TA 的病死率较高,其预后主要取决于受累血管范围和程度以及高血压和脑供血情况。糖皮质激素联合免疫抑制剂积极治疗可改善预后。大部分患者在诊断时已出现固定的血管病变,这些病变往往不能被药物治疗所逆转。血管造影显示即使在临床缓解期仍有部分患者可出现新的血管病变,警惕部分患者在全身炎症控制后血管病变仍在进展。其并发症有脑出血、脑血栓、心力衰竭、肾衰竭、心肌梗死、主动脉瓣关闭不全、失明等。死因主要为脑出血、肾衰竭。积极改善和减少受累靶器官的损伤将有助于提高患者的存活率及生活质量。

(曾华松)

第十四节 结节性多动脉炎

结节性多动脉炎(polyarteritis nodosa,PAN)是一种以中小动脉的节段性炎症与坏死为特征的非肉芽肿性血管炎。主要侵犯中小肌性动脉,呈节段性分布,易发生于动脉分叉处,并向远端扩散。由 Kaussmaul 和 Maier 等于 1866 年首次提出,PAN 曾作为小血管炎统称,随着研究的深入,目前各种系统性血管炎如韦格纳肉芽肿病、巨细胞动脉炎、显微镜下多血管炎均已独立出来。因此,PAN 实际上是一种罕见的疾病。发病率约为 3.1/100 000 人,美国发病率为 1.8/100 000 人,英国为 0.46/100 000 人,乙肝高发区可达 7.7/100 000 人。男性发病率为女性的 2.5~4.0 倍,任何年龄均可发病,成人好发年龄为 40~60 岁,儿童多为 9~11 岁发病。

【病因和发病机制】

本病病因未明。部分病例受累血管壁可发现乙型肝炎病毒抗原(hepatitis B virus antigen, HBsAg)、免疫球蛋白和补体沉积,认为乙型肝炎病毒(hepatitis B virus, HBV)感染与PAN相关,也提示自身免疫在本病中起重要作用。其他病毒(人类免疫缺陷病毒、巨细胞病毒、微小病毒B19、人类嗜T淋巴细胞病毒、丙肝病毒等)、细菌(链球菌)、真菌和寄生虫感染或药物过敏(如磺胺、青霉素、血清等)也可致PAN。最近发现本病尚存在遗传学发病基础,在一格鲁吉亚犹太裔家族中,PAN患者呈常染色体隐性遗传,在其家系基因组DNA中发现编码腺苷脱氨酶(ADA2)的无义突变。毛细胞白血病与PAN亦有一定关系,但此种关系的发病机制还不清楚。

【病理】

1. 标本外观　病灶主要累及中小动脉,好发于动脉分叉处,如冠状动脉分支、肾弓型动脉分支、肠系膜动脉的分支等,向远端扩散,部分附近静脉亦可受侵袭。但PAN不累及小静脉,一旦小静脉受累,则提示为显微镜下多血管炎。病变呈节段性,受累血管可见多个2~4mm灰白色小结节,结节间仍有正常的血管段,典型病例可见沿着动脉分布的串珠状结节。部分标本有血栓形成引起局部组织梗死、萎缩、溃疡或出血,偶见小动脉瘤形成。

2. 组织学改变　坏死病变从血管中层平滑肌开始,向内外膜扩展,累及动脉全层,各期病变可同时存在,典型过程可分为4期。①初期(变性期):在小动脉中层呈纤维素样变性或透明样变,内膜下水肿和纤维素渗出,内膜细胞脱落。②炎症期:纤维素样变性扩大至血管全层,中层肌纤维肿胀,内膜水肿,管腔狭窄,全层可有中性粒细胞、单核细胞、淋巴细胞及嗜酸性粒细胞浸润引起内弹力层断裂,可有小动脉瘤和动脉血栓形成。内膜增生、血栓形成,动脉管腔狭窄或闭塞,供血组织缺血坏死,此期炎症也可累及相邻静脉。③肉芽形成期:此期以淋巴细胞和浆细胞浸润为主,炎症逐渐吸收,浸润细胞减少,成纤维细胞增殖,从破坏的血管壁外膜开始深入坏死部位,形成肉芽组织。④愈合期:炎症消退,病变血管机化,肌层及内弹力层断裂部分由纤维结缔组织修复替代,肉芽组织纤维瘢痕化,血管壁增厚,管腔狭窄。因血管壁内弹力层破坏,在狭窄处近端因血管内压力增高,血管扩张形成动脉瘤,可呈节段性分布。而沿受累血管分布的

直径达1cm的动脉瘤性扩张为PAN的特征性表现。在不同器官或同一器官的不同部位往往新旧病变同时存在,间以正常血管组织。发生于肌层与内外膜交界处的弥漫性纤维素样坏死是诊断PAN的主要依据。由上述血管病变引起的相应组织器官坏死或梗死是PAN的重要病理基础。

【临床表现】

PAN为系统性疾病,起病急骤或隐匿,累及全身多组织器官,临床表现复杂多样而缺乏特异性,其特点取决于血管炎病变累及的器官和病变严重程度。轻者仅有局部症状和体征,重者全身多器官损害呈暴发性坏死性血管炎表现。

1. 全身症状　发病早期以不典型的全身症状多见,全身症状有不规则发热、体重减轻、肌肉疼痛、肢端疼痛、关节痛、腹痛、头痛、乏力、周身不适、多汗等,这些症状可能迅速进展为暴发性疾病。不规则发热、体重减轻、肌肉疼痛见于90%PAN患者。

2. 肾脏受累　最多见,以肾脏血管损害为主,出现肾血管性高血压,见于1/3的PAN患者,亦可出现肾梗死或肾微小血管瘤。由于肾脏血管弥漫或局部缺血,引起肾功能损害,出现血尿、蛋白尿、少尿或无尿等表现,类似肾小球肾炎,一旦出现提示预后不良。如病理检查提示肾小球肾炎,则应归属于显微镜下多血管炎(急性肾小球肾炎是微小血管炎的独特表现)。肾梗死或肾动脉瘤破裂会突发严重腰痛。肾脏多发梗死可致急性肾衰竭、肾性恶性高血压而死亡。输尿管周围血管炎和继发性纤维化则可出现单侧或双侧输尿管狭窄。

3. 神经系统　约75%PAN患者发生神经系统病变,周围神经系统受累多见,约占60%。表现为多发性单神经炎和/或多神经炎、末梢神经炎。PAN常累及腓神经、正中神经、尺神经和坐骨神经等,出现相应神经支配区域的感觉和运动障碍。中枢神经受累不多见,约占40%,临床表现取决于脑组织血管炎的病变部位和范围,可表现为弥漫性或局限性单侧脑或多部位脑及脑干的功能紊乱,出现头痛、眩晕、抽搐、意识障碍、脑血管意外等,一旦出现,则预后不良。

4. 消化系统　约50%患者出现消化系统受累,根据血管炎的发生部位和严重程度不同而出现不同症状。约1/3的患者出现腹痛,主要为肠系膜血管炎所致。中、小动脉受累可出现胃肠道炎症、溃疡,表现为持续性钝痛,进食后加重,患者可有明

显的拒食和体重下降,可伴恶心、呕吐、腹泻甚至血便等。若较大的肠系膜上动脉发生急性损害可导致血管梗死、肠梗阻、肠套叠、肠壁血肿,严重者致肠穿孔或全腹膜炎。偶可合并阑尾炎或胆囊炎,亦可累及肝脏、胰腺等。

肝脏病变发生率在 50% 左右,病变呈多样性。由 HBsAg 所引起的肝脏血管炎,轻者症状不明显,重者可表现为慢性活动性肝炎。直接由肝脏血管炎导致的肝炎常表现为大片肝梗死。尸检可发现肝脏大块梗死、肝周围炎、肝硬化和肝脏肉芽肿等病变。

5. **骨骼、肌肉** 约半数患者有关节痛,少数有明显关节炎改变。约 1/3 患者骨骼肌血管受累而产生持续肌痛,以腓肠肌痛多见。

6. **皮肤** 20%~30%PAN 患者出现皮肤损害,病变发生于皮下组织中小肌性动脉,表现为痛性红斑性皮下结节,沿血管成群分布,大小约数毫米至数厘米。也可有网状青斑、可触性紫癜、溃疡、远端指/趾缺血性改变。约 10% 的患者仅有皮肤损害而不伴内脏动脉损害,称为皮肤型结节性多动脉炎,其病程迁延而远期预后较好,虽然组织学类似典型结节性多动脉,但在临床上更类似于过敏性血管炎,仅有少数转为系统性损害。

7. **心脏** 心脏损害发生率为 36%~65%,是引起死亡的主要原因之一。冠状动脉常易受累,主要为心肌肥大,与心肌直接受累和高血压相关。尸检心肌梗死发生率达 6%,一般无明显心绞痛症状和心电图典型表现。充血性心力衰竭也是心脏受累的主要表现,心包炎约占 4%,严重者出现大量心包积液和心脏压塞。

8. **生殖系统** 睾丸和附睾受累约占 30%,卵巢也可累及,以疼痛为主要特征。

9. **其他** 乙肝相关性 PAN 多在 HBV 感染后 6 个月内起病,更易出现严重高血压、肾功能损害、胃肠道受累及睾丸附睾炎,余临床表现同其他 PAN。有时血管炎局限于单个器官而不呈系统性累及,称为局限型 PAN,累及器官多为阑尾、胆囊、肠道、子宫和睾丸。

【实验室及影像学检查】

1. **一般检查** PAN 缺乏特异性实验室检查。急性期可有轻度贫血、白细胞增多、血小板增多、血沉增快(常 >60mm/h)。C 反应蛋白增高,且 C 反应蛋白浓度与疾病活动性成正相关。补体水平下降,血清白蛋白降低,血清免疫球蛋白增高等。部分患者可见轻度嗜酸性粒细胞增多,如嗜酸性粒细胞显著上升则提示 Churg-Strauss 综合征可能。肾脏损害者尿常规显示血尿、蛋白尿、血肌酐可增高。类风湿因子、抗核抗体可阳性,但滴度较低。部分患者循环免疫复合物阳性,冷球蛋白阳性。1/3 患者 HBsAg 阳性,可有肝功能异常。抗中性粒细胞质抗体(ANCA)常为阴性。

2. **影像学检查**

(1)彩色多普勒:中等血管受累,可探及受损血管的狭窄、闭塞或动脉瘤形成,小血管受累者探查困难。

(2)计算机断层扫描和磁共振成像:较大血管受累者可查及血管呈灶性、节段性分布,受累血管壁水肿等。

(3)静脉肾盂造影:可见肾梗死区有斑点状充盈不良影像。肾周出血则显示肾脏边界不清和不规则块状影,腰大肌轮廓不清,肾盏变形和输尿管移位。

(4)选择性内脏血管造影:可见到受累血管呈节段性狭窄、闭塞、动脉瘤和出血征象。动脉瘤最常发生于肾、肝及肠系膜动脉,血管造影可显示多发的囊状小血管瘤。该项检查在肾功能严重受损者慎用。

3. **组织器官活检** 组织学发现为中小动脉灶性坏死性血管炎,血管壁伴有炎症细胞浸润。对于有症状的组织可行病理活检,常见的活检组织包括皮肤、腓肠神经、睾丸及骨骼肌。皮肤活检取材应包括真皮层,不宜选用皮肤打孔活检方法。神经和肌肉活检同时进行可提高阳性检出率。肾脏受累者应行肾穿刺活检。

【诊断及鉴别诊断】

1. **诊断** 在有不明原因的发热、腹痛、肾衰竭或高血压时,或当疑似肾炎或心脏病患者伴有嗜酸性细胞增多或不能解释的症状和关节痛、肌肉压痛与肌无力、皮下结节、皮肤紫癜、腹部或四肢疼痛,或迅速发展的高血压时,应考虑 PAN 的可能性。全身性疾病伴原因不明的对称或不对称累及主要神经干,如桡神经、腓神经、坐骨神经的周围神经炎,亦应排除 PAN。

1993 年,美国 Chapel-Hill 会议对 PAN 进行了严格定义,包括以下三点:①中等大小肌性动脉受累,即 PAN 不累及微小动脉、毛细血管或静脉系统。换言之,PAN 不应伴肾小球肾炎、肺毛细血管炎、深静脉血栓形成等表现。②PAN 为非肉芽肿性的坏死性血管炎,借此从病理上区别于以肉芽肿性血管炎为表现的韦格纳肉芽肿病、巨细胞动脉炎、Churg-Strauss综合征等其他系统性血管炎。③ANCA通常阴性。

但目前国际上对PAN诊断仍采用1990年美国风湿病学会(ACR)的修订分类标准,该标准实际上并不能区分显微镜下多血管炎,需引起注意。具体包括:①体重下降≥4kg(非节食或其他原因所致);②网状青斑(四肢和躯干);③睾丸痛和/或压痛(并非感染、外伤或其他原因引起);④肌痛、乏力或下肢压痛;⑤多发性单神经炎或多神经炎;⑥舒张压≥90mmhg;⑦血尿素氮>14.3mmol/L或肌酐>133μmol/L(非肾前因素);⑧血清乙型肝炎病毒标记(HBsAg或HBsAb)阳性;⑨动脉造影见动脉瘤或血管闭塞(除外动脉硬化、纤维肌性发育不良或其他非炎症性病变);⑩中小动脉壁活检见中性粒细胞和单核细胞浸润。上述10条中至少有3条阳性者可诊断为PAN。其诊断的敏感性和特异性分别为82.2%和86.6%。

2. **鉴别诊断**　本病临床表现多样,需与各种感染性疾病,如感染性心内膜炎、原发性腹膜炎、胆囊炎、胰腺炎、内脏穿孔、消化性溃疡、出血、肾小球肾炎、冠心病、多发性神经炎、恶性肿瘤及结缔组织病继发的血管炎相鉴别。典型的PAN还应注意与显微镜下多血管炎、变应性肉芽肿性血管炎和冷球蛋白血症等相鉴别。

(1)显微镜下多血管炎:以小血管(毛细血管、小静脉、小动脉)受累为主,可出现急进性肾炎和肺毛细血管炎、肺出血。周围神经受累较少,占10%~20%。pANCA阳性率较高,占50%~80%。与HBV感染无关,治疗后复发率较高,血管造影常无异常,确诊依靠病理诊断。

(2)变应性肉芽肿性血管炎(allergic granulomatous angiitis,AGA):病变可累及中、小口径的肌性动脉,也可累及小动脉、小静脉,肺血管受累多见,血管内和血管外有肉芽肿形成,外周血嗜酸性粒细胞增多,病变组织嗜酸性粒细胞浸润,既往有支气管哮喘和/或慢性呼吸道疾病的病史。如有肾受累则以坏死性肾小球肾炎为特征,2/3患者ANCA阳性。

【治疗】

目前该病主要用糖皮质激素联合免疫抑制剂治疗,根据病变部位、疾病阶段、严重程度以及有无并发症来决定具体治疗方案。1996年法国学者提

出FFS(five factor score)方法评估PAN临床活动度:①蛋白尿>1g/24h;②肾功能不全,sCr>140μmol/L;③心脏损害;④消化系统受累;⑤中枢神经系统受累。满足1项评1分。FFS=0分,5年死亡率为12%;FFS=1分,5年死亡率为26%;FFS=2分,5年死亡率为46%。该评估方法有助于指导治疗,评估预后。

1. **糖皮质激素**　是治疗本病的首选药物,轻症患者(FFS=0)或单纯皮肤型PAN,可单用泼尼松治疗,初始剂量为1mg/kg,3~4周后,如临床症状缓解、ESR恢复正常,可逐渐减量。一般每2~4周减量5~10mg,直至5~10mg/d维持至少1年。病情严重者急性期给予大剂量激素冲击后改泼尼松口服,激素使用有个体化差异,如与免疫抑制剂联用,激素减量可稍快。

2. **免疫抑制剂**　若单用激素治疗1个月后未见改善、病情复发或重症PAN(FFS≥1)者,应采用激素和环磷酰胺联合治疗。环磷酰胺剂量为2~3mg/(kg·d),也可隔日200mg静脉滴注或按0.5~1.0g/m² 体表面积静脉冲击治疗,每3~4周1次,连用6~8个月,根据病情以后每2~3个月1次至病情稳定1~2年后停药。用药期间应监测药物不良反应,定期检查血、尿常规,肝肾功能。其他免疫抑制剂如硫唑嘌呤、甲氨蝶呤、苯丁酸氮芥、环孢素、吗替麦考酚酯、来氟米特等也可选用。

3. **PAN合并HBV的治疗**　早期给予激素控制病情[如1mg/(kg·d),疗程1周]后快速减撤激素,结合抗病毒治疗(如干扰素、拉米夫定等),并同时进行血浆置换。该方案可使80%PAN合并HBV感染者得到缓解。激素加免疫抑制剂治疗容易引起肝炎病毒复制,在本类患者中属于相对禁忌。

4. **免疫球蛋白和血浆置换**　重症PAN患者可用大剂量免疫球蛋白冲击治疗,200~400mg/(kg·d)静脉注射,连用3~5天,必要时每3~4周重复1次。血浆置换能在短期内清除血液中大量免疫复合物,对重症患者有一定疗效。还应同时联合使用激素和免疫抑制剂。

5. **血管扩张剂、抗凝剂**　如出现血管闭塞性病变,可加用阿司匹林50~100mg/d,双嘧达莫25~50mg每日3次,低分子量肝素、丹参等。对高血压患者应积极控制血压。

6. **生物制剂**　近年来有多个用肿瘤坏死因子(TNF-α)拮抗剂治疗PAN的报道,但仍不能替代激素和环磷酰胺治疗。生物制剂在PAN中的应用仍

有待进一步研究。

【预后】

未经治疗的 PAN 预后极差,5 年生存率仅为 13%。年龄 >50 岁者预后差。HBV 感染的 PAN 患者生存率低于无 HBV 感染者。应用激素和免疫抑制剂治疗 PAN 后,患者的 5 年生存率提高至 80%。常见的死亡原因包括心、肾或其他重要脏器衰竭,感染,胃肠道并发症或动脉瘤破裂等。

(曾华松)

第十五节 肉芽肿性多血管炎

【概述】

肉芽肿性多血管炎(granulomatosis with polyangiitis,GPA)既往称为韦格纳肉芽肿病(Wegener granulomatosis,WG),这是一种坏死性肉芽肿性血管炎,属自身免疫性疾病。由于人们长期对 GPA 病因、发病机制及病理学特点的认识不断提高,另外也源于对韦格纳其人历史事件的重新评价,于 2012 年初由美国风湿病学会、美国肾脏病学会及欧洲风湿病学会联合提出更新。这是一种病因不明的坏死性肉芽肿性血管炎,属于系统性血管炎中的小血管炎亚类中的 ANCA 相关性血管炎亚型之一。GPA 病变主要表现为累及上下呼吸道的坏死性肉芽肿性炎症和累及中小血管(小动脉、微动脉、毛细血管、微静脉、小静脉)的坏死性血管炎,其中坏死性肾小球肾炎较为常见。该病多见于成人,儿童少见。病程表现多样,可进展缓慢,也可进展迅速。

2005 年维也纳会议上首次提出儿童血管炎分类标准,规范了儿童 WG 的名称和分类标准。2012 年查珀尔希尔共识会议(Chapel Hill Consensus Conference,CHCC)修订了成人血管炎分类标准(2012 年 CHCC 标准),其中将 WG 更名为肉芽肿性多血管炎(GPA)。

【流行病学】

我国目前尚无该病精确的流行病学数据。现资料显示 GPA 可发生在任何年龄阶段(9~78 岁),发病高峰 55~70 岁,低于 19 岁患者占发病总数 0.1%,儿童平均发病年龄 14 岁,且男女均可发病。英国流行病学调查显示抗中性粒细胞胞质抗体相关性血管炎(ANCA-associated vessel vasculitides,AAV)发病率为 144/1 000 000 人,其中 2/3 病例为 GPA;美国报道 GPA 发病率为 3/100 000 人。国内儿科近 10 年来报道 AAV 病例近百例,但儿科 GPA 较少。因为该病轻型和隐匿型发病状况不明,故国内外学者均认为其发病率可能被低估。

【病因及发病机制】

1. **病因** GPA 病因未完全明了,目前认为多因素触发本病。现比较明确的是:①环境因素,如粉尘吸入、二氧化硅接触等;②感染因素,如鼻腔金黄色葡萄球菌感染可诱发本病;③遗传因素,现已证实 *HLA-DP*、*SERPINA1*、*PRTN3* 基因与本病密切相关。

2. **发病机制** GPA 属 ANCA 相关性血管炎范畴,是由抗中性粒细胞胞质抗体(ANCA)介导的血管炎症反应。由于某些细菌抗原肽与自身抗原肽相似,机体在诱发因素的作用下,针对这些抗原肽产生"分子模拟"免疫反应,诱导自身产生针对自身抗原的抗体。在这些抗体产生过程中,又诱发机体产生抗独特性抗体,表达 ANCA,ANCA 促进中性粒细胞在内皮细胞上黏附并活化,并协同补体、肿瘤坏死因子等在血管壁上发生炎症反应,表现为血管炎。该病变累及小动脉、静脉及毛细血管,偶尔累及大动脉,其病理以血管壁的炎症为特征,主要侵犯上、下呼吸道和肾脏,通常以鼻黏膜和肺组织的局灶性肉芽肿性炎症为初始症状,继而进展为血管的弥漫性坏死性肉芽肿性炎。

【临床表现】

该病好发于年轻人和女性人群,临床表现多样,累及多系统,常见上下呼吸道和肾病变的表现。半数患者可出现发热、乏力、体重下降等症状,但无特异性;其他表现如关节痛、肌痛并不少见。病程可呈缓慢演变,也可急速发展。需注意的是无论临床还是实验室指标都不能确定病情将呈自限病程还是进行性发展。

关于 GPA 亚型分类,既往以有无肾脏累及作为局限型和全身型分类标准,但现对于局限型(自限型)和全身型(弥漫型/严重型)尚无统一定义和具体标准。目前认为局限型 GPA 患者 ANCA 阳性率为 50%~80%,病理学变化以肉芽肿病变为主,以上呼吸道累及为主,症状持续,易于反复,但大多数仅局限于上呼吸道;而全身型患者 ANCA 阳性率为 90% 左右,病理学以血管炎改变为主,通常累及肾脏,和/或并发肺出血,和/或累及重要脏器,有时致命,常伴有发热、体重下降等症状,虽不经常反复发作,但病情仍比较严重。

1. 呼吸道表现

（1）上呼吸道表现：上呼吸道症状最常见，25%~67% 患者首发症状以上呼吸道病变为主，70%~100% 患者在确诊时出现耳鼻喉部位的临床表现。

1）鼻部症状：半数以上患者以鼻窦炎为首发症状，可出现鼻腔分泌物持续性增多、鼻黏膜肿胀破溃、鼻出血、结痂、鼻腔堵塞等症状，由于肉芽肿病变影响导致局部骨质破坏而出现鼻中隔穿孔、鞍鼻等，绝大部分患者可继发鼻部感染，最常见的细菌为金黄色葡萄球菌。

2）耳部症状：约 25% 患者以耳部症状就诊，在随后的病程中约 2/3 患者出现耳部疾病表现，常见浆液性中耳炎，也有部分病例表现为化脓性感染。病程中可出现听力丧失，多为传导性，如累及内耳可出现神经性听力丧失，偶见眩晕。

3）喉-气管病变症状：患者出现喉气管病变时可无明显症状，如有临床表现，轻者可见轻度声嘶，重者可出现急性上呼吸道梗阻而危及生命。喉-气管病变最典型的是声门下狭窄。喉镜可见新鲜红斑、易碎黏膜或较软瘢痕。儿童及青春期患者声门下狭窄的发生率较成人高，需注意的是声门下狭窄可在其他活动性症状表现缺如或治疗过程中出现。

（2）下呼吸道表现：肺部受累是该病特征之一，接近半数的患者在起病时出现，常见症状为咳嗽、咯血、胸痛、胸闷及胸膜炎相关表现。影像学检查可见肺部浸润、结节、空洞、胸腔积液等。约 1/3 患者经胸部 X 射线检查提示存在肺部病变但临床上无下呼吸道症状。肺部浸润可呈一过性表现，未经治疗可自行消退。弥漫性肺出血少见，如出现则病死率高。而肺部感染易见，也是导致 GPA 死亡的常见原因。1/2 以上患者可出现通气障碍，大多由于支气管内膜受累及瘢痕所致，也有部分原因是环磷酰胺治疗引起的肺间质纤维化。

2. 肾脏表现 肾脏受累也是该病特征之一，典型病理改变是坏死性肾小球肾炎。起病之初有 11%~18% 患者出现尿常规、肾功能或肾病理学检查异常，在疾病发展过程中，77%~85% 患者发现肾累及。肾病变出现，部分病例可在较短时间内（数天或数周）由轻型肾病发展成严重肾病，进而出现肾衰竭。

GPA 根据是否肾累及划分为局限型和全身型。部分患者尿沉渣和肾功能检测正常，可能存在肾活检异常，但临床上从医学角度和非医学角度出发可

能因症状轻微故未进行病理学检查而漏诊。早期诊断为局限型 GPA 在后期病程中出现肾炎病例，一方面可能在病程初期未全面准确诊断，另一方面与疾病的进展肾累及相关。

3. 眼部表现 眼部症状也常为该病首发症状之一，表现为角膜炎、结膜炎、巩膜炎、葡萄膜炎、眼球后假瘤伴眼球突出、视网膜血管阻塞、视神经炎等，视力丧失患者比例达 8%，半数以上伴有失明的突眼征患者是因为视神经缺血所致。其中突眼征对诊断有价值，同时也是预后欠佳的指标之一。

在治疗过程中由于糖皮质激素和环磷酰胺的使用，可出现糖皮质激素相关性白内障和机会性眼部感染，出现眼部带状疱疹和巨细胞病毒视网膜炎。

4. 皮肤表现 多数患者有皮肤表现，部分病例以皮肤病变为首发症状。可出现紫癜、溃疡、皮下结节、多形红斑、皮肤糜烂、斑疹、丘疹和小水疱等，其中以紫癜常见。在 GPA 病情活动时，皮肤病变通常和其他器官病变活动平行，临床上皮肤活动性改变能提示疾病处于活动状态。

5. 肌肉、骨骼表现 大部分病例出现肌肉骨骼受累，常表现为关节和肌肉的疼痛，少部分可出现关节炎症状，表现为单关节、对称性多关节、非对称性多关节、游走性少关节病变等。临床上常因 GPA 患者可出现类风湿因子阳性而误诊，GPA 的多关节炎一般无骨质破坏。

6. 神经系统表现 首发症状以神经系统受累少见，但随着疾病的发展，可出现多种神经系统并发症。①周围神经病变是最常见的单神经并发症，其中多发性单神经炎最常见，其次是远端对称性多神经病变。肌电图和神经传导检查可帮助明确病变范围，也可鉴别无症状性多发性单神经炎。②中枢神经系统病变，可见脑血管炎、脑出血、脑血栓及脑神经病变。4% 患者可出现包括脑梗死、硬膜外血肿和蛛网膜下腔出血在内的脑血管意外。有部分病例可出现弥漫性脑膜和脑室周围白质病变，提示可能存在中枢神经系统血管炎。

7. 其他表现

（1）胃肠道病变：累及胃肠道，可出现腹痛、腹泻、消化道出血、胃肠溃疡穿孔等，非常见表现如胆囊炎、反复发作胰腺炎、胰腺包块、不明原因腹水、难愈的肛周溃疡、不明原因但治疗后可恢复的转氨酶增高。

（2）泌尿生殖系统：可见出血性膀胱炎、坏死性尿道炎、坏死性前列腺炎等。其中出血性膀胱炎既可能与环磷酰胺治疗相关，也可能与坏死性血管炎累及局部有关。

（3）循环系统：心包炎是 GPA 最常见的心脏表现，如伴有晚期肾病，则需和尿毒症引起的心包炎鉴别。其他表现有冠状动脉血管炎引起的心肌梗死、心肌炎、心内膜炎、心律失常等。

（4）其他相关疾病：主要是深静脉血栓和肺栓塞等，GPA 血栓事件明显高于 SLE 及普通人群的血栓发生率，故需引起重视。

【实验室及影像学检查】

1. **一般实验室指标** ①白细胞增多、正细胞正色素性贫血、血小板增高、血沉增快。这些指标无特异性，仅作辅助参考。②尿沉渣检查可见血尿或蛋白尿，如出现红细胞管型，提示肾小球肾炎；无红细胞管型的血尿提示血管炎引起的下尿道病变或环磷酰胺引起的膀胱炎。

2. **ANCA 指标** PR3-ANCA 在活动期敏感性达 90%，缓解期达 40%，特异性＞95%。

3. **影像学检查** ①呼吸系统：鼻窦 CT 可判断局部破坏性和侵蚀性骨改变。气管 X 射线、CT、MRI 等可有效辅助诊断声门下狭窄。肺部 CT 常可发现肺浸润和结节病灶，较少发现胸腔积液、弥漫性肺出血、纵隔肺门淋巴结肿大等。②眼部：眼窝和鼻窦 CT 或 MRI 可支持突眼诊断。③神经系统：CT 或 MRI 可发现脑梗死、硬膜外血肿和蛛网膜下腔出血、弥漫性脑膜和脑室周围白质等病变。脑血管造影对于 GPA 诊断意义不大，因为该病累及的是脑小血管病变。④消化系统：可出现穿孔、积液等。由于小血管病变，故动脉造影无意义。

4. **内镜检查** ①喉镜：可发现明显的声门下狭窄；②消化内镜：可明确有无溃疡等情况发生。

5. **肺功能** 超过半数以上的肺累及患者经肺功能检测提示限制性通气障碍。

6. **病理学检查** 典型病变包括坏死、肉芽肿改变和血管炎三种类型，活检标本大小及完整与否直接影响诊断价值。①头颈部组织活检大多可发现三种病变之一，但很难见到所有病变特征。②肺部组织活检结果同样取决于标本大小。经支气管活检很少能确诊，开胸活检病例中约 90% 可见以上病变组合。因气管镜及支气管镜可有效明确气道细菌、分枝杆菌、真菌感染存在与否，故在 GPA

鉴别诊断中仍具有积极意义。③肾组织活检病理可见局灶性肾小球肾炎改变，表现为不同程度纤维素样坏死和增生性改变，血管炎或肉芽肿样改变少见。免疫复合物沉积在免疫荧光及电镜中罕见。由于其缺乏肉芽肿改变和血管炎改变，故当呼吸道组织病理明确情况下，肾组织病理诊断价值相对较小，仅起到符合疾病表现的作用。但在临床上进行呼吸道病理活检常因活检组织小而未能发现有价值信息，此时肾组织中寡免疫性坏死性肾小球肾炎病理改变对于确定诊断显得十分重要。

【诊断及鉴别诊断】

1. **诊断** GPA 早期诊断很重要。1990 年美国风湿病学会（ACR）提出 GPA 诊断标准：①鼻或口腔出现炎症痛性或无痛性溃疡，脓性或血性鼻腔分泌物；②胸部 X 射线检查显示结节、固定浸润病灶或空洞；③尿沉渣检查可表现为镜下血尿（RBC＞5/ 高倍视野）或出现红细胞管型；④病理性肉芽肿性炎性改变在动脉壁或动脉周围，或血管（动脉或微动脉）外区有中性粒细胞浸润。符合 2 条或 2 条以上时可诊断为 GPA。虽然 GPA 于 2012 年由 CHCC 将 WG 更名而来，但诊断标准仍沿用 1990 年 ACR 标准。

由于儿童 GPA 较成人更易于出现气道狭窄、ANCA 指标阳性等情况，2005 年维也纳会议上首次提出儿童血管炎分类标准，并修订了 GPA 诊断标准（表 3-23）。

表 3-23　儿童肉芽肿性多血管炎分类标准（2005 年维也纳会议标准）

符合以下 6 项中的 3 项，可诊断为肉芽肿性多血管炎：
1）异常的尿液分析结果 *
2）活组织检查中示肉芽肿性炎性改变 **
3）鼻窦炎症表现
4）声门下、气管或支气管狭窄
5）胸部 X 射线检查或 CT 异常表现
6）PR3-ANCA 或 c-ANCA 阳性

注：* 血尿和 / 或蛋白尿；** 若肾脏组织活检，表现为寡免疫复合物性坏死性肾小球肾炎。

ACR/EULAR 于 2017 年提出了肉芽肿性多血管炎（GPA）初步分类标准（表 3-24）。该标准涵盖了临床表现、影像学、病理学、血清学等多个 GPA 特征，较 1990 年 ACR 诊断标准有显著进步，尽管没有涉及儿科部分，但对儿科临床实践也有一定的指导作用。

表 3-24　ACR/EULAR(暂定)2017 年
肉芽肿性多血管炎分类标准

项目		分值
临床标准	鼻腔血性分泌物、溃疡、鼻痂或鼻窦 - 鼻腔充血 / 不通畅	3 分
	鼻息肉	-4 分
	听力丧失或下降	1 分
	软骨受累	2 分
	眼红或眼痛	1 分
实验室检查	c-ANCA 或 PR3-ANCA 抗体阳性	5 分
	嗜酸性粒细胞计数 ≥ 1×10^9/L	-3 分
	胸部影像检查提示结节、包块或空洞形成	2 分
	活检见到肉芽肿表现	3 分

注:以上 9 项评分总和 ≥5 分的患者可以分类诊断为 GPA。

2. 鉴别诊断

(1)显微镜下多血管炎(MPA):是一种主要累及小血管的系统性坏死性血管炎,可侵犯肾脏、皮肤和肺等脏器的小动脉、微动脉、毛细血管的小静脉。常表现为坏死性肾小球肾炎和肺毛细血管炎。累及肾脏时出现蛋白尿、镜下血尿和红细胞管型。抗中性粒细胞胞质抗体(ANCA)阳性是显微镜下多血管炎的重要诊断依据,60%~80% 为髓过氧化物酶(MPO)-ANCA 阳性,在荧光检测法显示外周型(p-ANCA)阳性,胸部 X 射线检查在早期可发现无特征性肺部浸润影或小泡状浸润影,中晚期可出现肺间质纤维化,与 GPA 病理区别在于缺乏肉芽肿病变。

(2)嗜酸性肉芽肿性血管炎(eosinophilic granulomatosis with polyangiitis,EGPA):既往称为 Churg-Strauss 综合征(CSS),又称变应性肉芽肿性血管炎(allergic granulomatosis with polyangiitis,AGPA)。主要累及中、小动脉,它有 3 个显著的病理组织学特点,即坏死性血管炎、组织嗜酸性粒细胞浸润和血管外肉芽肿。EGPA 与 GPA 均易侵犯呼吸系统,但 GPA 往往形成破坏性损害,出现肺内结节、空洞等,EGPA 肺受累程度则轻。EGPA 皮肤病变常见,易侵犯心脏;而 GPA 皮肤累及相对少见,较少累及心脏。EGPA 极少有肾衰竭表现,对糖皮质激素反应良好,而 GPA 易累及肾脏,治疗除激素外需要加用免疫抑制药,预后不及 EGPA。

【治疗】

GPA 是一种危害儿童生命的严重疾病,若无积极治疗,该病死亡率很高。

GPA 的治疗推荐为初始 3~6 个月的诱导期和后续 12~24 个月的维持期两个阶段,同时强调个体化治疗方案和避免出现过度医疗致药物副作用扩大和保守用药致病情反复的风险。推荐用药经典方案是糖皮质激素与免疫抑制剂联合应用。诱导期选用糖皮质激素联合环磷酰胺或利妥昔单抗,维持缓解期选用糖皮质激素联合硫唑嘌呤或甲氨蝶呤(近年推荐糖皮质激素联合利妥昔单抗),儿童用药大多参照成人推荐方案。

1. 糖皮质激素　糖皮质激素作为基础性用药,在单独使用中可改善一些症状,但易于复发。以泼尼松为例,初始 1mg/(kg·d);口服泼尼松 1mg/(kg·d) 3~4 周后可根据病情缓慢减量。对于严重或病情复发病例,可给予大剂量甲泼尼龙 7.5~15mg/(kg·d) 冲击治疗,疗程 1~3 天。静脉使用糖皮质激素治疗的最佳剂量和频率暂无定论,冲击治疗短期有效,仍需长期维持。

2. 环磷酰胺　成人治疗推荐中建议环磷酰胺口服起始剂量 2mg/(kg·d),在出现肺出血或急进性肾小球肾炎等危及生命的情况下,可先给予 3~5mg/(kg·d),持续 3~4 天后减至常规剂量。也有建议静脉用药,给予 600mg/m²,每 2 周 1 次,维持 1 个月(即第 1 天、第 15 天、第 30 天分别使用一次环磷酰胺);以后用量为 700mg/m²,每 3 周 1 次直至病情缓解。儿童用药剂量尚无推荐指南,大多参照成人方案,具体剂量需根据年龄和机体状况进行适当调整,如白细胞计数低于 3.5×10^9/L 或中性粒细胞计数低于 1.5×10^9/L,应避免该药使用。目前已明确的是糖皮质激素和环磷酰胺联合使用后,患者 5 年生存率达 80% 以上。但循证医学显示该药可改善生存期,但不能完全控制肾脏病变进展。该药副作用主要是骨髓抑制、感染概率增高、肝脏损害、膀胱炎、影响生育功能。

3. 硫唑嘌呤　通过抑制 DNA 复制而降低 T、B 淋巴细胞,并中断 T 细胞激活途径。在多中心随机对照研究已被证实对 GPA 患者维持缓解期的临床疗效。根据毒副作用观察,也表明在诱导 GPA 缓解后环磷酰胺可安全地转为硫唑嘌呤治疗。用药剂量为 1.5~2mg/(kg·d),该药副作用主要是胃肠道不耐受、骨髓抑制、感染,其他可见免疫球蛋白降低、过敏、发热、轻度转氨酶升高及药物性再生障碍性贫血等。

4. 甲氨蝶呤 在前瞻性开放性研究已证实对于 GPA 维持缓解是有效的,但当肾功能有改变时,其安全性不如硫唑嘌呤。甲氨蝶呤达到缓解的时间较环磷酰胺长,可以作为缓解期中的环磷酰胺替代药物,但最佳疗程现尚无定论。推荐治疗剂量为 0.05~0.3mg/(kg·周),治疗过程中须注意补充叶酸(剂量通常为甲氨蝶呤的 1/4)。甲氨蝶呤副作用主要是骨髓抑制、感染、肝脏损害、皮疹、生殖功能减退、肺纤维化等,大剂量时易出现肾脏损害。

5. 其他免疫抑制药物 如环孢素、吗替麦考酚酯治疗 GPA 有一定疗效,但缺乏更多的临床研究,仅推荐在以上药物无效情况下使用。环孢素推荐剂量 3~5mg/(kg·d),吗替麦考酚酯推荐剂量为 20~30mg/(kg·d)。

6. 静脉用丙种球蛋白 广泛应用于多种自身免疫性疾病。近年发现其可以与 ANCA 的抗独特型抗体反应,在 GPA 病程中可能与致病性抗体或相关受体结合从而影响免疫细胞活化和调节功能,最终达到发挥治疗作用的目的。该药单剂治疗后维持作用为 1~3 个月,总量一般是 1~2g/kg,副作用主要是继发感染(经血液传播性疾病)和过敏。

7. 生物制剂

(1)肿瘤坏死因子抑制剂:动物模型及体外试验表明肿瘤坏死因子 α 与 ANCA 密切相关,但临床研究中发现疗效无明显优势,相反增加肿瘤发生率,故目前暂不推荐肿瘤坏死因子抑制剂。

(2)利妥昔单抗(rituximab):在诱导治疗阶段,当患者对环磷酰胺表现无效情况下,可使用利妥昔单抗。在维持缓解阶段,推荐糖皮质激素联合利妥昔单抗治疗。近来有研究提示该疗效优于硫唑嘌呤,但儿童缺乏相关临床资料。

8. 血浆置换 目前认为对于血肌酐水平 >6mg/dl 患者,如常规治疗无效,可考虑血浆置换治疗。

9. 外科 在出现声门下狭窄、眼窝假瘤、鼻泪管阻塞等情况下,需进行手术治疗。部分鼻窦病变、中耳病变需进行冲洗和引流。有严重肺出血或胃肠出血者可能需急诊手术处理。终末期肾衰竭者可考虑肾移植,但有可能因出血疾病反复发作。

【预后】

GPA 未治疗的病例预后差,约 90% 患者经治疗后病情能有明显缓解,10 年生存率达 80%,但疾病容易反复。由于发病率低下,临床资料相对不充分,治疗方案优化与改进有一定限制,但对于患者而言,早诊断早干预十分重要。

未经治疗的 GPA 病死率可高达 90% 以上,经激素和免疫抑制剂治疗后,GPA 的预后明显改善。尽管该病有类似炎性过程,但尚无独立的致病因素,病因至今不明,需要严密观察,长期随访。

(曹兰芳)

第十六节　显微镜下多血管炎

显微镜下多血管炎(microscopic polyangiitis, MPA)是一种主要累及小血管的系统性坏死性血管炎,可侵犯肾脏、皮肤和肺等脏器的小动脉、微动脉、毛细血管和微小静脉,属自身免疫性疾病,是 ANCA 相关血管炎的一种类型。免疫病理检查特征是血管壁无或只有少量免疫复合物沉积。可侵犯全身多个器官,如肾、肺、眼、皮肤、关节、肌肉、消化道和中枢神经系统等,在临床上以坏死性肾小球肾炎为突出表现,但肺毛细血管炎也很常见。

本病男性多见,男女比约为 2:1,多在 50~60 岁发病,国外发病率为(1~3)/100 000 人,我国的确切发病率尚不清楚。

【临床表现】

好发于冬季,多数有上呼吸道感染或药物过敏样前驱症状。非特异性症状有不规则发热、疲乏、皮疹、关节痛、肌痛、腹痛、神经炎和体重下降等。

1. 全身症状 可有发热、乏力、厌食、关节痛和体重减轻。

2. 肾脏损害 70%~80% 的患者肾脏受累,几乎全有血尿,肉眼血尿者约占 30%,伴有不同程度的蛋白尿,高血压不多见或较轻。约半数患者呈急进性肾炎综合征,表现为坏死性新月体肾炎,早期出现急性肾衰竭。

3. 肺部损害 为仅次于肾脏的最易受累的器官(约占 50%),临床上表现为哮喘、咳嗽、咳血痰、咯血。严重者可表现为肺肾综合征,表现为蛋白尿、血尿、急性肾衰竭、肺出血等,其与肺出血 - 肾炎综合征(Goodpasture 综合征,亦称抗基底膜性肾小球肾炎)很相似,后者抗肾小球基底膜抗体阳性以资鉴别。

4. 消化系统 可出现肠系膜血管缺血和消化道出血的表现,如腹痛、腹泻、黑便等。

5. 心血管系统　可有心力衰竭、心包炎、心律失常、心肌梗死等。

6. 神经系统　20%~25% 的患者有神经系统受累,可有多发性神经炎、末梢神经炎、中枢神经血管炎等,表现为局部周围感觉或运动障碍、缺血性脑病等。

7. 皮肤表现　30% 左右的患者有肾-皮肤血管炎综合征,典型的皮肤表现为红斑、斑丘疹、红色痛性结节、湿疹和荨麻疹等。

8. 耳　耳部受累可出现耳鸣、中耳炎、神经性听力下降。

9. 眼　眼受累可出现虹膜睫状体炎、巩膜炎、葡萄膜炎等。

10. 关节　常表现为关节肿痛,其中仅 10% 的患者有关节渗出、滑膜增厚和红斑。

【实验室及影像学检查】

1. 一般实验室检查　白细胞增多、血小板增高等及与出血不相称的贫血,血沉升高、C 反应蛋白增高、类风湿因子阳性、γ 球蛋白升高、蛋白尿、血尿、血尿素氮、肌酐升高等。

2. 抗中性粒细胞　胞质抗体(ANCA)是本病诊断、监测病情活动和预测复发的重要血清学指标,阳性率为 50%~80%,其滴度通常与血管炎的活动度有关。ANCA 针对的两个主要抗原是丝氨酸蛋白酶 3(PR3)和髓过氧化物酶(MPO)。MPO-ANCA 又称为 pANCA(核周型),70% 的 MPA 该抗体阳性;PR3-ANCA 又称为 cANCA(胞质型),多见于肉芽肿性多血管炎(GPA),但无肾外表现的坏死性新月体肾小球肾炎患者中有 20%~30%cANCA 阳性。

3. 肾活检　病理特征为肾小球毛细血管丛节段性纤维素样坏死、血栓形成和新月体形成,坏死节段内和周围偶见大量中性粒细胞浸润。免疫学检查无或仅有稀疏的免疫球蛋白沉积,极少有免疫复合物沉积,这具有重要的诊断意义。肺组织活检示肺毛细血管炎、纤维化,无或极少免疫复合物沉积。

4. 影像学表现　胸部 X 射线检查在早期可发现无特征性肺部浸润影或小泡状浸润影,双侧不规则的结节片状阴影,肺空洞少见,可见继发于肺泡毛细血管炎和肺出血的弥漫性肺实质浸润影。中晚期可出现肺间质纤维化。

【诊断及鉴别诊断】

1. 诊断　本病尚无统一诊断标准,以下情况有助于 MPA 的诊断。

(1)中老年,以男性多见。

(2)具有上述起病的前驱症状。

(3)肾脏损害表现,如蛋白尿、血尿或 / 及急进性肾功能不全等。

(4)伴有肺部或肺肾综合征的临床表现。

(5)伴有关节、眼、耳、心脏、胃肠道等全身各器官受累表现。

(6)ANCA 阳性。

(7)肾、肺活检有助于诊断。

2. 鉴别诊断

(1)结节性多动脉炎(PAN):本病主要累及中型和 / 或小型动脉,无毛细血管、小静脉及微动脉累及。是一种坏死性血管炎,极少有肉芽肿,肾损害为肾血管炎、肾梗死和微动脉瘤,无急进性肾炎,无肺出血。周围神经疾患多见(50%~80%),20%~30% 有皮肤损害,表现为痛性红斑性皮下结节,沿动脉成群出现。ANCA 较少阳性(<20%),血管造影见微血管瘤、血管狭窄,中小动脉壁活检有炎症细胞浸润。

(2)变应性肉芽肿性血管炎:本病是累及小、中型血管的系统性血管炎,有血管外肉芽肿形成及高嗜酸细胞血症,患者常表现为变应性鼻炎、鼻息肉及哮喘,可侵犯肺及肾脏,出现相应症状,可有 ANCA 阳性,但以 pANCA 阳性为多。

(3)肉芽肿性多血管炎(GPA):本病为坏死性肉芽肿性血管炎,病变累及小动脉、静脉及毛细血管,偶可累及大动脉,临床表现为上、下呼吸道的坏死性肉芽肿、全身坏死性血管炎和肾小球肾炎,严重者发生肺肾综合征,cANCA 阳性(活动期阳性率达 88%~96%)。

(4)肺出血-肾炎综合征(Goodpasture's syndrome):以肺出血和急进性肾炎为特征,抗肾小球基底膜抗体阳性,肾病理可见基底膜有明显免疫复合物沉积。

(5)狼疮性肾炎:具有典型系统性红斑狼疮表现,加上蛋白尿即可诊断,肾活检见大量各种免疫复合物沉着,可以与 MPA 鉴别。

【治疗】

治疗可分 3 个阶段:诱导期、维持缓解期和治疗复发。

1. 诱导期和维持缓解期的治疗

(1)糖皮质激素:泼尼松(龙)1mg/(kg·d),晨顿服或分次服用,一般服用 4~8 周后减量,等病情缓解后以维持量治疗,维持量有个体差异。建议少量泼尼松(龙)(10~20mg/d)维持2年,或更长。对于重症患者和肾功能进行性恶化的患者,可采用甲泼尼松(龙)冲击治疗,每次0.5~1.0g静脉滴注,每日或隔日1次,3次为一疗程,1周后视病情需要可重复。激素治疗期间注意防治不良反应。不宜单用泼尼松治疗,因缓解率下降,复发率升高。

(2)环磷酰胺:可采用口服,剂量一般2~3mg/(kg·d),持续12周。可采用CYC静脉冲击疗法,剂量0.5~1g/m²体表面积,每月1次,连续6个月,严重者用药间隔可缩短为2~3周,以后每3个月1次,至病情稳定1~2年(或更长时间)可停药观察。口服副作用高于冲击治疗。用药期间需监测血常规和肝肾功能。

(3)硫唑嘌呤:由于环磷酰胺长期使用副作用多,诱导治疗一旦达到缓解(通常4~6个月后)也可以改用硫唑嘌呤,1~2mg/(kg·d)口服,维持至少1年。应注意不良反应。

(4)吗替麦考酚酯:1.0~1.5g/d,用于维持缓解期和治疗复发的MPA,有一定疗效,但资料较少,且停药可能引起复发。

(5)甲氨蝶呤:有报道甲氨蝶呤5~25mg,每周1次,口服或静脉注射治疗有效,应注意不良反应。

(6)丙种球蛋白:采用大剂量静脉丙种球蛋白[IVIG 0.4g/(kg·d)],3~5天为一疗程),部分患者有效,但价格昂贵。在合并感染、体弱、病重等原因导致无法使用糖皮质激素和细胞毒性药物时可单用或合用。

(7)血浆置换:对于就诊时即已需透析的患者可能有益。由于目前资料尚不充分,应用血浆置换主要根据临床经验,需要谨慎权衡血浆置换可能带来的风险(如深静脉置管相关并发症、感染等)与其潜在获益之间的利弊。当同时出现抗肾小球基底膜抗体、存在严重肺泡出血者或病程急性期存在严重肾脏病变时可考虑血浆置换。

(8)生物制剂:针对肿瘤坏死因子(TNF)-α、CD20等的单克隆抗体,主要应用于难治性患者或经常规治疗多次复发患者,部分患者取得较好疗效,但最终疗效还需要更多的临床资料证实。

2. **暴发性MPA的治疗**　此时可出现肺-肾衰竭,常有肺泡大量出血和肾功能急骤恶化,可予以泼尼松(龙)和环磷酰胺联合冲击治疗,以及支持对症治疗的同时采用血浆置换疗法。每次置换血浆2~4L,每天1次,连续数日后依情况改为隔日或

数日1次。该疗法对部分患者有效,但价格昂贵,副作用有出血、感染等。血浆置换对肌酐、尿素氮等小分子毒素清除效果差,如患者血肌酐明显升高宜联合血液透析治疗。但在已进入尿毒症期的患者是否继续使用免疫抑制剂和细胞毒性药物还有争议,因这类患者对药物反应差,副作用明显增多。

3. **复发的治疗**　大多数患者在停用免疫抑制剂后可能复发。典型的复发发生于起病最初受累的器官,一般比初次发病温和,但也可能引起主要器官受损导致进一步的功能障碍。环磷酰胺不能阻止复发。如果患者还在初次治疗期间出现较温和的复发,可暂时增加泼尼松剂量控制病情,如果治疗无效则可进行血浆置换。

4. **透析和肾移植**　少数进入终末期肾衰竭者,需要依赖维持性透析或进行肾移植,肾移植后仍有很少数患者会复发,复发后仍可用糖皮质激素和免疫抑制剂治疗。

5. **其他**　对有肾损害的患者应严格控制血压在正常范围内,推荐使用血管紧张素转换酶抑制药或血管紧张素Ⅱ受体拮抗剂。

【预后】

经治疗90%的MPA患者能得到改善,75%的患者能完全缓解,约30%的患者在1~2年后复发。本病治疗后的2、5年生存率大约为75%、74%。与PAN相似,本病的主要死亡原因是不能控制的病情活动、肾衰竭和继发感染以及肺脏受累。疾病过程中应密切监测血沉水平,MPA中ANCA的滴度与病情活动相关性较差。

(曾华松)

第十七节　嗜酸性肉芽肿性血管炎

【概述】

嗜酸性肉芽肿性血管炎(eosinophilic granulomatosis with polyangiitis,EGPA)是一种病因不明的ANCA相关性小血管炎,也是肉芽肿性小血管炎,主要累及中、小动脉,其典型的病理组织学特征是坏死性血管炎、嗜酸性粒细胞浸润和血管外肉芽肿。既往称为Churg-Strauss综合征(Churg-Strauss syndrome,CSS),又称变应性肉芽肿性血管炎(allergic granulomatosis with polyangiitis,AGPA;allergic granulomatous angiitis,AGA)。该病最早在

1951 年由 Churg 和 Strauss 描述并命名为 Churg-Strauss 综合征（CSS）。2012 年查珀尔希尔共识会议（Chapel Hill Consensus Conference，CHCC）修订了成人血管炎分类标准，规范 CSS 名称为 EGPA，并重新描述本病：① EGPA 是以嗜酸性粒细胞增多和坏死性肉芽肿为特征的炎症反应，常累及呼吸道；并出现以中小血管受累为主的坏死性血管炎，其多与支气管哮喘和嗜酸性粒细胞增多伴发。②鼻息肉常见。③肾小球肾炎出现时，ANCA 常为阳性。④局灶性 EGPA 的病变大多局限于上呼吸道或下呼吸道。⑤血管外肉芽肿性和非肉芽肿性血管炎均常见。

儿童血管炎分类标准的首次提出是在 2005 年维也纳会议上，会中仅提及 CSS 名称，2012 年 CHCC 会议后至今多采用儿童 EGPA，其诊疗参照成人标准。

【流行病学】

目前资料显示该病主要分布于 7~74 岁年龄阶段，平均发病年龄 38~54 岁，近年曾报道最低龄患者仅 4 岁。发病率为（10.7~14）/1 000 000 成人人群，估计每年新发病例在（0.11~2.66）/1 000 000 人，且男女均可发病，无显著性别差异。

【病因及发病机制】

EGPA 病因不明，目前认为在具有一定遗传背景的基础上与促发因素共同作用导致本病的发生。现已发现 *HLA-DRB1**04 和 *07 等位基因、*HLA-DRB41* 基因与本病密切相关。促发因素包括过敏、感染、疫苗接种、药物等。近年来发现治疗哮喘药物具有潜在诱发本病的风险，其中白三烯受体拮抗剂可能与本病发生有一定关联，使用过程中须注意。

发病机制仍不完全清楚，目前推论致敏原进入人体后由抗原呈递细胞将信号呈递并激活 T 细胞，其中 Th1/Th17 细胞分泌 IL-2、γ 干扰素、IL-17；Th2 细胞分泌 IL-4、IL-5、IL-13 等，活化 B 细胞，诱导产生 IgE、IgG4 和 ANCA，同时 Th2 细胞与嗜酸性粒细胞活化趋化因子 3（eotaxin-3）发生关联，表达嗜酸性粒细胞阳离子蛋白、嗜酸性粒细胞过氧化物酶等。以上免疫介质作用于组织，破坏内皮细胞，引起血管炎并招募炎症细胞，参与肉芽肿形成。

【临床表现】

主要表现在两个方面：一是血管炎症状；二是与嗜酸性粒细胞浸润相关症状。通常本病分为 3 个阶段：前驱期（以哮喘和鼻 - 鼻窦炎为特征）、嗜酸性粒细胞浸润期（以外周嗜酸性粒细胞增多和器官受累为特征）和血管炎期（以小血管炎表现为特征）。三期区分是相对的，部分受累脏器在各期表现也不是截然分明。其中 ANCA 阳性患者易于出现周围神经病变、肾小球肾炎、紫癜等血管炎表现，而 ANCA 阴性者更易出现心肌受累、肺浸润和胃肠道症状。

（一）前驱期

前驱期症状可持续数月到数年，包括关节痛、肌痛、乏力、发热、体重减轻、哮喘等，其中哮喘和鼻部病变是该阶段的主要临床表现。哮喘发生率达 96%~100%，其症状一般在血管炎出现之前发作较重且频繁，血管炎出现之后哮喘可缓解，哮喘与血管炎损害程度未有明显的正相关性。47%~93% 患者首发症状以上呼吸道病变为主，包括鼻息肉、过敏性鼻炎、复发性或慢性鼻窦炎等，其他表现包括分泌性中耳炎、感音神经性聋、面神经麻痹等。

（二）嗜酸性粒细胞浸润期

1. **肺脏** 约 2/3 患者可出现肺部病变，肺浸润可发生在任何一期，表现无特征性，但这一过性病变是本病的重要线索。肺部影像学检查多有阳性发现，需注意的是影像学上肺部浸润或其他肺部的改变不是 EGPA 特征性表现，其他嗜酸性粒细胞肺病也有类似变化。严重者可并发肺出血。

2. **心脏** 27%~43% 患者出现心脏病变，是预后不佳的指标，也是死亡的首要原因。心肌缺血和心律失常相关症状是其主要表现，心外膜的肉芽肿性结节，可能导致心室功能不全。冠状动脉炎、心包炎、心瓣膜病变也可出现。心脏病变多出现在 ANCA 阴性患者，但有学者否定这一观点。

3. **胃肠道受累** 此期胃肠道病变由于嗜酸性粒细胞浸润增加引起，可在血管炎期之前出现或与血管炎发作同行，小肠易受累。表现为腹泻、腹痛、出血，并可继发出现肠穿孔。

（三）血管炎期

血管炎前驱症状常表现为乏力、发热、体重下降等，甚至可出现哮喘症状的改善。本阶段如病变累及心脏时可引起心肌梗死和心力衰竭，肺部受累可出现咳嗽、咯血，消化系统受累可有相应器官缺血或梗死表现腹痛、腹泻症状。血管炎缓解后，又可出现过敏性疾病的临床表现，并可留有高血压、心肌梗死、慢性心功能不全、外周神经损伤后遗症等。

1. **神经系统**　①外周神经病变是这个阶段的主要特征，大约70%的患者可出现外周神经病变。表现为多发性单神经炎和混合性运动感觉周围神经病变。坐骨神经及其腓侧和胫侧分支受累最常见，桡神经、尺神经和正中神经一般较少累及。②中枢神经系统累及约占神经系统出现病变者25%，表现为脑梗死或出血。虽然中枢神经系统病变少见，但严重病例致死率高，是EGPA第二死亡原因。

2. **肾脏嗜酸性肉芽肿性血管炎**　肾脏受累发生率约为25%，病情严重程度不及其他ANCA相关性血管炎，轻者仅有孤立性尿液检测异常，重者出现急进性肾小球肾炎，部分病例于就诊时出现慢性肾功能不全。典型的肾脏病理是寡免疫复合物性局灶节段性坏死性肾小球肾炎，可伴有或不伴有新月体形成，部分病例可出现系膜增生性肾小球肾炎、节段硬化性肾炎、肉芽肿性病变，以嗜酸性粒细胞分布为主的肾小管间质性病变偶见。

3. **皮肤**　皮肤病变是血管炎阶段显著特征，最常见的皮肤表现是位于四肢和头皮的紫癜和结节，其他症状有斑丘疹、类似多形性红斑的暴发性红斑、网状青斑、水疱、无菌性脓疱、瘀点、瘀斑和荨麻疹等。不同皮疹可在同一时间或在疾病的不同阶段出现，丘疹和结节性病变可发展为坏死性溃疡。

4. **其他**　①眼部病变，包括结膜炎、巩膜外层炎、全葡萄膜炎和边缘性角膜溃疡；②关节和肌肉病变表现为关节痛和肌痛，常见多关节痛、游走性关节痛，小腿部肌肉疼痛等。

【实验室及影像学检查】

1. **血常规**　血嗜酸性粒细胞增多是该病的重要特点之一，外周血嗜酸性粒细胞计数可 $>1.5 \times 10^9/L$，或白细胞分类中嗜酸性粒细胞比例 >10%，甚至高于80%；常有贫血。

2. **ANCA指标**　约40%患者为ANCA阳性（另一报告为70%患者），其中多数为MPO-ANCA，但ANCA阴性并不能排除其诊断。

3. **其他实验室指标**　血清IgE显著升高，并可有IgG增高，且和病情严重程度相关，活动期时IgG4明显升高。补体多正常，血沉增快，部分病例类风湿因子阳性。尿中可有蛋白和红细胞，可伴有脓尿或管型。支气管肺泡灌洗液中嗜酸性粒细胞比例可达33%。近年来发现嗜酸性粒细胞活化趋化因子3（eotaxin-3）有可能作为诊断活动性EGPA

参考指标，其参考值为80pg/ml，其敏感性和特异性分别是87.5%和98.6%，目前正处于临床验证中。

4. **影像学检查**　呼吸系统：肺部影像学表现多样，可呈现大叶性、间质性、结节性病灶。肺部一过性浸润性改变，较典型的是呈斑片状，边缘不整齐，弥漫性分布，有时也可见有肺间质的浸润和双侧弥漫性结节性浸润，但很少形成空洞。肺部CT包括高分辨率CT较X射线更能敏感发现间质性肺疾病，对于哮喘患者同时高度怀疑其EGPA时推荐CT检查。活动期患者约86%发现毛玻璃样改变，66%病例出现支气管内壁增厚和支气管扩张现象，27%可出现胸腔积液。

5. **病理学检查**　本病主要累及小动脉和小静脉，冠状动脉等中等血管也可受侵犯，大血管受累者少见。病理学特点为坏死性血管炎、嗜酸性粒细胞浸润和血管外肉芽肿，三者并不同时出现。肉芽肿好发部位为肺脏，其次为皮肤、胃肠道、脾、心血管和肾脏等。完整的EGPA肉芽肿具有高度特异性，其核心为嗜酸性粒细胞。需注意的是坏死性血管炎伴嗜酸性粒细胞浸润并非本病的特异性表现。

【诊断及鉴别诊断】

1. **诊断**　目前尚无一个能够被广泛接受的诊断标准，由于对本病认识的不断深入，先后于1951年、1983年、1990年和1994年提出诊断标准。目前应用广泛的是1990年标准和1994年标准（表3-25），2012年CHCC会上对诊断未有明确，仍需进一步完善。纵观历次诊断标准，病理学诊断价值被弱化，其原因是由于受累组织的活检对于明确嗜酸性炎性过程或血管炎的存在是重要的，而病理变化的特点对于本病诊断不重要，换言之，本病诊断主要依靠临床表现。但某些情况下（局灶型EGPA），病变可能局限在某组织器官，此时该组织病理学依据就是成立诊断的基础。

2. **鉴别诊断**

（1）结节性多动脉炎（PAN）：多累及中等大小血管，肾脏易累及，肾脏病变进展较快，易出现肾衰竭。肺受累少见，无哮喘及变态反应疾病表现，外周血嗜酸性粒细胞正常。另外，PAN经常与乙型肝炎病毒感染有关。

（2）肉芽肿性多血管炎（GPA）：易对肺脏产生破坏性损害，出现肺内结节、空洞等，较少累及心脏。肾脏病变较重，预后不及EGPA。

（3）慢性嗜酸性粒细胞性肺炎：特点为外周血嗜酸性粒细胞增高，伴肺内持续性浸润，分布于肺

表 3-25 嗜酸性肉芽肿性血管炎诊断标准(1990 年及 1994 年标准)

序号	1990 年 ACR 标准	1994 年 ACR 标准
1	支气管哮喘	外周血嗜酸性粒细胞增多,占白细胞分类 10%
2	白细胞分类中嗜酸性粒细胞>10%	支气管哮喘
3	单发性或多发性单神经病变或多神经病变	既往有过敏性疾病史但不包括哮喘和药物过敏史
4	游走性或一过性肺浸润	
5	鼻窦病变	
6	血管外嗜酸性粒细胞浸润	
诊断条件	符合以上≥4 项,可诊断	凡具备第 1 条并加上后两条中任何一条,可诊断

边缘,与变应性肉芽肿性血管炎一过性肺浸润有明显区别。另外本病无血管炎和肉芽肿改变。

【治疗】

本病治疗主要以糖皮质激素为主,根据病情加用免疫抑制剂。法国血管炎研究学会制定了五因素评分(five-factor score,FFS)作为治疗及预后评估的依据。五个危险因素分别是:①血肌酐水平升高,Cr>140μmol/L(1.58mg/dl);②蛋白尿>1g/d;③胃肠道受累;④心肌病;⑤中枢神经系统受累。

1. **糖皮质激素** 是治疗的基础用药,当 FFS=0 时,可单独给予激素治疗,93% 患者可达到临床缓解。初始以泼尼松 1mg/(kg·d)或等剂量其他糖皮质激素口服;危重病例,可给予大剂量甲泼尼龙冲击治疗 15mg/(kg·d),3 天后根据临床情况调整用药。

2. **免疫抑制剂** 当病情合并有危险因素时(FFS≥1)或激素治疗不佳,需考虑免疫抑制剂。常用环磷酰胺,口服或静脉使用均可,对于严重病例推荐给予 12 次冲击治疗[静脉剂量 600mg/(m²·30d)]。当环磷酰胺疗效不佳时,可考虑硫唑嘌呤、甲氨蝶呤等替代治疗。

3. **生物制剂** 利妥昔单抗(rituximab)不仅能缓解临床症状,还能降低嗜酸性粒细胞和 IL-5 水平,对难治性和复发性患者有效,目前已试用于临床。Omalizumab(人重组抗 IgE 单克隆抗体)和 Mepolizumab(抗 IL-5 单克隆抗体)于小规模临床试验中结果满意,尚待后续观察。

4. **其他** 血浆置换可于糖皮质激素和免疫抑制剂联用后治疗失败的情况下试用。治疗支气管哮喘可用 β₂ 受体激动剂,但血管炎期禁用。

【预后】

本病预后与病变的范围及严重程度有关,自从推荐使用糖皮质激素,必要时联合使用免疫抑制剂

以来,EGPA 患者的预后明显改善,80% 以上的患者得到快速缓解。死亡首位原因是心脏病变,其次为肾脏病变,5 年生存率为 78.9%。合并 FFS 中五个因素预后不佳,哮喘出现后很快发生血管炎者预后较差。早期干预可能对于改善预后有所帮助。

(曹兰芳)

第十八节 白 塞 病

【概述】

白塞病(Behcet's disease)是一种慢性全身性血管炎症性疾病,病变可累及任何大小和类型血管,在 2012 年 Chapel Hill 会议的系统性血管炎分类标准中白塞病归类于"多血管血管炎"。白塞病临床表现存在高度异质性,主要症状为复发性口腔溃疡、生殖器溃疡、眼炎及皮肤损害,也可累及关节、心血管、胃肠道、神经系统、肺、肾等全身各脏器,大部分患者预后良好,有眼、中枢神经系统及大血管病变者预后不佳。

白塞病好发年龄为 16~40 岁,儿童也有发病。男性患者血管、神经系统及眼受累较女性多,而且病情重。本病在东亚、中东和地中海地区发病率较高,又被称为"丝绸之路病"。

【病因和发病机制】

白塞病病因和发病机制不明,可能与以下因素有关:

1. **遗传因素** 在多种族人群中都有 HLA-B51 与白塞病呈不同程度相关性的报道,近年来的全基因组关联研究也确认了 HLA-B51、IL-23/IL-17 通路和 IL-10 参与白塞病的发生,免疫学研究也支持 IL-17 在白塞病发病机制中起作用。

2. **环境因素** 一般认为白塞病的发生与居住

地的地理环境、微量元素失平衡、有机氯农药污染等有关。

3. 感染因素　研究显示 Epstein-Barr 病毒、Ⅰ型单纯疱疹病毒和巨细胞病毒等病毒及链球菌和结核分枝杆菌等细菌感染与白塞病发病有相关性。

4. 免疫学异常　外周血淋巴细胞亚群比例失调如 CD4$^+$/CD8$^+$T 细胞比值降低、白塞病患者血清中可检出免疫复合物，口腔溃疡组织学发现血管周围有补体 C3、Clq、IgM 和 IgG 沉积。

5. 其他　白塞病患者有中性粒细胞活化、内皮细胞功能紊乱和血栓形成倾向。

【临床表现】

白塞病临床表现多变，以病情反复和皮肤黏膜损伤为特点，全身各系统均可受累。多数患者起病隐匿，有时需较长时间才相继出现具有诊断价值的临床症状和体征；发生眼葡萄膜炎、脑膜脑炎和大血管病变时可以急性起病。

1. 口腔溃疡　是多数白塞病患者的首发症状。几乎所有患者在疾病的某一阶段有过复发性、疼痛性口腔溃疡。溃疡可以发生在口腔的任何部位，可为单发，也可成批出现，圆形或椭圆形，边缘清楚，深浅不一，底部有黄色覆盖物，周围为一边缘清晰的红晕，1~2 周后自行消退而不留瘢痕。每年至少 3 次以上复发性口腔溃疡是诊断本病的最主要症状。

2. 生殖器溃疡　部分患者出现生殖器溃疡。生殖器溃疡一般比口腔溃疡深、大、疼痛剧烈、愈合慢，反复出现次数比口腔溃疡少。受累部位为外阴、阴道、肛门周围、阴囊和阴茎等处。有患者可因溃疡深，而发生大出血。

3. 眼炎　白塞病患者双眼各组织均可累及，其中前葡萄膜炎最常见。临床表现为视物模糊、眼球充血、疼痛、畏光流泪、异物感、头痛等，严重者致视力下降甚至失明。累及视网膜的后葡萄膜炎症、眼底动静脉炎和视神经萎缩是严重的眼部病变。

4. 皮肤病变　皮损发生率高，表现多样，有结节性红斑、脓疱疹、丘疹、痤疮样皮疹等，其中结节性红斑最为常见，好发在小腿，中等硬度，呈淡红色，愈后有色素沉着。同一患者可有一种以上的皮损。结节性红斑和对皮肤微小创伤如针刺后的炎症反应是有诊断价值的皮肤体征。

5. 神经系统损害部分　患者有神经系统病变，脑、脊髓的任何部位都可因小血管炎而受到累及。中枢神经系统受累较多见，周围神经系统受累较少，可有多部位累及。临床症状为头痛、癫痫、无菌性脑膜炎、视神经乳头水肿、偏瘫、失语、截瘫、感觉障碍、精神异常、四肢麻木无力和周围性感觉障碍等。有神经系统损害患者多数预后不佳，脑干和脊髓病变是本病致残或死亡的主要原因之一。

6. 胃肠病变　主要病变为溃疡，从口腔到肛门的全消化道均可受累，最常见于食管下段、回盲部、升结肠和直肠，可为单发或多发，严重者可有溃疡穿孔出血。临床症状为腹部饱胀、嗳气、腹痛、腹泻、血样便和便秘。

7. 心血管损害　本病的基本病变为血管炎，全身大小血管均可累及。动脉壁的弹力纤维破坏及动脉管壁内膜纤维增生，造成动脉狭窄、扩张或动脉瘤，临床出现相应表现；静脉系统受累较动脉系统多见，发生表浅或深部的血栓性静脉炎及静脉血栓形成，造成狭窄与栓塞。10%~20% 患者合并大中血管炎，是本病致死或致残的主要原因之一。心脏病变有瓣膜损害、心肌炎和心包炎，也可有心内膜炎和心肌纤维化。

8. 肺部损害　主要为肺动脉瘤、肺静脉血栓和肺梗死。肺动脉瘤体破裂时可形成肺血管支气管瘘致肺内出血，肺静脉血栓形成可致肺梗死。临床症状为咳嗽、咯血、反复肺部感染、胸痛和呼吸困难，大量咯血可致死亡。

9. 其他　半数左右的患者有关节症状，表现为局限性、非对称性关节炎，无功能障碍和关节畸形；少数患者有肾小球肾炎临床症状，尿道溃疡可以导致排尿困难。

【实验室及影像学检查】

1. 实验室检查　无特异性实验室检查。活动期可有红细胞沉降率增快、C 反应蛋白升高；外周血白细胞增多和轻、中度贫血；补体可升高；HLA-B5 阳性率较高，自身抗体如类风湿因子、抗核抗体和抗中性粒细胞胞质抗体常阴性。白塞病神经系统受累时可有脑脊液压力增高和白细胞数轻度升高。

2. 影像学检查　白塞病神经系统受累患者急性期磁共振成像（MRI）检查的敏感性高，可以发现在脑干、脑室旁白质和基底节处的异常信号；胃肠钡剂造影及内镜、血管造影、彩色多普勒超声检查有助于明确病变部位及范围；肺 X 射线、高分辨率 CT 和肺血管造影等均有助于肺部病变诊断。

3. 针刺反应试验　用大号无菌针头在前臂屈面中部斜行刺入约 0.5cm，24~48 小时后局部出现直径>2mm 的毛囊炎样红点或脓疱疹样改变为针刺反应试验阳性。白塞病患者针刺反应试验阳性率为 60%~78%，此试验特异性较高且与疾病活动性相关。静脉穿刺或皮肤创伤后出现的类似皮损具有同等价值。

【诊断及鉴别诊断】

1. 诊断　白塞病诊断主要根据临床症状，目前较多采用国际白塞病研究组（International Study Group for Behcet's Disease，ISGBD）于 1990 年制定的诊断标准，具体内容见表 3-26。

表 3-26　白塞病诊断（分类）标准（1990 ISGBD）

临床表现	定义
反复口腔溃疡	由医师观察到或患者诉说有口腔溃疡。1 年内反复发作 ≥3 次
加以下任何 2 项	
反复外阴溃疡	由医师观察到或患者诉说外阴部有溃疡或瘢痕
眼病变	前和/或后葡萄膜炎、裂隙灯检查时玻璃体内有细胞出现或由眼科医师观察到视网膜血管炎
皮肤病变	由医师观察到或患者诉说的结节性红斑、假性毛囊炎或丘疹性脓疱；或未服用糖皮质激素的非青春期患者出现痤疮样结节
针刺试验阳性	试验后 24~48 小时由医师看结果

有反复口腔溃疡并有其他 4 项中 2 项以上者，除外有上述临床表现的其他疾病，可诊断为本病。

应用此标准时应注意，并非所有白塞病患者均能满足上述标准，对仅有肠道、血管或神经系统病变而无反复口腔溃疡的白塞病，应根据临床症状、相关实验室和影像学检查综合分析。

2013 年 ISGBD 发布了新的白塞病国际标准（the international criteria for Behcet's disease，ICBD），ICBD 具体内容及与 1990 ISGBD 白塞病分类标准的比较见表 3-27。该标准将血管病变和神经系统损害作为诊断条件，不强调口腔溃疡作为必备条件而是将口腔溃疡评分定为 2 分，针刺反应检查作为可选项，若患者 7 个条件的总评分 ≥4 分可以诊断为白塞病。研究结果显示 2013 年 ICBD 标准较 1990 ISGBD 标准显著提高了白塞病诊断的敏感性和特异性。

表 3-27　2013 ICBD 标准/1990 ISGBD 和 2013 ICBD 标准的比较

临床表现	1990 ISGBD	2013 ICBD
反复口腔溃疡	必备条件	2 分
反复外阴溃疡	选择条件	2 分
眼病变	选择条件	2 分
皮肤病变	选择条件	1 分
针刺试验阳性	选择条件	1 分 *
血管病变	/	1 分
神经系统损害	/	1 分
诊断标准	必备条件 +2 项选择条件	≥4 分

注：*2013 年 ICBD 中主要评分系统不包括针刺反应检查，而是将针刺反应检查作为可选项，如果针刺反应检查阳性，可以评 1 分。

2. 鉴别诊断　白塞病以某一系统症状为突出表现时，易误诊为其他系统疾病，需与有相关症状疾病相鉴别。以关节症状为主要表现者，应注意与幼年特发性关节炎相鉴别；皮肤黏膜损害应与多形红斑、结节红斑、系统性红斑狼疮等疾病相鉴别；胃肠道受累应与克罗恩病和溃疡性结肠炎相鉴别；神经系统损害与感染性、变态反应性脑脊髓膜炎、脑脊髓肿瘤、多发性硬化相鉴别。

【治疗】

白塞病目前尚无有效根治办法。药物治疗能使疾病缓解，但停药后易复发。治疗的目的在于控制现有症状，早期治疗可防止重要脏器损害，减缓疾病进展。

治疗方案取决于病情的轻重和伴发症状，糖皮质激素和免疫抑制剂仍是治疗重症白塞病的主要药物。一般治疗原则为：仅皮肤黏膜受累，可局部用药和对症治疗，如糖皮质激素霜剂和非甾体抗炎药；严重眼部病变、血管炎、中枢神经系统等重要脏器损害时，应糖皮质激素联合免疫抑制剂治疗。

2008 年欧洲抗风湿病联盟（EULAR）提出了治疗白塞病的 9 项专家建议，以循证医学证据为前提，提供了临床处理白塞病的参考依据，其肯定了硫唑嘌呤在治疗白塞病多系统损害中的重要作用、生物制剂治疗难治性白塞病、免疫抑制剂在白塞病血管炎治疗中的重要性、强调了手术治疗白塞病的风险和关注白塞病患者运用环孢素 A 导致神经毒性等。

（一）一般治疗

急性活动期应卧床休息。发作间歇期应注意

预防复发,如控制口、咽部及其他部位感染,避免进食刺激性食物。

(二)局部治疗

口腔溃疡可局部用糖皮质激素膏、中药散剂如锡类散等;生殖器溃疡用1∶5 000高锰酸钾清洗后加用抗生素软膏;眼部损害需眼科医师协助治疗,眼结膜炎、角膜炎可应用糖皮质激素眼膏或滴眼液,眼葡萄膜炎须应用散瞳剂以防止炎症后粘连,重症眼炎者可在球结膜下注射糖皮质激素类药物。

(三)全身药物治疗

1. **非甾体抗炎药(NSAIDS)**　具有消炎镇痛作用,对缓解发热、皮肤结节红斑、生殖器溃疡疼痛及关节炎症状有一定疗效。儿童可选用:①萘普生(naproxen):每日10~15mg/kg,分2次口服;②扶他林(voltaren):每日1~3mg/kg,分3次口服;③布洛芬(ibuprofen):每日30mg/kg,分3~4次口服。不同时服用2种及2种以上NSAIDS,服药期间应注意消化道症状和过敏情况,定期检查血、尿常规和肝、肾功能。

2. **糖皮质激素**　是治疗白塞病的主要药物,能快速改善各种临床症状,可根据受累脏器及病情的严重程度合理使用。临床常用中效糖皮质激素如泼尼松(prednisone),泼尼松剂量为每日1.5~2mg/kg(每日总量≤60mg),分1~3次口服,疾病缓解后逐渐减量。重症患者如严重眼炎、中枢神经系统病变和严重血管炎可静脉应用大剂量甲泼尼龙(methylprednisolone)15~30mg/kg(每日总量≤1 000mg)冲击治疗,3天为1个疗程。与免疫抑制剂联用效果更好。糖皮质激素停药后易导致疾病复发,长期应用有消化道溃疡、骨质疏松、股骨头坏死、库欣综合征和严重感染等不良反应。

3. **免疫抑制剂**　重要脏器损害时应选用免疫抑制剂,此类药可阻止疾病进展,常与糖皮质激素联用,可以减少糖皮质激素用量。免疫抑制剂不良反应较大,用药前应注意药物禁忌证,用药期间应严密监测药物副作用。①硫唑嘌呤:药物剂量为每日1~2mg/kg,分1~2次口服。硫唑嘌呤是治疗白塞病多系统病变的主要药物,能够明显降低眼葡萄膜炎和新发眼炎并且能够保护视力,有效治疗口腔溃疡、生殖器溃疡和关节炎,预防深静脉血栓形成,改善疾病的预后,停药后容易复发。硫唑嘌呤不宜与α干扰素联用,以免骨髓抑制。应用期间应定期复查血常规和肝功能等。②甲氨蝶呤:药物剂量为每周7.5~10mg/m²,口服。用于治疗神经系统、皮肤黏膜等病变,可长期小剂量服用。不良反应有骨髓抑制、肝损害及消化道症状等。③环磷酰胺:药物剂量为500~750mg/m²,每月1次,静脉滴注。在急性中枢神经系统损害、肺血管炎和眼炎时,与糖皮质激素联合使用。临床运用环磷酰胺时应给予水化,每日水化量为2 000ml/m²,以避免出血性膀胱炎的发生,此外环磷酰胺还有脱发、恶心、呕吐、肝功能损害及白细胞减少等不良反应。④环孢素A:药物剂量为每日3~5mg/kg,分2次口服。主要用于对其他免疫抑制剂疗效不佳的白塞病眼部病变,效果较好。因其神经毒性可导致中枢神经系统的病变,一般不用于白塞病合并中枢神经系统损害的患者。肾功能损害是其主要不良反应,其他不良反应有厌食、恶心、呕吐、多毛症、高血压和肝功能异常等。⑤柳氮磺吡啶:药物剂量为每日30~50mg/kg(每日总量≤2 000mg),分3~4次口服。可治疗白塞病肠道病变和关节炎。主要不良反应有药疹,严重者可发生剥脱性皮炎、中性粒细胞减少或缺乏症、血小板减少症、肝功能损害、结晶尿、血尿和管型尿。

4. **抗血小板药物(阿司匹林、双嘧达莫)**　目前尚无直接证据支持其可用于治疗白塞病的血栓性疾病,使用时应谨慎,以免引起血管瘤破裂出血。

5. **生物制剂**

(1)α-2a干扰素:对儿童的安全性及疗效尚未定论,故不推荐儿童使用。成人用于治疗关节损伤及皮肤黏膜病变,也可治疗难治性葡萄膜炎、视网膜血管炎患者。成人起始治疗,α-2a干扰素每日600万U皮下注射,治疗有效后逐渐减量,维持量为300万U每周3次。不良反应有抑郁和血细胞减少,避免与硫唑嘌呤联用。

(2)肿瘤坏死因子(TNF)-α拮抗剂:可用于传统免疫抑制剂抵抗的白塞病患者的皮肤黏膜病变、葡萄膜炎和视网膜炎、关节炎、胃肠道损伤以及中枢神经系统受累等。TNF-α拮抗剂起效迅速,但停药易复发,复发患者重新应用仍有效。主要副作用是感染,尤其是结核感染。药物有英夫利昔单抗(infliximab)、依那西普(etanercept)和阿达木单抗(adalimumab)。儿童常用依那西普,剂量为每次0.4mg/kg,每周2次皮下注射;或者每次0.8mg/kg,每周1次皮下注射。

6. **其他**　下列药物普遍用于治疗成人白塞病,但目前均无儿童用药适应证。

(1)秋水仙碱(colchicine):可抑制中性粒细

趋化,对关节病变、结节红斑、口腔和生殖器溃疡、眼葡萄膜炎均有一定的治疗作用。

(2)沙利度胺(thalidomide):用于治疗口腔、生殖器溃疡及皮肤病变。

(3)雷公藤制剂:可用于口腔溃疡、皮下结节、关节病、眼炎的治疗。

(四)手术治疗

慢性期患者应首先选用糖皮质激素联合免疫抑制剂治疗,一般不主张手术治疗。动脉瘤具有破裂风险者可考虑手术治疗。血管病变手术后也可于手术吻合处再次形成动脉瘤,采用介入治疗可减少手术并发症。重症白塞病肠道病变并发肠穿孔时可行急诊手术治疗,但术后复发率可高达50%,故选择手术治疗应慎重。手术后应继续应用免疫抑制剂减少复发。

(五)白塞病主要器官受累的可选治疗方案

1. **皮肤黏膜病变**　轻度皮肤黏膜损害者局部用糖皮质激素霜,严重者需合用免疫抑制剂如硫唑嘌呤或环磷酰胺。TNF-α拮抗剂也可治疗严重皮肤黏膜损害。

2. **眼病**　任何白塞病炎症性眼病的治疗均需全身应用糖皮质激素和早期应用硫唑嘌呤。环孢素A对眼部疾患有治疗作用,起效较快,但停药后复发率高,且有肾毒性。严重眼病视力下降≥2级和/或有视网膜病变建议糖皮质激素、硫唑嘌呤联合环孢素A或生物制剂治疗。需警惕糖皮质激素导致继发的白内障、青光眼等。

3. **神经系统病变**　脑实质损害急性期需大剂量糖皮质激素冲击,然后以糖皮质激素联合免疫抑制剂如环磷酰胺、硫唑嘌呤或甲氨蝶呤治疗,也可合用TNF-α拮抗剂。

4. **大血管病变**　目前尚无充分对照研究的证据指导白塞病大血管病变的治疗。急性深静脉血栓推荐使用糖皮质激素联合免疫抑制剂,如硫唑嘌呤、环磷酰胺、环孢素A。周围动脉瘤有破裂风险,可采用手术联合免疫抑制剂治疗。肺动脉瘤手术病死率较高,主要用免疫抑制剂治疗,紧急情况可试行动脉瘤栓塞术。

5. **胃肠道病变**　白塞病胃肠道病变除非急症需手术外,应首先使用糖皮质激素、柳氮磺吡啶、硫唑嘌呤。难治性病例可选用TNF-α拮抗剂。必要时行回肠结肠部分切除术,但术后复发率和二次手术率高。

总之,白塞病的诊断和治疗仍然面临着许多困惑和挑战。对于临床表现不典型的患者,诊断仍很棘手;对重症患者的治疗仍然是经验性治疗,对照研究的循证医学证据较少。个体化治疗、调整药物剂量、控制用药时间、维持病情稳定和监测药物不良反应等是治疗的关键,加强与其他临床学科的多学科合作,认识白塞病临床表现的复杂性和多样性,完善鉴别诊断,正确运用2013年ICBD新标准,以期早期诊断,及时适当的治疗,改善预后。

(周　纬)

第十九节　脂　膜　炎

脂肪组织有炎症细胞浸润称为脂膜炎(panniculitis)。引起脂膜炎的病因不明,可能的因素有感染、外伤、冷热刺激、局部组织缺血和药物等。原因不明的脂膜炎称为原发性脂膜炎;继发于系统性红斑狼疮、硬皮病、皮肌炎、白塞病、炎性肠炎和结核病等疾病的脂膜炎称为继发性脂膜炎。

病理组织学检查是诊断各种脂膜炎的重要手段,脂膜炎的组织病理学特征是:早期为脂肪小叶脂肪细胞变性、坏死,脂肪细胞间和小叶间隔炎症细胞浸润,伴有不同程度的血管炎症改变;继之出现泡沫细胞、噬脂性巨细胞、成纤维细胞和血管增生等,形成以吞噬脂肪颗粒为特点的脂质肉芽肿反应;最后皮下脂肪萎缩、纤维化和钙盐沉着。按病理组织学特点,脂膜炎分为小叶性脂膜炎、间隔性脂膜炎、混合性脂膜炎和脂膜炎伴血管炎。

临床上,儿童最常见的脂膜炎为结节性红斑,其次为结节性脂膜炎。结节性红斑属于间隔性脂膜炎,疾病预后较为良性,主要是与感染有关;结节性脂膜炎属小叶性脂膜炎,可累及全身各脏器,结节消退后出现皮肤萎缩,需糖皮质激素和免疫抑制药物治疗。

本节主要介绍结节性脂膜炎和结节性红斑。

一、结节性脂膜炎

结节性脂膜炎(nodularpanniculitis)是一种原发于脂肪小叶的非化脓性炎症,属小叶性脂膜炎。本病任何年龄均可发病,男女比约为1:3。发病率无种族差异。

1892年Pfeifer首先记载本病,1925年Weber进一步描述它具有复发性和非化脓性特征,1928年Christian强调了发热的表现,此后被称为特发性小叶性脂膜炎或复发性发热性非化脓性脂膜炎，即韦伯病（Weber-Christiandisease）。结节性脂膜炎虽以发热性、复发性和非化脓性结节性脂膜炎为特征，但由于部分患者并无发热，皮肤病变和内脏受累情况也有较大差异，故目前称为结节性脂膜炎。

【病因和发病机制】

结节性脂膜炎病因不明，可能与下列因素有关：

1. **免疫反应异常** 多数患者发病前有感染病史，推测可能与感染所致免疫反应有关，靶器官为脂肪组织，但尚未发现相关自身抗体。

2. **脂肪代谢障碍** 有研究显示本病与脂肪代谢过程中某些酶的异常有关，如血清脂酶、胰酶和α_1抗胰蛋白酶，这些酶的异常可能导致炎症反应调控障碍。

【临床表现】

临床上呈急性或亚急性经过，以反复全身不适、关节痛、发热、皮下结节为特征。根据受累部位不同，结节性脂膜炎可分为皮肤型和系统型两型。

1. **皮肤型病变** 只侵犯皮下脂肪组织，而不累及内脏。临床上以皮下结节为特征，皮下结节大小不等，直径一般为1~4cm，成群出现，呈对称分布，好发于臀部与小腿，亦可累及上臂，偶见于躯干和面部，皮下结节常与皮肤粘连，活动度小，有自发痛或触痛。结节反复发作，间歇期长短不一。结节消退后因患部脂肪组织坏死、萎缩和纤维化而致局部皮肤出现程度不等的凹陷和色素沉着，此为本病重要特征。有的结节可自行破溃，流出黄色油样液体，此称为液化性脂膜炎。

约半数以上的皮肤型患者伴有不规律发热，发热通常在皮下结节出现数日后，持续时间不定，一般在1~2周后逐渐下降；可伴乏力、肌肉和关节疼痛，受累关节以膝、踝关节多见，呈对称性、持续性或反复性，关节局部可红肿，但不出现关节畸形。多数患者可逐渐缓解，预后良好。

2. **系统型** 除了皮肤脂膜炎外，还有内脏受累，称为系统型结节性脂膜炎。系统型结节性脂膜炎患者发热以弛张热为多，发热一般与皮肤病变平行出现，内脏损害可与皮肤损害同时出现，也可先于皮损或出现在皮损后。各脏器均可受累。消化系统受累较为常见，出现肝脏损害时可表现肝痛、肝大、黄疸与肝功能异常；侵犯肠系膜、大网膜、腹膜后脂肪组织，可出现腹痛、腹胀、腹部包块、肠梗阻与消化道出血等。骨髓受累，可出现骨髓抑制、异常增生和全血细胞减少。此外，脂膜炎还可损

害其他脏器和系统，出现如关节炎、淋巴结肿大、胸膜炎、肺炎、胸腔积液、心肌炎、精神异常或神志障碍和肾脏损害等病变。儿童患者较成人有更突出的肝、脾和淋巴结肿大。本型预后差，内脏广泛受累者可死于多脏器功能衰竭、消化道出血和全身感染。

【实验室检查】

1. **一般检查** 血沉、C反应蛋白显著增高。外周血白细胞总数轻度增高，中性粒细胞核左移，后期因骨髓受累可有贫血、白细胞与血小板减少。尿检可有血尿和蛋白尿。如肝肾受累可出现肝肾功能异常。部分患者可有出、凝血时间异常。

2. **免疫学检查** 可有免疫球蛋白增高、补体降低和淋巴细胞转化率下降。抗核抗体和类风湿因子等自身抗体均阴性。

【诊断及鉴别诊断】

1. **诊断**

（1）临床特征：①好发于女孩；②以反复发作、成批出现的皮下结节为特征，结节消退后局部皮肤出现程度不等的凹陷和色素沉着；③常伴发热、关节痛与肌痛等全身症状；④当病变侵犯内脏脂肪组织，视受累部位不同，出现不同症状。内脏广泛受累者，可出现多脏器功能衰竭、大出血或并发感染。

（2）病理诊断：皮肤结节活检，其组织病理学改变是诊断的主要依据，可分为三期：①急性炎症期：在小叶内脂肪组织变性坏死，有中性粒细胞、淋巴细胞和组织细胞浸润，部分伴有血管炎改变。②吞噬期：在变性坏死的脂肪组织中有大量巨噬细胞浸润，吞噬变性的脂肪细胞，形成具有特征性的"泡沫细胞"。③纤维化期：泡沫细胞大量减少或消失，被成纤维细胞取代；炎症反应被纤维组织取代，最后形成纤维化。

根据以上临床及组织病理学特点可以作出诊断。

2. **鉴别诊断**

（1）结节性红斑：亦可发生对称性分布的皮下结节，但结节多局限于小腿伸侧，不破溃，消退后不留凹陷性瘢痕。全身症状轻微，无内脏损害。病理表现为间隔性脂膜炎。继发于白塞病等其他系统性疾病的患者，则伴有相关疾病的症状。

（2）硬结性红斑：主要发生在小腿屈侧中下部，疼痛较轻，但可破溃形成难以愈合的溃疡。愈合后留有凹陷性瘢痕。组织病理学表现为结核结节或结核性肉芽肿。

（3）组织细胞吞噬性脂膜炎：亦可出现皮下结节、反复发热、肝肾功能损害、全血细胞减少及出血倾向等，但一般病情危重，进行性加剧，最终死于出血。组织病理学变化可出现大量吞噬了红细胞、白细胞、血小板及其碎片的组织吞噬细胞，所谓"豆袋细胞"，这可与本病鉴别。

（4）皮下脂膜炎样T细胞淋巴瘤：表现高热、肝脾大、全血细胞减少及出血倾向，与系统型结节性脂膜炎极其相似。但脂肪组织中有肿瘤细胞浸润，均为中小多形T细胞，细胞大小不等，异形性明显，中扭核及脑回状细胞核具有重要诊断价值，常有反应性吞噬性组织细胞出现。免疫组织化学CD8阳性，而CD20阴性。

（5）恶性组织细胞病：与系统型结节性脂膜炎相似，表现为高热、肝脾大、全血细胞减少、红斑、皮下结节等，但组织细胞异形性明显，并可出现异常组织细胞，病情更为凶险，预后极差。

（6）皮下脂质肉芽肿病：本病好发于儿童，结节散在，消退后无萎缩和凹陷，无全身症状，有自愈倾向。结节质较硬，表面皮肤呈淡红色或正常肤色，轻压痛，分布于面部、躯干和四肢，以大腿内侧常见。早期的病理改变为脂肪小叶的急性炎症，有脂肪细胞变性坏死，中性粒细胞、组织细胞和淋巴细胞浸润，晚期发生纤维化，由于脂肪细胞大多坏死，组织内可出现大小不一的囊腔。

（7）类固醇激素后脂膜炎：儿童短期内大量应用糖皮质激素，在糖皮质激素减量或停用后的1~30天内出现皮下结节，结节表面皮肤正常或充血，好发于因应用糖皮质激素而引起的皮下脂肪积聚部位，如颊部、下颌、上臂和臀部等处，数周或数月后可自行消退而无瘢痕，多数病例无全身症状。组织病理为小叶性脂膜炎。

【治疗】

目前尚无特效治疗。一般原则为在急性炎症期或有高热等情况下，以糖皮质激素或非甾体抗炎药治疗，有明显疗效。对系统型的患者，特别是重症病例，可在上述治疗的基础上，加用1~2种免疫抑制剂，并根据内脏受累情况进行相应的处理，同时加强支持疗法。

1. 一般治疗 首先应去除可疑病因，如选用适当抗生素消除感染灶，停用可疑的致病药物。日常生活不受限制，但应避免受累部位创伤。不需要特殊的饮食。

2. 抗炎治疗 非甾体抗炎药可使发热、关节痛和全身不适减轻。病情急性加重者，应用糖皮质激素可使体温下降，结节消失，但减量或停药后部分病例症状可再发。具体药物的剂量、使用方法和药物副作用见第十九节白塞病。

3. 免疫抑制治疗 系统型结节性脂膜炎患者，可糖皮质激素联合羟氯喹、硫唑嘌呤、环磷酰胺、环孢素A与吗替麦考酚酯等治疗，以阻止疾病进展，取得更好疗效，但应严密监测药物不良反应。

（1）羟氯喹：可改善皮肤和关节病变，药物剂量为每日5mg/kg，分1~2次口服，年龄低于6岁的儿童禁用。主要药物不良反应为视网膜色素沉着变化和视野缺损，但罕见；胃肠道功能紊乱；皮疹和皮肤瘙痒。

（2）吗替麦考酚酯：能选择性抑制T、B淋巴细胞的增殖和功能，改善病情，药物剂量为每日20~30mg/kg，分2次口服。不良反应有恶心、呕吐、腹泻、腹痛、白细胞减少和机会感染增加。无明显的肝肾毒性。

（3）硫唑嘌呤、环磷酰胺、环孢素A等药物的具体剂量、使用方法和药物副作用见第十九节白塞病。

二、结节性红斑

结节性红斑（erythema nodosum）是以皮肤血管炎和脂肪小叶间隔脂膜炎为病理基础、以下肢疼痛性结节为临床特点的皮肤血管炎。可见于任何年龄，女孩多见。

【病因和发病机制】

病因不明，目前大多认为结节性红斑的发生与感染导致免疫损伤有关，包括链球菌感染、结核感染、肠道感染及全身性真菌感染。一些药物如磺胺药和碘化物也可引起结节性红斑。白塞病、系统性红斑狼疮和溃疡性结肠炎等经常会出现结节红斑样损害，可能为相应疾病累及皮下脂肪所致。

【临床表现】

发病前可有咽痛、发热、乏力及肌肉关节疼痛等前驱症状。皮下结节为特征性症状，一般为蚕豆大小，多数隆起于皮面，压痛明显，数目不定，结节不融合、不破溃，表面皮肤初为鲜红色，渐转为暗红色，2~3周消退，不留萎缩性瘢痕。皮损好发于小腿伸侧，偶可累及四肢及躯干。

【实验室检查】

1. 无特异性实验室检查，可有白细胞增高、血沉和C反应蛋白增高、抗链球菌溶血素"O"可升高；如有结核感染,结核菌素试验呈强阳性反应,T细胞斑点检测(T-SPOT)可以阳性。

2. 病理检查。病变主要为间隔脂膜炎,脂肪间隔内小血管内膜增生、血管周围有淋巴细胞及中粒细胞性浸润,可见嗜酸性粒细胞,血管壁增厚、管腔闭塞。晚期显示脂肪间隔纤维化增厚。

【诊断及鉴别诊断】

1. **诊断**　根据发生于小腿伸侧的伴疼痛或压痛的结节红斑及病理学检查为间隔脂膜炎,可明确诊断。

2. **鉴别诊断**　临床须与硬红斑相鉴别,后者起病缓慢,好发于小腿屈侧,一般数目少,结节可相互融合形成斑块,可破溃,组织病理表现为小叶性脂膜炎,可有结核性或结核样肉芽肿浸润。系统性疾病伴有的结节性红斑如白塞病、结节性多动脉炎及溃疡性结肠炎等,除皮肤结节红斑外,尚有其他部位损害的临床症状,可帮助与结节性红斑相鉴别。

【治疗】

首先注意寻找病因并给予相应处理。伴有感染者可给予针对性抗感染治疗。急性期卧床休息,抬高患肢。非甾体抗炎药有助于减轻疼痛及病情恢复,病情较重者给予糖皮质激素治疗,具体药物的剂量、使用方法和药物副作用见第十九节白塞病。

(周　纬)

第二十节　亚急性坏死性淋巴结炎

亚急性坏死性淋巴结炎(subacute necrotizing lymphadenitis,SNL)又称组织细胞性坏死性淋巴结炎(histiocytic necrotizing lymphadenitis,HNL)、Kikuchi-Fujimoto病,是一种炎性免疫反应性非肿瘤性淋巴结增生病变,主要以颈部淋巴结受累为主,属于一种自限性疾病。但少数病例可以反复发作,多器官系统累及,甚至导致死亡。1972年日本藤木氏首先叙述该病,病因及发病机制尚不清楚,其临床表现多样,缺乏特异性且发病率较低,常误诊为恶性组织细胞病、恶性淋巴瘤等,误诊率可高达30%~80%。

【流行病学】

本病是近年才被认识的一种良性的、自限性疾

病,世界各地均有报道,多发生于亚洲人,尤其是日本。从1972年日本学者首次报道至今,儿童的发病率高达19%。在国内该病报道日益增多,多见于学龄期,男性为主,多于冬季发病。

【病因和发病机制】

本病确切的发病机制至今未明,推测可能是某些病原体感染后或者自身免疫系统发生了异常而促发的以T细胞介导为主的自身免疫性疾病。

1. **病毒及其他病原体感染**　SNL的病因至今尚未清楚,可能为Epstein-Barr病毒、巨细胞病毒、人类疱疹病毒、单纯性疱疹病毒、人类免疫缺陷病毒、细小病毒B19,或者柯萨奇病毒及支原体感染后激发机体出现免疫紊乱,进而诱发SNL,但是目前没有确切证据证明这些病毒在SNL的发病中起作用。

2. **免疫功能异常**　多数患者伴有T淋巴细胞亚群及免疫球蛋白的改变,有部分患者发展为系统性红斑狼疮,提示SNL患者存在免疫功能失调。研究发现受累的淋巴结出现大量CD8$^+$的免疫母细胞和少量CD4$^+$的淋巴细胞、浆细胞样树突状细胞、组织细胞以及巨噬细胞;同时在外周血中也发现CD8$^+$T淋巴细胞远远多于CD4$^+$T淋巴细胞。

3. **基因与遗传因素**　SNL发病呈显著的地区性差异,多见于东南亚国家,欧美国家少见。对SNL患者和健康日本人进行了主要组织相容性复合体Ⅱ的DNA测定,发现SNL患者 *DPAI*1* 和 *DPBI*0202* 等位基因的出现频率高于正常对照组,而这些基因在亚洲人群中出现频率偏高(韩国9.9%,日本4.5%),而在白种人当中几乎没有表达,所以 *DPAI*1* 和 *DPBI*0202* 等位基因的出现频率可能与SNL的易感性有关。

4. **细胞凋亡**　SNL活检淋巴结病理切片中同时存在加速的细胞增殖和凋亡,几乎所有凋亡有关基因如 *cyclin A2*、*caspase-6*、*caspase-3* 的表达均上调,而凋亡抑制基因 *BCL2* 的表达下调。细胞凋亡是SNL的特征之一,可能为多种因素刺激后产生超敏反应T淋巴细胞增生,当增生到一定程度即发生凋亡,再形成坏死。主要是CD8$^+$T淋巴细胞,CD8$^+$T细胞凋亡过程既是"杀手",又是"受害者",其凋亡和增殖并存,且这种改变不但在受累淋巴结,而且在皮肤、骨髓等部位广泛存在。因此认为SNL是一种全身性疾病。

【病理】

本病主要的病理改变特征是可以看到受累淋

巴结副皮质区融合性凝固性坏死淡染灶、淋巴结边缘楔形淡染区、病灶内大量核凋亡小体、新月体样组织细胞、单核样组织细胞反应性增生并吞噬核碎片及无或很少中性粒细胞等，这些是可与非霍奇金淋巴瘤（non-hodgkin lymphoma，NHL）进行鉴别诊断及具有诊断意义的病理表现。目前依据病理特点可分 3 个组织学类型：①增生型：病变区主要由增生组织细胞、浆细胞样单核细胞、免疫母细胞、小淋巴细胞等和细胞核碎片组成，无明显的坏死，无中性粒细胞浸润；②坏死型：在增生改变的基础上有较明显的凝固性坏死，坏死中有较多的细胞核碎片和组织细胞吞噬核碎片的现象；③黄色瘤样型：病变区泡沫样组织细胞占优势。

【临床表现】

亚急性坏死性淋巴结炎临床表现及体征缺乏特异性，可累及多系统，以发热、淋巴结肿痛最为常见。

1. 本病多为急性或亚急性起病，多数患者发病前 5~7 天有咽炎、腮腺炎、咽结合膜炎等症状。发病时热型不定，可突发高热或持续低热，40% 的病例发热在 38℃ 以上，热程长，一般持续 4~6 周，亦有无热病例报道。

2. 多数以颈部淋巴结肿大为首发症状，为一侧或双侧肿大伴有疼痛及触痛，也可累及耳前、腮腺内、腋下、纵隔、腹股沟、腹膜后及肠系膜淋巴结，少数可出现全身淋巴结肿大，肿大的淋巴结由几个到十几个不等，直径 0.5~5cm，边界清晰，质软，活动，无粘连、融合、局部皮肤潮红及灼热感。一般持续肿大 1~3 个月。淋巴结肿痛多随发热程度而消长。

3. 可伴有肝脾大，多为轻度。

4. 可见多形性皮疹，多为一过性，以充血性斑丘疹为主，以躯干、四肢、面颊部多见，皮肤呈轻度水肿，有瘙痒，无脱屑，无渗出，无色素沉着。

5. 除此之外，多汗、头痛、乏力、腹泻、呕吐、胸痛、肌痛、关节痛、体重减轻、肝功能异常、心律失常、败血症、肾衰竭、无菌性脑膜炎等亦能见到。在少数病例中，临床表现复杂多样，出现多器官系统累及，可合并自身免疫系统紊乱性疾病，例如 SLE、干燥综合征、系统性硬化征、骨髓异常增生综合征等。

6. 抗生素治疗及抗结核治疗无效，糖皮质激素治疗有效。

【实验室及影像学检查】

1. **常规生化检查** 患者多有外周血白细胞下降，白细胞总数多低于 4.0×10^9/L，淋巴细胞百分比上升，可见异型淋巴细胞，外周血血红蛋白降低，血清谷丙转氨酶、谷草转氨酶、乳酸脱氢酶及肌酸激酶可升高，红细胞沉降率和 C 反应蛋白可轻~中度升高。

2. **免疫学检查** 免疫球蛋白 IgG、IgA、IgM 可有改变，CD4/CD8 早期比值降低，随着疾病的进展 CD4/CD8 比例逐渐升高，直到疾病恢复该比例逐渐恢复正常。结核菌素试验、抗核抗体、可提取性核抗原、双链 DNA 以及 T 淋巴细胞亚群的检测等有利于和自身免疫系统紊乱性疾病以及感染疾病的鉴别。

3. **病原学检查** 儿童血清病毒抗体阳性率低，细菌性检查多阴性。

4. **骨髓穿刺** 多呈感染性骨髓象，骨髓培养阴性。

5. **细针抽吸活检** 诊断总准确度大约占 56%，对该病的复发诊断有很大意义。而对于有典型临床表现的病例，也可以考虑这项微创检查。

6. **淋巴组织病理学活检** 是目前诊断该病的唯一金标准。病理组织活检的特点：病变主要位于淋巴结的副皮质区，有时侵犯皮质；含有大量核碎片的凝固性坏死灶是本病病变特征，核碎片被认为是细胞凋亡核浓缩所致，此种凋亡细胞的胞质呈嗜酸性变，但须注意本病的病理改变是一个动态过程，在发病初期可以没有明显的坏死；组织细胞是病灶内最主要的细胞类型，可呈多形性，有浆细胞样、新月形、泡沫样和印戒样组织细胞，常混有免疫母细胞；缺乏或少见中性粒细胞；淋巴结被膜完整。目前对 SNL 的病理学特点及免疫组织化学表现已达成共识，需强调的是凝固性坏死并非诊断 SNL 的必备条件，该病最具特征性的病理表现是细胞凋亡出现大量的核碎片和活跃的细胞吞噬现象。

7. **免疫组织化学技术** 显示小灶性或簇状 CD68、髓过氧化物酶以及 CD4 阳性细胞是 SNL 的重要免疫组织化学特点，免疫组织化学提示 T、B 淋巴细胞混合性增生，主要以 $CD8^+$T 淋巴细胞为主。表达 CD123 的浆细胞样树突状细胞也是 SNL 的免疫组织化学特点之一。

8. **影像学检查** 淋巴结的磁共振、电子计算机 X 射线断层成像、正电子放射断层扫描以及超声检查有利于该病和其他类似疾病的鉴别诊断。

【诊断及鉴别诊断】

1. **诊断** 如遇有原因不明的发热>2 周，伴有颈部淋巴结肿痛,细菌学检查阴性,抗生素治疗无效,查血象发现白细胞减少,则应考虑到本病的可能,确诊需依靠肿大淋巴结或其他受累组织的病理活检,并排除了结核、白血病、淋巴瘤、传染性单核细胞增多症、伤寒、川崎病以及 SLE 等。

2. 鉴别诊断 本病临床表现多样,缺乏特异性且发病率较低,极易误诊为 SLE、恶性淋巴瘤、伤寒、传染性单核细胞增多症等,应注意鉴别。

(1)系统性红斑狼疮(SLE):患者出现发热、皮疹、白细胞减少、淋巴结肿大、肝脾大等极易误诊为 SLE。但 SLE 在临床表现上尚有一些其他典型特征如光过敏、面颊蝶形或盘状红斑及口腔溃疡等,在本病一般不会出现。SLE 患者在实验室检查中还有一些特异性化验的异常,如抗 ds-DNA、抗核抗体、抗 Sm 抗体、异常狼疮细胞等。淋巴结病理活检显示 SLE 患者淋巴结活检病灶内无浆细胞样单核细胞和组织细胞,但可见苏木紫小体、大量的浆细胞,坏死灶以外大量炎症细胞和炎性血管炎表现。而本病一般无中性粒细胞、浆细胞浸润,但有大量的组织细胞增生并吞噬碎片。需值得注意的是本病若伴有抗核抗体阳性需警惕为 SLE 的早期表现,且 SNL 有时可与 SLE、干燥综合征、血管炎、皮肌炎、混合性结缔组织病等伴发。

(2)淋巴结结核:患者可出现发热、淋巴结肿大、白细胞减少等非特异性表现,与 SNL 有相似之处。但结核患者 PPD 试验常呈阳性,淋巴结组织切片上有典型的结核结节,干酪样坏死,呈红染颗粒状,有上皮样细胞和朗格汉斯细胞,免疫组织化学提示组织细胞呈散在性分布与本病大片状分布不同。在机体反应低下时,结核干酪灶周围往往缺乏结核性肉芽肿或仅有上皮样细胞围绕时须与本病仔细鉴别,本病坏死灶周围增生的小核裂样 T 细胞背景,灶内多残留有核碎片具有参考价值。

(3)单纯性疱疹相关淋巴结炎:该病在病理上也可以出现组织细胞浸润和大量的核碎片,但是浸润的组织细胞不如 SNL 那么明显,而且该病中组织细胞的过氧化物酶表达是阴性的。另外,常常在病灶可见中性粒细胞及病毒包涵体。

(4)非霍奇金淋巴瘤(NHL):临床常以无痛性淋巴结肿大为主,淋巴结质地比较韧、饱满,晚期可融合。淋巴结外浸润在 NHL 多见。骨髓受累时可发生血细胞减少。病程呈进行性,一般无自限性。SNL 的淋巴结大多伴有轻度疼痛及压痛,肿大的程度较 NHL 为轻,质地比较软,病程呈自限性。在

病理组织活检中 NHL 淋巴结正常结构被破坏,多数淋巴滤泡和淋巴窦消失,恶性增生的淋巴细胞形态呈异型性,淋巴包膜及周围组织亦被侵犯,没有明显多形性组织细胞,且组织细胞的过氧化物酶阴性。

(5)传染性单核细胞增多症:患者淋巴结活检主要为散在 B 免疫母细胞增生,极少坏死,血清嗜异性凝集试验阳性,病程 1~2 周可痊愈。

(6)其他:感染性疾病如伤寒,根据血培养、肥达试验不难区别;急性非特异性淋巴结炎多有邻近局部组织器官的感染迹象,如来自口腔、牙齿及扁桃体的急性化脓性炎症引起急性颈部淋巴结炎,光镜下见淋巴结被膜水肿,小血管扩张充血,并有渗出性出血,淋巴窦内大量中性粒细胞浸润及纤维素渗出,窦组织细胞增生,抗生素治疗有效。

【治疗】

亚急性坏死性淋巴结炎为自限性疾病,目前没有特异性治疗方法。一般根据患者症状给予对症干预。

1. 支持治疗 缓解患者淋巴结肿痛,发热可以给予解热镇痛类药物,例如非甾体抗炎药、退热药、镇痛药物等。

2. 糖皮质激素治疗 SNL 的患者对糖皮质激素治疗敏感,用药后 24 小时退热。淋巴结肿痛约退热后 2 周消退。虽然是自限性疾病,但是目前仍然主张口服糖皮质激素是最有效的治疗方法。国内主张早期激素治疗可能改善 SNL 患者的预后。一般泼尼松 1mg/(kg·d),等体温正常后,逐渐减量直至淋巴结肿大及疼痛消失,疗程 2~3 周,过早停药可能会引发病情反复或转化为其他更严重的疾病;而有的学者认为不宜常规使用,重症病例可短期应用。应用糖皮质激素的指征包括出现以下情况:累及神经系统(无菌性脑膜炎、小脑共济失调)、肝脏(乳酸脱氢酶升高)、严重的狼疮样综合征(抗核抗体滴度阳性)。对于重症患者给予激素治疗后效果不佳,可以考虑给予羟氯喹、免疫抑制剂,甚至免疫球蛋白治疗。

3. 随访 SNL 是一种全身性的免疫系统疾病,和 SLE 有一定的相关性,加强随访尤为重要。

【预后】

本病预后良好,有自然痊愈的可能,病程多在 1~4 个月内自愈,极少可达 1 年,但有较多患者复发。有 SNL 患者在发病 1 个月 ~5 年后发展为 SLE。复发率约占随访患者的 3%~4%,考虑可能

与过早停药以及自身免疫系统疾病的发生有关。某些重症的 SNL 患者甚至可引起类似于重型传染性单核细胞增多症所致的噬血细胞综合征。国外有报道 SNL 死于活动期灶性心肌坏死、肺出血的病例，提示存在 SNL 病情的个体差异以及积极治疗和长期随访的重要性。

总之，SNL 为良性自限性疾病，以发热和颈部淋巴结病为主要特征，可出现肝脏、心脏、肾脏及中枢神经系统等多脏器功能损害，复发率较高；少数病例可合并或转为 SLE；激素治疗有效。临床应重视病理活检，早期诊断，早期治疗，并长期随访。

（曹兰芳）

第二十一节 渗出性多形红斑

【概述】

渗出性多形红斑又称多形性红斑（erythema multiforme），是一种急性自限性疾病，特征为突然出现的对称性固定性皮肤红色丘疹，主要分布于上臂，包括手掌。部分演变为典型和 / 或非典型丘疹样"靶型"皮肤损害。

多形性红斑最早于 1860 年由 von Hebra 描述，他认为多形性红斑是从数以百计的红色丘疹起病的疾病，通过观察，Hebra 发现最初的丘疹可演变为同心圆状的颜色变化，并命名为"靶型"皮损。典型"靶型"皮肤损害，至少有 3 个不同带区，非典型"靶型"皮肤损害仅有 2 个不同带区，或边界不清。

多形性红斑分为轻型多形性红斑和重型多形性红斑。轻型多形性红斑有典型和 / 或非典型"靶型"皮损，少或无黏膜受累，无系统症状；重型多形性红斑有典型和 / 或非典型"靶型"皮损，可有黏膜受累和系统症状。目前认为重型多形性红斑不同于史蒂文斯 - 约翰逊综合征，两者是不同疾病。

【病因和发病机制】

目前认为多形红斑很可能是易感个体在感染时发生的独特的直接免疫反应。单纯疱疹病毒（HSV）是导致该病最相关的感染病原体。研究发现，大多数儿童和青年人多形红斑由 HSV1 型感染所致。近 1/2 多形红斑患者有前驱性口唇疱疹，一般情况下，口唇疱疹先于"靶型"皮损出现，也可同时或在"靶型"皮损后出现。

通过分子诊断方法，不仅在感染的表皮中发现 HSV 编码蛋白，而且在早期红色丘疹中或者 80%

的多形红斑患者"靶型"皮损外周带区可检测到 HSV DNA。皮损内可见 HSV DNA 片段，还可见表达病毒编码抗原的角质形成细胞，这些是 HSV 感染皮肤部位存在病毒复制的证据，但从多形红斑皮损中很难培育出 HSV。

HSV 相关多形红斑患者对此病毒有正常免疫，但难以清除感染细胞中的病毒，在病变愈合后，病毒 DNA 仍可在皮损部位内持续存在 3 个月。皮损的发展由皮肤 HSV DNA 的表达而启动，募集的病毒特异性 T 辅助细胞针对病毒抗原产生 γ 干扰素。溶解或凋亡的包含病毒抗原的细胞释放自身抗原，本病可以认为是募集的 T 细胞对自身抗原的自身免疫反应。现已发现 HSV DNA 于皮疹发生前通过 CD34+ 细胞转运到多形红斑皮损区。

有少量文献报道水痘 - 带状疱疹病毒、CMV 感染与多形性红斑的发病相关。EB 病毒、肺炎支原体感染与多形性红斑的发病相关性目前无明确证据支持。多形性红斑与药物及系统性疾病相关性极少，如果怀疑多形性红斑与药物有关，需考虑有史蒂文斯 - 约翰逊综合征可能。

【临床表现】

尽管有报道多形性红斑在婴幼儿期亦有起病，但儿童多形性红斑的发病率还是很低。有研究显示，该病的平均发病年龄为 8.1 岁。近 50% 的儿童期起病的多形性红斑患者有口唇疱疹和生殖器疱疹的病史，前期的 HSV 所导致的损伤可与多形性红斑皮肤损害同时出现，而更多见是出现在多形性红斑皮肤损害之前 3~14 天。该病主要表现为突然出现的皮肤损害，而大部分皮损发生在 24 小时以内，所有皮疹在 72 小时内出齐，部分患者可有皮损部位瘙痒和烧灼感。

病初皮损多为圆形、固定的红色丘疹，可持续存在 7 天甚至 7 天以上，之后部分皮疹进展融合成"靶型"皮损。典型的"靶型"皮损中央区域往往是暗红色或紫色，周围区域为红色。随时间延长，皮损中央可出现水疱或结痂。部分皮损表现为三环样，即按颜色深浅分为 3 个区域：中央暗红色，中间带白色，最外面红色，称为"虹膜样皮损"。无论患者皮损表现为 2 个或 3 个区域，都不影响"靶型"皮损的诊断。"靶型"皮损多发生于上肢，手背和前臂是最常受累的部位，颈肩部、面部和躯干同样可以累及，而下肢较少累及。

重型多形性红斑可出现口腔糜烂，大多不严重或数量不多，口唇、颊黏膜和舌部亦可受累。重型多形性红斑患者可伴有系统症状,如发热、疲乏和关节肿痛,少有肝肾和血液系统异常。

大部分患者皮损持续 2 周,可自行痊愈,不留有后遗症。虽然儿童期的多形性红斑具有复发性,但通常无并发症。在不给予预防性治疗情况下,部分患者 1 年内可反复 1~2 次,有些患者会反复 5~6 次或者症状持续存在。多形性红斑不会进展为史蒂文斯 - 约翰逊综合征。

【实验室检查】

角质形成细胞是多形性红斑炎症反应作用的靶细胞,早期病理可观察到角质形成细胞的坏死,同时伴有血管周围单核细胞和 T 淋巴细胞的浸润。随病变进展,可出现角质形成细胞的空泡样变和液化变性。

免疫荧光检测往往没有特异性,可见到血管周围和真皮局部 IgM 和补体 C3 的颗粒样沉积,同时可在角质形成细胞内检测到 HSV 抗原,皮肤活检标本应用 PCR 扩增的方法,可检测到 HSV DNA。

病理检查可鉴别系统性红斑狼疮和血管炎这两种容易与多形性红斑相混淆的疾病,另外与史蒂文斯 - 约翰逊综合征和中毒性表皮坏死松解症(toxic epidermal necrolysis,TEN)不同的是,多形性红斑不会出现大片状的表皮坏死。

【诊断及鉴别诊断】

1. 临床诊断标准　多形性红斑诊断须临床与病理一致,是临床病理诊断而非仅依赖组织学诊断。具体临床诊断标准如下:

(1)急性起病、具有自限性。

(2)病程<4 周。

(3)对称的、固定的、散在的圆形红色丘疹。

(4)部分皮疹演变为典型的靶型皮损。

(5)无黏膜损伤,或仅局限在一个部位黏膜损伤。

(6)组织病理多变。

2. 鉴别诊断

(1)荨麻疹:皮损部位往往不固定,反复出现,一般持续时间<24 小时,而多形性红斑多表现为固定部位的皮损,持续时间至少 7 天;荨麻疹中央空白区容易与多形性红斑的靶型皮损相混淆,多形性红斑皮损中央由于是上皮损伤,往往是暗红色,伴有结痂和水疱,荨麻疹皮损中央皮肤正常,可与之相鉴别。

(2)史蒂文斯 - 约翰逊综合征:特征是皮肤黏膜疼痛,黏膜病变部位至少 2 个以上,红斑和大面积皮肤剥脱,最主要的致病因素为非甾体抗炎药和抗生素。可与多形性红斑鉴别。

(3)其他:儿童复发性多形性红斑样日光疹和青年期春季疹,可能由日光诱导,皮损仅发生在光暴露部位,与多形性红斑不同;少数 SLE 病例的皮疹可与多形性红斑的"靶型"皮损相类似,但往往合并 SLE 的典型皮疹;血管炎早期的皮损,尤其是荨麻疹性血管炎,可与多形性红斑的皮损相类似,但荨麻疹性血管炎风团样皮损通常持续 24 小时以上,皮损恢复后留有色素沉着,病理提示有血管炎性改变,可与之鉴别;固定的药物疹可出现多形性红斑类似的皮疹,与多形性红斑大量皮疹相比,往往是孤立存在,且数量明显少于多形性红斑。

【治疗】

多形性红斑的治疗包括急性发疹期局部及系统治疗、复发型的预防性治疗。局部治疗应在相应专科医师指导下进行。

多形性红斑的治疗,目前尚缺乏开放式、双盲的临床数据。致病病原明确者应给予相应的抗感染治疗。对于轻症患者,一般对症治疗即可,口服抗组胺药物 3~4 天可明显减轻皮肤瘙痒和烧灼感;对于有口腔溃疡的患者,可给予局部镇痛抗菌治疗。目前没有研究显示口服糖皮质激素可治疗多形性红斑,是否存在增加感染的风险也有争议,通常不建议多形性红斑患者应用糖皮质激素治疗,仅在有明显全身症状或功能损害时,可考虑泼尼松治疗,泼尼松剂量为每日 0.5~1mg/kg,分次口服。

对于 HSV 相关的反复发作的多形性红斑,推荐预防性阿昔洛韦(aciclovir)治疗,阿昔洛韦剂量为每日 10mg/kg,分次口服,至少维持 6 个月。对阿昔洛韦预防性口服治疗 6 个月的患者随访 3 年显示,阿昔洛韦可使疾病完全缓解或明显降低复发次数。局部外用阿昔洛韦无预防多形性红斑复发作用;非 HSV 相关的多形性红斑阿昔洛韦预防性治疗亦无效。多形性红斑起病后开始应用阿昔洛韦不能改善症状。阿昔洛韦无效者可考虑增加药物剂量,或用其他抗病毒药。对上述预防性抗病毒治疗无效的严重复发的多形性红斑患者,可酌情用泼尼松、硫唑嘌呤或环孢素 A 治疗。

(周 纬)

参考文献

［1］ 中国免疫学会临床免疫分会. 自身抗体检测在自身免疫病中临床应用专家建议. 中华风湿病学杂志, 2014, 18 (7): 437-443.

［2］ MORONI G, QUAGLINI S, RADICE A, et al. The value of a panel of autoantibodies for predicting the activity of lupus nephritis at time of renal biopsy. J Immunol Res, 2015, 2015: 1-8.

［3］ REIFF A. Treatment of SystemicJuvenile Idiopathic Arthritiswith Tocilizumab-the Role of Anti-Interleukin-6 Therapy After a Decade of Treatment. Biol Ther, 2012, 2: 1.

［4］ KEMPER AR, VAN MATER HA, COEYTAUX RR, et al. Systematicreviewof disease-modifying antirheumatic drugs forjuvenile idiopathic arthritis. BMC Pediatr, 2012, 3 (15): 29.

［5］ FREEMAN H, PATEL J. Fitting and flailing: recognition of paediatricantiphospholipid syndrome. Arch DisChildEduc Pract Ed, 2013, 3: 1.

［6］ MINEO C, SHAUL PW. New insights into the molecular basis of theantiphospholipid syndrome. Drug Discov Today Dis Mech, 2011, 8 (1-2): 47-52.

［7］ FUJIEDA Y, ATSUMI T. Predominant prevalence of arterial thrombosis in Japanese patients withantiphospholipid syndrome. Lupus, 2012, 21 (14): 1506-1514.

［8］ PINTO-ALMEIDA T, CAETANO M, et al. Cutaneous manifestations ofantiphospholipid syndrome: a review of the clinical features, diagnosisand management. Acta Reumatol Port, 2013, 38 (1): 10-18.

［9］ DANOWSKI A, REGO J. Guidelines for the treatment of antiphospholipid syndrome. Rev Bras Reumatol, 2013, 53 (2): 184-192.

［10］ SHIBOSKI SC, SHIBOSKI CH, CRISWELL LA, et al. American College of Rheumatology Classification Criteria for Sjögren's Syndrome: A Data-Driven, Expert Consensus Approach in theSjögren's International Collaborative Clinical Alliance Cohort. Arthritis Care & Research (Hoboken), 2012, 64: 475-487.

［11］ SUBOI H, HAGIWARA S, ASASHIMA H, et al. Validation of different sets of criteria for the diagnosis of Sjtigren'S syndrome in Japanese patients. Mod Rheumatol, 2013, 23 (2): 219-225.

［12］ 中华医学会儿科学分会免疫学组. 幼年皮肌炎诊治建议. 中华儿科杂志, 2012, 8 (50): 617-621.

［13］ 栗占国, 唐福林, 译. 凯利风湿病学. 北京: 北京大学医学出版社, 2011: 1437-1464.

［14］ MILLER FW, COOPER RG, VENCOVSKY J, et a1. Genome-wide association study of dermatomyositis reveals genetic overlap with other autoimmune disorders. Arthritis Rheum, 2013, 65: 3239-3247.

［15］ BETTERIDGE Z, MCHUGH N. Myositis-specific autoantibodies: An important tool to support diagnosis of myositis. J Intem Med, 2016, 280 (1): 8-23.

［16］ CHEN Z, HUW, WANGY, et al. Distinct profiles of myositis-specific autoantibodies in Chinese and Japanese patients with polymyositis/dermatomyositis. Clinical Rheumatology, 2015, 34 (9): 1-5.

［17］ 刘力, 胡坚. 幼年皮肌炎相关快速进展性肺间质病变的诊疗策略. 中国实用儿科杂志, 2018, 33 (01): 68-71.

［18］ GHIRARDELLO A, BASSI N, PALMA L, et al. Autoantibodies in polymyositis and dermatomyositis. Curr Rheumatol Rep, 2013, 15 (6): 335-339.

［19］ NISTALA K, WEDDERBURNLR. Update in juvenile myositis. Curr OpinRheumatol, 2013, 25 (6): 742-746.

［20］ LAZAREVIC D, PISTORIO A, PALMISANI E, et al. The PRINTO criteria for clinically inactive disease in juvenile dermatomyositis. Ann Rheum Dis, 2013, 72 (5): 686-693.

［21］ ERNSTE FC, REED AM. Recent advances in juvenile idiopathic inflammatory myopathies. Curr Opin Rheumatol, 2014, 26 (6): 671-678.

［22］ LADD PE, EMERY KH, SALISBURY SR, et al. Juvenile dermatomyositis: correlation of MRI at presentation with clinical outcome. AJR Am J Roentgenol, 2011, 197 (1): 153-158.

［23］ MARTIN N, KROL P, SMITH S, et al. Juvenile Dermatomyositis Research Group (JDRG): Comparison of children with onset of juvenile dermatomyositis symptoms before or after their fifth birthday in a UK and Ireland juvenile dermatomyositis cohort study. Arthritis Care Res (Hoboken), 2012, 64 (11): 1665-1672.

［24］ PELTOMAA R, PETTERSSON T, TUOMPO R, et al. Systemic sclerosis. Duodecim, 2013, 129 (19): 1981-1991.

［25］ FRERIX M, MEIER FM, MULLER-LADNER U. The road to early diagnosis of systemic sclerosis: the evolution of diagnostic and classification criteria in the past decades. Z Rheumatol, 2013, 72 (10): 954-959.

［26］ ZULIAN F, CUFFARO G, SPEROTTO F. Scleroderma in children: an update. Curr Opin Rheumatol, 2013, 25 (5): 643-650.

［27］ BIELSA MI. Update on the classification and treatment of localized scleroderma. ActasDermosifiliogr, 2013, 104 (8): 654-666.

［28］ IUDICI M, VAN DER GOES MC, VALENTINI G, et al. Glucocorticoids in systemic sclerosis: weighing the benefits and risks-a systematic review. Clin Exp Rheumatol, 2013, 31 (2): 57-165.

［29］ 中华医学会风湿病学分会. 大动脉炎诊断及治疗指南. 中华风湿病学杂志, 2011, 15 (2): 119-120.

［30］ 中华医学会风湿病学分会. 结节性多动脉炎诊断和治疗指南. 中华风湿病学杂志, 2011, 15 (3): 192-193.

［31］ ELKAN PN, PIERCE SB, SEGEL R, et al. Mutant adenosine deaminase 2 in a polyarteritis nodosavasculopathy. N Engl J Med, 2014, 370 (10): 921-931.

［32］ 粟占国, 唐福林. 凯利风湿病学. 8 版. 北京: 北京大学医学出版社, 2011: 1531-1534.

［33］ JENNETTE JC, FALK RJ, BACON PA, et al. 2012 revised International Chapel Hill Consensus Conference Nomenclature of Vasculitides. Arthritis Rheum, 2013, 65: 1-11.

［34］ RUTH MT, CHARLES DP. Current and future prospects in the management of granulomatosis with polyangiitis (Wegener's granulomatosis). Ther Clin Risk Manag, 2014, 10: 279-293.

［35］ COMARMOND C, CACOUB P. Granulomatosis with polyangiitis (Wegener): Clinical aspects and treatment. Autoimmun Rev, 2014, 13: 1121-1125.

［36］ PAGNOUX C, GUILLEVIN L. Treatment of granulomatosis with polyangiitis (Wegener). Expert Review of Clinical Immunology, 2015, 11: 339-348.

［37］ 任洁, 万伟国. 肿瘤坏死因子-α 抑制剂治疗肉芽肿性多血管炎的现状. 临床内科杂志, 2016, 7: 33.

［38］ 刘彧. 肉芽肿性多血管炎的诊治. 中国医师进修杂志, 2017, 40: 667-669.

［39］ PAUL A LYONS, TIM F RAYNER, SAPNA TRIVEDI, et al. Genetically Distinct Subsets within ANCA-Associated Vasculitis. N Engl J Med, 2012, 367 (3): 214-223.

［40］ MAHR A, MOOSIG F, NEUMANN T, et al. Eosinophilic granulomatosis with polyangiitis (Churg-Strauss): evolutions in classification, etiopathogenesis, assessment and management. Current Opinion in Rheumatology, 2014, 26 (1): 16-23.

［41］ DAVATCHI F, ASSAAD-KHALIL S, CALAMIA KT, et al. The International Criteria for Behçet's Disease (ICBD): a collaborative study of 27 countries on the sensitivity and specificity of the new criteria. J Eur Acad Dermatol Venereol, 2014, 28 (3): 338.

［42］ 周纬, 殷蕾, 周征宇. 23 例儿童结节性红斑的病因分析. 中国当代儿科杂志, 2011, 13 (9): 755.

［43］ DEAVER D, HORNA P, CUALING H, et al. Pathogenesis, Diagnosis and Management of Kikuchi-Fujimoto Disease. Cancer Control, 2014, 21: 313-321.

［44］ CHONG Y, KANG CS. Causative agents of Kikuchi-Fujimoto disease (histiocytic necrotizing lymphadenitis): A meta-analysis. Int J Pediatr Otorhi, 2014, 78: 1890-1897.

［45］ ASANO S, MORI K, YAMAZAKI K, et al. Necrotizing lymphadenitis (NEL) is a systemic disease characterized by blastic transformation of CD8+ cells and apoptosis of CD4+ cells. Virchows Arch, 2014, 464: 95-103.

［46］ AMIN MR. Kikuchi-fujimoto disease-a comprehensive review. Bangladesh J Med, 2014, 24: 70-77.

第四章　过敏性疾病

第一节　概　论

一、概述

近现代人类开始研究过敏性疾病只有 100 多年历史,尽管过敏反应的表现历史上早就有描述,如"花粉症",中医的各种咳喘描述。从奥地利儿科医师 Pirquet von Cesenatico CP 于 1906 年定义了过敏反应之后,开启了近现代人类认识和研究过敏性疾病的历史。并逐步认识到过敏性疾病尽管临床表现多样,但主要是通过机体免疫异常反应所致的一系列疾病状态。

随着人类生存环境的改变,过敏性疾病的发病率呈逐步增高趋势,尤其是近 20~30 年,无论是西方发达国家还是发展中国家过敏性疾病的发病率都发生了普遍增高的现象。发达国家过敏性疾病的人群发病率已经接近 20%~30%。我国的部分区域,不完全统计,过敏性疾病的发病率近 20 年呈现迅速上升的趋势。由于过敏性疾病的发病率逐年增高,过敏性疾病已经成为严重危及人类健康和影响人类生存质量的"流行病"。

而在过敏性疾病主要累及的人群中,儿童和青少年是最常见的人群。常见的几种过敏性疾病种类,如过敏性哮喘、鼻炎、湿疹等,发病高峰都在儿童与青少年时期。过敏性疾病对儿童的影响不仅仅涉及躯体,也对包括行为、发育等多方面产生了不可忽视的影响。

人类对过敏性疾病的本质探索,涉及过敏原的研究和认识,过敏反应发生的免疫学机制,宿主自身的免疫异常状态,包括宿主免疫遗传学的研究等,以及因之而产生各种诊断和治疗方法。社会和环境因素也成为过敏性疾病研究的重要内容。除了在疾病的病因探索,还涉及过敏性疾病的预防和长期有效的管理与治疗。

但迄今为止,过敏性疾病的总体诊断方法还是十分有限的,过敏性疾病的治疗大多也是局限于缓解症状,改善生存质量方面。许多过敏性疾病还缺乏有效的应对策略,如一些对特殊过敏原发生危及生命的过敏性休克的患者,只能被动的防范和发生后的对症处理,无法从根本上解决疾病的发病问题。因此,有效、正确的诊断和对过敏性疾病的长期随访治疗、管理,患者及家长的教育是改善过敏性疾病临床过程的关键。

二、过敏性疾病的定义

过敏性疾病(allergic disease)累及很多组织器官,临床表现多样,存在许多专有名词。不同学科专业会存在一些定义上的差异。

1. **过敏反应**　也称变态反应,是指由免疫机制引发的超敏反应。过敏可以由体液(抗体)或者细胞免疫介导。多数情况下,引起过敏反应的抗体属于 IgE 类,这些个体可以被归类于患有 IgE 介导的过敏反应。症状多累及皮肤和黏膜系统,如呼吸道、消化道,严重者可引起全身反应。

2. **过敏性疾病**　是指由于过敏反应所引起的一组疾病,如过敏性哮喘、过敏性鼻炎、过敏性皮炎等。

3. **过敏原**　是指可以引起过敏反应的抗原。大多数与 IgE 抗体反应的过敏原是蛋白质。

4. **特应质**　是指个人或家族对小剂量的过敏原,通常是蛋白质能产生特异性 IgE 抗体。"过敏体质"应该被慎重使用,除非证实存在特异性 IgE

抗体。

5. 特应性疾病（atopic disease）　过敏症状发生在一个典型的"特应质"个体时,应该被认为是特异反应性的,如:特应性哮喘（atopic asthma）。然而,由IgE介导的哮喘通常不应该被统称为特应性哮喘。皮肤试验阳性和IgE抗体出现都不应该作为判断个体是否具有特异反应性的唯一指标。

二、过敏性疾病的分类

过敏性疾病的分类尚缺乏统一的方法,临床实践过程中不同的分类方法往往混合使用。一般可根据过敏性疾病累及的组织、器官进行分类,也可按过敏原种类进行分类,根据研究和临床的需要也有根据过敏反应的类型不同而进行分类。过敏性疾病在国际疾病分类码（ICD）中也缺乏系统全面的命名,因此是亟待解决的问题。

（一）按累及组织、器官分类

过敏性疾病因累及的组织、器官不同,临床上常按此进行疾病分类。但由于疾病可能存在除过敏反应之外的因素所致,采用此种分类时,应注意对致病因素进行明确的甄别。不同的疾病类型可以由不同的过敏原种类引起。

1. 皮肤过敏症　主要是指过敏反应累及皮肤为主要表现的一类疾病。皮肤过敏症包括很多不同的疾病种类,如过敏性湿疹、荨麻疹、血管性水肿等。

2. 消化道过敏症　各种过敏原可以造成消化道的症状,当主要以消化道症状表现时,则属于消化道过敏症。消化道过敏反应可以累及从口唇到肛周等消化道的各个部位。目前主要以胃肠道多见,严格地说胃肠道过敏症更为确切。这类疾病包括口过敏症、嗜酸性细胞胃肠炎等。有些疾病如嗜酸性细胞胃肠炎,可以由过敏反应引起,也可由感染等因素引起。

3. 呼吸道过敏症　过敏反应引起呼吸道过敏症大多由吸入过敏原所致,这类疾病最常见的是过敏性鼻炎和过敏性哮喘。

4. 眼过敏症　常见的为过敏性结膜炎,常伴发于过敏性鼻炎。

5. 全身性过敏反应　一般过敏反应所造成的全身反应主要是上述常见过敏症严重反应的后果。全身性过敏反应的严重类型是过敏性休克。

（二）按过敏原种类分类

按过敏原种类对过敏性疾病进行分类,是过敏性疾病分类的另一种重要的分类方式。这种分类方式可以弥补受累组织、器官的不足,突出过敏原特点。一种过敏原引起的过敏反应可以累及多个组织、器官。

1. 食物过敏症　食物过敏症是常见的过敏性疾病。临床上引起的疾病最常累及消化道和皮肤,也可累及呼吸道,严重者致过敏性休克。根据不同的食物过敏原种类分为:牛奶过敏症、鸡蛋过敏症、花生过敏症等。一些食物过敏具有较突出的特征,如牛奶蛋白过敏症在婴幼儿期多见,花生过敏症易发生严重过敏性休克。

2. 吸入过敏原过敏　随空气播散的过敏原成分称为吸入过敏原,也称为气传过敏原。这些过敏原主要通过呼吸道进入人体引起过敏反应。疾病表现多累及呼吸道。较常见的如尘螨过敏症、花粉过敏症、霉菌过敏症、宠物皮毛过敏症等。

3. 药物过敏症　是另一类临床常见的过敏性疾病类型。绝大多数药物都有引起人类过敏反应发生的报道。临床上每一种药物引起的过敏都按照药物的种类进行报道。其中研究最深入的是青霉素过敏症。相比较而言,大多数药物过敏症的研究和认识还十分有限。

4. 昆虫毒素过敏　昆虫毒素过敏在有些患者十分严重,可致过敏性休克而危及生命。

5. 其他物质过敏　生存环境中许多物质都可能成为过敏原。典型的代表是乳胶过敏,尤其是医务工作者,乳胶过敏可能带来工作麻烦,其他如硫酸钙过敏,对于经常接触石膏的骨科医师来说,也是难以克服的困难。

（三）按免疫反应类型分类

对过敏性疾病认识最清楚的属于IgE介导的过敏反应。其他许多免疫细胞和分子都可能在过敏反应中起重要作用,如过敏原成分刺激T细胞后,T细胞可以通过释放细胞因子直接损伤组织器官。临床和研究中也有根据免疫反应对过敏性疾病进行分类。

1. IgE介导过敏反应　IgE介导的过敏反应,也被称为速发型超敏反应。目前临床所诊治的疾病大多属于此类。

2. 非IgE介导过敏反应　除了IgE介导之外的其他免疫反应为主介导的过敏反应都属于非IgE介导的过敏反应。相对于IgE介导的过敏反应,非IgE介导的过敏反应除了大部分免疫机制不十分清楚之外,临床表现也错综复杂,诊断和治疗较困难。

三、过敏性疾病的免疫学机制

（一）IgE 介导的过敏反应机制

过敏原进入机体后,被抗原呈递细胞识别,再将经加工后的抗原呈递给 T 细胞,T 细胞通过释放细胞因子,如 IL-4,刺激 B 细胞针对过敏原产生特异性 IgE。此时机体被致敏,但并无临床症状。过敏原特异性 IgE 在血流中半衰期很短,但可与肥大细胞和嗜碱性粒细胞表面的 IgE 受体相结合,结合后 IgE 生物半衰期明显增加。肥大细胞和嗜碱性粒细胞主要分布于皮肤黏膜下,使得过敏原特异性 IgE 也主要分布于皮肤、黏膜下。

当机体再次接触同种过敏原时,肥大细胞和嗜碱性粒细胞表面的过敏原特异性 IgE 识别并与过敏原结合,不同 IgE 与同一过敏原结合,发生“桥联反应”,肥大细胞和嗜碱性粒细胞因此被活化。活化的肥大细胞和嗜碱性粒细胞发生脱颗粒,释放大量的组胺等生物活性物质。这些生物活性物质致使局部组织器官发生炎症反应,此为过敏性炎症。由于反应的发生主要局限于皮肤和黏膜下,因此 IgE 介导的过敏反应大多发生在皮肤、呼吸道和消化道。

急性期的过敏反应往往是即刻型的,大多在接触过敏原后数小时内发生。这种过敏原刺激引起的肥大细胞和嗜碱性粒细胞脱颗粒反应也被称为 IgE 介导反应的速发相反应。随着肥大细胞和嗜碱性粒细胞储存的颗粒被耗竭,症状有可能会缓解。但 12~24 小时之后还可能发生新的症状加重的现象,这是由于肥大细胞和嗜碱性粒细胞又重新合成生物活性物质被激活和释放引起的反应,这种反应也被称为迟发相反应。

（二）非 IgE 介导的过敏反应机制

非 IgE 介导的过敏反应机制大多不清楚。嗜酸性细胞介导的过敏反应作为较独立的一种类型,其免疫机制与 IgE 介导的过敏反应类型相似,不同的是 T 细胞分泌 IL-5 刺激嗜酸性细胞分化和增殖,嗜酸性细胞通过释放嗜酸性细胞阳离子蛋白等生物活性物质引起局部炎症反应。IgE 介导的过敏反应与嗜酸性细胞介导的过敏反应两者常同时存在,但也可单独出现。T 细胞介导的过敏反应,具体发生机制尚不清楚,过敏原刺激激活后,T 细胞可能通过释放多种细胞因子直接引起局部组织器官炎症反应。正常情况下,食物蛋白分子许多可通过胃肠道吸收进入血流,机体针对其产生 IgG 属于

正常生理反应,因此,一般而言血液中存在针对食物特异性的 IgG 对于诊断过敏原并无确定性的临床价值,而且即便 IgG 可能起作用,其所引起的临床症状也与上述 IgE 和嗜酸性细胞介导的过敏反应不同。

（三）不同过敏性疾病所涉及的免疫机制

按照不同的分类方式,不同过敏性疾病的免疫机制也不尽相同,同一种疾病种类常常有不同的免疫机制参与。同一种疾病在不同的个体,参与的免疫机制可能不尽相同。不同过敏性疾病的主要免疫学机制如表 4-1、表 4-2 所示。了解引起临床症状的免疫学机制有利于各种过敏性疾病的诊断和治疗。

表 4-1　根据受累器官分类及主要免疫学机制

临床症状	IgE 介导	T 细胞介导	嗜酸性细胞介导	IgG 介导
皮肤过敏症				
特应性皮炎	++	++	+	
血管神经性水肿	++			
荨麻疹	++	+		
胃肠道过敏症				
嗜酸性细胞胃肠炎	+		++	
呼吸道过敏症				
过敏性鼻炎	++		+	
过敏性哮喘	++		+	
眼过敏症	++		+	
全身过敏反应				
过敏性休克	++			

表 4-2　根据过敏原种类分类及主要免疫学机制

过敏种类	IgE 介导	T 细胞介导	嗜酸性细胞介导	IgG 介导
食物过敏	++	+	+	?
吸入过敏原过敏	++		+	
药物过敏	++		+	

四、过敏性疾病的诊断

过敏性疾病的诊断应尽可能达到以下基本目标:①确立过敏性疾病的存在;②所累及的组织器官;③过敏原的种类;④过敏症状的严重程度。这些基本目标的达成主要根据详细的病史采集和体

格检查,并辅以各项辅助检查项目。

（一）病史采集

过敏性疾病有强烈的家族遗传倾向。完整详细的病史采集(包括过敏家族史)是过敏性疾病诊断的基础。

由于生后最早接触的过敏原是食物,所以在生命早期出现的过敏症状多由食物过敏引起。年龄越小,过敏症状越严重,越应该考虑食物过敏引起。婴儿食物过敏的症状一般表现在 2 个以上的器官系统上,例如存在皮肤症状的同时存在胃肠症状(可轻重不同)。由于人工喂养的婴儿的主要食物是牛奶、鸡蛋,故应除外牛奶、鸡蛋;而母乳喂养的婴儿要详细询问母亲饮食。

对严重过敏的患者,应详细询问进食后是否曾出现过声音嘶哑、喉头水肿、呼吸困难或过敏性休克。

食物过敏病史的询问主要包括:诱发的可疑食物;食物摄入的量;摄入食物后出现症状的时间;有无其他诱发因素等。通过对上述病史的详细询问可以帮助确定进一步辅助食物过敏原检测种类的选择,以免盲目进行过敏原检测造成不必要的浪费。诊断依赖于饮食史。20% 的人都可能有过因食物引起的症状,而真正食物过敏的发病者只有约 1%。食物过敏发生于过敏体质的患者并有家族病史。引起症状的食物数量是有限的。在儿童常见鸡蛋、牛奶和花生;成人则为鱼、贝壳类、水果、花生及其他坚果类。通常多个组织、器官受累,如:嘴唇刺痛、血管神经性水肿、荨麻疹、湿疹、恶心、呕吐。

对空气中吸入物过敏在婴儿期不是主要问题。婴儿主要为室内活动,因此过敏原的种类主要为室内过敏原。最常见及最先过敏的是尘螨,其次是霉菌。

吸入过敏原引起的过敏性疾病多在 1 岁左右逐渐呈现。我国最常见的是尘螨过敏。2~3 岁后花粉过敏症开始增多。宠物皮毛和霉菌过敏也有逐年增多的趋势。1 岁左右以后的儿童反复咳嗽者,应注意排除呼吸道过敏的可能。学龄期和学龄前期呼吸道过敏的表现常因上呼吸道感染而诱发加重,也表现为呼吸道症状迁延。病史询问中应关注咳嗽、喷嚏、鼻塞等症状持续的时间与严重的时间,如呼吸道症状持续时间过长,并与一些特定过敏原暴露相关,是临床诊断过敏性疾病的重要病史基础。

不同地区饮食习惯和环境状况不同,过敏原种类也有所不同,除了饮食种类外,气传过敏原中主要是花粉,随地区变化较大。而花粉所致的过敏随季节发生变化,了解季节性变化的特点对于确定过敏原的种类具有重要的临床价值。

过敏症状的询问应关注的时间问题要包括症状发生是季节性变化还是常年性发作。病史询问中应涉及患者的生活环境,如居住环境、潮湿与否、家中有无宠物、楼层高低、住房的年代等,这些信息的收集,并判断与过敏症状发作的关系,有助于有效地确定过敏原的种类。

也应关注患者有无特殊的业余爱好,因为特殊的爱好以及所处的环境,可能提供特殊过敏原的重要线索。

（二）体格检查

由于大多数过敏反应发生在皮肤黏膜相关的组织器官,体格检查的阳性发现也多发生在皮肤、呼吸道和消化道。

过敏患者阳性的发现是根据患者过敏症状出现的急性还是慢性、与症状出现的器官系统不同而不同。

急性严重的食物过敏检查可发现喉头水肿、呼吸道梗阻引起的呼吸困难、面色苍白、肺部呼吸音低或出现喘鸣音(严重者心率加快、血压下降)。

其他可能发现的阳性体征有下眼睑青紫(过敏性阴影)、鼻黏膜苍白水肿、肺部喘鸣音、皮肤干燥、皮疹和皮疹后抓痕等。

对处于生长发育期的婴儿,体重增长和生长发育状态是体格检查重要的内容。除先天畸形、代谢异常等疾病外,发现患者生长发育减缓应考虑是否存在过敏性疾病的可能。

（三）疾病种类

根据临床症状的特点明确疾病种类。

婴儿期过敏症的临床表现主要发生在皮肤、消化和呼吸系统。当出现下述症状和体征时应注意排除过敏所致:如表 4-3、表 4-4 所列的症状及体征应考虑进一步行相关辅助检查。

（四）辅助检查

1. 非特异性试验 仅仅提示而不能确定症状是否由于过敏所致。

过敏患者白细胞总数一般正常。白细胞中的嗜酸性粒细胞计数(皮质激素能减少嗜酸性粒细胞)占白细胞总数的 5%~15% 时,提示过敏反应,但不具特异性;当占白细胞总数的 16%~40% 时,提示存在过敏反应或其他情况(如:药物超敏反应、肿瘤、自身免疫性疾病、寄生虫感染);当占白细胞总数的50%~90%时,不考虑特应性疾病,这种情况更多见于嗜酸性粒细胞增多综合征或内脏幼虫移行症。

表4-3 过敏常见症状

累及组织器官	症状
胃肠道	呕吐
	腹泻
	胃食管反流
	便秘(伴或不伴肛周皮疹)
	血便
	缺铁性贫血
皮肤	特应性皮炎
	面部、口唇、眼睑水肿(血管神经性水肿)
	进食后荨麻疹
	皮肤瘙痒
呼吸道(非感染性)	鼻痒
	流涕
	中耳炎
	慢性咳嗽
	喘息
眼部	眼痒
	流泪
	瞬目
	球结膜充血
全身	持续的不安和腹痛至少每周3天(哭闹/激惹,≥3h/d)持续3周以上
	生长发育落后

表4-4 严重过敏症状

累及组织器官	症状
胃肠道	慢性腹泻和/或拒奶和/或呕吐造成生长落后
	由于显性或隐性失血造成缺铁性贫血
	低蛋白血症
	内镜/组织学证实的肠病或严重结肠炎
皮肤	渗出性或严重的特应性皮炎导致低蛋白血症或生长落后或缺铁性贫血
呼吸道(非感染性)	急性喉头水肿或气管阻塞
全身	过敏性休克

眼结膜或鼻黏膜的分泌物(鼻拭子检查)、痰液中存在嗜酸性粒细胞提示可能存在过敏性炎症反应。

过敏性疾病患者血清总IgE水平升高,但是不具有诊断意义。

2. 特异性试验 主要指确定过敏原的种类。在详尽的病史和体格检查基础上,初步判断可能的过敏原种类,选择性进行过敏原检测以帮助确定可能的过敏原种类。须注意的是,过敏原检测的阳性结果必须结合临床表现才能确定引起过敏的过敏原种类。单纯过敏原检测(皮肤试验、血清特异性IgE)阳性不能作为过敏性疾病的确诊标准。

(1)皮肤试验:采用标准化浓度的抗原皮肤试验。相对于过敏性哮喘或食物过敏,皮肤试验对诊断吸入物过敏,如过敏性鼻炎和结膜炎有较高的阳性预测值;对食物过敏的阴性预测值高。最常使用的抗原主要包括花粉(树、牧草和野草)、霉菌、屋尘螨、动物皮屑、昆虫毒液、食物。根据患者的病史和当地的流行情况选择皮试抗原。有2种皮试方法:经皮点刺或皮内试验。点刺试验可检测大多数过敏原。皮内试验更敏感,但是特异性不高,可用于评估点刺试验阴性或可疑阳性的患者对过敏原的敏感性,婴儿不适用。

假阳性见于皮肤划痕症阳性者,风团和红斑是由擦拭或搔刮皮肤引起。假阴性见于过敏原提取液保存不当、过期或使用药物(如抗组胺药)。

机体曾经对某种过敏原发生过严重过敏反应者(全身过敏反应、严重哮喘发作)应禁忌使用此种过敏原进行皮肤点刺试验。过敏反应的急性期也应避免进行皮肤试验。

婴儿期使用皮肤点刺试验结果应谨慎判断,必须结合临床表现。皮肤点刺试验尚无年龄要求。婴儿期由于皮肤较薄嫩,点刺技术要求较高。

(2)过敏原点刺(prick to prick)试验:主要用于对新鲜蔬菜或水果过敏的患者(如口过敏症)。因缺乏相应的商品化试剂,对于牛奶、鸡蛋及其他食物和吸入过敏原,直接使用相关物质难以控制过敏原浓度,试验结果难以标准化,并存在一定风险。

(3)血清过敏原特异性IgE测定:可应用于各个年龄段儿童。但检测获得的阳性结果必须结合临床表现和回避试验确定过敏原种类。UniCAP系统定量检测sIgE浓度被认为是体外检测sIgE的金标准。过敏原sIgE的浓度高低有利于帮助判断过敏原种类与临床表现之间的关系,当过敏原浓度较高时发生临床症状和体征的可能性增高。由于小婴儿 IgE 发育尚不成熟，此时期低浓度的 sIgE 水平也可能引起较严重的临床症状。由于食物过敏可能为 T 细胞、嗜酸性细胞介导的免疫反应，因此，食物过敏原 sIgE 检测阴性也不能排除过敏的可能，尤其是胃肠道相关的食物过敏症。此时需进一步采取斑贴试验或回避试验进行诊断判别。

（4）斑贴试验：对考虑存在迟发型变态反应的婴儿，皮肤试验及血清特异性 IgE 检测不能确定过敏原者可采用。

（5）回避试验：婴儿期食物过敏者无论是否检测到相应的过敏原过敏都可使用。主要是通过短期回避日常食用的可疑食物，观察临床症状和体征变化帮助明确过敏原的种类。一般每次严格回避一种食物 2 周，如果考虑是非 IgE 介导的过敏反应最少 4 周（包括复合成品食品中含有相关食物成分）。观察临床症状和体征的改善情况。如临床表现明显改善，提示婴儿过敏可能与此种食物有关。进一步再添加此种食物，如临床表现加重，证实上述食物的过敏原性质（后者属于激发试验）。如此程序可逐一筛选可疑食物。

（6）食物日记：在怀疑有食物过敏或进行回避试验时应记食物日记。食物日记是对病史的补充。在一段特定的时间里家长详细地记录患者每天所吃的食物（包括只放在嘴里的东西）。乳母则应同时记下自己的饮食情况，并详细记录患者出现的症状和时间。有时会从日记中发现食物与症状的因果关系，发现一些隐藏的食物抗原。

回避试验时记录去除可疑食物后是否有症状改变。在症状改善后再次加入可疑食物后，症状是否再次出现，一旦症状再次出现说明此食物很可能是引起过敏的食物。

此方法对非 IgE 介导的食物过敏反应的诊断有一定帮助。

（7）双盲、对照 - 安慰剂食物激发试验：婴儿期主要用于食物过敏诊断。因大部分食物过敏可以通过上述方法诊断，双盲、对照 - 安慰剂食物激发试验虽然作为食物过敏诊断的金标准，但由于存在一定的严重过敏反应的风险性及严格的双盲、对照 - 安慰剂食物激发试验程序相对复杂，建议只应用于少数条件完备的过敏诊断中心。

3. 不同组织器官受累　针对性检查和试验因过敏反应累及的组织器官各不相同，如过敏性哮喘，除了上述常规辅助检查外，还有针对肺功能状态的评估试验等。不同针对性检查和评估详见各个疾病章节。

除了具有许多共性的过敏原评估外，过敏性疾病在预防与治疗及管理上也有许多共性存在。如在过敏性疾病预防方面，原则上可以分为三级预防。一级预防是指预防机体致敏，也就是预防产生过敏原特异性 IgE，目前除了在牛奶蛋白过敏方面有一些初步的、可能具有有限效果的手段外，如婴儿期使用适度水解配方奶可以减少婴幼儿期过敏症状的累计发生率。其他过敏原过敏的一级预防尚缺乏可行的措施和方向。二级预防是指机体被致敏后，防止发敏，也就是机体已经有了过敏原特异性 IgE，防止其发生临床症状。二级预防只是具有理论上的可能性，目前还没有任何实际操作的可能性。三级预防是指机体已经罹患过敏性疾病，通过各种手段防止其发病或减轻疾病的严重程度，实际上属于临床治疗和疾病管理的范畴。

在过敏性疾病的治疗和管理方面（如过敏原的控制），由于过敏原分布广泛，大多缺少具有普适性的回避手段。通过改变食物的过敏原性质是食物过敏重要的进展，突出地体现在婴儿期配方奶的牛奶蛋白改造，在牛奶蛋白过敏的防治中业已发挥了重要的作用。针对过敏性疾病的治疗，一方面主要是对过敏性炎症的控制，这包括广泛应用的各种不同类型糖皮质激素制剂的使用，抗组胺药物及白三烯拮抗剂的使用。新型的生物制剂如抗 IgE 以及抗 IL-5 治疗也具有一定的临床价值。但目前来看还是十分有限的。另一方面主要是围绕减轻和缓解过敏的症状。如对过敏性休克及全身严重过敏反应使用肾上腺素等紧急救治方法，支气管扩张剂的使用以及皮肤各种乳剂、霜剂等。作为过敏性疾病的重要治疗方法之一，免疫治疗已经有百余年历史，其临床价值在一些过敏原过敏方面已被广泛使用并得到认可。改进的免疫治疗方法——舌下含服免疫治疗也已较为广泛地使用，已有报道临床试验已经开始针对以往认为无效的食物过敏患者，并取得了初步的临床效果。此外，由于过敏性疾病大多是慢性疾病过程，因此对患者长期随访和管理是有效控制过敏性疾病的重要内容。如何借助现代信息系统的手段，对过敏性患者进行有效的管理是近年来实践探索的重要课题，也是未来过敏性疾病治疗管理的重要内涵。

（王晓川）

第二节　过敏性鼻炎

儿童变应性鼻炎也称儿童过敏性鼻炎。过敏性鼻炎(allergic rhinitis,AR)是一种重要的健康问题,因为它的患病率明显影响患者的社会生活、在校表现和工作效率。在我国的患病率约为10%,且呈继续增加趋势。流行病学研究一致表明,哮喘和鼻炎往往并存于同一个患者,儿童变应性鼻炎对下呼吸道炎性疾病(如支气管哮喘)的发生发展、严重程度及临床转归均有重要影响,因此,需要提醒医师对AR和伴有哮喘的患者同时进行管理。

【定义】

儿童变应性鼻炎是指易感患者接触变应原后主要由特异性IgE介导的鼻黏膜非感染性炎性疾病。

【病因和发病机制】

1. 变应性鼻炎的免疫反应　分速发相反应和迟发相反应。

(1)速发相反应:变应原经抗原呈递细胞与肥大细胞表面的IgE抗体结合,肥大细胞脱颗粒,释放炎症介质,在数分钟内发生从而导致患者出现变态反应症状。释放颗粒中的炎症介质包括:组胺、类胰蛋白酶、食糜酶、激肽原酶和肝素等。肥大细胞同时分泌前列腺素D2、白三烯C4、白三烯D4和白三烯E4等炎症介质。上述介质导致患者出现鼻痒、眼痒、水样涕、连续喷嚏和不同程度的鼻塞症状。

(2)迟发相反应:在接触变应原后6~9小时内达高峰,然后逐渐消退。肥大细胞产生的炎症介质作用于血管内皮细胞,表达血管细胞黏附分子(vascular-cell adhesion molecule,VCAM)和选择素E,导致血液循环中的白细胞与血管内皮细胞黏附,在趋化因子的协同作用下,促使嗜酸性粒细胞、中性粒细胞、嗜碱性粒细胞、T细胞和巨噬细胞等浸润鼻黏膜组织,活化并释放炎症介质,可再次激发速发相反应,使急性变应性症状反复出现。迟发相反应可由肥大细胞激发,也可由T细胞激发。两者的区别在于前者依赖IgE的作用,后者可不依赖IgE,而主要由组织相容性复合物(MHC)介导(图4-1)。

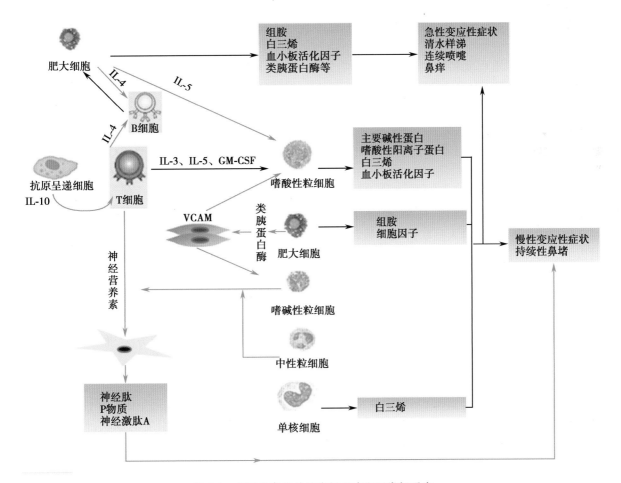

图4-1　变异性鼻炎的速发相反应和迟发相反应

2. 细胞因子对免疫反应的调节　根据细胞因子的生物作用，可将其分为淋巴因子（IL-2、IL-3、IL-4、IL-5、IL-13、IL-16、IL-17 等）、促炎细胞因子（IL-1、TNF、IL-6、IL-11、GM-CSF 等）、趋化因子（IL-8、RANTES、MCP-1、MCP-2、MCP-3、MCP-4 等）和生长因子（TGF-β、EGF 等）等。在变应性炎症中起核心作用的是 CD4$^+$T 细胞，它通过释放一系列细胞因子，调节急性和慢性炎症反应，使患者分别出现速发相和迟发相反应症状。辅助性 T 细胞可分为两个亚型：1 型辅助性 T 细胞（Th1 细胞）和 2 型辅助性 T 细胞（Th2 细胞）。变应性鼻炎是体外环境因素作用于机体而导致异常免疫反应，造成 Th1 和 Th2 免疫反应失衡而引发的，以鼻黏膜 Th2 免疫反应为主的变应性免疫反应，其主要的免疫病理学特征是组织中大量表达 Th2 细胞因子的细胞浸润。具备特定遗传学特征的个体（特应性体质）更容易发生上述反应。

【分类】

根据症状持续时间分为间歇性变应性鼻炎和持续性变应性鼻炎两类：

间歇性：症状表现 <4 天 / 周，或 <连续 4 周。

持续性：症状表现 ≥4 天 / 周，且 ≥连续 4 周。

【病情分度】

依据症状的严重程度和对生活质量的影响分为轻度和中 - 重度：

轻度：症状较轻，对学习、文体活动和睡眠无明显影响。

中 - 重度：症状明显，对学习、文体活动和睡眠造成影响。

【诊断】

1. **症状**　清水样涕、鼻痒、鼻塞、喷嚏等症状出现 2 项以上（含 2 项），每天症状持续或累计约 1 小时以上。可伴有眼痒、结膜充血等眼部症状。症状严重的患者可有所谓的"变应性敬礼"（allergic salute）动作，即为减轻鼻痒和使鼻腔通畅而用手掌或手指向上揉鼻。

2. **体征**　常见鼻黏膜苍白、水肿，鼻腔水样分泌物。症状严重的患者可出现：①变应性黑眼圈（allergic shiner）：由于下眼睑肿胀而出现的下睑暗影；②变应性皱褶（allergic crease）：由于经常向上揉搓鼻尖而在鼻部皮肤表面出现横行皱纹。

3. **皮肤点刺试验**（skin prick test，SPT）　在停用抗组胺药物至少 7 天后进行。使用标准化变应原试剂，在前臂掌侧皮肤点刺，20 分钟后观察结果。每次试验均应进行阳性和阴性对照，阳性对照采用组胺，阴性对照采用变应原试媒。按相应的标准化变应原试剂说明书判定结果。

4. **血清特异性 IgE 检测**　适用于任何年龄，是诊断儿童变应性鼻炎重要的实验室指标之一。

具有上述临床表现（症状、体征），并同时具备皮肤点刺试验或血清特异性 IgE 检测 2 项中任何 1 项的阳性结果，方能确诊儿童变应性鼻炎。

【药物治疗】

1. **抗组胺药物**　推荐口服或鼻用第二代或新型 H1 抗组胺药，可有效缓解鼻痒、喷嚏和流涕等症状，是轻度间歇性和轻度持续性变应性鼻炎的首选治疗药物。口服 H1 抗组胺药对缓解眼部症状也有效。疗程一般不少于 2 周，5 岁以下推荐使用糖浆制剂，5 岁以上可口服片剂，剂量按年龄和体重计算。

2. **鼻用糖皮质激素**　是治疗中 - 重度持续性变应性鼻炎的首选药物，也可应用于轻度患者，对改善鼻塞、流涕、喷嚏及鼻痒等症状均有作用，疗程至少 4 周。对不同年龄段的儿童应按照各类药物说明书推荐的方法使用。

3. **抗白三烯药物**　是中 - 重度变应性鼻炎治疗的重要药物，特别适用于伴有下呼吸道症状的患者（如同时合并气道高反应性、支气管哮喘等），常与鼻喷或吸入糖皮质激素联合使用。如合并支气管哮喘，应与儿科医师协同治疗。

4. **色酮类药物**　对缓解鼻部症状有一定效果，但起效较慢。也可用于对花粉过敏者的花粉播散季节前预防用药。滴眼液对缓解眼部症状有效。

上述各类药物在足够疗程、症状得到基本控制后，可根据病情程度减少剂量或使用次数。

5. **减充血剂**　鼻塞严重时可适当应用低浓度的鼻用减充血剂，连续应用不超过 7 天。推荐使用羟甲唑啉类、赛洛唑啉类儿童制剂，禁用含有萘甲唑啉的制剂。

6. **鼻腔盐水冲洗**　是改善症状、清洁鼻腔、恢复鼻黏膜功能的辅助治疗方法，推荐使用生理盐水或 1%~2% 高渗盐水。

【免疫治疗】

通过应用逐渐增加剂量的特异性变应原疫苗，减轻由于变应原暴露引发的症状，使患者实现临床和免疫耐受，具备远期疗效，可提高患者的生活质量，阻止变应性疾病的进展，是目前唯一有可能通过免疫调节机制改变疾病自然进程的治疗方式。

应采用标准化变应原疫苗。

1. 适应证 5 岁以上、对常规药物治疗无效、主要由尘螨过敏导致的变应性鼻炎。诊断明确，合并其他变应原数量少(1~2 个)，患者家长理解治疗的风险性和局限性。

2. 禁忌证 患者出现下列情况之一：①变应性鼻炎合并持续性支气管哮喘同时发作；②正在使用 β 受体阻滞剂；③合并有其他免疫性疾病；④5 岁以下儿童；⑤患者家长无法理解治疗的风险性和局限性，或无法接受治疗方案。

3. 不良反应 免疫治疗的不良反应可分为局部反应和全身反应。全身反应分为速发性全身反应(注射后 3 分钟内发生)和迟发性全身反应(注射后 30 分钟后发生)。全身不良反应的分级和处理原则参照《变应性鼻炎诊断和治疗指南(2009 年)》。

【疗效评定】

根据儿童合作和理解的程度，尽可能采用视觉模拟量表(visual analogue scale，VAS)对治疗前后的总体症状和鼻部分类症状分别进行临床疗效评定。

免疫治疗的远期疗效评定应在疗程结束 2 年后进行。

【预防和教育】

做好与患者及家长的沟通，让家长了解该病的慢性和反复发作的特点，以及对生活质量、学习能力和下呼吸道的影响(尤其是可诱发支气管哮喘)，以提高治疗的依从性。

尽量避免接触已知的变应原，如宠物、羽毛、花粉等；做好室内环境控制，如经常通风、被褥衣物保持干燥，不使用地毯等。

对季节性发病的患者，需提示家长在季节前 2~3 周预防性用药。

【伴发疾病】

1. 支气管哮喘 变应性鼻炎是支气管哮喘的发病危险因素。变应性鼻炎的治疗可以改善支气管哮喘的症状，因此在制订支气管哮喘的治疗计划时应该考虑两者共同治疗。

当同时使用鼻喷和吸入糖皮质激素时，初始治疗应使用针对各自疾病的常规推荐剂量，注意联合用药可能带来的不良反应。应根据患者临床症状的改善情况及时调整剂量。

2. 上气道咳嗽综合征 鼻部炎性疾病引起鼻腔分泌物倒流至鼻后和咽喉等部位，直接或间接刺激咳嗽感受器，可以导致以咳嗽为主要临床表现的综合征，称为上气道咳嗽综合征(upper airway cough syndrome，UACS)，是儿童慢性咳嗽的常见病因之一。治疗时应注意控制鼻部症状。

3. 分泌性中耳炎 变应性鼻炎可能是儿童分泌性中耳炎的发病原因之一。如伴发分泌性中耳炎，可参照《儿童中耳炎诊断和治疗指南(草案)》进行治疗。

4. 睡眠呼吸障碍 变应性鼻炎与儿童睡眠呼吸障碍有一定关联。治疗时应综合考虑。

(周小勤)

第三节 支气管哮喘

支气管哮喘(bronchial asthma)简称哮喘，是一种常见的反复发作的呼吸道疾病，严重威胁着人类健康，也是儿童期最常见的慢性呼吸道疾病。它是一种以慢性气道炎症为特征的异质性疾病；具有喘息、气促、胸闷和咳嗽的呼吸道症状病史，伴有可变的呼气气流受限，呼吸道症状和强度可随时间而变化。表现反复发作性喘息、气促、胸闷或咳嗽等症状，常在夜间和/或清晨发作或加剧，多数患者可经治疗缓解或自行缓解。全球约有 2 亿人患哮喘，各国患病率不同，在 1%~30% 之间，发达国家高于发展中国家，城市高于农村。近 20 年，全国儿科哮喘协作组组织了三次(每 10 年一次)0~14 岁城区儿童哮喘流行病学调查，1990 年统计全国平均患病率为 1.1%，2000 年为 1.54%，2010 年患病率为 3.02%，近 20 年儿童哮喘患病率有明显增加趋势。哮喘的发病同时存在地理、季节、性别、年龄差别，不同地区以华东地区最高(4.23%)，东北地区最低(2.00%)；不同城市以上海最高(7.57%)，拉萨最低(0.48%)；男性儿童哮喘患病率明显高于女性(3.51% 和 2.29%)。以学龄前儿童(3~5 岁)患病率最高(4.15%)，明显高于学龄儿童(6~14 岁)(2.82%)和婴幼儿(0~2 岁)(1.77%)。

由于病因和发病机制的复杂性，给临床防治带来了很大困难。若哮喘患者得不到及时的诊治，随病程的延长可产生气道不可逆性狭窄和气道重塑。因此，早期防治至关重要。世界卫生组织(WHO)与美国国立卫生研究院心肺血液研究所制定了全球哮喘防治创议(Global Initiative for Asthma，GINA)方案，该方案不断更新，以反映此领域的最新进展，目前已成为防治哮喘的重要指南。

【病因和发病机制】

1. **病因** 哮喘的病因还不十分清楚,目前认为它是一种有明显家族聚集倾向的多基因遗传疾病,同时受遗传和环境多种因素的影响。目前,和哮喘相关的基因尚不能完全明确,但有大量研究表明存在有与气道高反应性、IgE调节和特应性反应相关的基因在哮喘的发病中起着相当重要作用。大量调查资料表明,哮喘患者亲属患病率高于群体患病率,并且亲缘关系越近,患病率越高;患者病情越严重,其亲属患病率也越高。环境因素中主要包括:特异和非特异性吸入过敏原,如尘螨、花粉、真菌、动物毛屑及排泄物、蟑螂、二氧化硫、氨气等;呼吸道感染,如病毒、支原体、原虫、寄生虫、细菌等;食物过敏原,如蛋类、牛奶、鱼、虾、蟹和花生等;药物因素,如阿司匹林、普萘洛尔等;气候变化(冷空气)、运动和过度通气、职业粉尘及气体等都可能是哮喘的激发因素。

2. **发病机制** 哮喘的发病机制极为复杂,尚未完全清楚,目前研究表明其发病机制主要与免疫、神经、气道高反应性、精神、内分泌因素和遗传学背景有关。

(1)免疫因素:哮喘的炎症反应是由多种炎症细胞、炎症介质和细胞因子参与的相互作用的结果,关系十分复杂。气道慢性炎症被认为是其本质。成熟T细胞根据表面标志分为$CD4^+$和$CD8^+$细胞,$CD4^+$细胞又分为TH0和TH3两类细胞。在一定条件下TH0可分化为Th1和Th2细胞。目前的研究表明哮喘的免疫学发病机制为:Ⅰ型树突状细胞(DCⅠ)成熟障碍,分泌IL-12不足,使Th0不能向Th1细胞分化;在IL-4诱导下CDⅡ促进Th0细胞向Th2发育,导致Th1(分泌$IFN-\gamma$减少)/Th2(分泌IL-4增高)细胞功能失衡。机体正常的免疫耐受功能受损,从而导致免疫细胞及其成分对机体自身组织结构和功能的破坏。Th2细胞产生的IL-4刺激B细胞产生大量IgE(包括抗原特异性IgE)和分泌炎症性细胞因子(包括黏附分子)刺激其他细胞(如上皮细胞、内皮细胞、嗜碱性粒细胞、肥大细胞和嗜酸性粒细胞等)产生一系列炎症介质(如白三烯、内皮素、前列腺素和血栓素A2等),最终诱发速发型(IgE增高)变态反应和慢性气道炎症。由以上可以看出Th1/Th2免疫失衡是哮喘发生的重要机制,因此增强Th1反应、抑制Th2反应,调节Th1/Th2平衡是为目前防治哮喘研究的热点之一。此外,还有研究表明调节性T细胞(Tr)在调节免疫失衡及维持耐受中具有重要的作用。

(2)神经因素

1)肾上腺能胆碱能神经-受体失衡机制:哮喘患者的β肾上腺素能受体功能减退和迷走神经张力亢进或同时伴有α肾上腺素能神经的反应性增加,可使支气管平滑肌收缩,腺体分泌增多,哮喘发作。

2)非肾上腺能非胆碱能神经功能失调与神经源性炎症:气道的自主神经系统除肾上腺素能和胆碱能神经系统外,尚存在第三类神经,即非肾上腺素能非胆碱能(non-adrenergicnon-cholinergic,NANC)神经系统。NANC神经系统又分为抑制性NANC神经系统(i-NANC)及兴奋性NANC神经系统(e-NANC)。

i-NANC功能:i-NANC可能是人类唯一的舒张支气管的神经,其神经递质为VIP和NO。VIP是对人类气道的一种强力松弛剂,这种肽如被炎症细胞释放的酶加速降解,可能减弱胆碱能神经的制约作用,从而导致支气管收缩效应加重。NO是由内皮细胞释放的血管活性物质,可介导血管的舒张反应。在哮喘发病机制中,NO具有自相矛盾的双重作用,一方面可舒张肺血管和支气管平滑肌,使哮喘症状减轻;另一方面,大量NO合成使其毒性作用加强,哮喘不仅不缓解,症状反而加重,由于作为神经递质的NO减少,造成i-NANC神经功能缺陷使支气管扩张受抑,收缩作用增强,导致支气管痉挛。

e-NANC异常:e-NANC在解剖上相当于感觉神经C纤维。其神经递质为感觉神经肽,包括SP、NKA、NKB、降钙素基因相关肽(CGRP)。它们可能是通过局部轴索反射而释放的。由于无髓鞘传入神经C-纤维因气道上皮损伤而暴露,还可能受某些介质(如PGs和细胞因子)的作用而敏感化,一旦受到激惹,感觉神经肽便可能从神经侧支释放,引起支气管收缩、微血管渗漏及黏液分泌增多。轴索反射可促使局部上皮损伤的炎症扩散,形成神经源性炎症而导致支气管高反应性。气道上皮细胞含有中性肽链内切酶(脑啡肽酶),它可迅速裂解SP和NKA,哮喘时上皮细胞脱落将大大加强气道中感觉神经肽的作用。i-NANC和e-NANC,两者平衡失调,则可引起支气管平滑肌收缩。

(3)气道高反应性(airwayhyperresponsiveness,AHR):表现为气道对各种刺激因子出现过强或过早的收缩反应,是哮喘患者发生发展的另一个重要因素。目前普遍认为气道炎症是导致气道高反应性的重要机制之一,当气道受到变应原或其他刺激后,由于多种炎症细胞、炎症介质和细胞因子的参与,气道上皮的损害和上皮下神经末梢的裸露等而导致气道高反应性。AHR 常有家族倾向,受遗传因素的影响。AHR 为支气管哮喘患者的共同病理生理特征,然而出现 AHR 者并非都是支气管哮喘,如长期吸烟、接触臭氧、病毒性上呼吸道感染、慢性阻塞性肺疾病(chronic obstructive pulmonary disease,COPD)等也可出现 AHR。

(4)精神和内分泌因素:有些患者哮喘发作与情绪有关,其原因不明。更常见的是因严重的哮喘发作影响患者及其家人的情绪。约 2/3 的患者于青春期哮喘症状完全消失,于月经、妊娠期和患甲状腺功能亢进时症状加重,均提示哮喘的发病可能与内分泌功能紊乱有关,具体机制不明。

(5)遗传学因素:近年来研究表明哮喘是具有明显遗传倾向的。约 20% 哮喘儿童有家族史,患者及其家庭成员患过敏性疾病和特应性体质者明显高于正常人群。哮喘是非常复杂的多基因遗传性疾病,而且遗传方式非常复杂。目前已发现多种与哮喘发病有关的基因(疾病相关基因),如 IgE、IL-4、IL-13、T 细胞抗原受体(TCR)等基因多态性。但是,近 30 年来哮喘的发病率明显增高,不能单纯以基因变异来解释。

【病理和病理生理】

因病理的可逆性,在疾病早期,肉眼观解剖学上很少见器质性改变。随着疾病发展,病理学变化逐渐明显。肉眼可见肺膨胀及肺气肿,肺柔软疏松有弹性,显微镜下可见气道上皮下有肥大细胞、肺泡巨噬细胞、嗜酸性粒细胞、淋巴细胞与中性粒细胞浸润。若哮喘长期反复发作,表现为支气管平滑肌肌层肥厚,气道上皮细胞下纤维化、基底膜增厚等,致气道重塑和周围肺组织对气道的支持作用消失。在哮喘死亡患者的肺组织呈肺气肿,大、小气道内填满黏液栓。

哮喘病核心的病理生理改变是气流受阻,而支气管痉挛、管壁炎症性肿胀、黏液栓形成和气道重塑均是造成患者气道受阻的原因。

1. 支气管痉挛 急性支气管痉挛是由 IgE 依赖型介质释放所致(Ⅰ型变态反应)的速发型哮喘反应,包括肥大细胞释放组胺、前列腺素和白三烯等。

2. 管壁炎症性肿胀 抗原对气道刺激后 6~24

小时发生的气道直径减小,其原因是微血管通透性和漏出物增加而导致的气道黏膜增厚和肿胀。伴随或不伴随平滑肌收缩,为迟发型哮喘反应。

3. 黏液栓形成 主要发生于迟发型哮喘,黏液分泌增多,支气管及细支气管内出现黏稠痰液及黏液栓。支气管壁增厚、黏膜肿胀充血形成皱襞,黏液栓塞局部可出现肺不张。重症病例黏液栓广泛阻塞细小支气管,引起严重呼吸困难,甚至发生呼吸衰竭而死亡。

4. 气道重塑 因慢性和反复的炎症损害,可以导致气道重塑(airway remodelling),表现为气道壁增厚和基质沉积、胶原沉积,上皮下纤维化,平滑肌增生和肥大,肌成纤维细胞增殖及黏液腺杯状细胞化生及增生,上皮下网状层增厚,微血管生成。

【临床表现】

1. 发作先兆及早期表现 当受到变应原、冷空气、刺激性气味或其他诱因的刺激时,最初表现为上呼吸道过敏的症状,如眼痒、鼻痒、打喷嚏、流清涕等,婴幼儿往往仅表现为揉眼、搓鼻等。进一步表现为咽痒、干咳。这些症状通常在哮喘发作前可持续数小时或数天。与感冒症状相似,很容易被家长误认为"感冒"。

2. 典型发作时表现 主要特征为突然发作喘息,喘息症状根据哮喘的严重程度有较大的差异。患者可出现气管"嘶嘶"高调哮鸣音,在应用支气管舒张剂后缓解或自行缓解。某些患者在缓解数小时后可再次发作。在夜间及凌晨发作和加重常是哮喘的特征之一。婴幼儿可表现为张口呼吸、鼻翼扇动。许多患者可伴有咳嗽,病初为干咳,后期咳出白色黏液样痰,严重发作时可表现为烦躁不安、发绀、面色苍白、出冷汗。查体可见三凹征、心率加快、双肺有哮鸣音,肺底中、小水泡音。严重者气道广泛堵塞,哮鸣音反而消失,称"闭锁肺"(silent lung),是哮喘最危险的体征。当急性哮喘发作在合理应用常规缓解药物治疗后,仍有严重或进行性呼吸困难者,称为哮喘持续状态(status asthmaticus)。表现为哮喘急性发作,出现咳嗽、喘息、呼吸困难、大汗淋漓和烦躁不安,甚至表现出端坐呼吸、说话不成句、严重发绀、意识障碍及心肺功能不全的征象。若救治不及时,可能会造成患者死亡。慢性哮喘患者可见肺气肿体征,如桶状胸、胸部叩诊呈鼓音等。

3. 缓解期的表现 在缓解期,哮喘患者可无任何症状和体征,对活动无影响,或仅表现为过敏性鼻炎和咽炎的症状。少数患者可有胸部胸闷、气管发紧等不适,肺内哮鸣音或有或无。长期反复发作者可有肺气肿等表现。

4. 5 岁以下儿童喘息的特点及转归 5 岁以下儿童喘息多数与病毒感染有关,但并不是所有的喘息患者都是儿童哮喘患者。所以 5 岁以下儿童哮喘的诊断相对困难,是儿童哮喘诊断中的难点。5 岁以下儿童喘息有 3 种临床表型及转归:

(1)早期一过性喘息:多见于早产和父母吸烟者,喘息主要是由于环境因素导致肺的发育延迟所致,年龄的增长使肺的发育逐渐成熟,大多数患者在生后 3 岁之内喘息逐渐消失。

(2)早期起病的持续性喘息(指 3 岁前起病):患者主要表现为与急性呼吸道病毒感染相关的反复喘息,本人无特应症表现,也无家族过敏性疾病史。喘息症状一般持续至学龄期,部分患者在 12 岁时仍然有症状。<2 岁的儿童,喘息发作的原因通常与呼吸道合胞病毒等感染有关,2 岁以上的儿童,往往与鼻病毒等其他病毒感染有关。

(3)迟发性喘息/哮喘:这些儿童有典型的特应症背景,往往伴有湿疹,哮喘症状常迁延持续至成人期,气道有典型的哮喘病理特征。

应注意:第 1、2 种类型的儿童喘息只能通过回顾性分析才能做出鉴别。儿童喘息的早期干预有利于疾病的控制,因此不宜在对患者进行初始治疗时即进行如此分类。

【实验室及影像学检查】

1. 嗜酸性粒细胞计数 在哮喘发作时血及痰中嗜酸性粒细胞增多,通常血中嗜酸性粒细胞多超过 $400 \times 10^6/L$;哮喘患者痰液为白色黏性或胶冻状,可见大量嗜酸性粒细胞。痰嗜酸性粒细胞这项参数的临床有效性尚缺乏证据,因此目前不建议用痰嗜酸性粒细胞诊断或监测儿童哮喘。

2. 血清免疫球蛋白 血清总 IgE 水平明显增高,但它只能反映是否存在特应质。

3. 胸部 X 射线检查 急性期胸片正常或呈间质性改变,可有肺气肿或肺不张。胸片还可排除肺部其他疾病,如肺炎、肺结核、气管支气管异物和先天性畸形等。

4. 过敏原测试 变应原致敏是儿童发展为持续性哮喘的主要危险因素之一,因此,对于反复喘息怀疑哮喘的儿童,均推荐进行变应原皮肤点刺试验或血清变应原特异性 IgE 测定,来了解患者的过敏状态,协助诊断哮喘。同时也有利于了解导致哮喘发生和加重的个体危险因素,有助于制订环境干预措施和确定变应原特异性免疫治疗的方案。过敏原随地区、气候及年龄增长而有变异,因此若正规治疗后哮喘未控制或不完全控制,应考虑是否复查过敏原。

5. 肺功能检测 主要用于 5~7 岁以上能配合的患者,有助于哮喘的诊断,同时也是评估哮喘病情严重程度和控制水平的重要依据之一。肺功能通常 3~6 个月复查一次。对于第一秒用力呼气量(forced expiratory volume in first second,FEV_1)≥正常预计值 70% 的疑似哮喘患者,可选择支气管激发试验测定气道反应性,对于 FEV<正常预计值 70% 的疑似哮喘患者,选择支气管舒张试验评估气流受限的可逆性,支气管激发试验阳性、支气管舒张试验阳性或 PEF 每日变异率(连续监测 1~2 周)≥20% 均有助于确诊哮喘。呼气流量峰值(peak expiratory flow,PEF)测定,包括可逆性和变异性,在儿童能掌握正确方法的前提下有助于监测病情。年龄<5 岁的儿童,视应用条件而定,可采用脉冲震荡法和特殊呼吸道阻力体描仪评估肺功能。

6. 呼出气一氧化氮(fractional exhaled nitric oxide,FeNO)**水平测定** 临床应用于嗜酸性粒细胞增高性哮喘患者糖皮质激素药物应答评估、监控气道炎症以及有助于选择合适的糖皮质激素药物治疗方案。建议在需要客观证据时,FeNO 可用于哮喘的辅助诊断。儿童 FeNO 值(国外的标准,国内尚无明确标准)低于 20ppb 预示着无嗜酸性炎症或激素治疗无效,高于 35ppb 预示着存在嗜酸性炎症,对于有症状的患者,提示激素治疗有效。也可由于哮喘患者的气道炎症监控。基于个人的个性化长期监测,即通过患者前后不同时间的随访(比如间隔 2 周、3 周等)来判断患者炎症程度的发展趋势,一般对于患者来说,会用显著升高或者显著降低来描述患者前后两次 FeNO 值的变化,具体是:50ppb 以下变化 10ppb,50ppb 以上 20% 的变化称为显著变化。出现显著变化的时候,就可以考虑进一步的调整治疗方案或者增减药物剂量。

【诊断】

详细询问个人病史、家族史和体格检查,呼气性气流受限的肺功能检测、支气管激发试验、抗原检测、呼出气一氧化氮检测。

1. 儿童哮喘诊断标准

(1)反复发作喘息、咳嗽、气促、胸闷,多与接触变应原、冷空气、物理或化学性刺激、呼吸道感染以及运动等有关,常在夜间和/或清晨发作或加剧。

(2)发作时在双肺可闻及散在或弥漫性、以呼气相为主的哮鸣音,呼气相延长。

(3)上述症状和体征经抗哮喘治疗有效或自行缓解。

(4)除外其他疾病所引起的喘息、咳嗽、气促和胸闷。

(5)临床表现不典型者(如无明显喘息或哮鸣音),应至少具备以下1项:

1)支气管激发试验或运动激发试验阳性。

2)证实存在可逆性气流受限:①支气管舒张试验阳性:吸入速效β_2受体激动剂如沙丁胺醇(salbutamol)后15分钟第一秒用力呼气量(FEV_1)增加≥12%;或②抗哮喘治疗有效:使用支气管舒张剂和口服(或吸入)糖皮质激素治疗1~2周后,FEV_1增加≥12%。

3)最大呼气流量(PEF)每日变异率(连续监测1~2周)为20%。

符合第1~4条或第4、5条者,可以诊断为哮喘。

2. **咳嗽变异性哮喘的诊断标准** 咳嗽变异性哮喘(cough variant asthma,CVA)是儿童慢性咳嗽最常见原因之一,以咳嗽为唯一或主要表现,不伴有明显喘息。

诊断依据:

(1)咳嗽持续>4周,常在夜间和/或清晨发作或加重,以干咳为主。

(2)临床上无感染征象,或经较长时间抗生素治疗无效。

(3)抗哮喘药物诊断性治疗有效。

(4)排除其他原因引起的慢性咳嗽。

(5)支气管激发试验阳性和/或PEF每日变异率(连续监测1~2周)≥20%。

(6)个人或一、二级亲属特应性疾病史,或变应原检测阳性。

以上1~4项为诊断基本条件。

3. **5岁以下儿童哮喘的判断** 此年龄段儿童因不能配合做肺功能检查,所以目前尚无特异性的检测方法和指标,可用于对学龄前喘息儿童作出哮喘的确定诊断。当喘息儿童具有以下临床症状特点时高度提示哮喘的诊断:

(1)多于每月1次的频繁发作性喘息。

(2)活动诱发的咳嗽或喘息。

(3)非病毒感染导致的间歇性夜间咳嗽。

(4)喘息症状持续至3岁以后。

4. **3岁以下儿童哮喘的风险评估** 3岁以下喘息患者发展为持续性哮喘的风险评估,推荐使用哮喘预测指数(asthma predictive index,API)。对于年幼儿童,哮喘预测指数能有效地用于预测3岁以内喘息儿童发展为持续性哮喘的危险性。API阳性儿童在6~13岁发展为哮喘的概率是API阴性儿童的4~10倍。

哮喘预测指数:在过去1年喘息≥4次,具有1项主要危险因素或2项次要危险因素。主要危险因素包括:①父母有哮喘病史;②经医师诊断为特应性皮炎;③有吸入变应原致敏的依据。次要危险因素包括:①有食物变应原致敏的依据;②外周血嗜酸性粒细胞≥4%;③与感冒无关的喘息。如哮喘预测指数阳性,建议按哮喘规范治疗。

婴幼儿喘息尽管存在过度治疗的可能性,但70%~80%的儿童哮喘发病于5岁以前,具有肺功能损害的持续性哮喘患者,其肺功能损害往往开始于学龄前期,与使用抗生素相比,抗哮喘药物治疗能明显减轻学龄前儿童喘息发作的严重程度和缩短喘息时间。因此从喘息的学龄前儿童中把可能发展为持续性哮喘的患者识别出来进行有效早期干预是必要的。对于反复喘息而抗生素治疗无效的学龄前儿童建议使用抗哮喘药物诊断性治疗2~6周后再进行评估。必须强调,学龄前喘息儿童大部分预后良好,其哮喘样症状随年龄增长可能自然缓解。因此,对这些患者必须定期(3~6个月)重新评估以判断是否需要继续抗哮喘治疗。

【哮喘的分期与分级】

1. **哮喘的分期** 可分为三期:急性发作期(acute exacerbation)、慢性持续期(chronic persistent)和临床缓解期(clinical remission)。①急性发作期:是指患者突然出现喘息、咳嗽、气促、胸闷等症状,或原有症状急剧加重;其发作持续的时间和程度不尽相同。②慢性持续期:是指患者即使没有急性发作,但在近3个月内不同频度和/或不同程度地出现过喘息、咳嗽、气促、胸闷等症状;可根据病情严重程度分级或控制水平分级。③临床缓解期系指哮喘患者经过治疗或未经治疗症状和体征消失,肺功能(FEV_1或PEF)≥80%预计值,并维持3个月以上。

哮喘的分级包括病情严重程度分级、哮喘控制水平分级和急性发作严重度分级。

2. **病情严重程度的分级** 病情严重程度分级主要用于初次诊断和既往虽被诊断但尚未按哮喘

规范治疗的患者,作为制订起始治疗方案级别的依据(表4-5)。

3. **控制水平的分级** 哮喘控制水平分级用于评估已规范治疗的哮喘患者是否达到哮喘治疗目标及指导治疗方案的调整以达到并维持哮喘控制。以哮喘控制水平为主导的哮喘长期治疗方案可使患者得到更充分的治疗,使大多数哮喘患者达到临床控制(表4-6)。

4. **哮喘急性发作严重度分级** 哮喘急性发作常表现为进行性加重的过程,以呼气流量降低为其特征,常因接触变应原、刺激物或呼吸道感染诱发。其起病缓急和病情轻重不一,可在数小时或数天内出现,偶尔可在数分钟内即危及生命,故应对病情作出正确评估,以便给予及时有效的紧急治疗。哮喘急性发作时病情严重程度分级见表4-7。

【鉴别诊断】 以喘息为主要症状的儿童哮喘应注意与毛细支气管炎、支气管淋巴结核、支气管扩张症、气道异物、先天性气管支气管畸形和先天性心血管疾病相鉴别,咳嗽变异性哮喘(cough variant asthma,CVA)应注意与上气道咳嗽综合征、胃食管反流和嗜酸性粒细胞支气管炎等疾病相鉴别。

(1)毛细支气管炎:此病多见于2~6个月小婴儿,咳喘症状大约持续1~2周,冬春两季发病较多。多由呼吸道合胞病毒和副流感病毒所致。可有呼吸困难和喘鸣音,支气管扩张剂无显著疗效。一般与典型哮喘的鉴别并不困难。

表4-5 儿童哮喘严重程度分级

严重程度	日间症状	夜间症状/憋醒	应急缓解药的使用	活动受限	肺功能(≥5岁者适用)	急性发作(需使用全身激素治疗)
<5岁						
间歇状态(第1级)	每周≤2天,发作间歇无症状	无	每周≤2天	无		每年0~1次
轻度持续(第2级)	每周>2天,但非每日有症状	每月1~2次	每周>2天,但非每日使用	轻微受限		6个月内≥2次,根据发作的频度和严重度确定分级
中度持续(第3级)	每天有症状	每月3~4次	每天使用	部分受限		
重度持续(第4级)	每天持续有症状	每周>1次	每天多次使用	严重受限		
≥5岁						
间歇状态(第1级)	每周≤2天,发作间歇无症状	每月≤2次	每周≤2天	无	FEV₁或PEF≥正常预计值的80%,PEF或FEV₁变异率<20%	每年0~1次
轻度持续(第2级)	每周>2天,但非每日有症状	每月3~4次	每周>2天,但非每日使用	轻微受限	FEV₁或PEF≥正常预计值的80%,PEF或FEV₁变异率20%~30%	每周≥2次,根据发作的频度和严重度确定分级
中度持续(第3级)	每天有症状	每周>1次,但非每晚有症状	每天使用	部分受限	FEV₁或PEF达正常预计值的60%~79%,PEF或FEV₁变异率>30%	
重度持续(第4级)	每天持续有症状	经常出现,通常每晚均有症状	每天多次使用	严重受限	FEV₁或PEF<正常预计值的60%,PEF或FEV₁变异率>30%	

注:①评估过去2~4周日间症状、夜间症状/憋醒、应急缓解药的使用和活动受限情况;②患者只要具有某级严重程度的任意一项特点,就将其列为该级别;③任何级别严重程度,包括间歇状态,都可以出现严重的急性发作。

表4-6 儿童哮喘控制水平分级

控制程度	日间症状	夜间症状/憋醒	应急缓解药的使用	活动受限	肺功能（≥5岁者适用）	定级标准	急性发作（需使用全身激素治疗）
控制	无（每周≤2天）	无	无（每周≤2次）	无	≥正常预计值本人最佳值的80%	满足前述所有条件	每年0~1次
部分控制	每周>2天或每周≤2天但多次出现	有	每周>2次	有	<正常预计值本人最佳值的80%	在任何1周内出现前述1项特征	每年2~3次
未控制						在任何1周内出现前述≥3项"部分控制"中的特征	每年>3次

注：①评估过去2~4周日间症状、夜间症状/憋醒、应急缓解药的使用和活动受限情况；②出现任何一次急性发作都应复核维持治疗方案是否需要调整。

表4-7 哮喘急性发作期病情严重程度的分级

临床特点	轻度	中度	重度	危重度
气短	走路时	说话时	休息时	
体位	可平卧	喜坐位	前弓位	
讲话方式	能成句	成短句	说单字	难以说话
精神意识	可有焦虑、烦躁	常焦虑、烦躁	常焦虑、烦躁	嗜睡、意识模糊
呼吸频率	轻度增加	增加	明显增加	减慢或不规则
辅助呼吸肌活动及三凹征	常无	可有	通常有	胸腹反常运动
哮鸣音	散在，呼气末期	响亮、弥漫	响亮、弥漫、双相	减弱乃至消失
脉率	略增加	增加	明显增加	减慢或不规则
奇脉/kPa	不存在<1.33	可有1.33~3.33	通常有2.67~5.33	不存在（提示呼吸肌疲劳）
吸入速效 β_2 受体激动剂后PEF占正常预计值或本人最佳值百分比/%	>80	60~80	≤60或治疗效应持续时间<2小时	<33
PaO_2（吸空气）/kPa	正常	>8.0	<8.0，可能有发绀	呼吸衰竭
$PaCO_2$/kPa	<6.0	<6.0	≥6.0，短时内明显上升	呼吸衰竭
SaO_2（吸空气）	>0.95	>0.92~0.95	0.90~0.92	<0.90

注：①正常儿童清醒时呼吸频率上限：<2个月，<60次/min，~12个月，<50次/min，~5岁，<40次/min，~8岁，<30次/min；②正常儿童脉率上限：2~12个月，<160次/min，~2岁，120次/min，~8岁，<110次/min；③小龄儿童较年长儿和成人更易发生高碳酸血症（低通气）；④判断急性发作严重程度时，只要存在某项严重程度的指标（不必全部指标存在），就可归入该严重等级。

（2）支气管淋巴结核：本病可有长期咳嗽及喘息症状，体格检查的时候可以听到双肺有弥漫的哮鸣音，但无显著的发作性。结核菌素试验阳性。胸部X射线检查显示肺门有结节性致密阴影，其周围可见浸润。个别患者肿大淋巴结可压迫气管或其内有干酪性变，溃破后进入气管时可引起较严重的喘息症状及呼吸困难。在诊断困难时除了进行普通胸部X射线检查外，还可以考虑CT，同时可考虑应用纤维支气管镜检查。纤维支气管镜检查可以通过气管黏膜的活检和支气管肺泡灌洗液进行结核菌的涂片和培养的检查，可以提高阳性率。

（3）支气管扩张症：在有继发感染时，支气管扩张处分泌物增加及堵塞也可出现喘息，并能听到哮鸣音。一般可根据既往严重肺部感染、反复肺不张及咳出大量脓性痰液的病史予以鉴别,必要时胸部 X 射线及支气管造影或 CT 检查可以诊断。

(4)气道异物:有吸入异物后突然剧烈呛咳的病史,并出现持久的哮喘样呼吸困难,并随体位变换时加重或减轻,一定要进行仔细认真反复的询问。此外,气道异物患者,既往无喘息反复发作病史。异物如在一侧气管内,喘鸣音及其他体征仅限于患侧,有时尚可听到特殊拍击音,与哮喘病体征表现为双侧明显不同。气道异物的患者胸部 X 射线检查通常提示有支气管阻塞的征象,例如不完全阻塞部位呈现肺过度通气、完全阻塞部位呈肺不张,胸透可以发现有纵隔的摆动。经支气管镜检查不但可明确诊断,还可取出异物。支气管异物好发于 1~3 岁的幼儿,对这个年龄段的儿童更应该提高警惕。

(5)心源性哮喘:多见于先天性心血管畸形、心肌炎、心内膜弹力纤维增生症、阵发性室上性心动过速的患者;在年长儿多见于急、慢性肾炎和二尖瓣狭窄患者,后者有心脏杂音或左向右分流。对于存在以上基础病变的患者,如果突然出现喘息、呼吸困难表现,听诊肺内有明显的哮鸣音,要想到心源性哮喘的可能。

(6)先天性喉喘鸣:是因喉部发育较差造成的后软骨软化,因吸气时喉部组织陷入声门而发生喘鸣音及呼吸困难。在生后数天出现持续的吸气性喘鸣,并有锁骨上窝及肋间凹陷,在俯卧位或被抱起时有时喘鸣可消失。一般在 2 岁前消失。

(7)先天性气管支气管畸形和先天性心血管疾病:先天性气管支气管狭窄、先天性气管支气管软化症或肺动脉吊带等先天畸形,可出现反复的喘息,要注意鉴别。肺部的三维 CT、纤维支气管镜及血管三维增强 CT 在诊断方面有很大帮助。

(8)上气道咳嗽综合征:包括过敏性鼻炎、鼻窦炎,增殖体肥大及变应性咽炎等,因可有长期的慢性咳嗽,需要与咳嗽变异性哮喘相鉴别。过敏变应性鼻炎表现:鼻痒、喷嚏、水样涕、眼痒等。鼻 - 鼻窦炎表现:鼻塞、黏液脓性或脓性涕,可有鼻窦区疼痛、嗅觉障碍等。变应性咽炎以咽痒、阵发性刺激性咳嗽为主要特征。非变应性咽炎常有咽痛、咽部异物或烧灼感。增殖体肥大可有睡眠打鼾、睡眠时张口呼吸或俯卧位睡眠。体格检查可以发现,上颌窦区有压痛,鼻开口处有黄白色分泌物流出,咽喉壁可有鹅卵石样滤泡增生。变应性鼻炎的鼻黏膜主要表现为苍白或水肿,鼻道及鼻腔底可见清涕或

黏涕。变应性咽炎表现为咽部黏膜苍白或水肿,诊断方面,可以选择鼻瓦氏位 X 射线、鼻咽侧位片或鼻窦 CT 协助检查,也可以做纤维鼻咽镜的检查。

(9)胃食管反流:临床表现包括呕吐、营养不良、生长发育迟缓、贫血。当发生吸入综合征时通常有呛咳、反复的咳嗽、喘息、吸入性肺炎等呼吸道的症状。多发生于夜间;症状大多出现在饮食后,喂养困难。部分患者伴有上腹部或剑突下不适、胸骨后烧灼感、胸痛、咽痛等;婴儿除引起咳嗽外,还可致窒息、心动过缓和背部呈弓形;需要与儿童哮喘进行鉴别诊断。行食管 24 小时 pH 值监测将有助于鉴别诊断。

(10)嗜酸性粒细胞支气管炎:因有长慢性咳嗽需要与 CVA 相鉴别。嗜酸性粒细胞支气管炎的临床表现通常为干咳,不伴有喘息,肺功能通常正常,支气管舒张实验阴性,治疗方面对糖皮质激素效果良好。

【治疗】

1. 哮喘管理的长期目标　达到症状的良好控制水平,并维持正常活动状态,将未来急性发作、固定性气流受限和副作用风险降至最低。

2. 哮喘的评估

(1)哮喘控制评估(症状控制和未来不良结局的风险):评估过去 4 周的症状控制情况,识别任何其他导致急性发作、固定性气流受限或副作用的危险因素,在作出诊断、治疗开始后 3~6 个月时检测肺功能,并定期检测。

(2)评估治疗问题:记录患者现有的治疗级别,观察吸入器使用技术,评估依从性和副作用,核查患者哮喘日记情况,询问患者对于哮喘和治疗药物的态度和治疗目标的认识。

(3)并发症的评估:鼻炎、鼻窦炎、胃食管反流、肥胖、阻塞性睡眠呼吸暂停、抑郁和焦虑,可导致症状的出现和生活质量不佳,有时还会导致哮喘控制不佳。

(4)哮喘评估的具体方法:可以使用儿童哮喘控制测试、哮喘控制调查问卷,GINA 指南的哮喘症状控制水平评估。

3. 防治原则　哮喘控制治疗应越早越好。要坚持长期、持续、规范、个体化治疗原则。治疗包括:

(1)急性发作期:快速缓解症状,如平喘、抗感染治疗。

(2)慢性持续期和临床缓解期:防止症状加重和预防复发,如避免触发因素、抗炎、降低气道高反

应性、防止气道重塑,并做好自我管理。注重药物治疗和非药物治疗相结合,不可忽视非药物治疗如哮喘防治教育、变应原回避、患者心理问题的处理、生命质量的提高、药物经济学等诸方面在哮喘长期管理中的作用。

4. **长期治疗方案**　吸入糖皮质激素(inhaled corticosteroid,ICS)是儿童哮喘长期治疗的首选药物,儿童常用 ICS 的估计等效每日剂量见表 4-8。根据年龄分为 5 岁及以上和 5 岁以下儿童哮喘的长期治疗方案。长期治疗方案分为 5 级,从第 2 级到第 5 级的治疗方案中都有不同的哮喘控制药物可供选择。对以往未经规范治疗的初诊哮喘患者根据病情严重程度分级(表 4-9),选择第 2 级、第 3 级或第 4 级治疗方案。在各级治疗中,每 1~3 个月评估 1 次治疗方案,根据病情控制情况适当调整治疗方案。

哮喘的升级治疗:持续升级(至少 2~3 个月),对于初始治疗效果不佳的患者,短期升级治疗(1~2 周),在必要时如病毒感染或暴露于季节性过敏原期间,可偶尔短期内增加 ICS 的维持剂量。但升级治疗之前首先要检查患者吸药技术、遵循用药方案的情况、变应原回避和其他触发因素等情况。如部分控制,可考虑升级治疗以达到控制。如未控制,升级或越级治疗直至达到控制。

哮喘的降级治疗:当哮喘症状控制良好且肺功能持续稳定达 3 个月及以上时,可考虑降级治疗,需选择适合的时机如无呼吸道感染、患者未旅行等。对于大多数患者来说,每隔 3 个月将 ICS 剂量下调 25%~50% 是可行且安全的,直至确定维持哮喘控制的最小剂量。

表 4-8　儿童常用 ICS 的估计等效每日剂量

药物种类	低剂量 /μg		中剂量 /μg		高剂量 /μg	
	>5 岁	≤5 岁	>5 岁	≤5 岁	>5 岁	≤5 岁
丙酸倍氯米松	200~500	100~200	~1 000	~400	>1 000	>400
布地奈德	200~600	100~200	~1 000	~400	>1 000	>400
丙酸氟替卡松	100~250	100~200	~500	~500	>500	>500
布地奈德雾化悬液	250~500		~1 000		>1 000	

表 4-9　≥5 岁儿童哮喘的长期治疗方案

治疗级别	第 1 级	第 2 级	第 3 级	第 4 级	第 5 级
治疗方案					
非药物干预	哮喘防治教育、环境控制	哮喘防治教育、环境控制			
应急药物	按需使用速效 β₂ 受体激动剂	按需使用速效 β₂ 受体激动剂			
控制药物	一般不需要	选用下列一种: • 低剂量吸入糖皮质激素(ICS) • 白三烯受体拮抗剂(LTRA)	选用下列一种: • 低剂量 ICS 加吸入型长效 β₂ 受体激动剂(LABA) • 中高剂量 ICS • 低剂量 ICS 加 LTRA	选用下列一种: • 中高剂量 ICS 加 LABA • 中高剂量 ICS 加 LTRA 或缓释茶碱 • 中高剂量 ICS/LABA 加 LTRA 或缓释茶碱	选用下列一种: • 中高剂量 ICS/LABA 加 LTRA 和 / 或缓释茶碱,口服最小剂量的糖皮质激素 • 中高剂量 ICS/LABA 和 / 或缓释茶碱,≥12 岁可加抗 IgE 治疗*

注:* 抗 IgE 抗体对 IgE 介导的过敏性哮喘具有良好的效果,但由于价格昂贵,仅适用于血清 IgE 明显升高、吸入糖皮质激素无法控制的 12 岁以上重度持续过敏性哮喘患者。

在儿童哮喘的长期治疗方案中,除每日规则地使用控制治疗药物外,根据病情按需使用缓解药物。吸入型速效 β_2 受体激动剂是目前最有效的缓解药物,是所有年龄儿童急性哮喘的首选治疗药物,通常情况下 1 天内不应超过 3~4 次。亦可以选择联合吸入抗胆碱能药物作为缓解药物。5 岁及以上儿童如果使用含有福莫特罗和布地奈德单一吸入剂进行治疗时,可作为控制和缓解药物应用。

(1)5 岁及以上儿童哮喘的长期治疗方案(表 4-9):我国地域广,社会经济发展很不平衡,因此联合治疗方法的选择除了考虑疗效外,还需要同时考虑地区、经济的差异。必须强调,任何年龄都不应将吸入型长效 β_2 受体激动剂(long acting beta-agonists,LABA)作为单药治疗,只能在使用适量吸入糖皮质激素(ICS)时作为联合治疗使用。

(2)5 岁以下儿童哮喘的长期治疗方案(表 4-10):对于 5 岁以下儿童哮喘的长期治疗,最有效的治疗药物是 ICS,对于大多数患者推荐使用低剂量 ICS(第 2 级)作为初始控制治疗。如果低剂量 ICS 不能控制症状,增加 ICS 剂量是最佳选择。无法应用或不愿使用 ICS,或伴过敏性鼻炎的患者可选用白三烯受体拮抗剂(leukotriene receptor antagonists,LTRA)。口服缓释茶碱在 5 岁以下儿童哮喘长期治疗中具有一定疗效,临床不应完全摒弃该药的使用,但是茶碱的疗效不如低剂量 ICS,而不良反应却更显著。LABA 或联合制剂尚未在 5 岁以下儿童中进行充分的研究。

表 4-10　<5 岁儿童哮喘的长期治疗方案

治疗级别	第 1 级	第 2 级	第 3 级	第 4 级	第 5 级
治疗方案					
非药物干预	哮喘防治教育、环境控制	哮喘防治教育、环境控制			
应急药物	按需使用速效 β_2 受体激动剂	按需使用速效 β_2 受体激动剂			
控制药物	一般不需要	选用下列一种： • 低剂量 ICS • LTRA	选用下列一种： • 中等剂量 ICS • 低剂量 ICS 加 LTRA	选用下列一种： • 中高剂量 ICS 加 LTRA • 中高剂量 ICS 加缓释茶碱 • 中高剂量 ICS/LABA 加 LTRA 或缓释茶碱	选用下列一种： • 高剂量 ICS 加 LTRA 与口服最小剂量的糖皮质激素 • 高剂量 ICS 联合 LABA 与口服最小剂量的糖皮质激素

(3)抗组胺药物:如西替利嗪、氯雷他定、酮替芬等,对哮喘的治疗作用有限,有助于控制明显特应症体质者的哮喘,控制伴变应性鼻炎和湿疹等患者的过敏症状。

5. 急性发作期治疗　主要根据急性发作的严重程度及对初始治疗措施的反应,在原基础上进行个体化治疗。

如哮喘急性发作经合理应用支气管舒张剂和糖皮质激素等哮喘缓解药物治疗后,仍有严重或进行性呼吸困难者,称为哮喘危重状态(哮喘持续状态,status asthmaticus)。如支气管阻塞未及时得到缓解,可迅速发展为呼吸衰竭,直接威胁生命,此时称之为危及生命的哮喘发作(life threatening asthma)。对任何危重哮喘患者应置于良好的医疗环境中,供氧以维持血氧饱和度在 0.92~0.95 以上,进行心肺监护,监测血气分析和通气功能,对未作气管插管者,禁用镇静剂。

(1)吸入速效 β_2 受体激动剂:使用氧驱动(氧气流量 6~8L/min)或空气压缩泵雾化吸入,哮喘重度发作时,第 1 小时可每 20 分钟 1 次,连续给予 3 次,以后根据病情每 1~4 小时重复吸入治疗;药物剂量:每次吸入沙丁胺醇 2.5~5mg 或特布他林(terbutalin)5~10mg。如无雾化吸入器,可使用压力型定量气雾剂(pMDI)经储雾罐吸药,每次单剂喷药,连用 4~10 喷,用药间隔与雾化吸入方法相同。如无条件使用吸入型速效 β_2 受体激动剂,可使用肾上腺素皮下注射,但应加强临床观察,预防心血管等不良反应的发生。药物剂量:每次皮下注射 1:1 000 肾上腺素 0.01ml/kg,最大剂量不超过 0.3ml。必要时可每 20 分钟 1 次,但不可超过 3 次。经吸入速效 β₂ 受体激动剂治疗无效者,可能需要静脉应用 β₂ 受体激动剂。药物剂量:沙丁胺醇 15μg/kg 缓慢静脉注射,持续 10 分钟以上;病情严重需静脉维持滴注时剂量为 1~2μg/(kg·min)〔≤5μg/(kg·min)〕。静脉应用 β₂ 受体激动剂时容易出现心律失常和低钾血症等严重不良反应,使用时要严格掌握指征及剂量,并作必要的心电图、血气及电解质等监护。

(2)糖皮质激素:全身应用糖皮质激素是治疗儿童重症哮喘发作的一线药物,早期使用可以减轻疾病的严重度,给药后 3~4 小时即可显示明显的疗效。药物剂量:口服泼尼松 1~2mg/(kg·d)。重症患者可静脉注射琥珀酸氢化可的松 5~10mg/(kg·次),或甲泼尼龙 1~2mg/(kg·次),根据病情可间隔 4~8 小时重复使用。大剂量 ICS 对儿童哮喘发作的治疗有一定帮助,选用雾化吸入布地奈德悬液 1mg/次,每 6~8 小时用 1 次。但病情严重时不能以吸入治疗替代全身糖皮质激素治疗,以免延误病情。

(3)抗胆碱药:是儿童危重哮喘联合治疗的组成部分,其临床安全性和有效性已确立,对 β₂ 受体激动剂治疗反应不佳的重症者应尽早联合使用。药物剂量:异丙托溴铵每次 250~500μg,加入 β₂ 受体激动剂溶液作雾化吸入,间隔时间同吸入 β₂ 受体激动剂。

(4)氨茶碱:静脉滴注氨茶碱可作为儿童危重哮喘附加治疗的选择。药物剂量:负荷量 4~6mg/kg(≤250mg),缓慢静脉滴注 20~30 分钟,继之根据年龄持续滴注维持剂量 0.7~1mg/(kg·h),如已用口服氨茶碱者,直接使用维持剂量持续静脉滴注。亦可采用间歇给药方法,每 6~8 小时缓慢静脉滴注 4~6mg/kg。

(5)硫酸镁:有助于危重哮喘症状的缓解,安全性良好。药物剂量:25~40mg/(kg·d)(≤2g/d),分 1~2 次,加入 10% 葡萄糖溶液 20ml 缓慢静脉滴注(20 分钟以上),酌情使用 1~3 天。不良反应包括一过性面色潮红、恶心等,通常在药物输注时发生。如过量可静脉注射 10% 葡萄糖酸钙拮抗。

儿童哮喘危重状态经氧疗、全身应用糖皮质激素、β₂ 受体激动剂等治疗后病情继续恶化者,应及时给予辅助机械通气治疗。

6. **临床缓解期的处理** 为了巩固疗效,维持患者病情长期稳定,提高其生命质量,应加强临床缓解期的处理。

(1)鼓励患者坚持每日定时测量 PEF、监测病情变化、记录哮喘日记。

(2)注意有无哮喘发作先兆,如咳嗽、气促、胸闷等,一旦出现应及时使用应急药物以减轻哮喘发作症状。

(3)病情缓解后应继续使用长期控制药物,如使用最低有效维持量的 ICS 等。

(4)控制治疗的剂量调整和疗程:单用中高剂量 ICS 者,尝试在达到并维持哮喘控制 3 个月后剂量减少 50%。单用低剂量 ICS 能达到控制时,可改用每天 1 次给药。联合使用 ICS 和 LABA 者,先减少 ICS 约 50%,直至达到低剂量 ICS 才考虑停用 LABA。如使用最低剂量 ICS 患者的哮喘能维持控制,并且 1 年内无症状反复,可考虑停药。有相当比例的 5 岁以下患者哮喘症状会自然缓解,因此对此年龄儿童的控制治疗方案,每年至少要进行 2 次评估以决定是否需要继续治疗。

(5)根据患者具体情况,包括了解诱因和以往发作规律,与患者及家长共同研究,提出并采取一切必要的切实可行的预防措施,包括避免接触变应原、防止哮喘发作、保持病情长期控制和稳定。

(6)并存疾病治疗:70%~80% 哮喘儿童同时患有过敏性鼻炎,有的患者并存鼻窦炎及胃食管反流等。这些共存疾病可影响哮喘的控制,需同时进行相应的治疗。

【哮喘的非药物干预措施】

1. **避免空气污染环境** 包括戒烟、避免职业暴露、避免室内空气污染、避免室外空气污染。

2. **避免接触过敏原** 避免室内过敏原,过敏原的免疫治疗,避免室外过敏原,避免食物过敏原。

3. **维护身体健康状况** 包括身体锻炼、呼吸锻炼、合理膳食、减重和处理情绪压力。

【教育管理与预防复发】

1. **哮喘的教育与管理** 哮喘患者的教育与管理的目的在于增强疗效、减少复发、提高患者生活的质量,是哮喘治疗中非常重要的一环。通过反复对患者及患者家属进行哮喘基本防治知识的教育,期望调动其对哮喘防治的主观能动性,提高依从性,避免各种可能诱发哮喘急性发作的危险因素,巩固治疗效果,提高患者的生活质量。

2. **避免接触过敏原** 调整居住环境,积极治疗和清除感染病灶,去除各种诱发因素(吸二手烟、呼吸道感染、剧烈的情绪变化和气候变化等)。

3. 变应原特异性免疫治疗　在药物治疗效果不佳或无法避免接触过敏原时,可考虑针对过敏原的特异性免疫治疗,不主张多种变应原同时脱敏治疗,注意可能出现的严重不良反应,包括急性全身过敏反应(过敏性休克)和哮喘严重发作,需要在有抢救措施的医院进行。特异性免疫治疗应与抗炎及平喘药物同时进行,坚持足疗程。

【预后】

儿童哮喘的预后一般较好,比成人好,病死率为 2/100 000~4/100 000。哮喘的预后往往和起病的年龄、病情轻重、病程长短以及是否有家族史有关。有研究表明,有 70%~80% 年长后停止发作,虽然这些患者症状不再反复,但气道仍可能存有不同程度的炎症和气道高反应性,故只有在临床症状消失的同时,肺功能检查完全正常才能称为痊愈。目前资料统计有 30%~60% 的哮喘患者可完全治愈。

(韩晓华　王　佳)

第四节　特应性皮炎

特应性皮炎多为婴儿和儿童时期起病的常见慢性皮肤炎症疾病,绝大部分患者于 5 岁前起病,10%~20% 儿童患病,对生活质量造成明显影响。世界范围内儿童特应性皮炎的发病率均在增加,发展中国家特应性皮炎发病率呈逐年上升趋势,很快可能和发达富裕国家一致;不同地区之间患病率存在明显的差异,提示特应性皮炎的发生明显和环境因素关联;特应性皮炎是很多过敏性疾病患者的起初的表现,紧接着可能出现过敏性鼻炎、哮喘,呈现过敏进程。疾病的主要特征包括皮肤瘙痒、抓痕、慢性或者反复湿疹样皮疹,多有个人或者家族特应性疾病史,不同年龄呈现不同的特点。急性特应性皮炎组织学特征表现为表皮层细胞间的水肿,以及真皮层淋巴细胞、单核细胞等免疫细胞围绕血管的浸润,慢性特应性皮炎组织特征表现为表皮增厚,以及上层出现肥厚。目前特应性皮炎的发病机制主要有两个假说,包括皮肤屏障功能的破坏以及伴随的免疫异常反应;另外一个假说主要是皮肤固有免疫和适应性免疫的失调占主导地位,继而导致皮肤保护屏障的破坏。特应性皮炎的诊断主要居于临床特征而非诊断性检查的结果。特应性皮炎的治疗具有挑战性,既需要控制短期的皮肤症状加重,同时也不能影响长期的治疗计划,为了达到长

期的控制以及控制急性发作、减少药物毒副作用;治疗过程中,让患者了解疾病相关知识,增加依从性,也至关重要。

【病因和发病机制】

皮肤在应对外界环境各种各样的刺激下决定是否以及如何应对发挥着前哨功能,皮肤的防御功能分为 4 个方面:物理屏障,包括角质层以及角质层下面的紧密连接;化学屏障,包括各类抗微生物蛋白;皮肤表层的微生物屏障,包括皮肤表面定植的各类微生物;以及免疫屏障,包括固有免疫和适应性免疫;其中物理屏障的破坏以及皮肤免疫功能的紊乱为特应性皮炎发生主要致病假说。

皮肤屏障在宿主抵御外来微生物、过敏原的入侵方面发挥重要作用,由皮肤表皮细胞分泌形成的角质层可阻止皮肤水分的丢失以及防御外来微生物和过敏原的侵入;皮肤物理屏障的破坏很早就被认为是特应性皮炎的一个典型特征,皮肤屏障的破坏在特应性皮炎皮肤炎症的触发和持续方面发挥了重要的作用;特应性皮炎角质层的功能障碍主要是由于以下一个或者更多因素导致:角质层脂质的减少,蛋白酶、抗蛋白酶或者两者的缺陷,获得性或者基因缺陷导致的结构蛋白的破坏,如丝聚合蛋白、甲蛋白,或者其他表皮分化相关复合体基因存在的问题。2006 年,发现了丝聚合蛋白的无效突变(null mutation)和特应性皮炎以及一些临床表型(早发,严重 / 持续,湿疹疱疹)等强烈关联。表皮最外层角质层丝聚合蛋白基因突变和特应性皮炎的发生存在密切的关联;丝聚合蛋白的缺乏导致表皮酸性代谢产物的减少,皮肤表皮的 pH 值升高,从而使得皮肤表面葡萄球菌容易聚集;皮肤表皮水分容易丢失,从而导致皮肤干燥;表皮的紧密连接也受到影响,以及角蛋白纤维的聚合也受到影响,这些因素导致了皮肤屏障的破坏,继而导致皮肤过敏原的侵入,引起异常过敏反应的发生;微生物的侵入,使得皮肤容易出现感染。表皮的另外一个皮肤屏障——紧密连接,紧贴角质层之下,存在于颗粒层之中,部分特应性皮炎患者中发现了紧密连接存在异常,可能部分是由于紧密连接蛋白 -1(CLDN1)减少所致。总之,皮肤屏障的泄露促进了针对过敏原以及刺激物的免疫反应。

数十年来,已经认识到特应性皮炎患者适应性免疫方面存在问题,Th2 分泌的 IL-4、IL-5、IL-13 在外周血中和急性的病变皮肤中增多,但是慢性特应性皮炎表现为 Th1 和 Th2 更加复杂的关联;Th2 细

胞因子主要导致嗜酸性细胞增多以及 IgE 介导的针对一系列环境抗原的免疫反应。Th2 极化现象主要是因为如下一些因素导致:IL-25、IL-33 以及胸腺基质淋巴生成素的释放有关,这些为损坏表皮或者组织损伤所释放。这些表皮来源的促 Th2 介质的释放主要是通过固有免疫受体介导的针对过敏原的免疫反应或者过敏原自身蛋白溶解所致。这些介质激活抗原呈递细胞,包括嗜碱细胞以及树突状细胞,然后促进淋巴结 Th2 细胞的成熟。然而有趣的是,部分皮肤屏障的破坏(如丝聚合蛋白的减少,紧密连接蛋白的减少)和 Th2 的极化呈现负相关。特应性皮炎适应性免疫应答方面主要表现为急性期 Th2 细胞因子(如 IL-4、IL-13、IL-31),以及 Th22 细胞因子的产生,这些细胞因子影响了表皮细胞的分化,以致影响丝聚合蛋白的产生以及抗病原微生物多肽的表达,IL-33 除了影响表皮的分化,还导致剧烈的皮肤瘙痒。也可能存在其他 Th 细胞亚群的免疫应答为主的特应性皮炎亚群。树突样细胞在启动 T 细胞应答方面发挥着重要作用。阻断树突状细胞 H_1 受体信号,可影响过敏原激发的皮肤免疫反应。特应性皮炎患者表皮角质细胞胸腺基质淋巴细胞生成素(thymic stromal lymphopoietin,TSLP)表达量增加,能够导致 Th2 方向细胞分化。许多证据表明 Th2 细胞因子和细菌或者皮肤感染的频率和严重程度成正相关。Th2 细胞因子抑制固有免疫和适应性免疫系统有效宿主防御反应,减少表皮分化复合体中屏障蛋白的表达,如丝聚蛋白、兜甲蛋白、S100 蛋白。多个课题组发现特应性皮炎皮损中 IL-22 表达增多。这个细胞因子为 Th17 所分泌,以及由新识别的 CD4 记忆 T 细胞 Th22 所分泌。IL-22 诱导表皮分化,可能解释特应性皮炎患者表皮增厚的现象。

特应性皮炎患者皮肤容易出现致病性微生物,如金黄色葡萄球菌定植,可能合并有固有免疫的问题,特应性皮炎患者固有免疫发现存在的问题有固有免疫受体的缺陷,正常情况下当皮肤屏障受到破坏后,皮肤局部的免疫系统做出反应,产生抗微生物蛋白抵御微生物的入侵;而特应性皮炎患者分泌的抗微生物蛋白减少,使得微生物容易在皮肤表面定植并导致皮肤的慢性炎症。

固有免疫系统在机体应对致病原时首先迅速做出反应,先于适应性免疫;皮肤角质细胞表达了一系列固有免疫受体,称为模式识别受体(PRR),能够针对病原微生物以及组织损伤产生释放一系

列炎症介质(如细胞因子、AMP 等);这些 PRR 还能影响紧密连接的完整性;固有免疫应答和皮肤表面的微生物相互影响。固有免疫在保持皮肤屏障的功能、激发适度的适应性免疫反应、决定皮肤表面的微生物方面发挥重要的作用。表皮稳态的异常、AMP 的产生减少、适应性免疫的倾斜、局部微生物的异常,这些可能均和固有免疫的功能降低有关。

PRR 分为 4 类:TLR、NLR、RLR 以及 CLR。TLR 是固有免疫系统受体中研究最多的一类,能够识别很多病原体相关分子模式(pathogen associated molecular pattern,PAMP),包括细菌和病毒来源的 LPS、脂蛋白、鞭毛,以及双链 RNA 和双链 DNA 等。TLR 同时能够识别内源性组织损伤释放的一些配体;人类角质层细胞能够表达具有功能的 TLR1、TLR2、TLR3、TLR5 以及 TLR6。TLR 基因多样性已经发现和特应性皮炎以及疾病的严重程度相关,其中 TLR2 为主要的关注点,主要因为 TLR2 能识别金黄色葡萄球菌细胞壁的产物,特应性皮炎患者对金黄色葡萄球菌易感;一些研究者已经发现特应性皮炎患者角质层以及单核细胞 TLR2 的表达量下降。其中一个研究组发现 TLR2 R753Q 无义突变的特应性皮炎患者具有金黄色葡萄球菌感染以及升高的血清 IgE 水平。总之,*TLR2* 基因的突变在特应性皮炎患者或者其中的一类患者中发挥一定的作用。其他几类 PRR(包括 NLR、RLR、CLR 等)也和特应性皮炎的发生有一定关联,但是尚需要进一步的研究确证。

固有免疫有效的应答对于皮肤屏障的维持和修复也发挥着重要的作用。最近研究发现,这些功能的发挥可能是通过上皮细胞表达的 PRR 介导,有研究发现皮肤表面角质细胞的 TLR2 的表达对于皮肤紧密连接发挥重要的作用。表皮固有免疫和物理屏障发生了动态关联,但是两者之间的关系还有很多未知问题有待解决。

角质层细胞除了形成皮肤物理屏障,也是 AMP 产生的主要来源;AMP 主要功能是对抗皮肤表面微生物,但也认识到在皮肤伤口的愈合方面发挥重要的作用。固有免疫的激活可导致皮肤部分 AMP 的释放,调节皮肤的化学屏障。特应性皮炎患者部分存在皮肤 PRR 表达、传导的缺陷,这些缺陷影响皮肤的抗微生物以及皮肤的修复机制。

皮肤表面存在大量的共生菌,这些微生物不是被动的定植,而是主动地和表皮细胞以及其他宿主

细胞相互作用,并且直接和间接地影响宿主的免疫反应特征。有研究发现在特应性皮炎活动性病变中,金黄色葡萄球菌为主要菌群,当疾病缓解后,菌群逐渐恢复正常。当特应性皮炎急性加重时,定植菌表皮葡萄球菌也同时迅速增加,可能是控制金黄色葡萄球菌感染的另外一个途径。表皮葡萄球菌可以产生两类 AMP,可抑制其他几类细菌的生长,包括金黄色葡萄球菌、链球菌以及大肠埃希菌,同时还可通过 TLR2 依赖途径抑制表皮的炎症反应;同时能通过 TLR2 途径增加角质细胞 HBD 的表达。皮肤共生细菌能够抑制皮肤致病菌的生长,通过促进皮肤共生菌的生长,可能通过皮肤 PRR 通路进行。

角质层细胞能够固有的或者通过外界环境刺激产生广泛的介质。这些介质能够维持物理屏障的完整性,产生有效的化学屏障,维持共生微生物和皮肤致病菌的平衡,募集或者激活免疫细胞调整局部和系统的免疫反应。现在不能仅仅认为表皮是被动地接受浸润的血细胞释放的信号而产生免疫反应,而是决定了什么时候、如何以及通过什么时候激发适应性免疫反应。特应性免疫被认为是Th2 倾斜疾病,但是直到现在,发病机制仍不清楚;但是角质细胞来源的促 Th2 细胞因子,包括 TSLP、IL-25 以及 IL-33 使得对于表面抗原的免疫反应倾斜于 Th2 方向。TSLP 作为 CD11c⁺ DC 细胞的激活因素,促进他们诱导 Th2 记忆细胞的产生,以及相关的 Th2 趋化因子的产生。TSLP 在急性或者慢性特应性皮炎患者的病变皮肤中大量表达,但是在特应性皮炎正常皮肤或者健康对照者中不能检测到。TSLP 基因的多态性和特应性皮炎的发生明显相关,甚至和产生疱疹性湿疹关联更强。特应性皮炎病变皮肤同样产生其他一些细胞因子如 IL-25、IL-33 等发挥同样的效应。固有免疫系统的激活是产生这些促 Th2 细胞因子的主要途径。简单划破皮肤以致破坏物理屏障可导致皮肤产生 TSLP 以及 IL-33,葡萄球菌相关产物、丝聚合蛋白的减少也可诱发表皮 TSLP 及 IL-33 的产生。总之,致病微生物、过敏原、损伤,以及屏障的破坏能导致 Th2 应答,正如在特应性皮炎患者中所观察到的。这些可能是通过 PRR 途径产生的。PRR 信号通路受损可能影响角质细胞诱导的促 Th2 细胞因子的产生。

表皮的固有免疫应答不仅仅是单独用于清除病原微生物;这些迅速的免疫应答能够加强皮肤的物理、化学、微生物,以及免疫屏障,在特应性皮炎

患者,这些屏障均遭到破坏,但是哪方面为主,哪方面为辅,不是很清楚。虽然目前主要的特应性皮炎发病的主要机制是物理屏障和适应性免疫的缺陷,但是目前越来越多的证据支持 PRR 功能缺陷应该为主要的缺陷。

特应性皮炎是由易感基因和环境暴露相互复杂作用所致;家族史很久以来被认为是这个疾病的强烈的遗传因素。通过候选基因以及全基因组关联分析方法目前识别了超过 80 个基因,这些基因或者和 Th2 免疫应答有关,或者和固有免疫有关,以及和表皮屏障的完整性有关。至今角质层 *FLG* 基因和特应性皮炎关联最大,并且和许多特应性皮炎患者相关,以及许多特应性皮炎亚类相关(如特应性皮炎合并哮喘患者,特应性皮炎合并有湿疹性疱疹患者,持续特应性皮炎患者,以及早发性特应性皮炎患者)。全基因组关联分析提示其他的表皮分化基因可能定位于染色体 1q21。有趣的是特应性皮炎特异的 Th2 细胞因子能够导致许多对角质层形成重要的蛋白,如丝聚合蛋白、兜甲蛋白等。因此特应性皮炎部分屏障的缺陷可能是由于局部因素继发而成。

【临床表现】

特应性皮炎的主要特征包括:皮肤瘙痒、抓痕、慢性或者反复湿疹样皮疹,疾病的严重程度从轻度的局限性特应性皮炎到广泛的严重性特应性皮炎;婴儿时期特应性皮炎的特征:红斑丘疹和水疱多出现于面颊、前额以及头皮,非常瘙痒;受累的区域可出现水肿以及渗出、结痂;广泛的干燥也较常见;8~10 个月大时上下肢伸侧可见皮疹;尿布覆盖的部位皮疹较少。

儿童时期皮疹多表现为慢性湿疹样皮疹,多累及手、足、腕、踝等部位;瘙痒多非常剧烈,可影响睡眠;儿童时期不容易出现渗出性的皮肤病变,更容易呈现慢性苔藓样改变。最常受累的部位包括:手、足、腕、踝以及肘窝或者腘窝部位,主要累及屈侧部位。瘙痒更加剧烈,常影响睡眠;多有局部淋巴结肿大。

特应性皮炎世界范围内发病率均在升高,发展中国家的儿童发病率已经接近发达国家儿童特应性皮炎患病率,不同地区儿童特应性皮炎的发病率存在着显著差别,提示环境因素和特应性皮炎明显相关;特应性皮炎加重的因素包括:温度、湿度、感染、食物、吸入或者接触性过敏原,以及情绪因素。

1. **气候因素** 特应性皮炎患者的疾病严重程

度呈现和气候相关,大部分患者在秋冬季节严重,少部分表现为春夏季节严重;不同区域特应性皮炎的患病率也呈现不同,提示特应性皮炎和气候相关,高海拔地区特应性皮炎的症状更加严重,可能与环境中的紫外线照射有关;紫外线有比较明确的免疫抑制作用,可能与紫外线影响皮肤屏障丝聚合蛋白降解产物的代谢有关。

2. **食物因素**　大概 1/3 特应性皮炎患者合并有食物过敏的表现;IgE 介导的食物过敏和特应性皮炎起病高峰时间均在儿童早期,提示它们可能存在关联;一项关于鸡蛋蛋白过敏的研究,213 例鸡蛋过敏患者中有 196 例患者存在特应性皮炎,研究同时发现特应性皮炎的严重程度和鸡蛋过敏的完全缓解明显相关;另一项关于牛奶过敏自然病程的研究中,也发现类似关联,在 512 例牛奶过敏患者中,261 例患者合并有特应性皮炎,特应性皮炎的严重程度和牛奶蛋白过敏的完全缓解明显相关。临床观察中发现许多特应性皮炎患者接触某种食物后皮肤症状加重,许多食物导致的症状为速发型,发生于进食后 15 分钟内,但是部分患者 8~24 小时后出现迟发性症状,包括皮肤瘙痒或者湿疹症状加重。多项研究发现多进食新鲜水果以及鱼类是特应性皮炎发生的保护性因素,多进食鱼类减少特应性皮炎的发生可能和它富含 ω-3 多不饱和脂肪酸有关;而西方饮食中含有较高的促炎的 ω-6 不饱和脂肪酸,相比发展中国家,西方饮食的发达国家特应性皮炎患病率更高,可能和食物中的不饱和脂肪酸成分不同有关。婴幼儿时期为特应性皮炎的好发年龄,许多人提倡母乳喂养,认为母乳喂养能够减少过敏性疾病,包括特应性皮炎的发生;但是 ISAAC 2 期的研究并没有发现更多的证据支持这一观点。

3. **环境和接触性过敏原**　对于室外环境污染和特应性皮炎发生的关系目前尚存在争议,有研究发现居住在拥堵交通环境周围特应性皮炎发生率增高;但其他地区的研究并未发生相似的结果。相比室内环境是现代人类活动的最主要场所,而尘螨是和特应性皮炎相关的较重要的因素;尘螨过敏发生率约为 5%,但是 90% 特应性皮炎患者中有尘螨过敏;尘螨导致特应性皮炎的加重主要是通过皮肤接触或者吸入,有多项研究发现降低环境中尘螨的浓度能减轻特应性皮炎的症状,并且有研究发现舌下尘螨脱敏治疗能够缓解部分轻、中度合并尘螨过敏的特应性皮炎患者症状,除了尘螨动物的皮屑也

和特应性皮炎明显相关。有研究提示和农场的牛接触或者生饮农场的牛奶,以及接触狗等宠物能够减少特应性皮炎的发生。

4. **特应性皮炎和感染**　全身性的炎症和局部的炎症均能导致特应性皮炎的加重;其中针对金黄色葡萄球菌的研究最多,特应性皮炎患者中 90% 定植有金黄色葡萄球菌,而健康者皮肤表面定植率仅为 10%,可能与特应性皮炎患者中皮肤表面分泌的抗微生物蛋白减少有关。特应性皮炎的严重程度和金黄色葡萄球菌定植的密度明显相关。抗金黄色葡萄球菌抗生素治疗能明显减轻特应性皮炎患者皮肤的症状,这些观察均提示皮肤感染是特应性皮炎发病机制中的重要因素。金黄色葡萄球菌感染后通过激活皮肤中的免疫,产生促炎症因子,从而介导产生皮肤损害。孕期蠕虫感染能够减少婴幼儿特应性皮炎的发生,可能和围产期免疫系统的启动有关。但是儿童时期的预防接种以及细菌或者病毒的感染并不呈现出保护作用。但对于孕期病毒性上呼吸道感染和特应性皮炎发生的关系尚存在争论。而作为治疗细菌感染的抗生素,生命早期的使用和特应性皮炎的发生明显相关,可能与改变患者的正常菌群有关,从而导致免疫系统的发育存在一定的问题,或者增强了对环境过敏原的免疫反应。

5. **特应性皮炎和生活质量**　特应性皮炎在患者及家属生活质量方面产生严重的负面影响,包括皮肤瘙痒和疼痛,导致 60% 患者出现失眠,患者父母及家人的睡眠也明显受到影响,睡眠质量差是特应性皮炎患者及家属常见的问题,是影响生活质量的主要因素;而睡眠质量差可产生很多其他的不良后果,如神经心理问题、行为问题以及情绪问题等;皮肤瘙痒以及搔抓动作可能是导致睡眠障碍的主要原因,其他因素也可能参与其中,如褪黑激素、IgE 等。婴儿主要产生的问题包括:搔抓、睡眠障碍、情绪的改变、进食、穿着、洗澡,以及玩耍时的问题,治疗困难。学龄前的儿童相比对照儿童存在更多的行为问题;对于年龄稍大的儿童,除了搔抓、睡眠障碍的问题,社会和校园生活也受到明显的影响。参加各类运动,特别是游泳,明显受到影响,因为觉得尴尬、不适。许多儿童会感到社会孤立,被同伴排斥,甚至戏弄,这些使得患者失去信心,情绪改变,以及出现抑郁症状。睡眠障碍导致疲惫,从而影响注意力,以致影响学校的功课。特应性皮炎除了对患者造成明显的负面影响,对父母及家人也

产生明显的影响,需要花更多的时间照料患者,可能因此影响工作,夜间睡眠出现影响,父母的情绪和心理也可能受到影响。对家庭的经济状况也可能带来影响,除了直接的治疗费用,还包括一些其他的特殊生活照料产生的费用。

【诊断】

目前对于特应性皮炎尚缺乏客观的诊断方法进行诊断;临床医师主要基于一系列临床特征总和,以及过敏原特应性 IgE 进行诊断;虽然在部分患者中具有一定的作用,但是丝聚合蛋白的表达尚缺乏诊断的相关性。在主要的特征中,皮肤瘙痒以及具有典型形态和分布的慢性反复性湿疹样皮疹对于诊断非常重要;瘙痒经常持续一整天,但是多于夜间明显;紧随着是由于搔抓导致的皮损。特应性皮炎多于幼年起病,大部分于 5 岁以前起病,但是特应性皮炎可起病于成年。特应性皮炎在部分患者能够被 IgE 介导的事件所诱发,但同样能被非 IgE 介导的事件所诱发;因此哮喘和食物过敏为特应性皮炎重要的相关情况,但是并非诊断特应性皮炎所必需。

使用完善的诊断标准进行特应性皮炎的诊断至关重要,尤其对那些缺乏典型临床表现的患者,HanifinRajka 标准为被广泛接受的诊断标准。特应性皮炎的诊断主要是依靠回忆病史以及临床表现;参照 HanifinRajka 标准,必须满足其中的 3 项主要标准和 3 项次要标准以诊断特应性皮炎。

1. 主要特征(必须满足其中 3 项)

(1)瘙痒。

(2)特征性的皮疹形态和分布。

(3)成人屈侧的苔藓样变或者线性样变。

(4)儿童及婴儿面部或者伸侧受累。

(5)慢性或者慢性反复性皮炎。

(6)有个人或者家族特应性疾病史(哮喘、过敏性鼻炎或者特应性皮炎)。

2. 次要特征(至少有 3 项满足)

(1)皮肤干燥。

(2)鱼鳞癣 / 掌线纹显著 / 毛发角化。

(3)速发型皮肤试验阳性。

(4)血清 IgE 升高。

(5)幼年起病。

(6)皮肤容易出现感染(如金黄色葡萄球菌或者单纯疱疹病毒)或者细胞免疫受损。

(7)手足非特应性皮炎。

(8)乳头湿疹。

(9)唇炎。

(10)反复的结膜炎。

(11)Dennie-Morgan 眶下褶痕。

(12)锥形角膜。

(13)前囊下白内障。

(14)眶周黑晕。

(15)苍白脸 / 面部皮炎。

(16)白色糠疹。

(17)颈前皱褶。

(18)出汗时瘙痒。

(19)对羊毛过敏。

(20)对饮食过敏。

(21)病程受环境或者情绪因素影响。

(22)白色划痕 / 延迟发白。

【特应性皮炎疾病严重程度的临床评估】

疾病病情的正确评分对研究临床病情变化和治疗前后的对比十分重要;特应性皮炎的临床评估应该主要包括如下 4 个方面:临床症状,体征,生活质量,疾病发作的长期控制。临床症状方面包括瘙痒症状的评估;体征方面包括皮疹的形态及累及的部位;生活质量方面可评估患者的睡眠质量,行为和社会适应、心理等的评估;疾病发作的长期控制方面,应该包括药物使用的情况,疾病加重的次数等。

严重特应性皮炎典型表现为剧烈瘙痒广泛的皮损,常常合并持久的细菌、病毒或者真菌感染。锥形角膜、角膜结膜炎、前囊下白内障、湿疹性疱疹或者牛痘性湿疹多提示严重慢性特应性皮炎。特应性皮炎的范围和严重度需要通过仔细评估患者的皮肤、受累区域的范围以及湿疹的严重程度(红斑 / 颜色加深;水肿 / 丘疹;渗出 / 结痂;剥蚀;苔藓化 / 痒疹;干燥)。关于湿疹类疾病的评分方法,近 20 年来主要针对特应性皮炎的病情评分提出过若干种方法,均未被广泛采用。1993 年提出了 SCORAD 指数,此评分法包括客观和主观两方面结果,主要用于儿童患者。1998 年,Charil和 Hanifin 等参照银屑病的评分法,根据特应性皮炎的特点提出"湿疹面积及严重度指数"评分法。SCORAD 评分法的主要内容:①评价面积(9 法则),最大评分 100,注意 2 岁以下婴儿和成人的区别。②评价 6 个临床特征:红斑 / 颜色加深;水肿 / 丘疹;渗出 / 结痂;剥蚀;苔藓化 / 痒疹;干燥,前 5 个评价单个平均有代表性部位,干燥评价未受累部位。③两个视觉模拟标尺:患者评价过去 3 天前的瘙痒和睡眠丧失平均程度。EASI 评分：评价面积和严重程度及治疗反应。①评价疾病面积：0~6 分，4 个躯体部位：面积：0= 无皮疹，1<10%；2=10%~29%；3=30%~49%；4=50%~69%；5=70%~89%；6=90%~100%。躯干部位：头面 =10%；躯干 =30%；上肢 =20%；下肢 =40%。②评价临床严重程度：红斑；硬肿或者丘疹；表皮剥脱，苔藓化。每个特点用 0~3 分评价。当病变超过 20% 受累面积，而对于一线治疗无反应的患者应该咨询专科医师。当患者有如下情形时，应该考虑存在严重的特应性皮炎：

1. 广泛皮肤受累，并有发生皮肤剥脱的风险。
2. 持续或者经常需要高效表面糖皮质激素治疗。
3. 因特应性皮炎相关严重湿疹或者皮肤感染而需要住院治疗。
4. 有眼部或者传染性疾病并发症。
5. 生活质量明显受累（夜间失眠、旷课等）。
6. 皮肤广泛红皮样病变。

【实验室检查】

特应性皮炎加重因素的评估包括患者的病史、特异性的皮肤和血液检测、激发试验、有赖于疾病的严重程度以及怀疑的相关因素。部分特应性皮炎患者嗜酸性粒细胞增高，大约 80% 患者血清 IgE 异常升高，那些合并呼吸道症状或者食物过敏的患者 IgE 水平显著升高。然而正常人群中 15% 血清 IgE 水平升高，一些其他的疾病（如寄生虫感染、皮肤 T 细胞淋巴瘤）患者血清 IgE 水平也升高，因而总 IgE 水平并非特应性皮炎患者特应性指标。体外或者皮肤点刺试验检测针对特应性过敏原 IgE 比总 IgE 检测对于诊断特应性皮炎更特异。幼儿，IgE 多针对特应性的食物，晚些时候主要针对吸入性过敏原，如尘螨等。需要指出的是，这些检测仅提示致敏状态，但是并不能证实患者有临床相关过敏。

【治疗】

特应性皮炎患者的管理仍存在一定的挑战。目前特应性皮炎的治疗主要是识别和避免可能的过敏原以及减轻组织的炎症。当认识到这一疾病为表皮屏障功能损害以及皮肤局部强有力组织来源的辅助因子的释放以及皮肤固有免疫的缺陷等有关，治疗方面可能出现针对这些缺陷方面的治疗方法。

特应性皮炎的基础治疗应该包括合理的皮肤护理，使用润肤霜以及皮肤保湿剂，以及识别和避免特异和非特异的刺激因素，以弥补皮肤屏障的缺陷。非特异的刺激物包括接触因素，如有刺激性的合成或者羊毛织物。其他的刺激物如肥皂、沐浴时的热水。尽量少接触水，还要识别一些其他的激发因素，如空气来源或者食物来源过敏原。其他的治疗应该根据疾病的严重程度，选择合适的用药，对于轻、中度特应性皮炎患者，可以使用不同组合的表面药物进行治疗；对于常规表面用药难于控制的严重特应性皮炎，应该使用全身用药治疗。定期进行疗效评估、患者教育以及适当的心理支持，对于治疗均非常重要。

1. **局部药物治疗**　特应性皮炎患者存在皮肤屏障功能破坏，水分丢失增加，容易引起皮肤干燥，因此建议推荐使用皮肤保湿剂，有助于减少皮肤水分丢失。如果单用皮肤保湿剂不能控制皮肤症状，则需要使用表面激素治疗，低效的表面激素宜用于维持治疗，而中、重度功效表面激素宜短期用于皮肤症状急性加重。表面激素可能通过皮肤吸收，使用时应该注意可能出现的局部和全身不良反应。神经钙蛋白抑制剂如他克莫司，是非激素类的药物，对于治疗特应性皮炎，安全有效，可以用于 2 岁以上中、重度特应性皮炎患者的治疗，这些药和表面激素不同，无皮肤局部不良反应，如导致局部皮肤萎缩等，可以用于脸部等特殊部位的治疗。部分患者在使用第一周可能出现皮肤局部烧灼或者瘙痒感，尽管没有证据支持使用 TCI 能够导致肿瘤，但是美国食品药品管理局仍对 TCI 的使用作出了警告，因为其缺乏长时期的安全性数据。有证据表明，与表面激素使用相似，预防性的 TCIs 治疗优于对症的特应性皮炎治疗方式。

2. **全身药物治疗**　许多中、重度特应性皮炎患者，单纯使用皮肤表面药物治疗不能控制症状，而需要使用全身用药以控制症状。部分患者可能对组胺 H_1 受体拮抗药物起初有效，特别是对特应性皮炎导致的夜间皮肤瘙痒和失眠，而新型组胺受体拮抗药物适用于日间使用。而且许多慢性特应性皮炎患者发现使用传统组胺 H_1 受体拮抗药物更加有效，可能是由于抗组胺药物镇静药效发挥作用，而非特异性的组胺拮抗药效发挥作用，因为组胺仅为导致皮肤瘙痒的一种炎症介质。使用表面激素或者神经钙蛋白抑制剂等抗炎药物亦能抑制瘙痒表现。并不推荐使用表面抗组胺药物，因为可能导致皮肤致敏。一项系统综述总结发现，短期使用环孢素 A 能够有效改善中、重度特应性皮炎患者的症状,能改善 53%~95% 不同严重程度患者的症状,环孢素 A 主要是通过抑制 T 淋巴细胞的增殖而发挥作用;硫唑嘌呤亦可能改善特应性皮炎患者的症状;但是对于全身使用激素、IVIG、孟鲁司特纳尚缺乏有效的证据支持。因为全身使用激素存在一定的副作用,仅对特别严重的特应性皮炎患者使用激素。在一项针对特应性皮炎的随机双盲对照试验中,接受 4 周口服加鼻部吸入丙酸倍氯米松的患者较对照空白组患者症状明显有改善,未观测到不良反应,除了 24 小时可的松分泌量有下降之外。在另外一项包含 20 例慢性严重性特应性皮炎患者的多中心随机对照试验中,2 周的泼尼松较空白对照组明显改善患者的临床症状,治疗之后并未观测到症状加重或者反跳。也并未观测到不良反应。但是在 PRACTALL 共识报告中指出,短期使用全身激素可能使患者受益,但是在儿童中不推荐使用。但是最近的研究发现,和环孢素相比,使用泼尼松龙口服治疗成人特异性皮炎,泼尼松龙治疗组有更高的复发率。全身激素治疗后症状缓解,但停药后,出现更加严重的症状加重。如果短期使用口服糖皮质激素治疗严重特应性皮炎,应该逐渐减停激素,并且在逐渐减停过程中,也应该使用表面抗炎症治疗以防止症状反复加重。

特应性皮炎经常在冬天加重,对于部分患者,使用维生素 D 相比对照组能够控制皮肤症状。亦有研究发现儿童血清维生素 D 水平和特应性皮炎严重程度成负相关,和表面激素一起使用表面抗生素能改善部分患者皮肤症状,但不宜长时间使用,可能诱导耐药菌的产生以及产生过敏;对于疱疹性湿疹患者,需要全身使用阿昔洛韦或者相关药物。

3. 识别和避免诱发因素 特应性皮炎患者的皮肤对于刺激物的阈值较低,因此有必要识别和避免一些刺激物以减少瘙痒 - 搔抓循环。患者应该避免接触一些常见的皮肤刺激物,如肥皂、香皂、羊毛、化学物品等;应该控制温度、湿度以避免由于热、潮湿、出汗等导致皮肤症状加重。尽管紫外线可能对部分特应性皮炎患者有效,但是应该使用防晒霜以避免晒伤。但是防晒霜可能成为刺激物,因此在使用前应该了解有无加重皮肤症状。可通过体外检测特应性 IgE 或者皮肤斑贴试验识别特异的诱发因素;对于儿童和小婴儿,食物是通常的诱发因素,对于 5 岁以下合并中、重度特应性皮炎,仅对常规治疗难以控制或者有食物过敏速发型超敏

反应患者进行过敏原检测。不推荐因为食物特应 IgE 检测阳性,而严格限制食物摄入,因为可能导致营养不良;部分合并有吸入过敏原过敏的特应性皮炎患者可能在吸入过敏原后出现皮肤瘙痒以及皮肤症状加重,应该减少吸入性过敏原的吸入,如尘螨、花粉等。因为许多因素都可以导致特应性皮炎患者皮损症状的加重,因此应该着重控制针对每个患者的诱发因素。例如,针对婴幼儿食物可能更加重要,而对儿童环境中的过敏原可能更加重要。

4. 抗微生物治疗 反复皮肤感染,尤其是金黄色葡萄球菌感染是特应性皮炎患者常见的临床问题。中、重度特应性皮炎患者在皮肤表面多有针对金黄色葡萄球菌毒素特异的 IgE。临床上仅对那些有广泛金黄色葡萄球菌临床感染证据患者使用全身抗生素治疗。对于那些金黄色葡萄球菌感染者,抗青霉素酶的青霉素制剂为首选。头孢菌素类抗生素也同样能有效覆盖葡萄球菌和链球菌,更加适合儿童使用。对于局部耐甲氧西林金黄色葡萄球菌感染者,有必要进行局部采样培养,并使用林可霉素或者磺胺类药物治疗。金黄色葡萄球菌高量定植患者,合并使用抗感染治疗,以及局部抗感染治疗可能改善患者症状。特应性皮炎患者皮肤局部炎症和局部金黄色葡萄球菌的定植量正相关。临床中观察到使用表面激素等抗炎药物能够减少金黄色葡萄球菌的定植量,亦支持这一假说。最近的研究发现 Th2 免疫应答能够增加葡萄球菌和炎症皮肤的结合,并降低局部杀灭金黄色葡萄球菌的固有免疫应答反应。特应性皮炎患者也容易出现皮肤病毒感染,可能和特应性皮炎患者皮肤局部 T 细胞功能受损有关。单纯疱疹病毒,可导致卡波西水痘样渗出,即疱疹性湿疹,为一种严重的感染;对于出现水疱或者常规口服抗生素不能缓解的皮损应该怀疑存在单纯疱疹病毒感染可能。对于疱疹性湿疹患者应该使用全身抗病毒治疗,因为对于全身广泛皮损特应性皮炎患者可能出现全身病毒播散。对于特应性皮炎患者以及他们密切接触的家属,不应该接种水痘疫苗,因为可能导致种痘性湿疹的发生。特应性皮炎患者同样可能合并真菌感染,可能导致皮肤感染症状加重,可通过特殊培养或者检测特异性 IgE 进行检测,通过系统治疗能够导致 SCORAD 分数的降低。亦有研究发现使用环吡司乙醇胺抗真菌药物能够改善头颈肩部皮炎患者的症状。

5. 过敏原免疫治疗 皮肤屏障破坏,大量过

敏原通过破坏的皮肤进入机体,从而导致机体致敏,为特应性皮炎发病机制中的一部分;部分患者接触过敏原后出现皮肤症状的反复加重,许多患者血清总 IgE 以及特异性 IgE 增高,50% 患者皮肤斑贴试验阳性;户尘螨为导致湿疹发作最常见的过敏原,避免这些过敏原可以减轻患者的症状。这些均提示过敏因素在特应性皮炎发病或者加重方面有重要作用。因此针对过敏原的特异治疗对特应性皮炎可能有作用。过敏原特异性免疫治疗最早在 1911 年提出,仍为 IgE 介导的过敏疾病的唯一治疗方法。主要原理是通过反复逐渐增加过敏原的暴露,以达到针对过敏原的免疫耐受。可通过皮下、舌下方式进行治疗;对于过敏性鼻炎、哮喘,已经证实有效。但是对于特应性皮炎的治疗,过敏原特异的免疫治疗的疗效仍存在争议。有研究发现对于部分接触空气来源过敏原后皮肤症状加重的患者,使用脱敏疗法可部分减缓皮肤对于特应性皮炎发生的迟发变态反应。一项系统综述总结发现,对于特应性皮炎,过敏原特异性免疫治疗具有明显的益处,尤其对于严重的难于控制的特应性皮炎,综合了 8 项随机对照研究结果发现,*OR* 值达 5.35。主要的不良反应是短暂的特应性皮炎症状加重,并未发现致死或者严重的不良反应。过敏原特异的免疫治疗通过一系列途径改善过敏反应。诱导针对特异过敏原的免疫耐受,主要是通过产生过敏原特异性的调节 T 细胞,以抑制 Th2 细胞应答,从而减少 IgE 的产生,还能减少针对特异过敏原的 IgE : IgG4 比值。但是针对过敏原的特异免疫治疗如何控制特应性皮炎症状仍有很多未知问题。

6. 光疗 为慢性难治性特应性皮炎有效的治疗方法,但是应该在有经验的皮肤科医师指导下使用。最常用的是窄波段的紫外线 B(ultraviolet B,UVB)、宽波段的 UVB 和紫外线 A(ultraviolet A,UVA)1。光疗短期的副作用包括红斑、皮肤疼痛、瘙痒、色素沉着。光疗长期副作用包括皮肤老化以及皮肤恶性肿瘤。

在一项针对中、重度特应性皮炎的治疗试验中,所有接受短波段 UVB 每周 3 次,持续 12 周治疗的患者出现 50% 或者更多的特应性皮炎积分指数(scoring atopicdermatitis index,SCORAD)评分下降。治疗前后取病变和非病变皮肤组织活检。基因表达和免疫组织化学分析提示 Th2、T22、Th1 免疫通路受到抑制,而表皮增生和分化恢复正常。疾病的恢复和炎症白细胞清除、Th2/T22 相关

细胞因子和趋化因子的清除,以及屏障蛋白的恢复表达有关。这个治疗方法有较好的耐受性,中位缓解时间达到 3 个月。UVA1 光疗被证实对特应性皮炎急性加重有效,一项针对特应性皮炎接受光疗的系统综述研究发现,UVA1 应该用于特应性皮炎的急性加重,而 UVB 应该用于慢性特应性皮炎的治疗。一项比较 6 周中计量 UVA1 和窄波段 UVB 的随机对照研究发现,两种治疗方式在改善临床评分、瘙痒评分、健康相关生活质量方面无明显差异。PUVA 光疗应该局限于严重广泛性特应性皮炎患者,和其他光疗方式比较的研究很少。在一项随机对照研究中发现在治疗特应性皮炎方面,PUVA 较 UVA1 有更好的疗效。

7. 诱导缓解和亚临床炎症的治疗策略 尽管特应性皮炎目前有多种药物可以治疗,但是多被认为是不能根治,而仅仅是缓解恼人的症状以及皮肤表现,而不是改变疾病的自然病史。医师和患者均期望能够通过预防疾病发作以及并发症以达到长期缓解以及减轻疾病负担的目的。已经有研究证实在重度特应性皮炎患者中,在既往皮损部位 1 周连续 2 天使用表面激素或者神经钙蛋白抑制剂可以非常有效地抑制皮炎的加重。这些试验多起始于稳定期的治疗,和其他炎症性疾病诱导缓解治疗过程相似。诱导缓解治疗的目的是治疗急性发作后亚临床炎症的控制。了解在控制绝大部分肉眼可见红斑以及相关皮肤表面变化后继续治疗 5~7 天以控制亚临床炎症是否有益在临床工作中非常有帮助。有研究发现相对于健康对照者皮肤,特应性皮炎患者无病变皮肤,以及治疗后皮损部位皮肤屏障存在破坏,并且存在促炎症的微环境,细菌定植更多。使用预防性的治疗能够改善亚临床的炎症表现。有一项研究匹美莫司治疗亚临床炎症的随机对照试验,在这个试验中,首先使用表面戊酸倍他米松治疗活动性湿疹性病变,疗程最长 2 周(诱导缓解期),紧接着使用匹美莫司或者安慰剂治疗最多 3 周;在戊酸倍他米松治疗后两组均能达到 75% 的缓解率,然而匹美莫司组患者在使用 3 周后仍保持缓解状态患者较对照组明显高(53% *vs.* 26.3%)。但是目前尚无针对治疗亚临床炎症的长期有效性的研究。起始治疗未达到控制特应性皮炎症状和疾病反复有一定关联;有特应性皮炎诱导缓解期使用全身/光疗能够导致 15% 左右患者长期缓解而不需要持续维持治疗;目前尚无关于诱导缓解期治疗安全数据的报道。诱导缓解序贯维持

治疗方案可能为特应性皮炎疾病调整治疗的重要部分。

8. 严重特应性皮炎的治疗　在诊治严重特应性皮炎方面，考虑患者治疗失败，使用全身免疫抑制剂治疗之前，应该系统评估患者的基本治疗方面。包括评估：刺激因素、过敏原、感染病原体以及情绪应激因素。治疗后效果分为完全有效、部分有效或者治疗失败。短期内患者湿疹治疗完全有效或者清除不常见，除非有明确的诱发因素。特应性皮炎是慢性复发性皮炎，因此大部分患者为部分缓解，包括瘙痒、皮损部位和程度的减轻。这些患者需要长期依据病情变化而改变治疗。对于治疗无效的患者，应该重新评估诊断是否正确，是否需要改变治疗方案。食物过敏原特异性 IgE 检测能够识别少数种类可能的食物过敏，但是 IgE 的高低并不能反映过敏反应的严重程度；在一项评估特应性皮炎患者食物过敏的研究中，89% 患者食物激发试验阴性。特应性皮炎患者皮肤屏障存在缺陷，使用保湿治疗是治疗的基本组成部分；皮肤表面使用激素以控制炎症和瘙痒是治疗的基本部分；但是患者或者照料者常常延迟使用这些药物治疗；临床医师应该系统评估皮肤护理的情况，包括用了什么、在什么时候用、在什么地方用？不充分的使用这些药物也是症状控制不佳的一项因素。绝大部分时候，不主张全身使用激素，包括口服泼尼松用于控制慢性反复的特应性皮炎；尽管患者或者照料者经常要求迅速减轻症状，并发现全身激素比皮肤表面治疗更加方便，但是使用全身激素迅速控制后多伴有撤药后更加严重的加重，并导致恶性循环。解决瘙痒 - 搔抓循环是成功管理特应性皮炎重要的一部分，因为瘙痒是特应性皮炎最不能忍受的症状。抗组胺以及抗焦虑应该常规用于这些症状的控制；如果夜间瘙痒明显，短暂的使用镇静药物可用于保证夜间休息，行为治疗也是比较有用的辅助治疗。尽管皮肤经常有金黄色葡萄球菌定植，而且容易诱发感染，但是一些愈合皮肤屏障的治疗包括保湿，以及抗感染治疗能够减少细菌的载量；对于过度的感染，可能需要全身使用抗生素治疗。使用次氯酸钠进行沐浴能够用于反复皮肤感染的患者，但是可能诱发皮肤瘙痒、搔抓可能。对于皮肤合并的单纯疱疹病毒治疗，应该使用抗病毒治疗；对于严重的难治性特应性皮炎，皮肤湿布包裹配合保湿、表面激素治疗能够打断瘙痒 - 搔抓 - 反复的恶性循环。湿布包裹作为一个屏障能够减少搔抓导致的损伤、增加表面激素的渗入，从而减少皮肤瘙痒以及炎症。但是湿布包裹治疗可能导致继发感染，因此仅用于难治性特应性皮炎患者。

9. 患者教育　特应性皮炎可严重影响患者和家属的生活质量，可带来严重的心理问题，这些压力和心理问题可导致皮疹加重，临床医师应该识别存在的压力以及情绪方面的因素；并采取相应的措施进行疏导。为了很好地控制特应性皮炎患者的症状，医师应该让患者了解特应性皮炎的慢性特征，以及加重的诱发因素，用药的安全性和危害性；认识到延迟治疗或者不充分的治疗可能导致皮肤症状的反复甚至加重。确保患者能够合作以及依从治疗计划至关重要。应该提供给患者包括详细的皮肤护理建议、环境控制以及关于疾病的基本情况的书面信息。患者应该知道如何监测病情变化，如何应对病情的变化，以及知道何时寻求医学帮助。每次随访均应该再次确认治疗计划。应该有充足的时间和培训材料以达到有效的教育功能；特应性皮炎患者的随访应该包括评估可能的加重因素以及和患者、父母共同合作努力应对病情加重。

10. 治疗的新方向　特应性皮炎患者固有免疫系统存在一定的缺陷，因为在病变皮肤抗微生物多肽，如防御素 2 和 3，以及抗菌肽 LL-37 分泌减少。有研究发现维生素 D_3 通过和免疫细胞作用能够增加抗菌肽的表达，提示维生素 D_3 可能用于治疗特应性皮炎。Th2 细胞因子能够抑制丝聚合蛋白的表达，以及抗微生物多肽的应答，因此细胞因子调节治疗可能用于修复皮肤屏障的破坏；皮肤表面使用激素，以及神经钙蛋白抑制剂能够恢复下调表达的丝聚合蛋白。靶向的免疫调节治疗，包括抗 IL-4 受体抗体以及抗 TSLP 都可能成为潜在的治疗特应性皮炎的方法。

（孙金峤　王晓川）

第五节　接触性皮炎

接触性皮炎（contact dermatitis）是指由于接触某些外源性物质后，在皮肤黏膜接触部位所发生的急性或慢性炎症反应。患者往往会有疼痛或瘙痒表现，严重影响生活质量。本病在儿童及成人中均可发病。

【病因和发病机制】

根据病因分类，接触性皮炎可分为刺激性接触性皮炎（irritant contact dermatitis）和过敏性接触性皮炎（allergic contact dermatitis）两类。

刺激性接触性皮炎是指接触物本身具有强烈刺激性（如接触强酸、强碱等化学物质）或毒性，任何人接触一定浓度或一定时间，于接触部位均会出现急性皮炎。另一种为长期接触的刺激性弱的物质，如肥皂、洗衣粉、汽油、机油等，多为较长时间内反复接触所致。这和原发性刺激物的性质、物理状态和个体因素如皮肤多汗、皮脂多、年龄、性别、遗传背景及环境因素等有关，是通过非免疫机制直接损害皮肤所致。尿布皮炎、肛周皮炎、口周皮炎等均属于刺激性接触性皮炎。其中尿布皮炎最为常见。

过敏性接触性皮炎曾被认为在儿童中较少见，但近年来发现其发生率越来越高。过敏性接触性皮炎为典型的Ⅳ型超敏反应。接触物为致敏因子，本身并无刺激性或毒性，多数人接触后不发病，仅有少数人接触后经过一定时间的潜伏期在接触部位的皮肤、黏膜发生超敏反应性炎症。大多数变应原是低分子量（<500~1 000）的简单化学物质，称为半抗原，只具免疫反应性而无免疫活性。当与皮肤中的大分子物质即表皮细胞膜的载体蛋白结合形成半抗原-载体蛋白结合物后成为完全抗原，方具有免疫活性才能刺激机体产生免疫应答。当其与表皮内抗原呈递细胞即朗格汉斯细胞表面的免疫反应性 HLA-DR 抗原结合后，即形成完全的抗原复合物。朗格汉斯细胞携带此抗原向表皮-真皮交界处移动，并使 T 淋巴细胞致敏，后者移向局部淋巴结副皮质区转化为淋巴母细胞，携带抗原信息的朗格汉斯细胞把抗原信息呈递给 T 辅助细胞，这类细胞具有识别和结合特异性接触性抗原及 MHC Ⅱ类抗原的特殊受体。接受抗原信息的 T 辅助细胞在朗格汉斯细胞所分泌的 IL-1 的作用下激活，细胞增大，胞质丰富，核增大，合成和分泌 IL-2，而又使另一些活化的 T 辅助细胞表达 IL-2 受体，当 T 辅助细胞与 IL-2 结合就达到充分活化。T 辅助细胞开始迅速增殖，产生 T 效应细胞及记忆细胞，前者通过输出淋巴系统至血液循环及皮肤内，后者在淋巴结内或其他器官内久存。上述从抗原形成并由朗格汉斯细胞递呈给 T 淋巴细胞，到 T 淋巴细胞增殖、分化以及向全身播散的整个过程，称为初次反应阶段（诱导期），大约需 4 天时间。当致敏后的个体再次接触致敏因子，即进入二次反应阶段（激发期）。此时致敏因子仍需先形成完全抗

原，再与已经特异致敏的 T 淋巴细胞作用，产生并释放典型的 Th1、Th17 细胞因子，如 IFN-γ、IL-12、IL-17 及 IL-23 等，一般在 48 小时内产生明显的炎症反应。其常见的致敏原包括镍、二氯化钴、混合香料、重铬酸钾、局部使用抗生素等。

过去的研究认为镍是一种最常见的过敏原。因为在无症状儿童中，其斑贴试验阳性率为 14.9%。一项 543 例婴幼儿的斑贴试验研究也发现，小婴儿（出生至 18 月龄）的阳性率高达 8.6%。穿耳洞可能是其发生的主要原因。其他来源还包括日常用品，如珠宝、镜框、皮带搭扣、纽扣拉链、硬币、钥匙甚至手机。因此，镍皮炎的常见发生部位包括脸、耳垂、手腕、脖子和脐周皮肤等。

近年来，化妆品皮炎的发生率逐渐升高。Kohl 等在对 70 个疑似过敏性接触性皮炎儿童进行斑贴试验发现，48.6% 的儿童呈阳性，其中主要包括香料、染料、防腐剂甲醛等化妆品的主要成分。值得人们注意的是，除了儿童直接接触这类致敏源外，间接的接触，例如接触使用化妆品的家人同样可以造成这类接触性皮炎的发生。

【临床表现】

1. **急性接触性皮炎** 起病较急。皮损多局限于接触部位，少数可蔓延或累及周边部位。典型皮损为境界清楚的红斑，皮损形态与接触物有关（如衣物染料过敏者皮损可呈衣服形状分布，接触物为气体、粉尘则皮损弥漫性分布于身体暴露部位），其上有丘疹和丘疱疹，严重时红肿明显并出现水疱和大疱，后者疱壁紧张、内容清亮，破溃后呈糜烂面，偶可发生组织坏死。常自觉瘙痒或灼痛，搔抓后可将致病物质带到远隔部位并产生类似皮损。少数病情严重的患者可有全身症状，如畏寒、发热、恶心、头痛等。

急性接触性皮炎去除接触物后经积极处理，一般 1~2 周内可痊愈，遗留暂时性色素沉着。但由于搔抓或处理不当、感染或刺激物未能及时除去，易导致反复发作、迁延不愈或转化为慢性。

2. **慢性接触性皮炎** 如接触物的刺激性较弱或浓度较低，皮损开始可呈亚急性，表现为轻度红斑、丘疹，境界不清楚。长期反复接触可导致局部皮损慢性化，表现为皮损轻度增生及苔藓样变。

3. **常见类型接触性皮炎**

（1）尿布皮炎：尿布更换不勤，产氨细菌分解尿液后产生较多的氨刺激皮肤导致。多累及婴儿的

会阴部,有时可蔓延至腹股沟及下腹部。皮损呈大片潮红,亦可发生斑丘疹和丘疹,边缘清楚,皮损形态与尿布包扎方式一致。

(2)化妆品皮炎:系由接触化妆品或染发剂后所致的急性、亚急性或慢性皮炎。病情轻重程度不等,轻者为接触部位出现红肿、丘疹、丘疱疹,重者可在红斑基础上出现水疱甚至泛发全身。

(3)漆性皮炎:油漆或其挥发性气体引起的皮肤致敏,多累及暴露部位。表现为潮红、水肿、丘疹、丘疱疹、水疱,重者可融合成大疱,自觉瘙痒及灼热。

(4)空气源性接触性皮炎:空气中的化学悬浮物可能导致暴露部位,特别是上眼睑、面部的急性和慢性皮炎。喷雾剂、香水、化学粉尘、植物花粉等为可能的来源,空气源性致敏物产生的炎症范围更广。

原发性刺激性接触性皮炎与接触性过敏性接触性皮炎的鉴别见表 4-11。

表 4-11　原发性刺激性接触性皮炎与接触性过敏性接触性皮炎的鉴别

项目	原发性刺激	接触性致敏
危险人群	任何人	遗传易感性
应答机制	非免疫性;理化性质改变	迟发型超敏反应
接触物特性	具有强烈刺激性或毒性的有机溶剂	低分子量半抗原(如金属、甲醛、环氧树脂)
接触物浓度	一般较高	可以较低
起病方式	随着表皮屏障的丧失而逐渐加重	初次接触后 5~7 天,一旦致敏通常迅速发作
分布	边界常不明显	准确地与接触物(如表带、弹力腰带等)对应
诊断方法	试验性脱离致敏原	试验性脱离致敏原和/或斑贴试验

【实验室检查】

接触性皮炎主要根据发病前接触史和典型临床表现进行诊断;去除病因后经适当处理皮损很快消退也提示接触性皮炎。皮肤斑贴试验则是诊断过敏性接触性皮炎的最简单可靠的金标准。其敏感性及特异性分别为 70% 和 80%。

判定方法:

+/- 可疑阳性:轻度红斑;

+ 弱阳性:红斑、可疑丘疹;

++ 阳性:小水疱,皮肤浸润;

+++ 强阳性:大水疱。

最佳判定时间一般认为是第 2 天及第 4 天,但也有研究认为在点刺实验第 6 或者第 7 天观察可以发现 10% 左右的假阴性患者。

目前接触性皮炎尚无明确严重度评估标准。临床上可采用简单易行的指标进行判断,如:轻度为皮疹面积 <5%;中度为 5%~10%,或皮疹反复发作;重度为皮损超过 10% 体表面积,或皮炎呈持续性,瘙痒剧烈影响睡眠。疾病严重度评估可作为制订治疗方案的依据。

【治疗】

接触性皮炎的治疗原则是寻找病因、迅速脱离接触物并积极对症处理。过敏性接触性皮炎治愈后应尽量避免再次接触致敏原,以免复发。

患者教育十分重要,医师应向患者和家属说明本病的性质、临床特点和注意事项。尽量减少生活环境中的刺激物及变应原。良好的患者教育可明显提高疗效。

1. **外用药物治疗**　可按急性、亚急性和慢性皮炎的治疗原则处理。急性期红肿明显外用炉甘石洗剂,渗出多时用 3% 硼酸溶液冷湿敷,每次 15~30 分钟,每天数次,连续 1~3 天,直至控制渗出;亚急性期有少量渗出时外用糖皮质激素糊剂或氧化锌油,无渗液时用糖皮质激素霜剂。局部外用糖皮质激素(以下简称激素)种类多,经济、方便,疗效肯定,但应根据患者的年龄、皮损性质、部位及病情程度选择不同剂型和强度的激素制剂,以快速有效地控制炎症,减轻症状。儿童患者尽量选用中弱效激素,或用润肤剂适当稀释激素乳膏。由于部分患者对外用糖皮质激素心存顾虑,甚至拒绝使用。需要耐心解释正规使用药物的安全性、用药量、用药方法、用药频度、疗程、如何调整药物等,应当让患者了解外用药的皮肤吸收非常少(一般为 1%~2%),系统吸收更少,这可使患者消除顾虑,提高治疗的依从性。钙调神经磷酸酶抑制剂对 T 淋巴细胞有选择性抑制作用,有较强的抗炎作用,儿童建议用 0.03% 浓度,成人建议用 0.1% 浓度。可与激素联合应用或序贯使用,是维持治疗的较好选择,可每周使用 2~3 次,以减少病情的复发。由于细菌、真菌定植或继发感染可诱发或加重病情,对于较重患者尤其有渗出的皮损,外用抗生素有利于病情控制,用药以 1~2 周为宜,应避免长期使用。如疑似或确诊有病毒感染,则应使用抗病毒制剂。慢性期一般选用具有抗炎作用的软膏。尿布皮炎应注意随时更换尿布,保持阴部、臀部清洁、干燥,少用肥皂以免加重刺激等。

2. 内用药物治疗

(1)抗组胺药和抗炎症介质药物:对于瘙痒明显或伴有全身症状的患者,可选用第一代或第二代抗组胺药,其中第一代抗组胺药可通过血脑屏障有助于患者改善瘙痒和睡眠。其他的抗过敏和抗炎药物还包括白三烯受体拮抗剂、肥大细胞膜稳定剂等。

(2)抗感染药物:对于病情严重(特别是有渗出者)或已证实有继发细菌感染的患者,可短期(1 周左右)给予抗感染药物,可选用红霉素族、四环素族或喹诺酮类抗生素,尽量少用易致过敏的抗菌药物如青霉素类、磺胺类等。合并疱疹病毒感染时,可加用相应抗病毒药物。

(3)糖皮质激素:原则上尽量不用或少用此类药物。对病情严重、其他药物难以控制的患者可短期应用,病情好转后应及时减量,直至停药。

(孙金峤　王晓川)

第六节　荨　麻　疹

荨麻疹是由于皮肤、黏膜小血管扩张及渗透性增加而出现的一种局限性水肿反应,临床上特征性表现为大小不等的风团伴瘙痒,可伴有血管性水肿。根据病程,可分为急性荨麻疹和慢性荨麻疹。病程 <6 周,为急性荨麻疹;病程 ≥6 周,为慢性荨麻疹。在慢性荨麻疹中,若表现为每天或每周至少 2 次发生风团,称慢性连续性荨麻疹;若症状和缓解交替进行,时间间隔从几天到几周不等者,称为慢性复发性荨麻疹(或慢性间歇性荨麻疹)。根据发病因素,慢性荨麻疹又可分为伴有明显诱发因素的慢性荨麻疹、自身免疫性荨麻疹和慢性特发性荨麻疹三类。

【病因和发病机制】

急性荨麻疹常可找到病因,但慢性荨麻疹的病因多难以明确。通常将病因分为外源性和内源性。外源性因素多为暂时性,包括物理刺激、食物、药物、植入物以及运动等。内源性因素多为持续性,包括肥大细胞对 IgE 高敏感性、慢性隐匿性感染、劳累或精神紧张、针对 IgE 或高亲和力 IgE 受体的自身免疫以及慢性疾病如风湿热、系统性红斑狼疮、甲状腺疾病、淋巴瘤、白血病、炎症性肠病等。特别指出,慢性荨麻疹很少由变应原介导所致。

荨麻疹的发病机制至今尚不十分清楚,可能涉及感染、变态反应、假变态反应和自身反应性等。肥大细胞在发病中起中心作用,其活化并脱颗粒,导致组胺、白三烯、前列腺素等释放,是影响荨麻疹发生、发展、预后和治疗反应的关键。肥大细胞释放的组胺是荨麻疹的重要介质,组胺受体包括 H1、H2、H3、H4 四型,其中 H1、H2、H4 受体都参与了荨麻疹的发生发展。诱导肥大细胞活化并脱颗粒的机制包括免疫性、非免疫性和特发性。免疫性机制包括针对 IgE 或高亲和力 IgE 受体的自身免疫、IgE 依赖的以及抗原抗体复合物和补体系统介导等途径;非免疫性机制包括肥大细胞释放剂直接诱导,食物中小分子化合物诱导的假变应原反应,或非甾体抗炎药改变花生烯酸代谢等。嗜碱性粒细胞可能也参与了荨麻疹的发病机制,但是其影响程度还有待进一步阐明。非组胺介质在荨麻疹的发病机制中也起着一定作用,它们或是增加了血管通透性,或是上调了内皮黏附分子表达,或者促进了白细胞聚集。还有少数荨麻疹患者目前尚无法阐明其发病机制。

1. 自身免疫　在荨麻疹中,自身免疫的异常导致肥大细胞不适当的激活和脱颗粒,是当前最被接受的假说。免疫耐受是通过自身反应性淋巴细胞及其调控机制之间的平衡来维持的。自身反应性 T 淋巴细胞数量增加或调控机制减弱即表现为自身免疫。以下几项发现为揭示自身免疫在慢性荨麻疹中的作用提供了有力的证据:①慢性荨麻疹中,甲状腺自身抗体的发生率高;②正常人接受来自患者的自体血清皮下注射,会重现风团样反应;③作用于 IgE 受体 α 亚单位的 IgG 抗体,能够自体血清皮试阳性和嗜碱性粒细胞释放组胺;④ HLA 亚型的强相关性;⑤血浆置换和静脉免疫球蛋白治疗有效。然而,虽然有上述证据,但是仅仅从自身免疫角度解释慢性荨麻疹的发病机制是不完全的。

2. 非免疫性激动剂　当激活免疫系统的物质还未达到激活皮肤肥大细胞释放组胺的阈值时,非免疫激动剂,包括 P 物质、内啡肽、脑啡肽、内源性肽和促生长素抑制素可诱导调节肥大细胞脱颗粒和释放促炎因子。

3. 嗜碱性粒细胞 在一些慢性荨麻疹患者中,最初的异常可能是细胞或亚细胞水平异常,而不是免疫介导的自身免疫机制。

越来越多的证据表明,嗜碱性粒细胞数量、结构、功能缺陷均可导致慢性荨麻疹。有研究表明,嗜碱性粒细胞的数目与荨麻疹的严重程度成负相关。其他还有更有力的证据,如在慢性荨麻疹活动期,由 anti-FceRI/anti-IgE 抗体诱导的嗜碱性粒细胞的组胺释放。接近 50% 慢性荨麻疹患者给予抗 IgE 治疗后,嗜碱性粒细胞的组胺释放显著降低。

4. 肥大细胞 在慢性荨麻疹中的直接作用有过多种推测。皮肤毛细血管周围浸润的炎症细胞产生的活化因子可激活肥大细胞分泌血管活性因子,从而激活内皮细胞。黏附分子的表达上调,血管通透性增加,使液体和蛋白质渗漏至血管外,发展成荨麻疹样风团。

5. 免疫介导的炎症失调 在慢性荨麻疹中,炎症瀑布可能通过变化的细胞因子网络和继发于固有免疫紊乱的免疫失调来激发。有学者通过研究联系固有免疫和适应性免疫的树突状细胞,发现慢性荨麻疹存在免疫失调。浆细胞样树突状细胞(pDC)表达 Toll 样受体在少数炎症紊乱的病理机制中具有关键作用。另外,TLR9 的活化失调也是慢性荨麻疹固有免疫紊乱的原因之一。除此之外,其他的炎症因子,如 IL-1、IL-4、IL-13、IL-18、TNF-α、B 细胞活化因子(BAFF)等,均在慢性荨麻疹患者血清中发现有增高。这些上调的炎症因子,主要是由于炎症细胞的持续激活所致。

6. 凝血系统 凝血因子可能在风团反应中具有一定的作用,凝血因子瀑布可能涉及荨麻疹的病理机制。这也可以解释为什么部分荨麻疹患者给予激活凝血系统的药物有效。在荨麻疹患者血浆中,凝血酶原片段水平显著增高,严重荨麻疹与凝血因子瀑布的激活相关,血浆 D- 二聚体显著增高。

总体来说,慢性荨麻疹的发病机制是错综复杂的,迄今为止,尚未能有某个机制可用来解释所有情况。然而,对于发病机制的探讨,有助于发现新的治疗方法。

【临床表现】

荨麻疹临床表现为风团,其发作形式多样,多伴有瘙痒,少数患者可合并血管性水肿。按照发病模式,结合临床表现,可将荨麻疹进行临床分类。不同类型荨麻疹其临床表现有一定的差异,根据中华医学会皮肤性病学分会免疫学组制定的 2014 年《中国荨麻疹诊疗指南》,分类见表 4-12。

表 4-12 中国荨麻疹诊疗指南(2014)

类别	类型	定义
自发性		
	急性自发性荨麻疹	自发性风团和 / 或血管性水肿发作 <6 周
	慢性自发性荨麻疹	自发性风团和 / 或血管性水肿发作 ≥6 周
诱导性		
1. 物理性	人工荨麻疹(皮肤划痕症)	机械性切力后 1~5 分钟内局部形成条状风团
	冷接触性荨麻疹	遇到冷的物体、风、液体、空气等在接触部位形成风团
	延迟压力性荨麻疹	垂直受压后 30 分钟 ~24 小时局部形成红斑样水肿,可持续数天
	热接触性荨麻疹	皮肤局部受热后形成风团
	日光性荨麻疹	暴露于紫外线或可见光后诱发风团
	振动性荨麻疹或血管性水肿	皮肤被振动刺激后数分钟出现局部红斑和水肿
2. 非物理性	胆碱能性荨麻疹	皮肤受产热刺激如运动、进辛辣食物、情绪激动时诱发的直径 2~3mm 风团,周边有红晕
	水源性荨麻疹	接触水后诱发风团
	接触性荨麻疹	皮肤接触一定物质后诱发瘙痒、红斑和风团
	运动诱导性荨麻疹	运动后数分钟进食或 4 小时内暴食,发生血管性水肿、风团,常伴有其他过敏症状,与某些特异性食物有关

[引自:中华医学会皮肤性病学分会免疫学组.中国荨麻疹诊疗指南(2014 版).中华皮肤科杂志,2014,47(7):514-516.]

【实验室检查】

通常荨麻疹不需要做更多的检查。急性患者可检查血常规,了解发病是否与感染或过敏相关。慢性患者如病情严重、病程较长或对常规剂量的抗组胺药物治疗反应差时,可考虑行相关的检查,如血常规、大便虫卵、肝肾功能、免疫球蛋白、红细胞沉降率、C 反应蛋白、补体和自身抗体等。另外,可以有选择性开展过敏原筛查、食物日记、自体血清皮肤试验和幽门螺杆菌感染鉴定,以排除和确定相关因素在发病中的作用。IgE 介导的食物变应原在荨麻疹发病中的作用是有限的,对变应原检测结果应该正确分析。有条件的单位可酌情开展双盲、安慰剂对照的食物激发试验。

自身血清皮肤试验:无菌条件下抽取患者静脉血 3~5ml 进行无菌离心,取血清 0.05~0.10ml 注射于患者前臂屈侧皮内,对侧用生理盐水做对照,注射后 30 分钟和 60 分钟观察风团和红晕反应,阳性为风团和红晕较生理盐水引起的直径 ≥1.5mm,阳性结果提示体内存在组胺释放因子,是否存在功能性自身抗体尚需要做体外嗜碱性粒细胞组胺释放试验。

2. 嗜碱性粒细胞 CD63 表达检测 既往研究发现,检测嗜碱性粒细胞 CD63 是诊断自身免疫性荨麻疹最可靠的方法。自身血清皮肤试验阳性患者 CD63 的表达明显高于阴性和健康者。自身血清皮肤试验阳性患者,治疗后血清的活性明显下降,且与临床表现相一致,认为嗜碱性粒细胞表达 CD63 的测定既是诊断的工具,又是疗效评价的指标。

3. 血清过敏原特异性 IgE 测定 可应用于各个年龄段婴儿。但检测获得的阳性结果必须结合临床表现和回避试验确定过敏原种类。UniCAP 系统定量检测血清 sIgE 浓度被认为是体外检测 sIgE 的金标准。过敏原 sIgE 的浓度高低有利于帮助判断过敏原种类与临床表现之间的关系,当过敏原 sIgE 浓度较高时发生临床症状和体征的可能性增高。由于食物过敏可能为 T 细胞、嗜酸性细胞介导的免疫反应,因此,食物过敏原 sIgE 检测阴性也不能排除过敏的可能,此时需进一步采取斑贴试验或回避试验进行诊断判别。

4. 回避试验 婴儿期食物过敏者无论是否检测到过敏原 sIgE 都可使用。主要是通过短期回避日常食用的可疑食物,观察临床症状和体征变化帮助明确过敏原的种类。一般每次严格回避一种食物 2 周,如果考虑是非 IgE 介导的过敏反应最少 4 周(包括复合成品食品中含有相关食物成分),观察临床症状和体征的改善情况。如临床表现明显改善,提示婴儿过敏可能与此种食物有关。进一步再添加此种食物,如临床表现加重,证实上述食物的过敏原性质(后者属于激发试验)。此程序可逐一筛选可疑食物。

5. 食物日记 在怀疑有食物过敏或进行回避试验时应记食物日记。食物日记是对病史的补充。在一段特定的时间里家长详细地记录患者每天所吃的食物(包括只放在嘴里的东西)。乳母则应同时记下自己的饮食情况,并详细记录患者出现的症状和时间。有时会从日记中发现食物与症状的因果关系,发现一些隐藏的食物过敏原。

6. 食物激发试验 双盲安慰剂对照的食物激发试验是诊断速发型食物过敏的金标准。但是由于实施困难,多采用开放式食物激发试验。

适应证:

(1)明确是否对某种食物已经不再过敏。患者对食物没有任何反应超过 1 年,皮肤点刺或 sIgE 提示可能不再过敏,可进行食物激发试验。

(2)对某种食物是否过敏不确定。如有速发型食物过敏的病史,但是 SPT 或 sIgE 检查不支持;或者无确切的食物过敏病史,但是 SPT 或 sIgE 强阳性。

(3)从来没有摄入某种食物,但是 SPT 或 sIgE 结果阳性。

(4)有严重特发性严重过敏反应的病史,应当做食物激发试验明确是否对该食物过敏。

考虑进行食物激发试验前,需进行如下评估:

(1)是速发型还是延迟反应? 延迟反应(非 IgE 介导的)是不立即发生的,没有生命危险,一般不需要在医院进行。

(2)是否在过去几年有过对该食物的反应? 如果患者最近在偶然情况下,暴露于某种食物,有过对该食物的反应,食物激发试验不需要。但是,一些特殊情况需要做食物激发试验,如对牛奶过敏的婴幼儿需要做食物激发试验明确是否可将配方奶加入其饮食中。

(3)是否做过 sIgE 检测? 如果 SPT 阴性,而 sIgE 阳性,提示食物过敏,不需要做食物激发试验。

(4)如果激发试验阴性,是否打算将其加入患者饮食中? 如果不打算加入饮食中,简单地排除该食物是更安全的。

(5)患者的一般情况是否适合食物激发试验? 哮喘急性发作和严重湿疹情况下,不宜做食物激发试验。

(6)患者的年龄是否适合食物激发试验? 一般坚果类食物,患者要 >5 岁,蛋类要 >3 岁,牛奶可在婴幼儿期。

(7)家长是否接受食物激发试验?

(8)有没有特殊的饮食需要？如少数民族等。

(9)患者是否在应用某些药物治疗？如短效抗组胺药(应停用 48 小时以上才可做食物激发试验)、长效抗组胺药(应停用 1 周以上才可做食物激发试验)、白三烯受体拮抗剂(应停用 24 小时以上才可做食物激发试验)、长效 β 受体激动剂(应停用 48 小时以上才可做食物激发试验)。

【诊断及鉴别诊断】

1. **诊断** 儿童和成人荨麻疹的潜在病因差别很小,诊断和成人类似。荨麻疹的诊断应该先进行常规的评估,包括详尽的病史和仔细的体格检查,并利用实验室检查排除严重的系统性疾病。特殊的激发试验和实验室检查有助于明确慢性自发性荨麻疹的潜在原因,但不适用于物理性和其他可诱导的荨麻疹。对于后两种类型的荨麻疹患者,扩展的诊断试验可能适用于个别患者,如可能在常规评价中发现特殊的潜在原因。扩展诊断方法的目的在于为那些长期遭受严重荨麻疹症状困扰的患者寻找潜在致病原因。根据 2014 年发表在 *Journal of Allergy and Clinical Immunology* 的急慢性荨麻疹诊断和治疗指南,诊断流程如图 4-2、图 4-3 所示。

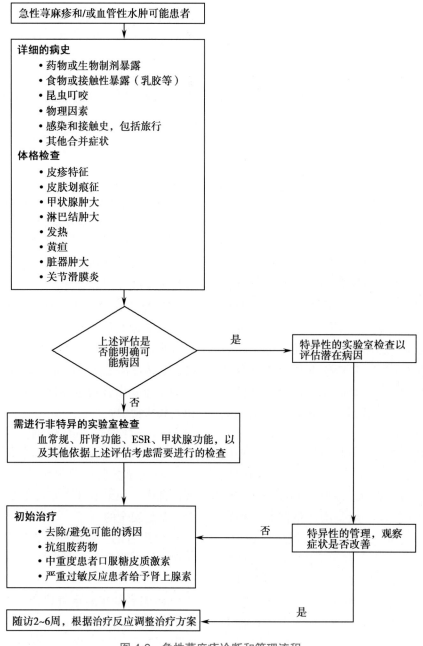

图 4-2 急性荨麻疹诊断和管理流程

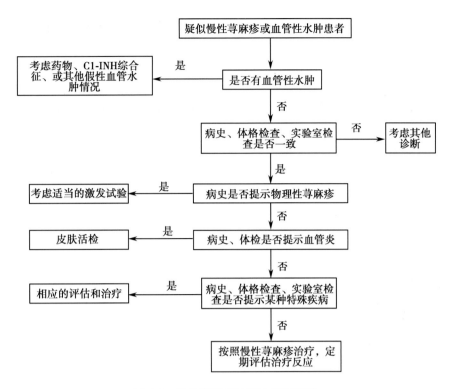

图 4-3　慢性荨麻疹诊断和管理流程

2. 鉴别诊断　急性荨麻疹容易诊断,慢性荨麻疹需要与多种疾病鉴别,主要与荨麻疹性血管炎鉴别,后者通常风团持续 24 小时以上,皮损恢复后留有色素沉着,病理提示有血管炎性改变。另外还需要与表现为风团或血管性水肿形成的其他疾病如荨麻疹型药疹、血清病样反应、丘疹性荨麻疹、金黄色葡萄球菌感染、自身炎症性疾病、遗传性血管性水肿等相鉴别。需要鉴别的疾病见表 4-13。

表 4-13　需与慢性荨麻疹鉴别的疾病

常见疾病	罕见疾病
严重过敏反应	血管淋巴组织增生伴嗜酸性粒细胞增多
特应性皮炎	自身炎症综合征
自身免疫性甲状腺疾病	家族性冷自身炎症综合征
大疱性皮炎	NOMID 综合征
接触性皮炎	高 IgD 综合征、TRAPS、PFAPA、PAPA
系统性红斑狼疮	冷球蛋白血症
肥大细胞增多症	药物相关的嗜酸细胞增多伴全身症状
皮肤疱疹	偶发性血管性水肿伴嗜酸细胞增多
多形红斑(感染、药物)	雌激素诱导的血管性水肿

续表

常见疾病	罕见疾病
食物 / 昆虫过敏	补体因子 I 缺陷
物理性荨麻疹	妊娠期荨麻疹样皮肤病
不良药物反应	
血管紧张素抑制剂引起的血管性水肿	
固定药疹	
寄生虫 / 细菌感染	
多形性日光疹	
疥疮、昆虫叮咬	
荨麻疹性血管炎	
病毒感染	

【治疗】

1. 患者教育　尤其是针对慢性荨麻疹患者,应进行宣教,本病病因不明,病情反复发作,病程迁延,除极少数并发呼吸道或其他系统症状,绝大多数呈良性经过。

2. 病因治疗　消除诱因或可疑病因有利于荨麻疹自然消退。①详细询问病史,避免相应的刺激或诱发因素。②当怀疑药物诱导的荨麻疹,特别是非甾体抗炎药和血管紧张素转换酶抑制药叮,可考虑停药或其他药物替代。③怀疑与感染相关时,可考虑相应的抗感染治疗。如抗幽门螺杆菌的治疗对与幽门螺杆菌相关性胃炎有关联的荨麻疹有一定的疗效。④对疑为与食物相关的荨麻疹患者,鼓励患者记食物日记,寻找可能的食物并加以避免,特别是一些天然食物成分或某些食品添加剂可引起非变态反应性荨麻疹。⑤对自身血清皮肤试验阳性或证实体内存在针对自身抗体的患者,常规治疗无效且病情严重时可酌情考虑加用免疫抑制剂、自体血清注射治疗或血浆置换等。

3. 对症治疗　采用药物控制症状,应遵循安全、有效、规律使用的原则,以改善患者生活质量为目的,并根据患者的治疗反应调整。

(1)一线治疗:首选第二代非镇静或低镇静抗组胺药,治疗有效后逐渐减少剂量,以达到有效控制风团发作为标准。为提高患者的生活质量,慢性荨麻疹疗程一般不少于 1 个月,必要时可延长至 3~6 个月,或更长时间。第一代抗组胺药治疗荨麻疹的疗效确切,但因中枢镇静、抗胆碱能作用等不良反应限制其临床应用。在注意禁忌证、不良反应及药物间相互作用等前提下,可酌情选择。

(2)二线治疗:常规剂量使用 1~2 周后不能有效控制症状,考虑到不同个体或荨麻疹类型对治疗反应的差异,可选择更换品种或获得患者知情同意情况下增加 2~4 倍剂量;联合第一代抗组胺药,可以睡前服用,以降低不良反应;联合第二代抗组胺药,提倡同类结构的药物联合使用,如氯雷他定与地氯雷他定联合,以提高抗炎作用;联合抗白三烯药物,特别是对非甾体抗炎药诱导的荨麻疹。

(3)三线治疗:对上述治疗无效的患者,可以考虑选择免疫抑制剂或生物制剂治疗,如环孢素、糖皮质激素等,只用于严重的、对任何剂量抗组胺药均无效的患者。另外,有研究显示,生物制剂,如奥马珠单抗(omalizumab)对难治性慢性荨麻疹有一定疗效。

4. 急性荨麻疹的治疗　在积极明确并祛除病因以及口服抗组胺药不能有效控制症状时,可选择糖皮质激素:泼尼松 30~40mg,口服 4~5 天后停药,或相当剂量的地塞米松静脉或肌内注射,特别适用于重症或伴有喉头水肿的荨麻疹;1:1 000 肾上腺素溶液 0.2~0.4ml 皮下或肌内注射,可用于急性荨麻疹伴休克或严重的荨麻疹伴血管性水肿。

5. 荨麻疹阶梯治疗方案　根据 2014 年欧美变态反应学会制定的急慢性荨麻疹诊断和管理指南,推荐实行阶梯治疗方案,如图 4-4 所示。

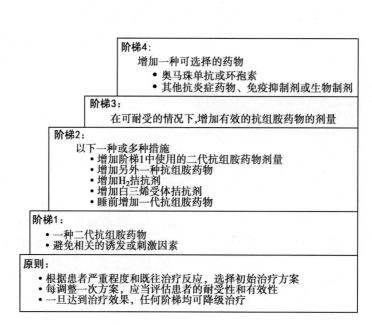

图 4-4　荨麻疹阶梯治疗方案

(孙金嵘　王晓川)

第七节　遗传性血管性水肿

遗传性血管性水肿（hereditary angio edema，HAE），是一种以反复发作的皮下和／或黏膜下水肿为主要表现，较为罕见的补体缺陷的疾病。可以终身发病，上气道的严重水肿发作可危及生命。症状开始于儿童，大部分患者在 20 岁之前出现症状，危及生命的发作在儿童不常见。水肿为自发性或由某些因素诱发，具有局限性、非凹陷性、自限性的特点。常见受累部位包括颜面部、四肢、消化道及上呼吸道黏膜。新近有新的治疗药物出现。

【概述】

遗传性血管性水肿（HAE）作为罕见的常染色体显性遗传病，主要由补体第一成分抑制物——C1酯酶抑制物（C1-inhibitor，C1-INH）的含量降低或功能缺陷引起。发病率为 1 : 150 000~1 : 10 000，在各种族中均有报道，男女比率相当。临床表现为皮肤黏膜水肿，可因皮肤黏膜水肿而产生周身水肿、腹痛、腹水，严重时可出现喉头水肿，如未得到及时有效的治疗，1 / 3 患者可因窒息而死亡。HAE 最早于 1876 年由 Milton 首先描述，1882年 Quincke 命名为血管神经性水肿（angioneurotic edema），1888 年 Osler 证实为遗传性疾病，到 1963年 Donaldson 和 Evans 发现其生化异常在于 C1-INH 缺陷。随着对其发病机制的进一步认识，现更名为遗传性血管性水肿。C1-INH 是一种血浆中广谱丝氨酸蛋白酶抑制剂，为血浆中补体、纤溶、凝血和激肽形成的重要调节因子。遗传性因素是导致C1INH 缺陷主要原因。

HAE 分为 3 种类型：Ⅰ型、Ⅱ型和Ⅲ型。典型的 HAE 是由补体 C1-INH 基因突变导致的 C1-INH 量的减少和／或功能缺乏引起，包括Ⅰ型、Ⅱ型。C1-INH 基因位于第 11 号染色体 p11.2~q13，目前发现与 HAE 发病相关的突变多达 238 种。与C1-INH 相关的 HAE 可分为Ⅰ型：C1-INH 含量降低进而使得 C1-INH 功能不足。常见的突变类型包括缺失、插入、易位，产生终止密码子等，这些突变影响 C1-INH 的胞内运输，阻止其分泌，导致蛋白片段在细胞内就被降解，大约 85% 的 HAE 患者属于此种类型；Ⅱ型 HAE：C1-INH 量正常或偏高而功能缺乏，最常见的突变为 CpG 二核苷酸中甲

基化的 C 自发脱氨基，导致某单一氨基酸被替换而产生无功能的 C1-INH，即 C1-INH 的量正常，而功能异常，大约 15% 的患者属于此型。2000 年，Bork等报道了一种新型 HAE，其发病与 C1-INH 缺陷无关，主要见于女性，患者体内 C1-INH 量及功能均正常。后将这一类型 HAE 定义为Ⅲ型，约占 HAE的 1%。目前对 HAE Ⅲ型患者的研究结果显示，部分患者其突变发生于凝血因子 12（Factor Ⅻ，F Ⅻ）基因，现已发现 3 种 F Ⅻ突变。后者在儿科很少发生。

【发病机制及病理生理】

在正常生理状态下，C1-INH 参与抑制凝血和激肽系统中主要成分的合成。C1-INH 抑制前激肽释放酶和激肽释放酶活性，从而抑制缓激肽的生成，后者具有极强的舒血管功能，可导致毛细血管扩张，血管内容物渗出，临床上表现为血管性水肿。Han 等在 2002 年首先通过动物实验证明缓激肽为该病关键环节。C1-INH 基因敲除小鼠具有典型血管性水肿表现，经提取的 C1-INH浓缩液注射后可纠正此现象。为进一步证实彼此关系，在同时敲除激肽受体后，C1-INH 缺乏的小鼠无血管性水肿表现。因此确定缓激肽在该病发病机制中的主导作用，而非补体成员所致。Nussberger 也在 2002 年报道，患者在发病期间血中缓激肽浓度明显高于正常对照组及组胺所致水肿的患者组，在疾病控制期降至正常水平。最近文献报道，激肽释放酶和激肽受体抑制剂分别对治疗该病疗效显著，这也为缓激肽生成失衡为本病中心环节提供了直接依据。

长期认为 HAE 是一种常染色体显性遗传病，其患者均为杂合子，但不久前发现了极少数的纯合子个体，其遗传方式为常染色体隐性遗传，这类患者所携带的突变位于 C1-INH 基因启动子区或第一个内含子区。杂合子体内存在着 C1-INH 的1 个正常的等位基因，因此从理论上讲，这些患者血浆中功能性 C1-INH 的量应为正常的 50%，但事实并非如此，典型的Ⅰ型和Ⅱ型 HAE 患者血浆功能性 C1-INH 的量常低于正常水平的 30%。造成这一现象的原因可能是 C1-INH 特殊的作用机制：C1-INH 又被称为自杀性底物，它使丝氨酸蛋白酶失活的同时，自身也被酶裂解而不能重复利用。故当 C1-INH 基础水平很低时，这种正常反应会造成功能性 C1-INH 进一步减少。交叉抑制：异常等位基因的转录产物 mRNA 会抑制正常等位基因的翻

译或翻译后加工。

C1-INH 是人体内一种重要的丝氨酸蛋白酶抑制剂,其作用包括抑制补体系统中 C1r、C1s 等下游因子的活性,C1-INH 缺陷时,C1r 和 C1s 失去抑制,发生缓慢的自身活化,C4、C2 作为其底物被大量消耗;此外,接触系统激活后产生的 F XII 片段(factor XII fragment,F XIIf)也可以激活 C1r。这可以解释 HAE 患者无症状期 C4 水平降低,而水肿发作期 C4 会进一步减少,甚至接近于 0,C2 水平也相应降低。故 C4 可以作为 HAE 筛查指标之一。

C1-INH 缺陷会引起缓激肽形成级联反应的激活,这一反应的起始发生在血管内皮细胞(endothelial cells,ECs)表面。HAE 患者血浆中缓激肽的含量明显升高,同一患者水肿上肢血浆渗出液中缓激肽的浓度明显高于健侧上肢。敲除 B2 受体(receptor B2,B2R)及 C1-INH 基因的小鼠,水肿症状及血管通透性得到明显改善。激肽释放酶抑制剂或 B2R 拮抗剂可改善 C1-INH$^{-/-}$ 大鼠的血管通透性。B2R 拮抗剂艾替班特(icatibant)对 I、II 型 HAE 均具有一定的疗效。参与缓激肽形成级联反应的蛋白包括:F XII、激肽释放酶原(prekallikrein)、高分子量激肽原(high molecular weight kininogen,HMWK)。HMWK 是一种存在于血液循环中的糖蛋白,经激肽释放酶裂解后生成缓激肽。HMWK 通常是按 1:1 比例与激肽释放酶原形成非共价复合物,通过 HMWK 结合到血管内膜胶原纤维,激肽释放酶原被蛋白酶消化后形成有活性的激肽释放酶。激肽释放酶激活 F XII 使之转变为 F XIIa,进一步裂解生成一系列的片段,其中最主要的是 F XIIf。F XIIf 也是激肽释放酶原的直接激活剂,在远离级联反应起始部位激活激肽释放酶原,使缓激肽的生成得以散布,这可能与 HAE 发作时水肿范围逐渐扩大等临床表现有关。F XIIa 反馈作用于激肽释放酶原 -HMWK 复合物中的激肽释放酶原,使之转变为激肽释放酶,使 HMWK 裂解生成大量缓激肽,后者与 ECs 表面结构性受体的结合,刺激多种血管活性物质如一氧化氮、前列腺素 E$_2$(prostaglandin E$_2$,PGE$_2$)、前列环素(prostacyclin,PGI2)等的产生,引起血管舒张,通透性增高,血浆外渗和组织水肿。缓激肽经循环中的羧基肽酶 N 和 ECs 表面的羧基肽酶 M 降解后,产物 Des-Arg-9 缓激肽可与 B1R 结合。实验证明,单独使用 B2R 拮抗剂 HOE140 或 B1R 拮抗剂 P054 都只能部分抑制血浆诱导的血管通透性增高作用;联合应用

HOE140 和 R954 则可完全抑制上述作用。这一结果提示 B2R 和 B1R 都与 HAE 血管通透性增高有关。

在 C1-INH 缺陷时,激肽释放酶可以直接激活纤溶酶原,使之转变为纤溶酶,也可通过激活尿激酶原生成尿激酶而间接激活纤溶酶原。尿激酶是较强的纤溶酶原激活剂,其作用远大于激肽释放酶的直接激活作用。缓激肽与 B2R 结合后,组织型纤溶酶原由细胞释放,理论上可以产生大量的纤溶酶。纤溶酶作为 C1-INH 的靶酶,在 C1-INH 缺陷时可以造成功能性 C1-INH 的量进一步降低(图 4-5)。

在 C1-INH 缺陷时,F XIIa 可以激活 F XI,从而启动内源性凝血途径。但其在 HAE 发病机制中的作用尚未明确。III 型 HAE 不涉及 C1-INH 缺陷,F XII 基因突变仅见部分患者。即有些患者并没有发现 F XII 或 C1-INH 基因突变,因此有人建议将这部分患者归为单独一类,未知原因的 HAE。

综上所述,在 HAE 的发病机制中,C1-INH 表达异常包括量和 / 或功能的异常或 F XII 表达异常是基础,缓激肽形成级联反应的激活为中心环节,辅以多个相关系统活化异常,最终导致血管性水肿的发生。但仍有许多问题还不明确,例如水肿为什么呈发作性?诱发因素如何诱导水肿发作?为什么有些患者每次水肿均发作于同一器官,而有些患者每次发作于不同器官或部位等?因此关于 HAE 的发病机制还有待于更加深入的研究。

【临床表现】

儿童早期症状通常较轻,或者不存在,典型症状通常出现于十几岁之后。少数患者于 10 岁之前出现症状。儿童首次发病的年龄中位数不同国家、地区报道差别较大,有 6.6 岁、9.5 岁、11 岁、12.5 岁不等。青春期及孕期症状加重。症状往往反复发作至中年甚至终身,但中年后发作的频率与严重度会减轻。临床表现为复发性、局限性及自限性非荨麻疹样水肿。可发生于身体任何部位,常累及四肢、上呼吸道、面部、胃肠道及生殖器局部,喉部最为危险,少见的可累及大脑、胰腺、肾脏、食管。某些 HAE 症状的急性发作,未能发现相关的触发因素,但在通常情况下 HAE 急性发作于以下情况:应激(压力、情感挫折)、外科手术、外伤、感染、炎热、寒冷、月经期、使用口服避孕药(雌性激素)、ACE 抑制剂等是常见诱因。

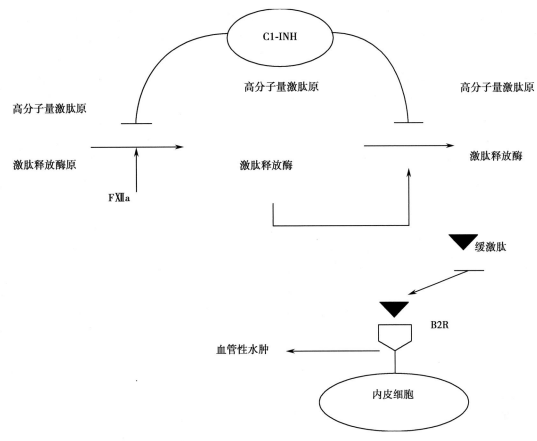

图 4-5 C1-INH 缺陷会引起缓激肽形成级联反应的激活发生 HAE 机制

典型情况下,HAE 急性症状表现为弥散性水肿,涉及皮肤和内脏器官。许多时候发病症状因受累器官而定,如单独累及皮肤或皮肤联合累及内脏等。皮疹为边界不清、正常皮色或淡红色局限性肿胀,表面光亮,扪之有弹性。急性发作时皮肤水肿呈局限性、非凹陷性,好发于组织疏松部位如面部(主要累及嘴唇、眼睑和舌头)、四肢末端和生殖器等。皮疹类似于荨麻疹,但与荨麻疹不同。荨麻疹其皮疹通常为红斑疹,中心泛白,边界清楚,皮肤受损之前可以感受到皮肤异常感觉发烫、麻刺感,水肿出现时受损之处常常伴有疼痛、瘙痒。血管性水肿典型发作在自行缓解之前持续 2~5 天。皮疹可在同一部位反复发生,常单发,少数 2 个以上,也可与荨麻疹伴发。

水肿累及于呼吸系统,可引起呼吸道损害和呼吸衰竭,主要的危险是鼻咽腔、喉部的黏膜水肿可导致窒息,尤其是喉头水肿引起上气道阻塞,如果误诊,使 HAE 的病死率可高达 30%~40%。即使已诊断的 HAE 患者由于未及时治疗也可导致窒息,窒息可以发生在各个年龄段,小到发生于 4 周的婴儿,大到 78 岁的老人。既往无上气道症状累及的 HAE 患者急性发作时,仍有发生窒息的危险。

水肿出现于胃肠系统壁腔时,内脏水肿导致肠腔阻塞引起症状,包括厌食、恶心、呕吐、腹泻、发作性腹绞痛等,通常无腹膜刺激征,可出现腹水,严重情况下可以出现低血容量性休克。特别在无皮肤症状的情况下,很容易误诊为急腹症,如阑尾炎和胆囊炎等,导致不必要的腹腔探查手术,导致正常的胆囊和阑尾被切除。有时症状被误诊为精神因素,给予不恰当的心理评估和治疗。胃肠道血管性水肿通常持续 12~24 小时。

另外,HAE 患者亦可出现暂时性胸膜渗出导致咳嗽和轻微胸痛;可引起局部脑水肿、脑血流灌注不足,导致出现偏头痛样现象、暂时性局部缺血、惊厥和偏瘫;也可以无症状带病。

【诊断及鉴别诊断】

HAE 根据典型临床表现一般诊断不难。患者通常有家族史,但也有 20%~25% 患者无家族史,后者并非必不可少的诊断条件。对于疑似的患者,应该测定血清 C1-INH 活性。如果低于正常,C1-INH 和 C1q 水平测定将有助于区分 HAE 和获得性(AAE)。获得性免疫缺陷综合征(HIV)、多发性骨髓瘤、胃癌、乳腺癌、慢性淋巴细胞白血病和系统性红斑狼疮等疾病均可继发 AAE。HAE 少见但可能危及生命,延迟诊断或者误诊为急腹症情况时可发生,对有以下症状的,如反复的血管性水肿(而没有荨麻疹);反复发作性腹痛和呕吐;咽喉部水肿;阳性 HAE 家族史,应该考虑鉴别诊断和补体浓度测定(图 4-6、图 4-7)。

【治疗】

HAE 的治疗,一般对抗组胺药、糖皮质激素和肾上腺素治疗效果不佳或无效,其治疗方案包括长期预防、短期预防和急性发作的治疗。除传统的弱雄性激素、抗纤维蛋白溶解药及补体第一成分抑制物(C1-INH)浓缩剂外,近年来一些新药的研发,如重组 C1-INH、激肽释放酶抑制和缓激肽受体拮抗为 HAE 患者带来更多选择和希望。由于 HAE 临床上以反复发作血管性水肿为特点,除了遗传特点外,大部分患者可以找到诱发因素,部分患者可自行消退,严重的可导致呼吸道阻塞,引发窒息而危及生命,后者没有及时治疗死亡率可达 30% 以上。HAE 的治疗是综合治疗。

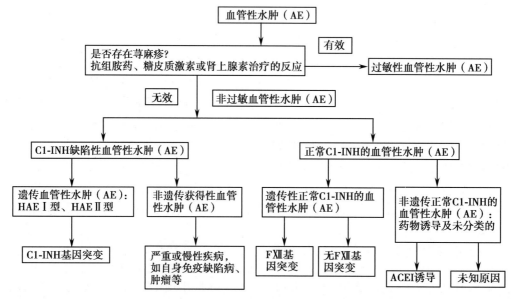

图 4-6 遗传血管性水肿鉴别诊断

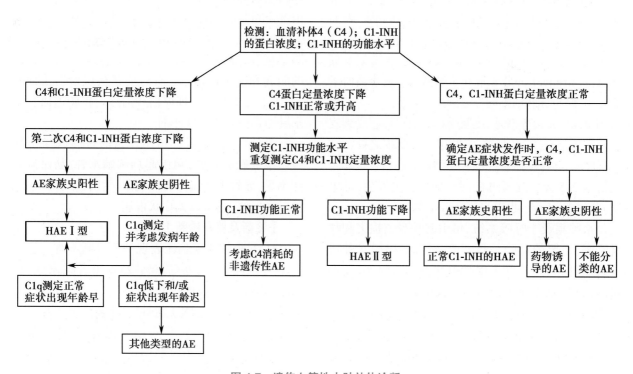

图 4-7 遗传血管性水肿补体诊断

1. **疾病教育和去除诱因**　医师应向患者详细解释 HAE 的临床表现和可能的诱因,特别是伴有呼吸道梗阻的急性发作,其相关表现的早期症状的识别,有助于改善预后。同时要求患者写疾病日记以记录 HAE 的发作和治疗情况。

儿童及青少年现已明确的常见诱因包括:机械性损伤,心理压力,呼吸道感染,头颈部外科或诊断性操作,口腔操作,特定的食物、药物、环境变化。避免机械损伤,消除心理压力,选择适当的体育活动及体力劳动,预防感染(不应将孩子过早送入托管所)。性激素的生理波动(青春期、月经期、妊娠期),因避免使用含有雌激素的口服避孕药、激素补充疗法;血管紧张素转换酶抑制药诱发的应当避免。

2. **发作期急诊治疗**　急性期治疗的适应证为上呼吸道水肿及胃肠道水肿发作,其重点在于缓解症状。截至目前,HAE 急性发作时的首选治疗药物仍为 C1-INH 浓缩剂(pdC1-INH),推荐剂量为体重低于 50kg 时输注 500U,50~100kg 输注 1 000U,超过 100kg 时输注 1 500U。儿童可以 15~25U/kg 计算。HAE 急性发作时还可选择新鲜冰冻血浆(fresh frozen plasma,FFP),但其必要性和安全性仍存在争议。

C1-INH 浓缩剂已获得美国食品药品管理局(FDA)批准用于成人和青少年 HAE 的急性期治疗及成年患者的预防性治疗。输注 C1-INH 可使 HAE 患者血浆 C1-INH 水平迅速增加,并使其症状在 30~60 分钟内得到改善。C1-INH 浓缩剂对 HAE 患者的各种临床表现均有效,也可用于威胁生命的发作性喉头水肿,急性发作呼吸道梗阻必要时给予吸氧、气管插管、气管切开或环状软骨切开术等支持治疗。对于胃肠道黏膜水肿引起的剧烈腹痛、恶心、呕吐、腹泻,以及由于大量液体转移到肠壁、肠腔及腹腔内而引起低血容量性休克需给予解痉镇痛药、止吐药,并积极补液。C1-INH 浓缩剂是一种血液制品,存在感染、过敏等风险,不良反应主要包括恶心、呕吐、腹痛、腹泻、头痛、肌肉疼挛等。

FFP 系从采集后 6~8 小时内的全血中分离而得,其中含有除血小板外的全部凝血因子,也包括 C1-INH,故认为其可用于 HAE 患者急性发作的治疗。但也有学者认为 FFP 中含有可引起水肿的血浆蛋白酶和底物,可能加重部分患者的病情。输注 FFP 可使 HAE 患者急性发作期的病程缩短、症状

减轻,但因 FFP 为血液制品,虽然随灭菌水平的进步,病毒感染的概率大大下降,但输注 FFP 仍需严格掌握适应证。

重组 C1-INH 提取自转基因兔的乳汁,可用于 HAE 水肿的急性发作期的治疗。与血浆来源的 C1-INH 相比,重组 C1-INH 产量高,避免了病毒感染的潜在风险,但由于基因转录后糖基化的微小差异致使其半衰期明显缩短,同时因来源于异种个体,增加了发生过敏反应的潜在风险。

C1-INH 是一种广谱丝氨酸酶抑制剂,可抑制激肽释放酶原和激肽释放酶活性,从而抑制缓激肽的生成。C1-INH 缺陷会导致大量缓激肽生成,后者具有极强的舒血管效应,导致毛细血管扩张,通透性增强,血液内容物外渗,形成血管性水肿。激肽释放酶抑制剂正是针对这一机制发挥作用,通过阻止缓激肽生成治疗血管性水肿。DX88(ecallantide)为高效的特异性激肽释放酶抑制剂,是通过合理设计基因库组成、筛选噬菌体,由酵母菌制备出人脂蛋白相关凝血抑制剂的重组蛋白。可有效地特异性抑制激肽释放酶,已被美国 FDA 批准用于 HAE 急性发作期的治疗,通过皮下注射给药,半衰期为 2 小时,能抑制激肽释放酶与高分子量激肽原的活性部位结合,阻止缓激肽的产生,并抑制血浆 XII 因子的活化。其安全性问题也受到关注,可延长 APTT,但并不增加出血风险;但也有引起严重过敏反应的报道。

艾替班特是缓激肽样人工合成肽,可与缓激肽 B2 受体结合,从而抑制缓激肽的作用并制止水肿。该药在欧洲和美国已被批准用于 HAE 急性发作的治疗。静脉输注和皮下注射艾替班特具有等效的药代动力学,半衰期为 12 小时,室温条件下可至少保存 1 年。

3. **短期预防性治疗**　短期预防是针对某一次可能即将诱发的急性水肿所采取的措施。在择期手术、口腔操作或有创检查之前推荐预防。在操作时输注 C1-INH 浓缩剂即可,剂量 500~1 500U 或 10~20U/kg,也可试用 FFP,在手术前 FFP 至少提前 1 小时给予,通常剂量为 2U(每单位 200ml),FFP 用于治疗凝血障碍时的剂量为 10ml/kg。在没有 C1-INH 浓缩剂的情况下,也可使用弱雄性激素(达那唑)和抗纤维蛋白溶解药(氨甲环酸)治疗。达那唑能直接增加 C1-INH 的水平,推荐剂量为 2.5~10mg/(kg·d),最大不超过 600mg/d,在接受治疗前 5 天至治疗后 2 天连续服用。儿童和妊娠

期最后 3 个月的妇女均可服用。但对于孕妇来说，C1-INH 浓缩剂最为安全。

另一种短期预防用于持续暴露于各种诱因期间(数小时或数天)或前驱症状出现后数天，给予抗纤维蛋白溶解药、达那唑或 C1-INH 浓缩剂。这种短期治疗法可以防止水肿的发生，或减轻发作的严重程度、缩短持续时间，并且能够预防 HAE 呼吸道梗阻的发生。

4. 长期预防性治疗 长期预防治疗的目的是减少 HAE 对日常生活的影响，防止致命性水肿的发作。如果 HAE 患者每月病情发作超过 1 次，或因症状发作而生活不能自理的时间 > 5 天，或有上呼吸道梗阻史，均应给予长期预防治疗药物，包括合成类固醇(弱雄性激素)、抗纤维蛋白溶解药和 C1-INH 浓缩剂等。

达那唑为目前最常用于 HAE 治疗的弱雄性激素，其预防 HAE 水肿发作的作用机制不清，既往认为达那唑可使肝脏合成 C1-INH、补体 C4 增加而达到治疗作用。达那唑预防剂量可以从较高剂量递减，或者从低剂量递增，直到症状控制，以最少剂量维持控制。如果患者自觉有症状发作的先兆或出现轻微临床症状，或出现诱因，如上呼吸道感染等，则可将达那唑剂量加倍临时服用数天。不良反应有毛发增长、体重增加、女性男性化、月经紊乱、脂溢性皮炎、影响生长发育、肝损害。主要禁忌证为妊娠、哺乳期妇女、儿童及前列腺癌患者。使用达那唑期间要定期监测肝脏功能。

抗纤维蛋白溶解药治疗 HAE 的作用机制尚不清，其可能通过对纤溶系统的抑制，使有限的 C1-INH 可以更多地作用于凝血、补体、激肽等系统，从而抑制水肿的发生。抗纤维蛋白溶解药包括氨甲环酸及 6- 氨基己酸等。许多学者提倡将氨甲环酸作为儿童长期预防的一线用药，因为其安全性高于达那唑。氨甲环酸对于获得性血管性水肿的治疗也可能有效。氨甲环酸的推荐剂量为 30~50mg/(kg·d)，分 2~3 次服用，不良反应有肌痛、眩晕、体位性低血压、血栓栓塞等。

C1-INH 浓缩剂已被美国 FDA 通过用于 HAE 的预防性治疗。对于症状频繁发作且应用弱雄性激素和抗纤维蛋白溶解药不能得到很好控制的 HAE 患者，可每周输注 2~3 次 C1-INH 浓缩剂进行长期预防性治疗，妊娠患者也可使用 C1-INH 浓缩剂进行长期预防治疗。

在某些特定条件下，如在水肿发作频率或严重程度发生变化，或存在可引起水肿的因素但又不能将其清除时。如开始上学、考试阶段、暴发感染、冬天环境改变、家庭问题、青春期、妊娠期等，可以推荐进行周期性预防，周期使用以上药物。随着 HAE 关注度的增加、研究的深入，有越来越多的药物可供选择，这就要求医师在临床工作中应根据年龄、性别、伴随疾病等多方面因素给予患者个体化治疗，并根据疗效及不良反应适时进行调整，随访。

(李孟荣)

第八节 大疱性表皮坏死松解型药疹

大疱性表皮坏死松解型药疹又称中毒性表皮坏死松解症(Toxic epidermal necrolysis，TEN)，是最严重的一种药物性皮肤损害。该病起病急，病情进展迅速，死亡率高。皮疹初起于面部、颈部，呈鲜红色或紫红色斑，后快速融合成片并出现松弛性大疱；该病皮肤受损面积大，且易伴发全身多系统损害。大疱性表皮坏死松解型药疹与 Stevens-Johnson 综合征常被认为是同一谱系疾病，均为药物反应引发的皮肤表皮松解，两者总体发病率约为 1~2/1 000 000。

【病因】

大疱性表皮坏死松解型药疹与 Stevens-Johnson 综合征(Stevens-Johnson syndrome，SJS)同属渗出性多形性红斑(erythema exudativum multiforme majus，EEMM)谱系，引发疾病症状的原因尚不十分明确。研究显示，药物处方的区域差异、患者的遗传背景(HLA 及代谢酶等)、癌症共存或伴随放疗等因素可能会对 SJS 和大疱性表皮坏死松解型药疹的发病产生影响。大多数药物都具有引起药疹的可能性，而最常引发大疱性表皮坏死松解型药疹的药物包括：磺胺类药(甲氧苄啶及磺胺邻二甲氧嘧啶、甲氧苄啶)、利帕西泮、保泰松、别嘌醇、巴比妥类、卡马西平、四环素、呋喃妥因、抗结核药及乙内酰尿类药等。

感染有时也被报告为此病的唯一原因，比如肺炎支原体感染就被多次证明可导致大疱性表皮坏死松解型药疹，而患者在此前并无药物暴露记录。在一些 SJS 病例，特别是在儿童中，发现了单纯疱疹病毒感染证据。有病例报告显示，红斑狼疮或单疱病毒在阿奇霉素治疗下的再激活是 SJS 的潜在原因。此外,在异基因造血干细胞移植后严重再生障碍性贫血的患者中,也有大疱性表皮坏死松解型药疹的报道。

【发病机制】

该病的发病机制尚不十分明确,但通常被认为是由免疫介导的。对大疱性表皮坏死松解型药疹患者的组织病理学研究显示,角质形成细胞凋亡坏死是该病出现广泛表皮脱落的致病基础。大疱性表皮坏死松解型药疹患者的临床表现、组织病理学研究和免疫学研究都支持目前比较流行的学说,即细胞毒性 T 淋巴细胞(CTL)在疾病的起始阶段发挥了重要作用。在疾病的早期阶段,皮肤大疱的疱液中主要含有细胞毒性 $CD8^+$ T 细胞,推测主要的组织相容性复合体(MHC)I 类限制性药物暴露导致 $CD8^+$ CTL 的克隆性扩增,并通过后续一系列的免疫反应导致了大疱性表皮坏死松解型药疹的发生。疱液中的这些 $CD8^+$ T 细胞表达常见的皮肤白细胞抗原(CLA),而不表达 CD45RA 及 CD28;患者的这群细胞对自体 B 淋巴细胞系和角质形成细胞都具有药物特异性的细胞毒性活性,并且研究进一步证明了这种细胞产生的细胞毒性是由颗粒酶 B 介导的。

研究发现大疱性表皮坏死松解型药疹患者皮肤中仅有少量的 CTL 等免疫细胞浸润,但却出现了明显的角质形成细胞凋亡,这使得我们不得不去寻找在 CTL 诱导角质形成细胞凋亡过程中可能起到“放大作用”的细胞毒性蛋白质或细胞因子。迄今为止,最有力的证据表明,细胞毒性分子 FasL 和颗粒溶素是大疱性表皮坏死松解型药疹患者出现播散性角质形成细胞凋亡的关键分子。除此之外,对患者疱液细胞的基因表达分析发现,疱液中表达高水平的颗粒溶素 mRNA。颗粒溶素是一种由 CTL、NK 细胞和 NKT 细胞分泌的阳离子细胞溶解蛋白,动物实验发现小鼠体内注射重组颗粒溶素可以诱导小鼠出现类似于大疱性表皮坏死松解型药疹的临床表现,说明颗粒溶素是导致大疱性表皮坏死松解型药疹患者角质形成细胞凋亡的关键分子。而对大疱性表皮坏死松解型药疹患者血清中颗粒溶素水平进行检测发现,其血清水平明显升高,并可与非起疱性药物不良反应患者相鉴别,后者的血清颗粒溶素水平正常,这一发现进一步支持了颗粒溶素在该病发病机制中的重要作用。另外,调节性 T 细胞(Treg)在大疱性表皮坏死松解型药疹中的作用近年来也有所研究,小鼠模型研究显示,OVA

细胞毒性 T 细胞仅在 $CD4^+$ 调节性 T 细胞的缺乏的情况下杀死的 OVA 表达角化细胞。

【病理表现】

对重症死亡大疱性表皮坏死松解型药疹病例进行病理解剖,发现该病的病理表现包括:①表皮显著萎缩,棘层细胞只有 1~2 层甚至全消失,细胞间和细胞内水肿,真皮充血水肿,有围管小圆细胞浸润,胶原纤维破碎变坏。口腔黏膜病变与皮肤相似;②淋巴结肿大,髓质增生,内皮黏膜增生肿大,皮质滤泡萎缩;③肝切面黄红相间,可见瘀血和肝细胞变坏。镜检示肝上叶中央严重瘀血,残留肝细胞脂变、离解。肝实质与汇管分界不清,有的肝细胞边界模糊不清,有的坏死溶解而被吸收;④肾切面肿胀,包膜外翻。镜检示血管充血,曲管浊肿,皮质间质内有淋巴细胞、单核细胞为主形成的灶性浸润;⑤脑灰质神经细胞呈各种变性,枕叶神经细胞呈水样变性、肿胀,间有卫星细胞现象。基底核及小胶质细胞灶样增生;⑥心肌有间质性水肿和弥漫性轻度小圆细胞浸润。

【临床表现】

1. **急性期** 大疱性表皮坏死松解型药疹与 SJS 起病初期症状不典型,多为一些非特异性症状,如发热、吞咽不适及眼部刺激征等,这些症状通常在皮肤症状发生前几天即出现。皮肤受累的早期部位是面部、躯干的胸前区,也包括手掌和脚底。超过 90% 的患者口腔、生殖器和/或眼黏膜受累(红斑和糜烂);在一部分患者中,呼吸道和胃肠道也会受累。眼部受累很常见,包括急性结膜炎、眼睑水肿、红斑、结痂和眼部分泌物,结膜或假膜形成或角膜侵蚀,严重时可出现瘢痕性病变、睑球粘连、穹窿缩短和角膜溃疡。然而急性期眼部表现的严重程度不能预测晚期并发症。早期皮肤病变的形态包括红斑和紫红色斑,并有快速愈合的趋势。上述与黏膜受累相关的皮肤征象是明显的危险征象,需要立即对皮肤活检进行冰冻切片,以进行快速诊断确认。组织学检查,包括皮肤活检的直接免疫荧光分析,对于排除自身免疫性水疱病、大疱性固定性药疹、急性泛发性发疹性脓疱病等鉴别诊断也很重要。

在病程的第二阶段,患者会出现大面积的表皮脱落。在没有表皮脱落的情况下,应通过对几个红斑区域施加切向机械压力(Nikolsky sign,尼氏征)进行更详细的皮肤检查。如果机械压力导致表皮脱落,则尼氏征为阳性。但尼氏征本身没有特异性,不仅出现在大疱性表皮坏死松解型药疹或SJS患者中,在自身免疫性大疱性皮肤病患者中,尼氏征也可能为阳性。重症患者可有40℃左右的高热,同时或先后累及胃肠道、呼吸道、肝脏、肾脏、心脏及脑等脏器。该病有一定自限性,皮疹常于2~4周后开始消退。如发生严重并发症或某些重要脏器的严重受累,或处理不当可因严重感染或水电解质紊乱于2周左右死亡。

2. **晚期及后遗症期** 在急性期出现黏膜受累的患者中,73%会出现黏膜受累的长期并发症,黏膜后遗症主要涉及口腔和食管黏膜,其次是肺和生殖器黏膜。部分患出现口干症和/或角结膜炎,类似于干燥综合征。此外,罕见并发干燥样多腺体外分泌功能不全,包括外分泌性胰腺损伤。

大疱性表皮坏死松解型药疹晚期及后遗症期的常见表现包括:皮肤色素脱失和皮肤色素沉着过度(约62.5%)、指甲营养不良(约37.5%)和眼部并发症等。研究显示,约一半的大疱性表皮坏死松解型药疹患者可出现晚期眼部并发症,按出现频率递减顺序依次为:严重干眼症(约46%)、倒睫(约16%)、睑球粘连(约14%)、双排睫毛(约14%)、视力丧失(5%)、睑内翻(5%)、兔眼症(2%)和角膜溃疡(2%)等。增生性瘢痕仅见于极少数患者。

【诊断】

大疱性表皮坏死松解型药疹的诊断一方面取决于临床症状,另一方面取决于组织病理学特征。鉴于组织病理学结果不易立刻获得,故初步诊断主要依靠临床特征。该病典型的临床症状包括:起病初期皮肤上的红斑和/或紫红色斑,尼氏征阳性;随后在数分钟到数小时内出现以水泡形成为特征的表皮剥离;黏膜受累的表现等。

组织病理学检查包括冰冻切片或常规福尔马林固定的皮肤切片的组织学检查,该病可出现坏死角质形成细胞,致广泛的表皮坏死,病变累及皮肤所有层面;可出现基底膜区朝向表皮下分离的空泡变性,在真皮上部血管周围有淋巴组织细胞浸润,也含有嗜酸性粒细胞。为了排除自身免疫性水疱病,还应进行直接免疫荧光染色,并且不应在表皮和/或表皮真皮区检测到免疫球蛋白和/或补体沉积。采集脱落细胞并用Giemsa染色,可以见到细胞中细胞核/细胞质比例增大。除此之外,对患者进行外周血血常规检查,可见白细胞总数多在 $10 \times 10^9/L$(10 000/mm³)以上,中性粒细胞约

80%,嗜酸粒细胞绝对计数为0或很低,但不具特异性。

【鉴别诊断】

1. **Stevens-Johnson 综合征(SJS)** 又称重症多形性渗出性红斑,是渗出性多形性红斑(EEMM)谱系的另一疾病。除皮肤损害外,眼、口、外生殖器等出现严重的黏膜损害,有明显糜烂、渗出,常伴寒战、高热,亦可并发支气管炎、肺炎、胸腔积液及肾脏损害,眼损害可导致失明。罹患该型药疹者儿童多见。但必须指出,这些症状并非都是药物所引起的。SJS与大疱性表皮坏死松解型药疹的主要区别在于皮肤剥脱/表皮脱落的面积与的体表面积(BSA)的百分比。SJS患者皮肤脱落比例通常小于BAS的10%,而大疱性表皮坏死松解型药疹患者皮肤剥脱比例常超过BSA的30%。若皮肤剥脱面积在BAS的10%~30%之间,则可能存在此两种疾病的重合,不易鉴别,需继续密切观察患者病情变化。

2. **泛发性大疱性固定性药疹**(generalized bullous fixed drug eruption,GBFDE) 可以通过临床特征与大疱性表皮坏死松解型药疹相鉴别。在GBFDE患者中有皮肤黄斑融合疹,皮肤水疱通常仅影响BSA的一小部分,大水疱之间有完好的皮肤,正常皮肤占相当大的BSA区域。黏膜受累罕见,极少出现黏膜糜烂等表现。患者通常没有明显的发热或其他全身症状,皮肤损害一般比SJS或大疱性表皮坏死松解型药疹更轻,其他脏器无明显损害。大多数患者报告相似,常有局部反应(固定药疹)的病史。而反复的GBFDE可能导致向其他严重皮肤病变的转化,需密切随访。

3. **葡萄球菌烫伤样皮肤综合征**(staphylococcal scalded skin syndrome,SSSS) 是由凝固酶阴性金黄色葡萄球菌引起的在全身泛发红斑基底上,发生松弛性烫伤样大疱及大片表皮剥脱。多发于新生儿及婴幼儿,偶见于成人。该病发病突然,病初在患者口周或眼周发生红斑,后迅速蔓延到躯干和四肢近端,甚至泛发全身,皮损处有明显的触痛。在红斑基础上发生松弛性大疱,1~2天内在口周和眼周出现渗出结痂,可有大片痂皮脱落,在口周留有放射状皲裂。其他部位的表皮浅层起皱,稍用力摩擦,即有大片表皮剥脱,露出鲜红水肿糜烂面,即尼氏征阳性,类似烫伤。在糜烂处的边缘表皮松弛卷曲,手足皮肤可呈手套或袜套样剥脱,以后剥脱处由鲜红色逐渐变为紫红色,暗红色,不再剥脱,出现糠状脱屑,通常在7~14

天痊愈,少部分患者可合并其他皮肤表现或全身症状。组织病理学检查显示 SSSS 患者表皮内角质层下起泡。

4. 急性泛发性发疹性脓疱病(acute generalized exanthematous pustulosis,AGEP) 最重要的诊断标准是:在皮肤广泛水肿性红斑的背景下出现数十小疱,通常是非毛囊脓疱,皮疹部位常沿皮肤褶皱或出现在屈肌表面上;组织学检查提示真皮乳头水肿,海绵状角质层下和/或表皮内脓疱和血管周围中性粒细胞浸润。该病呈急性起病,患者可有发热(≥ 38℃),外周血血常规检查可见中性粒细胞计数升高等;疾病具有一定自限性,可在 2 周左右出现皮疹脱落和自然消退。

5. 超敏综合征(hypersensitivity syndrome,HSS)/**伴嗜酸细胞增多和全身症状的药物反应**(drug reaction with eosinophilia and systemic symptoms,DRESS) 超敏综合征(HSS)长期以来被用于描述与各脏器受累相关的药物反应,并且至今仍然有许多同义词,大部分以病因推定得到的触发药物的名称命名,如别嘌呤醇 HSS,氨苯砜综合征,或抗惊厥药物 HSS;此外还有以在不同部位肿大淋巴炎的命名。HSS 的临床表现包括皮肤病变如红斑,炎症浸润等;病初皮疹可呈麻疹样红斑,后来可演变成红皮病;随病情的发展,出现越来越多的浸润和水肿、滤泡以及紫癜病变;患者可有面部水肿,尤其眶周区域水肿;可伴随口腔黏膜病变,如唇炎、咽充血、口腔糜烂等;在恢复期,往往存在明显的脱屑。该病常累及肝脏,肾脏,肺或心脏等重要器官;出现血液系统变化,如血小板和血红蛋白水平下降,外周血嗜酸粒细胞增多(>1.5×10^9/L)和/或异型淋巴细胞升高(类似于传染性单核细胞增多症)等;诊断 HSS/DRESS 的标准包括:皮疹,血液学异常,至少两个不同部位的淋巴结肿大(直径超过 2cm)、肝炎(转氨酶升高超过 2 倍),间质性肾炎,间质性肺炎及心脏炎等。

6. 自身免疫性水疱症 如寻常型天疱疮,大疱性类天疱疮和光毒性大疱性反应等。此类疾病种类繁多,均需与大疱性表皮坏死松解型药疹相鉴别。严重的药物诱导的皮疹和红皮病也应考虑。这些可能导致干燥及皮肤脱屑。广泛皮肤脱屑,特别是剥脱性皮炎,有时会被误诊为大疱性表皮坏死松解型药疹。应进行皮肤切片的直接免疫荧光染色,了解在表皮和/或表皮真皮区是否检测到免疫球蛋白和/或补体沉积。

【治疗】

由于大疱性表皮坏死松解型药疹的发病机制尚未完全阐明,故治疗仍局限于非特异性治疗和对症治疗为主。

1. 一般措施 ①停用可以触发药物:尤其是分别在 3 个星期内的发病前服用,在询问服药的详细病史后停止使用。②置患者于监护室:如果皮肤脱离超过体表面积的 30%,最好是将患者在重症监护或烧伤病房。对症措施,包括增加室温至 30~32℃,有条件使用合适特殊体位的病床。③静脉补液:白蛋白溶液或按照重症监护治疗方案等渗电解质溶液。大疱性表皮坏死松解型药疹患者比烧伤患者需要更少的补液,约 2/3~3/4。④肠内营养:通过鼻胃管迅速开始为宜,以尽量减少蛋白的损失和避免肠蠕动弛缓。在第一个 24 小时推荐量为 1 500cal,1 500ml 流体,每天增加 500cal 的热量,直到每天达 4 000cal 的热量。⑤抗生素的广泛覆盖:除非怀疑有感染,纯粹的预防,不建议使用。因为许多抗生素本身携带引发了严重的皮肤的危险,并且也可能掩盖任何感染反应的迹象。使用有针对性的抗生素,如果有感染或败血症的迹象,应根据目标细菌或微生物的敏感性选择抗生素。

2. 局部治疗 ①消毒液推荐用于局部治疗:从皮肤科观点出发,不推荐使用磺基外用疗法,因为磺胺是在严重的皮肤反应期皮损发展的已知风险因素,固定的水疱可以在无菌条件下切开,同时注意剥离坏死的表皮,以防止过度烘干皮肤和促进再上皮化。局部消毒措施也是一个选项,包括各种溶液和凝胶(例如奥替尼啶、氯己定或银硝酸盐);普通非粘性纱布网格可被放置在身体的关节处。②清创或皮肤移植:烧伤护理专家倾向于去除坏死的表皮,无论是与硝酸银浴或用有创清创,表皮脱落后伤口立即覆盖生物敷料或皮肤移植或异种移植。③口腔护理:防腐剂口腔冲洗被可以用于治口腔糜烂黏膜。对于涉及嘴唇症状,可使用软膏剂。消毒液和乳膏也用于生殖器或肛门的治疗。患者的眼部病变的处理非常关键,如结膜炎或睑缘炎,应请眼科医生协助治疗。眼部黏膜病变必须每天由经验丰富的眼科医生检查。除了使用防腐剂或抗生素眼药水,很多患者还必须采取特殊措施,防止睑球粘连。眼部处理措施包括睑缘护理,以防止严重的后遗症(如睑内翻、倒睫或失明等);手术措施解除粘连;黏膜移植,如结膜替换为口腔黏膜等;

出现干燥症样综合征的患者,人工眼药水可以帮助改善结膜症状。

3. 全身性免疫调节疗法　基于大疱性表皮坏死松解型药疹的机制是由免疫介导的炎症反应假说,皮质类固醇激素被考虑用于大疱性表皮坏死松解型药疹患者。但激素治疗的好处和风险仍存在争议。其他免疫调节疗法,包括环磷酰胺、环孢素等免疫抑制剂使用,静脉注射免疫球蛋白(IVIG)治疗等。体外实验已证实免疫球蛋白可作用于 Fas 介导的角化形成细胞坏死,也为 IVIG 用于治疗大疱性表皮坏死松解型药疹提供了依据。除此之外,使用 TNF-α 拮抗剂等新型药物治疗大疱性表皮坏死松解型药疹也在积极探索当中。

【预后】

大疱性表皮坏死松解型药疹一般预后不良,皮肤受累程度是一个主要的预后影响因素。若合并严重的后遗症,也会影响患者的生存质量。

(丁　媛　周小勤)

第九节　肺嗜酸细胞浸润综合征

肺嗜酸细胞浸润综合征(pulmonary infiltration with eosinophilia syndrome,PIE)以肺部嗜酸性粒细胞浸润伴外周血嗜酸性粒细胞增高为特征。有时也可以称为嗜酸细胞性肺炎(eosinophilic pneumonia,EP)。由于 EP 主要表现为大量的嗜酸性粒细胞向肺内聚集,所以外周血中的嗜酸性粒细胞不一定一直都表现增高,有时表现为外周血嗜酸性粒细胞正常甚至减少。这是 PIE 与 EP 的主要区别点,但广义上两者是相同的。PIE 的临床分型有多种,常见的分型有:①单纯性肺嗜酸细胞增多症(Löffler 综合征);②热带性肺嗜酸细胞增多症;③持续性肺嗜酸细胞增多症:即慢性或迁延性肺嗜酸细胞增多症;④肺嗜酸细胞增多症伴喘息,又称哮喘性肺嗜酸细胞增多症,如变应性支气管肺曲菌病;⑤变应性肉芽肿性血管炎。也有根据临床及影像学表现分为:① Löffler 综合征;②急性嗜酸细胞肺炎;③慢性嗜酸细胞肺炎;④变应性支气管肺曲菌病;⑤嗜酸细胞肺炎合并全身性疾病包括变应性肉芽肿性血管炎和嗜酸细胞增多症。按照病因又可以分为:①继发性嗜酸细胞肺炎:主要见于寄

生虫感染、曲霉菌感染、药物反应及一些能够导致 EP 发生的疾病如结缔组织病及一些恶性肿瘤等;②原发性或特发性嗜酸细胞肺炎:包括嗜酸细胞肉芽肿合并多血管炎、特发性嗜酸细胞增多综合征、特发性急性嗜酸细胞肺炎、特发性慢性嗜酸细胞肺炎。

(一) Löffler 综合征

1932 年,由瑞士 Löffler 首先报道,故命名为"Löffler 综合征"。其特点为游走性肺部浸润伴外周血嗜酸性粒细胞计数增高,肺部症状轻微,多数仅有轻咳,病程呈自限性,常于 3~4 周内自行痊愈。

【病因】

常见病因为寄生虫感染和药物反应引起的肺泡一过性变态反应,但约有 1/3 患者未能查出病因。寄生虫中蛔虫感染是最常见的病因。其他有钩虫、丝虫、绦虫等。因蛔虫幼虫在小肠上段孵出后,侵入肠壁静脉入门静脉,随血流或经淋巴管到达肺泡,发育蜕皮,损伤肺组织及微血管,致过敏反应和支气管肺组织炎症。药物常见的有对氨基水杨酸、阿司匹林、青霉素、磺胺药和甲氨蝶呤等。

【病理改变】

病理变化主要位于肺间质、肺泡壁及终末细支气管壁,有不规则的嗜酸性粒细胞浸润灶,有时肺泡内可见成堆的嗜酸性粒细胞,极少累及血管。

【临床表现】

肺部症状轻微,多数仅有轻咳,少量黏痰,可有乏力、头痛、食欲缺乏、低热和胸闷等,类似感冒。哮喘或有或无,X 射线表现特点是肺浸润性病变呈暂时性和游走性,血清 IgE 正常,病程呈自限性,常于 3~4 周内自行痊愈。但也有一部分患者如未经及时治疗会出现急性呼吸衰竭症状,或发展为其他较严重的嗜酸细胞肺炎,包括 ABPA、CSS 等。

【治疗】

一般不需要治疗。疑为药物引起者应立即停药。寄生虫所致者可给予驱虫治疗。如症状显著或反复发作,可使用肾上腺皮质激素。

(二) 热带嗜酸粒细胞增多症

1943 年,Weingarten 等首先在印度、斯里兰卡发现并予以报道,称热带嗜酸粒细胞增多症(tropical eosinophilia,TPE),又称 Weingarten 综合征。在非洲、拉丁美洲、东南亚及我国南方也相继发现。男性多于女性,多见于青壮年。

【病因】

此症与丝虫感染有密切关系,在典型患者中,肝、肺、淋巴结内均曾找到微丝蚴,临床证实用抗丝虫药物治疗有效。

【病理改变】

肺实质有弥漫性组织细胞和嗜酸性粒细胞浸润,可形成嗜酸性脓肿,晚期病灶可呈纤维化并造成肺功能损害。多种脏器可受累,但仍主要见于肺脏。

【临床表现】

呼吸系统的主要症状为咳嗽,呼吸急促,喘息及胸痛。症状主要发生在夜间,但白天也有发生。痰液较少,较黏稠。痰中可以找到嗜酸性粒细胞。全身症状有发热、体重减轻、疲乏、萎靡。肺外表现可为淋巴结肿大、肝脾大。肺脏查体 80% 患者可听到肺部喘鸣音或水泡音。

【实验室及影像学检查】

1. **实验室检查** 外周血嗜酸性粒细胞显著增加,可超过 2.5×10^9/L,甚至更高。IgE 也相应增高($>1\,000\mu g/L$)。

2. **肺部影像学** X 射线主要的表现有网格结节影及与肺结核相似的粟粒结节影。肺部 CT 可以表现为支气管扩张,气体潴留,淋巴结肿大,空洞影,实变影或胸腔积液。

3. **病原学检测** 血凝试验和补体结合试验可以测定出高滴度的丝虫特异性的 IgE 和 IgG,是诊断依据。可以在淋巴结和肺中找到微丝虫,但在痰中和血中没有发现微丝虫。

【诊断】

①丝虫流行地区;②阵发性咳嗽及哮喘等症状;③外周血嗜酸性粒细胞显著增高;④胸片表现;⑤丝虫补体结合试验阳性;⑥抗丝虫药物治疗有效。

【治疗】

首选乙胺嗪,广泛用于抗丝虫感染。可直接杀伤成虫和微丝虫,其疗效对马来丝虫病较斑丝虫病好,但不良反应前者较后者重,口服吸收迅速,体内代谢,几乎全部由尿中排出。凡经治疗后,预后良好。

其他可选用的药物有左旋咪唑、卡巴砷及亚乙酰拉砷等。

持续性肺嗜酸性粒细胞增多症可能与寄生虫、真菌、细菌或药物有关。多不伴有哮喘,病程迁延数月。有人认为 Löffler 综合征超过 1 个月者即属本型。

变应性支气管肺曲菌病(allergic bronchopulmonary aspergillosis,ABPA)是一种以机体对寄生于支气管内的曲霉菌抗原发生变态反应为主要特征的炎症性疾病,过去认为它是一种少见病,近年来由于血清学和影像学诊断方法的进展,ABPA 的诊断率明显提高。最常见于哮喘和囊性纤维化的患者中,有报道 15%~40% 的哮喘患者对曲霉菌致敏,而在对曲霉菌致敏的哮喘患者中,有 25%~30% 会发展为 ABPA。肺囊性纤维化(cystic fibrosis,CF)患者有 2%~15% 发生 ABPA。本病发病年龄分布较广,以儿童和青少年多见,无明显性别差异。湿润、气候温暖或冬季室内条件下高发。多数患者有特异性体质,可同时伴有鼻炎及过敏性鼻炎、结膜炎等变态反应性疾病,或对花粉等变应原过敏。病原主要为曲霉菌,以烟曲霉菌最常见,占 80%~90%。

ABPA 的发病机制尚不完全清楚。健康人由于固有免疫功能健全,不会引起 ABPA。仅特异体质者吸入曲霉孢子后才会导致 ABPA。ABPA 的发生也与宿主的基因表型有关。遗传学研究发现 HLA-DR2 和 HLA-DR5 基因型与易感者之间有密切关系。另外,IL-10 启动因子多态性、IL-4α 链受体多态性等也与 ABPA 的易感性及发病有关。当曲霉孢子被吸入后黏附在气道上皮细胞表面或细胞之间发育生长成为菌丝。在此过程中释放蛋白水解酶和其他毒性物质,破坏气道上皮并激活上皮细胞,释放一系列炎症前细胞因子和细胞趋化因子启动炎症反应,同时被蛋白水解酶破坏的上皮层增强了对曲霉抗原和其他变应原转运和递呈,进而诱导 Th2 型免疫反应,产生 IL-4、IL-5、IL-13,其中 IL-4 和 IL-13 诱导 B 细胞产生 IgE 并激活肥大细胞,IL-5 使嗜酸性粒细胞脱颗粒。由特异性 IgE 介导的 I 型变态反应引起气道壁和周围组织的损害,出现支气管痉挛,腺体分泌增多,临床上表现为喘息、咳痰。此外,抗原持续存在气道诱发了局部炎症,形成黏液栓,导致中心型支气管扩张,嗜酸性粒细胞分泌多种致纤维化因子以及特异性 IgG 介导的 III 向变态反应引起气道重构,最终致肺纤维化。

ABPA 的病理改变早期主要表现为支气管壁大量单核细胞和嗜酸性粒细胞浸润,但不发生组织侵袭。以后出现黏液嵌塞、中心型支气管扩张和嗜酸性粒细胞性肺炎,进一步发展为慢性细支气管炎和非干酪性支气管肉芽肿,晚期则出现广泛肺纤维化。

典型的临床表现为反复发作的喘息、咳嗽、咳痰，痰液性状多种多样。其中有咳痰栓史的患者占31.6%，痰栓可表现为棕色（约50%患者咳棕色痰栓）、灰色及黑色等。急性期部分伴有咯血、发热、头痛及胸痛等。慢性期除有肺纤维化导致的呼吸困难、全身乏力和发绀等症状外，还可出现支气管扩张合并感染的症状。体检时两肺可闻及哮鸣音，病程长的有肺气肿征象、杵状指/趾和持续发绀等表现。

胸部X射线改变有游走性的浸润影、均匀实变影、局限性肺不张以及支气管扩张，常有特征性的平行线阴影、环形阴影和指套样阴影等改变。浸润影以中上肺野为多，呈淡薄的片影，多发、散在，吸收较快但可反复出现。肺不张则更常出现于右中叶、左舌段、双下叶基底段的部位。CT表现为支气管扩张及支气管黏液栓形成。主要为段或亚段等较大支气管囊状扩张，中上肺野多于双下肺野，扩张的支气管轮廓较柔和迂曲，受累范围较长时类似静脉曲张样改变。有学者认为高密度黏液栓对于ABPA和其他疾病的鉴别诊断具有一定意义。此外，有报道在除外CF的前提下，中心型支气管扩张可作为ABPA的特异性表现，高分辨率CT可明显提高诊断的敏感性和特异性。

ABPA纤维支气管镜可见病变主要在细支气管腔内，可有肉芽肿或伴有干酪样坏死物产生，纤维支气管镜能提示为曲霉菌感染的征象是质地硬的肿块、干酪样坏死物和黄色分泌物，可表现为新月形、圆形息肉样物堵塞支气管，表面不光滑，年轻患者则易误诊为支气管内膜结核。

2008年美国感染学会制定的曲霉病诊治指南中ABPA的诊断有7条主要标准：①发作性支气管哮喘；②外周血嗜酸性粒细胞增多；③曲霉抗原皮内试验呈速发阳性反应；④血清曲霉变应原沉淀抗体阳性；⑤血清总IgE水平升高（>1 000μg/L），应用激素 >500μg/L；⑥肺部浸润影（游走性或固定渗出）；⑦中心型支气管扩张。次要诊断标准包括：①多次痰涂片或曲霉培养阳性；②咳褐色痰栓；③血清曲霉特异性IgE抗体增高；④曲霉变应原迟发性皮肤反应阳性。满足6项主要标准则可确诊，其中没有支气管扩张者可诊断ABPA血清型。

ABPA治疗的主要目的是控制急性发作的症状，抑制机体对曲霉菌抗原的变态反应，尽量清除气道内定植的曲霉菌，防止支气管及肺组织不可逆的损害。

（1）糖皮质激素：目前认为口服糖皮质激素仍是治疗ABPA的基本药物，可抑制炎症反应和机体对曲霉菌抗原发生的免疫反应。目前，激素治疗方案尚不统一，常用的治疗方案为：开始泼尼松剂量为 0.5mg/(kg·d)，最大 60mg/d，每天1次，持续4~6周至肺浸润影吸收、哮喘症状控制、血清总IgE降低，疾病进入缓解期，然后糖皮质激素改为隔日疗法，并逐渐减量，直至停用。Greenberger等提出的方案为：开始用泼尼松 0.5mg/kg，每日1次，共2周；继以 0.5mg/(kg·d)，隔日1次，共6~8周，然后试行减量，一般为每2周减 5~10mg，直至停药。为减少口服激素的全身副作用，有文献报道可尝试单独或同时使用吸入糖皮质激素治疗ABPA，但疗效尚不肯定。

（2）抗真菌药物：使用抗曲霉菌的药物治疗可以清除或者减少支气管内定植的曲霉菌，减轻免疫反应，缓解哮喘症状，并能减少糖皮质激素的用量。早期的一些临床研究曾将两性霉素B、制霉菌素、克霉唑、酮康唑等多种抗真菌药物单独或联合治疗ABPA，但多因疗效不肯定或副作用过于严重而未被使用。近年来多项临床研究显示，伊曲康唑（itraconazole）作为一种新型的口服抗真菌药，在治疗ABPA患者方面取得了显著的疗效。目前公认的观点是主张将伊曲康唑用于对激素反应不佳或疗效慢者、复发者、激素依赖者或激素副作用大者。但伊曲康唑何时开始治疗、应用剂量和疗程以及长期应用有何不良反应需要临床进一步的探讨。

（韩晓华　刘立云）

第十节　过敏性肺炎

过敏性肺炎（hypersensitivity pneumonitis，HP）又名外源性过敏性肺泡炎（extrinsic allergic alveolitis），是因吸入不同的过敏原引起的肺部和全身性过敏性疾病。可分为急性、亚急性、慢性。美国文献多用过敏性肺炎的名称。国内报道的主要有农民肺、蔗渣工肺、蘑菇工肺、饲鹦鹉工肺和湿化器肺等。尽管导致本病的过敏原种类繁多，临床疾病名称甚多，但其临床表现、免疫性变化和病理生理是完全一样的。欧洲国家的过敏性肺炎人群患病率、发病率的资料显示，过敏性肺炎占所有间质性肺疾病 4%~13%，过敏性肺炎在儿童不常见，最近报道的发病率为 4/1 000 000，最小的过敏性肺炎的患者是 8 个月的婴儿。

【病因】

早在 1713 年即发现一例农业工人发生肺炎样疾病，估计与吸入生长在粮食中的真菌有关，1932 年将这种疾病称为"农民肺"。直到 1941 年，才发现除农民外，其他生产工人也可发病，这些患者患病均与暴露于工作环境中过敏原有关。最近也有儿童过敏性肺炎病例报道，认为儿童过敏性肺炎发生原因可能为不良的生活习惯、使用家庭空气湿化器或药物雾化吸入所致，甚至部分病例被称为"空调肺"。

可导致过敏性肺炎的已知过敏原种类很多，主要为真菌（放线菌、曲菌、青霉菌、白霉菌、头孢菌等），另外还包括一些蛋白质如鸟血清、鸡、鸭、牛、猪的蛋白成分，细菌及其产物，昆虫抗原和某些化学物质有机尘埃等。

【发病机制】

研究表明过敏性肺炎主要为易感个体出现非 IgE 介导的 III 型变态反应性疾病，部分为 IV 型变态反应。在疾病早期，以免疫复合物性炎症反应为主，随着病程的进展，细胞免疫介导的组织损伤占了主导地位。在炎症的免疫应答反应中，T 细胞（尤其是 I 型辅助性 T 细胞）和肺泡巨噬细胞通过相互之间的作用以及分泌各种调节因子发挥了极其关键的作用。某种有机粉尘吸入人体后，其抗原成分导致机体过敏，产生相应的抗体，当人体再次吸入相同抗原后，抗原与血中的抗体结合形成抗原 - 抗体复合物，如不能被单核 - 巨噬细胞系统及时清除，沉积于肺泡壁和细支气管壁内易引起炎症性肺损伤。抗原 - 抗体复合物不但可通过经典途径激活补体、趋化中性粒细胞，还能直接刺激肺泡巨噬细胞产生炎症介质如 IL-1、TNF-α，引起炎症级联反应，从而使得细胞外液、蛋白及细胞在肺泡处聚积，损伤肺组织、降低血气交换功能。在补体介导下致敏个体再次接触相同抗原一般在 4~8 小时后发生过敏性肺炎。多数过敏性肺炎患者血清中可以找到相应抗原的沉淀抗体（属 IgG），应用抗原做支气管激发试验可出现本病相同的肺功能改变。本病与补体介导的 III 型变态反应有关，免疫复合物具有重要意义。

近年的研究发现，也有部分与 III 型变态反应特点不一致的表现，例如肺部肉芽肿出现、含高滴度抗体的一些个体未出现症状、一些患者未验出特异性抗体等，表明可能还有其他机制（如 IV 型变态反应）在该病的发展中发挥着重要作用。有研究报道，过敏性肺炎患者支气管肺泡灌洗液（bronchoalveolar lavage fluid，BALF）中淋巴细胞比例与正常对照组相比显著增多，其中主要是 CD8 细胞毒性 T 细胞，因此 CD4/CD8 的比例降到 1.0 以下，但 CD4 细胞的绝对数目仍是增加的。细胞介导的免疫反应对连续的抗原接触起到更重要的作用，其中 Th1 系统反应占优势的易发展为过敏性肺泡炎。与此疾病相关的细胞包括 CD8T 淋巴细胞、巨噬细胞、多核巨细胞，这些细胞可以释放蛋白水解酶、前列腺素及白三烯等。抗原刺激的早期反应为肺泡内中性粒细胞增加，随后单核细胞渗入小气道。

肺泡巨噬细胞在过敏性肺炎中起重要的作用，肺泡巨噬细胞可分泌 IL-1、TNF-α、IL-6、IL-8 等促炎性细胞因子以及 T 细胞调节性细胞因子如 IL-12、IL-15、IL-18，T 细胞调节性细胞因子促使淋巴细胞向 Th1 细胞的分化。促炎性细胞因子和抗炎性细胞因子的分布可能决定过敏性肺炎的发生与转归。在过敏性肺炎动物模型中可见促炎性细胞因子 IL-1 a、IFN-γ、TNF、IL-6 及 Th1 分化促进因子 IL-12 的表达的增加。而 IL-10 则可抑制促炎性细胞因 IFN-γ、IL-1 和 TNF 的促炎性作用。IL-1、TNF-α 可引起发热和急性期反应，还可以刺激 Th1 细胞释放 IFN-γ，IFN-γ 进而刺激肺泡巨噬细胞释放 IL-1 和 TNF，从而形成正反馈。小鼠过敏性肺炎的模型已证实 IFN-γ 为肉芽肿形成的基本要素。此外，肺泡巨噬细胞释放的 IL-8、单核细胞趋化蛋白（monocyte chemoattractant protein，MCP）-1 和 RANTES，这些因子可趋化聚集不同的细胞。如 IL-8 为中性粒细胞的趋化因子、MAP-1α 为 CD8 T 淋巴细胞的趋化因子，CD8 T 淋巴细胞可调节肉芽肿的形成。

在过敏性肺炎患者的支气管肺泡灌洗液中淋巴细胞以 Th1 细胞为主，尤其是分泌 IFN-γ 的 T 细胞明显增多，可能与体内 IL-10 水平下降和 IL-18 水平升高或高亲和 IL-12 受体的增加有关。动物实验发现，将致敏 T 淋巴细胞植入实验动物体内，再吸入抗原进行激发，引起与人类外源性过敏性肺炎很相似的肺部损伤。

【病理】

病变主要累及肺泡、肺泡间隔、血管和终末细支气管。过敏性肺炎的典型病理表现为小气道周围的淋巴细胞炎症，间质炎症以及间质内不典型的肉芽肿,细支气管炎和纤维化。

1. 急性期　肺泡壁和细支气管壁水肿,有大量淋巴细胞、浆细胞浸润,而嗜酸性粒细胞浸润较少。不典型的肉芽肿为其特点,不典型的肉芽肿可为孤立的巨噬细胞或一簇的上皮组织细胞。

2. 亚急性期　出现典型的非干酪性的肉芽肿。可有毛细支气管炎、闭塞性细支气管炎伴机化性肺炎(bronchiolitis obliterans with organizing pneumonia, BOOP)。肺内肉芽肿为亚急性期典型病变。

3. 慢性期　肺泡壁淋巴细胞浸润呈慢性炎性改变,可见间质纤维化,在细支气管和所属小动脉因肌纤维和内皮细胞增生而增厚。间质纤维化可导致肺泡的破坏,可发展为肺气肿乃至蜂窝肺。慢性期在肉芽肿内或周围可见胆固醇结晶和星状小体,形成很差的肉芽肿或星状小体可帮助病理正确诊断。

【临床表现】

可为急性起病,呈间发的全身性和肺炎表现,也可为慢性渐进性肺部疾病。急性发病者表现为发热、寒战、乏力、咳嗽和呼吸困难,与一般感染性肺炎难以鉴别。接触过敏原后症状持续12~18小时可自行消失,但也可持续数天者,对糖皮质激素的反应极佳。

急性期为短期内吸入高浓度过敏原所致,起病急骤。表现为发热、寒战、乏力、咳嗽和呼吸困难,与一般感染性肺炎难以鉴别。两肺可闻及细湿啰音,20% 患者可有喘鸣,常伴有窦性心动过速。一般在接触过敏原后症状持续12~18小时可自行消失,但也可持续数天者,在脱离接触过敏原后数日至一周症状消失,对糖皮质激素的反应极佳。

亚急性期由于反复的低浓度的过敏原暴露,起病缓慢。表现为数周或数月内出现进行性呼吸道症状,两肺可闻及细湿啰音,可有低氧血症,患者脱离特殊环境后症状可改善。

慢性期是反复少量或持续吸入过敏原引起。起病隐匿,表现为进行性咳嗽、运动后呼吸困难、食欲减退、体重减轻,常无发热,症状往往持续数月至数年,肺部闻及细湿啰音,偶可见杵状指,严重时伴有呼吸衰竭或肺源性心脏病。儿童病例由于伴有吸收不良,消瘦明显。

【实验室及影像学检查】

1. 血液学检查　急性发病者的外周白细胞计数可达 $25 \times 10^9/L$,以中性粒细胞为主,嗜酸性粒细胞并不增高。

2. 胸部影像学检查　胸部影像学表现视病期和疾病程度而异。早期或轻症患者可无异常发现。大多数患者可呈弥散性间质性细网状浸润,伴多发性小结节和肺底部斑片状阴影。急性期典型病例在中、下肺野见弥漫性边缘模糊的小叶中心性结节影和气腔实变影,病变可逆转,脱离接触后数周阴影吸收。亚急性期,由于肺泡壁和细支气管壁出现非干酪性的肉芽肿和纤维增生,导致细支气管狭窄和阻塞,进而出现阻塞性细支气管炎和局限性的肺气肿。高分辨率 CT 可显示小叶中心性结节影、磨玻璃影和小叶间隔增厚(条索状影)。Lynch 认为小叶中心性结节和磨玻璃影的同时存在为亚急性过敏性肺炎的特征性表现。慢性期,肺部呈广泛分布的网织结节状阴影,伴肺体缩小。常有多发性小囊性透明区,呈蜂窝肺。高分辨率 CT 对弥漫的小结节影和磨玻璃影较胸部 X 射线检查更为清楚。由于 BOOP 的病理改变,因此在呼气相高分辨率 CT 可出现磨玻璃影内的无壁小气腔样的低密度影,按次小叶分布,此征象的出现为过敏性肺炎诊断的特征性影像学表现。慢性病例还可表现为肺支气管血管纹理明显粗糙,提示播散性间质纤维化;肺气肿在成人病例少见,但常见于儿童。

3. 肺功能试验　早期为可逆性的肺功能改变,慢性期患者多为不可逆的肺功能损害。用力肺活量(forced vital capacity, FVC)下降,一秒钟最大呼气流速(FEV_1)/FVC 比值正常。慢性病例的肺顺应性下降,伴以功能残气量和肺活量降低,肺泡毛细血管气体交换受阻。血气分析发现动脉血氧分压(PaO_2)、动脉血氧饱和度(SaO_2)和动脉血二氧化碳分压($PaCO_2$)均下降。

4. 皮肤试验　对可疑的抗原进行皮内试验,可呈阳性反应。

5. 血清学和免疫学检查　血清学检查为了解引起过敏性肺炎的过敏原,凝胶扩散试验可发现抗原特异性抗体,但阳性结果不一定表明该抗原就是导致该病的过敏原。如检测出呼吸道病毒和支原体特异性抗体阳性,并不一定表示过敏性肺炎的过敏原。过敏性肺炎血清补体常下降,但在鸽子饲养者发生过敏性肺炎时血清补体可在正常范围。体外外周血淋巴细胞对过敏原(如真菌或鸟类蛋白抗原)刺激的增殖反应增强,并分泌吞噬细胞移动抑制因子,其特异性强于凝胶扩散试验。

6. 支气管肺泡灌洗检查　过敏性肺炎的支气管肺泡灌洗液(BALF)中,淋巴细胞比例增高,IgG

和 IgM 的比例也增高。近年来有研究认为支气管肺泡灌洗液对过敏性肺炎的诊断价值很大，可以免做肺活检，但是其他间质性肺疾病，如结节病、闭塞性细支气管炎伴机化性肺炎均可导致支气管肺泡灌洗液中淋巴细胞增加，因此支气管肺泡灌洗液中淋巴细胞增高还应排除其他疾病。

【诊断及鉴别诊断】

过敏性肺炎主要根据环境暴露史、临床表现、影像学的改变、支气管肺泡灌洗液的淋巴细胞增高和血清中的特异抗体阳性来诊断。采用可疑的过敏原进行体内激发试验或实验室体外刺激试验有助于确定过敏原。

1. 诊断要点

(1)家庭特殊职业和有机粉尘吸入史。

(2)抗原接触后 4~12 小时出现咳嗽、呼吸困难伴畏寒、发热等不适,脱离抗原后,症状常于 48 小时内缓解。如果持续或反复接触抗原,症状可能反复出现。查体两肺底部可闻及细湿啰音,偶尔闻及哮鸣音。

(3)胸部 X 射线检查显示双肺纹理模糊,或以双下肺野分布为主的磨玻璃样改变、斑片、网状或网结节影。

(4)胸部 CT、高分辨率 CT 显示弥漫分布且边界不清的小结节影沿小叶中心和细支气管周围分布,斑片性磨玻璃样改变和肺泡过度充气,以及灶状纤维化。

(5)病理:细支气管中心型的细胞性慢性间质性肺炎、慢性细支气管炎和非干酪性肉芽肿。

(6)血液化验:外周血白细胞呈一过性和轻度增高,血清 IgE 正常。

(7)血清学试验:血清特异性抗体阳性,有助于诊断,但非特异性诊断。

(8)肺功能显示通气功能障碍和弥散功能障碍,肺泡 - 动脉血氧分压增加,尤以运动时明显。

(9)BALF 中显示淋巴细胞数量明显增加。

2. 鉴别诊断　过敏性肺炎须与有粟粒型肺结核、结节病、特发性肺纤维化、支气管哮喘相鉴别。

(1)粟粒型肺结核:起病急,病情重,有高热、咳嗽等症状,影像学可表现类似过敏性肺炎的急性期。过敏性肺炎有抗原吸入史和特异性抗体阳性,脱离抗原的刺激,症状和影像学的表现可在数日内自行缓解;粟粒型肺结核有慢性中毒症状,PPD 检查及结核病的接触史可协助结核病的诊断。

(2)结节病:为原因不明的全身性疾病,可累及淋巴结、皮肤、肺等。胸部影像学表现为肺内弥漫的小结节影,与过敏性肺炎胸部影像学表现相似。但结节病多有双侧肺门淋巴结肿大、多系统受累,以及尿钙增加等可给予鉴别。

(3)支气管哮喘:是由多种细胞和细胞组分共同参与的气道慢性炎症性疾患,可表现为反复发作的喘息、气促、胸闷或咳嗽,多与接触变应原、冷空气、物理或化学性刺激、病毒感染、运动等有关;发作时双肺可闻及散在或弥漫性以呼气相为主的哮鸣音。支气管哮喘典型、反复发作的临床表现,支气管舒张剂有显著疗效,支气管激发试验阳性,个人过敏史以及哮喘家族史等可与过敏性肺炎鉴别。

【治疗】

过敏性肺炎的治疗原则为脱离过敏原,必要时应改变环境,包括家庭搬迁和更换工作。症状严重的病例应使用糖皮质激素,疗程常需数月,直到肺功能稳定为止。

1. **脱离致病过敏原的环境**　识别致病过敏原,完全避免接触致病过敏原是最根本的防治措施。改善生产环境,注意防尘,通风,严格遵守操作规程如收割的干草和谷物应晒干后入仓;饲养禽类的场所经常清洁,妥善处理鸟粪;湿化器和空调系统中的水保持清洁,避免污染。

2. **治疗**　急性期患者采用对症治疗和短期大剂量激素治疗,泼尼松 1~2mg/(kg·d),1~2 周的治疗后可停用。亚急性期和慢性起病的患者需口服足量 4 周后,逐渐减量,治疗维持数月。对病情严重的过敏性肺炎患者可以应用大剂量激素冲击治疗后改短疗程维持。

（季　伟）

第十一节　过敏性眼病

过敏性眼病是指眼部免疫系统对异物(如花粉、动物毛屑等)的过度反应所引起的疾病,出现过敏反应的症状。眼睛表面可以出现各种各样的免疫反应,导致结膜和角膜炎症,涉及结膜的 I 型超敏反应通常称为过敏性结膜炎。过敏性结膜炎是最常见的眼过敏性疾病,常见的症状是眼部瘙痒、烧灼感、流泪、结膜充血、眼睑水肿等。

本节主要阐述过敏性结膜炎。

【病因和发病机制】

由于眼结膜类似鼻黏膜,所有导致过敏性鼻炎的过敏原均可能引起过敏性结膜炎。常见的气道过敏原,如花粉、草、树等,以及室内过敏原,如尘螨、烟草、宠物皮屑等均可引起过敏性结膜炎的症状。过敏性结膜炎的发病机制是由过敏原特异性 IgE 介导的 I 型超敏反应。过敏原与已致敏的结膜肥大细胞膜表面 FcεRI 上的 IgE 相结合,启动过敏性结膜炎的早期相反应。受体交联触发肥大细胞脱颗粒,释放多种介质,包括组胺、色氨酸、前列腺素、白三烯等。早期相反应主要特征是血管舒张、血管壁通透性增高、瘙痒,持续时间 20~30 分钟,4~6 小时后,晚期相反应发生。其特征是多种炎症细胞浸润,尤其是嗜酸性粒细胞,此外还有中性粒细胞、嗜碱性粒细胞、T 淋巴细胞。抗原特异性 T 细胞启动嗜酸性粒细胞向结膜浸润,进而致组织损伤。

过敏原特异性 IgE 是介导 I 型超敏反应发生的重要免疫分子。天然高度的亲细胞性使其在机体初次接触过敏原后与肥大细胞膜表面 FcεRI 相结合,当相同过敏原再次刺激,启动早期相反应。过敏反应发生的机体,过敏原特异性 IgE 水平相比正常对照显著升高。然而,研究显示,再次应答一旦启动激活,在抗原特异性 IgE 低浓度水平,甚至不可检测的浓度水平下,晚期相反应仍可继续发生。

肥大细胞是参与过敏性结膜炎发病的主要细胞。早期相反应主要是由组织中致敏的肥大细胞脱颗粒所介导的。肥大细胞活化释放的介质有组胺、5- 羟色胺、趋化因子、蛋白酶等,它们使初期症状快速出现。脱颗粒后,肥大细胞膜上多种酶被激活,产生血小板活化因子、白三烯、前列腺素,介导组织特异性症状,肥大细胞释放的趋化因子通过诱导局部活化的血管内皮细胞表达新的黏附分子,启动晚期相反应。

另外,肥大细胞以外的其他类型细胞在过敏性结膜炎的发生中具有重要作用。嗜酸性粒细胞对于 I 型超敏反应晚期相反应非常重要。活化的肥大细胞释放细胞因子刺激嗜酸性粒细胞的趋化及活化。嗜酸性粒细胞脱颗粒释放白三烯、细胞因子等,引发组织细胞损伤。小鼠过敏性结膜炎模型显示,调节性 T 淋巴细胞(Treg 细胞)参与调节晚期相反应。

【临床表现】

根据临床特征,过敏性结膜炎分为季节性过敏

性结膜炎、常年性过敏性结膜炎、春季角膜结膜炎、特应性角膜结膜炎。另外,佩戴角膜接触镜相关的巨乳头性结膜炎常被划分为过敏性结膜炎,但是它并不是一类真正的过敏性疾病。

1. 季节性过敏性结膜炎和常年性过敏性结膜炎　这两种结膜炎是最常见的类型,占眼部过敏性疾病的 95%。其发病机制主要是由 IgE 介导的超敏反应。两种过敏性结膜炎的症状和体征基本相似,不同点是两者的特异性过敏原不同,季节性过敏性结膜炎的过敏原通常是花粉,所以症状和体征多在春天和夏天出现,常年性过敏性结膜炎的过敏原是常年存在的,如尘螨等。症状和体征主要包括轻 - 中度的眼痒、结膜充血、结膜水肿,很少累及角膜。

2. 春季角膜结膜炎　气候温暖的地方和时间容易发生。通常是由非特异性的刺激所引起的,如风、日光等,多数患者的皮肤过敏原测定及血清特异性 IgE 为阴性。春季角膜结膜炎主要是由眼表的 Th2 淋巴细胞介导的慢性变应性炎症,症状及体征包括严重的眼痒、畏光、异物感、结膜水肿、上睑结膜巨乳头、黏液性分泌物等,角膜常受累及。在巨乳头中可以找到中性粒细胞、浆细胞、单核细胞、嗜酸性粒细胞,以及大量的肥大细胞,在结膜上皮中也有肥大细胞。角膜受累通常表现为由角膜中央开始出现的点状角膜炎,这些小点融合成上皮下的灰白色斑块,可以导致角膜中央瘢痕形成。Horner-Trantas 结节是由坏死的嗜酸性粒细胞、中性粒细胞及上皮细胞在角结膜交界处的隐窝形成的,当春季角膜结膜炎发作时,Horner-Trantas 结节出现,当春季角膜结膜炎症状减轻时,Horner-Trantas 结节消失。盾形溃疡通常出现在角膜的上方,它是非感染性的。溃疡愈合后,基质层的混浊不会消失。

3. 特应性角膜结膜炎　是一种累及双眼眼表及眼睑的慢性炎症反应。它的发病机制包括 IgE 介导的肥大细胞慢性脱颗粒和 T 细胞介导的免疫机制。嗜酸性粒细胞和其他炎症细胞也参与到其中。特应性角膜结膜炎的症状是常年性的,可能有季节变化,冬季常加重。最常见的症状是双侧眼睑发痒,可伴有水样分泌物、红肿、怕光、疼痛等。眼部的表现为眼睑皮肤砂纸样改变,结膜充血水肿、可能存在巨乳头、瘢痕形成、Horner-Trantas 结节,严重病例可见白内障形成。

4. 巨乳头性结膜炎　是一种以上眼睑结膜乳头肥大为特征的炎性疾病,与春季角膜结膜炎表现

相似,但是没有角膜受累。患者的结膜乳头改变是由惰性物品引起而非过敏原刺激,可能由缝线、角膜接触镜、人工眼等的机械刺激引起,当这些刺激被移除时,结膜乳头也会随其变化。主要症状为眼痒与黏液分泌,与春季角膜结膜炎非常相似,另一个症状是使用隐形眼镜时,持续性的异物感容易导致佩戴眼镜时间减少以及可能的视力下降。

【诊断及鉴别诊断】

1. **诊断** 过敏性结膜炎的诊断主要依据病史,如家族及个人过敏史、用药史、接触镜佩戴史、发病的季节性、时间规律、病程等,以及临床表现和必要的实验室检查,如特异性过敏原检测、结膜病理活检或结膜刮片做细胞学检查等。过敏性结膜炎的症状和体征:眼痒、结膜充血等,几乎所有的类型中都存在,诊断时缺乏特异性。详细的病史及典型的眼部症状体征有助于鉴别诊断各类型过敏性结膜炎。

2. **鉴别诊断** 过敏性结膜炎必须与细菌性或病毒性结膜炎鉴别。临床特征,如接触史有助于鉴别。季节性过敏性结膜炎和常年性过敏性结膜炎的鉴别主要根据症状发生的时间。春季角膜结膜炎和特应性角膜结膜炎的鉴别要点见表 4-14。

表 4-14 春季角膜结膜炎和特应性角膜结膜炎的鉴别要点

特征	春季角膜结膜炎	特应性角膜结膜炎
发病年龄	通常发病年龄比特应性角膜结膜炎早	–
性别	男性更易受影响	没有性别差异
季节性	春季	常年发生,无季节性
眼部分泌物	黏稠	水样、清
结膜瘢痕	–	发生率高
Horner-Trantas 结节	常见	罕见
角膜新生血管	无	发生深层角膜新生血管
结膜嗜酸性粒细胞	更常见	少见

【治疗】

对所有类型的过敏性结膜炎来讲,避免接触过敏原是最根本的方法。一方面,过敏性结膜炎可给予多种药物治疗,如局部抗组胺药物、肥大细胞稳定剂、非类固醇抗炎药物和皮质类固醇等。对于春季角膜结膜炎和特应性角膜结膜炎的严重病例,可给予外科手术干预。另一方面,要根据不同的类型,给予不同的管理方案。

1. **季节性和常年性过敏性结膜炎的管理** 必须给予药物干预,以减轻急性过敏性结膜炎的症状。可根据各类药物的作用机制和环节来选择合适的药物。

(1)人工泪液:人工泪液替代物提供屏障作用,帮助在结膜黏膜形成第一道防线,还可以有助于稀释和冲洗在眼表面存在的各类过敏原和炎症介质。

(2)抗组胺药物:全身或局部给予抗组胺药物,可通过阻断 H_1 和 H_2 受体的反应,减轻急性症状。但是,全身给予抗组胺药物,可能引起嗜睡、口干等副作用。局部抗组胺药物作用时间短,不影响其他促炎症介质的释放。有一些局部抗组胺药物可供选择,如依匹斯汀(elestat)和氮䓬斯汀(optivar),两者都快速起效,可有效地缓解症状。

(3)血管收缩剂:可单独或与抗组胺药物合用,以短期缓解症状。通常,血管收缩剂最常见的问题是可能引起结膜充血和炎症的反弹,对于严重的眼部过敏无效。

(4)肥大细胞稳定剂:其作用机制尚不清楚。需要注意的是,肥大细胞稳定剂并不能缓解已经存在的症状,通常作为预防性应用,因此,需要与其他药物联合长期应用。

(5)非类固醇抗炎药物:该类药物作用于环氧合酶代谢途径,抑制前列腺素和血栓素产生,对于脂氧合酶途径,如白三烯的形成没有作用。

(6)皮质类固醇:该类药物仅用于慢性眼部过敏性疾病。通过抑制磷脂酶,抑制花生四烯酸的形成,有效阻断环氧合酶和脂氧合酶途径。皮质类固醇有较多不良反应,如伤口愈合延迟、继发感染、眼压升高等。另外,该类药物的抗炎和免疫抑制是非特异性的。因此,仅适用于对传统治疗无效的严重病例,而且仅可以短期应用。

(7)免疫疗法:是过敏系统管理的主要趋势。传统上,免疫治疗是通过皮下注射给药。近年来,舌下免疫疗法得到越来越多的认可,已成为治疗过敏的非常有效的一种方法。

2. **春季角膜结膜炎的管理** 有多种药物可用于春季角膜结膜炎症状的缓解。黏液溶解剂,如乙酰半胱氨酸,可以帮助减少分泌物,暂时缓解症状。血管收缩剂可以减轻充血,但对于严重病例无效,而且长期使用血管收缩剂可能导致反弹。抗组胺药物亦同样没有长期获益。

肥大细胞稳定剂,具有抗组胺效果,可能是春季角膜结膜炎治疗的主要药物,而且长期使用是安全的。然而,对于大多数有严重症状的患者来说,局部皮质类固醇通常是必需的。由于其潜在的不良反应,局部皮质类固醇必须给予最小有效剂量和疗程。

最近的几项研究表明,局部环孢素可以有效地减少春季角膜结膜炎的症状,而且没有发现不良影响。

在角膜溃疡严重的情况下,需要进行浅表角膜切削术来促进上皮再生。其他外科手术通常是不需要的。另外,需强调的是,春季角膜结膜炎是自限性的,过度的外科手术并不能使患者获益。

3. 特应性角膜结膜炎的管理 特应性角膜结膜炎的治疗包括控制环境和回避过敏原。有时需要局部和全身用药,以缓解症状。局部血管收缩剂和抗组胺药物作用有限,不是治疗首选。局部使用肥大细胞稳定剂和类固醇皮质激素可有效缓解症状。肥大细胞稳定剂必须使用数周后方能见效,在此期间,脉冲式局部给予类固醇皮质激素可有效控制症状,通常不需要全身用药。

穿透性角膜移植术可用于角膜瘢痕的严重病例,然而,需要十分注意控制眼表面的炎症。

4. 巨乳头性结膜炎的管理 巨乳头性结膜炎的治疗目标是缓解症状,恢复使用接触性镜片。使用的药物包括肥大细胞稳定剂、局部类固醇激素和抗组胺药物。通常,必须谨慎使用局部类固醇激素,可考虑脉冲给药,以减少不良反应。

【预防】

回避过敏原是最主要的预防方法。特定的过敏原检测有助于识别过敏原,建立回避过敏原。同时,亦应避免药物或化妆品接触引起的过敏。对于春季角膜结膜炎来说,虽然永久性迁移到气候凉爽的地区执行起来非常困难,但不失为一个好的方法。

在家庭或工作场所,控制灰尘颗粒亦是有效的预防方法。眼睛局部冷敷或者采用人工泪液,也可以帮助暂时缓解。

（孙金嵘 王晓川）

第十二节 血 清 病

血清病(serum sickness)是指由于注射动物免疫血清后所并发的一种免疫复合物型变态反应性疾病,一般发生在暴露后 1~3 周。其临床表现主要有皮疹、发热、关节痛、淋巴结肿大等。目前由于免疫血清的临床应用大为减少,药物致敏(如青霉素等)已成为最常见的血清病病因。由非蛋白类物质诱导引起的相似疾病,称为血清病样反应(serum sickness-like reaction)。

【病因和发病机制】

血清病是一种典型的 Ⅲ 型变态反应性疾病。机体对进入体内的异种血清各抗原成分或作为半抗原的某些药物与体内蛋白结合形成的抗原性复合蛋白,均可产生抗体。当形成的抗体量略少于体内尚未消失的抗原时,可形成沉积于血管壁上的免疫复合物,继而激活补体系统,生成血管性物质、中性粒细胞趋化因子等,造成局部充血与水肿,中性粒细胞的浸润和溶酶体内蛋白分解酶的释放,导致组织的炎症与损伤。构成血清病免疫复合物的抗体球蛋白主要是 IgG,但如 IgE 较多,则发病时血清通透性的增加更加明显。可有喉头水肿、低血压甚至过敏性休克等。凡抗原刺激下较易产生 IgG 与 IgE 这两类抗体者,也较易发生血清病。目前临床上引起血清病的血清制剂主要有破伤风抗毒素、白喉抗毒素、各种蛇毒抗毒素以及抗淋巴细胞球蛋白(antilymphocyte globulin, ATG)等;引起血清病的药物主要为青霉素、链霉素、磺胺类、水杨酸盐、保泰松、苯妥英钠,以及右旋糖酐等巨分子药物。

【病理生理】

免疫复合物为什么在某些特定的情况下导致疾病发生,目前仍未明确。可能的因素包括免疫复合物含量高,以及与补体成分的相对缺乏导致免疫复合物清除能力降低有关。首次暴露外来抗原后,血清病可在暴露后 1~3 周出现,再次暴露,血清病可进展更快。在血清病患者中,经常观察到循环中长时间保留抗原抗体复合物形成。如何通过非免疫机制从循环中去除血清蛋白分子的机制尚未十分明确。

循环中的小复合物通常不触发炎症,大复合物由单核吞噬细胞系统清除。然而,由于抗原过量形成的中间分子大小的复合物,在血管壁和组织沉积,激活补体和粒细胞,产生血管和组织损伤。内皮细胞增加黏附分子的表达,单核细胞和巨噬细胞释放促炎性细胞因子,继之,更多的炎症细胞形成,发展为小血管坏死。补体活化促进中性粒细胞趋化和黏附在免疫复合物沉积部位,使组织肥大细胞释放血管活性胺导致血管通透性增加。补体水平降至发生抗体应答前的1/2以下。游离抗原继续从血液中清除,导致抗体过量和大的循环免疫复合物形成,通过循环的巨噬细胞迅速清除。最终,抗原消失,循环抗体水平持续增加。临床恢复通常是在7~28天,中间大小的循环免疫复合物被单核吞噬细胞系统完全清除后。继发性的血清病是免疫系统已致敏的细胞识别抗原的结果。这种疾病的特点是潜伏期短,症状严重,临床病程短。

【临床表现】

血清病一般在初次暴露致病抗原后1~3周发生,但是如果既往暴露过该致病抗原,可在12~36小时即发生血清病。症状的发生和程度与暴露途径(静脉注射的发病机会多)和注射血清剂量等因素有关。

发热是本病最常见的症状,几乎所有血清病患者均有发热。发热多渐起,最高至38~39℃,10%~20%患者的发热在皮疹出现之前发生。皮疹是本病最明显和多见的症状,有文献报道,约93%的患者出现皮疹,主要为荨麻疹样风团、紫癜样皮疹或麻疹样皮疹等。皮疹通常开始于下躯干前部或脐周围或腋下部位,并蔓延到背面、上部躯干和四肢。四肢皮疹多发生在手、脚、手指和脚趾的背外侧表面的交界处。

关节炎(10%~50%)常发生在掌指关节和膝关节,通常是对称的。有时候,小关节、脊柱关节及颞下颌关节可能发炎,肌痛或肌炎也可发生。部分患者可同时出现头痛、视物模糊,以及腹痛、恶心、呕吐等胃肠道症状。本病可伴有全身淋巴结不同程度肿大,质软而稍有压痛。部分患者可出现喉头水肿的症状,出现呼吸困难、气喘等症状。偶有多发性神经炎、肾小球肾炎、心肌炎等严重并发症。神经系统表现包括周围神经病变、臂丛神经炎、视神经炎、脑神经麻痹、吉兰-巴雷综合征和脑脊髓炎(罕见)等。

【诊断及鉴别诊断】

1. **诊断** 本病最重要的诊断依据是注射血清、ATG或药物史,以及上述特征性的临床表现。小分子药物极少引起神经炎、肾小球肾炎和/或全身淋巴结肿大。实验室检查缺少特异性,对本病的诊断帮助不大。通常可有白细胞总数中等度升高,但嗜酸性粒细胞增多少见。血清总补体与C3均可下降,有时血清免疫复合物增高,这些可帮助本病诊断,但缺少特异性。

2. **鉴别诊断** 需与以下疾病鉴别,包括疱疹样皮炎、过敏性紫癜、显微镜下多血管炎、分流性肾炎、幼年特发性关节炎(全身型)、过敏反应、感染性心内膜炎、川崎病、系统性红斑狼疮等。

【治疗】

避免可能的致病抗原是预防血清病的最好方法。然而,在某些情况下,避免是不可能的。在给予抗血清制剂之前,尤其是对于马皮屑过敏患者或者既往接受过该血清制剂的患者,进行皮肤试验有提示作用。皮肤试验提示IgE抗体的存在,有利于识别发生严重过敏性反应的风险。然而,这些试验对于识别患者是否发生血清病缺少可靠性。

一般情况下,本病的症状不重,具有自限性。因此,停止使用引起本病的致病原是关键,治疗应以对症治疗为主,可给予抗炎药物或抗组胺药物缓解症状。在多系统受累与症状严重的情况下,可以短期给予糖皮质激素治疗。如果症状持续2~3周,应重新考虑血清病的诊断。对于一些严重病例,如果激素减量过快,可以导致症状重新出现,这类患者重新给予另一疗程的治疗,通常是有效的。

常用的药物有以下几类:

1. **非类固醇抗炎药** 这类药物具有止痛、抗炎和解热活性。其具体的作用机制尚未明确,可能通过抑制环氧合酶活性和前列腺素合成发挥作用。也可能存在其他机制,如抑制白三烯合成、溶酶体酶释放、脂氧合酶活性、中性粒细胞聚集以及各种细胞膜的功能。常用药物包括:布洛芬、萘普生、酮洛芬等。

2. **抗组胺药物** 通过竞争性抑制H_1受体发挥作用。此类受体可介导风团和光斑反应、支气管收缩、黏液分泌、平滑肌收缩、水肿、低血压、中枢神经系统抑制和心律失常。常用药物有盐酸苯海拉明、赛庚啶等。

3. **皮质类固醇** 这类药物具有抗炎作用,调控机体对刺激的免疫反应。常用药物为泼尼松或其他口服皮质类固醇(如泼尼松龙)等。通常给药1~2周,对于轻-中度血清病是有效的。对于累及神经系统、肾脏或其他脏器的重症患者,应使用肾上腺皮质激素治疗,成人开始可应用氢化可的松200~300mg静脉注射(或相当剂量的泼尼松口服),2~3天后视病情逐步减量。

【预防和脱敏】

严格掌握药品和血清免疫制品的使用指征，尽量少采用静脉给药途径。如果必须给予快速的异种血清治疗，应先仔细询问有无过敏病史及既往血清应用史，在皮肤试验阴性的情况下考虑应用。建立两路静脉通路（一路用于给予抗血清药物，一路用于治疗可能出现的并发症），并提前给予患者50~100mg苯海拉明。如果发生反应，应暂停输注，给予肾上腺素或其他必要的药物。提前给予糖皮质激素没有预防作用。

对于皮肤试验阳性，应尽量不用异种血清制品，如必须应用，可按照下面方法进行脱敏。

1. 先口服抗组胺药物25~50mg。

2. 30分钟后以稀释20倍的血清0.1ml皮下注射。

3. 20分钟后再以稀释10倍的血清0.1ml皮下注射。

4. 20分钟后，如仍无反应，则以不稀释的血清0.1ml皮下注射。

5. 再观察15分钟，确认无反应后即依次每15分钟皮下注射0.2ml、0.5ml、1.0ml和2.0ml，最后以剩余量皮下或肌内注射。

在脱敏及注射血清时，必须准备好肾上腺素及肾上腺皮质激素等，以防发生过敏性休克。即使经过脱敏，完成全量注射后，仍应严密观察1~3小时，以防迟发反应的出现。

（孙金峤　王晓川）

第十三节　严重过敏反应

严重过敏反应（anaphylaxis）是可危及生命的严重的超敏反应，表现特征是皮肤黏膜的快速超敏反应如发痒性皮疹、荨麻疹、血管性水肿，伴呼吸道症状如气道水肿、支气管痉挛，同时有和/或伴心血管系统体液重分配性休克。很多时候被理解为过敏性休克的同义词，是一种严重的、快速发生的过敏反应，具有急性发作、潜在致命和不可预测性三个重要特点。在儿童特别是学龄儿童的发生率最高。易感者暴露于过敏原如食物、药物或被昆虫叮咬时，或者其他医源性因素可能导致其发生。主要机制涉及变应原与肥大细胞或嗜碱性粒细胞上特异性高亲和力IgE受体结合激活导致肥大细胞脱颗粒而发生。通常在暴露过敏原后的几分钟内发生，病情可能在2小时或更多时间内迅速进展，危及生命，需要紧急处理。致命的原因主要是呼吸道梗阻或循环衰竭。肾上腺素是治疗严重过敏反应的一线首选药物。所有儿科医师及时的诊治显得至关重要。

【定义】

严重过敏反应（anaphylaxis）一般指严重的、速发性、全身性过敏反应，多种原因可诱发，但也可没有任何征兆而突然发生，常表现为多系统症状，包括皮肤、呼吸道、心血管系统以及消化道的症状和体征，多危及生命，需要紧急治疗。"anaphylaxis"这一概念的提出已有100多年的历史，1901年Portier和Richet给狗注射原来可以耐受的海葵抗原后，出现致死性反应，而不是预期的预防性反应，称为严重过敏反应（anaphylaxis），"ana"在希腊语中意思是"相反的"，"phylaxis"的意思是"保护"，意即失去保护的效应。长期以来，一直没有明确的定义及诊断标准，很多时候被理解为过敏性休克的同义词，以至于其诊断、治疗及流行病学的研究常难以规范。

目前人们普遍把严重过敏反应定义描述为"严重的、潜在致命性的、累及全身或多系统的超敏反应"，过敏性休克仅是严重过敏反应的表现之一。EAACI、AAAAI与ACAAI将其分为由IgE介导的严重过敏反应和非IgE介导的严重过敏反应，由于两者的临床表现完全相同，将其统称为"anaphylactic（严重过敏反应的）"，儿童中前者常见。世界变态反应组织（World Allergy Organization，WAO）建议用"allergic anaphylaxis，过敏引起的严重过敏反应"描述由IgE、IgG或免疫复合物导致的反应；用"non-allergic anaphylaxis，非过敏性的严重过敏反应"表示非免疫机制引起的反应，建议用"anaphylactoid，类严重过敏反应"。严重过敏反应主要分类与免疫（immunologic）相关的通过IgE（FcεRI）、食物、昆虫毒素、橡胶、药物引发的；非免疫（non-immunologic）相关的如体育运动、寒冷刺激、某些药物引发；还有找不到原因称为特发性的（idiopathic）。

【病理生理学】

严重过敏反应主要属于免疫学反应。初次暴露变应原引起针对该变应原的特异性IgE抗体产生。特异性IgE结合并滞留于嗜碱细胞和肥大细胞的细胞膜表面。当再次暴露该变应原，该变应原与滞留嗜碱细胞和肥大细胞的膜表面IgE结合，刺激多种介质释放，包括组胺、白三烯C4、前列腺素 D2、类胰蛋白酶等。这些介质导致呼吸道分泌物增加、支气管平滑肌张力增加、血管平滑肌张力减少、毛细血管渗透性增加。类全身严重过敏反应（anaphylactoid reaction）涉及同样的多种介质释放，但没有免疫系统参与，如静脉造影剂引起的变态反应是典型的类全身严重过敏反应。

【流行病学】

变态反应性疾病已成为新世纪的流行病。因药物、食物等变应原诱发的严重过敏反应日益增多，其发生率逐年增加，人们对严重过敏反应的认识也在不断地提高，有研究认为成人严重过敏反应的发生率为 30/100 000（人·年）。致命性的严重过敏反应的发生率估计在 5~15/100 000（人·年）。英国的研究显示自 1990/1991—2003/2004 年严重过敏反应的发生率增高了 7 倍，学龄儿童的发生率最高。肾上腺素处方量的增加反映了医师对严重过敏反应认识的提高。英国 1990—1992 年处方量较 1981—1983 年出生儿童增加了 7 倍，加拿大肾上腺素处方率达 1%，而对于 7~12 个月的男童肾上腺素的处方率最高（达 5%）。

食物过敏是西方国家儿童严重过敏反应的最常见原因。澳大利亚 3 年来的急诊案例回顾调查显示，食物、药物和昆虫是儿童严重过敏反应的主要致病因素。分别占病因的 56%、5% 和 5%，其余病例病因未明。抗生素，尤其是 β- 内酰胺类以及青霉素类是过敏监测网报告的最常见致敏药物。肌松药是麻醉期间严重过敏反应的最常见致敏物。有过敏应性疾病史、脊柱裂或有多次手术史的儿童是发生乳胶严重过敏反应的高危人群。严重过敏反应也见于特异性免疫治疗。特发性严重过敏反应，需除外其他原因方能诊断，其在儿童中的发生率还不清楚。

0.65%~2% 的严重过敏反应是致命性的，每 1 000 000 人 / 年中有 1~3 人因此丧生。1994—1999 年美国发生 32 例由食物诱导的致死性严重过敏反应，死亡年龄分布于 2~33 岁，多数病例都发生了严重的急性支气管痉挛（96%），此结果与英国相似。花生和坚果分别占病因的 63% 和 31%。其他变应原包括牛奶和鱼。估计美国每年有 150 例死于食物严重过敏反应的患者。

【过敏原及遗传特应性】

特应性（atopy）是指患者对常见蛋白产生 IgE 的遗传易感性，通常导致花粉症、尘螨过敏、草花粉过敏及哮喘等表现。特应性是引起严重过敏反应的遗传因素。引起严重过敏反应第一位原因是食物；90% 以上食物引起的严重过敏反应的原因为坚果和有壳的水生动物（如螺类、贝类和虾、蟹等）。在婴儿，牛奶、鸡蛋是最常见的引起严重过敏反应的原因。一旦确定引起严重过敏反应的某种食物，必须告知孩子双亲父母和孩子要避免与该食物的接触。昆虫叮螫后引起局部变态反应的同时也常常会引起严重过敏反应，在美国每年因此致死病例近 100 例。药物相关变态反应十分常见，可幸的是引起严重过敏反应相当的少见。最常见引起严重过敏反应的药物是阿司匹林、非甾体抗炎药物（NSAIDs）和 β- 内酰胺类抗生素。静脉途径给药会引起更高的全身严重过敏反应发生率，而且更快出现全身严重过敏反应的症状。乳胶过敏在儿童变态反应中也越来越常见，比如通过接触乳胶手套、止血带、导管等引起过敏。双亲父母常常担心儿童免疫接种会引起过敏反应和严重过敏反应：Bohlke 等最近报道疫苗引起严重过敏反应的风险约为每百万处方剂量引起 0.65 次。

【发病机制】

1. IgE/FcεRI 机制及其他免疫学机制 IgE 介导的 Ⅰ 型变态反应是主要机制。在许多个体发生的严重过敏反应中，IgE 扮演了关键角色。初次暴露于过敏原时，IgE 固定于肥大细胞和嗜碱性粒细胞膜表面的 FcεRI 上，致使机体处于高敏状态，当再次接触该过敏原时，IgE/FcεRI 复合物活化，使细胞激活、介质释放并迅速发生超敏反应。在剧烈的严重过敏反应中，IgE 除了导致机体高敏状态、启动超敏反应、活化肥大细胞和嗜碱性粒细胞及介导介质释放外，还有一个重要作用是提高 FcεRI 在肥大细胞和嗜碱性粒细胞上高表达。

其他可能的免疫学机制涉及免疫复合物、IgG、IgM、血小板和 T 细胞；类花生酸代谢异常致白三烯升高；补体系统活化等。

2. 非免疫学机制 激活肥大细胞的非免疫学机制，尚未完全阐明，诱发因素如运动、暴露于冰水及冷空气、接触放射线、酒精、昆虫叮咬、放射对比造影剂以及药物像鸦片类和万古霉素等。

肥大细胞和嗜碱性粒细胞，无论是免疫还是非免疫触发机制，激活 FcεRI 或者其他细胞表面的受体（G 蛋白偶联受体、Toll 样受体），在急性严重过敏反应发生的起始阶段和放大阶段，都起着重要的作用。它们激活后释放多种炎症介质包括组胺、蛋白酶类（类胰蛋白酶、肥大细胞羧肽酶 A3、糜蛋白酶）、类脂质（血小板激活因子、PGD2、LTC4、趋化因子等细胞因子)等,最终导致血管通透性增加。

血管通透性增加是严重过敏反应的典型特征。严重过敏反应导致的血管通透性增加在 10 分钟内能使 35% 的血浆转移到血管外,引起皮肤水肿、喉头水肿、肺水肿、支气管痉挛。大量液体转移到血管外可使全身血容量骤降,结果将导致血压下降,血流动力学迅速崩溃。可以没有或者仅伴有轻微的皮肤及呼吸道症状。

【临床表现】

严重过敏反应是一严重的系统性反应,患者在暴露变应原的环境下,可迅速出现全身皮肤瘙痒、潮红、荨麻疹、血管性水肿、哮喘、呼吸困难、喉头水肿、窒息、血压下降、心律失常、意识丧失、腹痛、呕吐、腹泻、休克甚至死亡。过敏性休克可在几分钟之内从最初轻微的皮肤症状迅速发展至死亡。

多数严重过敏反应,尤其是儿童,具有皮肤症状或体征。瘙痒,尤其是手掌、足底、头部的瘙痒,可能是严重过敏反应即将发生的早期征兆,但要注意缺乏皮肤表现并不代表不会进展为严重过敏反应。

儿童发生严重过敏反应时最令人担忧的是支气管痉挛。医师应重视由于喉头水肿造成的上呼吸道症状,如喉鸣、发声障碍、失声或呼吸衰竭。儿童严重过敏反应的早期很少出现低血压及休克。低血压常常伴随头晕,患者常感到大祸临头或意识丧失。突发的严重腹部绞痛,往往伴随呕吐或 / 和腹泻,提示可能发生严重过敏反应。其他早期表现有突然流涕、鼻及眼部发痒。

严重过敏反应产生的症状通常发生在暴露于不良刺激物后的数秒至数分钟内,也有一些发生在暴露 30 分钟后。也有报道称,晚期或者双相性反应者,发生在 8~12 小时。延长的反应持续到 32 小时的也有报道。美国住院患者的回顾性调查发现复发或双相的严重过敏反应发生率达 6%,且 3% 反应严重,有报道甚至可达 20%。90% 的复发相反应发生在首发症状出现后的 4~12 小时。延迟使用肾上腺素或者肾上腺素剂量不足、没有给予糖皮质激素都可能增加双相反应的发生率。

严重过敏反应是一种严重的涉及多系统性反应,归纳起来主要有以下五个方面,其中皮肤及黏膜症状出现率最高。

1. 皮肤及黏膜症状(84%~90%) 弥漫或局限性皮肤潮红、全身瘙痒、荨麻疹以及血管神经性水肿等。其中荨麻疹和血管神经性水肿是严重过敏反应的最常见症状,也往往是首发症状。但在进展

迅速的严重过敏反应中,经常会缺少皮肤症状或皮肤症状延迟出现。症状出现得越早,进展得越快,反应可能越严重而危及生命。一般皮肤的症状不会危及生命,但如果处理不及时,病情往往会迅速进展危及生命。

2. 呼吸系统症状(68%~70%) 累及呼吸系统主要表现为上、下呼吸道梗阻,如声音嘶哑、喉鸣、咳嗽、喘息、气短等。在儿童比成人更为常见。

3. 心血管系统症状(10%~45%) 累及心血管系统表现为低血压、心源性晕厥、心律失常等,可表现为一种或多种症状。特别注意,呼吸窘迫和心血管性休克为最严重的事件,是导致死亡的最常见原因。在成人比儿童更为多见。

4. 神经系统(10%~15%) 患者可表现为不同程度的意识障碍,原因可能与呼吸道梗阻和低血压引起的大脑缺氧有关,意识障碍的程度反映了缺氧的程度。还可表现为头晕、头痛、惊恐等。

5. 胃肠道症状(30%~45%) 恶心、呕吐、腹泻等症状是严重过敏反应累及胃肠道的常见主要症状。

既往有严重过敏反应的患者是再次发作的高危人群。哮喘史是发生危及生命食物相关严重过敏反应的主要危险因素。几乎所有致死性严重过敏反应均发生于哮喘患者。哮喘虽是一个敏感指标,但并不特异,几乎 1/3 食物过敏患者同时存在哮喘。无哮喘的儿童也会发生危及生命的严重过敏反应。有严重过敏反应史、哮喘病史同时有食物过敏的儿童是严重过敏反应的高危人群。没有这些病史并不能排除患者是高危人群。其他危险因素包括变应原的数量和种类(如花生)以及年龄(如青少年)。严重的特应性体质与更加严重的过敏反应相关。

另外,需要注意特殊情况,如运动诱发性全身严重过敏反应,其起病的特征随着体温的升高,出现轻微、迅速发展的针尖样风疹块(pinpoint wheals);然后症状进展加剧出现呼吸系统和心血管系统伴发症状。食物依赖的运动诱发性全身严重过敏反应(food-dependent exercise-induced anaphylaxis,FDEIA)的特征是发病前食用致病食物后或者正在食用过程中进行运动引发全身严重过敏反应,单独运动或者单独食用致病食物从来都不会引发全身严重过敏反应。此运动可以是轻微的或者是剧烈的有氧运动。5%~15% 运动相关性全身严重过敏反应是由于 FDEIA 引起。最常见的 FDEIA 相关食物是小麦。偶尔的全身严重过敏反应的发生与麻醉药有关。一篇报道认为,最常见

的麻醉药相关的全身严重过敏反应的药物是肌肉松弛药、琥珀酰胆碱（succinylcholine）和罗库溴铵（rocuronium）。

【诊断及鉴别诊断】

1. **诊断**　由于严重过敏反应缺乏特异性的临床诊断标准，医师很难迅速对一个严重过敏反应作出诊断，导致其发病率被低估。一个国际严重过敏反应工作组提议一个新的临床定义，此定义能帮助临床工作者正确诊断、帮助非专业人士识别严重过敏反应，儿童严重过敏反应的临床标准见表4-15。接触变应原病史对全身严重过敏反应的诊断非常有帮助。但实际上50%的全身严重过敏反应的发生是特发性的，诊断常常要根据当时症状的综合判断，而没有明确的变应原接触病史。因此，临床医师面对低血压的孩子，同时又伴有呼吸窘迫时应考虑到"全身严重过敏反应"的诊断，这是极其重要的。如同时存在典型的荨麻疹样皮疹对诊断十分有帮助，诊断也会容易些。急诊科医师有时会因专注患者的危急症状而没有注意皮疹而造成漏诊。另高达10%儿童全身严重过敏反应发生时没有皮疹表现。大部分有低血压的儿童全身严重过敏反应发生时存在心动过速，特别注意的是昆虫叮螫引起全身严重过敏反应的低血压，同时却表现相对的心动过缓，其原因并不清楚。

表4-15　诊断严重过敏反应的临床标准

满足以下3个标准中的任何一项时严重过敏反应即为高度可能：
1. 急性起病（数分钟至数小时），有皮肤、黏膜或两者受累（如全身风团、瘙痒或潮红，唇、舌、外阴的肿胀）并且有以下至少1个表现 　a. 呼吸系统受累（如呼吸困难、支气管痉挛、哮鸣、低氧血症） 　b. 心血管受累（如低血压、循环衰竭）。
2. 暴露于可疑变应原后迅速（数分钟至数小时）出现以下2个或更多表现 　a. 皮肤或黏膜受累（如全身风团、瘙痒、潮红、肿胀） 　b. 呼吸系统受累（如呼吸困难、支气管痉挛、哮鸣、低血氧） 　c. 心血管受累（如低血压、循环衰竭） 　d. 持续的胃肠道症状（如腹部绞痛、呕吐）
3. 暴露于已知的变应原后数分钟至数小时出现低血压 　儿童低血压定义为1个月~1岁儿童，收缩压<70mmHg；1~10岁，收缩压<70mmHg+2×年龄；11~17岁，收缩压<90mmHg

（引自：Muraro A，Roberts G，Clark A. 儿童严重过敏反应的处理：欧洲变态反应学及临床免疫学会指南，中华临床免疫和变态反应杂志，2007，62：857-871.）

2. **鉴别诊断**　由于严重过敏反应是一种严重的涉及多系统性反应，包括皮肤和黏膜症状、呼吸系统症状、心血管系统症状、神经系统和胃肠道症状等，因起病急，有时不能发现促发因素，或者在疾病早期，必须与以下疾病予以鉴别：①荨麻疹和血管神经性水肿是严重过敏反应的常见症状，但是单纯的荨麻疹和/或血管神经性水肿并不是严重过敏反应。如遗传性血管性水肿、荨麻疹、获得性血管性水肿。②精神障碍所致的假性严重过敏反应，如突然的惊恐、声带功能失调综合征、过度通气综合征。③呼吸系统疾病如肺栓塞、异物吸入、哮喘发作等。④C1酯酶缺乏综合征：是一种有常染色体遗传的缺乏补体C1酯酶抑制物的疾病。可在非特异性因素刺激下突然发病，表现为皮肤和呼吸道黏膜的血管性水肿。由于气道的阻塞，常有喘鸣、气急和极度呼吸困难等，与过敏性休克颇为相似。起病较慢，不少有家族史或自幼发作史，发病时通常无血压下降及荨麻疹等。⑤迷走血管性昏厥：多发生在药物注射后，尤其是患者有发热、失水或低血糖倾向时。患者常呈面色苍白、恶心、出冷汗，继而可昏厥，容易被误诊为过敏性休克。但此症无瘙痒或皮疹，昏厥经平卧后立即好转，血压虽低但脉搏慢，这些与过敏性休克不同。⑥降压药物性晕厥，是成人最常见的容易与严重过敏反应混淆的疾病，心脏表现为心动过缓，血压往往正常或升高，且缺少皮肤黏膜、支气管痉挛及呼吸障碍等症状。除了心脏传导系统障碍的患者，严重过敏反应的规律往往是心动过速。⑦其他：系统性肥大细胞增多症；心源性休克，如心肌功能失调等；急性中毒、低血糖反应、神经系统疾病如神经源性休克及癫痫发作、嗜铬细胞瘤等。

【治疗】

治疗严重过敏反应的关键是迅速缓解呼吸道阻塞和循环衰竭。应首选肌内注射肾上腺素。目前公认的是，无论在医院还是社区，肌内注射肾上腺素均是严重过敏反应的一线用药，且一旦诊断就应该使用。其他治疗，如保持血容量、雾化吸入支气管扩张剂、抗组胺药或糖皮质激素都是肌内注射肾上腺素的辅助治疗。儿童没有使用肾上腺素的绝对禁忌证。

必须对所有严重过敏反应病史的患者进行变应原诊断和评估，因为识别、避免变应原对预防严重过敏反应的复发具有至关重要的意义。根据患者的危险因素，制订个体化的严重过敏反应处理方案。患者发病的危险因素受到其既往过敏反应、疾病状况及社会环境的影响。要同时建立由学校员工、医疗专业人士及患者亲友组成的协作医疗体系。

发作期的治疗：

(1)首选肾上腺素是第一线治疗,快速使用肾上腺素治疗是发作期治疗非常关键的因素。

肾上腺素是首选药物,其他药物均为辅助治疗。α肾上腺素能药物的作用是增加周围血管阻力、使血压升高和冠脉灌注充盈,可减轻荨麻疹和血管性水肿。β$_1$肾上腺素能药物的作用是增加心率及心肌收缩力;β$_2$肾上腺素能药物的作用是介导气管扩张,抑制炎症介质的释放。肾上腺素的治疗窗相对窄(效应/危险比),在准备治疗时要考虑这一点。早期使用肾上腺素可以改善预后,但肾上腺素在儿科仍未得到充分的使用。目前在欧美国家,对过敏性休克患者及时使用肾上腺素是对社区及一线医师培训的重点。一项回顾性研究显示,90%因过敏性休克死亡的患者未使用肾上腺素。在北美地区21个急诊室治疗食物过敏性休克的调查显示,72%患者首选抗组胺药物,48%患者首选静脉输入皮质激素类药物,仅16%患者首选肾上腺素。

肾上腺素使用指征：有呼吸和/或循环系统症状的严重过敏反应患者应该使用肾上腺素,否则不推荐使用。然而治疗应因人而异,如果患者多次发作以严重腹痛为首发表现的严重过敏反应,当患者在接触同样变应原并出现严重腹痛时应考虑及早使用肾上腺素。同样对那些有哮喘史,尤其是需要药物规律控制哮喘的儿童,当接触变应原后出现严重哮喘时也应考虑及早应用肾上腺素。

肾上腺素禁忌证：儿童没有使用肾上腺素的绝对禁忌证,因为他们通常没有严重的合并症,如冠心病或心律失常。少数情况下需要斟酌对家属建议,比如食物过敏的儿童,因其患有梗阻性肥厚型心肌病而有发生心动过速的危险。在这种情况下,儿科医师必须权衡危险效益比,要考虑到肾上腺素在严重过敏反应时的救命作用。

肌内注射肾上腺素是家属及专科医师的首选,因为肌内注射肾上腺素能快速起效,用药后10分钟达峰浓度,比静脉用药更加安全且作用时间更长。注射的最佳部位在股外侧肌(大腿外侧)。严重过敏反应的儿童如果肌内注射肾上腺素不见效,或有循环衰竭,需考虑静脉输注肾上腺素;应有血压监测及持续的心电监护以防发生高血压危象及

心室颤动。

鉴于肾上腺素的潜在诱发致死性心律失常的危险,静脉途径仅用于心搏骤停及循环衰竭,对数次肌内注射及液体复苏无反应的患者。静脉途径给药时,连续的血流动力学检测是必需的(如重症监护设施等)。当没有这些监护设施时,医护人员认为有必要在静脉途径或多次肌内注射无效的情况下静脉用药,有必要检测每分钟血压、脉搏及心电图监测。

定量吸入或雾化吸入肾上腺素对于喉头水肿有效。其他途径如果无法建立静脉通道,可以考虑骨内途径用药。舌下制剂正在研究中。

肾上腺素剂量：如果是肌内注射,1:1 000的肾上腺素即浓度1mg/ml,以0.01ml/kg体重的剂量给予,单次最大剂量为0.3mg(有的指南为0.5mg)。且每隔5~10分钟(医师也可根据患者对肾上腺素的反应及病情缩短给药间隔),可以重复此剂量给药,直到患者的状况稳定。如果是静脉给药,建议输注速率为0.1μg/(kg·min)。另外,儿童的静脉滴注方法,还可以参考"6的原则",即0.6×体重(kg)=多少毫克的肾上腺素稀释于100ml盐水中;以1ml/h的速度滴注,也就是0.1μg/(kg·min)。

肾上腺素对于服用β$_2$受体拮抗剂的患者可能无效,当服用β$_2$受体拮抗剂的患者发生严重过敏反应时往往表现为顽固的支气管痉挛、难治性低血压及反常性的心动过缓,此时可尝试静脉滴注胰高血糖素及大剂量的胶体液进行复苏。

(2)液体维持、吸氧及β$_2$受体激动剂雾化、吸入高浓度氧气、平卧、抬高下肢、移除促诱发因素为第二线治疗。

严重过敏反应患者血管通透性增加,10分钟内,可能导致35%的血管内液体转移到血管腔外。严重过敏反应常常累及心血管系统,导致心动过速及动脉血压降低。治疗既需要肾上腺素,又需要液体支持。可以用晶体或胶体溶液,起始量为10~20分钟内输入20ml/kg。必要时可以重复使用。如果输液量超过40ml/kg,要考虑多巴胺或肾上腺素等升压药支持,最好具备血压监测,并通气支持。

吸氧及β$_2$受体激动剂雾化,雾化或干粉吸入β$_2$受体激动剂能辅助治疗由严重过敏反应引发的支气管痉挛。然而,急性支气管痉挛时这些药物很难抵达气道,因此在全身使用肾上腺素一线治疗后尽快开始治疗。氧疗的关键是高流量吸氧,最好用氧面罩吸氧。有呼吸系统症状或低血压的严重过

敏反应患者都应该进行氧疗。

（3）H_1 和 H_2 受体拮抗剂、糖皮质激素为第三线治疗。

系列研究支持抗组胺药（H_1 和 H_2 受体拮抗剂），对治疗严重过敏反应有效。但此药起作用的时间远远长于肾上腺素，因此只能作为二线或三线用药，且不能单独应用。如果患者暴露于变应原或出现了过敏反应的临床症状或体征，应及早用 H_1 受体拮抗剂。然而，后者对严重过敏反应的治疗作用并不确切，持有争议，所以一定不要延迟应用肾上腺素。抗组胺药静脉给药，快速起效，无镇静作用，且持续时间长。H_1 受体拮抗剂（苯海拉明）的儿童剂量为 1mg/kg（最高剂量为 50mg），应注意缓慢静脉滴注，快速静脉滴注有可能导致低血压的发生。H_2 受体拮抗剂，如雷尼替丁和西咪替丁（后者没有儿童严重过敏反应的推荐剂量），联合 H_1、H_2 受体拮抗剂应用的效果要优于单独应用 H_1 受体拮抗剂，但单独应用 H_2 受体拮抗剂可能无效。雷尼替丁的儿童推荐剂量为 12.5~50mg，滴注时间为 10~15 分钟。

糖皮质激素：除了哮喘患者，由于糖皮质激素的起效时间在 4~6 小时以后，因此它在治疗严重过敏反应中几乎没有作用，但对迟发相或者第二相严重过敏反应有预防作用。研究证实糖皮质激素对频繁的特发性严重过敏反应有预防作用。口服泼尼松 0.5mg/kg，对轻度反应有效。高剂量雾化吸入糖皮质激素对减除气道阻塞有效。

【急诊救治严重过敏反应后的评估方案和预防】

首先要迅速评估患者的气道、呼吸和循环。如果患者心肺骤停，应该按标准抢救程序施救。必须定时评估患者状况；在没有达到临床稳定之前，需要反复使用肾上腺素。对于有呼吸道症状或体征的患者，有必要严密监控至少 6~8 小时。就诊时有低血压或循环衰竭的患者应该住在重症监护病房（intensive care unit，ICU）或类似医疗急救环境中至少 24 小时。出院之前，同样要告知患者及家长发生迟发相反应的危险，必须对患者严格强调若症状反复就必须立刻回到医院。要指导患者家长如何避免接触变应原，以及使用肾上腺素笔（auto-injectable epinephrine，一种含肾上腺素快速注射的便携装置），在医院外发生重度严重过敏反应症状时患者可立刻使用。肾上腺素笔单次使用，有 0.3mg 和 0.15mg 两种剂量，后者可以在儿科使用。全身严重过敏反应伴有呼吸系统、心血管系统症状

或运动诱发性全身严重过敏反应、特发性全身严重过敏反应、伴有食物过敏的持续性哮喘的患者在家中必须备有肾上腺素笔。

严重过敏反应的预防措施主要包括：①避免昆虫蜇刺，建议患者室外活动时避免穿鲜亮的衣服，不要吃甜食或喝饮料，因为这样会吸引蜜蜂和黄蜂。建议对有严重过敏反应的患者用合适的昆虫毒液进行变应原免疫治疗。②变应原免疫治疗有可能发生严重过敏反应，是变应原免疫治疗的不良反应之一。只有经过训练，能够识别和治疗严重过敏反应的医师才能开展免疫治疗。未得到控制的哮喘是免疫治疗的禁忌证。免疫治疗后患者要留院监测至少 30 分钟。如果免疫治疗发生了严重过敏反应，最好考虑终止免疫治疗，或者调整治疗剂量和间隔时间。③药物过敏的患者应该避免使用所有过敏的药物以及该药相似的化合物，如青霉素。对药物进行脱敏治疗可能是有效的。多数情况下，药物脱敏疗效是短暂的，再次用药前需要再行减敏治疗。④乳胶过敏的患者做手术或口腔科治疗时要采取预防措施。手术或口腔科操作间不能有乳胶。患者的手术或治疗要排在当日第一台，且不能使用乳胶手套。识别乳胶及食物之间的交叉反应很重要。常见与乳胶有交叉反应的食物包括香蕉、油梨、猕猴桃及榛子。⑤运动诱发的严重过敏反应，若已明确得知引起食物依赖运动诱发的严重过敏反应的某种或某类食物，那么在运动前至少 4 小时要避免摄入该类食物。如果尚未诊断引起临床表现的食物，空腹运动或运动前禁食尤为重要。要教育患者避免食用有交叉反应的食物，如小麦依赖的运动诱发的严重过敏反应要避免食入黑麦及荞麦。⑥对食物过敏除了避免过敏的食物外，还可以通过特异性变应原免疫治疗（疗效有争论）。

（李孟荣）

第十四节　食物过敏

食物过敏指机体通过食入、皮肤接触或吸入某种食物蛋白而引起的特异性的免疫反应而导致机体炎症的一组疾病。

【流行病学特征】

食物过敏在人群中的发病率报道不一，成人的发病率接近 5%，儿童则可达 8%，儿童食物过敏发生率明显高于成年人，我国 3 个城市 0~2 岁儿童

食物过敏检出率为 5.6%~7.3%；3 个城市儿童食物过敏检出率相近。流行病学资料显示总的食物过敏人群发病率有增加的趋势，美国疾病控制与预防中心健康调查问卷数据显示，0~17 岁儿童青少年食物过敏发病率从 1997—1999 年的 3.5% 上升到 2009—2011 年的 5.1%。人群中主诉存在食物过敏阳性率远高于经过测试如食物激发试验的阳性率。

最常见的食物过敏原为鸡蛋，其次是牛奶、虾和鱼，其他常见食物过敏原包括花生、坚果、鱼、贝类、小麦、大豆。

可能的危险因素包括：男童、成年女性、深色皮肤种群、家族遗传性、特应性皮炎、维生素 D 不足、膳食多不饱和脂肪酸摄入减少、抗氧化物质不足、抗酸药物使用、肥胖、过度卫生、食物添加时间等。

食物过敏本身有一个自然过程，儿童食物过敏大多在儿童期可以自愈，尤其是牛奶、鸡蛋、麦麸、大豆过敏者，而对花生、坚果、鱼和贝类过敏常常持续存在。

【病因】

尽管研究提示有 170 余种食物可以引起人体过敏，但是最常见的致敏食物有：牛奶、鸡蛋、花生、坚果、甲壳类和贝类、鱼、小麦和大豆。因而，能引起机体过敏反应的蛋白是比较有限的几类，能够刺激机体免疫系统的蛋白一般为水溶性糖蛋白，小分子量，不容易受热变形或蛋白酶分解，并且在食物中含量丰富。对致敏蛋白分子的研究可以为免疫治疗提供理论的依据，也为临床可能的交叉过敏原反应提供参考。

1. 动物性食物中的致敏原

（1）原肌球蛋白：属于无脊椎动物肌蛋白家族，在不同物种间存在交叉反应，对热稳定，是甲壳类（如虾蟹）、贝类的主要致敏原。

（2）小清蛋白：属于脊椎动物肌蛋白家族，是鱼类主要共同致敏原。

（3）酪蛋白：是牛奶中主要致敏原，与钙离子结合形成稳定的微粒，在羊奶中有很高的同源性（>90%），容易发生交叉反应。而马、驴、骆驼以及人乳中酪蛋白与其同源性较低（约 60%），因此致敏性降低。

（4）其他：如溶解酵素、转铁蛋白、丝氨酸蛋白酶抑制蛋白等。

2. 植物蛋白中的致敏原

（1）醇溶谷蛋白超家族：包含三类蛋白，分别来源于坚果、花生和豆类等；蔬菜、水果、花粉、坚果以及坚果；大麦、小麦、黑麦、玉米和大米。醇溶蛋白超家族结构稳定不易消化分解。

（2）Cupin 蛋白超家族：是坚果、豆类、种子食物中的主要致敏原，其 β 折叠桶状结构使其对热稳定。

（3）Bet v 1 蛋白超家族：桦树花粉是主要致敏原，对 Bet v 1 蛋白过敏者容易在进食蔬菜、水果时发生 IgE 介导的口服过敏症，Bet v 1 蛋白存在于蔷薇科植物果实（如苹果、梨及有核水果）、伞形科植物（如芹菜、胡萝卜）以及豆科植物（如大豆、花生）。

【发病机制】

根据免疫机制的不同可将食物过敏发病机制分为：① IgE 介导（速发型）；② 非 IgE 介导（迟发型）；③ 混合 IgE/ 非 IgE 介导三类。

IgE 和肥大细胞介导的过敏反应称为速发型变态反应，又称为 I 型变态反应，食物过敏原引起的 IgE 介导的过敏反应一般分为 2 个阶段：致敏阶段和效应阶段。

致敏阶段是机体首次接触食物蛋白抗原阶段，此阶段中过敏原通过消化道黏膜进入机体被抗原呈递细胞（APC）摄取，呈递给 Th2 细胞，产生活化的过敏原特异性 Th2 细胞，激活后的 Th2 产生相应的细胞因子，如 IL-4、IL-5、IL-13，在速发型超敏反应中 IL-4 和 CD40 配体共同作用刺激 B 细胞增殖活化产生过敏原特异性抗体 IgE，IgE 与其 Fc 受体之间的亲和力非常强，B 细胞活化产生的过敏原特异性 IgE 与机体内肥大细胞表面 Fc 受体紧密结合。

效应阶段是指当机体再次接触同类过敏原时，过敏原多个抗原决定簇与上述肥大细胞表面的特异性 IgE 结合，激活肥大细胞 Fc 受体信号系统，导致肥大细胞释放含有组胺的胞质颗粒并分泌脂质介质和细胞因子，进而产生一系列的炎症改变。

除了肥大细胞，外周血中的嗜碱性粒细胞和嗜酸性粒细胞表面也有可与 IgE 结合的 Fc 受体，胞质颗粒中也含有过敏反应主要介质，但是在 I 型变态反应中，肥大细胞是其中最主要的效应细胞。

致敏的 Th2 产生的 IL-5 可刺激嗜酸性粒细胞活化并释放胞质颗粒产生炎症和组织损伤，这是非 IgE 介导的机制之一，非 IgE 介导的机制中也可以是 Th1 细胞介导的免疫炎症，其机制尚不清楚，因此，以下病理生理改变主要描述 I 型变态反应中的改变。

【病理改变】

肥大细胞主要存在于皮肤、消化道黏膜及黏膜下组织以及肺泡,所以 I 型变态反应病理改变的靶器官主要位于皮肤、黏膜、消化道和呼吸道、血管平滑肌。

IgE 和肥大细胞介导的速发型变态反应的病理变化包含 2 个过程:过敏原暴露 15~20 分钟以内出现的反应为即时相的反应,以组胺引起的血管扩张、充血水肿为主要特征;2~24 小时发生的反应为延迟相反应,以嗜酸性粒细胞、嗜碱性粒细胞、中性粒细胞及 Th2 细胞等炎症细胞的浸润以及炎症因子作用为主要特征。

肥大细胞释放的组胺可刺激内皮细胞合成血管平滑肌舒张剂,如环前列腺素、一氧化氮,引起皮肤和黏膜充血水肿;组胺还可以刺激消化道及呼吸道平滑肌收缩,导致肠痉挛和支气管痉挛。在过敏性哮喘的病理中,支气管痉挛还有其他介质的参与,因为临床上过敏性哮喘单用抗组胺药常无效。肥大细胞还分泌一些脂质介质如前列腺素、血小板活化因子、白三烯,这三者均可导致支气管痉挛,且白三烯的支气管痉挛作用是持久性的。临床上食物过敏直接引起哮喘发生的情况并不多见,但是,一旦发生食物过敏性哮喘常常预示全身过敏反应可能。

【临床表现】

食物过敏在不同的个体根据受累器官不同可产生不同的临床表现,一般主要表现为消化道、皮肤黏膜及呼吸道症状,较少的可表现为过敏性休克;过敏可只累及一个器官,亦可同时累及 2 个以上的器官。常常多器官受累时可诱导严重的过敏反应。

1. **严重过敏反应** 是由食物蛋白引起的由 IgE 介导的一种严重的速发型超敏反应,常常危及生命,病理改变主要是肥大细胞和嗜碱性粒细胞释放的炎症因子的效应。表现为接触过敏原 15~20 分钟以内出现皮肤荨麻疹样改变、呼吸困难、声音嘶哑、腹痛、呕吐、血压下降等危险症状,需紧急救护。

2. **胃肠道过敏**

(1)速发型胃肠道过敏症状:由 IgE 介导,表现为进食致敏食物后几分钟到数小时内发生恶心、腹痛、肠绞痛、呕吐、便血或腹泻等症状。

(2)嗜酸细胞性食管炎(eosinophilic esophagitis,EOE):由 IgE 和非 IgE 介导,食管壁嗜酸性粒细胞性的炎症,EOE 在婴幼儿表现为喂养困难、呕吐、反流。

(3)嗜酸细胞性胃肠炎(eosinophilic gastroenteritis,EGE):是由混合 IgE 和非 IgE 介导的胃肠炎,其临床表现根据受累部位的不同表现各异,EOE 是 EG 中最常见的一种。

(4)食物蛋白诱导的过敏性直肠结肠炎(food protein-induced allergic proctocolitis,AP):为非 IgE 介导,AP 的婴儿常常体格生长无明显异常,但反复大便出现肉眼可见血丝或血块混合的黏液,通常没有呕吐、腹泻、生长缓慢的症状。

(5)食物蛋白诱导的小肠结肠炎(food protein-induced enterocolitis syndrome,FPIES):为非 IgE 介导,好发于婴儿,主要表现为慢性呕吐、腹泻和生长迟缓,牛奶和大豆是其中主要的过敏原。

(6)口服过敏症(oral allergy syndrome,OAS):又称花粉相关过敏,是由局部 IgE 所介导,过敏原主要是生的水果、蔬菜,表现为局部如口唇、舌、腭、咽喉发痒,有时还伴有局部的水肿、刺痛。

3. **皮肤过敏**

(1)急性荨麻疹:为 IgE 介导食物过敏的常见症状,皮损在进食后很快出现,呈现多形性,大小不一,风团块样改变,并有瘙痒感。

(2)血管性水肿:常与荨麻症同时出现,为 IgE 介导,皮损表现为非凹陷性、无瘙痒的皮下水肿,常累及头面部、肢体、臀部及生殖器,消化道及呼吸道黏膜也常受累,值得注意的是,急性血管性水肿和荨麻症常常提示可能出现过敏性休克。另外,食物过敏引起的急性喉头水肿需要急诊处理。

(3)特应性皮炎(atopic dermatitis,AD):又称特应性湿疹,与皮肤屏障功能减退、环境刺激物、微生物感染以及食物过敏有关,尽管食物过敏与湿疹的发生及严重程度之间关系还存在争议,但是在婴幼儿,食物过敏可以导致皮肤荨麻疹样皮损、湿疹样红斑、渗出、结痂、瘙痒、抓痕、苔藓样变及皮肤干燥。

(4)接触性过敏性皮炎(allergic contact dermatitis,ACD):是由食物中的化学添加剂或食物本身引起的细胞介导的过敏反应,表现为瘙痒、红斑、丘疹、水疱或水肿,芒果引起的口周皮炎是典型的接触性过敏性皮炎。

(5)接触性荨麻疹(contact urticaria):是由蛋白质特异性 IgE 介导或组胺直接释放和非免疫机制共同作用产生的一种皮肤损害。

4. 呼吸道过敏

(1)食物过敏引起的呼吸道症状大多由 IgE 介导,临床上不常单独出现食物过敏的呼吸道症状如食物过敏性鼻炎或食物过敏性哮喘,但是往往食物过敏一旦累及呼吸道将提示过敏性休克的发生。

(2)肺含铁血黄素综合征(Heiner syndrome):是由牛奶蛋白引起、非 IgE 介导、婴幼儿期少见的一种综合征,其特征性表现为:外周血嗜酸性粒细胞血症、肺部 IgG 和 C3 沉积、生长迟缓、缺铁性贫血、严重病例肺泡出血引起含铁血黄素在肺部的沉积,本病牛奶蛋白特异性 IgE 一般不增高。牛奶回避后数日贫血纠正,数周后肺部渗出消失。

【诊断】

1. IgE 介导的食物过敏的诊断　通过详细的病史可以提供过敏症状和食物过敏原的主要信息,尤其是 IgE 介导的食物过敏,由于在时相上有较强的相关性,比迟发型超敏反应更能找到相关的过敏原,体格检查可以帮助我们判断是否存在过敏的体征,另外,必要的实验室检查可以帮助我们进一步明确过敏的存在及可能的过敏原。以下为针对 IgE 介导的临床及实验室检查,除了双盲 - 安慰剂食物激发试验是诊断食物过敏的黄金标准,其他方法都具有一定的局限性。

(1)皮肤点刺试验(SPT):可以协助诊断特定食物引起的 IgE 介导的食物过敏,安全有效,目前没有国际认可的标准化试剂、操作流程和统一解读,SPT 的假阳性率较高,根据 SPT 来诊断食物过敏可能导致过度诊断。对于口服过敏症患者或市售试剂阴性时,使用新鲜食物如水果、蔬菜进行点刺可能更敏感。在食物过敏诊断中不推荐使用皮内注射可疑食物过敏原进行测试,因其较 SPT 更容易促发全身过敏反应。

(2)食物蛋白特异性 IgE:血清特异性 IgE 提示 IgE 介导的食物过敏反应,单一的血清总 IgE 升高不能提示必然存在食物过敏,皮肤点刺试验结果与皮肤特异性 IgE 的存在有关,但是血清特异性 IgE 与 SPT 的结果可能出现不一致的现象,在皮肤损害面积大或患者无法停止使用抗组胺药时,血清特异性 IgE 是较好的选择。

(3)食物回避试验:通过避免食用膳食中一种或数种特殊的食物,通过观察临床表现变化来确定可能的过敏原,可用于非 IgE 介导(如食物过敏性小肠结肠炎、直肠结肠炎、肺含铁血黄素综合征)或混合 IgE 和非 IgE 介导的食物过敏(如嗜酸细胞性食管炎)。可靠的病史和食物回避试验在诊断以上食物过敏性疾病中有较高的临床价值,但是,当需要回避的食物种类过多或时间过长,营养不良的风险将增加,此时则有必要明确特定的过敏原。

(4)食物激发试验:包括开放式、单盲和双盲 - 安慰剂食物激发试验,双盲 - 安慰剂食物激发试验是诊断食物过敏的黄金标准,一般情况下单盲或开放式激发为阴性,则可排除该食物过敏,对于小婴儿可以直接采用开放式的激发,对于儿童则需进行单盲或双盲 - 安慰剂激发试验以避免患者与试验者的偏倚。因食物过敏激发试验有出现过敏性休克的风险,因此,激发试验应在具备抢救设施和药品的医疗机构进行。激发试验前 2~8 周要求患者停止食用可疑的食物,同时停止使用激素和抗组胺药。

2. 非 IgE 介导食物过敏诊断　单单凭借病史和体格检查不能区分过敏是 IgE 介导还是非 IgE 介导,非 IgE 介导的食物过敏可以是嗜酸细胞介导,也可以是 T 细胞介导。

(1)嗜酸细胞性胃肠炎:要求通过内镜病理活检进行诊断,当活检切片在一个高倍显微镜下找到 15~20 个以上嗜酸性粒细胞时诊断成立。嗜酸细胞性食管炎是其中最常见的一种,皮肤点刺试验和特异性 IgE 可以帮助找到相关的引起过敏的食物,以便于进行食物回避试验。

(2)食物蛋白诱导的过敏性小肠结肠炎:病史、食物回避试验及食物激发试验是诊断本病的主要依据,实验室检查对诊断意义不大。

(3)食物蛋白诱导的过敏性直肠结肠炎:病史、食物回避试验是诊断本病的主要依据,由于食物过敏性直肠结肠炎大多只持续 1~2 年,因此没必要进行反复的食物激发试验。

(4)食物过敏性肠病综合征:是婴幼儿期少见的一种慢性脂肪泻,伴有营养吸收不良、体重减轻、生长迟缓等,常常合并出现中度营养性贫血、低蛋白血症、维生素缺乏,最常见的过敏原是牛奶,其次大豆、鸡肉、大米和鱼是常见的过敏原。几乎所有的患者 2~3 岁可以自愈。诊断时主要依靠临床表现、病史、食物回避和食物激发试验。

(5)食物接触性皮疹:病史、食物回避试验以及皮肤斑贴试验是诊断食物接触性皮疹的主要依据,食物引起的接触性皮疹是由细胞介导的,因此斑贴试验需观察 2~3 天。水果、蔬菜香料中的树脂物质可引起此症,比如大蒜引起的手部皮疹,芒果引起的口周皮疹,生栗子引起的手和肛周皮疹。

【治疗】

1. **食物回避**　是食物过敏主要的治疗手段。不论是 IgE 介导还是非 IgE 介导的过敏,在膳食回避时需要注意:

(1)交叉抗原回避:比如牛奶蛋白过敏者羊奶过敏的比例较高。

(2)食品标签识别:如牛奶过敏者对于市售标有乳清粉、酪蛋白等的食品也应当回避。

(3)营养与生长监测:食物回避时,患者可能出现营养缺乏或不均衡,尤其是婴幼儿长期某类食物的回避可能影响生长发育,因此,需长期进行生长发育监测,并尽量选择合适的替代食品。

(4)食物吸入性食物回避:有些患者可能因为吸入某些食物气味而诱发过敏反应,在烹饪或他人进食某些特定食物时,患者也应回避。

2. **针对免疫反应机制的治疗**　根据免疫机制不同,针对不同的环节可以选择不同的药物包括抗组胺、稳定肥大细胞膜、激素抑制免疫、白三烯拮抗等药物。

3. **对症治疗**　根据症状出现的器官和部位选择相应的药物控制和缓解症状。

【预防】

1. 鼓励 4~6 个月内纯母乳喂养。

2. 对于有过敏家族史婴儿,在无母乳的情况下,可选择部分或完全水解配方作为预防推荐。

3. 作为预放,不主张乳母盲目食物回避一种或多种可能的过敏原,也不主张以预防为目的给母亲或婴儿膳食中添加益生元、益生菌,需要注意的是益生菌制剂中可能含有牛奶蛋白。

(姚海丽　王晓川)

第十五节　麦麸过敏

麦麸是引起 90% 过敏反应的主要过敏原之一。人体通过食入或吸入麦麸蛋白而引起过敏。部分麦麸过敏儿童随着年龄增长将会出现耐受,29% 麦麸过敏儿童 4 岁,而 65% 在 12 岁时出现麦麸耐受。

【发病机制】

麦麸是引起食入和吸入过敏症的主要食物过敏原之一,可以通过 IgE 介导机制,也可以是非 IgE 介导或混合 IgE 和非 IgE 免疫机制。免疫炎症可累及皮肤、黏膜、消化道、呼吸道,并导致某些特殊的过敏症如面包师哮喘,一种典型的吸入性职业病,以及鼻炎、接触性皮炎等。麦麸蛋白还可以引起运动诱导的过敏性休克。麦麸同样也可以通过非 IgE 介导的免疫机制产生免疫炎症反应,如 T 细胞介导的肠炎、疱疹性皮炎。

【病因】

麦麸蛋白中常见有几种蛋白可以引起 IgE 介导的过敏,其中主要是水溶麦麸蛋白;而引起儿童速发型超敏反应尤其是蛋白依赖运动诱导的过敏性休克的主要是 ω-5 麸朊,一种醇溶性麦麸蛋白质。

小麦过敏的患者可对黑麦、大麦产生交叉反应,可能由于它们都含有 ω-5 麸朊,但燕麦中则无此蛋白。

【临床表现】

麦麸蛋白引起儿童过敏大多在 5 月龄辅食添加之后,也可以通过母乳致敏。大多数麦麸过敏儿童常常合并其他食物过敏如大麦、黑麦、大豆等。临床上表现为变应性皮炎、荨麻疹、血管性水肿、支气管痉挛、恶心、腹痛,严重的可出现过敏性休克,迟发型超敏反应一般在摄入麦麸蛋白 24 小时出现,表现为胃肠道症状或皮疹加重。

1. **面包师哮喘**　通过吸入未经加工的生麦麸蛋白致敏,由 IgE 介导的哮喘发作,是面粉加工业中一种吸入性职业病。常伴有过敏性鼻炎、结膜炎和荨麻疹,有些患者吸入时有过敏症状,而消化道摄入却无临床表现。

2. **麦麸蛋白依赖运动诱导过敏症**　一种少见的过敏反应,由于摄入麦麸蛋白后进行体育运动诱发而产生的一系列过敏症状,临床症状轻重不一,可以是局部表现,也可是全身过敏症,包括荨麻疹、血管性水肿、呼吸困难、低血压、休克。发生的时间存在个体差异,从进食到运动的时间为 10 分钟~4 小时,出现症状的时间短者为运动后 10 分钟,长者可达 60 分钟。除了小麦,还有其他食物也可以引起运动诱导过敏症,而小麦是其中最常见的一种。此症的病理生理改变尚不清楚,运动在过敏症中的作用也未明了。

【诊断及鉴别诊断】

1. **诊断**　麦麸蛋白过敏的诊断基于患者临床病史、特异性 IgE 的检测和食物回避试验、激发试验,对于麦麸蛋白哮喘患者还可通过支气管激发试验来明确诊断。皮肤点刺和特异性 IgE 检测的准确性不高。由于检测试剂中可能同时含有水溶和盐溶麦麸蛋白,特异性 IgE 的阳性检出率低于75%,因此,血清纯化麸朊蛋白特异性 IgE 检测或皮肤点刺可以作为 IgE 介导的麦麸过敏的辅助检查,尤其是麦麸蛋白依赖运动诱导过敏症诊断中,采用纯化抗原进行皮肤点刺将提高敏感度和特异度;皮肤斑贴试验可以作为辅助迟发型超敏反应诊断方法。

2. **鉴别诊断** 麦麸蛋白性肠炎,表现为乳糜泻、腹痛等消化道症状,在临床上难以与麦麸蛋白过敏引起的消化道反应区别,但是,在致病机制和病理变化上两者有别。

乳糜泻指患者对麸质(麦胶)不耐受而引起,以小肠黏膜病变为特征的一种原发性吸收不良综合征。又称麦胶性肠病(glutenous enteropathy)、非热带口炎性乳糜泻(nontropical sprue)、特发性脂肪泻(idiopathic sprue)。本病在西方人群发病率约为0.03%,我国则少见。

麦麸蛋白性肠炎是由麦胶蛋白的致病作用而产生,麦粉含有 10%~15% 的麦胶,被分解后产物为麦胶蛋白及麦谷蛋白。麦胶蛋白是分子量为 15kDa 的多肽,对肠黏膜有毒性,如进一步水解则毒性消失。正常人小肠黏膜细胞有分解麦胶蛋白的多肽酶,使其分解为更小分子的无毒物质,但在活动期乳糜泻患者,肠黏膜该酶活性不足,不能充分分解麦胶蛋白故引起小肠黏膜病变。

除考虑麦胶对肠黏膜的直接毒性外,还认为有免疫机制参与。用免疫荧光法证实活动期乳糜泻患者血液、小肠分泌物及粪便中均有抗麦胶蛋白抗体(IgA)。摄入麦胶(抗原)后与抗体在肠黏膜细胞中起反应,引起黏膜病理变化。停止摄入麦粉类食物 3~6 个月后,该抗体可以消失。

本病与遗传因素有关。研究显示本病呈现家族聚集性特征,同卵双生同时发病率可达 80%。研究显示,麦麸蛋白性肠炎与 HLA-DQ2 和 HLA-DQ8 有很强的相关性。同时也发现麦麸蛋白性肠炎与其他自身免疫性疾病有关。

【治疗】

1. 食物回避。避免食用含有麦麸蛋白的食物,目前食品新技术可以去除食品中特定的麸质蛋白,作为特殊食品供患者食用。

面包师哮喘患者由于是呼吸道黏膜对吸入性生面粉发生过敏反应,其中有些患者消化道却可以耐受食入性麦麸蛋白,因此,膳食中可不做回避。

2. 抗过敏及对症治疗。

(姚海丽)

第十六节 药物过敏反应

【概述】

药物过敏反应(allergic reaction to drugs)是指已明确由变态反应引起的药物不良反应,它与药物的剂量无关,反应的基本原因在于抗原抗体的相互作用,药物作为一种抗原,进入机体后,有些个体体内会产生特异性抗体,使 T 淋巴细胞致敏,当再次应用同类药物时,抗原抗体在致敏淋巴细胞上作用,引起过敏反应;假药物过敏反应(pseudoallergic reaction to drugs)则指具有药物过敏反应的临床表现,但未能证实药物诱导的抗原-抗体复合物或致敏的淋巴细胞。药物过敏反应和假药物过敏反应占全部药物不良反应的 3%~25%,临床表现多种多样,轻重不一,轻则表现为皮疹、发热,重则发生休克,甚至可危及生命,有时不易与原发疾病相鉴别,容易误诊,药物过敏反应的病程进展也难以估计,有可能迅速发展而危及生命。因此,早期认识药物过敏反应,并给予及时的处理甚为重要。

常引起变态反应的药物:

1. **抗生素类** 如青霉素类、头孢类、氨基糖苷类、磺胺类、喹诺酮类等。

2. **解热镇痛类** 如阿司匹林、氨基比林、非那西丁等。

3. **镇静催眠及抗癫痫类** 如苯巴比妥、苯妥英钠、卡马西平等。

4. **生物制剂类** 如血清制品、抗毒素等。

5. **中药制剂类** 如鱼腥草注射剂、双黄连注射剂等。

【发病机制】

药物过敏反应的发病机制非常复杂,与个体遗传因素、药物进入人体的途径、药物配伍、机体的生理、免疫状态等多种因素相关。各种药物在不同个体、不同时期发生过敏反应的频率、严重程度和临床表现也各不相同。药物过敏反应发生有变态反应性,亦有非变态反应性或其他特殊机制。变态反应的机制是免疫反应,免疫反应是机体保护自身的一种生理反应,它识别、排除和消灭各种属于非自身的具有抗原性的物质。过敏反应的病理是机体在保护自身的免疫过程中产生了不利于自身的不良反应。新近的研究表明,阿巴卡韦、卡马西平和别嘌醇等多种药物过敏反应与人类主要组织相容性复合体(MHC)的基因多态性密切相关,HLA-B-5701基因分型诊断可减少阿巴卡韦过敏反应发生率,提示遗传因素在药物过敏反应中起重要作用。

各种类型的变态反应:

1. IgE 介导的变态反应　以 IgE 升高、嗜酸性粒细胞升高为特点。本型在药物进入机体数秒至几小时后立即发生,可表现为荨麻疹,严重者出现喉头水肿、窒息、休克甚至死亡。临床最常见于青霉素诱导的速发型超敏反应,或血管神经性水肿、变应性鼻炎、支气管哮喘急性发作等。

2. 细胞毒性反应　以 IgG 升高而补体无明显改变的血液损害为特点。可有急性溶血性贫血、白细胞减少、血小板减少等类型。如药物导致的免疫性溶血性贫血。

3. 免疫复合物反应　以 IgG 升高伴补体升高及人体组织器官损伤为特点。可表现为变态反应性肾损害、肝损害、血管神经损害等。药物与相应的抗体形成可溶性的抗原抗体复合物,激活补体并造成组织损伤,如血清病样反应。

4. T 细胞介导的超敏反应　以过度的超敏反应性 T 细胞升高伴重度皮肤损害为特点。可表现为大疱松解性皮炎、重症坏死性皮炎等。

【临床表现】

1. 皮肤症状　变应性药疹:这是药物过敏反应中种类最多且最常见的一种类型。根据其潜伏期、发生发展情况、皮疹表现及转归等,至少可分为10多个亚型,如固定性红斑、猩红热样红斑、麻疹样红斑、荨麻疹样药疹、多形红斑样药疹、结节红斑样药疹、玫瑰糠疹样药疹、紫癜形药疹及大疱性表皮坏死松解型药疹等。它们具有下列一些共同点:①有一定潜伏期,一般为4~20日,如已被致敏,再次用同样药物,常在24小时内即可发病,最短者仅数分钟;②多数起病突然,可先有畏寒、不适、发热等前驱症状;③皮疹发生发展,除固定红斑外,可呈泛发性和对称性分布;④常伴轻重不一的全身性反应,轻者可不明显,重者可头痛、寒战、高热等;⑤病程有一定自限性,轻者在1周左右,重者亦不超过1个月;⑥除大疱性表皮坏死松解型药疹预后较差外,其余预后均较好。

儿童常见药物疹有以下几种类型:

(1)固定性红斑:是药疹中最常见的一种,据统计占药疹的22%~44%。常见的致病药物为磺胺类(以长效磺胺占首位)、四环素类及镇静药,水肿性斑片,圆形或椭圆形,边缘清楚,重者斑上有一至数个水疱或大疱。红斑数一至数片不等,分布不对称。可发生在任何部位,常好发于口唇及外生殖器等皮肤黏膜交界处,常因摩擦引起糜烂。如复发,通常仍在原处发作,与前一次留下的色素斑完全或部分重叠,且常较前一次扩大、增多。皮损局部可伴瘙痒,皮损广泛者可有不同程度的发热,红斑消退后常留下紫褐色色素斑,多年不褪尽,具有诊断价值。少数不带紫色的水肿性红斑,则消退快,且可不留痕迹。个别病例可伴发多形红斑样药疹、荨麻疹样药疹或麻疹样红斑。

(2)荨麻疹:表现为全身大小不等的风团,扁平高起,形态不规则,伴有明显的瘙痒,部分患者有发热、乏力、关节痛及腹痛等全身症状。

(3)猩红热样红斑:皮疹发生突然,常伴寒战、发热(38℃以上)、头痛、全身不适等。皮疹开始为大、小片红斑,从面颈、躯干、上肢向下肢发展,24小时即可遍布全身,分布对称,呈水肿性、鲜红色,压之可褪色。以后皮疹增多扩大,相互融合,可累及整个皮肤,酷似猩红热。但患者一般情况良好,而无猩红热的其他表现。皮疹发展至高潮后,红肿渐消,继以大片脱屑,体温正常之后鳞屑即逐渐变薄、变细、变少,似糠秕状,皮肤恢复正常,全病程不超过1个月,一般无内脏损害。若皮疹像麻疹,则称玫瑰糠疹形药疹。

(4)过敏性紫癜:儿童多见,亦有少数表现为暴发性紫癜并危及生命。

(5)重症多形性渗出性红斑:此系严重的大疱性多形红斑,除皮肤损害外,眼、口、外生殖器等出现严重的黏膜损害,有明显糜烂、渗出,常伴寒战、高热,亦可并发支气管炎、肺炎、胸腔积液及肾脏损害,眼损害可导致失明。罹患该型药疹者儿童多见。但必须指出,这些症状并非都是药物所引起。

(6)大疱性表皮坏死松解型药疹:临床上比较少见,但为最严重的药物性皮肤损害。起病急,皮疹于2~3日内遍及全身,初为鲜红或紫红色斑,有时起病时呈多形红斑样,以后增多扩大,融合成棕红色大片,严重者黏膜同时累及,可谓体无完肤,大片上出现松弛性大疱,形成很多平行的3~10cm长的皱褶,可以从一处推动到另一处,表皮极细薄,稍擦即破,显示明显的棘层松解现象,全身型常伴

40℃左右的高热,重者可同时或先后累及胃肠道、肝、肾、心、脑等脏器。病程有一定自限性,皮疹常于2~4周后开始消退。如发生严重并发症或某些重要脏器的严重受累,或因处理不当可因严重感染或水电解质紊乱于2周左右死亡。

血液白细胞总数多在 $10 \times 10^9/L$(10 000/mm³)以上,中性粒细胞约占80%,嗜酸性粒细胞绝对计数为0或很低。重症死亡病例病理解剖发现:①表皮显著萎缩,棘层细胞只有1~2层甚至全消失,细胞间和细胞内水肿,真皮充血水肿,有围管小圆细胞浸润,胶原纤维破碎变坏。口腔黏膜病变与皮肤相似。②淋巴结肿大,髓质增生,内皮黏膜增生肿大,皮质滤泡萎缩。③肝切面黄红相间,可见瘀血和肝细胞变坏。镜检示肝上叶中央严重瘀血,残留肝细胞脂变、离解。肝实质与汇管分界不清,有的肝细胞边界模糊不清,有的坏死溶解而被吸收。④肾切面肿胀,包膜外翻。镜检示血管充血,曲管浊肿,皮质间质内有淋巴细胞、单核细胞为主形成的灶性浸润。⑤脑灰质神经细胞呈各种变性,枕叶神经细胞呈水样变性、肿胀,间有卫星细胞现象。基底核及小胶质细胞灶样增生。⑥心肌有间质性水肿和弥漫性轻度小圆细胞浸润。

(7)全身剥脱性皮炎型:是药疹中比较严重的类型之一,其严重性仅次于大疱性表皮坏死松解型药疹,在未用皮质类固醇年代,其病死率很高。因为引起此型药疹与用药剂量较大或疗程较长可能有关,故在变应性反应基础上合并有一定的毒性反应。本症的特点是潜伏期长,常在20天左右;病程长,一般至少在1个月。

整个病程发展可分为4个阶段:①前驱期:表现为短暂性皮疹,如局限于胸、腹或股部的对称性红斑,自觉瘙痒,或伴发热,此为警告症状,若此时即停药可能避免发病。②发疹期:可缓慢地逐渐从面部向下发展,或开始为急性发作,以后皮疹或快或慢地波及全身,在皮疹发作处于高潮时,全身皮肤鲜红肿胀,面部水肿显著,常有溢液结痂,伴畏寒与发热。部分患者可出现肝、肾、心等内脏损害。周围血象白细胞总数多增高,一般在 15×10^9~$20 \times 10^9/L$(15 000~20 000/mm³)之间。③剥脱期:这是本症的特征性表现期。皮疹红肿开始消退,继而呈鱼鳞状及大片形脱屑,鳞屑在晨起后可布满床单,并且反复脱落,持续可达1天至数月之久。头发、指/趾甲亦常同时脱落。④恢复期:鱼鳞状脱屑变或糠秕状,继而逐渐消失,皮肤恢复正常。自应用皮质类固醇后,病程可以显著缩短,预后亦明显改观。

2. 药物热　由药物过敏反应所致的发热称为药物热。可为药物过敏反应的唯一表现,药物热常伴药疹,也有不伴药疹的单纯性药热。表现有发热,热型有弛张热、稽留热、间歇热或低热,还可伴有周身不适、头痛、肌肉疼痛、关节痛、淋巴结肿痛和消化系统症状等。常见引起儿童药物热的有阿司匹林、青霉素类、头孢类抗生素。药物热与一般感染性发热不同,特征如下:

首次用药,发热可经7~10天的致敏期后发生,如果是再次用药,发热可迅速发生;虽然体温超出正常(多表现为持续高热),但中毒现象并不显著,精神状态一般良好,也无慢性病容;停用致敏药物后,体温一般在停药2天内自行下降。

3. 血清病样反应　本病是多在首次应用异种血清制品或球蛋白等抗原物质后1~3周内发生的一种过敏反应。发病的程度和时间与接种途径及抗原剂量有关,即静脉注射且大剂量时易发病,且较重。本病早期的临床症状一般由注射局部开始,逐渐向全身其他部位发展的荨麻疹样风团、紫癜样皮疹或麻疹样皮疹,体温渐升高至38~39℃,继之可出现全身性淋巴结肿大,肿大的淋巴结质软,有压痛,大部分患者有关节痛、肝脾大等。

4. 速发型超敏反应综合征　药物进入机体后立即发生,可表现为急性荨麻疹、血管神经性水肿、变应性鼻炎、支气管哮喘急性发作等,严重者出现过敏性休克,甚至危及生命。过敏性休克大都突然发生,约半数患者在接受病因抗原(例如青霉素G注射等)5分钟内发生症状。过敏性休克发生时,可涉及多系统,以循环系统的病变最明显。

(1)循环衰竭表现:患者先有心悸、出汗、面色苍白、脉速而弱;然后发展为肢冷、发绀、血压迅速下降,脉搏消失,出现休克,严重者心跳停止。

(2)呼吸道阻塞症状:是本病最多见的表现,也是最主要的死因。由于气道水肿、分泌物增加,加上喉和/或支气管痉挛,患者出现胸闷、气急、喘鸣、憋气、发绀以致因窒息而死亡。

(3)神经系统表现:由于脑缺氧和脑水肿,表现为神志淡漠或烦躁不安。严重者可发生意识不清或完全丧失,还可以发生抽搐、昏迷、肢体强直、大小便失禁等。

(4)消化系统表现:由于平滑肌痉挛、水肿,可引起恶心、呕吐、腹痛、腹泻。

（5）皮肤黏膜表现：往往是过敏性休克最早且最常出现的征兆，由于血浆渗出，可有荨麻疹和／或血管神经性水肿、皮肤瘙痒等征兆，常在过敏性休克早期出现。

5. 其他系统损害

（1）变态反应。

（2）呼吸系统表现：支气管哮喘、过敏性肺炎、鼻炎、肺嗜酸细胞浸润综合征、肺纤维化。

（3）血液系统表现：血小板减少、中性粒细胞减少和溶血性贫血。

（4）循环系统表现：循环衰竭、休克、过敏性血管炎和血清病。

（5）肝脏疾病：黄疸、胆汁淤积、肉芽肿性肝炎、肝坏死。

（6）肾脏疾病：血尿、蛋白尿、肾衰竭。

（7）神经系统表现：头痛、癫痫。

（8）其他：淋巴结病和嗜酸细胞增多症。

【实验室检查】

皮肤划痕、皮内试验常用于检测患者对青霉素或碘化物有无过敏，对防止过敏性休克反应有一定价值，但对预防药疹的发生意义不大。体外试验、淋巴细胞转化试验及放射变应原吸附试验等已用于致敏原的检测，但仅对部分药物有用，在有条件的情况下可进行检测，具有一定参考价值。

【诊断】

鉴于药物反应范围广泛，表现复杂，且多具特异性，要确定诊断有时比较困难。对于药疹的诊断，目前仍以临床病史为主要依据，再结合皮疹表现和实验室检查，并除外其他疾病的可能性，进行综合分析判断。

皮肤过敏试验仅对青霉素和鸡蛋中培养的疫苗具有过筛作用，不能预测其他抗生素和不含蛋白质的药物是否会发生过敏反应。其他实验室检查包括血常规、嗜酸性粒细胞计数、Coombs 试验（溶血性贫血）和抗核抗体（伴系统性红斑狼疮样综合征）、皮肤斑贴试验可明确过敏原，但需非常小心地进行，避免加重皮肤损害。

【治疗】

1. 去除病因　停用一切可疑的致病药物是首先采取的措施，切忌在已经出现药物反应的先兆表现时继续用药。

2. 支持疗法　给患者以有利的条件，避免不利因素，以期顺利地度过其自限性的病程，如卧床休息、饮食富含营养，保持适宜冷暖环境，预防继发

感染等。

3. 加强排泄　酌情采用泻剂、利尿剂，以期促进体内药物的排出。

4. 药物治疗

（1）轻症病例：①抗组胺药物 1~2 种口服；②维生素 C 静脉注射；③ 10% 葡萄糖酸钙静脉注射；④局部外搽含有樟脑或薄荷的炉甘石洗剂，每日多次，可止痒、散热、消炎，一般 1 周左右可痊愈。

（2）病情稍重的病例：①卧床休息；②涂上述药物；③泼尼松口服；一般 2 周左右可完全恢复。

（3）严重病例

1）皮质类固醇：氢化可的松或甲泼尼龙加入 5%~10% 葡萄糖液缓慢滴注。待体温恢复正常，皮疹大部分消退及血象正常时，可逐渐递减激素用量，直至改用相当量的泼尼松口服。如皮疹消退，全身情况进一步好转，再逐步减少口服激素量，原则是每次减量为当日用量的 1/10~1/6，每减一次，需观察 3~5 天，随时注意减量中的反跳现象。在处理重症药疹中存在的问题往往是因为激素的用量或用法不当方面，如开始剂量太小或以后减量太快。

2）抗组胺药物：选用 2 种药物同时口服。

3）输新鲜血液和血浆。

4）抗生素：选用适当抗生素以预防感染，但必须慎重，因严重药疹患者常处于高度过敏状态，不但容易发生药物的交叉过敏，而且可能出现多源性过敏，即对与原来致敏药物在结构上完全无关的药物产生过敏，引起新的药疹。

5）局部治疗：重症药疹患者对皮肤及黏膜损害的局部治疗和护理非常重要，往往成为治疗成败的关键。早期急性阶段，皮损可用大量扑粉或炉甘石洗剂，以保护皮肤和消炎、消肿。如有渗液，可用生理盐水或 3% 硼酸溶液湿敷，每日更换 4~6 次，待干燥后改用 0.5% 新霉素和 3% 糠馏油糊剂，每日 1~2 次。

眼结膜及角膜常受累，必须及时处理。可用生理盐水或 3% 硼酸水冲洗，清除分泌物，滴醋酸曲安西龙或氢化可的松眼液，每 3~4 小时 1 次，每晚擦硼酸或氢化可的松眼膏，以防角膜剥脱导致失明及结膜粘连。口腔及唇部黏膜损害常妨碍进食，可用复方硼砂液含漱，外搽黏膜溃疡膏或珠黄散、锡类散等。对无法进食者可用鼻饲。

6）如伴发心、肺、肝、肾及脑等脏器损害，以及造血功能障碍等需及时作相应处理，如急性肾衰竭

时给予血液透析。

7）密切注意水与电解质的平衡，并酌情给予三磷酸腺苷、辅酶 A、肌苷及维生素 B₆ 等药物。

（4）过敏性休克病例

1）立即停用过敏药物，患者采取平卧位或头低足高位，保持呼吸道通畅，给氧，如果出现喉头水肿影响呼吸，立即气管插管或气管切开；监测生命体征。

2）肾上腺素 1∶1 000（0.01mg/kg），0.01~0.3mg/kg，皮下或肌内注射，如果需要可每 5~10 分钟重复使用。必要时可静脉或心内注射。

3）糖皮质激素：氢化可的松 5~10mg/（kg·次）或甲泼尼龙 1~2mg/（kg·次）静脉注射，每 4~6 小时 1 次。

4）异丙嗪：每次 1mg/kg 肌内或静脉注射，每日 2~3 次。

5）补充血容量、改善微循环：可用低分子右旋糖酐或 2∶1 溶液，10~20ml/kg，于 30~60 分钟输入。必要时可用多巴胺、间羟胺等升压药。

6）纠正酸中毒。

【预防】

1. 有过敏体质的人，患病时，在不影响疗效的原则下，应尽量避免同时使用多种药物或易引起过敏反应的药物。

2. 对规定在用药前必须做过敏试验的药物，如青霉素、普鲁卡因、破伤风抗毒素及碘造影剂等，应按规定执行，证实不过敏时方可应用。

3. 一旦药物过敏反应确立，应及时请医师诊治，尽早明确药物过敏种类，并进行详细记录，建立终身档案，还必须列出与该药有交叉过敏反应的药物（也属于禁用之列），告知患者及其家属。

4. 如果引起过敏的药物为原发疾病所必须使用，而又有脱敏的可能性者，应在征得患者同意的情况下，谨慎地进行脱敏，即使脱敏成功，在用药过程中亦应非常小心，以防迟发型超敏反应的发生。

一、青霉素过敏反应

青霉素及其半合成制剂在儿科细菌感染性疾病中一直是最常用的抗生素，在非常大的剂量时，其毒性仍很低微，临床应用十分广泛。但其过敏反应发生率居各类药物之首，尤其是过敏性休克危害极大。在成人中，青霉素过敏反应的发生率为 1%~2%，但在儿童时期要低得多，确切的发生率尚不清楚。青霉素过敏反应包括速发型超敏反应和迟发型超敏反应，前者临床表现有过敏性休克、荨麻疹等属 IgE 介导的超敏反应；后者临床表现为斑丘疹、接触性皮炎等，T 细胞可能参与这类反应。

【过敏机制】

1. 药物结构与过敏机制　青霉素分子含有一个 6- 氨基青霉烷酸，它抗微生物的活性依赖于内酰胺结构和噻唑环，它不会直接与蛋白质结合形成一个致敏的物质。青霉素是一个低分子量的药物，本身就是半抗原，进入人体后被降解成高度反应的代谢产物才具有致敏活性，在人体中，青霉素与肌体组织成分结合，形成抗原性的活性复合物之后就能感应肌体组织产生抗体，抗体和抗原结合，引起过敏反应。据证明，青霉素在碱性条件下与蛋白质结合时，生成苄基青霉噻唑酸 - 蛋白的复合物，苄基青霉噻唑酸是青霉素过敏反应的主要抗原性决定簇，是重要的半抗原性因素，它被公认为过敏反应的"重要决定簇"，青霉素过敏反应近 95% 是由它引起的。另外，青霉素抗原决定簇具有多样性，包括主要和次要抗原决定簇、侧链抗原决定簇以及由内酰胺环与侧链结合而成等。青霉素过敏患者血清中存在核特异性抗体和侧链特异性抗体等，有的可识别母核结构，有的仅识别其侧链结构，即青霉素类药物间可存在完全交叉过敏反应，也可存在部分交叉，甚至无交叉过敏反应。

2. T 细胞与过敏反应机制　T 细胞在青霉素类抗生素过敏反应中起着重要的作用，参与了各种类型的超敏反应。T 细胞可以通过对抗原的识别、分泌多种细胞因子等参与过敏反应，如 T 细胞分泌的 IL-4、IL-5、IL-13 可调节 IgE 的产生而参与速发型超敏反应，而 T 细胞分泌的 IFN-7 在迟发型超敏反应中起一定的作用。

【临床表现】

青霉素过敏反应可发生于使用青霉素的数分钟内，表现为严重的过敏性休克（急性变态反应型）。青霉素过敏性休克约 10% 的患者发生在注射后 5 分钟内，90% 以上发生在注射后 30 分钟内，也有少数患者发生在治疗过程中。临床表现为喉头水肿，气管、支气管痉挛，周围循环衰竭，血压下降，还可出现荨麻疹；严重缺氧者可致昏迷、抽搐、大小便失禁等。也可于用药后数小时发病，表现为荨麻疹（速发型）。发生于用药数天至数周者，表现形式多样，包括血清病样反应、药物热和嗜酸细胞增多症等。青霉素长效制剂、氨苄西林可引起血清病型反应，发生率约为 2%，一般用药 7~12 天发生，亦有长达数周者。临床表现类似血清病,有发热、皮疹、关节痛、淋巴结肿大、蛋白尿、腹痛、嗜酸性粒细胞增多等表现,严重者可发生喉头水肿或脑水肿。药物热一般在 10 天内发生,多表现为弛张热或稽留热,约 30% 患者周围血象中嗜伊红细胞增多。药疹多在开始治疗 7~10 天后出现,如再继续用药,可在治疗后数小时至 1~2 天内发生,停药后迅速消失。血管神经性水肿 90% 以上由青霉素引起,常与荨麻疹同时存在,如水肿波及呼吸道和脑组织时,可致呼吸道阻塞、脑水肿而危及生命。多数半合成类青霉素的过敏反应和青霉素相同,但氨苄西林和羟氨苄西林能导致非免疫性斑丘疹样皮肤损害,甲氧西林(新青霉素 I)具有肾毒性。青霉素所致的过敏性肾损伤,通常是急性间质性肾炎,多数给药后 1~5 周内出现发热、发疹、血及尿中嗜酸性细胞增多,并伴有血清 IgE 升高等。停药后损伤肾脏常可恢复,但也有发展成肾功能不全者。

【诊断】

引起青霉素过敏反应的主要成分为其裂解物,采用完整的青霉素或其裂解物皮肤试验可了解患者是否会对青霉素过敏,但非绝对可靠。偶有患者在作青霉素皮肤试验时即发生过敏反应。我国法定使用青霉素类药物之前,必须先进行完整的青霉素皮肤试验,阴性者才能使用。氨苄西林和羟氨苄西林呈迟发型皮肤过敏反应,不可能即刻了解其结果,是临床工作中尚未解决的问题。头孢菌素类与青霉素之间存在交叉过敏原,因此青霉素过敏者使用这类青霉素亦应小心。

二、造影剂过敏反应

在影像学中较常用静脉注射造影剂,对于一些比较难分辨病例的诊断及鉴别诊断起到了非常重要作用。常用造影剂可分为两类:一类是离子型造影剂,另一类是非离子型造影剂。前者是三碘苯甲酸的盐,主要是钠盐和葡甲胺盐如泛影葡胺(diatrizoatemeglumine angiografin)、异泛影葡胺(conray 60)、异泛影钠(conray 400)等。由于它们是盐,带有电荷,因此,常称为离子型造影剂。它们所带的阳离子为含三碘苯环,阴离子为葡甲胺、钠、钙、镁等。第二类造影剂是新一代的单体或双体三碘苯环造影剂如优维先(ltravist)或称碘普罗胺(iopromide)、碘酯六醇(omnipaque)或称碘苯六醇(iohexo)、碘必乐(iopamiro)又称碘异酞醇等。由于它们不是盐类,在水溶液中不产生离子,不带电荷,故称为非离子型造影剂。日本的研究结果显示,碘造影剂不良反应的发生率离子型为 12.60%,非离子型为 3.13%;其中严重不良反应的发生率,离子型组为 0.22%,而非离子型组为 0.04%。

【临床表现】

造影剂可致过敏样反应如荨麻疹、哮吼、呼吸困难、低血压或休克,也可引起血管张力性改变如恶心、呕吐、潮红和发热的感觉。有时过敏反应非常严重,以至于发生生命危险;按照严重程度分为轻、中、重反应。

1. **轻度反应** 面部潮红、眼及鼻分泌物增加、打喷嚏、恶心、头痛、头晕、皮肤瘙痒、发热、结膜充血,少数红疹、咳嗽、恶心、轻度呕吐、味觉改变、轻度荨麻疹等。

出现此类反应时,停止注射,让患者安静休息,做好安慰及解释工作,让患者松弛,深呼吸,观察反应发展的动态。处理方法:一般不需用药,症状可自行缓解,安静休息,吸新鲜空气,大量饮水,服抗组胺药,或静脉注射地塞米松 10mg,异丙嗪 25mg 肌内注射,或苯海拉明 25mg。严密观察 30 分钟后方可让患者离去。

2. **中度反应** 胸闷、中度呕吐、腹痛、腹泻、大片皮疹、结膜出血。表现为麻疹样皮疹,眼、面、耳部等水肿,胸闷气急、喉头水肿和支气管痉挛、呼吸困难、发声嘶哑、肢体抽动、心动过速或心动过缓,血压也可呈暂时性下降。

处理方法:①吸氧,保持呼吸道通畅,患者平躺并保持新鲜空气,鼻导管给氧或面罩给氧。②抗过敏药,如异丙嗪 25mg 肌内注射,地塞米松 5~10mg 静脉滴注。③对无高血压、心脏病、甲亢患者,用肾上腺素 0.25~0.50mg 皮下或肌内注射,危急时可稀释后缓慢静脉注射,地塞米松 10mg 静脉注射,可反复给药。④当血压下降合并心动过缓(血管迷走神经反应)时,快速滴注血浆代用品 500~1 000ml,阿托品 0.5~3.0mg 静脉注射;异丙肾上腺素 0.25~0.50mg 缓慢静脉注射。⑤出现呼吸困难、痉挛性咳嗽可用氨茶碱 0.25g 静脉注射(0.25~0.50g/ 次,以 50% 葡萄糖溶液 20~40ml 稀释后缓慢静脉注射,不得少于 5 分钟注射完);糖皮质激素 250~500mg 泼尼松龙静脉注射,5~10 分钟后起效。⑥必要时可静脉给予地西泮 10mg 用以镇静。⑦喉头水肿者用地塞米松 5mg 加肾上腺素 1mg 作喉头喷雾。⑧呼吸抑制时,给予呼吸中枢兴奋剂,如尼可刹米(0.25~0.50g/ 次)皮下或肌内间隙静脉注射。

3. 重度反应 致命性心律失常（如室性心动过速）、显著的低血压、显著的支气管痉挛或喉头水肿、急性肺水肿、惊厥、昏迷、休克、心肺骤停。

上述反应的出现，患者往往危及生命。处理方法：必须迅速通知有关科室及急诊科医师，就地给予急救处理。①患者出现休克（心动过缓，血压骤降）时，立即取半坐位面罩吸氧。②建立静脉通道，快速滴注血浆代用品或乳酸钠林格液1 500~2 000ml。③肾上腺素0.25~1.0mg静脉注射，每隔10~15分钟检查心功能，用药剂量依治疗效果而定，最大剂量为1mg。④静脉注射糖皮质激素，在5~10分钟后见效。多巴胺200mg加入250ml溶液，静脉滴注，每分钟15~30滴，剂量视效果而定。⑤支气管痉挛、喘鸣、哮喘急性发作时患者置于坐位，面罩吸氧，氨茶碱0.25g静脉注射，肾上腺素0.1~0.3mg静脉注射，必要时加量至1mg，视需要给予地西泮10mg静脉注射。⑥喉头水肿出现可行气管插管或大针头穿刺气管给氧，必要时将气管切开。⑦肺水肿可行气管插管，加压给氧，并静脉注射呋塞米40mg，可给予吗啡10~15mg静脉注射。通过一系列对症急救处理，症状缓解后还需留院治疗。

【治疗】

1. 荨麻疹 ①停止注射碘造影剂；②大多数情况下无需处理；③给予抗组胺药——苯海拉明25~50mg（口服、肌内注射或静脉注射），如果皮疹严重或广泛分布，考虑使用α受体激动剂（收缩小动脉和静脉，如果没有心脏禁忌证可用）：肾上腺素（1∶1 000），皮下注射，儿童0.01mg/kg，最大剂量0.30mg（0.3ml），必要时可重复。

2. 面部或喉头水肿 ①给予α受体激动剂（收缩小动脉和静脉）：肾上腺素皮下或肌内注射（1∶1 000）0.1~0.3ml（0.10~0.30mg），如果低血压明显，可重复至最大剂量达1.00mg；②面罩吸氧6~10L/min；③如果治疗无效或已经发生明显急性喉头水肿，需考虑气管插管。

3. 支气管痉挛 ①面罩吸氧6~10L/min；②心电监护：心电图，氧饱和度，血压；③吸入β$_2$受体激动剂：沙丁胺醇等；④肾上腺素（1∶1 000）：血压正常者皮下注射，儿童：0.01mg/kg至最大剂量0.30mg；如果低血压则缓慢静脉注射或肌内注射。必要时可重复备选处理方法：①氨茶碱：先给予6mg/kg负荷剂量静脉注射（给药时间10~20分钟），

必要时以0.4~1.0mg/（kg·h）维持；②严重的支气管痉挛或氧饱和度持续<88%则需辅助通气。

4. 低血压伴心动过速 ①腿抬高60°或以上（推荐）或采取垂头仰卧位；②监测：心电图，脉搏，血压；③面罩吸氧6~10L/min；④快速输入大量乳酸钠林格液或0.9%氯化钠溶液，如果对上述治疗反应不佳可给予肾上腺素（1∶10 000，如果没有心脏禁忌证）缓慢静脉注射0.01mg/kg至最大剂量0.30mg。根据需要可重复使用，最高为1.0mg。

5. 低血压伴心动过缓——迷走神经反应 ①监测生命体征；②腿抬高60°或以上（推荐）或垂头仰卧位；③面罩吸氧6~10L/min；④快速输入乳酸钠林格液或0.9%氯化钠溶液；⑤如果患者对上述处理没有马上反应则给予阿托品0.6~1.0mg缓慢静脉注射，3~5分钟后可重复，儿童静脉注射0.02mg/kg（单次最大剂量为0.6mg）可重复至总量2.0mg。

6. 严重高血压 ①监测：心电图，脉搏，血压；②面罩吸氧6~10L/min；③硝酸甘油0.4mg舌下含服，可重复3次；④硝普钠动脉泵输入，必要时采用滴注；⑤转移至ICU或急诊监护室；⑥嗜铬细胞瘤：给予酚妥拉明，儿童1.0mg静脉注射。

7. 癫痫或惊厥 ①面罩吸氧6~10L/min；②考虑使用地西泮5.0mg或咪达唑仑2.5mg静脉注射；③如果需要更长的效果，考虑苯妥英钠输注15~18mg/kg，50mg/min；④监测生命体征；⑤必要时气管插管。

8. 肺水肿 ①抬高躯干，旋转止血带（静脉加压）；②面罩吸氧6~10L/min；③给予利尿剂，呋塞米1mg/kg缓慢静脉注射；④考虑使用吗啡（1~3mg静脉注射）；⑤可选用皮质激素。

【造影剂过敏反应的预防】

1. 在造影检查前，医师或护士应了解患者有无造影剂过敏史、食物和药物过敏史，以及过敏反应的严重程度。为了减少过敏反应的发生，建议尽可能使用非离子型含碘造影剂，患者接受造影检查后，至少在造影室观察30分钟，高危患者应留置观察更长时间。

2. 放射科造影室必须准备好造影剂过敏反应抢救的急救药品和器械。包括：氧气、肾上腺素注射液（1∶1 000，1∶10 000）、抗组胺药、液体（0.9%氯化钠注射液等）、抗惊厥药（地西泮注射液等）以及血压计和简易人工呼吸器等。

3. 尽可能使用非离子型含碘造影剂，大量临

床实践表明非离子型含碘造影剂过敏反应的总发生率及重度反应的发生率均明显低于离子型含碘造影剂,非离子型二聚体造影剂则安全性更高。

4. 识别碘造影剂过敏反应高危患者,对于以下患者需重新评估是否必须使用碘造影剂检查,在造影前需给予预防用药以预防或减轻过敏反应,在造影时应建立好静脉通路:①患者既往发生过轻度造影剂反应;②患者对食物和药品发生过中、重度反应;③哮喘患者,尤其是需要吸入或药物治疗的患者。

5. 预防用药的方案。①美国造影剂指南推荐的标准方案:造影前13、7、1小时,口服泼尼松片,每次50mg;造影前1小时,加服苯海拉明片50mg。如果这类患者需行紧急造影,但未采用预防用药,可用替代方案:造影前6、2小时,静脉注射琥珀酸氢化可的松,每次200mg;造影前1小时,加用苯海拉明50mg静脉注射。②欧洲的造影剂指南认为:预防使用,可在造影前12、2小时给予泼尼松30mg(或甲泼尼龙32mg)。

三、阿司匹林和非激素类抗炎药物过敏反应

阿司匹林和非激素类抗炎药物引起荨麻疹和血管性水肿已早为人知,这些药物还能导致支气管痉挛,有时非常严重。主要发生于成人病例,特别是患有多发性鼻息肉和鼻窦炎者,但已有儿童病例的报道,以年长儿为多见。女性发病率较男性为高,本身就为过敏体质者更易发生。其发生机制并不清楚,但可能与免疫学机制有关。

可用阿司匹林和非激素类抗炎药物进行脱敏治疗,缓解鼻炎和鼻窦炎的症状,但不能改善呼吸道高反应性,为保持对这类药物的脱敏状态,必须长期每天服用阿司匹林或非激素类抗炎药物,一旦停药,于7天左右即可复发。

四、抗癫痫药物过敏反应

目前儿童期癫痫常用的抗癫痫药物有丙戊酸钠、卡马西平、奥卡西平、拉莫三嗪、苯巴比妥、托吡酯、左乙拉西坦,其中丙戊酸钠、卡马西平、奥卡西平、拉莫三嗪、苯巴比妥均可引起皮疹。其中芳香族抗癫痫药物有卡马西平、奥卡西平、拉莫三嗪、苯巴比妥、苯妥英钠,非芳香族抗癫痫药物有丙戊酸钠。抗癫痫药物具有许多不良反应,共同的不良反应是过敏反应,引起抗癫痫药物过敏反应的主要是芳香族抗癫痫药物,卡马西平与苯巴比妥为多,出现过敏反应的时间大多是应用抗癫痫药物后2天~8周,以1~4周为多,与药物剂量无关,研究发现加药速度过快或联合应用芳香族抗癫痫药物是引起过敏反应的危险因素。严重者可诱导与抗癫痫药物剂量无关的高敏综合征,以前研究提示与免疫机制有关,近来药物遗传学研究发现高敏综合征发病机制可能与HLA-B*1502等位基因有关。

抗癫痫药物诱导儿童过敏反应的临床表现不同,轻者皮疹表现为斑丘疹、麻疹样皮疹、猩红热样皮疹,重者表现为史蒂文斯-约翰逊综合征、中毒性表皮坏死松解症,部分重症皮疹的出现与出现轻型皮疹后继续应用过敏药物有关。其中部分可以表现为抗癫痫药致高敏反应综合征,也称为药疹伴嗜酸性粒细胞增多症,临床主要表现为发热,以稽留高热为主;多形性皮疹伴黏膜损害;浅表淋巴结肿大,并伴压痛;还出现肝脏等脏器损害,甚至累及各个系统。

五、中药制剂过敏反应

近年来,中药制剂的剂型和品种不断增多,尤其是静脉注射品种的增多,在临床应用日益广泛,取得了较好的疗效,但其不良反应报道也明显增多,其中最为严重的是过敏性休克。中药制剂过敏反应主要与下列因素有关:一是中药成分复杂,含有蛋白质、淀粉、鞣酸、色素、黏液、树脂、挥发油等,蛋白质、多肽类大分子药物,具完全抗原性,致机体产生抗体而致敏;二是中药提取纯度不够,含有其他致敏物质,或高温灭菌、贮藏过程中由于氧化、聚合、水解产物产生致敏物质;三是与其他药物配伍后微粒增多,一方面与中药注射剂本身质量有关,另一方面由于中药注射剂成分复杂,其生物碱、皂苷、氨基酸等主要成分和一些未被除尽的杂质与输液配伍后,可因pH的改变或氧化、缩合、水解等反应析出微粒沉淀,再加上贮存时间、温度及容器洁净度等因素,均可使药物不溶性微粒增多,输液中的微粒可引起热原反应、静脉炎,有些微粒具有抗原作用,使机体发生过敏反应。

多种剂型和给药途径均可引发过敏反应,但以注射剂、静脉给药发生率最高。中药过敏反应可表现为:荨麻疹、疱疹、胸闷、气急、畏寒、发热、恶心、呕吐,严重者造成心、肺、肾、肝器官的损伤,并可发生过敏性休克等。

六、生物制品过敏反应

生物制剂是指采用现代生物技术,如DNA重组技术等研制的具有生物活性的蛋白质或核酸类药物。包括菌苗、疫苗、毒素、类毒素、免疫血清、血液制品、免疫球蛋白、抗原、变态反应原、细胞因子、激素、酶、发酵产品、单克隆抗体、DNA重组产品、体外免疫诊断制品等。生物制品对人体是一种异体蛋白,具有抗原性,注射后易引起Ⅰ型变态反应,也可诱发免疫复合物介导的Ⅲ型变态反应。轻者出现皮疹、发热、寒战、面色发红或苍白、恶心、呕吐、心动过速、呼吸急促等,严重时可有低氧血症、血管神经性水肿、支气管痉挛、急性呼吸窘迫综合征、过敏性休克等。血清病主要症状是荨麻疹、发热、淋巴结肿大、局部水肿,偶有蛋白尿、呕吐、关节痛,注射部位可出现红斑、瘙痒及水肿,一般是在注射后7~14天发病,亦有的在注射后2~4天发病。

(季 伟)

第十七节 昆虫毒素过敏

过敏症是一种急性发作、可能致命的全身过敏性反应。过敏症被触发有多种方式,但最常见的三种触发因素,如昆虫叮咬、食物和药物。Manivannan等回顾208例案例,发现可以细分为食品(29.6%)、药物治疗(22.2%)、昆虫(11.1%)、其他(7.4%)和未知(29.6%)。数量最多的过敏反应案例通常好发于儿童和青少年,然而,由昆虫叮咬所导致的死亡多见于中年和老年人。

【昆虫叮咬的流行病学/自然历史】

世界范围内,由膜翅目昆虫引起的过敏反应的分布占大部分,如蜜蜂、黄蜂、黄色胡蜂与大黄蜂,而在一些地理区域,蚁属是最常见的。在美国东南部,火蚁相关过敏反应(红火蚁)是常见的。需要注意的是其他咬和刺痛节肢动物,包括但不限于蝎子、甲虫、毛虫和蚊子,已报道引起皮肤和全身过敏反应,在中国毒隐翅虫皮炎多见。

【临床特点及蚊虫叮咬的诊断】

膜翅目过敏性反应的诊断:包括带至全身不良反应被蜇病史、毒液特异性IgE或者皮肤测试或体外试验(皮肤点刺试验)阳性。

1. 病史 毒刺蜜蜂常见刺痛和红肿、脓包,火

蚁、毒隐翅虫蜇伤可见明显特征性皮肤表现。

在膜翅目昆虫过敏诊断的第一步是确定患者的反应是否是局部或全身(即过敏反应)。

(1)局部反应时的症状:如红斑、肿胀或疼痛局限于被蜇组织。局部反应可能肿胀到超过10cm,在24~48小时后出现至5~10天。

(2)全身性反应引起的症状和体征:整个身体的表现形式、范围从轻微到危及生命。

1)轻度全身性反应常常限于皮肤,包括潮红、荨麻疹和血管性水肿。

2)严重的全身性反应可能是致命的。上气道阻塞,包括舌和喉咙肿胀,以及喉头水肿、支气管痉挛和低血压。其他可以是胃肠道反应,如恶心、呕吐、腹泻、腹痛。神经过敏反应的症状包括癫痫发作。

2. IgE的检测和免疫 一旦医师确定由昆虫蜇刺的刺痛导致系统性或全身过敏性反应,毒液特异性IgE检测是至关重要的诊断。毒液特异性IgE可以通过皮肤测试或体外测试确定。

大多数情况下,皮肤测试是首选的方法,因为它是更敏感的且通常成本更低。如果皮肤测试是阴性的,则需要进行毒液特异性IgE体外测试。皮肤点刺试验的时间选择通常是延迟测试,一般在被蜇刺3~6周后进行。

【管理和治疗过敏性休克】

1. 患者承认过敏反应的明确病史,以及肾上腺素的正确管理技术,是决定抢救昆虫的急性过敏性休克是否成功的关键。强调立即治疗过敏的主要方法是肌内注射肾上腺素,而不是使用抗组胺药。

进一步的治疗建议:除了肾上腺素自动注射器外,过敏反应治疗措施还包括鼓励患者和医务人员有过敏反应应急预案,实现及时和正确的医疗识别、适当提高患者的医学教育、医护人员抢救方案的正确实施。

2. 大的局部反应管理。大的局部反应一般不认为会增加过敏反应的风险,通常不需要毒液测试和毒液免疫治疗。事实上,大的局部反应实际上可能减少过敏反应的风险为5%~10%,而17%的风险患者可无致敏症状。如果患者发生了剧烈头痛、酱油样尿、巩膜黄染、少尿等严重症状,应立即采取下列措施:每天静脉注射甲泼尼龙40mg,持续3~5天;溶血者每天静脉注射甲泼尼龙200mg,待溶血停止后逐渐减量,用药1周左右。甲泼尼龙

具有不经过肝脏代谢、起效快、药效强等特点,对控制蜂蜇伤所致溶血有较好的疗效,且不良反应较少,但单纯的甲泼尼龙治疗不能避免蜂毒对大脑的损害。

3. 血液净化是治疗蜂蜇伤的重要方法,重症蜂蜇伤在短时间内即可导致人体脏器受损,尽早血液净化有利于尽快清除体内毒素,减轻脏器损伤,缩短住院时间,降低医疗费用。目前用于蜂蜇伤的血液净化技术有血液透析(hemodialysis,HD)、腹膜透析(peritoneal dialysis,PD)、血液灌流(hemoperfusion,HP)、血液透析灌流(HDP)、连续性血液净化(continuous blood purification,CBP)、血浆置换(plasma exchange,PE)等,大多数学者主张HP+HD联合运用,提高治疗效果。

4. 昆虫毒液的免疫治疗。过敏症是一种潜在的威胁生命的情况,经常被低估,因此,昆虫过敏性需要特别考虑特异性免疫治疗。临床实践的结论为昆虫毒液的特异性免疫治疗是治疗和防治昆虫过敏的有效方法。

(周小勤)

第十八节　乳胶过敏

乳胶过敏(latex allergy)是指天然橡胶胶乳(natural rubber latex,NRL)制品引起的一种过敏反应,可表现为接触性荨麻疹、皮炎、结膜炎、哮喘以及致命的过敏性休克。较常见于医务工作者、脊柱裂患者以及一些需要多次手术的患者,在血液透析患者中也存在1.1%的乳胶过敏。乳胶过敏主要通过皮肤黏膜、呼吸道吸入等途径直接或间接接触致敏物质发病。

【病因和发病机制】

NRL来源于橡胶树树液,它含有超过200多种多肽类物质,其中有13种(Hev b1~13)被认为是最主要的过敏原。NRL不仅是制作医用手套(外科和检查手套)的首选材料,而且是其他医疗用品(如导管、止血带、弹力绷带、避孕套等)及日用品的原料。乳胶制品生产过程中需要添加活化剂、抗氧化剂等约200种化学物质及添加剂。NRL及橡胶添加剂均可导致乳胶过敏反应。手套粉是乳胶颗粒的载体,在经常使用有粉手套的医疗区域中气源性乳胶变应原浓度可增加5~10倍,乳胶手套过敏可通过皮肤接触和吸入乳胶颗粒引起。乳胶过敏

的反应包括非变应原性接触性皮炎、Ⅳ型迟发型超敏反应、Ⅰ型速发型超敏反应,前2种在临床中常见。Ⅰ型和Ⅳ型超敏反应分别由NRL、橡胶添加剂所致。目前医护人员中乳胶手套过敏已成为职业性疾病,欧美国家已采取有效的防治措施。

【临床表现】

乳胶手套过敏可分为3型。①非变应原性接触性皮炎:最常见,由于机械刺激、封包作用、出汗所致,与手套中化学成分无关,表现为接触乳胶的部位,例如手背、手指皮肤红斑、干燥、脱屑、皲裂、瘙痒;②Ⅰ型超敏反应:少见,由IgE介导,乳胶变应原经皮肤、黏膜和胃肠外途径进入体内,多在几分钟内发病,主要表现为接触性荨麻疹,也可出现结膜炎、鼻炎、哮喘,严重超敏者发生过敏性休克;③Ⅳ型超敏反应:较常见,由T细胞介导的变应性接触性皮炎,主要累及手背和腕部,急性期表现为红斑、水疱、结痂、瘙痒,慢性期则为脱屑、苔藓样变。

乳胶过敏患者及其家属对乳胶过敏的认识程度往往不够,尤其是对一些临床表现比较轻微的病例,可能仅表现为使用餐具手套时眼睛发痒或应用避孕套时外生殖器的一些轻度变化。但是也有一少部分患者在麻醉的状态下可以发生急性全身过敏性反应,病情比较危重。有的患者在过敏症发生前会有一些重要的体征出现来提醒临床医师高度重视,如有报道在支气管痉挛及全身广泛的过敏反应前数分钟会出现咳嗽或喘息的前驱症状。

有报道脊柱裂患者的乳胶过敏率较高,与其在免疫系统发育过程中脊髓多次重复暴露于乳胶环境有关。据统计,脊柱裂患者的乳胶过敏率为18%~73%,发病率随着脊柱裂患者的年龄增长而逐渐增高,但是具体原因及发病机制不清,考虑与手术暴露的次数有关,有报道乳胶过敏阳性的脊柱裂患者与乳胶过敏阴性患者的平均手术次数为9.5∶6.7(P=0.03)。但也存在其他因素,在一项欧洲2~40岁脊柱裂患者的调查结果显示有25%的脊柱裂患者乳胶特异性IgG阳性。一项多因素分析结果显示特异性体质脊柱裂患者特别是对梨、奇异果过敏者,以及有5次及5次以上手术病史的患者与乳胶过敏显著相关。

【实验室检查】

有高危因素的人群可以完善乳胶过敏原检测。可以通过皮肤点刺试验、放射变应性吸附法、酶联

免疫吸附及激发试验来诊断 I 型超敏反应。尽管皮肤点刺试验存在着使患者对过敏原产生致敏的风险,但它是这些方法中有着最可靠的敏感性和特异性的检测手段。

【治疗】

要对乳胶过敏有正确的认识,提早预防与干预。因为乳胶过敏在脊柱裂患者中的发病率很高,所以针对这种患者及家属要给予积极正确的教育,充分认识乳胶过敏,也可以做一些针对性的问卷来调查有无乳胶过敏症状。对于有乳胶过敏的脊柱裂患者,可以佩戴医用警醒用的手镯,以降低发生紧急意外后的风险。乳胶过敏的一些轻度反应可以通过支气管扩张剂、抗组胺药物以及糖皮质激素药物控制,但是需要注意的是,有时轻微的过敏反应症状有可能是严重的全身过敏反应的前兆。对于怀疑乳胶过敏或无法解释的麻醉下低血压发作的脊柱裂患者应该进行皮肤试敏和血中特异性乳胶 IgE 检测。对于有可能发生乳胶过敏风险的脊柱裂患者需要控制严格的无乳胶医疗环境。

对于医务工作者,如果怀疑或确诊乳胶过敏,需要避免应用乳胶医用用品,脱离乳胶医疗区域。可以采用非乳胶手套、无粉手套。手部皮炎可以定期外用润肤剂、糖皮质激素或免疫调节剂可改善症状,无效者可给予光化学疗法、免疫抑制剂等。针对回避变应原无效的 I 型超敏反应可以采取免疫治疗,其机制是将 Th2 型免疫应答发生转变。免疫治疗现在正以其越来越高的安全性和给药的舒适性、有效性得到广大医务工作者和患者的青睐,但是也存在着局限性,如只能针对某种过敏原的患者。进一步了解过敏原的结构及功能,了解有效的免疫治疗的发生机制,将使我们能够更好地掌握及运用这项治疗方法。

(韩晓华 刘立云)

第十九节 坚果过敏

由于食入或吸入花生坚果而产生的免疫过敏反应,常引起过敏的坚果包括花生、杏仁、榛仁、开心果、碧根果(美洲山核桃)、胡桃等。

【发病机制】

花生与坚果过敏是急诊发生严重过敏并威胁生命的主要过敏原,逾 50% 的食物过敏致死亡的病例是由花生或坚果导致。人群坚果过敏发病率各个地区报道不一,为 1%~2%,大多数在出生后第二年被诊断,其中 75% 是由于花生引起;大多数花生过敏患者将伴终身,仅 20% 花生过敏,10% 其他坚果过敏儿童今后可能出现耐受,花生过敏出现耐受的人群中 8% 又会重新出现过敏。

【临床表现】

花生坚果过敏的病理改变大多以 IgE 介导,由组胺和其他炎症因子引起,从而产生一系列的临床症状与表现。

花生与坚果过敏是发生全身过敏反应的主要过敏原,危及生命,一般在摄入或吸入花生坚果后 20~30 分钟以内出现临床症状。75% 花生过敏者因再次食入花生而发生过敏。发生坚果过敏的临床表现呈现明显的个体差异。

坚果过敏最常见的临床表现是皮肤症状,45%~50% 的患者仅仅出现皮肤症状,包括荨麻疹、神经血管性水肿、异位性皮炎等。其次是呼吸道和消化道症状,其中 2% 的患者仅仅出现呼吸道症状,包括喉头水肿、哮喘等;而其中 4% 的患者仅仅表现为消化道症状,表现为食入后 30 分钟以内即出现恶心、呕吐。

部分患者的过敏症状累及 2 个或以上器官或系统,其中 9% 的患者累及 2 个系统,而 25% 患者累及 3 个系统,多系统受累预示过敏的严重程度,尤其当呼吸系统受累时提示全身严重过敏反应的发生。

花生坚果过敏儿童往往同时合并有其他的过敏症,其中 55%~60% 有过敏性鼻炎,60%~70% 有哮喘,60%~75% 有湿疹。

【诊断】

坚果过敏大多由 IgE 介导,因此病史采集对诊断有重要意义,包括食入过敏原种类、量或是否通过吸入,过敏原暴露与临床症状出现的时间间隔,临床症状类型,症状消失时间,对药物反应等;详细的病史大多可以帮助作出诊断,实验室检查可以协助过敏原的筛查,包括皮肤点刺、特异性 IgE,但是辅助检测有其局限性,在没有阳性病史的情况下,也可能出现上述检查阳性的情况,需要区别对待。

有报道显示,以食物激发试验为金标准时,采用花生进行皮肤点刺试验,在 2 岁以上儿童中,当红斑直径 ≥8mm,或在 2 岁以下儿童中,当红斑 ≥4mm,结果阳性预期值为 100%。提示皮肤点刺试验结果解释需结合年龄。

对于花生特异性 IgE 检测,有报道显示当花生特异性 IgE>14kU/L 时阳性预期值 >95%;花生特异性 IgE>6kU/L,阳性预期值 >90%。但是,花生特异性 IgE 的阴性预期值非常低,即当检测指标为阴性时,不代表接触花生后无临床反应。

花生和其他的坚果虽然属于不同的植物种属,但是两者之间存在交叉抗原反应,各研究报道结果不一,为 23%~68%。

当然,对于花生坚果过敏诊断的金标准仍然是双盲安慰剂食物激发试验,但是在临床上,当花生特异性 IgE 达到 14kU/L 及以上时,不建议再进行食物激发试验,以防发生严重过敏反应。

【治疗】

1. **食物回避** 注意花生与坚果可能存在的交叉反应,原则上花生与坚果之间存在交叉抗原,但不是所有个体对每种坚果都发生交叉反应,因此饮食回避应遵循个体化原则。对于儿童,由于很难明确对哪种坚果过敏,因此要做到个体化的回避存在困难。

2. **对症治疗** 注意过敏性休克的紧急处理和预防,国外自救性的肾上腺素针的使用和管理值得借鉴。

3. **脱敏治疗** 口服与舌下脱敏治疗仍处于研究中。

(姚海丽)

第二十节 变应原免疫治疗

变应原免疫治疗(allergy immunotherapy,AIT)是变态反应(过敏性)哮喘和鼻炎的有效治疗方法,类似治疗蜂毒导致的严重过敏反应的方法,除了减少疾病的症状,AIT 能够改变变态反应疾病的进程,诱导变应原特异性的免疫耐受。目前临床使用 AIT 有皮下途径和舌下给药方式,某些变应原如草花粉可以有两种途径,有些只有一种途径,如蜂毒只有皮下途径。不管哪种途径其有效性似乎可以达到 12 年,而且可以预防哮喘的发生和新的变应原致敏。尽管 AIT 存在不良反应,如何能够使之更安全、更有效是必需的,特别是针对哮喘、变应性皮炎、食物过敏的治疗。改善 AIT 的重要进展包括使用佐剂、重组的变应原、不同的给药途径等。AIT 的命名、治疗机制以及临床实践的共识正在一些重要的国际相关组织形成。

【背景知识】

变态反应为人类所认识已逾 100 多年。1901 年,法国医师 Portier 和 Richet 观察到给狗注射原来可耐受的海葵抗原后,出现了致死性的反应,他们首次提出严重过敏反应(anaphylaxis)的名称(前面已经叙述)。1906 年,奥地利医师 Clemens Von Pirquet 在此基础上提出了变态反应的概念。有过敏反应的患者只有在反复接触同一种引起过敏的物质时才会出现特殊的过敏反应,而非过敏的正常人即使反复接触这种物质也不会出现过敏反应,因而将这种与正常人不同的反应称为"变态反应(allergy)",即改变了的反应。

免疫治疗最早是 1903 年由德国的 Dunbar 开始试用,几年后由英国的 LeonhardNoon 和 JohnFreeman 用于治疗枯草热和过敏性鼻炎获得成功,并被广泛推广,自 1911 年始有大量的临床研究报告。治疗方式以变应原浸液规律性递增皮下注射为主,之后该方法广泛应用于包括哮喘在内的过敏性疾病的治疗。当时的名称为"预防性接种(prophylacticinoculation)",但近 100 年来其命名在不断地改变,脱敏治疗(desensitization)、减敏治疗(hyposensitization)、预防性接种(prophylactic inoculation)、抗严重过敏反应(anti-anaphylaxis)、主动免疫接种(active immunization)、变态反应疫苗(allergy vaccination)、免疫治疗(immunotherapy)、特异性免疫治疗(specific immunotherapy,SIT)、变应原特异性免疫治疗(allergen-specific immunotherapy,AAIT),由于命名上的混乱,2013 年欧洲变态反应临床免疫学会(European Academy of Allergy and Clinical Immunology,EAACI)和美国变态反应哮喘免疫学会(the American Academy of Allergy Asthma and Immunology,AAAAI)在命名上达成共识,将该治疗方法统一命名为变应原免疫治疗(allergen immunotherapy,AIT),该命名之后得到广泛认可,本文也采用这命名,原来皮下注射变应原免疫治疗(subcutaneous immunotherapy,SCIT)和舌下变应原免疫治疗(sublingual immunotherapy,SLIT)的命名及缩写仍然被保留,本文也继续使用。

然而,半个多世纪以来,对 AIT 治疗哮喘的临床疗效和安全性一直有两种完全不同的观点,在英国的免疫治疗指南中甚至把哮喘作为禁忌。但近年来大量基础和临床研究均证实了该疗法的有效性和安全性,使 AIT 重新受到重视。

特别是 1998 年 WHO 在抗原免疫疗法现状的

报告中指出，AIT 对许多花粉（包括花草、豚草等）、屋尘螨及少数动物毛屑（如猫）引起的过敏性哮喘有效，认为是唯一能够改善变态反应进程的治疗方法，为了提高疗效和安全性，必须使用标准化的变应原提取物，认为变应原提取物的质量对临床特异性诊断的准确性和治疗的有效性都是至关重要的。

【定义】

变应原免疫治疗，又称减敏疗法或脱敏疗法、变应原特异性免疫治疗。该治疗是针对 IgE 介导的过敏性疾病，给予疾病相关的特异性变应原，逐渐增加变应原剂量直到维持剂量，诱导患者耐受该过敏原而不产生过敏反应，减少症状的治疗方法。

基本方法是利用检测到的、对患者有过敏反应的变应原，制成不同浓度，反复给患者皮下注射，或者其他途径如舌下给药等，剂量由小到大，浓度由低到高，逐渐诱导患者耐受该变应原而不产生过敏反应。

WHO 强调标准化的 AIT 指应用标准化的变应原制剂，其质量和标准化决定 AIT 的成功。从有机原材料生产变应原提取物是一种古老而又成熟的制药技术，可是要在保持变应原的生物活性的同时保留所有潜在抗原并去除无关物质并不是简单的事情，这需要标准化。许多变应原厂商声称其产品是标准化的变应原，其实很多变应原产品只是达到了生产过程的规范化，而并未达到 WHO 所推荐的标准化。目前在我国还没有商品化的标准化变应原供应，而临床对此却有极为迫切的需求，因此我国变应原的标准化迫在眉睫。标准化的目的是保证不同批次产品的一致性，而且标准化也是随着新技术的实现而逐渐改进的。

WHO 要求变应原的标准化至少要对 3 个方面进行评估：①组成最佳且一致；②主要致敏蛋白含量一致；③总变应原效价一致。

【机制】

免疫治疗的机制是复杂的过程，早期的研究主要针对循环抗体，最近集中在以 T 细胞为主的反应。

1. 特异性免疫球蛋白的变化 IgE 介导的 I 型变态反应，即特异性抗原进入特应性个体，产生特异性 IgE 抗体，附着于肥大细胞和嗜碱性粒细胞表面，机体处于致敏状态，当相同的抗原再次进入，与 IgE 结合，使肥大细胞脱颗粒，释放组胺、前列腺素、白三烯等炎症介质，引起毛细血管扩张，通透性增高，腺体分泌增加，嗜酸性粒细胞浸润等。随着研究的深入，发现某些患者在速发反应之后的 8~24 小时出现症状复发，形成迟发相反应，这种迟发相反应受活化的嗜酸性粒细胞和 $CD4^+$ T 细胞调控。

基于对 IgE 抗体的认识，在 20 世纪 70 年代提出了血清 IgE 减少是免疫治疗的一个主要作用机制。但近来的研究表明，IgE 抗体水平在数年的免疫治疗中最初是增加，随后逐渐减少的，也有的 IgE 抗体不受免疫治疗影响，因而认为 IgE 抗体减少不完全是成功的免疫治疗的关键机制。血清 IgE 水平（大多正常）不能真实地反映治疗机制和效果。至 20 世纪 80 年代，研究发现免疫治疗期间对变应原特异的 IgG4 水平稳定增加，而未治疗的患者在 3~10 年期间血清特异性 IgE 和 IgG4 皆无波动性变化，因而提出"封闭抗体"理论。认为变应原特异性 IgG4 抗体可能作为封闭抗体，与肥大细胞表面的 IgE 抗体竞争，在变应原黏附于肥大细胞表面的 IgE 之前中和变应原，从而抑制 IgE 介导的免疫反应，免疫治疗的效果依赖于"有害的"特异性 IgE 和"保护性"的特异性 IgG4 之间平衡的变化。又通过对常年性变应性鼻炎的成人和儿童患者 10 年期间血清特异性 IgE 和 IgG4 变化的监测，认为特异性 IgG4 的增加在免疫治疗的前 3 年临床效应上起作用，而特异性 IgE 的减少在几年后症状的缓解上起着更加重要的作用。但是，特异性 IgE 和 IgG4 的变化常出现于长时间的免疫治疗后，因而单纯用此机制不能解释免疫治疗后较早就出现的明显临床疗效。IgG4 也抑制 IgE 介导的抗原呈递给 T 细胞。

2. 作用于 T 细胞为主的反应 较早期认为抗原呈递细胞（antigen-presenting cell，APC）和 $CD4^+$T 细胞即 T 辅助细胞（Th 细胞）及相关的细胞因子产物在变应性疾病的发生发展中起着关键作用。呼吸道 APC 主要有树突状细胞、巨噬细胞、朗格汉斯细胞。细胞因子是由对特异性刺激产生反应的多种细胞分泌的低分子量的蛋白质，这些似激素样的复合物可以作为免疫介质（immune mediators）展示多种免疫活性。按照细胞因子的 Th 细胞来源不同将细胞因子分为两类，即 Th1 型细胞因子和 Th2 型细胞因子。Th1 型细胞因子产物有 IL-2、IFN-γ、TNF-β，主要参与细胞免疫反应，Th2 型细胞因子产物有 IL-3、IL-4、IL-5、IL-10、IL-13 等，主要参与体液免疫反应。目前研究已证实变应性鼻炎、哮喘的发生是特异性抗原作用于特应性个体,首先在 MHC-Ⅱ参与下,抗原由 APC 处理,将抗原肽(antigenic peptide)信号呈递给 T 细胞,使 Th 细胞的分化发生偏移,即由 Th1 反应偏向 Th2 反应,成为 Th2>Th1 反应。Th2 型细胞因子产物明显增多,这些细胞因子发挥下列作用:IL-4 促进肥大细胞分化和成熟,IL-4 和 IL-13 协同促使 B 细胞转为浆细胞合成 IgE,并建立免疫记忆,即有能力在变应原二次刺激时迅速合成更多的变应原特异性 IgE。另一重要的细胞因子 IL-5,在刺激嗜酸性粒细胞活化和成熟、延长嗜酸性粒细胞生存时间(抗凋亡)上起着核心作用,是参与迟发相变态反应的一个重要因子。近几年的研究发现一些小分子量的趋化因子在靶组织局部表达,并黏附于 Th2 细胞和嗜酸性粒细胞的受体上,也在发病机制中发挥重要作用。如调节激活正常 T 细胞表达和分泌(regulatedupon activation,normal T cell expressed and secreted,RANTES)是嗜酸性粒细胞趋化和活化的最重要的因素之一,eotaxin 是另一种嗜酸性粒细胞特异的趋化因子和嗜酸性粒细胞趋化至炎症部位有关。随着研究的不断深入,发现参与变应性病理生理机制的细胞因子众多,并形成繁杂的网络,它们的作用和生物学活性仍有待进一步探讨。通过调节这些细胞因子产物和功能将可能有助于制定新的临床治疗策略。

呼吸道变应性疾病的发生源于变应原特异性 Th 细胞的分化发生偏移,最终使体内 Th1 和 Th2 反应失衡,表现为以 Th2 反应为主。因此,免疫治疗的目的应是调节 Th 细胞的分化,使 Th1 和 Th2 的反应重新恢复至正常的平衡状态,因而免疫治疗理论上有 3 种机制可达到治疗目的:第一是使 Th2 反应减轻;第二是使 Th1 的反应加强;第三是使 Th2 反应的减轻和 Th1 反应的加强相结合。由于 IFN-γ 和 IL-4 分别是 Th1 型细胞和 Th2 型细胞代表性的细胞因子,因而近年对上述两种细胞因子在免疫治疗过程中的变化研究较多。多种研究已证实在免疫治疗后 IFN-γ 无显著变化而 IL-4 减少,且 IL-4 水平与免疫治疗时间成负相关,也有人证实免疫治疗后 IFN-γ 明显增加而 IL-4 无变化。造成上述结果矛盾的因素是多方面的,主要因不同学者研究的变应性鼻炎类型不同(季节性或常年性)、免疫治疗持续时间有差异、研究的靶器官不同(外周血或炎症组织)以及体内外实验方法不同等。另有研究表明免疫治疗时变应原浸液注射后,皮下组织的抗原呈递细胞受刺激可产生 IL-12,介导 Th1 反应。

已经发现呼吸道变应性疾病的患者在免疫治疗前 IL-12 明显减少,成功的免疫治疗后患者体内 IL-12 水平明显增加,表达 IL-12 的细胞数也增加。研究证实 IL-12 可使变应原特异性 Th 细胞的分化发生偏移,即由 Th2 型转化至 Th1 型,从而直接抑制 Th2 型细胞因子的功能。

上述研究结果表明免疫治疗可能使变应原特异性 T 细胞或抗原呈递细胞反应性改变,使 Th1 反应增强或 Th2 反应减轻,因而从变应性发生的始动环节抑制疾病的发生、发展而达到免疫治疗的目的。Th2 型细胞因子产物 IL-5,因其在变应性炎症中与嗜酸性粒细胞功能的密切关系而日益受到重视。在特应性疾病发作时,IL-5 的合成明显增加。通过对非特应性个体和接受免疫治疗的对比研究,见到未治疗组 IL-5 的合成水平明显增加,而 IFN-γ 的合成水平明显减少,免疫治疗可减少 IL-5 的合成,并进一步使 IFN-γ 合成的抑制减轻,且 IL-5 的合成在非特应性个体和免疫治疗达 10 年之久的患者间没有区别。上述发现提示免疫治疗可能是通过 Th1 和 Th2 两种细胞的耐受或无反应性,尤其是 Th2 细胞的耐受或无反应性而实现的,外周调节性 T 细胞耐受在其中发挥最重要的作用。IL-5 合成的抑制可能是与临床疗效有关的机制,嗜酸性粒细胞在迟发相变态反应中起着核心作用;特异性免疫治疗对迟发相反应的效果好于速发相反应,提示免疫治疗可能通过减少某些特异性细胞因子的活性和生成而减少了嗜酸性粒细胞的数目。免疫治疗在蜂毒 AIT 非常早期的起始阶段(治疗 6 小时)就发挥保护作用,认为与抑制含 FcεRI 的肥大细胞和嗜碱性粒细胞有关,具体机制并不清楚,但发现能够快速上调嗜碱性粒细胞的 H2 受体(histamine 2receptor,H2)。

近年来,在免疫治疗后花粉刺激的外周血单核细胞培养中可见 CD4⁺CD25⁺ 细胞群的增多,这些能够代表一种调节性亚群,其作用可能是抑制 Th2 细胞。免疫治疗后外周血及黏膜表面 IL-10 产生增加,IL-10 具有抗变应性的特性,其可以抑制肥大细胞、嗜酸性粒细胞、T 细胞反应,促进 B 细胞重链同族型转换成 IgG4,IL-10 产生细胞也称为调节性 T 细胞(Treg),其识别表型也为 CD4⁺CD25⁺。调节性 T 细胞和免疫耐受相关细胞因子 IL-10、TGF-β 在免疫治疗中的作用引起广泛关注。外周调节性 T 细胞耐受因子除了 IL-10、TGF-β,还有 CTLA4 和 PD-1。外周调节性 T 细胞耐受被破坏,就可激活髓样 DC,TLR4、TLR8 及促炎症因子 IL-1b、IL-6 引起变态反应炎症。AIT 诱导外周调节性 T 细胞耐受被认为是最重要的益处。

其他免疫机制,如改变特异性免疫记忆 T 细胞和 B 细胞。在 AIT 治疗 70 天时,特异性 IgE 水平还没有改变时,特异性 IgA、IgG1 和 IgG4 就出现明显增加,特异性 IgA 与 TGF-β 增加相关,特异性 IgG1 和 IgG4 增加与 IL-10 增加相关。

总之,在变应原特异性免疫治疗的机制研究中发现了 T 细胞细胞因子产物的变化,改变了 T 细胞细胞因子的平衡(使 Th2 向 Th1 偏移),IL-10、TGF-β 产物增加,诱导 T 调节性亚群和 T 细胞耐受现象。血清变应原特异的 IgG4 水平明显增加,而 IgE 大多保持不变,来源于抗原呈递细胞的 IL-12 增加,进入靶组织的嗜酸性粒细胞和 T 细胞减少,外周血嗜碱性粒细胞减少。但免疫治疗中趋化因子是否对 T 细胞和嗜酸性粒细胞的趋化起重要作用还有待深入研究。Treg 细胞在免疫耐受过程如何发挥作用;是否有更好的佐剂特异性诱导 Treg 细胞;AIT 诱导 Treg 细胞产生免疫耐受的持续时间;Treg 细胞免疫耐受的产生是否诱发肿瘤或慢性感染的产生;AIT 什么时间开始、结束或者认为治疗成功的生物标记;AIT 治疗的变应原剂量高低不同机制如何?变态反应疾病存在自愈、减轻或者加重的现象的机制等需要进一步明白。

【临床疗效】

变态反应性疾病如过敏性鼻炎、哮喘是一种世界范围内的疾病,在人群中的发病率约为 10%~25%,严重影响了患者的日常工作、学习和社会活动。对健康质量有深远影响外也对社会经济产生不容低估的影响。变应性疾病治疗,已有长期的历史。目前药物治疗主要着眼于疾病症状的改善或阻止长期进展。在过去 10 年,高效的抗变态反应药物陆续上市。虽然明显减轻患者的临床症状,改善肺功能,提高生活质量,但是没有证据表明,药物强化治疗能改变变应性疾病的长期后果。

随着对 AIT 治疗机制的重大理解,对疾病 AIT 的兴趣日浓。但避免接触过敏原一直是首选的方法,它可以减少远期治疗的必要。尽管药物很有效,而且没有严重的副作用,药物却仅能改善症状,AIT 疗法却能通过干涉过敏性炎症的病理生理机制有可能从根本上改变疾病的自然进程,是目前唯一可能从根本上根治过敏性疾病的方法。大量的随机对照临床研究证明 AIT 疗法在过敏性鼻炎

及哮喘患者能够减少疾病症状、用药评分、生活质量。与药物治疗相比,AIT 能阻止新的变应性现象发生,而且其治疗保护作用可以在停止治疗后,持续 3 年以上,甚至到 12 年。甚至认为在长期的治疗过程有更好的效价比。皮下注射变应原免疫治疗(SCIT)和舌下变应原免疫治疗(SLIT)都被证明有效,前者疗效更好,后者安全性更好。

在需要适度药物治疗的患者中,联合 AIT 的疗效最好。它们能够在不同程度上提高临床治疗效果。AIT 也可作为一种单独的治疗方法,可以减轻炎症反应,诱导免疫耐受,缓解临床症状。

年轻患者(儿童)对免疫治疗的反应似乎比成年人较好,特别在儿童过敏性鼻炎的治疗可防止进一步哮喘的发生。这提示在疾病早期,即尚未进入慢性不可逆性状态的恶化期之前,就要干预疾病的自然过程。AIT 的优越性在于疾病的早期,即疾病的危害仍然很轻,阻止疾病发展成哮喘的可能性最高。

考虑到过敏原 - 免疫球蛋白 E 介导的炎症反应是一种多器官疾病,因此,AIT 应当建立在对过敏原敏感的基础上,而不是疾病本身或症状上。AIT 适用于吸入性过敏原皮肤试验阳性者,或皮试阴性但其他方法证实阳性者,如特异性 IgE 阳性者。对于食物过敏原及药物过敏原,则应采取避免再次接触,而不用 AIT。AIT 的疗效为 75%~95%,经减敏疗法治疗后,可以减轻再次接触过敏原后的过敏反应,在某些病例,可达到长期缓解的疗效。AIT 还有一定的局限性,并非所有患者均适用,AIT 疗法一般起效缓慢,治疗时间较长等。

AIT 疗法有效的变应原包括屋尘螨、草花粉、树花粉、动物皮屑、蜂毒,部分的霉菌(链格孢属和分枝孢子菌属)。

【适应证和禁忌证】

1. **特异性免疫治疗的适应证** 变应原 IgE 反应导致多器官患病,许多患者有眼、鼻、肺症状。有些患者主要是一个器官有症状(但这并不意味着呼吸道其他部位没有炎症)。患者症状与变应原接触的关系密切,且无法避免接触变应原;患者的临床症状是由单一或少数变应原引起的明确过敏原。药物治疗效果欠佳。症状持续时间延长或不愿意接受持续或长期药物治疗的患者;药物治疗引起不良反应的患者。在决定免疫治疗时,首先要考虑所有的症状,变应原和疾病的关系,对症治疗的效果以及治疗的潜在危险因素。评估患者的心理健康

状态及其对疾病和治疗措施的态度,患者理解免疫治疗的风险和限制。

特异性免疫治疗的适应证主要为已明确由致敏原引起的过敏性鼻炎,过敏性鼻-结膜炎,过敏性哮喘。季节性鼻炎、哮喘,对吸入糖皮质激素和支气管扩张剂仍不能完全控制症状的过敏性哮喘。昆虫毒素过敏者。变应性皮炎近期刚刚列入 AIT 的适应证。乳胶过敏尚在观察。AIT 适用于 5~60 岁变应性鼻炎和支气管哮喘(简称哮喘)的患者。对于食物过敏、荨麻疹、全身严重过敏反应(过敏性休克)不适合 AIT 治疗。

2. 特异性免疫治疗的禁忌证 严重的免疫系统疾病、心血管系统疾病、癌症,以及慢性感染性疾病;致敏原未明非 IgE 介导的哮喘;重症哮喘患者尽管应用药物治疗,但 FEV_1 仍低于预计值 70% 以下者;没有相应致敏原引起的哮喘 AIT 无法进行。必须一直服用(包括表面吸收剂)β 受体阻滞剂的患者。免疫治疗期间出现严重反应者。不能理解 AIT 治疗过程及心理状态不能接受者,缺乏依从性以及严重心理障碍。妊娠期患者至今没用证据显示特异性免疫治疗有致畸作用,但在剂量增加阶段,存在过敏性休克和流产等危险因素,因此在妊娠或计划受孕期间不主张开始特异性免疫治疗;如妊娠前已经接受治疗并耐受良好,则不必中断治疗。5 岁以下儿童为相对禁忌。

3. 过敏性哮喘与 AIT 2008 年,我国《儿童支气管哮喘诊断与防治指南》(简称《指南》)对哮喘的定义:哮喘是免疫相关性的慢性炎症性疾病。《指南》认为 80% 以上的哮喘起始于 3 岁前,将 5 岁以下儿童喘息分成 3 种临床表型,第 3 种表型有典型的特应症背景,往往伴有湿疹、哮喘家族史,哮喘症状常迁延持续至成人期,呼吸道有典型的哮喘病理特征。也即与过敏有关的儿童哮喘更有可能持续到成人或者终身。《指南》中提到过敏状态的检测,认为吸入变应原致敏是儿童发展为持续性哮喘的主要危险因素,儿童早期食物致敏可增加吸入变应原致敏的危险性,并可预测持续性哮喘的发生。因此,对于所有反复喘息怀疑哮喘的儿童,尤其无法配合进行肺功能检测的学龄前儿童,均推荐进行变应原皮肤点刺试验或血清变应原特异性 IgE 测定,以了解患者的过敏状态,协助哮喘诊断。过敏状态检测也有利于了解导致哮喘发生和加重的个体危险因素,有助于制定环境干预措施和确定变应原特异性免疫治疗方案。因此在哮喘防治原则、

教育与管理中提出变应原、病毒感染、污染物、烟草烟雾及药物等许多因素可引起哮喘急性发作,这些因素被称为触发因素。通过临床变应原测定及家长的日常生活观察寻找变应原,尽可能避免或减少触发因素,以预防哮喘发病和症状加重。2008 年欧洲变态反应临床免疫学会(EAACI)和美国变态反应哮喘免疫学会(AAAAI)共同推出《儿童哮喘的诊断和治疗:PRACTALL 共识报告》提到伴有特应症的反复喘息更有可能发展成持续性哮喘。持续性哮喘与以下因素有密切关系:①存在特应症的临床表现(湿疹、变应性鼻炎、变应性结膜炎和食物过敏),外周血 EOS 和 / 或总 IgE 升高;②婴儿或儿童早期存在食物特异性 IgE 阳性,以后出现常见吸入变应原 IgE 阳性;③ 3 岁以前存在吸入变应原阳性,尤其对高浓度暴露的常年户内特异性变应原;④双亲哮喘史。共识将 2 岁以上哮喘表型分为病毒诱发哮喘、运动诱发哮喘、变应原诱发哮喘和原因未明哮喘。各个年龄段的大部分哮喘都与特应性有关。也即存在 IgE 增高、Th1/Th2 失衡,在此基础上如果接触病毒感染、变应原等因素就促发哮喘发病。所有哮喘儿童应进行体内(皮肤变应原点刺试验)、体外(sIgE)变应原测定以评估哮喘的症状与病史,因为存在特应性是哮喘症状持续性和严重性的主要危险因素。多种指南指出哮喘宜采取综合防治措施,主要包括避免措施、药物治疗、免疫治疗(AIT)、宣传教育等,其目标是控制哮喘。避免与变应原接触是避免哮喘发作的首选策略,如果能避免是最简单的防治方法。哮喘药物治疗包括急性发作期的治疗和慢性持续期、临床缓解期的治疗,药物治疗仅仅是控制症状的治疗。药物治疗的基础上加上 AIT,成为目前哮喘治疗的关注点,期望通过对哮喘免疫炎症基础机制的干预,使患者对变应原产生免疫耐受,从而达到根本上治愈,或减少症状,或减少药物治疗的用量,并获得长期疗效。

4. 过敏性鼻炎与 AIT 2011 年《变应性鼻炎特异性免疫治疗专家共识》提出过敏性鼻炎在我国的患病率近 30 年显著增加,由最初局部地区报告的 0.5% 左右到现在多地区报告的 8.0%~21.4%。儿童过敏性鼻炎患病率也在增加,如北京由 2001 年的 9.1% 到 2010 年的 15.4%,武汉地区 2009 年为 10.8%。儿童患病率的快速增加更令人担忧,因为其中有相当一部分患者可发展为哮喘。过敏性鼻炎流行增加的原因尚不完全清楚,推测与环境因素、个体基因变异以及生活方式的改变等有关。在

环境因素中,我国的变应原种类以屋尘螨、粉尘螨和杂草类花粉为主,尘螨致敏的患者甚至占到半数以上,其中屋尘螨和粉尘螨同时过敏的占80.4%。目前国内外仍无有效的方法阻遏过敏性鼻炎患病率继续增加的趋势。在现有治疗方法中,药物治疗主要是针对介质和炎性反应控制症状,且大多数患者需长期用药。目前唯一针对病因的治疗方法是AIT。目前在我国,鼻炎AIT的适应证为:①诊断明确的、对尘螨过敏的变应性鼻炎患者;②致敏变应原数量为包括尘螨在内的2~3种,最好是单一尘螨变应原过敏的患者。存在以下情况的患者,尤其适用特异性免疫治疗:①常规药物(抗组胺药、糖皮质激素等)不能有效控制症状的患者;②药物治疗引起不能接受的不良反应的患者;③对长期使用抗过敏药物(如糖皮质激素)有顾虑或不希望接受此类药物治疗的患者。2008年ARIA指南对特异性免疫治疗的适应证做了如下推荐:该疗法适用于5岁以上儿童和成人变应性鼻炎患者,且满足以下部分条件:①由接触变应原诱发症状;②经抗组胺药物和中等剂量的局部糖皮质激素治疗不能有效控制症状;③不能坚持长期持续药物治疗;④出现药物治疗引发的不良反应。最新的观点认为既然特异性免疫治疗作为一种对"因"治疗手段,能够预防单一致敏的患者产生新发的对其他变应原的致敏,并且能够抑制变应性鼻炎发展成为哮喘的进程,所以特异性免疫治疗的应用不需要以药物治疗失败为前提条件。最近美国变态反应哮喘免疫学会(AAAAI)发表的《变应原免疫治疗临床实用指南》(第3版)也提出,在处理变应性鼻炎和/或鼻结膜炎、变应性哮喘和昆虫叮蜇引起的超敏反应时。应该考虑在药物治疗和避免接触变应原的同时进行特异性免疫治疗,而不是在常规治疗失败后采用特异性免疫治疗作为挽救性措施。另外,儿童患者对特异性免疫治疗也具有良好的耐受性和疗效,不需要设定年龄下限。特异性免疫治疗可以在低龄儿童启动,适应证与其他年龄组类似。

【免疫治疗可能导致局部或全身的不良反应】

1. 局部反应　发生在注射部位,包括痒、红晕、肿胀、硬结、坏死等。可分为在注射后20~30分钟内发生或注射后30分钟后发生的两类;发生这种反应时一般不需要调整剂量,局部反应发生不能预测继后的全身严重过敏反应的发生。严重的口服抗组胺药;冷敷;调整剂量,直至终止治疗;当应用铝包被的疫苗时,注射部位皮下结节常见。这些结节大多数都会消失,并不需要调整剂量。

2. 全身反应　远离注射部位任何不良反应统称全身反应;常发生在注射后数分钟,很少在注射30分钟后出现,越早出现的反应越严重,并需要紧急处理;当发生严重全身反应时,患者的免疫治疗计划要重新评估。全身反应包括休克、喉头水肿、支气管哮喘、鼻炎、血管性水肿、荨麻疹、全身性红斑、血管炎等。①轻度全身反应:局部荨麻疹、鼻炎或轻度哮喘(峰流速PEF基线下降<20%),口服抗组胺药或吸入β_2增效剂处理。②中度全身反应:发生缓慢(>15分钟)的全身性的荨麻疹和/或中度哮喘(峰流速PEF基线下降<40%),口服抗组胺药、皮质激素和/或吸入β_2增效剂(不使用肾上腺素)。③重度(非致命性)全身反应:快速发生(<15分钟)的全身性的荨麻疹、血管性水肿或严重哮喘(峰流速PEF基线下降>40%),全身皮质激素、抗组胺药和/或吸入β_2增效剂(可使用肾上腺素)。④过敏性休克:立刻发生瘙痒、潮红、红斑、全身性的荨麻疹、血管性水肿或严重哮喘、低血压等,即刻使用肾上腺素、全身皮质激素、抗组胺药、吸入β_2增效剂、建立静脉通道、给氧的强化治疗等。

SCIT可能导致局部或全身的不良反应,全身的不良反应可以从轻微到威胁生命的全身严重过敏反应,甚至死亡。AIT主要危险因素是发生注射后严重致死性过敏反应,其发生与患者的致敏状态、变应原的剂量、释放速度有关。最近2组美国的研究报告表明全身反应的发生率分别为2.9%和2.1%,大多数全身反应发生与患者的高致敏性有关。AAAAI对严重致死性过敏反应问卷调查,总结1985—2001年发生死亡34例分析,32例中的28例(88%)因哮喘没有控制,处于不稳定状态;28例中21例(75%)正在使用全身皮质激素。32例中的18例(52%)发生在治疗的起始阶段;5例发生注射剂量错误(15%);5例发生在更换新批号的第一次注射(15%);3例发生注射后离开医疗单位(9%)。哮喘认为是致死性过敏反应的最大风险。致死性过敏反应在美国250万~280万次注射发生一次,AAAAI推测200万次注射会发生一次。常规皮下免疫治疗在起始阶段逐渐增加变应原剂量,最终达到维持剂量是基于安全的考虑。为了更快达到维持剂量,采用冲击疗法和集群疗法;冲击疗法是一天内给予多次注射,一天或几天达到维持剂量,这种快速疗法增加全身反应的发生率;集群疗法是一天内给予2次注射或更多,每周注射1天或2天,没有冲击疗法那么快达到维持剂量,却比常规免疫治疗更快达到维持剂量,似乎没有增加全身反应的发生率。

因此,免疫治疗主要危险因素包括冲击免疫治疗;不稳定的哮喘,在注射前要用全身皮质激素控制的哮喘;在症状加重期进行注射;高度敏感的个体(由皮试或 IgE 测定判断);应用 β 受体阻滞剂;使用未标准化的疫苗;操作失误;注射后立即离开诊所或在家中注射;剂量错误;偶然进行了(部分)静脉注射。

近期一项研究使我们对 AIT 安全性顾虑减少,在 2007—2009 年的观察,每年大约 800 万次注射,全身的不良反应发生率约为 0.1%,没有死亡发生。86% 的全身不良反应发生在 SCIT 注射后 30 分钟,大部分的迟发反应是轻微的。目前欧洲在新处方的 AIT 患者中 SLIT 比率在增加,SLIT 比起 SCIT 有更好的安全性,允许在家里治疗,其不良反应主要在局部(口腔黏膜发痒、局部水肿),全身的不良反应很少发生。

【舌下变应原特异性免疫治疗(SLIT)呼吸道变应性疾病的新进展】

AIT 中 SCIT 皮下注射治疗采用变应原标准化等措施后,其安全性得到很大的提高,但仍有不足,使得 AIT 难以广泛开展。采用非注射方式进行 AIT 的想法被提出,1986 年,Scadding GK 发表了第一个关于舌下含服变应原进行脱敏治疗的随机对照研究。最初的想法是通过舌下黏膜迅速吸收,就像舌下含服硝酸甘油一样。事实上,变应原的放射标记生物学研究说明,舌下黏膜对变应原提取物的直接吸收几乎不存在,其临床疗效归因于变应原与黏膜免疫系统的接触。许多临床对照研究证实采用片剂或滴剂的 SLIT 均有效,第一个关于儿童的研究出现在 1990 年,随后的几年关于 SLIT 的随机双盲安慰剂对照研究(DBPC-RCT)迅速增加。1993 年,EAACI 在意见书中提出 SLIT 在脱敏治疗中的希望。1998 年,WHO 基于 8 项关于 SLIT 的 DBPC-RCT 研究后提出,SLIT 可能可以作为成人 SIT 治疗方法的一种选择。同年,EAACI 起草了关于非注射性的 SIT 治疗的方案,提出 SLIT 可以应用于临床,其安全性及疗效已被证实。2001 年,ARIA 提出了 SLIT 可作为特异性免疫性治疗的方式用于成人和儿童,亦被 2008 年的 ARIA 所认可。2001 年,WHO 正式推荐舌下脱敏作为可替代传统注射方式的特异性免疫治疗方法,应用于成人和儿

童,目前 SLIT 在欧洲和部分南美洲、亚洲和大洋洲国家已经广泛使用,但在美国因未经食品药品管理局批准上市应用相对受到限制,在我国目前关于标准化变应原制剂 SLIT 的随机对照研究还较少,SLIT 尚处于起步阶段。SLIT 治疗时,变应原提取物(片剂或滴剂)在舌下含 1~2 分钟然后吞咽。多项循证医学研究亦证明,SLIT 能有类似接近 SCIT 的疗效。由于口腔黏膜中促炎性细胞的局限性,决定 SLIT 有很好的安全性和耐受性,其不良反应多表现为轻微的局部反应,且可以迅速缓解。即使是 5 岁以下儿童 SLIT 的安全性仍然非常好。在我国 SLIT 仍处于起步阶段。

SLIT 的免疫机制目前尚不完全清楚,目前认为舌下黏膜免疫系统的朗格汉斯样 DCs 在此过程中起着关键的作用。变应原在舌下口腔黏膜中,被表达高亲和力的 IgE 受体的朗格汉斯样 DCs 所捕获。随后 Dcs 成熟并迁移至邻近的引流淋巴结。这些局部淋巴结能诱导封闭性 IgG4 抗体增加黏膜的耐受性,同时,通过产生 IL-10、TGF-β 诱导 T 淋巴细胞耐受。与皮下组织相比,口腔组织包含较少的肥大细胞和嗜酸性粒细胞,因此产生过敏反应的可能性小。有研究证实 SLIT 的疗效 PD-1、IL-10 和 IG4 相关。螨变应原 SLIT 治疗变应性鼻炎(AR)6 个月后 TGF-βmRNA 表达较治疗前增加,FoxP3 mRNA 表达较安慰剂组增加,表明 TGF-β 调节抑制性 T 细胞可能是 SLIT 前 6 个月内一个重要的免疫机制。Kari Nadeau 等对不同剂量的 SLIT 研究表明,记忆性 Treg 细胞在低剂量 SLIT 诱导免疫耐受时产生,IFN-γ 及 Th1 细胞在高剂量 SLIT 诱导免疫耐受中占主导作用,高剂量及低剂量 SLIT 后过敏原特异性 IG4 均较安慰剂组增加,但只有高剂量 SLIT 时 IG4 水平能维持较长时间。

SLIT 的适应证主要用于治疗变应原(花粉、尘螨、豚草等)过敏的变应性鼻炎、结膜炎及变应性哮喘,可用于成人和儿童,其疗效及安全性已得到证实。SLIT 的剂型有滴剂、片剂等,目前无公认的累计总剂量及递增剂量,多数研究推荐 SLIT 的剂量至少为 SCIT 的 50~100 倍,才能达到和 SCIT 相同的疗效。

SLIT 治疗过敏原 AR 及哮喘的疗效已在多个研究中得到证实。2006 年,Penagos M 等研究发现 3~18 岁 AR 儿童在接受 SLIT 治疗后症状和药物使用均有显著减少。2008 年,Cochrane 研究显示,

SLIT 治疗 AR 能显著减少其症状及药物需求而且是安全疗法的。Franca Acquistapace 等对儿童间歇性或持续性 AR 进行 2 年 SLIT 研究发现，SLIT 使症状评分和药物评分降低，且使新的皮肤过敏的发生率显著降低。SLIT 治疗结束后存在远期疗效，Maurizio Marogna 等人对三组分别接受 SLIT 治疗 3 年、4 年、5 年，另一组只接受药物治疗，结果 SLIT 治疗 3 年后临床受益持续了 7 年，SLIT 治疗 4 年或 5 年后临床受益持续了 8 年，仅药物治疗时临床疗效无改变。该研究证实了 SLIT 临床疗效的持续性，指出持续 4 年的 SLIT 治疗似乎是目前最佳选择。有关于 SLIT 的系统综述指出，SLIT 治疗变应性鼻炎及哮喘有效性的证据等级为 Ⅰ b 级。

SLIT 的安全性，若治疗使用标准化的过敏原提取物，SLIT 发生不良反应的风险没有增加。Vera Graute 等人对树花粉过敏的哮喘儿童进行了超高峰滴度 SLIT 研究，让 SLIT 治疗组在 90 分钟内剂量达到 300IR（反应性指数），结果未发生药物相关的过敏性休克或严重的全身反应。Shaikh WA 等通过孕期 SLIT 安全性的前瞻性研究发现，试验组接受尘螨或最多 5 种混合过敏原的 SLIT，对照组分三组分别接受布地奈德吸入治疗、沙丁胺醇吸入治疗及不接受治疗，结果显示 SLIT 治疗组较未接受治疗组并发症的发生率低，接受布地奈德及沙丁胺醇治疗的对照组并发症发生率较 SLIT 组高，该研究证实怀孕时进行 SLIT 是安全的。近来有关于 SLIT 治疗变应性鼻结膜炎及哮喘的系统评价指出，SLIT 不良事件的报告的标准化存在局限性，但是没有发现危及生命的不良事件。研究显示 SLIT 最常发生的不良反应为剂量递增阶段速发的口腔或舌下痒感，其次是腹痛、恶心及腹泻；这些 AEs 通常被描述成轻度和自限的，不需要剂量调整和药物治疗，但并不总是这样。2014 年世界过敏组织（World Allerge Organization，WAO）SLIT 意见书更新版定义了 SLIT 局部不良反应的分级。①轻度：不引起烦恼的，无需对症治疗及终止 SLIT；②中度：恼人的需对症治疗，无需终止 SLIT；③重度：恼人的需对症治疗，且需要终止 SLIT；④严重度未明：SLIT 被终止，但从患者或医师那里无严重度的主观或客观描述。

SLIT 存在的问题，SLIT 的最佳剂量有待更多高质量的研究来确定；目前无 SLIT 与 SCIT 直接比较的文献证据，SCIT 与 SLIT 疗效的比较还需要进一步的研究来建立。

【免疫治疗临床实践】

1. 处方时患者的知情权　要对患者进行教育，使其了解特异性免疫治疗的目的和过程以及可能出现的不良反应，强调对症治疗（尤其是在起始阶段）的重要性。特别教育患者在疫苗注射后的观察期间及时报告身体的反应，以增加安全性并最大限度地降低免疫治疗的风险。特异性免疫治疗开始前必须让患者或患者的监护人签署知情同意书，其中应包括特异性免疫治疗的原则、免疫治疗的疗程、可能出现的不良反应以及抢救措施、患者过敏反应史的告知、在出现不良反应时给予医师进行及时救治处理的授权并保证承担相应的费用。

告知患者 AIT 机制：免疫治疗旨在通过定期的皮下注射，连续增加变应原的剂量，从而增加患者对变应原的临床耐受性。AIT 疗效：免疫治疗对药物治疗和避免接触变应原是一种补充治疗。大量临床实践证实免疫治疗可以显著减轻哮喘症状、减少患者用药量、减缓患者对特异性变应原的敏感性。相应的疗效在治疗进入维持阶段时（即 4 个月左右）即可显现。有研究证实，在治疗结束后，疗效仍然存在，并可以防止新的过敏症发生。AIT 疗程：免疫治疗旨在给予最佳的维持剂量。在开始的 15 周内，免疫治疗应当每周进行一次，然后每月或者每 2 个月进行一次，进行 3~5 年。AIT 风险：免疫治疗有潜在的危险性，这是因为变应原被注射到对其过敏的人体内；因此在每次注射之后，需要进行 30 分钟的观察，并对患者的延迟反应进行观察。

2. 在治疗期间对注射技术的要求　注射部位是上臂远端 1/3 的外侧和前臂中 1/3 的背侧。用拇指和示指捏起上臂三角肌下沿皮肤，在深部皮下进针，注射必须缓慢，注射 1ml 大约需要 60 秒，并应间断进行回抽动作，如每注射 0.2ml 回抽一次，如果回抽到血液，应该停止注射，弃去血液污染的产品，观察患者 30 分钟。如果没有明显全身反应，可重新抽取剩余剂量的变应原产品再次注射。建议左右臂轮流注射。起始方案可采用常规的"每周注射一次"方法，亦可选择集群或快速免疫治疗法。儿童和成人变应原的注射量和时间间隔是相同的。起始治疗方案是尽快达到维持剂量和保证最大安全性之间的折中方案，应该根据患者的反应、注射时间间隔、季节或环境变应原暴露史等进行调整。根据世界卫生组织的指导性文件，维持剂量通常是提出的纯化的主要致敏蛋白的每次注射剂量为 5~20μg 或每年的累计注射剂量为

50~250μg。最佳维持剂量是指获得最佳临床效果同时无任何严重不良反应时的个体化剂量。但一些患者每次注射的维持剂量不能达到推荐的最高剂量，这样就需要降低每次注射的剂量、缩短注射的间隔时间以保证每年的累计剂量在上述范围内。对于儿童免疫治疗的变应原剂量与儿童的年龄或体重无关。

非常规注射或调整注射剂量的具体原则包括：①患者注射前3天出现临床状况；②上次注射至今的时间间隔超出规定范围；③上次注射时的全身和局部反应。决定本次变应原的注射剂量前，应充分评估患者是否适合接受预定剂量的注射，这是避免全身不良作用发生的重要步骤，具体方案为：①最近3天，患者有呼吸道感染或其他重大疾病时，应推迟注射。②最近3天，患者过敏症状逐渐加重或因变应原暴露需增加抗过敏药物的剂量时，应推迟注射。③患者的肺功能下降，最高呼气峰流速值<80%个人最佳值时，应推迟注射。对于哮喘患者，每次注射前都必须测定肺功能（测定最高呼气峰流速即可）。④如果注射间隔时间延长，需减少注射剂量，减少的量取决于时间延长的程度。⑤如果上次注射时出现全身反应，应减少该次注射的变应原剂量，减少的量取决于反应的严重程度，如果出现严重过敏反应和其他危及生命的反应，必须仔细评估是否继续进行皮下免疫治疗。⑥注射变应原应与注射其他传染性疾病的疫苗分开，至少间隔1周的时间。要特别询问患者注射前是否服用了可能增加全身不良反应的发生或是使过敏反应更难于控制的药物（如β受体阻滞剂）。大量饮酒可以抑制组胺的转化酶（二胺氧化酶）的产生从而增加全身反应发生的危险。变应原季节（如春季或秋季花粉季节）不应开始进行针对花粉的免疫治疗，在免疫治疗过程中若遇到变应原季节时如果患者出现临床症状，也不应进行治疗。应在变应原季节减少变应原的注射剂量，但如果患者没有症状则不必减少剂量。对于出现症状的患者，则应推迟注射，加强对症治疗，患者在症状消除后也应减少变应原的剂量。

3. 不良反应的处理

（1）局部不良反应：注射后经常出现局部肿胀，而这些局部反应是注射前已经预料到的，若患者可以忍受，则不需特别治疗。有时在注射部位会出现皮下结节，尤其是在使用铝包被产品。大多数患者的皮下结节可在一段时间后自行消退。

（2）全身不良反应：是指在注射部位以外的器官出现症状。全身不良反应有多种表现，从打喷嚏到突发的过敏性休克甚至死亡。严重程度与出现症状的迅速程度有关。手掌、足跖和身体的有毛部位的瘙痒、迅速出现的红斑和荨麻疹、注射后数分钟发作的鼻炎或哮喘的症状常常会迅速发展为全身的过敏反应，需立刻治疗，不容拖延。皮下免疫治疗引起全身不良反应的危险因素包括未控制的哮喘。不稳定性哮喘患者的不良反应的发生率高。可能与气道的高反应性密切相关。同时，患者在免疫治疗过程中还不断接触正在接受皮下注射的变应原，尤其是常年性变应原，如屋尘螨、粉尘螨以及宠物猫和狗。接触变应原可能引起亚临床哮喘而增加患者的敏感性。暴露于常年性变应原引起的持续炎症也可增加患者出现全身不良反应的风险。全身不良反应可分为速发型全身不良反应（30分钟内发生）和迟发型全身不良反应（注射30分钟之后发生）。

4. 免疫治疗的终止

①获得成功的临床疗效：经过3~5年的免疫治疗后，已没有症状或者症状已经大幅改善1~2年的患者；②无反应者：经过1年的维持治疗无效者；③过敏反应：在免疫治疗期间出现危及生命的严重不良反应者；④依从性欠佳者；⑤出现免疫治疗禁忌证者。

5. 安全管理条例

安全管理条例应该详细说明，医师与护士的职责要明确。日常安全管理条例包括：①肾上腺素的有效期和准备；②确认患者和相应治疗的变应原种类和剂量；③评估患者注射前的临床状况；④上次注射后的时间间隔；⑤前一次注射的反应记录；⑥相应变应原产品的质量（外观和有效期）。应将上述情况如实记录在患者免疫治疗记录表中，这是患者治疗过程和医疗安全的记载，具备法律效力。应该明确规定注射后对患者进行的观察项目（包括观察时间）。作为常规，每次注射后应该观察患者30分钟（如果出现全身反应，则应延长观察时间并作相应的处理）。应告知患者在观察期间不要离开诊室，一旦出现全身反应的早期征象，应立即告知工作人员。儿童必须有成人陪同。必须在患者离开诊室前评估并记录注射后的反应。应以书面形式告诉患者在离开诊室后如果出现过敏症状的恶化甚至全身迟发反应的处理方法（如抗过敏和哮喘等药物的使用），并且使患者在必要时能及时与中心人员取得联系。

【舌下免疫治疗的临床实践】

目前,舌下含服免疫治疗限用于 5 岁以上的患者。治疗适应证:①变应性鼻结膜炎和哮喘的患者;②对桦树花粉、牧草花粉、豚草花粉、屋尘螨、粉尘螨等过敏的患者;③用抗过敏药物不能完全控制病情的患者;④进行皮下免疫治疗后出现全身严重不良反应的患者;⑤不愿意接受注射免疫治疗的患者。舌下免疫治疗的禁忌证与 SCIT 的禁忌证相同。

舌下免疫治疗对儿童和成人而言都是可以耐受的。但是,由于这一治疗是在家自行给药,尽管不良反应较轻,我们仍应该充分告知患者可能出现的主要全身或局部不良反应,以及出现这些反应时该如何处理。操作流程如下:

1. 注意事项 与皮下免疫治疗一样,在开始治疗前也应根据病史和相关的过敏原检查明确过敏原的诊断。由于本治疗方法是由患者自己在家里进行,因此应该注意以下几点:①针对如何处理可能发生的不良反应,以书面形式对患者(或患者家长)进行简单明了的指导;②变应原药物(片剂或滴剂)应放在儿童接触不到的安全处。

2. 给药方式和技巧 首先变应原疫苗的运输、贮藏和使用,应该遵照厂商的建议。服用疫苗前要清洗双手,应直接将适量的疫苗液体或片剂置于舌下含 2~3 分钟然后吞下,最好避免同时服用其他药物;如果可能,最好每天在同一时刻服药。

3. 治疗时刻表和剂量调整 关于治疗时间表和剂量调整的科学资料很有限,目前在最佳起始方案和最大剂量方面都没有明确规定,常规的治疗应该遵照厂商的建议,但出现全身性不良反应时,建议调整剂量。如果出现下列情况时应该推迟舌下免疫治疗:①出现口咽部感染;②有较大的口腔外科手术时;③急性胃肠炎;④哮喘加重;⑤最大呼气峰流速 <80% 个人最佳值时;⑥皮下注射抗病毒的疫苗。

4. 不良反应的预防和处理 局部反应包括舌下口腔黏膜的瘙痒和肿胀以及胃肠道反应。一般这些症状都较轻,不需治疗而可以自行消退,如果出现较重的不适感时,应根据专科医师的意见进行处理。全身性反应的处理同皮下免疫治疗。

5. 患者资料记录表 由于该治疗是在家进行,因此有必要给患者一份出现不良反应时该如何处理的说明书。同样患者应该准备一个治疗备忘录,记录服药的日期、剂量及不良反应,以便医师随访时对其进行评估。

6. 随访和停止治疗 对于接受舌下免疫治疗的患者应进行随访和检测,目的在于评价疗效和不良反应及其程度。由于是在家治疗,顺应性比皮下治疗更难监测,因此每年应该至少定期对患者进行 3 次随访,这点非常重要。舌下治疗的停止:①在至少 3~5 年的治疗后,患者没有症状或连续 2 年仅出现轻微症状(与皮下治疗平行);②患者不能配合治疗;③出现任何类型的免疫治疗的禁忌证;④持续存在的难以耐受的局部不良反应;⑤反复出现全身反应;⑥治疗 2 年后没有临床疗效。

【不足及发展趋势】

虽然 AIT 包括 SCIT 和 SLIT 的治疗在许多患者是有效的,但不是所有患者都是有效的,而且每一次注射治疗都面对全身严重过敏反应的风险。目前 AIT 治疗的患者依从性仍然是低的,可能由于治疗的时间周期长、注射次数多,又要到医疗场所及需要治疗观察,对哮喘、特异性皮炎、食物过敏 AIT 的疗效及安全性有更高的需求。而且不同的患者对 AIT 治疗疗效反应程度不同,是否存在可以预测的生物指标或者存在可以预测预后的不同疾病亚型,目前临床试验不能给出一致参考指标。AIT 有许多需要进一步完善的方面,比如更完善理想的 AIT 临床试验在上市后对疗效的评估;有无方法可以鉴别 AIT 治疗有效反应或者没有反应的患者基因内型(endotypes)和疾病表现型(phenotypes),比如可以鉴别出哮喘或者特异性皮炎对 AIT 有治疗反应的表现型。临床上找到客观的有效治疗的生物标记;如何改善患者长期治疗的依从性,优化目前 AIT 治疗措施程序(剂量、起始、维持治疗的时间)以取得最好的临床疗效;为了提高 AIT 的疗效及安全性需要进一步发展新的治疗措施,如使用佐剂、重组或者改良的变应原分子、变应原多肽,以及发展新的给药途径如淋巴结内注射(intralymphatic)和经皮肤给药(epi-cutaneous)等。在安全性方面,为减少 SCIT 的全身不良反应,变应原制剂使用前的保存、变应原制剂的标准化、多种变应原的混合提取、质量控制等都需要提高。

目前变应原特异性免疫治疗有几项重要的改良措施,其目标是为了提高 AIT 的免疫原性(immunogenicity),但没有增加变应原的致敏原性(allergenicity),努力改善风险效益比值。这些措施包括怎样使 AIT 更加标准化、提供佐剂改变变应原提取物或者改变给药的方式、联合或者在 SCIT 起始治疗同时给予 IgE 单抗（omalizumab）以便改善 SCIT 的安全性和耐受性，使有不良反应的患者更快且安全地进入维持治疗。

1. 佐剂　在免疫治疗时选用可与变应原协同应用的免疫佐剂，以达到既可减少注射次数，又安全有效的目的。Sledge（1938）将氢氧化铝用作佐剂，但 Whittall（1985）研究发现至少在鼠类，氢氧化铝可潜在介导 Th2 反应，并可刺激 IgE 生成。以后的研究以酪氨酸和脂质体代替氢氧化铝作为变应原载体，这些物质具有缓释特性，并可增加特异性 IgG 抗体的水平，增强变应原对 T 细胞的免疫反应，可减少用于治疗的变应原量，因而增加了应用安全性，提高了疗效。现在人们在寻找可有力介导 Th1 反应的佐剂，将其加入变应原提取物或重组变应原中用于特异性免疫治疗，一旦成功，将明显提高疗效。

近年利用天然免疫的诱导物质，如 TLR 激动剂可以调整细胞因子平衡从 Th2 到 Th1，减轻过敏疾病的症状。目前已经有 4 种 TLR 激动剂（TLR1、TLR4、TLR8 和 TLR9）已经进入过敏性疾病治疗的临床试验阶段。其中 TLR4 和 TLR9 单独或联合变应原用于治疗研究的为多。TLR9 激动剂，CpG 基序已经在许多试验中联合 AIT 的治疗。B 型 CpG 基序联合 AIT 治疗在最初的研究中取得预期的成果，但在多中心对照研究中还没有取得一致性的结果。A 型 CpG 基序单独或者联合 AIT 的治疗也在继续，A 型 CpG 基序与 B 型 CpG 基序相比，更可能诱导 IFN-α。这些治疗方法在安全性及疗效方面，不管在变应性鼻炎和变应性哮喘几个临床试验都得到了证明。

2. 修饰变应原　变应原提取物的质量是极其重要的。提取物效价提高，提示临床疗效可能提高，但是诱发过敏反应的危险也增大。为了降低副作用的危险，人们对经修饰的提取物进行了研究。修饰变应原就成为学者们的研究靶点。早期人们以甲醛处理变应浸液使其成为类变应原，类变应原具有与未修饰的变应原几乎等同的变应原性，能保留产生特异性 IgG 抗体的能力，又不被肥大细胞黏附的 IgE 所识别，从而达到临床有效并减轻副作用的目的。此后以戊二醛作为变应原的修饰物，经此修饰的变应原能使 IFN-γ 增多，继而改变 Th1 和 Th2 的平衡，向 Th1 反应为主转化，并下调 IgE 抗体。类变应原的优点还在于可以较大的剂量作为免疫治疗注射的开始，在剂量更换时浓度差可以

很大，这样可缩短疗程，与未修饰的变应原比，能以更安全的方式减轻变态反应症状，尤其当类变应原与佐剂协同应用时效果更佳。但目前大量生产这类提取物或临床验证确保类变应原提取物被患者足够量的 T 细胞有效识别以维持长期疗效还是个难题。

3. 重组变应原　通过 DNA 重组技术，以编码变应原 DNA 为模板，可获得重组变应原，然后将多种重组变应原组合制备成（component-resolved，CR）。以 CR 行体外和体内诊断可明确患者致敏的全部变应原内容和结构，即变应原全貌（allergen profile），据此设计针对该全貌的免疫疗法（component-resolved immunotherapy，CRIT）。CR 有很低的变应原性活性和显著抗原性，因而使 CRIT 安全有效，疗程缩短。但要将各种变应原均以编码 DNA 重组并用于临床尚需大量工作，不过已有的研究提示 CRIT 有极潜在应用前景。

草花粉多肽以及猫花粉多肽插入来自乙肝病毒具有免疫原性的载体成分而组成的融合变应原多肽 AIT 的临床 2 期 b（BM32）正在进行。猫融合变应原多肽 AIT 通过淋巴结注射给药途径的治疗试验，引起免疫反应的增强，其结果正在评估之中。另一项为期 3 个月 AT-Feld1 淋巴结注射研究发现对鼻的耐受性是安慰剂组的 70 倍。另外，MAT-Feld1 注射增加了 Treg 细胞的应答和猫变应原特异性 IgG4 浓度的 5 倍，而且 IgG4 增加与 IL-10 的增加成正相关。

4. 肽免疫疗法　变应原特异性免疫治疗常常是剂量依赖性的，但由于过敏反应的存在，使变应原治疗用量不能达到足够剂量。T 细胞抗原表位肽，是变应原在 MHC-Ⅱ 参与下经 APC 处理后递呈给 T 细胞的一种短、线性氨基酸序列。它可为 T 细胞识别，但不能与变应原特异性 IgE 结合，因而也不能产生过敏反应，但却保留免疫治疗期间完全变应原调节 T 细胞反应性的能力。基于对 T 细胞调节效应的认识，把变应原分子（抗原决定簇）分级分离成肽类，使肥大细胞结合性 IgE 不能识别，但是能够刺激变应原特异性 T 细胞，这是未来免疫治疗的前景，但必须生产潜在的 T 细胞抗原决定簇，有足够广泛的作用谱，对大多数患者有效。已有临床实验证实，肽免疫治疗安全有效。但一种抗原 T 细胞表位肽尚不能足以保护所有患者。DNA 疫苗：从基因文库对一种重要变应原的 DNA 编码，插入一种质粒或病毒载体遗传物质内。该遗传物

质在注入人体后就复制,在一段时间内诱导细胞内变应原蛋白的持续产生,继而激活 T 细胞和其他免疫感受态细胞。实验证明,编码某种抗原或变应原的质粒 DNA(pDNA)注入肌肉或皮下,可被包括 APC 在内的体细胞摄取并合成变应原。pDNA 疫苗能诱导产生较强的 Th1 反应,可使 APC 细胞产生和分泌 IFN-γ、IL-12 和 IL-18,这些细胞因子均可引起 Th 向 Th1 分化。给小鼠接种卵清蛋白 pDNA 后再以卵清蛋白激发,发现可抑制嗜酸性粒细胞浸润,IgE 抗体滴度降低。虽然初步证实 pDNA 疫苗有潜在应用前景,但克隆所有目的基因、寻找适宜载体及确立可控调节基序应需较长时间。

使用重组 DNA 技术克隆变应原蛋白,选择更好的蛋白分子,根据其免疫学特性和生物活性生产变应原疫苗,甚至通过生物遗传工程技术改善蛋白质免疫原性和减少其致敏原性。这些改变的变应原分子与 T 细胞、B 细胞的表位结合改变了致敏性。如蜂毒变应原 Apim1 和 Apim2 的改造,缺失了与 B 细胞的表位结合的部分,却保留与 T 细胞的表位结合的部分,结果这些改变肽结构的变应原诱导产生抗原特异性 T 细胞耐受,因没有与 B 细胞的表位结合通过 IgE 产生不良的过敏反应。

5. 加强免疫治疗途径的研究 使之更加安全有效,简便易用,避免注射治疗的痛苦和可能发生的不良反应。自 1920 年始,早就有关于口服途径的探究,但由于研究者们在服用方法、剂量积累及变应原种类等多方面的差异,使人们对该途径的效果和作用方式产生质疑。近年来有作者行舌下给药的研究,他们将花粉变应原以可溶性材料包被制成舌下含片含服,认为临床疗效满意,但该途径免疫治疗的机制还不清楚。分析舌下含服免疫治疗后淋巴细胞增殖反应显示活性显著降低,认为是诱导免疫耐受所致。另有某些观点认为变应原分子能透过舌下黏膜进入朗格汉斯细胞,进而引流至淋巴结,释放 IL-12,刺激 Th 细胞转换至 Th1 细胞活性,最后产生减敏反应。一旦这一机制被明确,人们将会花费更多的精力选择更好的作用靶点,或辅助应用生物黏附剂、浸透增强剂和局部佐剂以增强舌下免疫治疗的疗效。此外,变应原鼻内局部脱敏也已试用多年,据称疗效满意。但由于剂量控制和变应原种类的限制以及可能诱发严重反应等因素仍未广泛开展。

AIT 不同给药途径一直在研究探索,经口腔、鼻腔、气管、皮肤斑贴、皮内注射、淋巴结内注射。经鼻腔、气管的 AIT 由于常见的局部反应不被接纳。通过淋巴结内注射 AIT 已经有一些显明益处,包括猫、花粉变应原的治疗。

食物过敏,通过口服免疫治疗(oral immuno-therapy,OIT)、SLIT 已经在牛奶、花生、鸡蛋、榛子一些小范围的临床试验认为有效。但 OIT 容易发生口咽部的不良反应,而且高达 15% 出现明显的胃肠道反应,严重的反应甚至需要使用肾上腺素。目前没有推荐 OIT 和 SLIT 用于食物过敏的治疗。

【开展变应原免疫治疗的基本条件】

1. 免疫治疗的机构与管理 免疫治疗的机构应由具备变态反应专科资质(或具备相关资格)的医师负责管理。为儿童进行特异性免疫治疗的医师需要掌握儿科的特殊知识。医护人员必须定期接受培训与知识更新。培训的内容应包括:①如何对病情进行评估(包括临床状况和呼吸峰值气流量的测定)以判断是否可以开始或继续当次剂量的注射(对于年龄 <15 岁的患儿,家长必须参与这项评估);②在患者各自的"免疫治疗记录表"上记录其每次就诊的数据资料;③注射技术;④剂量调整;⑤严密观察患者的情况(包括儿童);⑥尽早发现不良反应的出现;⑦对出现不良反应的患者进行治疗和监测;⑧如何实施定期复查或疗效评估;⑨影响决定继续治疗或结束治疗的因素。培训内容应重点包括处理严重不良反应的知识和技术。进行皮下免疫治疗时,必须有具备资格的医师在场,并为治疗负责。另外,现场应至少有一人以上能够对严重不良事件进行处理。免疫中心机构必须具备治疗和监测全身不良反应的必要设备,包括:①注射的肾上腺素(1g/L);②注射或口服的抗组胺药、皮质类固醇和血管升压素;③注射器、注射针头、止血带和静脉输液器具;④静脉输液用液;⑤吸氧设备;⑥硅树脂面罩及人工通气设备;⑦血压监测设备(听诊器和血压计);⑧过敏反应病程和治疗的记录表。还应配备直接喉镜、心脏复律、气管切开和心内注射的设备,定期检查上述设备的有效期和使用状态,并且将检查记录存档,设备需放置在最易获取的地方。

2. 医院场所、医务人员、设备要求 ①由接受过与变态反应相关的专业培训的医师、护士共同组成的诊疗小组;②变态反应性疾病的检查包括皮肤试验及激发试验,以及各种特异性实验室检查如特异性 IgE 抗体检测、肺功能检测、现场抢救设备等;③建立良好的临床诊疗规范,包括患者档案管理规范、标准化变应原注射免疫疗法规范、心肺复苏及过敏性休克抢救规范；④充足的场所包括治疗、候诊、治疗后观察、咨询及标准化变应原保存设备如冰箱等。

3. **变应原疫苗**　无论什么时候均应该选用安全性和有效性确定的、获得国家食品药品监督管理局许可证的合格的变应原产品。为确保疫苗生物活性的一致，每批疫苗在投入 I 期临床使用前都要用标准检测方法在具有代表性的人群中进行皮肤试验、剂量反应试验或体外的免疫活性的检测，其结果要与标准样品进行比较以确保产品批次间的一致性，而且每批疫苗中主要变应原蛋白的含量也要保持一致。

（李孟荣）

参考文献

［1］PLATTS-MILLS TA. The allergy epidemics: 1870-2010. J Allergy Clin Immunol, 2015, 136 (1): 3-13.

［2］DEMOLY P, TANNO LK, AKDIS CA, et al. Global classification and coding of hypersensitivity diseases-An EAACI-WAO survey, strategic paper and review. Allergy, 2014, 69 (5): 559-570.

［3］KLEINE-TEBBE J, MATRICARDI PM, HAMILTON RG. Allergy Work-Up Including Component-Resolved Diagnosis: How to Make Allergen-Specific Immunotherapy More Specific. Immunol Allergy Clin North Am, 2016, 36 (1): 191-203.

［4］FLOHR C, MANN J. New insights into the epidemiology of childhood atopic dermatitis. Allergy, 2014, 69: 3-16.

［5］TANG TS, BIEBER T, WILLIAMS HC. Are the concepts of induction of remission and treatment of subclinical inflammation in atopic dermatitis clinically useful. J Allergy ClinImmunol, 2014, 133: 1615-1625.

［6］KUO IH, YOSHIDA T, BENEDETTO AD, et al. The cutaneous innate immune response in patients with atopic dermatitis. J Allergy ClinImmunol, 2013, 131: 266-278.

［7］BAE JM, CHOI YY, PARK CO, et al. Efficacy of allergen-specific immunotherapy for atopic dermatitis A systematic review and meta-analysis of randomized controlled trials. J Allergy ClinImmunol, 2013, 132: 110-117.

［8］SCHNEIDER Y, TILLES S, LIO P, et al. Atopic dermatitis: A practice parameter update 2012. J Allergy ClinImmunol, 2013, 131: 295-299.

［9］IRVINE AD, MCLEAN WHI, LEUNG DYM. Filaggrin Mutations Associated with Skin and Allergic Diseases. N Engl J Med, 2011, 365: 1315-1327.

［10］HSU JW, MATIZ C, JACOB SE. Nickel Allergy: Localized, Id, and Systemic Manifestations in Children. Pediatric Dermatology, 2011, 28: 276-280.

［11］GREENBERGER PA. Chronic urticaria: new management options. World Allergy Organ J, 2014, 7 (1): 31.

［12］JAIN S. Pathogenesis of chronic urticaria: an overview. Dermatol Res Pract, 2014: 674-709.

［13］BERNSTEIN JA, LANG DM, KHAN DA, et al. Thediagnosis and management of acute and chronic urticaria: 2014 update. J Allergy ClinImmunol, 2014, 133 (5): 1270-1277.

［14］ZUBERBIER T, ABERER W, ASERO R, et al. The EAACI/GA (2) LEN/EDF/WAO Guideline for the definition, classification, diagnosis, and management ofurticaria: the 2013 revision and update. Allergy, 2014, 69 (7): 868-887.

［15］中华医学会皮肤性病学分会免疫学组. 中国荨麻疹诊疗指南 (2014 版). 中华皮肤科杂志, 2014, 47 (7): 514-516.

［16］ANDREW J. MacGinnitie. Pediatric hereditary angioedema. Pediatric Allergy and Immunology, 2014, 25 (5): 420-427.

［17］CICARDI M, BORK K, CABALLERO T, et al. Evidence-based recommendations for thetherapeutic management of angioedema towing to hereditary C1 inhibitordeficiency: a consensus report of aninternational working group. Allergy, 2012, 67: 147-157.

［18］CRAIG T, PURSUN EA, BORK K, et al. WAOguideline for the management of hereditaryangioedema. WAO J, 2012, 5: 182-199.

［19］WAHN V, ABERER W, EBERL W, et al. Hereditary angioedema (HAE) in childrenand adolescents-a consensus ontherapeutic strategies. Eur J Pediatr, 2012, 171: 1339-1348.

［20］徐迎阳, 支玉香. 遗传性血管性水肿发病机制. 中华临床免疫和变态反应杂志, 2012, 6 (2): 125-130.

［21］JAI B. MULLERPATTAN, ZARIR F. UDWADIA, et al. Tropical pulmonary eosinophilia-A review. Indian J Med Res, 2013, 138: 295-302.

［22］YOOSEOB SHIN, HYUN JUNG JIN, et al. Successful Treatment of Chronic Eosinophilic Pneumonia with Anti-IgE

Therapy. J Korean Med Sci, 2012, 27: 1261-1264.

［23］ KOSINA-HAGYÓ K, VERES A, FODOR E, et al. Tear film function in patients with seasonal allergic conjunctivitis outside the pollen season. Int Arch Allergy Immunol, 2012, 157 (1): 81-88.

［24］ CALDERON MA, PENAGOS M, SHEIKH A, et al. Sublingual immunotherapy for treating allergic conjunctivitis. Cochrane Database Syst Rev, 2011: CD007685.

［25］ WAHN U, KLIMEK L, PLOSZCZUK A, et al. High-dose sublingual immunotherapy with single-dose aqueous grass pollen extract in children is effective and safe: A double-blind, placebo-controlled study. J Allergy ClinImmunol, 2012, 130 (4): 886-893.

［26］ FAJTML, PETROV AA. Desensitization protocol for rituximab-induced serum sickness. Curr Drug Saf. 2014, 9 (3): 240-242.

［27］ ANTONELLAMURARO, GRAHAM ROBERTS. EAACI GUIDELINES: Food Allergy and Anaphylaxis. European Academy of Allergy and Clinical Immunology (EAACI) 2014.

［28］ CEZMI A. AKDIS, IOANAAGACHE. GlobalAtlasoFALLERGY. Published by the European Academy of Allergy and Clinical Immunology, 2014.

［29］ SIMONS. International consensus on (ICON) anaphylaxis. World Allergy Organization Journal, 2014, 7: 9.

［30］ F SIMONS. World Allergy Organization Guidelines for the Assessmentand Management of Anaphylaxis. WAO J, 2011, 4: 13-37.

［31］ SCOTT H. SICHERER, MD, HUGH A. Sampson, MD. Food allergy: Epidemiology, pathogenesis, diagnosis, and treatment. J Allergy Clin Immunol, 2014, 133: 291-307.

［32］ JACKSON KD, HOWIE LD, AKINBAMI LJ. Trends in allergic conditions among children: United States 1997-2011. NCHS Data Brief, 2013, 121: 1-8.

［33］ 中华医学会儿科学分会儿童保健学组,《中华儿科杂志》编辑委员会. 婴幼儿食物过敏诊治建议. 中华儿科杂志, 2011, 49 (5): 344-348.

［34］ GB GASBARRINI, F MANGIOLA. Wheat-related disorders: A broad spectrumof 'evolving'diseases. United European GastroenterologyJournal, 2014, 2 (4): 254-262.

［35］ MJ MAKELA, C ERIKSSON, A KOTANIEMI-SYRJANEN, et al. Wheat allergy in children-new tools for diagnostics Clinical & Experimental Allergy, 2014,(44): 1420-1430.

［36］ ROMANO ANTONINO, CAUBET JEAN-CHRISTOPH. Antibiotic allergies in children and adults: from clinical symptoms to skin testing diagnosis. J Allergy ClinImmunol Pract, 2014, 2 (1): 3-12.

［37］ KOELBLINGER PETER, DABADETUSHAR S, GUSTAFSON CHERYL J, etal. Skin Manifestations of Outpatient Adverse Drug Events in the United States: A National Analysis. J Cutan Med Surg, 2013, 17 (4): 269-275.

［38］ 夏敬彪. 蜂毒过敏及其治疗. 中华全科医师杂志, 2014, 13 (7): 570-571.

［39］ 李靖, 孔维佳, 林江涛, 等. 中国特异性免疫治疗的临床实践专家共识. 中华结核与呼吸杂志, 2012, 35 (3): 163-166.

［40］ 中华耳鼻咽喉头颈外科杂志编委会鼻科组, 中华医学会耳鼻咽喉头颈外科学分会鼻科学组. 变应性鼻炎特异性免疫治疗专家共识. 中华耳鼻咽喉头颈外科杂志, 2011, 46 (12): 976-980.

［41］ A WESLEY BURKS, MOISES A CALDERON, THOMAS CASALE, et al. Update on allergy immunotherapy: American Academy ofAllergy, Asthma & Immunology/European Academy of Allergy and Clinical Immunology/PRACTALL consensusreport. J Allergy Clin Immunol, 2013, 131: 1288-1296.

［42］ LINDA COX, DONALD AARONSON, THOMAS B CASALE, et al. Allergy Immunotherapy Safety: Location Matters. J Allergy Clin Immunol: In Practice, 2013, 1: 455-457.

第五章 感 染 免 疫

第一节 感染性疾病的
免疫学发病机制

一、概述

感染性疾病是儿童时期最为常见的疾病，随着经济的发展、生活水平提高和医疗保健条件的不断改善，既往威胁儿童生命的严重疾病(如天花、脊髓灰质炎、麻疹、猩红热等)发病率已有所下降，但感染性疾病的发病率仍然位于儿科发病之首。近年来因为基础免疫学理论和分子生物学方法广泛应用于儿科临床，对许多感染性疾病的免疫发病机制已有了更为深刻的了解。对感染性疾病的免疫学发病机制的研究较以往也有了显著的进展。本章主要讲述病原微生物在各种疾病状态下所诱导的机体免疫反应及其相互作用机制，免疫功能低下儿童的感染，尤其是几种特殊病毒感染的发病机制及防治，以及儿童的主动免疫与被动免疫、免疫功能低下儿童的预防接种等相关问题。

人类生活在一个充满微生物的世界，生命形成即面临各种不同种类、不同结构、不同生化特性及不同毒力的微生物。自然界存在的微生物中仅有少部分可致病，进入体内的微生物多能以共栖或共生的方式长期寄居于人体，两种方式均不对机体构成危害，与机体共生的微生物还通过其代谢活动或分泌物为机体提供必需的营养物质。这些存在于黏膜或表皮与机体共生或共栖的微生物构成人体的正常菌群。正常菌群与宿主之间存在相互依存的关系，通过生物拮抗、营养及免疫作用对机体起

到保护作用，故正常菌群通常不致病。当机体存在免疫功能不全、外伤或医疗操作等导致皮肤黏膜屏障功能破坏时，正常菌群的某些成分亦可侵入宿主的组织内部造成机体感染，出现病原体在体内的定植、繁殖以致播散。同时应关注致病微生物生物被膜的形成而出现对多种抗菌药物的耐药。

机体免疫系统是抵御病原微生物最重要的武器。正常情况下，免疫功能与微生物之间保持动态平衡，维持着内环境的稳态，当机体免疫功能异常或病原微生物致病力过于强大时，免疫功能屏障亦可被攻克，使疾病逐渐恶化。机体抵御感染原的能力和病原体的毒力此消彼长，决定着机体是否发生疾病及存亡。抗感染免疫即免疫防御，是机体免疫系统识别和清除病原体的一系列生理性防御机制。广泛存在于自然界的病原体(细菌、病毒、真菌及寄生虫等)在侵入机体引起机体感染的同时，也触发了抗感染免疫。感染可引起免疫反应，通过炎症反应、内毒素、外毒素、超抗原等共同造成机体的免疫损伤。在机体抗感染免疫应答过程中，模式识别受体通过识别相应配体后活化免疫活性细胞，促进固有免疫反应的发生，但部分病毒可通过基因突变产生病毒产物抑制干扰素，从而逃逸机体免疫监控。适应性免疫反应产生的抗体是机体抵抗病原微生物的重要武器，可高度特异性地识别并结合病原微生物的抗原成分，直接中和病原体，使其不再具有致病性，固有免疫与适应性免疫先后启动，共同完成机体的抗感染免疫过程。机体的免疫力与病原体的致病力相互作用决定了感染的发生、发展及转归。在抗感染免疫应答过程中，还应注意免疫失衡如 Th1/Th2 失衡或 Treg 细胞过度分化，出现免疫反应亢进或过度抑制，促炎/抗炎反应同时存在，两者强弱处于不断变化之中，导致机体处于复杂的

免疫紊乱动态失衡中。根据机体不同的免疫状态采取个体化方法进行精确干预,将有助于恢复体内正常免疫反应。

此外,研究证明少量病原体进入机体并不致病,而侵入的病原体数量增大则可导致疾病。疫苗接种所诱导建立的抗感染能力也并非绝对,卡介苗接种后的特异性抗感染免疫功能在大剂量的结核分枝杆菌感染时亦不能起到保护作用;快速应答的机体可在症状发生之前清除感染原,而应答较慢的机体则往往出现症状,导致疾病。因此,机体感染时的免疫状态是十分复杂的过程,需要用动态平衡的观点全面理解,从而达到精准调节、防控感染的目的。

二、正常菌群

正常菌群(normal flora)是指正常寄居在宿主体内,对宿主无害而有利的微生物群的总称。正常菌群数量巨大,超过人体细胞数的 1 000 倍以上,它们并不均匀地分布于人体的皮肤和黏膜,其分布的位置与数目受来自宿主、环境和其他微生物诸多因素的影响。这些因素包括年龄、饮食、局部氧浓度、有无必需营养素、是否存在能与细胞表面黏附位点、对胃酸及机体免疫机制的抵抗力和肠蠕动等。齿龈裂缝、结肠等低氧环境中适合严格的厌氧菌生长,故上述部位的正常菌群以这类厌氧菌为主(口腔中正常菌群厌氧菌约占 50%)。非严格厌氧菌可存活于有氧和无氧环境中,如可少量存在于皮肤表面、毛囊和腺体。而一些需由氧化磷酸化过程产生能量的需氧菌(如大肠埃希菌和酵母菌),则常栖息于氧供较好的黏膜上皮细胞。肠道菌群在生后数小时内即有少量肠球菌和大肠埃希菌,母乳喂养 1~4 天后肠内微生物明显增加,其肠道菌群以双歧杆菌和乳酸杆菌为主,约占 90%,这些细菌的存在可抑制肠内其他细菌生长。人工喂养婴儿肠道正常菌群则更接近成人,可含有乳酸杆菌、大肠埃希菌、无芽孢厌氧菌和肠球菌等。抗菌药物可杀灭正常菌群中某些成分或抑制其生长,而使耐药菌株定植及扩增,从而导致疾病。

正常菌群与宿主间相互依存,正常菌群对宿主有以下作用:

1. **生物拮抗** 正常菌群在宿主体内的正常寄生可妨碍或抵御致病微生物的侵入和繁殖,对宿主起保护作用。生物拮抗通过以下机制实现生物拮抗:①屏障和占领性的保护作用。正常情况下,正常菌群在上皮细胞表面生长繁殖形成生物屏障,占

领机体的特定部位,病原体必须首先与正常菌群竞争局部定植与扩增才可能致病,因而正常菌群成为机体抵御感染的天然屏障。但机体也要控制正常菌群的生长,许多细菌体外生长速度极快,如大肠埃希菌体外倍增时间为 20 分钟,在最适合的生长条件下单个大肠埃希菌在 14 小时内即可扩增为 10^{14} 倍,但大肠埃希菌侵入机体,机体可通过上皮脱落、竞争营养素等机制控制其生长。②产生对病原菌有害的代谢产物,如寄生的厌氧菌产生乙酸、丙酸和乳酸等酸性产物,降低环境中的 pH 与氧化还原电势,抑制不耐酸细菌和需氧菌;口腔中的链球菌和阴道中的乳酸杆菌可产生 H_2O_2 抑制或杀伤其他细菌。③营养竞争:定植的正常菌群优先利用营养资源,大量繁殖而处于优势地位,不利于外来微生物的生长繁殖。

2. **营养作用** 体内的正常菌群对宿主摄入的营养物质进行初步代谢、物质转化和合成代谢,形成一些有利于宿主吸收、利用的物质,还可合成宿主不能合成的物质供宿主使用,如肠道内的脆弱类杆菌和大肠埃希菌可产生维生素 K 和维生素 B 族,乳杆菌和双歧杆菌可合成烟酸、叶酸和维生素 B 族。

3. **免疫作用** 正常菌群可作为抗原促使宿主免疫器官的发育,刺激免疫系统的成熟与免疫应答。产生的免疫物质可抑制或杀灭具有交叉抗原的致病微生物,从而阻断致病微生物对肠道黏膜上皮细胞的黏附和定植。

三、微生物的致病性

病原微生物或其毒素进入体内是抗感染免疫功能建立的始动环节,要了解抗感染免疫系统的作用机制,必须先弄清微生物的致病过程。病原微生物致病多需经过定植、侵袭、繁殖、产生毒素等多个阶段。但少数微生物可在体外繁殖扩增、产生毒素,毒素入血后导致临床症状,如致食物中毒之葡萄球菌可在食物中扩增并产生外毒素,外毒素为人体消化吸收后导致腹泻与毒血症状。

(一)病原体在宿主体内定植

病原体与机体皮肤或黏膜表面接触并不足以导致感染,机体完整连续的皮肤或黏膜是抵御病原体侵袭的第一道屏障,但当此屏障受损时,病原体便可侵入体内。各种病原体侵入体内的方式有所不同,金黄色葡萄球菌可通过皮肤的破口进入皮下组织并形成脓肿;疟原虫则通过蚊的介导进入体内

并导致全身感染。大多数病原体进入机体并不一定需要皮肤或黏膜的机械破口,因其自身已具备攻克机体屏障的诸多途径。不同性质、不同部位的病原体可采取不同的方式进入体内,决定了后续感染的特性。

这些微生物致病首先要黏附并定植于皮肤或黏膜上皮细胞表面。细菌黏附须有两个必要的条件,即细菌的黏附素和宿主细胞表面的黏附素受体。消化道和泌尿道病原体的定植机制研究得最为清楚。以大肠埃希菌为例说明。根据其是否具有脂多糖外壳抗原(O抗原)、荚膜多糖抗原(K抗原)及鞭毛抗原(H抗原)将大肠埃希菌进行分类。通常可采用血清方法测定大肠埃希菌的O抗原和H抗原进行分类。两种抗原的组合可达约9 000种,但仅有几种为可能的病原体。肠产毒性大肠埃希菌(enterotoxigenic Escherichiacoli,ETEC)通过刺激肠上皮细胞分泌增高,而致水样腹泻。虽然大肠埃希菌产生毒素是由相应的质粒基因所决定,理论上讲所有ETEC均能致病,但仅有少数血清型具有黏附于肠上皮细胞毛刷缘的能力而引起腹泻。

哺乳动物细胞及细菌细胞表面富含负电荷基团。负电荷基团间产生的排斥力阻碍细菌接近机体细胞。而机体细胞与细菌间存在着微弱吸引力,如局部离子力、范德瓦耳斯力(van der Walls force)、氢键、疏水键等促进肠上皮细胞与细菌靠近。上述吸引力的强度受肠上皮细胞和细菌间的距离、环境温度、离子强度及两者间曲面大小的影响。当接触曲面减小时,排斥力的下降幅度较吸引力下降更明显,使两者易于接近。距离缩短有利于两者之间疏水键形成,而水分子排除后使两者之间的黏附更为紧密。因此,可以猜测大肠埃希菌的黏附因子可能存在于细长的伸出物上,且此伸出物表面的负电荷较少,而可能带有较多的疏水基团并可识别上皮细胞上互补基团的位点。推测ETEC正是通过这样的机制定植于肠上皮细胞的。

多年的研究已证实上述推论。大多数ETEC均有细长的纤毛结构,纤毛由细菌表面放射状伸出。其尖部表达的黏附抗原可与上皮细胞表面的受体结合,促进细菌定植,故此被称为定植因子抗原(colonization factor antigen,CFAs)。现已分离多种CFA,包括CFA/Ⅰ、CFA/Ⅱ(CS1、CS2、CS3三种表面抗原的复合体)、CFA/Ⅲ、CFA/Ⅳ(CS4、CS5、CS6形成的复合体)、CS7、PcFO9、PcFO159、PcFO166、H4和CS17等。CFA抗原分布具有地域

性,CFA/Ⅰ在亚洲人群中常见,CFA/Ⅱ在中东地区人群中常见,而CFA/Ⅳ则在拉丁美洲人群中常见。这一特性本身反映出在长期与宿主的抗争中ETEC已进化获得一套攻克宿主免疫屏障的手段。

CFAs与大肠埃希菌热稳定性肠毒素有关,而与热不稳定性肠毒素无关。大多数CFA阳性的大肠埃希菌可在甘露糖存在时能凝聚某些哺乳动物红细胞(甘露糖耐受性凝聚素),提示其可能与人类肠上皮细胞发生类似于受体-配体间反应。CFA家族中仅CS2不位于鞭毛上,也不凝聚红细胞,其他各成分均具有高度疏水性。选择性去除CFA基因可导致定植无能的低毒力菌株,充分证明定植因子在致病过程中的重要性。

进一步研究揭示了上述黏附分子的受体结构。致泌尿道感染的大肠埃希菌具有多种甘露糖耐受性凝聚素,能与人P血型系统的碳氢决定簇特异性结合,后者即为定植因子的可能受体。这些细胞表面为细菌识别的中性糖脂的终端糖包含半乳糖α1-4连接半乳糖(galactose linked α1-4 to galactose),由 *PaPE* 基因编码。因此将此菌毛称为P菌毛或PaP菌毛。在动物模型中已证实具有P菌毛的细菌可导致感染,而仅有Ⅰ型纤毛之细菌则不导致感染。

人肾脏及膀胱尿道上皮细胞亦有此类糖脂,同样可作为细菌黏附的受体。用类似人上尿道感染的小鼠作为模型,用基因重组表达的方法观察甘露糖敏感的Ⅰ型菌毛和P菌毛阳性细菌的致病力,发现仅P菌毛阳性细菌可黏附泌尿道上皮细胞并导致感染。另外,用P菌毛抗原进行预防接种可防止细菌黏附和感染,而接种Ⅰ型菌毛抗原则无明显保护作用。

自然情况下,泌尿道病原体可能还有其他的黏附机制,仅由P菌毛构成的疫苗尚不能完全预防泌尿道感染。但上述细胞间的蛋白质-碳水化合物相互作用模式却提示合成的受体或碳水化合物半抗原具有较好的临床应用前景。

其他微生物可能采取另外的黏附机制。如肺炎支原体、流感病毒等据其自身结构(黏附器,attachment organelle)的特殊性均有其独特的黏附与定植机制,在此不作详述。

(二)微生物的侵袭力

病原体或其产物必须通过机体的天然屏障进入组织才能致病,这就要求病原体应具有一定的侵袭能力。志贺痢疾杆菌是侵袭力极强的细菌的最

好例子,该菌感染在临床上导致细菌性痢疾。<100个志贺痢疾杆菌即可导致临床疾病,说明其侵袭力非常高。

志贺痢疾杆菌的侵袭过程实际上是通过吞噬作用实现的。小肠上皮细胞虽不是经典的吞噬细胞,但可被细菌诱导而具备吞噬作用。细菌被吞噬后在胞内形成类似中性粒细胞内的吞噬小体,导致小肠上皮细胞出现一系列病程变化,包括肌动蛋白多聚化细胞骨架再组建。吞噬过程的启动信号为志贺痢疾杆菌外膜蛋白,此蛋白由质粒传导,故称侵袭性质粒抗原(invasive plasmid antigen,Ipa)。敲掉该质粒抗原的基因可使志贺痢疾杆菌失去侵袭力及毒力。某些大肠埃希菌亦具有与志贺痢疾杆菌类似的侵袭机制,其侵袭过程亦由高度保守的质粒基因介导,提示志贺痢疾杆菌和大肠埃希菌的侵袭基因可能来源于同一祖基因。

耶尔森菌的侵袭过程是由单个基因产物入侵素(invasin)所介导,而小肠上皮细胞的整合素 β 为其相应的受体。研究发现小肠上皮细胞膜可产生一种针对侵袭性沙门菌的特征性打皱(ruffling)应答。已知打皱应答由丝裂原或癌基因所诱发,生长因子和小片段三磷酸鸟苷酶(GTPase)也能引起相似的改变。细胞膜打皱的部位正是大量丝状肌动蛋白重排和胞饮所在之处。细胞膜打皱不仅帮助沙门菌进入胞内,而且可使加入培养系统中的非侵袭性细菌同时进入胞内,被称为被动进入(passive entry)。

(三)体内繁殖

仅具备侵袭力而不在体内繁殖的微生物并不足以致病。如志贺痢疾杆菌 - 大肠埃希菌杂合株虽具有侵袭能力,但其不能在消化道上皮细胞内繁殖。缺乏半乳糖异构酶的沙门菌株——Ty21a同样具有侵袭力,但由于不能转化体内的毒性代谢产物而逐渐死亡。由于具备较强的侵袭及激活免疫应答的能力,因而此菌株可能是一种有效的口服疫苗。

微生物在细胞内繁殖逃避了机体的免疫防御功能。病毒必须在细胞内复制,其他可在细胞外存活的微生物也可在细胞内扩增,如结核分枝杆菌、肺炎军团菌、弓形虫和利什曼原虫等。对肺炎军团菌在细胞内存活机制的研究表明一个基因位点起着重要作用,该位点能抑制吞噬体 - 溶酶体融合和用包含有细胞的吞噬体补充宿主细胞的细胞器。敲除该基因位点,细菌不能在细胞内生存。

一些研究发现结核分枝杆菌具有 2 个 DNA 片段以调节细菌对宿主细胞的侵袭和在细胞内存活。其机制为细菌被转运到吞噬体小泡,而不与溶酶体融合,未融合小泡的酸化,使细菌得以繁殖。另有资料表明细菌脂质阿拉伯聚糖可抑制 IFN-γ 诱导的吞噬功能。

弓形虫通过与宿主细胞整合素 β_1 结合,进入嗜寄生虫小泡内,从而避免与其结合,使其能够生存。

细胞外的致病原的繁殖必须对抗宿主的防御功能,已经知道一些细菌,如肺炎链球菌的多糖荚膜能对抗宿主吞噬功能。

丝虫和血吸虫能长期寄生于淋巴管和血管内,但能逃避宿主的免疫防御的机制还不清楚。

(四)微生物在宿主体内的播散

除少数例外(如白喉杆菌定植于咽部上皮细胞表面,分泌大量致死性外毒素进入血液循环而致病),大多数微生物须在宿主体内播散才能到达一个或多个靶细胞或靶组织并致病。淋病奈瑟球菌可与精液附着,随精液逆生殖道上行到达输卵管而导致急性输卵管炎。另一些微生物则透过上皮或黏膜表面进入循环。致病菌(如伤寒杆菌)进入血液循环后可被肝脏巨噬细胞吞噬消灭而无临床表现,但也可导致严重的败血症。由于组织间液丰富的抗体及补体可有效杀灭病原微生物,因而能进入循环的微生物常常具有抵御此免疫机制的能力。例如,虽然受 Cruzi 锥虫感染的细胞能释放其进入血液循环,但只有那些能抵御补体攻击的锥虫才在血液循环中见到。

许多侵入组织并繁殖的细菌可释放侵袭性胞外酶,有利于病原菌的抗吞噬作用并向周围组织扩散,如致病性葡萄球菌凝固酶,能使血浆中可溶性纤维蛋白原转变为固态的纤维蛋白包绕在菌体表面,有利于抵抗宿主吞噬细胞的吞噬;A 群链球菌产生的透明质酸酶可分解细胞间质透明质酸,利于细菌及毒素的扩散。

金黄色葡萄球菌常在体内播散而发生全身性脓肿,其机制之一与吞噬细胞有关。由于吞噬细胞吞噬了金黄色葡萄球菌,但不能将其杀灭,反而自身死亡;含有病原菌的吞噬细胞随循环扩散至全身各处定植,形成颇具特色的多发性小脓肿。全身性病毒感染主要通过病毒血症在体内播散,循环网络将病毒携带到适于其黏附的靶细胞,随后进入胞内进行复制过程。寄生虫同样具有全身播散期,如旋毛虫幼虫在肠上皮孵化后侵入循环并广泛扩散,并利用其尖锐的前端在各种组织中掘洞,当其到达骨骼肌时便可存活并发育为具感染力的囊孢。

莢膜具有抗宿主吞噬细胞和抵抗体液中杀菌物质的作用,使病原微生物能在宿主体内生存、繁殖和扩散。研究表明,将无莢膜的肺炎链球菌注射到小鼠腹腔,细菌易被小鼠吞噬细胞吞噬、杀灭;若感染有莢膜的菌株,细菌则大量繁殖,小鼠常于接种后 24 小时死亡。

(五)致病微生物生物被膜

微生物生物被膜的形成在病原微生物持续性感染中起着非常重要的作用,也是微生物在自然界的普遍存在方式之一,包括细菌被膜、真菌被膜等,其中细菌生物被膜研究最多(如铜绿假单胞菌、表皮葡萄球菌等)。细菌生物被膜是由细菌及其所分泌的细胞外多聚物(多糖或蛋白质)附着于生命或无生命材料表面后形成的膜状结构,是细菌的群体结构。铜绿假单胞菌极易形成生物被膜的原因之一是它可以产生多种胞外多糖,包括脂多糖(lipopolysaccharide,LPS)、Psl、Pel 和 Alginate 的多糖,它们都与生物被膜的形成相关。铜绿假单胞菌一旦在囊性纤维化(cystic fibrosis,CF)患者肺部定植后,大量产生 Alginate 多糖,Alginate 的大量合成一直以来被认为是铜绿假单胞菌难以从 CF 患者清除的原因之一。细菌生物被膜影响抗菌药物的渗入和机体免疫物质的杀伤作用,还利于生物被膜内细菌间的信号转导、耐药基因和毒力基因的捕获及转移,生物被膜内容易对多种抗菌药物耐药,即多重耐药,故生物被膜具有极强的耐药性和抵抗机体免疫系统的作用,即使使用成百倍高浓度的抗菌药物也难以有效。脱落的生物被膜可扩散到其他部位感染。

四、感染性疾病的发病机制

病原微生物侵入机体仅为疾病的初始阶段,此过程可能没有任何临床表现,当其一旦定位扩增,便可导致细胞或器官的结构损伤或功能障碍,从而引发疾病的临床表现。以下主要论及此过程中由于宿主-病原体的相互作用而导致疾病的机制。

(一)炎症反应

病原微生物侵入诱导机体产生的炎症反应是导致疾病临床表现的重要原因。机体依靠炎症反应防御病原体,但炎症反应同时亦造成组织损伤与功能异常。炎症反应通常自趋化作用开始。已明确一种由细菌产生的脂多糖是一类重要的趋化介质,其中 N-甲羧低分子多肽的作用研究较为清楚。将其注入组织或在体外,可诱导多形核细胞及单核巨噬细胞趋化。另有其他一些介质亦具有趋化作用,如微生物产生的中性蛋白酶可水解补体 C3 和 C5,产生具趋化及过敏毒素作用的 C3a 和 C5a,增加血管通透性,促成血细胞外渗并到达感染部位。微生物表面某些组分及抗原是诱导产生上述补体活性成分的重要物质。白细胞酶类释放可激活机体血凝及激肽系统,后两者可直接导致组织损伤。虽然白细胞是机体重要的抗感染效应细胞,但其聚集亦可导致脓肿形成并出现临床症状。

某些微生物可诱导特殊的炎症应答——肉芽肿反应。如分枝杆菌诱导机体产生的由巨噬细胞、T 淋巴细胞、嗜酸性粒细胞及多形核白细胞构成的肉芽肿。肉芽肿可限制病原体播散,但同时也可导致病理反应。如施氏血吸虫成虫并不致病,但其虫卵可通过门静脉进入肝脏,并在此诱导肉芽肿形成,肉芽肿细胞分泌成纤维因子导致肝纤维化,正是此纤维化过程影响患者的临床表现。

不同病原体诱导炎症反应类型、强度、后果的不同,不仅取决于病原体本身,同时也受机体免疫功能状态的重要影响。在高反应机体,某些化脓性细菌感染可能导致异常剧烈的前炎症因子(如 IL-1、IL-6 及 TNF 等)或炎症介质释放,过于亢进的炎症反应造成机体组织与功能的严重破坏,导致患者出现严重临床症状,如感染中毒性休克综合征。此时,为挽救患者生命,应采取适当的免疫抑制治疗。

(二)内毒素

G⁻ 细菌细胞壁中的脂多糖(LPS)组分是高效的生物大分子,只有在细菌死亡裂解后才被释放出来。螺旋体、衣原体、支原体、立克次体也产生类似 LPS 的物质,具有内毒素活性,在感染过程中起重要作用,是一种具有代表性的致热原。不同细菌的脂糖结构大致相仿,由 3 个部分组成:O-特异侧链、核心多糖和脂质 A(lipid A)。

LPS 进入体内后须首先与肝细胞产生的急性时相蛋白之一 LPS 结合蛋白(LPS binding protein,LBP)结合,其后被细胞表面受体识别产生脂质 A 所诱导的应答。在 LBP 存在情况下,极低浓度的 LPS 即可诱导很强烈细胞因子应答(1 000 倍以上增加)。

LBP 还与中性粒细胞颗粒中的另一脂质 A 结

合蛋白相互作用,后者在机体抗 G⁻ 细菌感染过程中起作用。目前已通过光化学交联方法证实细胞膜上一个或一组 70~80kD 及另一组 30~40kD 的蛋白质可能为 LPS 的细胞膜受体。而巨噬细胞膜上的分化抗原 CD14 被认为在 LPS 诱导的巨噬细胞活化过程中起作用。LPS 可能由 CD14 的介导通过蛋白酪氨酸磷酸化活化核转录因子 NF-κB,从而激活巨噬细胞。

LPS 一方面调动机体的防御反应,另一方面亦给机体造成损伤。过度的机体应答可导致脓毒血症、感染中毒性休克、热损伤、肝功能衰竭等。另外,各重要脏器如心、肺、肾、脑及消化道的功能亦可严重受损。已发现 IFN-γ 及 TNF 受体缺陷的小鼠更耐受内毒素休克,因为 LPS 诱导机体致剧烈炎症反应的通路被阻断。

LPS 的主要生物学效应包括:①致热反应。内毒素作用于巨噬细胞、血管内皮细胞,产生 IL-1、IL-6 和 TNF-α 等细胞因子,作为内源性致热原作用于宿主下丘脑体温调节中枢,导致产热增加、微血管扩张及炎症反应,这些反应也是机体保护性免疫反应。②引起白细胞数量变化。内毒素进入体内,初期使中性粒细胞黏附到毛细血管壁,导致血液循环中的中性粒细胞减少;数小时后,由 LPS 诱生的中性粒细胞释放因子刺激骨髓释放中性粒细胞进入血液,使外周血中数量明显增加;但沙门菌内毒素例外,血液循环中白细胞总数减少。③内毒素血症与内毒素休克。血液中 G⁻ 菌大量繁殖或感染病灶释放内毒素入血或输液中含有内毒素,导致内毒素血症;内毒素作用于巨噬细胞、中性粒细胞、内皮细胞、血小板、补体系统、凝血系统等,诱生 IL-1、IL-6、IL-8、TNF-α、组胺、5- 羟色胺、前列腺素、激肽等生物活性物质,使小血管功能紊乱而造成微循环紊乱,组织器官毛细血管灌流不足、缺氧、酸中毒等。高浓度的内毒素还可活化补体替代途径,引起高热、低血压、活化凝血系统,导致弥散性血管内凝血。

(三)糖肽

细菌细胞壁成分亦可诱导机体产生损伤性的应答。糖肽(peptidoglycan, PG)即是细胞壁的主要组分,具有类似于内毒素的特性,包括致热、活化补体(经典途径与替代途径均可)及佐剂作用。将葡萄球菌糖肽注入实验动物,发现其可抑制多形核细胞吞噬金黄色葡萄球菌及诱导白细胞减少症,上述效应可被抗 PG 抗体阻断。

将 A 组 β 溶血性链球菌的 PG 注入实验动物可诱导心肌的慢性炎症应答。此种 PG 尚可诱发鼠的游走性关节炎,表现为滑膜炎、血管翳形成及关节破坏,与人类类风湿关节炎病理改变相似,为感染与以类风湿关节炎为代表的自身免疫性疾病的关系提供了佐证。PG 活化补体替代途径的能力可能较 LPS 强数倍。另外有人认为 PG 致自身免疫性疾病的机制可能与其佐剂作用有关,因 PG 在吞噬细胞内的代谢较慢,PG 持续活化巨噬细胞及后续免疫反应可能造成针对自身组织的毒性反应。

肺炎球菌 PG 在体内的代谢产物可诱导实验动物产生紫癜。淋病奈瑟球菌 PG 的代谢产物也在体外被证实具有破坏组织作用,以上例子充分证实细菌细胞壁成分的毒性作用。

(四)荚膜多糖

细菌荚膜多糖(capsular polysaccharides)不仅抵抗机体吞噬细胞吞噬作用,协助病原微生物突破机体防线,亦具有诱导疾病表现的作用。脆弱类杆菌是机体厌氧感染的主要病原菌。临床常见为腹腔感染及脓肿形成。动物实验已经证实在此过程中其表面的寡聚糖结构是主要毒力因子。其他杆菌属则不具备此细胞组分。用灭活菌苗或纯化的荚膜多糖成分仍可诱导腹腔内脓肿形成。荚膜多糖是诱导脓肿形成的主要细菌成分,虽然 LPS 亦促进脓肿形成,但其活性较荚膜多糖成分低得多。

细菌荚膜的化学结构已清楚,它是由两个多糖分子构成的复合物。均由重复的带负电荷的碳氧或磷酸基团及带正电荷的氨基酸基团构成,均在脓肿形成过程中发挥作用。它在体外也不具有对多形核细胞的毒性作用。

(五)外毒素

外毒素(toxins)是细菌合成并分泌 / 释放的毒性蛋白质,其致病作用早已为人们所熟知。G⁺ 菌中的破伤风梭菌、肉毒梭菌、白喉棒状杆菌、产气荚膜杆菌、A 群链球菌、金黄色葡萄球菌等产生外毒素,G⁻ 菌中的痢疾志贺菌、霍乱弧菌、产毒素性大肠埃希菌、铜绿假单胞菌等也可产生外毒素。白喉及破伤风抗毒素及毒素疫苗的使用为相关疾病的治疗提供了特效手段。

外毒素的主要特性为:①大多数外毒素为蛋白质;②毒性作用强且对组织器官有高度的选择性;③绝大多数外毒素不耐热;④抗原性强。根据外毒素对宿主细胞的亲和性及作用靶点,分为:①神经毒素:作用于神经组织,引起神经传导功能紊乱,如破伤风痉挛毒素、肉毒毒素;②细胞毒素:直接损伤宿主细胞,可抑制蛋白质合成(如白喉毒素)、破坏细胞膜(如 A 群链球菌溶血素 O、肺炎链球菌的溶血素、大肠埃希菌溶血素、金黄色葡萄球菌 α 溶血素等引起红细胞溶解,产气荚膜杆菌 α 毒素溶解组织细胞);③产毒素:作用于肠上皮细胞,引起肠道功能的紊乱,如霍乱毒素、艰难梭状毒素、产毒性大肠埃希菌 LY 毒素和 ST 毒素。

外毒素由 A 和 B 两种亚单位构成。A 蛋白是外毒素的活性单位,决定其毒性效应;B 单位是非活性单位,但能和宿主细胞表面的特异性受体结合,即为结合亚单位,可介导 A 单位进入靶细胞,A 单位或 B 单位独立时对宿主细胞无致病作用。

白喉外毒素结构已清楚,其生物活性部分是二磷酸腺苷(adenosine diphosphate,ADP)- 核糖酶,此酶在胞内可将细胞蛋白质合成的重要因子——延长因子 2(elongation factor 2,EF-2)加核状。易感细胞表面具有上皮细胞生长因子样前体结构作为白喉外毒素受体,毒素的一个功能区可使外毒素具有酶活性的部分进入胞质,通过分解作用抑制蛋白质合成并导致细胞死亡。首要的靶器官为心肌,外毒素引起的细胞死亡可导致心肌炎症反应。

霍乱外毒素亦为 ADP- 核糖酶,作用于细胞腺苷环化酶调节亚单位的 GTP 结合蛋白。外毒素与细胞表面的 GM1 神经节苷脂结合并进入脑内,调节亚单位经外毒素作用后腺苷环化酶激活,致胞内 CAMP 明显增高。在肠道上皮细胞,上述过程可导致等渗液体大量分泌,酸及水电解质丢失,临床即出现典型的水样便。但与白喉外毒素不同,霍乱外毒素并不导致组织结构破坏,功能障碍为可复性改变。假单胞菌病外毒素也是 ADP- 核糖激酶,且与白喉外毒素类似亦作用于延长因子 2(EF-2),但却具有不同的组织嗜性。

(六)病原微生物诱导体内诱生抗原

有些细菌的基因在人工培养条件下不表达,而进入宿主体内后被诱导表达,这些基因称为体内诱导基因。有些体内诱导基因与致病性密切相关。绝大多数病原菌都有体内诱导表达基因的存在。目前已建立了多种筛选体内诱导表达基因的方法,①标记突变技术:通过细菌突变体文库感染宿主,对存活的突变体进行负筛选,鉴定出病原菌相关的毒力基因。②体内表达技术:将一定大小的病原体基因组随机片段与无启动子的报告基因(lacZ、抗生素抗性基因、营养缺陷等)融合,并将之整合到病

原菌染色体上,通过动物模型从中选择只在体内表达融合报告基因而在体外不表达的菌株,以鉴定出病原菌进入动物体内被诱导的基因。③体外转座子进行基因组分析和作图:对一段由 PCR 扩增出的病原菌染色体的特异区域进行体外转座子随机突变,收集所有突变的 DNA 并将其导入病原菌中,使其在宿主体内生长,然后用该段染色体特异区域上的引物与转座子特异引物组成引物对,对体内存活的病原菌进行 PCR 检测;由于基本基因中插入转座子后,病原菌不能存活,所以缺少基因组中基本基因对应部位的 PCR 产物,故而在 PCR 电泳图谱中可定位病原菌基因组的基本基因。④体内诱生抗原技术:对病原菌表达文库进行免疫筛选得到病原菌的体内诱生表达基因。

(七)超抗原

超抗原是一类具有超强能力刺激淋巴细胞增殖和刺激产生过量 T 细胞及细胞因子的特殊抗原。某些细菌、病毒及支原体等微生物能产生超抗原类活性物质。超抗原的特点为:①不经过抗原呈递细胞的处理,能与 MHC- Ⅱ类分子结合,激活 T 细胞增殖并释放大量细胞因子(IL-1、IL-2、TNF-α、IFN-γ 等);②超抗原分子能不同的部位同时与 T 细胞 TCR 和 APC 的 MHC- Ⅱ分子结合,刺激产生大量 T 细胞克隆,引起类似内毒素作用。如葡萄球菌肠毒素和毒性休克综合征毒素 -1、链球菌致热外毒素作为超抗原引起毒素性休克综合征、猩红热。

(八)免疫病理损伤

在致病微生物感染时,有些原本无直接毒性的抗原物质,可通过激活机体的免疫应答,产生超敏反应引起组织细胞的免疫病理性损伤,从而导致疾病。如长期或反复链球菌感染,可通过Ⅲ型变态反应,免疫复合物沉积于血管基底膜导致肾小球肾炎、风湿热。结核分枝杆菌引起的病变与Ⅳ型超敏反应密切相关。

五、抗感染免疫应答

抗感染免疫应答是病原微生物与机体免疫系统相互作用的结果。病原微生物进入体内后,可诱导机体固有(天然)免疫和适应性(获得性)免疫反应。固有免疫是机体防御病原微生物入侵的第一道防线,可迅速对病原微生物作出免疫应答,涉及单核 - 巨噬细胞、中性粒细胞、自然杀伤细胞(NK 细胞)、树突状细胞(DC)、内皮细胞、上皮细胞、补体、溶菌酶及细胞因子等各种免疫细胞和免疫分

子。适应性免疫反应由 T、B 淋巴细胞介导,对特异性持久清除病原微生物具有重要作用。固有免疫反应通过呈递抗原、共刺激分子和细胞因子启动与调控适应性免疫反应,适应性免疫反应亦可增强或抑制固有免疫反应。抗感染免疫反应涉及多种细胞和因子,细胞与细胞、因子与因子间相互调控,维持适当的免疫应答,抵御病原微生物入侵,异常免疫应答则可引起组织细胞破坏,严重器官功能受损。

(一)固有免疫反应

1. 免疫活性细胞　巨噬细胞是一组高度异质性的细胞群,参与抗细菌、病毒、真菌及原虫的免疫应答反应。巨噬细胞广泛分布于机体各种组织器官,包括神经系统胶质细胞、骨骼系统破骨细胞、肝脏库普弗细胞、肺泡巨噬细胞、间质结缔组织的组织细胞等。组织器官的巨噬细胞主要由循环单核细胞分化而来。巨噬细胞可通过其表面受体、胞内介质或细胞因子识别,吞噬和破坏病原微生物。

感染期间巨噬细胞可分化为经典活化的巨噬细胞(M1)和旁路活化的巨噬细胞(M2)。M1 主要功能是杀灭胞内病原微生物,参与和增强 I 型免疫反应,可产生炎症细胞因子(TNF-α、IL-1β、IL-12、IL-18、IL-6、IFN-γ)、氧自由基(ROS)和一氧化氮(NO),促进补体介导的吞噬和抗原呈递功能。M2 参与和促进 II 型免疫反应,可进一步分为 IL-4或 IL-13 诱导的 M2a,免疫复合物或 IL-1β 诱导的 M2b,IL-10、TGF-β(或糖皮质激素)诱导的 M2c。IL-33 和胸腺基质淋巴细胞生成素(TSLP)亦可以 IL-13 依赖的形式促进 M2 分化。总体来讲,M1 具有促炎作用,M2 具有抗炎作用,参与抗感染炎症反应后的组织修复。M2 各亚群变异较大,某些 M2亚群在感染早期或寄生虫感染时可呈现促炎特性,分泌炎症细胞因子或产生 NO 及 ROS,参与促炎反应。此外,M1 和 M2 并不是终末分化细胞。根据炎症反应中的微环境变化,M1 和 M2 可相互转化,炎症反应后期 M1 转为 M2,有利于组织修复。活化的巨噬细胞可分别产生 IL-12、IL-23、IL-4 或 IL-13,促进 Th1、Th17 或 Th2 分化,诱导适应性免疫参与抗感染免疫反应。在感染免疫应答中,巨噬细胞活化不足可致病原微生物清除不完全,过度活化则可导致组织细胞严重破坏,甚至自身免疫性疾病。目前已知多种正性或负性信号途径调节分子、miRNAs 及表观遗传修饰调节巨噬细胞活化,如细胞因子信号抑制因子(suppressor of cytokine

signaling,SOCS)-3 可通过抑制信号转导与转录活化因子(STAT)-1 活化而阻止 M1 分化,miR-145通过促进 IL-10 产生抑制巨噬细胞活化,miR-155则促进巨噬细胞活化,了解巨噬细胞活化调控机制可深入理解巨噬细胞在抗感染免疫应答中的双刃剑作用。

中性粒细胞是人体最重要的固有免疫细胞之一。感染发生时,中性粒细胞在细胞因子(TNF-α、IL-8、TFN 等)、前列腺素、白三烯及内毒素(LPS)等作用下,从外周循环募集到感染部位,吞噬补体或抗体结合的细菌、真菌及病毒等病原微生物,形成吞噬小体,触发胞膜上的 NADPH 氧化酶,引起中性粒细胞呼吸爆发,产生大量活性氧代谢产物,病原微生物在颗粒酶及活性氧共同作用下被破坏降解。成熟中性粒细胞可释放中性粒细胞胞外诱捕网(neutrophil extracellular traps,NETs),NETs 由中性粒细胞染色质 DNA 及颗粒蛋白组成,含有组蛋白、弹性蛋白酶、蛋白酶 3 及髓过氧化物酶等易于与 DNA 结合的阳离子杀菌性蛋白,可诱捕并杀伤金黄色葡萄球菌、志贺菌、白念珠菌等多种病原微生物。中性粒细胞对适应性免疫也具有重要调节作用,中性粒细胞可产生 B 淋巴细胞刺激因子(BAFF)、IL-21 等细胞因子,作用于脾脏边缘区(MZ)B 细胞,促进 B 细胞分化为分泌抗体的浆细胞。中性粒细胞可通过释放 NETs 促进浆细胞样 DC(pDC)活化。NETs 含自身 DNA 和抗微生物蛋白(如 LL-37),通过 TLR9 信号途径活化 pDC,诱导 IFN-α 等 I 型干扰素产生,参与抗病毒反应。中性粒细胞尚可诱导性表达 MHC-II 类分子和共刺激分子 CD80、CD86,在 IL-12、IL-23 等细胞因子协助下,诱导 Th1 和 Th17 分化,参与炎症反应。

DC 是处于固有免疫和适应性免疫间的界面细胞,按其表面标志可分为髓系来源的常规 DC(cDC,亦称 mDC)和淋巴系来源的 pDC,前者是体内功能最强的抗原呈递细胞(APC),通过 Fc 受体及多种摄入受体消化处理抗原,并经 MHC-I和 MHC-II 分子分别呈递抗原给 $CD8^+$ T 细胞和 $CD4^+$ T 细胞,在 CD80、CD86 等共刺激分子和细胞因子协同下,启动和调控适应性免疫反应,通过 T 细胞参与抗胞内菌(如结核)、病毒(如 HBV、HPV、HIV 等)和真菌感染免疫。pDC 是机体最强 I 型干扰素(IFN-α)产生细胞,在病毒等微生物感染时可迅速趋化到炎症反应部位,释放大量 IFN-α $[1×10^8 pg/(ml·12h)]$。DC 按成熟程度可分为成熟 DC 和未成熟 DC(immature DC,iDC)。正常情况下体内绝大多数是 iDC,它们具有极强摄取和加工处理抗原的能力,但 MHC 分子、细胞表面共刺激分子表达极低,这种特征是机体维持外周免疫耐受的主要机制之一。

NK 细胞是重要的固有免疫细胞,参与抗病毒免疫反应。根据其表面 CD56 分子表达强度分为 CD56bright 和 CD56dimNK 细胞,>90% 的外周 NK 细胞是 CD56dimNK 细胞,表达较高水平的杀伤细胞 Ig 样受体(KIR)、CD16 和穿孔素,具有杀伤活性。CD56bright 是相对不成熟的 NK 细胞,分泌 IFN-γ 和 IL-10 等因子,也称为调节性 NK 细胞。NK 细胞可直接识别病毒感染细胞,无需抗原呈递。NK 细胞动态表达抑制型(iNKR,如 CD94/NKG2A)和活化型受体(aNKR,如 NKP30、NKP44、NKG2D),与 MHC Ⅰ 类分子结合,调节杀伤活性。病毒感染细胞 MHC Ⅰ 类分子减少可致 NK 细胞 iNKR 表达减少,aNKR 表达增加,触发 NK 细胞杀伤活性。活化的 NK 细胞产生 RANTES、IFN-γ、TNF 等趋化 / 细胞因子,通过非溶解机制抑制 HIV、CMV 等病毒复制。NK 细胞可与细胞毒性 T 淋巴细胞(CTL)及巨噬细胞相互作用,清除过度活化的 CTL 和巨噬细胞,调控免疫反应。NK 细胞 NKG2D 表达不足可能是感染相关性噬血细胞综合征的原因之一。

2. 模式识别受体 模式识别受体(PRR)广义可分为吞噬性 PRR 和信号性 PRR。吞噬性 PRR 促进吞噬细胞清除病原微生物,血浆中的补体(如 C1q 和 C3)和甘露糖结合凝集素(MBL)等属于此类 PRR。补体和 MBL 分别以经典通路或 MBL 通路活化补体,产生 C3a、C3b、iC3b 及 C5a 等裂解产物,iC3b 等是重要的调理素,吞噬细胞通过其表面的补体受体(C1qR、CR1、CR3 和 CR4)识别 iC3b 包被的病原体,促进吞噬功能。C5a 和 C3b 尚可通过其受体信号途径调节 IL-12 等细胞因子产生,参与固有免疫和适应性免疫反应。MBL 除经 MBL 相关丝氨酸蛋白酶(MASPs)激活补体参与调理病原微生物吞噬外,尚可作为调理素直接与病原微生物表面的碳水化合物结合,经吞噬细胞 MBL 受体摄取病原微生物,促进吞噬反应。

免疫活性细胞需经信号性 PRR 识别相应配体后,才能启动固有免疫应答。信号性 PRR 识别各种病原体高度保守的结构,即病原相关分子模式(PAMP),使大量结构各异的病原体能够被数量有限的识别分子所识别。已知信号性 PRR 主要包括跨膜的 Toll 样受体(TLRs)和 C 型凝集素受体(CLRs)、胞质内的核苷酸结合寡聚化结构域(nucleotide binding oligomerization domain,NOD)样受体(NLRs)及维 A 酸诱导基因 -1(RIG-1)样受体(RLRs)等,表达或存在于身体各种细胞或血浆,分别介导细菌、真菌、病毒及原虫所致的固有免疫反应。TLRs 是目前了解较清楚的 PRR。不同的 TLR 识别各自不同的 PAMP。TLR2 识别 G+ 菌的脂蛋白、肽聚糖及脂磷壁酸,TLR4 识别 G− 菌脂多糖(LPS)及呼吸道合胞病毒融合蛋白,TLR5 识别鞭毛蛋白,TLR1 和 TLR6 与 TLR2 结合形成异源二聚体,分别识别 2- 乙酰酯肽或 3- 乙酰酯肽。位于核内体上的 TLR3、7、8、9 主要识别 RNA 或 DNA 等核酸成分,介导抗病毒反应:TLR3 识别病毒产物 dsRNA,TLR7/8 识别单链病毒 RNA,TLR9 识别病毒或细菌的非甲基化 CPG DNA 序列。TLRs 除识别外源性配体外,表达于 DC(或巨噬细胞)的 TLRs 尚可识别组织细胞损伤所释放的内源性配体,如热休克蛋白(HSP)60、HSP70,高迁移蛋白 1(HMGB-1)、硫酸肝素、透明质酸寡聚糖、RNA 及 DNA 等。其中 TLR3、7、9 识别 DNA 或核酸 IgG 复合物,TLR2、TLR4 识别 HMGB-1、HSP 等,TLRs 识别内源性配体在炎症反应的发生发展中具有重要作用。TLRs 识别配体后发生构象变化,活化下游信号途径传导分子,经 MyD88 依赖或 MyD88 非依赖途径,分别激活核转录因子 NF-κB、干扰素调节因子 -3(interferon regulatory 3,IRF-3)或 IRF-7,诱导炎症细胞因子(如 TNF-α、IL-1β、IL-6 等)、趋化因子、TNF-α 及细胞表面共刺激分子表达。由于参与诱导 TLRs 活化的免疫活性细胞及内外性配体不同,TLRs 途径活化可启动两种截然不同又相互调控的固有免疫反应:炎症细胞因子主导型(巨噬细胞或 DC 经 TLR2、4、3 活化)和 TNF-α 主导型(pDC 经 TLR7、9 活化)。

CLRs 是一组含 C 型凝集素结构域的异质性跨膜蛋白,主要包括甘露糖受体、Dectin1/2 等,识别真菌产物 β- 葡聚糖和 α- 甘露聚糖,经接头分子脾酪氨酸激酶(Syk)和 CARD9 活化 NF-κB,诱导炎症细胞因子产生;RLRs 主要包括 RIG-1 和 MDA5(黑色素瘤分化相关基因 5),识别病毒 dsRNA,启动和调节抗病毒免疫反应。RIG-1 可与具有 5′磷酸化平头末端短链(<300bp)病毒 dsRNA 结合,MDA5 非特异结合长链病毒 dsRNA(>1 000bp)。

RLR 活化信号经接头蛋白 MAVS（mitochondrial antiviral signaling protein），激 活 NF-κB、MAPK 和 IRF，诱导Ⅰ型干扰素和炎症细胞因子产生；人类 NLRs 家族由 23 个以上的胞内 PRR 组成，其中了解较清楚的是 NOD1、NOD2 及 NALP3（又名 NLRP3 或 cryopyrin），NOD1 和 NOD2 主要表达在巨噬细胞胞质中，识别大多数 G⁺ 和 G⁻ 菌的肽聚糖，通过其 CARD 分子与 RICK（RIP2-like kinase）相互作用，活化 NF-κB，产生炎症细胞因子。NALP3 参与激活炎症复合体。RNA 病毒、细菌 mRNA 或氧化的线粒体 DNA 与 NALP3 C 端配体识别域结合后，NALP3 NACHT 结构域发生寡聚化，分别与接头蛋白调亡相关点样蛋白（ASC）和 CARDINAL（CARD-inhibitor of neuclear factor-κB-activating ligand）结合，激活半胱氨酸蛋白酶 -1（caspase-1），形成活化的 NALP3 炎症复合体，切割 IL-1β 和 IL-18 前体，生成具有生物活性的 IL-1β 和 IL-18，介导炎症反应。

3. 模式识别受体与病毒逃逸 干扰素是机体抗病毒感染免疫应答的关键效应分子。在生物进化过程中，某些病毒可通过基因突变产生病毒产物抑制干扰素产生，从而逃逸机体免疫监控机制。病毒抑制干扰素产生主要有下述三种方式：①影响模式识别受体识别病毒。RIG-1 氨基端含 CARD 结构域，泛素酶 TRIM25 催化 CARD 泛素化，活化 RIG-1 下游转录因子 IRF-3 以及 NF-κB，促进 IFN-β 转录。甲型流感病毒非结构蛋白 I（NSI）抑制 TRIM25 与 RIG-1-CARD 结构域结合，抑制 RIG-1 活化。沙状病毒亦可通过与 RIG-1 结合阻止其信号途径活化。MDA-5 也含有 CARD 结构域，副黏病毒 V 蛋白可与其结合抑制 MDA-5 活化。②抑制转录因子 IRF-3 和 NF-κB。病毒感染经模式识别受体活化 IRF-3 等转录因子，活化的转录因子核易位与干扰素启动子区结合，上调干扰素基因表达。HPV E6 蛋白和甲型流感病毒 NS1 可与 IRF-3 结合，抑制 IFN-β 转录。TANK 结合激酶 1（TANK bindingkinase，TBK1）是活化 IRF-3 的关键激酶，甲型肝炎病毒可通过抑制 TBK1 阻断 IRF-3 活化。NF-κB 转录因子家族由 RelA、RelB、c-Rel 和前体蛋白 P100 和 P105 组成。脊髓灰质炎病毒 3C 蛋白水解 RelA 亚基从而使 NF-κB 失活。手足口病毒（FMDV）L 蛋白亦可导致 RelA 降解。JAK-STAT 信号途径由 JAK、TYK2 激酶、IRF-9 和 STAT 蛋白组成，参与调控干扰素产生。麻疹、风疹、水痘病毒表达的 V 和 C 蛋白降低 STAT 蛋白磷酸化，阻止 STAT 进入胞核，抑制 IFN 产生。③诱导负性调节因子产生。SOCS3 具有负性调节 JAK-STAT 信号途径的作用，HCV、甲型流感病毒及单纯疱疹病毒诱导 SOCS3 表达，因此下调 JAK-STAT 信号途径活化。CMV 含有大的基因组 DNA，编码各种蛋白，影响模式识别受体和转录因子活化。此外，CMV 尚可借助宿主 IL-10 基因编码病毒 IL-10，抑制 IFN-α 产生。人偏肺病毒可通过 G 蛋白、P 蛋白和 SH 蛋白抑制 TLR-4 诱导的 NF-κB 或 RIG-1 介导的 IRF-3 活化。了解病毒逃逸免疫监控机制可望为新的抗病毒治疗提供线索。研究证实 HCV NS3/4A 丝氨酸蛋白酶裂解 RIG-1/MDA5 接头分子 MAVS，特异性丝氨酸蛋白酶抑制剂 Telaprevir 和 Boceprevir 已用于 HCV 治疗。主要细胞模式识别受体见表 5-1。

表 5-1 主要细胞模式识别受体

PRRs	亚细胞定位	主要配体	信号途径 / 转录因子
TLRs			
TLR1/2	细胞膜	2- 乙酰酯肽	MyD88/NF-κB
TLR2	细胞膜	脂磷壁酸	MyD88/NF-κB
TLR3	核内	双链 RNA	TRIF/NF-KB、IRF3
TLR4	细胞膜 / 核内体	脂多糖	TRIF、MyD88、Mal/NF-κB、IRF3
TLR5	细胞膜	鞭毛蛋白	MyD88/NF-κB
TLR2/6	细胞膜	3- 乙酰酯肽	MyD88/NF-κB
TLR7/8	核内体	单链 RNA	TRIF/NF-κB、IRF7
TLR9	核内体	双链 DNA	TRIF/NF-κB、IRF3

PRRs	亚细胞定位	主要配体	信号途径/转录因子
CLRs			
Dectin-1	细胞膜	β-葡聚糖	Syk、CARD9/NF-κB
Dectin-2	细胞膜	α-甘露聚糖	Syk、CARD9/NF-κB
NLRS			
NOD1/2	细胞质	肽聚糖	CARD、RICK/NF-κB
NALP3	细胞质	胞壁酰二肽	ASC、CARDINAL、Caspase-1（炎症复合体）
NLRC4	细胞质	mRNA/鞭毛蛋白	ASC、Caspase-1（炎症复合体）
RNA poll Ⅲ	细胞质	dsRNA	MAVS、TBK1/IRF3
DAI	细胞质	富含AT的B-DNA	TBK1/IRF3、NF-κB
LRRFIP1	细胞质	dsDNA dsRNA	β-catenin/IRF3
IFI16/p204	细胞质	dsDNA	STING、TBK1/IRF3
AIM2	细胞质	dsDNA	ASC、Caspase-1（炎症复合体）
RLRs			
RIG-1	细胞质	3p-RNA	MAVS/IRF3、IRF7、NF-κB
MDAS	细胞质	双链RNA	MAVS/IRF3、IRF7、NF-κB

（二）适应性免疫

1. **辅助性T细胞** 成熟DC（或巨噬细胞）表达CD80、CD86、CD40等细胞表面共刺激分子，分泌IL-6、TGF-β、IL-12、IFN-γ等多种细胞因子，触发适应性免疫，诱导初始T细胞分化为CD4⁺辅助性T细胞（Th）。Th包括Th1、Th2、Th17、CD4⁺CD25⁺Foxp3调节性T细胞（Treg）及滤泡辅助性T细胞（TFH）。Th细胞及其分泌的细胞因子具有多种功能，除辅导B细胞生成抗体及增强CTL活性外，尚可调节（抑制）免疫反应和诱导炎症反应。在抗感染免疫反应中，Th1主要由IL-12（或IFN-γ）诱导，分泌促炎细胞因子IFN-γ和IL-2，诱导细胞免疫反应；Th2由IL-4诱导，分泌抗炎细胞因子IL-4和IL-5等，介导体液免疫反应并参与免疫抑制；Treg细胞分为天然Treg（nTreg）及诱导型（iTreg）两种。iTreg细胞主要由TGF-β诱导。Treg具有免疫抑制作用，可经过细胞接触机制（CTLA-4等）或细胞因子机制（分泌IL-10及TGF-β等）抑制T细胞活化，调控过度免疫反应。Th17细胞主要由IL-6（人类尚有IL-1β及IL-23等）诱导，通过分泌IL-17诱导巨噬细胞、内皮细胞等多种细胞产生TNF-α等炎症细胞因子或趋化因子，诱导和放大抗感染炎症反应。TFH细胞主要由IL-21和B细胞ICOSL诱导。TFH表达的ICOS与B细胞表面ICOSL结合，与TFH自身分泌的IL-21共同作用，刺激B细胞的增殖、分化及Ig类型转换。B细胞在CD40和LPS诱导下，可生成调节性B细胞（Breg），分泌IL-10，可诱导Treg或抑制Th1、Th17分化，下调免疫反应。

2. **抗体的调理和中和作用** 适应性免疫产生的抗体是机体抵抗病原微生物的重要武器，它可高度特异性地识别并结合病原微生物的抗原成分，直接中和抗原，使其不再具有致病性。绝大多数病毒中和抗体针对病毒表面抗原，但一些特殊的内部抗原（如脊髓灰质炎病毒VP1和VP4抗原）亦可诱导中和抗体。其机制可能是在体内37℃环境中病毒内部多肽抗原具有构象改变特性，从而为机体免疫细胞所识别。抗体与病原体抗原结合，其Fc片段与吞噬细胞表面Fc受体联结，有利于吞噬细胞对病原体的吞噬。吞噬细胞杀灭有荚膜细菌时更需调理作用协助，故调理作用缺陷常致有荚膜微生物（如肺炎链球菌、流感嗜血杆菌、脑膜炎链球菌及金黄色葡萄球菌等）感染。金黄色葡萄球菌感染时，机体产生的抗体可包被细菌，促进吞噬小泡-溶酶体融合。如无抗体调理作用，金黄色葡萄球菌即可在未能融合的吞噬小泡中存活，而使用含有金黄色葡萄球菌抗体的IgG成分则可减轻疾病严重程度及发病率。抗毒素是针对微生物外毒素抗原产生的抗体成分,其作用为中和外毒素的生物学效应。抗毒素不仅能识别外毒素的 α 亚单位并能阻断其生物学效应,亦可抑制其特异组织识别部分——β 亚单位与组织结合,其结果均为中和外毒素毒性,使机体免于病理生理改变。外毒素产生后往往与靶细胞紧密结合,迅速导致不可逆病理损害,因而外毒素抗体产生的最佳时间应在外毒素产生前,以及时阻断外毒素与靶细胞结合。因此,可能产生外毒素的细菌感染后,应及时使用外毒素抗体,曾经外毒素主动免疫的患者亦应作加强接种以提高抗体滴度。

3. **CTL 介导的细胞免疫反应** CTL 通过分泌穿孔素(perforin)溶解被病毒感染的靶细胞,也可通过表达死亡基因产物 Fas 的配体(Fas-L),与受感染的靶细胞表面的 Fas 相连接,触发靶细胞内在的凋亡机制,导致靶细胞发生凋亡。CTL 功能缺陷者,将会发生反复而严重的病毒感染,如水痘、疱疹病毒、CMV 感染或其他细胞内微生物,如卡氏肺孢子虫和结核分枝杆菌感染。给这些患者接种卡介苗,可致肺和全身性分枝杆菌感染。

对流感病毒感染而言,抗体和 CTL 均参与抗感染免疫反应。流感病毒疫苗接种后,产生的抗流感病毒神经氨酶抗体和血凝集素与预防该疾病的能力相关。被动免疫能预防实验鼠发生肺炎,但不能避免其发生鼻炎和气管炎,除非同时给予特异性 IgA。然而流感病毒感染发生后的恢复,则依靠特异性 CTL 的作用。动物实验表明过继转入特异性 CTL 能清除流感病毒感染的无胸腺鼠肺内的病毒,特异性抗体也能缩短病毒排放时间,但不如转入特异性 CTL 迅速。老年流感患者病情严重的部分原因可能与年龄相关性 CTL 活性下降有关。

抗体免疫反应与细胞免疫反应在抗病毒感染免疫中的分量因不同的病毒感染而不同;即使同一病毒感染,也因宿主的免疫反应能力和暴露的病毒量不同,其免疫反应亦有差异。以下两个例子足以说明问题:反复性水痘可见于血清抗体水平很高,但其细胞免疫功能受抑制者;而给予 T 细胞免疫功能缺陷患者水痘-带状疱疹免疫血清处理,可预防疾病发生或减轻病情。

(三)抗感染免疫应答反应调控失衡

脓毒症是感染引起的全身炎症反应综合征(systemic inflammatory response syndrome, SIRS)。广义而言,脓毒症包括细菌脓毒症、病毒脓毒症以及真菌脓毒症。在脓毒症发病机制中,除病原微生物及其毒素直接损伤组织细胞外,免疫功能紊乱对其发生发展具有重要作用。TLRs 等 PRR 识别病原微生物配体后启动固有免疫反应,若 PRR 及其传导途径过度活化,则诱发炎症反应。大量异常产生的 TNF-α 等炎症细胞因子/趋化因子,可诱导血管内皮细胞高表达 ICAM 等黏附分子和 NO,并募集中性粒细胞到黏附分子表达部位,造成血管内皮损伤,激活凝血/纤溶系统,导致组织细胞损伤。组织细胞破坏释放的内源性配体可进一步活化 TLRs,诱发炎症级联反应,严重者可致脓毒症休克或 MODS。导致脓毒症 TLR 信号途径及炎症细胞因子过度活化的机制尚不清楚。病原微生物特性及宿主炎症反应性可能是导致异常活化的重要原因,后者与 TLR 信号途径分子及炎症细胞因子基因多态性有关。此外,机体通过免疫系统启动抗微生物促炎反应的同时也启动抗炎反应。促炎反应/抗炎反应失衡是抗感染免疫功能紊乱的主要原因,但是促炎反应和抗炎反应之间是否呈线型发展关系,过去看法并不一致。以往曾认为脓毒症可能存在 SIRS 和 CARS(代偿性抗炎反应综合征)两个免疫反应时相,呈线型发展关系。早期主要为 TNF-α、IL-1β 等炎症细胞因子大量产生,激发促炎反应(SIRS)。其后机体可能处于相对稳定的免疫反应期(混合性拮抗反应综合征,MARS),随脓毒症促炎反应发展,机体启动代偿性抗炎反应机制,IL-10 等抗炎细胞因子大量产生以拮抗过度产生的炎症细胞因子,同时炎症细胞因子因合成减少或消耗降解而降低,从而导致 CARS 或免疫麻痹。

近年注意到脓毒症患者早期即可高表达 IL-10 等抗炎细胞因子,处于脓毒免疫抑制(以 $CD14^+$ 单核细胞 HLA-DR 表达 <30% 为界定标准)状态患者同时存在超高水平的炎症细胞因子和抗炎症细胞因子。目前认为脓毒症抗炎反应在脓毒症一开始就出现,病原微生物通过 TLR 经巨噬细胞或 DC 启动固有免疫反应,巨噬细胞或 DC 既可分泌 TNF-α 等促炎症细胞因子,也可分泌 IL-10 等抗炎细胞因子。由于 TNF-α 明显增高,机体通过活化诱导的细胞死亡(AICD)机制,激活 Fas-FasL 介导的细胞凋亡,导致 T 细胞、B 细胞、巨噬细胞及 DC 数量减少,诱发早期的免疫抑制。凋亡机制可诱导 DC 无应性及 IL-12 生成减少,导致 Th1/Th2 平衡向 Th2 漂移,IL-4 等抗炎细胞因子明显增加,进一步加重免疫抑制。随脓毒症持续加重,明显增高的 TGF-β 诱导 Treg 细胞过度分化,可导致严重免疫

抑制。因此,脓毒症既可能存在免疫反应亢进,也可能存在免疫抑制,促炎/抗炎反应同时存在,两者的强弱处于不断变化之中,机体处于一种复杂的免疫紊乱动态失衡中。这种失衡因个体遗传背景、病原微生物毒力、应用糖皮质激素、抗生素或血液制品(如静脉丙种球蛋白)等多种因素影响而波动。每个脓毒症患者病程中可能存在不同的免疫状态。了解脓毒症患者免疫功能紊乱的波动性及个体差异性对于成功救治脓毒症具有重要意义,以往不管个体免疫状态大剂量使用糖皮质激素或 TNF-α 拮抗剂治疗脓毒症失败的教训是最好的警示。HLA-DR 表达水平、IL-10/TNF-α 比例等是判断体内免疫状态简单有效的方法。根据个体免疫状态在不同环节采取针对性方法进行精确干预,将有助于恢复体内正常免疫反应,为脓毒症治疗提供新的线索和途径。

(唐雪梅　许红梅　李成荣)

第二节　免疫功能低下患者的感染

一、概述

感染的发生是病原微生物和宿主共同作用的结果。良好的宿主免疫应答是防止和减轻感染最重要的条件。任何因素(包括原发性、继发性)导致小儿免疫功能低下时,最常见的机体反应就是发生感染。针对免疫功能低下儿童的感染特点,主要包括:①对条件致病菌易感,感染程度严重,容易发生全身播散;②感染的特异性症状、体征和实验室指标可不明显;③感染的恢复过程缓慢,常规治疗效果不佳。本节主要讲述引起小儿继发性免疫功能低下的常见原因,包括解剖生理特点,常见免疫功能低下性疾病,尤其是近年来严重危害儿童健康的几种常见病毒感染性疾病(手足口病、流行性感冒、EB 病毒感染、人类免疫缺陷病毒感染),以及并发感染的特点、治疗及预防。

导致免疫功能低下患者感染主要包含以下几个因素:

1. 病原微生物因素　对大多数正常人不致病的微生物,可能引起先天和后天免疫缺陷患者的感染。由于感染的发生是微生物、环境因素和宿主抵抗力相互作用的结果,免疫功能低下者的感染常为机会感染。微生物对宿主的致病力是相对的,这与环境变化、接触微生物的数量和宿主自身抵抗力等因素有关。致病力强的微生物可不引起易感者发病,而非致病性微生物偶尔可致健康人发病;非致病性微生物能感染免疫功能低下者发生感染,甚至出现危及生命的严重感染(机会感染)。虽然正常儿童有时也可发生机会感染,但较为少见,病情也较轻。

随着儿童免疫学的发展,儿科医师和家长对免疫功能低下人群的重视加强,近年来免疫功能低下儿童感染的情况也有所改善,病死率明显下降,但医源性感染仍不可忽视,医院环境的微生物常为耐药菌株,给治疗带来极大的困难。

2. 宿主因素　导致免疫功能低下的机体原因很多,可以是组织器官水平,如胸腺、皮肤结构发育不良或破坏;细胞水平,如 T、B 细胞等功能降低;分子水平,如 DNA、蛋白质水平异常。各种原因引起的免疫缺陷往往不限于某一水平的异常,可以同时发生从分子水平到组织器官水平的变化。机体对病原微生物的抵抗是机体免疫系统综合状况的体现,当然也与细菌的毒力和数量有关。感染 = 毒力 × 病原微生物数量/宿主抵抗力。如果上述等式中宿主抵抗力下降,在感染了一定数量低毒力的微生物后,就可能会发生机会感染,且感染严重而难以控制。

原发性免疫缺陷病的发生很多与基因异常有关,但继发性免疫缺陷在临床上更为常见。除上述宿主自身免疫系统发育低下外,此类患者多存在影响免疫功能的相应基础疾病,如新生儿出生缺陷、营养不良、蛋白丢失性疾病、血液系统疾病、糖尿病等内分泌病、外科手术后、肿瘤性疾病等。由于免疫缺陷涉及的面十分广泛,加之感染的状况又各不相同,故了解其总发病率较为困难。日常医疗工作中免疫缺陷合并感染十分常见,是临床医师面临的重要问题。

3. 特殊临床表现　宿主对病原微生物的反应决定了患者临床表现的轻重。正常儿童感染可伴有发热和急性炎症等基本应答反应。急性炎症反应是由于粒细胞浸润、充血和毛细血管通透性增加等所致。临床表现可为皮肤蜂窝织炎、中耳炎、肺炎和脑膜炎等。

免疫功能低下患者多合并基础疾病或长期使用皮质激素、抗肿瘤药等。在此基础上伴发感染的临床表现和体征往往不典型,全身症状可不明显(如中毒症状),感染局部变化也不显著(如肺炎、腹膜炎或腹部脓肿、皮肤蜂窝织炎和溃疡、软组织脓肿、关节炎和骨髓炎等)。严重的中性粒细胞减少患者发生肺部细菌感染时,胸片可能不出现明显的浸润影。伴发蜂窝织炎时可能没有局部的红肿,易误诊或漏诊。注意详细询问既往病史,进行仔细的体格检查才可能挖掘隐藏的基础疾病,作出正确的诊断。继发免疫功能低下是全身和局部炎症等临床表现不典型的主要原因。

各种影响免疫功能的因素可能导致不同的感染特点。小儿先天解剖特点、皮肤黏膜屏障损伤、合并基础疾病或基础用药等均可导致低毒力微生物感染,甚至一些皮肤和黏膜的正常菌群也可导致免疫缺陷患者发生严重、致命的感染。一些病原体可因其特殊毒性产物而有特殊表现,如肺孢子虫病、白念珠菌引起的鹅口疮等。因为部分重症病例对患者生命造成极大威胁,本节将详细介绍几种常见的病毒感染性疾病,包括疾病的病因、发病机制、临床表现及诊治进展。除了介绍儿童最常见的流行性感冒的病原学变迁及治疗进展外,尤其在重症手足口病的早期识别及处理,EB病毒感染合并噬血细胞淋巴组织细胞增生症的诊治、EBV相关肿瘤,以及儿童HIV感染的发病机制、分期、临床表现、预防及抗病毒治疗等方面进行了更新,突出了临床实用性。最后强调了在各种疾病相应临床表现基础上注意免疫功能调节对疾病的恢复至关重要。

二、先天性解剖缺陷

正常的解剖生理结构是维持机体正常功能的最基本条件。各种先天因素导致解剖生理结构发生改变,均会不同程度影响机体正常的生理功能,包括抗感染能力下降。儿童易发生感染的先天性解剖结构缺陷主要有:①皮肤发育异常;②先天性心脏缺损;③呼吸系统解剖异常;④泌尿道发育异常;⑤先天性唇腭裂。

1. 皮肤发育异常　皮肤发育不良(aplasia cutis)又称先天性皮肤缺陷(congenital skin defect),为一个或几个区域内的表皮真皮,有时甚至皮下组织出现先天性缺损。先天性皮肤缺陷在临床上表现各异,常伴其他先天畸形。

颅脊柱轴先天性皮肤异常在儿童较常见,其中仅有少数皮肤窦道与中枢神经系统有沟通而造成反复感染。有文献发现110例皮肤真皮窦的感染,最常见的感染原是正常肠道或皮肤的菌落,一部分是医源性感染。因为真皮窦道感染发病率和死亡率较高,感染原常见为机会致病菌,常见的细菌有棒状杆菌属、变形杆菌属、大肠埃希菌属、表皮葡萄球菌、金黄色葡萄球菌、铜绿假单胞菌等。临床表现为反复发生的中枢神经系统感染,死亡率较高。因此在反复发生的中枢神经系统感染时一定要仔细检查有无皮肤异常。感染发生后应进行感染部位引流液和脑脊液革兰氏染色涂片和培养。在未明确病原菌前,即应经验性使用抗生素,主要针对革兰氏阴性菌。如果病原菌难以确定,抗生素的选择应覆盖金黄色葡萄球菌、表皮葡萄球菌和棒状杆菌属。一旦发生中枢神经系统交通性皮肤畸形,应行外科手术修复。

2. 心脏缺损　先天性心脏发育缺陷患者发生呼吸道感染、败血症、急性或亚急性细菌性心内膜炎的概率较正常儿童明显增加,感染也是先天性心脏病患者最常见的死亡原因。最常见的病原菌包括肺炎链球菌、草绿色链球菌、溶血性链球菌、肠球菌、金黄色葡萄球菌、表皮葡萄球菌等。先天性心脏缺损儿童亚急性细菌性心内膜炎还可由其他条件致病原菌所致,包括嗜血杆菌、奈瑟菌属、肠杆菌属、假单胞菌属、肺炎克雷伯菌、念珠菌属、沙雷菌属、曲霉菌属等。先天性心脏病患者合并呼吸道感染后的病情更重,常需要根据多次细菌培养,联合敏感抗生素治疗。加强此类患者的日常护理,预防感染、预防心力衰竭是诊治的关键。

3. 呼吸系统解剖异常　包括先天性气管支气管软化、支气管狭窄、先天性肺发育不良、先天性肺囊肿、肺囊性纤维化、肺隔离症等。先天性呼吸道解剖异常儿童并发感染的病原常见肺炎链球菌、金黄色葡萄球菌、大肠埃希菌、流感嗜血杆菌、肺炎克雷伯菌、铜绿假单胞菌及鲍曼不动杆菌等。铜绿假单胞菌感染是导致肺功能下降及病情恶化的主要原因之一。其他细菌如脆弱拟杆菌、霉菌等也可致呼吸道感染。

根据多次痰培养寻找相应感染病原,必要时采用支气管镜灌洗液培养找病原。在病原体明确之前应立即给予全身使用抗生素,抗生素的治疗应包括对金黄色葡萄球菌、肺炎克雷伯菌、铜绿假单胞菌敏感的抗生素,等待病原结果调整抗生素使用。如果伴发铜绿假单胞菌感染,可选择美罗培南、阿米卡星等抗感染,对于机械通气时痰培养出细菌如鲍曼不动杆菌时,应注意判断是全身感染或局部定植。对先天性呼吸道发育异常儿童应给予喂养指导,减少呛咳、吸入等加重呼吸道感染。

4. 泌尿道发育异常 先天性泌尿道结构缺损使感染的机会明显增加。常见的泌尿道发育异常有孤立肾、重复肾、重复输尿管、先天性肾发育不良、先天性肾积水、膀胱输尿管反流、遗传性多囊肾等。引起正常儿童泌尿道感染的病原通常为革兰氏阴性肠道细菌如大肠埃希菌、肠球菌等,而在泌尿道发育异常的儿童,更易罹患尿路感染,包括部分低毒力细菌如表皮葡萄球菌感染,称为复杂尿路感染。针对伴有先天泌尿道发育畸形者,注意加强卫生宣教,一旦出现尿路感染症状,需要经验性选择针对革兰氏阴性细菌及表皮葡萄球菌的抗生素治疗,同时行尿培养了解感染病原菌,根据药敏调整抗生素种类。如有复发性或顽固性尿路感染,需

要预防性使用抗生素,疗程足,必要时联合泌尿外科及时行手术矫正畸形。

5. 先天性唇腭裂 先天性唇腭裂的婴儿在喂养时常伴有吸吮困难和呛咳,尤其在严重腭裂时常导致喂养困难,或剧烈呛咳导致中耳炎,且多发生于出生后不久。因为先天发育中解剖结构异常,口、鼻腔相通,直接影响婴儿发育,常致上呼吸道感染,并发中耳炎。腭裂儿童易发生中耳炎,多为耳咽管开放功能损害所致。已有一些关于腭裂儿童中耳炎的病原学研究,大肠埃希菌、其他革兰氏阴性杆菌、流感嗜血杆菌、链球菌、金黄色葡萄球菌等都是常见的病原菌。行耳道溢出液培养,根据培养结果选择抗生素治疗,必要时行鼓膜穿刺置管引流。如有复发性中耳炎,可预防性使用抗生素,及时行手术修复唇腭裂。先天性解剖结构缺陷儿童的感染、治疗及预防方法见表5-2。

表 5-2　先天性解剖结构缺陷儿童的感染、治疗及预防方法

易感因素	易感病原体	合适的治疗方法	预防措施
皮肤发育异常	棒状杆菌、变形杆菌、大肠埃希菌、表皮葡萄球菌、金黄色葡萄球菌、类白喉杆菌、铜绿假单胞菌、粪产碱杆菌、类杆菌、嗜血杆菌、链球菌	1. 破损溢液及脑脊液的革兰氏染色涂片和培养 2. 脓肿形成则给予切开及引流 3. 在病原体明确之前应立即给予全身性抗生素(在革兰氏染色基础上选择抗生素)。病原体明确前,抗生素的治疗应包括对金黄色葡萄球菌、表皮葡萄球菌、棒状杆菌和肠杆菌敏感的抗生素 4. 修复缺损	1. 对所有皮肤缺损应仔细评价 2. 手术修复所有与中枢神经系统交通的缺损
心脏缺损	草绿色链球菌、肺炎链球菌、其他链球菌、肠球菌、金黄色葡萄球菌、表皮葡萄球菌、奈瑟菌、多数革兰氏阴性杆菌、念珠菌、嗜血杆菌、棒状杆菌、假单胞菌、草绿色需氧菌、烟曲霉菌	1. 治疗前多次血培养 2. 怀疑草绿色链球菌组感染时用青霉素治疗;(MIC ≤ 0.2g/ml 青霉素 G);肠球菌和耐药的草绿色链球菌组感染时用青霉素或万古霉素联合氨基糖苷类抗生素治疗;耐青霉素酶青霉素或万古霉素用于治疗葡萄球菌感染	在因严重菌血症引起的牙病和其他疾病的过程中推荐使用预防性的抗生素[*]
呼吸系统解剖异常	肺炎链球菌、金黄色葡萄球菌、大肠埃希菌、流感嗜血杆菌、肺炎克雷伯菌、铜绿假单胞菌	1. 治疗前多次痰培养找感染病原 2. 支气管镜灌洗液培养找病原 3. 给予全身使用抗生素,抗生素的治疗应包括对金黄色葡萄球菌、肺炎克雷伯菌、铜绿假单胞菌敏感的抗生素 4. 伴发铜绿假单胞菌感染者,可选择美洛培南、阿米卡星等抗感染或根据药敏调整 5. 机械通气时痰培养结果注意判断是全身感染或气道局部定植	1. 加强喂养指导 2. 早期行痰培养明确病原

续表

易感因素	易感病原体	合适的治疗方法	预防措施
泌尿道发育异常	大肠埃希菌、其他革兰氏阴性杆菌、肠球菌、表皮葡萄球菌	1. 清洁尿涂片和培养 2. 泌尿学评价和正确的手术治疗 3. 根据培养结果选择抗生素治疗	1. 正确的手术治疗 2. 预防性抗生素治疗
唇腭裂	大肠埃希菌、其他革兰氏阴性杆菌；流感嗜血杆菌、链球菌、金黄色葡萄球菌	1. 耳道溢出液培养 2. 根据培养结果选择抗生素治疗 3. 鼓膜穿刺置管引流	1. 加强喂养指导 2. 鼓膜穿刺置管引流 3. 预防性抗生素应用 4. 手术修复腭裂

注：*根据 JAMA 资料改编；MIC：最小抑菌浓度。

（引自：DAJANI AS，BISNO AL，CHUNG KJ，et al.Prevention of bacterial endocarditis.Recommendations by the American Heart Association. JAMA，1990，264：2919-2922.）

三、皮肤黏膜屏障功能损伤

皮肤和黏膜是人体防御一切外来病原感染的重要屏障。任何原因导致人体皮肤黏膜屏障功能损伤均可引起机体感染。

1. 各种导管

（1）血管内导管：在大多数住院重症患者的护理中，涉及应用一根或一根以上的血管导管，而这些导管是引起院内菌血症最常见的原因。导管的种类包括外周静脉导管、短期的动脉和中心静脉导管、长期动脉和中心静脉导管，以及埋藏式静脉通路。以上各种方式的导管都可能会发生条件致病菌感染。

感染可分为穿刺部位感染（导管进出皮肤点的局部感染）、全身血源性败血症感染，此外，也可伴有窦道感染。静脉导管部位皮肤的微生物引起细菌败血症和菌血症占 0.4%~5%。长期静脉营养输注者败血症发生率更高。常见的病原菌有表皮葡萄球菌、金黄色葡萄球菌、草绿色链球菌、芽胞杆菌、假单胞菌、沙雷菌、枸橼酸菌、肠杆菌、不动杆菌、阴沟肠杆菌等。念珠菌和曲霉菌是主要的致病真菌。

当发生动静脉穿刺部位感染表现时，应即刻停止使用导管或另换部位穿刺。如仅为局部感染，拔掉被污染导管后，不用特殊抗生素治疗，做好局部消毒处理即可自行好转；当感染部位培养出微生物阳性结果或临床体征提示持续的全身感染，则应采用适当抗生素治疗。根据使用中心静脉导管放置的时间长短，其感染发生率为（0.47~7.59）/1 000。部分置管患者注射部位的感染通常单用抗生素治疗可缓解，不用拔去导管；但如有从穿刺入口处导管进入静脉之间的皮下组织发生感染，则应拔除导管后辅以抗生素治疗。

穿刺部位抗生素的应用可有效预防导管局部感染，但亦有增加耐药菌株感染的风险。是否需要拔除导管，取决于抗生素治疗 48 小时后临床是否改善（无持续发热、无败血症和无局部的炎症即为好转）。如患者免疫功能正常，出现普通血管内导管感染症状时，通常可通过合适抗生素的治疗而治愈，无需拔管。静脉注射使用器械需根据材料要求替换，静脉注射的瓶装液体使用前检查是否有裂缝或混浊，以减少外来感染的风险。

（2）气管插管：是重症监护室危重患者必要的治疗手段，同时也大大增加了感染的风险。气管插管患者可出现从插管口至肺部的呼吸道直接感染，也可导致败血症，尤其在长时间采用机械通气的患者。如果患者出现发热、呼吸急促、呼吸道分泌物增多，或者反复发生呼吸衰竭不能纠正者，均应考虑有无气管插管导致的感染。金黄色葡萄球菌、肠球菌、大肠埃希菌、不动杆菌、铜绿假单胞菌、克雷伯菌、肠杆菌等均为常见感染病原，反复经气管灌洗后取痰培养可明确。有时需注意考虑细菌为全身感染或局部定植，后者需要加强吸痰及支气管灌洗，以及气管内滴注有效抗生素以缓解。

行气管插管前严格培养无菌意识，规范操作流程，加强气道护理，以及按照要求消毒仪器设备，均可预防或减少感染的发生。

（3）尿道插管：使用尿道插管是机会性感染常见原因。感染可分为尿管局部感染、全身败血症两方面，在保留导尿留置尿管时更易发生感染。常见的病原菌除了常见的革兰氏阴性肠杆菌外，许多高耐药性微生物如铜绿假单胞菌、不动杆菌、白念珠菌、沙雷菌也可见。及时多次取尿液行尿培养及菌落计数可明确病原，直接取膀胱内尿液培养可增加培养阳性率。经验用药时应注意选择针对革兰氏阴性杆菌的抗生素。

当出现尿道口插管部位感染表现时,应即刻检查尿道口是否红肿,有无分泌物,必要时取分泌物培养,同时拔出尿管,清洁尿道口,根据尿培养或局部分泌物培养选择抗生素。一旦出现发热,应给予全身抗生素治疗(依据革兰氏染色选择适当的抗生素)。如果不能拔出尿管,需进行局部治疗,可用抗生素进行膀胱冲洗。进行导尿插管时注意严格无菌操作可预防或减少尿管感染。

2. **吸入疗法**　采用雾化吸入疗法是辅助治疗呼吸道感染的常用手段。免疫功能低下患者常并发肺炎,各种雾化吸入治疗可有效缓解气道痉挛、湿化痰液,有利于抗炎,减轻吼喘,促进分泌物排出。采用的储藏式雾化器污染是导致患者感染的重要原因之一。在经过污染的雾化器进入机体导致感染的病原中,最常见的细菌包括金黄色葡萄球菌、肺炎球菌、其他如链球菌、流感嗜血杆菌、铜绿假单胞菌、黏质沙雷菌、肺炎克雷伯菌和其他革兰氏阴性杆菌等均有发现。及时取呼吸道分泌物培养可早期发现病原菌,治疗建议选择三代头孢菌素,必要时加用氨基苷类抗生素联合抗感染。

经常保持雾化仪器的清洁和维护,可以有效预防和防止感染的发生,尤其在重症监护室,必须严格按规定对设备进行清洁和保养,预防感染蔓延发生。儿童皮肤黏膜屏障损伤所致感染及处理见表5-3。

表5-3　儿童经皮肤或黏膜屏障的感染

易感因素	易感病原体	合适的治疗方法	预防措施
静脉插管	表皮葡萄球菌、金黄色葡萄球菌、肠球菌、类杆菌、大肠埃希菌、不动杆菌、假单胞菌、枸橼酸菌、克雷伯菌、肠杆菌、芽孢杆菌、沙雷菌、隐球菌、念珠菌、糠秕马拉色菌、棒状杆菌、分枝杆菌	1. 尽可能去除插管,尤其当血培养阳性或有提示感染持续存在的临床症状时 2. 从插管中取血并取外周血做培养,取出的插管顶端做培养,输入的液体做培养,插管位置的皮肤取样做培养 3. 患者发热时,即用耐青霉素酶的青霉素或万古霉素联合抗感染,必要时可加用氨基糖苷类抗生素治疗 4. 用超声波检查插管顶端有无血栓 5. 如有血栓形成,有必要延长抗微生物治疗;导管需要按规定更换	1. 更换注射位置和输液装置 2. 置管前应用外科术前准备法 3. 术前应用静脉抗生素预防感染 4. 对护理留置插管的人员进行充分培训 5. 插管位置最好位于上半身,便于护理
气管插管	金黄色葡萄球菌、肠球菌、大肠埃希菌、不动杆菌、铜绿假单胞菌、克雷伯菌、肠杆菌等	1. 痰涂片或培养,血培养 2. 气管插管处分泌物培养 3. 气道灌洗液涂片或培养 4. 出现发热或败血症,给予全身抗生素治疗 5. 如考虑细菌定植,需进行局部治疗	1. 插管时遵守规范,无菌操作 2. 加强气道护理 3. 对呼吸机等仪器设备进行常规清洁保养
尿道插管	革兰氏阴性杆菌、假单胞菌、沙雷菌、不动杆菌、表皮葡萄球菌、念珠菌、产碱杆菌、肠球菌、奇异变形杆菌	1. 尿液革兰氏染色涂片及培养,以及血培养 2. 必要时去除插管 3. 患者如出现发热,即予全身性抗生素治疗(依据革兰氏染色选择适当的抗生素) 4. 如果不能去除插管,需进行局部治疗,可用抗生素进行膀胱冲洗	1. 插管期间注意无菌操作 2. 应用封闭的引流装置或用抗生素液持续膀胱冲洗
雾化治疗装置	金黄色葡萄球菌、肺炎链球菌、其他链球菌、流感嗜血杆菌、假单胞菌、沙雷菌、肺炎克雷伯菌、不动杆菌、黄杆菌、产碱杆菌、其他革兰氏阴性杆菌	1. 从患者呼吸道取样做培养 2. 初治常包括三代头孢菌素抗感染,必要时联合氨基糖苷类抗生素治疗	1. 对雾化治疗装置应使用特殊的消毒方法 2. 根据病原选择相应抗生素治疗

3. 外科手术 外科手术后患者时常发生机会性感染。手术后患者如出现发热，须考虑伤口局部感染可能，尤其是条件致病菌感染，及时作血清学检查及病原学培养以明确致病菌，给予指导治疗。由于手术致机体皮肤黏膜保护屏障遭到破坏，外科患者免疫功能相对低下，术后营养缺乏等，引起伤口局部感染的风险增加。

手术患者的伤口是机会感染最多见的部位。伤口感染发生率因医院及手术类型不同而存在很大差异，外科手术患者伤口感染发生率为 2%~5%。

（1）普通外科手术：手术后，根据手术式式及切口的污染程度决定是否采用抗生素治疗。一般 I 类切口术前不常规使用预防性抗生素，术后亦不需加用抗生素。如果出现术后伤口感染，常见金黄色葡萄球菌、表皮葡萄球菌、链球菌、大肠埃希菌、梭状芽孢杆菌、肺炎克雷伯菌、肠杆菌、假单胞菌以及厌氧菌、念珠菌、粪产碱杆菌等感染，取伤口渗液涂片或培养，根据药敏结果选择相应抗生素治疗。

手术过程遵循严格无菌操作，术前术后常规感染监测可减少外科手术感染风险。

（2）脑脊液分流术：儿科脑脊液分流术是发生术后感染的高风险手术之一。感染病原以表皮葡萄球菌、金黄色葡萄球菌、芽孢杆菌、类白喉杆菌、革兰氏阴性杆菌等常见。Odio 等回顾了 1975—1981 年 297 例患者进行的 516 次脑脊液分流术，50 例患者（17%）发生了 59 例次的术后感染（11%），葡萄球菌占整个感染病原菌的 75%，表皮葡萄球菌比金黄色葡萄球菌更为常见。革兰氏阴性杆菌感染 11 例（19%），找到 2 种或 2 种以上病原菌的占总感染的 15%。近来的研究资料表明，273 例脑室 - 腹腔转流术和 75 例脑室 - 心房转流术患者，感染率为 8%。手术时间与感染发生率成正相关，手术时间超过 90 分钟的感染率为 13.6%，而短于 30 分钟的感染率为 5.2%。大多数分流术后感染考虑由正常菌群引起。从分流术患者脑脊液、分流管或血中找到细菌是认定感染的依据。

发热是分流术后感染最常见的临床表现，埋藏脑脊液分流管部位出血和皮肤发红是感染的依据。脑室 - 心房转流术感染的患者通常有菌血症，而脑室 - 腹腔转流术感染的患者很少有血培养和脑脊液培养阳性结果。当脑室 - 心房转流术患者有发热时，需进行多次血培养，以便获得病原学诊断。从分流储存器里吸出液体培养有助于感染诊断。抗生素的应用应考虑到葡萄球菌属、类白喉菌

和杆菌属感染，首选万古霉素和氨基糖苷类，且两者合用更为有效。术前预防性应用耐青霉素酶的抗生素，手术期间应用有效抗生素可明显减少感染的发生。

（3）烧伤：儿童烧伤后发生感染的风险很高。由于烧伤破坏了正常皮肤屏障，使正常皮肤菌群和外界环境中的细菌进入导致感染。机会感染发生率在严重烧伤者可达 50%，是致死的最主要原因。同时，烧伤患者存在中性粒细胞功能不全，对葡萄球菌和假单胞菌的杀伤作用减弱，大量体液丢失，损失血清白蛋白及免疫球蛋白，均增加了败血症发生的风险。

烧伤患者败血症可由链球菌、葡萄球菌、假单胞菌、沙雷菌、克雷伯菌、大肠埃希菌、变形杆菌、肠球菌、念珠菌、隐球菌等所致。青霉素的广泛使用，使链球菌感染的并发症得以控制，但耐青霉素的金黄色葡萄球菌相对增加。在广泛应用了耐青霉素酶的青霉素和头孢菌素后，烧伤患者葡萄球菌感染明显降低，而革兰氏阴性细菌成了主要的病原菌，铜绿假单胞菌尤其常见。如患者出现发热或感染中毒症状，进行烧伤组织活检或血培养尽快确定病原，并选用耐青霉素酶的青霉素或万古霉素，必要时合用氨基糖苷类抗生素联合抗感染。在严重感染时建议选用静脉丙种球蛋白加强抗感染及支持治疗。烧伤部位也可发生病毒感染，尤其注意单纯疱疹病毒感染。另外，儿科 22% 烧伤患者有巨细胞病毒感染的血清学证据。

烧伤患者术前用小剂量青霉素进行预防性治疗，仔细清洗烧伤处皮肤，细致的保护性护理对预防烧伤患者感染非常必要。

（4）心脏外科手术：手术后，患者由于条件致病菌引起的术后感染危险性很大，常常引起术后发生感染中毒性休克、急性亚急性心内膜炎、感染后心功能衰竭等，危及生命。金黄色葡萄球菌和表皮葡萄球菌、沙门菌、沙雷菌、类白喉菌、不动杆菌、肠菌属、假单胞菌属、白念珠菌等是最常见的条件致病菌。常规进行反复多次血培养可以明确感染病原。

心脏手术前预防性应用耐青霉素酶的抗生素，手术延时应重复使用，并连续应用至术后 24 小时内，可明显降低微生物的耐药发生率。

四、继发性免疫缺陷病

由于疾病和外因引起免疫系统受损，影响到细胞免疫、体液免疫、吞噬系统和 / 或补体系统任何

成分或免疫应答过程中任一环节,进而导致免疫功能低下或缺乏,表现为对感染的易感性增加,称为继发性免疫缺陷病(secondary immunodeficiency, SID)。由于继发性免疫缺陷是后天因素造成的免疫系统损害,其发病率远远大于原发性免疫缺陷病。虽然 SID 大多表现为暂时性及可逆性,SID 常能影响原发疾病的病理过程和预后。因此,认识及掌握继发性免疫缺陷具有临床指导意义。本节将针对 SID 的发病因素及机制、诊断及鉴别诊断及防治原则三方面作一系统介绍。

（一）继发性免疫缺陷的发病因素及机制

1. 感染性疾病

（1）病毒感染:病毒感染常伴随着免疫功能低下,其原因可能有某些病毒可以在淋巴组织增殖,使免疫细胞变性或坏死;某些病毒感染可以引起 T 细胞功能障碍或末梢血淋巴细胞减少。如人类免疫缺陷病毒(HIV)感染导致获得性免疫缺陷病是熟为人知的。先天性风疹综合征的患者,伴有 T 细胞、B 细胞免疫缺陷,血清中 IgG、IgA 明显降低。当风疹病毒被清除后,免疫功能才得到改善。麻疹病毒急性感染时,可直接感染 T 细胞、B 细胞和单核细胞,抑制 CTL 和 NK 活性,降低淋巴细胞增殖反应和抗体合成能力,表现为对皮试抗原的迟发型超敏反应受到抑制,促有丝分裂刺激物引起的淋巴细胞增生和淋巴因子产生减少,此时容易继发细菌、结核分枝杆菌或真菌等感染。EB 病毒感染、巨细胞包涵体病和其他病毒感染患者,体内淋巴胞易受到影响,表现为异形淋巴细胞增多。呼吸道合胞病毒、流感病毒和腺病毒感染可致暂时性淋巴细胞数减少和淋巴细胞增殖反应减弱,IL-2 产生和 CTL 活性下降。如由 2009H1N1 导致的重型流感后患者免疫功能低下,可表现为暂时性 NK 和 T 细胞缺乏,CD8$^+$T 细胞免疫活化和分化异常。

（2）细菌感染:严重细菌感染,尤其是胞内菌感染,细菌毒素可直接抑制免疫活性细胞功能,同时可间接影响巨噬细胞的吞噬功能。重症结核或结核进展期,结核菌素皮试可呈阴性,淋巴细胞对 PHA 的转化反应也可降低。重症细菌性脑膜炎、重症肺炎双球菌感染患者的淋巴细胞对有丝分裂原反应减弱。

（3）其他病原菌感染:急性感染如疟疾、南美锥虫病和血吸虫病等均可导致皮质区 CD4$^+$CD8$^+$ 胸腺细胞凋亡,以及迟发型皮肤过敏反应和增殖功能低下。其他病原体感染如真菌、原虫等感染亦可导

致机体防御功能低下,使病情迁延及易并发其他病原体的感染,造成病情严重和疾病复杂化。

2. 营养紊乱、微量元素及维生素缺乏

（1）蛋白质能量不足:免疫细胞及免疫分子的更新和再合成需要特殊营养物质,因此,重度营养不良常可引起广泛性免疫功能损伤。蛋白质能量长期供给不足,易发生分枝杆菌、病毒和真菌的感染。重度营养不良患者由于大量胸腺细胞(尤其是非成熟的 CD4$^+$CD8$^+$ 细胞)凋亡,以致胸腺萎缩。严重蛋白质能量不足致患者机体细胞免疫功能低下,表现在迟发型皮肤超敏反应低下、循环 T 淋巴细胞数量减少,以及对 PHA 反应降低。尽管此类患者体内免疫球蛋白水平近于正常,但由于吞噬细胞吞噬活性减弱,抗体亲和力显著降低,以致体液免疫功能异常。部分患者鼻咽洗液及肠道分泌液中 sIgA 含量减少。研究发现营养不良可导致 Th1 细胞相关细胞因子 IL-12、IL-18 及 IL-21 分泌降低。但随着营养状态的改善,继发性免疫功能低下是可逆的。当营养不良纠正后,免疫功能于 1~3 周内可逐渐恢复正常。

（2）微量元素、维生素缺乏:微量元素缺乏(如锌、铁、铜、锂和硒)及各种维生素缺乏也可导致免疫系统不同程度的缺陷。微量元素锌是 300 多种酶的重要成分之一,这些酶在碳水化合物和能量代谢、蛋白质合成和降解、核酸及血红蛋白合成等过程中发挥关键作用。因此,锌在细胞增殖、分化、凋亡及基因转录过程中的地位尤其重要,其中包括 T 细胞。严重锌缺乏可导致胸腺萎缩和皮质区 T 淋巴细胞稀少、外周血 CD3$^+$ 细胞数和细胞毒性 T 细胞活性下降、自然杀伤细胞功能亦受不同程度损害,淋巴细胞增殖反应和迟发皮肤过敏反应低下。巨噬细胞杀菌力也可能受损。同时由于缺乏 T 细胞的辅助间接影响 B 细胞特异性抗体的产生。此外,锌缺乏常伴皮肤黏膜损害,致使屏障功能下降。锌缺乏所致的免疫功能受损都可通过补充锌得到纠正。随着锌元素的补充,CD4$^+$CD8$^+$ 胸腺细胞数量可逐渐增多至正常。铁缺乏亦可导致 T 细胞减少,迟发皮肤过敏反应和淋巴细胞增殖反应减弱,细胞因子 IL-6、IL-4 活性下降。此外,由于铁是许多氧化酶的辅基。铁缺乏时,吞噬细胞过氧化物酶的活性降低。维生素 A 在维持黏膜表面和上皮的功能完整性方面发挥重要作用。维生素 A 缺乏可引起分泌成分如 SIgA 产生低下,导致黏膜对感染的防御能力降低。维生素 A 缺乏时可影响细胞

因子分泌,使γ干扰素(IFN-γ)分泌过多,而IL-2、IL-4、IL-5、IL-10分泌减少。维生素A缺乏同时可能导致胸腺功能异常,主要减少外周血T细胞输出数量,同时影响Th1/Th2免疫平衡,更倾向于Th1介导的免疫反应。研究发现维生素A缺乏可使疟疾、麻疹、呼吸道感染及慢性中耳炎的易感性增加,还可增加麻疹感染后腹泻患者的死亡风险。维生素B缺乏可引起胸腺上皮细胞功能低下,T细胞分化障碍,细胞免疫功能降低,吞噬细胞杀菌力亦降低。维生素C缺乏时吞噬细胞游走和杀伤功能降低。给先天性中性粒细胞缺损的Chediak-Higashi综合征患者补充维生素C能改善吞噬细胞功能。维生素D缺乏可增加结核感染的风险。

(3)肥胖症:肥胖症患者免疫功能低下与淋巴细胞和吞噬细胞功能降低有关。饱和脂肪酸或不饱和脂肪酸过多均能抑制细胞免疫反应,抑制中性粒细胞趋化性和吞噬功能,以及单核吞噬细胞系统清除功能。极低密度脂蛋白能抑制淋巴细胞及其他细胞的蛋白合成和DNA合成的启动。一些脂蛋白能干扰补体附着在细胞表面上,因而影响免疫功能。在病毒性肝炎和霍奇金淋巴瘤时,血清中有一种β脂蛋白能抑制T细胞剪切环的形成和T细胞发育成熟。

3. **蛋白丢失综合征** 严重的蛋白质丢失可致低白蛋白血症或低丙种球蛋白血症。失蛋白性肠病、蛋白质营养不良、肾病综合征、胃肠道炎症或乳糜池的淋巴管阻塞、小肠原发性或继发性淋巴管扩张等,均可引起大量蛋白(包括免疫球蛋白)经肠道丢失和吸收不良,导致严重的继发性低丙种球蛋白血症。原发或继发性小肠淋巴管扩张症由于小肠黏膜淋巴管结构缺陷,从而导致淋巴管扩张和功能性阻塞,不能正常地接受乳糜微粒和淋巴回流,大量小肠淋巴液漏入肠腔,引起蛋白质(包括大量免疫球蛋白)和淋巴细胞的丢失。肾病综合征则可从尿中丢失大量蛋白质,更重要的是Th细胞功能异常,无法正常执行对B细胞辅助功能,使B细胞Ig合成转换发生障碍,导致血清IgG、IgA含量减少。当病情逐渐恢复,尿蛋白减少及体内免疫稳定后,Ig水平可回升至正常范围内。严重的剥脱性皮炎,IgG也可经血管漏出而丢失,造成低IgG血症。

4. **血液系统疾病和恶性肿瘤** 骨髓造血异常引起的疾病,如再生障碍性贫血、婴儿遗传性粒细胞减少、网状组织发育不全症,均存在不同程度免疫缺陷。一方面,宿主本身免疫功能低下及紊乱,

导致肿瘤细胞出现免疫逃逸,临床进展进一步表现为肿瘤性疾病。另一方面,免疫系统相关肿瘤如霍奇金淋巴瘤、淋巴肉瘤、各类急性白血病和慢性淋巴细胞白血病以及骨髓瘤等,肿瘤细胞本身既可抑制免疫细胞产生及其活性,同时可分泌体液性免疫抑制因子,引起免疫功能降低。恶性淋巴瘤及慢性淋巴细胞性白血病,随着病情的进展可直接浸润及破坏免疫组织,导致皮肤试验反应性低下及淋巴细胞转化率降低。另外,所有治疗血液肿瘤的化疗方案均可导致B细胞消耗,伴有暂时性的低球蛋白血症。同时这些化疗方案亦可致使CD4$^+$Th细胞减少,并持续较长一段时间,可抑制记忆T细胞功能,但不影响记忆T细胞的数量。

5. **自身免疫性疾病** 自身免疫性疾病患者体内免疫功能紊乱,存在针对自身抗原的自身抗体和自身反应性T/B细胞。该类患者常伴有抗细胞因子自身抗体阳性,而部分抗细胞因子自身抗体可导致机体继发性免疫功能低下,包括抗IFN-γ、抗GM-CSF、抗IL-17A、抗IL-22、抗C-CSF等抗体。系统性红斑狼疮还常有粒细胞减少,补体消耗性缺乏。研究显示,自身免疫性疾病患者恶性肿瘤的发生率明显升高,部分疾病如系统性红斑狼疮、类风湿关节炎,可能是非霍奇金淋巴瘤潜在的危险因素。应用免疫抑制剂后的继发性免疫缺陷也是自身免疫性疾病容易合并恶性肿瘤的原因之一。

6. **医源性因素** 如皮质类激素、环磷酰胺、硫唑嘌呤、硫基嘌呤、甲氨蝶呤、环孢素A、放射线、抗T淋巴细胞免疫球蛋白(ATG)及生物制剂大剂量或长期应用时易继发严重感染和肿瘤,尤其是条件致病菌的感染发生率显著增高。

大剂量激素可使单核细胞趋化性与杀菌力均降低,并可抑制巨噬细胞对抗原的摄取与处理。短期超大剂量的甲泼尼龙冲击疗法后,IgG及周围血淋巴细胞(主要是T细胞)可急剧降低,但短期内可恢复。长期使用可导致胸腺萎缩,血液中T细胞持续减少,对各种抗原皮试反应减弱以及淋巴细胞转化反应抑制。长期使用激素亦可导致炎症因子如白介素1、白介素6及肿瘤坏死因子TNF-α分泌减少,以及白细胞趋化、黏附及吞噬功能低下。

嘌呤类拮抗剂影响核酸合成,对T细胞功能有抑制作用。烷化剂(环磷酰胺、苯丁酸氮芥)可阻碍RNA的合成。当大剂量使用时,对IgG的生成与迟发型皮肤变态反应均有抑制。叶酸拮抗剂(甲氨

蝶呤)可抑制 IgG 产生,并可引起中性粒细胞发育障碍,对迟发型皮肤变态反应也有轻微抑制作用。嘧啶类抗代谢药物(阿糖胞苷)可抑制 DNA 聚合酶,影响 DNA 复制,使淋巴细胞、粒细胞发育障碍。抗癌抗生素(放线菌素 D、丝裂霉素)也可引起细胞免疫功能降低。植物生物碱(长春新碱)可引起体液免疫功能降低。

环孢素 A 及他克莫司阻断钙 - 钙调素 - 依赖性磷酸酶(钙神经调素),抑制 IL-2 转录,使 T 细胞功能下降。环孢素 A 及他克莫司可抑制 Th 细胞向 B 细胞提供辅助信号,进而影响 B 细胞功能,但对吞噬细胞的抗原呈递、吞噬和细胞毒功能影响较小。环孢素及他克莫司常用于多种器官移植的抗排斥反应和治疗某些自身免疫性疾病。长期使用此类药物可能增加病毒感染和淋巴组织增生性疾病的机会(包括淋巴瘤和卡波西肉瘤)。

放射线主要影响 T 细胞功能和数量,对 B 细胞、巨噬细胞和中性粒细胞的影响相对较少。经 2 000~3 000rad 分次照射后,外周血淋巴细胞数量减少,CD4 T 细胞数量和 CD4/CD8T 细胞比率下降,淋巴细胞增殖反应减弱。CD8 阳性自然杀伤细胞功能降低。PWM 诱导分泌的 IgG 和 IgM 下降。B 细胞缺乏 Th 细胞的辅助后,特异性体液免疫功能亦降低。巨噬细胞的抗原呈递功能可能受到不同程度损伤。放疗后免疫功能低下程度与放射剂量成正相关,也与照射部位有密切的关系。放疗后免疫功能下降可持续 1 年,个别病例甚至长达 10 年之久。

抗生素类药物的长期使用亦可影响免疫功能。氯霉素类能抑制初次和再次免疫的抗体生成,在体外能抑制 T 细胞对有丝分裂原的增生反应。四环素类能抑制脾细胞的抗体生成和白细胞趋化功能。氨基糖苷类及四环素族抗生素可抑制淋巴细胞转化,降低白细胞吞噬率,抑制脾细胞产生免疫球蛋白。复方新诺明可导致白细胞减少。因此,临床上长期应用广谱抗生素后,导致菌群失调,同时抑制免疫功能,继而易诱发白念珠菌、各种低致病力病原体感染。

7. 外科疾病、麻醉和手术 某些外科疾病、麻醉和手术(尤其是脾切除术、扁桃体切除术等)均可导致继发性免疫缺陷病。

(1)烧伤:烧伤时机体免疫功能全面下降。由于烧伤部位血流减缓、小静脉扩张和瘀血、微血栓形成,以及内皮细胞脱落等,可导致多形核白细胞运动障碍和吞噬功能减弱。同时免疫球蛋白可直接从血管漏出而大量丢失。烧伤 2 天后,免疫球蛋白可降至最低水平。大面积烧伤后,淋巴细胞显著减少,但多半在第 1 周内淋巴细胞计数恢复正常。部分患者迟发型超敏反应皮肤试验受累。同时烧伤应激引起皮质类固醇升高,继而导致免疫功能低下。因此,大面积烧伤后可伴有严重的继发性免疫缺陷,极易发生败血症(病原菌多为铜绿假单胞菌和金黄色葡萄球菌)、病毒感染(尤其是单纯疱疹病毒和水痘)。

(2)外伤:在受伤后 1 周内,高位脊髓损伤患者外周血多种免疫细胞数量减少,如单核细胞、CD3+ T 细胞、B 细胞及 MCH Ⅱ 抗原呈递细胞计数均显著降低。高位脊髓损伤患者往往并发自主神经反射异常,导致去甲肾上腺素及糖皮质激素异常分泌,进而影响免疫功能。

(3)麻醉剂:全身麻醉剂能抑制白细胞吞噬功能并使外周血白细胞减少,以及抑制淋巴细胞对抗原的应答反应。给麻醉药后人体淋巴细胞对 PHA 的反应减弱,可持续直到术后一段时间。

(4)手术:一般手术对免疫反应的影响很短暂,血清 Ig 水平常无明显改变。但较大手术创伤应激后,患者周围血淋巴细胞绝对计数可减少,对特异性抗原和非特异性有丝分裂原的增生反应均降低。此种状态可持续 7~10 天,在此期间患者对微生物的易感性增高。在动物实验中,胆囊切除术后的动物对注射抗原的抗体反应暂时受到抑制,迟发型超敏反应皮肤试验亦受累。脾属于重要的周围性免疫器官,具有吞噬、免疫球蛋白和某些补体成分合成等功能。在婴儿期切除脾脏后,患者易缺乏促吞噬因子,影响吞噬功能,血清 IgM 水平正常或低下,备解素减少。虽然一般抗体反应正常,但静脉注射抗原后免疫反应减弱。患者可于术后 2~3 年内发生严重急性感染,如重症肺炎、脑膜炎、败血症等,甚至导致死亡。故一般主张脾切除手术宜推迟至 4 岁以后施行,并尽可能保留部分脾组织。同样,<4 岁的幼儿行扁桃体切除术,对免疫功能也有影响。胸导管引流术是延长移植肾存活的有效措施之一。但引流液细胞中 80%~90% 是 T 细胞。由于患者外周血淋巴细胞锐减,细胞免疫反应低下和血清 IgG 下降,易继发感染。

8. 年龄 年龄与患者的免疫系统密切相关,婴幼儿及老年人免疫力相对低下。新生儿免疫功能低下,表现为淋巴组织中 B 细胞数量不足,B 细胞本身表达 CD21 降低,记忆性 B 细胞缺乏。因此,新生儿发生机会感染及败血症的概率要明显大于年长儿童。而 <32 周的早产儿由于缺乏母体传递的 IgG 抗体,更易发生严重感染。老年人因 T 细胞功能低下,易发生病毒感染、自身免疫性疾病和肿瘤。

9. 遗传代谢性疾病 相对健康儿童而言,21-三体患者发生感染、自身免疫性疾病、急性白血病和肉瘤等疾病的风险远大于健康儿童。该类患者免疫功能异常表现在以下几个方面:21-三体患者的胸腺体积小于同年龄组健康儿童;CD4+CD45RA+ 初始 T 细胞比例及 T 细胞受体剪切环数量降低;白细胞趋化性和吞噬作用受损,四唑氮蓝染料试验低于正常,以及杀菌力减弱或缺如;特异性免疫缺陷包括迟发型超敏反应皮肤试验受抑制,对 PHA 反应低下;记忆性 B 细胞数量减少;IgA 及 IgM 成熟障碍。随着年龄增长,21-三体患者初始 Tc 细胞数量逐渐增加,但初始 Th 细胞始终是减少的。

强直性肌营养不良患者的 IgG 分解代谢增高,IgG 的半衰期可由正常 23 天减少到平均 11.4 天。这类疾病的患者中,多数有血清 IgG 水平的降低,IgM 和 IgA 正常。囊性纤维化患者的天然免疫功能低下,其中包括气道黏膜清除功能异常,易感染假单胞菌属。代谢性疾病往往伴有免疫功能低下,氨基酸、糖及脂质遗传代谢性疾病如糖原累积症、半乳糖血症等易反复细菌感染。

10. 其他 已知尿毒症、糖尿病、肝功能不全、再生障碍性贫血、镰形细胞贫血、组织细胞增生症、结节病、慢性肠道疾病、放射线等也在不同程度、不同方面损害免疫系统,而致继发性免疫缺陷病。尿毒症时的毒性代谢产物对免疫功能有广泛的抑制作用,可使皮肤迟发型超敏反应包括结核菌素皮试减弱或消失,还可损害黏膜的完整性和引起皮肤症状,损害屏障功能。糖尿病患者存在巨噬细胞吞噬和趋化功能缺陷。长期高血糖可导致皮肤迟发型超敏反应不能,以及有丝分裂原刺激后的淋巴细胞增殖反应低下。紫外线可促使表皮中 T 细胞凋亡、抗原呈递细胞释放非特异性细胞因子。

(二)继发性免疫缺陷病的诊断及鉴别诊断

1. 诊断

(1)临床表现:①存在引起继发性免疫缺陷的某种原发性疾病或因素。②具有免疫功能缺陷时感染后特点:反复全身或局部感染,易出现严重感

染如败血症及脑膜炎等,感染易导致多器官功能衰竭,感染常表现为难治性及迁延性,感染时体温及白细胞常不升高,PHA 及 OT 常呈阴性,化脓性感染易形成坏死性炎症灶,机会感染概率增加,常伴有预料不到的合并症和异常表现类型,甚至出现条件致病菌感染等。

继发性 T 细胞免疫缺陷时,患者易发生胞内菌(结核分枝杆菌、麻风杆菌、布氏杆菌等)、病毒、真菌、支原体和原虫感染。严重缺陷的患者可发生卡氏肺孢子虫病、白念珠菌病、新型隐球菌病、巨细胞病毒病等。在慢性感染中,常见的有重症结核、瘤型麻风、球孢子菌病和亚急性脑硬化症。

继发性 B 细胞免疫缺陷时,表现为低 γ-球蛋白血症或选择性免疫球蛋白缺陷,或仅对某些抗原刺激不能产生足够的抗体反应。选择性 IgA 缺乏时,易发生呼吸道、消化道感染。IgG 缺陷或特异性抗体缺陷,易发生革兰氏阴性菌、具荚膜细菌、假单胞菌(铜绿假单胞菌等)以及病毒的感染。

中性粒细胞在抗体、补体、备解素等因子的参与下,主要吞杀革兰氏阳性细菌,能吞噬阴性菌,但不能杀死。粒细胞灭菌功能是一个复杂的过程,由趋化、吞噬、脱粒和杀菌 4 个相联系的环节来完成,任何一环节障碍均可发生感染。中性粒细胞减少或功能障碍易导致化脓性细菌和革兰氏阴性菌感染,严重时可发生条件致病菌(如白念珠菌、巨细胞病毒、卡氏肺孢子虫等)的感染。

任何一种补体成分低于正常值的 50% 时,应引起临床医师的高度重视,持续低于正常值的 25%,往往反映原发疾病预后不良。补体水平接近或稍低于正常的患者,要注意疾病的活动期、复发与恶化。C1q 水平严重低下往往提示原发疾病预后不良。

(2)实验室检查:血常规可提示白细胞、粒细胞或淋巴细胞数量减少。体液免疫提示补体成分或某种 Ig 蛋白降低。淋巴细胞分型或精细淋巴细胞免疫分析异常。迟发型超敏反应试验或淋巴细胞转化反应测定异常。呼吸爆发试验可显示中性粒细胞功能异常等。

2. 鉴别诊断 主要与原发性免疫缺陷病鉴别,鉴别要点包括:伴有引起继发性免疫缺陷的某种原发性疾病或因素,部分原发疾病控制后或继发性因素解除后免疫功能可逐渐恢复,未找到原发性免疫缺陷病相关证据。

(三)继发性免疫缺陷病的防治原则

1. 避免 SID 发生的预防措施，①尽量避免 SID 相关因素，早期合理治疗基础疾患，早期采取 SID 预防措施；②严格掌握激素、抗肿瘤药、放射疗法的剂量和疗程，严格掌握脾切除、扁桃体切除术的手术指征，择期脾切除手术患者在术前(如至少术前 2 周)可接种肺炎链球菌、流感嗜血杆菌及脑膜炎双球菌疫苗，以降低术后感染风险；③导尿、气管切开和动静脉插管等操作，应严格遵守无菌规则；④合理使用抗生素等。

2. 当出现 SID 后，首先应针对引起 SID 的基础疾病或因素进行相应的治疗。

3. 对合并的感染进行充分的抗感染治疗，有效地控制感染，尽快中断感染加重 SID 的恶性循环。

4. 采用适当的免疫疗法，促进免疫状态的改善，以增强机体的抗病能力。胸腺素可提高 SID 患者的免疫力。左旋咪唑常用于病毒感染后的无反应状态。新鲜全血或血浆，可补充特异性抗体、有功能的补体成分及免疫细胞。丙种球蛋白可降低抗体不足者的感染频率和程度，促进吞噬细胞的功能。干扰素为强有力的生理性广谱抗病毒制剂，可诱发细胞产生抗病毒蛋白，抑制病毒复制等。

总之，临床上许多原发疾病及因素均可导致继发性免疫缺陷病，SID 常能影响原发疾病的病理过程和预后。因此，早期发现及治疗 SID 反过来亦可改善原发疾病的预后。

五、特殊病原体感染

本节将详细介绍几种常见的病毒感染性疾病，包括疾病的病因、发病机制、临床表现及诊治进展。重点介绍儿童最常见的流行性感冒、手足口病(尤其是重症手足口病的早期识别及处理)、EB 病毒感染、合并噬血细胞淋巴组织细胞增生症的诊治，以及儿童 HIV 感染的诊疗进展等，以突出临床实用性。

(一)手足口病

手足口病(hand foot and mouth disease, HFMD)是由肠道病毒引起的全球性儿童传染病。1957 年，新西兰学者报道了首例手足口病，并在 1958 年发现 CoxA16 型病毒是引起手足口病的病原。1972 年，美国发现 EV71 型病毒也可引起手足口病流行，此后世界大部分地区均有此病流行报道。2008 年芬兰及 2011 年日本出现 CoxA6 暴发流行。

我国内地自 1980 年开始有散发病例报道，病原以 CoxA16 为主，其次为 EV71。2008 年，安徽阜阳发生暴发流行，随后疫情在全国播散，提示 EV71 为优势流行株，也是导致死亡的主要病原。该病好发于 3 岁以下婴幼儿，主要临床特征为手、足及口腔黏膜等部位出现斑丘疹和疱疹，大多数患者病情较轻，少数病例可出现脑膜脑炎、脑炎、脑脊髓炎、神经源性肺水肿、肺出血及循环衰竭等表现，甚至可导致死亡

【病原学及流行病学】

引起手足口病的病毒属于小 RNA 病毒科肠道病毒属，包括柯萨奇病毒 A 组(coxsackievirus A,CVA)的 2、4、5、6、7、9、10、16 型等，柯萨奇病毒 B 组(coxsackievirus B,CVB)的 1、2、3、4、5 型等；肠道病毒 71 型(human enterovirus 71,EV71)；埃可病毒(echo virus,ECHO)等。其中以 EV71 及 CoxA16 型较为常见，近年 CoxA6 型和 CoxA10 型有增多趋势。患者和隐性感染者均为传染源。传播途径复杂，主要通过粪 - 口途径，亦可经呼吸道飞沫传播，还可经接触患者皮肤黏膜疱疹液而感染。人群普遍易感，以 5 岁及以下儿童为主，尤以 3 岁以下发病率最高，占总发病数的 85%~95%，男孩发病多于女孩。感染后可获得较为持久的同型免疫力。全年均可发病，一般 5~7 月为发病高峰。本病传染性极强，在流行期间易发生托幼机构内流行和家庭聚集发病。

【发病机制与病理改变】

1. **发病机制**　病毒通过口或鼻咽部进入肠道，并在上皮细胞及咽部或肠壁淋巴组织增殖，若机体能够产生大量病毒特异性中和抗体，将病毒清除，则不发病。若病毒入血，则形成第一次病毒血症，病毒经淋巴通道扩散至远端淋巴结、肝、脾和骨髓进一步复制，导致第二次病毒血症，并随血流播散至皮肤、黏膜、脑膜、脑、脊髓及心脏等靶器官。大多数患者通过机体防御机制可控制感染，成为无症状或轻症感染，仅极少数累及中枢神经系统和肺组织成为重症病例。原发感染后可以获得持久稳定的型特异性免疫，不同型别的肠道病毒感染后不能提供交叉免疫保护，因此，机体可重复感染。

2. **机体免疫反应**　手足口病确切的免疫学机制尚不明确。多数研究表明，肠道病毒感染机体后刺激其产生一系列免疫应答。重症 HFMD 患者体内 NK 细胞数量明显下降；血清 IgG、IgA 水平明显降低，而 IgM 水平显著增高，尤其在肺水肿患者，

血清 IgM 水平明显高于没有并发症的患者。研究表明,EV71 感染的重症 HFMD,外周血淋巴细胞绝对计数明显减少,CD3$^+$ T 细胞、CD4$^+$ T 细胞、CD8$^+$ T 细胞及 NK 细胞逐渐降低,CD14$^+$ 单核细胞人类白细胞 DR 抗原(HLA-DR)表达呈递降趋势,CD4$^+$ 细胞表面 CD40 配体表达明显下降,HLA-DR 表达减少将阻碍抗原呈递导致免疫抑制。重症组患者血清 IL-6、IL-8、TNF-α 水平显著高于普通组及对照组,不论是显性感染或隐性感染,1 周后可产生型特异性抗体,3~4 周达高峰,对同血清型病毒有一定保护性,但不能阻止其他血清型 EV 感染。

3. 病理改变　在光镜下可见水疱内含清亮液体,水疱周围上皮细胞间和细胞内水肿,水疱下真皮浅层有散在慢性炎症细胞浸润;肺的病理改变是肺泡间隔毛细血管扩张充血,肺泡腔内大量单核细胞渗出。局部肺透明膜形成及出血性梗死,呈严重病毒性肺炎和急性肺水肿改变;神经系统主要累及延髓和脑干,其病理改变是神经元变性坏死、脑软化灶形成,血管周围炎症细胞浸润,呈病毒性脑炎改变;此外,淋巴结和脾脏的结构破坏,淋巴小结萎缩,淋巴滤泡的生发中心出现细胞核碎裂和溶解;心肌间质轻度水肿,伴局灶性坏死、心包炎等;肝细胞轻度水肿变性,肝窦轻度瘀血;肾脏近曲小管上皮细胞轻度水肿。

【临床表现】

潜伏期多为 2~10 天,平均 3~5 天。

1. 根据病情严重程度分类　可将手足口病分为普通病例和重症病例,后者又分为重型和危重型。

(1)普通病例:急性起病,病初伴有程度不等的发热,部分病例可以不发热。起病同时或 1~2 天后,口腔黏膜出现散在疱疹或溃疡,多位于咽峡、舌、硬腭、唇和颊黏膜等处,引起口腔疼痛,导致拒食和流涎。相继手、足和臀部出现红色斑丘疹、疱疹,疱疹呈圆形或椭圆形,质较硬,疱内液体较少。皮疹也可分布于膝、肩及肘关节附近,偶尔躯干也有少许皮疹分布。少数伴有瘙痒,疹退后不留瘢痕或色素沉着。可伴有咳嗽、流涕、食欲缺乏等症状。部分病例仅表现为皮疹或疱疹性咽峡炎。多在一周内痊愈,预后良好。

(2)重症病例:少数病例(尤其是 <3 岁者)病情进展迅速,体温持续高热或反复高热,皮疹可稀少甚至缺乏,在发病 1~5 天出现脑膜炎、脑炎(以脑干脑炎最为凶险)、脑脊髓炎、肺水肿、循环障碍等,极少数病例病情危重,可致死亡。存活病例可留有后遗症。一旦累及呼吸或循环系统,或神经系统严重受累即为危重型。重症病例常见临床表现:

1)神经系统表现:精神差、嗜睡、易惊、谵妄、头痛、呕吐、肢体抖动、肌阵挛、眼球震颤、共济失调、眼球运动障碍、无力或急性弛缓性麻痹及惊厥。可有脑膜刺激征和腱反射减弱或消失。

2)呼吸系统表现:呼吸浅促、呼吸困难或节律改变,口唇发绀,咳嗽,咳白色、粉红色或血性泡沫样痰液,肺部可闻及湿啰音或痰鸣音。

3)循环系统表现:面色苍灰、皮肤花纹、四肢发凉,指/趾发绀,出冷汗,毛细血管再充盈时间延长。心率增快或减慢,脉搏浅速或减弱甚至消失,血压升高或下降。

2. 根据发病机制和临床表现分类　可将手足口病分为 5 期。

(1)第 1 期(手足口出疹期):此期病例属于手足口病普通病例,绝大多数病例在此期痊愈。

(2)第 2 期(神经系统受累期):部分病例可出现中枢神经系统损害,多发生在病程 1~5 天内。此期病例属于手足口病重症病例重型,大多数病例可痊愈。

(3)第 3 期(心肺功能衰竭前期):多发生在病程 5 天内。目前认为可能与脑干炎症后自主神经功能失调或交感神经功能亢进有关,亦有认为 EV71 感染后免疫性损伤是发病机制之一。此期病例属于手足口病重症病例危重型。及时发现并给予正确治疗是降低病死率的关键。

(4)第 4 期(心肺功能衰竭期):可能与脑干脑炎所致神经源性肺水肿、循环功能衰竭有关。多发生在病程 5 天内,年龄以 0~3 岁为主。此期病例属于手足口病重症病例危重型,病死率较高。

(5)第 5 期(恢复期):体温逐渐恢复正常,神经系统受累症状和心肺功能逐渐恢复,少数可遗留神经系统后遗症状。

【实验室检查】

1. 血常规　白细胞计数正常或降低,病情危重者白细胞计数可明显升高。外周血白细胞在诊断早期 HFMD 中是一种敏感而非特异性诊断指标。

2. 血生化检查　部分病例可有轻度谷丙转氨酶、谷草转氨酶及肌酸激酶同工酶升高,病情危重者可有肌钙蛋白和血糖升高。

3. 血气分析 是重型 HFMD 机械通气过程中判断通气及氧合情况的重要指标,HFMD 患者若呼吸系统受累可出现动脉血氧分压及血氧饱和度下降、二氧化碳分压升高、酸中毒等改变,血气分析可作为呼吸系统损害的参考指标。

4. 脑脊液检查 神经系统受累时脑脊液压力增高、细胞计数增多(以淋巴细胞为主)、蛋白正常或轻度增高,糖和氧化物正常。符合一般病毒性脑膜炎改变。脑脊液检查对诊断 HFMD 合并神经系统损害具有较高的临床价值。

【病原学检查】

1. 特异性抗体检查 急性期与恢复期双份血清 CoxA16 或 EV71 等肠道病毒中和抗体有 4 倍以上升高可确诊。

2. 病毒分离和病毒核酸检查 鼻咽拭子、呼吸道分泌物、疱疹液和粪便中分离到肠道病毒或检测到 CoxA16/EV71 等肠道病毒特异性核酸均有确诊意义。

【影像学及电生理检查】

1. 影像学检查

(1)胸部 X 射线检查:重症病例可表现为双肺纹理增多、网格状和斑片状阴影,肺水肿和肺出血病例可呈大片实变影,甚至"白肺"。一旦提示肺水肿表示为重症病例。

(2)头颅 MRI:可观察病变的部位、范围及程度,并对预后评价具有重要价值。脑干延髓及颈髓的病变常为双侧、对称性分布,位于延髓、脑桥的后部分、颈髓的腹侧,脑内病灶无明显分布和形态特点,病变呈略长 T_1、长 T_2 信号,多为斑片状,边界不清,弥散加权成像(diffusion weighted imaging,DWI)图上呈略高信号。

2. 心电图 重症病例可见窦性心动过速或过缓、Q-T 间期延长、ST-T 改变。在异常动态心电图中,心动过速占异常者总数的 1/3 以上,故对于临床不能解释的窦性心动过速,尤其是伴随有精神萎靡、胸闷、气短、心前区不适、心音低钝等,可能是重症 HFMD 心肌损害的预警信号。

3. 脑电图 是反映大脑功能状态的指标,急性病毒性脑炎脑电图异常率高达 80%~90%,多呈弥散性背景慢波异常,少数可出现棘(尖)波。若临床有惊厥发作者,可出现痫样放电,提示脑功能受损,对协助诊断和预后评估有一定价值。

【诊断及鉴别诊断】

1. 诊断

(1)临床诊断病例:根据流行病学资料和典型手、足、口及臀部皮疹可作出临床诊断。皮疹不典型者,需借助病原学检查。

(2)确诊病例:临床诊断病例具有下列之一者即可确诊。① CoxA16 或 EV71 等病毒特异性核酸检测阳性;②分离出肠道病毒,并鉴定为 CoxA16、EV71 或其他可引起手足口病的肠道病毒;③急性期或恢复期双份血清 CoxA16、EV71 或其他可引起手足口病的肠道病毒中和抗体有 4 倍以上升高。

(3)重症病例:①重型出现神经系统受累表现。体征可见脑膜刺激征,腱反射减弱或消失。②危重型出现频繁抽搐、昏迷、脑疝;呼吸困难、发绀、血性泡沫痰、肺部啰音等;休克等循环功能不全表现。

(4)重症病例早期识别:年龄 <3 岁患者,出现以下特征者,要考虑重症病例:①持续高热不退,热峰 ≥39℃;②精神差、呕吐、易惊、肢体抖动及无力;③呼吸、心率增快;④出冷汗、末梢循环不良;⑤高血压;⑥外周血白细胞计数明显增高;⑦高血糖。

2. 鉴别诊断

(1)手足口病:普通病例需与水痘、丘疹样荨麻疹等疾病相鉴别。①水痘:皮疹呈向心性分布,躯干为主,四肢较少,皮疹呈多形性,初为红色斑疹或丘疹,短时间内变成疱疹,疱疹疱壁较薄,容易破损、结痂,痂壳脱落后不留瘢痕。皮疹伴瘙痒明显。各期皮疹可同时存在。②丘疹样荨麻疹:皮疹分布于躯干及四肢,不累及头面部及口腔。皮疹形态呈梭形样红色丘疹,丘疹中心可伴有针尖大小水疱,皮疹触之较硬,无结痂。皮疹瘙痒明显。

(2)其他病毒所致的疱疹性咽峡炎:无皮疹且仅表现疱疹性咽峡炎者,与其他病毒所致的疱疹性咽峡炎鉴别非常困难,需借助病原学和血清学检测进行鉴别诊断。

(3)其他病毒性脑炎及脑膜炎:手足口病合并中枢神经系统损害与其他病毒所致的脑炎及脑膜炎临床表现非常相似,应结合流行病史及皮疹特征进行鉴别。对无皮疹或皮疹不典型者应借助病原学、血清学进行鉴别。

(4)重症肺炎:重症手足口病可发生神经源性肺水肿,应与重症肺炎鉴别。肺炎主要表现发热、咳嗽、气促等呼吸道症状。一般无皮疹,无粉红色或血性泡沫痰。可借助胸部影像学、病原学、血清学进行鉴别。

(5)暴发性心肌炎:以循环障碍为主的重症手

足口病,需与暴发性心肌炎鉴别。后者无皮疹,有严重心律失常、心源性休克或阿斯综合征发作表现、心肌酶谱明显升高,胸部 X 射线或心脏彩超提示心脏扩大,心功能恢复较慢,最终可依据病原学检查鉴别。

【治疗】

目前尚无特效抗病毒药物治疗,主要是对症治疗。

1. 普通病例　适当休息,饮食清淡富有营养、多饮开水。做好口腔和皮肤护理。口腔溃疡可用碳酸氢钠漱口液等含漱。手足皮疹一般不需处理。发热较高者可用退热药。若并发细菌感染可使用抗生素。

2. 重症病例的治疗

(1)神经系统损害的治疗:①控制颅内高压。限制入量,给予 20% 甘露醇,每次 0.5~1.0g/kg,每4~8 小时 1 次。②酌情应用糖皮质激素。参考剂量:甲泼尼龙 1~2mg/(kg·d);氢化可的松 3~5mg/(kg·d);地塞米松 0.2~0.5mg/(kg·d);病情稳定后,尽早减量或停用。进展快或病情凶险者可考虑加大剂量,如在 2~3 天内给予甲泼尼龙 10~20mg/(kg·d)或地塞米松 0.5~1.0mg/(kg·d)。③酌情静脉用免疫球蛋白。总量 2g/kg,分 2~5 天给予。④其他治疗:降温、镇静及止惊。

(2)呼吸循环衰竭的治疗:①保持呼吸道通畅,吸氧;确保两条静脉通道,监测呼吸、心率、血压和血氧饱和度;留置胃管和导尿管。②液体量:在维持血压稳定情况下,限制液体入量,有条件者根据中心静脉压、心功能和有创动脉压监测调整液量。③机械通气:呼吸功能障碍时及时气管插管使用正压机械通气。根据血气和胸部影像学结果随时调整呼吸机参数。适当给予镇静、镇痛处理。如有肺水肿或肺出血表现,应增加 PEEP。不宜频繁吸痰等降低呼吸道压力的护理操作。④药物应用:根据血压和循环变化可选用米力农、多巴胺及多巴酚丁胺等药物;酌情应用利尿剂。

(3)其他治疗:严重高血糖时可应用胰岛素;可给予胃黏膜保护剂及抑酸剂防治消化道出血等。

(4)恢复期治疗:促进各脏器功能恢复,功能康复治疗及中西医结合治疗。

【预防】

1. 控制传染源　患者与病毒携带者是 HFMD 的主要传染源。在流行期间隐性感染者是发病患者人数的数十倍,而有效的隔离措施能使 HFMD

在疾病控制上具有积极的意义及良好的效果。普通病例居家隔离;重症病例应收治指定医院隔离治疗。隔离期为 14 天。

2. 阻断传播途径　加强疫情监测是控制本病流行的关键,托幼机构等集体单位做好晨检,发现疑似患者及时隔离;加强对儿童日常用具、玩具、餐具和排泄物、粪便等及时清洗、消毒,室内保持通风和良好换气。

3. 手足口病疫苗　针对 HFMD 主要感染病毒的疫苗正处于研究阶段,目前的疫苗研究主要是针对 EV71 型病毒。最新研究显示,疫苗对预防 EV71 引起的手足口病保护率为 90%,对于预防 EV71 相关疾病的保护率为 80.4%。

4. 加强健康宣教　加强对患者及家长的HFMD 相关知识的介绍和宣传,指导患者及家长注意个人及环境卫生,做到饭前便后洗手,水果洗干净后再吃。流行期间尽量避免儿童到人群拥挤的场所、防止交叉感染。

【预后】

普通病例 1 周左右自愈,预后良好。患者年龄小、皮疹少、发热持续时间长、反复抽搐、末梢循环障碍、呼吸困难并进行机械通气者,预后差。危重型病例病情凶险,病死率高,幸存者可有语言运动和智力障碍、癫痫等后遗症。

(二)流行性感冒

流行性感冒(epidemic influenza)简称流感,是由流感病毒引起的常见急性呼吸道传染病。其特点是起病急,传染性强,易引起流行和大流行。全球每季约有近 20% 人群感染,有大约 500 000 人因流感而死亡。感染者除表现为发热、头痛、肌痛、乏力、鼻塞、咽痛和咳嗽等症状外,还能引发或加重潜在疾病(心、脑、肺等疾病),甚至加重致支气管肺炎、继发细菌性肺炎或导致免疫功能低下者死亡。病情的严重程度与病毒的因素、患者的年龄、机体免疫状况、是否患有慢性疾病等有关。儿童流感的发生率是成人的 1.5~3 倍,6 个月 ~3 岁小儿易患重型流感,并发症的发生率也较高,掌握小儿流感的特点,早期诊断、治疗和预防尤为重要。

【病原学】

流感病毒属正黏病毒科,其基因组是分节段的单股负链 RNA,根据该病毒核蛋白(NP)和基质蛋白(MP)抗原性和基因特性的不同,分为甲(A)、乙(B)、丙(C)三型,甲型和乙型流感病毒的基因组由8 个 RNA 节段组成,而丙型流感病毒的基因组由 7

个节段组成,每个节段编码 1~2 个蛋白。根据病毒的血凝素(HA)和神经氨酸酶(NA)的不同,甲型流感病毒又可分为若干亚型,其中 HA 可分为 16 个亚型,NA 可分为 9 个亚型。

流感病毒的 HA 和 NA 的氨基酸序列经常发生突变(抗原漂移)或因不同流感病毒基因之间发生重配而出现新型流感病毒(抗原转换)。甲型流感病毒抗原性最易发生变异。当一种新型流感病毒出现时,由于人群对其缺乏保护性抗体,容易引起大规模流行。已知可感染人类的甲型流感病毒亚型有 H1N1、H3N2、H5N1、H9N2、H7N7、H7N2、H7N3 和 H7N9,其中 H_5 和 H_7 具有高致病性,H_1 和 H_3 属人易感型。据报道,H_5N_1 流感的病死率最高,可达 60% 以上,其次为 H_7N_9 流感,我国 2013 年报告的病死率为 27%,其他亚型流感的病死率均较低。20 世纪以来的重大流感事件见表 5-4。

表 5-4 20 世纪以来的重大流感事件

流行时间	发源地	型别	死亡人数
1918 年	西班牙	H_1N_1	2 000 万 ~5 000 万
1957 年	中国	H_2N_2	至少 100 万
1968 年	中国香港	H_3N_2	150 万 ~200 万
1977 年	俄罗斯	H_1N_1	不详
1997 年	中国香港	H_5N_1	不详
2009 年	墨西哥	H_1N_1	不详
2013 年	中国	H_7N_9	不详

流感病毒的免疫性:人体在感染流感病毒后可产生特异性的体液免疫和细胞免疫。HA 能促使病毒吸附到细胞上,其抗体能中和病毒,抵抗感染的发生;病毒 NA 能促进宿主细胞释放病毒,NA 抑制剂能抑制病毒释放,减轻病情和阻止病毒传播。流感病毒包膜糖蛋白 HA 和 NA,以及膜蛋白 M2 在流感病毒复制、侵袭中起关键作用,是流感疫苗或抗流感病毒药物可利用的主要靶点。局部分泌性抗体可能是防止感染的重要因素,血清抗体和鼻腔分泌物中的 sIgA 抗体有明显预防感染的作用。血清抗体可持续数月至数年,而分泌性抗体存留短暂,一般只有几个月。三种型别的流感病毒在抗原上没有联系,不能诱导交叉保护。流感病毒感染后引发细胞免疫应答,特异性 CD4$^+$T 淋巴细胞能帮助 B 淋巴细胞产生抗体,CD8$^+$T 细胞能溶解感染细胞,减少病灶内的病毒量,有助于疾病的恢复。

研究认为,野生水禽是流感病毒的自然宿主(贮存宿主),每隔一定时期,禽流感病毒株能通过基因重配转化成可感染人类的病毒株,这类携带禽流感病毒表面蛋白的人流感病毒株可导致全球流感大流行。

【流行病学】

1. 传染源和传播途径 患者为主要传染源,尤以轻型患者及隐性感染者起重要作用。在起病 3 天内传染性最强,热退或一周后大多不再排病毒。流感病毒的传播主要通过三个途径:第一,依赖空气传播。流感病毒在空气中可存活 30 分钟左右,且传播速度快。可通过咳嗽、打喷嚏、吐痰、唾液等方式传播。第二,接触传播,通过饮食、牵手、握手等方式传播。流感病毒通过公用餐具、水杯、牵手等途径进入人的口腔、鼻腔或眼睛黏膜,潜伏在人体内,2~3 天便可使人发病。第三,生物媒介传播。主要是指流行性感冒病毒通过鸡、鸭、猪、牛等动物传染给人类,引起人的发病。

2. 季节和年龄 流感发病大多流行于冬末春初和雨季,也有在夏季大流行的报道。儿童及少年患流感者较多,5~20 岁发病率最高,其中 5~14 岁儿童是高发年龄组,感染率可达 50% 以上,而 6 个月以下小婴儿很少发生流感。一方面因为婴儿从母体携带的抗体尚未耗尽;另一方面可能因婴儿的活动范围小,接触患者而感染的机会少,或是最重要的因素。

3. 免疫力及流行特点 人类对流感病毒普遍易感,感染后获得对同型病毒的免疫力,但维持时间短,仅为 8~12 个月,不超过 2 年。各型及亚型之间无交叉免疫,故人类常反复患流感,且易引起流行。其中甲型流感病毒容易发生变异,在引起人类流行上有重要意义,是流行时间最长和播散范围最广的流感病毒;而乙型和丙型流感病毒通常只引起人群的散发病例。甲型流感病毒除感染人类以外,还可以感染禽、猪、马等动物,乙型流感病毒只感染人类,丙型流感病毒在人和猪中都有流行。根据病毒基因进化研究推论,所有哺乳动物中的流感病毒均来源于禽流感病毒。不同动物流感病毒的基因进化率不同,人甲型流感病毒 HA 及 NA 基因进化最快,禽流感病毒则较慢。

【发病机制和免疫病理损伤】

流感病毒侵袭的目标是呼吸道上皮细胞,偶有侵袭肠黏膜的病例。病毒侵入体内后依靠血凝素吸附于宿主细胞表面,经过吞饮进入胞质,病毒包膜与细胞膜融合释放出含 ss-RNA,ss-RNA 的 8 个节段在胞质内编码 RNA 多聚酶、核蛋白、基质蛋白、膜蛋白、血凝素、神经氨酸酶、非结构蛋白等;基质蛋白、膜蛋白、血凝素、神经氨酸酶等编码蛋白在内质网或高尔基复合体上组装 M 蛋白和包膜;在细胞核内,病毒的遗传物质不断复制并与核蛋白、RNA 多聚酶等组建病毒核心,最终与膜上的 M 蛋白和包膜结合,经过出芽释放到细胞外,使呼吸道发生炎性病变。自病毒入侵至出现症状、排出病毒时间为 18~72 小时,视入侵病毒剂量大小而定。轻症流感病变主要在上呼吸道,以气管黏膜为主,发生纤毛柱状上皮细胞变性、坏死和脱落,造成黏膜充血、水肿和分泌物增加,从而产生鼻塞、流涕、咽喉疼痛、干咳及其他上呼吸道感染症状,但基底细胞正常,起病第 5 天开始再生,形成未分化的移行上皮,2 周后纤毛柱状上皮细胞重新出现。重症流感,病毒常蔓延至下呼吸道,引起毛细支气管炎和间质性肺炎。流感病毒通常只引起表面感染,不进入血液中,故不出现病毒血症。

大量研究显示介导免疫病理损伤的多种细胞因子及免疫细胞同时发挥清除病毒的重要作用,因此,如何确保在免疫反应的正面与负面效应之间达到最佳平衡,对感染顺利康复有重要意义。

【临床表现】

1. **潜伏期** 约数小时至 1~2 天。

2. **临床症状** 小儿对流感较成人更具普遍易感性,并可反复患病。其临床症状不如成人典型,常因年龄不同而各具特点。小儿流感可分为单纯型和肺炎型两型。单纯型流感:临床症状不明显,易被严重的全身症状掩盖。甲型流感发病急骤,有发热、寒战、头痛、肌肉酸痛及全身无力,并有轻度呼吸道症状,如鼻塞、流涕、喷嚏、咳嗽等。咳嗽多为干咳伴有咽痛,剧咳时可伴有胸骨后痛,少数患者有胃肠道症状而无寒战表现,体温多在 38~41℃之间,婴幼儿易发生高热惊厥,热峰高度常与年龄成反比,持续 3~4 天热退,热退后全身中毒症状减轻,但干咳及体力衰弱,持续 1~2 周。一般症状的轻重与年龄成正比,一般年龄大者症状较重,婴幼儿临床表现与其他呼吸道病毒感染相似,不易区分。儿童胃肠道症状(如食欲缺乏、腹痛、恶心、呕吐等)比成人多见。5 岁以下患者还易患喉炎及颈淋巴结炎等,严重者可因分泌物黏稠而发生呼吸道梗阻现象。肺炎型流感:在小儿最易发生于体弱多病和患有先天性心脏病的患者。起病时与单纯型流感患者相似,起病 24 小时后,病情迅速加重,出现高热、烦躁、剧烈咳嗽、痰多,并有呼吸困难及发绀,双肺呼吸音低,满布干、湿啰音或哮鸣音。胸部 X 射线片呈双肺弥漫性散在絮状或结节状阴影,近肺门区较多,症状日益加重,多于 5~10 天内发生呼吸和循环衰竭,病死率较高。乙型流感临床表现与甲型流感相似,但全身中毒表现较轻,鼻、眼部症状和体征多,以及因肌炎引起的肌痛。

3. **外周血象** 患者于病初白细胞总数大多减少,平均约为 $4.0 \times 10^9/L$,中性粒细胞减少显著,淋巴细胞比例增加,持续 10~15 天。并发肺炎时白细胞总数可能大幅度下降,甚至低至 $1.0 \times 10^9/L$。

【并发症】

1. **肺炎** 多由流感病毒直接致病,或为混合其他病毒和继发细菌感染。混合病毒感染中,呼吸道合胞病毒、腺病毒、副流感病毒和柯萨奇病毒等较多见;继发细菌感染中,肺炎链球菌、流感嗜血杆菌和金黄色葡萄球菌等多见;也可见支原体、衣原体感染等。严重病例可出现重症肺炎表现。

2. **其他常见并发症** 中耳炎、鼻窦炎、咽峡炎、腮腺炎、喉炎、气管支气管炎、肌炎、脑炎、心肌炎等。

3. **少见并发症** 瑞氏综合征(Reye syndrome)、关节炎、腹膜炎、神经炎、肾炎,甚至猝死(有少数婴儿猝死病例可能与流感有关)等。

【诊断】

《中华人民共和国传染性疾病防治法》规范中的诊断标准:①起病急,病程 ≤3 天;②体温 ≥39℃;③伴有上呼吸道感染样症状;④全身酸痛,显著乏力,咽痛,肺部可闻干鸣音;⑤实验室检查:流感病毒检测阳性。临床症状上流感的表现与普通感冒及上呼吸道感染十分相似,病初不易诊断,故确诊流感需依据有无明确的流行病史、临床症状和体征及病原学检查综合诊断。

1. **流行病史** 当地有流感流行现象,对诊断最有帮助。在流感流行季节,周围人群中有同样病症,一般视为有明确流行病史,应提高警惕疑诊本病。

2. **临床诊断** 突然起病,全身症状明显,表现有持续高热、头痛、畏寒、四肢肌肉酸痛、乏力,随后出现咽痛、流涕、流泪、咳嗽等呼吸道卡他症状。部分婴幼儿可突发高热伴全身中毒症状,或伴有呕吐和腹泻等消化道症状,也可见高热惊厥;可表现为急性喉炎、气管、支气管炎,出现声音嘶哑、犬吠样咳嗽、喘息、喉中痰鸣,严重者可出现气道梗阻等表现,为小儿流感的临床特点。如同时伴有周围白细胞计数降低或正常,中性粒细胞明显降低,则临床上可疑诊本病。

3. 病原学诊断 有明确的流行病史、上述临床症状及体征,就应该先作出流感拟诊,再同时做病原学检查以确诊。①病毒培养分离:是诊断流感公认的"金标准",也是唯一能发现新毒株的手段。②血凝及血凝抑制试验。③呼吸道脱落上皮细胞内流感病毒抗原早期快速检测(免疫荧光法或免疫酶染法)。④血清抗体检测:包括血凝抑制试验、中和试验、补体结合试验、流感病毒特异性 IgM 和 IgG 测定等。如血清特异性流感病毒 IgM 检测有助于疾病的早期诊断,血清特异性 IgG 滴度在恢复期比发病初期升高 4 倍以上有诊断价值,阳性率可达 60%~80%。⑤神经氨酸苷酶检测法:是一种快速诊断方法。⑥病毒核酸检测。其中病毒培养分离、血清抗体检测是常规的检测方法,近年神经氨酸苷酶检测法已广泛应用于临床。

【治疗】

流感至今无确切有效的特殊治疗方法,应重视一般护理和并发症防治。患者应卧床休息直至体力恢复,应采取隔离措施,注意喂养,饮食宜清淡,多饮水、高热、烦躁不安、头痛等应及时给予对症处理。有继发细菌感染时应尽早给予抗菌药物治疗,同时注意并发症的及时有效治疗。

1. 抗病毒药物治疗 目前临床有两类有效抗流感病毒药物,一类是膜蛋白 M2 受体抑制剂金刚烷胺和金刚乙胺;另一类是 NA 抑制剂奥司他韦和扎那米韦等。M2 受体抑制剂通过阻止病毒的脱壳过程,可降低病毒的感染力,但应及早用药,在发病的 24 小时内用药效果好。M2 受体抑制剂仅对甲型流感病毒有效,乙型流感病毒因其缺乏 M2 表面蛋白而无效。但此类药物能刺激体内儿茶酚胺的释放,从而引起中枢神经系统副作用,同时近年很多报道提示此类药物在治疗过程中易产生耐药性,从而限制了其在儿科临床上的应用。美国食品药品管理局(FDA)批准上市的奥司他韦和扎那米韦在治疗流感上显示出良好的效果,对甲型流感病毒和乙型流感病毒均有效,且不受抗原变异的影响。此类药物可竞争性抑制神经氨酸苷酶以阻止唾液酸的分裂,从而抑制病毒的释放和传播。扎那米韦虽获 FDA 批准用于治疗 ≥7 岁的小儿流感,但该

药口服的生物利用度低,体内分布容积小,肾脏清除快,所以只能吸入给药,因而限制了其应用。而奥司他韦是目前唯一口服的选择性酶抑制剂,其对流感病毒神经氨酸苷酶抑制作用是对其他病毒的 10^6 倍以上,生物利用度高达 80%,目前已证实使用奥司他韦对流感病毒血清抗体的产生无任何干扰,不会影响流感的诊断,也不会影响机体正常的免疫应答,且诱发耐药株可能性很小,故现广泛应用于临床。奥司他韦儿童推荐剂量每次 2mg/kg,每天 2 次,连服 5 天,强调应在起病后 36~48 小时内早期使用。

2. 免疫调节剂 如人外源干扰素、胸腺素、白细胞介素等能增强机体免疫功能,可能有效。

3. 中草药治疗 研究证据已显示中草药如板蓝根、紫草、桉叶、贯众、金银花、黄连、连翘等对流感病毒有抑制作用或灭活作用,可酌情选用。

【预后】

本病预后与当年流行疫情轻重、患者年龄、免疫状况及有无并发症密切相关。流行早期多见重症,疫情传播广而严重,则病死率高。年龄小,免疫功能低下,伴有其他慢性疾病的患者易出现严重并发症,如继发细菌性肺炎,一般病情重,病程迁延,易危及生命。

【防控】

建立对流感疫情的监测网,严密监测流感流行、病毒抗原变异及人群免疫力,加强研究流感病毒的病原学基础及变异规律,及时预测预警流感发生趋势,提高药物与疫苗的研发能力,以尽早采取相应防控措施。

1. 切断流感病毒在人群中的传播,尽早发现流感患者,及时进行隔离消毒,流行时期应广泛向群众宣传防止传染流感的方法,切断传播途径。

2. 疫苗接种是防控流感流行的最有效手段。各类流感疫苗:灭活疫苗、减毒活疫苗、基因工程疫苗、DNA 疫苗、通用疫苗、佐剂疫苗等。目前我国应用最多的仍是皮下注射灭活疫苗,一般接种 2 次,每次 0.5~1ml,相隔 6~8 个月,每年秋后可加强一次。近年已采用基因重组疫苗,用鼻腔喷雾法或气溶胶气雾法进行接种。

3. 药物预防。目前比较肯定金刚烷胺对甲型流感有预防作用,对乙型流感则无效。在接触流感患者后立即服用效果好,剂量 1~9 岁小儿每天 4mg/kg,分 2 次口服,最高量不超过每天 150mg,9 岁以上同成人剂量(每次 0.1g,每天 2 次),保护率

可达 75%~90%,并可与疫苗起协同预防作用。奥司他韦也可预防流感发生,剂量每次 2mg/kg,每天 1 次,连服 7 天,一般应在接触流感患者 2 天内使用。此外,人外源干扰素可能有一定预防效果,流行期间可采用 1:2 000 呋喃西林或 10% 桉叶溶液滴鼻,喷咽部预防。中草药如大青叶、板蓝根、紫草、金银花等也可作预防用。

4. 个人平时应注重体格锻炼及营养,流感高发季节注意室内空气要新鲜,保持室温恒定,及时接种流感疫苗。但流感的防控与监测更重要的是需要多部门、多机构联合协作,加强国家和地区各级疾病防控中心的协调监督作用,做好抗病毒药物、中和抗体和疫苗的储备,以应对可能发生的大流行。

(三) EB 病毒感染及相关疾病

【概述】

EB 病毒(Epstein-Barrvirus,EBV)是 1964 年由 Epstein Achong 和 Barr 从非洲儿童淋巴瘤(即 Burkitt 淋巴瘤)组织中发现的一种病毒。EBV 与多种疾病有关,目前的研究已经证实为传染性单核细胞增多症的致病因子,与鼻咽癌及非霍奇金淋巴瘤的发病有关。EBV 相关疾病包括传染性单核细胞增多症(infectious mononucleosis,IM)、慢性活动性 EB 病毒感染(chronic active EBV infection,CAEBV)、EB 病毒相关性噬血细胞性淋巴组织细胞综合征(EBV associated hemophagocytic lymphohistiocytosis syndrome,EBV-HLH)、X 性连锁淋巴细胞增生综合征(XLP)、鼻咽癌(nasopharyngeal carcinoma)、Burkitt 淋巴瘤(Burkitt's lymphoma)、霍奇金淋巴瘤(Hodgkin's lymphoma)、NK 细胞淋巴瘤、移植后淋巴细胞增殖性疾病。

EBV 在正常人群中感染非常普遍,约 90% 以上的成人血清 EBV 抗体阳性。几乎所有人都会发生 EBV 感染,而且一旦感染,终身潜伏。1 岁以内较少发生 EBV 感染,可能与来源于母体的抗体的保护作用相关。幼儿首次感染 EBV 常无明显症状,典型传染性单核细胞增多症并不多见。EBV 感染在发达国家和发展中国家具有不同的流行病学特点。在发达国家,有 2 个感染高峰:第一个感染高峰是学龄前(1~6 岁),第二个感染高峰是在青春期和青年人群(14~20 岁),最终 80%~90% 的成人被感染。而在发展中国家 EBV 的感染发生较早,2 岁时约 90% 血清阳转,随着社会经济

的发展,我国儿童原发性 EBV 感染的年龄在逐渐增大。

EBV 主要是通过唾液传播,最多见的是接吻传播,其次是性传播。从感染 EBV 到首发症状出现,潜伏期有 30~50 天。最初在口咽部上皮细胞、扁桃体腺窝上皮细胞和 B 淋巴细胞中的病毒增殖感染可以导致病毒复制和高水平的唾液传播,随后 EBV 感染的 B 细胞进入血液循环可造成全身感染。EBV 感染 1 年后,病毒复制和唾液传播水平将会下降,但会持续终身。EBV 在 B 淋巴细胞中潜伏感染,导致全身性的感染,同时可以终身潜伏感染于 B 淋巴细胞中。因为潜伏感染状态下,B 淋巴细胞仅表达很少的 EBV 基因,因此可以逃避免疫监视细胞的监视。

EBV 在 B 细胞内引起两种形式的感染,即增殖性感染和非增殖性感染,不同感染状态时表达的抗原不同。增殖性感染:病毒增殖,感染细胞溶解死亡;非增殖性感染:又称潜伏感染,病毒处于潜伏状态,感染的 B 细胞也可被激活而转为增殖性感染。

1. **增殖性感染相关抗原** 包括 EBV 早期抗原(EA)非结构蛋白,具 DNA 多聚酶活性;EBV 衣壳抗原(VCA)与病毒 DNA 组成 EBV 的核衣壳;EBV 膜抗原(MA),EBV 的中和抗原(gp320)。

2. **潜伏感染相关抗原** 包括 EBV 核抗原(EBNA)感染的 B 细胞核内均可检出;潜伏膜蛋白(LMP)潜伏感染 B 细胞的表面抗原。

EBV 感染实验室诊断方法有非特异性指标和特异性指标。

1. **非特异性指标**

(1)血常规:淋巴细胞比例 >50%(学龄以上儿童)。

(2)嗜异性凝集抗体:<12 岁者 EBV 感染 IM 患者该试验的阳性率为 25%~50%。

(3)异型淋巴细胞:外周血异型淋巴细胞比例 ≥10% 的病例在学龄前儿童 EBV-IM 中只有 41.8%;对于较大年龄儿童异型淋巴细胞的诊断意义更大。

2. **特异性指标**

(1)EBV 特异性抗体及临床意义见表 5-5。

(2)荧光定量 PCR:检测 EBV 核酸。

(3)EBERs 原位杂交实验:EBV 感染受累的组织学证据。

表 5-5 EBV 抗体谱的临床意义

EBV-CAIgG	EBV-CAIgM	EBV-EAIgG	EBNAIgG	IgG 亲和力	临床意义
-	-	-	-		未感染 EBV
+	+/-	+/-	-	低	IM 早期
+	-	+/-	+/-	高	IM 恢复期（晚期）
+	+/-	+/-	+/-	高	既往感染，再激活
+	-	-	+/-	高	既往感染

EBV 的治疗缺乏有效的特异性药物。目前包括抗病毒治疗、免疫治疗、抗体治疗、疫苗、造血干细胞移植、中药治疗及其他相关治疗等。

（四）传染性单核细胞增多症

传染性单核细胞增多症（infectious mononucleosis,IM）是一种临床综合征,原发性 EBV 感染是其主要的病因。IM 的典型临床三联症为发热、咽峡炎和（颈）淋巴结肿大。同时伴有外周血异型淋巴细胞增高,可合并肝脾大。本病是良性自限性疾病,多数预后良好,少数可出现噬血综合征等严重并发症。本病通常一生只患一次,但也有复发和未治愈的感染发生恶化或转为慢性的报道。原发性 HIV、巨细胞病毒（CMV）、人类疱疹病毒 6 型（HHV6）和弓形虫感染可表现为传染性单核细胞增多症样综合征或单核细胞增多样综合征。

【发病机制】

与 EBV 携带者的唾液接触后,病毒感染细胞,并表达在 B 细胞、口腔及鼻咽部的上皮细胞。本病的潜伏期一般为 4~6 周,在此期间,B 细胞的感染逐渐增多,并扩散至全身,在淋巴结的生发中心和脾脏或肝脏的窦状隙及门静脉周围区增殖。

针对感染的 B 细胞的增殖和扩散,机体产生有效的免疫反应,其中包括:体液免疫、抗体依赖性细胞介导的细胞毒作用、NK 细胞活性及细胞因子（IFN-α 和 IFN-γ）的产生。但起主要作用的是 T 细胞,即细胞毒性 CD8$^+$T 细胞（CTL）。这些 CD8$^+$T 细胞在本病淋巴细胞增殖中占主要细胞,CD8$^+$T 细胞高度激活后,可使血清中的可溶性 IL-2 受体及可溶性 CD8 的水平升高。另外,本病外周血中体积大、多形性的不典型淋巴细胞在体外可对 EBV 阳性的淋巴母细胞株起细胞毒性作用,表明这些不典型淋巴细胞为 CTL。

上述亚克隆 T 细胞反应可通过超抗原的刺激而激活。在此反应中,所有表达 T 细胞受体复合物的 β 链特异性可变区的 T 细胞都可以不通过抗原呈递而被激活。因此,本病的症状很大程度上归因于伴细胞因子释放的 T 细胞激活,而非增殖的 EBV 感染的 B 细胞的作用。

与其他疱疹病毒感染一样,EBV 感染的个体可以终身携带病毒,并且血清阳性的个体至少有 15% 的人随时都存在着病毒复制和唾液分泌物中携带病毒。在血清阳性个体的外周血、淋巴结及骨髓中。EBV 隐匿感染的 B 细胞在体外可以自发转化,并可成为永久性的淋巴母细胞株。机体如何维持隐匿感染而未能控制 B 细胞增殖的原因不明。虽然抗 EBV 抗体终身存在,但是人们认为细胞毒性记忆性 T 细胞在控制隐匿感染时起主要作用。

【流行病学】

美国 IM 的发病高峰年龄为 10~19 岁,其发病率为每年 6~8/1 000；而 <10 岁儿童,其发病率为每年 1/1 000。国内儿童 IM 的发病率缺乏资料。

【临床表现】

本病的前驱症状可有身体不适、发热和头痛。发热持续约 1 周,严重者 2 周或更久,幼儿可不明显。伴有咽峡炎,50% 有渗出物,25% 上腭有瘀点。淋巴结肿大和肝脾大为其特征性症状,淋巴结可累及任何淋巴结,颈部淋巴结最易受累,脾大病程通常为 2~3 周,50% 的患者出现脾大。实验室检查可见淋巴细胞相对性增多（白细胞总数可以减少、正常或增多）,肝功能出现异常,肝大占 10%~15%,而 ALT 升高可达 80%。部分伴有皮疹,可表现为红斑、斑丘疹或麻疹样疹。50% 的患者可有眼睑水肿。本病症状的持续时间及严重程度变化较大,一般在 2~8 周内缓解。

本病的并发症较常见但一般不严重。累及到呼吸系统,可出现间质性肺炎。本病的神经系统异常可有多种,包括脑膜脑炎、多发性神经根炎、面神经瘫痪和小脑共济失调、吉兰 - 巴雷综合征等。造血系统并发症包括贫血、再生障碍性贫血、粒细胞减少等。脾大及所致的脾破裂是一种潜在致命性的并发症,但很少见。另外,也可以并发心肌炎、关节炎、肾炎和胰腺炎等,所有这些都可能与暂时性免疫异常有关。

【实验室检查】

1. **血常规** 白细胞总数增加,淋巴细胞百分比在 50% 以上,其中异型淋巴细胞的比例可达 10% 以上,但近半数学龄前儿童 IM 的异型淋巴细

胞比例 <10%。

2. **异型淋巴细胞** 异型淋巴细胞实际上是空泡型、不规则型和幼稚型的 CD8$^+$T 细胞。异型淋巴细胞比例 ≥ 10% 在诊断 IM 的敏感性为 75%，特异性为 92%。学龄前儿童异型淋巴细胞比例较低。外周血异型淋巴细胞比例 ≥ 10% 的病例在学龄前儿童 EBV 感染导致的 IM 中只有 41.8%；对于较大年龄儿童异型淋巴细胞的诊断意义更大。

3. **血清嗜异凝集抗体** 也称 "Monospot" 试验，1932 年引入临床实践诊断传染性单核细胞增多症。该抗体属于 IgM 抗体，在病程第 1~2 周出现，持续约 6 个月。在青少年原发性 EBV 感染中其阳性率可达 80%~90%，约 10% 的青少年缺乏对嗜异性抗体的阳性反应。<12 岁者，EBV 感染 IM 患者该试验的阳性率为 25%~50%。

4. **EBV 特异性抗体** 许多 EBV 特异性抗体都曾在本病的急性期和恢复期见到。免疫正常的机体 EBV 初次感染后，抗体水平先升高然后降低，或升高后维持在较窄的滴定范围内。这些抗体主要是针对病毒颗粒自身表面的抗原，或针对淋巴母细胞株细胞表面或核内的抗原，或针对病毒编码的细胞蛋白质。大部分抗体可用直接或间接免疫荧光方法测定。临床上常用的 EBV 特异性抗体有：

(1) 针对病毒衣壳抗原 (viral capsid antigen，VCA) 的 IgG 和 IgM：抗 -VCA IgM 是感染 EBV 后首先检测到的 EBV 特异性抗体，出现于本病的急性期，有时也会出现于病毒再活动期；抗 -VCA IgG 在本病也是一种早期可检测到的抗体；抗 -VCA IgG 和 IgM 常于就诊时仍然存在；抗 -VCA IgG 高峰持续 1~2 个月后出现临床症状，然后逐渐下降，但持续终身。EBV 感染的血清学反应复杂多样，有的病例抗 -VCA IgM 产生延迟，有的持续缺失或长时间存在。12%~17%>16 岁的青少年原发 EBV 感染后不能检测到抗 -VCAIgM 抗体，且 4 岁以下幼儿抗 -VCAIgM 抗体水平低，持续时间短，易见假阴性结果。

(2) 针对早期抗原 (early antigen，EA) 的 IgG：抗 -EA 表现出两种不同的染色方式，弥散型出现于急性期和病毒再活动期，局限型常见于幼儿和免疫损伤的个体。

(3) 针对 EBV 核抗原 (Epstein-Barr virus nuclear antigen，EBNA) 的 IgG：抗 -EBNA IgG 在 1~2 年内缓慢升高，大多数正常个体在 EBV 感染 6 个月后可检测到抗 -EBNA IgG，并且终身存在。在免疫损伤的个体，存在另一种形式：抗 -VCA IgG 浓度极高，EA 浓度呈持续性，抗 -EBNA 浓度较低或常缺乏，这提示机体缺乏正常的真正恢复能力。

(4) 抗 VCAIgG 抗体亲和力：机体在受到病原体入侵时首先产生低亲和力抗体，随感染的继续和进展，抗体亲和力升高。因此，低亲和力抗体的检出提示原发性急性感染。原发 EBV 感染，100% 的患者在第一个月内可检测到抗 EB 病毒的 CA-IgG 低亲和力抗体。

5. **EBV 病毒核酸检测** 进行 EBV 病毒核酸检测的样本可以为血样本 (包括全血、单个核细胞或血清/血浆)、非鼻咽拭子或鼻咽吸取液。Real-time PCR 是目前最主要的检测 EBV 载量的方法。IM 患者外周血中 EBV 载量在 2 周内达到峰值，随后很快下降，至病程 14 天，多数 IM 患者血清中已检测不到病毒核酸，病程 22 天后，所有 IM 血清中均检测不到 EBV 核酸。但外周血单个核细胞中 EBV 核酸阳性最长可持续 6 个月。单纯的 EBV-DNA 检测不能确定原发性感染或既往感染再激活，因而在 IM 中的诊断价值有限。IM 患者不推荐进行 EBV 载量检测。

【诊断】

IM 的诊断标准：

1. **临床症状** ①发热；②咽峡炎；③颈淋巴结肿大；④肝大；⑤脾大；⑥眼睑水肿。

2. **实验室检查**（注意正确分析 EBV 核酸检测结果）

(1) 抗 CA-IgM 和抗 CA-IgG 抗体阳性，且抗 NA-IgG 阴性。

(2) 抗 CA-IgM 阴性，但抗 CA-IgG 抗体阳性，且为低亲和力抗体。

(3) 双份血清抗 CA-IgG 抗体滴度 4 倍以上升高。

(4) 外周血异型淋巴细胞比例 ≥ 10%。

临床诊断病例：满足上述 1 中任意 3 项及 2 中第 4 条。

实验室确诊病例：满足上述 1 中任意 3 项及 2 中第 1~3 条中任意一条。

【治疗】

1. **治疗原则** 无特效治疗，以对症及支持治疗为主。

2. **一般治疗** 急性期应卧床休息，加强护理。脾大患者应注意防止脾破裂，避免任何可能挤压或撞击脾脏的动作，限制或避免运动。由于 IM 患者脾脏的病理改变恢复很慢,因此,IM 患者尤其青少年应在症状改善后 2~3 个月甚至 6 个月才能剧烈运动。进行腹部体格检查时动作要轻柔。注意处理便秘。

3. **对症治疗** 可对症使用退热止痛、镇静、止咳及保肝等措施。IM 患者应尽量少用阿司匹林降温,因其可能诱发脾破裂及血小板减少。在激素的应用方面,以下两种情况可以短疗程应用糖皮质激素:①重型患者发生咽喉严重病变或水肿者;②有神经系统并发症及心肌炎、溶血性贫血、血小板减少性紫癜等并发症。糖皮质激素的应用时间为 3~7 天,剂量为 1mg/(kg·d),每日最大剂量不超过 60mg。

4. **抗病毒治疗** 抗病毒治疗首选药物是阿昔洛韦,但抗病毒治疗对改善症状和缩短病程无明显作用。

5. **抗生素的应用** 如咽拭子培养出现 A 组 β 链球菌,可使用青霉素 G 或红霉素。应用氨苄西林发生皮疹者可达 95%,通常在用药 1 周后出现,可能和本病的免疫异常有关,故忌用氨苄西林和阿莫西林。

【预后】

IM 为良性自限性疾病,如无并发症预后大多良好,病程为 1~2 周。IM 的病死率仅为 1%~2%,因并发中枢或周围神经麻痹引起呼吸衰竭所致;其他常见原因如脾破裂、脑膜炎、心肌炎、肝炎和播散性淋巴增生性疾病。少数患者恢复缓慢,如低热、淋巴结肿、乏力等,可达数周甚至数月之久。

(五)慢性活动性 EB 病毒感染

慢性活动性 EB 病毒感染(chronic active Epstein-Barr virus infection,CAEBV)是指无明显免疫缺陷的个体,原发 EBV 感染后病毒持续活动性复制、不进入潜伏感染状态,或处于潜伏感染状态下的 EBV 可再次激活并且大量复制、表现为 IM 症状持续存在或退而复现,伴发多脏器损害,如间质性肺炎、视网膜眼炎等严重并发症。CAEBV 预后较差,部分患者最后并发淋巴瘤。

【发病机制】

CAEBV 的发病机制尚不清楚,机体免疫缺陷是一个重要原因。T 和 NK 细胞感染 EBV 并不一定导致 CAEBV 的发生。CAEBV 属于潜伏感染Ⅱ型,仅表达可被特异性 EBV 的 CTL 识别的 EBNA1、LMP1 和 LMP2,当 EB 病毒特异性 CTL 的免疫功能异常时,尤其是 T 细胞对 LMP2A 免疫

杀伤功能能力下降时,使得 EBV 感染细胞逃避 EBV 特异性 CTL 的识别,EBV 大量复制。

【临床特征】

CAEBV 的临床表现主要为 IM 样症状,表现为持续或间断发热、肝脾大、肝功能异常、淋巴结病,可伴有血小板减少、贫血、全血细胞减少症、腹泻和葡萄膜炎等。实验室检查可见外周血 EBV-DNA 载量 ≥ 102.5copies/g DNA。伴有高细胞因子血症,IL-1β、IL-10、IFN-γ 表达增高。根据 EBV 感染细胞的不同,可分为 T 细胞型和 NK 细胞型,其中 T 细胞型预后较差。

【诊断】

慢性活动性 EB 病毒感染(CAEBV)的诊断标准:

1. 持续或间断 IM 样症状。

2. EBV 抗体增高(VCA-IgG ≥ 1:640 和 EA-IgG ≥ 1:160)和/或受累组织和外周血中检测到 EBV 基因组的升高。

3. 慢性病程,并无法用其他疾病解释的。

4. 必须全部满足 1~3 才能诊断 CAEBV。

5. CAEBV 并不是一个独立的疾病,在疾病过程中可以出现 HLH、T/NK 淋巴增殖性疾病或淋巴瘤等合并症,患者可表现为皮肤损害。

【治疗】

1. **抗病毒治疗** 传统的抗病毒药物阿昔洛韦、更昔洛韦、IFN-α、IL-2 和阿糖胞苷等都曾应用于 CAEBV 的治疗,但效果都无法肯定。免疫球蛋白只能中和循环中的病毒,对细胞内潜伏的病毒没有效果。

2. **免疫抑制剂** 皮质类固醇和环孢素的短期应用,可以缓解 CAEBV 的症状。但是有报道指出这类药物并不能治愈 CAEBV,对于原发或潜在疾病的治疗同样重要。

3. **免疫调节治疗** IFN-α 和 IFN-γ 都曾用于临床,也有关于 IL-2 治疗 CAEBV 有效的个例报道,但大多数患者此类免疫调节治疗无效。细胞毒化疗药物,如环磷酰胺、蒽环类抗生素、长春新碱、鬼臼乙叉苷(VP-16)和泼尼松等,短期内有一定效果,但并不能治愈或阻断 CAEBV 的进展。

4. **免疫细胞治疗** 自体 LAK 细胞、HLA 匹配的同胞来源的淋巴细胞和自体 EB 病毒特异性 CTLs 的输注,都已成功应用。最近一项研究发现,大剂量母体淋巴细胞输注治疗 EBV 相关淋巴增殖性疾病取得明显效果。

5. 骨髓或干细胞移植　有报道称 CAEBV 患者采用造血干细胞移植后,中位生存期达 40 个月。美国的一篇回顾性研究认为干细胞移植在西方国家的 CAEBV 患者中的治疗效果要优于免疫化疗法。目前,骨髓或干细胞移植是治愈 CAEBV 的唯一手段。

【预后】

总体来说,无论成人或儿童 CAEBV 预后均不好,尤其是出现严重合并症者,1/2 以上从首发症状出现后 5 年内因严重合并症死亡。相比较而言,EBV 感染 NK 细胞类型的 CAEBV 较 T 细胞类型的 CAEBV 预后好,死亡率分别为 26% 及 60%。死亡原因亦不同,T 细胞型死亡原因多为肝功能衰竭、恶性淋巴瘤、心肌合并症;NK 细胞型死亡原因则为造血干细胞移植后并发症、脓毒败血症及间质性肺炎。

(六) EBV 相关噬血细胞性淋巴组织细胞增生症

噬血细胞性淋巴组织细胞增生症(HLH)是指一组以良性组织细胞增生和活化伴随其噬血细胞现象的一类综合征。主要发生在有各种遗传性或获得性免疫缺陷的基础上,包括原发性和继发性两种形式。其显著特征为淋巴细胞和组织细胞大量活化、增殖伴高细胞因子血症。其发病主要是被感染诱发,感染因素中最常见的是病毒,其中又以 EB 病毒最为常见,称为 EB 病毒相关性噬血细胞性淋巴组织细胞增生症(Epstein-Barrvirus associated-hemophagocytic lymphohistiocytosis,EBV-HLH)。

【发病机制】

本病发病机制尚不十分清楚,研究认为 EBV 感染 T 淋巴细胞和 NK 细胞通过释放高水平细胞因子在 EBV-HLH 发病中起重要作用。有潜在免疫功能缺陷的患者,EBV 的感染使杀伤性 T 淋巴细胞(CTL)及 NK 细胞失去清除被感染淋巴细胞的能力。淋巴细胞活化、增殖引起细胞因子的大量释放及级联反应,从而激活并诱发巨噬细胞吞噬血细胞导致 HLH 的发生。但对于正常免疫功能的患者,导致 NK 细胞 /CTLs 损害的机制还不明,可能是病毒通过特殊蛋白干扰 NK 细胞 /CTLs 功能,或是血清高水平白细胞介素 -10(IL-10)、肿瘤坏死因子 -α(TNF-α)起一定作用。EBV 可下调主要组织相容复合体 - Ⅰ(MHC-Ⅰ)分子表达,这些下调的 MHC-Ⅰ 分子可作为 NK 细胞活化的信号而触发细胞毒作用杀伤被感染的细胞。在 EBV-HLH 活动

期 NK 细胞不仅有功能降低,还有数量降低,但损害的机制不明。有报道在 EBV 感染相关性疾病中存在穿孔素基因突变,提示在 EBV-HLH 可能存在相关基因突变。

【临床表现】

EBV-HLH 表现为与一般 HLH 相似的临床特征,只是病情更严重而且发展更迅速。临床表现呈多样性,常见的临床表现为持续性发热,以高热为主,抗生素治疗效果欠佳,其他表现为凝血功能紊乱致全身出血倾向、肝区疼痛、关节疼痛、腹泻及食欲减退等。中枢神经系统症状较为常见,主要表现包括进行性脑病伴惊厥、不同程度的意识改变、共济失调,甚至偏瘫、精神运动发育迟缓、昏迷,也可有脑神经麻痹。肺浸润亦较为常见,表现相似于肺部感染征象。也有以肾功能、心力衰竭及多脏器衰竭为主要表现。体征包括贫血、肝脾大、淋巴结肿大、不典型皮疹、黄疸、水肿、多浆膜腔积液等。

【诊断】

HLH 的诊断指标(2004):

1. 分子生物学诊断　PRF1、UNC13D、Munc18-2、STX11、RAB27a、SH2D1A、BIRC4。

2. 符合以下 8 条中的至少 5 条

(1) 发热 >38.5℃。

(2) 脾肿大。

(3) 血细胞减少(至少两系以上),Hb<9g/dl(新生儿 <10g/dl),血小板 $<100 \times 10^9$/L,中性粒细胞 $<1 \times 10^9$/L。

(4) 高甘油三酯血症(>3mmol/L)和 / 或低纤维蛋白原血症(<1.5g/L)。

(5) 骨髓、淋巴结或肝脏组织中可见噬血现象。

(6) NK 细胞活性降低。

(7) 铁蛋白 >500ng/ml。

(8) sCD25(sIL-2R)升高。

【治疗】

1. 治疗原则是抑制过度的炎症反应,杀灭被病原感染细胞,恢复脏器功能,治疗原发病。

2. EBV-HLH 病情发展迅速,故应快速诊断、及时治疗。病情相对平稳,应治疗原发病,临床上常应用更昔洛韦、阿昔洛韦等抗病毒治疗,其主要作用是抑制 DNA 聚合酶及病毒在裂解感染时的复制,同时可加或不加激素。对于病情危重或进行性加重的患者,应尽快开始化疗。治疗中面临诸多问题,包括细胞因子瀑布效应导致多器官功能损害、严重的出血、粒细胞缺乏和 DIC,同时机体免疫功

能低下和中性粒细胞减少易合并机会性感染。

【预后】

EBV-HLH 的临床表现重,可呈暴发经过,预后凶险,病死率高,死亡率达 50% 以上。但近年来随着 HLH-2004 方案和骨髓造血干细胞移植的应用,患者生存率已逐步提高。

(七) EBV 相关肿瘤

EB 病毒是发现的第一个人类致癌病毒,它与多种肿瘤的发生发展有密切的联系。EB 病毒可以通过逃避机体的免疫监视和攻击,防止被感染细胞变成免疫系统破坏的目标,还能激活细胞生长调节途径。EB 病毒的基因组隐藏在 B 细胞内,既可以进行循环复制,又可以把病毒 DNA 整合到宿主基因组里面,从而确保病毒随着细胞增殖而传播。受到病毒感染的 B 细胞被诱导产生某种活性的显型,一旦它们的生长得不到有效的抑制,或者获得致癌的变异,就会形成肿瘤。所以,当机体感染 EB 病毒若干年以后,一些恶性肿瘤如伯基特淋巴瘤、鼻咽癌及霍奇金淋巴瘤等就有可能发生。这些肿瘤可以开始于受到 EB 病毒感染的细胞株克隆。EB 病毒在这些迟发型恶性肿瘤中的角色很复杂,因为 EB 病毒可以无限制地繁殖,为肿瘤的发生发展提供了有利的平台。而其他因素也可能起到重要作用,如免疫识别能力下降、B 细胞受到其他病毒感染而刺激增殖、继发性基因畸形或者突变。

1. Burkitt 淋巴瘤　是恶变的前 B 细胞所形成的一种肿瘤,具有成熟 B 细胞表型(CD20+,Tdt−)。Burkitt 淋巴瘤多见于热带非洲,其他地方罕见。多见于儿童和青年人,位于颌、扁桃体、肠和卵巢等器官的淋巴组织。鉴于 EBV 具有使细胞转化为淋巴母细胞的能力,以及 Burkitt 淋巴瘤内极高的 EBV 滴度。故 EBV 可能是 Burkitt 淋巴瘤的病因,几乎所有的非洲 Burkitt 淋巴瘤活检标本中都有 EBV 基因组的存在,这一点可以支持该结论。

Burkitt 淋巴瘤肿瘤细胞中等大小,形态具有一致性,弥漫浸润。反应性增生的巨噬细胞散在于肿瘤细胞之间,形成所谓的满天星现象。瘤细胞核大,圆形。常有 1~2 个明显的核仁,核分裂现象多见。MYC 基因的异位使得肿瘤细胞有高度增殖率(几乎 100% 肿瘤细胞 Ki-67 为阳性)。

2. 霍奇金淋巴瘤　以 R-S 细胞的增多出现为特征,是 B 细胞淋巴瘤的一种。证据表明 EB 病毒与霍奇金淋巴瘤有关:①曾经患传染性单核细胞增多症患者霍奇金淋巴瘤的发病风险是健康人群的 4 倍;②霍奇金淋巴瘤患者体内 EB 病毒包膜抗原抗体效价上升;③R-S 细胞中证实存在单克隆性的 EB 病毒附加体。

EB 病毒在霍奇金淋巴瘤中的作用机制尚未完全清楚,病毒编码的 LMP1、LMP2A 和 LMP2B、EBERs 等蛋白质的致癌作用都曾经备受关注,在病毒增殖和免疫逃避过程中出现的 IL-10 所扮演的角色仍存在争议。有学者发现淋巴瘤患者体内缺乏 EBNAl- 特异性 CD4T 细胞反应,对 EB 病毒存在选择性免疫缺陷而发生 EB 病毒感染。而 EB 病毒也可能通过 Fas 蛋白或者 TRAIL 受体阻止细胞凋亡程序的启动,保护其潜伏感染的 B 细胞在分化过程中不发生凋亡而促进 B 细胞淋巴瘤的发生。

3. 非霍奇金淋巴瘤　有两种类型的非霍奇金淋巴瘤与 EB 病毒感染有关:T/NK 细胞淋巴瘤和血管免疫母细胞淋巴结病。T/NK 细胞非霍奇金淋巴瘤的细胞出现若干个独特的基因表现型特征,包括 T 细胞抗原缺失、NK 细胞标志物 CD56 的表达和 T 细胞受体基因重排的缺失。这种淋巴瘤始终伴随着 EB 病毒感染,且没有地理学分布差异。血管免疫母细胞淋巴结病是一种特殊的 T 细胞淋巴瘤,EB 病毒主要感染 B 淋巴细胞和 B 免疫母细胞,但也会出现在罕见的肿瘤和非肿瘤性新生物中的 T 细胞。在 T 细胞淋巴瘤周边的 B 细胞中也可以观察到 EB 病毒感染的存在。

4. 鼻咽癌　与非洲 Burkitt 淋巴瘤一样,在中国的鼻咽癌(nasopharyngeal carcinoma,NPC)作为一种恶性肿瘤,其发生与 EBV 抗体不成比例的升高,以及瘤体内存在着 EBV 的 DNA 有关。鼻咽癌的病因更为复杂。恶性细胞为上皮细胞,而非淋巴细胞。但是最新研究表明 EBV 也能够进入上皮细胞。在鼻咽癌时,抗 EBV 病毒衣壳抗原的 IgA 滴度升高,其对预后与诊断有一定价值。

六、免疫功能低下患者感染的处理

免疫功能低下患者对各种病原均处于易感状态,即使是条件致病性病原菌也极易发生机会感染。机会感染的诊断和治疗基本原则是预防感染的发生,及时发现感染的存在和找寻病原体,给予特异性治疗。应随时想到机会感染的可能性,并从临床情况分析可能的微生物类型。相反,也不要轻易将分离到的正常腐生微生物认为是污染,应重复采集标本寻找真实的病原体。

（一）诊断方法

免疫功能低下患者发生严重感染时,临床表现可不典型,感染原包括常见的细菌、病毒、真菌、原虫等。任何微生物都可能引起疾病,尤其在有侵入性操作时。如静脉插管者,应定期进行血培养检查,插管插入部位应仔细检查,拔除插管的针头应做常规培养;气管切开以及接受吸入疗法的儿童应对痰液及气管吸出物进行反复培养,以便了解患者菌群的改变情况,早期发现机会性感染。

一旦培养和血清学检查明确了感染病原体,应即刻开始治疗。最初的治疗可根据疾病的临床表现经验性选择抗生素,当有了特殊病原菌及其药物敏感性后,治疗应根据这些资料来重新选择治疗用药。

1. **全身感染** 败血症是原发和各种继发性免疫缺陷病住院儿童最主要的并发症,发热是最常见表现。一旦出现发热即应行血培养,并常需多次血培养助诊。除了血培养,其他可能感染部位也需做培养,如伤口感染部位、静脉导管、气管切开及导尿管口等。

2. **肺部感染** 肺炎是免疫功能低下患者第二个最常见的并发症,许多肺炎患者的病原体是条件致病菌,并常引起败血症,反复血培养有助于明确病因。另外,也可作痰液涂片检查和培养。若发生胸腔积液,要进行胸腔穿刺,许多病例 X 射线仅提示胸膜增厚,但若胸腔穿刺抽得 1~2ml 液体,对病原学诊断很有帮助。必要时可行支气管镜检查、支气管肺泡灌洗法以及肺叶活检进一步确定病原。

3. **其他部位感染** 包括蜂窝织炎、关节炎、骨髓炎、泌尿道感染等,在治疗前取分泌物或体液培养,可获得有价值的病原学结果。当怀疑中枢神经系统感染时,须行脑脊液检查助诊。

（二）感染病原学特点

1. **细菌感染**

（1）革兰氏阳性球菌:主要有金黄色葡萄球菌、凝固酶阴性葡萄球菌（coagulase-negative staphylococcus,CNS）、链球菌属和肠球菌属等。留置静脉导管、肿瘤患者化疗后、采用广谱抗生素治疗等均可继发革兰氏阳性球菌感染。

（2）革兰氏阴性杆菌:大肠埃希菌、铜绿假单胞菌感染常见,克雷伯菌属、肠杆菌属、非发酵革兰氏阴性杆菌有增多的趋势。

（3）分枝杆菌属和非典型分枝杆菌:结核分枝杆菌在免疫功能低下患者中并不少见,此外还可见溶血分枝杆菌、鸟分枝杆菌、龟分枝杆菌等。

（4）耐药菌:如耐甲氧西林金黄色葡萄球菌（MRSA）、耐青霉素肺炎链球菌（PaSP）、多重耐药（包括耐万古霉素）肠球菌属、肠杆菌属、假单胞菌属、克雷伯菌属中的耐药菌株、多重耐药性结核分枝杆菌（尤其 HIA 患者）等。

（5）其他:单纯厌氧菌感染少见,主要见于混合感染,如合并坏死性牙龈炎、腹腔内脓肿、肛周脓肿及蜂窝织炎等。

2. **病毒感染** 常见病毒有巨细胞病毒（CMV）、水痘 - 带状疱疹病毒（VZV）、单纯疱疹病毒（HSV）等。CMV 常见于器官移植、白血病、淋巴瘤及其他恶性肿瘤等免疫功能低下患者,常呈亚临床过程,亦可出现发热、肝炎、单核细胞增多及间质性肺炎等多样化临床表现;VZV 多见于恶性肿瘤、放射治疗、肾上腺皮质激素或免疫抑制剂治疗及骨髓移植患者;HSV 较多见,多呈局限性,但在严重免疫缺陷者则可发生播散。

此外,EBV、呼吸道合胞病毒也可引起免疫功能低下者出现严重感染。

3. **真菌感染** 深部真菌感染的病原主要是机会致病性真菌,如念珠菌、隐球菌和曲霉菌。主要见于 AIDS、肿瘤化疗、器官移植的免疫抑制治疗以及长期广谱抗菌药物和糖皮质激素使用者。

新近出现的机会致病菌包括镰孢霉菌和毛孢子菌属,在中性粒细胞减少患者中有意义,可引起播散性感染;肺曲霉病是骨髓移植患者主要死亡原因。

4. **寄生虫感染** 主要有弓形虫、肺孢子虫、隐孢子虫、圆线虫等。

弓形虫是最常见的机会性致病寄生虫,在 AIDS 患者中,其感染率高达 30%~40%;肺孢子虫感染临床表现为呼吸困难、发绀、发热、乏力等,胸部 X 射线提示间质性肺炎;隐孢子虫病在 AIDS 患者中发病率仅次于弓形虫病,主要表现为水样腹泻,可持续数月;此外,阿米巴、圆线虫等均可致免疫缺陷者发生感染,严重者甚至死亡。

（三）免疫功能低下者感染的治疗

当免疫功能低下患者出现不明原因发热时,根据病史、体检和其他初步资料,采用相应的标本作病原检查。在获得培养标本后,应该马上开始经验性抗感染治疗。原则:①争取时间尽早开始抗感染的经验治疗;②获得病原后根据病原微生物调整抗菌药物;③选用的抗菌药物应具备下列条件:杀菌剂、对病原体有高度活性、在感染部位可达到有效浓度、毒性低、不易导致耐药菌出现;④抗菌药物宜足量静脉给药。

1. 细菌感染

（1）经验治疗：青霉素、耐青霉素酶青霉素属对革兰氏阳性球菌感染有效。联合治疗（抗假单胞菌属青霉素和氨基糖苷类）常用于革兰氏阴性菌引起的感染。革兰氏阳性细菌感染时，除敏感抗生素治疗外，宜加用氨基糖苷类或头孢他啶以预防革兰氏阴性菌感染。当培养结果不能提示发热的细菌病原学，或应用单一头孢他啶的情况下仍有发热时，需再次进行培养。

中性粒细胞低于 $500 \times 10^6/L$ 或白细胞迅速减少者：阿米卡星加哌拉西林（或头孢他啶或头孢哌酮），对青霉素严重过敏者改用氨曲南加万古霉素；中性粒细胞 $>500 \times 10^6/L$ 者：阿米卡星加苯唑西林或头孢唑啉，或单用第三代头孢菌素或单用亚胺培南。

万古霉素用于多耐药葡萄球菌、肠球菌和链球菌感染患者和对其他抗生素过敏的严重链球菌或葡萄球菌感染患者。存在导管感染时可加用万古霉素。

有弥漫性肺浸润者加用 SMZ/TMP，多发性肺实变时加用红霉素或克拉霉素；严重腹泻时加用甲硝唑。发生肺炎支原体感染时，采用红霉素积极治疗。当怀疑有厌氧菌感染时，给予氯霉素、克林霉素或甲硝唑；肺部厌氧菌感染时，则应使用大剂量青霉素或羧苄西林。

免疫功能低下患者发生结核病时，早期不易作出诊断，目前对早期抗结核经验性治疗推荐四药联用：异烟肼、利福平、吡嗪酰胺、链霉素或乙胺丁醇。

免疫功能低下患者严重细菌感染的抗生素应用参见表5-6。

表5-6 免疫功能低下患者伴严重细菌感染时抗生素选择建议

药名	剂量	敏感细菌	建议
丁胺卡那霉素（阿米卡星）	每日 10~15mg/kg q.d. 或 q.12h. 肌内注射或静脉注射（静脉滴注 30 分钟）	肠杆菌，大肠埃希菌，肺炎克雷伯菌，变形杆菌，普鲁威登菌，沙雷菌，不动杆菌，假单胞菌，非结核分枝杆菌	在不致引起毒性的前提下，保证注药后 1 小时和 8 小时（峰值和谷值）足够的血药浓度；注意检测尿常规及肾功能
卡那霉素	每日 15~25mg/kg q.12h. 肌内注射或静脉注射（静脉滴注 30 分钟）	肠球菌、大肠埃希菌、肺炎克雷伯菌、变形杆菌、普鲁威登菌、沙雷菌、不动杆菌	
氨曲南	每日 40~80mg/kg q.6~8h. 肌内注射或静脉注射	多数革兰氏阴性需氧菌	对头孢菌素、青霉素和氨基糖苷耐药的革兰氏阴性需氧菌亦有效；对葡萄球菌属、链球菌属等需氧革兰氏阳性菌以及厌氧菌无抗菌活性
头孢唑啉	每日 25~50mg/kg（0.7~1.4 g/m²）q.6~8h. 肌内注射或静脉注射（静脉推注 5 分钟）	金黄色葡萄球菌，表皮葡萄球菌，A 组溶血性链球菌，肺炎球菌	与氨基糖苷类抗生素合用有协同作用
头孢哌酮	每日 50~200mg/kg（2.8~4.2g/m²）q.6~8h. 静脉注射（静脉滴注 10~20 分钟）	大多数革兰氏阳性和革兰氏阴性需氧菌，除外李斯德杆菌、肠球菌（大多数厌氧菌敏感）	尤其适用于胆道感染
头孢噻肟	每日 100~200mg/kg（2.8~5.6g/m²）q.6~8h. 静脉注射（静脉滴注 10~20 分钟）	大多数革兰氏阳性和革兰氏阴性需氧菌，除外李斯德杆菌和肠球菌	可作为婴幼儿脑膜炎的选用药物
头孢三嗪	每日 50~100mg/kg（1.4~2.8g/m²）q.12h. 静脉注射（静脉滴注 10~20 分钟）	同头孢噻肟	
头孢呋辛	每日 50~100mg/kg（2.8~6.7g/m²）q.6~8h. 静脉注射（静脉滴注 10~20 分钟）	大多数革兰氏阳性球菌（除外肠球菌），流感嗜血杆菌，脑膜炎球菌	
氯霉素	每日 50~100mg/kg（1.4~2.8g/m²）q.6h. 口服或静脉注射（静脉滴注 30 分钟）	沙门菌，志贺菌，流感嗜血杆菌，厌氧菌和革兰氏阴性杆菌、立克次体	婴幼儿不宜使用；肝、肾功能不全者宜避免使用，必须使用时须减量及监测血药浓度；定期监测血常规，警惕骨髓抑制

续表

药名	剂量	敏感细菌	建议
环丙沙星	每日 20~30mg/kg q.12h. 静脉注射或口服	粪肠球菌、链球菌、枸橼酸菌、阴沟肠球菌、大肠埃希菌、流感嗜血杆菌、副流感嗜血杆菌、肺炎克雷伯菌、摩根杆菌、变形杆菌、普鲁威登杆菌、铜绿假单胞菌、黏质沙雷菌	18 岁以下患者慎用；对年幼动物可致关节病
诺氟沙星	400mg q.12h. 口服	同环丙沙星	
克拉霉素	每日 15mg/kg q.12h.；每日 10~30mg/kg 均分为 2 次用于治疗细胞内鸟型分枝杆菌	军团菌、沙眼衣原体、金黄色葡萄球菌(甲氧西林敏感)、葡萄球菌、肠球菌、淋病奈瑟球菌、厌氧球菌、空肠弯曲菌、流感嗜血杆菌、类杆菌、麻风分枝杆菌、堪萨斯分枝杆菌、细胞内鸟型分枝杆菌、棒状杆菌、单核细胞增多性李斯德杆菌、产气荚膜杆菌、消化球菌、消化链球菌、百日咳鲍特菌、莫拉卡他菌、多杀巴氏杆菌	尚不清楚是否适用于 12 岁以下患者
克林霉素	每日 10~40mg/kg (280~1120mg/m²) q.8~12h. 肌内注射或静脉注射(静脉滴注 30 分钟)	革兰氏阳性菌、厌氧菌	肝、肾功能损害者及 <4 岁儿童慎用；与红霉素呈拮抗作用，不宜合用
红霉素	口服：每日 30~50mg/kg(840~1 400mg/m²) q.6~8h. 静脉注射：每日 20~30mg/kg q.8~12h.	肺炎支原体、衣原体、军团菌、金黄色葡萄球菌、链球菌、百日咳鲍特菌	
庆大霉素	每日 5~7.5mg/kg (140~210mg/m²) q.8h. 肌内注射或静脉注射(静脉滴注 30 分钟)	肠杆菌、大肠埃希菌、肺炎克雷伯菌、变形杆菌、普鲁威登杆菌、铜绿假单胞菌、链球菌、百日咳鲍特菌	在不致引起毒性的前提下，应保证注药后 1 小时和 8 小时(峰值和谷值)有足够的血药浓度
亚胺培南-西司他丁	每日 40~60mg/kg(1.1~1.7g/m²) 静脉注射	对大多数革兰氏阳性球菌和革兰氏阴性杆菌有抗菌活性	对耐头孢菌素、青霉素和氨基糖苷类病原体有效；一般与一种氨基糖苷类抗生素合用；有诱发抽搐的可能；不适用于脑膜炎的治疗
异烟肼	口服：每日 10~20mg/kg (280~560mg/m²) 静脉注射：10~15mg/kg(最大剂量每日 300mg)	结核分枝杆菌、非典型分枝杆菌	与乙胺丁醇、链霉素、利福平和丙硫异烟胺联合使用
乙胺丁醇	每日 25mg/kg(700mg/m²)2 个月，然后每日 15mg/kg(420mg/m²) 口服	结核分枝杆菌、非典型分枝杆菌	与异烟肼、利福平和丙硫异烟胺联合使用
吡嗪酰胺	每日 20~30mg/kg(560~840mg/m²) 或每日 20mg/kg［560mg/(m²·d)］BIW 口服	结核分枝杆菌、非典型分枝杆菌	用于耐药的分枝杆菌感染，与其他抗菌药合用
利福平	每日 10~20mg/kg(280~560mg/m²)(最大剂量每日 600mg) 口服	结核分枝杆菌、非典型分枝杆菌	治疗结核病时与异烟肼、吡嗪酰胺、链霉素和乙胺丁醇联用；空腹顿服
链霉素	每日 15~30mg/kg(420~840mg/m²) 肌内注射	结核分枝杆菌、非典型分枝杆菌	与异烟肼、利福平、吡嗪酰胺和乙胺丁醇三药或四药联用在治疗细菌性心内膜炎时有协同作用
甲硝唑	口服：每日 20~50mg/kgq.8h.；静脉注射：首剂 15mg/kg，然后每次 7.5mg/kg q.6~8h.	大多数厌氧菌、阿米巴	有活动性中枢神经系统疾患和血液病者禁用

续表

药名	剂量	敏感细菌	建议
氨苄西林	每日 100~300mg/kg(2.8~8.4g/m²)q.6h. 肌内注射或静脉注射(静脉推注 5 分钟)	肠杆菌、链球菌、李斯特杆菌、大肠埃希菌、奇异变形杆菌、沙门菌、志贺菌、流感嗜血杆菌	与氨基糖苷类抗生素合用有协同作用
羧苄西林	每日 100~300mg(5.6~14.0g/m²)q.4~6h. 静脉注射(静脉推注 5 分钟)	大多数类杆菌和其他厌氧菌;与庆大霉素、阿米卡星或妥布霉素联用可治疗铜绿假单胞菌和其他革兰氏阴性杆菌	一般应与一种氨基糖苷类抗生素合用,但不可同瓶滴注
美洛西林	每日 300mg/kg(8.4g/m²)q.4~6h.(静脉滴注 10~20 分钟)	与羧苄西林相似,活性更强	应常与一种氨基糖苷类抗生素合用;大剂量应用时定期检测血清钠
萘夫西林(新青霉素Ⅲ)	每日 100~200mg/kg(2.8~5.6g/m²)q.4~6h. 肌内注射或静脉注射(静脉推注 5 分钟)	对青霉素耐药的金黄色葡萄球菌以及其他对青霉素敏感的细菌	
苯唑西林(新青霉素Ⅱ)	每日 100~200mg/kg(2.8~5.6g/m²)q.4~6h. 肌内注射或静脉注射(静脉推注 5 分钟)	产青霉素酶金黄色葡萄球菌及化脓性链球菌、肺炎球菌、耐青霉素球菌所致混合感染	
青霉素	每日 50 000~400 000U/kg(1.4~4.8MU/m²)q.4~6h. 肌内注射或静脉注射(静脉推注 5 分钟)	链球菌、奈瑟菌、梭状芽孢杆菌、多杀巴氏杆菌、口咽部厌氧菌、串珠状链球菌、除脆弱拟杆菌以外的许多厌氧菌	
哌拉西林	100~200mg/kg;新生儿体重低于 2kg 者,出生后第 1 周内,每 12 小时 50mg/kg;1 周以上,每 8 小时 50mg/kg;新生儿体重 2kg 以上者,出生后第 1 周内,每 8 小时 50mg/kg;1 周以上,每 6 小时 50mg/kg 肌内注射或静脉注射	同羧苄西林,活性更强	应常与一种氨基糖苷类抗生素合用
四环素	25~50mg/kg q.6h. 口服或静脉注射	肺炎衣原体、支原体、立克次体	疗程一般为 7~14 日,支原体肺炎、布鲁菌病需 3 周左右
替卡西林	80mg/kg q.6~8h.	同羧苄西林	应常与一种氨基糖苷类抗生素合用
妥布霉素	每日 3~5mg/kg(84~140mg/m²)q.8h. 肌内注射或静脉注射(静脉滴注 30 分钟)	肠杆菌、大肠埃希菌、肺炎克雷伯菌、变形杆菌、普鲁威登杆菌、沙雷菌、不动杆菌、假单胞菌、枸橼酸菌	在不至于引起毒性的前提下,应保证注药后 1 小时和 8 小时(峰值和谷值)有足够的血药浓度
甲氧苄啶(TMP)-磺胺甲噁唑(SMZ)	• 体重 <40kg SMZ 20~30mg/kg 及 TMP 4~6mg/kg,q.12h.; • 体重 ≥40kg 的小儿剂量同成人常用量,即 SMZ0.8g 及 TMP0.16g。治疗寄生虫感染如肺孢子虫病,按体重一次口服 SMZ 18.75~25mg/kg 及 TMP 3.75~5mg/kg,q.6h.	普鲁威登杆菌、沙门菌、沙雷菌、志贺菌、大肠埃希菌、克雷伯菌、肠杆菌、摩根杆菌、变形杆菌、流感嗜血杆菌、福氏志贺菌、宋内志贺菌	对氨基糖苷类抗生素耐药的病原体有效 2 个月以下婴儿禁用
三磺胺嘧啶	每日 120mg/kg(3.4g/m²)q.6h. 口服,连用 4 周	敏感脑膜炎球菌、奴卡菌	<2 个月婴儿禁用;肝、肾功能不良者禁用
万古霉素	每日 40mg/kg(1 200mg/m²)分 2~4 次静脉滴注,每次静脉滴注在 60 分钟以上	耐甲氧西林金黄色葡萄球菌、表皮葡萄球菌、链球菌、肠球菌、难辨梭菌	治疗肠球菌感染时与一种氨基糖苷类抗生素合用;治疗难辨梭菌类感染时剂量为每日 50mg/kg 口服

注:本表中有些药物的使用方法和剂量可能与药品生产者推荐的不同,仅供参考。

[资料改编自:① NELSON JD.Pocketbook of Pediatric Antimicrobial Therapy,10th ed.Baltimore,Williams & Wilkins,1993. ② FEIGIN RD,CHERRY JD.Texbook of Pediatric Infectious Dieases,3rd ed.Philadelphia:WB Saunders,1992.]

（2）注意事项：第三代头孢菌素对肠球菌、耐甲氧西林金黄色葡萄球菌（MRSA）、产单核细胞李斯特菌和脆弱拟杆菌无效。

亚胺培南对假单胞菌属（除铜绿假单胞菌外）、嗜麦芽窄食单胞菌、MRSA 和不少 CNS 作用差，在严重铜绿假单胞菌感染时应与阿米卡星联合使用；对粒细胞减少发热患者行单一药物经验治疗时，亚胺培南疗效与头孢他啶相仿，故适用于可能合并厌氧菌感染（如坏死性齿龈炎、直肠周围感染）时的经验治疗，不宜用于中枢神经系统肿瘤患者。

万古霉素适用于培养证实的革兰氏阳性菌感染，具有严重脓毒症表现的粒细胞减少患者应及早加用。

氟喹诺酮类对链球菌和厌氧菌作用差，并可改变肠道菌群发生二重感染，应谨慎选择；氨曲南与万古霉素联合应用于 β- 内酰胺类过敏者的经验治疗。

若发热经上治疗仍持续不退，须考虑经验性抗真菌感染治疗。

2. 真菌感染　是免疫功能低下患者死亡的主要原因，许多大量使用抗生素治疗无效而死亡的病例中，尸解发现为广泛的真菌感染。免疫功能低下患者接受抗生素治疗后，特别容易发生念珠菌过度生长，此时采用局部有效的药物治疗，可减少念珠菌的全身性播散。抗真菌药物的应用见表 5-7。

表 5-7　免疫功能低下患者伴真菌感染时抗生素选择建议

类型	药物	剂量和给药方法	敏感真菌	建议
局部感染	制霉菌素	霜剂，软膏，粉剂，口服悬浮液，口服片剂，阴道片剂 5 万 ~10 万 U/kg，分 3~4 次服	念珠菌	
	克霉唑	1% 软膏或溶液 b.i.d. 至 q.i.d.	念珠菌，皮肤癣菌	
	咪康唑	霜剂 b.i.d. 至 q.i.d.	念珠菌，皮肤癣菌	
全身感染	两性霉素 B	0.8~1.5mg/(kg·d) [22~42mg/(m²·d)] q.d. 或 q.o.d. 静脉注射（静脉滴注 3~4 小时）	曲菌、芽生菌、念珠菌、粗球孢子菌、新型隐球菌、荚膜组织胞浆菌、毛霉菌、巴西芽生菌	• 儿童：一般能耐受 0.25mg/kg 的首剂剂量，然后每天增加 0.25mg/kg，渐增至 1.0mg/kg； • 重症患者：前 4 剂用药可给予每隔 6 小时进行 1 次，然后再调整至 q.d. 或 q.o.d.
	氟康唑	胶囊或注射剂 2~6mg/(kg·d) [84~168mg/(m²·d)] 静脉注射或口服，每天 1 次	念珠菌黏膜炎、隐球菌脑膜炎、尿道念珠菌感染	最大剂量 ≤400mg/d
	伏立康唑	起始剂量 6mg/kg，静脉注射 q.12h.，维持剂量 4mg/kg 静脉注射 q.12h.	侵袭性曲霉病，念珠菌，克柔念珠菌，足放线病菌属，镰刀菌属	禁止与利福平、卡马西平和苯巴比妥合用
	氟胞嘧啶	50~100mg/(kg·d) [1.4~4.2g/m²·d] q.6h. 口服	念珠菌、新型隐球菌	与两性霉素 B 合用，肾功能不全、严重肝病患者禁用
	伊曲康唑	成人：200mg 口服 q.d. 或 b.i.d. 儿童剂量未定	曲菌、皮炎芽生菌、粗球孢子菌、新型隐球菌、念珠菌、组织胞浆菌病	除治疗危及生命或严重感染的病例，禁用于有或曾有充血性心力衰竭（congestive heart failure，CHF）病史的心室功能障碍的患者
	酮康唑	4~8mg/(kg·d) [100~200mg/(m²·d)] q.d. 口服，与餐同服	皮炎芽生菌、念珠菌、粗球孢子菌、荚膜组织胞浆菌、巴西芽生菌、新型隐球菌	慢性皮肤黏膜念珠菌病可选用本药；中枢神经系统穿透性差

续表

类型	药物	剂量和给药方法	敏感真菌	建议
全身感染	咪康唑	20~40mg/(kg·d)[600~1 200mg/(m²·d)]静脉注射 q.8h.(静脉滴注 30~60 分钟)	念珠菌	
	卡泊芬净	第一天单次 70mg 负荷剂量,随后每天单次 50mg	侵袭性曲霉菌病	儿童负荷剂量为体表面积(m²)× 70mg/m²,维持剂量为体表面积(m²)× 50mg/m²,输注时间不少于 60 分钟,溶于生理盐水、葡萄糖注射液或者补充液,剂量为 75mg 或以下时注射时间不少于 30 分钟,剂量为 75mg 以上时输注时间不少于 1 小时。切勿使用注射用水溶解本品
	米卡芬净	曲霉病:每日单次剂量 50~150mg,静脉注射 q.d.。念珠菌病:50mg,静脉注射 q.d.	曲霉菌,念珠菌	儿童剂量不超过 6mg/(kg·d),输注时间不少于 30~60 分钟

[资料改编自:① NELSON JD.Pocketbook of Pediatric Antimicrobial Therapy,10th ed.Baltimore,Williams & Wilkins,1993. ② Feigin RD,Cherry JD.Textbook of Pediatric Infectious Diseases,3rd ed.Philadelphia,WB Saunders,1992. ③ American Academy of Pediatrics.Antimicrobials and related therapy.In Peter G,ed.1994 Red Book:Report of the Committee on Infectious Diseases,23rd ed.Elk Grove Village,Ⅲ.,American Academy of Pediatrics,1994;560-562.]

当前临床使用的有 3 类抗真菌药:多烯类、吡咯类、氟嘧啶类。

多烯类,代表品种两性霉素 B,肾毒性明显,采用脂质体包裹新制剂副作用可明显减少,是经验性抗真菌治疗的首选。儿童剂量可较成人大,治疗疗程较成人长。使用两性霉素 B 时,应测定其血浓度和该浓度对真菌的敏感性,疗程至少 3 周,通常为 6 周。

吡咯类分为咪唑类和三唑类,现主要应用三唑类,代表品种有氟康唑、伊曲康唑和伏立康唑。氟嘧啶类代表品种有氟胞嘧啶,主要用于念珠菌病、隐球菌病和其他敏感真菌所致感染。主要与两性霉素 B 联合用于治疗念珠菌感染等严重深部真菌病;伊曲康唑对治疗曲菌属感染有效;氟康唑对弥漫性粗球霉菌感染有效,有时也用于新型隐球菌脑膜炎的治疗。

其他如脂肽类,代表药物如卡泊芬净、米卡芬净等,肝肾毒性相对较小但价格昂贵。

3. **病毒感染** 免疫功能低下患者的发病和死亡率与病毒感染有一定的关系。虽然特异抗病毒治疗与抗生素的治疗相比仍然处在初步发展阶段,但现已有许多临床可以应用的药物,常用的药物见表 5-8。

表 5-8 免疫功能低下患者伴病毒感染的药物选择建议

类型	药物	剂量和用药方法	敏感的病毒	建议
局部感染	阿昔洛韦	胶囊、片剂、注射剂 口服 20mg/kg,q.i.d. 静脉注射 5~10mg/kg,q.8h.	单纯疱疹病毒,水痘-带状疱疹病毒	
	碘苷	眼:0.1% 溶液滴眼 q.1h.;0.5% 软膏涂眼 q.4h.	单纯疱疹病毒、牛痘病毒和带状疱疹病毒	
	曲氟尿苷	眼:1% 溶液滴眼 q.2h.(每日最大剂量:9滴/眼)	单纯疱疹病毒	
	阿糖腺苷	眼:3% 软膏涂眼,每日 5 次	单纯疱疹病毒性角膜炎,偶用于牛痘病毒性角膜炎;也可用于经碘苷治疗无效或对碘苷过敏的浅表性疱疹病毒性角膜炎	

续表

类型	药物	剂量和用药方法	敏感的病毒	建议
全身感染	阿昔洛韦	每日 15~30mg/kg（420~1 350mg/m²）q.8h. 静脉注射（静脉滴注 1 小时）	单纯疱疹病毒，水痘-带状疱疹病毒	
	金刚烷胺	• 1~9 岁：每日 4.4~8.8mg/kg（125~150mg/m²）q.12h. 口服（每日最大剂量：150mg） • 9~12 岁：100mg 口服 q.12h. 12 岁及以上：用量同成人	流感病毒 A	
	双去氧肌苷	每日 7~10mg/kg（200~300mg/m²）q.8~12h. 口服	人类免疫缺陷病毒（HIV）	如果不能耐受叠氮胸腺嘧啶或治疗失败时可用本药
	膦甲酸	• 获得性免疫缺陷综合征（AIDS）患者巨细胞病毒性视网膜炎：每日 180mg/kg（5g/m²）静脉注射 q.8h. 连用 14~21 天，然后每日 90~120mg/kg（1.7~2.4g/m²）q.24h. 维持治疗 • 免疫功能损害患者耐阿昔洛韦单纯疱疹病毒（HSV）性皮肤感染：40mg/kg，q8~12h. 静脉注射，14~21 天	巨细胞包涵体病毒、单纯疱疹病毒	有肾毒性，使用前及使用期间患者应水化：5%GS 或 NS，2.5L/d（成人），可适当使用噻嗪类利尿剂 不能与静脉注射喷他脒联合使用，以免引发低钙血症 静脉注射速度不得 >1mg/(kg·min)
	更昔洛韦	• 诱导治疗：每日 10mg/kg（300mg/m²）静脉注射 q.12h.，14~21 天 • 维持治疗：每日 5mg/kg（150mg/m²）静脉注射 q.24h. 每日 10mg/kg（300mg/m²）静脉注射 q.12h.1 周，然后 5mg/(kg·d)〔150mg/(m²·d)〕静脉注射 q.24h. 用于预防感染	巨细胞包涵体病毒	使用时应密切监测血常规和肝功能；中性粒细胞绝对计数（ANC）<500/μl、血小板计数 <25 000/μl 患者禁用
	缬更昔洛韦（更昔洛韦的前体药物）	• 成人： 诱导治疗：900mg b.i.d. 口服 ×21 天 维持治疗：900mg/d×2 次 / 周，疗程因人而异 • 巨细胞病毒感染新生儿：15~16 mg/kg，q.12h.×6 周	巨细胞包涵体病毒	与食物同服，不宜嚼碎。肾功能不全者剂量酌减
	三氮唑核苷（利巴韦林）	雾化吸入（300ml 无菌 USP 水中加入 6g），每天用药 12~18 小时	呼吸道合胞病毒	利巴韦林雾化的严格适应证：免疫功能低下或有其他高危因素的婴幼儿（如慢性肺系疾病或发绀型先天性心脏病儿童）、严重的 RSV 下呼吸道疾患者
	奥司他韦	≤15kg：30mg 口服 b.i.d.×5 天 15~23kg：45mg 口服 b.i.d.×5 天 23~40kg：60mg 口服 b.i.d.×5 天 >40kg：75mg 口服 b.i.d.×5 天	流感病毒 A，流感病毒 B	在起病后 36~48h 内早期使用
	金刚乙胺	<10 岁：150mg 口服 q.d.×7 天 >10 岁：200mg 口服 q.d.×7 天	流感病毒 A	可用于预防性治疗，在起病后 48h 内早期使用
	阿糖腺苷	5~10mg/kg q.d.×7~10 天	单纯疱疹病毒，水痘-带状疱疹病毒	易发生严重过敏反应，过敏体质者慎用。给药期间密切观察患者
	齐多夫定	• 新生儿：2mg/kg 口服 q.6h.（生后 12h~6 周） • <12 岁：每日 24mg/kg（720mg/m²）口服（每日最大剂量 800mg） • >12 岁：每日 500~600mg 均分 3~6 次服用	HIV	中性粒细胞计数 <0.75×10⁹/L 者或血红蛋白水平 <7.5g/d 者禁用

注：本表中有些药物的使用方法和剂量可能与药品生产者推荐的不同，仅供参考。

〔资料改编自：① NELSON JD.Pocketbook of Pediatric Antimicrobial Therapy, 10th ed.Baltimore, Williams & Wilkins, 1993. ② FEIGIN RD, CHERRY JD.Textbook of Pediatric Infectious Diseases, 3rd ed.Philadelphia, WB Saunders, 1992. ③ American Academy of Pediatrics.Antiviral drugs.In Peter G, ed.1994 Red Book：Report of the Committee on Infectious Diseases, 23rd ed.Elk Grove Village, Ⅲ., American Academy of Pediatrics, 1994 :568-569. 〕

目前临床两类有效抗流感病毒药物,一类是膜蛋白 M2 受体抑制剂金刚烷胺和金刚乙胺;另一类是 NA 抑制剂奥司他韦和扎那米韦等。前者应及早用药,在发病的 24 小时内用药效果好,但仅对甲型流感病毒有效。后一类药奥司他韦和扎那米韦对甲型流感病毒和乙型流感病毒均有效。奥司他韦因为抗病毒效力强,生物利用度高,目前已广泛应用于临床,儿童推荐剂量每次 2mg/kg,每日 2 次,连服 5 天,强调应在起病后 36~48 小时内早期使用。

阿昔洛韦用于 Ⅰ 型、Ⅱ 型单纯疱疹病毒,水痘 - 带状疱疹病毒;更昔洛韦可作为巨细胞病毒感染的常规和预防用药;膦甲酸钠用于对阿昔洛韦及更昔洛韦耐药的单纯疱疹病毒、水痘 - 带状疱疹病毒和更昔洛韦治疗无效的 CMV 感染。

眼科局部应用已表明阿昔洛韦、碘苷、曲氟尿苷、阿糖腺苷对单纯疱疹病毒引起的急性角膜炎和复发性上皮角膜炎的治疗有效。

免疫功能低下患者呼吸道合胞病毒或副流感病毒感染时,使用三氮唑核苷雾化吸入可能有效。

4. 寄生虫感染 免疫功能低下患者寄生虫所致机会感染主要由卡氏肺孢子虫、弓形虫和隐孢子虫属所致,偶尔溶组织内阿米巴、腹球形孢子虫和肠梨形鞭毛虫也是致病因素。治疗急性弓形虫脑炎可选择乙胺嘧啶和磺胺嘧啶或克林霉素联合;肺孢子虫病可以用喷他脒或磺胺甲噁唑 - 甲氧苄啶;阿苯达唑可用于隐孢子虫和粪类圆线虫感染。治疗免疫功能低下患者原虫感染的药物选择见表 5-9。

表 5-9 免疫功能低下患者寄生虫感染时抗生素选择建议

寄生虫类型	药物选择和剂量	建议
溶组织内阿米巴	甲硝唑 35~50mg/(kg·d)[1~1.4g/(m²·d)]分 3 次口服 ×10 天,或去氢依米丁 1.0~1.5mg/(kg·d)[29~41mg/(m²·d)](最大剂量 90mg)q.12h. 肌内注射,连用 5 天 上述两药后接用双碘喹啉 40mg/(kg·d)[1.1g/(m²·d)]分 3 次,口服,连用 20 天(单次最大剂量 650mg)或如有肝脓肿时:磷酸氯喹 10mg/kg(最大剂量 600mg)分 2~3 次,口服,连用 2~3 周	疾病控制和预防中心有去氢依米丁供应
蓝氏贾第鞭毛虫	甲硝唑 15~25mg/kg 分 3 次,用 10 天	交替疗法:甲硝唑,呋喃唑酮
贝氏等孢子球虫	复方磺胺甲噁唑(甲氧苄啶 - 磺胺甲噁唑 TMP/SMZ)SMZ18.75~25mg/kg TMP3.75~5mg/kg,q.6h. 用 14~21 天	2 个月以下婴儿禁用 巨幼红细胞性贫血患者禁用
卡氏肺孢子虫 (肺孢子菌肺炎)	复方磺胺甲噁唑(甲氧苄啶 - 磺胺甲噁唑) 磺胺甲噁唑 18.75~25mg/kg TMP3.75~5mg/kg,q.6h. 用 14~21 天	2 个月以下婴儿禁用 巨幼红细胞性贫血患者禁用
粪类圆线虫	噻苯达唑 25mg/(kg·d)[1.4g/(m²·d)]q.12h. 口服,最大剂量 3g/d,用 3 天(治疗疾病播散者 5 天或更长时间)	已证实克拉霉素对成人患者有效
兔弓形虫	乙胺嘧啶 0.5mg/kg q.12h. 口服 3 天,然后 0.25mg/(kg·d) 4~6 周加磺胺嘧啶 20~30mg/(kg·d)b.i.d. 口服(首次剂量加倍,总量不超过 2g)	2 个月以下婴儿禁用
隐孢子虫	螺旋霉素 5~8mg/kg q.6h. 口服	6 月龄内小儿用药疗效及安全性尚不确定

[资料改编自:① NELSON JD.Pocketbook of Pediatric Antimicrobial Therapy,10th ed.Baltimore,Williams & Wilkins,1993. ② FEIGIN RD,CHERRY JD.Textbook of Pediatric Infectious Diseases,3rd ed.Philadelphia,WB Saunders,1992. ③ American Academy of Pediatrics.Drugs for parasitic infections.In Peter G,ed.1994 Red Book:Report of the Committee on Infectious Diseases,23rd ed.Elk Grove Village,Ⅲ.,American Academy of Pediatrics,1994 :576-599.]

（四）免疫功能低下儿童感染的预防

1. 尽量避免所有可能损伤防御功能的诊治措施 如减少各种导管使用,各种内镜检查、血管造影、逆行胆管道影、膀胱镜检查和牙科操作等只能在有绝对指征时才使用,且在操作前 0.5 小时、1 小时和操作后 1~2 天内给予适当的抗菌药物预防。

2. 注意患者周围环境的消毒隔离 对中性粒细胞严重减少者($<1 \times 10^9$/L)的饮用水、食品、医疗器械等须经过严格消毒,必要时需入住层流病房。

3. 预防性抗菌药物的应用 常规用抗生素预防条件致病菌感染还有争议,但在一些特殊情况需要抗生素预防:如插导尿管的患者,可用新霉素-多黏菌素或 0.25% 醋酸溶液进行持续的膀胱冲洗来预防严重的全身性感染;磺胺和锶的复合物在烧伤患者局部应用能减少全身性感染;肠道不吸收的抗生素应用能减少胃肠道细菌数量;用甲氧苄啶-磺胺甲噁唑能预防免疫抑制治疗儿童的卡氏肺孢子虫感染;氟康唑预防白念珠菌感染;在白血病和骨髓移植后的成人,口服阿昔洛韦能有效预防顽固性水痘-带状疱疹病毒的损害。但应严格控制,并限于短期使用。

4. 改善机体防御功能 预防性使用静脉免疫球蛋白(IVIG)对低丙种球蛋白血症患者的替代治疗非常有效。其他如转移因子、输入中性粒细胞及血浆等可以一定程度改善患者的免疫功能,但中性粒细胞输入应有明确的指征。

5. 免疫接种 根据患者过去史和血清学的资料,需进行主动和被动免疫接种,所有患者都需接种灭活脊髓灰质炎疫苗和流感疫苗。当患者与水痘-带状疱疹患者接触后,应给予被动免疫治疗,如水痘-带状疱疹免疫球蛋白或球蛋白制剂。破伤风和白喉免疫接种将按计划进行。但部分免疫缺陷患者注射疫苗后并不能产生充分的免疫反应而丧失疫苗的保护作用。

（五）严重免疫功能低下患者的护理

一般来讲,免疫功能低下患者在预防感染方面应得到与其他患者一样的照顾。对这些患者的照料,常规制度必须强调和严格执行。免疫功能低下患者应与感染患者或有传染病可能的患者隔离开来,尽可能住在单独的房间。应减少对外界不必要的接触,不宜与饲养宠物接触,避免到人群拥挤和容易接触潜在感染原的地方去。住院患者应得到隔离,患者、探望者和医护人员都应遵守隔离制度。

洗手在预防交叉感染中非常重要,但在日常医疗工作中常被忽略或做得不够。医护人员在查房或护理这类患者前严格注意手卫生可以极大限度地减少患者的感染。除洗手外,还要防止人群之间其他形式的交叉感染。所有患有呼吸道疾病和任何种类的皮肤病患者不应该进入到免疫功能低下患者的房间。

保护性措施还应针对引起医院内感染的众多原因,如涉及患者使用的设备必须要仔细检查消毒,包括呼吸机、输液泵、温度计等。其他能引起环境中革兰氏阴性菌感染的如花瓶内的水、肥皂缸和经水浸渍的肥皂、新鲜水果和蔬菜等,亦应进行微生物学检查。

（唐雪梅　杨　军　朱朝敏　李永柏　梁芳芳
宋丽君）

第三节　儿童人类免疫缺陷病毒感染

一、儿童人类免疫缺陷病毒感染的发病情况

HIV 感染是世界性的公共卫生问题,已造成全球 3 500 多万人死亡,得到了各国的广泛关注,全球总体情况是新发感染和死亡呈现下降趋势,新发感染由 2000 年的 280 万下降到 180 万、死于 AIDS 相关疾病由 2000 年的 150 万下降到 94 万,但形势仍较严峻,据世界卫生组织报告 2017 年全世界有 HIV 感染者及 AIDS 患者 3 690 万。HIV 感染是全球性的问题,一些地区特别是贫穷落后的国家(特别是非洲)更为严重;约 70% 生活在撒哈拉以南非洲,南非约有 680 万人类免疫缺陷病毒感染者,数量高于其他国家。

1982 年报道了首例儿童 HIV 感染,2009 年估计全球每天有 1 000 例 HIV 感染的新生儿出生。2013 年 WHO 估计全球存活儿童感染者和患者 320 万,其中 90% 为撒哈拉以南的非洲国家;15 岁以下儿童新近感染 24 万、死亡 19 万。共有 178 万儿童因父母患病死亡而成为孤儿。由于预防性抗病毒措施的开展,2017 年儿童中新近感染人数 18 万,11 万儿童死于 HIV 相关疾病。

根据 2013 年全球获得性免疫缺陷综合征(简称艾滋病)报告,2012 年全球现存活人类免疫缺陷

病毒感染者和患者约 3 500 万,当年约有 230 万人新感染人类免疫缺陷病毒,有 160 万人死亡。全球总体情况是新发感染和死亡总体来说呈现下降的趋势。2004—2013 年,我国艾滋病年均发病率为 1.67/100 000,年均死亡率为 0.48/100 000。近 10 年来,我国艾滋病发病率、死亡率均呈逐年上升趋势。发病率由 2004 年的 0.28/100 000 升至 2013 年的 3.06/100 000;死亡率由 2004 年的 0.06/100 000 升至 2013 年的 0.83/100 000。根据中国疾病预防控制中心、联合国艾滋病规划署、世界卫生组织联合评估,截至 2018 年底,我国估计存活人类免疫缺陷病毒感染者约 125 万。截至 2018 年 9 月底,全国报告存活感染者 85.0 万,死亡 26.2 万例。估计新发感染者每年 8 万例左右。全人群感染率约为 9.0/10 000,参照国际标准,与其他国家相比,我国艾滋病疫情处于低流行水平。

性传播是主要传播途径,2017 年报告感染者中异性传播为 69.6%,男性同性传播为 25.5%。通过全面实施临床用血人类免疫缺陷病毒核酸检测全覆盖,我国已基本阻断输血传播途径。通过戒毒药物维持治疗和清洁针具交换等防控措施,经注射吸毒感染者得到有效控制。2017 年报告经注射吸毒感染者较 2012 年下降 44.5%,戒毒药物维持治疗在治人员艾滋病新发感染率从 2012 年的 0.2% 下降到 2017 年的 0.03%。垂直传播(又称母婴传播)也得到有效控制,艾滋病垂直传播率从 2012 年的 7.1% 下降至 2017 年的 4.9%,处于历史最低水平。

感染者检测发现力度不断加大,抗病毒治疗成效明显。其中,检测人次数从 2012 年的 1 亿上升到 2017 年的 2 亿;接受抗病毒治疗人数从 2012 年的 17.1 万人增加到 2017 年的 61.0 万人,2017 年治疗覆盖率为 80.4%、治疗成功率维持在 90% 以上。

二、儿童 HIV 感染的传播方式

曾在 20 世纪 80 年代中期,儿童感染途径以有偿供血途径感染占较大比例,以输血传播为主。其后母婴垂直传播是主要途径。在对血液制品进行过筛试验以前,接受大量输血患者和抗血友病球蛋白制剂的血友病患者是 HIV 感染的高危人群。随着采供血的规范管理及筛查抗 HIV 抗体,尤其是目前临床用血人类免疫缺陷病毒核酸检测,儿童经输血或血制品途径感染 HIV 的危险性迅速减少。

我国 1985 年首例报告后以输血 / 血制品为主,随着整体疫情增加,逐渐有吸毒感染病例报告;2003 年后,垂直传播为婴儿病例主要传播途径;截至 2015 年底,垂直传播病例占所有报告婴幼儿病例的 60.14%。

儿童新发病例多为垂直传播所致,就世界范围而言,约 50%HIV 感染为女性。亚洲国家主要由性传播所致。

(一)垂直传播

垂直传播包括宫内、产时和产后母乳喂养感染。大多数出生于 HIV 感染母亲的婴儿并未受到感染,垂直传播感染率为 12%~50%。未抗病毒治疗的母亲,新生儿的感染率在发达国家为 15%~30%、发展中国家为 25%~45%,其中非洲为 25%~52%。自从 1995 年,对 HIV 感染孕妇围产期内进行有效的抗病毒治疗,婴儿的感染率明显下降,已降至 <2%。

婴儿感染后,感染的具体途径很难确定,高敏感的病毒学检查技术有助于判断。AIDS 临床论证组儿科病毒学委员会提出:母亲血液 HIV 阳性的新生儿,出生后 48 小时内血液 HIV 检测阳性(病毒培养或 PCR 测定),认为是宫内感染;非母乳喂养婴儿,出生后 7~90 天阳性者,为产时感染;母乳喂养婴儿,出生后 90 天内 HIV 检测阴性,而 90 天后转阳,认为是产后经母乳途径传播。

1. **宫内感染** 经病毒培养及核酸检测显示在 10 周流产胎儿组织中发现了 HIV,说明已存在宫内感染。原位杂交及免疫化学方法在 HIV 感染母亲妊娠 3 个月的胎盘可检测到 HIV。从母亲羊水中可分离到 HIV,并可见绒毛膜炎,也证实宫内感染的存在。未发现 HIV 感染导致先天性畸形的证据,宫内生长延迟也不多见。现认为感染的新生儿中,30%~40% 为宫内传播所致。有研究显示出生后即检出 HIV 与快速发展为 AIDS 有关。

2. **产时感染** 60%~70% 的垂直传播感染为产时感染所致。胎儿在分娩、通过产道的过程中,接触或吞入含有病毒的血液、宫颈和阴道分泌物而引起感染。在妊娠晚期,孕妇产道有高滴度的病毒。双胎 HIV 垂直感染的不一致性,证实产时感染的存在。国际多中心研究 HIV 感染母亲所生的 100 对双胎表明:感染易发生于第一胎,其感染率高 3 倍。这可能与第一胎产程更长,接触宫颈和阴道分泌物的时间更长所致。

3. **产后感染** HIV 携带者母亲母乳中存在

HIV。HIV 慢性感染母亲经母乳喂养感染的发生率为 9%~16%。出生后母体新近感染 HIV,婴儿母乳喂养的感染率为 29%~53%,这可能为还未产生分泌型 IgA 时,母乳喂养发生感染的危险性更大。尽管如此,世界卫生组织仍然主张:因为在安全供水和营养供应(如配方奶粉)得不到保证的地区,感染和营养不良是婴儿死亡的主要原因,母亲喂养较 HIV 感染更有益处,所以母乳可喂养到至少 6月龄。

(二)围产期感染的影响因素

母婴垂直传播的危险因素:早产(<34 周)、母体 CD4 细胞下降、妊娠期使用毒品、母体血浆 HIV 载量、婴儿接触母体血液及羊膜早破是 HIV 垂直传播的危险因素。羊膜破水 4 小时以上或出生体重 <2 500g,发生感染的机会将增高 1 倍。

1. 母体血浆 HIV 载量 是 HIV 垂直传播的独立危险因素,病毒载量越高,垂直传播的危险性越大。研究结果显示,母体血浆 HIV 载量 <400 拷贝 /ml 时,宫内垂直传播率为 0、分娩期垂直传播率为 0.4%;当病毒载量 >100 000 拷贝 /ml,宫内传播率为 4.5%,分娩期传播率为 27.4%。有研究发现 HIV 垂直传播率随着病毒载量的增高而呈现升高趋势,AIDS 较单纯 HIV 感染者垂直传播发生率高 3 倍。

在发生垂直传染和非垂直传染的病例中,也发现母体血浆 HIV 载量相互重叠,甚至母体血浆检测不到 HIV-1 时,也发生了垂直传播。实际上母体血浆 HIV 载量并不与阴道内 HIV-1 负荷量完全一致,即有的母亲血清 HIV-1 阴性者,其阴道内病毒常可为阳性。

2. 孕妇 $CD4^+$ 水平 孕妇 $CD4^+$ 细胞计数下降与垂直传播率上升成线性关系。$CD4^+$ T 细胞计数下降不利于机体免疫功能的正常发挥,从而增加 HIV 垂直传播的概率。有研究显示,母亲 $CD4^+$ T 细胞计数 $<200 \times 10^6$/L 时,会增加 HIV 垂直传播率和加快疾病进程。

3. 产科因素

(1)胎膜破裂时间:HIV 感染母亲分娩前胎膜破裂时间为 4 小时者,在分娩期垂直传播率为超过小于 4 小时者的 2 倍。分娩前胎膜破裂时间 10 小时的垂直传播率为 9.0%,20 小时的垂直传播率为 21.8%,胎膜破裂时间 50 小时的垂直传播率达 34.5%。

(2)分娩方式:产道分娩时,婴儿皮肤黏膜与母亲宫颈及阴道分泌物的直接接触,含病毒分泌物的吸入和上行性感染可导致婴儿感染 HIV。选择性剖宫产可避免胎儿接触产道,从而降低垂直传播的危险性。由欧洲分娩协会进行的一项随机对照试验显示,选择性剖宫产组的 HIV-1 垂直传播率为 1.8%,远低于自然分娩组(10.5%)。在发达国家,剖宫产死亡率高于阴道分娩的 5%,在 HIV 感染的孕妇术后并发症发生率高达 31%,是非感染者的 3 倍。估计发展中国家的死亡率和并发症发生率还要高些。因此,应充分考虑剖宫产的利弊得失。对条件有困难地区不主张将 HIV 抗体阳性作为剖宫产的指征。

分娩时侵袭性的操作、胎盘早剥、羊膜腔穿刺、会阴撕裂等也会增加新生儿与母亲血液和体液接触时间,增加 HIV 垂直传播的危险性。

产道清洗从理论上可降低病毒浓度,但有研究提示过度阴道冲洗会破坏阴道的自然环境从而使其自我保护能力下降,对性病和细菌性阴道病更易感,而且非洲的许多临床试验观察到分娩前产道消毒对降低胎儿阴道分泌物的暴露是无效的。

4. 婴儿因素 早产和低体重(<2 500g)新生儿是 HIV 垂直传播的危险因素。这可能与早产儿、低体重儿免疫系统发育不成熟、胎盘屏障不健全及从母体获得的抗体水平低等有关。有研究显示,孕期 ≥37 周和 <37 周的婴儿 HIV 感染率分别为 23.0% 和 54.6%,出生时体重 ≥2 500g 和 <2 500g 的婴儿 HIV 感染率分别为 22.5% 和 39.3%,差异均具有统计学意义。

5. 喂养方式的影响 母乳喂养是第一个被证实的与垂直传播相关的危险因素。母乳喂养可导致 10%~15% 的垂直传播。乳汁中病毒载量高、母亲有乳头炎症、乳腺炎和母乳喂养超过 15 个月,传播发生率会增加。人工喂养、母乳喂养和混合喂养三者垂直传播发生率依次增高。但在一些发展中国家,HIV 感染母亲所生婴儿 6 个月内人工喂养较纯母乳喂养的病死率高,发生腹泻、肺炎、营养不良等疾病的发生率均高于纯母乳喂养婴儿,因此在人工喂养有困难的地区,应在充分咨询的基础上,帮助 HIV 感染母亲权衡母乳喂养和人工喂养的利弊,对婴儿出生后的喂养方式做出正确的选择。若不能人工喂养则采用单纯母乳喂养并缩短母乳喂养的时间,一般为 4~6 个月。

为减少母乳喂养引起的传播,2000 年世界卫生组织明确了婴儿喂养政策:当人工喂养被人们所接受,并且可行、可负担、可维持时,建议感染了艾滋病的母亲避免给予母乳喂养,但决定替代喂养前需要对当地替代喂养条件是否安全作合理的评估。

6. 抗 HIV 药物 法国研究表明,在齐多夫定治疗的母亲中,择期性剖宫产垂直感染率明显低于急诊剖宫产和经阴道分娩者(分别为 0.8%、11.4% 和 6.6%)。单用齐多夫定治疗合并择期性剖宫产,可使垂直感染率从 6% 下降到 1%。另有研究显示,剖宫产同时母亲、新生儿应用齐多夫定,可降低 87% 的感染率。

(三)垂直传播的阻断方法

HIV 母婴阻断是通过抗病毒治疗、选择适宜的分娩方式及婴儿出生以后采用人工替代喂养等综合干预措施阻止 HIV 阳性孕产妇将病毒传播给其下一代。应用此综合措施,可以明显减少 HIV 感染的垂直传播,可使母婴垂直传播率降低到 1%~2%。

孕产妇及婴儿抗病毒治疗在阻断垂直传播中至关重要。现主张对所有 HIV 感染的孕产妇均给予抗病毒治疗,不论 HIV 感染女性 CD4$^+$ T 淋巴细胞水平高低及临床分期。在妊娠期、分娩期及哺乳期均推荐抗病毒治疗,不仅可以部分或全部恢复患者的免疫功能,还能将其血液中的病毒量控制在检测不出的水平以减少其传染性,从而大大降低垂直传播率。抗病毒使母乳喂养者发生艾滋病垂直传播的风险从原有的 35% 降低到 <5%,使人工喂养者发生艾滋病垂直传播的风险从原有的 25% 降低到 2% 以下,同时提高了母婴存活率。

在使用阿巴卡韦(ABC)前应检测 HLA-B*5701,ABC 只能用于 HLA-B*5701 阴性者,使用时应密切观察 ABC 的超敏反应。对于合并乙型肝炎的患者,应使用含有替诺福韦(TDF)+3 拉米夫定(TC)或恩曲他滨(FTC)的方案。洛匹那韦/利托那韦(LPV/r)临床用药经验多,但消化道反应可能比较明显,拉替拉韦(RAL)的孕妇临床使用经验相对较少,但疗效显著,可快速降低病毒载量。对于血红蛋白低于 90g/L 或中性粒细胞低于 0.75×10^9/L 的孕产妇,建议不选或停用齐多夫定(AZT)。应用 TDF 前,须进行肾脏功能评估。早先的动物研究及个案报道发现早孕期妇女暴露于 EFV 引起神经管畸形的风险较高,但后来的研究中并未发现这个问题,所以目前认为依法韦仑(EFV)可应用于妊娠各个阶段。由于有研究发现早孕期妇女暴露于多替拉韦(DTG)引起的神经管畸形风险升高,目前不推荐妊娠 8 周内使用 DTG。对有怀孕意愿或不愿采

取避孕措施的妇女,应选用不含 DTG 的抗病毒方案。奈韦拉平(NVP)不良反应较多,而且只可以用于 CD4$^+$T 淋巴细胞 <250 个 /μl 的女性。利匹韦林(RPV)不能用于 HIV 病毒载量 >100 000 拷贝 /ml 和 CD4$^+$T 细胞计数 <200 个 /μl 的患者。

孕期或临产发现感染、尚未接受抗病毒治疗的孕产妇,应即刻给予抗病毒治疗。我国 2018 年最新指南建议首选方案:TDF/FTC(或 TDF+ 3TC 或 ABC/3TC 或 ABC+3TC)+LPV/r(或 RAL);替代方案:TDF/FTC(或 TDF+3TC 或 ABC/3TC 或 ABC + 3TC 或 AZT/3TC 或 AZT+3TC)+ EFV 或 DTG 或 RPV 或 NVP。

世界卫生组织建议:以一天一次的 TDF+TC(FTC)+EFV 固定剂量复方制剂作为孕妇和哺乳妇女的一线抗反转录病毒治疗用药方案,包括妊娠第一阶段孕妇和育龄妇女。该建议适用于终身治疗,也适用于为预防垂直传播而启动的抗反转录病毒治疗。婴儿不论何种喂养方式,出生后尽早(6~12 小时内)服用 NVP,同时服用 AZT 每天 2 次,至出生后 4~6 周。或出生后尽早(6~12 小时内)服用 NVP,每天 1 次,至出生后 4~6 周。

产科干预包括孕期干预:终止妊娠、孕期保健。产时干预包括选择性剖宫产、阴道分娩应避免有创性助产技术、缩短产程。

生后喂养方式:避免母乳喂养,提倡人工喂养,杜绝混合喂养。

(四)其他传播途径

HIV 传播途径还包括性传播、血液传播。成年人以经未采用预防措施的性生活为常见,儿童可因性虐待而被感染。可经共同使用注射针头而经血液传播。尚无在幼儿机构或学校内发生儿童 HIV 感染的报道。艾滋病的高危人群包括男性同性恋者、性乱者、注射方式吸毒者、多次接受输血或长期接受血液制品治疗者、HIV 感染者的配偶或性伴侣、HIV 感染母亲的婴儿等。

三、HIV 感染的发病机制

(一)HIV 病毒

1. HIV 病毒的生物学特性 HIV 属逆转录病毒中的慢病毒类,呈圆形,电镜下可见圆锥形核心。病毒直径为 80~103nm,具有三层结构。内层为基因组 - 核壳复合物,其中含有反转录分子。该复合物被宿主细胞膜源性包膜环绕的壳所围绕。病毒 - 膜糖蛋白从此膜伸出。病毒基因组由 >9kb 的

单链正义 RNA 组成,伴有 5′ 和 3′ 侧链长末端重复(LTR)序列。该序列的功能为调节病毒 RNA 转录。每一病毒包含两条同源 RNA,包括 3 个与其他逆转录病毒相同的基因:gag 基因编码病毒核心蛋白;pol 区编码反转录酶(或 RNA- 依赖 DNA 多聚酶),逆转录病毒蛋白酶和内核酶(integrase);env 基因编码外膜蛋白(两个主要的糖蛋白 gp120 和 gp41)。HIV 除了具有上述 3 个与其他逆转录病毒共同的基因外,还有编码 5 种辅助蛋白的基因 tat、rev、vif、vpr 和 nef。Tat 和 rev 蛋白体外证实与病毒复制和细胞病理效应有关,而 vif 和 vpr 蛋白的功能还不清楚。

HIV-1 和 HIV-2 具有相似的基因结构,但亚型 - 特异性基因不同,故可用血清学和分子学方法将它们区别开。HIV-2 首先从西非 AIDS 患者中分离到,以后在欧洲、巴西、印度和美国均有发现。HIV-2 与 HIV-1 相比,其性传播要弱 3 倍,垂直传播弱 10 倍;在 HIV-2 感染的个体中病毒负荷量要比 HIV-1 低得多。

逆转录病毒复制过程中,反转录前发生了错误,导致基因突变,包括核苷酸的替换、缺失、插入和由重组引起的再排,形成 HIV-1 变异株。不同的 HIV-1 变异株有不同的嗜细胞性、病理学改变和病毒复制特点。

按是否能诱导 MT-2 细胞发生细胞融合形成多核巨细胞,生物学上 HIV 可分为三组:①低复制力,不能形成多核巨细胞;②高复制力,非多核巨细胞形成(NSI);③高复制力,多核巨细胞形成(SI)。SI 珠能致疾病迅速进展,并增高性传播的危险性。体外细胞融合是 HIV 感染 CD4 细胞主要的病理学表现,是 CD4 细胞和 HIV-1env 糖蛋白特殊的反应结果。SI 株通过共受体 LESTR(现也称为 CXCR4)感染 T 细胞,但不感染巨噬细胞。体内除脑细胞外,还未发现其他细胞融合病理变化。NSI 株通过 CCR5 受体与靶细胞 β 趋化因子:巨噬细胞炎症性蛋白(MIP)-1β、MIP-1α 和 RANTES 感染 T 细胞和巨噬细胞。β 趋化因子能抑制 HIV-1 感染可能是与竞争结合 CCR5 受体有关。

根据一系列来自 HIV-1 感染患者的 NSI 和 SI 克隆分析,发现在患者体内由 NSI 变异为 SI 株时,并不加重感染症状。NSI-SI 转换发生在 CD4 细胞平均数为 400~500/mm^3 时;当 CD4 细胞数急剧下降时,表明已转为 SI 表型。虽然原发性 SI 株感染很少见,但病情发展快,抗病毒药物效果差,包括齐

多夫定在内。多数 HIV-1 感染的妊娠妇女属 NSI 株,即使能检查到 SI 株,传染给新生儿的仍然是 NSI。

SI 株发现于 50% 的 HIV 感染者,是否体外细胞融合病理改变为疾病快速进展的标记,或是病毒快速复制和较高的病毒负荷的结果,还需要进一步研究。

围产期感染的儿童对 HIV-1 具有双期反应,带有 NSI 株的婴儿可能快速进入疾病症状期(AIDS),随着年龄增长,NSI 向 SI 转换,CD4 细胞数降低,对齐多夫定发生耐药,相似于成人 HIV 感染病例。

HIV-1 经母体血液或阴道分泌物传染新生儿具有选择性:嗜巨噬细胞、非细胞融合的病毒株易于感染婴儿。HIV-1 进入婴儿后开始发生变异,可采用 DNA 异双向移动法测定变异的亚型,原理为在电泳带上观察有关的病毒序列之间出现延迟的情况,以了解其变异程度。每经一次传染,HIV-1 的变异性明显地减弱,此可能为每次感染的病毒数量受限,很可能为单基因型。此外,受感染者的病毒变异株与传播者的病毒株常是一致的。

HIV 亚型分布具有地区性,广泛地遗传学分析发现 HIV-1 可分为明确的两组:M 和 O。大多数 HIV-1 属 M 组,根据基因组距和地区不同,又可分为 10 个亚型(A~J)。澳大利亚、美国和欧洲主要为亚型 B,而亚型 A、C 和 D 常见于非洲,亚型 E 则见于泰国。HIV-1 O 组病毒株仅在非洲个别患者中发现。O 组与 M 组有很大的区别,env 仅 55% 同源,但某些血清学检查不能将其鉴别。有些患者同时感染亚型 B 和 E。亚型 E 在东南亚,亚型 B 在非洲撒哈拉以南传播极快,其意义远大于其在美国和欧洲的流行。泰国(主要是亚型 E)性传播率是美国和欧洲(主要是亚型 B)的 40 倍。虽然这种差别可能与同时存在有生殖器溃疡有关,但也可能与不同的病毒株有关。或许全球最终会流行少数几个亚型,这有利于相应疫苗的研制。亚型 E 较亚型 B 更易感染朗格汉斯细胞。

在南非流行的 HIV-1 亚型 C 的特征为对 CCR5 的亲和力特强;NF-κB 功能位点 3 或 4 取代了位点 2,从而增强其转录活性。亚型 C 对肿瘤坏死因子 α(TNF-α)更敏感,性传播性溃疡性病变释放的 TNF-α 在亚型 C 传播中起了作用。亚型 C 的变异较其他亚型如亚型 B 或 E 要大。在南非某

些国家被感染的婴儿中,亚型 C 占 37%。亚型 C 也流行于印度,在我国也发现亚型 C 流行。亚型 C 在亚洲流行的特点是否与在非洲一样,还不清楚。

2. 病毒嗜细胞性和感染周期 最初认为 HIV 通过 gp120/160 与 CD40$^+$T 细胞、单核 - 巨噬细胞、胶质细胞和朗格汉斯细胞上的 CD40 受体结合,后来发现一些 CD4$^+$T 细胞不能被 HIV 感染,而某些 CD4- 细胞体外培养却对 HIV 敏感,如胶质瘤、成神经细胞瘤、骨肉瘤、肝细胞瘤、横纹肌肉瘤细胞株、胎儿星形细胞和肾上腺细胞、皮肤成纤维细胞和肠上皮细胞。新近发现一组分子,其功能是作为 HIV 进入 CD4$^-$ 细胞的共受体。能在单核 - 巨噬细胞和 T 细胞中生存的 HIV 称为嗜单核 - 巨噬细胞型(M-tropic),只能在 T 细胞中生存者称为嗜 T 细胞型(T-tropic)。使 HIV 进入 T 细胞的共受体为 CXCR4,而 M-tropic 的共受体为 CCR5。C-X-C 趋化因子 SDF-1 能阻断 CXCR4。一些可被病毒改变的受体,如 CKR2b 或 CKR3 而使 HIV 能进入宿主细胞。HIV 的 Gp120 与 CD4 受体结合,改变了 Gp120 的结构,使其能与宿主细胞的第二受体 CCR5 结合,暴露 gp41 的融合肽,导致病毒与宿主细胞膜融合。融合后,病毒进入宿主细胞,脱掉外壳,在细胞质内由病毒 DNA 多聚酶诱导病毒 RNA 反转录为线形双股病毒 DNA(provirus)。新复制的 HIV DNA 被转运到核内,并插入和经病毒内核酶或整合酶使其整合到宿主细胞的 DNA 中。此时宿主细胞被持续感染,唯一能清除病毒的方法是清除所有的被感染细胞。整合的病毒 DNA 经宿主细胞 RNA 聚合酶Ⅱ诱导转录为完整的 RNA。T 细胞的活化信号可能有增强病毒 RNA 多聚酶启动子的作用。完整的 mRNA 经剪接而形成基因组的 RNA 和 mRNA,后者则翻译为病毒的多肽前体,继而由病毒基因组 RNA 编码为完整的病毒蛋白。病毒蛋白长链被蛋白酶切断,整合为病毒颗粒;一个新的具有感染力的病毒从宿主细胞萌出。病毒结构成分装配在细胞膜上,能再感染其他细胞。当宿主细胞(CD4$^+$ 细胞)被自然感染或疫苗接种激活时病毒基因组 RNA 沿着宿主的 DNA 被转录。

HIV 能诱导细胞融合,使感染的细胞与非感染的细胞融合,病毒则能够直接从一个细胞感染另一个细胞,以逃避宿主体液免疫的攻击。

HIV-1 致病主要依赖于病毒基因表达情况和大量存在于被感染的细胞内。以往无免疫力的宿主,在 HIV-1 急性感染后,随着病毒的大量复制,CD4$^+$T 细胞数急剧下降,发生严重病毒血症,并向全身组织扩散。当宿主的特异性体液和细胞免疫反应发挥作用时,HIV-1 负荷量很快下降,但在随后的数年中,病毒在循环和淋巴组织内持续大量存在,脑、睾丸、外周血静止的 CD4$^+$T 细胞、淋巴结和肠淋巴组织 CD4$^+$T 细胞,以及其他免疫细胞如巨噬细胞是主要储藏 HIV-1 的细胞。细胞外病毒被生发中心滤泡内树突状细胞网络拘捕,存在于细胞内的大量病毒及其产物多数在基因型和表型上存在缺陷,如呈潜伏状态(无 RNA);有转录活性,但无蛋白产生;早期增殖的剪接 mRNA 等。

HIV 嗜细胞性(嗜单核 - 巨噬细胞或 CD4$^+$T 细胞)的改变是病毒变异的标记。虽然单核样细胞,如滤泡内的树突状细胞是重要的 HIV 感染靶细胞,但 HIV 主要储藏在外周血液和淋巴组织内。在脑和肺等非淋巴组织中,病毒则存在于单核 - 巨噬细胞中。HIV 嗜单核 - 巨噬细胞见于感染早期,而嗜 T 淋巴细胞见于感染进展期。SI 变异株主要嗜淋巴细胞,而 NSI 变异株同时嗜单核 - 巨噬细胞和淋巴细胞。

HIV-1 感染的嗜细胞性取决于病毒糖蛋白 gp120 区,在一些病毒株还取决于 V3 区的变异。gp120b 不同,所感染的细胞类型也不同。V3 区 3 个氨基酸改变,就能从嗜 T 细胞性转变为嗜巨噬细胞性,仅一个 V3 区氨基酸改变即可抑制病毒对 T 细胞株的感染。以上资料表明 HIV 膜蛋白细微的改变就能影响其感染率和在宿主体内的传播。然而多数资料提示转变病毒的嗜细胞性需要许多氨基酸的改变,这些氨基酸不是连续的,且位于 V3 区之外。

(二)HIV 感染的过程

HIV-1 感染初期,血清 HIV-1 RNA 水平 >10^7/ml,随着宿主抗病毒免疫反应,特别是 CTL 反应的建立,血清 HIV-1 RNA 浓度急剧下降 100~1 000 倍或更低,并达到一个稳定的水平。不同的患者有不同的稳定病毒负荷量,其决定因素还不清楚,可能与宿主免疫力和被感染的靶细胞数量有关。HIV-1 RNA 负荷量与 CD4 细胞数呈负相关。但在同一 CD4 细胞水平时,病毒负荷量因不同患者而有差异。

血清 HIV-1 RNA 稳定浓度代表循环中病毒复制和清除率达到平衡。估计病毒复制动力学需了解病毒复制和清除率,以及病毒产生细胞的寿命。新近发现在血清 HIV-1 RNA 稳定浓度下,病毒产生和清除两者间的动力学变化很大。使用有效的抗病毒治疗后用数学模式测定血清病毒负荷量下降曲线，可计算 HIV-1 病毒清除半衰期。循环中病毒的半衰期很短，大约 6 小时。清除率因治疗前 CD4 细胞数量或血清 HIV-1 RNA 浓度不同而有很大变异，提示病毒清除可能与宿主特异性免疫反应无关，而与单核吞噬细胞系统活性和病毒自身不稳定性有关。HIV-1 稳定浓度主要取决于当时的病毒复制量。在中~重度 HIV 感染的患者，为了保持病毒稳定浓度，需有 10^8~10^9 或更多的病毒被复制并释放出细胞，才能抵消其清除率。在无新的感染时，病毒在感染细胞中复制的时间很短，平均约 2 天(平均半衰期为 1.6 天)。病毒从一个感染细胞到另一个细胞并发生感染和释放出去的平均时间约为 2.5 天，提示存在于血清中病毒的 30%~50% 是前一天从感染的 CD4 细胞产生的。

在感染的前 30 天，HIV-1 RNA 负荷最大，此后的 120 天中每周平均减少 6.5%，然后每周平均增加 0.15%。CD4 细胞在感染后的 160 天内每周平均减少 5.2 个细胞 /mm³，以后每周平均下降 1.9%。当患者因血清学转阳而来就诊时，多已为疾病快速进展期。

经治疗的病例中，随着 HIV-1 RNA 数量减少，CD4 细胞数很快上升。基于 CD4 细胞数上升率可估计每天有多达 2×10^9 细胞或 5% 的总 CD4 细胞被破坏。为保持 CD4 细胞数的恒定，则每天应有相应的 CD4 细胞产生。有学者提出疑问：外周血 CD4 细胞数恒定是由于 CD4 细胞的产生抑或仅为 CD4 细胞从淋巴器官向周围血再分布。新近证实 CD4 细胞在遭受大量破坏的同时，的确通过增殖反应以图弥补被破坏的 CD4 细胞。

HIV-1 易发生反转录错误，在基因组中的任何部位基因变异每天发生数次。具有变异基因的病毒可发生对抗病毒药物的耐受，即使在治疗前这种药物耐受性已存在，一旦药物治疗开始，耐药的病毒株就会很快形成优势毒株。与结核病的治疗一样，采用多种无交叉耐药的药物联合治疗，可减少耐药毒株的发生。如果治疗方案是有效的，血清 HIV-1 RNA 在治疗开始几天内下降，90% 的患者于 2~3 个月时已检查不到病毒，可持续达 48 周之久。母婴垂直传染的治疗效果不如成人，可能与药物剂量不够有关。不完全抑制 HIV-1 复制使突变株持续累积而产生耐药株的出现。因此，有效的、足量联合用药是预防耐药株所必需的，也是制止由

HIV-1 造成的免疫损伤的最好途径。最近正在观察的治疗方案包括 4、5 甚或 6 个抗病毒药物联合使用。

有效抗病毒药物治疗后，已被 HIV-1 感染的细胞最终在短期内消失，但仍存在隐匿的被感染细胞。虽然大多数免疫学家和病毒学家关注外周血 HIV-1 感染的淋巴细胞，但这些细胞仅为总淋巴细胞的 2%。淋巴器官如淋巴结内 HIV-1 感染的 CD4 T 细胞是外周血的 10 倍，且其 HIV-1 RNA 浓度更高，更需被重视。甚至在疾病早期，即可发现淋巴结内有大量病毒颗粒存在，淋巴结树突状细胞是表达和向 CD4 T 细胞递呈病毒抗原最主要的细胞。随着疾病的进展，淋巴结树突状细胞逐渐消失，淋巴结结构进行性破坏，免疫功能则进一步减弱。抗病毒药物不易渗透进入某些器官，如中枢神经系统。进入这些系统的药物浓度能抑制病毒，但不能清除感染。

HIV-1 和有关的慢病毒在感染 CD4 T 细胞时，依赖于该细胞是否进入周期。HIV-1 能进入静止期 T 细胞，但只有当该细胞被活化时才能开始复制。足够的 T 细胞通过暴露于抗原或受细胞因子刺激而被活化是 HIV-1 复制的重要因素，可导致血清高 HIV-1 浓度。记忆性 T 细胞是 HIV-1 感染的主要靶细胞，因其功能丧失，甚至发生在总 T 细胞明显下降之前。

由于抗原特异性免疫反应的克隆性质，若 T 细胞前体成熟障碍，一旦 T 细胞丢失，则不可能再获得 T 细胞免疫反应。尽管病毒感染已被抗病毒药物控制或 CD4 T 细胞能被淋巴因子如 IL-2 诱导增殖，但 T 细胞免疫反应仍不能重建。由于 CD4 和 CD8 T 细胞随 HIV-1 感染而迅速减少，延误抗病毒治疗将严重影响免疫反应的重建。因此，抗病毒治疗应越早越好。

HIV-1 感染为慢性进行性过程，CD4 T 细胞进行性下降是由于 T 细胞被破坏和产生减少所致。20 岁后，胸腺不再有保持 T 细胞的功能，外周血 T 细胞数的保持依赖于记忆细胞的扩增，随年龄增长记忆细胞的扩增能力也逐渐减弱。因此，老年 HIV-1 感染者的 CD4 T 细胞下降更快，疾病进展更快。胸腺是 HIV-1 早期感染的靶器官，因此儿童 HIV-1 感染时，由于胸腺受损而致 CD4 T 细胞产生下降。无论成人或儿童 HIV-1 感染患者的 T 细胞增殖均不足以补偿损失的 T 细胞，导致总 T 细胞的下降。

CD4 T 细胞被 HIV-1 感染而破坏,其数量进行性下降的同时,人类免疫系统为维持总 T 细胞(CD3)数量,使 CD8 T 细胞代偿性增生。CD8 T 细胞增生可能还会限制 CD4 T 细胞的产生,这样在外周血中 CD8 T 细胞逐渐上升,而 CD4 T 细胞则进行性下降,CD4/CD8 比率下降至 1 以下,但总 T 细胞数并不减少。这种无用的调节机制称为"盲目的动态平衡",多数于发展为 AIDS 前 18 个月时消失,从而总 T 细胞数迅速下降,表明免疫系统进一步衰竭:单个淋巴细胞增殖无力,淋巴器官结构进行性破坏和由于 CD4 T 细胞缺乏而不能分泌足够的维持 T 细胞增殖所必需的自分泌性生长因子。

(三)细胞和体液免疫系统相互作用

特异性病毒学和免疫学或宿主因素参与 HIV-1 感染的全过程。当病毒基因型或表型复制减弱或发生关键性调节缺陷时,或特异性免疫反应识别病毒的高隐蔽性表位或更广泛表位时,疾病进展随之减慢。基于围产期感染者疾病进程要比儿童期感染快,有人提出胎儿和新生儿的免疫功能是否较成人差和更有利于病毒复制。

1. CD4 辅助性 T 细胞(Th) Th 分为两个亚群:Th1 产生细胞因子增进细胞免疫反应;Th2 分泌细胞因子增强体液免疫反应。Th1 和 Th2 之间相互制约,处于动态平衡。Th1 类细胞因子降低,导致细胞免疫功能受损,致使 HIV-1 感染的失控,机会感染率和肿瘤发生率增加。

T 细胞于妊娠 10~12 周时出现,其细胞数量于妊娠中期达到成人水平。由于缺乏抗原特异性受体,妊娠前半期识别抗原的能力较差。新生儿和婴儿的 T 细胞功能处于成熟分化阶段,不健全的功能包括:某些细胞因子产生不足,细胞间相互作用的配体和黏附分子表达缺陷,以及细胞毒效应低下。IFN-γ 产生不够导致对病毒生长抑制和杀伤能力的缺乏。新生儿 T 细胞功能不完善是由于未接触外来抗原之故。T 细胞功能不完善造成 HIV 感染进程加速和易发生巨细胞病毒、单纯疱疹病毒和弓形体感染。

由于未受抗原刺激,新生儿 T 细胞膜上信息传递配体 CD40L 表达不够,使其不能辅助 B 细胞合成转换免疫球蛋白(Ig),即不能从 IgM 向 IgG 转换;CD40L 表达不足时 T 细胞能增殖和产生 IL-2,但产生 IL4 和 INF-γ 是不足够的。这些都表明胎儿和新生儿免疫学的原始性,使感染容易发生和加速。

在新生儿期数量很少的记忆 T 细胞(CD45RO),病毒在其中最易复制。这些细胞的激化需要病毒基因的整合和复制。最近的研究显示单核巨噬细胞和胸腺细胞能支持病毒复制而不被激活,胸腺细胞在胎儿和新生儿尤为丰富。由于前体胸腺细胞具有 CD4 和 CD8 分子,使病毒能同时进入 CD4 和 CD8 细胞。胸腺内存在 HIV 抗原时,能通过克隆缺失而抑制 HIV 特异性 T 细胞。HIV 之所以能在未活化的胸腺细胞内复制,部分是由于存在宿主细胞源性转录因子。胎儿因外周血 T 细胞功能不足,胸腺细胞可能是主要的病毒感染靶细胞。总之,胎儿和新生儿 T 细胞数量和功能不足是其对 HIV 反应延迟或受阻的重要原因。

CD4/CD45RA 细胞是未经抗原刺激的原始 T 细胞,已证实该细胞能抑制脐带血体外产生免疫球蛋白;HIV 感染婴儿的 D4/C45DRA 细胞数量减少,可能是 B 细胞多克隆刺激和高免疫球蛋白血症的原因。CD29/CD45RO 细胞为已被抗原激化的细胞,辅助免疫反应的发生和发展,参与抗原回忆反应;HIV 感染者的 CD29/CD45RO 细胞也明显下降,是婴儿对 HIV 早期感染低反应的原因。该细胞缺陷可致 IL-2 产生下降,对流感病毒 A 或破伤风类毒素的回忆反应差,随后对同种异体抗原反应丧失,最后对植物血凝集素(PHA)无反应,使用抗病毒药物后可部分恢复正常。

除了上述 T 细胞功能缺陷外,随疾病进展还发生 Th1 向 Th2 转换。Th1 通过分泌 IL-2、IL-12 和 IFN-γ 诱导细胞免疫反应,而 Th2 产生 IL-4、IL5、IL-6 和 IL-10 诱导 B 细胞活化,发生高免疫球蛋白血症。

CD4 T 细胞丧失的机制可能为:①免疫无能(anergy),一旦 CD4 分子与病毒 gp120 抗原结合后,CD4 T 细胞丢失掉 CD3 活化途径,表明 CD4-gp120 或 gp120- 抗 -gp120 复合物对 CD4 T 细胞具有负性信息传递作用,使其免疫无能。②超抗原为微生物或病毒抗原,能与 T 细胞抗原受体(TCR)可变区 β 链结合。通常抗原多肽与 TCR 可变区 α 和 δ 链结合诱导仅小部分 T 细胞活化,而超抗原结合 TCR 可变区 β 链引发广泛的刺激和 T 细胞增殖,随后发生 T 细胞缺失或无能。小鼠体内试验表明内源或外源性逆转录病毒编码的超抗原体外刺激 CD4 T 细胞,导致具有 TCR 可变区 β 链的 CD4 T 细胞缺陷和无能。超抗原致使 CD4 T 细胞缺陷或无能的机制可能为活化 T 细胞,使之更易被病毒感染之故。③程序性细胞死亡或凋亡是一种细胞死亡的正常机制,最近发现 HIV 感染者 CD4 T 细胞缺乏是因病毒所致活化 - 诱导的细胞死亡,即凋亡。小鼠试验发现:当 T 细胞 TCR 与抗原呈递细胞 MHC II - 抗原复合物结合时,CD4 分子与 HIVgp120 或抗 gp120-gp120 免疫复合物交联可引发 CD4 T 细胞凋亡。在无 HIV 直接感染的情况下,T 细胞仅受特异性抗原或超抗原激化即可发生凋亡。CD4 T 细胞和 CD8 T 细胞凋亡也发生于体外无抗原刺激的情况。凋亡和超抗原理论有助于解释 CD4 T 细胞缺失并不需要 HIV 直接感染。

CD4 T 细胞计数提供了 AIDS 病情进展或死亡的最直接标记,也提示机会感染的危险性。遗憾的是 CD4 细胞计数不够稳定,限制其应用。

2. CD8 T 淋巴细胞 MHC I 限制性细胞毒性 T 细胞(CTL)是经典的细胞免疫反应。CTL 反应需要细胞 - 细胞接触,来自被感染细胞的细胞质的 HIV 肽链分子与该细胞膜 MHC I 形成复合物,通过与 CD8 T 细胞 TCR 结合而激活 CTL 反应。CTL 除了能溶解被感染的细胞外,还通过分泌 IFN-γ,肿瘤坏死因子(TNF-α)和其他可溶性因子抑制病毒活性。CTL 能杀伤表达不同 HIV 肽的细胞,包括逆转录物、外膜、核心、vif、nef 蛋白。CTL 在感染早期具有重要的抗 HIV 作用,特别对 Env (HIV 外膜)和 Gag 肽(控制病毒的复制)具有特异性,从而减慢 CD4 T 细胞的下降。CTL 降低 HIV-1 负荷的机制还不清楚,可能与对病毒感染细胞的亲和力特强,特异性清除这些细胞有关。无论 CD4 或 CD8 T 细胞均可介导 Env- 特异性 CTL 反应,增强识别和攻击被病毒感染的细胞的能力。

CTL 在 HIV 早期感染即出现。因为 CTL 反应出现于感染的第 16 天,此时中和抗体还未出现。在未出现体液免疫反应前,CTL 可使循环中病毒负荷减少,此时能激活 CTL 的唯一病毒优势抗原表位是 HIV 外膜(Env)糖蛋白。循环中 >5% 的 CTL 能识别 Env 第 30~38 位氨基酸(不同株 HIV 是同源的),充分证明了 CTL 反应抑制病毒感染的能力。HIV Env 第 30~38 位氨基酸突变发生于感染的 32 天,于第 72 天时完全代替野生型序列。HIV 具有逃避 Env 表位特异性 CTL 反应的能力,此时免疫系统提供新的 CTL 以对抗除 Env 以外的 Gag、Pol 和 Nef 表位。

虽然 HIV 感染者体内存在抗 HIV CTL 和抗体反应,但并不能完全清除病毒,提示 HIV 存在于体内隐蔽部位,不被免疫系统识别。与其他反转录病毒一样,HIV 可产生基因突变的亚株,突变的肽链与 MHC I 形成复合物,再与 T 细胞 TCR 结合,但不能激活 T 细胞。无论如何,当新的病毒抗原表位出现时,将会产生新的特异性 CTL 反应。HIV 逃避免疫反应的另一个途径是 HIV 感染 CD4 T 细胞,影响其功能;CTL 得不到 CD4 T 细胞的辅助而不能发挥其功能。观察淋巴细胞性脉络膜脑膜炎病毒持续慢性感染小鼠模型,明确证实 CTL 必须得到 CD4 T 细胞的辅助才能长时间(数周)地维持其杀伤功能,否则会很快丧失其抗病毒保护能力。树突状细胞(DC)是抗原呈递细胞(APC),功能为传递抗原信息给 T 细胞。HIV 能感染 DC 和骨髓内的 DC 前体细胞,使受损的 DC 得不到补充,而阻止 CTL 的抗病毒活性。总体而言,有许多因素使病毒难以逃逸 CTL 反应,CTL 具有许多不同的受体以便识别各种各样的病毒抗原表位,甚至识别突变的病毒抗原表位。

CD8 细胞除具 CTL 功能外,还分泌一系列淋巴因子抑制 CD4 T 细胞内的 HIV 复制。来自无症状 HIV 感染患者的 CD8 细胞有抑制病毒复制的作用,当除去 CD8 细胞后,CD4 T 细胞内的病毒产物重新被发现。虽然细胞 - 细胞接触是最有效的抑制病毒的途径,但 CD8 细胞培养上清液也能介导抑制效应。抑制 HIV 转录的成分为可溶性 CD8 细胞抗病毒因子(CAF),由一个活化的特殊 CD8 细胞株产生。产生 CAF 的细胞株在正常情况下是稳定的,在 HIV 感染的患者,该细胞株被进行性破坏。

HIV-1 特异性 CTL 见于宫内和产时感染,其出现并不影响外周血淋巴细胞表达 CD4、CD8、CD8/DR 或 CD8/57。婴儿感染 HIV-1 时 CTL 反应缓慢而不持久,可能是其疾病发展快速的原因。儿童 HIV-1 感染后,CTL 反应与疾病进程密切相关。垂直感染时,儿童很少出现在成人和血友病患者具有的 HIV-1 gag 特异性 CTL 反应。有进一步研究对儿童 HIV-1 感染的快速发展者与缓慢发展者比较,发现前者较少具有 HIV-1 gag 特异性 CTL 反应。垂直感染时,其 HIV-1 特异性 CTL 反应较成人病例弱;一些研究证实外周血单个核细胞经植物凝集素或抗 CD3 刺激后,可出现 CTL 前体。所有儿童 CTL 活性均由 CD3/CD8 细胞介导,并为 MHC I 限制性。

3. 自然杀伤细胞和抗体依赖性细胞毒性细

胞 自然杀伤细胞(NK)为抗体依赖性细胞介导的细胞毒作用(ADCC)的介导物,其重要的功能为识别变异的自身抗原和非自身抗原。于胚胎6周出现,18~20周时,其数量已达甚至超过成人水平。体外IL-2和IL-12增强NK活性,至少半数以上的NK功能表型(CD56⁺)是不成熟的。由抗体介导的NK对HIV-1感染细胞的识别和杀伤功能低下一直持续到新生儿和婴儿期。

NK通过Fc受体和靶细胞表面IgG1-gp41或-gp120复合物而识别靶细胞,并分泌细胞因子如穿孔素破坏靶细胞。理论上讲,NK的MHC非限制性杀伤被病毒感染细胞的能力有助于预防围产期HIV感染,但临床上一直未得到证实。

HIV疾病进展时,NK活性下降,但其数量并不减少。在无症状HIV感染儿童中ADCC功能活性较有症状的AIDS要低。

4. 中和抗体 HIV的中和抗体抗原决定簇定位于gp120 n端的第3可变区(V3 loop),采用该区可免疫诱导中和抗体对抗多数HIV株,gp41也能诱导中和抗体。然而HIV感染个体不能产生持续有效的中和抗体,此反映了病毒对宿主体液免疫反应的逃逸作用。疾病早期对同源病毒尚有中和效应,但到后期则消失。甚至存在于有症状患者血液中的抗体还能增强同源HIV株的感染力,补体和Fc受体参与这种增强感染的过程。用病毒或病毒外膜免疫某些动物能产生中和抗体,而另一些动物则产生增强感染的作用。感染患者的血清对一个病毒株为中和效应,而对另一病毒株则为增强作用。增强性抗体不仅能增进病毒感染巨噬细胞,也感染CD4 T细胞,甚至成纤维细胞。V3区轻微的突变决定了抗体的中和性或增强性,表明病毒有能力逃逸宿主体液免疫反应。

中和抗体常见于长期非进行性HIV感染患者,而少见于快速进展的病例。在一些地区的长期非进行性HIV感染人群中存在高效价中和抗体,也伴随着病毒复制被抑制和病毒负荷量的下降。随着疾病加速进展,中和抗体发生的频度减少和效价下降。中和抗体的临床意义尚不清楚,58例儿童HIV感染者,低抗HIV-1mn中和抗体伴随明显的临床症状。母体中和抗体在阻止垂直传染中的意义也有争议,有报道中和抗体阳性者不易发生垂直传染。HIV感染患者的新鲜血液增强体外细胞融合病理改变,此可能是通过中和抗体与补体和Fc受体结合而使病毒更接近CD4受体。增强性抗

体与临床的关系一直还有争论,这关系到主动和被动免疫治疗HIV疾病是否有效。

5. 中性粒细胞和单核细胞 HIV感染成人病例的单核细胞吞噬和杀菌功能下降,但其数量并不减少。体外中性粒细胞杀菌活性缺陷见于有症状和无症状儿童HIV感染者,可能与缺乏粒细胞-巨噬细胞集落刺激因子(GM-CSF)有关。

(四)自身免疫反应

HIV感染引起B细胞活化和产生自身抗体,其机制不明。HIV感染患者的多克隆免疫球蛋白升高(高免疫球蛋白血症)和高循环免疫复合物血症表明B细胞被过分刺激。发生自身抗体的机制可能为人类蛋白与HIV抗原之间存在分子模拟:如gp120/gp41和HLA、gp41/LTR和IL-2、Nef和IL-2R、gp41和星形细胞、gp120和血管活性间质肽、gp120和Ig、Nef和神经毒素等。外膜gp120与HLA(特别是β链)具有相同的序列尤为重要。自身抗体参与HIV感染的发病机制,引起自身免疫性中性粒细胞减少症和血小板减少症、抗磷脂抗体、自身免疫性溶血等。有研究证实抗HIV抗体和正常细胞MHC间存在交叉反应,因而可能通过这种分子模拟机制使CD4 T细胞缺少。一些自身免疫性疾病是自身免疫性T细胞直接攻击的结果,如CD8细胞介导的Sjögren样综合征、淋巴细胞性间质性肺炎(lymphocytic interstitial pneumonia, LIP)、多发性肌炎、自身免疫性慢性活动性肝炎和间质性肾炎,表现为受累组织和器官CD8 T细胞浸润,外周血淋巴细胞增高。其他免疫综合征包括脱髓鞘病和免疫复合物性血管炎。

(五)宿主遗传因素

MHCI位点Aw28和Bw70者,HIV血清抗体阳转的危险性较低,而Aw19的危险性较高;B52和B44对HIV有抵抗力,而B51则具敏感性;具有B35者的病程进展迅速。

(六)免疫重建

研究证明胸腺并非仅在婴幼儿发挥功能,其功能可持续到成人期,并能重建免疫功能。在强化抗病毒治疗后,胸腺能恢复其功能并产生新的T细胞。胸腺在释放T细胞入血前,可产生DNA环形片段[T细胞受体重排切除环(T cell receptor rearrangement excision circle, TRECs)]。TRECs可作为新近从胸腺释放出来的T细胞的标记,TRECs存在于原始T细胞,而不存在于记忆T细胞中。随年龄增长,TRECs阳性细胞逐渐减少,但至73岁

时仍有少数存在。HIV 感染个体的 TRECs 阳性细胞明显低于正常同龄人。当有效的抗病毒治疗后，多数病例 TRECs 阳性细胞很快而持久地上升。这说明 HIV 感染抑制胸腺功能，而当病毒被控制后胸腺功能可得到恢复，有希望免疫重建。

有研究发现三联抗病毒治疗使外周血 HIV 负荷下降到 500 拷贝 /mm³ 以下和淋巴组织内呈 50 倍下降。强化治疗后 Th1 细胞和 CD8 T 细胞数上升，而 Th2 细胞无大改变。治疗 4 周后 Th1 细胞和产生前炎症因子（IL-1 和 TNF-α）的细胞数减少，HIV 共受体表达也下降 20%~40%。强化治疗后血清病毒负荷明显下降，扁桃体结构恢复正常，但其中 HIV RNA 负荷并未下降。一个研究发现 89 例 AIDS 经三联（包括蛋白抑制剂）治疗 6 周后，虽然 CD4 T 细胞增加和病毒负荷下降，但免疫学指标改进不大，特别是 IL-12 活性未恢复。强化治疗能否重建免疫功能尚有争论。

（七）感染耐受性和非进行性

少数长时间无进展（long-term nonprogressors, LTNPs）或长时间缓慢进展者有稳定的 CD4 T 细胞数，低病毒负荷，在许多年内无 AIDS 症状。导致无症状的机制各不相同，一些具有强烈的特异性 CTL 反应，而另一些则无。最近的研究发现具有强烈 CTL 者，缺乏中和抗体。早期强烈 CTL 反应抑制感染的细胞，从而阻止 B 细胞产生有效的中和抗体；在另一些 LTNPs，中和抗体效价则很高。病毒突变而致复制力下降引起 LTNPs 的可能性不大。血清病毒负荷是疾病进程最好的指示剂，非进行性疾病者，其病毒负荷低得多。

宿主对 HIV 的特异性抵抗力包括中和抗体、ADCC、CTL、NK 和变异的 Vβ 基因。NK 活性、Th1 类细胞因子和 CD8 细胞抗病毒因子（CAF）在 LTNPs 抑制病毒中起重要作用。趋化因子如 RANTES、MIP-1α 和 MIP-1β 参与 CAF 的作用，但在临床上未能证实其意义。体外试验也不能确定 RANTES 等具有保护作用，如 RANTES 和 MIP-1β 能抑制 HIV-1Bal，但不能抑制 HIV-1mn 复制，而 MIP-1α 能轻度抑制 HIV-1mn，但不能抑制 HIV-1Bal；RANTES、MIP-1α 和 MIP-1β 联合或单独使用均不能抑制 HIV-1 ⅢB。尽管 HIV 存在共受体，但体外试验与体内情况不尽相同，体外试验不能反映体内的情况。

暴露于 HIV 但未被感染的个体，体外病毒嗜巨噬细胞性受阻是由于 CCR5 表达缺陷所致，CCR5 突变可能是 HIV 感染患者长期存活的原

因，但有争议。CCR5 32bp 缺陷的异型合子具有对 HIV-1 感染的相对抵抗力。CCR5 突变在非洲撒哈拉以南和南美洲加勒比人群中很少发生，在南欧和地中海人群中发生率为 5%。法国多中心研究发现母亲为 CCR5 32bp 缺陷异型合子并不能预防垂直传染，但可减慢 HIV 感染的婴儿疾病进程。另一研究也证实异型合子的 HIV 感染患者病程缓慢，从这些患者分离到的病毒为非细胞融合性的，提示该病毒株与 CCR5 有共同的受体。最近的研究显示一组平均年龄为 8.3 岁的儿童病例中，具有 CCR5 32bp 异型合子者的病毒负荷量较同型合子低。CCR5 突变使 HIV 感染减轻的机制不明，可能与该受体表达下降致使 HIV-1 进入 CD4 T 细胞和在细胞内复制受阻有关。

CD4 T 细胞对 HIV 感染的敏感性取决于趋化因子表达或 TCR 轻微变化以及 CD28 的刺激，也依赖于 CCR5 的表达。当 CCR5 表达不足时，则产生更多的 RANTES 代偿。体外发现 CCR5 32bp 同型合子伴有高水平的 CC 趋化因子。另一个 HIV-1 共受体变异体 CCR2 对成人 AIDS 病程的影响一直不肯定，未在儿童中进行观察。

四、HIV 感染的诊断及临床表现

【诊断】

出生 18 个月后，婴儿体内的母传抗体消失，若此时行 ELISA 法测血清抗 HIV 抗体（IgG）阳性即可诊断为 HIV 感染。传统的 Westernblot 试验在进行确诊试验时，亦可出现假阳性。

美国 2014 年 FDA 实验室 HIV 诊断策略更新建议（适用于 >24 月龄儿童及成人）：

第一步：使用第四代 HIV-1/HIV-2 抗原 / 抗体联合检测试验。①阳性：继续进行第二步抗体分化免疫实验；②阴性：对 HIV-1 或 HIV-2 抗体及 P24 抗原阴性，则无需进行第二步分化免疫试验。

第二步：阳性结果进行 HIV-1/HIV-2 抗体分化免疫试验。①若 HIV-1（+），HIV-2（−），则为 HIV-1 抗体阳性，则为 HIV-1 感染；②若 HIV-1（−），HIV-2（+），则为 HIV-2 抗体阳性，则为 HIV-2 感染；③若 HIV-1（+），HIV-2（+），则为两者重合感染；④若 HIV-1（−）或者不确定，且 HIV-2（−），则两者不能区分是否有 HIV 感染或未感染，则需要进行第三步 HIV-1 核酸测定。

第三步：若 HIV-1（−）或者不确定，且 HIV-2（−），则进行 HIV-1 核酸（NAT）检测；若 HIV-1NAT

阳性,则无论抗体分化免疫是阴性还是不确定,均认为是 HIV-1 感染;若 HIV-1NAT 阴性,则认为第一步试验出现的为假阳性,患者并未感染 HIV。

18 月龄以内的婴儿,其抗 HIV-1 抗体阳性,可能为母传抗体,为进一步明确诊断可应用 PCR 技术测定 HIV RNA。2016 年欧洲指南建议:所有 HIV 感染母亲所生婴儿,均应接受 4～6 周的暴露后预防,所有婴儿均应在出生时进行 HIV-RNA 检测,重复试验则在预防后的第 2 周以及预防至少 6 周后进行。HIV RNA-PCR 是推荐用于婴儿期诊断 HIV 感染的方法,其提供 HIV 感染的直接证据。HIV-1 RNA PCR 的敏感性于出生时为 34%,至 1~6 个月时达 95%~99%。271 例统计分析证明 HIV DNA-PCR 诊断新生儿 HIV 感染是敏感的。38% 的 HIV 感染的儿童于出生 48 小时 DNA-PCR 阳性。敏感性于第 2 周很快增加,14 天时达 93%。

HIV 培养的敏感性与 DNA-PCR 技术相似,但操作复杂而费时,而且 2~4 周内得不到结果。标准和免疫复合物分解 p24 抗原试验的特异性很高,但其敏感性不如 PCR。由于母传抗体被动转移 HIV 复合物而降低其敏感性,出生 1 个月内常出现假阳性,因此不提倡单独使用 p24 抗原试验。婴儿自身产生的特异性 IgM 与来自母体的 IgM 不易相鉴别,可结合病毒培养结果综合判断。目前 50% 的婴儿可用 PCR 和病毒培养法或酸分解 p24 抗原法作出诊断。至 3 个月时诊断率达 95%。一旦上述试验结果阳性,应重复以确诊。85 例确诊为 HIV 感染的儿童中,9 例为 ELISA 血清学阴性。虽然 HIV 感染已被确诊,但儿童可从血清学阳性转为血清学阴性。因此,血清学阴性,但仍高度怀疑 HIV 感染者,应作进一步检查。当出生 6 个月内 2 次或 2 次以上 HIV 诊断试验(PCR 或培养)阴性,或 6 个月后 2 次 HIV IgG 抗体试验阴性,而又无临床表现时,可认为是非感染者。

【分类】

在诊断确立的同时,还应对患者按临床状态和免疫学状态分类,对治疗措施的选用以及对预后的判断非常重要。

(一)临床分期

主要根据临床表现进行临床分期、分级。WHO 儿童 HIV 感染的临床分期见表 5-10。另外,美国疾病控制与预防中心根据临床表现进行了分级,分为无症状(N)、轻度症状(A)、中度症状(B)和严重症状(C)四级。

表 5-10　WHO 儿童 HIV 感染临床分期

临床分期 I 期

- 无症状期
- 持续性全身浅表淋巴结肿大综合征

临床分期 II 期

- 不明原因持续性肝脾大
- 瘙痒性丘疹
- 指/趾甲真菌感染
- 口角炎
- 线形牙龈红斑
- 泛发性疣病毒感染
- 泛发性传染性软疣
- 复发性口腔溃疡
- 不明原因持续性腮腺肿大
- 带状疱疹
- 反复或慢性上呼吸道感染(中耳炎、鼻窦炎、扁桃体炎等)

临床分期 III 期

- 原因不明的中度营养不良或消瘦,对标准治疗反应不良
- 原因不明的持续性腹泻(14 日或以上)
- 原因不明的持续性发热(体温间歇或连续性 >37.5℃ 超过 1 个月)
- 持续性口腔念珠菌(假丝酵母菌)感染(6~8 周龄婴幼儿除外)
- 口腔毛状白斑(oral hairy leukoplakia,OHL)
- 急性坏死性溃疡性牙龈炎/牙周炎
- 淋巴结结核
- 肺结核
- 严重的复发性细菌性肺炎
- 急性坏死性溃疡性牙龈炎、口腔炎或牙周组织炎
- 有症状的淋巴细胞性间质性肺炎
- 慢性 HIV 相关性肺病,包括支气管扩张
- 原因不明的贫血(HB<80g/L)、中性粒细胞减少症(<0.5×10⁹/L)或慢性血小板减少症(<50×10⁹/L)

临床分期 IV 期

- 原因不明的严重消耗、发育迟缓或营养不良,对标准治疗
- 反应不良
- 肺孢子虫病
- 复发性严重的细菌性感染(如脓肿、化脓性肌炎,骨/关节感染,脑膜炎)(肺炎除外)
- 慢性单纯疱疹病毒感染(口腔或皮肤感染持续时间超过 1 个月或任何内脏器官感染)
- 食管、气管、支气管或肺部假丝酵母菌病
- 肺外结核
- 卡波西肉瘤
- 中枢神经系统弓形虫病(新生儿除外)
- 巨细胞病毒感染:视网膜炎或其他脏器的巨细胞病毒感染(新生儿除外)
- 肺外隐球菌感染(包括脑膜炎)

（二）免疫学分类

根据 CD4 T 淋巴细胞计数进行分类。儿童期不同年龄 CD4 T 淋巴细胞计数与成人不同,美国疾病控制与预防中心按不同年龄组制定了不同年龄组的分类标准(表 5-11)。

表 5-11　儿童艾滋病患者免疫学状态分类标准

免疫学分类	<12 个月 /%	1~5 岁 /%	6~12 岁 /%
无抑制	≥1 500/mm³ (≥34)	≥1 000/mm³ (≥30)	≥500/mm³ (≥26)
中度抑制	750~1 499/mm³ (<26~33)	500~999/mm³ (<22~29)	200~499/mm³ (<14~25)
重度抑制	750/mm³(<26)	500/mm³(<22)	200/mm³(<14)

（三）临床表现

成人 HIV 急性感染综合征为流感样疾病,见于 50% 的患者,发生于初次感染 2 周~2 个月,包括发热、无力、肌肉疼痛、头痛、皮疹和畏光。症状于 2~4 周内自行消失。围产期 HIV 感染者的上述症状不明显。

儿童感染 HIV 后,发病早,进展较成人快。15%~25% 围产期 HIV-1 感染的婴儿于数月内发病,很快发展为 AIDS,50% 以上 2 岁内死亡,大多数 5 年内死亡。这与儿童病毒载量高及感染的 CD4 T 细胞耗竭快有关。虽然多数新生儿出生时无感染表现,但部分新生儿可有肝脾大和机会感染。其余的围产期感染婴儿可在数年内以不同程度发展,少数患者可存活 9 年或更长。总体来讲,15%~20% 未经治疗的婴儿于 1 年内发展为 AIDS,以后每年增加 10%。有效的抗病毒治疗、预防机会感染和良好护理可延长生命和提高生活质量。

HIV 感染的病理学结果反映了 3 个导致临床表现病理过程:① CD4 T 细胞减少,引起免疫功能低下,甚至发生联合免疫缺陷病;②中枢神经系统感染,虽然 HIV 直接感染中枢神经系统有争议,但 HIV 能感染中枢神经系统内的小胶质细胞,活化巨噬样细胞,加重局部组织损伤,导致神经系统临床表现的出现;③不适当或无控制的免疫反应,可导致增殖性疾病如淋巴细胞性间质性肺炎、肝脾大和卡波西肉瘤,也引起发热、衰竭和消耗等全身症状。儿童 HIV 感染具有全部上述临床表现。

1. 肺部表现　儿童 HIV 感染时的肺部表现可

为感染性和非感染性所致。反复细菌性肺炎最为常见,病原体包括肺炎链球菌、溶血性链球菌、流感嗜血杆菌 B。肺炎支原体在年长儿可致非典型性肺炎,3 岁以下的婴幼儿则可致间质性肺炎。

（1）肺孢子菌肺炎（PCP）:是典型的 HIV 感染患者伴发的机会感染,最常见于儿童 HIV 感染。在未使用抗病毒药物以前,PCP 在 HIV 感染儿童中的发生率达 2/3,1 岁内的病死率超过 60%。肺孢子虫经空气传播,一旦进入肺泡黏附于上皮细胞即开始复制。播散性肺泡损害包括渗出期:间质水肿和透明膜变;增殖期:肺泡上皮细胞再生、间质炎症和纤维化。由于缺氧而致弥散性脱屑性肺泡病。可有间歇性发热、刺激性咳嗽、缺氧和呼吸困难,但在感染的早期可不出现,休息状态下可无青紫。呼吸困难、吸气性软组织凹陷和呼气性哼哼声见于有症状的患者。血气分析均发现有低氧血症;运动时血氧饱和度不足和血乳酸脱氢酶水平升高提示 PCP。确诊有赖于支气管肺泡灌洗液或肺组织活检发现病原体。PCP 治疗药物为 TMP/SMZ,中重度患者可辅以糖皮质激素,有呼吸困难者可予以辅助通气治疗。预防 PCP 采用 TMP/SMZ,不能耐受 TMP/SMZ 者可用喷他脒或氨苯砜雾化吸入或静脉注射。另外须在抗 PCP 治疗 2 周内行 ART 治疗。

药物预防 PCP 失败病例与用药方案不当或患者吸收不良有关。当 PCP 发生时使用的剂量较预防剂量大,一旦感染被控制即改为预防剂量。

PCP 的肺外器官受累包括脾、肝、肾、骨髓、耳道、甲状腺、淋巴结、胃肠道、眼和脑,CT 显示钙化点。喷他脒雾化治疗对肺外播散无效。肺外播散预后不佳与对其认识不足和治疗延误有关。

多数围产期 HIV 感染婴儿同时感染肺孢子虫时,临床症状出现于出生后 3~6 个月,CD4 T 细胞低下者尤为易感。一个研究发现 1 岁内婴儿在出现 PCP 症状前 3 个月 CD4 T 细胞下降到平均 967 细胞 /mm³。另一个研究表明,当 PCP 确诊的一个月内,有 18% 的患者的 CD4 T 细胞计数 >1 500 细胞 /mm³,明显高于现行的预防 PCP 的警戒线,这部分患者不能得到及时预防性药物治疗是 PCP 发生率高的原因。目前主张所有出生于 HIV 感染的母体的新生儿,均应给予药物预防性治疗,出生后 4~6 周直到明确无 HIV 感染为止,已确诊 HIV 感染的婴儿则应持续用药至少 1 年。

（2）病毒感染:许多病毒可致 HIV 感染儿童的

肺部继发性感染,如腺病毒、流感病毒 A、副流感病毒和呼吸道合胞病毒。麻疹病毒也能引起严重的肺炎,由于患者免疫功能低下,以前的麻疹免疫接种并不能阻止其发病。

(3)结核感染:亚洲是结核病流行区,HIV 和结核重复感染的情况并不少见。结核菌素皮肤试验(TST)的结果并不可靠,因为多数流行区的儿童均已接种 BCG,且 HIV 感染的儿童的免疫反应低下,即使发生结核病,TST 也可为阴性。

(4)淋巴细胞性间质性肺炎(LIP):由于反复或持续呼吸道炎症和感染,反应性呼吸道疾病常见于 HIV 感染儿童,但由于其相对良性过程,现已不再被认为是艾滋病相关特征性疾病。病理学改变为肺泡和小气道壁淋巴细胞和浆细胞弥散性浸润常伴有小支气管淋巴样组织增生。浸润的淋巴细胞主要为 CD8 T 细胞。虽然这代表肺内 HIV 感染时细胞免疫反应过度亢进,但 LIP 的病因尚不清楚,但 EBV 已多次被认为是一种辅助因子,因为 EBV 的细胞核和抗原经常在组织学切片中检测到。呼吸困难、咳嗽、缺氧和过度活动力下降为其症状。胸部 X 射线示广泛性粟粒样间质性浸润是重要的临床表现。LIP 的最终确诊有赖于开胸肺活检。

2. 中枢神经系统和神经发育 HIV 感染引起脑损伤的机制还不清楚,感染的巨噬细胞的细胞毒性产物,细胞内病毒蛋白的直接作用,细胞膜的破坏,通过病毒外膜导致神经传导障碍均参与脑损伤的发生。从同一患者的中枢神经系统和血液中分离到的病毒的基因序列有差异,提示病毒株的不同可能对特殊的细胞和组织有特别的亲和性。

未整合 HIV DNA 和 HIV 原病毒存在于患者的脑组织中,甚至此时并无神经病理学改变。HIV-1 mRNA 原位杂交发现病毒复制仅限于巨噬细胞、小胶质细胞和多核巨细胞。gp120 的 V3 区的嗜巨噬细胞性对入侵神经系统是必需的。

脑组织活检提示星形细胞在脑组织和体外均能被 HIV 限制性感染。使用 HIV-1 nef 探针发现在 mRNA 的接合早期即有 nef 表达。脑组织中 nef 阅读框架是打开的,Nef 基因产物能够被表达,从而认为 nef 表达可作为限制性感染的标记。星形细胞限制性感染可能在 HIV 神经系统发病机制中具有重要意义。

死后脑组织检查发现 HIV 感染的巨噬细胞数与神经元和髓鞘损害程度不一致,小树突状胶质细胞和神经元未被感染。临床显示选择性神经元受

损,病理学发现少数感染的细胞引起广泛的神经组织的损害。因此,推测脑损害是由于 HIV-1 感染的巨噬细胞和神经元细胞的毒性产物所致。

最初认为 HIV 外膜糖蛋白对神经元有毒性作用,以后的研究提示单核细胞和星形细胞产生的因子对神经元的毒性更为重要。HIV-1 感染的巨噬细胞和其他神经元分泌一种或多种神经毒素间接损伤神经元和髓鞘。HIV-1 感染的单核细胞或小胶质细胞和星形胶质细胞相互作用产生一系列细胞因子,包括高水平 IL-1β、TNF-α、花生四烯酸及其代谢产物。通过自分泌效应这些细胞产生更多的细胞因子,扩大其神经毒作用。IL-1β 可能引起星形细胞活化和增殖;TNF-α 刺激细胞内 NF-κb 蛋白,从而上调 HIV-1 在脑内被感染的巨噬细胞、小胶质细胞,可能还有星形细胞内的转录。最近的资料显示星形细胞分泌的转化生长因子 -β2(TGF-β2)能下调 TNF-α 的产生,因而具有保护作用;此与死后检查发现脑组织内存在 TGF-β2 和 HIV-1 相一致。

最常引起神经元死亡的途径为通过 N- 甲基 -D- 天冬氨酸(NMDA)或其他的受体活化谷氨酰胺,后者具有细胞兴奋毒性。HIV-1 gp120 引起的神经损伤是由兴奋性氨基酸介导的,一氧化氮(NO)参与此过程。TNF-α 和血小板活化因子(PAF)对人类胎儿神经元具有直接毒性作用,呈剂量相关性;PAF 直接调节兴奋性突触传递,而花生四烯酸能抑制星形细胞再吸收谷氨酰胺的作用,两者均促使神经兴奋性损伤。

儿童 AIDS 的神经系统表现为进行性脑病与成人 AIDS 的皮质下阿尔茨海默病相似。已被公认的命名学包括 HIV-1 脑炎、HIV-1 白质脑病和播散性脊髓灰白质萎缩。神经病理为被 HIV-1 感染的巨噬细胞和多核巨细胞大量浸润,白质水肿,皮质神经元丧失或树突受损。3 岁前的儿童髓鞘发育不完全,髓鞘苍白较为少见。大脑白质内播散性星形胶质细胞增生,基底结和小血管钙化也见于儿童 HIV-1 感染。

(1)脑病:进行性脑病的临床表现为进行性运动功能失调和发育倒退。运动功能失调包括无力、软弱、反射亢进和痉挛,行走时脚趾着地,呈拖步态。CT 和 MRI 可见皮质萎缩和基底结钙化。另一些儿童病例在一阶段内运动和认知能力正常,但发育一直落后。HIV 脑炎也可致学习障碍。其他神经学异常包括惊厥、脑血管意外、中枢神经系统

淋巴瘤和无菌性脑膜炎。

(2)周围性神经病：可为 HIV 所致，也可由抗病毒药物引起，如二脱氧肌苷；表现为对称性发麻，感觉过敏；有时足部烧痛感，以足底尤为明显。也可出现痛觉、温觉和浅触觉减退和颤抖。其病理改变为轴突纤维广泛退行性变和巨噬细胞浸润。齐多夫定和司坦夫定引起 10%~20% 的成人病例发生周围神经病，但不能排除 HIV-1 直接感染的因素；儿童病例的发生率尚无资料。

(3)HIV 相关性脊髓病：表现为进行性痉挛性麻痹、四肢感觉障碍，晚期出现括约肌失控，一些病例伴随血管改变。支持疗法如物理治疗可能有益。

(4)炎症性脱髓鞘多发性神经病：表现为进行性无力，反射消失，有时出现轻度感觉障碍。该病的发病机制可能为自身免疫反应。进一步作肌电图和神经传导检查可确诊该病。血浆置换术、静脉注射丙种球蛋白和糖皮质激素可以试用于治疗该病，但未作对照观察。进行性多灶性白质脑病（progressive multifocal leukoencephalopathy，PML）是重要的病毒所致的脱髓鞘病，JC 病毒被认为是主要的致病因子，也见于细胞免疫缺陷病。原发性细胞免疫缺陷病少见，但 HIV 感染引起的继发性细胞免疫缺陷则可为该病的重要原因。发病高峰年龄为 50~60 岁，但也见于 HIV 感染的儿童。MRI T_2 加重映象时为高密度异常，T_1 加重映象时为低密度异常；放射性核素镓不能加强其密度，从而可与中枢神经系统原发性淋巴瘤相鉴别。

(5)语言障碍：连续 24 个月观察 HIV-1 感染有症状的儿童，发现其语言接受和表达能力均明显下降，认知功能可不受影响。语言障碍可出现在其他神经系统症状和 MRI 阳性发现之前。早期抗病毒药物治疗可能改进其语言能力，但也有认为无效者。>2 岁的患者常有运动和视觉 - 空间记忆缺陷。

3. 皮肤表现

(1)感染性皮肤病：常见的感染性皮肤病如皮肤和指甲念珠菌病，水痘和传染性软疣也见于 HIV 感染的儿童；常发生带状疱疹和慢性或复发性水痘。丘疹脓疱性皮炎见于一些患者。由人类疱疹病毒 -8 引起的卡波西肉瘤偶可见到，表现为出血性皮损，常发生在口腔硬腭黏膜，也可累及全身体表，皮疹为红、棕、紫色斑疹、结节和斑块。该病无特别的治疗方法。

疥疮在 AIDS 患者中少见，但一旦发生则非常严重，表现为增厚的灰褐色角化过度的鳞屑性融合性斑块和指端皮肤剥脱，全身性红斑累及头面位。因皮肤皲裂而有浆液血性渗出。疥虫在 AIDS 患者中繁殖能力较正常人群为强。1% 林丹反复外擦或林丹与局部糖皮质激素混合物外擦可治疗该病。也可使用苯甲基 - 安息香酸盐和 10% 硫黄软膏。

(2)药物过敏性皮疹：药物过敏更易见于 HIV 感染的患者，主要表现为皮肤损害。TMP/SMZ 是最常引起过敏的药物。多数药物疹为全身性：红斑、斑丘疹，甚至可发生风团、血清病样反应和大疱性渗出性红斑。

4. 眼部症状

成人 HIV 感染病例常见的严重感染性视网膜病在儿童并不常见。虽然巨细胞病毒感染常见，但巨细胞病毒和弓形虫引起的视网膜炎却很少见。一般感染如眼睑炎和结膜炎常常发生。少数接受齐多夫定治疗患者可能发生视网膜色素脱落。

5. 耳鼻喉表现

慢性细菌性中耳炎和鼻窦炎是 HIV 感染儿童常见的并发症，且可为 HIV 感染的早期表现。流感杆菌、肺炎链球菌和其他链球菌是常见的病原菌，一些患者发展为乳突炎，持续感染可致传导性耳聋。鼻窦炎主要影响上颌窦，次为筛窦，临床表现非特异性：持续性流涕(67%)，夜间或持续性咳嗽(55%)；而较特异的症状：头痛或面部疼痛(18%)，眼眶肿胀(9.5%)，发热(23%) 则不多见。

扁桃体和腺样体肥大反映了全身性淋巴样增生。这些增生的淋巴组织继发感染和发生睡眠性阻塞性呼吸困难偶可见到。一些患者发生持续性声音嘶哑，可能为咽部念珠菌感染，但未得到病原学证实。

口腔念珠菌感染（鹅口疮）是 HIV 感染的常见表现，尤其易发生于婴儿。出生 6 个月后持续性鹅口疮应予以重视：顽固性鹅口疮是 HIV 感染最常见的并发症。单纯疱疹性牙龈炎是常见的并发症。儿童 HIV 感染时合并口腔阿弗他溃疡的机会较成人病例少，由于疼痛而影响进食，可致营养不良。严重的龋齿和牙周炎也是其并发症。

常存在颈淋巴结和腮腺肿大，后者可是 HIV 感染的唯一阳性体征，伴有血清淀粉酶升高。

6. 血液学表现和恶性肿瘤

HIV 感染经常伴有贫血、粒细胞减少症、淋巴瘤和血小板减少症。血小板减少症可原发于 HIV 感染，也可继发于药物治疗。特发性血小板减少性紫癜（idiopathic thrombocytopenic purpura,ITP)可为 HIV 感染的首发症状,其发病机制为免疫学介导的,包括血小板非特异性与抗体复合物结合和因 HIV 感染诱导产生的特异性抗血小板抗体。HIV 感染所致 ITP 的治疗为抗病毒药物和 IVIG 联合使用,并给予一个疗程的糖皮质激素治疗。中性粒细胞减少症是使用抗病毒药物和抗菌药物的并发症,许多抗 HIV 药物具有骨髓毒性;尽管其他血细胞减少,单核细胞增多症则很常见。HIV 感染引起的贫血为低血红蛋白和小细胞性,病因为自身免疫性(Coombs 试验阳性)和营养缺乏。齐多夫定可致大细胞性贫血。淋巴瘤常发生于疾病后期,并且提示免疫功能进行性减退。

HIV 感染所致免疫缺陷增加了发生恶性肿瘤的危险性。虽然肿瘤的具体发病率还不清楚,已有大量的报道 HIV 感染儿童合并非霍奇金淋巴瘤、软组织恶性肿瘤和青春期女性的宫颈癌。B 细胞性非霍奇金淋巴瘤最常见,其次为平滑肌肉瘤,约占 20%。EB 病毒是导致 HIV 感染儿童发生恶性肿瘤的重要协同因素,原位杂交发现 EB 病毒 -EBER 存在于平滑肌肉瘤、平滑肌瘤或淋巴瘤中。卡波西肉瘤常发生于成人 HIV 感染者,在儿童病例则少见;其皮肤基本损害为斑疹、丘疹、结节和斑块样表现,伴有水肿、疼痛、溃疡和感染;还引起患者在美容方面的忧虑。卡波西肉瘤内脏损害常不易发现,肺部受累表现为呼吸困难和咯血,在成人病例中占 10%。其他内脏损害有胃肠道出血和腹痛。该病的治疗方法为外科手术或液氮冷冻疗法治疗小的皮肤病变,病变内细胞毒性化疗、放射治疗和全身性化疗或 α 干扰素(2α/2β)治疗。

7. 肾脏和泌尿生殖道表现　HIV 相关性肾病见于部分成人和围产期感染的儿童,主要表现为肾病综合征,病理改变为局灶性和节段性肾小球硬化。该病在数周或数月内可进行性发展为肾衰竭,尤其是容易发生于静脉吸毒者。儿童病例是因免疫复合物沉积所致,对糖皮质激素耐药,但环孢素能缓解一部分病例的临床症状。免疫复合物肾炎的发展较慢,在发展为肾衰竭之前的几年内可仅有低度蛋白尿或无血尿。总之,该病的预后不佳,唯一的治疗是透析疗法。

低钠血症常见于 HIV 疾病进展期;有些病例伴有血容量减少,补充钠盐和液体可纠正低钠血症。另有些病例是由于抗利尿激素异常分泌所致(常伴肺部和中枢神经系统感染),则应限制液体的

给予。

HIV 感染时常用的治疗药物也具有肾毒性,如 TMP/SMZ、喷他脒、膦甲酸、两性霉素、氨基糖苷类和无环鸟苷。蛋白酶抑制剂茚地那韦可致肾结石。

8. 心脏表现　可见于一些儿童,最常见为心肌病,心脏传导异常也可发生。HIV 感染本身即能引起扩张型心肌病,合并感染和抗病毒药物可加重其过程。齐多夫定可降低心肌收缩力。伴有左室功能不足者预后极差,胸部 X 射线示心脏肿大,超声心动图示心肌收缩力减弱,严重病例发生充血性心力衰竭。AIDS 病例常可见到轻度左室功能不足和小量心包积液。心电图可明确心肌病类型和观察其严重程度。

9. 合并感染

(1)合并细菌感染:HIV 感染儿童的医院外细菌感染率是正常儿童的 3 倍,多数发生于 1 岁以内。肺炎链球菌是引起呼吸道感染的主要病原菌,已有报道肺炎链球菌在 HIV 感染儿童中流行。肺炎链球菌脓毒血症伴发肺炎者,其病死率高 50%。肺炎链球菌也可引起脑膜炎。类白喉 G⁺ 杆菌感染少见,但免疫缺陷患者一旦患病则非常严重;传播途径可能来自家畜或泥土;临床表现为肺炎、软组织感染、角膜感染、腹泻、腹膜炎和败血症,治疗该病宜选用万古霉素。HIV 感染患者铜绿假单胞菌感染率也增高,另一少见的 G⁻ 杆菌——蜂房哈夫尼亚菌,也见于 HIV 感染的儿童,表现为败血症、发热、腹泻和呕吐。

(2)合并分枝杆菌感染:流行病学资料表明结核感染加快 HIV 感染的自然进程。在扎伊尔的回顾性联合研究显示患结核病的妇女患者相对死亡率是无结核病的 2.7 倍。支气管肺泡灌洗液中 HIV 病毒负荷量和 TNF 水平明显高于无结核病者。使用肺泡灌洗液 HIV V3 区序列分析,发现与同一患者血浆内有差异,表明肺结核病可能作为 HIV 细胞内复制的重要刺激因素。

HIV 感染合并结核病时,抗结核治疗可引起治疗矛盾(结核病症状暂时性加重)。抗结核和抗反转录病毒药物联合治疗尤其易发生治疗矛盾,发生率为 36%。其临床表现为面部潮红、淋巴结肿大,胸部 X 射线显示原发综合征和粟粒性浸润加重,胸腔渗液。然而患者自觉良好,无中毒症状,细菌学也不会转阳。治疗矛盾还可伴随 HIV 病毒负荷量的下降,因此不是治疗失败的表现。

抗反转录病毒药物,特别是蛋白酶抑制剂

和非核苷类反转录酶抑制剂((non-nucleoside reversetranscriptase inhibitors, NNRTIs)与利福平类药物之间存在明显的相互反应。利福平类药物通过诱导肝内细胞色素 CYP450 酶系统活性,抑制抗病毒蛋白抑制酶血清水平。反之,抗病毒蛋白酶抑制剂又能影响 CYP450 活性:奈韦拉平为 CYP450 的诱导剂,地拉夫定为抑制剂,而依非韦仑既是诱导剂量,也是抑制剂。目前推荐利福布汀代替利福平用于正在使用 NNRTIs 的患者,其抗结核效果与利福平相似。在美国抗结核疗程为 6 个月,一些专家认为由于 HIV 感染时免疫功能受损,应强化抗结核治疗或延长疗程。

鸟分枝杆菌复合群(mycobacterium avium-complex, MAC)感染可发生于 HIV 感染的成人和儿童。当 HIV 感染的儿童 CD4 T 细胞计数 <100/mm³ 时 MAC 的发生率明显上升,MAC 儿童病例的 CD4 T 细胞可下降到 12/mm³(0~48/mm³)。常见的一般症状包括发热、体重下降、中性粒细胞减少和夜间盗汗。胃肠道症状少见,包括腹痛、腹泻、吸收不良和肠穿孔。MAC 偶尔可致胆道外阻塞性黄疸,可能为淋巴结肿大压迫所致。全身播散性 MAC 者,可于血液、淋巴结、骨髓、肝、肺和胃肠道中发现病原体。播散性 MAC 的治疗包括阿米卡星、乙胺丁醇、氯法齐明和环丙沙星联合用药。利福布汀预防性给药可使播散性 MAC 发生率下降 50%,用药指征为以往曾发生过机会感染或 CD4 T 细胞 <75/mm³ 者(以往无机会感染史者 <50/mm³)。克拉霉素对成人病例也有效,但在儿童仅有个例报道。

(3)合并病毒感染

1)动物模型和体外试验证实巨细胞病毒、单纯疱疹病毒、乙型肝炎病毒、人类疱疹病毒 6 型和人类嗜淋巴细胞病毒 Ⅰ 可上调 HIV 的表达。常见的呼吸道病毒如腺病毒和流感病毒能加重 HIV 感染过程。虽然 T 细胞功能缺陷的患者患水痘 - 带状疱疹时特别严重,可危及生命,病程也特别长,但在 HIV 感染的儿童并不是突出的问题。70% 伴有 CD4 T 细胞下降的 HIV 感染儿童发生水痘时表现为带状疱疹。

2)人类微小病毒 B19 引起儿童期传染性红斑和暂时性红细胞再生低下,慢性溶血性贫血患者则发生再生危相。该病毒诱导的慢性溶血性贫血见于肿瘤化疗和骨髓移植患者;HIV 感染者合并人类微小病毒 B19 感染时也可能发生慢性贫血,但无皮

疹。IVIG 能清除病毒血症和治愈贫血。

3)美国疾病控制与预防中心的报告指出播散性 CMV 感染发生于 19% 的儿童 AIDS。经常见于成人 HIV 感染的 CMV 视网膜炎在儿童则少见。CMV 可能是促进 HIV 相关的免疫缺陷的协同因子。更昔洛韦或膦甲酸治疗巨细胞病毒疾病。

(4)合并霉菌感染

1)最常见为念珠菌感染,包括反复性咽炎和食管炎。儿童发生食管炎时可无鹅口疮,唯一的表现可能是吞咽困难和食欲减退。氟康唑广泛用于预防 HIV 感染者的霉菌感染,成人病例 CD4 T 细胞数 <200/mm³ 时,可长期使用氟康唑预防黏膜念珠菌病和隐球菌性脑膜炎。一些作者认为 CD4 T 细胞数 <50/mm³ 时为预防用药的指征,但并不能降低总的病死率。已发现对氟康唑产生耐药的念珠菌株。HIV 感染病例合并播散性念珠菌病可能是致死的直接原因,鹅口疮和中心静脉插管是发生播散性念珠菌病的重要诱发因素。

2)播散性组织胞质菌病较少见于儿童 HIV 感染,临床表现为发热、皮疹、咳嗽、淋巴结病、脾大、血小板减少症、低度弥散性血管内凝血、成人呼吸窘迫综合征、脑膜脑炎和因颅内肿块压迫而致的神经系统异常。治疗为两性霉素 B 和支持疗法。

3)隐球菌病在儿童 AIDS 也不常见,为非特异性发热、头痛等表现。

4)播散性青霉菌感染在泰国是最常见的机会感染,稻田在传播途径中起重要作用。我国和东南亚种稻地区也可能发生该病。儿童的临床表现为全身性淋巴结肿大、肝脾大、发热,伴有脐凹的丘疹性皮肤损害,体重下降,严重贫血和血小板减少症。两性霉素、氟康唑和酮康唑等抗霉菌药物治疗有效。

(5)合并寄生虫感染:许多肠道寄生虫病易发生于免疫功能低下的个体。

1)主要引起 AIDS 患者微孢子虫感染的病原体为毕氏肠微孢子虫和肠间隔微孢子虫。10%~30%HIV 感染成人伴严重免疫功能缺陷的病例发生慢性腹泻。虽然儿童 AIDS 合并毕氏肠微孢子虫感染较少见,但已有播散性感染累及肾、胆囊、肺和结合膜的报道。

2)隐孢子虫感染引起 HIV 感染的患者水样腹泻,若患者 CD4 T 细胞数 >180/mm³,腹泻可为自限性。一些病例在经抗病毒治疗,免疫功能改进后腹泻也随之停止。免疫功能明显低下的患者,则发

生持久的水样腹泻。巴龙霉素治疗能改善临床症状和降低孢子的排泌量。肠道寄生虫混合感染是常见的,约 1/3 病例为隐孢子虫合并微孢子虫感染。

3)中枢神经系统弓形虫病发生于 3%~40% 成人 AIDS,最易引起脑炎和颅内占位性病变。儿童病例少见。

4)库什曼原虫感染(黑热病)的临床表现不一,内脏型黑热病见于成人和儿童 AIDS。儿童病例表现为发热、脾大和全血细胞减少。其他症状有皮肤损害,骨髓检查可明确诊断,胃肠道和呼吸道感染也较为常见。锑制剂为常用的治疗药物,但时有耐药。有报道称锑剂耐药者使用脂质体两性霉素治疗内脏黑热病获得成功。该病急性过程预后良好,但复发率高。

10. 生长发育和内分泌障碍

(1)体重不增:是儿童 HIV 感染普遍的症状,最终的体重低下是存活患者最主要的问题。出生 6 个月内体重不增与 HIV 病毒血症的病毒负荷指数增高有关。首先是体重下降,继而生长发育曲线向下偏移。年长儿体重和身长平行下降,消瘦较体重下降更先出现。适当的热能供给可改善体重,但不能提高身高;长期存活者的最终身高比预计的低。引起生长发育异常的原因包括胃肠道功能改变、慢性或反复感染、代谢和内分泌功能异常。病毒负荷与生长发育曲线成负相关,抗病毒药物治疗可改善生长发育情况。甲地孕酮(megestrol)醋酸盐可提高患者的体重,但不影响生长曲线。

(2)身材矮小和青春期延长:是儿童 HIV 常见的并发症,HIV 感染的血友病男孩的骨龄和青春期均滞后。虽可发现一些内分泌异常,但并无肯定的结论。糖皮质激素在部分患者中增高;虽然有生长激素缺乏的报道,但多数患者的生长激素和胰岛素样生长因子 -1(IGF-1)在正常范围。IGF-1 在出生后的生长发育中起重要作用,HIV 感染儿伴体重下降者的 IGF-1 水平可降低,血液 IGF 结合蛋白 -3(IGFBP-3)也下降,IGFBP-3 蛋白溶解作用增强使血清不耐酸性 IGFBP-3 三聚体水平下降。给予生长激素或 IGF-1 可改善生长率和瘦小的体形。

(3)甲状腺和甲状旁腺功能减退:在疾病进展期约 1/3 患者伴有甲状腺功能异常:促甲状腺生成素和甲状腺结合蛋白增高,可能是 HIV 感染儿体重下降的原因之一。甲状旁腺功能也降低,但血清总钙水平正常,可出现低钙惊厥。

(4)生长发育落后的处理:尽管发现内分泌障碍与生长发育落后有关,但生长发育落后并非由于内分泌障碍所致。HIV 感染患者休息状态能量消耗增高,与疾病进程无关,但与细胞因子活性和其他异常有关。HIV 感染相关的体重下降的处理应针对那些可变因素,如继发性机会感染和内分泌失调等。目前正在试用的综合治疗方案包括合成类激素和人类生长激素、开胃剂、营养供给和细胞因子拮抗剂。营养治疗宜开始于疾病早期并持续至患者的整个生命,开胃剂甲地孕酮可明显增加体重,但主要增加脂肪而非骨骼和肌肉。合成类激素如睾丸酮衍生物和重组人类生长激素能促进骨骼和肌肉的积累。TNF-α 抑制剂沙利度胺(thalidomide)是有希望的药物,但尚在观察中。

11. 营养和胃肠道并发症

念珠菌性食管炎表现为吞咽困难和疼痛,可无口腔鹅口疮,应特别注意。反流性食管炎、巨细胞病毒性食管炎和阿弗他样食管溃疡也有类似的表现。

急性、慢性或反复性腹泻的病原为沙门菌属、痢疾杆菌、空肠弯曲杆菌、肠梨形鞭毛虫和轮状病毒。在免疫功能低下的情况下尤为严重,治疗效果不尽满意,MAC、隐孢子虫、巨细胞病毒和腺病毒均可致机会性肠道感染。由于经常使用抗菌药物,HIV 感染儿童常发生梭状芽胞杆菌性结肠炎。非特异性肠病可能的原因是肠道局部免疫功能缺陷和抗菌药物使用而致菌群紊乱;粪便培养可见大量白念珠菌和铜绿假单胞菌。即使粪便培养未发现病原体者,42% 肠组织活检用免疫组织化学或单克隆抗体技术可发现至少一种病原体;以卡氏肺孢子虫最为常见,其他如巨细胞病毒和单纯疱疹病毒。在非洲,因为吸收不良和明显的体重丢失,持续性或慢性水样腹泻被称为"苗条病"。原位杂交于肠道隐窝的柱状上皮细胞、球状细胞和肠色素源细胞均可发现 HIV,肠色素源细胞对肠道的蠕动和吸收非常重要。直肠黏膜内存在 HIV 提示肛 - 生殖器性交为传播途径之一。

脂肪、碳水化合物和蛋白质吸收不良的发生率很高,但乳糖吸收不良则不多见。

HIV 可伴发肝脏病变和非特异性转氨酶升高,巨细胞病毒、乙肝病毒和丙肝病毒可引起 HIV 感染儿童急性或慢性肝炎。成人病例发生的胆道炎和胆囊炎在长时间存活的儿童中也可见到。巨细胞病毒和微孢子虫被认为是引起胆道系统感染的病原体。巨细胞病毒还可致急性胰腺炎,表现为中上腹疼痛、血清淀粉酶、脂酶和甘油三酯水平上升。

饲管喂养可增加营养素的摄取，增加 HIV 感染儿童的体重，但不能纠正落后的生长曲线。

（四）病毒负荷

HIV RNA 水平直接反映病毒复制情况和间接了解免疫清除能力。HIV 感染儿童的 HIV RNA 值变异很大，一个研究显示出生时最低，<400 复制物 /mm³，1 个月时快速上升到 318 000 复制物 /mm³，2 个月时为 256 000 复制物 /mm³；以后逐渐下降，至 2 岁时为 34 000 复制物 /mm³。出生 48 小时内 HIV 培养阳性者（宫内感染）和出生 7 天内培养阴性者（产时感染）的 HIV 平均负荷量差别很大。宫内感染者，出生时 HIV RNA 值为 10 800/mm³，1 个月时 716 000/mm³；产时感染者，出生时 <400/mm³，1 个月时 100 000/mm³。以后两组均逐渐下降，到 2 岁时分别为 101 000 和 28 900 复制物 /mm³。

HIV 感染儿童的病毒负荷量比成人病例血清阳转时高出 10~100 倍，其原因是婴儿免疫系统不成熟和 CD4 T 细胞（作为靶细胞）数量持续较高，以后者尤为重要。出生时 CD4 T 细胞数很高，以后几年内逐渐下降，也伴随 HIV 负荷的下降。在成人病例使用的掠夺 - 被掠夺模型以了解病毒动力学的方法也可用于儿童病例。在此模型中，通过靶细胞 CD4 T 阳性细胞的测定（病毒在其中复制，即被掠夺）以便了解病毒复制水平（掠夺）。该模型能够解释 HIV 感染婴儿的高病毒血症和病毒负荷下降缓慢，但不能解释疾病终末期病毒负荷持续增高而 CD4 T 细胞已明显减少。

制定预后判断指标对帮助临床医师了解感染儿童的病程和制订进一步治疗方案非常重要。病毒负荷和 CD4 T 细胞计数是重要的预后判断指标。3 个成人病例后期（CD4 T 细胞 <150/mm³）研究表明，只有当 HIV RNA 水平非常高的情况下（>100 000 复制物 /mm³）才有预后判断意义，而 CD4 T 细胞计数仍可判断疾病的进程；当 CD4 T 细胞计数 >500/mm³ 时，HIV RNA 能预测疾病的后果，而 CD4 T 计数则无意义。相似的研究也被用于儿童病例。将儿童快速发展病例（严重临床表现期或死于出生后 18 个月内者）和非快速发展病例作一比较，发现 2 岁前快速发展者的平均 HIV RNA 负荷大于非快速发展者。快速发展者在不同时期病毒负荷量均高于非快速发展者，但有部分病例重叠，找不到判断预后的标准。无论如何，在快速发

展者的出生后 1、2 和 4 个月时 HIV RNA 负荷均不会低于 70 000~80 000 复制物 /mm³。另一个研究显示相似的结果：围产期感染未经齐多夫定预防者其病毒负荷几何均值在出生后 1 个月达到高峰（790 000 复制物 /mm³），持续高水平至 7~9 个月，于 12~24 个月时逐渐下降。除出生第一周外，病毒负荷与疾病进程或死于 18 个月内密切相关。1 岁内婴儿病例每增加病毒负荷 10 倍，将会增加 3~4 倍临床和免疫学恶化的危险性。因此，早期明确围产期 HIV 感染，早期有效的抗病毒治疗将能降低病毒负荷和改善疾病的自然过程。

对 HIV 感染儿童的合作研究表明了 CD4 T 细胞百分率与 HIV RNA 水平对疾病进程和死亡危险性之间的关系：高 RNA 水平（>1 000 000 免疫复制物 /mm³）伴随更快的疾病进程和更高的病死率，特别当 CD4 T 细胞百分率低于 15% 时。同时使用 CD4 T 细胞数和 HIV RNA 水平两个预后判断指标具有更高的精确性。

五、HIV 感染的治疗

目前所采用的治疗方法对 HIV 感染有肯定疗效，但均不能根治，治疗目的是减少病毒载量，改善患者免疫状态及防止机会性感染。20% 没有接受抗病毒治疗的儿童在第一年进展为 AIDS，以后每年有 2%~3% 的儿童发展为 AIDS。绝大多数儿童在 5 年后死亡。然而接受 ARV 治疗的儿童生存率在 70% 以上，10 年生存率在 60% 以上。

（一）抗反转录病毒治疗

【抗反转录病毒的指征】

1. 所有 <2 岁的确诊 HIV 感染的婴幼儿，无论 CD4⁺T 淋巴细胞计数及临床分期，均应尽早进行抗病毒治疗。

2. 无论患者年龄或病毒载量如何，对有临床症状或有免疫抑制证据的 HIV 感染儿童，均应进行抗病毒治疗。

3. 年幼儿童 HIV RNA 水平不稳定，有时诊断尚难明确，但只要 HIV RNA 水平 >10⁵ 拷贝 /ml，或多次测定显著增高（2 岁以下者升高 5 倍或 0.7log¹⁰ 以上；2 岁以上儿童升高 3 倍或 0.5log¹⁰ 以上），无论临床或免疫学指标如何，均应开始抗病毒治疗。

2013 年 WHO 最新指南建议开始抗病毒治疗的指征：所有 5 岁以下 HIV 感染儿童，不论其 CD4⁺T 淋巴细胞计数是多少，也不论其处于临床期；所有 5 岁及以上感染 HIV 且 CD4⁺T 淋巴细胞

计数 ≤500 个 /mm³ 的儿童;所有 HIV 感染且出现严重或晚期临床症状(临床Ⅲ或Ⅳ期)的儿童,无论其 CD4⁺T 淋巴细胞计数是多少;任何临床初步诊断为 HIV 感染的 18 个月以下婴幼儿。欧洲 2016 年更新的儿童 HIV 治疗指南强调应对所有 HIV 感染患者进行治疗,无论 HIV-RNA 载量及 CD4⁺T 细胞计数。

【抗病毒治疗药物】

1. **核苷类反转录酶抑制剂(nucleoside reverse-transcriptase inhibitors,NRTI)** 这类药物在细胞内被磷酸化为三磷酸盐,抑制 HIV 逆转录酶活性,使 HIV RNA 链复制过早终止。包括齐多夫定(zidovudine,AZT)、司他夫定(stavudine,d4T)、地达诺新(didanosine,DDI)、扎西他滨(zalcitabine,DDC)、拉米夫定(lamivudine,3TC)、阿巴卡韦(abacavir,ABC)、恩曲他滨(emtricitabine,FTC)和替诺福韦(tenofovir,TDF)等。

(1)齐多夫定(AZT):未成熟儿 1.5mg/kg,每 12 小时 1 次,疗程 2 周;以后 2mg/kg,每 6 小时 1 次。新生儿 4mg/kg 口服,每 12 小时 1 次。儿童 90~180mg/m² 口服,每 6~8 小时 1 次(与其他抗病毒药物合用时可为 180mg/m²,每 12 小时一次);或 120mg/m² 间隙性静脉注射,每 6 小时 1 次;或每小时 20mg/m² 持续静脉滴注。青春期剂量为 200mg 每天 3 次或 300mg 每天 2 次。

AZT 常见的副作用为血液学毒性,包括粒细胞减少症、贫血;常有头痛,不常见的副作用为肌病、肌炎和肝毒性。肾功能减退者,应减少剂量;严重而持久的粒细胞减少症和贫血时应暂时停药,待骨髓功能恢复再重新开始给药。也可减少 AZT 剂量和合并使用红细胞生成素。

(2)地达诺新(DDI):新生儿和 <3 个月的婴儿 50mg/m²,每 12 小时一次。年长儿 90~150mg/m²,每 12 小时 1 次(中枢神经系统受累者可适当加大剂量);合并其他抗病毒药物时,其剂量为 90mg/m²。青春期体重 ≥60kg 者 200mg,<60kg 者 125mg,每天 2 次。

DDI 主要的副作用是腹泻、腹痛、恶心和呕吐;不常见的副作用有与剂量有关的周围神经病、电解质紊乱和高尿酸血症。合并胰腺炎的机会较成人病例少。肝脏损害和视网膜脱色素病也很少见。DDI 宜空腹口服。当与酮康唑、依曲康唑、氨苯砜和蛋白酶抑制剂合用时,可降低这些药物的吸收。因此,应与这些药物分开口服(至少间隔 2 小时)。

(3)拉米夫定(3TC):新生儿 2mg/kg,每天 2 次;儿童 4mg/kg,每天 2 次;青春期体重 ≥50kg 者 150mg,<50kg 者 2mg/kg,每天 2 次。肾功能损害者应减量。常见的副作用为头痛、疲倦、恶心、腹泻、腹痛和皮疹。少见的副作用包括胰腺炎、周围神经病、中性粒细胞减少和肝功能异常。AZT 与 3TC 合并使用可减少 HIV 对该两药的耐药性。

(4)司他夫定(d4T):该药在新生儿的用量尚未明确,儿童剂量为 1mg/kg,每 12 小时一次,青春期体重 ≥60kg 者 40mg,<60kg 者 30mg,每日 2 次。肾功能受损者应酌情减量。主要的副作用为头痛、胃肠功能紊乱和皮疹。少见周围性神经病和胰腺炎。其他副作用如肝功能损害。

(5)扎西他滨(DDC):新生儿的用量尚未明确;儿童剂量为 0.005~0.01mg/kg,每 8 小时 1 次;青春期为 0.75mg,每天 3 次。主要副作用为头痛、胃肠道不适和无力;较少见的副作用有周围神经病、胰腺炎、肝脏损害、口腔和食管溃疡、血液学毒性损伤和皮疹。DDC 宜空腹给药(餐前 1 小时或餐后 2 小时),肾功能损害者应酌情减量。西咪替丁、两性霉素、膦甲酸和氨基糖苷可降低 DDC 在肾脏的清除率。

(6)阿巴卡韦(ABC):美国食品药品管理局于 1998 年批准其用于 3 个月以上儿童。≥3 个月 ~ 13 岁儿童 8mg/kg,每天 2 次(最大剂量 300mg,每天 2 次);≥13 岁儿童 300mg,每天 2 次;成人 600mg,每天 1 次。常见副作用有恶心、呕吐、厌食、发热、头痛、腹泻和皮疹;少见副作用有过敏及乳酸性酸中毒。

(7)恩曲他滨(FTC):0~3 个月婴儿 3mg/kg,每天 1 次;≥3 个月 ~17 岁者 6mg/kg(最大剂量 240mg),每天 1 次;>33kg 者 200mg,每天 1 次。常见副作用有头痛、失眠、腹泻、恶心、皮肤变色;少见副作用有肝脏脂肪变性相关的乳酸性酸中毒、中性粒细胞减少。

(8)替诺福韦(TDF):<12 岁者 8mg/kg,每天 1 次;≥12 岁及 35kg 者 300mg,每天 1 次;成人 300mg,每天 1 次。常见副作用有恶心、呕吐和腹泻;少见副作用有肝脏脂肪变性相关的乳酸性酸中毒、肝大、骨密度减少和肾毒性。

2. **非核苷类反转录酶抑制剂(non-nucleoside reverse-transcriptase inhibitors,NNRTI)** 包括奈韦拉平(nevirapine NVP)、地拉夫定(delavirdine,DLV)和依非韦仑(efavirenz,EFV)等。

（1）奈韦拉平（NVP）：新生儿 5mg/kg 每天 1 次；14 天后改为 120mg/m² 每 12 小时 1 次；使用 14 天后以 200mg/m²，12 小时 1 次维持。儿童 120~200mg/m²，12 小时 1 次（开始剂量为 120mg/m²，逐渐增加到足量）。青春期 200mg，每 12 小时 1 次（开始剂量为 100mg，12 小时 1 次，共 14 天，以后逐渐增加到足量）。

NVP 的主要副作用为皮疹，可发展为严重的危及生命的大疱性渗出性红斑，应即刻停药。其他不良反应有嗜睡、头痛、腹泻和恶心。偶尔发生肝炎和肝功能损害。NVP 诱导肝脏细胞色素 P450 3A（CYP3A），能与多种药物发生相互反应，应予以重视。这些药物包括利福平、利福布汀、口服避孕药、安眠药、口服抗凝剂、地高辛、苯妥英钠和茶碱。NVP 明显降低茚地那韦和沙奎那韦的浓度，也使利托那韦的浓度下降。

（2）地拉夫定（DLV）：尚未用于儿童病例，青春期剂量为 400mg，每天 3 次。最常发生的毒性作用为头痛、软弱、胃肠道不适和皮疹。DLV 在肝脏被细胞色素 P450 3A 代谢，与多种药物相互作用。

（3）依非韦仑（EFV）：尚未用于 3 岁以下儿童。≥3 岁且体重 >10kg，每天 1 次；体重 10~15kg 者，200mg；15~20kg 者，250mg；20~25kg 者，300mg；25~32.5kg 者，350mg；32.5~40kg 者，400mg；≥40kg 者，600mg。常见副作用有皮疹、多梦、注意力不能集中、失眠、抑郁、幻觉；少见副作用有转氨酶升高、致畸风险。

3. 蛋白酶抑制剂（protease inhibitor，PI） 包括沙奎那韦（saquinavir，SQV）、茚地那韦（indinavir，IDV）、利托那韦（ritonavir，RTV）和奈非那韦（nelfinavir，NFV）。PI 作用于 HIV 蛋白酶，切断病毒体；临床验证表明可降低病毒负荷。该药能致脂肪代谢紊乱，在用药平均 13.7 个月时发生高脂血症，呈现向心性脂肪累积，血清甘油三酯升高。

（1）沙奎那韦（SQV）：尚未用于 2 岁以下儿童。SQV 必须与 RTV 合用。2 岁以上儿童：5~15kg 者 50mg/kg + 3mg/kg RTV，每天 2 次；15~40kg 者，50mg/kg + RTV 2.5mg/kg，每天 2 次；>40kg 者，50mg/kg + RTV 100mg，每天 2 次；青少年及成人，1 000mg + RTV 100mg，每天 2 次。毒性反应包括腹泻、胃肠不适、恶心、头痛、感觉异常和皮疹。偶尔可加重慢性肝炎、血友病出血、高血糖症、酮症酸中毒和糖尿病。该药在肝脏被细胞色素 P450 3A 代谢，与多种药物相互作用。该药不与以下药物合用：抗组胺类、阿普唑仑、咪达唑仑和三唑仑等安眠药。卡马西平、地塞米松、苯巴比妥和苯妥英钠可降低沙奎那韦血浓度，而地拉夫定、茚地那韦、利托那韦、奈非那韦和酮康唑能增高其水平。与葡萄汁同服也增强该药的浓度，日光暴露可致光敏感性皮炎。

（2）茚地那韦（IDV）：由于能引起高胆红素血症，该药未用于新生儿，儿童剂量为 500mg/m²，每 8 小时 1 次；青春期为 800mg，每 8 小时 1 次。主要毒副作用为恶心、腹痛、头痛、头晕、口腔金属味和无症状的高胆红素血症。少见的副作用有肾结石和慢性肝脏病加重，偶见血友病患者突发出血、高血糖症、酮症酸中毒、糖尿病和溶血性贫血。

与 DLV 一样，该药不宜与抗组胺类、阿普唑仑、咪达唑仑和三唑仑等安眠药，钙通道阻滞剂硝苯地平、麦角碱衍生物、苯丙胺、西沙必和华法林等药物合用。利福平能降低茚地那韦的浓度，故不主张联合使用。茚地那韦可升高利福布汀浓度，故应用利福布汀时仅用其半量。茚地那韦与奈韦拉平合用时，前者的浓度将会下降。茚地那韦还能提高奈非那韦和沙奎那韦的浓度。该药宜空腹给予，并予以水化以防发生肾结石。

（3）利托那韦（RTV）：此药主要用于增加其他 PIs 的作用。儿童剂量开始为 250mg/m²，每 12 小时 1 次，逐渐增加到 350~400mg/m²，每 12 小时 1 次。青春期开始为 300mg，每天 2 次，逐渐增加到 600mg，每天 2 次。常发生的副作用为恶心、呕吐、腹泻、厌食和腹痛。较少见的不良反应为口周感觉异常和转氨酶增高。偶尔出现的副作用有血友病突发出血、胰腺炎、甘油三酯和胆固醇增高、高糖血症、酮症酸中毒、糖尿病和肝炎。该药的代谢主要受肝脏细胞色素 P450 3A（CYP3A）的影响，不能与抗组胺类、阿普唑仑、咪达唑仑和三唑仑等安眠药，钙通道阻滞剂硝苯地平、麦角碱衍生物、苯丙胺、西沙必利、华法林、利福平类和某些精神科药物合用。该药加快茶碱的代谢，增高克拉霉素、法华林、沙奎那韦和奈非那韦水平。能使该药浓度下降的药物为卡马西平、地塞米松、苯巴比妥和苯妥英钠。为减少胃肠道反应，开始剂量宜小，在 5 天内逐渐增加到足量。

（4）奈非那韦（NFV）：新生儿为 10mg/kg，每天 3 次；儿童为 20~30mg/kg，每天 3 次；青春期 750mg，每天 3 次。主要的副作用为腹泻，其次为衰弱、腹痛、慢性肝病加重和皮疹。偶见血友病突发出血、高糖血症、酮症酸中毒和糖尿病。该药部分被细胞色素 P450 3A4(CYP 3A4)代谢，不与以下药物合用：抗组胺类、西沙必利、麦角碱衍生物等。

(5)洛匹那韦(LPV)：有片剂及口服液两种剂型。目前临床最常用的是经小剂量利托那韦激活后的复方制剂 LPV/r，用于 >6 个月以上儿童。剂量为 225mg/m² LPV + 57.5m² RTV，每天 2 次。或按体重给药：7~15kg 者，每次 LPV 12mg/kg+RTV3mg/kg，每天 2 次；15~40kg 者，每次 LPV 10mg/kg + RTV 5mg/kg，每天 2 次。>40kg 者每次 400mg LPV + 100mg RTV，每天 2 次。

【抗病毒治疗方案】

最常采用的一线联合用药方案为：2 个 NRTI(① AZT+ABC 或 ② AZT+3TC)+1 个 NNRTI(NVP 或 EFV)或 1 个 PI(LVP/r)。当治疗效果不好时可改变治疗方案。

WHO 2013 年最新指南建议：3 岁以下 HIV 感染儿童一线抗病毒治疗均应选用以 LVP/r 为基础的用药方案。如 LVP/r 方案不可行，则应以 NVP 为基础的用药方案。在可行病毒载量监测的情况下，在实现持续抑制 HIV 之后可使用一种 NRTI 替代 LVP/r。如使用含 NVP 或 LVP/r 的治疗方案时出现结核病，建议选择 ABC+3TC+AZT 方案；一旦完成结核病治疗，即应停止该方案，并恢复最初用药方案。对于 3 岁以下婴幼儿，NRTI 骨干用药方案应为 ABC+3TC 或 AZT+3TC。3 岁及以上儿童(包括青少年)一线抗病毒治疗 EFV 是首选的 NNRTI，NVP 为其替代选择。对于 3~10 岁之间儿童(或体重 35kg 以下的青少年)，NRTI 骨干用药方案应首选 ABC+3TC，其次选择 AZT 或替诺福韦 + 拉米夫定或恩曲他滨。体重 35kg 及以上的青少年(10~19 岁)，NRTI 骨干用药方案与成人用药方案一致，首选替诺福韦 + 拉米夫定或恩曲他滨，其次 AZT+3TC，最后 ABC+3TC。

(二)治疗的监测

在抗病毒治疗期间，需定期进行病毒学和免疫学检测监视(即检测 HIV RNA 拷贝数和 CD4 T 淋巴细胞计数或百分比)以及临床评估。最初的病毒学反应(即在治疗后的 4~8 周内，病毒载量至少下降 5 倍)。通常在治疗 12~16 周，效果最明显，但在小婴儿可为 24 周。因此，HIV RNA 水平应在治疗后的第 4 周和 3~4 个月进行检测。一旦出现理想的效果，病毒载量应该至少每 3~6 个月进行检测。如果效果不满意，应在更换方案前尽快再次检测以确认。如果治疗有效，因 CD4 T 细胞的反应较迟后，故其监测频率相对少些。在治疗的前 8~12 周，应随访药物的副作用，其后每 3~4 个月监测一次。

(三)HIV 对抗病毒治疗的耐药

HIV 基因型的变异和不断发生基因突变可能产生对抗病毒药物的耐受性。基因突变可为多发性，且相互影响：一个基因突变可引起另一个基因突变的发生。耐药基因突变相互影响的结果可能为部分或完全性拮抗、加强或协同作用。一个基因突变导致对一种抗病毒药物耐药，可能会增强对另一种药物的敏感性。现已能测定特异性 HIV 突变部位(基因型)和对药物敏感性的改变(表型)。基因型测定可使用 PCR 技术发现血浆 HIV RNA 的突变(病毒复制物 >1000 复制物 /mm³)。采用体外药物对 HIV 的抑制浓度(常为 50%~90%)可了解 HIV 的表型。

AZT 耐药时，DDI 和 DDC 也有轻微的耐药，不同 HIV 感染人群对 AZT 的敏感性也不相同。对 DDI 耐药者，至少发现 HIV 有一个基因突变(逆转录酶编码 74)。该突变基因也导致对 DDC 耐药，但却增强对 AZT 的敏感性。已证实逆转录酶基因多处突变(至少有 5 个位点突变)是导致发生对 AZT 耐药的原因。病毒大量复制时常伴随对抗病毒药物耐药。一些药物如 3-TC 和 NNRTI 类(奈韦拉平、地拉夫定等)只需 HIV 发生单个基因突变便可引起很强的耐药性，而另一些药物如 AZT 和 IDV 耐药性的形成必须有 HIV 多基因突变。HIV 单基因突变引起的对拉米夫定耐药发生于用药后 2 周，敏感性下降了 500~1 000 倍；对 DDI 和 DDC 的敏感性下降了 4~8 倍，但一直保持对 AZT 的敏感性。

由于同一患者体内 HIV 对抗病毒药物耐药情况并不一致，一些病毒对一种药物敏感，而另一些病毒则仅为轻度敏感或不敏感，因此其临床意义很难评估。基于这一理论，联合抗反转录病毒药物治疗的效果应优于单一药物治疗。以奈韦拉平为例，产生耐药的时间为用药后 2~4 周，体外 HIV 对药物敏感实验(IC$_{50}$)与临床耐药情况密切相关。

各种蛋白酶抑制剂间存在交叉耐药性，如茚地那韦和利托那韦；茚地那韦和沙奎那韦间存在同源性而发生交叉耐药。约 60% 茚地那韦耐药的病毒也对沙奎那韦耐药,对沙奎那韦耐药者,至少30%以上也对茚地那韦耐药。

最近发现HIV-1经性传播者具有多药耐药特点,已引起临床重视。虽然耐药性病毒株还不是主要的临床问题,但广泛使用抗反转录病毒药物已经引起了更多的耐药毒株。西班牙的资料显示12.7%分离自患者的HIV-1为耐药株,其中多数为对AZT耐药。如果该地区从患者中分离到的HIV-1对某一药物耐药率达到5%~10%时,则不应将此药作为首选药物。

由于儿童患者病毒载量较成人高,故发生耐药的危险性较成人高。病毒载量没有降低50拷贝/ml以下,是发生耐药的危险因素。很多研究显示表型检测和基因型检测能较成功指导治疗。

(四)机会性感染的防治

【肺孢子菌肺炎】

美国疾病控制与预防中心于2013年提出预防肺孢子菌肺炎(PCP)的措施:

1. **<12个月的所有婴儿** 无论CD4细胞计数或百分数均应用药预防。

2. **1~6岁儿童** 若CD4 T细胞计数<500/mm³或百分数<15%,或有严重临床表现者应用药。

3. **6~12岁儿童** 若CD4 T细胞计数<200/mm³或百分数<15%,或有严重临床表现者应用药。

TMP/SMZ剂量为TMP每日150mg/m²,分2次口服,连服3天,停药4天。对TMP/SMZ不能耐受者,可用氨苯砜,每日2mg/kg(最大剂量不超过100mg)一次口服。也可使用喷他脒300mg气雾吸入(>5岁的儿童)或每2~4周4mg/kg静脉注射。

【细菌性感染】

常见的细菌性感染包括肺炎、败血症和脑膜炎;在未接受TMP/SMZ的儿童,静脉注射丙种球蛋白有预防这些感染的作用。接种B型流感嗜血杆菌和肺炎链球菌结合疫苗可有一定益处。

【结核病】

有结核接触史(如家庭成员或托儿机构中有结核病患者)或TST强阳性的HIV-1感染患者,需应用异烟肼预防性治疗9~12个月。若传染源为多重耐药时,则应作药物敏感试验,至少应使用2个或2个以上抗分枝杆菌药物,其中一个药物是敏感的。治疗的时间也应适当延长,不得少于12个月。

【病毒感染】

1. 水痘-带状疱疹病毒感染。HIV感染儿接触水痘或带状疱疹患者时,可给予水痘-带状疱疹免疫球蛋白(varicella-zoster immunoglobulin,VZIG),若患者在暴露前14天接受IVIG,仍应注射VZIG。水痘减毒活疫苗不能用于HIV感染儿童。

2. 麻疹的预防。可使用麻疹-风疹-腮腺炎联合疫苗(MMR);1岁时首剂,1个月后重复1次。暴露于麻疹者,无论是否接种疫苗,均应使用丙种球蛋白。

3. 巨细胞病毒性视网膜炎应长期使用膦甲酸或更昔洛韦治疗。

4. 单纯疱疹病毒感染致严重皮肤黏膜损害的患者,可口服阿昔洛韦。

【隐球菌脑膜炎】

隐球菌脑膜炎在儿童病例中少见,根据WHO2018年最新建议,推荐使用短疗程(1周)联合两性霉素B及氟尿嘧啶治疗。备选方案为2周的氟康唑[12mg/(kg·d)]+氟尿嘧啶或2周的两性霉素B+氟康唑。

【持续性或复发性皮肤黏膜念珠菌病】

持续或复发性口腔和食管念珠菌感染首选为局部使用制霉菌素。局部用药无效者,可口服酮康唑或氟康唑。食管念珠菌感染应静脉注射氟康唑或伊曲康唑。对于合并口腔真菌感染的患者应尽快进行高效抗逆转录病毒治疗(highly active anti-retroviral therapy,HARRT),可在抗真菌感染的同时进行HARRT。

【弓形虫感染】

在治愈弓形虫眼部或中枢神经系统感染后,还应长期使用乙胺嘧啶-磺胺嘧啶和叶酸。此治疗方案也可用于预防首次弓形虫感染。

【鸟分枝杆菌复合菌组感染(MAC)】

2岁以上的儿童,当CD4 T细胞计数<150/mm³时,为MAC感染的高危人群,可用利福布汀或克拉霉素预防。

(五)疫苗接种

在结核病流行地区,出生于HIV-1感染母亲的婴儿均应在生后接种卡介苗,因此时免疫功能受到的抑制最轻。有研究发现HIV-1感染的婴儿接种卡介苗后会出现并发症,但多较轻,包括接种同侧腋下淋巴结炎、脓肿和瘘管,偶尔于接种部位发生较持久的溃疡(持续时间6周以上)。这些不良反应并不是卡介苗接种的禁忌证。由于HIV-1感染婴儿在经过新生儿期后的免疫功能已明显被抑制,故新生儿期以后不能接种卡介苗,以防发生播散。活疫苗(病毒或细菌)一般不用于免疫功能受抑制的患者。常用的口服减毒活脊髓灰质炎疫苗因可致麻痹和传播给其他免疫缺陷患者而不能使用,代之以灭活脊髓灰质炎疫苗。使用减毒活疫苗 MMR 是一个例外,未发现其引起的明显不良反应。HIV-1 感染儿也应按疫苗接种程序接受乙肝疫苗和百日咳、白喉及破伤风疫苗。2 岁时可给予肺炎球菌多糖疫苗,蛋白结合肺炎球菌多糖疫苗则可用于 2 岁以内的婴儿。在流感嗜血杆菌 b 流行地区,应给予蛋白结合 Hib 疫苗。年龄 >6 个月者,每年应接种可能发生流行的流感病毒疫苗。

由于 HIV-1 感染儿的免疫功能被抑制,疫苗接种不一定成功,应了解疫苗接种后的免疫反应,如测定抗白喉、百日咳和破伤风抗体。暴露于水痘和麻疹者,应接受被动免疫血清;有可能发生破伤风的外伤,宜用破伤风抗毒素。

(六)支持治疗

IVIG 可减少 HIV-1 感染儿合并细菌感染的发生率和缩短住院时间,但已获得 TMP/SMZ 者,IVIG 对预防弓形虫感染无效。IVIG 也不能延长患者的生命。HIV 感染患者每月定期使用 IVIG 的指征为低丙种球蛋白血症,抗体反应低下和适当的抗微生物药物不能控制的反复感染。一种或多种疫苗接种后,无特异性抗体产生提示抗体反应低下。

(七)HIV 疫苗接种

由于抗反转录病毒治疗无法根除 HIV 感染,目前研究的主要方面是疫苗研制,包括治疗性和预防性疫苗。研究者研制了数十种的疫苗,早期使用 B 淋巴细胞表达 HIV 蛋白,但未能改善患者的细胞免疫功能。以后更多新疫苗被试用:牛痘构建疫苗,gp120 缺失的灭活全病毒疫苗,表达 gp160 的金丝雀豆疹和重组 gp160- 明矾等。除牛痘构建疫苗外,临床验证表明其他疫苗均是安全的。这些疫苗是否能改变疾病进程还有待三期临床验证后才能确定。研制中的治疗性 HIV 疫苗(gp120、p24、金丝雀豆疹病毒和 DNA 疫苗)的临床验证结果显示未能改变 HIV 负荷量、CD4 T 细胞数、临床结果或存活率。若在抗病毒药物治疗下,病毒复制得到控制,再联合使用疫苗,则可能改善免疫功能。将细胞因子转化到疫苗表达载体,使其在免疫反应的局部表达细胞因子能增强免疫反应。INF-γ

和 IL-12 为最重要的用于转化的细胞因子,但尚无确切的资料说明有明显的临床疗效。同时表达 HIV-1 疫苗抗原和 IFN-γ 的家禽豆疹病毒于 1999 年在澳大利亚进行 1 期临床验证。

200 名志愿者于 1992 年接受了一个双价疫苗的临床验证。疫苗包括 gp120 和一个附加分子成分,该成分能保护性对抗流行于北美、欧洲、澳大利亚、中美和南美洲的 HIV 亚型。>99% 的受试者能产生抗 HIV 的中和抗体,现正进行为期 3 年的三期临床验证。受试者为非 HIV 感染患者,但为高危人群如同性恋者,其性伙伴为 HIV 感染患者。该疫苗可激发抗体产生,但不能诱导杀伤性 T 细胞功能。在体外中和抗体仅能对抗个别毒株,缺乏广泛、交叉性中和抗体的能力。

其他预防性疫苗有 DNA 疫苗和重组鸟豆疹疫苗(家禽豆疹病毒和金丝雀豆疹病毒)。DNA 疫苗和家禽豆疹疫苗(FPV)均能诱导小鼠 CD8 T 细胞抗 HIV 的活性。DNA 疫苗能诱发猴 CD4 和 CD8 细胞免疫反应,再接种 FPV 时,则这种细胞免疫反应得到加强,达到能起到保护作用的水平。但这两个疫苗均不能诱发抗体反应,证实了一个疫苗同时诱导细胞和抗体免疫反应是非常困难的。

疫苗治疗 HIV 感染儿童的研究也在进行中,79 例年龄为 12~18 个月的 HIV 感染婴儿进入 I 期临床双盲验证。HIV 重组糖蛋白;Chiron gp120、MicroGeneSyergp160 和 Genetech rgp120; 明矾或 MF59 作为佐剂。肌内注射,逐渐加大剂量。30%~56% 受试者的淋巴细胞增殖反应升高,无不良反应。

2009 年美国和泰国合作研发的联合疫苗(称为泰国三期,又名 RVI44),可以将人体感染 HIV 风险降低 31.2%。尽管世界卫生组织与联合国艾滋病规划署(The Joint United Nations Programme on HIV/AIDS,UNAIDS)对此项研究表示了极大的肯定,但由于疫苗的保护作用并不理想,因而此疫苗迄今并未广泛应用。

(八)心理咨询和支持

【心理咨询】

患者的吸毒和不洁性生活史以及 HIV 感染的确诊,均常被家庭成员和朋友看不起,患者自己也因被歧视而变得孤僻。患者的父母和同胞也常患病,许多 HIV 感染的母亲对自己的疾病不予以注意。一旦父母患病或死亡,患者的照顾更成为重要社会问题。许多家庭都存在怕其小孩感染 HIV 的事实暴露于社会的顾虑,在法律上应遵守医疗保密的原则,并以此作为医师和病家之间彼此信任的基础。虽然没有必要将患者 HIV 感染的情况告诉其所在的学校,但有时事先通知校方是有好处的,如该校已有个别学生知道此事时,以防患者受到威胁。对 HIV 感染的诊断保密是一个很大的挑战,甚至对患者本人也要保密。但是最终要让患者知道,希望他能理解疾病的过程,了解疾病的治疗需要和可能的并发症。许多家长希望长期对患者保密,但事实上随着患者的长大,他会因特殊的关照和经常到医院,而最终感到自己有病。有时患者把病情看得比实际情况还要坏。告诉患者其病情时,应根据年龄和发育阶段不同而用不同的语言。根据患者的理解程度,逐渐告之病情的真相,通过绘画、图片、玩耍(洋娃娃或木偶等)等方式解除患者对注射或死亡的恐惧。应给患者表达忧伤的机会,在交谈中使其逐渐了解病情。临床心理学家和治疗师在帮助患者处理各种面对的难题中起着重要的作用。家庭中若有两个子女,由于父母专心于护理患者,而常忽视了对未感染小孩的照顾。正常小孩也为害怕自己的父母或同胞死亡,或害怕同胞的病情被暴露而感到忧伤;也害怕因此而影响自己的前途。因此,患者的无病同胞也应得到充分的心理学支持。

【营养支持】

HIV 感染是一个消耗性疾病,全部患者均伴有体重下降,故应给予营养丰富和高热能的饮食。必要时可给予间隙性或持续性胃管喂养或胃造口插管术,甚至完全肠道外营养以保持体重。不应给予生的或未煮熟的蛋类、贝类和肉类,以及未经消毒的乳品,以防食物污染引起的感染。

自从 20 世纪 80 年代中期发现 AIDS 以来,已积累了有关该病的许多知识,新的抗反转录病毒药物发展、抗病毒方案的成熟和耐药的监测使得对 HIV 感染患者的治疗得到了明显的改变。目前已能将病毒负荷抑制到更低的水平,CD4 T 细胞计数再度回升和良好的预防性抗感染处理使机会感染率明显下降,从而缩短了住院时间,早期发现 HIV 感染的孕妇,并及早给予以治疗能够降低垂直感染率或终止新生儿感染。HIV 感染孕妇的早期诊断和治疗是减少儿童 HIV 感染发生率的关键。

(许红梅)

第四节 主动免疫与被动免疫

一、概述

免疫系统在人类抵御疾病方面起到十分重要的作用。免疫系统的基本功能包括:免疫防御、免疫自稳与耐受、免疫监视等。除了机体自然获得的免疫功能外,在特定的人群通过医疗手段加强上述免疫功能是人类防控疾病的重要手段。可以概括地将这些手段称为主动免疫(active immunity)和被动免疫(passive immunity)。主动免疫和被动免疫最早主要在严重传染性疾病中得以实践,并成为人类战胜和控制严重传染病最为重要的手段。

早在宋真宗(公元 998—1022 年)至明隆庆(公元 1567—1572 年)时期,我国民间发明了用人痘痂皮进行接种造成轻度感染,以达到预防天花的目的。国外有人认为这一接种最早发生在我国公元前 590 年。可以说是最早的疫苗接种,是我国人民对免疫学的重大贡献。1796 年,英国医师 Edward Jenner 从患牛痘的挤奶女工身上取少许脓疱液注入一名 8 岁男孩臂内。6 周后 Jenner 竟给他攻击性注射达 20 次,该男孩安然无恙,并不再患天花。于是,天花疫苗得以问世。天花疫苗使用 200 年,终于使人类首次宣布消灭了一种烈性传染病——天花。这些都是历史上早期的主动免疫实践。

疫苗的产生使得许多传染性疾病的预防得以实现。这也是主动免疫最为重要的贡献。随着 20 世纪以来疫苗生产技术的不断进步,大量新的疫苗种类出现,为传染病的防控提供了必备的条件。目前特定人群,如儿童、老年以及其他高危人群疫苗的使用逐年增多。许多严重的传染病得以有效控制甚至根除。

除了针对传染病的主动免疫措施外,针对其他免疫相关性疾病,如自身免疫性疾病、肿瘤等也开始进行了相关的疫苗研究,通过疫苗诱导机体产生耐受及抗肿瘤免疫,这是更为广义的主动免疫措施。

被动免疫对机体的影响虽然是短暂的,但在许多急性或特殊的状况下,却可以有效地避免疾病的发生和发展。被动免疫也是传染性疾病防控中的重要手段和措施。

随着各种免疫预防措施的广泛实施,这些措

施所带来好的作用得以肯定,但也可能存在着一定的副作用。其中最为突出的是疫苗接种后的不良反应问题。正确的认识和处理疫苗接种的不良反应,是有效地进行主动免疫,包括疫苗接种的必要条件。

本节将主要论述主动免疫的相关内容,主要涉及疫苗使用的相关问题。并简叙被动免疫内容。

二、主动免疫

(一)主动免疫的概念

主动免疫是指人类免疫系统的组分针对致病成分产生的免疫反应,以控制或清除相关疾病因素,维系机体健康。许多免疫组分都参与到机体的主动免疫过程中,主动免疫过程是一种免疫调控过程。适应性免疫组分,T淋巴细胞和B淋巴细胞的作用最为突出,针对感染性病原和肿瘤,最主要的免疫反应成分是针对疾病因素产生特异性抗体和/或特异性T淋巴细胞,以达到控制或清除病原与肿瘤的作用。针对致病成分引起的免疫异常反应所致的机体损害,如自身免疫性疾病、过敏性疾病等,主动免疫的作用将会促进免疫耐受的形成,达到控制疾病的目的。

(二)主动免疫的机制

主动免疫是通过免疫机制使机体对特定微生物产生免疫防御,从而避免发生明显感染的危险。人们早就发现有一种自然免疫。例如血中有肺炎链球菌的抗体可以通过吞噬细菌作用抵御此菌感染,这种自然现象可能因为机体并没有真正感染而接触细菌细胞壁内的多糖,产生了相应抗体。机体的免疫反应是复杂的,有些并不十分清楚,因而并不是所有的感染都能产生自然抗体。

当机体暴露于感染病原时,其细胞和相关分子发生的反应称为"急性免疫反应",有特异、多变、与分子结构和记忆有关等特点。如已经知道破伤风疫苗反应与其中和抗体对抗毒素有关,而百日咳疫苗的机制却不很清楚。疫苗诱导的急性免疫反应与疫苗的抗原决定簇结构和其化学成分有关,抗原决定簇数量也影响抗体的产生。当暴露于抗原(疫苗)时,在T、B淋巴细胞分裂,B细胞在T淋巴细胞的辅助下,产生能与这种抗原或其成分反应的抗体,这是原始反应。虽然T细胞自身不产生抗体,但其对B淋巴细胞辅助功能,是B细胞产生特异性抗体的重要因素。T细胞通过T细胞受体(TCR)识别抗原,使T细胞致敏,致敏的CD8$^+$T淋巴细胞能直接杀伤抗原(细胞介导的免疫反应)。致敏的CD4$^+$T细胞能释放淋巴因子,如白介素-2和干扰素等而影响其他细胞(巨噬细胞和粒细胞等)。以往对疫苗接种的反应主要观察抗体产生情况,由于细胞免疫在感染早期起到重要的防御功能,现在疫苗接种诱导的细胞免疫反应越来越被人们认识。

在原始抗原刺激后,T淋巴细胞与B淋巴细胞都有记忆能力,表现为继续存有主动免疫和可以发生继发反应。后者相对于原始反应而言,其特点是再暴露到某种病原时,只需要较少的抗原刺激就可以产生较大的抗体反应,而且出现很快。有用的疫苗必须刺激B淋巴细胞或T淋巴细胞,或者两者,并达到一定程度,产生有效的反应足以预防病原。减毒麻疹病毒疫苗符合这一标准,可以注射疫苗预防麻疹;而副流感病毒疫苗不能产生这种急性免疫反应。再者,记忆T和B淋巴细胞必须不断被刺激,以产生长期乃至终身免疫,如灭活麻疹病毒疫苗。而如百日咳,只产生相对短的免疫反应就可能因为不适当的记忆刺激。因此,大多数疫苗免疫是模仿自然免疫,以产生与自然感染之后相同的主动免疫反应。

(三)主动免疫的特点

主动免疫的特点包括:①有抗原刺激,主要指自然或人工引入的抗原成分,可以是微生物或微生物的成分,也可以是其他具有抗原性的大分子物质。②固有免疫和适应性免疫系统均参与针对抗原成分发生免疫反应,这些免疫反应由固有免疫启动,激活适应性免疫。适应性免疫组分针对抗原产生抗体和/或抗原特异性T淋巴细胞。③具有特异性:抗原特异性抗体和T淋巴细胞主要针对特定的抗原成分产生免疫反应。④具有持久性:被抗原激活的B淋巴细胞和T淋巴细胞,抗原成分消失后,大部分凋亡,少部分静息成为具有免疫记忆的淋巴细胞,在机体内可长期存活。当相同抗原再次进入机体,这些记忆细胞迅速激活,产生强有力的免疫应答反应。

(四)人工主动免疫的建立

主动免疫主要通过两种方式建立,其一是因自然接触或感染病原,免疫系统自身建立的针对病原的免疫反应能力,或机体免疫系统本身针对其他致病因素,如肿瘤、自身免疫性疾病和过敏性疾病的致病因素产生特定的免疫反应能力;另一方面通过人为地使用抗原,如疫苗,诱导或刺激免疫系统使得机体针对特定的病原产生免疫防御能力,对肿瘤产生免疫杀伤能力,针对自身免疫性疾病和过敏性疾病产生免疫耐受能力。后者可以称为主动免疫方法或措施。在学术和日常词汇应用中,"主动免疫"也常被作为省略词来理解,也就是代表"主动免疫方法"。

主动免疫的主要方法包括许多方面,最为常用的是疫苗接种。疫苗接种的内容涉及两方面。一是疫苗,最常用疫苗的概念是指用各类微生物或其成分制成的用于预防接种的生物制品或基因产品。其中用细菌或螺旋体制作的疫苗亦称为菌苗。疫苗分为减毒活疫苗和灭活疫苗两种。针对病原微生物的疫苗,进入机体后作为外来抗原成分,免疫系统的组分会对其产生识别、吞噬、加工处理呈递,进一步使得适应性免疫组分活化、增殖等一系列反应,从而针对这些抗原成分产生特异性免疫记忆,以达到预防这些疾病的效果。

自然感染病原微生物免疫原性较强,适应性免疫反应的发生一般在4~6天就会出现。而经过人工处理过的病原微生物制剂——疫苗,其免疫原性相对较弱,所以,一般预防接种后适应性免疫反应的出现会相对较晚,一般要15天以后。并且需要多次接种才能产生持久的主动免疫效果。相对于灭活疫苗而言,减毒活疫苗的主动免疫效果更佳,但也潜在发生疫苗感染风险。随着疫苗中各种免疫佐剂的使用,灭活疫苗已经成为疫苗的最为主要的制品。

随着疫苗种类的不断增多,疫苗接种也存在适用对象的问题。疫苗接种的对象主要根据患病的风险程度和疾病的严重程度确定。生命早期,由于尚未感染自然病原微生物,针对这些病原微生物的主动免疫反应均未建立,因此通过疫苗接种是产生主动免疫避免和减轻严重传染病的重要手段。儿童时期是许多疫苗接种的主要人群。许多国家因此制定了相关的疫苗接种策略,在我国也就是儿童时期的"计划免疫"。异地旅游、老年、免疫功能低下或其他特殊人群的疫苗接种也存在特殊的要求,这主要是基于其自身免疫的状况及环境病原微生物流行情况。此外,新型传染/感染性疾病的疫苗接种也有其特定的人群范围。

另外,接种是机体产生主动免疫的必需过程。

接种方式根据疫苗的种类不同而不同,主要包括:皮内注射、皮下注射、肌内注射、口服或舌下含服等。大多数疫苗是通过注射进行接种的。少数疫苗,如脊髓灰质炎减毒活疫苗[或称口服脊髓灰质炎减毒活疫苗(oral poliomyelitis vaccine,OPV)]通过口服接种。近年来一些特殊的"疫苗"还通过舌下含服进行接种。这种接种方法主要是利用局部或区域免疫反应特点,以达成主动免疫的效果,同时避免对机体产生严重的不良反应。

随着对黏膜免疫系统认识的提高,经过口腔局部或胃肠道途径,同样可以在局部丰富的免疫组织条件下,吸收、识别、吞噬和呈递各种抗原成分,从而达到疫苗接种的主动免疫效果。并且这一途径也减少了注射的痛苦和不良反应的发生,是疫苗接种的重要发展方向。但由于疫苗的特性不同,目前还仅有少数疫苗可以通过黏膜免疫途径进行接种。

针对肿瘤、自身免疫性疾病和过敏性疾病等免疫相关性疾病的主动免疫措施也是沿袭感染性疾病疫苗的策略。但其机制更为复杂多样,临床效果也不十分确定。尚有待进一步研究。

三、计划免疫

计划免疫,或称免疫规划,是针对不同人群制定的疫苗接种策略和规划,包括接种的疫苗种类、次数,接种时间等。制定的依据主要是根据疾病的流行情况和疾病的严重程度,以及特定人群的免疫状况。同时受到疫苗的因素如质量、数量等以及疫苗储存和接种条件的影响。

各个国家和地区计划免疫的疫苗种类和接种情况并不完全相同。如欧美国家出生时大多不接种卡介苗(Bacillus Calmette-Guérin,BCG)。我国计划免疫孩子出生后第一个接种的疫苗为卡介苗。这主要是由于我国是结核病高负担国家,婴幼儿期结核感染可能造成严重后果,接种卡介苗被认为可以对婴幼儿期严重结核感染具有预防作用。另外,我国长期以来主要使用OPV,通过此疫苗,使得我国已经进入了无野生型脊髓灰质炎状态。

我国儿童计划免疫的疫苗种类主要包括减毒活疫苗和灭活疫苗两大类。计划免疫常用的疫苗种类又被称为一类疫苗。其种类和接种程序见表5-12。

表 5-12　我国儿童免疫规划程序简表

疫苗种类	接种时间	接种剂次	接种剂量	备注
乙肝疫苗	0、1、6 月龄	3	酵母苗(每针)0.5ml 剂量 5μg；CHO 疫苗(每针)1ml 剂量 10 或 20μg	出生后 24h 内接种第 1 剂次，第 1、2 剂次间隔≥28 天
BCG	出生时	1	0.1ml	无
OPV	2、3、4 月龄，4 周岁	4	1 粒	第 1、2 剂次，第 2、3 剂次间隔均≥28 天
百日咳、白喉及破伤风疫苗	3、4、5 月龄，18~24 月龄	4	0.5ml	第 1、2 剂次，第 2、3 剂次间隔均≥28 天
白喉及破伤风疫苗	6 周岁	1	0.5ml	无
麻疹和风疹疫苗(麻疹疫苗)	8 月龄	1	0.5ml	无
麻疹、腮腺炎和风疹联合疫苗(麻腮疫苗、麻疹疫苗)	18~24 月龄	1	0.5ml	无
乙脑减毒活疫苗	8 月龄、2 周岁	2	0.5ml	无
A 群流脑疫苗	6~18 月龄	2	30μg/0.5ml	第 1、2 剂次间隔 3 个月
A+C 流脑疫苗	3、6 周岁	2	100μg/0.5ml	2 剂次间隔≥3 年；第 1 剂次与 A 群流脑疫苗第 2 剂次间隔≥12 个月
甲型肝炎减毒活疫苗	18 月龄	1	0.5ml	无
乙脑灭活疫苗	8 月龄(2 剂次)，2 周岁、6 周岁	4	0.5ml	第 1、2 剂次间隔 7~10 天
甲型肝炎灭活疫苗	18 月龄、24~30 月龄	2	0.5ml	2 剂次间隔≥6 个月

注：CHO 疫苗为乙肝基因重组疫苗，用于新生儿母婴阻断时剂量为 20μg/ml。未收入《中华人民共和国药典》的疫苗，其接种部位、途径和剂量参见疫苗使用说明书。

计划免疫除了疫苗种类的重要性外，接种程序也十分重要。所谓程序也就是接种的时间，包括起始时间、间隔时间以及完成时间等。这些时间的安排与儿童的免疫发育特点、传染病的流行特点等均密切相关，也会影响计划免疫的成败。如出生后即接种 BCG，一方面因为我国是结核病高负担国家，另一方面 BCG 对于预防婴幼儿期严重结核感染有其价值。而麻疹疫苗接种要到 8 月龄，与妊娠晚期母亲将其免疫球蛋白 G(IgG)通过胎盘大量输注给胎儿，使得婴儿早期体内主要含有来自母亲的 IgG，过早接种麻疹疫苗受来自母亲 IgG 的影响，可能难以达到预期的免疫预防效果。至于一些季节性传染病，如流感等则更是根据疾病的流行季节来确定接种时间的。接种剂次对于预防接种的免疫效果也有十分重要的影响，不同的疫苗种类，其免

疫原性及刺激机体免疫系统产生免疫记忆的强度均有不同，一般而言，活疫苗产生的免疫预防效果要优于灭活疫苗。但随着疫苗制备技术的发展以及免疫佐剂的使用，灭活疫苗同样能达到满意的效果。由于适应性免疫的特点，为达到更为持久的免疫预防效果，许多疫苗都需要多剂次的接种。

计划免疫在儿童时期具体的时间要求，一方面根据儿童免疫成熟的程度，另外也是根据各种传染病易发和容易产生严重影响的年龄段等因素确定。完成基础免疫的时间要求：①乙肝疫苗、BCG、OPV、百日咳、白喉及破伤风疫苗、麻疹和风疹疫苗、乙脑减毒活疫苗 <12 月龄完成；② A 群流脑疫苗 ≤18 月龄完成；③甲型肝炎疫苗 ≤24 月龄完成。此外还有最小免疫起始时间，也就是各种疫苗第 1 剂的接种时间。疫苗接种的间隔时间也有要

求,主要源于主动免疫的特点,利于达到最好的免疫记忆效果,脊髓灰质炎疫苗、百日咳、白喉及破伤风疫苗基础免疫各剂次的间隔时间应≥28 天。不同的疫苗接种的剂次不同,乙肝疫苗接种 3 剂次,儿童出生时、1 月龄、6 月龄各接种 1 剂次,第 1 剂在出生后 24 小时内尽早接种。对已知母亲乙肝病毒表面抗原阳性的新生儿,在自愿的基础上,提倡新生儿在接种首剂乙肝疫苗的同时,在不同部位自费接种 100U 乙肝免疫球蛋白。百日咳、白喉及破伤风疫苗接种 4 剂次,儿童 3、4、5 月龄和 18~24 月龄各接种 1 剂次。无细胞百日咳、白喉及破伤风疫苗免疫程序与百日咳、白喉及破伤风疫苗程序相同。无细胞百日咳、白喉及破伤风疫苗供应不足阶段,按照第 4 剂次至第 1 剂次的顺序,用无细胞百日咳、白喉及破伤风疫苗替代百日咳、白喉及破伤风疫苗;不足部分继续使用百日咳、白喉及破伤风疫苗。麻疹、腮腺炎和风疹联合疫苗:此疫苗供应不足阶段,使用含麻疹成分疫苗的过渡期免疫程序。8 月龄接种 1 剂次麻疹和风疹疫苗,麻疹和风疹疫苗不足部分继续使用麻疹疫苗。18~24 月龄接种 1 剂次麻疹、腮腺炎和风疹联合疫苗,此疫苗不足部分使用麻疹、腮腺炎疫苗替代,麻疹、腮腺炎疫苗不足部分继续使用麻疹疫苗。当发生局部麻疹流行而且 8 月龄以下儿童发病率较高时,麻疹疫苗应急接种对象儿童可提前至 6 月龄,但该剂次麻疹免疫不计入其常规免疫,在该儿童 8 月龄以后,再按照规定的免疫程序注射 1 剂次麻疹疫苗。如需同时接种≥2 种国家免疫规划疫苗,1 次最多只能接种 2 种注射疫苗和 1 种口服疫苗,注射疫苗应在不同部位接种。严禁将几种疫苗混合吸入同一支注射器内接种。2 种减毒活疫苗如未同时接种,时间应间隔≥28 天。

未完成基础免疫的≤14 岁儿童应尽早补种。在补种时掌握以下原则:①未接种国家免疫规划疫苗常规免疫的儿童,按照免疫程序进行补种。②未完成国家免疫规划疫苗常规免疫程序规定剂次的儿童,只需补种未完成的剂次。③未完成百日咳、白喉及破伤风疫苗免疫程序的儿童,3 月龄~5 岁者使用百日咳、白喉及破伤风疫苗;>5~11 岁者使用白喉及破伤风疫苗;>11 岁者使用成人及青少年白喉及破伤风疫苗。④未完成脊髓灰质炎疫苗免疫程序的儿童,<4 岁者未达到 3 剂次(含强化免疫等),应补种完成 3 剂次。≥4 岁者未达到 4 剂次(含强化免疫等),应补种完成 4 剂次。⑤未完成 2

剂次含麻疹成分疫苗接种(含强化免疫等)的儿童,应补种完成 2 剂次。⑥未接种卡介苗者,<3 月龄可直接补种,3 月龄~3 岁对 PPD 试验阴性者补种,>3 岁不给予补种。

四、其他常用疫苗

除了计划免疫疫苗外,还有许多疫苗并未纳入计划免疫的范畴,随着计划免疫工作的开展和疾病种类的变化,以及临床对疾病认识的提高,不断有疫苗被纳入常规计划免疫接种范畴。这些工作可以被称为扩大计划免疫工作。

(一)流感嗜血杆菌 b 型疫苗

流感嗜血杆菌 b 型(haemophilus influenzae type b,Hib)是欧美国家细菌性脑膜炎的第一位病原菌,占 1/2 以上。以前美国每年有 11 000 病例,其中>90% 发生在 5 岁以下,80% 发生在 2 岁以下,尤其是 18 个月内,高峰发病在 6~8 个月。3%~10% 患者死亡,20%~35% 存活者有神经系统后遗症。该菌是会厌炎的主要病原,也是败血症、肺炎、化脓性关节炎性和蜂窝织炎的常见病原,美国非神经系统入侵性 Hib 疾病的发病率每年约为 7 300 例,其中高发病率者为土著居民、阿拉斯加人、黑种人、低收入者、解剖或功能性无脾者(包括镰状细胞贫血)和有免疫缺陷(霍奇金淋巴瘤和原发性抗体缺陷)。幼托机构内及家中 4 岁以下儿童接触 Hib 疾病患者是高危人群。

目前应用的 Hib 疫苗有四种:①以白喉类毒素为载体的结合疫苗(PRP-D);②以减毒白喉类毒素 CRM197 为载体的结合疫苗(Hb-OC);③以 B 组脑膜炎球菌外膜蛋白为载体的结合疫苗(PRP-OMP);④以破伤风类毒素为载体的结合疫苗(PRP-T)。

美国 Hib 疫苗的免疫程序应在 12 月龄内完成,如为 PRP-OMP 或 PRP-T,前两次为 2、4 个月,后在 6 个月时给予第三个剂量。加强注射一般在 12~15 个月内进行。年龄在 15~60 个月的小儿应该接种一次 Hib 疫苗。5 岁以上则一般不需要接种,但有慢性疾病而较易发生 Hib 感染的小儿也需接种一次。未接种而又患有 Hib 疾病的儿童,<24 个月时在疾病急性期恢复后 1~2 个月,应予以接种;24 个月以上通常不需要接种,因为这时自然感染能产生免疫力。Hib 结合疫苗是安全的。

(二)轮状病毒疫苗

轮状病毒(rotavirus,RV)感染使发展中国家每年有 60 万小儿死亡。由轮状病毒引起的感染性腹泻是婴幼儿急诊和死亡(除呼吸道感染之外)的第二位病因,全世界因急性胃肠炎而住院的儿童中,有 50%~60% 是轮状病毒性腹泻。我国每年大约有 1 000 万婴幼儿患轮状病毒感染性胃肠炎,占婴幼儿总人数的 1/4。一般在出生前 2~3 年可对 RV 产生自然保护免疫。

我国已有部分地区开始接种轮状病毒疫苗,该疫苗系采用轮状病毒减毒株感染新生小牛肾细胞,经培育、收获病毒液后加入适宜的甜味保护剂制成。

接种对象主要为 6 个月 ~5 岁婴幼儿。一次口服 3ml。该疫苗可刺激机体产生对 A 群轮状病毒的免疫力,用于预防婴幼儿 A 群轮状病毒引起的腹泻。

(三)肺炎链球菌疫苗

肺炎链球菌(streptococcus pneumoniae,pneumococcus)是人类最常见的致病菌,在小儿、老年人及某些易感者(无脾者,患慢性疾病或免疫缺陷病)中发病较高。它是儿童肺炎、脑膜炎和败血症的主要病原菌之一。肺炎球菌耐药已经成为全球关注的重要热点问题,疫苗成为预防肺炎球菌感染的重要手段。肺炎球菌表面的荚膜多糖与细菌毒力有关,有免疫原性。肺炎球菌至少有 84 个血清型,各地区常见引起感染的血清型有一些差异,但常见的型基本是一致的。因此,经过努力,研制出多价肺炎球菌疫苗,市售主要有 14 型(覆盖 80% 侵袭性菌株)和 23 型(可覆盖 90% 以上菌株)两种。主要用于老年人、各种慢性疾病者、免疫功能受损者及 HIV 感染者。2 岁以上儿童接种肺炎链球菌疫苗可产生免疫反应,副作用较低,约 50% 接种者有轻微局部反应,如红斑和疼痛,过敏反应较少。接种过 5 年以上必要时才需再接种。因为多糖疫苗对幼小儿童效果不佳,近来一些多糖 - 蛋白结合疫苗已研制成功,它有 7 价、9 价和 11 价等多种,预计不久的将来也会在小儿中普遍应用。

(四)巨细胞病毒疫苗

大约 1% 美国新生儿有先天巨细胞病毒(cytomegalovirus,CMV)感染,它们中 10%~20% 表现有明显神经损害,CMV 也是移植后常见的感染原。制备疫苗可大大减少 CMV 疾病的危险。人组织培养制备减毒活病毒疫苗已经在国外成功。志愿者皮下注射可产生体液与细胞免疫反应,但它提供的保护时间还不清楚。使用 CMV 疫苗于肾移植患者,移植后感染率并不减少,但能减轻患病后的严重程度,而且接种后的副作用很轻微。在大量人群接种前,还需要证明 CMV 疫苗接种妊娠妇女是否能减少所生子女患病的危险,还需证明疫苗对多种毒株感染的保护作用,及是否有感染潜伏和致肿瘤作用。

(五)B 族链球菌疫苗

B 族链球菌(GBS)是欧美国家新生儿败血症与脑膜炎的第一位病原菌,发病率与病死率很高。Ⅲ 型是主要致病菌型,占发病 2/3。经胎盘输给新生儿的型特异(荚膜多糖)抗体可起保护作用而不患病。但用提纯的型特异荚膜多糖制备的疫苗免疫孕妇效果不佳。目前其他途径制备疫苗(如多糖与蛋白结合疫苗)正在研制中。

(六)流行性感冒病毒疫苗(简称流感疫苗)

流行性感冒病毒(influenzae virus)引起流行性感冒(简称流感),并每年都在世界范围内不同地区有不同程度的流行,对老年人及有原发慢性心肺疾患及其他疾患者可引起死亡。疫苗是预防感染扩散及流行的重要措施,它有灭活疫苗与减毒活疫苗两种,前者较常用。流感疫苗为三价疫苗,由流感病毒的 3 个毒株组成,包括甲型的 2 个株和乙型的 1 个株,代表当年冬季可能流行的流感病毒。因为流行毒株每年可能不同,其抗原性常常发生变异或漂移,每年疫苗制备都须根据前一年的全球流行情况预防下一年可能流行的毒株,选定制备疫苗。年龄在 6 个月以上、处于高危状态的人,与其接触者及医务人员都应接种。儿童中接受长期阿司匹林者(患流感时易发生 Reye 综合征)及妊娠后期的妇女,尤其应接种。对鸡蛋过敏者及急性疾病时不应接种。副作用有局部疼痛、发热、乏力及过敏反应。有人报道用疫苗可增加吉兰 - 巴雷综合征的发生,但尚未证实。

其他儿童时期不常规应用的疫苗包括霍乱弧菌疫苗、伤寒杆菌疫苗、黄热病疫苗、钩端螺旋体疫苗、流行性出血热病毒疫苗、狂犬病毒疫苗、炭疽杆菌疫苗、带状疱疹病毒疫苗等。另外还有一些寄生虫(如疟疾、血吸虫)及肿瘤疫苗,都是利用主动免疫的机制进行研究的,大多并未完全成功。

五、特殊儿童的预防接种

(一)早产和低体重婴儿

早产和低体重儿更易感染各种传染性疾病,并且因发育不成熟,其预后往往比正常新生儿更差。一方面是这些婴儿各个系统发育不成熟,包括免疫系统;另一方面是预防接种的时机往往难以把握,有些甚至无法按正常的计划免疫程序进行接种。即便有些婴儿接种,其产生的免疫防御效果可能也会受到影响。

出生婴儿主要的疫苗是乙肝疫苗。乙肝疫苗在早产和低体重儿的接种多有延迟,对于存在疾病状态者,接种延迟的时间尚无法明确,一般认为至2月龄,也有研究表明极低体重儿延迟7~30天,其免疫系统足以针对乙肝疫苗产生免疫效果。这些婴儿的不良反应发生率未见增多。美国儿科学会和疾病控制中心强调:无论出生体重多少和胎龄大小,HBsAg阳性母亲的早产和低体重婴儿生后12小时内必须接种乙肝疫苗和注射乙肝免疫球蛋白。体重<2 000g的婴儿,如母亲HBsAg阳性应接种3剂次乙肝疫苗。这些婴儿都应该在9~15月龄,完成3剂次接种后检测抗HBs抗体,以了解免疫预防效果。

白喉、破伤风和非细胞性百日咳疫苗,流感嗜血杆菌b型疫苗和灭活脊髓灰质炎疫苗(inactivated poliovirus vaccine,IPV),所有早产和低体重儿无疾病活动期均应按计划接种,其安全性、免疫预防效果都已得到证实。我国目前Hib尚未列入一类疫苗,属于二类疫苗。需注意的是大部分地区还使用OPV。由于OPV属于减毒活疫苗,不同于IPV,IPV在我国尚未列入计划免疫之中。因此,对于早产和极低体重儿,因OPV的计划免疫接种时间是2月龄。

肺炎结合疫苗(pneumococcal conjugate vaccine):我国这类疫苗属于二类疫苗。许多研究显示早产和低体重儿接种PCV7是安全有效的。研究显示早产和低体重儿侵袭性肺炎球菌感染性疾病的风险增高,而其免疫反应与正常足月儿相同。美国疾病控制与预防中心/美国疾控中心免疫实践咨询委员会推荐所有病情稳定的早产儿均应从2月龄开始全程接种PCV13。我国肺炎球菌结合疫苗属于二类疫苗,尚缺少安全性和有效性研究,可参考美国的推荐。

流感疫苗:早产儿易发生流感并发症。所有早产儿应在6月龄接种灭活的流感疫苗。2岁内婴幼儿不推荐接种流感减毒活疫苗。

(二)原发性免疫缺陷病

原发性免疫缺陷已有超过400种疾病。所涉及的免疫受损环节覆盖了大部分经典免疫应答通路,这些损害可以造成宿主在免疫防御、免疫耐受

与自稳以及免疫监视的障碍。目前对免疫缺陷所引起的免疫防御障碍认识相对较清楚。原发性免疫缺陷所引起的免疫防御障碍归纳为3类,一是对各种病原微生物的免疫应答受损;二是对某几类病原微生物的免疫应答受损;三是更为局限的对某种(类)病原微生物的免疫应答受损。由于对这些相对应的病原微生物的免疫应答受损,对减毒活疫苗株也会易感,如卡介苗、脊髓灰质炎病毒、麻疹疫苗等。

原发性免疫缺陷病为罕见遗传病,种类繁多,累计发病率并不低。其重要特点之一就是对许多病原易感。其原因是免疫应答环节障碍。预防接种可能面临的问题是:①减毒活疫苗接种后感染;②疫苗接种后不能产生有效的免疫保护作用。因此,总的观念是原发性免疫缺陷病患者的特点是既容易感染,又难以通过疫苗接种进行感染预防。但由于原发性免疫缺陷病是一组疾病,其免疫受损的程度和环节各有不同,因此并非所有的免疫缺陷病都不能进行有效的免疫接种。这类患者应该强调的是个体化预防接种。部分原发性免疫缺陷病易感的减毒活疫苗种类见表5-13。

表5-13 部分原发性免疫缺陷病易感的疫苗种类

易感分类	疾病举例	免疫异常	易感病原微生物	易感疫苗
对各种病原微生物	重症联合免疫缺陷病	T细胞、B细胞	所有病原微生物	BCG、OPV、麻疹疫苗等所有活疫苗
对某几类病原微生物	慢性肉芽肿病	中性粒细胞	低毒细菌、真菌、分枝杆菌	BCG
	X连锁无丙种球蛋白血症	B细胞	各种胞外菌、肠道病毒	OPV
对某种(类)病原微生物	IFN-γ/IL-12通路缺陷	IL-12/IFN-γ通路分子	分枝杆菌、沙门菌	BCG

减毒活疫苗是原发性免疫缺陷病患者最需关注的疫苗接种种类,这类患者绝大部分都禁忌接种。我国计划免疫BCG需出生后即接种。而一般原发性免疫缺陷病生后大都无临床表现,常规体检难以识别。因此必然会出现少数严重BCG感染。我们的研究发现严重卡介苗感染的患者至少

1/2 存在原发性免疫缺陷病。原发性免疫缺陷病中联合免疫缺陷病、吞噬细胞数量和功能缺陷、IL-12/IFN-γ 通路分子缺陷等多种类型都对 BCG 易感,是 BCG 接种的禁忌。

抗体缺陷病的患者可以考虑接种麻疹和水痘疫苗,但安全性证据并不充分,尤其是这类患者均常规使用静脉用丙种球蛋白(IVIG),始终处于被动免疫状态,感染这些疾病的风险不大。我国计划免疫中仍主要是 OPV,抗体缺陷病和联合免疫缺陷病患者禁忌使用 OPV,估计这类患者使用此疫苗发生疫苗株感染的风险在 1:(100~200)。其他一些国家及我国目前部分地区有 IPV,抗体缺陷病患者可以接种。其他减毒活疫苗(如活流感疫苗、BCG、伤寒疫苗、黄热病)抗体缺陷病患者也禁忌接种。但选择性 IgA 缺陷病可以接种。联合免疫缺陷病患者禁忌接种所有减毒活疫苗。抗体缺陷病患者,由于每月定期使用 IVIG 实际上定期接受被动免疫,从目前的资料看并无其他严重传染病发病增多的情况。减毒的轮状病毒疫苗在免疫缺陷患者的安全性尚不明确。一般认为减毒病毒疫苗对吞噬细胞缺陷或补体缺陷患者是安全的。吞噬细胞功能缺陷禁忌接种减毒活菌苗,如 BCG、伤寒疫苗。可以接种其他所有疫苗。活流感疫苗在原发性免疫缺陷病的安全性尚不清楚。新的原发性免疫缺陷病种类不断被发现,其中 IL-12/IFN-γ 通路缺陷不应接种活菌苗,IFN-α 或 γ 缺陷者不应接种活病毒疫苗。

一般而言,所有的原发性免疫缺陷病患者都可以接种灭活疫苗,但产生的免疫预防效果会有很大差别。这主要与免疫缺陷病的严重程度及受累的环节有关,另外也与不同的疫苗诱导的主要免疫防御机制有关。即便接种了灭活疫苗原发性免疫缺陷病患者与其他人群可能存在较大的差别,应予以关注。

(三)肿瘤

肿瘤患者本身可能存在免疫异常,加之肿瘤治疗的许多措施都可能对免疫系统造成继发性损害。因此肿瘤患者的免疫状态往往是不正常的。疫苗接种也会存在诸多问题。

不同类型的肿瘤与所使用的不同治疗措施,免疫受损的程度也不同。免疫受损的情况表现为数量上减少,如 T 淋巴细胞数量在化疗后可能减少,以及功能受损,如已产生的一些病原抗体由于免疫抑制剂的使用而消失,包括记忆性 T、B 细胞的减

少或消失,从而丧失以往已经建立的免疫保护。由于肿瘤和化疗造成患者原本建立的免疫保护可能受损甚至消失。因此,重新进行疫苗接种和制订新的个体化的预防接种计划是十分必要的。这类患者预防接种所主要关注的问题是预防接种的免疫效果和不良反应问题。

预防接种开始时间:停用免疫抑制剂后淋巴细胞的绝对计数大多在 3 个月内恢复,免疫球蛋白水平恢复较慢。大多数研究表明急性淋巴细胞白血病停止化疗后 3~6 个月,患者免疫反应状况与同龄儿童并无差异。因此,一般推荐停止化疗后 3 个月可以考虑接种灭活疫苗,而减毒活疫苗要在化疗结束后 6 个月以后开始接种。这一推荐时间相对保守,还需要更多的研究支持证实。

肿瘤患者停止化疗后是否需要全程重新接种计划免疫疫苗尚无定论。必要时可根据相应的检查评估确定。如检测抗 HBsAg 抗体水平帮助确定是否接种乙肝疫苗。由于卡介苗主要用于预防婴幼儿期严重的结核感染,一般肿瘤患者停止化疗后大多无需接种。

麻疹、腮腺炎和风疹联合疫苗的接种可以考虑在停止化疗 6 个月后开始接种。因易发水痘感染并发症,需接种水痘疫苗,停止化疗后 1 年接种水痘疫苗是安全有效的。接种活流感疫苗也是安全有效的。

(四)造血干细胞移植后患者

近年来,造血干细胞移植案例逐渐增多。移植后的预防接种问题日益突出。大剂量的化疗药物或放疗药物均会造成这些患者的免疫抑制,重建的免疫系统更是缺乏免疫记忆的状态。针对这类患者,移植后预防接种是特别需要关注的问题。

移植后患者往往要接受数月甚至数年的化疗,可以明显地抑制各种免疫应答反应。预防接种的问题涉及是否重新启动计划免疫的常规疫苗接种,接种疫苗后的免疫效果,以及可能发生不良反应等。

移植后重建的免疫系统发育和成熟的速度存在个体化差异。自体移植比同种异基因移植免疫重建的速度快。移植后 B 淋巴细胞达到年龄匹配的水平为 3~6 个月,T 淋巴细胞数量达到正常水平需 1~2 年,年龄越小恢复越快。

移植后疫苗接种开始的时间,接种疫苗种类主要根据免疫系统恢复的情况以及用药情况确

定。因此,应个体化对待。临床评估除了全身疾病状态评估外,淋巴细胞亚群、免疫球蛋白水平等常规免疫评价也是必要的,药物的使用,尤其是免疫抑制剂的使用需要重点关注。有些国家可供参考,如英国制定的指南,自体干细胞移植后 12 个月,其他的同种异基因移植要 18 个月后重启免疫接种程序。

六、预防接种异常反应

预防接种异常反应定义为合格的疫苗在实施规范接种过程中或者实施规范接种后造成受种者机体组织器官、功能损害,相关各方均无过错的疫苗不良反应。下列情形不属于预防接种异常反应:①因疫苗本身特性引起的接种后一般反应;②因疫苗质量不合格给受种者造成的损害;③因接种单位违反预防接种工作规范、免疫程序、疫苗使用指导原则、接种方案给受种者造成的损害;④受种者在接种时正处于某种疾病的潜伏期或者前驱期,接种后偶合发病;⑤受种者有疫苗说明书规定的接种禁忌证,在接种前受种者或者其监护人未如实提供受种者健康状况和接种禁忌证等情况,接种后受种者原有疾病急性复发或者病情加重;⑥因心理因素发生的个体或群体心因性反应。

发生在预防接种后的异常情况不一定都由预防接种引起,需要进行鉴别和诊断。在实际工作中,为监测预防接种后异常反应,我国一般采用疑似预防接种异常反应(adverse events following immunization,AEFI)这一概念,《预防接种工作规范》中明确了 AEFI 定义,是指在预防接种过程中或接种后发生的可能造成受种者机体组织器官、功能损害,且怀疑与预防接种有关的反应。该定义涵盖了预防接种过程中或接种后发生的暂不能确定与预防接种无关的所有反应,经过调查诊断之后,按照发生原因又将 AEFI 分为 6 类:一般反应、异常反应、事故、偶合症、心因性反应、不明原因,其中一般反应和异常反应属于疫苗的不良反应。

一般反应为预防接种后发生,由疫苗本身固有特性引起,对机体造成一过性生理功能障碍的反应,一般程度较轻微,如发热、局部红肿疼痛等。

事故是指由于疫苗质量不合格,或由于预防接种实施过程中人为实施差错造成的受种者机体组织器官、功能损害。

偶合症是指受种者在接种时处于某种疾病的潜伏期或前驱期,接种后偶合发病;或受种者有疫苗说明书规定的接种禁忌证,在接种前受种者或其监护人未如实提供受种者的健康状况和接种禁忌证等情况,接种后受种者原有疾病急性复发或病情加重。

心因性反应是指接种实施过程中或接种后因受种者心理因素发生的个体或群体反应。

不明原因是指 AEFI 经过调查、分析,其发生原因仍不能明确。

群体性 AEFI 定义为同一时间、同一接种地点和 / 或同一种疫苗或同一批号疫苗发生 ≥2 例相同或类似的 AEFI。群体性异常反应常引起媒体关注,一旦发生应立即报告和调查、处置。

WHO 分类与我国疑似预防接种异常反应分类:我国通常也将疑似预防接种异常反应称为 AEFI,但与 WHO 在《预防接种安全性监测》指南中对 AEFI 的定义和分类略有差异,两者比较见表 5-14。

表 5-14　WHO 与我国 AEFI 分类的对应关系

WHO 分类	WHO 规定的含义	我国分类
疫苗反应		
常见轻微反应	正确接种疫苗时引起或诱发	一般反应
罕见严重反应	由疫苗固有性质引起的事件	异常反应
实施差错	由疫苗准备、处理或接种中的差错引起的事件	事故
偶合症	预防接种后发生但并非由疫苗引起的事件(偶然巧合)	偶合症
注射反应	因对注射本身焦虑或注射疼痛引起而非疫苗引起的事件	心因性反应
不明原因	事件的原因不能确定	不明原因

常见的疫苗接种后严重的预防接种异常反应以免疫性损害和神经系统损害最为多见。表 5-15 为我国严重预防接种异常反应的发生率(例次 / 百万剂)。

表5-15 罕见、严重的疫苗副作用、发生时间间隔和发生率

疫苗	副作用	发生间隔时间	每百万剂发生情况（例次）
BCG	• 化脓性淋巴结炎 卡介苗骨炎	2~6个月 1~12个月	100~1000 0.01~300.0
	• 播散性卡介苗感染	1~12个月	0.19~1.56
流感嗜血杆菌b型疫苗（Hib）	-	-	0
乙型肝炎	疫苗过敏反应	0~1小时	1~2
麻疹/麻疹、腮腺炎和风疹联合疫苗/麻疹和风疹疫苗	• 癫痫发作	6~12天	330
	• 血小板减少	15~35天	30
	• 类过敏（严重变态）反应	0~2小时	≤10
	• 过敏反应	0~1小时	≤1
	• 脑病	6~12天	<1
口服脊髓灰质炎疫苗	疫苗相关性麻痹灰质炎	4~30天	≤0.4
破伤风疫苗	• 臂神经炎	2~28天	5~10
	• 过敏反应	0~1小时	0.4~10.0
破伤风-白喉疫苗	同破伤风疫苗	同破伤风疫苗	同破伤风疫苗
百日咳（DTP-全细胞）疫苗	• 无法抚慰的持续（>3小时）尖叫	0~24小时	1 000~60 000
	• 癫痫发作	0~2天	80~570
	• 低张力低应答性发作	0~24小时	30~990
	• 过敏反应	0~1小时	20
	• 脑病[1]	0~2天	0~1

注：- 表示不存在；[1]发生危险可能为0。

（一）免疫相关性预防接种异常反应

疫苗的免疫相关性预防接种异常反应，主要是由于疫苗抗原或其组分激活机体免疫系统产生超出预期的免疫反应，造成机体组织器官的损伤，引起相应的临床症状和体征。根据机制可分为过敏反应（IgE介导）和其他非IgE介导的两类。每类又有不同类型，出现不同的临床表现。因为都是抗原刺激所造成的异常反应，免疫相关性疫苗不良反应的各种类型往往在各种类型的疫苗都可以发生。受累的组织器官除了过敏反应较为局限外，非IgE介导的免疫损伤可以累及多种组织器官，临床变化多样。目前除了根据疫苗接种与临床表现之间的时相关系建立这些临床表现与疫苗之间的关系，以及解剖部位关系外，主要根据流行病学统计资料进行判断。缺乏可靠的实验室诊断手段。因此，预防接种免疫相关性不良反应的诊断具有很大的挑战性，尤其是非IgE介导的免疫反应。

1. **过敏反应** 接种疫苗最常见的不良反应之一是过敏反应。引起过敏反应的原因一方面是疫苗的成分，包括疫苗本身的抗原成分，也可以是疫苗制备过程中的敷料或少量的抗生素等混杂成分。由于各种疫苗的成分和含量常常难以确定，临床上往往难以明确哪种抗原成分是引起过敏的过敏原成分。同种疫苗引起的过敏反应，在不同的个体，过敏原可能不同。另一方面，主动免疫过程除了抗原引起的免疫防御应答产生免疫记忆，达到预防效果外。免疫系统可能已经被疫苗中的某些成分致敏，注射这种疫苗后引起IgE介导的过敏反应。这类过敏反应是我们通常所认识的I型超敏反应，或称速发型超敏反应。其特点是接种疫苗后短期内发生局部乃至全身的过敏反应表现。是由被致敏的肥大细胞和嗜碱性粒细胞短期内释放大量组胺等生物活性物质所致。受累的组织器官主要在皮肤、呼吸道和消化道，严重者可发生过敏性休克。因与疫苗接种之间具有时相性关系，临床比较好确认是否因接种疫苗所致。

过敏反应包括过敏性皮疹如荨麻疹、斑疹、皮肤血管性水肿等。荨麻疹最多见，一般于接种后数小时至数日内发生，皮疹大小不等，色淡红或深红，皮疹周围呈苍白色，压之褪色，边缘不整齐，严重者融合成片，伴奇痒，可能伴有面部、口唇或喉头水肿。皮疹消退较快，退后不留任何痕迹。注射抗毒素、类毒素或少数菌苗、疫苗制品后个别人可发生血管性水肿。主要表现为局部红肿、范围逐渐扩大，皮肤发亮，重者可扩及整个上臂。一般不会造成严重或持久损害。严重血管性水肿者水肿可发生于身体其他部位，如眼周、唇周、喉部及内脏，而出现相应症状：如喉部水肿时可造成吸气性困难，严重喉部水肿者需气管切开；肠黏膜水肿时可引起腹痛、腹泻等。如无其他症状，一般不会造成严重或持久损害，消退后不留痕迹。

全身过敏反应是一种较严重的IgE介导的过敏反应。临床表现常常累及多系统，除了过敏性皮疹外，呼吸道和消化道也常常受累。出现喘息、咳嗽、呼吸困难、呕吐、腹痛等表现。严重者发生低血压，出现过敏性休克表现。

以皮疹为主要表现的过敏反应,症状较轻,治疗上主要使用抗组胺药物就可达到缓解和消退症状的作用。严重的血管性水肿、全身过敏反应和过敏性休克,应及时医院就诊。可使用肾上腺素(1:1 000):每次 0.01ml/kg,最大剂量 0.33ml(1/3 支)。并可使用泼尼松口服预防迟发相反应。

发生过敏反应的患者,后续接种疫苗与否应咨询免疫/过敏专科医师。

2. 非 IgE 介导的免疫反应 也是接种疫苗的常见不良反应。这类不良反应较多见,发生的机制是抗原刺激后,机体免疫系统针对抗原成分产生非预期的免疫反应,造成机体免疫损伤。这些免疫反应包括:抗原抗体复合物形成引起吞噬细胞活化及补体系统激活造成免疫损伤,自身反应性 T 细胞释放细胞因子及直接损伤组织等,在经典的变态反应分类中属于 Ⅱ、Ⅲ 和 Ⅳ 型变态反应。这类不良反应的临床甄别较为困难,一是与接种疫苗的时相关系并不十分明确,反应发生的时间可以在接种疫苗后几小时,也可以是十几天。另外,缺少实验室的证据证明这些反应与接种疫苗的关系。

较为常见的有过敏性紫癜,目前过敏性紫癜的发病机制还不完全清楚,基本的机制是免疫复合物形成造成小血管损伤性炎症,属于血管炎性疾病。疫苗在其发病的作用并未被证实。流行病学数据提示过敏性紫癜可能与接种疫苗有一定关联。但过敏性紫癜自然人群中儿童的发病率为 20/100 000,似乎并不比接种疫苗后的发病率高。因此,过敏性紫癜是否与接种疫苗相关,以及发生过敏性紫癜后接种疫苗的禁忌问题等都是对预防接种的挑战。

阿蒂斯反应(Arthusreaction):皮下多次注射异种血清和类毒素等可溶性抗原后,经过一定时间再注射同样物质,可引起局部强烈反应,这种反应严重时会有组织坏死等表现,发生机制属于 Ⅲ 型变态反应。或因存在于血液循环中或组织间隙中的抗原与相应抗体形成聚合物或沉淀物,沉积于血管基底膜和组织间隙,激活补体,吸引中性粒细胞吞噬复合物,导致白细胞破坏,释放组胺和溶酶体酶等,引起炎症破坏组织,发生坏死反应。阿蒂斯反应临床表现可轻可重,严重的导致局部坏死,轻者可基本修复不留瘢痕。

大疱型多形红斑较为罕见,为非 IgE 介导的免疫反应。可于接种麻疹等疫苗 6~8 小时或 24 小时内注射局部及附近皮肤发生一至数个丘疹,伴发热,3~5 天后皮疹处出现水疱,疱液淡黄、清晰、不浑浊是其特点。有些可伴同侧淋巴结肿大。经治疗均可痊愈,预后良好。

(二)神经系统

疫苗接种导致神经系统不良反应的机制主要有三种类型:免疫反应、疫苗直接侵害、疫苗毒性反应。免疫反应是疫苗导致神经系统异常反应最常见的原因,可侵犯中枢神经和周围神经系统,导致脑病变、脑炎、脑脊髓炎、多发性神经根神经炎(又称吉兰-巴雷综合征)、臂神经丛神经病变、急性横贯性脊髓炎、颅部神经病变、视神经炎和多发性硬化等。不同的疫苗,因免疫反应导致的神经系统病变可能相同。常见的引起神经系统不良反应的疫苗包括狂犬病疫苗、牛痘、黄热病疫苗和流行性感冒疫苗等,其他少见的疫苗包括风疹疫苗、麻疹疫苗、乙型脑炎疫苗、腮腺炎疫苗等。活疫苗毒株可直接侵害神经系统,临床症状因疫苗不同而不同,其发生率较免疫反应引起的不良反应少。

全细胞百日咳疫苗是现行常规预防接种中最易引起异常反应的一种。全细胞百日咳疫苗通常与白喉、破伤风类毒素合在一起接种(俗称三联疫苗)。因全细胞百日咳疫苗含有内毒素,神经系统异常反应可能主要也是源于此毒性反应,可能导因于神经系统免疫反应过强。目前无导致严重神经系统后遗症的相关性报告,仅"持续哭闹"一项被认定为具有相关性;但无菌性脑膜炎、慢性脑部伤害、吉兰-巴雷综合征、学习障碍及注意力不集中均无法排除与此类疫苗接种有相关性。接种全细胞百日咳疫苗后 48 小时内惊厥的发生率是 1/1 750 剂。通常惊厥发作的时间短,会自动停止,大多患者同时合并发热。需要注意的是,当儿童接种第 3、4 剂疫苗时最容易发生惊厥。文献报道,大约 5.9% 的 2 岁以下热性惊厥患者与接种此疫苗有关。另外,注射全细胞百日咳疫苗后引起惊厥者中,约 10% 患者无发热。疫苗注射后 48 小时内容易发生惊厥的危险因素包括:癫痫或惊厥病史、具有家族史,特别是婴儿痉挛症的患者更易出现疫苗接种异常反应。但目前认为,此疫苗不会导致婴儿痉挛症的发生。部分儿童会在接种疫苗 12 小时后发生低张力和低反应现象,常持续数分钟至数小时,不会遗留后遗症。根据英国调查,接种疫苗后急性神经系统病变的发生率为 1/140 000;而永久神经系统后遗症的发生率则为 1/300 000。美国推测,注射百日咳疫苗后急性神经系统病变的发生率为 0~10.5/1 000 000，该报道认为，尽管发生概率很低，疫苗接种 72 小时内，特别是 12~24 小时内，仍可导致持续性癫痫、昏迷、局部神经系统病变等严重神经系统疾病症状。全细胞百日咳疫苗接种后 7 天内发生了脑病变，视为将来再度接种的禁忌证。患者若出现如下反应，是否继续接种全细胞百日咳疫苗需要再评估。异常反应包括：①疫苗接种 3 天内发生伴或不伴发热的惊厥；②接种后 48 小时内发生持续超过 3 小时的严重尖叫或哭闹；③接种后 48 小时内发生低张力和低反应现象；④接种后 48 小时内发热超过 40.5℃。为了减少异常反应的发生，现已有无细胞百日咳疫苗上市。若儿童有神经系统异常反应而不适合给予全细胞百日咳疫苗时，可考虑接种此种新疫苗。有癫痫病史者，若癫痫控制仍不稳定，建议暂缓百日咳疫苗接种。但若存在发育迟缓、脑瘫等稳定性的神经系统疾病时，此类患者并非预防接种禁忌证。家族中有癫痫患者不影响百日咳疫苗的接种。根据日本一项为期 22 年的统计资料显示，注射乙型脑炎疫苗后急性播散性脑脊髓炎的发生率低于 1/1 000 000。

流行性感冒疫苗：虽有多种神经系统疾病发生在接种流行性感冒疫苗后，其中包括视神经炎、臂神经炎和脑神经麻痹等，但仅吉兰 - 巴雷综合征一项为具有统计学意义的事件。美国 1976 年曾有 1 300 例患者为注射猪流行性感冒疫苗后 8 周内发生吉兰 - 巴雷综合征者；1990—2005 年美国统计资料报告，发生吉兰 - 巴雷综合征的患者数是 1 000 例。近年并未再出现类似状况。现认为流行性感冒疫苗神经病变发生率微小。

狂犬病疫苗：过去由兔脑培养的狂犬病疫苗曾有导致脑炎、无菌性脑膜炎、急性横贯性脊髓炎等报告。但改用人类双倍染色体细胞培养研制的狂犬病疫苗，很少有神经系统异常反应报告，仅有非典型的吉兰 - 巴雷综合征的报告。

破伤风和白喉类毒素：目前资料无法排除此类毒素与除婴儿痉挛症以外的癫痫、中枢神经脱髓鞘病、单神经病变的相关性。现多数学者认为，此类毒素与吉兰 - 巴雷综合征和臂神经炎相关，多数臂神经炎患者能够很快痊愈。

无细胞百日咳疫苗：无细胞百日咳疫苗可发生异常哭闹、低张力和低反应现象及癫痫，其发生率是全细胞百日咳疫苗的 1/10。与全细胞百日咳疫苗相同，注射第 2 剂或第 3 剂疫苗异常反应发生率较第 1 剂大。

乙型流行性感冒嗜血杆菌疫苗：分为结合型和非结合型两类。前者在 2 岁以下幼儿即可有效诱发抗体产生，后者则只能接种于 2 岁以上儿童。不能认定或排除与此疫苗有关的神经系统异常反应有吉兰 - 巴雷综合征、横贯性脊髓炎。尚未确定此疫苗可引起的神经系统异常反应。

肺炎球菌疫苗：接种肺炎球菌疫苗的异常反应以注射部位局部反应为主，其他有发热、恶心、头痛、肌肉痛、关节痛、疲劳等。5 年内再次接种会增加异常反应发生率，但无严重神经系统异常反应的报告。

减毒活疫苗：是指保留一定剩余毒力和免疫性制成的疫苗，人体接种后，机体会产生一定的感染从而获得免疫力。脊髓灰质炎减毒疫苗糖丸是目前国内广泛使用的一种减毒活疫苗。这种疫苗到机体后，毒力很弱的病毒会在机体内繁殖，这种繁殖对于多数健康儿童而言，是安全的，不会造成发病；而对于部分接种当时免疫力低下、正处于患病期儿童而言，即使毒力很弱的病毒，也会造成发病。另外，疫苗会发生返祖现象，毒力较强，造成正常儿童也发病。由脊髓灰质炎减毒疫苗引起的小儿麻痹病例即为"疫苗相关病例"，其发生率是 1/1 000 000。因此，特别注意，对免疫力低或有肛周脓肿的患者应延缓口服糖丸或采用完全灭活疫苗。

（三）减毒活疫苗感染

我国现行的计划免疫疫苗中减毒活疫苗主要有卡介苗、脊髓灰质炎减毒疫苗、麻疹疫苗等。这些疫苗的使用可以产生很好的免疫预防效果。但也面临着重要的问题，极少数疫苗接种者出现疫苗株感染。

卡介苗接种后极少数患者可能发生卡介菌病，大多局部感染和引流淋巴结炎，预后良好。严重者可发生远距离感染甚至播散性感染。目前已经明确严重的卡介苗感染的婴幼儿大部分存在免疫缺陷病。这些免疫缺陷病的种类主要包括联合免疫缺陷病、慢性肉芽肿病以及 IL-12/IFN-γ 通路的分子缺陷等。卡介苗本身的质量或疫苗注射并非发生严重卡介苗感染的主要问题。已建立起了较为成熟的免疫评估系统可以有效地针对严重卡介苗感染的患者进行针对性的免疫评估（图 5-1）。并可通过基因诊断技术进行基因诊断。在此基础上严重卡介苗病的临床预后得到了重要的改善。

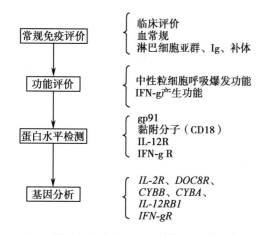

图 5-1 严重卡介苗感染患者的临床免疫评估流程

对于严重的卡介苗感染，宿主存在慢性肉芽肿病或 IL-12/IFN-γ 通路的分子缺陷的患者，一旦对宿主的免疫缺陷诊断明确，使用人重组 γ 干扰素治疗对于抗结核治疗具有重要的辅助价值，尤其是 IL-12R 缺陷的患者，单纯抗结核治疗往往无法控制病情，人重组 γ 干扰素可根本改变其预后。我国在这个领域的诊断和治疗积累了一定的经验。

脊髓灰质炎减毒疫苗是另一种备受关注的可能发生疫苗株感染的一类疫苗。脊髓灰质炎减毒疫苗接种在我国乃至世界范围内为预防脊髓灰质炎感染起到了重要作用。但极少数婴儿接种此疫苗后发生疫苗株感染。

麻疹疫苗和其他减毒活疫苗感染的报道较少，原因可能因为这些疫苗的接种年龄相对较大。而免疫缺陷病的表现已经出现或诊断已明确。接种的可能性较小。但值得注意的是，IL-12/IFN-γ 通路分子缺陷的患者因禁忌接种麻疹疫苗，是麻疹病毒的易感人群，且可能发生致死性麻疹病毒感染。这类患者又不同于抗体缺陷病或联合免疫缺陷病者，后者常规使用 IVIG 可以对麻疹起到被动免疫作用降低感染麻疹的风险。当有麻疹接触史或麻疹流行的区域 IL-12/IFN-γ 通路分子缺陷的患者通过 IVIG 不失为预防麻疹发生的权宜之计。

七、被动免疫

被动免疫则是通过给予抗体来达到。自然的被动免疫发生在婴儿，它通过经胎盘转输母体 IgG，从而暂时地预防某些感染性疾病。一旦母体 IgG 消失，而主动免疫尚未建立，他就对这些疾病易感。

被动免疫在医学上有很长的历史。开始时是用特异的感染病原产生动物抗血清，再输注到对这一病原敏感的患者。成功的例子不多，尤其是对那些处于潜伏期后期或患病以后的患者。此外，容易对动物血清发生高敏反应也限制了它的使用。

常用的动物血清是马血清。由于是马血清，其制品抗原成分对人类而言是异物，可发生速发与迟发的血清反应，是该制剂的最大缺点，在使用马血清时每时每刻都得考虑到这一点。随时准备急救措施，并警惕后来也可发生血清病。因此，国内目前很少使用这种动物血清。

目前常用的被动免疫制品有普通人免疫球蛋白和特殊人免疫球蛋白。两者都有肌内注射和静脉注射的制剂。

早在第二次世界大战期间，已从成人血浆中提取人免疫血清球蛋白（ISG）用于预防脊髓灰质炎、麻疹和肝炎。后来，从有某些高滴度抗体的血浆中提取特殊人免疫球蛋白，也有用人工免疫制备或取自恢复期患者。这些特殊 ISG 用于预防破伤风、乙型肝炎、水痘 - 带状疱疹病毒感染和其他一些疾病。通常用冷乙醇化学分离的人 γ 球蛋白制备 ISG，它含高浓度的电泳相同的球蛋白，推荐用肌内注射。它主要为高浓度的 IgG 分子，也有少量 IgA 和 IgM。它的抗体成分依其来源不同而不同，代表这些取血者的免疫经历。由于制品中含有凝集的 IgG，从而静脉注射可产生过敏反应。

（一）静脉注射用免疫球蛋白

静脉注射用免疫球蛋白（IVIG）通过 3 个步骤去除凝集的 IgG：酶降解、化学变异和物理提纯。每一批 IVIG 制品取自至少 2 000 个成年供者，使其抗体谱相应广泛。目前美国至少有 8 种 IVIG 制品，国内也有至少 5 家生物制品厂商生产 IVIG。另外，特殊的 IVIG 制品也已问世，主要用于免疫缺陷病患者预防巨细胞包涵体病毒（CMV）、水痘 - 带状疱疹病毒、呼吸道合胞病毒（RSV）和假单胞菌感染。IVIG 治疗免疫缺陷病、自身免疫病和炎症性疾病将在本书其他章节中讨论。

当在给予 γ 球蛋白的同时给予一种免疫抗原，主动免疫可能被抑制。其中的特异抗体也可与抗原结合减少抗原的量。再者，抗体产生的中枢性免疫反应也可被这种被动免疫所抑制。因此在接受被动免疫的个体，主动免疫时须加大疫苗接种的量。

（二）人血清球蛋白

在大多数情况下，人血清球蛋白（ISG）和 IVIG 都可选用，后者的效果明显优于前者。但也有少数为使用 ISG 的指征,如免疫缺陷、甲型肝炎预防和麻疹预防,其优点是花费少和给药途径方便。

1. 甲型肝炎 早在 20 世纪 60 年代初,人们已经认识到 ISG 可以预防或减轻甲型肝炎感染。接触甲型肝炎的免疫缺陷患者应马上肌内注射 ISG,可预防疾病发生。推荐甲型肝炎患者家中的所有人尽早应用 ISG,但接触 2 周以上或已发病通常不用。幼儿园中 HAV 接触者、护理者也应肌内注射 ISG。一旦甲型肝炎流行,所有与每一个患者接近的居民都应给予肌内注射 ISG。剂量为 0.02ml/kg。

接触 HAV 的学生通常并无太大的感染的危险,除非学校甲型肝炎流行时,密切接触者可给予 ISG。同样,给医院内接触 HAV 的职工注射通常也是不必要的,应强调洗手和恰当的隔离措施。在食物源或水源性 HAV 流行时,用 ISG 预防为时已晚。但是,在已经明确吃进被 HAV 污染的水或食物的时间在 2 周内,它还是有效的。一般的旅游者不需要应用 ISG,到不发达地区,如热带地区的农村,少于 3 个月应肌内注射 0.02ml/kg,长期逗留者应加大剂量至 0.06ml/kg,同时每 4~5 个月加强注射一次,或用 HAV 疫苗。疫苗需要 1 个月才产生免疫力,必要时 ISG 可以与疫苗同时应用。

2. 麻疹 接触麻疹患者 6 天内给予 ISG 可以预防麻疹或减轻患病过程。推荐剂量为 0.25ml/kg,最大剂量 15ml。家中敏感的麻疹密切接触者更要使用,尤其是并发症的危险性大的 1 岁以下儿童。用后 3 个月,如果这个孩子已经年龄超过 15 个月而且抗体滴度降低,仍需应用麻疹疫苗。急性白血病和其他一些免疫状态改变的患者 ISG 预防麻疹可能无效。已经在常规替代治疗免疫缺陷的患者不必追加 ISG 来预防麻疹。

3. 其他应用 ISG 预防其他感染性疾病都没有确切的疗效。如有人用于妊娠妇女预防风疹;有人用于治疗哮喘、严重过敏和很多急性感染,包括严重威胁生命的细菌和病毒感染。特别应该指出,ISG 治疗反复呼吸道感染是无效的。

4. ISG 的副作用 注射部位疼痛,轻微的全身反应有发热、寒战和出汗,有时见于重复注射。严重全身反应并不多见,但也有过敏和虚脱的报告。ISG 只能大块肌肉部位注射,静脉注射可产生严重的全身反应。因为 ISG 制品中含有少量的 IgA,选择性 IgA 缺乏症患者可产生 IgA 抗体,重复注射 ISG,血浆或全血都有可能产生全身症状,如发热、寒战和休克样症状。

(三)高效价特异性抗体

特殊的 ISG 的供血者是特选的,他们有高滴度的特异抗体。目前可用的特殊 ISG 有甲型肝炎球蛋白、狂犬病球蛋白、破伤风球蛋白、水痘 - 带状疱疹球蛋白(VZIG)、CMV 免疫球蛋白和 Rh 免疫球蛋白。Rh 因子阴性的妇女怀有 Rh 阳性胎儿,分娩时可用 Rh 免疫球蛋白。其他特殊免疫球蛋白将在相应疫苗章节中叙述,这里着重讨论 VZIG。

水痘 - 带状疱疹免疫球蛋白:美国自 1978 年起将 VZIG 用于免疫缺陷病患者预防水痘。使用 VZIG 的依据应根据接触水痘者的敏感性和他是否处于水痘并发症的高度危险中。有一些血清学技术用于测定水痘的敏感性。下述情况考虑使用 VZIG:①长时间接触水痘或带状疱疹患者;②与患者一起玩的孩子;③医院接触者。如有下述情况更应考虑:①血清学提示敏感者;②接触时间长;③年龄 <15 岁,免疫缺陷者,年长者;④白血病或淋巴瘤;⑤先天性或获得性免疫缺陷病包括 AIDS;⑥免疫抑制剂治疗;⑦母亲分娩前 5 天有水痘发作的新生儿;⑧早产儿母亲无水痘病史。如果早产儿 <28 周或 <1 000g,不管母亲是否有水痘病史都主张用 VZIG。流行病学及临床研究表明,成人一旦患水痘,其并发症的危险较儿童大 9~25 倍。但是否要用 VZIG,应根据个体情况而定。尚无证据证明妊娠妇女给予 VZIG 可以预防病毒血症、胎儿感染和先天性水痘综合征。

VZIG 的不良反应很少,约 1% 发生局部不适、疼痛、红肿,0.2% 可有全身反应如胃肠道症状和呼吸道症状、头痛和皮疹等。极少(<0.1%)有严重反应如血管神经性水肿、过敏性休克。血小板减少和其他血凝方面异常都是禁忌证,除非实在需要时才考虑。

(王晓川)

参考文献

［1］ERNST D, SCHMIDT RE, WITTE T. Secondaryimmunodeficiencyin rheumatological diseases. Z Rheumatol, 2013, 72 (7): 634-640, 642.

［2］YU N, GUO M, HE SJ, et al. Evaluation of human enterovirus 71 and coxsackievirus A16 specific immunoglobulin M antibodies for diagnosis of hand-foot-and-mouth disease. Virology Journal, 2012, 9 (2): 249-251.

［3］WANG SM. Cytokine Immunopathogenesis of Enterovirus 71 Brain Stem Encephalitis. Clinical & Developmental Immunology, 2012, 2012: 579-590.

［4］方峰, 俞蕙. 小儿传染病学. 5 版. 北京: 人民卫生出版社, 2020.

［5］ZHANG W, SHI Y, LU X, et al. An airborne transmissible avian influenza H5 hemagglutinin seen at the atomic level. Science, 2013, 340 (6139): 1463-1467.

［6］EL ZOWALATY, ME, BUSTIN SA, HUSSEINY MI, et al. Avian influenza: virology, diagnosis and surveillance. Future Microbiol, 2013, 8 (9): 1209-1227.

［7］ABRAMS F, AMMANN A, ANDERSON M. Guidelines for the Use of Antiretroviral Agents in Pediatric HIV Infection. HIV Clinical Trials, 2000,1 (3): 58-99.

［8］The 2013 Consolidated guidelines on the use of Antiretroviral drugs for treating and preventing HIV infection provide new guidance on the diagnosis of human immunodeficiency virus (HIV) infection, the care of people living with HIV and the use of Antiretroviral (ARV) drugs for treating and preventing HIV infection. Joint United Nations Programme UNAIDS,2018.

［9］中华医学会感染病学分会艾滋病丙型肝炎学组、中国疾病预防控制中心. 中国艾滋病诊疗指南 (2018 版). 协和医学杂志, 2019, 01: 31-52.

［10］FOSTERC, BAMFORDA, TURKOVAA, et al. Paediatric European Network for Treatment of AIDS Treatment Guideline 2016 update: antiretroviral therapy recommended for all children living with HIV. HIV Med, 2017, 18 (2): 133-134.

［11］BAMFORDA, TURKOVAA, LYALLH, et al. Paediatric European Network for Treatment of AIDS (PENTA) guidelines for treatment of paediatric HIV-1 infection 2015: optimizing health in preparation for adult life. Hiv Medicine, 2018, 19 (1): 24-25.

［12］World Health Organization Department AIDS. WHO Recommendations on the Diagnosis of HIV Infection in Infants and Children.

［13］国家卫生和计划生育委员会办公厅. 国家卫生计生委办公厅关于全面开展预防艾滋病、梅毒和乙肝母婴传播工作的通知. 2015 04 09.

［14］World Health Organization Department AIDS. Consolidated Guidelines on the Use of Antiretroviral Drugs for Treating and Preventing HIV Infection. Recommendations for a Public Health Approach ,2013.

［15］RUBIN LG, LEVIN MJ, LJUNGMAN P, et al. 2013 IDSA clinical practice guideline for vaccination of the immunocompromised host. Clinical Infectious Diseases, 2014, 58 (3): 309-318.

第六章 器官特异性免疫病

第一节 免疫性肾脏病

一、概述

近年来,随着对肾脏疾病认识的不断深入,目前认为多数肾小球疾病、部分肾间质疾病和肾小管疾病均系免疫介导性疾病。

对体液免疫在肾小球疾病中作用的认识较为深入。以往认为包含细菌或病毒的循环免疫复合物或原位免疫复合物沉积于肾脏可能是免疫性肾脏疾病的主要原因,但目前认为其免疫机制可能更为复杂,例如现已发现膜性肾病的上皮下免疫复合物沉积,是由于机体产生了针对肾小球足细胞M型磷脂酶2受体的相关抗体而引发的自身免疫所致。但不论抗体是如何沉积到肾脏的,一般均可导致补体活化,产生C5b-9,攻击肾脏固有细胞,使细胞溶解或部分活化引起一系列炎症反应,损伤肾脏;补体活化过程中产生的C5a可趋化中性粒细胞和血小板,释放反应性氧代谢产物和蛋白酶,参与肾脏损伤过程。此外,沉积的抗体也可以直接造成肾脏损伤,使肾小球通透性增加,而不伴随补体活化和炎症反应的发生。

对细胞免疫在肾脏疾病中的作用得到了重视。抗原呈递细胞和抗原特异性的 CD4$^+$T 细胞通过 T 细胞受体相互作用,促进炎症因子的释放。其中 IL-4 和 IL-5 激活 B 淋巴细胞,辅助 B 细胞产生免疫球蛋白,参与体液免疫;T 细胞还可通过分泌淋巴因子、激活巨噬细胞及 CD8$^+$ 的毒性 T 细胞直接参与免疫发病机制;Th1 和 Th2 亚类活化的不同比例与不同类型的肾小球肾炎相关,Th1 活化为主将导致增生性肾小球肾炎,而 Th2 为主则引起膜性肾病。

对补体成分在肾小球以及肾小管间质疾病中的作用也得到更加充分的认识。如非典型溶血尿毒症综合征和C3肾小球病,均由于补体旁路途径中相关因子基因突变或获得性旁路途径补体调控缺陷,引起旁路途径异常激活,产生大量的活性片段,发生剧烈炎症反应,导致组织损伤。

此外,免疫反应造成的肾脏损害还受到患者遗传背景的影响,其影响不但涉及易感性,而且与疾病的严重程度、对治疗的反应及预后相关。

总之,肾脏疾病的免疫发病机制往往存在多种,且相互关联。对其深入的研究理解,才能更为有效地预防、干预和治疗该类疾病。

二、急性链球菌感染后肾小球肾炎

急性链球菌感染后肾小球肾炎(acute post-streptococcal glomerulonephritis,APSGN)是一个炎症性肾小球疾病。临床多表现为前驱感染后的急性起病,以血尿为主,伴不同程度蛋白尿,可有水肿、高血压或肾功能不全等为特征。绝大部分患者呈自限过程,预后良好,少数病程延长,个别还可于急性期因严重合并症死亡。

【流行病学】

APSGN 可以散发或流行的形式出现,2005 年发展中国家儿童 APSGN 年发病率为 2.43/10 000,发达国家为 0.6/10 000。本病多见于儿童和青少年,以 5~14 岁多见,<2 岁少见,男女比为 2:1。

【免疫学特征】

常在咽部或皮肤 A 组 β 溶血性链球菌感染后1~4 周出现急性肾炎综合征。

链球菌致热外毒素(streptococcal pyrogenic

exotoxin,Spe-B）及肾炎相关纤维蛋白溶酶受体（nephritis associated plasmin receptor,NAPlr）作为主要抗原成分,在循环中或肾脏原位形成抗原抗体免疫复合物,激活补体,导致肾脏免疫炎症损伤。

多数患者血清抗链球菌溶血素"O"（ASO）的滴度升高,初期血清 C3 降低,6~8 周恢复正常。

【免疫病理】

肾脏病变为毛细血管内增生性肾小球肾炎。光镜下可见弥漫性肾小球增大、肿胀,毛细血管内皮细胞和系膜细胞增生,伴中性粒细胞、单核细胞浸润,毛细血管管腔程度不等的阻塞、塌陷。免疫荧光检查可见沿毛细血管壁和系膜区弥漫一致性纤细或粗颗粒状 IgG、C3 和备解素沉积,也可有 IgM 和 IgA 沉积。电镜下可见肾小球基底膜上皮侧呈"驼峰"样的高密度沉积物,内侧也有不规则沉积物,基底膜密度有时不均,部分可变薄、断裂,上皮细胞足突有融合现象。后期或吸收期以系膜细胞和系膜基质增生为主。严重病例入球小动脉及肾小球毛细血管可发生纤维素样坏死及血栓形成,或上皮细胞和巨噬细胞显著增殖,转变为新月体性肾炎,导致肾衰竭。

少数病例迁延不愈,特别是系膜基质逐渐增多,出现局灶节段性硬化,转入慢性期。

【发病机制】

主要与 A 组 β 溶血性链球菌中的致肾炎菌株感染后免疫介导相关,极少继发于其他感染,如葡萄球菌、肺炎球菌、C 组链球菌、病毒或寄生虫。

有关致肾炎性链球菌的致病抗原,以往集中在对菌壁上 M 蛋白的研究,而目前则认为主要与 SPE-B 及 NAPlr 相关。抗原抗体免疫复合物可以在血液循环中形成,或在肾脏原位形成,然后激活补体,引起免疫炎症损伤。此外,自身免疫也可能参与致病,现已发现链球菌神经氨酸酶可使唾液酸从血液免疫球蛋白或组织中释放,导致自身免疫,或使正常 IgG 的抗原决定簇暴露,进而刺激产生抗自身 IgG 的抗体,形成 IgG- 抗 IgG 免疫复合物。其他如肾脏浸润的免疫细胞如巨噬细胞及辅助 T 细胞,以及肾脏和循环中细胞间黏附因子 -1、淋巴细胞功能相关抗原细胞因子上调等,均提示细胞免疫也参与本病的炎症反应过程。

【临床表现】

APSGN 在临床上常继发于咽部和皮肤感染后,潜伏期为 1~4 周。轻者临床无明显症状,仅表现为尿检轻度异常,重者少尿甚至无尿或发生急性肾衰竭。典型的临床表现为血尿、蛋白尿、水肿及高血压。50%~70% 患者有肉眼血尿,但也有仅表现为镜下血尿者;70% 的患者水肿较轻,仅为眼睑及颜面部非凹陷性水肿,重度者较少见;高血压见于 30%~80% 的患者,少数严重者可发展成高血压脑病;蛋白尿程度不等,20% 可达肾病水平。尿量减少多见于肉眼血尿严重者。此外,重症患者常出现严重循环充血、高血压脑病、急性肾衰竭等并发症。APSGN 相关自身免疫性溶血性贫血偶有报道,但较为少见,常出现直接抗球蛋白试验阳性。

【实验室检查】

尿常规:尿蛋白 +~+++,并可见红细胞及管型,疾病早期还可见较多的白细胞及上皮细胞。

血常规:可见轻~中度贫血,白细胞一般轻度升高或正常,血沉轻度加快。

肾功能:大多数患者肾小球滤过率下降,血尿素氮浓度正常,少数可偏高,肌酐一般正常,但重者明显升高。

血清 ASO 的滴度升高。常在链球菌感染后 3 周上升,3~5 周达高峰,以后逐渐下降,3~6 个月恢复正常。抗 DNA 酶 B 在体内反应虽稍迟于 ASO,高峰期在 4~6 周,但抗体高滴度状态持续 4~6 个月以上,显著长于 ASO。

80%~90% 的患者血清 C3 明显降低,6~8 周以后逐渐恢复。

【诊断及鉴别诊断】

诊断主要依据:①病前 1~4 周有前驱感染史;②急性起病,以血尿、蛋白尿、少尿、水肿及高血压为主要表现;③血清 C3 规律性变化(起病后下降,6~8 周恢复正常);④伴或不伴链球菌感染的血清学证据;⑤必要时肾活检,病理为毛细血管内增生性肾炎,上皮下"驼峰样"电子致密物沉积。

诊断本病时应除外其他病原感染后肾小球肾炎,包括病毒(如水痘病毒、柯萨奇病毒、麻疹病毒、巨细胞包涵体病毒和 EB 病毒等)、其他细菌(金黄色葡萄球菌、肺炎链球菌、伤寒、脑膜炎球菌等)、肺炎支原体、真菌和寄生虫感染。还应除外 IgA 肾病、急进性肾小球肾炎、膜增殖性肾小球肾炎和继发性肾小球疾病等。

【治疗】

本病无特异治疗。

1. **休息**　急性期需卧床 2~3 周,直至肉眼血尿消失、水肿减退及血压正常,即可下床作轻微活动。3 个月内应避免重体力活动。

2. **饮食** 尿少、水肿期限制盐的摄入,少尿及循环充血者限制水的入量,急性肾衰竭患者,限量蛋白质入量。

3. **抗感染** 有感染灶时用青霉素类抗生素10~14天。

4. **对症治疗** 经限制水盐入量仍水肿少尿者可用氢氯噻嗪、螺内酯或呋塞米;中重度高血压经休息和限盐利尿无效者需应用降压药,如钙通道阻滞剂;有发生高血压脑病可能者,应用硝普钠持续静脉滴注迅速降低血压,若发生高血压脑病,除迅速降压外,抽搐者用地西泮静脉注射,同时应注意神志及呼吸;严重循环充血患者在严格限制水钠入量、利尿降压的基础上,可谨慎使用小剂量洋地黄制剂,必要时给予血液滤过;急性肾衰竭患者经保守治疗无效者可考虑透析治疗。

5. **其他** 急性肾炎迁延2~6个月以上,或病情常有反复,且扁桃体病灶明显者,可考虑扁桃体摘除术。

【预后】

APSGN预后良好,绝大部分患者完全恢复,不足5%的病例可有持续尿异常。早期病死率<1%。

三、肾病综合征

肾病综合征(nephrotic syndrome,NS)是肾小球基底膜通透性增高导致大量蛋白从尿中丢失,继发低蛋白血症、高度水肿及高胆固醇血症的一组临床综合征。根据损伤肾小球滤过屏障的病因及致病机制不同可分为原发性、继发性和先天性NS,本节重点为原发性NS。

【流行病学】

儿童发病率约为(2~4)/100 000,患病率为16/100 000,我国各个地区协作组调查显示NS占儿童泌尿系统疾病住院病例的21%,其中原发性NS占儿童NS的90%;近年来国外的研究显示<18岁儿童其年发病率为(1.15~1.9)/100 000,其男女比例为(1.21~2.5):1,大约80%为微小病变型肾病综合征(minimal change nephroticsyndrome,MCNS),10%为局灶节段性肾小球硬化(focal segmental glomerular sclerosis,FSGS)。

【免疫学特征】

原发性肾病综合征按照病理类型通常分为MCNS、FSGS、膜增生性肾小球肾炎(mesangial proliferative glomerular nephritis,MPGN)、膜性肾病(membranous nephropathy,MN)及其他病理类型。

不同病理类型其免疫学特征不同:

1. **MCNS** ①主要是T细胞免疫异常导致发病,如CD4$^+$/CD8$^+$T细胞比值下降及血中细胞因子表达异常;②肾脏免疫病理显示无明显免疫球蛋白及补体沉积;③近年发现体液免疫也参与其中。

2. **FSGS** ①致FSGS的通透因子(permeability factor)引起肾小球通透性增加可能与蛋白尿的产生有关;②肾小球足细胞分子编码基因突变是其重要致病机制之一;③肾脏免疫病理可见IgM沉积。

3. **MPGN** ①由免疫复合物介导致病,病变区以IgG和C3沉积为主;或②携带与旁路途径相关的补体蛋白基因突变或获得性旁路途径补体调控缺陷导致的补体旁路途径异常活化致病,病变区仅以C3沉积为主;③大部分患者血补体C3持续降低。

4. **MN** 免疫复合物致病,其M型磷脂酶A2受体(phospholipase a2 recepter,PLA2R)自身抗体是主要致病抗体。

【免疫病理】

MCNS:光镜下肾小球没有明显病变或仅有轻微系膜增生,肾小管上皮细胞可见空泡变性,肾间质无明显异常。免疫荧光镜下无免疫球蛋白及补体沉积,偶见IgM和C3在系膜区微弱阳性(强度小于1+)沉积。电镜下可见肾小球足细胞足突消失、广泛融合,无电子致密物沉积。

FSGS:光镜下肾小球局灶节段性系膜基质增多或硬化,节段性毛细血管襻塌陷、管腔闭塞,肾小管可见灶状萎缩,肾间质灶状淋巴单核细胞浸润和纤维化,小动脉管壁可增厚;免疫病理显示IgM伴或者不伴C3粗颗粒状、团块状沉积于肾小球硬化部位,未硬化的肾小球系膜区也常见IgM沉积,但强度较弱;电镜显示肾小球硬化、节段基底膜皱缩,毛细血管腔闭塞,系膜基质增生,有时可见代表血浆沉积的块状电子致密物;肾小球足细胞脱落,未硬化的肾小球足细胞足突广泛融合。

MPGN:光镜见系膜细胞及基质增生,内皮下广泛插入(双轨征形成),毛细血管壁增厚,管腔狭窄;肾小管上皮细胞颗粒及空泡变性,灶状萎缩,肾间质灶状淋巴单核细胞浸润及纤维化。免疫荧光镜检可见IgG和C3为主或仅C3在系膜区及毛细血管壁沉积。电镜下根据肾小球电子致密物(electron dense,ED)沉积部位分为3型:Ⅰ型,ED沉积在系膜区及内皮下;Ⅱ型,ED沿基底膜条带样沉积病,即电子致密物沉积病(dense deposit disease,DDD）；Ⅲ型，ED 沉积在内皮下、系膜区及上皮下。

MN：光镜下早期肾小球基本正常，可见 GBM 空泡变性，上皮下可见细小的嗜复红蛋白沉积，病变明显时表现为 GBM 弥漫增厚，钉突形成，晚期表现为 GBM 明显增厚，可呈链环状，毛细血管管腔闭塞，系膜基质增多，肾小球硬化；可伴有肾小管灶状萎缩，肾间质灶状炎症细胞浸润和纤维化。免疫荧光镜检以 IgG 和 C3 沿毛细血管壁颗粒样沉积为主，可伴有其他免疫球蛋白沉积。电镜下可见基底膜上皮侧电子致密物沉积。

【发病机制】

发病机制及病因尚不明确。一般认为包括遗传、环境和免疫机制，其中免疫因素认为是最主要的因素，体液免疫、细胞免疫及相关致炎因子等均在 NS 的发生、发展、复发过程中发挥着不同程度的促进作用。肾脏固有细胞如内皮细胞、系膜细胞、足细胞、肾小管上皮细胞等，既是免疫损伤的靶组织，也可是免疫反应的参与者，参与免疫应答过程。

1. **MCNS**　细胞免疫反应异常是 MCNS 发病的中心环节，表现为 CD4 T 细胞活性降低，而 CD8 T 细胞及 NK 细胞升高，CD4$^+$/CD8$^+$ 比值下降；Th2 细胞免疫活化优于 Th1 细胞，使 IL-4、IL-13 等细胞因子水平增高；此外，Th17/Tregs 比率升高等均与 MCNS 的发病相关。既往认为与 MCNS 无关的体液免疫在 NS 的发生中具有重要作用，如在复发性 NS 中，sCD23B 细胞和 sCD25T 细胞均明显增加，而抑制 CD20 介导的 B 细胞增殖的利妥昔单抗（RTX）难治性 NS 患者获得成功，提示 B 细胞参与 NS 的免疫机制。其他如足细胞分子血管生成素样蛋白 4 在 MCNS 中表达上调，从而出现 MCNS 样临床和病理表现，该分子的发现为 MCNS 提出了新的标志物及治疗的靶点。

2. **FSGS**　目前尚不明确，但已发现致 FSGS 通透因子，如可溶性尿激酶受体、血管扩张刺激磷酸蛋白、酪氨酸磷酸酶受体 -O、载脂蛋白 A-I 等，可致肾小球通透性增加，与蛋白尿的产生有关系。此外，分子遗传学研究发现位于肾小球滤过屏障上的足细胞分子编码基因突变可以引起激素耐药肾病，病理多为 FSGS，最常见的基因为 *NPHS1*、*NPHS2*、*WT1*、ACTN4、*TRPC6*、*PTPRO*、*MYO1E*、*INF2* 等。

3. **MPGN**　目前认为 MPGN 有两种发病机制，一是免疫复合物介导的致病机制，即由相对大

的难溶性免疫复合物反复持续沉积在肾脏，激活补体，引起肾脏损伤。二是补体旁路途径持续异常激活，即携带与旁路途径相关的补体蛋白基因突变或获得性旁路途径补体调控缺陷导致的补体旁路途径异常活化而致病，如 C3 肾炎因子（C3 nephritic factor，C3NeF）、抗 H 因子抗体等，目前大部分学者认为该类发病机制所致的 MPGN 归入 C3 肾小球病范畴。

4. **MN**　也为免疫复合物性肾脏损伤。但近年来发现 MN 患者的血清及肾小球中存在针对足细胞 PLA2R 的自身抗体，故认为与自身免疫机制相关。该抗体可用来鉴别原发性或继发性 MN。

【临床表现】

儿童 NS 以学龄前为发病高峰，男比女多。水肿是最常见的临床表现，从颜面部渐渐波及四肢，为可凹陷性水肿，严重时可以出现浆膜腔积液如胸腔积液和腹水。患者因为长期蛋白丢失可以表现为苍白、倦怠、发育落后。肾炎型患者可以表现为血尿和高血压，而 MPGN 经常容易快速进展到肾衰竭。

【实验室检查】

1. 尿液检查。尿蛋白定性（+++~++++），24 小时尿蛋白定量 >50mg/（kg·d），随机尿蛋白 / 肌酐 >2.0，尿蛋白电泳：MCNS 时以白蛋白为主，非 MCNS 者通常为非选择性蛋白尿，大分子蛋白明显增多。肾炎型患者可有血尿，红细胞形态以变形者为主。

2. 血液检查。血浆总蛋白明显降低，白蛋白降低，低于 25g/L，有时低于 10.0g/L，胆固醇升高 >5.7mmol/L。

3. 免疫学检查。大量蛋白尿时血 IgG 水平降低，MPGN 患者可有持续低补体血症，部分患者尚需要检测相关基因突变。

4. FSGS 患者需进行相关基因学检测。

【诊断及鉴别诊断】

临床符合"三高一低"的诊断标准即可诊断，即：①高度水肿；②大量蛋白尿，1 周内 3 次尿蛋白定性 >3+，或尿蛋白定量 >50mg/（kg·d）或尿蛋白 / 肌酐 >2.0；③低蛋白血症，血白蛋白 <25g/L；④高胆固醇血症，血胆固醇高于 5.7mmol/L。其中②和③为必备条件。再根据临床表现有无血尿、高血压、肾功能下降及低补体而分为单纯型和肾炎型；根据治疗 4 周尿蛋白是否阴转分为激素敏感和激素耐药，对于激素敏感者连续两次减量或者停药

尿蛋白 2 周内复发者确定为激素依赖;根据治疗后复发的情况分为复发和频复发。NS 诊断后还需要按照病因及发病机制来鉴别属于原发性、继发性及先天性 NS。

【治疗】

1. **一般治疗** 休息、低盐饮食、利尿消肿等对症治疗。

2. **免疫治疗** ①初发 NS:首选糖皮质激素(简称激素)治疗。诱导缓解:足量泼尼松[60mg/($m^2 \cdot$d)或 2mg/(kg·d)]分次服用;维持巩固:激素减为隔日晨起顿服[1.5mg/(kg·d)或者 40mg/m^2],并逐渐减量。②复发:积极寻找原因,控制感染,必要时重新诱导,并注意在感染时增加激素的维持用量防止复发。③频复发:采用拖尾疗法,改善肾上腺皮质功能(静点促肾上腺皮质激素)或加用免疫抑制,如环磷酰胺(CTX)、环孢素 A(CsA)、吗替麦考酚酯(MMF)、他克莫司(FK506)等,近年来生物制剂 RTX 也开始应用在难治性 NS 中,远期疗效有待于评估。④激素耐药:尽量做肾穿刺了解病理类型决定治疗方案,如 MCNS 建议首选 CTX;FSGS 建议用药前进行相关致病基因分析,可选用 CsA、FK506 或 MMF,亦可与大剂量甲泼尼龙联合治疗,或 RTX 治疗;MPGN 或系膜增生性肾小球肾炎(mesangial proliferative glomerulonephritis,MsPGN)可以采用大剂量 MP 及 CTX 冲击治疗;MN 可以考虑给予 CsA 治疗。

3. **辅助治疗** 血管紧张素转换酶抑制药和/或血管紧张素受体拮抗剂可降压,亦可降低尿蛋白,延缓肾功能进展;而高凝状态或者血栓形成应该积极给予抗凝治疗。

【预后】

80%~90%NS 患者对初始激素治疗敏感,但 76%~93% 的病例复发,而 45%~50% 为频复发或者激素依赖。FSGS 在儿童慢性肾衰竭病例中占 5%~10%,一般 NS 如不能获得部分或完全缓解,5 年大约有 50% 的患者进入终末期肾病。特发性 MN 中,30% 的患者可部分或完全性自发缓解,约 10% 进入终末期肾病。此外,激素和免疫抑制剂治疗带来很多不良反应,如肥胖、高血压、糖尿病等,也是影响预后的因素。

四、IgA 肾病

IgA 肾病(IgA nephropathy)是以肾小球系膜区 IgA 或 IgA 沉积为主的原发性肾小球疾病。IgA 肾病为免疫病理诊断,由 Jean Berger 在 1968 年首次描述,故也曾称为 Berger 病。其临床表现多样,以发作性肉眼血尿和持续性镜下血尿最为常见,可伴有不同程度的蛋白尿;部分患者表现为肾病综合征、急性肾炎综合征,甚至急进性肾炎综合征,可合并高血压及慢性肾功能减退。

【流行病学】

IgA 肾病是最常见的原发性肾小球疾病,在亚太地区(中国、日本、东南亚和澳大利亚等)、欧洲、北美洲发病率分别占原发性肾小球疾病的 40%~50%、20%、8%~12%。该病可发生于任何年龄,主要累及青少年,男女之比约为 3:1;15%~25% 的患者 10 年内发展至 ESRD。

【免疫学特征】

部分患者血 IgA 水平升高(主要为 IgA1),CD4/CD8 比例升高。

IgA1 分子糖基化异常是导致疾病的主要原因:IgA1 铰链区 O- 糖基化缺陷,形成多聚 IgA1(polymeric IgA1,pIgA1)或与 IgG 形成免疫复合物沉积在肾小球系膜区,激活补体旁路,致肾脏损伤。

系膜区为主的 IgA 沉积,一般无 C1q 和 C4 沉积。

【免疫病理】

主要病理类型为系膜增生性肾小球肾炎,光镜下可见程度不等的弥漫性系膜细胞及基质增生;肾小管可见灶状萎缩及炎症细胞浸润,肾间质纤维化,肾小动脉可见内膜增厚。免疫荧光检查主要为肾小球系膜区 IgA 或 IgA 为主的颗粒状或团块状沉积,部分病例可累及毛细血管袢;可伴 IgG、IgM、C3 的少量沉积,一般无 C1q 和 C4 沉积。电镜下可见肾小球系膜细胞及基质增生伴大团块电子致密物沉积。

亦可呈现为轻微病变性肾小球肾炎、局灶增生性肾小球肾炎、毛细血管内增生性肾小球肾炎、系膜毛细血管性肾小球肾炎、新月体性肾小球肾炎、局灶节段性肾小球硬化和增生硬化性肾小球肾炎等多种病理类型。

【附】IgA 肾病 Lee 病理分级

Ⅰ级:偶见局灶节段性系膜细胞轻微增生;Ⅱ级:<50% 的肾小球系膜细胞和基质局灶节段轻度增生或硬化,可见小型新月体;Ⅲ级:系膜细胞和基质弥漫轻 - 中度增生,局灶节段加重,偶见球囊粘连和小型新月体,局灶肾小管萎缩、间质水肿及单个核细胞浸润;Ⅳ级:系膜细胞和基质弥漫中 -

重度增生,<40% 的肾小球可见新月体和硬化,肾小管多灶性萎缩及单个核细胞浸润;Ⅴ级:与Ⅵ相似,但更严重,或>45% 的肾小球可见新月体。

【发病机制】

迄今发病机制尚未阐明。呼吸道或肠道感染后大量产生的黏膜源性 IgA 和患者血清 IgA1 铰链区 O- 糖基化缺陷,使 IgA1 分子半乳糖和唾液酸减少,这些低糖基化的 IgA 易自身聚集形成 pIgA1,通过系膜细胞受体,如转铁蛋白受体 /CD71、可溶性 IgAFc 受体 I/CD89 与系膜细胞结合,或通过电荷改变(pIgA1 是带阴电荷的)沉积在系膜区;另外,糖基化异常的 IgA1N- 乙酰半乳糖胺暴露,诱导抗体产生,形成抗原抗体复合物沉积于肾脏,最终导致系膜细胞的增殖、分泌炎症因子、激活补体(以旁路补体途经为主),进而出现 IgA 肾病病理改变和临床症状。此外,pIgA1 还可影响其与肝细胞受体的结合,减少肝脏的清除,增加在肾脏沉积的机会;患者 T 细胞功能改变,CD4/CD8 比例升高,IgA 特异性的辅助 T 细胞活性增强,IgA 特异性的抑制 T 细胞活性降低,以上均增加了异常 IgA1 的生成。

在 IgA 肾病的发生发展中遗传易感因素也起了一定的作用,现已有学者通过全基因组关联分析确定了 IgA 的常见易感基因位点,如 1q32、6p21、22q12 等的多个基因位点可能与 IgA 肾病的发生发展相关。

【临床表现】

IgA 肾病的临床表现多样,轻重不一。最典型的临床表现为在呼吸道感染或肠道感染后 48 小时内,出现发作性肉眼血尿。肉眼血尿有反复发作的特点,感染控制后肉眼血尿消失,部分转为持续性镜下血尿。少数患者伴一过性尿量减少、水肿、高血压以及因大量红细胞致急性肾小管堵塞出现血肌酐升高。30%~40% 患者表现为无症状镜下血尿和 / 或蛋白尿,多在体检时发现。以肾病综合征起病者少见。5%~10% 以急性肾衰竭起病者在发病同时伴水肿、少尿、高血压,肾功能进行性恶化应警惕新月体肾炎。儿童患者少有以慢性肾衰竭起病者。

【实验室检查】

1. 尿常规　为持续性镜下血尿,有时可见红细胞管型。尿红细胞形态多为非均一型,极少数肾脏损害严重时可为均一型红细胞。多数患者为轻度蛋白尿,一般少于 1g/24h,部分患者有大量蛋白尿。

2. 肾功能　可有不同程度肾功能减退,表现为肌酐清除率下降,血尿素氮、肌酐和半胱氨酸蛋白酶抑制剂 C 逐渐升高。血尿酸常增高。

3. 免疫学检查　10%~70% 的患者可见血清 IgA 增高,主要为异常糖基化的 IgA1 分子水平升高,且与肾功能成负相关。血清 C3、CH50 正常或轻度升高。某些自身抗体也可在 IgA 患者中发现,如类风湿因子、抗核抗体、抗胶原蛋白抗体。

【诊断及鉴别诊断】

需肾活检确诊 IgA 肾病。确认肾小球系膜区以 IgA 或 IgA 为主的免疫复合物呈颗粒状或团块状沉积,方可诊断 IgA 肾病。与感染同步的血尿,应考虑 IgA 肾病的可能,但须排除肝硬化、过敏性紫癜等所致继发性 IgA 肾病。另外,临床上应与链球菌感染后急性肾小球肾炎、薄基底膜肾病、非 IgA 系膜增生性肾小球肾炎、Alport 综合征、慢性肾炎急性发作等相鉴别。

【治疗】

IgA 肾病治疗应根据不同的临床表现、病理分级综合制定。

1. 控制感染灶　积极预防和控制感染对减少发作性肉眼血尿可能有益。对 IgA 肾病患者合并呼吸道或其他黏膜感染时,可常规应用抗生素治疗 1~2 周。

2. 控制高血压　首选 ACEI 或 ARB,同时可使尿蛋白减少,并可延缓肾脏病理进展。血压难以控制时可加用其他降压药,如钙通道阻滞剂、β 受体阻滞剂、利尿剂等,并适当限制钠盐摄入。

3. 糖皮质激素和免疫抑制剂　伴有肾病水平蛋白尿者可给予糖皮质激素及联合应用细胞毒性药物;伴新月体形成的 IgA 肾病应给予强化免疫治疗;若已达到透析指征应配合透析治疗。

4. 其他抗凝、抗血小板、鱼油等治疗。

【预后】

IgA 肾病是一种缓慢进展性的肾脏疾病,诊断后 10 年有 15%~25% 患者进入终末期肾病。预后可能和以下因素相关:血肌酐升高、高血压、尿蛋白>1g/d、急性肾损伤伴肉眼血尿、肥胖、吸烟、高尿酸血症、严重的病理改变、高水平的 Gd-IgA1 等,其中肾功能损害、大量蛋白尿是最可靠的预后不良指标。

五、C3 肾小球病

C3 肾小球病(C3 glomerulopathy)是 2010 年

Fakhoufi 等命名的,其特点为肾脏病理免疫荧光镜下可见明显的 C3 沉积,伴或不伴少量免疫球蛋白沉积,主要包括:致密物沉积病(dense deposit disease,DDD)、C3 肾小球肾炎(C3 glomerulonephritis,C3GN)、补体 H 因子相关蛋白 5(complement factor H-related protein 5,CFHR5)肾病、单纯补体 C3 沉积的 I 型膜增生性肾小球肾炎(mesangial proliferative glomerular nephritis,MPGN)、家族性 III 型 MPGN。其发病机制与补体旁路的持续异常激活有关。

【流行病学】

本病好发于 5~15 岁儿童,无明显性别差异。因 C3 肾小球病发病率较低,故尚无确切流行病学资料。

【免疫学特点】

1. 补体旁路途径异常持续激活是本病的主要致病原因,其产生大量活性 C3b 及终末期补体因子沉积于肾小球,引起免疫炎症损伤。

2. 大部分患者血清补体 C3 降低,C4 正常。

3. 肾活检免疫荧光镜检有明显的 C3 沉积,伴或不伴少量免疫球蛋白沉积。

【免疫病理】

DDD:免疫荧光镜检仅见 C3 沿肾小球毛细血管袢沉积,不伴或仅伴少量免疫球蛋白沉积;光镜表现多种多样,25.0%~43.8% 表现为 MPGN 样改变,其余可表现为系膜增生性肾小球肾炎、毛细血管内增生性肾小球肾炎和新月体性肾小球肾炎等;电镜观察肾小球基底膜内和肾小管基底膜内见"飘带样"强嗜铋性电子致密物沉积。

C3GN:免疫荧光镜检以肾小球内单纯补体 C3 沿肾小球毛细血管袢沉积为特点;光镜表现不一,75% 的 C3GN 符合 MPGN,类似于仅有 C3 沉积的 I 型 MPGN,其他有肾小球轻微病变、系膜增生性肾小球肾炎等非 MPGN 表现;电镜观察肾小球毛细血管袢内皮下和/或系膜区可见电子致密物沉积。

【发病机制】

本病与补体旁路途径的异常活化相关。目前已发现 C3 肾小球病存在两种可能的致病机制。①出现各种抗体:该类抗体的存在可以阻止相关补体调节蛋白的活化,如抗 H 因子的自身抗体;还可以直接激活补体旁路途径,如 C3 致肾炎因子(C3 nephritic factor,C3NeF),其与 C3b 或 C3b-C3bBb 结合,可以稳定 C3 转化酶,使其半衰期延长近 10 倍,从而导致旁路途径持续活化。②补体

调节蛋白补体因子 I(complement factorI,CFI)、补体因子 H(complement factor H,CFH)、膜相关蛋白(membrane cofactor protein,MCP)的先天缺陷或基因突变均可以导致补体旁路途径的异常活化。

【临床表现】

DDD 及 C3GN 常以肾病综合征或急性肾炎综合征起病,部分伴高血压及肾功能损害。CFHR5 肾病常表现为持续镜下血尿,感染后肉眼血尿发作,男性重于女性。单纯补体 C3 沉积的 I 型 MPGN 及家族性 III 型 MPGN 符合 MPGN 的临床特点,可表现为明显的肾病综合征、无症状性血尿和蛋白尿、慢性进行性肾小球肾炎或伴有肾功能恶化的急进性肾小球肾炎。

【实验室检查】

1. 尿常规 蛋白尿和/或血尿,严重者可见不同程度肾功能减退,血尿酸常增高。

2. 免疫学检查 大部分患者血清补体 C3 降低,血清中可检测到 C3NeF(80% DDD 患者及 40%~50% C3GN 患者 C3NeF 阳性);部分患者抗 H 因子抗体阳性。

3. 基因学检查 可检测到补体 H 因子、I 因子以及膜辅助因子等基因的基因突变或基因结构的改变。

【诊断及鉴别诊断】

诊断主要依赖肾脏病理学检查,免疫荧光镜下见明显的 C3 沉积,伴或不伴少量免疫球蛋白沉积。应与急性肾小球肾炎、狼疮性肾炎、膜增生性肾小球肾炎、膜性肾病等相鉴别。

【治疗】

1. 对症治疗 主要包括 ACEI、ARBs、降脂药等。

2. 激素联合免疫抑制剂(如 CTX) 可能对 DDD 及存在自身抗体的 C3 肾小球病有一定的效果。

3. 血浆疗法(血浆输注或血浆置换) 可以清除 C3NeF,补充缺乏或功能异常的补体成分,延缓疾病进展,保护肾脏功能。

4. 生物制剂 抗 C5 单抗(依库珠单抗)直接作用于 C5 转换酶,抑制 C5 裂解为 C5a 和 C5b,从而抑制膜攻击复合物的形成。

【预后】

DDD 治疗效果及预后均较差,约 50% 的患者10 年内进展至终末期肾病(end-stage renal disease,ESRD),肾移植后几乎 100% 复发;C3GN 患者短期

预后较好,长期预后可能较差,有文献报道 50% 的 C3GN 患者持续肾功能正常,但有 15% 的患者进展至 ESRD;CFHR5 肾病>80% 成年男性在 30~70 岁出现进行性肾功能恶化至 ESRD;而单纯补体 C3 沉积的 I 型 MPGN 及家族性 III 型 MPGN 预后相对较差,可进展至 ESRD。

六、狼疮性肾炎

系统性红斑狼疮(systemic lupus erythematosus,SLE)是一种典型的自身免疫性疾病,其特征为患者血中出现大量的抗核抗原的自身抗体,并表现为多系统损害,其中肾脏是 SLE 最常侵犯的脏器,称狼疮性肾炎(lupus nephritis,LN)。儿童 LN 比成人多见,且相对较重,IV 型(弥漫增殖型)为主,SLE 死亡原因中 1/3 是因为肾衰竭引起。

【流行病学】

在亚洲地区女孩发病率较高,有报道 20% 的 SLE 患者发病始于童年。儿童病例中以 10~14 岁最多见,5~10 岁发病者占 1/4~1/3,婴幼儿极少见。多见于女性,占 80%~90%,女孩与男孩的比例随年龄逐渐增高,青春期前为 2:1,青春期为 4.5:1。在 SLE 早期即有 25%~50% 患者出现尿检或肾功能减退,以后发展至 80% 的患者均出现明显肾脏损害。

【免疫学特点】

1. LN 系免疫复合物性肾脏损害,其中核小体在介导自身抗体与肾脏结合的过程中起重要的"桥梁"作用。

2. 血中多种抗核抗原的自身抗体阳性,如抗核抗体、抗 dsDNA 抗体、抗 Sm 抗体及抗核小体抗体等,血清 C3 和 C4 水平降低。

3. 可同时或先后出现肾外系统或器官的自身免疫与炎症损伤的症状。

【免疫病理】

光镜:主要以系膜细胞、系膜基质及内皮细胞增殖为主,可有毛细血管袢纤维素样坏死,新月体形成,甚至肾小球硬化;大量免疫复合物如沉积在内皮下使毛细血管壁增厚,形成"白金耳"现象;可见肾小管萎缩、间质浸润及纤维化。免疫荧光:镜检显示以 IgG 为主的系膜区和毛细血管壁沉积,1/4~2/3 的患者 IgA、IgM、C3 及早期补体成分如 C4、C1q 均呈阳性,表现为满堂亮(full house)。

此外,狼疮性肾炎的特殊情况:①极少数病例可以仅表现为急性小管间质性肾炎;②以血管损害为突出表现的寡免疫性坏死性血管炎;③伴有血栓性微血管病;④狼疮足细胞病:少数患者临床表现为肾病综合征,光镜显示肾小球正常或伴少量系膜增生,或有局灶节段硬化,免疫荧光检测无免疫复合物沉积,或仅有轻度系膜区沉积,而电镜显示足细胞足突广泛融合,无电子致密物沉积或局限于系膜区。

2003 年,国际肾脏病协会和肾脏病理学会(ISN/RPS)制订的 LN 病理学分类是迄今为止最新和最具有权威的有关 LN 的病理学分类,其将狼疮肾炎分为:I 型系膜轻微病变型,II 型系膜增生型,III 型局灶型,IV 型弥漫型,V 型膜型,VI 型进行性硬化型。

【狼疮性肾炎病理活动指标评分】

1. 活动性指标(activity index,AI) 肾小球细胞增生、白细胞浸润、纤维素样坏死、细胞核碎裂、细胞性新月体、透明血栓及白金耳改变,肾间质炎症细胞浸润。

2. 慢性化指标(chronic index,CI) 肾小球硬化、纤维新月体、肾小管萎缩、间质纤维化。每个病变按 0~3 计分,AI 为 0~24 分,CI 为 0~12 分。

【发病机制】

本病的发病机制及病因尚不明确。普遍认为自身抗体在 LN 的发生、发展过程中占有重要的地位,具体机制主要包括:①循环免疫复合物致病:自身抗体与相应抗原在循环中形成免疫复合物,经循环沉积于肾脏,由经典途径激活补体,并吸引中性粒细胞,释放炎症介质,引起肾脏损害;②原位免疫复合物致病:自身抗原通过理化因素等先沉积于肾脏,然后再与血中相应的自身抗体结合,或自身抗体可能通过与肾小球固有抗原交叉反应(肾小球系膜细胞、内皮细胞表面及基底膜上的蛋白分子结合),"原位"免疫复合物形成,激活补体,诱发炎症。

以往认为外周血中 DNA、抗 DNA 抗体是导致 LN 发病的主要环节,但随着研究的不断深入,核小体和抗核小体抗体(ANuA)在 LN 的发病机制中显示出越来越重要的地位。细胞凋亡的产物核小体(由组蛋白与 DNA 两部分组成)作为自身抗原诱导机体产生自身抗体,即抗核小体抗体,包括抗 DNA 抗体、抗组蛋白抗体以及针对 DNA 和组蛋白共同构成表位的抗核小体抗体。目前认为,核小体的一端通过组蛋白或 DNA 与肾小球基底膜、系膜细胞等相结合,另一端暴露出抗体的结合位点,从而介导自身抗体与肾脏结合,导致补体活化、炎症细胞聚集和细胞因子释放,诱发 LN。

【临床表现】

以血尿和蛋白尿为最常见表现,伴不同程度水肿,约 50% 表现为肾病综合征;40% 有高血压,约 50% 有肾功能下降,甚至急性肾衰竭。常有肾小管功能障碍。

肾外表现可有发热、皮疹、贫血、白细胞及血小板减少、关节肌肉痛、头痛、精神行为异常、恶心、腹痛、肝脾大、淋巴结肿大、光敏、脱发、心肌炎、心包积液、胸腔积液及间质性肺炎等。

【实验室检查】

尿常规:蛋白尿和 / 或血尿。

血常规:可有白细胞、血小板减少,轻～中度贫血,约 25% 可发生溶血性贫血。

肾功能:肾脏损害重时可有血尿素氮、血肌酐升高,肾小球滤过率下降。

免疫学检查:多数患者血 C3、C4 及 C1q 降低,血清抗核抗体、抗双链 DNA 抗体阳性,部分患者抗 Sm 抗体阳性且对 SLE 的诊断较为特异。ANuA IgG3 亚类与 SLE 病情活动相关,并且是狼疮肾炎的标记性抗体,可早于抗双链 DNA 抗体出现。此外,抗 C1q 抗体、抗磷脂抗体、抗中性粒细胞胞质抗体阳性,可帮助诊断。

其他:循环免疫复合物升高、高球蛋白血症、血沉增快及类风湿因子阳性等。

【诊断】

凡符合 SLE 诊断标准,并有肾受累表现者即可诊断狼疮肾炎。2012 年美国风湿病学会 LN 指南中,将 LN 的诊断标准定义为:①持续蛋白尿>0.5g/d 或(+++),和 / 或细胞管型包括红细胞、血红蛋白、颗粒管型或混合管型;②如果某点尿蛋白 / 肌酐比值>0.5,可以代替 24 小时尿蛋白测定,活动性尿沉渣检查:红细胞>5 个 /HPF,白细胞>5 个 /HPF(已排除感染)、红细胞管型或白细胞管型;③肾活检提示免疫复合物介导的与 LN 相符的肾小球肾炎;④基于风湿科或肾病科的意见得出的 LN 诊断。

【治疗】

儿童系统性红斑狼疮和狼疮性肾炎的治疗策略仍主要借鉴于成年病例的研究。由于儿童狼疮内脏受累率高,衰竭速率快,比较成人病例同样可出现 "Flare LN",因此,结合肾脏临床、病理及肾外表现,选择和实施最适宜的策略控制狼疮活动,积极改善和阻止肾脏损害,防止病情反复,尽可能减少药物副作用,提高生命质量和存活率是个体化治疗原则的基本内容。

1. 诱导缓解治疗　①肾脏病理 I 型和 II 型 LN:很少需要免疫抑制剂治疗,仅需血管紧张素转换酶抑制药(angiotensin-converting enzyme inhibitors,ACEI)或血管紧张素受体拮抗剂(angiotensin receptor blocker,ARB)类药物。但如果尿蛋白仍高,尤其伴有肾小球性血尿,推荐使用小～中剂量糖皮质激素(简称激素)0.25~0.5mg/(kg·d)或联合硫唑嘌呤(AZA)治疗。②肾脏病理 III A 或 III A/C(±V)和 IVA 或 IVA/C(±V)型 LN:给予激素联合免疫抑制剂治疗。分为诱导缓解和维持治疗两个阶段:诱导缓解是甲泼尼龙冲击,10~30mg/(kg·d),连续 3 天,随后再改为口服泼尼松 0.5~1mg/(kg·d)治疗,最后在 4~6 个月逐渐减量至最低有效剂量(最好 ≤10mg/d);免疫抑制剂可选用吗替麦考酚酯、环磷酰胺等药物。③肾脏病理单纯 V 型:非肾病水平蛋白尿且 ACEI 无效者,应接受免疫抑制治疗;肾病水平蛋白尿首选吗替麦考酚酯联合激素 [0.5mg/(kg·d)],治疗反应欠佳时可选用环磷酰胺或钙调磷酸酶抑制剂。④难治性 LN:应用上述治疗方案诱导治疗 3~4 个月仍无改善,或 6~12 个月尚未达到部分缓解,或治疗 2 年未达到完全缓解的患者,可换用其他免疫抑制药或联合生物制剂如利妥昔单抗等治疗。

2. 维持治疗　如果吗替麦考酚酯诱导缓解有效,建议继续应用低剂量维持,至少 3 年,后续治疗根据患者病情逐渐减量,此外,可选用硫唑嘌呤、环孢素等。

3. 其他　①辅助治疗:ACEI 或 ARB 药物、羟氯喹、抗凝药物、他汀类药物、钙和维生素 D 等;②特殊治疗:如血浆置换、静脉注射大剂量免疫球蛋白及透析等。

【预后】

儿童 LN 的预后与过去相比已有显著改善,10 年生存率已增至 78%~92%,但仍有 10%~30% 的 LN 确诊后 15 年内逐渐发展为终末期肾衰竭。影响 LN 预后的因素包括:低经济收入和低教育层次,持续高血压、贫血及肌酐水平升高,病理为 IV 型,特别是广泛的新月体形成和坏死性肾小球病变及病理上慢性指标高,有文献报道病理慢性指标<2,10 年肾存活率为 100%,2~4 为 70%,>4 者仅有 35%。此外,治疗不及时或治疗第一年效果不佳也是影响长期预后的因素,早期达到完全缓解者5年、10年肾脏存活率是94%,而未达到完全缓解者仅为46%、31%。故早期、及时、正规、长期坚持,是治疗成功的关键。

七、紫癜性肾炎

紫癜性肾炎(Henoch-Schönlein purpura nephritis,HSPN)是指在过敏性紫癜(HSP)的病程中出现了血尿和/或蛋白尿。HSP是儿童时期最常见的全身性小血管炎,主要累及皮肤、关节、消化道和肾脏。1837年首先被德国医师Schönlein描述为具有紫癜样皮疹和关节炎的综合征,后来又被Henoch补充了胃肠道和肾脏受累的特征,因此被称为Henoch-Schönlein紫癜。2012年国际Chapel Hill会议重新制定了关于血管炎分类和命名,将过敏性紫癜命名为IgA性血管炎,并划分在小血管炎里的免疫复合物性血管炎中,强调了IgA在本病发病中的重要意义。

【流行病学】

儿童HSP的年发病率为(3~26)/100 000,男童略高于女童,并与人种有一定的相关性,亚洲4~7岁儿童的发病率可高达70/100 000。全年均可发病,以秋冬季为发病高峰,发病率可为夏季发病的2~3倍,30%~65%患者有上呼吸道的前驱感染史,虽然20%~30%的HSP患者存在A组β溶血性链球菌感染,且部分HSPN患者的肾脏病理中可以找到链球菌抗原,但没有证据显示HSP的发生与特定的病原感染有关。疫苗接种与HSP的发病也没有明确的关联。有30%~50%的HSP患者在病程中出现血尿和/或蛋白尿,发展为HSPN,其中少部分呈现慢性进展过程,发展为慢性肾脏病(chronic kidney disease,CKD)。

【免疫学特征】

1. 伴有IgA沉积的小血管炎,血IgA水平(主要是IgA1)增高。

2. 与IgA肾病发病机制相似,均与IgA1糖基化异常有关。

3. 可有非特异性血IgE水平升高和IgA1-ANCA阳性。

4. 肾脏病理免疫荧光镜检以系膜区IgA沉积为主。

【免疫病理】

免疫荧光镜检:IgA为主的免疫复合物在肾小球的沉积是HSPN肾脏病理的显著特征,IgA沉积

以系膜区为主,部分也可见于上皮下或内皮下。在大多数的肾活检,也可见到IgG、C3和其他补体成分的沉积,同时可见到不同程度的急性炎症和慢性损伤。HSPN的病理表现类似IgA肾病,但也有不同的特点。相对IgA肾病,HSPN的肾脏病理更易见到毛细血管内增生、IgA在毛细血管袢的沉积以及纤维蛋白的沉积,新月体的形成也更加常见,并且在ISKDC的病理分级中,新月体的比例作为重要的指标,与HSPN患者的病情和预后密切相关。

【HSPN的病理分型】

Ⅰ型:轻微病变;Ⅱ型:系膜增生型;Ⅲ型:局灶型,即局灶(Ⅲa)或弥漫(Ⅲb)系膜增生背景下,<50%的肾小球节段坏死、新月体或硬化;Ⅳ型:多数新月体形成型,即50%~70%的肾小球出现新月体;Ⅴ型:新月体型,即>75%的肾小球出现新月体;Ⅵ型:假性膜增殖型,即系膜及内皮弥漫中重度增生,基底膜增厚。

【发病机制】

HSP为免疫复合物性系统性小血管炎。患者外周血中可测到以IgA为主的循环免疫复合物,主要为IgA1;与IgA肾病发病机制类似,HSPN患者也发现IgA1分子铰链区糖基化异常,使得IgA1分子易与自身聚合或O-连接N-乙酰半乳糖胺暴露与抗体结合,沉积在肾脏致病。

此外,HSPN患者发现有IgA1亚类的ANCA抗体存在。进一步研究表明HSPN患者的IgA1分子能与分离的中性粒细胞提取物和纯化的髓过氧化物酶结合,并受到电荷和碳水化合物相互作用的影响。提示糖基化异常的IgA1与ANCA的抗原结合是通过凝集素样途径,而非真正的抗原抗体反应。研究还表明髓过氧化物酶在炎症过程中被释放,导致循环IgA1-ANCA的抗原的复合物形成,在嗜酸性阳离子蛋白和其他炎症介质增加的条件下,使其易于沉积在血管。此现象在IgA肾病患者中未发现。另外,HSP患者血清非特异性IgE水平明显高于IgA肾病患者,可能与Th2淋巴细胞激活有关。

遗传因素在HSP的发生中也起一定的作用,已被发现HLA基因、ACE基因、VEGF基因等均与HSP有关。

【临床表现】

HSP经典的四联症表现包括皮肤、胃肠道、关节及肾脏受累。肾脏表现多发生在其他脏器受累后的数天或数周,多为镜下血尿和蛋白尿,肉眼血

尿少见,近 1/2 表现为肾病综合征。较为公认的临床分型有:孤立性血尿、孤立性蛋白尿、血尿和蛋白尿、急性肾炎、肾病综合征、急进型肾炎和肾病综合征等。

【实验室检查】

1. **血常规** 白细胞正常或轻度升高,可伴嗜酸性粒细胞增高,血小板计数正常。

2. **尿检查** 存在不同程度的血尿、蛋白尿。尿中红细胞形态多提示为肾小球源性血尿。

3. **凝血指标** 血浆凝血酶原时间、活化部分凝血活酶时间正常,纤维蛋白原、纤维蛋白原降解产物、D-二聚体可有不同程度的升高。

4. **免疫学指标** 血清 IgA 水平可升高(约 40% 的 HSPN 患者),血清 C3、C4 大多正常,部分患者可有 IgE 水平增高,部分可见血清 ANCA 抗体阳性。

【诊断及鉴别诊断】

1. **诊断标准** 在 HSP 病程 6 个月以内,出现血尿和 / 或蛋白尿。其中血尿、蛋白尿的诊断标准分别为:

(1)血尿:肉眼血尿或镜下血尿。

(2)蛋白尿:满足下列任何一项者,① 1 周内 3 次尿常规蛋白阳性;② 24 小时尿蛋白定量>150mg;③ 1 周内 3 次微量白蛋白高于正常值。

2. **鉴别诊断** 诊断本病需鉴别狼疮性肾炎、ANCA 相关血管炎、冷球蛋白血症等继发性肾脏病,在肾外症状不典型时,要与 IgA 肾病、急性链球菌感染后肾小球肾炎等相鉴别。

【治疗】

HSPN 的治疗应依据患者肾脏病理表现,在缺乏病理依据时可参考临床分型。

1. **糖皮质激素和免疫抑制剂** 对于病理分级 Ⅲb 以上,临床表现为肾病水平蛋白尿患者主张应用糖皮质激素联合免疫抑制剂治疗,其中首选环磷酰胺(CTX),当 CTX 无效或患者不能耐受时可选用吗替麦考酚酯、环孢素 A 或硫唑嘌呤等。病理分级为 Ⅳ、Ⅴ 级或临床表现为急进性肾炎,多采用甲泼尼龙冲击 + CTX 冲击 + 肝素 + 双嘧达莫四联治疗。

对于病理分型较轻的患者,如 Ⅰ ~ Ⅲa 型,可根据临床表现选择对症治疗密切观察、ACEI 或 ARB 类(见下述)或雷公藤多苷,必要时可适度给予糖皮质激素和免疫抑制剂。

2. **其他治疗** ACEI 和 ARB 类药物可以缓解肾脏的病变进展,有降低蛋白尿的作用,双嘧达莫、肝素有减少血小板聚集、抗凝作用,有助于减轻肾脏的免疫炎症反应,可作为 HSPN 的辅助治疗。此外,对于重症 HSPN 患者,急性期应用血浆置换治疗可有效去除患者体内的抗体、免疫反应介质,缓解患者的病情进展。

【预后】

在 20 世纪 80 年代,HSPN 被认为是自限性疾病,但是通过对一些 HSPN 患者的长期随访,发现某些曾一度缓解患者,在病程 20 年以后(妊娠时)发展为 CKD。HSPN 大多数预后良好,但也有 1%~2% 发展为 CKD。因此,HSPN 长期甚至终身随访至关重要。

八、溶血尿毒症综合征

溶血尿毒症综合征(hemolyticuremic syndrome,HUS)是一组以微血管病性溶血性贫血、血小板减少及急性肾衰竭为特征的综合征。由 Gasser 等于 1955 年首先报道。按照病因可分为:①典型溶血尿毒症综合征(typical hemolyticuremic syndrome),即腹泻相关型溶血尿毒症综合征(diarrhea related hemolyticuremic syndrome,D+HUS);②不典型溶血尿毒症综合征(atypical hemolyticuremic syndrome,aHUS);③继发性溶血尿毒症综合征(secondary hemolyticuremic syndrome)。

【流行病学】

90% 的 HUS 为 D+HUS,与腹泻相关,通常是大肠埃希菌(Escherichia coli,E)O157 所致,世界范围内年发病率为(0.2~4)/100 000,5 岁以下儿童更高,约为 6/100 000,有地域差别,阿根廷发病率最高,可能与畜牧业人口比例的多少有关,因为 EO157 的自然宿主是家里饲养的动物和其他反刍动物。aHUS 少见,可在任何年龄发病,但多数(60%)在 18 岁以前发病,儿童中 70% 首次发病在 2 岁前,25% 在 6 个月前,因此,6 个月前发病的多提示 aHUS。

【免疫学特征】

1. D+HUS 发病与志贺毒素(Shiga toxin,STX)致内皮细胞损伤有关,补体旁路系统的异常活化参与发病。

2. 在 aHUS 中,携带与旁路途径相关的补体蛋白基因突变或获得性旁路途径补体调控缺陷导致的补体旁路途径异常活化是引起 aHUS 的主要病因。

3. Coombs 试验阴性,部分患者血 C3 降低。

【免疫病理】

以多脏器微血管病变、微血栓形成为其特点。肾脏受累最重,急性期可见不同程度的肾小球及小动脉病变,包括内皮细胞肿胀,内皮细胞与基底膜分离,致毛细血管外周袢呈"双轨样"改变或明显分层;可伴节段袢坏死,毛细血管腔内可见微血栓,导致袢腔狭窄或完全阻塞;肾小管上皮细胞变性、坏死,肾间质水肿,可见单核淋巴细胞浸润。叶间动脉及入球小动脉往往受累,小动脉血栓形成,内皮细胞增殖呈"洋葱皮样"向心性增厚,当管腔狭窄或完全闭锁时,肾小球毛细血管袢塌陷、基底膜增厚皱缩,呈不同程度的缺血样改变。严重者可导致肾皮质坏死。病变晚期可见肾小球硬化、玻璃样变、肾小球荒废、肾小管萎缩及间质纤维化。免疫荧光镜检:急性期肾小球毛细血管袢常见纤维素/纤维蛋白相关抗原沉积,有的病例可见 IgM、C3 分布于外周袢,IgG 少见,罕见 IgA 沉积。间质动脉和小动脉壁和/或内皮下亦可见纤维素/纤维蛋白相关抗原沉积。此外,尚可见 IgG、C3、C1q 等阳性。肾小球毛细血管袢内及动脉和小动脉内的血栓亦可见纤维素/纤维蛋白相关抗原阳性。

【发病机制】

D+HUS:细菌毒素 STX 导致内皮细胞损伤,细胞因子、趋化因子及黏附分子的表达增加,从而触发促炎症和血栓级联反应,最终内皮细胞肿胀、脱落,内皮下基质暴露,内皮下空间纤维蛋白和细胞碎片堆积,血小板聚集、纤维蛋白沉积,血栓形成,血管部分狭窄或全部阻塞,导致红细胞破坏。补体旁路途径激活是参与致病的重要因素:①该类患者可出现血补体 C3 降低、C3 分解产物 C3d 升高、血浆 Bb 升高及可溶性 C5b-9;②纯化的 STX2 能与调节蛋白 H 因子结合,虽然不影响其调节血浆期旁路补体通路的能力,但阻碍了其结合到细胞膜上及阻止补体攻击的能力,引起获得性补体调控紊乱导致疾病;③STX 可使内皮细胞表达 P 选择素,后者通过补体旁路途径结合并激活 C3,而 C3 激活后产生的 C3a,反过来又上调 P 选择素的表达;④正常情况下血栓调节蛋白(thrombomodulin,TM)通过灭活促炎症调节因子 C3a、C5a,加强 I 因子介导的 C3b 灭活调节补体旁路的激活,而 STX 能引起 TM 减少,激活补体旁路;⑤抗 C5 单克隆抗体(eculizumab)成功治疗难治性 D+HUS 的患者,也从临床实践的角度进一步证实了补体活化在 D+HUS 发病中的地位。

aHUS:发病与补体旁路途径异常导致补体旁路持续激活有关,包括:①携带与旁路途径相关的补体蛋白基因突变:占 aHUS 的 40%~60%,已有报道 H 因子基因突变、膜相关蛋白(membrane cofactor protein,MCP)基因突变、I 因子基因突变、C3 基因突变、TM 基因突变及 B 因子基因突变;②获得性旁路途径补体调控缺陷:目前仅有 H 因子自身抗体相关 HUS 的报道,占 aHUS 的 5%~10%。

【临床表现】

D+HUS:发病以婴幼儿最为多见,性别无明显差异,可散发或流行。①前驱期:以腹泻、呕吐、腹痛起病。一般自腹泻开始到出现 HUS 的时间为 5~13 天,平均为 1 周左右。②急性期:临床表现有乏力、苍白、黄疸、少尿甚至无尿,高血压及水肿。皮肤可有少量出血点,但通常无明显的活动性出血。可合并有其他器官受累,如中枢神经系统可表现为易激惹、意识改变、惊厥等。

aHUS:感染是其常见诱因,上呼吸道感染最多见,也可见胃肠炎,因而不能单凭是否有无腹泻排除 aHUS。多数患者起病突然,常见严重高血压;但也有 20% 患者逐渐发病,表现为亚临床性贫血,波动性血小板减少,肾功能尚可。也可有神经系统等部位受累。

【实验室检查】

1. **血液相关检查**　血红蛋白迅速下降,可见破碎红细胞,网织红细胞增高,结合珠蛋白阴性;乳酸脱氢酶、转氨酶、淀粉酶及胆红素升高;多数患者血小板减少,常在 1~2 周内恢复;白细胞升高,可达 $20 \times 10^9/L$ 以上,以中性粒细胞为主;凝血酶原时间、部分凝血活酶时间正常,纤维蛋白降解产物升高,纤维蛋白原正常。

2. **肾脏相关检查**　几乎都有血尿及轻重不等的蛋白尿、氮质血症、高钾血症、低钙血症及代谢性酸中毒等,且随少尿而加重。

3. **免疫学检查**　Coombs 试验阴性,部分患者补体血 C3 下降。

4. **病因学检查**　D+HUS 应粪便分离 EO157:H7、细菌特异脂多糖抗体检测及粪便 STX 检测;aHUS 进行补体旁路成分基因学检测及相关抗体检测。

【诊断及鉴别诊断】

具备三联症:①机械性、非免疫性溶血性贫血(Hb<100g/L,乳酸脱氢酶升高,结合珠蛋白检

测阴性)伴有破碎的红细胞(>1%);②血小板减少(<150×10⁹/L);③急性肾损伤(血肌酐>正常高限),即可诊断 HUS。应进一步病因学诊断:所有 HUS 患者都应进行 STX/ 产 STX 大肠埃希菌筛查试验,如确定为非典型 HUS 后,应检查整合素样金属蛋白酶与凝血酶 13 型(a disintegrin-like and metalloproteinase with thrombospondin type-1motif13,ADAMTS13)活性,以排除血栓性血小板减少性紫癜(hrombotic thrombocytopenic purpura,TTP)的可能,筛查钴胺素代谢排除维生素 B₁₂ 相关 HUS,新生儿及<6 个月或青春期前和青春期发病者应首先考虑 aHUS,并进行相关检查。

【治疗】

1. D+HUS　以综合治疗为基本原则,包括水电解质平衡,营养支持,控制严重贫血,积极处理少尿、高血压,ARF 患者应及早透析。对于比较严重的患者可用血浆治疗及 C5 单克隆抗体治疗。

2. aHUS　①血浆治疗是一线治疗,包括血浆输注和血浆置换,一般首选血浆置换,尽可能在 24 小时内开始。如即刻没有条件进行血浆置换,可给予 FFP 输注 10~20ml/kg,但应注意过敏、容量负荷过高、高血压、心力衰竭及高蛋白血症等并发症。②免疫抑制治疗:H 因子抗体阳性患者同时还应加用免疫抑制剂如糖皮质激素联合环磷酰胺或吗替麦考酚酯或抗 CD20 单抗等治疗,有助于改善预后。③ C5 单克隆抗体:依库珠单抗(eculizumab)属 IgG 单克隆抗体,与 C5 特异性结合,阻断其分解为 C5a 和 C5b,从而阻止膜攻击复合物 C5b-9 的形成。小婴幼儿 aHUS 患者因为血浆置换存在一定的难度,有作者推荐依库珠单抗可作为首选治疗。④慢性肾衰竭可考虑肾移植,此外,因为 H、B 及 I 因子在肝脏中合成,故尚有肝肾联合移植的报道。

【预后】

透析及采用综合治疗已使 D+HUS 急性期病死率下降到 5% 以下。长期后遗症包括蛋白尿、血尿、高血压、慢性肾衰竭等。影响长期预后的因素有:急性期组织病理改变越重,特别是皮质坏死或明显的血栓微血管病;无尿期>7~10 天者;脱水;白细胞>20×10⁹/L;血细胞比容>23% 等是患者死亡和长期并发症的危险因素。此外,蛋白尿持续一年以上者,长期预后不良。

aHUS 首次发作后,急性期死亡率为 10%~15%,存活者中复发率为 50%,移植后复发率高约

50%。早期诊断、早期血浆置换和 eculizumab 的应用以及坚持长期的治疗,aHUS 的预后得到明显的改善。

九、幼年特发性关节炎肾脏损害

幼年特发性关节炎(juvenile idiopathic arthritis,JIA)是儿童时期不明原因的关节肿胀持续 6 周以上的一类异质性背景的关节炎。除关节症状外,可出现多脏器受累,其中,肾脏损害亦较为常见。

【流行病学】

以往多认为 JIA 较少累及肾脏,近年来不断有 JIA 并发肾损害的相关报道,且病情进展较快,预后差。重庆医科大学附属儿童医院报道 JIA 肾脏损害发生率为 29%。对于 JIA 发生肾淀粉样变性,有报道继发性淀粉样变见于 1%~2% 的 JIA,尤其是 JIA 全身型。

【免疫学特征】

1. 引起 JIA 的细胞免疫和体液免疫异常同样是其相关性肾脏损害的免疫发病机制;还可出现抗中性粒细胞胞质抗体(anti-neutrophil cytoplasmic antibodies,ANCA)相关性肾损害。

2. 血清淀粉样蛋白 A(serum amyloid A protein,SAA)产生增加及降解减少是继发性肾淀粉样变性的主要病因。

3. 药物相关性肾脏损伤主要由药物本身作为抗原或半抗原引发免疫反应而致病。

4. 血 IgG 升高,可有多种自身抗体存在,如类风湿因子、隐蔽型类风湿因子、抗核抗体及抗角蛋白抗体等。

【免疫病理】

1. 原发病相关性肾脏损害　病理表现为膜性肾病、系膜增生性肾小球肾炎、新月体肾炎及 ANCA 相关肾小球肾炎,免疫荧光镜下肾小球系膜区及毛细血管袢有颗粒状 IgM 或 IgA 为主沉积,或寡免疫沉积。临床表现与病理有时不符,部分患者临床并不严重而肾脏病理却已很重。

2. 继发性肾淀粉样变性　光镜下可见到球形硬化,系膜基质增宽,刚果红染色阳性,免疫过氧化物酶染色显示 SAA 沿着血管壁呈阳性分布。

3. 药物性肾损害　在治疗 JIA 过程中使用的某些药物可能造成肾损伤。如慢作用药物金制剂、非甾体抗炎药、青霉胺等可引起肾小管间质肾炎、膜性肾病等。近来有报道使用依那西普治疗类风湿关节炎后产生坏死性新月体肾炎。

【发病机制】

病因尚不明确，但可能与自身免疫相关。表现为：①细胞免疫异常。CD4$^+$T 细胞活性增强，Th1 应答增强、调节性 T 细胞（Treg，CD25$^+$CD4$^+$）抑制作用减弱及细胞因子如 TNF、IL-1、IL-6、IL-17 等表达增加；②体液免疫异常。B 细胞活性增强，产生多种自身抗体，如部分患者血清中存在抗核抗体、类风湿因子、抗心磷脂抗体、抗角蛋白抗体等。目前认为其相关肾脏损害可能为 JIA 的关节外的受累表现，或因小血管炎而导致，此时血清中可有 ANCA 阳性；而继发性肾淀粉样变性是由于 SAA 产生增多以及降解异常，沉积于肾小球、小动脉壁、肾小管等部位，引起肾脏损伤；药物相关性肾脏损伤主要是由于药物本身作为抗原或半抗原引发免疫反应而致病。

【临床表现】

JIA 肾损害常见的临床表现有水肿、蛋白尿、血尿、高血压及肾功能减退。肾淀粉样变可于确诊 JIA 后 3~8 年出现，早期临床表现为蛋白尿，严重者表现为肾病综合征，可以伴有高血压、肝脾大，如果原发病控制不佳则逐渐进展到慢性肾衰竭。

【实验室检查】

1. 尿液检查　可有血尿、蛋白尿，尿蛋白电泳呈肾小球性蛋白尿及肾小管性蛋白尿。

2. 血液检查　活动期大多有中等度低色素、正细胞性贫血，白细胞数常增多，特别是全身型，白细胞可高达（30~50）× 10^9/L，并有核左移；血沉增快，血 C 反应蛋白和 SAA 浓度升高。

3. 免疫相关检查　血 IgG 升高；部分患者类风湿因子阳性，隐蔽型类风湿因子可见于 59%~68% 的血清类风湿因子阴性的 JIA 患者，且与病情活动性相关；本病抗核抗体阳性率为 40%，部分患者血 ANCA 阳性。

【诊断及鉴别诊断】

在 JIA 的基础上出现肾脏受累的表现即应怀疑本病。注意与其他原发性、继发性和先天性肾脏疾病相鉴别，结合原发病、药物应用情况、实验室检查及肾脏病理来综合性分析判断。

【治疗】

1. 原发病相关性肾损害及继发肾淀粉样变的治疗　①应积极治疗原发病，抑制炎症反应，阻止淀粉样蛋白在肾脏的沉积；②生物制剂：依那西普和英夫利西单抗可拮抗 TNF-α，不仅改善发热、关节炎症状，还能抑制肝细胞产生 SAA 前体、减低

TNF-α 刺激肾小球基底膜炎症反应及淀粉样蛋白在肾脏的沉积，延缓肾损害的发展；随着医学研究的深入，应用 IL-6 受体拮抗剂托珠单抗治疗继发性肾脏淀粉样变也有成功的报道。

2. 药物性肾损害　除停用损害肾脏的药物外，可给予糖皮质激素治疗。此外，在发生严重肾损害时可进行血液净化治疗。

【预后】

JIA 肾脏损害一般不严重，但是也有病情进展快、预后较差的报道。对于 JIA 合并巨噬细胞活化综合征的患者出现严重肾脏损害时往往提示预后不良。有报道 JIA 合并肾淀粉样变后预后差，平均随访 15.4 年，有 42% 的死亡率，而单用激素比抗风湿治疗及细胞毒性药物治疗的死亡率更高。

十、ANCA 相关性血管炎肾损伤

抗中性粒细胞胞质抗体（antineutrophil cytoplasmic autoantibody，ANCA）相关性血管炎（ANCA associated vasculitis，AAV）是一组以小血管壁的炎症及纤维素样坏死为主要表现的自身免疫性疾病，主要包括肉芽肿性多血管炎（granulomatosis with polyangiitis，GPA）［既往称为 Wegener 肉芽肿（Wegener's granulomatosis，WG）］、显微镜下多血管炎（microscopic polyangiitis，MPA）、变应性肉芽肿性血管炎（Churg-Strauss syndrome，CSS）等。

【流行病学】

近年来，随着对 AAV 的重视，本病的检出率有逐年上升趋势，在儿童，WG 少见，年发病率不到 1/2 000 000，男女比例相近；CSS 发病率为 3/1 000 000，男女发病无差异，任何年龄均可发生。AAV 常累及全身多个器官和系统，以肾脏受累最常见，文献报道累及率约为 80%，随各病种不同而有所不同，MPA 的肾脏损害率高于 WG，表现为寡免疫复合物新月体肾炎；肾脏一旦受累，通常出现急进性、不可逆转的肾衰竭。

【免疫学特征】

1. 血清 ANCA 阳性，其抗原为髓过氧化物酶（myeloperoxidase，MPO）或蛋白酶 3（proteinase 3，PR3）。抗溶酶体膜蛋白 2（lysosomal membrane protein-2，LAMP-2）抗体是新近发现的 ANCA 的一种，与 AASV 高度相关。

2. ANCA 的直接致病作用及引发的细胞免疫、体液免疫、补体旁路激活均参与肾脏损伤。肾脏病理主要为寡免疫性坏死性新月体肾炎。

【免疫病理】

光镜下可见局灶节段性肾小球毛细血管祥坏死,基底膜断裂,新月体形成,包曼氏囊壁粘连、破裂,肾小球周围可伴有多核巨细胞。约40%患者可表现为新月体肾炎。肾活检标本内的病变常具有新旧不等的特性,如肾小球节段性纤维素样坏死、细胞性和纤维性新月体和肾小球硬化等同时存在;20%~50%可同时伴有肾小球以外的肾小动脉纤维素样坏死。肾间质可见程度、范围不等的淋巴单核细胞及浆细胞浸润,部分GPA和CSS患者的肾间质可见到上皮样细胞、多核巨细胞形成以血管为中心的肉芽肿样病变,CSS者常见嗜酸性粒细胞浸润。晚期呈现间质纤维化和小管萎缩。免疫荧光和电镜检查一般无免疫复合物或电子致密物沉积,或仅呈微量沉积。

【发病机制】

AAV的发病机制尚不明确。目前认为主要与ANCA相关,其抗原主要是MPO及PR3,其发病机制主要有:

1. **ANCA的直接致病作用**　当ANCA与致敏的中性粒细胞及单核细胞结合,则通过以下方式导致免疫病理损伤:①增加中性粒细胞对血管壁的黏附性和穿透力;②被激活的中性粒细胞可在短时间内释放大量具有细胞毒性的超氧化物和蛋白水解酶,直接损伤血管内皮细胞。

2. **细胞免疫**　T细胞处于持续活化状态,Th1和Th2细胞平衡失调,分泌IL-17的Th17细胞增多,调节T细胞功能受损,特异性CD4效应记忆T细胞(CD4$^+$Tem)增多,其介导的免疫反应是小血管炎或肾小球肾炎的主要效应途径。

3. **体液免疫**　有研究显示AASV患者体内幼稚B细胞表达的CD19数量比正常人少了近20%,其记忆性B细胞的CD19数量是正常人的2~4倍,提示在AASV患者体内存在自身免疫性B细胞的活化和B细胞免疫耐受的缺失。特别是新近发现抗LAMP-2抗体在AAV患者中有较高的阳性率,为80%~91%,是抗MPO和抗PR3抗体的2倍;作为ANCA的抗体之一,其免疫表位与某些细菌的Ⅰ型菌毛蛋白H(FimH)具有同源性,可产生分子模拟效应,通过交叉免疫反应导致肾损害,从而也证实细菌感染可以诱发AAV。此外,研究显示在ANCA阴性的AAV患者中抗LAMP-2抗体的阳性率仍很高,约88%进一步说明抗LAMP-2抗体与AAV发病高度相关。

4. **补体**　多种研究都提示补体旁路激活途径在ANCA阳性小血管炎中起重要作用,例如MPO-ANCA相关性小血管炎的鼠模型中,缺乏B因子和C5则不会发生血管炎表现,而缺乏C4则会发生血管炎,从而证实了补体旁路激活途径在其发病机制中的作用。

【临床表现】

由于AAV为多脏器受累的系统性疾病,其临床表现复杂多样,特别是在疾病的早期,许多患者以发热、消瘦、乏力等非特异性表现为主,使得临床诊断比较困难。

肾脏受累是AAV最常受累的器官,活动期多表现为血尿、蛋白尿,可达肾病水平,肾功能受累比较常见,半数以上的病例表现为急进性肾小球肾炎,甚至部分病例起病隐匿,发现时已经为慢性肾衰竭。

肾外最常受累的器官为肺脏,表现为咳嗽、喘息,甚至大咯血危及生命,WG还常出现鼻窦炎、鼻出血、中耳炎等。

【实验室检查】

1. **尿常规**　可见蛋白尿、血尿。

2. **血常规**　常存在正细胞、正色素性贫血,白细胞、血小板、血沉及血清C反应蛋白升高,CSS可有高嗜酸细胞血症。

3. **免疫学检查**　ANCA阳性(包括MPO、PR3及LAMP-2);血C3水平多正常或轻度降低。

4. **影像学检查**　胸部X射线或CT可表现异常,如单发或多发结节、磨玻璃样浸润影或空洞。

【诊断及鉴别诊断】

ANCA血清学检查对该病的诊断和疾病的活动度判断具有重要参考价值,如果将间接免疫荧光和酶联免疫吸附法结合起来进行检测,且c-ANCA和PR3合并阳性,或者p-ANCA和MPO合并阳性则诊断本病特异性达到99%。但要注意,ANCA阴性并不能除外AAV,而肾活检是确诊AAV的重要途径,如果见到典型的寡免疫沉积性小血管炎病变,如以小血管为中心的肉芽肿形成、小血管局灶节段性纤维素样坏死则可以确诊。

诊断AAV要注意鉴别继发性血管炎,如药物相关性。

【治疗】

1. **活动期诱导缓解**　常用糖皮质激素联合环磷酰胺治疗,泼尼松1mg/(kg·d)服用4~6周,12周内渐减量到10~20mg/d。也可联合甲氨蝶呤

（MTX）诱导缓解。近年来研究显示生物制剂如利妥昔单抗（RTX）也具有与环磷酰胺（CTX）类似的疗效；吗替麦考酚酯作为一个新型的免疫抑制剂，也获得一些令人期待的效果。出现严重肾脏损害时，则主张使用血浆置换、静脉免疫球蛋白以及甲泼尼龙冲击治疗，尤其是血浆置换降低了进展到慢性肾衰竭的风险。难治性病例可试用生物制剂，如RTX、英夫利昔单抗等。

2. **维持缓解治疗** 小剂量激素联合免疫抑制剂。小剂量激素成人建议≤10mg/d，免疫抑制剂包括CTX、MTX、硫唑嘌呤、MMF及来氟米特等。

3. **复发的治疗** 在病情出现小的波动时，可适当增加糖皮质激素和免疫抑制剂的剂量；而病情出现大的反复时，则需要重新开始诱导缓解治疗。

【预后】

在现有免疫抑制治疗的基础上，1~3年内死亡率高达15%，3年进入透析者为15%，5年死亡率高达35%，远远高于其他自身免疫性疾病。而在诊断时即需要透析是1年内死亡的主要高危因素。

十一、Goodpasture 综合征

Goodpasture综合征（Goodpasture syndrome）又称抗肾小球基底膜病（glomerular basement membrane，GBM），是一种少见的、可危及生命的自身免疫疾病。1919年Goodpasture首次报道该病，它是由抗GBM抗体所导致的肾小球和肺泡基底膜的严重损伤，临床表现为急进性肾小球肾炎、肺出血和血清抗GBM抗体阳性的三联症。病变局限在肾脏时称为抗肾小球基底膜肾小球肾炎。

【流行病学】

Goodpasture综合征是一组少见的自身免疫性疾病，发病率为每年（0.5~1）/1 000 000人，占肾小球肾炎的1%~5%，占新月体肾炎的10%~20%。本病好发于欧洲人种。男性多于女性，男女比约为2:1~9:1。此病各个年龄段均可发病，其中35岁和60岁左右为两个发病高峰，前一高峰以男性发病为主，后一高峰以女性为主。

【免疫学特征】

1. 感染等因素诱发基底膜Ⅳ型胶原α3链［α3（Ⅳ）］NC1结构域暴露，产生自身抗体，形成原位免疫复合物，激活补体，引起肾脏、肺的免疫损伤。

2. 血中抗GBM抗体阳性，主要是以IgG1或IgG4为主；可伴有血清ANCA阳性。

3. 肾脏免疫荧光镜检IgG沿GBM呈线状沉积。

【免疫病理】

主要累及肾脏和肺部。肾脏病理光镜下急性期可见肾小球系膜细胞和基质轻度节段性增生，伴白细胞浸润和节段性纤维素样坏死，基底膜断裂，细胞性新月体形成，多为处于同一时期的大新月体，其均一性是该病的重要特征；慢性期为肾小球硬化及纤维性新月体形成，肾间质灶状淋巴单核细胞浸润及纤维化，肾小管上皮细胞变性、灶状萎缩及坏死；小动脉和小静脉无特殊改变。免疫荧光检查可见IgG沿GBM呈线状沉积，60%~70%的患者伴C3沿毛细血管壁线样或颗粒样沉积。部分患者远曲小管基底膜上IgG阳性。电镜上未见明显电子致密物沉积。

【发病机制】

α3（Ⅳ）NC1结构域是Goodpasture的自身抗原，在生理条件下该抗原隐匿在基底膜Ⅳ胶原的非胶原区中，各种诱发因素（如病毒、细菌、毒素、肿瘤、免疫遗传因素等）可使该抗原决定簇暴露，自身抗GBM抗体出现，主要是IgG1或IgG4为主，形成原位免疫复合物引发免疫炎症反应。此外，有研究显示细胞免疫如CD4$^+$、CD8$^+$的T细胞的活化在机体对α3（Ⅳ）NC1的自身免疫反应中起作用。另外，HLAⅡ类分子也与疾病易感性密切相关，现已发现HLA-DRBI 1501和DRBI 1502区域与Goodpasture综合征发病具有相关性，据一项对高加索人种的报道，70%~80%的患者中出现DRB1*15抗原。

【临床表现】

20%~60%的患者起病前有上呼吸道感染或流感样症状，病程中常有疲乏、无力、体重下降等非特异表现。

肾脏是最主要的受累器官，临床表现轻重不一。多数为急进性肾小球肾炎，临床表现为血尿、蛋白尿、水肿、少尿、高血压，伴进行性肾功能下降，部分患者可表现为大量蛋白尿，甚至肾病综合征水平的蛋白尿。如早期未给予适当治疗，多数患者1年内进入终末期肾脏病。抗GBM抗体滴度低时肾脏损害轻，肾功能可始终保持正常，预后相对较好。

肺脏是另一个主要受累的器官，表现为轻重不一的肺出血。约49%的患者以咯血为首发症状，同时可伴气促、咳嗽喘息、呼吸困难，严重者可因窒

息危及生命。部分轻者表现为亚临床的肺出血,诊断需依赖胸部 CT 及血气监测。

【实验室检查】

1. **血常规**　多数患者可存在小细胞、低色素性贫血,其贫血程度与肺部出血程度一致。半数患者白细胞超过 10×10^9/L。

2. **尿常规**　可见不同程度的血尿、蛋白尿,部分可为大量蛋白尿。尿沉渣镜检可见红细胞管型、颗粒管型。

3. **肾功能**　血尿素氮和血肌酐进行性增高,肌酐清除率进行性降低。

4. **痰液检查**　可见具有含铁血黄素颗粒的巨噬细胞。

5. **免疫学检查**　抗 GBM 抗体阳性,Coombs 试验阴性。近 1/3 的患者可有血清 ANCA 阳性。

【诊断及鉴别诊断】

依据典型的肺出血和急进性肾炎综合征,结合可靠的血清学检查结果即可诊断。肾组织活检对明确诊断、判断病情及评估预后有重要意义,应创造条件及早检测。

该病需与以肺出血合并肾小球肾炎为主要表现的多种疾病相鉴别,如 ANCA 相关性系统性血管炎、系统性红斑狼疮、抗磷脂抗体综合征、韦格纳肉芽肿病、过敏性紫癜性肾炎、血栓微血管病、急性肾炎伴左心衰竭、特发性肺含铁血黄素沉着症等。

【治疗】

1. **一般治疗**　包括维持水电解质平衡、纠正严重贫血、积极处理少尿、控制高血压等。

2. **免疫治疗**　①血浆置换:每天应用新鲜冰冻血浆或 5% 白蛋白作为置换液,将患者血浆置换出,至少 14 天或直到抗 GBM 抗体阴性。②免疫抑制剂:大剂量糖皮质激素联合环磷酰胺治疗。甲泼尼龙 7~15mg/(kg·d),最大剂量不超过 1.0g,连续 3 天,序贯口服泼尼松 1mg/(kg·d) 4 周,然后逐渐减量,疗程 6 个月;环磷酰胺口服 1.5~2mg/(kg·d) 2~3 个月,或静脉滴注,每次 8~10mg/kg,每 2 周连用 2 天,至总量 150mg/kg,需定期监测血白细胞和肝功能。

3. **其他**　可同时服用 ACEI 或 ARB 减轻活化的肾素及血管紧张素对肾脏的损害。

【预后】

本病若没有给予及时治疗,患者多进展至终末期肾衰竭。经血浆置换和强化免疫治疗后,预后得到明显改善。存在以下因素时预示预后不良:临床出现少尿、无尿;血肌酐>600μmol/L;肾活检中超过 85% 的肾小球有大新月体形成;诊断时抗 GBM 抗体滴度越高,预示预后越差;同时合并 ANCA 阳性时,因常累及肾外、肺外器官,且肾脏、肺脏病情容易反复,相对单纯抗 GBM 抗体阳性的 Goodpasture 综合征预后差。

十二、乙型肝炎病毒相关肾炎

乙型肝炎病毒相关性肾炎(hepatitis B virus associated glomerulonephritis,HBV-GN)是乙型肝炎病毒通过免疫反应形成免疫复合物或直接侵袭肾脏而引起的肾小球肾炎;是我国儿童常见的继发性肾小球疾病之一,也是儿童期膜性肾病的主要病因。临床多表现为蛋白尿伴血尿、肾病综合征或肾炎综合征。伴随普遍接种疫苗,HBV-GN 的患病率趋于降低,但仍有一些病例可至终末期肾病。预后取决于蛋白尿的缓解和 HBeAg 的清除。

【流行病学】

HBV-GN 的发病率大致与 HBV 感染率高低相平行。全世界大约有 4 亿人口感染 HBV,16% 的感染者存在肝外表现,其中肾小球肾炎占 3%。我国为 HBV 感染高发地区,HBsAg 携带率可达 10%~20%,若以 HBV-DNA 阳性为 HBV 感染的指标,我国 HBV 感染率要高于目前估计。

儿童 HBV-GN 发病率明显高于成人。但收集全国 20 家医院儿童肾脏活检结果,HBVGN 占肾脏活检儿童的 8.7%。中华医学会儿科学分会肾脏病学组 1982 年统计:全国 20 省市 105 家医院儿童肾脏病住院患者,HBsAg 阳性占 21.7%,各地差异较大,以中南地区最高,达 39.2%。

乙肝疫苗接种影响:受乙肝疫苗接种率升高的影响,HBV-GN 的发生率也呈逐渐降低趋势,占肾脏活检儿童的比例也降至 5% 以下。

【免疫学特征】

HBV-GN 病理类型有膜性肾病(MN)、膜增生性肾小球肾炎(MPGN)和系膜增生性肾小球肾炎(MsPGN),儿童患者以 MN 多见。肾病变病理类型与 HBV 血清标志组成的相关性有限。

细胞病毒感染导致细胞病变、特异性免疫复合物沉积和肾组织中病毒诱导的细胞因子或介质致病是主要机制的 4 个方面,其中,以特异性免疫复合物损伤最重要。

预后与蛋白尿缓解和 HBeAg 清除有关。

【免疫病理】

儿童 HBV-GN 的病理改变以膜性肾病为特征，膜增生性肾小球肾炎是次常见的病理改变，其他病理类型少见，与成人 HBV-GN 病理多样性有区别。

与原发性膜性肾病不同，HBV-GN 的膜性肾病为"非典型膜性肾病"，常伴一定程度系膜增生，肾小球基底膜增厚呈链环状，但钉突不显著。沉积物除 C3、IgG 外，IgM、IgA、C4 及 Clq 也可见，呈"满堂亮"现象，沉积呈颗粒样沿毛细血管祥分布，也可见于系膜区。

肾组织中 HBV 抗原沉积：HBV 标志中以 HBsAg 和 HBcAg 总检出率最高。各项阳性率分别是 HBsAg 为 11.8%~100%，HBcAg 为 33.3%~100%，HBeAg 为 26.7%~88.2%。HBV-DNA 在肾小球内系膜细胞、内皮细胞、上皮细胞、肾小管、肾间质和血管均有不同程度的分布。

【发病机制】

确切发病机制目前尚不明确。研究热点如下：

HBV 抗原与相应的抗体结合形成免疫复合物沉积于肾组织是其主要发病机制。在肾切片上 HBV 抗原的分布与免疫球蛋白及补体分布相同，免疫荧光双重染色或免疫电镜双标记也证实这些成分确在肾小球同一位点上。肾组织洗脱液中可找到抗 HBe 抗体及抗 HBs 抗体，以及补体结合试验证实补体能被结合到乙型肝炎病毒（ItBV）抗原与 IgG 沉积的部位上。这些现象为免疫复合物致病提供了依据。介导 HBV-GN 的免疫复合物可以是 HBsAg、HBcAg 和 HBeAg 抗原抗体复合物中的一种或几种。机体对 HBV 相关抗原免疫应答不同决定了免疫复合物在肾小球中的沉积类型、方式和部位不同，因而有类型不同肾脏病理表型。HBsAg 介导的免疫复合物分子量较大，且难以解离，而循环免疫复合物与肾小球基底膜板层内侧有较强亲和力，故多沉积于肾小球基底膜内皮下和系膜区，诱发膜增生肾小球肾炎。HBeAg 分子量较小，且 HBeAg 相关性免疫复合物在血液中可以暂时解离，故 HBeAg 容易直接穿过肾小球基底膜种植于上皮下，与循环中的相应抗体在上皮下结合，形成原位免疫复合物，诱发膜性肾病。

HBV 直接侵犯肾组织引起持续细胞免疫损伤亦可能是发病机制之一。原位分子杂交和 PCR 检测证实患者肾组织中存在 HBV-DNA 及完整的 HBV 颗粒。同时发现，HBV 血清型和基因型之间的关系决定了与 HBV-GN 的机制和患者种族的差异性。HBV 基因突变（氨基酸替换）可影响 HBV 感染细胞间生物学行为和改变免疫应答，促进 HBsAg 在肾小球上皮细胞受体的原位植入而触发 HBV-GN。在固有免疫防御病毒感染机制中，宿主迅速形成的被称为多蛋白复合体炎性小体（inflammasomes）是非常关键的环节。HBV 持续感染导致病毒在肾组织细胞内持续复制，后者加强了细胞质 DNA 诱导黑色素瘤缺乏因子 2（absent in melanoma 2，AIM2）低聚化，触发 AIM2 炎性小体的形成。后者激活半胱氨酸蛋白酶 -1（Caspase-1），促使无活性的 pro-IL1β 和 pro-IL18 转换为活化促炎因子 IL-1β 和 IL-18。临床研究发现 HBV-GN 的肾组织中 AIM2 水平明显升高，且与 HBV-GN 的炎症过程明确相关。

免疫防御功能缺陷和遗传易感性在 HBV-GN 的发病中也具有一定作用。目前，已经发现基因多态性与 HBv-GN 的发病密切相关，基因 HLA DQBl*0603 和 HLA DQB1*0303 的阳性为 HBV-GN 基因易感型。

HBV 可直接侵犯淋巴细胞及单核细胞，从而引起免疫功能紊乱。HBV 在肝细胞内繁殖，使自身抗原成分改变，后者随肝细胞破坏而释放入血，如此即能导致自身免疫。HBV 感染后体内出现多种自身抗体，如抗 DNA、抗细胞骨架成分及抗肝细胞膜脂蛋白抗体，这些自身抗体或参与了肾损害的进程。

【临床表现】

HBV-GN 的临床表现复杂多样，可有肾小球疾病的各种临床表现，与病理类型存在相对关联。其临床表现与相同病理类型的原发性肾小球肾炎相似。以儿童和青少年多见，多在 2~12 岁发病，平均年龄为 6 岁，男童显著多于女童。临床大多表现为肾病综合征，有些表现为非肾病范围的蛋白尿和镜下血尿。肉眼血尿、高血压和肾功能不全较少。大多无肝脏病症状，有近半数患者谷丙转氨酶升高。约半数患者 C3 降低，但下降程度较轻。

【实验室检查】

尿液检查可出现血尿及蛋白尿、管型尿。

血液检查往往有白蛋白下降，胆固醇增高，谷丙转氨酶及谷草转氨酶可升高或正常，血浆蛋白电泳 α_2 及 β 球蛋白升高，γ 球蛋白则往往正常。

乙肝血清学标志物检查：约 3/4 患者为 HBsAg、HBeAg、HBcAb 阳性，其余为 HBsAg、HBeAb 和

HBcAb 阳性,个别为 HBsAg 或 HBsAg 伴 HBeAg 阳性,少见血清 3 种抗原均阴性而肾脏仍可发现 HBV 抗原沉积的病例。部分患者血 HBV-DNA 阳性。

免疫学检查可有低补体血症和冷球蛋白血症,50% 患者血中补体含量降低,血 IgG、IgA 增高。血中循环免疫复合物阳性。

肾活检及肾病理不仅是确定 HBV-GN 诊断的最终手段,也是诊断 HBV-GN 的必备条件。

1. **肾病理** 肾脏病理类型呈多样化,最常见的是 MN,其次为 MPGN、MsPGN、局灶节段性系膜增生或局灶节段硬化性肾小球肾炎及 IgA 肾病等。

2. **肾组织活检** 在肾组织切片中检测到 HBV 抗原阳性,并排除狼疮性肾炎、特发性膜性肾病等疾病后,即可作出 HBV-GN 的诊断。免疫荧光检查发现在肾小球毛细血管袢及系膜区,可见 HBsAg、IgM、IgG、C3 的沉积。电镜检查可发现病毒样颗粒和管状网状包涵物,提示本病与病毒感染有关。

3. **肾小球乙型肝炎病毒抗原染色** 各种病理类型的乙型肝炎相关肾炎肾活检标本中全部为 HBsAg 染色阳性。

【诊断及鉴别诊断】

确诊仍依赖肾活检。诊断依据包括:

1. 血清 HBV 标志物阳性。大多数为 HBsAg、HBeAg 和 HBcAb 同时阳性,少数为 HBsAg、HBeAb 和 HBcAb 同时阳性,个别血清 HBsAg 阴性,但 HBV-DNA 阳性。

2. 肾小球中有 1 种或多种 HBV 抗原沉积。

3. 肾脏病理改变。绝大多数为膜性肾炎,少数为膜增生性肾小球肾炎和系膜增生性肾小球肾炎。

4. 除外其他肾小球疾病,如狼疮性肾炎、特发性膜性肾病、急性链球菌感染后肾炎等。

确诊条件:①同时具备上述第 1、2 和 3 条依据;或②同时具备上述第 1、2 条依据,并且第 4 条依据中为膜性肾病;或③血清乙肝病毒标志物阴性但具备上述第 2 和 3 条。

【治疗】

1. **一般治疗** 由于儿童乙型肝炎病毒相关性肾炎有一定的自发缓解倾向,轻症患者采用利尿消肿、抗凝等一般对症治疗也有可能获得缓解。

2. **抗病毒治疗** 是儿童乙型肝炎病毒相关性肾炎的主要治疗方法:抗病毒治疗适合血清 HBV-DNA $\geq 10^5$ 拷贝 /ml,HBeAg 阴性者血清 HBV-DNA $\geq 10^4$ 拷贝 /ml,伴血清 ALT 上升超过正常上限的 2 倍患者。存在大量蛋白尿,血清 ALT 水平在正常上限的 2 倍内,但 HBV-DNA $\geq 10^5$ 拷贝 /ml 也可考虑抗病毒治疗。

(1)重组干扰素

1)疗效的预测因素:有下列因素者常可取得较好的抗病毒应答。①治疗前谷丙转氨酶水平高;②HBV-DNA $< 2 \times 10^8$ 拷贝 /ml;③女性;④病程短;⑤非垂直传播;⑥治疗依从性好。其中治疗前 HBV-DNA、谷丙转氨酶水平及患者的性别是预测疗效的主要因素。

2)监测和随访:治疗前应检查肝肾功能、血常规、血糖、甲状腺功能、尿常规和尿蛋白定量,血清病毒学指标包括 HBV-DNA 基线水平;开始治疗后应定期检查上述指标,定期评估精神状态,直至治疗结束。

3)治疗剂量和疗程:儿童推荐剂量为每次 3~6mU/m² (≤ 10mU/m²),每周皮下或肌内注射 3 次,疗程至少 3 个月。高剂量、长时间(12 个月)治疗效果好于普通剂量。

4)注意相关的不良反应,及时调整药物使用。

(2)拉米夫定:适用于不耐受或不愿意干扰素注射治疗的儿童 HBV-GN。拉米夫定治疗儿童慢性乙型肝炎的疗效与成人相似,安全性良好,每日口服 3mg/kg 可明显抑制 HBV-DNA 水平。HBeAg 血清学转换率随治疗时间延长而提高。拉米夫定治疗 HBV-GN 的资料多来源于成人患者,儿童主要为少量病例报道。

1)监测和随访:治疗前应检查血常规、肝肾功能、磷酸肌酸激酶、尿常规和尿蛋白定量,血清病毒学指标包括 HBV-DNA 基线水平;开始治疗后应定期完成上述检验。用药 1 年以上需了解 HBV 多聚酶基因 YMDD 氨基酸序列(酪氨酸 - 蛋氨酸 - 天冬氨酸 - 天冬氨酸)中有无核酸变异。

2)治疗剂量和疗程:儿童每日 3mg/kg 拉米夫定一次顿服,疗程至少 1 年。无论治疗前 HBeAg 阳性或阴性患者,于治疗 1 年时仍可检测到 HBV-DNA,或 HBV-DNA 下降不到 2 个数量级者,可先重叠用药 1~3 个月,仍无效应改用其他抗病毒药治疗。

(3)免疫调节治疗

1)糖皮质激素治疗:儿童 HBV-GN 应以抗病

毒治疗为主,在抗病毒治疗同时应慎用糖皮质激素,不推荐单用糖皮质激素治疗。糖皮质激素治疗 HBV-GN 疗效有争议。后设计分析提示糖皮质激素对肾病并不能带来额外效益,且有增加 HBV 复制的风险。仅在抗病毒治疗疗效欠佳或病理为 MPGN 时,谨慎考虑抗病毒治疗的基础上加用糖皮质激素治疗。

2)细胞毒性药物:存在激活 HBV 的潜在风险,对表现为膜性肾病儿童患者不推荐应用。成人在抗病毒治疗基础上应用拉米夫定和吗替麦考酚酯或来氟米特治疗 HBV-MPGN 安全有效,但不推荐单用此类药物。

3)胸腺素:可提高 HBeAg 血清学转换率。单独使用时 HBeAg 血清学转换率可达 31%,对 HBeAb 阳性者 HBV-DNA 阴转率可达 29.4%。胸腺素 α_1 与 IFN-α 合用,可提高 HBeAg 血清学转换率。但有关儿童报道不多,且价格昂贵,应谨慎使用。

【预后】

多数情况下病程呈良性经过,大多数经治疗后缓解或自然缓解,仅有少数患者发展为终末期肾衰竭。其肝脏、肾脏损害的程度、乙肝病毒复制的情况等因素与预后有关。肾脏病理表现为膜增生性肾小球肾炎以及病毒持续性复制者预后差。

十三、肾小管间质性肾炎

肾小管间质性肾炎(tubulointerstitial nephritis,TIN)是一种以肾小管及间质损伤为主的炎症性肾脏疾病,简称间质性肾炎(interstitial nephritis,IN)。临床上可分为急性间质性肾炎(acute interstitial nephritis,AIN)和慢性间质性肾炎(chronic interstitial nephritis,CIN)。广义上的 TIN 包括:急性肾小管坏死、梗阻性尿路病、肾盂肾炎、肾小球疾病伴发的肾小管间质肾炎。

【流行病学】

小儿 AIN 以感染和药物引起者为主,据报道小儿 AIN 占急性肾衰竭(acute renal failure,ARF)的 5%~7%,成人 AIN 占全部肾活检的 1%~3%、占 ARF 的 15%~27%。但不论小儿及成人,其发病率可能被低估,因为许多 ARF 患者在可疑的病因去除后自发恢复,错过肾活检的时机,未能明确诊断。肾小管间质性肾炎-眼葡萄膜炎(tubulointerstitial nephritis with uveitis,TINU)是一种特殊类型的 TIN,女男之比为 3:1~1:1,好发年龄<20 岁,有报道小儿 AIN 中 4.3%~33% 有眼葡萄膜炎,而葡萄膜炎患者中 8% 有 TIN,且双侧病变者占 77%。

儿童 CIN 主要原因为梗阻性尿路病、反流性肾病和遗传性因素,其他原因导致的 CIN 仅占儿童慢性肾衰竭的 2%~4%,此外,CIN 在移植性肾病中占重要地位。

【免疫学特征】

T 细胞免疫为主的免疫炎症损伤,少数有体液免疫参与。

药物相关性 AIN 发病常于服药后 10 天左右出现,可表现为皮疹、发热、嗜酸性粒细胞增多及血 IgE 升高的全身过敏反应,尿中嗜酸性粒细胞增多。

特发性 AIN 与眼葡萄膜炎相关。

【免疫病理】

AIN 的病理特点主要是光镜下可见肾间质水肿,局灶或弥漫性炎细胞浸润,包括淋巴细胞、单核巨噬细胞、嗜酸性粒细胞及浆细胞。不同的病因其浸润的主要细胞稍有不同,如细菌感染时以中性粒细胞为主,药物性 AIN 可见较多嗜酸性粒细胞。肾小管亦可有不同程度退行性变,可见刷状缘脱落,细胞扁平,上皮细胞脱落,甚至基底膜断裂,偶可伴有上皮小灶状坏死及再生。肾小球及血管正常或病变较轻。免疫荧光镜下:大部分患者为阴性,部分可见 IgG、C3 沿肾小管基底膜呈线样沉积,少部分为颗粒状沉积。电镜下:肾小管上皮细胞线粒体损伤,胞质空泡变性,粗面内质网扩张。晚期主要表现为肾小管萎缩及间质纤维化。

CIN 主要表现为小管间质纤维化伴淋巴细胞浸润、小管萎缩,肾小管基底膜(tubular basement membrane,TBM)增厚,也可见肾小球硬化、萎缩及球周纤维化,肾小管内压高者(梗阻、反流)可见管腔扩张。

【发病机制】

主要为 T 细胞介导的免疫炎症反应,少数患者肾小管间质免疫球蛋白及补体颗粒状或线性沉积提示体液免疫参与其中。其抗原成分可以是自身抗原如肾小管间质固有靶抗原成分,如肾小管间质肾炎抗原、近端小管刷状缘及 TH 蛋白,或外来抗原如病原微生物、药物、毒物或其中部分具有抗原性或半抗原性,通过以下机制:①类似于 TBM 或间质抗原引起交叉免疫反应;②作为半抗原结合到 TBM 而成为全抗原,导致机体抗 TBM 抗体形成;③通过电荷等机制结合到 TBM 或沉积在间质,并经肾小管间质细胞加工表达于细胞表面,再经巨噬细胞、树突状细胞加工呈递给 T 细胞,导致一系列免疫性炎症反应;④形成循环 IC 沉积在间质(电荷或 Fc);⑤毒物损伤肾脏使肾小管自身抗原暴露。

此外,细菌或其毒素、病毒以及毒性物质直接侵袭肾脏导致肾实质损伤,毒物可造成全身循环障碍(低灌注)、溶血、横纹肌溶解、结晶等阻塞肾小管。

【临床表现】

1. **AIN**　缺乏特异性,轻重不一。可表现为尿常规异常如血尿(可见肉眼血尿)、蛋白尿、白细胞尿及管型,肾小管功能障碍如糖尿、氨基酸尿、尿酸化功能减退、低渗尿,失钠性肾病及排钾障碍等,严重者急性肾衰竭(非少尿型多见)。

不同病因其表现略有差异。①药物相关性AIN:其特点为服药至发病间隔多数在 10 天左右,非类固醇药物引起者可数月;血压常正常,水肿不明显;部分患者表现为发热、皮疹及外周血嗜酸性粒细胞升高的三联症,还可有腰痛、关节痛、淋巴结肿大及肝炎等。非类固醇药物引起者可合并肾病综合征。②感染相关性 AIN:病初有发热,有与感染有关的其他症状,临床最常表现为进行性肾功能不全(少尿或非少尿型),外周血、尿及病理中嗜酸性粒细胞少见,无全身过敏表现,感染控制后可以缓解。③特发性 AIN:患者眼部有虹膜、睫状体、脉络膜的炎症,表现为眼红、痛、畏光、视力下降等,其他还可有发热、体重下降,肾衰竭可自发缓解。

2. **CIN**　潜隐起病,早期可有多饮多尿、夜尿、体重下降、乏力,疾病后期可出现高血压、贫血、肾性骨病等慢性肾衰竭表现。

【实验室检查】

1. **尿液相关检查**　蛋白尿多数较轻,低分子蛋白尿为主;白细胞尿(可见嗜酸性粒细胞)及管型;血尿;糖尿、磷尿、氨基酸尿、重碳酸盐尿及低比重尿等。

2. **血液相关检查**　可有贫血,嗜酸性粒细胞增多、血 IgE 升高,但中性粒细胞升高较少见,仅在局部存在感染灶或有严重组织坏死时出现。还可有电解质、酸碱平衡紊乱等肾小管功能受损表现,肾衰竭时肌酐、尿素氮升高,可有肝功能损伤。

3. **肾脏活检病理**　是诊断 TIN 的金标准。

【诊断及鉴别诊断】

对有造成 TIN 之病因存在,发生肾功能减退、肾小管功能障碍者应高度怀疑本病,确诊有赖于肾活检病理诊断。临床上应注意与各种原因导致的急性肾衰竭鉴别,与各类肾脏病伴有的急性肾间质损伤病变相鉴别。

【治疗】

1. **去除病因**　药物相关者应即刻停用该药物,并避免应用与该药有交叉反应的同类药品;由感染引起者应积极治疗感染;由梗阻及反流等原因引起者应积极给予外科手术矫正。

2. **对症支持治疗**　纠正水、电解质及酸碱平衡紊乱,必要时行透析治疗。

3. **激素及免疫抑制剂的应用**　尚存在争议,有学者研究表明早期给予激素治疗可减少炎症浸润的数量及范围,降低随后的纤维化风险。推荐剂量为甲泼尼龙 250mg/d×3 天,口服 0.5~1mg/(kg·d),逐渐减量至 4~6 周。

4. **血液净化**　对于血肌酐明显升高的患者,要尽早采用透析治疗以维持内环境的稳定,抗肾小管基底膜抗体阳性的患者,可以考虑血浆置换。

5. **其他治疗**　尚有应用环磷酰胺、环孢素 A、吗替麦考酚酯、TNF-α 抑制剂等治疗 TIN 的报道。对于 CIN 的治疗主要是尽量延缓其肾衰竭的进程。

【预后】

儿童时期大多数 AIN 的患者预后较好,而病理损害较重或治疗不及时、治疗方法不当者,可遗留肾功能不全而造成永久性肾功能损害。对于各种原因引起的 CIN 则预后不佳,后期出现尿浓缩及酸化功能障碍、电解质紊乱、进行性肾间质纤维化,最终发生肾衰竭。

(黄建萍　王　硕　李建国　王燕然　陈朝英

都　娟　涂　娟　王文红)

第二节　免疫性心脏病

一、概述

固有免疫和适应性免疫均可介导心脏炎症反应。固有免疫细胞在正常心脏的解剖分布如下(图 6-1):占大多数的巨噬细胞围绕血管内皮细胞或分布于心肌细胞间质;肥大细胞、树突状细胞、B淋巴细胞及调节 T 淋巴细胞稀疏分布于心肌组织内;而中性粒细胞和单核细胞少见于非炎性变的心肌组织内。心肌损伤启动细胞级联反应时,首先激活心肌内正常存在的免疫细胞,同时募集多种白细胞进入损伤组织。人类心脏依靠天然免疫应答和适应性免疫应答来应对心肌组织损伤。

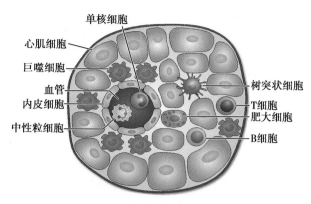

图 6-1 固有免疫细胞在正常心脏的解剖分布

心脏天然免疫应答能局限组织损伤及发挥免疫稳定功能。短期的天然免疫对心脏起保护作用，而持续或过度的免疫反应则放大炎症反应产生有害作用。在经典的固有免疫应答中，除中性粒细胞、单核细胞、巨噬细胞和树突状细胞外，心肌细胞及血管内皮细胞也参与其中。这些细胞通过自身表达的模式识别受体（PRRs）与病原体固有的病原相关分子模式（PAMPs）和产生于损伤或坏死细胞的内源性损伤相关分子模式（DAMPs）机制产生炎症反应。PAMPs 是外源性的微生物病原体的基本成分或产物，如脂多糖（LPS）、肽聚糖、脂磷壁酸等；而 DAMPs 是内源性的来自损伤或坏死的细胞，如缺血性心脏的心肌细胞。PRRs 识别 PAMPs 或 DAMPs 后，启动信号级联激活 NF-κB、激活蛋白 -1（AP-1）和干扰素调节因子（interferon regulatory factor，IRF）转录因子，后者进一步调节编码促炎细胞因子和干扰素的靶基因。PRRs 通过多蛋白复合体炎性小体激活半胱氨酸蛋白酶 -1（Caspase-1），促使无活性的 pro-IL1β 和 pro-IL18 转换为活化促炎因子 IL-1β 和 IL-18，激活天然免疫应答诱发心肌炎性反应，并进一步激活适应性免疫应答。心肌细胞表面存在 Toll 样受体（TLRs）等，多种 PRRs、PAMPs 或 DAMPs 激活 TLRs 信号转导通路促进细胞因子释放而加重炎症反应。在成年人类心脏组织上可检测到 10 种 TLRs 的 mRNAs 水平。TLRs 属于 I 型跨膜蛋白，相应的配体识别 TLRs 后募集下游的 MyD88、MaL、TRIF、TRAM 后激活 TLRs 信号通路。炎性小体在心肌缺血再灌注损伤和心肌梗死后的心室重塑中发挥重要作用。

在固有免疫细胞中，具有异质性的不同功能亚群单核巨噬细胞参与了心血管疾病的病理生理过程。正常情况下，心脏组织含有少量单核巨噬细胞。心肌梗死后受损心肌组织募集大量的外周循环单核细胞浸润到梗死区及其周围组织，以吞噬并清除死亡细胞和组织碎片，加快受损组织修复，改善心脏重构。但单核 - 巨噬细胞大量浸润引起的过度的、持续性炎症反应，又会造成缺血和再灌注损伤加重。单核细胞亚群异质性及功能多样性在小鼠心肌梗死等疾病模型得到证实。心肌梗死后 1~3 天，主要是 Ly6C+ 单核细胞趋化、浸润至受损心肌组织，发挥吞噬和酶解等作用，促进炎症反应；而心肌梗死后 4~7 天，主要是 Ly6C- 单核细胞募集到受损心肌，改善炎症反应、分泌血管内皮生长因子、促进血管生成和胶原形成。在不同条件下，由于受到不同诱导因素的刺激，巨噬细胞表现为局部环境依赖性的表型，发挥其促进或抑制炎症反应、抗微生物防御反应等作用。心肌梗死后参与炎症反应、损伤修复的巨噬细胞就像一把双刃剑，有利有弊，这恰恰也是在心肌梗死、缺血再灌注损伤的特定病理条件下，功能多样性的表现。树突状细胞作为最主要的抗原呈递细胞，通过 TLRs 等信号途径调节免疫应答，并将天然免疫应答与适应性免疫应答联系起来，启动了随后 T 淋巴细胞的活化而参与到宿主的炎性反应。本节将简述免疫机制在小儿心血管疾病发生发展中的作用。

二、心力衰竭

心力衰竭（heart failure，HF）是一种状况，是心脏不能泵出足够血量维持血流以满足人体需要的异常血流动力学综合征。是大多数小儿原发性心血管疾病的终末阶段，不仅危害健康，也是导致死亡的常见原因。引起小儿 HF 的病因主要为先天性心脏病、心肌炎和心肌病。

【流行病学】

由于造成 HF 的原因众多，实际发病率难以确定。<16 岁的儿童每年由于心肌病变新发的 HF 约占 0.87/100 000。住院死亡率在先天性心脏病患者中约为 4.7%，心肌病患者则占 25%。

【免疫学特征】

1. HF 发生发展的基本机制是心室重塑（ventricular remodeling）。心室重塑是一系列复杂的分子和细胞机制导致心肌结构、功能和表型的变化。除神经内分泌系统激活外，以细胞因子升高为标志的免疫激活和炎症反应起了重要作用。

2. 不依赖于造成 HF 的病因，共同的免疫机制参与心室重塑的形成，如心肌纤维化、肥厚及心肌细胞凋亡，从而造成心脏收缩和 / 或舒张功能降低。

【发病机制】

除了神经内分泌等病理生理由代偿到紊乱的伴随情况外，缺血、感染或自身免疫性炎症，以及负荷增加等潜在病理改变，通过模式识别方式激活固有免疫应答，或通过特异性识别抗原激活适应性免疫应答，在心肌细胞损伤后的心室重塑进程中具有重要的作用。

1. 受体（TLRs 和 NLRs）介导的固有免疫应答通路激活后，分泌的细胞因子和化学因子吸引中性粒细胞和促炎性巨噬细胞到心肌病变区域。中性粒细胞清除坏死细胞后进入凋亡阶段，而不同巨噬细胞亚群则进入增殖阶段，并刺激内皮细胞和心肌成纤维细胞生长，形成瘢痕。持续的过程导致更多细胞的凋亡和胶原交叉结合，最终导致心室扩大。这些重要细胞因子包括 TNF-α、TGF-β、IL-6 等，其作用除导致心室重塑外，还有负性肌力作用。

2. 心脏损伤后自身抗原可诱发自身免疫反应，分子模拟和交叉反应也起到重要作用。自身抗体通过负性变时作用和负性肌力作用影响心脏功能，还可诱导心肌细胞凋亡和激活补体。这些自身抗体包括抗 β_1 肾上腺素能受体抗体、抗线粒体抗体、抗肌球蛋白抗体、抗肌钙蛋白抗体、抗 Na-K-ATP 酶抗体等。

【临床表现】

1. **心肌功能障碍的表现**　心脏扩大，心动过速，心音低钝和脉搏弱。

2. **肺淤血的表现**　呼吸急促，肺部啰音和咳泡沫血痰。

3. **体循环淤血的表现**　肝脏增大，颈静脉怒张和水肿。

【实验室及影像学检查】

患者血清脑利钠肽显著增高，且随时间变化，其水平持续不下降常常意味着预后不良和需要心室辅助装置或心脏移植。影像学检查对心力衰竭的诊断至关重要。胸部 X 射线能明确心脏扩大和肺水肿。通过超声心动图检查，心功能参数无疑是评估心功能不全的重要依据。其中射血分数最常用，是反映心脏泵血功能的指标，左室射血分数低于 45% 为左室收缩功能不全。大多数心肌病的心室功能是降低的，但在限制性和肥厚型心肌病可正

常。近期，心脏 MRI 应用越来越多，除可用于发现结构异常外，还可评价心室容积及功能、心肌炎症和瘢痕 / 纤维化。

【诊断及鉴别诊断】

根据患者有基础心血管病的病史，有休息或运动时出现呼吸困难和乏力的症状，有心动过速、肺部啰音、外周水肿和肝脏肿大的体征，结合影像学检查可作出诊断。心力衰竭需要与心包积液、缩窄性心包炎、肝硬化腹水及肾性水肿等相鉴别。

【治疗】

1. **一般治疗**　包括休息、供氧、体位、维持水电解质平衡等。

2. **病因治疗**　先天性心脏病及时手术治疗，心肌病患者如能获得病因诊断可给予针对性治疗，如补充肉碱治疗肉碱缺乏性心肌病。

3. **药物治疗**　常规药物治疗包括正性肌力药、血管扩张剂、利尿剂等。

4. **非药物治疗**　体外膜氧合、心室辅助装置及心脏移植。

针对免疫机制相关的药物治疗还多处于临床研究阶段：

1. **细胞因子靶向药物**　TNF-α 可影响心肌收缩功能、诱发心肌细胞肥厚和凋亡等。因此，理论上 TNF-α 抑制剂具有潜在的治疗作用。但依那西普和英夫利昔单抗均因治疗组病死率和病残率的不良作用而提前中止试验。

2. **糖皮质激素活检**　证实病毒阴性的炎性心肌病患者使用泼尼松和硫唑嘌呤获得左室射血分数的显著改善，但无长期随访数据。

3. **免疫球蛋白**　虽然免疫球蛋白有免疫调节和中和自身抗体作用，在实际临床研究中，针对慢性心力衰竭患者效果并不明确。由于免疫球蛋白同时具有抗病毒作用，因此对于病毒诱发的炎性心肌病可能有效，相关研究还在进行中。

4. **免疫吸附和抗体中和**　相当一部分慢性心力衰竭患者存在自身抗体，免疫吸附和免疫球蛋白替代能减轻心肌炎性活动和改善心室功能，这也促使开展更大样本的研究。

【预后】

引起心力衰竭的病因不同而预后不一。针对小儿心力衰竭预后的研究较少。由于儿科心力衰竭的处理很多是根据成人方面的经验，因此尚无法对预后作出准确的判断。

三、病毒性心肌炎

急性病毒性心肌炎（acute viral myocarditis，AVM）是由病毒诱发的炎症性心肌疾病。患者常有前驱呼吸道或胃肠道病毒感染。临床表现可从无症状的心电图异常到暴发性心功能不全、恶性心律失常及心源性猝死。大部分患者预后良好，但一部分可发展至慢性炎症和扩张型心肌病（dilated cardiomyopathy，DCM），甚至危及生命。

【流行病学】

AVM 常见于儿童及青壮年。由于心肌炎诊断"金指标"——心内膜心肌活检（endomyocardial biopsy，EMB）在临床中难以广泛开展，所以实际发病率不能确定。在原因不明的非缺血性 DCM 成年患者中活检证实的心肌炎占 9%~16%，而儿童患者中约为 46%。主要病原为肠道病毒，特别是柯萨奇病毒 B，其次是腺病毒和细小病毒 B19。

【免疫学特征】

1. 常在呼吸道或消化道病毒感染后 1~3 周出现临床表现。

2. 早期病毒激活天然免疫反应直接损伤心肌，后期由多种抗心肌自身抗体引发自身免疫反应而致病。

3. 多数患者血清能检测出抗心肌自身抗体（抗 β 受体抗体、抗肌膜抗体、抗肌球蛋白抗体）。

【免疫病理】

典型改变是心肌间质增生、充血及水肿和炎症细胞浸润。炎症细胞以单核细胞为主；心肌细胞可有变性、溶解或坏死。病变如在心包下区则可合并心包炎。病变可累及心肌与间质，也可影响到心脏的起搏与传导系统，如窦房结、房室结、房室束和束支。除了早期病毒在心肌细胞内复制造成心肌的直接破坏外，由病毒感染诱发的自身免疫反应在疾病持续的后期起主导作用。因此，可将心肌损害的病理进程分为急性期和慢性期。急性期，心肌的病毒感染和复制，心肌细胞溶解。随着病毒被巨噬细胞、中性粒细胞以及中和抗体等清除而告终。病理持续进展进入慢性期，心肌间质的炎症细胞浸润和心肌自身抗体（抗 β 受体抗体、抗肌膜抗体和抗肌球蛋白抗体等）产生。

【发病机制】

包括病毒直接损伤心肌及针对心脏抗原表位的自身免疫反应两个阶段。在第一阶段，伴随心肌细胞直接裂解的病毒血症激活天然免疫反应。参与这一反应的包括自然杀伤细胞、γ 干扰素和一氧化氮。抗原呈递细胞吞噬释放的病毒颗粒及心肌蛋白，并转移出心脏至局部淋巴结。大部分患者在这个阶段痊愈而不留后遗症。而一部分患者进展到第二阶段，由于适应性免疫应答异常导致心肌损伤。在此阶段，T 淋巴细胞和针对病毒和某些心肌抗原表位如肌球蛋白和 β_1 受体的抗体（"抗心肌抗体"）导致强烈的炎性反应。大部分患者去除病原后免疫反应下调。而另外一些患者，病毒持续存在，或炎性过程持续而发展为"炎性心肌病"，即扩张型心肌病。

【临床表现】

1. 发病前常有前驱病毒感染如发热、呼吸道或消化道症状。

2. 临床表现从仅有非特异性心电图异常的左室收缩功能正常到急性血流动力学损害，甚至心源性猝死，呈现较大的变异。

3. 常见的严重临床表现包括急进性心功能不全和心源性休克。

4. 心肌炎也可表现为冠状动脉正常的急性心肌梗死样综合征，如胸痛、心动过速或猝死。

【实验室及影像学检查】

1. **心电图** 最常见窦性心动过速伴非特异性 ST-T 改变。ST 段抬高较常见，也可见 ST 段压低、T 波倒置和病理性 Q 波。其他可有室上性及室性心律失常和传导阻滞。

2. **超声心动图** 典型表现为全心运动功能降低，伴或不伴心包积液。超声有助于鉴别暴发性和急性心肌炎，前者左室舒张内径接近的正常同时室间隔厚度增加（继发于急性心肌水肿），而后者左室舒张内径增加。

3. **磁共振成像** 心脏磁共振成像在心肌炎诊断上具有很高敏感度和特异度，能显示心肌炎的典型改变，如细胞内和间质水肿、毛细血管漏出、充血、细胞坏死和纤维化。

4. **生物标志物** ①炎性指标：血沉和 C 反应蛋白常增高。②肌钙蛋白和脑利钠肽：敏感度高但无特异性。③病毒抗体：病毒血清学检查价值有限。④血清心脏自身抗体：在心肌炎和扩张型心肌病患者发现存在不同心脏特异性抗原的自身抗体。当心内膜心肌活检无病毒基因而血清可检测出抗体时提示免疫介导的心肌炎或扩张型心肌病。但目前这些抗体的检测仅限于实验室研究，尚未获准用于临床。

5. 心内膜心肌活检　可确诊心肌炎,明确病原及炎症类型。EMB 应在疾病早期进行,同时要多点取样。

【诊断及鉴别诊断】

诊断标准由组织学依据和免疫组织化学依据构成。

1. 组织学依据　为心肌内炎症细胞浸润伴心肌细胞变性和非缺血性坏死。

2. 免疫组织化学依据　为 ≥14 个白细胞 /mm² (包括高达 4 个单核细胞 /mm²)伴有 CD3⁺T 淋巴细胞 ≥7 个细胞 /mm²。

诊断本病应除外风湿性心肌炎、中毒性心肌炎、先天性心脏病、结缔组织病以及代谢性疾病的心肌损害、甲状腺功能亢进症、原发性心肌病、原发性心内膜弹性纤维增生症、先天性房室传导阻滞、心脏自主神经功能异常、β 受体功能亢进及药物引起的心电图改变。

【治疗】

1. 休息　至少在发病 6 个月内避免重体力活动。恢复正常活动需要仔细评估:超声检查左室内径及功能恢复正常,运动试验及 24 小时动态心电图监测无明显心律失常。

2. 心功能不全治疗　常规治疗,包括利尿剂和血管紧张素转换酶抑制药或血管紧张素受体拮抗剂。对于暴发性心肌炎,当常规药物治疗不能阻止心功能急剧恶化时,可采用机械循环支持。包括心脏机械辅助装置,主动脉内球囊反搏或体外膜氧合。

3. 干扰素　外源性 β 干扰素可诱发细胞免疫反应而作用于感染心肌细胞的病毒(如肠道病毒)。但目前未被获准用于慢性炎症期。

4. 免疫调节与抑制剂　包括 IVIG、皮质类固醇、硫唑嘌呤和环孢素。由于免疫抑制可能有利于病毒复制,对于心肌内病毒持续存在的患者可能是有害的。因此,对于心内膜心肌活检证实为淋巴细胞心肌炎、免疫组织化学确定为慢性炎症,且 PCR 分析无病毒基因持续存在的患者更适合免疫抑制治疗。

【预后】

大多数患者经过适当治疗后能痊愈。在急性期可因严重心律失常、急性心力衰竭和心源性休克而死亡。活检证实的心肌炎患者约 30% 演变为扩张型心肌病而预后不良。

四、扩张型心肌病

扩张型心肌病(dilated cardiomyopathy,DCM) 是多种原因造成的以单心室或双心室腔扩大和收缩功能降低为特征的心肌病。DCM 是儿科最常见的心肌病,约占所有病例的 60%。导致 DCM 的原因包括冠状动脉栓塞、高血压、自身免疫性、代谢性及家族遗传性等,其中由心肌炎症引起的称为炎性扩张型心肌病(inflammatory dilated cardiomyopathy,iDCM),由心肌感染诱发的针对心脏组织的自身免疫反应介导的以进行性心肌收缩功能受损、心肌纤维化和心腔扩张为特点的扩张型心肌病,预后不佳。其中,iDCM 是儿童和青年心力衰竭与猝死的重要原因。

【流行病学】

DCM 年发病率在儿童约占 0.57/100 000,40% 患者在确诊后 5 年内接受心脏移植或死亡。

【免疫学特点】

1. iDCM 特点为心脏功能损伤和形态改变,组织学及免疫组织化学检查证实同时有炎症和组织重塑。

2. iDCM 由心肌炎进展而来,以下因素参与心肌损伤的病理生理机制,细胞因子(IL-1、IL-6、IL-17A、TNF-α、INF-γ)、内皮素、骨桥蛋白、血管紧张素 Ⅱ 及 Wnt 信号通路等。

【免疫病理】

光镜下可见不同程度的心肌细胞肥大及萎缩,排列紊乱;细胞核增大固缩、变形或消失;细胞质内有空泡形成;肌细胞间纤维组织增多;心内膜中胶原和弹性纤维增加;心内膜下有时可见炎症细胞浸润及小的坏死灶。Masson 三色染色纤维化和 CD3⁺/CD45⁺ 染色炎性变。电镜下可见心肌细胞肥大、肌纤维有不同程度的溶解、断裂;细胞核增大、糖蛋白和糖原颗粒增多;心肌线粒体数目增多、肿胀、排列不整齐,嵴断裂或消失,有不同程度的空泡样变性;心肌间质增宽、胶原纤维增多,间质及血管周围可有巨噬细胞、淋巴细胞的灶性浸润。

【发病机制】

1. 细胞介导的免疫反应参与了 DCM 的发病过程。Th1 细胞介导的细胞免疫应答和 Th2 细胞介导的体液免疫应答分别在 DCM 的病程早期和后期起主要作用。一方面,产生各种细胞因子,如 TNF、IL-1、IL-2 及 IL-6 等参与 DCM 的病理进程。另一方面,所产生的自身抗体导致心肌组织损伤。迄今能在血清中检测到的与 DCM 相关的抗心肌自身抗体包括抗 ADP/ATP 载体抗体、抗 β₁ 受体抗体、抗肌球蛋白重链抗体、抗内皮细胞抗体和抗心肌纤维抗体等。另外，DCM 患者心肌间质血管内皮细胞 HLA-Ⅰ类和Ⅱ类抗原表达增加。心肌细胞膜 HLA-Ⅱ类抗原分子异常表达，以及心肌组织内 HLA-Ⅱ类抗原的异常表达是心脏自身免疫激活的表现。

2. iDCM 心功能不全与心肌纤维化扩展相一致。心肌组织病理性重塑是心肌细胞外基质裂解，过多胶原和产胶原的肌成纤维细胞聚集的结果。炎症细胞产生的细胞因子和生长因子控制或调节心肌炎向 iDCM 转变，如 TGF-β 是一种基本的促纤维化细胞因子调节细胞生长、凋亡分化及迁移，在诱导成纤维细胞或祖细胞转化为病理性的肌成纤维细胞过程中起重要作用。IL-1 能刺激心脏成纤维细胞迁移和控制胶原合成。IL-17A 通过影响 TGF-β 和 IL-1 生成控制病变进展和炎症后的纤维化形成。骨桥蛋白也是特异调节肌成纤维细胞分化的细胞因子。此外，某些信号通路也参与其中，如 Wnt 信号通路一方面控制心脏发育，另一方面也在成年心脏损伤后重塑中起关键作用，主要是器官纤维化。

【临床表现】

分为婴儿型和成人型两种表现：

1. **婴儿型 DCM** 婴儿期起病，急性或慢性过程，主要表现为急/慢性心力衰竭，心脏扩大，心音低钝，奔马律。少数为暴发型，病死率高，多死于心源性休克。

2. **成人型 DCM** 主要见于年长儿，起病缓慢。①初期：因心功能代偿患者可耐受一般的活动量，早期常无明显症状，但剧烈活动后感到心慌、气促。体检可正常，心功能Ⅰ～Ⅱ级。②中期：心功能减退逐渐明显，进行性加重。体检有心音低钝，心功能Ⅱ～Ⅲ级。可有心律失常、肝大、下肢水肿。③晚期：出现心力衰竭的症状和体征，心脏明显扩大，心功能Ⅲ～Ⅳ级。多数有心律失常、肝大，可伴腹水及黄疸。有体/肺循环栓塞者占 20%。

【实验室及影像学检查】

1. **血清免疫学检查** 检测抗心肌抗体对 DCM 的诊断具有较高的特异性和敏感性。细胞因子（TNF、IL-1、IL-2 及 IL-6）检测对早期诊断及治疗效果监测均有帮助。

2. **X 射线检查** 以左心室为主或普遍性心脏增大，心搏减弱，肺淤血明显，可有少量的胸腔积液。

3. **心电图** 因心肌弥漫性纤维化，可有不同程度的房室传导阻滞、广泛 ST-T 改变、低电压。各种心律失常，以室性期前收缩多见。

4. **超声心动图** ①各房室腔内径增大，以左心房、左心室大为著；②室间隔及左室后壁运动减弱；③二尖瓣活动幅度减弱；④心功能检查：心脏收缩及舒张功能均降低。

5. **核素显像** 放射性核素心肌灌注显影，主要表现为心腔扩大，尤其两侧心室扩大，心肌显影呈弥漫性稀疏，心室壁搏动幅度减弱，射血分数降低。

【诊断及鉴别诊断】

由于没有非创伤性"金指标"对心肌炎进行早期及敏感诊断，因此很难评估心肌炎进展为 iDCM 的危险因素。已知的危险因素包括：左束支传导阻滞、左室功能受损、晕厥、肺高压及血 β 干扰素升高。

此病需与缺血性心肌病、高血压性心脏病、风湿性心脏病、先天性心脏病及全身性疾病致继发性心肌病鉴别。

【治疗】

1. **常规治疗** ①心力衰竭是 DCM 的主要症状，治疗包括血管紧张素转换酶抑制药（ACEI）、β 受体阻滞剂、利尿剂和地高辛等药物治疗；②改善心肌代谢：磷酸肌酸、二磷酸果糖及辅酶 Q10 等；③外科治疗：包括心脏移植、部分左心室切除术及左心室辅助装置，主要用于难以治疗的、晚期 DCM 心力衰竭者。

2. **免疫相关治疗** ①β 干扰素：病毒性心肌炎和 iDCM 的一个重要问题是患者不能成功从心肌清除病毒。肠道病毒和腺病毒阳性的 iDCM 患者应用 β 干扰素治疗后心功能可明显改善。②免疫抑制治疗：鉴于免疫反应在 iDCM 发展中的重要作用，理论上可用免疫抑制治疗，但实际临床试验结果不一。临床观察类固醇及硫唑嘌呤确实能改善心室功能，但未能改善病死率、移植率或再入院率。③免疫调节治疗：对新近诊断的 iDCM（出现症状时间在 6 个月内）可静脉注射免疫球蛋白（IVIG）1g/kg，每日 1 次，连用 2 日。④免疫吸附抗体：应用免疫球蛋白吸附法清除 DCM 患者血液中 IgG、IgM、IgA、IgE 和抗 β_1 受体抗体，同时进行心力衰竭基本治疗，可改善心功能。⑤预防纤维化治疗：实验性自身免疫性心肌炎（experimental autoimmune myocarditis，EAM）动物模型证实

CD133⁺祖细胞在 TGF-β 信号影响下分化为肌成纤维细胞参与心肌纤维化形成。CD133⁺祖细胞在特定条件下也可分化为巨噬细胞、树突状细胞等，因此，在 EAM 动物模型中注射巨噬细胞集落刺激因子（macrophage colony-stimulating factor，M-CSF）有效地刺激 CD133⁺祖细胞分化为巨噬细胞，影响其向肌成纤维细胞转化的能力，达到预防纤维化形成。

【预后】

DCM 患者一旦发生心力衰竭，则预后不良，5年病死率为 35%，10 年病死率为 70%。3/4 未治疗患者病情进展很快，其中 2/3 的患者 2 年内死亡；另 1/4 经过治疗的患者正常存活，症状改善，心脏缩小。

五、致心律失常性右室心肌病

致心律失常性右室心肌病（arrhythmogenic right ventricular cardiomyopathy，ARVC）是一种以右室心肌被脂肪和纤维组织替代为特征的遗传性心肌病。临床表现为室性心律失常、心力衰竭及心源性猝死。近来研究发现，同样改变也出现在左室或双心室，因此这一类疾病定义为致心律失常性心室心肌病（arrhythmogenic ventricular cardiomyopathy，AVC）更为贴切。

【流行病学】

本病发病率估计约占人群的 1/5 000~1/2 000，好发于儿童或青少年，男女发病之比为(2~3)∶1。ARVC 是年轻人心源性猝死病例的主要原因。

【免疫学特征】

1. 编码桥粒蛋白基因突变导致心肌电和机械稳定性降低。

2. 心肌损伤后的炎性反应持续存在，导致心肌组织异常凋亡或坏死，心肌被脂肪和纤维组织替代。

【免疫病理】

1. **大体病理** 从心脏外形看，右室扩张并有脂肪组织覆盖。心肌病变呈现局灶性或弥漫性，主要累及右室流出道、右室心尖或前下壁，右室呈瘤样扩张或膨胀，有时可见瘢痕形成及右室壁变薄。

2. **组织学表现** 典型的 ARVC 的右室壁被纤维脂肪组织所代替，病变常由心外膜及中膜开始，向心内膜迁延，可见心肌细胞萎缩并出现在右室的任何区域，从而导致右室心肌变薄。部分病例变性和坏死的心肌周围有组织细胞、淋巴细胞及单核细胞浸润。

【发病机制】

病因至今仍不清楚。有家族史的占 50% 以上，为不完全外显常染色体显性遗传。迄今已发现较为明确的致病基因有 8 个，包括细胞骨架蛋白之一的 plakophilin2（PKP2）、细胞桥粒相关蛋白（desmoplakin，DSP）、JUP 基因编码的盘状球蛋白（JUP plakoglobin）、桥粒核心糖蛋白 2（desmoglein2，DSG2）和 3 个非桥粒基因。因此，ARVC 是一种桥粒病，桥粒功能异常是致病的最后通路。

非桥粒基因可能通过影响桥粒发挥作用，主要是心肌电和机械稳定性降低使心肌细胞脱离或坏死，随之逐渐被脂肪和纤维组织替代，机制如下：①心肌损伤后的炎性反应。从组织病理中可见坏死或退行性变的心肌细胞周围有淋巴细胞浸润。这也说明 ARVC 与病毒性心肌炎之间存在联系，特别是非家族性 ARVC。②异常凋亡，伴发于桥粒断裂。病变区可检测到片段 DNA，免疫组织化学有蛋白酶 CPP-32 表达及阳性 Tc- 膜联蛋白 V 体内显像。

【临床表现】

临床表现与右室病变范围有关，可分为三型。

1. **心律失常型** 以右室折返性室性心动过速多见，反复晕厥或猝死为首发征象。由于发生室性心律失常，患者可诉心悸、胸闷、头晕。少数病例有窦房结功能障碍、房室传导阻滞和室内阻滞等心律失常。

2. **右心衰竭型** 多见于右室病变广泛者，临床表现为颈静脉怒张、肝 - 颈静脉回流征阳性、淤血性肝大、下垂性水肿和浆膜腔积液等体循环淤血征象。

3. **无症状型** 少数患者无症状，在常规 X 射线检查时发现右心室扩大。

【实验室及影像学检查】

1. **心电图** ①右胸前导联 QRS 增宽，多数>110 毫秒；②右胸前导联可见 ε 波（Epsilon wave）；③右胸前导联 T 波倒置；④常有左束支传导阻滞型室性期前收缩和心动过速；⑤房室或束支传导阻滞，少数有室内传导阻滞；⑥也可有心房颤动、心房扑动等室上性心律失常。

2. **超声心动图** 右心室内径明显扩大，室间隔和右心室壁运动异常，游离壁运动减弱，无运动或室壁瘤样突出。部分病例有左心室扩大、左心室壁运动异常。多普勒超声心动图可发现肺动脉峰值流速减慢,并有中度以上三尖瓣反流。

3. 磁共振成像 能显示节段性右心室壁运动异常,右心室肌小梁排列紊乱等形态学异常,以及右心室脂肪浸润等表现。

4. 放射性核素检查 右心室腔扩大,右心室收缩普遍降低。右心室、心尖、漏斗部前壁及膈面局部运动减弱,收缩期矛盾运动,瘤样突出,右心室静息及运动时射血分数均降低。

5. 心导管及心血管造影 右心室造影显示右心室显著增大,并压迫右心房及左心室,右心室收缩不良,常有三尖瓣关闭不全,右心室舒张末压升高。

6. 心内膜心肌活检 从右心室游离壁进行心内膜心肌活检是一个敏感的诊断方法,可看到心肌细胞有纤维脂肪浸润,对确诊有重要价值。由于患者右心室壁很薄,操作时必须小心以免造成右心室壁穿孔。

【诊断及鉴别诊断】

1. 诊断 依据 2010 年修订版专家组的诊断标准。

2. 鉴别诊断 需排除其他心脏疾病,如特发性右室流出道室性心动过速、Brugada 综合征、扩张型心肌病等。

【治疗】

本症治疗主要针对心力衰竭及心律失常。在心力衰竭治疗方面与一般心力衰竭治疗基本相同。可应用强心、利尿及血管紧张素转换酶抑制药如地高辛、呋塞米、卡托普利。室性心律失常可用普萘洛尔、索他洛尔、普罗帕酮、胺碘酮等抗心律失常药。药物治疗无效时可用电生理检查确定起搏部位,用射频消融或手术治疗。置入埋藏式心律转复除颤器(implantable cardioverter defibrillator,ICD)是 ARVC 患者预防猝死最有效的方法。对于致命性心律失常患者,ICD 应为首选治疗。当患者进入终末期心力衰竭时,可考虑心脏移植。

【预后】

不易预料。据统计约有 5% 患者猝死,大多为未经治疗或尸检发现。在小儿,猝死和心力衰竭虽可发生,但不多见。用抗心律失常药物治疗是否可预防猝死尚有争论。自然的病程大多为右心室心功能每况愈下,抗心律失常药物的疗效逐渐减弱。

六、感染性心内膜炎

感染性心内膜炎(infectious endocarditis,IE)是由病原微生物引起的循环免疫复合物(circulating immune complexes,CIC)介导的心脏内膜炎性病变。最常累及自身或人工置植的瓣膜,也可累及其他部位心内膜、大动脉内膜、心内或血管内植入物(如补片、管道)表面。常有脾大、肾小球肾炎、关节炎、心包炎及微血管炎等心脏外表现。

【流行病学】

感染性心内膜炎发病率为每年 2~10/100 000,老年人可高达 20/100 000,占每年住院病例的 1/1 000,男性多于女性。细菌感染多见,大约 80% 以上的病例由链球菌和葡萄球菌引起。易感因素以结构性心脏病及人工瓣膜最为多见,也见于心导管检查、经导管介入治疗、静脉内置管等。

【免疫学特征】

循环中的病原微生物依附于损伤的心血管内膜后迅速增殖,引起血小板和纤维蛋白聚集形成赘生物。同时抗原抗体反应形成 CIC,后者沉积在心脏受损组织内,通过经典激活途径激活补体,其活化产物有显著的炎症介质作用,是 IE 心脏外病变重要的免疫病理基础。

【免疫病理】

最基本的病变是心瓣膜、心腔内膜及大血管内膜上形成赘生物。组织学上,新形成的赘生物包括血小板和纤维素形成的血栓,含有中性粒细胞,少量的其他白细胞,可见到细菌菌落或真菌菌丝。随着病程的延长,赘生物往往出现不同程度的机化和钙化。肾脏受累时,肾组织活检光镜下表现为弥漫性肾小球肾炎,免疫荧光检查提示肾小球可见 C3 及其他免疫球蛋白沉积。

【发病机制】

正常情况下,血液中的任何物质不会通过血流在心脏瓣膜上附着,即使是免疫防御系统的成分,如白细胞。如果微生物攻击瓣膜表面,并形成植入物,宿主将产生顿挫的免疫应答。

1. 病原微生物侵入血流形成菌血症是发生 IE 的先决条件。存在于皮肤、口腔、呼吸道、泌尿生殖道和肠道的固有细菌,可由于手术或器械操作等造成的创口进入血流。许多器质性心脏病和大血管疾病所具有的血流动力学改变可导致心血管内膜的损伤,为 IE 的发生、发展提供易被入侵的部位。

2. 心血管内膜受损后,其下结缔组织的胶原纤维暴露,凝血机制激活,引起血小板和纤维蛋白沉着,形成结节样无菌性赘生物,成为细菌黏附而激发 IE 的部位。细菌定植后,迅速繁殖,促使血小板进一步聚集和纤维蛋白沉积,形成感染性赘生物,并逐渐增大。

3. IE 的免疫学特征是高 CIC 水平,且与疾病活动度及肾脏、血管损伤相一致。一旦 CIC 在组织中沉积过多将激活补体,被激活的补体成分,即具备了裂解后续组分的活性,由此形成扩大的酶促级联反应,最终产生炎症介质作用、清除免疫复合物作用及免疫调节作用等效应。其中 C3a 和 C5b 与肥大细胞或嗜碱性粒细胞表面的相应受体结合,使细胞脱颗粒,释放组胺等血管活性介质,引起毛细血管扩张、血管通透性增加,促进巨噬细胞到达炎症部位,加重局部炎症反应。膜攻击复合物——C5b-9 既能直接造成细胞溶解,又能促使巨噬细胞、中性粒细胞和血小板释放炎症介质,如前列腺素 E_2、IL-1、血栓素及白三烯 B 等。这些补体裂解产物可作为监测心外损伤及病变严重度的标志物。

4. 与免疫应答相关的基因易感性在 IE 的发病中有重要作用。如编码 IL-6、IL-10、TNF-α 及 TLR-4 基因的单核苷酸变异(single nucleotide variants,SNVs)与 IE 易患率明显相关。

【临床表现】

临床可分为急性型(起病急,进展快即数日,全身毒血症状明显)和亚急性型(起病缓,病程长即数周至数月,全身毒血症状轻)。急性型未经及时治疗而转化为亚急性型。急性型(通常是化脓性葡萄球菌感染)更易导致转移性感染,病程数天至数周。亚急性型(通常是较低毒力的链球菌感染)转移性感染倾向低,病程数周至数月。

1. **发热** 是最常见的症状。体温在 38~39℃ 之间,热型不规则或低热。

2. **心功能不全** 尤其是在原有先天性心脏病或经过手术矫治后的病例中,可呈心功能不全或原有心功能不全加重、难以控制。主要由于瓣膜破坏、腱索断裂等引起血流动力学改变所致。瓣膜损伤后出现相应的心脏杂音或原有的杂音在性质、响度方面发生改变。

3. **瘀斑** 可出现在球结膜、口腔黏膜及四肢皮肤。主要血管(肺、脑、肾、肠系膜、脾动脉等)栓塞是感染性心内膜炎的主要并发症,可出现相关部位的缺血、出血。临床表现如胸痛、梗死、偏瘫、血尿和腹痛等。

4. **免疫反应引起的表现** 指/趾甲下出血、Osler 结节、Roth 斑,在小儿病例非常少见。免疫复合物性肾小球肾炎在感染性心内膜炎中少于 15%,呈现血尿、肾功能不全。

【实验室及影像学检查】

1. **一般检查** 血白细胞总数正常或增高,红细胞沉降率增快,血清 C 反应蛋白水平明显增高。

2. **血培养** 在应用抗生素前取三次血培养。对于极其危重患者,可在最短一小时内从不同部位取三次血培养后给予抗生素治疗。

3. **超声心动图** 心内膜受损征象主要有赘生物、心内(瓣周)脓肿、人工瓣膜或心内修补材料新的部分裂开以及瓣膜穿孔等。

4. **免疫学检查** 约有半数病例,类风湿因子及循环复合物呈阳性,病程较长者阳性机会多,随病情好转其效价下降。有时可出现血 γ 球蛋白增高及补体降低。

【诊断及鉴别诊断】

感染性心内膜炎的症状与体征是由感染、免疫反应及其并发症而形成,与病原体、病程及患者年龄等有关。任何诊断标准均不能代替临床的分析判断,有高度的怀疑指标,如发热而无明显感染来源,特别是如果存在心脏杂音时,需要紧密结合病史和临床表现进行综合分析。已证实有菌血症的患者应彻底而反复检查有无新的杂音和栓塞的体征。与之鉴别的疾病包括:非感染性心内膜炎(无菌性血栓性心内膜炎)、急性风湿热、金黄色葡萄球菌败血症、结核感染、系统性红斑狼疮等。

诊断依据可参考 2010 年中华医学会儿科学分会心血管学组提出的《儿童感染性心内膜炎诊断标准建议》。

【治疗】

1. **抗生素治疗** 早期及有效的抗生素治疗可提高本病的治愈率。最好根据检出的病原微生物及其对抗生素的敏感程度选择抗菌药物。如果血培养阴性则根据临床特点分析可能的病原微生物而选择合适的抗生素。通常抗生素治疗需持续 4~6 周,根据临床及实验室检查的变化进行调整。停用抗生素后 8 周内需要复查血培养,复发多数发生在该阶段。

2. **外科手术治疗** 以下情况需要考虑手术治疗:①二尖瓣或主动脉瓣损坏,重度反流导致心力衰竭;②经过合适的抗生素治疗 1 周以上仍持续发热、血培养阳性或心内赘生物增大;③心脏瓣膜穿孔、破损、瓣周脓肿或瘘管形成,呈现局部破坏性感染或感染扩散;④大型或有脱落风险的赘生物,特别是位于左心瓣膜上的赘生物;⑤真菌或抗生素耐药病原体引起的心内膜炎等。

3. 预防治疗　预防对象应限于感染性心内膜炎高危病例:①有感染性心内膜炎病史;②人工瓣膜置换或人工材料修补瓣膜;③先天性心脏病(青紫型先天性心脏病,未手术或曾接受分流、管道手术;应用人工材料或装置;外科手术或心导管介入治疗后 6 个月内;矫治手术后邻近人工材料补片或装置存在残余缺损)。高危病例在接受涉及牙龈组织、牙齿根尖周围部位或引起口腔黏膜损伤的牙科手术前需要抗生素预防。

【预后】

感染性心内膜炎的早期诊断、抗生素治疗及并发症的外科手术治疗使预后获得改善,但院内病死率仍高达 15%~20%,一年病死率接近 40%。预防显然具有重要的意义。

七、特发性复发性心包炎

特发性复发性心包炎(idiopathic recurrent pericarditis,IRP)是一类病因不明的反复发作的急性心包炎。病毒感染、自身免疫和自身炎症通路已经被作为复发性病理的重要机制受到关注。约 70% 的儿科病例因不能确定具体的病因而定义为特发性。至少 15%~30% 的心包炎病例呈现复发性,其中 30%~50% 患者可能由之前的攻击性心包炎或心包损伤发展而来。非感染性的其他原因见于肿瘤、代谢性疾病或创伤;感染性病原主要为病毒和细菌。本部分内容仅介绍特发性复发性心包炎。

【发病机制】

免疫学特点:

1. 针对病毒感染而产生的自身免疫应答引起的心包炎症。心脏损伤后综合征与超敏反应或自身免疫反应性损伤相关。

2. 与一般的全身炎性反应机制不同,IRP 为自身反应性或炎症性,皮质类固醇等抗感染治疗有效。

3. IRP 患者心包积液在 2D 凝胶电泳测定蛋白质表达谱时显示网膜素 -1(omentin-1)特异性增高,可能是一个主要的炎性指标,涉及 IRP 的分子机制。

4. 一些患者还可能是一种亚临床类型的自身炎症性疾病,如具有遗传性疾病特征——原发

性固有免疫系统功能失调和炎症应答相关基因突变。在家族性地中海热(familial mediterranean fever,FMF)突变基因阴性的病例中,却有 6% 携带 *TNFRSR1A* 基因突变,后者编码 TNF-α 受体。

【临床表现】

反复发作的急性心包炎是本病的主要特征。症状和体征的发生取决于积液蓄积速度和心肌的反应能力。大量心包积液快速蓄积会导致严重的循环系统障碍,如心肌炎症明显,即使少量的积液也会缓慢集聚造成严重的循环系统障碍(心脏压塞),而如果心肌功能好,心包可通过伸展容纳大量积液的缓慢蓄积。主诉有心前区痛。查体有心包摩擦音,大量积液时心脏安静,动度降低。心脏压塞时有心音遥远、心动过速、奇脉、肝大和颈静脉怒张。

【实验室及影像学检查】

1. C 反应蛋白　可用于疾病的活动性评估,也是治疗药物(特别是激素)减量时重要的参考指标。

2. 心包积液分析　用于病毒、细菌、结核、真菌和恶性肿瘤性心包炎的诊断依据。

3. 心电图　由心包积液所致 QRS 波群低电压是特征性病变,但并非持久不变。

4. X 射线检查　存在不同程度的心脏增大,梨形或烧瓶样心脏是大量心包积液的特征。

5. 超声心动图　是确定心包积液最有效的方法,可在心包脏层和壁层之间出现无回声区。①积液首先出现在心包后方的相应部位,后方存在少量渗出而前方没有提示心包积液为少量,仅见于收缩期的少量积液是正常的;②心脏渗出液增多,积液也会在前方出现,大量积液时心脏会出现摇摆运动;③慢性渗出的患者,心包积液中会出现纤维素和其他机化的物质,导致小腔形成;④心脏压塞:右心房、右心室舒张受到障碍,心腔径、二尖瓣随呼吸动作改变,M 型超声可见舒张期右室前壁向着背方。

6. CT 和 MRI　提供比超声更大的影像视野,能够探查局限的心包积液、心包厚度及伴随的胸廓畸形。MRI 还能提供形态与功能相结合的评价。

【诊断】

反复发作的急性心包炎是主要特征。判定条件:①淋巴细胞和单核细胞数增加 >5 000/mm³(自身反应淋巴细胞性),或心包积液中抗心肌细胞膜抗体阳性(自身反应性抗体介导);②心外膜 / 心内膜活检显示心肌炎表现,>14 个细胞 /mm³;③心

包积液和心外膜/心内膜活检除外活动性病毒感染(未分离出病毒、心包积液无嗜心肌病毒 IgM 抗体、主要嗜心肌病毒 PCR 阴性);④ PCR 和/或培养除外结核、伯氏疏螺旋体、肺炎衣原体和其他细菌感染;⑤心包积液和活检无肿瘤浸润;⑥除外系统性、代谢性疾病和尿毒症,以及亚临床类型的自身炎症性疾病。

【治疗】

由于发病机制不完全清楚,因此还没有基于病理机制的标准化治疗策略。大剂量 NSAIDs 辅以低剂量秋水仙碱仍是急性期和预防复发的主要方法。这种治疗可以减少 50% 的复发率。在急性心包炎时,类固醇可能增加复发率,但难治性患者可增加低至中等剂量的糖皮质激素。上述治疗仍难以控制或不能耐受时,可给予静脉免疫球蛋白和生物制剂,如白介素受体拮抗剂阿那白滞素(anakinra)。生物制剂可能成为特发性复发性心包炎治疗领域的新方法。

急性病毒性或特发性心包炎可在门诊治疗,除非有预后不好的倾向(心脏压塞、严重心包积液、免疫抑制、口服抗凝治疗或发热>38℃)。当发现病因后(如细菌、结核)应针对性地治疗,有血流动力学受损时给予心包穿刺。

【预后与随访】

特发性复发性心包炎很少会形成缩窄性心包炎。确定病因和早期治疗与预后密切相关。少量积液(<10mm)多无症状且预后良好而无需特殊监测。中至大量积液(>10mm)可能恶化,尤其严重积液会出现心脏压塞。中等量积液每隔 6 个月给予超声监测,而大量积液应每隔 3 个月进行复查。

八、IgG4 相关疾病的心血管病变

IgG4 相关疾病(immunoglobulin G4-related disease,IgG4-RD)是逐渐被认识的由免疫介导的涵盖性全身炎性疾病群,具有特异的病理、血清和临床特征。而这些疾病既往被认为是无关的。60%~70% 的病例有血清 IgG4 水平的升高。累及的器官可有胰腺(自身免疫性胰腺炎)、甲状腺、泪腺(Mikulicz 病)、腹膜后腔(腹膜后纤维化)、肺泡间质和支气管血管、肾间质和肾脏主动脉(主动脉瘤和主动脉炎)、心脏(缩窄性心包炎)和冠状动脉周围炎性假瘤等。2018 年该疾病被列入国家卫生健康委员会制定的《第一批罕见病目录》。

【流行病学】

由于 IgG4-RD 在逐渐被认识,目前全球发病率难以评估。日本发病率为 0.82~2.2/100 000,男女比为(2.9~3.7):1。常见于中老年人,但目前也有儿科患者的报道。

【免疫学特征】

1. 具备 IgG4 相关性疾病(IgG4-RD)的基本特征,即多器官或组织的慢性、进行性炎症伴纤维化。心血管是受累器官组织之一。

2. 可见外周血嗜酸性粒细胞增多和 C 反应蛋白水平升高,免疫球蛋白尤其是 IgG4 亚型水平显著升高。

【免疫病理特征】

常见的基本病理特征包括受累器官的肿瘤样水肿,大量 IgG4 阳性的浆细胞浸润,以及由不同程度的成纤维细胞和炎症细胞浸润形成的特征性"席纹图样"(storiform pattern)纤维化。

【发病机制】

本病病因不明,相关免疫现象和机制如下:

1. IgG4 在 IgG 抗体亚类中比例最少(<5%),可在 IgE 介导的过敏反应中升高。Th2 细胞因子,如 IL-4、IL-5、IL-6、IL-7、IL-9 和 IL-13,可启动 IgG4 和 IgE 的生成;而 Treg 细胞通过抗炎因子 IL-10 和 TGF-β 诱导 IgG4 生成。因此 IgG4 可作为抗炎和纤维硬化的生物标志物。

2. IgG4 在心血管疾病中作用未完全阐明。在冠状动脉狭窄>50% 的患者 IgG4 和可溶性白介素-2 受体(sIL-2R)水平增高;淋巴浆细胞性动脉炎的主动脉壁有明显 IgG4 阳性浆细胞浸润。

【IgG4-RD 的心血管病变】

1. 主动脉炎/动脉炎和炎性动脉瘤　①包括腹主动脉瘤(abdominal aortic aneurysm,AAA)、胸主动脉瘤(thoracic aortic aneurysm,TAA)、冠状动脉瘤和其他动脉瘤。炎性腹主动脉瘤(inflammatory AAA,IAAA)是 IgG4-RD 最常见的病变之一,IgG4 相关的 IAAA 占手术 AAA 的 5%,占所有 IAAA 的 50%。IgG4 相关的炎性动脉瘤也发生在其他大~中等动脉,如主动脉弓、胸主动脉和冠状动脉等。多数 IAAA 免疫组织化学显示主动脉壁 IgG4 阳性浆细胞浸润,说明 IAAA 不仅仅是一个简单的炎性动脉瘤,更可能是 IgG4 相关的硬化病变特征之一。多数 IgG4 相关动脉瘤和动脉炎病例有外膜 IgG4 阳性细胞和嗜酸性细胞浸润,或同时有内膜浸润,进一步说明动脉瘤形成于动脉炎。AAA 可

能由 Th2 为主导的免疫反应造成——近端大动脉有很多血管平滑肌细胞来耐受高血压,而 Th2 细胞异常活化能造成血管平滑肌细胞凋亡,从而形成动脉瘤,这也解释了为什么动脉瘤好发于大动脉。②IgG4 相关的动脉瘤易发生破裂。主动脉瘤直径>5.5cm 或每年增长速度>0.5cm 是破裂的高危因素。皮质类固醇治疗是 IgG4-RD 的一线治疗,而部分主动脉瘤破裂发生在类固醇治疗中或治疗后,提示治疗的风险和评估的重要性。

2. **主动脉周炎/动脉周炎**　大部分风湿性疾病的动脉炎和主动脉炎常累及主动脉或主动脉弓等大动脉,而 IgG4 相关的主动脉周炎和动脉周炎则见于大~中等动脉,如腹主动脉、髂动脉、胸主动脉、冠状动脉、肾动脉和肠系膜动脉。组织病理显示炎性浸润最主要在外膜,而巨细胞动脉炎累及中层,大动脉炎和 SLE 相关动脉炎累及中层到外膜。CT 表现动脉周围软组织非平滑增厚。

3. **心包炎**　IgG4 阳性浆细胞浸润到心包会导致 IgG4 相关缩窄性心包炎,在进展的病例中表现为右心衰竭。心脏和胸腔积液有时伴发于心包炎而引起呼吸困难。超声显示高回声心包增厚和心包积液。CT 对诊断也有帮助。

4. **冠状动脉周围炎性假瘤**　炎性假瘤围绕冠状动脉形成,也可出现在其他器官。在病变部位为动脉瘤样改变,常因为并发心肌缺血而被发现。冠脉 CT 很容易发现病变,[18]FDG-PET 显像显示病变部位的同时,通过 FDG 吸收可提示冠脉活动性炎症和评判类固醇治疗反应。炎性假瘤组织中可见淋巴浆细胞浸润和纤维增殖。

【实验室及影像学检查】

1. **血液相关检查**　全身炎性指标升高,如白细胞计数、CRP、ESR 及 IgG、IgG4、IgE 和 sIL2R 增加。多数指标在类固醇治疗后恢复正常。

2. **血管超声**　简便无创。查体触及搏动性包块时首先使用血管超声,注意动脉瘤。即使已行 CT 检查,超声仍有助于估测瘤体大小、腔内血栓及血流。

3. **超声心动图**　主要检查心内结构异常,如心包炎、心包积液、冠状动脉瘤、冠状动脉周围炎性假瘤及心肌损害。更重要的是可评价心脏功能。

4. **CT**　在炎症早期,对比剂增强 CT 可早于结构异常而发现不同 IgG4 相关病变。CT 同样可用于随诊和类固醇治疗前后病变活动性的评估。

5. **[18]FDG-PET**　能发现 IgG4 相关病变的活动性炎症。如果在类固醇治疗过程中 FDG 持续

吸收被认为活动性炎症持续存在,提示复发可能性增加。

6. **活检 IgG4-RD**　诊断依据中包括 IgG4 阳性浆细胞在特异器官浸润,如泪腺、唾液腺、胰腺和腹膜后等。当对比剂增强 CT 或 [18]FDG-PET 提示活动性炎症时,活检相应受累器官的病理发现有助于快速诊断 IgG4-RD。

【诊断及鉴别诊断】

1. **诊断**　由日本学者提出的 IgG4-RD 的诊断依据如下:①典型的组织纤维化或硬化;②血清 IgG4 升高(>135mg/dl);③组织病理学特征,包括淋巴细胞浸润和显著 IgG4 阳性浆细胞浸润,IgG4 阳性浆细胞和 IgG 阳性浆细胞的比值>40% 及 IgG4 阳性浆细胞/HPF>10 个。上述三项均具备方可确诊 IgG4-RD,并具备上述心血管疾病临床和实验室证据。

2. **鉴别诊断**　本病应与淋巴增殖性疾病、朗格汉斯细胞组织细胞增多症、结节病、慢性感染、炎性肌纤维母细胞瘤、木村病、肿瘤,以及 ANCA 相关性血管炎进行鉴别。

【治疗】

1. **糖皮质激素治疗**　目前公认的糖皮质激素是 IgG4-RD 的一线治疗药物。①糖皮质激素通过抑制淋巴细胞活化来减轻炎症从而阻止炎性病变(包括动脉炎和动脉瘤)的进一步发展。经治疗的病例血清 IgG、IgG4 和 IgE 水平降低;炎性指标如 CRP、ESR 和 sIL2R 的降低,以及对比剂增强 CT 和 PET 影像显示炎性病变改善。②治疗剂量还不明确。原则上开始大剂量,几个月内逐渐减量,后维持剂量数年。③糖皮质激素耐药或复发的 IgG4-RD 的心血管病变危险因素尚不清楚。但对自身免疫性胰腺炎的回顾性研究发现持续 IgG4 水平升高是耐药和复发的高危因素。④糖皮质激素并不能改变已形成动脉瘤的大小,由于治疗后动脉周围炎性假瘤缩小和已有动脉壁变薄,或将增加动脉瘤破裂风险。

2. **免疫抑制**　硫唑嘌呤、硼替佐米和吗替麦考酚酯效果不肯定。利妥昔单抗可能在复发病例有效,但副作用明显。

3. **手术/血管内治疗**　总体上对大的主动脉瘤(直径>5.5cm 或每年增长速度>0.5cm)推荐预防性外科手术或内科介入治疗。由于 IgG4 相关的动脉瘤壁厚且与周围组织粘连,可能给外科手术操作带来困难,术中并发症和术后死亡率或较高。内

科介入治疗并发症少,但无法抑制动脉瘤周围的炎症。因此外科手术更适合于动脉瘤破裂,但预后不佳;也可尝试用弹簧圈堵闭动脉瘤破裂处阻止出血。

九、小儿风湿性疾病与动脉硬化

近10年来,小儿风湿性疾病治疗的进展明显降低了病死率,虽然能使患者存活到成人期,但临床医师和患者又不得不面对长期慢性病变和治疗带来的问题。其中心血管病变(cardiovascular disease,CVD)是致病和致死的一个突出问题。传统的心血管危险因素,如皮质类固醇治疗和慢性炎症的相互作用,能使儿科患者在成年早期,甚至是青春前期即可出现早期动脉粥样硬化病变。动脉硬化在成人风湿性疾病中越来越被重视,相对于儿科起病的风湿性病变中状况的认识还非常有限。本部分内容将重点介绍在儿童起病的系统性红斑狼疮(pediatric-onset systemic lupus erythematosus,pSLE)、幼年特发性关节炎(juvenile idiopathic arthritis,JIA)和幼年皮肌炎(juvenile dermatomyositis,JDM)中的心血管危险因素和动脉硬化的研究概况。

【儿童动脉硬化相关检查】

在心血管事件出现前,动脉硬化危险因素是潜在而持续的,不能等发生严重病变之后来评估pSLE和其他儿科风湿性疾病的动脉硬化。非创伤性血管评估技术在发现小儿风湿性疾病早期动脉硬化中占有重要地位。目前对早期动脉硬化的检查有三种:血流介导的内皮依赖性血管舒张功能(flow-mediated dilatation,FMD)、颈动脉内膜中层厚度(carotid intima-media thickness,CIMT)和脉搏波传导速度(pulse wave velocity,PWV)。内皮损伤是动脉硬化发展过程中重要的初始因素,内皮功能测定可作为动脉硬化的替代标志,其中,血管超声测定肱动脉FMD是测量内皮功能的非创伤技术。超声检查CIMT是可重复和经证实的测量方法,CIMT的增加和斑块存在对未来出现冠心病和脑卒中有预测价值。PWV是一种非创伤、可靠和可重复的测量动脉壁僵硬度和动脉扩张性早期变化的方法。在冠心病和脑血管疾病PWV均增加。由于上述方法能检测出亚临床血管病变,从而能用于CVD高危儿童的筛查。

【儿童起病的系统性红斑狼疮】

在18岁前发病的pSLE占所有SLE的15%。

迄今,成人SLE继发于动脉硬化和CVD的病死率无显著改善。发病于儿童期的SLE患者同发病于成人期的患者有相似的心肌梗死发病率,但首次出现心肌梗死的平均时间可明显提前。

1. SLE早期动脉硬化的证据 同成人SLE研究结果相同,PWV可能是发现pSLE动脉硬化最早期改变的好方法。即使是活动性较低时的pSLE,PWV仍可发现相对早期患者的异常,提示动脉硬化可出现在病变活动性低的患者相对早的阶段。CIMT的横向研究结果不一,有研究显示pSLE患者平均年CIMT进展程度小(每年0.001 6~0.002 4mm),这似乎与健康人群无差别;但有资料显示,pSLE患者CIMT进展的程度高于对照。FMD的大部分研究仍限于短期患者,还不能预测远期动脉硬化的变化趋势。

2. 动脉硬化的危险因素 ①血脂异常:早在1988年就认识到所有成人和儿科活动性SLE患者在皮质类固醇治疗前即有高甘油三酯(TGs)、低密度脂蛋白胆固醇(LDL-C)和低高密度脂蛋白胆固醇(HDL-C)。近期认为,脂质异常在新诊断的pSLE患者皮质类固醇治疗前并非少见。疾病长期持续的活动性和泼尼松剂量的变化是影响脂质水平的重要因素。当疾病活动性被控制时,脂质异常伴随泼尼松剂量的减少而得到改善,表明pSLE患者控制血脂异常的方法是控制疾病活动性而非长期降脂治疗。②细胞因子:成人SLE患者血清α干扰素活动性增加常预示异常FMD和CIMT的可能。相似研究虽未在pSLE中进行,但干扰素信号通路异常可见于pSLE。因此,α干扰素应是重要的疾病关联促进动脉硬化的因子。③自身抗体:狼疮特征为循环中的多种特异性抗体,包括抗磷脂抗体、抗内皮细胞抗体、抗HDL-C抗体等。这些抗体均存在于儿童和成人SLE,也是促成pSLE病例早期动脉硬化形成的因素。④慢性活动性肾脏病变:狼疮性肾炎是pSLE的常见表现。慢性肾脏病变增加了CVD的危险,尤其是长期持续的大量蛋白尿(可达肾病综合征水平)本身就是脂代谢异常和凝血机制紊乱的独立高危因素。肾素-血管紧张素-醛固酮系统和交感神经系统的激活、代谢紊乱导致血管钙化也都有很强的促动脉硬化作用。伴随控制性治疗的进步,儿童起病至成年早期形成冠状动脉广泛硬化性狭窄和梗死的病例也逐年增多。

【幼年特发性关节炎】

幼年特发性关节炎(JIA)是儿童最常见的风

湿性疾病。无论 JIA 亚型临床表现多样性怎样,慢性炎症依然是所有病例出现早期动脉硬化的危险。儿童 JIA 动脉硬化相关研究相对缺乏,组织活检中发现,30%JIA 患者有动脉硬化证据。应用磁共振成像发现 JIA 患者主动脉僵硬度和扩张性降低、PWV 增加,显示出亚临床动脉硬化的特征。FMD 异常与 JIA 患者炎症状态有关。全身型幼年特发性关节炎是慢性炎症最显著的 JIA 亚型,CIMT 变异最大,因此,全身型幼年特发性关节炎比其他 JIA 亚型出现动脉硬化危险性更高。青春期前 JIA 患者(主要是多关节和少关节型)CIMT 显著增高,在个体化治疗 1 年后疾病明显控制、炎症明显减轻时,CIMT 明显降低。同时 CIMT 与 LDL-C 和 IL-1 水平相关。

目前,儿童 JIA 动脉硬化的危险因素尚未确定。脂质水平的研究很少涉及儿童 JIA 不同亚型、病变活动性和皮质类固醇剂量。尽管促炎性细胞因子升高程度取决于 JIA 亚型和病变活动度,但与动脉硬化的相关性还有待于证实。

【幼年皮肌炎】

幼年皮肌炎(JDM)的特征是典型皮疹、对称性近端肌无力、血清肌酶升高和血管病的炎性病变。少有研究评价 JDM 患者早期动脉硬化。成人皮肌炎或多肌炎患者有急性心肌梗死和脑卒中高危险性。唯一针对 JDM 动脉硬化危险性的研究是 8 名既往有 JDM 的成人与健康对照比较 CIMT 和 FMD,结果 JDM 患者 CIMT 增加。虽然 JDM 和 pSLE 是两种不同质的疾病,但 JDM 和 pSLE 的心血管危险因素却有相似之处。α 干扰素在 JDM 和 pSLE 的发病中均有作用。因此,虽然还没有关于上述细胞因子在 JDM 动脉硬化发展中作用的研究,但有理由推测细胞因子对内皮的影响类似于 SLE 中的作用。

【预防措施】

动脉硬化可始于儿童期。儿童的心血管危险因素与成人期的高 CIMT 明显相关。患风湿性疾病的儿童明显存在动脉硬化相关危险因素,因此对这些儿童需要常规进行危险因素评估。

1. 传统危险因素相关的预防措施　超重和肥胖在儿童风湿性疾病患者中很常见,特别是接受皮质类固醇治疗的患者。患者疾病条件(比如疼痛、不适等)带来的"久坐不动的"生活方式,因此鼓励有规律的体育活动。儿童应根据临床状况采用适宜的运动,强度增加至可耐受。血压和血糖应定期监测,特别是使用大剂量皮质类固醇治疗、超重或肥胖或 2 型糖尿病家族史的患者。要监测血脂水平,但检查频度和需要降脂治疗的标准现无定论。

2. 非传统危险因素相关的预防措施　充分治疗原发病会明显改善心血管危险因素。全身炎症的控制能降低有促动脉硬化作用的细胞因子、化学因子、脂肪素和自身抗体的产生,从而减少前动脉硬化事件的发生。对皮质类固醇的审慎使用会使治疗结果偏于有益的方向。这也可能解释为什么中等剂量的皮质类固醇治疗与 CIMT 无相关性。抗细胞因子治疗为动脉硬化的治疗和预防提供了新思路。

十、他汀类药物在风湿性疾病中的作用

他汀类药物可选择性抑制三羟基三甲基戊二酰辅酶 A(HMG-CoA)还原酶,阻止胆固醇合成。1976 年第一个他汀类药物美伐他汀(mevastatin)发现于日本,1987 年洛伐他汀在美国首次被批准用于临床降脂治疗。随后他汀类药物逐渐被广泛应用。它的重要性不仅在于其降低胆固醇作用,也在于其抗动脉硬化、抗炎和免疫调节作用。

他汀类药物是 HMG-CoA 还原酶抑制剂,HMG-CoA 还原酶催化 HMG-CoA 转化为甲羟戊酸,后者是内源性胆固醇合成的底物。因此他汀类药物对脂质的作用主要是抑制甲羟戊酸生成。除了调脂作用,近年研究更着重于他汀的多效性(抗炎、抗氧化和抗血栓)。已知胆固醇合成早期阶段的抑制(而非影响胆固醇水平本身)可造成中间代谢产物合成增多,如类异戊二酸(法尼基焦磷酸和香叶醇磷酸酯),此类产物有细胞调节作用,可影响细胞分化和增殖过程。

目前,他汀类药物主要用于血胆固醇和低密度脂蛋白(LDL)均升高的患者。在代谢综合征和 2 型糖尿病伴动脉粥样硬化脂质异常时,他汀类药物能改善脂质谱和降低载脂蛋白 B 水平。

【他汀类药物在风湿性疾病中的作用】

基于以下作用机制,他汀类药物可用于自身免疫性风湿性疾病:①抑制动脉硬化形成和改善脂质谱;②抑制炎症(通过免疫调节作用);③预防骨质疏松和影响骨代谢。

1. 抗动脉硬化作用　与正常人群比较,类风湿关节炎(RA)和系统性红斑狼疮(SLE)患者可提早出现进展较快的动脉硬化。动脉硬化是动脉内

皮损伤的慢性炎症的结果,同时氧化应激、胆固醇沉积、血液黏滞度增加和纤维增生参与其中。他汀类药物的抗动脉硬化作用机制如下:①血管内皮保护作用。通过 Rho 蛋白抑制和 Akt 信号通路,内皮一氧化氮生成催化酶表达增加了血管壁的反应性。他汀类药物则通过减少血管平滑肌细胞血管紧张素 II 受体 -1 的表达而减轻血管紧张素 II 的缩血管作用。②抗血栓作用。除了降脂作用外,他汀类药物通过影响血浆凝血因子和血小板活化而抑制血栓形成,并降低纤维蛋白原水平。③抗氧化作用。他汀类药物可增加自由基去除,影响过氧化物酶活性。服用他汀类药物后,LDL 耐受氧化增强,抗 - 氧化 LDL 抗体水平下降。成年 SLE 患者每天服用 40mg 阿托伐他汀一年,血脂和 CRP 水平下降,多排螺旋 CT 冠脉钙化积分评估显示动脉硬化进展减慢。然而,儿童起病的 SLE(pSLE)患者大样本研究仅证实了药物的安全性,对亚临床的动脉硬化进程无显著影响。有高危因素的 pSLE 患者使用他汀类药物还需要深入的研究。

2. 在风湿性疾病中的抗炎作用　活动性和慢性炎症是多数风湿性疾病的特征。自身免疫性结缔组织疾病是最好的例子,最常见的是 RA 和 SLE。在 RA,炎症累及的关节滑膜所富含的促炎因子(TNF-α、IL-1 或 IL-6)释放到循环维持炎症反应。因此,抑制炎症过程是治疗的主要目的。在体外亲脂性他汀类药物能诱导 RA 患者滑膜细胞凋亡,抑制促炎症因子(TNF-α、IL-1、IL-6 和 IL-8)诱导的炎症损伤,使全身炎症过程中心血管疾病独立危险因子之一的 CRP 水平降低。动物实验证实,阿托伐他汀通过调节血管损伤的免疫反应而抑制川崎病冠状动脉瘤形成过程,其中一些作用的关键步骤或有治疗意义。在川崎病合并冠状动脉损害的研究中,发现短期应用辛伐他汀能显著改善慢性血管炎症和内皮功能不全。药物治疗后超敏 -CRP 显著降低,血流介导的内皮依赖性血管舒张功能(flow-mediated dilatation,FMD)则明显提高。深入的研究还需要大样本的数据。

3. 免疫调节作用　他汀类药物改善自身免疫性风湿病的部分临床损伤,或与其在发病机制中的免疫调节作用有关。体外研究显示,他汀类药物可抑制异戊二烯化,还可通过主要组织相容抗原蛋白表达减少诱导免疫耐受,即抑制人类巨噬细胞 MHC- II 的表达及 IFN-γ 对平滑肌细胞的刺激,调控 MHC- II 的转录和蛋白表达。因此,还需要深入

研究他汀类药物的免疫调节作用在自身免疫疾病治疗的安全性。

4. 骨代谢作用　他汀类药物可通过抑制甲羟戊酸途径促进骨形态发生蛋白 -2 基因表达;阻止脂肪细胞生成,同时使骨髓基质干细胞向成骨细胞分化;调节 NF-κB 通路,抑制 NF-κB 受体激活剂所诱导的破骨细胞形成等多种作用机制影响骨代谢,从而使其成为骨质疏松症药物治疗的研究热点。

十一、小儿心脏移植与移植免疫

自 1967 年 Adrian Kantrowitz 医师完成首例小儿心脏移植手术后至今已取得显著发展。目前全世界每年有 100 个中心完成大约 500 例小儿心脏移植手术。无论是继发于先天性心脏病或心肌病,心脏移植已成为儿童终末期心脏病可接受的治疗策略与标准。随着移植手术技术的进展、对排斥反应及相关免疫学的认识、免疫抑制治疗及对排斥反应的治疗,使移植的成功率有了很大的提高。

【指征】

2007 年美国心脏协会发布的儿科心脏移植指南中包括了再移植的指征,并将缩窄性心包炎合并反应性肺动脉高压也列为可移植的指征,但因供体有限,并未将先天性心脏病作为首先推荐移植的疾病,除非伴有心室功能不全、显著瓣膜关闭不全或严重冠状动脉畸形。

【小儿心脏移植的总体效果】

目前儿科心脏移植的中位生存期在婴儿为 19.7 年,1~5 岁为 16.8 年,6~10 岁为 14.5 年,11~17 岁为 12.4 年。移植后第一年病死率最高。

1. 心肌病　是小儿心脏移植最为常见的疾病,年龄<1 岁需移植的患者约占 41%,11~17 岁需移植的约占 65%。

2. 扩张型心肌病(DCM)　发病率为 0.58/100 000,占所有心肌病的 50%。DCM 患者心脏移植的效果要好于其他心肌病,移植术后短期存活率非常高,术后 1 个月及 1 年分别为 98% 和 94%。术后 10 年存活率为 72%。术后死亡的危险因素包括黑色人种、年龄偏大、缺血时间较长及早期的移植。

3. 肥厚型心肌病(hypertrophic cardiomyopathy,HCM)　发病率为 0.47/100 000,占所有心肌病的 42%。HCM 需移植的不多,占移植患者的 5%~6%。年龄<1 岁、左室短轴缩短率降低、舒张末期左室后壁或室间隔厚度增加是最有可能接受

移植的因素。HCM 移植术后 10 年存活率为 47%。

4. 限制型心肌病（restrictive cardiomyopathy, RCM） 发病率为(0.03~0.04)/100 000,占所有心肌病的 4.5%。RCM 患者预后很差,诊断后 3 年及 6 年病死率分别为 63% 及 75%。由于预后不佳,且伴有进行性难以逆转的肺动脉高压、栓塞、猝死,以及可用于治疗的药物有限,在某些中心一经诊断就准备移植治疗。移植术后 10 年存活率为 63%,好于 HCM 而低于 DCM。

5. 先天性心脏病（CHD） 从全球范围来看,心肌病仍是小儿心脏移植的最主要疾病,但大量数据显示近来 CHD 移植的病例越来越多,其中最主要的是单心室姑息治疗失败的复杂 CHD。

【移植后并发症】

1. 排斥反应 仍是影响移植长期存活率的主要术后并发症之一。由于心脏移植后诱导免疫抑制剂的应用,术后第一年仅有 22% 的病例发生排斥反应,较以前下降了 34%。国际心肺移植组织数据库近期数据表明 2001—2012 年间接受心脏移植 58% 的儿童使用了诱导免疫抑制性措施,其中,66.7% 的儿童接受了多克隆抗淋巴细胞球蛋白或抗胸腺细胞球蛋白,1/3 接受了 IL-2 受体拮抗剂。维持免疫抑制减少了排斥反应的发生。不管是否同时使用诱导免疫抑制,他克莫司比环孢素降低排斥反应的效果更好。

2. 感染 约 12% 的供体受者死于术后第一年的感染。预防排斥反应的免疫抑制治疗使机体易于感染,特别是机会性感染。因此大部分患者需要接受一段时间的预防性抗细菌和抗病毒治疗。巨细胞病毒（CMV）是最常见的病毒感染,在移植后 6~8 周危害最大。虽然 CMV 直接导致疾病,但也参与了急性排斥反应、移植物血管病变及移植后淋巴细胞增殖病（post-transplant lymphoproliferative disease, PTLD）。预防性抗病毒治疗（包括更昔洛韦、阿昔洛韦）在高危受体可持续 3 个月,而在其他受体需持续 1~3 个月。

3. 移植心脏血管病 移植心脏血管病（cardiac allograft vasculopathy, CAV）在移植术后 10 年及 15 年的发生率分别是 25% 和 54%。典型表现为远端冠状动脉血管内膜及中层增生致舒张功能不全和心力衰竭。

CAV 是慢性排斥反应的结果。多种因素参与 CAV 的形成,同种免疫反应和自身免疫反应是主要的原因:一是同种免疫,在与供体 MHC 分子反应的同种反应中,T 细胞和抗体起到了重要作用。在急性抗体介导的排斥反应（antibody-mediated rejection, AMR）的心脏移植受体中有较高的 CAV 发病率和较短的发病时间,而急性细胞性排斥反应（acute cellular rejection, ACR）的发作次数和持续时间也增加了 CAV 进展的危险性。二是自身免疫,虽然同种免疫反应在 CAV 的发病中起到主导作用,但一些 CAV 患者缺乏抗 HLA 抗体,或许心脏自身抗原肌球蛋白可以是 T 细胞介导的免疫攻击的目标。

诊断 CAV 依靠冠脉造影、心脏磁共振和 CT。治疗方面,哺乳动物雷帕霉素靶蛋白（mammalian target of rapamycin, mTOR）抑制剂雷帕霉素和依维莫司（everolimus）有望减慢 CAV 的进展而防止 CAV 的形成。此外,他汀类药物,特别是普伐他汀,可用于儿童 CAV 患者的预防和治疗。经皮冠状动脉支架置入可治疗局限于近端冠状动脉的狭窄。严重或进展的 CAV 则需再次移植。

4. 恶性肿瘤和 PTLD 恶性肿瘤相对少见,移植后 5 年及 10 年发病率分别是 5% 和 9.5%,PTLD 占了绝大多数。主要是 B 淋巴细胞异常增殖的 PTLD,临床上从良性淋巴组织增生到淋巴瘤。治疗可选择利妥昔单抗。

5. 肾脏病变 钙调神经磷酸酶抑制剂的应用增加了肾功能不全的发生。移植后 10 年,4% 的婴儿发生严重肾功能不全,1~5 岁、6~10 岁和 11~17 岁发生严重肾功能不全分别为 5%、16% 和 14%。约 1.4% 患者最终需要透析或肾移植。

【移植相关的特殊问题】

1. 同种致敏 同种致敏或高敏感患者定义为群体反应性抗体（panel reactive antibody, PRA）升高 >10%。人类白细胞抗原（HLA）致敏更常见于先天性心脏病患者,而非心肌炎患者。当使用冷冻保存的同种异体移植物时,易诱发伴随 I 类和 II 类抗 HLA 抗体和 PRA 升高的免疫反应。此外,输血、心脏辅助装置、妊娠及既往心脏移植也是产生抗 HLA 抗体的危险因素。同种致敏增加了移植的风险性和病死率,因此脱敏治疗可能改善预后。治疗包括 IVIG、血浆置换、环磷酰胺或吗替麦考酚酯。此外,新的药物如利妥昔单抗和针对浆细胞的蛋白酶体抑制剂硼替佐米可降低循环抗体的滴度。

2. ABO 血型抗原不相容的移植 ABO 血型抗原不相容的移植标准是:①年龄 <1 岁,同种血凝素滴度不限;②年龄 1~2 岁,同种血凝素滴度

为≤1:4。存活率同 ABO 血型抗原相容的移植差异不明显。

3. 再移植　所有接受心脏移植的患者均有再移植的可能。过去 10 年间,有 25%~30% 心脏移植的患者接受了再移植。CAV 和移植物衰竭是死亡的最常见原因,因此 CAV 是再移植的最主要指征。

（程佶　胡坚）

第三节　免疫性神经病

一、概述

神经免疫学(neuroimmunology)是 20 世纪 30 年代由神经病学、精神病学、心理学和免疫学之间发展起来的一门新兴边缘学科,融合了神经病学、免疫学、生理学及免疫病理学等多个学科的理念和技术,涉及健康与疾病时神经细胞的表面标志,胶质-神经元相互作用,神经系统抗原和免疫系统抗原间的交叉识别,神经组织的组织相容抗原,针对乙酰胆碱受体的单克隆抗体,自身免疫神经病的免疫调节和生物靶点的调控,获得性免疫缺陷综合征和慢病毒感染的神经免疫,分子模拟和病毒诱导的脱髓鞘作用,神经免疫调节,环境、精神、神经内分泌-免疫系统疾病和康复之间的相互关系等,还包括全身免疫性疾病的神经系统表现等。

以往"免疫特免区"的神经学科观念已发生深刻的转变。以重症肌无力和多发性硬化为例,研究已进入分子水平,尤以重症肌无力的研究最为深入,已成为神经免疫学中发病机制相对清楚的自身免疫性疾病之一。此外,神经系统感染性疾病病理过程中的炎症均有免疫机制参与。这些研究成果有助于临床医师对免疫神经病的理解和治疗原理的再认识。临床神经免疫病的免疫调节和抗炎也渐成主流。

本节将重点介绍与免疫密切相关的神经系统疾病(如重症肌无力、吉兰-巴雷综合征、视神经脊髓炎、急性小脑共济失调、急性播散性脑脊髓炎、自身免疫性脑炎及多发性硬化等)、较为清楚或在研究中的免疫学特征、免疫病理及与免疫相关发病机制和免疫治疗方法,力求在神经系统疾病常规诊断、治疗与神经免疫学之间架起一座桥梁,将两者有机结合起来,使神经系统疾病的诊断、治疗及预后的判定更加全面、系统。

二、重症肌无力

重症肌无力(myasthenia gravis,MG)是一种累及神经肌肉接点(neuromuscular junction,MJ)处突触后膜的获得性自身免疫性疾病,以骨骼肌的易疲劳性及可复性为特点。

【流行病学】

世界各地 MG 平均发病率为每年 0.53(0.17~2.13)/100 000,青年期起病居多,女性多见。尚无证据显示发病与种族、地域或纬度相关。国内仅有基于医院资料的研究显示 50% 的患者发病年龄<15 岁,5~10 岁为发病高峰,男女性别比为 0.8:1。

【免疫学特征】

隐匿起病,受累骨骼肌呈现易疲劳和可复性,以及典型的"晨轻暮重"现象。

作为神经肌肉接头的自身免疫性疾病,乙酰胆碱受体(acetylcholine receptor,AChR)α 亚单位是 MG 主要的自身免疫诱发区。为数众多的分子(包括离子通道和神经肌肉接点的其他蛋白)成为自身抗体攻击靶点,导致神经肌肉传导异常。

多数患者血清可测到针对突触后 AChR 抗体,但与肌无力的程度和治疗反应的判定无关。半数血清抗 AChR 抗体阴性患者可测到 MuSK 抗体,并与疾病的严重性和治疗反应相关。

【免疫病理】

位于 NMJ 突触后膜的 N2 烟碱型 AChR 的结构是一个由 α2、β、δ、γ5 个亚单位放射状包围着的中央离子通道。目前认为 AChRα 亚单位是 MG 主要的自身免疫诱发区。另外,AChR 之所以能在成熟 NMJ 处高密度聚集,主要是依靠运动神经元轴突分泌的集聚蛋白(agrin)与肌细胞表面的特异性酪氨酸激酶(muscle-specific receptor tyrosine kinase,MuSK)相互作用,激活 NMJ 发育的级联信号,即 agrin/MuSK 信号转导通路,这一过程还需要低密度脂蛋白受体相关蛋白 4(low density lipoprotein receptor-related protein 4,LRP4)、突触后膜 AChR 突触受体相关蛋白(receptor-associated protein of synapse)等的参与。现已确定,MuSK 以及 LRP4 是 MG 中自身抗体在 AChR 之外的攻击靶点。

【发病机制】

抗体介导的免疫损伤仍是主要的发病机制,但确切的自身免疫触发机制仍不清楚。在病理生理的过程中有多种免疫细胞及细胞因子参与其中,如Th1 细胞、Th2 细胞、Th17 细胞和 Treg 细胞等。这些免疫细胞及其分泌的细胞因子形成网状作用关系,相互调节。

1. 体液免疫介导的证据

(1)抗 AChR 抗体:85% 的全身型、50% 的眼肌型 MG 患者存在抗 AChR 抗体。此抗体为 IgG1 亚类,与 AChR 结合后可以阻断 ACh 与受体结合的位点,加速受体的降解和内吞,导致突触后膜 AChR 的数量不足,破坏终板功能;通过补体途径形成膜攻击复合体,触发补体瀑布效应,导致突触后膜的溶解,使神经肌肉接头功能缺损。在临床上,将检测不到抗 AChR 抗体的情况称为血清阴性重症肌无力(seronegative myasthenia gravis,SNMG)。在部分 SNMG 患者,使用非常规方法可检测到同属 IgG1 亚类的低亲和力抗 AChR 抗体,该抗体不作用于受体的 ACh 结合位点,却可以激活补体,破坏 NMJ 结构。

(2)抗 MuSK 抗体:全身型 SNMG 患者中约 50% 可检测到抗 MuSK 抗体,主要为 IgG4 亚类。此抗体主要与 MuSK 的 1-2IgG 样结构域相结合而发挥作用,而非通过激活补体致病。在体外试验和抗 MuSK 抗体诱导的实验性自身免疫性重症肌无力(experimental autoimmune myasthenia gravis,EAMG)动物模型中,均证实抗 MuSK 抗体可以明显抑制 AChR 的聚集,NMJ 后膜的 AChR 及 MuSK 数量下降,运动神经末梢变小且分支变少,NMJ 褶皱出现明显的结构简化现象。说明抗 MuSK 抗体通过抑制 MuSK 分子的功能,破坏 NMJ 的超微结构,导致 AChR 的信号输出减少而致病。

(3)抗 LRP4 抗体:LRP4 作为集聚蛋白的受体与之结合,激活 MuSK 后启动下游信号级联反应致 AChR 聚集。在体外,抗 LRP4 抗体可以抑制集聚蛋白诱导的 AChR 聚集,该抗体属 IgG1 亚类,推测其参与 MG 发病可能的机制为:与 LRP4 结合后在补体系统的参与下损伤突触后膜,LRP4 降解,从而阻断 agrin/MuSK 信号通路,影响 AChR 聚合而致病。

(4)其他抗体:已发现的抗乙酰胆碱酯酶(AChE)抗体、抗肌联蛋白(titin)抗体、抗雷诺丁受体(ryanodine receptor,RyR)抗体、抗 Kv1.4 抗体等致病性并不清楚。抗 titin 抗体与胸腺瘤密切相关,但罕见于抗 AChR 抗体阴性者,因此对于 MG 的诊断意义不大。抗 RyR 抗体、抗 Kv1.4 抗体与 MG 临床的严重程度相关。

2. 细胞免疫及细胞因子的作用

(1)Treg 细胞:在 MG 发病中 Treg 细胞的作用往往被抑制。$CD4^+CD25^+$T 细胞特异性分子标志物 Foxp3 的 mRNA 和蛋白表达均有下降,但 $CD4^+CD25^+$Treg 数量无改变。已知 Th3 细胞产生的 TGF-β 可以促进 $CD4^+CD25^+$Treg 细胞分化,而 MG 患者外周血 TGF-β 水平明显低于健康对照组,并与 Foxp3 表达下调成正相关。这些显示 Treg 细胞的功能或由此受影响。

(2)Th1 细胞相关细胞因子:①儿童患者的 Th1 细胞相关转录因子 T-bet mRNA 表达明显增加,同时 Foxp3 mRNA 表达增加,但其与 T-bet mRNA 比值降低。提示 Foxp3 mRNA 表达增加可能是免疫失衡后一种反射性保护作用。②患者外周血单核细胞分泌 IL-2 活性明显降低,sIL-2R 水平显著增高,这或与膜 IL-2R 竞争结合,导致 IL-2 活性降低。③TNF-α 是 EAMG 形成过程中至关重要的细胞因子之一;TNF-α 在 MG 患者 PBMC 中表达增高,全身型患者中表达水平高于眼肌型,并且与肌力下降程度成正相关,提示 TNF-α 可能与疾病严重程度相关。

(3)Th2 细胞相关细胞因子:MG 患者血清抗炎因子 IL-10 水平明显增高,且与 AChR 抗体滴度及病情严重程度成正相关。因 IL-10 对 B 细胞和 Th2 细胞的激活作用要超过其对 Th1 细胞的抑制作用,因此 IL-10 更有助于抗 AChR 抗体的产生。

(4)Th17 细胞相关细胞因子:已发现 IL-17 水平与 MG 患者病情严重度相关,显示自身免疫参与了 EAMG 的免疫机制。

3. 胸腺

可能是 AChR 自体致敏和产生抗体的位置。超过 50% 的抗 AChR 阳性患者合并胸腺增生,10%~15% 合并胸腺瘤。

(1)胚胎型 AChR 抗体:血清中测得的胚胎型 AChR 只存在于胸腺肌样细胞及部分眼外肌纤维,推测增生胸腺内肌样细胞表达与 NMJ 的 AChR 类抗原相似,构成交叉免疫的基础。

(2)滤泡辅助性 T(T follicular helper,Tfh)细胞:有胸腺增生的 MG 患者与非 MG 的胸腺增生者相比,外周血中 Tfh 细胞计数显著增加,在 PBMC 和胸腺异位生发中心(germinal centers,GCs)内,与 Tfh 相关的转录因子 Bcl-6 和细胞因子 IL-21 表达明显增加;MG 患者增生的胸腺内 B 淋巴细胞数异常增多,抗 AChR 抗体滴度明显增高,且与 Tfh 细胞数成正相关;共聚焦显微镜下可见 Tfh 细胞和 B 细胞共同局限在异位 GCs 内。因此推测,Tfh/B 细胞之间的相互作用,在胸腺增生异位 GCs 的形成和抗 AChR 抗体的分泌中起到重要作用,并且可能是 MG 发病的触发机制。

(3)胸腺瘤:在 MG 发病中的作用仍不明确,推测由于胸腺瘤本身结构和功能异常,产生了成熟但有"缺陷"的 T 细胞,进入外周淋巴器官,成为自身反应性 T 细胞而致病。

4. **细胞凋亡** 异常的细胞凋亡在自身免疫性疾病发病中具有重要地位。研究显示 MG 患者胸腺中 Bcl-2 表达增加,抑制了正常免疫细胞的凋亡,导致免疫细胞成熟过程中异常克隆细胞免疫耐受过程紊乱,出现异常增殖的 B 淋巴细胞持续分泌抗 AChR 抗体,导致 MG 发生。

5. **遗传因素** 研究发现 MG 患者亲属的发病危险度显著高于普通人群,双生子中单卵双生子的 MG 同患病率明显高于双卵双生者。在欧美,HLA-DR3 和 B8 等位基因与早发型伴胸腺增生 MG 有明确相关性,晚发型 MG 与 HLA-DR2 和 B7 具有较弱的相关性;与此不同的是,HLA-DRB1*09 与我国 MG 成显著正相关,而 DRB1*08 与 MG 成负相关。因此,MG 的发病率与种族差异的关系还需要探究。

【临床表现】

起病隐匿,可以累及任何骨骼肌,但以眼外肌受累最常见。受累肌肉疲劳后肌无力表现加重,休息后可不同程度的缓解,典型的表现为"晨轻暮重"现象。感染、过度疲劳等因素可以使病情加重甚至诱发危象。MG 患者病情急骤进展,出现呼吸肌受累导致呼吸困难,称为重症肌无力危象,是 MG 致死的主要原因,包括肌无力危象、胆碱能危象及反拗危象。

儿童 MG 临床分型:①眼肌型。病变仅累及眼外肌,表现为上睑下垂及眼球活动受限,年长儿童可以有复视主诉,瞳孔括约肌不受累。中国儿童此型占优势。②全身型。躯干及四肢肌肉受累,伴或不伴眼外肌麻痹或延髓性麻痹,重症者肢体无运动功能,常伴呼吸肌麻痹及延髓性麻痹。③脑干型。有明显吞咽、咀嚼及构音障碍,除伴眼外肌受累外,不伴躯干及四肢肌肉受累。

【实验室及影像学检查】

1. **药物试验** ①新斯的明试验。甲基硫酸新斯的明 0.03~0.04mg/kg 肌内或皮下注射,最大量 ≤1mg,20 分钟后肌力改善为阳性。②依酚氯铵试验。依酚氯铵 0.2mg/kg 肌内注射,1 分钟内肌力改善为阳性,因观察期短,不适于婴幼儿。

神经重频刺激检查(repetitive stimulation,RS)采用肌电图仪以 1~5Hz 低频重复电刺激神经干,肌肉复合动作电位波幅递减超过 10% 为阳性。

抗 AChR 抗体检测儿童 MG 阳性率为 33%,阴性不能排除 MG。

2. **影像学检查** 常规行胸腺 CT 排除胸腺增生或胸腺瘤。

【诊断及鉴别诊断】

1. **诊断** 根据受累骨骼肌易疲劳性及可复性特点,结合以下条件之一可以作出诊断:①新斯的明试验阳性;②RS 低频刺激衰减 ≥10%;③抗 AChR 抗体阳性。

2. **鉴别诊断** 注意 Lambert-Eaton 综合征、肉毒中毒、Miller-Fisher 综合征、脑干脑炎、吉兰 - 巴雷综合征等,应行相关的影像及电生理等检查,并行新斯的明试验鉴别。

【治疗】

1. **胆碱酯酶抑制剂** 用于改善临床症状,适用于除胆碱能危象以外的所有 MG 患者。长期使用可产生耐药现象,且有碍 AChR 修复,不主张长期单独使用。一般可配合其他免疫抑制药物联合治疗。最常用的药物为溴吡斯的明。

2. **免疫治疗**

(1)糖皮质激素:糖皮质激素治疗 MG,可使患者的症状得到缓解或显著改善,有效减少眼肌型 MG 向全身型转化的概率。糖皮质激素可以抑制抗 AChR CD4⁺T 细胞反应,减少特异性抗 AChR 抗体产生,促进 NMJ 中板结构修复和 AChR 重新合成。首选醋酸泼尼松,用法:从 1~2mg/(kg·d)晨顿服开始,据病情调整,症状缓解后维持 4~16 周后逐渐减量,每 2~4 周减 5~10mg 直至隔日服用最低有效剂量,总疗程为 2 年,注意补钾及补充钙剂。如病情危重,可使用甲泼尼龙冲击治疗,用法:甲泼尼龙 20mg/(kg·d)静脉注射 3 天,冲击治疗后改为醋酸泼尼松 1mg/(kg·d)晨顿服,期间须严密观察病情变化,因糖皮质激素治疗的 4~10 天内可导致肌无力症状一过性加重并有可能促发肌无力危象,症状缓解后,维持及减量过程同前。

(2)免疫抑制剂:①硫唑嘌呤。通过干扰嘌呤代谢抑制 T、B 细胞增殖,抑制促炎因子产生发挥治疗作用。与糖皮质激素联合使用效果更好。多于使用后 3 个月左右起效。使用方法为：儿童按 l~3mg/(kg·d)，分 2~3 次口服，可长期使用，注意监测外周血象及肝肾功能。使用前应检测硫代嘌呤转移酶基因（*TPMT* 基因），以避免严重的骨髓抑制。②他克莫司。作为第二代免疫抑制剂逐步被应用于 MG 的治疗。作用机制是阻断激活 IL-2 基因的信号转导通路，进而抑制 T 细胞的分化和增殖、抑制炎性反应的发生。对胸腺切除和传统免疫抑制剂治疗效果不佳的 MG 患者，使用他克莫司是一种有效的治疗途径。对儿童 MG 患者也有独特的疗效。

（3）静脉注射免疫球蛋白（IVIG）：主要用于病情急性进展的 MG 患者、胸腺切除术前准备以及作为辅助用药。用法：400mg/(kg·d) 静脉注射 5 天，作用可持续约 2 个月。

（4）血浆置换：使用适应证与 IVIG 相同。长期重复使用并不能增加远期疗效。因设备昂贵、操作复杂，儿童很少应用。

（5）胸腺摘除：对胸腺增生者效果好，对合并胸腺瘤者有一定疗效。对于未成年 MG 患者是否需要胸腺摘除手术仍存在争议，一般选择手术的年龄为 18 周岁以上。

3. MG 危象的处理　发生 MG 危象的诱因包括感染、手术、分娩、月经期、情绪抑郁、使用其他禁忌药物等。一旦发生呼吸肌麻痹，应立即给予面罩或加压给氧，以及行气管插管、机械辅助通气，同时鉴别危象的类型，进一步对症治疗。

4. 治疗中的注意事项　忌用对神经肌肉接头有阻滞作用的药物：氨基糖苷类抗生素、奎尼丁、奎宁、普鲁卡因胺、普萘洛尔、氯丙嗪及各种镇静剂、肌松剂。其他注意事项包括：禁用肥皂水灌肠；注意休息、保暖；避免劳累、受凉、感冒、情绪波动等情况。

【预后】

眼肌型 MG 患者中 10%~20% 可以自愈，20%~30% 始终局限于眼外肌，而在其余 50%~70% 的患者中绝大多数可能在起病 3 年内逐渐发展成为全身型 MG。儿童 MG 由眼肌型转化为全身型的发生率较成人低。儿童 MG 较易复发，感染、不规则服药或停药是导致 MG 病情复发的主要诱因。早期、规范治疗对儿童 MG 有更好的疗效。

二、急性小脑性共济失调

急性小脑性共济失调（acute cerebellar ataxia, ACA）是多种原因引起的以急性小脑功能异常为主要特征的综合征，为儿童时期最常见的共济失调类型。多在急性病毒或细菌感染后患病，也可在疫苗接种后，是感染后器官特异性免疫病，其免疫过程只针对小脑系统。本病症状和体征通常限于小脑功能障碍，严重病例也可有全脑症状，本病预后较好。

【流行病学】

主要发生在儿童，各年龄均可患病，但以幼儿多见。

【免疫学特征】

ACA 多发生在病毒或细菌感染之后，或疫苗接种后。其中以水痘病毒感染后患病最多见，疫苗接种后患病多见于水痘疫苗和麻疹疫苗。ACA 症状和体征一般仅局限于小脑功能障碍。

【发病机制】

作为感染后器官特异性免疫病，机制不清。患者有前驱感染或疫苗接种史，但脑脊液中未发现病原体，更支持感染后器官特异性免疫病的特征，即自身免疫性小脑炎。在患者的血清和脑脊液中发现了针对小脑系统的自身抗体，包括抗磷酸丙糖异构酶（TPI）抗体、抗浦肯野细胞抗体、抗髓鞘相关糖蛋白（MAG）、抗磷脂抗体（APL）和抗谷氨酸受体抗体等，为本病自身免疫机制提供了依据。

【临床表现】

急性起病，表现为坐、站、步态不稳。取物不准、辨距不良，肢体及眼球震颤。常见言语障碍，表现为言语不清、不流利。查体发现指鼻、跟膝胫不准确，轮替动作障碍，肌张力降低及腱反射减弱。可伴有头晕、呕吐，少数患者有发热、全脑炎症状，如头痛、易激惹、嗜睡或短暂的锥体束征。

【实验室及影像学检查】

1. 脑脊液检查　多数正常，少数病例可以有白细胞和蛋白质的轻度增加。脑脊液压力基本正常。糖和氯化物正常。病原学检查阴性。少数病例可找到自身抗体，脑脊液寡克隆区带阴性。

2. 影像学检查　少数病例头 MRI 检查可发现小脑脱髓鞘影像。

【诊断及鉴别诊断】

1. 诊断　根据小脑共济失调为主要临床表现，脑脊液未发现病原，除外其他原因共济失调可作出临床诊断。

2. 鉴别诊断　①误服药物或药物过量：如苯妥英钠、地西泮、卡马西平等；②颅后窝及小脑肿瘤、出血、脓肿等占位性疾病;③先天性代谢异常:如氨基酸或有机酸代谢病,其共济失调反复发生,有代谢异常的实验室依据、智力低下等其他表现;④遗传性共济失调;⑤ Miller Fisher 综合征。

【治疗】

1. 免疫治疗

(1)糖皮质激素:即使认为此病为自身免疫性小脑炎,但疾病的自限性使糖皮质激素的应用存在争议。通常症状明显者可以应用:①地塞米松静脉滴注,每日 0.4~0.6mg/kg,分 2 次,连用 1 周左右;②甲泼尼龙静脉滴注,每日 2~3mg/kg,分 2 次,连用 1 周左右。

(2)静脉注射免疫球蛋白(IVIG):不能耐受糖皮质激素、存在禁忌证或治疗效果欠佳的患者,可选择 IVIG,2g/kg,分 2~5 天静脉滴注。

2. 其他治疗 急性期需卧床休息,防止共济失调所致的意外伤害;维持水电解质和酸碱平衡,保证热量;止吐和止晕患者给予对症治疗;有脑水肿及高颅压征象的患者可给予脱水剂。

【预后】

本病预后较好,多数在 2 周内好转,少数在 3~4 个月恢复。部分严重病例共济失调、震颤、言语障碍等症状持续更长时间,可能成为后遗症。少数患者可复发。

三、吉兰 - 巴雷综合征

吉兰 - 巴雷综合征(Guillain-Barre syndrome,GBS)是一类免疫介导的急性炎症性周围神经病。根据病理、临床和神经电生理不同,GBS 可分为急性炎性脱髓鞘性多发神经根神经病(AIDP)、急性运动轴突性神经病(acute motor axonal neuropathy,AMAN)、急性运动感觉轴突性神经病(acute motor sensory axonal neuropathy,AMSAN)、米勒 - 费希尔综合征(Miller-Fisher syndrome,MFS)、急性全自主神经病(acute panantonomic neuropathy,APN)和急性感觉神经病(acute sensory neuropathy,ASN)等亚型。

【流行病学】

全球发病率为 0.16/100 000~4/100 000,欧洲为 1.2/100 000~1.9/100 000,我国成人为 0.66/100 000,MFS 发病率仅为 0.1/100 000。15 岁以下儿童发病率为 0.6/100 000~1.1/100 000。儿童小年龄组发病率高,我国河南省、辽宁省报道 1~4 岁发生率最高,多发生于夏秋季,男性发病率高于女性,男女比例为(1.5~1.85):1。在地理分布上不同的 GBS 其亚型也不同,病理脱髓鞘为主的 GBS 在欧洲和北美高达 80%~90%,而在中国、日本、韩国、孟加拉国、墨西哥等国,脱髓鞘为主的 GBS 仅为 22%~48%,而轴索损害为主的 GBS 占 30%~60%。

【免疫学特征】

肢体对称性弛缓性瘫痪为本病主要的临床特征。急性或亚急性起病,病前 1~6 周多有呼吸道或胃肠道前驱感染史,低龄儿童发病率高。

某些微生物感染后可诱导产生神经节苷脂抗体,不同类型的抗神经节苷脂抗体特异性地与相应的 GBS 临床亚型相关。GBS 靶抗原分别位于郎飞结轴膜或髓鞘等不同部位,抗神经节苷脂抗体与其结合后造成轴索变性、节段性脱髓鞘等病理改变。我国 GBS 疾病类型以轴索损害为主。

早期应用静脉注射免疫球蛋白能很好地改善预后。

【免疫病理】

AIDP 典型病理改变是周围神经和神经根组织中小血管周围淋巴细胞浸润与巨噬细胞浸润,形成血管鞘以及神经纤维郎飞结附近的节段性脱髓鞘,严重可出现继发性轴索变性。运动及感觉神经常同时受累,免疫组织化学光镜可见周围神经 IgM、IgG 及补体 C3 沉积。电镜可见血管周围巨噬细胞"撕开"髓鞘和吞饮髓鞘过程。

AMAN 病理改变主要表现为前根和周围神经原发性轴索变性,少见节段性脱髓鞘和炎症细胞浸润。免疫组织化学光镜可见运动神经纤维轴索有 IgG 和补体 C3 沉积,轴索节区最常见。电镜可见巨噬细胞吞噬轴索现象。

【发病机制】

确定的发病机制尚不十分清楚。体液免疫及细胞免疫可能共同参与了自身免疫性周围神经病理生理。不同亚型发病机制也不同,环境因素及遗传背景在发病中都起了一定作用。

1. 体液免疫 GBS 亚型中 AMAN、AMSAN 和 MFS 主要由体液免疫介导,AIDP 也有体液免疫参与。研究较多也较深入的是抗神经节苷脂抗体。

抗神经节苷脂抗体:神经节苷脂是一种含有唾液酸的酸性鞘糖脂,由亲水寡糖链和亲脂的神经酰胺构成,据其所含唾液酸数目 1~4 个不同分为 GM、GD、GT、GQ。存在于细胞膜上,广泛分布于中枢和周围神经系统。空肠弯曲菌的脂寡糖与人类神经细胞的神经节苷脂结构相近,通过"分子模拟"作用,诱导产生抗神经节苷脂抗体,流感嗜血杆菌、巨细胞病毒、EB病毒感染后体内也可检出抗神经节苷脂抗体。GBS的各种亚型均可检出抗神经节苷脂抗体。

发病机制较清楚的是AMAN,抗GM1、GD1a神经节苷脂抗体与郎飞结轴膜上抗原结合后,激活补体和蛋白酶,主要造成郎飞结电压门控钠通道蛋白、GTP结合蛋白等郎飞结蛋白损伤和免疫复合物沉积,髓磷脂脱落和轴索传导阻滞,继而巨噬细胞清除受损的轴索,造成病理损害。推测AIDP的抗原位于髓鞘,与抗体结合后,激活补体,形成膜攻击复合物,引起空泡变性,继而巨噬细胞清除受损髓鞘,造成髓鞘脱失等病理改变。

抗GM1a、GM1b、GD1a神经节苷脂抗体与AMAN、AMSAN相关联,抗GD1b神经节苷脂抗体与ASN相关联,抗GT1a和GQ1b神经节苷脂抗体与MFS关联。空肠弯曲菌合成神经节苷脂样脂寡糖唾液酸转移酶,其基因多态性决定了人感染空肠弯曲菌后出现不同的GBS亚型,因此由微生物基因多态性决定人类自身免疫性疾病的临床表型这一观念逐渐被大家所认识。

部分患者血清可检测到抗空肠弯曲菌抗体、抗巨细胞病毒抗体等,提示某些微生物感染后可诱导产生神经节苷脂抗体而造成神经损伤。

2. **细胞免疫及细胞因子** 实验性自身免疫性神经炎动物模型临床表现和病理改变与AIDP相似,所以一致认为AIDP主要是由细胞免疫介导。

(1)Th1细胞及其相关细胞因子:Th1/Th2平衡失调参与了GBS早期细胞免疫。IFN-γ抑制了T细胞向Th2的分化,破坏了Th1/Th2平衡,从而产生了以Th1反应为主的免疫应答,造成疾病进展。

(2)Th17细胞及其相关细胞因子:GBS患者外周血Th17细胞比例增加、血清和脑脊液IL-23表达升高。血中Th17细胞数量与GBS致残程度成正相关。调节性T细胞除调节T细胞的免疫耐受外,其分泌的转化生长因子$β_1$可诱导Th17细胞分化,两种功能相互作用,后者启动了GBS的病理过程,前者则对其抑制。

(3)其他:Th2和Th3细胞分泌的抗炎因子对GBS发病具有保护作用。而CD4$^+$T细胞诱导巨噬细胞活化而引起的脱髓鞘改变可能参与脱髓鞘型的发病。

3. **环境因素** 69%的患者在病前1~6周内有呼吸道或胃肠道前驱感染史。病原体有空肠弯曲菌、流感嗜血杆菌、巨细胞病毒、EB病毒、肺炎支原体、甲型肝炎病毒、乙型肝炎病毒、戊型肝炎病毒、疟原虫、嗜肺性军团菌等。其中空肠弯曲菌最常见,约占31%,与AMAN、MFS发病显著相关。少数发病与疫苗注射有关,如甲型肝炎疫苗、流感疫苗等。其他如手术史、免疫抑制剂应用、服用氟喹诺酮类药物、蜂蜇伤等也可能成为GBS发病的诱因。

4. **遗传因素** 已明确的易感基因尚未找到,或与肿瘤坏死因子α的基因多态性相关,未发现与人类白细胞抗原、T细胞受体、白细胞分化抗原14、Toll样受体4、白细胞分化抗原1基因多态性的相关性。

【临床表现】

急性或亚急性起病,以肢体对称性弛缓性瘫痪为主要临床特征,出现完全性、对称性瘫痪,严重者累及四肢。感觉异常多表现为四肢远端的烧灼感、麻木、刺痛和不适感。部分患者起病时伴有脑神经损害,少数患者还会出现呼吸肌麻痹。

临床表现轻重不一,大部分患者起病时病情较轻,随后病情逐渐加重,多在2周左右达到高峰,甚至可能发展至不能独立行走或需要机械辅助通气。多呈单时相自限性病程,在数周内完全恢复,但严重者急性期可死于呼吸肌麻痹。MFS与经典GBS不同,以眼肌麻痹、共济失调和腱反射消失为主要临床特点。

【实验室及影像学检查】

1. **脑脊液蛋白-细胞分离** 白细胞计数一般$<10 \times 10^6$/L,发病2~4周内脑脊液蛋白不同程度升高,一般不超过1.0g/L,糖和氯化物正常,部分患者出现寡克隆区带和抗神经节苷脂抗体阳性。

2. **神经电生理** 在病程早期(2周内),F波及H反射的异常可作为GBS诊断的敏感指标。AIDP主要的脱髓鞘电生理表现为运动、感觉神经传导速度减慢,远端潜伏期延长,F波潜伏期延长和确切的波形离散。AMAN需具备下述两个条件:①无上述脱髓鞘的电生理表现;②同时伴有运动诱发电位波幅明显下降,肌肉复合动作电位小于正常下限的80%。MFS主要包括:①感觉神经电位或CMAP波幅降低,与轴突性神经病或神经元病一致;②在肢体以感觉神经受累为主,在脑神经则以运动纤维受累为主;③肢体NCV仅有最轻度的减慢,但可有F波和瞬目反射的异常。

3. **其他检查** 少数患者CK轻度升高,肝功能轻度异常。部分患者血清抗神经节苷脂抗体阳性。部分患者血清可检测到抗空肠弯曲菌抗体、抗巨细胞病毒抗体等。部分患者粪便中可分离和培养出空肠弯曲菌。

【诊断及鉴别诊断】

1. **诊断** 本病急性起病,急性期病情进展时间<4周,四肢对称性弛缓性麻痹,可伴脑神经麻痹和/或呼吸肌麻痹及感觉障碍,脑脊液蛋白细胞分离。2010年我国吉兰-巴雷综合征诊治指南中关于 AIDP、AMAN、AMSAN 的诊断标准:①常有前驱感染史,呈急性起病,进行性加重,多在2周左右达高峰。②对称性肢体和延髓支配肌肉、面部肌肉无力,重症者可有呼吸肌无力,四肢腱反射降低或消失。③可伴轻度感觉异常和自主神经功能障碍。④脑脊液出现蛋白-细胞分离现象。⑤神经电生理检查:AIDP 示远端运动神经传导潜伏期延长、传导速度减慢、F 波异常、传导阻滞、异常波形离散等。AMAN 示纯运动神经受累,并以运动神经轴索损害明显。AMSAN 示感觉和运动神经轴索损害明显。⑥病程有自限性。

2. **鉴别诊断** 需要鉴别的疾病包括:脊髓炎、周期性瘫痪、多发性肌炎、脊髓灰质炎、重症肌无力、急性横纹肌溶解症、白喉神经病、莱姆病、卟啉症、周围神经病、癔症性瘫痪以及中毒性周围神经病,如重金属、药物、肉毒毒素中毒等。

MFS 诊断标准:①急性起病,病情在数天或数周内达高峰;②临床上以眼外肌瘫痪、共济失调和腱反射降低为主要症状,肢体肌力正常或轻度减退;③脑脊液出现蛋白-细胞分离;④病程呈自限性。需要鉴别的疾病包括:与 GQ1b 抗体相关的 Bickerstaff 脑干脑炎、急性眼外肌麻痹、脑干梗死、脑干出血、视神经脊髓炎、多发性硬化、重症肌无力等。

【治疗】

1. **免疫治疗** 静脉注射免疫球蛋白(IVIG)和血浆置换(PE)治疗有效。

(1)IVIG:能较好地改善儿童预后,我国推荐有条件者尽早应用。IVIG 400mg/(kg·d),连续3~5天。欧美指南建议对严重的儿童 GBS,症状开始2周且在助力下能走动,或神经症状开始4周内的 GBS 患者,给予 IVIG 治疗。使用 IVIG 后有所改善但又复发的患者应重复一个疗程的 IVIG。对第一疗程 IVIG 无应答的患者,应尝试给予第二疗程,尤其是病程<2周,不能独立行走的患者。总剂量为 2g/kg,连续2天以上。

(2)PE:可明显改善预后。我国推荐有条件者尽早应用,每次血浆置换量30~50ml/kg,在1~2周内进行3~5次。欧美指南建议对严重的儿童 GBS,症状开始4周内不能走动及症状开始2周内能走动的患者,建议使用 PE。

(3)糖皮质激素:目前尚无儿童用药的充足证据,国外 GBS 指南均不推荐应用。我国目前许多医院仍在应用糖皮质激素治疗 GBS,尤其早期或重症患者中使用。

一般不推荐 PE 和 IVIG 联合应用。少数患者在1个疗程的 PE 或 IVIG 治疗后,病情仍然无好转或仍在进展,或恢复过程中再次加重者,可以延长治疗时间或增加1个疗程。MFS、APN 和 ASN 等亚型因发病率低,且疾病本身有自愈性倾向,而缺少充分的循证医学证据。

2. **神经营养** 可辅助应用 B 族维生素治疗,包括维生素 B_1、维生素 B_{12}、维生素 B_6 及叶酸等。

3. **对症支持治疗** 对有明显自主神经功能障碍者应给予心电和血压监护;对呼吸困难、延髓支配肌肉麻痹者应保持呼吸道通畅,出现呼吸衰竭时尽早进行机械辅助通气;给予足够的营养支持;并对肺部及泌尿系统感染、压疮及神经痛等予以积极处理。

4. **康复治疗** 病情稳定后,早期进行神经功能康复锻炼,防止肌萎缩和关节挛缩。

【预后】

GBS 多呈单时相自限性病程,大多会在数周内完全恢复。约5%急性起病者可发展为慢性炎性脱髓鞘性多发神经根神经病,20%有严重残疾,3%~10%死于呼吸衰竭、感染、低血压、严重心律失常等并发症。前驱腹泻感染、延髓功能障碍、自主神经功能障碍、周围神经轴索损伤、CSF 蛋白升高和 $CD4^+/CD8^+$ 比值增高等对重型 GBS 有预测意义。

四、视神经脊髓炎谱系疾病

传统的视神经脊髓炎(neuromyelitis optica,NMO)也称 Devic 病,是一种主要累及视神经和脊髓的免疫性中枢神经系统炎性脱髓鞘疾病。随后研究中发现 NMO 病变还可累及延髓最后区、丘脑、下丘脑等更广泛的部位,或更局限的脱髓鞘疾病,虽不符合 NMO 诊断标准,但发病机制及临床特征与其相似,部分会演变为 NMO。

2007 年 Wingerchuk 提出视神经脊髓炎谱系疾病（neuromyelitis optica spectrum disorders，NMOSD）概念；2015 年国际 NMO 诊断小组取消了 NMO 单独定义，将其整合入 NMOSD，并制定了新的 NMOSD 诊断标准；2016 年 5 月我国也制定了中国 NMOSD 诊断与治疗指南。

【流行病学】

儿童 NMOSD 患病率国内外尚无准确报告。小样本资料显示全球各地患病率相近，约为 1/(100 000·年)~5/(100 000·年)。本病多为非家族性，可见于各个种族，但有种族差异，在非白种人群中更易感。在中枢神经系统脱髓鞘疾病中所占比例为非洲裔巴西人(15%)、东亚(48%)、印度(9%)。起病年龄 1~72 岁，50 岁以后发病率降低，中位值在单相病程组为 29 岁，复发组 39 岁。88.1% 为急性和亚急性起病。女性发病率高于男性，尤其在复发型中女：男为 3.2∶1~9∶1。NMOSD 常与一些自身免疫性疾病，如干燥综合征、SLE、桥本甲状腺炎等共病。

【免疫学特征】

视神经和脊髓同时或相继受累，易复发，女性发病率高于男性。

AQP4-IgG 作为 NMOSD 的特异性抗体，与靶抗原水通道蛋白 4(AQP4)特异性结合，最终导致少突胶质细胞损伤、死亡和髓鞘脱失等病理损伤。AQP4 集中表达区域与 NMOSD 病变部位高度一致，为脊髓中央、下丘脑、中脑导水管与侧脑室周围。AQP4-IgG 抗体滴度可以预示脊髓炎的复发和视神经炎的进展。

MOG-Ab 可通过激活补体及补体介导的细胞毒性作用加重髓鞘脱失。

可伴有其他系统性自身免疫病及其他自身抗体异常。

【免疫病理】

视神经病变主要表现为髓鞘脱失，可伴轴索破坏，视神经纤维间淋巴细胞浸润。脊髓病变表现为脊髓较长节段广泛脱髓鞘并伴有坏死、囊样改变和急性轴索损伤。在急性活动性病灶内有较多巨噬细胞、B 淋巴细胞、小胶质细胞、少量 CD3[+] 和 CD8[+]T 细胞浸润，血管周围常有明显的嗜酸性和中性粒细胞浸润，病灶内有大量 IgG 和补体 C9 在血管周围呈玫瑰花样沉积；血管壁增厚、纤维化、透明样变和血管增生。脑实质大致正常，或有小范围斑点状髓鞘脱失、胶质细胞增生和血管周围炎细胞浸润。

【发病机制】

目前认为本病主要是 NMO-IgG 抗体介导的自身免疫性疾病。AQP4IgG 与补体相互作用造成组织损害，其次自身反应性 T 细胞通过识别靶抗原 AQP4 与 AQP4-IgG 共同参与了上述组织损害。

1. NMOSD 特异性抗体是主要的免疫病理机制　已知 AQP4 是 AQP4-IgG 的靶抗原。AQP4 由 M1 和 M23 两个亚基组成的四聚体，是人类和啮齿类动物神经系统主要的水通道蛋白，调节神经组织的水平衡、参与谷氨酸转运体、钾通道、抗肌萎缩蛋白复合物的形成等。主要在血脑屏障部位的星形胶质细胞足突和血管内皮细胞的基膜面表达，集中表达区域与 NMO 病变部位高度一致，为脊髓中央、下丘脑、中脑导水管与侧脑室周围。AQP4-IgG 与 AQP4 特异性结合后其致病作用主要表现在：①激活补体和 NK 等效应细胞发生补体依赖性细胞毒作用和抗体依赖性细胞毒作用被破坏，造成 AQP4 细胞内移、表达减少，谷氨酸转运体也发生同样变化导致血脑屏障破坏、粒细胞浸润和细胞因子释放。②AQP4 在星形胶质细胞足突上的分布，致细胞外谷氨酸堆积，导致少突胶质细胞损伤、死亡，造成髓鞘脱失。星形胶质细胞在此过程中发挥了旁观者效应。③细胞死亡碎片进入淋巴结导致特异性 T 细胞激活，造成血脑屏障破坏。由于细胞表面 AQP4 密度及极性不同，以及血脑屏障薄弱等因素，疾病时主要选择性地损害视神经、脊髓及脑干。AQP4-IgG 结合 AQP4 不同亚基，作用机制可有差异，病理表现也不尽相同。

通过针对抗髓鞘少突胶质细胞糖蛋白的免疫反应研究，发现抗髓鞘少突胶质细胞糖蛋白反应参与了 NMOSD 的炎性反应，MOG-Ab 存在于中枢神经系统髓鞘表面和少突胶质细胞包膜上，通过激活补体及补体介导的细胞毒性作用加重髓鞘脱失。SLE 和 SS 合并 NMOSD 患者血清中也可检出 AQP4-IgG，而无 NMOSD 的患者血清中未检出 AQP4-IgG，推测 NMOSD 与 SLE 和 SS 之间可能存在相似的免疫病理机制。另外，也有报道 S100B 可能是评价 NMOSD 严重程度及残疾发生的候选生物学标志物。

2. 细胞免疫及细胞因子是重要的参与因素　细胞免疫可能参与了 NMOSD 的发病机制：①研究发现 NMOSD 病灶内有趋化性细胞因子受体 CCR3 表达，此受体与 Th2 应答有关。②T 细胞和抗髓鞘少突胶质细胞糖蛋白特异性 B 细胞协同作用可诱发 NMOSD。③ AQP4 特异性 T 细胞激活可致血脑屏障破坏,并引起 NMOSD 样病灶。④ NMOSD 病灶内还可见中性粒细胞和嗜酸性粒细胞浸润。当仅有 NK 细胞而无补体存在时,NMO-IgG 也可致 NMOSD 样病灶,提示可能存在 NK 细胞等效应细胞被激活后发生抗体依赖性细胞毒作用的发病机制。

在抗原抗体及补体反应的过程中,会产生多种趋化因子如嗜酸性粒细胞趋化因子、IL-17、IL-8 等导致嗜酸性粒细胞、中性粒细胞聚集,释放中性粒细胞弹性蛋白酶、IL-6 等,产生局部损伤。有报道 IL-6 可提高浆母细胞的存活时间,促进其分泌 NMO-IgG。脑脊液中 IL-6 和 IL-17 的高表达可能是 NMOSD 病情加重的关键因子。

3. **细胞凋亡伴随病理过程** NMOSD 髓鞘脱失早期就可以出现少突胶质细胞凋亡,原因为 AQP4 和谷氨酸转运体内移、表达减少致细胞外谷氨酸堆积,造成少突胶质细胞凋亡。

4. **候选基因尚未确定** 遗传因素对 NMOSD 易感性有一定的影响,并有种族和地域差异。高加索人群中 HLA-DRB1*01、HLA-DRB1*03、HLA-DRB1*10 与 NMOSD 易感性相关联,尤其 HLA-DRB1*0301 最常见;亚洲及非洲人群 HLA-DPB1*0501 最常见,我国南方汉族人群中,HLA-DPB1*0501 等位基因型与 AQP4-IgG 阳性的 NMOSD 易感性相关联,日本也有同样的研究报告,而 HLA-DRB1*04 报道可能与我国北方汉族人群 NMOSD 易感性相关联。

【临床表现】

急性或急骤起病,以视神经和脊髓同时或相继受累为主要特征。视神经症状较重,可为单侧或双侧视神经炎(opticneuritis,ON),有不同程度视野缺损。病程在高峰期时视神经功能损伤严重,约 40% 的患眼几近失明。急性脊髓炎的临床表现为严重的纵向延伸的长节段横贯性脊髓炎(longitudinally extensive transverse myelitis,LETM),病情进展迅速,偶有脊髓休克,累及部位多为颈段、胸段或颈胸段同时受累,出现脊髓的运动、感觉和括约肌功能严重受损。上升性脊髓炎可能会累及脑干,引起脑干功能障碍及呼吸衰竭。复发型急性脊髓炎常伴有低头曲颈触电样征(Lhermitte 征)和神经根痛。部分患者在首次发作或疾病过程中出现顽固性呃逆、恶心、呕吐等与影像对应的延髓最后区受累症状。还可以出现头晕、复视、共济失调等脑干

及第四脑室周边症状;困倦、发作性睡病、顽固性低钠血症、体温调节障碍等下丘脑症状;淡漠、反应迟钝、认知水平下降、头痛等大脑半球或胼胝体症状。上述几种表现可以不同形式组合,合并或不合并 AQP4-IgG 阳性、风湿性疾病或风湿性疾病相关抗体阳性。

【实验室及影像学检查】

1. **实验室检查** 血清及脑脊液 NMO-IgG 抗体血清 AQP4-IgG 抗体特异度高(91%~100%)而敏感度相对较低(58%~73%)。单相性 NMOSD 患者阳性率为 20%,且滴度通常较低。复发性 NMOSD,以及以女性为主的患者人群的抗体阳性率可>80%。临床发作前后数年中,该抗体均可存在。抗体滴度可以预示脊髓炎的复发和视神经炎的进展。目前该抗体检测方法主要有间接免疫荧光法、细胞分析法、酶联免疫吸附法、放射免疫沉淀法和荧光免疫沉淀法,但每种检查方法的特异度和敏感度不同,导致在少数病例存在检测不一致现象。对高度怀疑与 AQP4 有关的中枢神经系统自身免疫病,推荐采用细胞转染免疫荧光法(CBA)或两种以上方法动态验证。脑脊液 AQP4-IgG 阳性率及其与血清 AQP4-IgG 关系目前尚无统一意见,比较认同的是脑脊液 AQP4-IgG 阳性率与血清 AQP4-IgG 滴度相关。AQP4-IgG 是 NMOSD 与多发性硬化鉴别的生物标志物。另外,研究发现在 AQP4-IgG 阴性患者中 MOG-Ab 阳性率较高。

脑脊液常规无特异性,白细胞计数常<50× 10^6/L,偶见中性粒细胞或嗜酸性粒细胞,蛋白增高。寡克隆区带(oligoclonal band,OB)的阳性率<20%。

2. **影像学检查** MRI 视神经炎表现为视神经内斑点状高信号,在 MRI 的 T_2 加权联合脂肪抑制图像上表现为"轨道"或"环"状高信号,可被强化,视神经增粗提示水肿。

脊髓 MRI 最具有特征性的表现为纵向长节段广泛损害,病变范围 ≥3 个脊髓节段,累及整个横断面,可呈斑片状强化。典型病灶可有空洞或坏死,常位于脊髓中央。早期亦可见"鹰眼"或"蛇眼"征类似脊髓缺血的表现。复发早期或后遗症期脊髓 MRI 可正常或受累长度在 3 个椎体节段以内。脑 MRI 多为正常,也可在 AQP4 表达丰富的部位如脑室管膜周围、丘脑和脑干等部位出现异常病灶。

神经电生理检查视觉诱发电位(visual evoked potential,VEP)在儿童早期诊断中有重要价值,并

有助于发现亚临床病灶。主要表现是潜伏期延长和波形消失。躯体感觉诱发电位（somatosensory evoked potential，SEP）和脑干听觉诱发电位（brainstem auditory evoked potential，BAEP）均可出现异常，而周围神经检查一般正常。

【诊断及鉴别诊断】

1. 诊断　2015 年国际 NMO 诊断小组（International Panel for NMD disgnosis，IPND）制定 NMOSD 诊断标准，以 AQP4-IgG 阳性与阴性分层诊断。由于存在一定的诊断特异度及敏感度问题，推荐对 AQP4-IgG 进行多种方法、多时间节点重复验证。

AQP4-IgG 阳性 NMOSD 诊断标准：①至少 1 项核心临床症状；②用可靠的方法检测 AQP4-IgG 阳性（推荐 CBA 法）；③排除其他诊断。

AQP4-IgG 阴性或 AQP4-IgG 未知状态的 NMOSD 诊断标准：①在 1 次或多次临床发作中，至少 2 项核心临床特征并满足下列全部条件：a. 至少 1 项核心临床症状为 ON、急性 LETM 或延髓极后区综合征（area postrema syndrome，APS）；b. 空间多发（2 个或以上不同的临床核心特征）；c. 满足 MRI 附加条件。②用可靠的方法检测 AQP4-IgG 阴性或未检测。③排除其他诊断。

核心临床特征：① ON；②急性脊髓炎；③极后区综合征，无其他原因能解释的发作性呃逆、恶心、呕吐；④其他脑干综合征；⑤症状性发作性睡病、间脑综合征，脑 MRI 有 NMOSD 特征性间脑病变；⑥大脑综合征伴有 NMOSD 特征性大脑病变。

AQP4-IgG 阴性或 AQP4-IgG 未知状态的 NMOSD 附加条件：①急性 ON。脑 MRI 有下列表现之一：a. 脑 MRI 正常或仅有非特异性白质病变；b. 视神经长 T_2 信号或 T_1 增强信号 >1/2 视神经长度，或病变累及视交叉。②急性脊髓炎。长脊髓病变 >3 个连续椎体节段，或有脊髓炎病史的患者相应脊髓萎缩 >3 个连续椎体节段。③极后区综合征。脊髓背侧 / 极后区病变。④急性脑干综合征：脑干室管膜周围病变。

2. 鉴别诊断　首先需要与 MS 进行鉴别。MS 在 MRI 上有典型的脑部异常病灶，视力损害相对较轻，脊髓病灶很少超过 2 个脊髓节段，脑脊液 OB 阳性率更高，血清 AQP4-IgG 阴性。其次需与其他炎性脱髓鞘病如 ADEM、假瘤型脱髓鞘等，以及 SLE、SS、白塞病、结节病、系统性血管炎等系统性疾病鉴别，其他需鉴别的疾病还有如脊髓或视神经的血管性疾病、感染、中毒、代谢障碍、遗传性疾病及肿瘤、副肿瘤相关疾病等。

【治疗】

1. 免疫治疗　急性期治疗首选糖皮质激素冲击疗法，甲泼尼龙 20~30mg/（kg·d），儿童最大剂量 750mg/d，静脉滴注，连用 3 天，缓慢阶梯减量，改为口服，至每日 5~15mg 长期维持。激素减至中等剂量时可与序贯治疗免疫抑制剂衔接使用。对在减量过程中病情加重对激素依赖患者，激素减量缓慢。对大剂量激素治疗无效或疗效有限的部分 NMOSD 患者升级治疗前可再给予 1 个疗程尝试。糖皮质激素治疗无效的患者，尽早血浆置换治疗（隔日置换 1 次，每次 1.0~1.5 倍血浆容量，直至 7 次），也可联用环磷酰胺治疗。对大剂量甲泼尼龙冲击疗法反应差者可用静脉注射大剂量免疫球蛋白，0.4g/（kg·d）连用 5 天。

序贯治疗：一线治疗推荐硫唑嘌呤 2.5~3.0mg/（kg·d）和醋酸泼尼松 1mg/（kg·d）或相等剂量隔日口服，直到 2~3 个月硫唑嘌呤充分起效后逐渐减少醋酸泼尼松剂量。最佳疗程尚未确定，硫唑嘌呤可服用到 5 年。使用硫唑嘌呤前应检测硫代嘌呤转移酶基因（*TPMT* 基因）以避免严重的骨髓抑制。其次可应用利妥昔单抗、吗替麦考酚酯、甲氨蝶呤。一线治疗无效或出现糖皮质激素依赖时可以考虑二线治疗，包括他克莫司、米托蒽醌、环磷酰胺、静脉注射免疫球蛋白等其他免疫抑制剂。

2. 对症及康复治疗　痛性痉挛可选用卡马西平、加巴喷丁、普瑞巴林、巴氯芬等，顽固性呃逆可选巴氯芬，震颤可选苯海索、盐酸阿罗洛尔等。对肢体、吞咽功能障碍者早期功能康复训练。生活中避免预防接种、暴晒、过热的热水澡、适量运动及补充维生素 D 等。

【预后】

本病易反复，致残率高，预后不良。60% 的患者在 1 年内复发，90% 的患者在 3 年内复发。伴有自身抗体阳性的患者比阴性患者复发更频繁，致残率更高。成人单相型 5 年生存率为 90%，复发型为 68%。儿童预后比成人好，后遗症以视力障碍为主，脊髓炎后遗症较轻。欧洲一项儿童 NMOSD 研究中发现大多数 NMOSD 患者 NMO-IgG 阴性，多为单相病程且预后良好，并且不需要长期应用免疫抑制剂治疗。国内报道儿童 NMOSD 复发率较高，但还需大样本观察。

五、多发性硬化

多发性硬化（multiple sclerosis，MS）是在遗传易感基因的基础上受环境因素的触发，主要由T淋巴细胞免疫介导的中枢神经系统慢性炎性脱髓鞘性疾病。时间上的多相性及空间上的多发性为本病的突出特点。临床分为复发缓解型多发性硬化（relapsing-remitting multiple sclerosis，RRMS）、继发进展型多发性硬化（secondary progressive multiple sclerosis，SPMS）、原发进展型多发性硬化（primary progressive multiple sclerosis，PPMS）、进展复发型多发性硬化（progressiverelapsingmultiple sclerosis，PRMS）及临床孤立综合征（clinically isolated syndrome，CIS）。

【流行病学】

发病率与地域分布及地理纬度有关，越远离赤道，MS发病率越高。儿童MS确切发病率不详，但较成人低。国外有报道儿童或青少年期的发病率为（1.25~2.5）/100 000，占全部MS患者的2.2%~4.4%，平均发病年龄（12.73±0.25）岁；10岁以下儿童仅占0.2%~2.0%。国内报道的儿童发病年龄是2岁4个月~13岁10个月，平均7.2岁；6岁以下男女比为1:（0.75~0.8），6岁以上男女比为1:1.4。此外，15岁以前移民的居民具有移入地区的危险性。15岁以后移出流行地区的居民保持其出生地的流行危险性。

【免疫学特征】

成年早期起病，时间的多相性及空间的多发性是本病显著的临床特征，可同时或相继出现大脑、小脑、脑干、脊髓和视神经受累。

以小神经胶质细胞为靶细胞，在免疫介导损伤后产生各种神经毒性炎症因子，如IFN-γ、IL-β、活性氧簇（reactive oxygen species）和谷氨酸酯等。受损神经元产生具有抑制小胶质细胞活化和增强小胶质神经保护作用的抗炎和抗氧化产物，如表达在单核巨噬细胞、T细胞和NK细胞上的趋化因子Fractalkine和纤维生长因子-2（FGF-2）等。

病变部位髓鞘脱失，血管周围炎症细胞浸润，星形细胞胶质化和程度不等的髓鞘再生构成不同的免疫病理类型。

【免疫病理】

病理基础是脑和脊髓白质内不同时相、不同范围与密度的多灶性硬化斑和小静脉周围炎症细胞浸润。病变部位髓鞘脱失而轴索相对保存，血管周围炎症细胞浸润，星形细胞胶质化和程度不等的髓鞘再生。急性活动性斑块中髓鞘大量脱失，充满大量吞噬髓磷脂的格子细胞，血管周围见大量T淋巴细胞为主的淋巴细胞浸润，并可见轴索损伤及β淀粉样前体蛋白聚集，免疫组织化学染色显示血管周围大量CD3、CD45RO阳性的T淋巴细胞和反应性星形胶质细胞。慢性活动性斑块内髓鞘脱失，格子细胞离心性分布和星形胶质细胞显著增生。

病理有4种免疫亚型： Ⅰ型可能由活化格子细胞毒性代谢产物介导。病灶沿静脉分布，边界清，见大量T淋巴细胞、吞噬有髓磷脂的格子细胞及活化的小胶质细胞，无免疫球蛋白及补体激活。Ⅱ型可能由抗体-补体介导。病灶沿静脉分布，边界清，见大量T淋巴细胞、吞噬有髓磷脂的格子细胞，有免疫球蛋白沉积及补体激活。Ⅲ型：病灶不以静脉为中心分布，边界不清，见T淋巴细胞、巨噬细胞及小胶质细胞活化和少突胶质细胞凋亡，早期出现环核苷酸-3′磷酸水解酶和髓鞘相关糖蛋白丢失，无免疫球蛋白及补体激活。Ⅳ型：罕见，机制不清，斑块周边少突胶质细胞非凋亡性坏死。

【发病机制】

确切的病因及发病机制迄今不明确，可能与自身免疫反应、遗传及病毒感染、环境等多种因素相关。细胞免疫被认为是MS主要的发病机制，但体液免疫也发挥了重要作用。

1. **细胞免疫及细胞因子主导机制** Th1、Th17细胞、CD8⁺T细胞及其相关细胞因子均参与了MS疾病进程。Th1细胞分泌多种炎性因子，直接或激活NK细胞、CD8⁺T细胞及补体结合抗体，这些活化的细胞对少突胶质细胞的细胞毒作用造成炎症性脱髓鞘，使血脑屏障破坏。其次，CD8⁺T细胞通过释放细胞因子、趋化因子等进入病灶或通过直接杀伤而造成少突胶质细胞受到破坏，加剧了髓鞘受损。MS患者外周血和活动性病灶中Th17细胞明显增加，是Th1细胞的数倍，通过分泌IL-17等细胞因子破坏血脑屏障，诱导组织炎症发生并促使白细胞尤其是中性粒细胞聚集到炎症部位，加重中枢神经系统炎症反应。而Th2细胞及其相关细胞因子如IL-4和单核细胞趋化蛋白-1均能促进Th0向Th2分化，Th2细胞通过调节多种细胞因子有效延缓MS疾病进程。MS患者体内Treg细胞功能明显降低，Th2细胞分泌的具有保护作用的IL-10也较正常人群明显降低，导致自身反应性T细胞的活化增殖抑制作用降低。炎症反应时Th17/Treg平衡被打破，从而诱发MS进程。

2. B细胞免疫参与的证据 已有的证据显示：①我国91.7%的患者脑脊液寡克隆IgG区带阳性，患者脑脊液内存在B细胞的免疫球蛋白基因重排，可能存在抗原依赖性B细胞成熟过程；②在CIS和RRMS急性期患者脑脊液中B细胞（主要为原浆细胞）显著增加，且与疾病进展速度正相关；③B细胞通过抗原呈递激活T细胞为MS发病的重要途径之一，SPMS患者脑膜中存在异位淋巴组织，且与疾病的病理严重程度正相关；④患者血清和脑脊液中检测到的多种抗体，如抗神经元和轴索成分的抗体、抗髓鞘成分抗体、抗Alu多肽、NG2、热休克蛋白抗体等，提示B细胞致MS发病的另一个重要途径是髓鞘特异性抗体产生并造成髓鞘破坏；⑤B细胞产生促炎性细胞因子可诱导Th1细胞和激活Th17细胞，进一步加重组织损害。

膜脂肪代谢：是重要的致病因素之一。MS患者脑内细胞膜脂质成分的构成和代谢与正常脑细胞不同。神经细胞磷脂膜组分变化将影响神经细胞受体表达酶活性、多种膜蛋白的调节、细胞信息产生、传导及细胞膜通透性的变化。

遗传因素与环境因素：本病遗传易感性由多种低外显率等位基因所共同决定，西欧和北美人群中MS与*HLA-DR2b*关系明确，东方人群中MS与*HLA-DRB1*及*HLA-DR2*可能是易感基因，但*HLA-DR2*在东方MS发病中的作用显著小于西方人种。在环境因素中，病毒并不直接感染神经系统，而是诱发自身免疫反应破坏神经组织，其中EB病毒与MS关系较为密切。季节性的直接或间接作用或与MS发病率有关。如冬天出生或日照少的孩子更易患MS。在一定程度上，维生素D与MS的复发、治疗及预后相关，并有可能成为MS病情的评价指标之一。

【临床表现】

时间上的多相性及空间上的多发性为本病的显著特点，可同时或相继出现大脑、小脑、脑干、脊髓和视神经受累。儿童多起病急、进展快、病程短并缺乏特异性。常以多灶性起病，眼部受累较多见，其他症状可有共济失调、肢体瘫痪等运动症状，膀胱直肠功能障碍、感觉障碍及认知障碍等。也可出现抽搐、头痛、呕吐等非特异性的症状及其他脑病表现。

【实验室及影像学检查】

1. 脑脊液 淋巴细胞数和蛋白量轻度增高，鞘内IgG合成率增加，IgG指数阳性率约为70%，寡克隆带（OB）阳性，由于特异性不强且亚洲阳性率低，因此目前IgG指数及OB仅作为原发进展型MS的诊断标准之一。

2. MRI 脑室周围、近皮质、幕下、脊髓为4个典型MS部位。≥5个T_2异常信号病灶；≥2个脑室旁病灶；≥1个脑干病灶；3条中满足2条，可以预测MS，敏感性和特异性分别为85%和98%。孤立的边界清晰的病灶及≥1个垂直于胼胝体长轴的病灶可以预测MS，特异性100%。低龄儿童可见皮质下白质大片融合灶，多与皮质病灶相连并伴皮质肿胀，也可累及中央区白质，在尾状核头可见T_2低信号。脊髓病灶多累及颈部，不完全横贯，70%位于后部，一般不超过3个脊髓节段。个别患者可见瘤样病灶（>2cm）。磁共振波谱分析（MRS）在急性病灶可见N-乙酰天冬氨酸水平下降，胆碱峰升高。

神经电生理：75%~90%视觉诱发电位（VEP）异常、50%脑干听觉诱发电位（BAEP）异常，30%~50%躯体感觉诱发电位（SEP）异常。

【诊断及鉴别诊断】

1. 诊断 可参考2010年修订的McDonald标准，并参照2013年国际儿童MS研究组提出的附加条件：①两次或多次非脑病样脱髓鞘，至少间隔30天，累及一个以上部位；②只有一次临床事件，但符合2010版McDonald标准的空间和时间多发性子标准（在只有1次发作，且只有1次MRI检查时，时间多发性标准只适用于≥12岁并且非ADEM样发病者）；③ADEM发病3个月后发生的非脑病样临床事件，伴符合MS的新病灶。修订中脑病的定义是意识改变（如嗜睡或昏睡）或行为改变，不能用发热及全身性疾病或癫痫发作后综合征来解释。满足附加条件之一即可。

2. 鉴别诊断 本病需与视神经脊髓炎及ADEM鉴别。对于首次表现为急性脑病的患者需随访复查MRI，静止病灶出现进展对MS诊断有意义。此外，本病还需与急性小脑共济失调、SLE等自身免疫性疾病、中枢神经系统感染性疾病、抗磷脂抗体综合征及线粒体脑肌病等遗传代谢性疾病鉴别。

【治疗】

急性期应尽快减轻症状，改善残疾程度；缓解期治疗为调节治疗，以减少复发、减缓疾病进展及提高生活质量为主。

急性期治疗：首选大剂量甲泼尼龙冲击治疗，

一般 20~30mg/(kg·d)，儿童最大 750mg/d，3~5 日后逐步减量，4~6 周逐渐减量至停药。IVIG 常用剂量 400mg/(kg·d)，连续 3~5 日，根据病情每月加强治疗 1 次，用量仍为 400mg/(kg·d)，连续 3~6 个月。血浆置换主要用于对大剂量皮质类固醇治疗不敏感的 MS 患者和对激素无反应的 SPMS 或 PPMS 患者。

缓解期治疗：复发缓解型 MS 的一线药物为特立氟胺、注射用重组人 β-1b 干扰素、醋酸格拉替雷；二线药物为那他珠单抗、芬戈莫德。SPMS 和 PPMS 首选米托蒽醌治疗。对一线、二线药物效果不理想或无条件应用疾病调节药物的 SPMS、PPMS 及 PRMS 的患者，可考虑其他免疫抑制剂如甲氨蝶呤、环磷酰胺、环孢素 A、他克莫司、来氟米特等。

【预后】

儿童较成人有更高的复发率和延期致残。早期复发率为 0.38~1.2 次/年，在发病后的第 1 年 75% 以上的患者复发，感染可增加复发次数。儿童可在成人早期出现明显的残疾。残疾程度主要与临床分型有关，PRMS 预后差，RRMS 预后相对较好。40%~60% 的儿童会发生神经心理损害，表现为不同程度的认知损害、情绪障碍及注意力缺陷。

六、急性播散性脑脊髓炎

急性播散性脑脊髓炎（acute disseminated encephalomyelitis，ADEM）是免疫介导的广泛影响中枢神经系统多个区域，且为首次发生的脱髓鞘疾病。多在病毒感染或疫苗接种后发病，临床表现为急性或亚急性发病，伴脑病表现（意识障碍或行为异常）。

【流行病学】

本病好发于儿童及青少年，多在病毒感染或疫苗接种后发病。年发病率为 (0.20~0.80)/100 000，多发生在 3 岁以后，以 5~8 岁最多见，男女比例一致或男性稍多。

【免疫学特征】

①病前数天至数周多有前驱感染或疫苗接种病史。②广泛累及中枢神经系统白质的脱髓鞘病征。③部分患者血清中可检测到抗髓鞘碱性蛋白。脑脊液寡克隆区带多为阴性或短暂性阳性。

【免疫病理】

主要病理改变为大脑、脑干、小脑、脊髓发生播散性脱髓鞘，以脑室周围白质、颞叶、视神经最为显著。脱髓鞘改变多以小静脉为中心，可见小静脉周围 T 淋巴细胞及巨噬细胞浸润，其外层表现为以单核细胞为主的血管周围浸润，即血管"袖套"征，静脉周围白质髓鞘脱失和散在神经胶质细胞增生。

【发病机制】

发病机制不清。已有的证据表明，急性播散性脑脊髓炎是自身 T 细胞激活导致针对髓鞘或其他自身抗原的暂时性自身免疫反应。可能的机制有以下几个方面：

分子模拟机制：理论上，当病原和宿主结构的部分相似时可诱导 T 细胞激活，使其失去耐受。病前有病毒感染史或疫苗接种史，以及给健康动物注射髓鞘蛋白可以诱发实验性变态反应性脑脊髓炎（experimentally allergic encephalomyelitis，EAE）是这一学说的佐证。

中枢神经系统感染为触发因素的假说。中枢神经系统感染继发自身免疫反应，造成血-脑脊液屏障破坏，导致中枢相关自身抗原释放入血液，经淋巴器官加工，破坏 T 细胞耐受性，发生中枢性变态反应。

抗原抗体反应：在急性播散性脑脊髓炎患者血清中可检测到抗髓鞘碱性蛋白（myelin basic protein，MBP）。

细胞因子的影响：已发现患者脑脊液 IL-4、IL-10 和 TNF-α 水平升高，外周血髓鞘反应性 T 细胞较正常人高约 10 倍，分泌 IFN-γ 的 CD3$^+$T 细胞数目增多，而分泌 IL-17 的 CD4$^+$T 细胞数目无明显改变，后者在多发性硬化的脑脊液中则显著升高，说明多发性硬化和 ADEM 均为中枢神经系统脱髓鞘性自身免疫性疾病，这或是一种表象，因为两者的预后特征完全不相同。

【临床表现】

多为急性或亚急性起病，可不伴发热。主要表现为多灶性神经功能异常，可有偏瘫、四肢瘫、截瘫，锥体束征、共济失调、意识障碍、脑神经麻痹、癫痫发作、言语障碍等；累及脊髓时，出现肢体感觉障碍或排尿排便障碍，少数有周围神经损害。患者必须有脑病的表现，即意识改变（如嗜睡或昏睡）或行为改变，且不能用发热、全身性疾病或癫痫发作后综合征来解释。

【实验室及影像学检查】

1. **脑脊液** 正常或白细胞计数增多、蛋白定量升高，寡克隆区带多为阴性或短暂性阳性，24 小时鞘内 IgG 合成率增加。

2. 头部 MRI　为本病最有价值的检查，早期即可发现异常。通常可见多个或弥散、边界不清的大片病灶，偶可见单个大片病灶，T_2WI 和 FLAIR 呈高信号，T_1WI 一般不明显。病灶累及范围广泛，包括皮质下、半卵圆中心、双侧大脑半球灰白质交界区、小脑、脑干和脊髓受累；丘脑和基底节易受累，病灶多不对称；胼胝体和脑室旁白质较少受累。

3. 神经电生理　少数累及外周神经，出现外周神经传导速度减慢等。

4. 脑电图　无特异性，多数脑电图异常，表现为背景慢波增多、痫样放电。

【诊断及鉴别诊断】

1. 诊断　2012 年国际儿童多发性硬化研究组（International Pediatric Multiple Sclerosis Study Group，IPMSSG）对该组织原有的 ADEM 诊断做了修订，将原诊断中的复发型 ADEM 归入到多相型 ADEM 之中。

（1）单相型 ADEM：指由炎性反应所致的首次发作的临床多病灶中枢神经系统受损事件。伴有不能用发热、全身性疾病或发作后综合征来解释的脑病症状，例如意识改变（嗜睡或昏睡）或行为改变。MRI 通常显示弥漫性、边界不清的、较大（直径 >1~2cm）的主要累及脑白质的病灶，T_1 低信号白质病灶罕见，可见灰质深部（丘脑或基底节）病灶。首次发病 3 个月后未再出现新的症状、体征或 MRI 表现。

（2）多相型 ADEM：首次 ADEM 发病 3 个月后新发生的 ADEM 事件，出现新的临床和 MRI 表现，或者原有临床和 MRI 表现复发，与使用激素的时间关系不再重要。

2. 鉴别诊断　本病需要与病毒性脑炎和多发性硬化鉴别。后者多为慢性反复发作的脱髓鞘病，多在少年期后发病，女性多于男性；可多次反复发作；随时间进展可复发或有新病灶出现；脑脊液寡克隆区带阳性者居多；对糖皮质激素治疗不敏感。多发性硬化病理上存在慢性炎症性脱髓鞘改变，MRI 可显示不断出现无症状性新病灶，累积达一定程度时可以再度出现症状；病理和 MRI 均表现为边缘清晰的斑块。

【治疗】

1. 免疫治疗

（1）糖皮质激素：静脉滴注甲泼尼龙 10~30mg/（kg·d）（<1g/d）或地塞米松 1mg/（kg·d）用 3~5 天，继之以泼尼松 1~2mg/（kg·d）口服 1~2 周，逐渐减量，直至 4~6 周停药，具体疗程根据病情轻重调整。

（2）IVIG：对于不能耐受糖皮质激素治疗或治疗效果欠佳的患者，可选择 IVIG，为二线治疗药物，2g/kg，分 2~5 天静脉滴注。

（3）血浆置换：主要对体液免疫产生调节作用，可清除病理性补体、抗体和细胞因子，用于对糖皮质激素治疗无反应的重症患者。采用隔日血浆置换疗法，共 5~7 次，不良反应包括低血压、贫血、免疫抑制和感染等。

（4）其他免疫抑制剂：对糖皮质激素治疗无反应的急性播散性脑脊髓炎患者常选择环磷酰胺，500~1 000mg/m²，一次性静脉滴注或分别于治疗第 1、2、4、6 和 8 天时分次静脉滴注。严重不良反应为远期继发恶性肿瘤、不孕不育、出血性膀胱炎、充血性心力衰竭、免疫抑制、感染、史蒂文斯 - 约翰逊综合征及肺间质纤维化等。儿童相关资料较少。

2. 其他治疗　主要为急性期的对症治疗和恢复期的康复训练。

【预后】

临床通常为较严重的多症状表现，但多缓解迅速，预后良好。多在数周到数月内完全恢复，部分残留运动障碍、视力丧失、认知受损、行为问题和癫痫等，少数患者复发或发展为多发性硬化。

七、急性出血性白质脑炎

急性出血性白质脑炎（acute haemorrhagic leukoencephalitis，AHLE）是急性播散性脑脊髓炎（ADEM）的一种超急性变异型，其特点是中枢神经系统弥漫性出血坏死及小静脉周围脱髓鞘，临床表现为快速进展的意识障碍直至昏迷，伴多灶性神经功能障碍。病情凶险，致死率高。此病由 Hurst 首先在 1941 年较完整报道，因此也称为 Hurst 病或 Weston Hurst 出血性白质脑炎。

【流行病学】

本病为 ADEM 的一种少见变异型，约占 ADEM 的 2%。AHLE 主要见于成人，尤其是青壮年，有时也累及儿童。

【免疫学特征】

病前数天至数周可有前驱感染或疫苗接种病史。

本病是感染或疫苗接种后的针对中枢神经系统髓鞘的自身免疫性疾病，是急性播散性脑脊髓炎的超急性型或严重暴发型。

白质血管周围脱髓鞘，纤维素性血管坏死，血管周围多种炎性细胞浸润。

【免疫病理】

脑组织肿胀,灰白质交界不清,脑白质内有多发的点状出血。出血性坏死灶中间为小静脉或毛细血管,周围为外渗的红细胞、纤维素、以中性粒细胞为主的白细胞浸润,以及小胶质细胞增生。

【发病机制】

与 ADEM 相似。

【临床表现】

起病急,高热,很快出现头痛、颈强直、肢体瘫痪、吞咽困难和构音不清等局灶性神经系统症状。病情很快恶化,出现频繁的部分性或全身性抽搐发作、精神错乱、不同程度的意识障碍、昏迷。患者持续高热、抽搐、去大脑强直,多数可在数天内死亡。

【实验室及影像学检查】

1. **脑脊液检查** 颅内压升高,白细胞数增多,中性粒细胞占多数,可发现红细胞;糖和氯化物正常,髓鞘碱性蛋白可短暂阳性。

2. **影像学检查** MRI 的 T_1WI 表现为广泛的脑组织水肿,单侧或双侧后额部、颞叶或顶叶白质的多灶性低密度,部分病灶可融合成片,从脑室周围延伸至皮质下白质及灰白质交界处,可有明显的占位效应,部分患者可有强化。T_2WI 及 FLAIR 表现为双侧多灶性白质高信号。高信号白质内有多发的斑点状低信号,提示不同阶段的出血,少数患者可累及皮质。此外,胼胝体、丘脑、脑干、小脑和脊髓均可出现异常信号。

【诊断及鉴别诊断】

1. **诊断** 本病主要依靠临床表现、MRI、脑脊液改变,以及除外其他疾病临床诊断。确诊还需病理检查。病前常有呼吸道感染、水痘或疫苗接种等病史,起病急、病情凶险、进展迅速,表现为发热、抽搐、瘫痪、昏迷等多灶神经系统损害,MRI 主要表现为白质异常信号伴有出血征象,结合脑脊液改变可临床诊断。

2. **鉴别诊断** 本病主要和重症颅内感染(例如单纯疱疹病毒性脑炎)、典型 ADEM 等鉴别。单纯疱疹病毒性脑炎 MRI 检查时常可发现颞叶内侧面的长 T_2 病灶,CSF 检查可以发现单纯疱疹病毒或其抗体。

【治疗】

AHLE 的病情凶险,应早期联合多种免疫调节治疗方法及支持对症治疗。

免疫治疗:首选大剂量甲泼尼龙静脉滴注

$10\sim30mg/(kg\cdot d)(<1g/d)3\sim5$ 天。静脉注射用免疫球蛋白,2g/kg,分 $2\sim5$ 天静脉滴注。血浆置换疗法,主要对体液免疫产生调节作用,可清除病理性补体、抗体和细胞因子。

支持对症治疗:减轻脑水肿、降颅压、降温、维持呼吸等,惊厥时应给予止惊治疗。维持水电解质平衡和基本热量。恢复期康复治疗。

【预后】

病死率高,大多数不能完全康复,遗留神经系统后遗症。

八、自身免疫性脑炎

自身免疫性脑炎(autoimmune encephalitis,AE)泛指与自身免疫反应相关的中枢神经系统炎症性疾病。以急性或亚急性发作的癫痫、认知障碍和精神行为异常为典型症状;以淋巴细胞为主的炎症细胞浸润脑实质,并在血管周围形成套袖样结构为神经病理学主要表现。随着对 AE 认识的不断深入,发现既往不明原因脑炎中很多是这一类脑炎。

有学者建议按免疫特点将 AE 分为特异性抗原抗体脑炎和非特异性抗原抗体脑炎,目前临床上严格意义的"AE"是指与神经元细胞内或细胞表面特异性抗原抗体相关的脑炎。AE 相关的特异性神经元细胞内抗原是细胞内细胞核和细胞质蛋白,多与恶性肿瘤相关,称为肿瘤神经性抗原,如 Hu、Yo、Ri、Ma1、Ma2 和 CRMP5 等;神经元细胞表面抗原则存在于细胞及突触表面,如抗 N- 甲基 -D- 天冬氨酸受体(N-methyl-D-aspartate receptor,NMDAR)、γ- 氨基丁酸 B 受体(GABABR)和代谢型谷氨酸受体(mGluR)等。AE 中最受关注、儿童期最常见的是抗 NMDAR 脑炎,本部分内容主要介绍此病。

【流行病学】

抗 NMDAR 脑炎常见于学龄期儿童,男女均可发病,年龄越小伴发肿瘤的概率越低。抗 NMDAR 脑炎确切的发病率不详。在英国不明原因脑炎中该病约占 4%。加利福尼亚脑炎计划(California encephalitis project,CEP)提供的资料显示抗 NMDAR 脑炎的发病率是疱疹病毒性脑炎的 4 倍以上,65% 的患者的发病年龄 ≤18 岁。

【免疫学特征】

1. 与 T 细胞介导的神经元细胞毒性作用或抗体与补体介导的免疫反应导致神经元缺失的损害机制不同,由于 NMDAR 缺失是可逆性的,因此,抗 NMDAR 脑炎神经系统损害通常是可逆的。

2. NMDAR 优先表达于前脑,海马是抗 NMDAR 抗体主要的作用部位。

3. 各种原因导致血脑屏障通透性增加时,抗 NMDAR 抗体进入中枢神经系统,抑制神经元 NMDAR,导致神经系统功能性障碍。

【免疫病理】

NMDAR 是离子型谷氨酸受体,由两个 NR1 和两个 NR2 亚基构成的四聚体。NR1 是 NMDAR 的抗原决定部位。NMDAR 优先表达于前脑,包括前额叶皮质、海马、杏仁核以及下丘脑,其中海马是抗 NMDAR 抗体的主要作用靶位。体内产生 NMDAR 抗体的免疫触发机制尚不清楚,肿瘤组织可以表达 NMDAR 成分,或因免疫交叉反应产生针对 NMDAR 的特异性抗体。在血脑屏障通透性增加时,NMDAR 抗体进入中枢神经系统,抑制神经元 NMDAR,使 GABA 介导的中间神经元突触前膜 NMDAR 功能阻断,从而导致 GABA 的释放减少,产生突触后膜谷氨酸能神经传递失抑制,谷氨酸大量释放,谷氨酸和多巴胺功能失调,促发神经系统功能异常。

【发病机制】

明确的触发机制尚不清楚。肿瘤和肿瘤相关的自身免疫、感染、遗传等与本病有关。

1. **肿瘤的神经源性抗原属性与自身免疫反应触发**　抗 NMDAR 脑炎与肿瘤关系密切,尤其是合并卵巢畸胎瘤;还可合并其他肿瘤,如睾丸畸胎瘤、成神经细胞瘤、霍奇金淋巴瘤、神经母细胞瘤及小细胞肺癌等,但这些肿瘤的致病性尚没有确认。未发现肿瘤的患者可能与免疫清除有关,儿童患者可能因肿瘤过小不易从影像学上发现。

2007 年,Dalmau 在 12 名合并畸胎瘤的脑炎患者的血清和脑脊液中检测到 NMDAR 抗体,该抗体可以和海马细胞表面的 NMDAR 相结合,同时在 5 名患者的肿瘤组织发现有 NR2 表达,并且可以与患者的自身抗体结合。之后 Seki 等应用患者的自身抗体以及抗 NR2 抗体对鼠的脑组织神经细胞进行染色,发现染色的部位是一致的。这些说明畸胎瘤的神经源性抗原属性在抗 NMDAR 脑炎的发生中起到了重要的作用,在肿瘤组织中表达 NMDAR,进而产生靶向 NMDAR 的特异性抗体,攻击肿瘤组织的抗体通过血脑屏障进入中枢神经系统,导致神经系统损害。

自身免疫反应的触发机制仍不清楚。已发现

伴卵巢畸胎瘤的抗 NMDAR 脑炎患者淋巴细胞浸润部位主要集中在神经组织周围,而不伴有抗 NMDAR 脑炎患者的炎症反应则不具有这一特性。这些现象表明肿瘤组织的存在以及 NMDAR 的表达还需要触发针对神经组织的自身免疫反应才会出现神经系统损害。

2. **感染诱发**　分析抗 NMDAR 脑炎流行病学规律不难发现,低龄儿童以及男性伴发肿瘤的概率低,部分病例随访多年并无肿瘤出现。因此,肿瘤可能不是抗 NMDAR 脑炎的唯一原因。临床上,抗 NMDAR 脑炎患者常有病毒感染样症状,部分病例同时有血清病原学的证据,发病或与感染有关。以单纯疱疹病毒性脑炎(HSE)为例,在一组 HSE 患者的研究中发现,30%HSE 患者的血清和脑脊液中存在 NMDAR 抗体,且这些抗体均能够与 NMDAR 相结合,同组患者在疾病早期及后期随访过程中均未发现肿瘤。个例报告可见 HSE 患者在初始的抗病毒治疗后病情复发,伴随着脑脊液中抗 NDMAR 抗体滴度由阴性逐渐升高和 HSV1 抗原逐渐转阴。这些提示病毒感染有可能是抗 NMDAR 脑炎的诱发因素,病毒清除后神经系统症状的复发与产生 NDMAR 抗体的免疫介导的病理过程有关。

3. **遗传基础**　抗 NMDAR 脑炎患者中 80% 为女性,显示出性激素对 T 细胞及 B 细胞的自身激活的作用可能与本病有关。曾有报道 1 例染色体 6p21.32 微缺失的男孩在呼吸道感染后出现神经系统损害,其脑脊液中可检测到抗 NMDAR 抗体,患者缺失染色体编码 *HLA-DPB1* 及 *HLA-DPB2* 基因,其中 *HLA-DPB1* 基因及多态性被认为是自身免疫性疾病的一个危险因素。

4. **抗体直接作用于受体**　与一般脑炎不同,在疾病早期可以在脑组织中出现以浆细胞为主的炎症细胞浸润,进入抗 NMDAR 脑炎的慢性期,或者经过免疫抑制治疗后,炎症反应就不再明显。在尸检和动物实验都证实病变区域存在 IgG 的沉积,未发现补体参与;死亡病例中海马 NMDAR 破坏尤其严重。深入研究发现,当使用去除了 Fc 片段的 NMDAR 抗体处理神经细胞时,细胞表面受体的数量没有显著变化,而使用具有完整功能的抗体时,受体数量则明显减少。另外,NMDAR 抗体可以破坏突触部位的 NR2A 和 Eph-B2Rs 之间的联系,并将受体转移至神经元的突触外部,在增强的细胞内吞作用下将 NMDAR 内化至细胞内部。这表明 NMDAR 抗体无需补体参与,即可与 NMDAR 偶联,降低 NMDAR 的突触电流,使其内化到细胞内部来实现可逆性的受体数量的减少,NMDAR 的功能降低。

【临床表现】

抗 NMDAR 脑炎典型的临床表现包括 3 个综合征:精神障碍、癫痫发作及运动障碍。其中精神症状最突出。按病程发展顺序可分为前驱期、精神症状期、无反应期、运动过多期和恢复期,但各阶段没有严格的界限。儿童抗 NMDAR 脑炎多数以惊厥发作起病,抗癫痫药物常常难以控制惊厥发作,伴不同程度意识障碍,以及明显的精神症状、睡眠障碍及语言障碍。抗 NMDAR 脑炎患者年龄越小运动障碍越明显,包括不自主运动、共济失调及偏瘫等。常见自主神经功能障碍,但发生率低于成人。

【实验室及影像学检查】

1. **脑脊液**　一般早期即可有非特异性细胞计数或蛋白含量轻度增高。多数患者脑脊液寡克隆区带检测阳性。

2. **特异性神经元抗体**　血或脑脊液特异性 NMDAR 抗体阳性为确诊的特异性指标,其中脑脊液中抗体阳性意义最大。

3. **肿瘤相关检查**　临床常用胸部和腹部影像学检查,包括超声、CT 和 MRI 检查,并且行肿瘤的生物化学标志物检测,如 CA125、hCG、AFP 等。

4. **脑电图**　多数可见背景局灶性或弥漫性慢波,有时伴有痫样放电。约 1/3 的病例进入无反应期或运动过多期时脑电图可能出现弥漫性节律性 δ 活动,称为"δ 刷",是抗 NMDAR 脑炎的特征性表现。

5. **头颅 MRI**　常规 MRI 检查可正常或病变轻微,颞叶内侧等部位可见异常信号。当常规 MRI 正常时,也可能在 MRI 功能成像和弥散张量成像发现功能异常和白质损伤的表现。

【诊断及鉴别诊断】

1. **诊断**　尚无公认的诊断标准。发现以癫痫、认知障碍、运动障碍和精神行为异常为主要症状的患者,尤其是伴有畸胎瘤者,应高度怀疑本病。根据患者中枢神经系统损害的临床特点,结合脑脊液/血的自身抗体检测及抗 NMDAR 抗体阳性,可以明确诊断抗 NMDAR 脑炎。

2. **鉴别诊断**　首先要注意病毒性脑炎,要综合考虑血清及脑脊液检测到的病原学证据与临床特点之间的联系,必要时应积极寻找肿瘤并检测相关 NMDAR 抗体;其次注意与其他自身免疫相关的脑炎鉴别;注意与精神疾病、中毒及代谢性疾病等鉴别。

【治疗】

早期及时的免疫治疗和切除肿瘤是患者神经功能恢复的关键。

1. **免疫治疗**　一线治疗为糖皮质激素、IVIG、血浆置换。推荐儿童用糖皮质激素联合 IVIG 作为一线免疫治疗。二线治疗包括利妥昔单抗、环磷酰胺、硫唑嘌呤、麦考酚酸酯和环孢素等药物。一线治疗后,患者病情仍未改善,可用二线免疫治疗。

糖皮质激素常用于 AE 的糖皮质激素有泼尼松、地塞米松和甲泼尼龙。早期宜大剂量甲泼尼龙冲击治疗之后口服泼尼松维持,推荐至少维持治疗 1 年以上。但糖皮质激素治疗的最佳剂量、最佳疗程以及二线免疫治疗时糖皮质激素的应用等尚未达成共识。

IVIG 总量为 2g/kg,分 2 日或 5 日给予。必要时可以每月重复一次。单独应用或与糖皮质激素联合应用,联合用效果优于两者单独应用。

血浆置换可以快速清除自身抗体和炎症介质,对免疫性疾病疗效确切。严重病例可配合糖皮质激素治疗使用。

利妥昔单抗用量为 375mg/m^2,每周 1 次连用 4 周。已有文献报道可用于 20 个月的婴幼儿,国内外研究均已证实其疗效,因此在儿童患者的二线免疫治疗药物选择中,通常优先选用 RTX。

其他免疫抑制剂儿童用药相对谨慎,通常用一种药物,如 RTX,对 RTX 无效者再考虑其他免疫抑制剂或者两者联合应用。有复发趋势时(如抗 NMDAR 脑炎不合并肿瘤),则需考虑硫唑嘌呤或麦考酚酸酯进行长期免疫抑制治疗。

2. **切除肿瘤**　一旦发现肿瘤,包括良性肿瘤,应及时摘除,可以加速病情的恢复并减少复发率。

3. **对症治疗**　对于惊厥发作甚至癫痫持续状态应及时予以止痉治疗。抗 NMDAR 脑炎的特征性的"δ 刷"有可能是一种非惊厥性癫痫持续状态,此时仅对具有 NMDAR 拮抗作用的非氨酯有效。运动障碍一般可随免疫治疗逐渐恢复,出现明显不自主运动可给予苯海索或氟哌啶醇等治疗。精神症状可给予精神类药物或者具有调节情绪作用的抗癫痫药物治疗。其他对症支持治疗包括防止受伤、自残,以及心理康复治疗等。

【预后】

本病一般对免疫治疗反应较好,初期进行免疫治疗、切除肿瘤可促进神经功能障碍的恢复和降低复发率,部分病例甚至在带瘤状态下自行缓解。临床恢复时间为 8~50 周,约 75% 的患者可以痊愈或留有轻度后遗症,复发率为 15%~25%,复发的时间不等,可以发生于数年之后。有些患者可在痊愈后数月或数年发现畸胎瘤。因此,对于早期未发现肿瘤者,应长期随访。

九、免疫相关癫痫综合征

免疫相关癫痫综合征是一组由多种病因引起的以癫痫为特征的涵盖性脑功能障碍综合征,与免疫损伤相关。相关的免疫学机制有以下假说:①受体封闭假说:在正常状态下与神经元放电有关的脑组织抗原处于封闭状态,当感染、发热、脑损伤等因素使封闭的脑组织抗原外露,刺激 B 淋巴细胞和 T 淋巴细胞产生应答,脑组织抗原与免疫系统接触后产生特异性抗体,抗体通过血脑屏障与其特异性靶抗原结合产生反应,破坏脑神经冲动传导,反馈抑制通路平衡,使兴奋性神经元过度放电和传播,导致癫痫发作。②IgA 缺陷假说:分泌型 IgA 降低使血脑屏障保护作用减弱,导致某些脑性蛋白质通过血脑屏障产生抗脑抗体。③免疫遗传因素假说:HLA 与癫痫相关问题已进行许多研究,某些基因群对某种癫痫类型敏感。部分癫痫患者免疫功能紊乱,T 淋巴细胞功能低下,CD4/CD8 细胞比值下降和 IgA 降低。另外,一些抗体与神经元表面蛋白结合致病,如 N- 甲基 -D- 天冬氨酸受体(NMDAR)脑炎、边缘叶脑炎、学龄期发热诱发灾难性癫痫性脑病等,以癫痫发作为主要特征,称为自身免疫性癫痫,其癫痫发作可以用免疫治疗治愈。常见的神经元表面抗体有电压门控性钾通道综合征抗体、富含亮氨酸的神经胶质瘤灭活抗体、接触蛋白相关的蛋白样抗体和抗谷氨酸脱羧酶抗体。有下述情况之一时,应考虑自身免疫性癫痫——可识别的综合征如 N- 甲基 -D- 天冬氨酸受体(NMDAR)脑炎和边缘叶脑炎;脑脊液或磁共振提示有中枢神经系统炎症;存在其他免疫性疾病;上述抗体检测阳性。本节主要介绍与免疫损伤相关的新皮质起源的局灶性癫痫综合征——拉斯马森脑炎。

拉斯马森脑炎(Rasmussen encephalitis,RE)又称 Rasmussen 综合征。1958 年由加拿大蒙特利尔神经病学研究所的 Rasmussen 教授首先报道,是一种罕见的病因不明的慢性、非特异性炎症性疾病,主要累及一侧大脑半球。主要临床特点为难治性部分性癫痫、进行性偏瘫及认知功能倒退;头颅影像学显示逐渐进展的一侧大脑半球萎缩。目前认为 RE 的发病机制与自身免疫性脑损伤有关。2001 年国际抗癫痫联盟将 RE 归类为新皮质起源局灶性癫痫综合征。RE 可与许多自身免疫性疾病共患,如系统性红斑狼疮、白塞病、膜性肾病等。

【流行病学】

本病非常罕见,在专科诊疗中心每年大约有 1 例患者,加拿大蒙特利尔神经病医院 50 年余才见 48 例。我国北京大学第一医院 10 年报告 16 例。本病主要在儿童期发病,多数起病年龄为 1~10 岁之间,平均年龄 5 岁,男女同等受累,在青春期和成人少见。

【免疫学特征】

免疫性脑损伤相关的新皮层起源局灶性癫痫综合征。超过 1/3 的 RE 患者在患病前 1~6 个月曾有感染史或疫苗注射史。

免疫异常导致大脑半球慢性非特异性炎症。抗谷氨酸受体(GluR3)的自身抗体与受体结合,激活谷氨酸受体离子通道,引起神经元兴奋。细胞毒 T 淋巴细胞的特异性攻击导致神经元和星形胶质细胞凋亡。

抗癫痫药物及免疫治疗疗效不佳,一侧大脑半球切除为有效治疗。

【免疫病理】

病理所见大脑半球多灶性、进展性的慢性非特异性炎症。病灶周围 T 淋巴细胞浸润、弥漫性小胶质增生、神经胶质结节形成,未见病毒包涵体。软脑膜及血管周围浸润的 T 淋巴细胞主要为 CD8$^+$T 淋巴细胞,而 CD79a$^+$、CD20$^+$ 的 B 淋巴胞和 CD10$^+$ 细胞少见,CD138$^+$ 细胞也少见。免疫组织化学显示细胞毒性 T 淋巴细胞释放颗粒酶 B,后者可导致神经元和星形胶质细胞凋亡,这些细胞的丢失构成的特有征象在皮质及白质内均可出现。颗粒酶 B 贴附于病灶中且存在于星形胶质细胞上。由此认为,细胞毒 T 淋巴细胞的特异性攻击可能是 RE 脑炎患者的星形细胞丢失的一个重要机制,而星形细胞丢失在神经元功能丧失、诱导癫痫发作以及加速神经元细胞死亡中可能起一定的作用。

【发病机制】

RE 发病涉及病毒致病和免疫损伤机制。相对于免疫损伤机制,患者体内发现的抗谷氨酸受体

（GluR3）和脑脊液中淋巴细胞亚群异常，提示本病是一种自身免疫性疾病，或与感染后的体液和细胞免疫有关。

抗谷氨酸受体（GluR3）抗体的致病机制可能是：①自身抗体与受体结合，激活谷氨酸受体离子通道，引起神经元兴奋性增加，产生细胞毒性，导致癫痫发作和神经元凋亡；②癫痫发作使血脑屏障损伤，更多抗体和炎性物质进入脑内，导致病情恶化。

动物实验研究表明，抗 GluR3 抗体可在神经元及胶质细胞表面激活补体，导致脑组织损伤。这一过程可通过级联反应产生的 C5b6、C7、C8、C9 复合体形成膜攻击复合物，导致海马组织坏死和惊厥发作。实验动物的现象与 RE 的临床及病理学特征基本相似。

应用血浆置换减少血清中的谷氨酸受体抗体滴度后患者癫痫发作频率减少，临床神经功能症状明显改善。因此考虑 RE 可能是一种通过谷氨酸受体抗体介导的自身免疫性疾病。随后很多可以激活谷氨酸受体使神经元及胶质细胞兴奋的抗体在 RE 患者发现，如神经突触前膜胞内蛋白（Munc18）抗体、抗谷氨酸受体 ε2 自身抗体及 α7-烟碱样乙酰胆碱受体（α7-nAChR）抗体。

然而，谷氨酸受体抗体对 RE 并不是特异的，很多 RE 患者血清并不存在 GluR3 抗体，难以单独解释发病机制，且在其他药物难治性癫痫中也发现了该抗体，降低了该抗体作为分子标志物诊断的特异性。

细胞毒性 T 细胞介导的细胞免疫在 RE 发病中的作用：①脑脊液中 CD3$^+$、CD4$^+$ 和 CD8$^+$ T 细胞水平在整个病程均增高；②细胞毒性 T 淋巴细胞 CD8$^+$ T 细胞释放颗粒酶 B 可导致神经元、星形胶质细胞凋亡；③在 RE 动物模型发现 GluR3BT 细胞及 CD8$^+$ T 细胞直接附着于 MHC-Ⅰ类分子阳性神经元上。这些都提示细胞免疫可能参与了 RE 发病。

基因突变：已发现 RE 患者 *SCN1A* 基因突变，该基因编码钠通道亚单位，其突变可引起癫痫症状。

【临床表现】

主要临床特点为难治性部分性癫痫、进行性偏瘫及认知功能倒退。

癫痫发作：主要为部分性运动性发作，易出现部分性运动性发作癫痫持续状态，也常继发全面性发作。

进行性偏瘫：疾病早期在部分性发作后常有一过性偏瘫（Todd 麻痹），以后偏瘫逐渐加重并持续存在。

智力倒退：起病初期智力在正常范围，在发生偏瘫同时出现智力倒退。

典型临床表现可分为 3 期：①前驱期：以偏侧抽搐及轻偏瘫为特点，偏瘫持续平均时间 7 个月。约 1/3 的患者不经过前驱期直接进入急性期。②急性期：特点是频繁的癫痫发作和进行性偏瘫，此期癫痫发作常表现为 EPC，伴进行性的偏瘫、偏盲和认知功能障碍。急性期平均持续时间为 8 个月。③后遗症期：以进行性智能减退为特点，癫痫发作频率可有所减少，随病情进展可有精神症状和智力减退，渐进性的精神神经心理损害，大脑半球进行性萎缩。

【实验室及影像学检查】

1. **脑脊液**　可为正常，或有少量淋巴细胞和轻度蛋白增高。也可发现寡克隆或单克隆带，内源性 IgG 生成性增加。

2. **血清**　抗核抗体滴度增高。

3. **脑电图**　背景活动早期无明显异常，无明显不对称，病程中晚期背景活动异常。发作间期一侧半球或双侧半球多灶癫痫样放电，发作期的异常放电更广泛。

4. **磁共振**　是最重要的诊断检测手段。早期神经影像学检查可正常。特异性影像学表现为进行性一侧半球萎缩及 T$_2$ 和 / 或 FLAIR 异常信号，少数为双侧弥漫性脑萎缩。

5. **磁共振波谱**　显示受累区域 N-乙酰天冬氨酸（NAA）、肌酸（Cr）减少，胆碱（Cho）增加，NAA/Cr 和 NAA/Cho 比值降低，Cho/Cr 比值增加；Im 峰增加；Im/NAA 比值增高，累及范围比 MRI 显示更广泛。

6. **单光子发射计算机断层成像（SPECT）及正电子发射计算机断层成像（PET）**　有较好的敏感度，可在 MRI 未显示结构异常即出现异常。发作间期受累的大脑半球呈低灌注或低代谢表现，发作期呈高灌注或高代谢。其显示的病变范围比影像学结构的改变更为广泛。

【诊断及鉴别诊断】

1. **诊断**　2005 年 Bien 等提出的诊断标准分为 A、B 两部分，如果具备 A 部分 3 项指标或 B 部分 2 项指标，即可诊断拉斯马森脑炎。

A 部分：①局灶性癫痫，有或无持续性局限性癫痫和一侧皮质损害；②脑电图示一侧脑半球慢波伴或不伴痫样放电；③MRI 示一侧半球灶性皮质萎缩伴至少下列情形之一：灰质或白质 T_2/FLAIR 高信号，同侧尾状核头高信号或萎缩。

B 部分：①持续性局限性癫痫或进行性一侧皮质损害；②MRI 示进行性一侧半球灶性萎缩；③组织病理学检查示脑组织 T 细胞和小胶质细胞浸润，如果脑组织中出现较多的巨噬细胞、B 细胞或浆细胞或病毒包涵体则可排除拉斯马森脑炎。

2. 鉴别诊断　本病的早期尚未出现部分性癫痫持续状态时难以诊断，需要进行高分辨率脑影像检查除外其他导致部分性癫痫的原因，例如脑皮质发育不良、结节性硬化、脑肿瘤、血管畸形及其他感染性疾病。

【治疗】

1. 抗癫痫药物　各种抗癫痫药物均可试用，但常难以控制持续性部分性癫痫发作。

2. 免疫治疗　未取得长期肯定的疗效。

（1）糖皮质激素：应用甲泼尼龙冲击治疗，之后改为泼尼松 2mg/（kg·d）口服 3~24 个月，逐渐减量，数月后可使发作减少，神经症状好转，效果较好。作用机制可能是抗癫痫、保护血脑屏障或抗炎作用。

（2）IVIG：400mg/（kg·d），连用 5 天，作用机制可能为阻断内源性抗体合成，短期内有疗效，但停药后易反复。

（3）免疫抑制剂：环磷酰胺可减少糖皮质激素或 IVIG 无效者的发作次数，但尚缺乏确切依据。其他免疫抑制剂他克莫司可改善神经功能及大脑半球萎缩进展，但未能改善癫痫发作。

（4）血浆置换：可将血中抗谷氨酸受体（GluR3）抗体除掉，有一定疗效，治疗后癫痫发作、认知、语言及偏瘫均有改善，但仍可有恶化趋势。

（5）α 干扰素：因其免疫调节活性，已尝试用于脑室内注射，但疗效很短暂。

3. 大脑半球切除术　一侧半球切除术是目前最有效的治疗方法，不仅能控制癫痫发作，且能中止智力倒退。主张功能受损之前尽早进行手术，病程越短，年龄越小，手术效果越好。但术后可能病情进展、癫痫复发、语言障碍以及偏瘫、偏盲（若切除的是主侧半球）等。

【预后】

本病预后不良。癫痫发作频率和严重性逐渐加重，伴有不可恢复的神经功能障碍，包括轻～重度的偏瘫、认知和语言缺损。

（张玉琴　张培元　李　东　于晓莉）

第四节　免疫性血液病

一、概述

免疫细胞与所有的血细胞有着共同的祖先——多能造血干细胞，因各自"生长的环境"和"受教育"的背景不同，在特定环境下最终执行和发挥着各自的功能，期间相互协作、相互制约也是维持正常免疫和造血的先决条件。以血细胞中的红细胞为例，它作为血液里数量最多的血细胞担负着运载和输送氧、二氧化碳，维持内环境的有效气体交换功能，但红细胞膜上的补体受体具有免疫黏附、携带及清除血液循环抗原异物——循环免疫复合物的功能。因此，免疫系统与造血系统构成了人体密不可分的两大重要组成部分。与免疫密切相关的血液系统疾病涉及免疫损伤造血靶器官、造血微环境等导致的多种疾病，包括红细胞、粒细胞、血小板等各种血细胞数量、功能异常所致的血液系统疾病。

二、与免疫相关的白细胞减少

外周血粒细胞或单核细胞数量异常（增高或减少）在儿童很常见。外周血中性粒细胞正常值与年龄、种族和其他一些因素有关，中性粒细胞减少指外周血中性粒细胞计数的绝对减少。出生后 2 周~1 岁的婴儿外周血中性粒细胞计数（ANC）一般在 1.0×10^9/L 以上，幼儿期一般在 1.5×10^9/L 以上。轻度粒细胞减少时粒细胞计数为 $(1.0~1.5) \times 10^9$/L，中度粒细胞减少时粒细胞计数为 $(0.5~1.0) \times 10^9$/L，重度粒细胞减少（粒细胞缺乏）时粒细胞计数低于 0.5×10^9/L。粒细胞减少持续 6 个月以上才可诊断为慢性中性粒细胞减少症。中性粒细胞减少的原因很多，可以是粒细胞或其干祖细胞内在缺陷所致的中性粒细胞减少，也可以是外因所致中性粒细胞减少。本部分内容将针对与免疫相关的主要几种白细胞减少疾病进行阐述。

（一）自身免疫性中性粒细胞减少症

【流行病学】

自身免疫性中性粒细胞减少症（autoimmunity neutropenia，AIN）为一种良性疾病，可自发缓解。

该病的发病高峰年龄为 3 岁以下。AIN 可以是独立的现象,称为原发性自身免疫性中性粒细胞减少。

【免疫学特征】

新生儿和儿童慢性特发性中性粒细胞减少是由中性粒细胞自身免疫抗体直接引起。由于抗体覆盖的中性粒细胞在外周的破坏增多,C3 沉积可以增强这一作用。可能的机制还有:①脾脏吞噬中性粒细胞;②抗中性粒细胞抗体干扰骨髓造血。另外,吞噬功能、呼吸爆发作用和中性粒细胞抗体黏附作用受损增加了 AIN 患者感染的可能性。

【发病机制】

中性粒细胞特有的细胞表面抗原(neutrophils antigen,NA)是 AIN 患者常见的自身抗体靶,包括 HNA1a,HNA1b 和 HNA1c,是中性粒细胞调理素 FcγR Ⅲb 受体的糖基化异构体。儿童原发 AIN 常与 NA 位点特异的抗体有关,而继发性 AIN 与 FcγR Ⅲb 受体有关。自身抗体产生的机制不清,用于检测抗中性粒细胞抗体的方法包括粒细胞间接免疫荧光试验和粒细胞聚集试验的联合应用。

【临床表现】

常为皮肤和呼吸道的感染。严重感染不常见。偶可出现轻微的脾大。

【实验室检查】

AIN 患者的中性粒细胞计数一般低于 0.25×10^9/L,甚至检测不到;单核细胞增多常见。骨髓检查显示细胞增生大致正常,成熟中性粒细胞比例下降。

【诊断及鉴别诊断】

1. **诊断**　根据发病年龄多小于 3 岁、皮肤软组织感染等病史,部分可自发缓解的临床特征;血液常规检测粒细胞减少,儿童时期粒细胞绝对值低于 1.5×10^9/L,婴儿时期低于 1.0×10^9/L,除外其他因素引起的粒细胞减少,如先天性粒细胞减少症、药物性粒细胞减少症等即可作出诊断。

2. **鉴别诊断**　多种原因均可导致儿童粒细胞减少,如粒细胞生成减少、粒细胞破坏增多、粒细胞无效生成,以及假性粒细胞减少等,疾病涉及数十种以上,需根据病史、家族史结合实验室检查仔细鉴别。

【治疗】

发生细菌感染时应给予适当的抗生素,预防口腔疾病。糖皮质激素和丙种球蛋白可使中性粒细胞计数恢复正常,但持续时间较短。与 Evan 综合征、Felty 综合征等患者一样,粒细胞集落刺激因子

(granulocyte colony-stimulating factor,G-CSF)治疗是 AIN 患者发生严重感染或反复发生感染主要方法[G-CSF 1~2μg/(kg·d)]。预防性甲氧苄啶 / 磺胺嘧啶有助于治疗反复出现的轻微感染。

【预后】

良性病过程。

(二)药物性中性粒细胞减少

药物诱发的中性粒细胞减少是由于对某些药物的特殊反应所致的以循环血中中性粒细胞选择性严重减少为特征的疾病(常可低于 0.2×10^9/L)。女性多于男性,老年人多于年轻人。

与粒细胞缺乏症有关的药物包括:抗生素(尤其是磺胺药物、青霉素)、抗甲状腺药、吩噻嗪类、氨基比林类(包括阿司匹林、对乙酰氨基酚和保泰松)、抗风湿药(包括金制剂、左旋咪唑和青霉胺)、止痛药(包括巴比妥酸盐和苯二氮唑)等。近年用于自身免疫病、B 细胞淋巴瘤等治疗的生物制剂利妥昔单抗引起的晚发型中性粒细胞减少也有报道。

药物性中性粒细胞减少的机制主要有:①药物的药代动力学差异导致骨髓微环境中药物或其代谢产物达到毒性浓度。如磺胺撒克西啶诱发的中性粒细胞减少。②粒系前体细胞对某一药物浓度异常敏感。如吩噻嗪和氧化亚氮诱发的中性粒细胞减少。③药物可通过两种途径诱导免疫介导的中性粒细胞减少:一是药物作为半抗原促进可破坏成熟中性粒细胞的抗体合成(如青霉素、金制剂等);二是药物导致循环免疫复合物的形成,循环免疫复合物结合到中性粒细胞表面,导致它们的破坏(如奎宁)。另外,药物引起的免疫改变可以抑制粒系造血。

药物诱发中性粒细胞减少的特点是其不可预测性,常在首次用药 7~14 天后或再次用药时突然出现,常伴发寒战、发热。

尽管大多数患者中性粒细胞可以恢复,但仍较严重。中性粒细胞减少持续时间变化较大:急性药物反应可能仅持续数天,而慢性反应可持续数月或数年。相反,免疫介导的中性粒细胞减少一般持续 6~8 天。发生中性粒细胞减少后应尽可能停用使用的药物,尤其是怀疑有骨髓毒性的药物。药物性中性粒细胞减少恢复过程中可有白细胞反弹性增多,甚至在骨髓和外周血中可出现原始细胞。

三、获得性再生障碍性贫血

获得性再生障碍性贫血(acquired aplastic anemia, AAA)是由多种病因、多种发病机制引起,以骨髓有

核细胞增生降低和外周两系或全血细胞减少为特征的骨髓衰竭综合征。大部分 AAA 无明显诱因。随着 AAA 发病机制研究的不断深入，表明 AAA 是一种以造血组织为靶器官的自身免疫性疾病，AAA 的诊断需排除引起全血细胞减少的其他疾病。一旦确诊要根据血细胞减少的程度分为重型再生障碍性贫血（severe aplastic anemia，SAA）、极重型再生障碍性贫血（very severe aplastic anemia，vSAA）和非重型再生障碍性贫血（non severe aplastic anemia，NSAA）。根据分型选择相应的治疗方案。

【流行病学】

日本的发病率为(3.1~4.8)/1 000 000，我国发病率为(1.9~2.1)/1 000 000，是欧美国家(2~6)/1 000 000 的 4 倍之多。

【免疫学特征】

（一）T 细胞亚群表型、数量、活性、受体及其分泌的细胞因子的异常

1. CD4$^+$ 与 CD8$^+$ 两类 T 细胞亚群的异常 正常生理状态下，CD4$^+$ 与 CD8$^+$ 两类 T 细胞亚群对维持机体的免疫平衡起重要作用。部分 AAA 患者骨髓和外周血 T 细胞亚群表型、数量、分布以及活化状态均有异常，主要表现为 T 细胞活化过程中，CD8$^+$ 细胞毒 T 细胞（CIL）比例增高，导致 CD4$^+$/CD8$^+$ 比值下降；而 CD4$^+$ 辅助 T 细胞（Th 细胞）分化过程中又出现向 Th1 细胞漂移的异常分化，导致 Th1/Th2 比例失衡。例如只存在于 Th1 细胞中、参与其激活和发育的转录因子 T-bet，以及参与由 Th1 细胞驱动免疫应答的 T 细胞免疫球蛋白黏蛋白 3（TIM-3）及其配体，在 AAA 患者体内的表达水平均高于正常。肝炎后再生障碍性贫血同样具有 CD4$^+$ 细胞比例下降、CD8$^+$ 细胞比例增高、CD4$^+$/CD8$^+$ 比值下降的特征。国内多个对儿童再生障碍性贫血的研究结果也发现了相似的表型异常。表明 T 淋巴细胞亚群比例异常参与了再生障碍性贫血的发病。

2. 调节性 T 细胞（CD4$^+$CD25$^+$FOXP3$^+$T 细胞，Tregs）异常 目前认为 Tregs 通过抑制自身反应性 T 细胞来控制自身免疫发展。Tregs 数量减少被认为与自身免疫平衡的破坏和自身免疫性疾病的发展有关。其中转录因子 FOXP3 和 NFAT1 是 Tregs 发挥功能的关键因子。AAA 患者外周血及骨髓的 CD4$^+$CD25$^+$Tregs 细胞均减少，且外周血的 Tregs 细胞的迁移能力因 CXCR4 的低表达而被削弱，与 CXCR7 无明显关联。Solomou 等研究发现，

AAA 患者 Tregs 的减少，同时体内 FOXP3 蛋白及其 mRNA 表达水平显著降低，NFAT1 蛋白水平降低甚至缺失。通过转染质粒编码的野生型 NFAT1 可使原本具有 FOXP3 缺陷（即 CD4$^+$CD25$^+$FOXP3$^-$ T 细胞）的患者 FOXP3 表达增加。同样，由于 NFAT1 对 CD4$^+$CD25$^+$T 细胞的影响使得当 NFAT1 表达降低时，FOXP3 的表达也降低。上述研究提示 AAA 患者低 FOXP3 表达以及 Tregs 的减少，可由 NFAT1 蛋白降低所致。Chen 等给免疫介导的 AAA 小鼠模型输注 Tregs，可使其避免全血细胞减少的发生，证明 Tregs 缺陷与自身骨髓衰竭相关。

3. T 细胞受体的异常 正常人外周血 T 淋巴细胞表达所有的 TCRVβ 亚家族，而 AAA 患者会有某些 TCRVβ 亚家族的优势扩增，形成寡克隆 T 细胞亚群。AAA 患者 TCRVβ 亚家族的这种倾向性分布可能是细胞免疫功能紊乱所致。Kook 等分析了初治患者 TCRVβ 亚家族的分布及克隆性，发现每个患者总有 1~3 个 Vβ 家族转录本呈强烈扩增。50% 以上的患者 Vβ6、Vβ14~16、Vβ21、Vβ23、Vβ24 表达率增高，70% 以上 HLA-DR2$^+$ 的患者 Vβ15、Vβ21、Vβ24 表达率增高，表明多种异常扩增的寡克隆 T 淋巴细胞参与了再生障碍性贫血的免疫学发病机制。这些异常扩增的 T 淋巴细胞克隆，一方面取代了多克隆 T 淋巴细胞，另一方面识别并杀伤 CD34$^+$ 造血细胞，从而导致骨髓造血功能衰竭。目前认为多克隆的 T 淋巴细胞被高度扩增的寡克隆 T 淋巴细胞所取代是从发病起始阶段开始并为主要致病病因。再生障碍性贫血患者的单克隆造血反映了造血干细胞池的耗竭。Zeng 报道 5 例人类白细胞抗原（HLA）-DRB1*15（+）成人再生障碍性贫血患者的骨髓均存在多个 TCRVβ 亚家族 T 细胞的克隆性增殖，对其中 1 例进行了骨髓活化淋巴细胞克隆培养，建立大量的 CD4$^+$ 和 CD8$^+$T 细胞克隆，CD4$^+$T 细胞克隆呈 Th1 分泌型，可溶解自身的 CD34$^+$ 细胞和抑制自身造血祖细胞的集落形成，多数 CD4$^+$T 细胞克隆属于 Vβ5 亚家族，具有相同的核苷酸系列，并在另 4 例患者中检测到相同的系列，正常对照组未检出，提示遗传背景相同的再生障碍性贫血患者可能存在"共同"的刺激 T 细胞克隆性增殖的自身抗原。

4. 细胞因子的异常 IFN-γ 主要由 T 细胞、NK 细胞分泌，可增强抗原呈递细胞和 T 细胞的相互作用，促进 T 细胞增殖，损伤造血祖细胞。IFN-γ

主要是通过阻止细胞周期的进行抑制造血。此外，IFN-γ 和 TNF-α 均可上调 CD34⁺ 细胞上的 Fas 受体，通过 Fas/FasL 增强细胞对凋亡的敏感性，诱导造血干 / 祖细胞过度凋亡。最近研究表明，外周血和骨髓 T 淋巴细胞中 IFN-γ 水平可用于预测再生障碍性贫血患者免疫抑制治疗的反应和监测疾病的复发，并通过对比发现 IFN-γ 较 T 细胞亚群或 HLA-DRBl*1501 基因有更高的特异性和敏感性，亦证明 IFN-γ 在再生障碍性贫血发病中的重要作用。利用 IFN-γ 诱导正常 CD34⁺ 造血细胞，发现诱导后的正常 CD34⁺ 细胞基因表达谱与再生障碍性贫血患者 CD34⁺ 细胞基因表达谱相似，显示 IFN-γ 在 AAA 发病过程中起重要作用。再生障碍性贫血患者的 T 细胞上存在 T-bet 蛋白的高表达，T-bet 能够在无任何前期刺激的情况下直接与 IFN-γ 的启动子结合，诱导其转录。T-bet 的高表达与细胞内 IFN-γ 和 IL-2R 水平相关，还与疾病的严重程度相关。

TNF-α 是一种重要的促炎因子及免疫调节因子。正常情况下，TNF-α 可通过诱导凋亡清除衰老病变细胞，但在病理情况下可引起正常细胞过度凋亡而产生病理变化。有研究报道加入粒细胞 - 巨噬细胞集落刺激因子（GM-CSF）的正常和患者长期骨髓培养过程中检测细胞上清液 TNF-α 的水平发现：正常对照最初和 5 周后 TNF-α 水平均较低（浓度中位数为 7.3pg/ml），而再生障碍性贫血患者基础 TNF-α 水平较高（浓度中位数为 49.6pg/ml），加入 GM-CSF 后 TNF-α 水平更是明显升高（浓度中位数为 135.4pg/ml）。表明在自发状态下和经刺激后患者外周血单个核细胞产生 TNF-α 的水平明显高于正常对照组。TNF-α 水平与造血功能呈反向关系，提示 TNF-α 可抑制造血。临床研究证实，再生障碍性贫血患者在未接受 IST 前骨髓中 CD34⁺T 细胞内的 TNF-α 和 IFN-γ 均明显高于正常，而在使用 ATG 及环孢素治疗 180 天后，两者的水平均有一定程度下降。

大量实验研究均证实，再生障碍性贫血患者骨髓及外周血中 IFN-γ、TNF-α、IL-2、IL-8、IL-17 等造血负调控因子活力明显高于正常人水平。同时，因机体的负反馈作用，SCF、IL-3、GM-CSF 等造血正调控因子的表达也有增高，而相比之下负性因子作用远大于正性因子，最终表现为造血负调控，骨髓造血能力降低。研究还发现正常 CD34⁺ 细胞中 FAS 抗原仅少量表达，而当 CD34⁺ 细胞与 IFN-γ 和 / 或 TNF-α 在体外长期培养体系中共同培养时，CD34⁺ 细胞的 FAS 抗原表达上调。

细胞因子的异常也存在基因多态性。Gidvani 等采用 PCR-RFLP 法检测 73 例再生障碍性贫血患者 6 种不同细胞因子基因单核苷酸多态性并与正常人群比较，发现 TNF-α/-308 AAA 及 IFN-γ/-874TT 高产率型基因频率明显增高（10.9% 与 1.8%~2.5%，36.9% 与 12.5%~20.7%）。这与 AAA 患者外周血和骨髓 TNF-α、IFN-γ 和 IL-2 增多，Th1 型免疫异常相一致，推测 TNF-α 和 IFN-γ 高产率多态性基因型与 AAA 遗传易感性有关。Dufour 等检测 67 例 AAA 患者 IFN-γ 基因 1 349 位点二核苷酸变数重复（variable number of dinucleotide repeat，VNDR）多态性，结果高产率 IFN-γ 基因型（CA）12-12 基因频率明显高于正常对照组（P=0.005），表明该基因型与白种人 AAA 的发生显著相关。这些均提示细胞因子高产率多态性基因型可能是 AAA 易感基因。

5. T 细胞的异常活化 AAA 时 T 淋巴细胞处于异常活化状态，这种活化状态的 T 淋巴细胞的增加可能是 AAA 免疫学发病机制的生物学基础。CD28 是持续表达于 T 淋巴细胞表面最重要的共刺激分子之一，能够通过与抗原呈递细胞表面的配体 B7 分子结合增强 T 细胞的增殖，促进细胞因子的分泌，是 T 淋巴细胞活化最基本的共刺激信号。而当 T 淋巴细胞活化后，可诱导表达另一共刺激分子 CTLA-4（T 淋巴细胞表面分子，参与维持免疫耐受），通过与 B7 分子结合发挥负性调节作用，抑制 T 淋巴细胞的免疫应答。实验表明，AAA 时外周血 CD28 水平增高而 CTLA-4 表达降低。因而推测 CD28 表达增加，T 淋巴细胞过度激活，而 CTLA-4 未及时发挥负性调节作用可能是 AAA 时 T 细胞功能异常的重要原因之一。

CD69 是 T 细胞激活标志，SAA 患者 CD4⁺ 和 CD8⁺ 细胞及 NSAA 患者 CD8⁺ 细胞在受植物血凝素（phytohemagglutinin，PHA）刺激前 CD69 表达率高于正常对照，受 PHA 刺激后 CD69 表达率更高，尤以 CD8⁺ 细胞群变化明显，说明 AAA 患者的 T 细胞处于预激活状态，对外来刺激的激活潜能大。Th1、Tc1 细胞分泌 I 型因子 IFN-γ 和 IL-2，Th2、Tc2 细胞分泌 II 型因子 IL-l0 及 IL-4，两型细胞通过各自分泌的细胞因子互相抑制（如 IL-10 有抑制 IFN-γ 和 TNF-α 的作用）来达到免疫的平衡状态。

6. NKT 细胞 是一种特殊类型的 T 细胞，

同时表达 NK 细胞和 T 细胞标记,具有较为恒定的 TCRα 和独特的 CDld 限制性,通过调节 Th1 和 Th2 细胞发育参与免疫调节,在诱导免疫耐受过程中起重要作用。NKT 缺陷与多种人类自身免疫性疾病有关。Iizuka 等研究了影响 NKT 细胞在体外扩增的相关因素,发现 IL-4 促进 NKT 细胞扩增,而 IFN-γ 则抑制其扩增。Wang 等通过提取骨髓单个核细胞内的 NKT 细胞,观察其在体外经 α- 半乳糖神经酰胺以及 rhG-CSF 共刺激后数量及质量的变化,发现大部分活化的 NKT 细胞内表达 IL-4,部分 NKT 细胞表达 IFN-γ。与健康对照组相比,AAA 患者 NKT 细胞经 α- 半乳糖神经酰胺刺激后扩增的活性被部分抑制,出现大量 IFN-γ+NKT 细胞,说明 AAA 患者体内 NKT 细胞活性降低,免疫耐受遭破坏而导致疾病发生。

(二) NK 细胞在 AAA 发生、发展及预后中的作用

NK 细胞具有抗感染、抗肿瘤、免疫调节和调节造血的功能。部分 AAA 患者 NK 细胞（CD3⁻CD16⁺CD56⁺ 细胞）活性降低,其与 AAA 发病的因果关系至今尚不明确。NK 细胞活性降低或缺陷者,易发生多种病毒感染,而病毒感染亦可使 NK 细胞活性下降,导致病毒在体内扩散并出现持续感染而诱发 AAA。也可能因 AAA 患者骨髓造血功能紊乱及血清中 NK 细胞活性抑制受体增加而造成 NK 细胞活性降低。NK 细胞在再生障碍性贫血发病机制中的作用尚不明确。

(三) B 细胞介导的体液免疫异常

尽管大量证据表明 AAA 是一种 T 细胞介导的自身免疫性疾病,但至今尚无明确的自身抗原。通常自身抗原不仅引起 T 细胞克隆性增殖和细胞免疫功能紊乱,同时也可引起 B 细胞介导的体液免疫紊乱。Hirano 等采用重组 cDNA 表达文库的血清学分析技术,用 AAA 患者血清对人类胎肝 cDNA 文库进行筛选,发现 kinectin 可能为 AAA 患者体内的一种自身抗原,同时也证明 AAA 患者体内存在体液免疫异常。近年又发现 3 种新的 AAA 潜在靶抗原:PMS1、DRS-1 和膜突蛋白。PMS1 蛋白由 DNA 错配修复基因编码,表达于包括造血细胞在内的多种组织。在以 AAA 患者血清筛查 UT-7 cDNA 文库表达蛋白时发现 DRS-1 蛋白可能为具有 HLA-DRBl*1501 表型和 PNH⁺AA 患者的自身抗原。DRS-1 在髓系白血病细胞系和健康人 CD34⁺ 细胞中高表达,且抗 DRS-1 抗体阳性

的 AAA 患者外周血中存在特异性识别 DRS-1 抗原的 T 细胞前体细胞。抗膜突蛋白抗体阳性者常伴随表达抗 DRS-1 抗体阳性,与 AAA 伴 PNH⁺ 相关。研究显示携带抗膜突蛋白抗体、抗 DRS-1 抗体和 PNH⁺ 三种标记之一的 28 例 AAA 患者,IST 治疗反应率为 85%,而 2 例不携带这种标记的患者均无效,从临床上证实了抗膜突蛋白抗体、抗 DRS-1 抗体在 AAA 发病中的免疫学机制。

【发病机制】

目前认为可能是一种 T 细胞介导的以造血组织为靶细胞的自身免疫调节机制的紊乱。

【临床表现】

主要表现为血细胞减少的相应临床表现,如贫血、出血、感染。一般无肝、脾、淋巴结肿大。

【实验室检查】

1. **血常规检查**　红细胞、粒细胞和血小板减少,至少符合以下三项中的两项:①血红蛋白<100g/L;②血小板<100×10^9/L;③中性粒细胞绝对值<1.5×10^9/L(如为两系减少则必须包含血小板减少)。

2. **骨髓穿刺检查**　骨髓有核细胞增生程度活跃或降低,骨髓小粒造血细胞减少,非造血细胞(淋巴细胞、网状细胞、浆细胞、肥大细胞等)比例增高;巨核细胞明显减少或缺如,红系、粒系可明显减少。由于儿童不同部位造血程度存在较大差异,骨髓穿刺部位推荐首选髂骨或胫骨(年龄<1 岁者)。

3. **骨髓活检**　骨髓有核细胞增生降低,巨核细胞减少或缺如,造血组织减少,脂肪和 / 或非造血细胞增多,无纤维组织增生,网状纤维染色阴性,无异常细胞浸润。如骨髓活检困难可行骨髓凝块(bone marrow clot)病理检查。

【诊断及鉴别诊断】

再生障碍性贫血的诊断根据上述提及的临床表现与实验室检查,需排除其他引起血细胞减少的疾病。获得性再生障碍性贫血应与导致全血细胞减少的其他疾病相鉴别,如先天性骨髓衰竭性疾病、肿瘤性疾病(低增生性白血病、淋巴瘤、恶性肿瘤骨髓转移等)、骨髓增生异常综合征、原发性骨髓纤维化、溶血相关疾病(遗传性溶血性贫血、自身免疫性溶血性贫血、阵发性睡眠性血红蛋白尿症等)及其他疾病(肝病、营养性贫血、病毒感染、结缔组织病等)。

【治疗】

获得性再生障碍性贫血的治疗包括对症支持

治疗及针对病因的治疗。

（一）对症支持治疗

1. **一般措施**　避免剧烈活动,防止外伤及出血,尽量避免接触对骨髓有损伤作用的药物;注意饮食和口腔卫生。

2. **感染防治**　出现发热时,应按"中性粒细胞减少伴发热"的治疗处理。

3. **成分血输注**　根据卫生部 2000 年 6 月颁布的《临床输血技术规范》内科输血指南,对严重出血者应积极给予成分血输注,使血红蛋白和血小板达到相对安全水平。血小板输注无效者推荐 HLA 配型相合血小板输注。强调成分血输注,有条件时建议对血液制品进行过滤和 / 或照射。

4. **造血生长因子的应用**　对于粒细胞缺乏伴严重感染者可应用粒细胞集落刺激因子（G-CSF）。

5. **铁过载的治疗**　因反复输血所致铁过载,当血清铁蛋白>1 000μg/L 时可考虑祛铁治疗。

6. **疫苗接种**　推荐免疫抑制治疗期间及停药 6 个月内避免接种一切疫苗。停用免疫抑制治疗 6 个月后,如免疫功能大部分恢复或基本恢复可接种必要的灭活或减毒疫苗。

（二）造血干细胞移植治疗

造血干细胞移植是治疗再生障碍性贫血的有效方法,具有起效快、疗效彻底、远期复发和克隆性疾病转化风险小的特点。移植时机与疾病严重程度、供体来源、HLA 相合度密切相关,应严格掌握指征。

（三）免疫抑制治疗

免疫抑制治疗（immunosuppressive therapy, IST）是无合适供者 AAA 的有效治疗方法。目前常用方案包括抗胸腺 / 淋巴细胞球蛋白（antithymocyte/lymphocyte globulin,ATG/ALG）和环孢素 A（CsA）。

1. ATG/ALG

（1）适应证:①无 HLA 相合同胞供者的 SAA 和 VSAA;②血象指标中有一项达 SAA 标准的 NSAA 和输血依赖性 NSAA,且无 HLA 相合同胞供者;③第一次 ATG/ALG 治疗 3~6 个月后无效,且无合适供者行造血干细胞移植的患者。

（2）ATG/ALG 治疗应在无感染或感染控制后、血红蛋白 80g/L 以上和血小板 20×10^9/L 以上时进行。药物剂型与剂量及不良反应和注意事项参考

中华医学会儿科分会血液学组制定的《儿童获得性再生障碍贫血诊疗建议》。

2. CsA

（1）适应证:① ATG/ALG 治疗的 SAA/VSAA 患者;② NSAA 患者。

（2）使用方法:一旦确诊,应尽早治疗。口服起始剂量为 5mg/(kg·d)。服药 2 周后监测 CsA 血药浓度,建议全血谷浓度维持在 100~200μg/L,在保持谷浓度的前提下尽量将峰浓度维持在 300~400μg/L。疗效达平台期后 12 个月方可减量。应按原剂量的 10%~20% 递减,每 3 个月减量一次。减量期间密切观察血象,如有波动需慎重减量。一般 CsA 总疗程应在 2~3 年,减量过快可能增加复发风险。不良反应与处理参考中华医学会儿科学分会血液学组制定的《儿童获得性再生障碍性贫血诊疗建议》。

（四）其他药物治疗

雄激素有促造血作用,主要副作用为男性化。如能被患者和家属接受则推荐全程应用。用药期间应定期监测肝肾功能。

艾曲波帕（eltrombopag）是近年用于治疗难治复发获得性再生障碍性贫血的新药。美国已批准用于 2 岁以上儿童,该药已在我国上市,批准用于 12 岁以上儿童原发性免疫性血小板减少症的二线治疗。

【预后】

获得性再生障碍性贫血为血液系统良性疾病,NSAA 无进展时长期生存率为 80% 以上。SAA 或 NSAA 进展为 SAA 者通过 HLA 相合同胞供者移植长期无病生存率 80% 以上,联合免疫抑制治疗长期无病生存率在 60%~70%。

四、免疫性溶血性贫血

免疫性溶血性贫血是由于外源或内源性原因导致机体免疫功能紊乱而产生某种抗体,能与自身正常红细胞表面的抗原结合或激活补体,引起红细胞破坏、红细胞寿命缩短而导致的一组获得性溶血性贫血。常见的有自身免疫性溶血性贫血、药物诱发的免疫性溶血性贫血及新生儿溶血病等。

自身免疫性溶血性贫血（autoimmune hemolytic anemia,AIHA）以不正常的自身抗体应答导致红细胞破坏进而贫血为特征,是获得性溶血性贫血中最常见的溶血性疾病。

【流行病学】

AIHA 是获得性溶血性贫血中最常见的溶血性疾病。各年龄均可发病,AIHA 年发病率约为 1/80 000。

【免疫学特征】

1. 导致 AIHA 的抗体主要是 IgG 和 IgM。IgG-AIHA 虽不能非常有效地激活补体,但可有效地结合到吞噬细胞的 FcR,介导吞噬细胞吞噬红细胞的过程;IgM 是强有力的经典补体激活途径因子,形成补体介导的红细胞溶解,或通过吞噬细胞补体受体介导吞噬红细胞(不同于 IgG-AIHA)。

2. 依据 AIHA 发生的场所,将吞噬性 AIHA 和补体介导的 AIHA 分别称为血管外溶血和血管内溶血。在已知的血管内溶血机制中,需要强烈的补体活化,因此,绝大多数的血管外溶血是由 IgG 或 IgM 介导的。但 AIHA 不能归因于任何单一的抗体。

3. 病毒感染、药物、化学毒物或射线等可改变红细胞的抗原性,导致自身抗体的产生;自身免疫性疾病、原发性和继发性免疫缺陷病,使机体免疫监视功能丧失,导致自身血细胞抗体产生;某些病原微生物具有与人体血细胞相似的抗原成分,当机体感染该病原,可诱导机体产生交叉抗体,在抗病原微生物的同时也破坏自身的血细胞。

【免疫病理】

1. IgG 介导的 AIHA 主要发生在脾脏,IgM 介导的 AIHA 则源自肝脏吞噬性细胞(Kupffer 细胞)。

2. 根据 AIHA 的自身抗体作用于红细胞时所需温度,分为温抗体、冷抗体和温冷双抗体型三类,各类中又有不同的亚型(表 6-1)。

(1)温抗体在 37℃ 时与红细胞结合最强,冷抗体在 20℃ 以下活性最强。温抗体可进一步分为不完全型温抗体(体外需加入抗人球蛋白才导致红细胞凝集)、温性溶血素(体外无需加入抗人球蛋白即可引起溶血,主要为 IgM)和两亚型的混合。

(2)冷抗体分为冷凝集素(4℃ 时活性最强,可凝集红细胞并激活补体,主要为 IgM)、冷溶血素(4℃ 时直接破坏红细胞,主要为 IgM)和 Donath-Ladsteiner 抗体(简称 D-L 抗体,4℃ 时可凝集红细胞并结合补体,在 37℃ 时激活补体导致溶血,多为 IgG)。

(3)温冷双抗体型是指在同一患者身上既有温抗体,又有冷性抗体存在。

表 6-1　红细胞自身抗体种类

抗体种类	抗体属性
温性自身抗体	
不完全型温抗体	多为 IgG,少数为 IgA 或 IgM
温性溶血素	多为 IgM
混合性	
冷性自身抗体	
冷性凝集素	多为 IgM
冷性溶血素	多为 IgM
双相溶血素(D-L 抗体)	多为 IgG
温性及冷性自身抗体同时存在	

【发病机制】

根据溶血发生的部位,AIHA 可分为血管外溶血和血管内溶血两大类。

1. **血管外溶血**　主要见于温抗体型 AIHA。红细胞与其自身抗体结合后,抗体的 Fc 段发生构象变化而暴露。当与巨噬细胞相遇时,其接触部分发生变形,抗体与部分红细胞膜被巨噬细胞所吞噬。初始时红细胞膜的缺损可自行修复,但反复多次被吞噬后,红细胞的形态趋向于球形细胞,变形能力下降,不能通过脾索壁小孔,最终在脾索内滞留过久而发生溶血。血管外溶血受下列 3 个因素的影响:①自身抗体的种类。自身抗体分为 IgG、IgM、IgA 三类,发生血管外溶血的概率以 IgG 最高,IgA 和 IgM 较低;IgG 中又以 IgG1 最多,其次是 IgG3,而 IgG2 和 IgG4 少见;溶血的程度以 IgM 和 IgG3 型为重。②红细胞膜上吸附的抗原数量。红细胞膜上结合的 IgG 抗体量与红细胞的寿命成反比。球形细胞的程度与溶血的严重性密切相关。③红细胞膜是否同时被抗体和 C3 "致敏"。巨噬细胞可与 IgG 的 Fc 段受体以及补体 C3 和 C4b 受体相结合,当红细胞同时被抗体和补体 C3 "致敏"时,患者临床发生溶血的程度就更重。

2. **血管内溶血**　主要见于冷抗体型 AIHA。红细胞与自身抗体结合后,可引起红细胞凝集,并同时结合、激活补体,活化的补体通过传统途径,形成 C5~C9 的膜攻击复合物,在血管内直接裂解红细胞,引发血管内溶血。红细胞抗体的种类和滴度可影响血管内溶血的程度:冷凝集素大多激活全补体而导致血管内溶血;D-L 抗体易在低温下固定补体,37℃ 时激活全补体,发生较严重的血管内溶血。

同时,对于同一种抗体而言,抗体滴度的高低与溶血的严重程度成正比。

【临床表现】

临床表现轻重不一,起病可急可缓。患者可有头痛、头晕、乏力、心悸、消化功能下降等贫血所致缺氧症状,以及发热、苍白、黄疸、尿色加深、腹痛等相关症状,急性起病且病情凶险者甚至可危及生命。部分患者可有脾大。

冷抗体型 AIHA 主要包括冷凝集素/冷溶血素引起的冷凝集素综合征(cold autoagglutins syndrome,CAS)和 D-L 抗体引起的阵发性寒冷性血红蛋白尿症(paroxysmal cold hemoglobinuria,PCH)。

青少年期的 CAS 多继发于病毒感染,患者可有雷诺现象、急性血管内溶血的相关表现以及原发疾病的相关症状,冷凝集试验、直接抗人球蛋白试验 C3 及 C4 阳性。原发性 CAS 在儿童期少见。

PCH 在儿童较常见,约占 5 岁以下 AIHA 患者的 40%,常继发于梅毒、水痘、麻疹、腮腺炎等病原感染之后。最显著的临床表现是患者在局部或全身受冷后迅速出现急性血管内溶血和血红蛋白尿。D-L 抗体检测为阳性,血红蛋白尿发作时,直接抗人球蛋白试验常呈现 C3 阳性。

【实验室检查】

1. 贫血为正细胞正色素性贫血,网织红细胞增加,温抗体型 AIHA 患者外周血涂片可见球形红细胞。白细胞多正常,也可增加,血小板大多正常。骨髓增生,红系比例增加。

2. Coombs 试验。分直接直接抗球蛋白试验(direct antiglobulin test,DAT)和间接抗球蛋白试验(indirect antiglobulin test,IAT)。直接抗球蛋白试验是诊断 AIHA 重要实验室指标,主要检测结合在红细胞膜上的不完全型温抗体;间接抗球蛋白试验是检测血清中的游离温抗体。AIHA 患者 DAT 为阳性,而 IAT 可为阳性或阴性。

3%~11% 的成人 AIHA 患者 DAT 为阴性(DAT 阴性的 AIHA)。儿童 DAT 阴性的 AIHA 发生率可高达 21%。可能的机制为:①红细胞上吸附抗体数量较少。由于每个红细胞上至少要吸附 500 个以上 IgG 分子时,传统 DAT 的检测方法才可显示阳性,因此当致敏红细胞上吸附的抗体数量较少时,DAT 即为阴性。②抗体与致敏红细胞的亲和力较低,在反复洗涤的操作过程中与致敏红细

胞发生解离,亦可导致 DAT 结果阴性。采用更加敏感的检测方法如柱凝胶技术(column agglutination technology,CAT)、ELISA 及流式细胞术等,可提高 AIHA 患者 DAT 的阳性率。

3. 冷凝集素试验。CAS 患者阳性。

4. 冷热溶血试验(D-L 试验)。D-L 抗体为 IgG,4℃时可凝集红细胞并结合补体,但不发生溶血,在 37℃时诱发、激活补体导致溶血(表 6-2)。

表 6-2 原发性 AIHA 患者血清学特征和抗体特异性

疾病	Ig 种类	抗体特异性	单一 DAT	溶血类型	诊断试验
温抗体型 AIHA	IgG	抗 -Rh	IgG ± C3d	血管外溶血	洗脱液中检测所有凝集素
PCH	IgG	抗 -P	C3d	血管内溶血	D-L 试验
CAS	IgM	抗 -I/i	C3d	两者均有	冷凝集素试验

【诊断及鉴别诊断】

对溶血性贫血患者,若无特殊用药史及近期输血病史,且直接抗人球蛋白试验阳性,应考虑 AIHA,冷抗体型 AIHA 患者冷凝集素试验或 D-L 试验阳性。AIHA 患者应与某些先天性溶血性疾病如遗传性球形红细胞增多症、G-6-PD 缺乏症及血红蛋白病相鉴别;确诊 AIHA 的患者亦应进一步检查是否存在结缔组织疾病如 SLE、免疫缺陷病如 ALPS 等基础疾患。

【治疗】

1. **一般治疗** 针对病因和原发病是关键。对冷抗体型 AIHA 患者要特别注意保暖。防治感染,保证水、电解质及酸碱平衡,对血管内溶血患者应注意水化、碱化尿液,以免发生肾小管阻塞、肾衰竭。

2. **输血治疗** 由于大量红细胞自身抗体可封闭红细胞抗原部位,且因血型测定及交叉配血困难而导致血型误差;同时红细胞抗体也可破坏输入的红细胞而加重溶血,因此对 AIHA 患者输血必须慎重。只有当患者血红蛋白过低危及生命(如溶血危象、严重贫血),或出现心功能代偿失调、脑缺氧或全身衰竭等危急症状时,经权衡利弊后方可输血。输

血时应输注洗涤后的浓缩红细胞。冷抗体型 AIHA 患者输血时,应将洗涤后的红细胞预温至 37℃。

3. 药物治疗　主要是针对温抗体型 AIHA 患者,对冷抗体型患者疗效有争议。

(1)温抗体型 AIHA 治疗首选肾上腺糖皮质激素,重症(溶血危象)及一般剂量无效者可选用甲泼尼龙冲击治疗。皮质激素治疗温抗体型 AIHA 的作用机制如下:①作用于淋巴细胞和浆细胞,抑制抗体的产生;②改变自身抗体与红细胞膜上抗原的亲和力,从而减少红细胞上吸附抗体的数量;③减少巨噬细胞上 IgG 与 C3 受体数量,或抑制该受体与致敏红细胞的结合能力,从而抑制单核巨噬细胞系统清除致敏红细胞的能力。

(2)免疫抑制剂:包括硫唑嘌呤、环磷酰胺、吗替麦考酚酯、环孢素(CsA)以及 CD20 单克隆抗体。

4. 脾切除　适用于需大剂量皮质激素才能控制溶血者;或免疫抑制剂无效的 AIHA 患者。由于 CAS 患者血管外溶血的发生部位主要在肝脏,故脾切除治疗无效。

5. 其他疗法　包括大剂量丙种球蛋白(约 30% 的患者疗效较好)、血浆置换(对冷抗体型 AIHA)等,对于冷抗体所致暴发性血管内溶血患者,有采用人源型抗 C5 单克隆抗体(eculizumab)进行治疗的报道,但临床病例资料不多。

【预后】

原发初始温抗体型 AIHA 患者多数用药后反应良好,但需维持治疗。反复发作者疗效差。继发者由于继发原因的不同预后各异,继发于感染者感染控制后即痊愈;继发于系统性结缔组织病或肿瘤者预后相对较差。冷凝集素综合征预后较温抗体型为好。

五、免疫相关的出血、凝血疾病

免疫性血小板减少症(immune thrombocytopenia, ITP)是儿童期最常见的获得性自身免疫性出血性疾病,分为原发性和继发性。原发性 ITP 是一种排他性诊断,必须除外继发性血小板减少后诊断才能成立。

【流行病学】

原发性 ITP 约占成人 ITP 的 80%,继发性 ITP 约为 20%。儿童 ITP 的年发生率约为 1/10 000,与成人不同,大多为继发感染后,约 2/3 的儿童患者发病前有发热病史。约 1/3 儿童 ITP 患者在发病后血小板持续减少超过 6 个月,5%~10% 的患者发展为严重的慢性和 / 或难治性 ITP。

【免疫学特征】

1. 儿童 ITP 多继发于病毒感染后。也可见于疫苗接种后患病。继发于 SLE 的 ITP 可早于 SLE 其他症状发生前。一些原发性免疫缺陷病可出现 ITP。

2. 经典 ITP 是自身抗体介导的血小板破坏,部分病例可检测到抗血小板抗体。单核吞噬细胞系统中的单核巨噬细胞 Fcγ 受体和单核吞噬细胞系统、补体系统和促使自身反应性 T 细胞异常的机制参与了 ITP 的免疫发生机制。

【发病机制】

1. B 细胞与抗血小板抗体　经典 ITP 发病机制是自身抗体介导的血小板破坏。约 60% 的 ITP 患者体内可检测到血小板抗体,而机体内存在针对血小板抗原的血小板抗体也被认为是诊断 ITP 的标志。在一些患者当中,血小板抗体仅仅针对血小板表面的一种糖蛋白,而在另外一些患者当中,血小板抗体可识别血小板表面的多个糖蛋白。血小板抗体结合到血小板表面,在单核吞噬细胞系统被单核巨噬细胞和树突状细胞所吞噬,这些 APC 细胞对吞噬的血小板进行加工处理后,将血小板短肽递呈给 T 淋巴细胞并使之活化,最终导致针对血小板的免疫反应不断强化,并有可能使抗原表位波及血小板的其他抗原。被自身抗体结合调理化的血小板在机体内的清除速度加快,同时血小板的功能发生改变,血小板的生成受到抑制。

ITP 患者的血小板表面糖蛋白(GP)是血小板抗体主要的免疫靶点和攻击对象,其免疫原性的强弱依次为:GP Ⅱb/Ⅲa、Ia/Ⅱa、Ⅳ和Ⅴ,以及其他一些血小板表面的决定簇。

儿童 ITP 患者大多继发于病毒感染,其机制可能为:某些病毒抗原与自身血小板抗原之间存在着交叉反应,即所谓的"抗原分子模拟"机制,导致机体原有的免疫耐受被打破,机体产生抗病毒抗体同时与自身血小板表面抗原相结合;大部分患者随着感染原被清除,抗体滴度下降并逐渐消失,抗血小板反应亦随之渐趋终止。儿童患者还存在疫苗接种后血小板减少,主要为麻疹、风疹和腮腺炎疫苗所诱发。

由于 ITP 患者发病机制、抗体滴度等方面存在异质性,尽管抗血小板抗体在 ITP 的发病机制中起主要作用,但仍有一些患者发病时检测不到血小板抗体,原因可能如下:①某些类型的抗体 - 血小板复合物被快速清除后,血液循环中的抗体滴度下降,当抗体滴度低于检测阈值时,检测结果即为阴性;②某些血小板抗体与血小板亲和力过强而难以解离时,检测结果为阴性;③存在某些未知或主要针对巨核细胞的抗体;④存在抗体以外的其他血小板破坏机制。

2. Fcγ 受体和单核吞噬细胞系统 单核吞噬细胞系统中的单核巨噬细胞具有 Fcγ 受体(FcγR),当血小板抗体与血小板表面糖蛋白(GP)结合后,抗体的 Fc 段暴露,单核巨噬细胞可以利用其 FcγR 与抗体 Fc 段恒定区结合,对其进行吞噬、调理及清除,因此单核吞噬细胞系统在 ITP 中具有至关重要的作用。FcγR 系统由"活化性"(activating)(如 FcγR1、FcγR Ⅱa、FcγR Ⅲ)FcγR 和"抑制性"(inhibitory)(如 FcγR Ⅱb)FcγR 组成。其中 FcγR Ⅱ和 FcγR Ⅲa 都间接参与了 ITP 患者血小板的吞噬。ITP 患者单核巨噬细胞的 FcγR 系统失衡,抑制性 Fc 受体表达下降,导致 FcγR 介导的抗体 - 血小板复合物清除增加。

3. 补体系统 抗体与血小板表面抗原特异性结合后,不仅可通过 FcγR 途径介导抗原清除,还具有固定补体的作用。在慢性 ITP 患者中,血小板自身抗体可以激活补体的经典途径,因此补体介导的免疫反应既可以加强血小板的清除,也可以直接破坏血小板。

4. T 细胞功能失调 目前认为:①ITP 患者体内存在着自身反应性 T 细胞,可分泌大量 IL-2,导致机体免疫耐受被打破;②ITP 患者存在 APC 细胞递呈异常,在某些炎症病理情况下,APC 所递呈的抗原表位短肽,可以逃逸机体对抗原的阴性选择(negative selection),从而导致针对自身抗原的异常 T 细胞克隆发生活化;③ITP 患者体内 Th1/Th2 比值增加,有利于自身反应性 B 细胞的产生;④Th17 细胞在 ITP 患者体内比例增加,其分泌的 IL-17 可加剧 Th1/Th2 比例的失衡,促进病情的进一步发展;⑤ITP 患者体内维持自身免疫耐受的调节 T 细胞(Treg)数量减少并存在功能异常。

总之,ITP 是一个复杂的多因素疾病,其具体的发病机制尚有待于进一步阐明。T 淋巴细胞及 B 淋巴细胞在 ITP 发病机制中的作用见表 6-3。

表 6-3 ITP 的发病机制

免疫细胞	ITP 发病中的作用
B 细胞	产生抗血小板抗体
	感染时产生交叉反应的抗血小板抗体
	抑制性 Fc 受体表达下降
T 细胞	促进凋亡
	调节 T 细胞功能失调
	Th1/Th2 比值增加
	存在针对小血小板的细胞毒性 T 细胞

【临床表现】

本病见于各年龄儿童。主要临床表现为皮肤、黏膜出血。急性 ITP 常见于既往体健的儿童,于发病前几周常有病毒感染史。起病急骤,大多数患者以皮肤、黏膜出血点、瘀点或瘀斑为主,约 1/3 的患者可以出现鼻出血或口腔黏膜出血,青春期女孩还可以出现月经过多,国际儿童 ITP 研究组(Intercontinental Cooperative ITP Study Group,ICIS)统计血小板 $<20 \times 10^9/L$ 的儿童 ITP 患者中发生严重出血者仅为 3%,颅内出血者少见。约 10% 的患者查体时可触及脾脏。若血小板减少同时伴有骨痛、肝、脾、淋巴结肿大或神经麻痹等情况时,应该考虑除外其他疾病(如急性白血病)。

【实验室检查】

1. 血象 约 80% 的患者起病时血小板数目 $<20 \times 10^9/L$,患者白细胞及血红蛋白一般正常。血小板 $<10 \times 10^9/L$ 时往往伴有严重出血症状。约 15% 的患者由于严重出血而发生贫血。对于 ITP 患者必须常规进行外周血涂片检查,观察血小板的形态、大小,若存在与 ITP 诊断不一致的情况应进行进一步检查。

2. 骨髓 骨髓增生活跃,巨核细胞数量正常或增多,常伴有成熟障碍。ITP 患者不需常规进行骨髓穿刺检查,但对于临床特征不典型或初始治疗失败者应进行骨髓穿刺及活检。

3. 血小板相关抗体检查 单克隆抗体特异性俘获血小板抗原分析的特异性高,可区分免疫性和非免疫性 ITP,必要时可进行检查。

4. 促血小板生成素 和网织血小板比例测定对区分血小板生成减少或破坏增多有一定意义,但促血小板生成素的检查对 ITP 的诊断价值有限。

5. 血清自身抗体检查 有助于自身免疫性疾病所导致的 ITP 的诊断。

【诊断及鉴别诊断】

1. **诊断** ITP 的诊断为一个排他性诊断,需结合患者的发病年龄、临床表现及实验室检查,并排除继发性血小板减少症方可诊断。

诊断分型:

(1)根据发病时间分型

1)新诊断的 ITP:诊断后 3 个月内血小板减少的所有患者。

2)持续性 ITP:诊断后 3~12 个月内血小板持续减少的所有患者,包括没有自发缓解的患者或停止治疗后不能维持完全缓解的患者。

3)慢性 ITP:血小板减少持续超过 12 个月的所有患者。

4)严重型 ITP:有以下几种情况的 ITP 患者:①在就诊时存在需要治疗的出血症状;②发生新的出血症状,需要其他提高血小板的药物治疗;③需要增加现有治疗的药物剂量。

5)难治性 ITP:满足以下所有 3 个条件的患者:①脾切除后无效或者复发;②需要治疗(包括小剂量肾上腺皮质激素及其他治疗)以降低出血的危险;③除外其他引起血小板减少症的原因,确诊为 ITP。

(2)根据出血程度分型

1)轻度:血小板 $<100 \times 10^9$/L,只在外伤后出血。

2)中等:血小板 $<50 \times 10^9$/L 而 $>25 \times 10^9$/L,可见自发出血,尚无广泛出血。

3)重度:血小板 $<25 \times 10^9$/L 而 $>10 \times 10^9$/L,出现广泛出血,外伤处出血不止。

4)极重度:血小板 $<10 \times 10^9$/L,自发出血不止,危及生命。

2. **鉴别诊断** 本病应与其他原因导致的血小板减少鉴别,如系统性红斑狼疮、抗磷脂抗体综合征、自身免疫性淋巴增殖综合征,原发免疫缺陷病、骨髓衰竭综合征、再生障碍性贫血、遗传性血小板减少症(如 Wiskott-Aldrich 综合征等),以及白血病、恶性肿瘤骨髓浸润所致血小板减少、血栓性血小板减少性紫癜等。

【治疗】

ITP 治疗的目的是控制出血、减少血小板破坏,使血小板数量满足机体止血需要,维持 ITP 患者安全,不发生严重出血情况,而非使血小板数量达到正常。

1. **一般治疗** 血小板减少时应限制患者活动,避免剧烈运动及创伤;积极预防及控制感染,尽量避免应用含有阿司匹林的药物以防止出血加重。对血小板计数 $\geq 30 \times 10^9$/L 且无明显出血症状或体征,近期无手术的 ITP 患者,可暂时不给予治疗,但需密切观察,动态监测其血小板数量及出血情况。

2. **一线治疗方案** 根据患者的血小板数量、临床出血严重程度以及治疗对患者生活质量的影响等因素,可考虑选择以下治疗方案:

(1)糖皮质激素:对血小板计数 $<30 \times 10^9$/L,或伴有明显出血症状或体征的患者可应用短疗程肾上腺皮质激素治疗,2019 美国血液学会指南建议,非危及生命的黏膜出血和 / 或 HRQoL 不低的 ITP 儿童,推荐首选糖皮质激素治疗,但疗程短于 7 天。

(2)IVIG:糖皮质激素应用禁忌时可采用大剂量免疫球蛋白(IVIG)治疗。大多数患者在应用 IVIG 后 24~48 小时血小板即有所增加。

(3)抗 -D Ig:与 IVIG 作用机制类似,但在阻滞单核吞噬细胞系统的 Fc 受体前可以和 Rh^+ 细胞结合。适用于未行脾切除治疗且无贫血表现的 Rh^+ 患者,需要注意的是抗 -D Ig 可导致极少数患者发生严重,甚至危及生命的血管内溶血。

ITP 患者一般不主张输注血小板。只有当患者发生危及生命的严重出血时(如患者发生颅内出血),才可考虑使用。此时血小板输注要足量,同时可积极给予 IVIG 及静脉肾上腺皮质激素治疗,以期尽快将血小板提高到一个安全水平。

3. **二线治疗** 对于常规一线治疗无效、血小板持续减少且伴有持续、严重出血症状的患者,可考虑选择以下二线治疗方案:

(1)脾切除:脾脏是产生血小板抗体的重要器官,同时也是血小板破坏的主要场所,约 85% 的慢性 ITP 患者在脾切除后血小板可迅速增加,约 70% 的患者疗效可维持 5 年左右。尽管如此,脾切除是儿童 ITP 二线治疗的最后选择。

(2)利妥昔单克隆抗体(CD20 单抗):利妥昔单抗总有效率约 60%。其中约 60% 患者血小板计数 $>50 \times 10^9$/L 可维持 1 年左右,26% 的患者可维持 5 年左右。

(3)重组血小板生成素及血小板生成素受体激动剂(艾曲波帕):重组血小板生成素及血小板生成素受体激动剂可以增加骨髓中巨核细胞数量、促进巨核细胞成熟,并可拮抗由抗血小板抗体 IgG 所介导的巨核细胞凋亡。现有 2019ICR 指南、2019ASH 指南及我国指南将血小板生成素受体激动剂作为糖皮质激素治疗无效患者的首选推荐,使用血小板生成素及血小板生成素受体激动剂,维持机体血小板数量在(50~100)×10⁹/L。

(4)其他治疗:其他免疫抑制剂包括硫唑嘌呤、环磷酰胺、CsA、吗替麦考酚酯等,但这些药物在儿童 ITP 患者中的疗效有争议。新的试验阶段治疗药物包括口服的 Syk 抑制剂 R788 和抗 CD40L 单克隆抗体。

【预后】

80% 的儿童 ITP 患者可完全恢复。但部分患者迁延不愈,应进一步查找原因除外其他疾病。

六、白血病的免疫状态与免疫治疗

机体的免疫异常是肿瘤/白血病发生、发展的一个重要机制,而免疫治疗是肿瘤/白血病治疗的重要方法之一。白血病是全身性疾病,免疫状态更加复杂;异基因造血干细胞移植是目前根治某些白血病的唯一手段,移植后的移植物抗白血病效应(GVL)是机体依靠完整的免疫系统治愈肿瘤的经典例证。因此,白血病(尤其是急性髓系白血病)是了解肿瘤细胞对宿主免疫系统影响的理想模型。

(一)急性髓系白血病治疗前后淋巴细胞特点

1. 急性髓系白血病患者治疗前淋巴细胞的特点　未治疗的急性髓系白血病(AML)患者外周血淋巴细胞中 CD3⁺T 细胞比例较健康对照降低,但 T 淋巴细胞绝对值增加,其中 CD8⁺ 细胞增加幅度高于 CD4⁺ 细胞(没有发现 AML 患者的 CD8⁺、CD4⁺T 细胞比例与健康人有显著不同);尤其值得注意的是 CD3⁺CD56⁺ 细胞显著增多(骨髓中并未表现出这一特点,AML 患者骨髓中 CD3⁺CD56⁺ 细胞比例、绝对值均与健康人无差别)。AML 患者 CD3⁺CD56⁺ 细胞中效应细胞比例增高,而初始细胞或记忆细胞比例下降;但 T 细胞并不是恶性克隆的一部分。AML 患者外周血 T 细胞数量的增加可能说明:①对周围环境生长信号(继发于髓系原始细胞增殖)的反应导致 T 细胞的特异性增殖;或②T 细胞的重新分布(由于骨髓中原始细胞的大量增殖,T 细胞被挤出骨髓)。

未治疗的 AML 患者外周血促炎细胞 Th17 细胞水平和 IL-17 的血浆浓度也是增加的;当取得完全缓解时这些细胞水平降至正常范围。

2. 急性髓系白血病患者化疗后淋巴细胞的变化　AML 强烈化疗后会导致一段时间严重的全血细胞减少,包括淋巴细胞绝对值的减少。但是,这些淋巴细胞减少患者会保留一群功能性 T 细胞:①表达激活标志(CD25、CD69、HLA-DR)的循环 T 细胞比例明显增高。②循环 CD4⁺ 和 CD8⁺T 细胞受体(TCR)αβ⁺T 淋巴细胞,包括小部分可分泌广谱免疫调控细胞因子的克隆性细胞;AML 患者这些克隆性细胞的比例常常低于健康人群。③循环 T 细胞对多种细胞因子有反应,但最强的反应常常在 IL-2 或 IL-15 存在的情况下才可以检测到。

化疗后也没有发现 AML 患者的 CD8⁺、CD4⁺T 细胞比例与健康人有显著不同;相反,外周血分泌 IFNγ 的 CD4⁺(Th1)和 CD8⁺(TC1)T 细胞相对数量在正常造血恢复前的血细胞减少期降低;这一现象也反映在血细胞减少期间 TC1/Treg 和 Th1/Treg 比例的下降。这些结果也说明不同淋巴细胞亚群对强化疗的敏感性不同,CD3⁺ 的 T 淋巴细胞较髓系细胞、其他淋巴细胞亚群(B 细胞、NK 细胞)对强化疗不敏感。

AML 化疗后中性粒细胞/血小板恢复的规律和淋巴细胞绝对值(ALC)的恢复无直接关系,说明造血和免疫恢复具有不同的动力学。AML 患者诱导化疗后 ALC 的恢复与 AML 的预后密切相关。

3. 调节 T 细胞与急性髓系白血病　调节 T 细胞(Treg)是一种功能呈异质性的 T 淋巴细胞亚群——组成性表达高水平 IL-2 受体 α 链(CD25)的 CD4⁺ 淋巴细胞,在维持免疫耐受中起关键作用。白血病细胞可以通过多种机制直接促进 Treg 的产生,形成免疫抑制龛;白血病细胞还可以产生高浓度的促炎细胞因子、肿瘤坏死因子,通过增加 T 细胞上 TNF 受体 2(TNFR2)和 FOXP3 表达而诱导 Tregs。Tregs 可以帮助临床缓解状态 AML 患者的残留白血病细胞逃匿免疫反应。

已证明,未治疗的 AML 患者循环中免疫抑制性 CD4⁺CD25^high Treg 细胞增加,这一现象在化疗后持续存在,直到取得血液学完全缓解。AML 患者和健康对照人群的 CD4⁺CD25^high Treg 绝大多数(>95%)表达细胞内 Foxp3,不表达 CD127。AML 患者外周血 CD4⁺CD25⁺Foxp3⁺ 细胞属于 CD4⁺CD25⁺NFAT1⁺。和健康人群对比,AML 患者的 CD4⁺CD25^high Treg 细胞膜表面糖皮质激素诱导的肿瘤坏死因子(GITR)、CTL 相关抗原 -4(CTLA-4)表达增加,细胞内表达穿孔素和颗粒酶 A;而 HLA-DR、CD62L 和 CD95 表达降低;细胞表面 CD45RO 和趋化因子受体 CCR7、CCR4 或细胞内 Foxp3 表达无明显差异。

AML 患者治疗前 Treg 细胞的水平可以预示治疗反应。诱导化疗后完全缓解者的外周血 CD4$^+$CD25^{high} Treg 比例、CD4$^+$Foxp3$^+$ 细胞比例明显低于治疗失败者。完全缓解者 CD4$^+$CD25^{high} T 细胞和 CD4$^+$Foxp3$^+$ T 细胞的比例较治疗前增高，诊断时不同的膜表面和细胞内 Treg 标志在取得完全缓解后无明显变化。诱导化疗后 Treg 比例和其介导的免疫抑制作用依然是增高的（即使是完全缓解的患者），说明化疗并未降低 Treg 比例或功能，它们的持续存在影响白血病的复发。

（二）急性髓系白血病的免疫耐受

由于恶性细胞来源于自身组织，大多数肿瘤抗原具有或异常表达自身蛋白，部分肿瘤抗原源于突变的自身蛋白、病毒蛋白或胚胎发育阶段表达的自身蛋白。机体免疫系统可以把这些抗原当作外来抗原识别；但由于多种原因产生免疫抑制、免疫逃匿而无法识别这些抗原，导致机体免疫监视功能缺陷，产生免疫耐受。AML 不同于实体肿瘤，是一种全身性疾病；AML 细胞由于表达白血病相关抗原、表达 Ⅰ 类和 Ⅱ 类主要组织相容性复合物（MHC）和共刺激分子、NK 细胞激活受体的配体等而易受 T 细胞和 NK 细胞攻击。因此，天然免疫和获得性免疫系统均可以识别清除 AML 白血病细胞或维持平衡达到预防肿瘤再生的目的。然而，AML 可以通过多种机制逃脱 NK 细胞等的免疫监视，导致抗白血病免疫反应功能失调：① NK 细胞异常；② AML 靶细胞的免疫抑制和逃匿能力；③与其他免疫细胞相互作用，促进免疫逃匿等。

1. 急性髓系白血病如何逃脱免疫控制 AML 在诊断和复发时均有不同的免疫监视异常。AML 在强化疗后或异基因造血干细胞移植后仍有复发的风险、复发后疾病进展往往很快，也间接说明白血病细胞可以逃脱自身免疫系统的监视。

AML 起病时细胞可以表现出许多异常，提示免疫的压力选择变异体（variant）从而逃脱免疫监视。① AML 可以表达糖皮质激素诱导的肿瘤坏死因子相关蛋白的配体（glucocorticoid-induced TNFR-related protein ligand，GITRL），这一配体可以通过直接启动 NK 细胞上的 GITR 或通过可溶性的 GITRL 阻断 NK 功能。② AML 原始细胞一般弱表达共刺激分子，有利于它们逃脱 T 细胞介导的杀伤作用。因此，同时表达 CD80 和 CD86 的患者无病生存的可能性最大。③ AML 细胞可以隐藏共刺激分子的配体（如 4-1BB 配体），使白血

病细胞可以通过可溶性配体与 T 细胞的结合阻断 T 细胞的攻击。Ⅱ 类分子相关恒定链肽段在 AML 表达不同，Ⅱ 类分子相关恒定链肽段下调可以增强 AML 细胞的抗原性（通过解除携带自身抗原的 MHC Ⅱ 类抗原），增强 CD4 反应。AML 原始细胞 Ⅱ 类分子相关恒定链肽段与 HLA-DR 结合越少，缓解期越长。AML 细胞可以分泌可溶性因子，这些因子与 T 细胞、NK 细胞功能缺陷有关。

2. AML 患者免疫系统的异常 NK 细胞、T 细胞和树突状细胞是 AML 免疫监视过程中的关键成员，AML 患者免疫系统的异常还包括 NK 细胞功能缺陷和树突状细胞（DC）功能缺陷等。

（1）NK 细胞功能缺陷：NK 细胞作为固有免疫系统的核心成分通过细胞毒和分泌细胞因子的能力发挥直接抗肿瘤作用；通过与 DC 和其他免疫细胞的联系间接发挥控制肿瘤的作用。AML 患者 NK 细胞的细胞毒能力存在缺陷，在 AML 中常常发现受体和配体表达的改变，从而削弱 NK 细胞介导的杀伤作用。

1）大多数 AML 患者中 NK 细胞所表达的活化天然细胞毒性受体（NCRs、NKp30、NKp44、NKp46）下调，导致 NK 细胞介导的杀伤作用受损，NK 细胞上 NCR 下调（NCR^{dull}）与 AML 的不良预后有关。除了激活受体的异常外，抑制受体表型在 AML 逃脱 NK 细胞的过程中也起一定作用；如 KIRs（杀伤细胞免疫球蛋白样受体）是主要的具有重要抑制能力的 NK 细胞受体家族，Verheyden 等通过大量的基因型研究证明相当一部分白血病患者表达一种 KIR 表型，支持 NK 细胞的免疫逃匿。

2）AML 中还发现其他一些 NK 细胞的受体-配体相互作用受影响，如 GITRL 的表达、CD137-CD137L 表达改变、CD200 高表达等。AML 细胞可以通过分泌免疫抑制因子（TGF-β、IL-2R）和凋亡耐受来逃脱 NK 细胞介导的杀伤。

3）NK 细胞与其他免疫细胞的相互作用（诱导耐受）是免疫逃匿的第三种机制：NK 细胞介导的 DC 杀伤作用减弱、Treg 抑制 NK 细胞、NK 细胞抑制 DC。

NK 细胞的某些特点与 AML 患者的预后相关（表 6-4），可以预测标准治疗/或造血干细胞移植（HSCT）后的疾病复发。从这一点上讲，NK 细胞溶解白血病细胞的作用与疾病进展和复发率成反比，是 AML 有价值的预后参数。

表6-4　NK 细胞参数与 AML 预后

NK 细胞参数	疾病预后
外周血 NK 细胞增加	有益于预后
NK 细胞的细胞溶解能力	与疾病进展和复发率成负相关
NK 细胞分泌 IFN-γ 的能力	有益于预后
NCRdull 表型	疾病活跃、生存较差
NK 细胞杀伤幼稚 DC 的能力受损	疾病进展

（2）树突状细胞功能缺陷：一种特异性免疫反应的发生需要 T 淋巴细胞与成熟树突状细胞（mDCs）的相互作用,未成熟的树突状细胞（iDCs）不能有效地向 T 淋巴细胞递呈抗原。无效的抗原递呈导致 T 淋巴细胞特异的耐受,过多的未成熟树突状细胞诱导耐受性（tolerogenic）T 淋巴细胞出现,因此,白血病患者 DC 亚群的异常分布与免疫缺陷有关。

iDCs 的清除至少部分由 NK 细胞介导。当 NK 细胞在数量上超过 iDCs 时,NK 细胞就可以杀死 iDCs,这种杀伤作用是 iDCs 低表达的 HLA Ⅰ类抗原允许的,主要依赖于自然细胞毒性受体（NCR）NKp30 启动分子。健康对照来源的 NK 细胞可用 NKp30 依赖的方式有效杀死 iDCs,而 NKp30dull AML-NK 细胞作为效应细胞时对 iDCs 的杀伤作用受损。大多数 AML 患者的 NK 细胞杀伤正常未成熟单核细胞起源的 DC（Mo-DCs）细胞或未成熟白血病细胞起源的 DC（LA-DCs）细胞的能力均存在缺陷,这一缺陷与 NCR 表达的异常有关,而与配体的缺失无关。在这两种情况下,iDC 清除的异常调控可以导致 iDCs 和 T 淋巴细胞异常相互作用的诱导、诱导对 iDC 递呈的肿瘤抗原的耐受。

（三）急性髓系白血病免疫治疗

AML 的免疫治疗目前还是一种辅助治疗措施,主要通过激活 NK 细胞和白血病特异的 T 细胞发挥作用,目的是清除残留的白血病细胞。所谓白血病特异的 T 细胞指对白血病细胞表达抗原（白血病相关抗原,LAAs）有反应的 T 细胞,理想的是正常组织不表达或仅低表达这些抗原,这样活化的特异 T 细胞则仅作用于白血病细胞,而不作用于非白血病细胞。

AML 免疫治疗的目的是激发患者的免疫系统或赋予 T 细胞、NK 细胞或单克隆抗体的免疫性,达到持续缓解的目的。免疫治疗分为主动免疫治疗和被动免疫治疗,主动免疫治疗是在患者体内诱导免疫反应（产生白血病特异的细胞毒 T 细胞）,发挥抗肿瘤作用（直接靶向白血病干细胞清除微小残留病）。被动免疫指体外产生大量效应分子（抗体）或细胞（T 和 NK 细胞）,进入体内后可以直接、特异地杀伤白血病细胞;被动免疫治疗不产生免疫记忆。目前已经在临床探索的免疫治疗包括细胞因子、可以激发 T 细胞免疫性的疫苗（多肽和树突状细胞为基础）、直接攻击 AML 细胞的抗体或淋巴细胞等。

1. 被动免疫治疗

（1）单克隆抗体:抗体介导的免疫治疗即抗体与白血病细胞特异结合,通过抗体依赖性细胞介导的细胞毒作用（ADCC）或补体激活而清除白血病细胞。如果抗体的靶抗原仅表达于白血病细胞,抗体与肿瘤细胞可以特异性结合。这种免疫治疗方法的局限性是抗体只能靶向膜相关抗原。

最常用于 AML 治疗的抗体是抗 CD33 抗体,CD33 表达于 90% 的 AML 原始细胞。免疫黏附的吉妥珠单抗（gemtuzumabozogamicin,GO）单抗,是目前最常用的抗 CD33 单抗。GO 是抗 CD33 抗体与 calicheamicin 毒素结合,可以更有效地清除白血病细胞。

（2）T 细胞的过继免疫:供体淋巴细胞输注（donor lymphocyte infusion,DLI）主要用于治疗异基因干细胞移植后复发的 AML 患者,临床证明 DLI 可以诱导移植物抗白血病反应（graft versusleukemia reaction,GVLR）,同时由于 DLI 可以攻击非白血病宿主细胞导致移植物抗宿主病（graft versus host disease,GVHD）作用。而特异性针对 LAAs 的 T 细胞过继免疫则可以降低 GVHD 的风险,T 细胞过继免疫的难点是体外产生足够量的、高亲和性的、LAAs 特异的 T 细胞。如何在体内保证 CTL 的持续存在和迁移仍是一大难题。

为了解决这些问题,目前靶向 WT1 和 CD45 的特异性 T 细胞研究已广泛开展。体外试验证明,WT1 可以作为 CTLs 针对白血病前体细胞的特异靶标,WT1 特异的 T 细胞可以利用多肽和 / 或 APCs 等产生。T 细胞治疗的另一靶抗原是 CD45,过继免疫治疗所用的 CD45 特异细胞毒性、HLA-A2 阳性的 T 细胞是通过多肽触发的 APCs 产生的。这些同种限制性的 CTLs 只适用于特定的条件:①在 HLA-A2 不匹配的单倍体移植（HLA-A2 阳性的移植物、HLA-2 阴性供体）后恢复

GVL 效应；②在 HLA-A2 阳性宿主达到宿主清除。

2. 针对 NK 细胞的治疗

（1）同种反应 NK 细胞：NK 细胞通过抑制性杀伤细胞免疫球蛋白样受体（killer cell immunoglobulin-like receptors, KIRs）来识别自身 MHC Ⅰ类分子的表达丧失。NK 细胞同种反应产生于 KIR 不匹配的个体之间。NK 细胞介导的同种反应主要是在造血干细胞移植后研究得较多。同种反应性 NK 细胞在特异性清除 AML 细胞的过程中起重要作用，尚需大量的临床试验来评估 KIR 配体不合的供体移植可以提高 AML 疗效。

（2）直接靶向 NK 细胞的治疗：NK 细胞的活性可以受多种复合物的调控（如细胞因子、抗体、药物、疫苗制品）及通过多种机制介导。上调 NK 细胞功能性活化受体，提高 NK 细胞对 AML 细胞的细胞毒作用是一种可行的免疫治疗策略，如 IFN-α 是 NK 细胞介导的杀伤作用的促进剂，可以上调活化的 NKG2D 受体，下调抑制性的 NKG2A 受体；IL-15 也可以上调 AML 患者的 NKG2D 和 NCR 表达。

通过处理肿瘤细胞间接靶向 NK 细胞：通过修饰肿瘤细胞，使其更易于被 NK 细胞识别，达到快速清除的目的。如上调 AML 细胞的 NKG2D 配体，使 AML 细胞更易于被 NK 细胞识别，恢复对 NK 细胞杀伤的敏感性。

3. 主动免疫治疗

（1）细胞因子：白细胞介素 -2（IL-2）在 T、NK 细胞的细胞反应诱导中起关键作用，这一作用通过刺激增殖、使细胞活化来达到。目前已有临床试验来检验 IL-2 通过诱导抗白血病免疫反应、达到非特异免疫治疗作用的可能性。20 世纪 80 年代 IL-2 开始应用于临床，可以激活 T 细胞和 NK 细胞功能，防止 AML 复发、延长生存时间。Romero 等于 2009 年报道，低剂量 IL-2 与组胺二盐酸依米丁联合通过组成性表达活化受体 NKG2D 和 NKp46 而增强 NK 杀伤作用。

IL-15 是靶向 IL-2 受体 γ 链的另一淋巴因子，作为淋巴细胞清除性化疗后 T 细胞和 NK 细胞生长的关键因子，可以促进 NK 细胞毒作用。AML 中应关注的其他因子包括粒细胞 - 巨噬细胞集落刺激因子（GM-CSF）（可以增强白血病的抗原递呈）、干扰素（可以增强淋巴细胞的细胞毒作用，上调肿瘤细胞的 MHC 表达、抑制肿瘤细胞的增殖）。

（2）多肽：已经在小鼠模型中检验了相当于 LAA 表位的多肽诱导 LAA 特异 T 细胞活化的能力，亦有临床试验来探索多肽诱发 T 细胞反应的能力。多肽的优势是可以建立应用广泛、实用的 AML 疫苗。局限性：①仅适用于已确定的 LAA 表位；②仅适用于表达相应单倍体的患者；③HLA 多肽复合物的半衰期较短；④白血病细胞可以出现抗原丢失现象，导致免疫逃匿。因此，可以通过制备多肽疫苗复合物，激活 $CD4^+$ 和 $CD8^+$T 细胞来增强多肽疫苗的作用。目前研究较多的多肽有 WT1 多肽、PR1 多肽等。

（3）全肿瘤细胞疫苗：给 AML 患者接种灭活的全肿瘤细胞可以诱导同时抗多种肿瘤相关抗原（tumor associated antigen, TAA）的免疫反应，而不需要事先确定肿瘤相关抗原。抵消有效抗白血病免疫反应的因素包括白血病细胞的免疫逃匿机制和非炎性的白血病微环境（包括免疫抑制因子和 / 或缺乏危险信号）。因此，全肿瘤细胞治疗途径试图通过修饰白血病细胞、增强它们的抗原递呈能力和 / 或增加微环境中的炎症信号数量来克服这些因素。

全肿瘤细胞疫苗包括：

（1）未修饰的白血病细胞：照射过的 AML 细胞与卡介苗联合注射，即属于未修饰的白血病细胞疫苗。

（2）体外修饰的白血病细胞：对 AML 细胞的修饰主要通过基因导入方法，通过体外修饰，AML 可以表达增强 T 细胞刺激作用的因子。

（3）树突状细胞（dendritic cell, DC）：由于具有出色的激活 T 细胞的能力，树突状细胞被认为是在主动免疫治疗中肿瘤抗原传递的理想工具；给 AML 患者接种树突状细胞疫苗，以诱导合适的、长期的抗白血病 CTL 反应，必须考虑到以下问题：①必须确定治疗所采用的树突状细胞类型和起源，可以用患者 $CD34^+$ 或 $CD14^+$ 单核细胞体外产生；②获得足够量的树突状细胞；③合适的 LAA 选择；④将白血病抗原装载到树突状细胞的方法；⑤充分激活树突状细胞需要提供给效应 T 细胞足够的共刺激信号，预防 T 细胞耐受。

白血病起源的 DC：因为 AML 细胞与 DCs 起源于相同的前体细胞，通过与细胞因子（GM-CSF、IL-4、肿瘤坏死因子 α、IL-3、干细胞因子和 / 或 FLT3 配体）联合培养 10~14 天，AML 细胞可以向 DCs 分化；AML 细胞来源的 DCs 可以持续表达患者特异的 LAAs。与正常 DCs 比较，白血病来源的树突状细胞(L-DCs)抗原捕获、加工能力下降,成熟状态较差、归巢类型异常。L-DCs 促使 T 细胞缺乏免疫性,产生调节 T 细胞(Treg),而不是诱导 CTLs。

单核细胞或骨髓起源的树突状细胞:属于让非白血病性 APCs(绝大多数为 DCs)负载 LAAs。方法是与来源于 LAAs 的多肽共孵育,将编码 LAAs 的 DNA 或 RNA 转入 DCs,让 DCs 与白血病细胞溶解物、凋亡的白血病细胞或坏死的白血病细胞结合,肿瘤细胞与 DCs 杂交体的形成。

(4)嵌合抗原受体(CART)细胞:是过继 T 细胞治疗(adoptive T cell therapy,ACT)的一种,CARs 是合成的跨膜结构体,由一个与细胞内 T 细胞信号区(常常是 CD3z 链)连接的细胞外单链可变区片段(scFv)和一个或多个共同刺激区(如 CD137、CD28 或 CD278)组成。克服了体外产生足够量高亲和力 LAA 特异 T 细胞的障碍,在体内可以长期存在、记忆形成、迁移。最近临床资料已证明,在 B 细胞肿瘤中用抗 CD19 CARs 改造的 T 细胞具有强而持久的抗肿瘤活性。

AML 缺乏特征明确、真正的肿瘤特异性表面抗原,因而考虑 CAR T 肿瘤靶向治疗时就不得不考虑影响正常组织(如骨髓)的问题。CD123 是白细胞介素 3 受体的跨膜 α 链,表达于绝大多数 AML 原始细胞(但也可表达于许多正常造血细胞)。CD123 有可能是 AML 患者 CAR 治疗的较好靶标,体外研究(异种模型)已证明其有效性。靶向 CD44 异构体 6(CD44v6)的 CAR T 细胞在临床前研究中也证明对 AML 原代细胞有抗肿瘤作用。

尽管体外试验已证明主动和被动免疫治疗的抗白血病作用,但尚需临床试验在体内证明它们具有抗白血病的免疫反应,达到延长 AML 患者生存的目的,从而使这种方法成为一种有效的辅助治疗。

七、异基因造血干细胞移植与免疫

异基因造血干细胞移植(allogeneic hematopoietic stem cell transplantation,allo-HSCT)是治愈恶性血液病及遗传性、免疫性疾病的有效手段。根据供受者之间人类白细胞抗原(HLA)配型分为:HLA 相合同胞移植、HLA 相合非亲缘移植和亲缘 HLA 不全相合/半相合移植。对于白血病患者来说,移植前通过大剂量放、化疗或免疫抑制剂预处理,可以摧毁患者的造血系统和免疫系统,并将患者体内的白血病细胞降低到尽可能低的程度,然后输入异体造血干细胞,重建患者造血系统和免疫系统,再通过移植物抗白血病反应进一步清除患者体内残留的白血病细胞,从而达到治愈白血病的目的。成功的 allo-HSCT 需要做到以下两点:既不因宿主免疫过强而使移植物被排斥,也不因供体免疫过强而出现严重移植物抗宿主病(GVHD)。高强度的预处理和增加供者 T 细胞的输入可以清除肿瘤细胞并确保移植物成功植入,但也会导致严重 GVHD 和增加移植相关死亡率;减少供者 T 细胞的输入和降低预处理强度可以减少 GVHD 的发生,但会使移植物被排斥的风险增加并导致免疫重建延迟。轻度 GVHD 的存在有利于移植物抗白血病功能的发挥,因此是可以被接受的,但严重 GVHD 可能导致治疗失败。如何寻求供受体免疫平衡状态,保留移植物抗白血病作用而避免严重 GVHD,是 allo-HSCT 免疫机制研究中的热点问题。由于 NK 细胞能诱导移植物抗白血病并且不引起 GVHD,因此其同种反应性研究备受关注。

(一) NK 细胞与造血干细胞移植

NK 细胞占外周血淋巴细胞的 10%~15%,是免疫系统的重要组成部分,其数量或功能异常会增加感染的风险。NK 细胞也负责肿瘤监视,它会优先靶向杀伤肿瘤细胞而不损伤正常细胞。除发挥细胞毒功能之外,NK 细胞还在适应性免疫反应的调控中起重要作用,可以通过分泌细胞因子或直接接触等方式对 T、B 细胞和树突状细胞(DC)的功能进行反馈调控。作为移植后最早恢复的淋巴细胞亚群之一,NK 细胞在移植后早期免疫反应中发挥重要作用。

1. NK 细胞亚群 NK 细胞分为两个亚群,一群 为 CD56 弱 阳 性 CD16 阳 性(CD56^{dim}CD16$^+$),占外周血 NK 细胞的 85%~90%,另一群 CD56 强阳性而 CD16 异质性表达(CD56^{bright}CD16$^{-/+}$),占 10%~15%。CD56^{bright} 细胞表达高亲和 IL-2 受体的 α、β 和 γ 3 条链,极微量的 IL-2 就可以使其出现增殖反应;而 CD56^{dim} 细胞只表达 β 和 γ 链,在同样条件下增殖反应微弱。另外,约 50% 的 CD56^{bright} 细胞表达 CD117,而 CD56^{dim} 细胞不表达,当 IL-2 存在时加入干细胞因子(stem cell factor,SCF)能明显增加 CD56^{bright} 细胞的增殖能力。两类 NK 细胞功能也不同,与 CD56^{dim} 细胞相比,CD56^{bright} 细胞能分泌更多的 IFN-γ、TNF-α、GM-CSF、IL-10 和 IL-13,而 CD56^{dim} CD16$^+$ 细胞分泌穿孔素和颗粒酶

B 的能力比 CD56^{dim} 细胞强 10 倍。CD56^{dim}CD16$^+$ NK 细胞还可以通过抗体依赖性细胞介导的细胞毒作用（ADCC）作用识别和杀伤靶细胞。CD56^{dim} 细胞大部分表达杀伤细胞免疫球蛋白受体（KIR），对决定 NK 细胞是否具有活性至关重要，而相当一部分 CD56^{bright} 细胞缺乏 KIR 受体的表达。

2. MHC 特异性 NK 细胞受体　包括 KIR 家族和由 NKG2A、C、E 分子与 CD94 异二聚体组成的 C 凝集素受体。KIR 根据其细胞内信号结构域的长度的不同分为长和短两类。长 KIR 具有免疫受体酪氨酸抑制模体（immunoreceptor tyrosine-based inhibitory motif，ITIM），可以吸引 SHP-1、SHP-2 等抑制信号蛋白，导致 NK 细胞激活减弱；短 KIR 缺乏 ITIM，但与 DAP12 等结合而激活 NK 细胞。KIR 与 MHC 分子结合的氨基酸位于 HLA-B 的 77~83 位和 HLA-C 的 80 位，HLA-B 分为 Bw4 和 Bw6，HLA-C 分为 C1 和 C2 两组。KIR3DL1 只识别 HLA-Bw4，KIR2DL2/KIR2DL3 和 KIR2DL1 分别识别 HLA-C1 和 C2。还确认了两种常见的单倍体：单倍体 A 和 B。虽然两种单倍体都含有抑制性和激活性 KIR 基因，但单倍体 A 只含有一个典型的激活性受体（KIR2DS4），而单倍体 B 含有全部的抑制性基因，也表达多种激活性基因。NKG2A 是另一种多数 NK 细胞表达的抑制性受体，与 CD94 形成异二聚体 CD94/NKG2A。与抑制性 KIR 相似，NKG2A 包含两个 ITIM 结构域，此复合体可以抑制 NK 细胞功能。与 KIR 识别经典的 MHC Ⅰ类蛋白不同，CD94/NKG2A 识别 HLA-E。NKG2 基因家族成员还包括 NKG2C、NKG2E、NKG2D。NKG2C 与 NKG2A 均识别 HLA-E，但 NKG2C 缺乏 ITIM，因而与 DAP12 结合后激活 NK 细胞。NKG2A 和 NKG2C 可以表达在同一个细胞上，但由于 NKG2A 比 NKG2C 与 HLA-E 的亲和力更强，因此更有利于免疫耐受的形成。

3. NK 细胞激活受体　NKG2D 不像其他 NKG2 成员那样与 CD94 形成复合体，而是作为二聚体存在于 NK 细胞表面。NKG2D 与其配体之间的结合可以抵消抑制性 KIR 信号，是很强的激活性受体。NKG2D 还可与 MHC Ⅰ类多肽相关序列 A 和 B（MICA，MICB）、ULBP1-4 等自身蛋白结合，而这些蛋白更多表达于肿瘤细胞。天然细胞毒性受体（NKp30、NKp44、NKp46）是三种功能相似的 NK 细胞激活性受体，在 NK 细胞识别肿瘤细胞中

发挥重要作用，统称为天然细胞毒性受体（natural cytotoxicity receptor，NCR）。NCR 也识别自身蛋白，与 NKG2D 的配体 MICA 和 MICB 相似，这些配体在肿瘤细胞中表达增加。DNAX 附属分子 -1（DNAM-1，CD226）在 NK 细胞和 T 细胞上均表达，识别的配体包括脊髓灰质炎病毒受体（PVR，CD155）和结合素 -2（CD112）。DNAM-1 与 NKp30 和 / 或 NKp46 协同诱导杀伤白血病细胞。成熟的 NK 细胞必须通过表达至少一种抑制性受体而形成自身免疫耐受，阻止 NK 细胞杀伤具有抑制性配体的自身细胞。当细胞缺乏结合抑制性受体的自身 MHC 分子时，例如肿瘤细胞表面或病毒感染的靶细胞，NK 细胞可以被激活而杀伤靶细胞。

4. NK 细胞和 DC 之间的相互作用　NK 细胞和 DC 之间以细胞接触的形式相互作用。被 DC 激活后 NK 细胞增殖、表达活性标记（CD25）、获得细胞毒活性并分泌 IFN-γ 和 TNF-α。这一过程由 DC 分泌的 Ⅰ 型 IFN（α 和 β）、IL-12 和 IL-18 等细胞因子驱动。NK 细胞与不成熟 DC 共培养也会促使 DC 成熟，获得 CD83、CD86 表达和激活 T 细胞的能力。NK 细胞诱导的 DC 成熟部分是通过 NKp30 与 DC 细胞上的配体结合实现的，NK 细胞上的 NKG2D 与 DC 上的 MICA/MICAB 之间的相互作用也很重要。高 NK/DC 比率会导致 DC 细胞被杀伤，而低 NK/DC 比率会使两者相互激活。DC 的成熟状态也会影响 NK 细胞的杀伤敏感性，与成熟 DC 相比，不成熟 DC 表面 MHC Ⅰ类分子的表达较少，对 NK 细胞的杀伤更敏感。而成熟 DC 表面 MHC Ⅰ类分子数量较多，使其能够抑制自体 NK 细胞的杀伤作用。与杀伤肿瘤细胞相似，NK 细胞通过 NKp30、NKG2D 和 DNAM-1 来杀伤 DC。在 allo-HSCT 中，受者的 DC 激活供者 T 细胞从而诱导急性 GVHD，而供者来源的 NK 细胞可以清除受者的 DC，从而减少急性 GVHD 发生。

5. NK 细胞与造血干细胞移植　NK 细胞能诱导 GVL 并且不引起 GVHD。每一个 KIR 受体识别特异的 HLA 的等位基因，KIR 与 HLA 之间的这种作用在 GVL 反应中非常重要。去 T 细胞半倍体移植中会出现三种情况：①在移植物抗宿主方向出现 NK 细胞同种反应性，则有助于 GVL 作用；② NK 细胞同种反应性出现在宿主抗移植物方向，则会导致移植物被排斥；③供受者之间 HLA 抗原表位组织相容，没有同种反应性发生。供受者 KIR-L 不匹配移植后，会在所有受者中检测到这些

抗受者的 NK 细胞克隆,而在 KIR-L 匹配的移植受者中缺乏这种克隆。通常,同种反应性 NK 细胞对 HLA-C 表达的受体多于 HLA-B,可能由于 HLA-C 特异性的 KIR 受体数目更多,或是这些受体与其配体更具亲和力。因此,单倍体移植后大部分同种反应性 NK 细胞克隆对 HLA-C 都有反应性。急性髓细胞白血病(AML)患者接受 KIR-L 不匹配的供者移植,其复发率显著低于 KIR-L 匹配移植。但 KIR-L 不匹配带来的优势只限于 AML 患者,对急性淋巴细胞白血病(ALL)患者影响很小。

可以根据受者体内与供者相对应的各种 MHC Ⅰ类等位基因(HLA-B 或 C)的存在与否预测 NK 细胞的同种反应性,即是否受者和供者表达相同的或不同的 HLA-Bw4 或 HLA-C1/C2 等位基因。因此,用配体 - 配体模式进行的 KIR-L 不匹配分析可以作为供者与受者在移植物抗宿主方向 HLA-B 和 C 等位基因的抗原表位相似性的分析方法,应用这一模式可以确定 KIR-L 不匹配的状态,可以在线查询相关资料。然而,上述方法可能作用有限,因为它必须假设每一个供者表达相应配体的 KIR 受体。这些供者表达包含在其基因组内的 KIR 基因的数量有所不同,因此不是所有的供者表达所有的 KIR 受体。所以不仅要考虑到供者和受者 HLA-B 和 C 等位基因是否不同,也要考虑供者是否表达不匹配的 KIR 受体。应用受体 - 配体模式,如果接受 KIR-L 不匹配的表达适当的 KIR 的供者的移植,移植后复发率都较低。除去 KIR-L 不匹配的影响外,研究者还分析了供者特异性 KIR 的存在与否或表达 KIR 受体的数量对移植的影响。在 HLA 8/8 相合时,不会出现 KIR-L 不匹配,但当供者表达 KIR2DS1 和 KIR2DS2 时则移植后复发率降低。HLA 匹配的相关供者表达较多的 KIR 时会降低移植相关死亡率而提高生存率。供者 KIR 表达的整体数量(包括激活性和抑制性受体)与降低急性 GVHD 发生率和提高整体生存率相关。

(二)移植物抗宿主病

1. **急性 GVHD** 即便是 HLA 完全匹配的亲缘供者移植,移植后如未及时给予急性 GVHD 的预防,其发生率可达 100%。在接受预防的情况下,有 30%~60% 的患者发生急性 GVHD。一般发生于移植后 20~40 天内,主要累及皮肤、肝脏和胃肠道。

(1)急性 GVHD 的发生机制:急性 GVHD 由识别受者抗原呈递细胞(APC)上的 MHC Ⅰ类、Ⅱ类同种抗原和次要组织相容性抗原(mHA)的供者 T 细胞介导,这些受者 APC 于预处理后持续残存于受者体内。供者 CD8$^+$ T 细胞通过识别受者 MHC Ⅰ类同种抗原和位于受者 MHC Ⅰ类分子上的 mHA 内源性肽而被激活,此外,DC 上的 MHC Ⅰ类分子能够交叉呈递其吞噬坏死细胞而获得的外源肽。供者 CD4$^+$ T 细胞在识别受者 APC 上的 MHC Ⅱ类同种抗原时被激活,其激活也可以通过识别受者或供者 APC 加工的受者 mHA 来实现。目前多数学者用细胞因子瀑布学说解释急性 GVHD 的发生:①由于预处理方案毒性、感染等引起 IL-1、TNF-α、IL-6 等细胞因子释放,增加了宿主细胞、尤其是 APC 的 MHC Ⅰ类、Ⅱ类抗原、共刺激分子和黏附分子的表达;②输入的供者 T 细胞识别宿主 APC 呈递的细胞组织相容性抗原,从而激活供者 CD4$^+$ 和 CD8$^+$ T 细胞;③活化后的供者 T 细胞增殖,表达 IL-2 受体并分泌 IL-2 和 IFN-γ,进一步刺激细胞增殖,分泌细胞因子,从而使器官和组织损伤加重。DC、B 细胞和巨噬细胞都具有 APC 功能,其中以 DC 能力最强。受者 APC 对供者 T 细胞的初始激活发生于脾脏、淋巴结或肠道 Peyer 淋巴结中。靶组织内表达的趋化因子结合 T 细胞上的趋化因子受体,从而使激活的 T 细胞迁移至靶器官,引起靶器官的损伤。供者 T 细胞激活表现为细胞增殖和分泌细胞因子如 IL-2 和 IFN-γ。IL-2 促进 T 细胞克隆扩增,并诱导 CTL,而 IFN-γ 促使单核吞噬细胞产生 TNF-α 和 IL-1。

(2)急性 GVHD 的危险因素:急性 GVHD 发生的风险决定于供、受者之间基因差异的大小,无关供者比同胞供者 GVHD 发生的风险大。移植后应用免疫抑制剂的种类和对方案的依从性都影响急性 GVHD 发生率。目前最有效、应用最广泛的预防方案为:环孢素或他克莫司联合甲氨蝶呤或另一种抗代谢药物如麦考酚酸酯(MMF)。去除移植物 T 细胞也可以预防 GVHD,但 GVHD 风险的降低对疗效的改善常被白血病复发率增加、造血重建延迟所抵消。激活的供者 NK 细胞具有减轻 GVHD 严重程度的作用,其机制包括供者 NK 细胞产生 TGF-β 和 IL-4,或者移植后供者 NK 细胞迅速清除受者 DC 等。供者 CD25$^+$CD4$^+$ 调节性 T 细胞也能够减轻急性 GVHD 严重程度,通过增加移植物中调节性 T 细胞的数量,可以明显改善急性 GVHD,去除移植物中的调节性 T 细胞则加重 GVHD。

（3）急性 GVHD 的治疗：糖皮质激素是目前急性 GVHD 的标准一线治疗药物，单药激素治疗的有效率为 50%。急性 GVHD 的转归与初始治疗反应相关，对初始治疗的疗效是预后的重要预测因素，治疗早期反应被认为是预后良好的证据，通常皮肤受累者反应迅速，但胃肠和肝脏受累者疗效欠佳。对于 aGVHD 初始一线治疗出现下列情况者，被认为是治疗无效：治疗 3 天病情仍进展，治疗 7 天病情无改善，治疗 14 天病情未完全缓解，此类患者应接受二线挽救治疗。MMF 和西罗莫司均为常用二线治疗药物。人源化 IL-2R 抗体亚型（抗 CD25 抗体）治疗急性 GVHD 总有效率可达 71%~82%，抗 TNF-α 单抗、抗 CD52 单抗和间充质干细胞（mesenchymal stem cell，MSC）对激素耐药的急性 GVHD 也有一定的作用，总体有效率为 60%~70%。芦可替尼是选择性 JAK1/JAK2 抑制剂，通过阻断 JAK/STAT 信号通路抑制 T 细胞扩增和炎性细胞因子生成，治疗激素耐药的急性 GVHD 总有效率可达 80%。

2. 慢性 GVHD 通常为移植后 100 天所发生的移植物抗宿主反应，发生率为 30%~60%。主要累及的脏器包括皮肤、肺、口腔、肝脏、肾、消化道、眼、生殖道，其主要表现为硬皮病、闭塞性细支气管炎、肝和皮肤的纤维化、靶器官异基因抗体的沉积等多器官受损的自身免疫性血管性胶原病的特征。慢性 GVHD 的发生可以由急性 GVHD 转变而来，也可以无急性 GVHD 病史，发病即表现为慢性特征。目前对其机制的了解没有急性 GVHD 那样透彻，两者之间的关系也未完全明了。

（1）慢性 GVHD 的发生机制：以往认为慢性 GVHD 的发生是由于活化的 CD4$^+$ T 细胞激活 B 细胞，从而引起抗体分泌、胶原蛋白沉积等一系列类似自身免疫性疾病的综合征。allo-HSCT 后供者 T 细胞在宿主体内分化成熟，从干细胞分化为功能性 T 细胞需经过胸腺阴性选择。预处理和急性 GVHD 可能会破坏胸腺功能，使潜在的自身反应性 T 淋巴细胞阴性选择失调。由于胸腺功能不全而不能清除自身反应性 T 细胞，会导致自身耐受性破坏和增强自身反应性 T 细胞的功能。此外，未经胸腺阴性选择的 CD4$^+$ T 细胞从 Th1 向 Th2 转化，促进自身反应性 B 细胞的活化及产生自身抗体从而造成靶器官损害。很多研究还发现慢性 GVHD 患者存在 B 细胞功能紊乱，并针对细胞表面和细胞内抗原合成分泌自身抗体，近来研究已证实 B 细胞既

作为一类特殊的抗原呈递细胞启动 T 细胞免疫应答，又作为效应细胞产生抗体和细胞因子。另外，B 细胞活化因子（B cell-activating factor，BAFF）过量表达能够导致 B 细胞增殖和体内自身抗体产生而不依赖抗原刺激，与急性 GVHD 发生发展密切相关。因此，先前关于慢性 GVHD 的发生机制一般认为是供者来源的 Th2 细胞激活宿主的 B 细胞产生自身抗体所介导。而供者的 Th1 细胞却可以激活供者 CD8$^+$ CTL 杀伤宿主的 B 细胞，所以供者的 Th2 细胞向 Th1 方向转化会减轻慢性 GVHD。但是新近研究结果认为，慢性 GVHD 的产生也可能与 Th1 及 Th17 细胞产生的细胞因子有关。另外，CD4$^+$CD25$^+$ 调节性 T 细胞缺乏也可能与慢性 GVHD 发生相关。

（2）慢性 GVHD 的危险因素：已知公认的危险因素包括 Ⅱ 度或 Ⅱ 度以上急性 GVHD 病史；HLA- Ⅰ 类或 Ⅱ 类抗原位点不相合；外周血干细胞来源；女性供者男性患者（尤其是经产女性危险更大）；供者或受者年龄较大；供者淋巴细胞输注等。HLA 配型相合程度是慢性 GVHD 的最重要危险因素，在 HLA 全相合的同胞供者移植，慢性 GVHD 的发生率约为 40%，而半相合和无关供者移植的发生率可高达 70%。很多危险因素对急性和慢性 GVHD 的意义也不相同，例如女性供者男性患者、外周血干细胞来源、供者或受者年龄较大等情况下慢性 GVHD 的风险明显，而对急性 GVHD 影响较小。移植物是否进行体外或体内去除 T 细胞也影响慢性 GVHD 的发生，最近一项研究结果显示，预处理中使用 ATG 的患者慢性 GVHD 的发生率明显低于未使用者。

（3）慢性 GVHD 的治疗：NIH 利用整体评分系统将 cGVHD 分为轻、中、重度。轻度 cGVHD 对局部治疗有效，且不需要进行系统治疗；对于中、重度 cGVHD，局部治疗和器官特异性治疗可作为辅助手段。泼尼松是慢性 GVHD 一线首选治疗药物，如症状没有改善，可联合他克莫司或环孢素。联合治疗也可作为首选方案，但目前还存在争议。二线治疗包括 MMF、西罗莫司、补骨脂素紫外线疗法、体外光疗法、沙利度胺、利妥昔单抗、伊马替尼、喷司他汀、伊布替尼、局部用类固醇或钙调蛋白抑制剂等。

（三）移植物抗肿瘤作用

allo-HSCT 的治疗优势不仅在于提供高强度的放化疗，还在于移植物介导的 GVL 效应。至少有

3个证据可以证实 allo-HSCT 中 GVL 效应的存在：首先，在 allo-HSCT 后肿瘤细胞持续存在或再次出现情况下，停用免疫抑制剂可以使患者获得再次缓解；其次，供者淋巴细胞输注也可以使移植后复发患者获得缓解；再次，在部分非清髓预处理 allo-HSCT 后患者只是获得了造血细胞的稳定植入，但移植物的 GVL 作用较弱，这类患者易复发。

GVL 的发生需要供受者之间存在基因差异，主要由供者淋巴细胞介导并决定于以下因素：供受者之间基因差异的程度，供者细胞的来源、组成、对移植物的处理方式以及受者的疾病种类。T 细胞和 NK 细胞是 GVL 的主要效应细胞。与 GVHD 相似，供者 CD4+ 和 CD8+ T 细胞识别受者细胞表面的抗原肽 -MHC 复合物是 GVL 效应的始动因素，同时 NK 细胞也发挥重要作用。虽然在 MHC 相合移植中 T 细胞的 GVL 作用强于 NK 细胞，但对于特定患者来讲，两者的相对重要性受供受者的免疫遗传关系、移植物特点、预处理方案、GVHD 预防措施以及受者疾病种类等诸多因素影响。但在去 T 细胞的 HLA 半相合移植中，供者来源的同种反应性 NK 细胞是 GVL 的主要效应细胞。这些 NK 细胞对受者的淋巴细胞、DC 和白血病细胞具有细胞毒作用，但对非造血细胞作用很弱。

当前临床面临的难题是如何将 GVL 与 GVHD 分离。目前努力的方向多集中在如何通过选择更合适的供者来增强 GVL 效应，或者在不影响 GVL 作用的情况下最大限度地减少 GVHD 的发生。由于 GVHD 的发生和严重程度与预处理强度密切相关，因此可以通过改良预处理方案来减少损伤，再通过移植后的供者淋巴细胞输注来预防复发。从目前研究结果来看，要实现减少白血病复发同时不增加 GVHD 发生，对供者 NK 细胞和 NK-T 细胞功能的进一步研究尤为重要。另外，输注单纯识别淋巴细胞或造血细胞上表达的 mHA 的供者效应细胞，也可能在不引起 GVHD 的情况下产生 GVL 效应。另一个重要途径是通过识别肿瘤细胞特异性抗原的供者 T 细胞来产生 GVL 作用。嵌合抗原受体（chimeric antigen receptor，CAR）T 细胞技术是近年来发展非常迅速的一种细胞治疗技术，通过基因改造技术，效应 T 细胞的靶向性、杀伤活性和持久性均较常规应用的免疫细胞高，并可克服肿瘤局部免疫抑制微环境和打破宿主免疫耐受状态。目前已有 CAR-T 细胞应用于 allo-HSCT 后复发并取得成功的报道，如何将此技术与 allo-HSCT

更好地结合以增强 CVL 效应是今后的研究方向。

（四）移植后免疫重建

allo-HSCT 后免疫重建受诸多因素影响，如预处理强度、造血干细胞来源、移植物的处理、移植物中 CD34+ 细胞或 T 细胞数量、GVHD 预防、移植后免疫抑制剂的应用以及宿主因素（如年龄、胸腺功能）等。行 HLA 匹配骨髓移植的受者，其 T 细胞对植物血凝素的增殖反应在移植后 4~6 个月达到正常水平，外周血中 CD4+ T 细胞的数量在移植后 7~9 个月达到正常范围，IgG 水平在移植后 7~9 个月恢复正常。而动员的外周血干细胞移植患者的 CD4+ T 细胞恢复较快。

移植后第一个月开始 NK 细胞和自然产生 IFN-α/β 细胞的固有免疫重建，随后开始适应性免疫重建。T 细胞的免疫重建通过以下两种途径实现：①移植物中的成熟 T 细胞在受者体内的扩增（不依赖胸腺）；②胸腺内供者造血干细胞（HSC）来源 T 细胞的发育成熟。移植后早期 T 细胞的重建主要通过移植物中供者成熟 T 细胞的增殖来实现，后期重建依赖于胸腺中的新形成的 T 细胞。供者来源的 HSC 成功植入后可以生成 T、B 和 NK 细胞共同的前体细胞 - 共同淋巴样前体细胞（CLP），CLP 迁移至胸腺而完成 T 细胞的免疫重建。T 细胞重建的胸腺途径对于 CD4+ T 细胞比 CD8+ T 细胞更为重要。移植后 3 年内，移植物中成熟 T 细胞的子代逐渐被源于骨髓的胸腺中发育的 T 细胞所取代。随着这个取代过程，TCR 基因重排谱逐渐恢复正常，其恢复速度取决于移植物中成熟 T 细胞的数量和受者的胸腺功能。全身放疗和 GVHD 都会减慢移植后胸腺功能的恢复，对成人的影响大于儿童。在胸腺功能严重受损的患者，TCR 基因重排谱的异常要持续至移植后 3 年以上。GVHD 也会对免疫重建产生影响。首先，GVHD 引起胸腺上皮的损伤，对胸腺依赖途径的 T 细胞重建和 TCR 的多样性产生影响。其次，受者同种异体抗原诱导了 FasL 和 Fas 的表达，导致识别受者同种抗原的供者 T 细胞发生激活诱导的细胞凋亡。再次，在 GVHD 期间，不能识别受者同种抗原的供者 T 细胞被诱导表达 Fas，并且对表达 FasL 的供者 T 细胞引发的同细胞杀伤或旁观者杀伤的细胞凋亡作用更敏感。

对免疫重建的评估包括对 T、B 和 NK 细胞的免疫表型和功能的评估。免疫表型代表了淋巴细胞的分化状态，但不能反映其功能。T 细胞对有丝分裂原（如植物血凝素和 CD3 单抗）的反应是其最早可量化评估的功能。对破伤风毒素、念珠菌、疱疹病毒等抗原特异性 T 细胞的出现标志着重建的免疫系统具有真正的对抗感染的能力。机会性感染是 allo-HSCT 后免疫重建在临床上的一个重要标志。机会性感染中常见病原微生物包括 EB 病毒、巨细胞病毒（CMV）、腺病毒和真菌。淋巴细胞数减少持续时间越长，发生机会性感染的概率越高，尤其是 CD4+ T 细胞的减少和功能异常显著增加移植后机会性感染的发生风险。对于大部分未发生慢性 GVHD 的患者，在移植后 1 年免疫功能可以恢复到对白喉、百日咳、破伤风和肺炎链球菌疫苗产生足够的反应。麻疹、腮腺炎、风疹和脊髓灰质炎等活病毒疫苗的接种应该推迟至移植后 2 年以上。即使在没有并发症的受者，也要应用减毒活性的疫苗，以避免不慎感染。对于患有慢性 GVHD 或应用免疫抑制剂的患者，则不能应用疫苗。

（竺晓凡　陈森　秘营昌　姜尔烈）

第五节　免疫内分泌病

一、概述

内分泌系统通过激素，在特定的部位，调节机体生长发育、物质代谢、器官功能、生殖衰老等生理活动，称为体液调节。内分泌系统既接受神经系统调节，又对神经系统反作用，构成了人体神经 - 体液调节。免疫系统与神经 - 内分泌系统有着千丝万缕的联系，神经递质、内分泌激素对免疫功能有调节作用，而免疫系统释放的各种可溶性细胞因子影响神经内分泌系统和激素活性，三者复杂的相互作用构成了神经 - 内分泌 - 免疫网络。细胞表面存在细胞因子、激素、神经递质和神经肽类的受体，这类受体的存在构成了该网络的重要物质基础。神经内分泌产生的激素、神经递质和神经肽可借助经典的内分泌、旁分泌和自分泌途径作用于免疫细胞表面的受体引起免疫应答，并参与一些重要的病理过程。免疫细胞在促有丝分裂原和超抗原的诱导下也可产生神经肽。免疫应答所产生的细胞因子如白细胞介素等不仅对免疫系统有调节作用，并借助受体发挥其对神经 - 内分泌的影响，神经内分泌组织也可稳定合成和诱发产生细胞因子。

内分泌疾病与自身免疫关系密切。自 1926 年 Schmidt 描述了损害性淋巴细胞渗透导致肾上腺功能不全和甲状腺功能减退后，陆续发现一些内分泌疾病与自身免疫有关，例如：Graves 病、慢性淋巴细胞性甲状腺炎、Addison 病、1 型糖尿病等。其发病机制均涉及遗传易感性、环境因素的诱导、免疫耐受破坏、自身抗原表达、自身反应性 T 细胞激活、自身抗体产生和免疫病理的启动。共同发病特点为：①具有共同的 HLA 遗传免疫学基础；②均出现自身抗原；③免疫系统异常具有相似之处。但自身免疫性内分泌疾病属于器官特异性自身免疫性疾病，在一些疾病中 T 细胞显示出对体液反应的高敏感性。所以不同的内分泌疾病要用不同的免疫机制阐述。

自身免疫性内分泌疾病的遗传易感性，常以 3 种基因描述易感体质：① HLA 系统；② T 细胞受体；③免疫球蛋白基因。

在感染、创伤、应激、非自身免疫等各种刺激以及环境因素的作用下，引起细胞内信息介导细胞因子的合成，初始的原发炎性因子产生炎症反应，炎症过程进一步发展可引起一系列细胞因子的产生。这些细胞因子和激素一样随着血液到达各种组织细胞，通过其特异的膜受体发挥作用。这些物质直接或间接作用于各内分泌腺体，影响激素的合成与分泌，同时介导细胞因子作用在靶组织产生自身抗体，产生各种各样临床病症和表现。对细胞因子在内分泌疾病中作用的研究，也将为今后自身免疫性内分泌疾病的治疗开拓新思路。

二、甲状腺疾病

（一）毒性弥漫性甲状腺肿

毒性弥漫性甲状腺肿（toxic diffuse goiter）又称格雷夫斯病（Graves disease，GD）是一种累及甲状腺的器官特异性自身免疫性疾病。循环中的自身抗体结合并刺激甲状腺受体，促进甲状腺细胞肿大和甲状腺激素的合成与释放。临床主要表现为甲状腺肿大和高代谢症候群。

【流行病学】

GD 是儿童甲状腺功能亢进的最主要原因，占儿童所有甲状腺疾病的 10%~15%，可见于儿童时期任何年龄，发病率随年龄增长而增加，青春期是发病高峰。目前报道每年幼儿发病率为 0.1/1 000 000，青少年约为 3/100 000，女童高于男童。国内尚无儿童 GD 的明确流行病学资料。

【免疫学特征】

1. 循环中可测得抗甲状腺自身抗体,包括促甲状腺激素受体抗体(thyroid stimulating hormone receptor antibody,TRAb)、甲状腺过氧化物酶抗体(thyroid peroxidase antibody,TPOAb)和甲状腺球蛋白抗体(thyroglobulin antibody,TgAb)。其中促甲状腺激素受体抗体特别是甲状腺刺激性抗体(thyroid stimulating antibody,TSAb)是早期诊断、判断病情活动、复发和治疗缓解的重要指标。有自身免疫性甲状腺疾病家族史的患者 TSAb 的检出率高于一般人群。

2. 眼球后组织增生,脂肪和明显的淋巴细胞浸润导致突眼。

3. GD 可见于 II 型自身免疫性多内分泌腺体综合征(APS),偶见 I 型 APS。还常与其他非内分泌自身免疫性疾病合并,如白癜风/斑秃、恶性贫血、重症肌无力等。

【免疫病理】

基本病理包括滤泡上皮增生呈高柱状,小滤泡形成;滤泡腔内胶质稀薄,边缘见成行的大小不等吸收空泡;间质血管丰富,充血,有多量淋巴细胞聚集,甚至形成淋巴滤泡。电镜下表现:滤泡上皮细胞质内内质网丰富,扩张,高尔基复合体肥大,核糖体增多,分泌活跃。免疫荧光:滤泡基底膜上有 IgG 沉着。免疫组织化学染色显示大部分淋巴细胞为 T 细胞。

【发病机制】

目前认为 80% 易感因素是遗传因素,有易感基因的人群主要包括:位于染色体 6p 的人类白细胞抗原(HLA),染色体 2q33 的细胞毒性 T 淋巴细胞抗原 4(CTLA-4)和染色体 1p13 的淋巴蛋白酪氨酸磷酸酶(PTPN22)等。20% 受环境因素影响,年龄越小的患者与遗传因素相关性越大,发病是多步骤的复杂过程。简言之,正常的甲状腺细胞免疫缺失导致抗体产生,从而直接攻击甲状腺组织,引起甲状腺破坏,最主要的抗体是 TRAb,分为甲状腺刺激性抗体和甲状腺刺激阻断性抗体(thyroid stimulating blocking antibody,TSBAb),其中促甲状腺激素受体刺激性抗体与促甲状腺激素受体结合后,激活腺苷酸环化酶(AG),使甲状腺细胞内 cAMP 增高,从而刺激甲状腺滤泡的增生,促进甲状腺激素的合成与释放。

【临床表现】

1. **常见表现**　甲状腺肿和高代谢症候群,少数有眼征和胫前黏液性水肿。

2. **不同年龄阶段的表现**

(1)胎儿和新生儿:与孕母的甲状腺功能状况有关,母体 TSAb 可以引起胎儿甲亢。如孕母患有甲亢,其妊娠 25~30 周胎儿的胎心率>160 次/min 可提示胎儿甲亢的可能,还可出现胎儿生长受限、羊水过少、早产甚至死亡。新生儿甲亢一般在出生后数天发作。表现为心动过速、易激惹、皮肤潮红、吃奶多而体重不增、甲状腺肿大、眼球凝视、小前囟和肝脾大等,主要的危险是心功能不全。严重的病例可有小头畸形和精神运动障碍。新生儿甲亢常常呈一过性(新生儿暂时性甲亢),随着抗体消失而缓解,病程一般在 3~12 周,甚至 6 个月。

(2)儿童和青少年:青春期前儿童常表现为体重减轻、大便次数多;青春期儿童多表现为易激惹、心慌和甲状腺肿大;青春期后女孩可有月经失调。眼病和皮肤改变不如成人多见,症状也较轻微。

【实验室及影像学检查】

1. 血清促甲状腺激素(TSH)降低,血清 TT_3、TT_4 和游离 FT_3、FT_4 水平升高。

2. 甲状腺自身抗体。①促甲状腺激素受体刺激性抗体(TRAb)阳性;②甲状腺过氧化物酶抗体(TPOAb)和甲状腺球蛋白抗体(TgAb)也可阳性,滴度升高。

3. 其他自身抗体检测。合并其他自身免疫性疾病者可检测相应的自身抗体。

4. 影像学检查。彩色多普勒超声检查可观测甲状腺肿的大小和结节。甲状腺核素静态显像主要用于可触及的甲状腺结节性质的判定,对多结节性甲状腺肿伴甲亢和自主高功能腺瘤的诊断意义较大。

5. 甲状腺摄 ^{131}I 功能试验对甲状腺毒症原因鉴别有一定意义。

【诊断及鉴别诊断】

1. **诊断**　①临床甲亢症状和体征;②甲状腺肿,少数病例可无甲状腺肿;③甲状腺激素:血清 TSH 降低,甲状腺激素水平升高;④甲状腺自身抗体:TRAb(TSAb)阳性;⑤家族中可有自身免疫性甲状腺疾病和其他自身免疫性疾病的病史。

2. **鉴别诊断**　①与甲状腺肿大的疾病鉴别,如单纯性甲状腺肿、自主性高功率性甲状腺结节、亚急性甲状腺炎、桥本甲亢(见桥本甲状腺炎)等。②与高代谢表现的其他疾病鉴别,如心悸、心动过速、心律失常需与心肌炎鉴别,腹泻、消瘦与慢性结肠炎鉴别,低热、多汗、心动过速与结核病和风湿病鉴别,多食、消瘦与糖尿病鉴别。

【治疗】

1. **抗甲状腺药物**(antithyroid drugs,ATD)**和其他治疗**　ATD 包括丙硫氧嘧啶(propylthiouracil,PTU)和甲巯咪唑(thiamazole,MMI)。建议儿童和青少年首选 MMI。ATD 治疗时间儿童可能较成人更长(至少 2~4 年)才能得到缓解。ATD 治疗失败、拒绝手术或有手术禁忌证,可采用放射性碘(radioactive iodine,RAI)治疗。手术切除仅用于甲状腺肿大明显且 ATD 治疗失败的二线治疗。

2. **对症处理**　根据患者心悸、心动过速和震颤的严重程度给予 β 受体阻滞剂如普萘洛尔。

3. **新生儿和胎儿甲亢治疗**　目的是尽快降低新生儿血液循环内的甲状腺激素浓度。可选用抗甲状腺药物,减慢心率和缓解症状的普萘洛尔和抑制甲状腺激素合成与释放的 Lugol 碘溶液。若上述治疗在 24~36 小时效果不显著,可增加 50% 的剂量,或给予糖皮质激素治疗。胎儿甲亢的治疗:孕妇服用抗甲状腺药物可以控制胎儿甲亢,以控制胎心率<140 次/min 为目标。

【预后】

大多数病例需要药物治疗 2~4 年以上,药物治疗的 2 年缓解率大约为 30%,复发率高于成人。再次复发的间隔时间不等。因此,儿童 GD 的患者应长期随访。

(二)自身免疫性甲状腺炎

自身免疫性甲状腺炎(autoimmune thyroiditis,AIT),又称慢性淋巴细胞性甲状腺炎,是一种以自身甲状腺组织为抗原的慢性甲状腺器官特异性自身免疫性疾病。临床分两型:伴甲状腺肿的桥本甲状腺炎(Hashimoto thyroiditis,HT)和无甲状腺肿的萎缩性甲状腺炎(atrophic thyroiditis,AT),后者可能是前者的终末表现,或是两种独立疾病。本部分内容主要讨论桥本甲状腺炎,HT 是儿童及青少年甲状腺肿大及获得性甲状腺功能减退症最常见的原因。

【流行病学】

人群发病率为是 3.8~8.2/1 000,女性多见,不同地区女男发病比例为 4∶1~8∶1,多在 6 岁以后发病,高峰年龄在 10~11 岁,与成人一样,儿童女性多于男性,30%~40% 患者有自身免疫性甲状腺疾病的家族史。儿童罕见桥本脑病。

【免疫学特征】

1. 抗甲状腺自身抗体阳性。多数患者呈持续性的 TPOAb 和 TgAb 滴度升高,可达数年甚或数十年。以激活补体、抗体依赖性细胞介导的细胞毒作用和致敏 T 细胞杀伤作用等导致甲状腺滤泡损伤,最终表现为甲状腺功能减退。

2. 常有自身免疫性甲状腺疾病的家族史。

3. 可伴有其他自身免疫性疾病如恶性贫血、系统性红斑狼疮、1 型糖尿病等。

【免疫病理】

由细针穿刺细胞活检(fine needle aspiration biopsy,FNAB)获得的细胞病理学类型可分为:①淋巴细胞型。中~大量的淋巴细胞,滤泡上皮细胞多形性,上皮细胞肿胀增大,胞质呈明显的嗜酸染色反应,也称 Hürthle 细胞或 Askanazy 细胞,有时可见滤泡上皮细胞团中有淋巴细胞。②嗜酸性粒细胞型。在前者的基础上出现较多的 Askanazy 细胞。后者被认为是桥本甲状腺炎经典的病理诊断条件。相反,自身免疫性萎缩性甲状腺炎由于淋巴细胞浸润及纤维组织替代了实质,甲状腺腺体反而变小。

【发病机制】

桥本甲状腺炎的发病机制是一个复杂的多步骤的过程,涉及遗传、环境和免疫因素。首先是甲状腺抗原特异 CD4$^+$T 淋巴细胞活化,之后是自身反应性 CD4$^+$T 细胞募集细胞毒性 CD8$^+$ T 细胞和自身反应性 B 细胞进入甲状腺。CD8$^+$T 细胞以细胞毒性作用造成甲状腺功能减退,在疾病的发病机制中 T 细胞发挥了至关重要的作用。

1. **遗传易感基因**　甲状腺自身抗体的产生与常染色体显性遗传有关,有家族聚集现象。目前将已经确定的 6 种 AIT 易感基因分为 2 类,即免疫调控基因(HLA-DR、CD40、CTLA-4、PTPN22)和甲状腺特异性基因(甲状腺球蛋白受体基因和 TSH 受体基因)。与桥本甲状腺炎相关度最高的是 HLA-DR 和甲状腺球蛋白受体(TgR)基因。甲状腺自身抗体可视为基因易感性的标志物。

2. **环境和非基因因素**　这些因素包括吸烟、压力、碘过量、医疗因素、细菌和病毒感染、放射线污染以及妊娠等。促发甲状腺疾病的机制包括干扰甲状腺的正常功能,对甲状腺细胞的毒性作用以及免疫刺激。当促发甲状腺疾病的环境因素和抗甲状腺自身抗体同时存在时,会发生基因和环境的交互作用。

【临床表现】

1. **临床特点**　起病隐匿、缓慢、表现多样、不典型,有些患者除甲状腺肿可无症状、甲状腺自身抗体阳性(TPOAb、TGAb)而甲状腺功能可正常或亚临床甲减(无甲减的临床表现,仅 TSH 增高)或明显甲减,极少患者初期可表现为甲亢甚至更少的表现为亚临床甲亢。发病年龄越小,甲减症状越明显。

2. 常见的症状和体征 甲状腺肿,生长和青春期发育异常,及其他代谢率降低的表现,黏液性水肿(累及心脏可以出现心包积液和心力衰竭)。重症患者可以发生黏液性水肿、昏迷等。

3. 桥本甲状腺毒症(Hashitoxicosis,HTx)(或称桥本甲亢) 疾病初期患者可出现一过性的甲亢表现,症状呈自限性,最终甲减,可称假性桥本甲亢或一过性桥本甲状腺毒症。部分患者 GD 和 HT 病理表现共存,临床甲减和甲亢也可交替出现。

4. 桥本脑炎 又称自身免疫性甲状腺炎相关的激素反应性脑病,虽然罕见,但随着对本病的认识,报道增多,主要 2 种发病类型:①急性暴发性脑病型:起病急,可有抽搐、肌阵挛、共济失调、意识障碍等;②隐匿起病,逐渐进展,认知功能逐渐下降或精神行为异常等。

5. 相关疾病 桥本甲状腺炎常与 SLE、1 型糖尿病等其他自身免疫性疾病共存,也可与乳糜泻、染色体异常疾病(Down 综合征、Klinefelter 综合征、Turner 综合征)并存。

【实验室检查】

1. 甲状腺功能检测。原发性甲减血清 TSH 增高,TT_4 和 FT_4 均降低。血清总 T_3、游离 T_3 早期正常,晚期降低。亚临床甲减仅有 TSH 增高,TT_4 和 FT_4 正常。

2. 甲状腺自身抗体检测。TPOAb 和 TgAb 滴度明显升高,TPOAb 滴度升高更明显。

3. 甲状腺超声检查和甲状腺放射核素显像检查。

4. 甲状腺细针穿刺细胞活检(FNAB)细胞病理学分析。

5. 其他相应并发症的自身抗体检测。

【诊断及鉴别诊断】

1. 诊断 ①症状和体征:甲状腺肿大、有甲减的症状和体征、TSH 增高,T_4、FT_4 降低,TPOAb、TgAb 滴度升高即可诊断;②亚临床甲减:患者随诊,抗体滴度和 TSH 增加,预示可进展为明显的甲减;③不典型病例需要有高滴度的抗甲状腺抗体测定结果才能诊断,用放射免疫法测定 TgAb 和 TPOAb 时,需要连续 2 次结果 ≥60%,化学发光法 TPOAb ≥50U/ml、TgAb ≥40U/ml 视为阳性。

2. 鉴别诊断 ①萎缩性自身免疫性甲状腺炎:可以是阻滞型抗 TSH 抗体所致,或自身免疫性多内分泌腺体功能减退的一部分,组织活检可见甲状腺普遍萎缩;②单纯性甲状腺肿;③ Graves 病:HT 甲亢可有高代谢的表现,TPOAb 和 TgAb 抗体滴度升高明显,T_3、T_4 轻度升高,Graves 病以 TRAb 滴度升高为主,TPOAb 和 TgAb 抗体滴度不如 HT 升高明显;④其他:急性化脓性甲状腺炎和亚急性甲状腺炎。

【治疗】

1. 治疗目标 临床甲减症状和体征消失,TSH 控制到正常(0.5~2MIU/ml),FT_4 达到正常上限。一般需要终身替代,也有自发缓解的病例。

2. 甲状腺素替代治疗 甲状腺功能正常的患者定期随诊,甲减患者左甲状腺素钠($L-T_4$)是首选的替代治疗。

3. 随诊监测 根据甲状腺功能、生长及性发育状况调整 $L-T_4$ 剂量,直至达到终身高。由于 HT 可能造成永久性甲减,应终身监测甲状腺功能。如果血清 TSH 超过正常 2 倍以上,而 FT_4 水平正常,要注意有无间断性漏服药物情况。

【预后】

约 1/3 青春期患者可自行缓解,半数以上患者发生永久性甲减,需终身甲状腺素替代治疗。

(三)亚急性甲状腺炎

亚急性甲状腺炎(subacute thyroiditis),又称 De Quer Vain 甲状腺炎、巨细胞性甲状腺炎、肉芽肿性甲状腺炎,是一种可自行恢复的甲状腺非细菌感染性疾病,主要分为亚急性肉芽肿性和亚急性淋巴细胞性甲状腺炎两型。两型均为亚急性临床过程,前者多认为是病毒感染后引起的变态反应。后者又称无痛性甲状腺炎。

【流行病学】

多见于中年和年轻女性,儿童少见。临床发病率约为 4.9/100 000。女性多于男性,亚急性肉芽肿性甲状腺炎的男女之比为 1:9.7;亚急性淋巴细胞性甲状腺炎约 2/3 为女性。前者一般认为与病毒感染有关,发病有季节性,多数患者发病在 7~10 月份。后者有散发和产后发病两种类型。产后,也称为产后无痛性甲状腺炎综合征,美国报道这种甲状腺炎的发病率为 5%~10%。

【免疫学特征】

1. 前驱病毒感染是重要的线索,发病时患者血清某些病毒抗体升高,常有柯萨奇病毒、EB 病毒、腺病毒和腺炎病毒等感染的依据。

2. 易感个体感染病毒后,患者循环中存在 TSHR 的抗体,并证实存在针对甲状腺抗原的致敏 T 淋巴细胞。

3. 糖皮质激素治疗可减轻炎症反应。

【免疫病理】

呈亚急性和慢性炎症表现,累及一侧或双侧甲状腺。甲状腺滤泡周围和滤泡上皮间淋巴细胞和浆细胞浸润,浸润细胞均在基底膜内与甲状腺滤泡上皮密切接触,上皮细胞出现退变。早期可见滤泡破坏,破碎和崩解的甲状腺滤泡、坏死的滤泡细胞。病变进一步发展,组织细胞和多核巨细胞位于滤泡内,围绕胶质形成肉芽肿,但无干酪样坏死。

【发病机制】

亚急性肉芽肿性病变可能与病毒感染的遗传易感性相关。目前认为是患者 HLA-B35 的自身抗原、感染的病毒相关抗原和细胞毒性 T 细胞之间的交叉反应,引发了机体的自身免疫反应导致甲状腺滤泡上皮破坏,滤泡完整性消失,使已合成的甲状腺素和异常的碘化物从滤泡释放入血,血中 T_3、T_4 升高,TSH 下降,出现甲亢的表现;疾病后期滤泡内贮存的激素已排尽,血 T_3、T_4 下降,有时可降至甲减水平;如病情恢复,最终甲状腺功能正常。

亚急性淋巴细胞性甲状腺炎与病毒感染相关的证据较少,80% 的产后发病型和 50% 散发型 TPOAb 阳性,但滴度一般不高,多数患者能痊愈,提示本病的自身免疫反应与慢性淋巴细胞性甲状腺炎不同,其自身反应可获得再平衡。

【临床表现】

1. **一般症状**　病毒感染所致的亚急性甲状腺炎,起病前数天或数周有呼吸道感染史;发病症状如流感样表现。

2. **甲状腺症状和体征**　甲状腺局部疼痛和压痛,并向颌下、耳后或枕后部放射,少数无疼痛;可伴有声音嘶哑和吞咽困难。早期可有甲亢表现;甲状腺轻中度肿大,质地中等偏硬,可同时或先后在两叶甲状腺出现触痛性结节。

【实验室及影像学检查】

1. **血常规和血沉**　白细胞计数轻~中度增加,中性粒细胞正常或稍增加,血沉明显增快。

2. **^{131}I 摄取率和甲状腺功能**　^{131}I 摄取率和 T_3、T_4 水平呈现"分离现象"是本病的典型表现,即病程初期 ^{131}I 摄取率降低(24h<2%),血清 T_3、T_4 水平增高;随着病程进展,^{131}I 摄取率逐渐回升,血清 T_3、T_4 却逐渐下降。

3. **抗体检测**　TPOAb 或 TgAb 阴性或滴度较低。病毒感染可检测到相应的病毒抗体。

4. **甲状腺超声**　急性期增大的甲状腺组织血流不增加伴有低回声区,恢复期轻微血流增加和回声区增强。

5. **甲状腺细针穿刺细胞活检**　对可疑区域的穿刺可进一步提高诊断的阳性率。

6. 甲状腺放射核素显像。

【诊断及鉴别诊断】

1. **诊断**　根据病前的呼吸道感染病史、甲状腺局部症状、体征和甲亢表现,血沉增快,甲状腺细针穿刺细胞活检检查及甲状腺抗体滴度较低可诊断。

2. **鉴别诊断**

(1)慢性淋巴性甲状腺炎:无发热等全身症状,一般无甲状腺局部疼痛,甲状腺自身抗体滴度明显升高,最终为甲减。

(2)急性甲状腺炎:多为细菌感染所致的化脓性甲状腺炎,局部可有红、肿、痛的表现,常累及周围组织,抗生素治疗有效。

(3)Graves 病:有甲亢症状,血 T_3、T_4 可升高,TSH 减低,TRAb 滴度升高。

【治疗】

1. **对症处理减轻局部症状**　可用解热镇静剂,有心率增快症状者可给予普萘洛尔等,症状缓解即停用。

2. **糖皮质激素**　病情严重,疾病初期可用糖皮质激素减轻炎性反应,一般 7~10 天,视病情可延长疗程。

3. **甲状腺功能改变**　一般不必给予抗甲状腺药物。甲减者补充甲状腺素制剂,症状缓解、甲状腺功能正常即可减量至停药,5%~10% 的患者可能发生永久性甲减,需终身替代治疗。

【预后】

本病预后良好,甲状腺功能可自然缓解、恢复正常,大部分患者 1 至数月完全恢复,个别患者可反复发作或迁延数年。

三、儿童糖尿病

糖尿病是胰岛素绝对(或相对)不足导致以高

血糖为主要特征,并伴有糖、脂肪和蛋白质代谢紊乱的代谢疾病。1997 年美国糖尿病学会(American Diabetos Association,ADA)将糖尿病分为四型:1型糖尿病,2 型糖尿病,其他特殊类型糖尿病及妊娠糖尿病。

大多数学者认为 2 型糖尿病与免疫无关,但近年来的研究发现 TNF-α、IL-6 等细胞因子与胰岛素抵抗相关,并认为 2 型糖尿病存在慢性代谢炎症、胰岛素抵抗,由此也会出现免疫异常,最终导致胰岛细胞的损伤。本节只讨论 1 型糖尿病。

1 型糖尿病(diabetes mellitustype1,T1DM)因胰岛 β 细胞破坏而导致胰岛素绝对缺乏,具有酮症倾向,是一个经典的由细胞免疫和体液免疫共同参与、由 T 淋巴细胞介导的一种器官特异性自身免疫性疾病。

【流行病学】

T1DM 约占各型糖尿病的 5%。儿童及青少年期起病的糖尿病 80%~90% 为 T1DM。2000 年 WHO 对 15 岁以下儿童 T1DM 发病率调查,我国儿童 T1DM 发病率为 0.57/(100 000·年),低于北欧高加索人。2011 年国际糖尿病联合会统计,0~15 岁儿童 T1DM 年增加率约为 3.0%,并有低龄化的趋势。2013 年我国学者报道 1995—2010 年期间 14 个中心医院出院的年龄在 0~18 岁新发糖尿病总计 4 337 836 例,新发 T1DM 患病率是 96.8/100 000。自西南向东北呈现增加趋势,欠发达地区高于发达地区。<6 岁组的患病率增加最明显,每 5 年分别增加 15/100 000、23.1/100 000、32.8/100 000。

【免疫学特征】

1. 抗胰岛素自身抗体(anti-insulin autoantibody,IAA)、胰岛细胞抗体(islet cell antibody,ICA)、谷氨酸脱羧酶抗体(glutamic acid decarboxylase,GAD)、蛋白酪氨酸磷酸酶抗体(protein tyrosine phosphatase IA2 antibody,IA-2A)、胰岛细胞表面抗体(islet cell surface antibody,ICSA)和胰岛 β 细胞分泌颗粒中的自身抗体锌转运体 8 抗体(zinc transport 8 autoantibody,ZnT8A)等自身抗体是胰岛 β 细胞在疾病进程中的免疫标志物。易感者发展为 T1DM 之前,体内至少存在两种以上自身抗体。

2. 许多免疫细胞参与 T1DM 的发病,其中 CD4$^+$T 淋巴细胞起核心作用,这些免疫细胞对胰岛的浸润引发胰岛炎,导致胰岛 β 细胞选择性破坏,T1DM 则是胰岛炎临床进程的终末期。

3. 与 T1DM 相关的人类白细胞抗原(human leukocyte antigen,HLA)基因异常是 T1DM 免疫进程的中心环节。

【发病机制】

T1DM 是以易感人群为背景由病毒感染和化学物质等环境因素诱发的胰岛 β 细胞自身免疫性炎症,最终导致胰岛 β 细胞破坏和功能损害,胰岛素分泌缺乏。

1. **遗传因素** T1DM 与遗传因素有关,家系调查发现 T1DM 患者中,同卵双胎患糖尿病的一致率为 30%~50%,异卵双生为 6%~10%,一级亲属为糖尿病患者的个体发生 T1DM 的风险为 5%,而无糖尿病家族史的个体发生糖尿病的风险为 0.3%。

已知的易感基因中有 5 个具有确切证据且能重复验证的 T1DM 易感位点,分别为人类白细胞抗原复合体(HLA-complex;*IDDM1*),胰岛素基因(insulin gene,INS;*IDDM2*),细胞毒性 T 淋巴细胞相关抗原 4(cytotoxic T lymphocyte associated antigen-4,CTLA4;*IDDM12*)位点,蛋白酪氨酸磷酸酶非受体型 22(protein tyrosine phosphatase non-receptor-22,*PTPN22*)和白细胞介素 2 受体(IL-2RA/CD25)区域。位于染色体 2q24.3 上干扰素诱导解旋酶 C 域 1(interferon induced with helicase C domain 1,*IFIH1*)是新近通过全基因组关联研究(Genome wide association study,GWAS)发现的又一个具有确切证据的 T1DM 易感位点。该候选基因可能参与了具有遗传背景的个体由肠道病毒感染介导的免疫紊乱。

IDDM1 基因定位于 6p21,是最强的关联基因,占 40%~50%,主要为 HLA-Ⅱ类分子中 DQ 和 DR 的编码基因;其余皆为次效基因。HLA 基因型在不同人种中易感基因有所不同,约 95% 的患者至少表达一种 HLA-DR3 和 / 或 DR4 等位基因,有 40% 是 HLA-DR3 和 DR4 杂合子。

高加索人群 T1DM 患者 DRB1*03、DRB1*04 和 DQB1*02、DQB1*03、DQB1*04 基因频率明显增加。我国汉族人群 T1DM 的易感基因主要集中在 HLA DRB1*0301、DRB1*0405 和 DRB1*0901 及 DQB1*0201 和 DQB1*0302,同时 DRB1*0301-DQB1*0201、DRB1*0405-DQB1*0302、DRB1*0901-DQB1*0303 为我国汉族人群 T1DM 的易感单倍型。

2. **免疫因素** T1DM 是由 T 淋巴细胞介导的

器官特异性自身免疫性疾病,呈现辅助性 Th1 细胞功能亢进和 Th2 细胞功能减弱的特点,Th1/Th2 亚群失衡使胰岛 β 细胞的免疫耐受性丧失。一些自身抗原被巨噬细胞或其他抗原呈递细胞处理后,与 MHC-Ⅱ类分子一起呈递给抗原呈递细胞,引起促炎因子分泌,激活 CD4$^+$T 细胞,后者再激活 CD8$^+$T 细胞,共同发挥对 β 细胞直接杀伤作用,导致 β 细胞凋亡,其结果是体内胰岛素水平的绝对缺乏。

T1DM 的前驱期可能持续数年,自身抗体 ICA、IAA、GADA 和 IA-2A 可用于预测 T1DM。在家系研究中发现具备 3~4 种抗体的成员在 5~10 年内发生 T1DM 的相对风险为 60%~100%,单一抗体阳性在大多数情况下对胰岛 β 细胞无损害,而 2 种以上抗体阳性所带来的免疫损伤很少恢复。我国学者发现 HLA-DRB1*0901 是 ZnT8A 和 GADAb 的易感因素,DRB1*0405 是 IA-2A 的易感因素,并且 HLA-DRB1*0901 基因型和 HLA-DRB1*0901-DQB1*0303 单倍型是 T1DM 患者自身抗体阳性的独立危险因素。这些发现提示调节自身抗体产生的免疫机制或存在差异,HLA 易感基因携带情况及 ZnT8A 阳性率可能影响 T1DM 患者随病程进展的胰岛功能的衰竭速度。

3. **环境因素** 几乎是所有自身免疫性疾病的重要因素。其中,病毒感染特别是肠道病毒,已被认为是 T1DM 免疫介导损伤的重要触发原因。

几个流行病学研究报告在 T1DM 患者的胰岛细胞和胰腺内发现病毒 RNA 和抗原的存在,T1DM 组肠道病毒 RNA 的检出率为对照组 3.5 倍,病史在一年内的新确诊 T1DM 患者,是具有较长病史糖尿病患者 RNA 病毒检出率的 2.1 倍。肠道病毒特别是柯萨奇 B4、B3 病毒被认为是促使 T1DM 发展的抗原。动物实验证实柯萨奇病毒感染可以通过多条途径引发胰岛 β 细胞的破坏并导致 T1DM 发生。

位于染色体 2q24.3 上的 *IFIH1* 基因可识别小核糖核酸病毒的 RNA。柯萨奇病毒属于小核糖核酸病毒科。*IFIH1* 基因对 dsRNA 的反应决定了其对 β 细胞修饰的变化,在控制病毒感染后的细胞因子和趋化因子表达方面携带不同的 *IFIH1* 突变基因决定了糖尿病患者单核细胞系统抗病毒的反应。

【临床表现】

1. 儿童 T1DM 多急性起病,有 15%~70% 的患者以酮症酸中毒起病,感染、饮食不当及应激是常见的诱发因素。

2. 多数患者具有明显的多饮、多尿、多食和体重下降症状。多数病例大都在此症状期 3 个月内确诊。少数起病缓慢者症状不明显,常伴反复皮肤及泌尿道感染。

【实验室检验】

1. **血液检查** 静脉空腹血糖>7.0mmol/L 或随机血糖>11.1mmol/L。合并酮症酸中毒时血气分析显示 pH<7.3,或 HCO$_3^-$<15mmol/L,阴离子间隙增高。血空腹 C 肽和胰岛素水平降低(发病早期可正常);血糖化血红蛋白增高。

2. **胰岛自身抗体** IAA、ICA、GAD、IA-2A 等阳性。

3. **尿液检查** 尿糖大多强阳性,酮体阳性。

【诊断及鉴别诊断】

1. **诊断** 具有糖尿病"三多一少"的临床表现,同时具备如下条件任何一条即可诊断糖尿病:①随机血糖 ≥11.1mmol/L;②空腹血糖水平 ≥7.0mmol/L;③口服葡萄糖耐量试验(oral glucose tolerance test,OGTT)中,糖负荷后 2 小时血糖 ≥11.1mmol。典型患者起病时多有酮症倾向,血 C 肽和胰岛素水平降低(发病早期可正常),胰岛自身抗体阳性。

2. **鉴别诊断** 应与肾性糖尿和应激性高血糖鉴别。

【治疗】

儿童 T1DM 的治疗包括 5 个方面:医学营养治疗、运动治疗、胰岛素治疗、糖尿病自我管理和血糖监测。

1. **医学营养治疗** 全天能量摄入计算公式:总热量(kcal)=1 000 + 年龄 × (70~100),其中碳水化合物所提供的能量应占 50%~55%,脂肪占 25%~35%,蛋白质占 15%~20%。

2. **运动治疗** 要求定时、定量、规律中等强度的有氧运动,一般在餐后 0.5~1 小时开始,每次运动 0.5 或 1 小时,每周锻炼 3~5 次为宜。运动形式包括快走、慢跑、跳绳、球类等。

3. **胰岛素治疗** 根据病情可选用强化或非强化胰岛素治疗方案。理想的血糖控制目标是:空腹或餐前血糖为 5~8mmol/L,餐后血糖为 5~10mmol/L,睡前血糖为 6.7~10mmol/L,凌晨血糖为 4.5~9mmol/L,HbA1c<7.5%。

4. **糖尿病自我管理** 包括日常生活的自我管理、糖尿病的病情监测、糖尿病并发症的自我监护和心理状态调节。

5. **血糖监测** 监测血糖便于制订和调整治疗方案,同时减少低血糖的发生。

【预后】

理想的血糖控制,是减少或延缓慢性并发症的发生,提高患者生活质量及改善预后的保证。

四、肾上腺疾病

(一)慢性肾上腺皮质功能减退

肾上腺皮质功能减退症(adrenocortical insufficiency,ACI)分为原发性和继发性。原发性慢性ACI(又称 Addison 病)80%~90% 由自身免疫性肾上腺炎引起。继发性慢性 ACI 由垂体、下丘脑病变引起 ACTH 不足。本节重点介绍自身免疫性 Addison 病(autoimmune Addison's disease,AAD),临床表现为糖皮质激素和盐皮质激素的缺乏,需要终身激素补充治疗。

【流行病学】

原发性肾上腺皮质功能减退症患病率为(93~140)/1 000 000。欧洲每年新增 4.4~6 例/1 000 000,美国为 39/1 000 000,英国和丹麦为60/1 000 000。近年有上升趋势。男性略少于女性。Addison 病大多是自身免疫性的,40% 可表现为孤立的 Addison 病(AD),约 60% 是自身免疫性内分泌多腺体综合征(autoimmune polyglandular syndrome,APS)的受累腺体之一。70% AD 男性患者在 20 岁前发病,而 80% 女性多在 30 岁以后发病。在 APS 中的 AAD 也是女性发病较多。我国尚无确切的流行病学资料。

【免疫学特征】

1. **抗肾上腺皮质细胞自身抗体** 约半数以上患者血清存在抗肾上腺皮质细胞抗体。其中最重要和最具特异性的是抗 21- 羟化酶(21-OH)抗体。

2. **伴有其他自身免疫性疾病** 50% 的自身免疫性 ACI 患者有一种以上自身免疫性疾病,45% 肾上腺皮质炎患者最终还将伴有其他自身免疫性内分泌疾病,即 APS。自身免疫性肾上腺炎常是 APS1 型或 2 型的一部分,在儿童更普遍。

【免疫病理】

肾上腺变小、萎缩,重量<1~2g。皮质萎缩,肾上腺皮质 3 个区带均受损。广泛单核细胞和淋巴细胞浸润,有时伴有浆细胞、巨噬细胞的生发中心。剩余的肾上腺皮质细胞增生,周围有淋巴细胞包绕。三层结构不清晰,可见多形性和坏死改变。也有不同程度的纤维化,主要的浸润细胞是 T 细胞,

并且 T 细胞在体外可以对 21- 羟化酶起特异性反应,少量的是 B 细胞,CD4/CD8 的比率是 5~6/1,B 细胞仅为 5%,几乎 1/2 是阳性的 II 类 HLA。髓质细胞正常。

【发病机制】

AAD 与大多数自身免疫性疾病相同,发病机制复杂,且与遗传和环境相关。环境因素如病毒感染、药物、吸烟、食物和应激可触发易感个体发病。发病过程不完全明了,在完全衰竭之前是一个长期的自身免疫损伤形成过程。细胞介导的自身免疫反应可能是 AD 病的最根本机制。虽然 60%~70% AAD 患者血清中有抗类固醇合成抗体,主要是 21-羟化酶抗体,然而,这类抗体可能是在 T 淋巴细胞介导的肾上腺皮质细胞损伤后,多肽释放产生的,因此,这种抗体可能是自身免疫的血清标志物,还不能证明是病因。

【临床表现】

大多起病缓慢,长时间无症状,逐渐出现乏力、体重减轻或肌肉疼痛,而后胃肠功能紊乱如恶心、厌食,皮肤色素沉着,分布广泛,有时可发病数年才出现。

主要表现有:①虚弱、乏力;②体重减轻,当进行性下降时要警惕危象发生;③胃肠功能紊乱;④色素沉着是主要症状之一,以暴露、摩擦、受压部位和指/趾甲根部、牙龈、口腔黏膜等部位最明显;⑤心血管症状,心电图常呈低电压、窦性心动过缓、P-R 及 QT 间期延长等改变;⑥低血糖多在晨间或餐前,或感染等情况下发生;⑦易感染,少数患者由于急性感染、手术等应激诱发肾上腺危象;⑧其他内分泌腺体受累的相应表现。

【实验室及影像学检查】

1. **外周血象** 轻度贫血,淋巴细胞和嗜酸性粒细胞可增高。

2. **电解质** 钠、氯可降低,钾可增高,可有代谢性酸中毒。

3. **血糖** 大多降低,糖耐量曲线低平。

4. **肾上腺皮质功能** 血皮质醇、醛固酮降低,ACTH 增高、血浆肾素活力增高。尿醛固酮排出量大多降低,少数以皮质醇缺乏为主的患者排出量可正常。促肾上腺皮质释放激素(corticotropin-releasing hormone,CRH)刺激试验可评估垂体ACTH 储备功能(鉴别原发和继发 ACI)。

5. **自身抗体测定** 21- 羟化酶抗体、其他内分泌腺体的自身免疫抗体如甲状腺自身抗体、胰岛自

身抗体等。

6. 肾上腺影像学检查。

【诊断及鉴别诊断】

1. **诊断** 临床症状中皮肤、黏膜色素沉着是最具特征性的表现,其他均为非特异性的。

2. **鉴别诊断** 需要除外继发原因,例如结核、HIV、药物和遗传性疾病,如先天性肾上腺发育不良(部分隐匿者儿童期表现为慢性肾上腺皮质功能减退)。当出现循环衰竭时需要与有上述临床表现的各系统疾病鉴别,如败血症休克、低血容量、心源性休克、肾衰竭所致的高血钾、外源性中毒等。15 岁以下的男孩要注意除外肾上腺脑白质营养不良。

【治疗】

基本原则是激素补充和对症治疗。

1. **肾上腺皮质激素补充治疗** ①糖皮质激素急性期给予氢化可的松静脉滴注。②糖皮质激素口服治疗,每日 2~3 次。剂量的 1/2 或 2/3 早上给予。③盐皮质激素常用口服氟氢可的松,每日 0.05~0.1mg。

2. **对症治疗** 高血压、心动过速和纠正危象等。

3. **其他** 儿童还需特别监测生长发育指标,以使激素补充适当。

【预后】

正确诊断和及时治疗的患者能很好地生存。

(二)急性肾上腺皮质功能减退

急性肾上腺皮质功能减退(acute adrenocortical insufficiency),又称肾上腺危象,是机体在不同原因作用下,肾上腺皮质激素绝对或相对分泌不足,而出现肾上腺皮质功能急性衰竭所致的临床综合征,是可以危及生命的内分泌急症。分为原发性 ACI 和继发性 ACI 急性应激。肾上腺危象多见于前者。主要原因是重症感染或应激反应,以及长期使用皮质激素治疗后突然停药等,使肾上腺皮质大片出血或坏死,血栓形成。小儿急性肾上腺皮质功能减退症较少见,主要表现为脱水、休克、循环衰竭、昏迷等危象。

【流行病学】

小儿急性肾上腺功能减退症较少见。新生儿肾上腺出血症发病率约为 0.05%,多见于男孩,通常与难产有关。

【免疫学特征】

急性 ACI 可使原有的慢性 ACI 加重,外伤、手术等可使慢性 ACI 和 APS 的患者发生肾上腺危象。

自身免疫性疾病患者因长期应用激素造成肾上腺皮质功能轴抑制,在各种应激时也可导致肾上腺危象。血常规常有嗜酸性粒细胞增多。

【免疫病理】

病理改变取决于病因。常见有肾上腺增大,球状带脂质消失,细胞之间有炎性渗出物或有散在出血、血栓,在束状带和网状带中有充血、出血。出血严重者,还可累及髓质。如原有艾迪生病或肾上腺肿瘤者,则有其原发病的病理变化。

【发病机制】

急性肾上腺皮质激素分泌绝对或相对不足。当肾上腺急性损害或在原有损害的基础上出现应激状态时,会出现急性肾上腺皮质激素分泌不足,主要是盐皮质激素的分泌不足。这种状态下会使肾小管、唾液腺、汗腺及胃肠道钠离子重吸收减少,同时丢失水分,并伴有 K^+、H^+ 潴留;当糖皮质激素分泌不足时,由于糖原异生减少而出现低血糖,而糖皮质激素也有较弱的盐皮质激素的作用,故而也会有保钠排钾,当分泌不足时会协同增加失 Na^+、失水及 K^+、H^+ 潴留。

【临床表现】

1. **新生儿肾上腺出血危象** 多见于男孩,通常与难产有关。主要表现为低血糖、失盐和循环衰竭。肾上腺出血量多时可表现为苍白、青紫、心动过速等休克症状。

2. **暴发型脑膜炎球菌败血症** 现已少见,常见病因为脑膜炎双球菌、白喉、流感嗜血杆菌、肺炎链球菌、A 组溶血性链球菌的严重感染致肾上腺皮质损伤。起病急骤,病情发展迅猛,初时表现烦躁、高热、头痛、腹痛、呕吐、腹泻,继而全身出现大量瘀点及瘀斑,血压下降,并迅速出现循环衰竭和神经系统症状:颈项强直、抽搐、昏迷,常 1~2 天内死亡。

3. **Addison 病和 APS 的肾上腺危象** 急性感染、创伤、手术和情绪波动等可能是诱因。

4. **慢性 ACI 应激后急性发作** 未诊断的慢性 ACI 应激后急性发作要查找原因。

【实验室及影像学检查】

1. 一般实验室检查。外周血象因病而异;嗜酸性粒细胞可明显增加。多数患者有低血钠、高血钾。

2. 肾上腺皮质功能测定。血浆 ACTH 常升高,血浆皮质醇水平降低。通常血浆总皮质醇基础

值 ≤3μg/dl 可确诊，≥20μg/dl 可排除，但脓毒血症和创伤时 ≥25μg/dl 才可排除。原发性 ACI 患者血尿皮质醇及醛固酮水平均降低，血浆肾素活性（plasma renin activity，PRA）升高，而继发性 ACI 盐皮质激素不受影响，血尿醛固酮可正常。TSH、T_3、T_4 可降低，血 TSH 持续升高提示合并自身免疫性甲减，应查找慢性 ACI 的可能。

3. 抗体 21- 羟化酶抗体检测和其他器官相关性抗体。

4. 感染相关检查。

5. 肾上腺影像学检查。

【诊断及鉴别诊断】

1. **诊断** 肾上腺危象可见于任何年龄阶段，危重的不明原因的顽固性低钠血症；低血糖、循环衰竭或无法解释的昏迷时，应注意询问有无 ACI 病史，同时测定血电解质、血糖和皮质醇，如补充血容量、纠正电解质和抗休克治疗后仍不好转，应高度警惕肾上腺皮质危象。在无糖皮质激素绝对禁忌证的情况下给予氢化可的松进行诊断性治疗。

2. **鉴别诊断** ①原发与继发 ACI 鉴别时皮肤色素沉着对原发性 ACI 具有一定的特异性，皮肤苍白且缺乏盐皮质激素不足表现时多为继发性 ACI；②低血容量性休克的鉴别。

【治疗】

1. 补充肾上腺皮质激素，立即静脉注射氢化可的松或琥珀酸氢化可的松静脉滴注，婴幼儿每次剂量 25~40mg，较大儿童每次 50~75mg，每 6 小时一次，连续 2 天大剂量后，视病情好转可逐渐减量。全身情况好转可改为口服。

2. 抗休克、抗感染。

3. 纠正水、电解质紊乱和酸碱平衡。预防和治疗低血糖，治疗期间需供给足量的葡萄糖。

4. 治疗原发病。

【预后】

及时认识诊断和积极治疗，预后良好。一旦延误将危及生命。

五、甲状旁腺疾病

甲状旁腺疾病是因甲状旁腺激素增多或减少而引起的全身多系统反应的一类疾病。人类的甲状旁腺一般有 4 枚，位于甲状腺后侧两壁，主要分泌甲状旁腺激素（parathyroid hormone，PTH），PTH 的分泌受血清钙离子的浓度、降钙素、血磷、血镁的影响。临床上常见的甲状旁腺疾病有甲状旁腺功能减退症和甲状旁腺功能亢进症。

（一）甲状旁腺功能减退症

甲状旁腺功能减退症（hypoparathyroidism，HPP，简称甲旁减）是指甲状旁腺激素（PTH）分泌减少或功能障碍引发的临床病征。主要为低钙血症、高磷血症及相对低血钙的尿钙相对增多。长期口服钙剂和维生素 D 制剂可使病情得到控制。临床最常见病因是术后甲旁减，其次是自身免疫性疾病和罕见的遗传性疾病，其他病因包括甲状旁腺浸润性疾病、外照射治疗和放射性碘治疗后甲状腺疾病，还有少见的假性甲旁减等。在儿童 HPP 以特发性 HPP 多见，1928 年首先被描述。1957 年，Witebsky 基于体内存在相应的自身抗体、靶器官淋巴 - 浆细胞浸润和动物实验研究，提议将特发性甲旁减定义为自身免疫性疾病。自身免疫性甲旁减可作为多内分泌腺自身免疫综合征（APS）受累器官之一，也可是孤立的甲旁减。

自身免疫性甲旁减的流行病学资料多数来自 APS1 中的报道。芬兰和撒丁岛分别报道 1/25 000 和 1/14 000 的人群患病率，其他欧洲国家少见，日本仅为 1/1 000 000 人口。在 APS1 中 50%~100% 均患有甲状旁腺功能减退。到目前为止，只有几个特发性甲旁减流行病学报道，以色列估计发病率为 1.2 例 /1 000 000，日本每年的发病率约为 0.72/1 000 000。

1. **特发性或自身免疫性甲旁减** 病因未明，可能与先天发育异常和后天甲旁腺自身免疫性破坏有关。目前自身免疫因素研究较多的是 G 蛋白偶联受体的钙敏感受体抗体（calcium-sensing receptor autoantibodies，CaSRAbs）和 NALP5Abs（NACHT 富含亮氨酸重复蛋白 5 抗体）。CaSR 是引起甲状旁腺自身免疫反应的较强抗原，自身免疫产生的 CaSRAbs 导致甲状旁腺被毁，PTH 作用障碍和低血钙。自身抗体的研究表明特发性甲旁减的发病机制中有自身免疫因素的参与。

2. **家族性甲旁减和遗传性甲旁减** 遗传方式为常染色体显性、常染色体隐性及 X 性连锁遗传，而线粒体 DNA 突变和缺失极为罕见。家族性特发性甲旁减为甲状旁腺特异性转录因子 GC-MB 突变所致，表现为单一甲状旁腺缺失，不伴有其他畸形。遗传性甲旁减主要与甲状旁腺发育有关，而甲状旁腺发育又与细胞免疫，尤其与胸腺的发育和功能相关，所以遗传性甲旁减常与免疫功能缺陷并存。目前已发现多个基因突变均可导致家族性甲旁减和遗传性甲旁减,Di George综合征、APS常伴有免疫缺陷(见原发性免疫缺陷病章节)。

3. 获得性(继发性)甲状旁腺功能减退 甲状旁腺手术或放射损伤多见于甲状腺癌根治或甲状旁腺功能亢进症多次手术后,甲状旁腺组织被切除或受到损伤,或影响了甲状旁腺血液供应。有暂时性和永久性甲旁减两种。颈前部或甲状腺手术引起的甲旁减发生率为0.2%~5.8%。原发性甲旁亢患者术后发生永久性甲旁减者约为0.5%。因接受颈部放射性治疗而发生甲旁减者更为少见。甲状旁腺浸润性疾病可见于重金属中毒,如血色病(铁)、地中海贫血(铁)和肝豆状核变性(Wilson病)等;或因淀粉样变、结核病、结节性肉芽肿或肿瘤浸润而引起甲状旁腺浸润性病变。

【临床表现】

1. 低钙血症所致的神经肌肉兴奋性增高 ①轻度或隐匿性低钙时症状可不明显,初期主要有麻木、刺痛和蚁行感。隐匿低钙体征包括面神经叩击征(Chvostek征)阳性,即用手指叩击位于耳垂和口角连线的外1/3,相当于颧弓下方的面神经处时,同侧的面部肌肉产生抽动;束臂加压试验(Trousseau征)阳性,即维持血压在收缩压之上,在2~3分钟之内出现助产士手型搐搦。②严重低血钙时手足搐搦、手足呈鹰爪样,腕、手掌和掌指关节屈曲,拇指内收,更甚者全身肌肉收缩而有癫痫样发作、喉痉挛。③锥体外系损伤表现为不自主运动、手足徐动、舞蹈症、扭转痉挛、震颤麻痹等。④精神病样表现,如易怒、激惹、抑郁症、幻想狂等。

2. 外胚层组织营养不良 如白内障、出牙延迟、牙发育不全,可出现皮肤干燥、水肿且粗糙。其他皮肤表现包括毛发粗糙、脆弱和稀疏伴斑秃,以及具有特征性横沟的脆甲症。

3. 心血管异常 急性或慢性低血钙均可伴有心肌功能障碍。可表现为胸痛或以晕厥为主要表现。患者心率增加或心律不齐,心电图显示Q-T间期延长,严重者可出现心律失常;重症患者可有甲旁减性心肌病、顽固性心力衰竭。

4. 骨骼改变 病程长且重者可有骨骼疼痛。骨密度正常或增加。

5. 胃肠道功能紊乱 有恶心、呕吐、腹痛和便秘等。

6. 转移性钙化 多见于脑基底核(苍白球、壳核和尾状核),常呈对称分布。脑CT发现率高,重

症患者的小脑、齿状核、大脑额叶和顶叶等脑实质也可见散在钙化灶。其他软组织、肌腱、脊柱旁韧带等均可发生钙化。

【实验室及影像学检查】

1. 血生化检查 低钙血症是重要的诊断依据,血钙水平≤2.13mmol/L(8.5mg/dl);有症状者血钙一般≤1.88mmol/L(7.5mg/dl),血游离钙≤0.95mmol/L(3.8mg/dl)。多数患者血磷增高,部分可正常。

2. 尿钙和尿磷浓度 一般情况下,尿钙减少,尿磷排泄也减少。但在CaSR激活型突变时,尿钙重吸收减少,尿钙排出量增加,导致高尿钙性甲状旁腺功能减退症。

3. 血PTH水平 血清PTH多数低于正常,或与低钙不相符的正常范围。测PTH时一定同时测血钙,血钙降低对甲状旁腺是强刺激,PTH应呈倍数地增加。因此,低血钙时PTH在正常范围,应视为其水平降低。

4. 血碱性磷酸酶水平 显示正常。

5. 心电图 Q-T间期延长、T波低平,可伴有传导阻滞。

6. 脑电图 明显低血钙时可有改变。

7. 影像学X射线和CT 软组织钙化包括皮下、韧带、关节周围、脑基底核。

8. ^{99m}Tc-MIBI 原发甲旁减扫描图上示甲状旁腺不显影。

9. 甲状旁腺功能动态试验 对疑难病症可行甲状旁腺动态试验包括PTH兴奋试验、钙负荷试验、Ellsworth-Howand试验及肾小管磷重吸收率和磷廓清率。

10. 裂隙灯显微镜检查 评估是否并发低钙性白内障。

11. 抗体和基因检测 抗体检测包括CaSRAbs、NALP5Abs(NACHT富含亮氨酸重复蛋白5抗体)等。基因检测用于筛选突变基因。

【诊断及鉴别诊断】

1. 诊断 ①病史和临床低钙表现;②血钙、磷、碱性磷酸酶和PTH低血钙(离子钙降低)、高血磷和高尿钙,PTH可降低或正常;③抗体检测;④基因筛查。

自身免疫性PTH的诊断:①自身免疫性疾病的家族史;②其他自身免疫性疾病的个人史;③自身抗体的测定;④基因突变的筛查。

2. 鉴别诊断 对碱中毒、低血钙、钙盐沉积时需要进行相应的鉴别诊断。

【治疗】

1. 钙剂治疗。①急性低钙血症：抽搐时，应即刻静脉给予 10% 葡萄糖酸钙，使搐搦症状缓解。在难治性低钙血症时，应注意低镁血症的可能。血镁水平低于 0.7mmol/L 时，应补充镁剂。②慢性低钙血症：使血钙维持在 2.13~2.25mmol/L，每日元素钙的需要量为 1.5~3.0g。

2. 维生素 D 制剂治疗。可选择维生素 D_2 或维生素 D_3、骨化三醇[$1,25-(OH)_2D_3$]或阿法骨化醇[$1\alpha-(OH)D_3$]。

3. 甲状旁腺移植或胸腺移植。

4. 重组人 PTH 替代治疗。因潜在的骨肉瘤风险尚不建议儿童应用。

【预后】

需要及时诊断和长期治疗，以保证正常的生长发育。

(二) 原发性甲状旁腺功能亢进

原发性甲状旁腺功能亢进(primary hyperparathyroidism,PHPT)，简称原发性甲旁亢，是甲状旁腺病变导致 PTH 分泌和合成过多致高钙血症相关的临床病征。偶有与自身免疫性疾病共存如类风湿关节炎。原发性甲状旁腺功能亢进有腺瘤、增生和腺癌 3 种病理改变。

儿童和青少年的 PHPT 发病率仅为(2~5)/1 000 000，而成人为 1∶(500~2 000)。20 世纪 70 年代以来，随着广泛进行的血清钙水平筛查，PHPT 的发现率明显提高，目前在内分泌疾病中仅次于糖尿病和甲状腺功能亢进症。本病在我国少见，自然发病率无确切数据。PHPT 发病率随年龄的增加而增加。成年患者中以女性居多，男女之比为 1∶(2~4)，在儿童及青少年患者中男女比例相当，国外报道为 1∶0.9~1.75，国内为 1∶1.6。甲状旁腺相关的遗传综合征占所有 PHPT 的 5%~15%，且在儿童青少年中更常见。

【病因和发病机制】

1. **新生儿严重甲旁亢和家族性低尿钙性高血钙**　生后数天新生儿严重的甲旁亢(NSHPT)不常见，大多数 NSHPT 有 CaSR 基因纯合或复合杂合突变，造成甲状旁腺和机体其他细胞的 CaSRs 功能完全或不完全失活。钙离子敏感受体丧失使甲状旁腺增生，PTH 分泌增加，肾脏钙排泄减少，继而发生严重的高血钙。CaSR 杂合突变常表现为相对无症状的 PHPT，也称为家族性低尿钙高血钙(FHH)。

2. **儿童和青少年 PHPT**　表现为单一的腺瘤或多发腺瘤，可能是体细胞突变或生殖细胞突变所致。例如①多腺体增生：由于 MENIN、RET 和 CDKN1B(编码 p27Kip1)基因的突变所致。②单一腺瘤：可能与 MENIN 或 PRAD1 突变有关。③明显的腺瘤：种系或体细胞 HPRT2(CDC 73)突变，以及有发生癌变倾向的。多腺体病常为伴有种系细胞突变的遗传综合征，如 MEN-1 和 ME-2a，MEN-1 为 menin 突变，可同时或先后发生多个内分泌腺肿瘤，95% 以上的 MEN-1 最终发生甲状旁腺腺瘤或增生。ME-2a 包括甲状腺髓样癌、嗜铬细胞瘤及甲状旁腺功能亢进。

【临床表现】

1. **高血钙症状**　可影响多个系统，神经精神症状以乏力、倦怠、软弱、淡漠为主，消化系统表现为食欲缺乏、恶心、呕吐、腹胀、腹痛、便秘、反酸等。偶尔有消化性溃疡和急性胰腺炎。个别以高血钙危象起病。

2. **骨骼病变**　骨 - 关节疼痛与骨畸形。儿童可合并佝偻病体征。也可表现为骨量减少和骨质疏松，局部严重骨吸收可发生破骨细胞瘤(棕色瘤)和骨皮质囊肿等。

3. **泌尿系统症状**　常表现为多饮、多尿，可发生反复的泌尿系结石和肾钙化，长期没有及时正确诊断的患者可发生肾功能不全。泌尿系结石和高尿钙症提示原发性甲旁亢。

4. **其他**　软组织钙化、皮肤钙盐沉积可引起皮肤瘙痒，严重可出现贫血、心律失常等。

【实验室及影像学】

1. 血清钙、磷和碱性磷酸酶水平。血清总钙水平升高，少数患者正常，需多次检测。游离钙更为准确和敏感。甲旁亢时血磷降低。原发性甲旁亢存在骨骼病变时碱性磷酸酶增高，前提是要排除肝胆疾病。

2. 血 PTH 水平升高的程度与血钙浓度和肿瘤大小相平行。

3. 24 小时尿钙、磷增高。

4. X 射线检查。普遍性骨质脱钙、骨质疏松；特征性的骨膜下吸收；破骨细胞瘤或棕色瘤；病理性骨折；颅骨"砂粒样"改变，牙槽板受侵蚀或消失等。

5. 其他影像学检查(定位检查)，如超声、放射性核素甲状旁腺扫描、颈部和纵隔 CT 或 MRI 等。

6. 自身抗体检测，如 CaSRAbs 和相关器官特异性抗体。

【诊断及鉴别诊断】

1. **诊断**　具备骨骼病变、泌尿系结石和高血钙表现,血钙、PTH 及碱性磷酸酶水平升高,磷降低,尿钙增多,X 射线提示骨吸收增加等均支持甲旁亢的诊断。

2. **鉴别诊断**　包括多发性骨髓瘤、恶性肿瘤相关性高血钙,维生素 A、D 中毒,结节病、佝偻病(低磷抗 D 佝偻病)、肾性骨营养不良、原发性骨质疏松症和甲亢等。

【治疗】

1. **手术治疗**　术后要注意监测,并防治低血钙。

2. **非手术治疗**　①高钙危象需要迅速扩容,恢复血容量、增加尿量和促使肾脏排钙;②利尿可选用呋塞米,避免使用噻嗪类利尿剂;③二膦酸盐和降钙素适用于恶性肿瘤引起的高血钙;④透析治疗。

【预后】

新生儿严重甲旁亢既往大多数死亡,常常与死亡前没有诊断出甲旁亢有关,FHH 父母所生的新生儿,及时检测血钙将提高诊断率、降低病死率。儿童青少年的 PHPT 及早发现和甲状旁腺切除为首选,术后注意监测和防治并发症。

六、儿童青少年肥胖、代谢综合征

(一)儿童肥胖

肥胖是可损害健康的异常或过量的脂肪累积。儿童青少年同年龄、同性别体重指数(BMI)≥95 百分位数(P_{95})为肥胖。常见肥胖儿童到成人期仍然肥胖,成为远期糖尿病和心血管疾病的共病基础。儿童肥胖症中 95% 是单纯性肥胖,少部分为继发性。

【流行病学】

1. **全球趋势**　2004 年国际肥胖问题工作组(the International Obesity Taskforce,IOTF)估计,全球范围有 10% 的学龄儿童超重或肥胖。世界卫生组织估计 2008 年 20 岁及以上的成年人中有超过 14 亿人超重。其中 2 亿多男性和近 3 亿女性为肥胖。2017 年发表在 *Lancet* 的一项全球 1979—2016 年分析数据显示:全球肥胖女孩数量从 500 万上升到 2016 年的 5 000 万,男孩肥胖人数从 600 万上升到了 7 600 万,还有 2.13 亿儿童和青少年及 13 亿成年人处于超重状态,肥胖的前驱状态。

2. **我国状况**　1985—2010 年我国 7~18 岁城市男生、乡村男生、城市女生、乡村女生 4 类群体学生超重与肥胖检出率分别为 23.23%(12 503/53 830)、13.76%(7 414/53 857)、12.72%(6 839/53 744)、8.56%(4 612/53 888)。2006 年全国 0~6 岁调查显示:儿童肥胖、超重总检出率分别为 7.2%、19.8%,其中男童肥胖、超重检出率分别为 8.9%、22.2%,女童肥胖、超重检出率分别为 5.3%、17.0%。较 1996 年分别增长了 3.6、4.7 倍,年均增长速度分别为 156% 和 52%。2010—2012 年我国 6~17 岁儿童青少年超重率、肥胖率分别为 9.6% 和 6.4%;城市 6~17 岁儿童青少年超重率和肥胖率分别为 11.0% 和 7.7%;农村 6~17 岁儿童青少年超重率和肥胖率分别为 8.4% 和 5.2%。这种趋势仍在增加。

【免疫学特征】

1. 血超敏 CRP、TNF-α、LI-6、瘦素等可升高;肥胖导致脂肪细胞产生的一系列脂肪因子参与促进了慢性低度炎性反应,并进一步导致胰岛素抵抗。胰岛素释放试验可呈现高胰岛素血症。

2. 多种免疫细胞参与脂肪细胞的炎症状态,脂肪组织的巨噬细胞浸润,肥胖和脂肪肥大导致脂肪坏死,M1 型巨噬细胞数目增多,M2 向 M1 转变,导致促炎因子增加。

【免疫病理】

脂肪细胞增大,白色脂肪组织巨噬细胞浸润。

【发病机制】

肥胖的发病机制涉及中枢神经系统、遗传基因、免疫系统、内分泌系统以及脂肪细胞的数量体积等。摄食行为及能量代谢对肥胖的发生发展具有重要作用。一般认为种族的易患性、肥胖基因和肥胖相关基因变异,以及个体代谢类型是单纯肥胖的发病基础。

脂肪细胞逐渐增大是肥胖过程中炎症发展的始动因子。内脏脂肪细胞呈现免疫动态变化,巨噬细胞浸润,其中 M1 巨噬细胞释放促炎因子,而 M2 巨噬细胞释放的则是抗炎因子,其他促炎症因子增多,如 TNF-α、IL-1β、IL-6、IL-4、单核细胞趋化蛋白 1(MCP-1)、巨噬细胞炎性蛋白 1(MIP-1)等,均可影响多个器官的代谢功能,尤其是 TNF-α、IL-1β,可以在胰岛素敏感器官中损伤胰岛素信号通路,最终导致胰岛素抵抗。胰岛素抵抗及继发的高胰岛素血症,可导致一系列代谢紊乱和心血管疾病。

【临床表现】

1. **症状**　各年龄均可发病,多见于学龄儿童和青春早期及青春期,主要表现为吃得多、动得少,喜高热量饮食。家族中常有肥胖、糖尿病、高血压、高血脂的病史。

2. **常见体征**　①脂肪堆积:胸部脂肪分布较多者易与乳房发育混淆;②皮肤紫纹或白纹;③假性黑棘皮病:颈部、腋下、腹股沟、肘前区、大腿内侧等皮肤皱褶处,皮肤过度色素沉着、增厚;④阴茎埋藏:男孩因为大腿会阴部脂肪过多,阴茎埋于脂肪组织中而表现为阴茎过小;⑤骨骼异常:少数严重肥胖儿童可出现扁平足和/或膝内翻。

【实验室及影像学检查】

单纯肥胖的患者主要检查是否有糖代谢、脂代谢、心血管功能以及非酒精性脂肪肝病等的早期改变,因此需要进行糖耐量和胰岛素释放试验、血脂检查、肝肾功能、超声心动图检测心功能和血管内皮损伤情况(颈动脉内皮厚度),青春期女童还需注意多囊卵巢,打鼾患者要进行呼吸睡眠功能检测。

【诊断】

1. **诊断**　体重指数(BMI):此方法是诊断和筛查儿童青少年肥胖的最适宜和最常用的方法。推荐同年龄、同性别 BMI ≥ 第 95 百分位数(P_{95})为肥胖,≥ 第 85 百分位数(P_{85})为超重。

2. **鉴别诊断**

(1)遗传性疾病。

(2)各种伴有肥胖的遗传性疾病综合征:如 Prader-Willi 综合征、Bardet-Biedl 综合征、Alstrom 综合征等,除肥胖外,常有生长发育延迟、智力落后,以及其他脏器功能障碍。

(3)内分泌代谢性疾病:如皮质醇增多症、高胰岛素血症、多囊卵巢综合征和药物性肥胖等,除了肥胖还有相应疾病的临床表现。

【治疗】

1. **目的和原则**　干预治疗以不妨碍儿童正常的生长发育为原则,因此成人使用的手术去脂、药物减肥、饥饿疗法、禁食等在儿童时期均不宜使用。

2. **具体防治措施**　①增加体力活动:建立良好的生活习惯,每天看电脑、电视和玩游戏的时间不超过 2 小时,运动处方包括有氧运动,推荐每天 60 分钟的中等强度的有氧运动。运动强度是使心率控制在最大心率的 75%,学龄儿童一般需要达到 140~160 次/min,青春期控制在 120 次/min,运动时间至少 30~60 分钟。②健康饮食。③定期健康查体。④干预和宣传:家庭、学校、社会均应参与。

【预后】

单纯超重和肥胖儿童经过生活方式和行为的干预多数均可恢复和维持体重在正常范围。部分肥胖儿童需用药物干预。如干预控制不良将可能发展成为代谢综合征,出现 2 型糖尿病、血脂异常、高血压、肥胖心肌病等各系统并发症。

(二)儿童青少年代谢综合征

儿童代谢综合征(metabolic syndrome,MetS)是与以肥胖、高血糖、血脂异常,以及高血压等集结发病的临床综合征,而这些都是导致儿童日后糖尿病和成年后动脉粥样硬化性心血管病变的主要危险因素。

【流行病学】

代谢综合征在各种人群中均相当多见,不同种族和不同地域人群中的差异显著。因诊断标准不同,发病率也各异。在我国 18 岁以上的代谢综合征患病率为 6.6%,儿童代谢综合征的患病率为 3.7%;在美国,1988—1994 年代谢综合征的发病率是 9.2%,1999—2000 年增加 38%,12~19 岁的发病率达 12.7%,青少年肥胖儿童代谢综合征的发生率为 32.1%、超重青少年的发生率是 7.1%,随着全球性肥胖的增加,代谢综合征的发生将越来越多。

【免疫学特征】

1. 循环中许多炎性标志物如超敏 C 反应蛋白、炎性因子(TNF-α、IL-6)增加,诱发胰岛素抵抗、血脂异常,进而可造成高血糖、高血压和高血脂的病理改变。初始是单纯肥胖,体内过多脂肪在各脏器浸润,肥胖循序渐进使炎症反应进入恶性循环。

2. 代谢综合征是免疫适宜(immune fitness)严重失衡导致的免疫炎症,肥胖者脂肪组织巨噬细胞浸润,巨噬细胞表型为 M1 表型,促进炎症反应。巨噬细胞浸润也见于其他组织,如肌肉、血管。

3. 肥胖会导致相关的免疫疾病(如湿疹、哮喘等)。脂肪组织中包含多种免疫细胞,如脂肪细胞、前脂肪细胞、巨噬细胞及淋巴细胞等。脂肪细胞中瘦素、脂联素、抵抗素和内脂素等代谢调控分子也表现出较强的免疫活性,调控体内的免疫应答。血中这些物质改变可作为代谢改变的标志物。

【免疫病理】

表现为多脏器受损的集结性病症。除了脂肪组织的炎性细胞浸润(巨噬细胞)和相应的免疫组织化学改变外,脂肪在各器官堆积涉及多器官变化,如在胰岛细胞可导致 β 分泌功能受损、血脂升高,心血管炎性状态,可造成血栓和血管内皮损伤或粥样硬化样改变、肝脏可有非酒精性脂肪肝改变等。

【发病机制】

代谢综合征的发病机制至今尚不十分清楚。这些改变常常聚集在同一个体身上,很有可能是一个共同机制作用的结果。一般认为有三种可能:①肥胖和脂肪细胞功能异常;②胰岛素抵抗;③一些独立危险因素的共聚遗传和环境因素。脂肪因子分泌异常和低度炎症参与代谢综合征发病。"胰岛素抵抗"在代谢综合征的病因机制中处于中心环节,肥胖诱导肝脏、骨骼肌和脂肪组织发生胰岛素抵抗。脂肪组织中长期低度炎症状态是肥胖诱导的胰岛素抵抗的主要机制。另外,低出生体重生后的追赶生长、肥胖、内皮功能失调及细胞活素系统等也都与胰岛素抵抗有密切的关联,可以为代谢综合征的病因研究提供重要线索。

【临床表现】

1. 代谢综合征常有家庭聚集性。

2. 低体重和高体重儿均是危险因素。

3. 肥胖、高血压和高血糖等相应的临床症状和体征。

【实验室及影像学检查】

同儿童肥胖。

【诊断及鉴别诊断】

1. **诊断**　采用 2012 年中华医学会儿科学分会内分泌遗传代谢学组、心血管学组和儿童保健学组制定的《中国儿童青少年代谢综合征定义和防治建议》标准分别为年龄≥10 岁的诊断建议和年龄 6~10 岁儿童 CVD 危险因素异常界值。

2. **鉴别诊断**

(1)糖尿病:肥胖儿童发生胰岛素抵抗为主,伴或不伴轻度胰岛素合成和分泌不足,如空腹血糖≥7.0mmol/L,随机血糖、餐后或口服糖耐量试验≥11.1mmol/L,排除了 1 型和其他类型糖尿病,才能单独诊断为 2 型糖尿病。

(2)继发性高血压。

(3)原发性和继发性高脂血症:①黄色瘤伴脂质异常可见于原发性家族性高脂血症或继发于胆汁淤积性肝硬化、糖尿病和肾脏疾病等;②血脂异常但无黄色瘤;③原发性混合性高脂血症见于家族性混合性高脂血症,继发性见于肾病综合征。

【治疗】

1. **生活方式干预**　根据患者和家庭情况制订

个体化方案,关键是防治肥胖,因此减重的原则、目标和具体方法见儿童肥胖的治疗。

2. **药物干预**

(1)糖代谢紊乱:糖尿病前期(IFG 或 IGT)3 个月生活方式干预,代谢指标仍无法逆转的 10 岁及以上患者可应用二甲双胍。10 岁以上糖尿病患者或糖代谢严重受损并有以下任何一项危险因素如高血压、高 TG、低 HDL-C、HbA1c>6%,或一级亲属有糖尿病患者的患者,应给予二甲双胍治疗。

(2)高血压:严重高血压、出现高血压临床症状、出现高血压靶器官损伤,以及合并糖尿病,且非药物干预 6 个月无效者可给予抗高血压药物治疗。原则是单一用药,小剂量开始;药物选择:首选血管紧张素转化酶制剂。次选钙通道阻滞剂和 β 受体阻滞剂。

(3)血脂异常:对重度及部分中度血脂异常则可能须在饮食控制前提下药物干预,建议在专业医师指导下治疗。

3. **免疫治疗研究**　代谢综合征肥胖和相关的动脉粥样硬化都有免疫机制参与,抗原特异性 T 细胞反应已被确定,临床前研究提示 T 细胞耐受方法很有前景。

【预后】

严格的生活方式的管理是延缓、减少、控制成年期代谢综合征、2 型糖尿病和心血管事件的基础,否则日后有发生糖尿病和心血管疾病的危险。

（刘戈力　吕　玲　赵　菁）

第六节　免疫性消化病

一、概述

公元前 300 多年希腊人 Hippocrates 曾言"所有疾病都来自肠道"。现今已认识到,肠道和免疫系统、神经系统、循环和内分泌系统息息相关。消化道的黏膜免疫(mucosal immunity)是免疫系统中最重要的组成部分。人体免疫系统最大部分存在于肠道的黏膜组织中,约 70% 的免疫细胞在消化道。消化系统的功能不仅依赖于传统的组织结构和功能系的完整,还需要固有黏膜及黏膜免疫的存在(mucosal innate immunity),如黏膜相关淋巴样组织等,构成黏膜免疫的解剖基础,也可称为"消化-免疫解剖学或消化免疫学"(Immune anatomy of

Digestion or Immunology of Digestion），可视为黏膜免疫学（mucosal immunology）的另一个表述。

在肠腔与固有层之间的肠上皮细胞（IEC）具有生理的和化学的屏障功能。由 IEC 表达的紧密连接蛋白、杯状细胞和帕内特细胞（Paneth 细胞）来源的抗菌肽可防止管腔抗原易位和微生物侵入到固有层。抗原可通过主动的方式进入到肠相关淋巴样组织（gut-associated lymphoid tissue，GALT）。对 GALT 的研究不仅有助于认识疾病的发病机制，也可获得预防或治疗肠道炎症性疾病的新策略。肠腔内的抗原通过特殊的膜状细胞（M 细胞），最终由 Peyer 结内的树突状细胞（DC）识别。识别抗原后的 DC 迁移到引流肠系膜淋巴结（mesenteric lymph nodes，MLN）激活 T 细胞，后者返回肠黏膜固有层完成效应功能。IEC 可以抑制 DC 的活化，在胸腺基质淋巴细胞生成素（thymic stromal lymphopoietin，TSLP）和转化生长因子 β（TGF-β），以及代谢为视黄酸的维生素 A 参与下，诱导 DC 成为 CD103-DC，后者有助于免疫耐受诱导。这些 CD103-DC 可诱导抗原特异性调节性 T 细胞，以及肠系膜淋巴结内 T 细胞表达特异性肠归巢分子 a4b7b 整联蛋白（integrin）和趋化因子受体（CCR9）。通过细胞接触依赖机制或抗炎细胞因子（IL-10 或 TGF-β），Treg 细胞抑制适应性免疫应答的结果是食物过敏反应的免除。这种过敏原特异性 Treg 细胞的诱导正是黏膜免疫耐受的基础。

由此看出，肠道自身稳态与疾病机制特有的"反身性"——起源于肠组织内固有免疫系统自稳和异常应答作用于肠自身的特征，没有哪个系统或器官像消化系统那样与固有免疫和适应性免疫密切相关。另外，通过肠黏膜免疫，特别是固有淋巴细胞（innate lymphoid cells，ILCs）参与其他器官或系统之间的跨界应答（cross-talk），影响生理和病理的免疫应答，如哮喘和自身免疫性疾病机制。这种特征从新生儿期就已开始，从接触外界的第一时间起，"消化的免疫"必须识别"自己"与"非己"，特别是将无害的食物抗原和共生微生物（commensal microbiota）从潜在的病原体中识别出来，这一机制被称为口服免疫耐受（oral tolerance）。然而，无论是脆弱的新生儿肠道微生态系统，还是起源于遗传突变的易患性到获得的易感性，任何原因导致系统或局部病理性炎症都将使疾病发生，即使是对一些看起来"危害较小的肠腔抗原"的口服免疫耐受缺失。反之，一些原发性免疫缺陷病也可在消化系统

出现特有的表型，如慢性腹泻、念珠菌病和食物过敏等。本节内容将重点介绍部分消化器官特异性免疫病，以及感染后肠道免疫应答突出的疾病。

二、炎性肠病

炎性肠病（inflammatory bowel disease，IBD）是一组累及胃肠道的慢性复发性炎症性疾病的涵盖性术语，以溃疡性结肠炎（ulcerative colitis，UC）和克罗恩病（Crohn's disease，CD）为最常见的两个类型，包括未定型结肠炎（indeterminate colitis，IC）在内，是儿童和青少年时期重要的慢性胃肠道疾病。主要症状是严重的腹泻、腹痛、疲劳和失体重，发热并非少见。慢性病程中的全身衰弱状态可导致严重的致死性并发症。病因以肠道内异常的免疫应答失调为特征。发生于关键蛋白突变促进或加强微生物植入上皮和底层的遗传易患性是近年免疫病理学研究的焦点，并涉及管腔抗原（微生物和食物抗原）驱动（luminal antigenic drive）及环境促发（environmental triggers）。

【流行病学】

IBD 发病呈明显种族差异和家族聚集性。10%~20%IBD 患者有阳性家族史，不同种族人群中 IBD 发病率存在较大差异，白种人发病率最高，其次为美洲黑色人种，亚洲人发病率最低。IBD 患者一级亲属发生 IBD 的危险性是普通人群的 4~20 倍，单卵双胎共同发病一致性比率也明显高于双卵双胎及普通人群。近年发病呈上升趋势。

据欧洲儿科胃肠病学-肝病学与营养学会（European Society for Paediatric Gastroenterology Hepatology and Nutrition，ESPGHAN）统计，儿童 CD 的发病率从 30 年前的 0.1/100 000 上升至 2003 年的 4.6/100 000，UC 从 0.5/100 000 上升至 3.2/100 000。国内 CD 和 UC 的成人发病率分别为 11.6/100 000 和 1.4/100 000，儿童 IBD 发病率尚无报道，但 7%~15% 的 IBD 患者在儿童期起病，平均发病年为 10~12 岁，以 CD 居多，男童多见。

【免疫学特征】

1. CD 和 UC 是临床表型部分相似的一组异质性胃肠道慢性复发性炎症性疾病，UC 是结肠和小肠的非特异性炎症，CD 则是全消化道肉芽肿性炎症，具有明显的免疫遗传背景。

2. 黏膜免疫系统功能失调，特别是伴随微生物和肠腔抗原植入肠道黏膜上皮和底层，异常的 T 细胞活化，呈现效应 T 细胞与调节性 T 细胞（Teff/

Tregs)的不平衡,形成了黏膜内的固有免疫和适应性免疫应答异常的炎症损伤。

3. 基于营养需求和免疫失调的营养选择、选择性靶细胞因子生物治疗、抗炎和免疫调节以及微生态平衡是综合治疗的重要组成部分。

【免疫病理】

显微镜下特征呈现高度变异性,尤其是 CD。有限的浅表黏膜活检标本,即使在同一个体,也不常看到所有的组织病理学特征。结合内镜有助于判断。免疫组织化学不具备特征诊断意义。CD 和 UC 的内镜及组织病理学比较见表6-5。

表6-5　CD 和 UC 的内镜及组织病理学比较

检查项目	CD	UC
内镜检查	溃疡(阿弗他、线形、裂隙状)	溃疡
	鹅卵石样改变	红斑
	狭窄	血管纹理模糊
	瘘管	质脆
	全消化道的跳跃性病变和节段性分布	自发性出血
		假性息肉
		直肠到近端结肠的连续性病变
组织病理学	累及黏膜下层的透壁性炎症	部分累及或全层累及黏膜层
	隐窝扭曲、变形	隐窝扭曲、变形
	隐窝脓肿	隐窝脓肿
	溃疡	杯状细胞减少
	肉芽肿(非干酪样、非黏液性)	罕见黏液性肉芽肿
	局部病变、灶性分布(活检标本)	持续性分布

【发病机制】

IBD 的病因和机制仍然不清。持续的肠道感染、黏膜屏障缺陷、黏膜免疫失调、遗传和环境因素都可能影响疾病形成与进程。其中,黏膜免疫系统功能失调至关重要,特别是 T 细胞活化和 Teff/Tregs 的不平衡。在肠道多种炎症细胞中,促炎因子产生的黏膜 CD4$^+$T 细胞在慢性炎症的诱导和持续作用中具有核心作用。这些细胞因子包括 Th1 相关因子(TNF,IFN-γ,IL-12,IL-17 相关的 IL-17A、IL-21 和 IL-23)水平和活性在 Crohn 病炎性

黏膜中明显升高;相反,溃疡性结肠炎的炎性黏膜区则以 Th2 相关因子(IL-4 和 IL-13)为主。在促炎因子强烈作用下,肠黏膜结构和功能均受到影响,包括 T 细胞和巨噬细胞的增生,黏附分子和趋化因子表达增强,以及其他细胞因子的分泌。因此,所有影响黏膜免疫的机制构成了 IBD 的免疫学特征:

1. 导致遗传易感性的重要蛋白或基因。突变基因可改变或增加微生物植入肠黏膜上皮和底层,影响肠道自噬途径(autophagic pathways)。已经发现的有:

(1)NOD2/CARD15 基因突变增加 CD 形成风险:NOD2(nucleotide-binding domain 2)是影响识别肠道正常共生菌和调节固有免疫应答的主要因素,活化的信号级联可导致 NF-κB 转录子激活和耐受肠道"正常"成分的存在。

(2)IL-23 基因单核苷酸多态性影响 CD 和 UC 的发生率:正常情况下,IL-23 通过其受体(IL-23R)及下游多种细胞因子共用信号转导途径之一的 JAK-STAT 信号级联而影响 Th17 细胞的成熟,后者和其他非 T 细胞均可产生促炎因子。一旦 IL-23 基因突变,将直接导致受体活化缺失而抑制特殊的促炎因子信号级联形成。在初期黏膜固有免疫和适应性免疫活化中具有重要的作用。

(3)ATG16L1(autophagy-related 16-like) 和 IRGM(immunity-related GTPase M):两者都与自我吞噬作用(autophagy)、细胞间细菌清除有关。

(4)PTGER4 基因:该基因编码前列腺素 EP4 受体,突变导致前列腺素 E$_2$ 作用,影响肠上皮细胞屏障,使肠道菌更多渗透,形成强烈的炎症反应。

参与以上这些信号级联效应的各种细胞外刺激作用物中,丝裂原活化蛋白激酶(MAPKs)可以聚集初始促炎因子(TNF-α、IL-1、IL-2 和 IL-6),在介导 IBD 机制中具有重要作用。

2. 消化道黏膜既是重要的免疫解剖学基础,其功能完整与否又是 IBD 的重要机制。在炎性黏膜中,固有免疫和适应性免疫参与的异常免疫应答是 IBD 重要的免疫学特征。包括:①IL-21 的多效性作用;②IL-23 在 IBD 中的促炎作用;③IL-25 形成 IBD 的潜在作用;④Th17-IL17 轴的潜在作用;⑤IL-27 和 IL-35(IL-12 新家族成员);⑥microRNA 与肠道免疫稳态;⑦调节性 B 细胞(异质性细胞因子 IL-10 和 TGF-β);⑧肠道内菌群异常和食物抗原。简述部分学说如下:

3. 黏膜免疫损伤机制。肠腔内菌群和食物抗原在病理性遗传易感性、环境因素和肠黏膜屏障作用诱发肠道异常的免疫应答，以 Th1/Th2 细胞和 Th17/Treg 平衡紊乱，CTL/NK 细胞毒性增强，B 细胞/巨噬细胞/树突状细胞活性和功能增强为特征，导致肠道黏膜炎性损伤。

4. 炎性黏膜中 IL-23 过度表达削弱了肠道屏障，扰乱肠黏膜免疫调节。在病理性遗传因素和肠腔抗原作用下，后者在黏膜层下由树突状细胞获取，刺激幼稚 Th 细胞在 IL-23 过度表达作用下，Th1 和 Th17 细胞成熟转化和增生加强，同时抑制 Th2 细胞活化，使抑制性细胞因子 IL-10 分泌减少，导致 Th1 和 Th17 与 Th2 和 Treg 平衡失调，B 细胞分泌 IgA 减少。异常活化的肠上皮淋巴细胞产生细胞毒性作用而损伤肠上皮。

5. IL-21 多效性作用。作用于 B 细胞，在 IL-4 参与下，诱导 B 细胞产生 IgE 嗜酸性粒细胞增多；在 IL-4 和 CD40 协调下产生 IgG；影响 CD8 细胞：增生，存活，IFNγ 和 CTL 作用；影响树突状细胞成熟活性；影响 NK 细胞分泌 IFN-γ 和细胞毒性作用；与 CD4 细胞相互作用，影响 CD4 活化，分泌 IFN-γ 和诱发 Th1 效应。

【临床表现】

尽管 UC 和 CD 有很多相似之处，但两者在临床病程和胃肠道病变侵犯部位上仍存在显著差异，因此临床表现不尽相同。根据疾病活动性分为活动期和缓解期。儿童 CD/UC 疾病活动指数（PCDAI/PUCAI）能较好地反映疾病活动情况。

1. **消化道症状** 多数隐匿起病，缓慢进展，少数以急性，甚至暴发性起病。表现为持续或反复发作的腹泻、腹痛、便血，可伴随里急后重和排便紧迫感，其中黏液脓血便是 UC 的最常见症状。CD 的临床表现可因消化道炎症的部位、范围和并发症（如狭窄、穿孔和瘘管）不同而更具有多样性，如腹胀、呕吐、便秘、肠梗阻、肠-肠或肠-膀胱瘘等，此外 CD 还可有肛门内隐痛和肛旁脓肿、肛瘘形成。

2. **全身症状** CD 比 UC 更多见，如发热、疲劳感、失体重、贫血等。但以营养障碍和生长发育迟滞最突出。其他如①皮肤黏膜表现：口腔溃疡、生殖器溃疡及肉芽肿形成、结节性红斑、坏疽性脓皮病；②关节损害：外周关节炎、中轴关节炎；③眼部损害：虹膜炎、巩膜炎、葡萄膜炎；④肝胆疾病：

脂肪肝、原发性硬化性胆管炎、胆石症。

【实验室及其他辅助检查】

1. **血液检查** 贫血最常见。血清白蛋白减少。病情活动时外周血白细胞、中性粒细胞和血小板计数增加；UC 患者的 CRP 多正常，CD 时则升高；ESR 增快。

2. **粪便检查** 肉眼可见粪便带有血、脓和黏液，镜检可见红细胞、白细胞。粪便培养阴性。粪便钙卫蛋白水平明显升高。

3. **免疫学检查** 血清抗中性粒细胞核周胞质抗体（perinuclear antineutrophil cytoplasmic antibodies, pANCA）和抗酿酒酵母菌抗体（anti-saccharomyces cerevisiae antibodies, ASCA）有助于判断 CD 和 UC，两者的敏感度为 50%~80%；UC 患者 pANCA 阳性、ASCA 阴性，而 CD 患者 pANCA 阴性、ASCA 阳性。但嗜酸性粒细胞性结肠炎、白塞病、原发性硬化性胆管炎也可出现阳性，故特异性不强。血清 TNF-α 和其他细胞因子（IL-1、6、8）升高与疾病活动性相关。

4. **影像学检查** CT 或磁共振肠道显影（CT/MRI enterography, CTE/MRIE）：可用于评估小肠炎性病变部位、范围，判断是否存在狭窄、瘘管和腹腔脓肿。

（1）钡剂灌肠及小肠钡剂造影：UC 主要改变为肠管黏膜粗乱，肠管边缘呈锯齿样，肠壁有多发小充盈缺损，肠管呈铅管样。CD 表现为多发性、跳跃性病变，病变处可见裂隙状溃疡、卵石样改变、假息肉、肠腔狭窄。

（2）超声检查：对发现瘘管、脓肿和炎性包块具有一定价值。

5. **内镜检查**

（1）结肠镜检查：结肠镜检查并活检是诊断的主要依据，强调多段多点活检。内镜下黏膜染色技术和内镜放大技术能提高对病变的识别能力。

（2）小肠胶囊内镜检查（SBCE）：适用于结肠镜及小肠放射影像学检查阴性者，可敏感地发现小肠黏膜异常。

（3）小肠镜检查：适用于其他检查发现小肠病变或临床高度怀疑小肠病变需要进行确诊及鉴别者。可在直视下观察病变、取活检乃至治疗，因此是侵入性的检查，有一定风险。

（4）胃镜检查：适用于有上消化道症状者，少部分 CD 病变可累及食管、胃和十二指肠。

【诊断及鉴别诊断】

1. 诊断 出现腹痛、腹泻、直肠出血和体重减轻等症状持续 4 周以上或 6 个月内，类似症状反复发作 2 次以上，应高度怀疑 IBD。如一级亲属有 IBD 病史，患者患病概率大大增加。IBD 缺乏诊断的金标准，诊断需要结合临床表现、内镜、影像学和组织病理学进行综合分析，在排除感染性和其他非感染性结肠炎的基础上作出诊断。

诊断要点： 在排除其他疾病（见鉴别诊断）基础上，可按下列要点诊断：①具有上述典型临床表现者可为临床疑诊，安排进一步检查；②同时具备上述内镜检查和／或放射影像特征者，可作为临床拟诊；③如有活检提示的特征性改变和／或手术切除标本组织病理学特征者，可以确诊；④对于无病理诊断的初发病例或缺乏典型内镜／病理改变者，随访 6 个月以上，根据对治疗的反应及病情变化判断，可作出临床诊断。

2. 鉴别诊断 UC 应与感染性肠炎（细菌、病毒、真菌性肠炎，肠结核，慢性阿米巴肠炎，血吸虫病，出血坏死性肠炎，抗生素相关肠炎）、缺血性肠炎、过敏样紫癜（HSP/IgA 血管炎）、白塞病、肠息肉、结肠憩室炎、肠道易激惹综合征等相鉴别。CD 应与肠结核、肠淋巴瘤、白塞病、嗜酸细胞性肠炎等相鉴别。

【治疗】

治疗的目标是促进黏膜愈合、维持疾病缓解，使患者最大限度地改善生存质量，以保证正常生长发育。多数 IBD 患者面临终身治疗，生长发育迟缓和青春期延迟较为常见，应重视长期药物治疗的副作用和慢性疾病给儿童带来的心理问题。

1. 营养支持 在儿童 IBD 治疗中是非常重要的内容。营养支持不仅能改善患者营养状态、提高生活质量、保证生长发育，还能促进黏膜愈合，诱导和维持 IBD 缓解。在诱导缓解期中营养支持治疗甚至比激素更有效。

（1）肠内营养（enteral nutrition, EN）：根据摄入量占营养需求总量的比例，肠内营养分为完全肠内营养（exclusive enteral nutrition, EEN）和部分肠内营养（partial enteral nutrition, PEN）。EEN 指营养完全由 EN 提供，不摄入普通饮食；PEN 指在进食的同时补充 EN。在诱导缓解期，推荐采用 EEN；在维持缓解期，可采用 EEN 或 PEN。采用的途径有口服和管饲。EN 的种类包括：整蛋白配方、低聚（短肽）配方、氨基酸单体（要素膳）配方。根据不同情况和不同个体对不同方案耐受性的不同，选用不同配方。低脂制剂能够提高疗效，但需要注意会造成必需脂肪酸缺乏。联合应用益生菌可能对治疗有益。

（2）肠外营养（parenteral nutrition, PN）：需要营养支持治疗的患者在 EN 存在禁忌或无法达到目标量时，推荐使用 PN。首选方法是通过周围静脉插入的中心静脉导管或中心静脉穿刺置管输注 PN，短时期 PN 和 PN 的渗透压 ≤850mOsm/L 时方可采用周围静脉输注，应警惕静脉炎。

2. 药物治疗

（1）氨基水杨酸类：是轻～中度 UC 患者诱导缓解和维持治疗的一线用药。病变累及轻～中度回肠、回结肠，以及结肠的 CD 患者可选用此类药物。给药途径可以口服和／或直接灌肠。

（2）糖皮质激素：适用于急性发作期，且氨基水杨酸类药物无效的情况，以及中重度患者，对病变广泛病情重的 CD 应首选激素治疗，但 CD 常见激素依赖。激素不可用于维持缓解期。根据病变部位和病情轻重，可选择口服、静脉或者灌肠途径给药。

（3）免疫调节剂：可选用硫唑嘌呤（用于 UC 和 CD）、甲氨蝶呤（用于 UC 和 CD）、环孢素（用于 UC）、他克莫司（用于 CD）。适用于以下情况：①氨基水杨酸类难以维持缓解时；②激素治疗效果不佳；③激素依赖病例的维持缓解及激素撤药；④合并瘘管。

（4）生物制剂：对于激素和免疫调节剂耐受或抵抗的患者以及伴随严重并发症者，可选用肿瘤坏死因子拮抗剂，如：英夫利昔单抗、阿达木单抗。减少患者对激素的依赖，改善生长发育。不良反应主要是感染。

（5）抗生素：多选用环丙沙星和甲硝唑，适用于并发症的治疗。

（6）益生菌：用于恢复肠道微生态。

3. 手术治疗 当 IBD 患者出现危及生命的并发症，如肠穿孔、顽固性出血或中毒性巨结肠，应及时手术。对于内科治疗症状顽固、长期药物治疗不能耐受者，或者出现难治性瘘管、肠梗阻、腹腔脓肿等情况时，可考虑手术治疗。

4. 心理辅导 长期疾病的困扰、激素治疗的副作用、生长发育迟缓及青春期延迟对儿童青少年的心理产生很大影响。医师应尽量减轻患者的心理负担，必要时可寻求心理科医师的治疗。

【预后】

儿童 IBD 预后取决于疾病的类型、并发症的有无以及治疗条件。约 20% 患者的临床症状呈现持续及反复发作,约 70% 患者需要手术治疗。CD 预后较 UC 差,死亡原因多见于复发、脓肿、穿孔和严重营养不良。UC 患者 10 年后有结肠癌的危险性,应当对 IBD 患者进行长期随访监测。

三、自身免疫性肠病

自身免疫性肠病(autoimmune enteropathy,AIE)是一个婴儿期起病的以顽固性腹泻和营养不良为主要临床表现,小肠绒毛萎缩为组织病理学特征,伴随自身抗体的临床综合征,具有临床和病理多变的异质性。其中 X 连锁免疫失调、多内分泌腺病、肠病综合征(IPEX)及自身免疫性多内分泌腺病 - 念珠菌病 - 外胚层营养障碍病(APECED)因伴随自身免疫病和免疫缺陷而预后不良。

主要临床免疫学特征包括:对严格的无麸质饮食控制无效的顽固性腹泻和营养不良,可伴随肠外系统不同程度和表型的自身免疫现象或疾病。IPEX:表现有 AIE 的 IPEX 系潜在的免疫缺陷,伴有全身性疾病,可出现血小板减少症、中性粒细胞减少、甲状腺功能减退、甲状腺炎、1 型糖尿病、淋巴结病和 Coombs 阳性的溶血性贫血,以及特应性皮炎,罕见类天疱疮样结节。腹泻常伴有血和黏液。APECED:常染色体隐性遗传病,编码转录调控蛋白基因突变致胸腺内阴性选择中断。通常在儿童早期出现复发性念珠菌感染和随后的 Addison 病。还可以有角膜结膜炎、白癜风、脱发、小管间质性肾炎、溶血性贫血、无脾、1 型糖尿病、自身免疫性肝炎和甲状腺功能减退。胃肠则可以表现腹泻或便秘。自身抗体谱:包括抗肠上皮细胞抗体(AEA)或抗杯状细胞抗体(AGA)、抗核抗体(ANA)、肝肾微粒体抗体和抗平滑肌抗体等,以及针对胃壁细胞、胰岛、胰岛素、谷氨酸、脱羧酶、平滑肌、内质网、网硬蛋白、醇溶蛋白、肾上腺皮质细胞、DNA、甲状腺球蛋白和甲状腺微粒体等自身抗体。这些构成了自身免疫肠病。

四、儿童自身免疫性肝炎

自身免疫性肝炎(autoimmune hepatitis,AIH)是一类以自身免疫反应为基础的肝脏炎症性疾病,以高丙种球蛋白血症、自身抗体阳性及血清转氨酶水平升高为主要临床特征。可发病于各个年龄段,成年女性多见,儿童少见。病因及发病机制未明;组织病理学为界面性肝炎和汇管区浆细胞浸润;未接受有效治疗的患者,可进展为肝硬化甚至肝衰竭。

【流行病学】

儿童流行病学情况尚未明确。据英国伦敦国王学院医院的临床研究显示,在过去的 10 年里,儿童 AIH 的年发病率增长了 3~4 倍。AIH 在儿童慢性肝病中占 2%~5%。目前报道的最小发病年龄为 6 个月,高发年龄为 10~30 岁,女性多见。

【免疫学特征】

1. 女性多见,以血清转氨酶和免疫球蛋白(IgG)水平升高,伴随血清自身抗体阳性为特征的严重肝病;组织病理呈现界面性肝炎特征,部分病例呈后期进展性。

2. 根据血清抗体可分为 1 型和 2 型 AIH,1 型以抗平滑肌抗体(SMA)和 / 或抗核抗体(ANA)阳性为主(AIH-1 型),2 型以抗肝肾微粒体抗体(LKM1)或抗肝溶质抗原 1 型抗体(LC1)阳性为主(AIH-2 型)。儿童以 AIH-2 型多见。暴发性肝衰竭常见于 AIH-2 型,并与 IgA 缺乏相关。

3. $CD4^+CD25^+$ 调节性 T 淋巴细胞的数量和功能缺失既可能是导致免疫耐受缺失的原因,也是重建免疫耐受并免除所有免疫抑制治疗的节点。

【免疫病理】

典型组织病理学变化主要为汇管区及肝小叶内淋巴细胞浸润和界面性肝炎(interface hepatitis),肝细胞呈玫瑰花结样改变,以及肝细胞穿入现象(emperipolesis)。急性重症病例可出现桥接坏死,全小叶或多小叶坏死、肝纤维化和肝硬化。免疫组织化学显示肝组织浸润的细胞以 $CD4^+T$ 细胞为主,也有较多的 $CD8^+T$ 细胞和少数 B 淋巴细胞 / 浆细胞、巨噬细胞和 NK 细胞。

【发病机制】

自身免疫耐受失调被普遍认同,但确切机制仍不清楚。免疫耐受失调导致肝脏组织破坏和慢性炎症。在基因易感性和环境触发因素的共同作用下,Tregs 细胞数量和功能异常,出现以 $CD4^+T$ 细胞为主介导的过度免疫应答,B 淋巴细胞、巨噬细胞、NK 细胞也参与其中,产生大量主要针对肝脏抗原的抗自身细胞成分抗体和细胞因子致肝组织破坏。

MHC-Ⅱ 类基因是 AIH 发病最主要的遗传易感因素,易感基因主要定位于 HLA-DR 区。在北美和欧洲,HLA-DR3和HLA-DR4(DRB1*03和DRB1*04)与发病密切相关,而HLA-DRB1*1301与儿童发病相关。

某些病毒感染可能诱发AIH,如各型嗜肝病毒、单纯疱疹病毒、EB病毒、巨细胞病毒、麻疹病毒等。某些药物也与AIH相关,如干扰素、降脂药、米诺环素、异烟肼、麻醉剂氟烷等。

【临床表现】

儿童AIH临床表现呈多样化,急性起病为最常见的情况,占40%~60%,类似急性病毒性肝炎的症状,初期可有乏力、恶心、呕吐、腹痛、食欲下降等症状,很快出现黄疸、尿色深、发热、肝脾大等征象。

少部分患者可为隐匿或慢性起病,以进行性疲劳、间歇性黄疸、头痛、食欲缺乏和消瘦为特征,甚至因门静脉高压并发症而首次就诊。大约20%的患者伴随其他自身免疫性疾病。

【实验室检查】

1. **肝细胞酶和功能检查** 血清胆红素显著升高,转氨酶明显上升,可大于正常值上限5~10倍,甚至50倍;γ-谷氨酰转肽酶和碱性磷酸酶轻度升高;肝脏蛋白质合成功能严重受损时则表现为低蛋白血症和凝血酶原时间延长。

2. **免疫学检查** 大多数患者有高丙种球蛋白血症,血清IgG升高1.5倍以上,部分患者IgG4明显升高,但少数患者血清IgG可在正常范围内;部分2型AIH患者血清IgA缺失。儿童患者的自身抗体(ANA、SMA、抗-LKM-1)滴度较成人低,因此自身抗体滴度≥1:20即具备诊断意义。

【诊断及鉴别诊断】

1. **诊断** 目前成人广泛应用的是国际自身免疫性肝炎小组(International Autoimmune Hepatitis Group,IAIHG)分别于1993年和1999年制定并更新的诊断标准和诊断积分系统,以及2008年IAIHG提出的AIH简化诊断积分系统。上述积分系统是针对成人制定的,因为儿童自身抗体滴度较成人低,用于儿童时会出现敏感性降低的情况。此外,在儿童还需要排除比AIH更为常见的遗传代谢性疾病和感染性疾病,2009年欧洲儿科胃肠病学-肝病学与营养学会(ESPGHAN)和北美儿科胃肠病学、肝病学和营养协会(North American society for pediatric gastroenterology,Hepatology,and nutrition,NASPGHAN)提出适用于儿童的诊断标准(表6-6)。

表6-6 儿童AIH诊断标准

转氨酶升高
血清自身抗体阳性 　1. ANA 伴或不伴 SMA 阳性(滴度≥1:20)为1型AIH 　2. 抗-LKM-1 阳性(滴度≥1:10)为2型AIH 　3. 抗-LC-1 阳性为2型AIH
IgG 明显升高(占80%)
肝脏组织学 　1. 界面性肝炎 　2. 多发腺泡塌陷
排除病毒性肝炎
排除 Wilson 病
排除酒精性脂肪肝
胆管造影检查 　1. 正常:AIH 　2. 异常:自身免疫性硬化性胆管炎

2. **鉴别诊断** 儿童期肝功能异常更多见于感染及遗传代谢病,AIH的临床表现缺乏特异性,诊断较为困难,肝组织病理学检查是重要的诊断方法。儿童诊断AIH前必须排除病毒性肝炎病毒、EB病毒、巨细胞病毒感染,α_1抗胰蛋白酶缺乏,肝豆状核变性,肝损伤药物诱导的肝脏疾病,肝脏代谢性疾病及胆管性疾病。

【治疗】

儿童AIH对免疫抑制剂的治疗反应较好,目前多采用单一糖皮质激素或联合硫唑嘌呤治疗。

(1)糖皮质激素:泼尼松开始剂量为2mg/(kg·d)(最大剂量60mg/d)治疗2周,转氨酶恢复正常后逐渐减量至能维持转氨酶正常的最小维持量2.5~5mg/d。

(2)硫唑嘌呤:如果肝功能不能维持正常,或出现与激素剂量相关的不良反应,则需加用硫唑嘌呤。硫唑嘌呤初始剂量为0.5mg/(kg·d),可增加至最大剂量为2~2.5mg/(kg·d),维持治疗剂量至治疗结束。

(3)停药与复发:治疗过程中肝功能持续正常1年,整个治疗过程中无复发,肝活组织检查无活动性炎症,即可考虑停药观察。停药后可能出现复发,复发后可重复原方案治疗,需要根据年龄和体重增加药物剂量。但多数AIH患者尤其是LKM-1阳性患者,可能需终身服药治疗。

(4)其他免疫抑制剂:对激素和硫唑嘌呤无效或出现药物不良反应时,可考虑选用或加用其他免疫抑制剂如环孢素 A、吗替麦考酚酯、他克莫司。对上述药物均无效的患者,可试用生物制剂,如利妥昔单抗。

(5)人工肝替代和肝移植:肝衰竭和高胆红素血症可采用人工肝替代治疗,对免疫抑制剂无效或不能耐受患者可考虑肝移植。

【预后】

及时准确诊断 AIH 是患者能尽快接受治疗及改善预后的关键。尽管儿童 AIH 对激素或联合硫唑嘌呤治疗有效,但复发率可达 40%,仍有可能在良好的生化指标控制多年之后发展到肝衰竭,9% 的病例需要肝移植。因此,停药时要注意监测肝功能,警惕复发危险以及再治疗的必要性。

五、自身免疫性胃炎

自身免疫性胃炎(autoimmune gastritis,AIG)是自身免疫损伤胃壁细胞 H^+/K^+-ATP 酶后,发生在胃的慢性炎性浸润。发生在胃底和胃体的慢性炎性胃病为 A 型,与幽门螺杆菌(Helicobacter pylori,Hp)相关的窦性胃炎为 B 型。在数年无症状期后,患者以维生素 B_{12} 缺乏性恶性贫血,或前期缺铁性贫血(antecedent iron deficiency anaemia)的慢性萎缩性胃炎(chronic atrophic gastritis,CAG)为临床表型。

【流行病学】

受无症状性病程的影响和组织活检病理的限制,目前尚无准确的发病率资料。亚洲发病率低于欧美。在大宗 CAG 研究中,通过 ELISA 测定血清胃壁细胞抗体阳性率推测,AIG 在 CAG 的比率在 7.8%~19.5%;而综合检测 Hp-IgG 抗体、胃泌素 -17、胃蛋白酶原 1/2 和组织活检的结果,推测 Hp 相关的 CAG 在全部 CAG 中为 3.5%~10.7%。国内尚缺乏流行病学资料。

【免疫学特征】

1. 无症状期可存在数年,成年早期的萎缩性胃炎或起病于儿童期。

2. 自身抗体只针对胃壁细胞的 H/K-ATPaseβ 亚基,而使慢性炎性浸润限于胃,受内因子抗体影响较小。持续存在的胃壁细胞抗体使数年无症状期的自身免疫性胃炎发展为高胃泌素血症为特征的自身免疫性萎缩性胃炎,最终的临床表型是恶性贫血或缺铁性贫血。

3. 可伴随其他自身免疫性病。

【免疫病理】

免疫病理基础涉及特异性 Th1 细胞活化。肉眼可见胃黏膜薄和褶皱软化。组织学以泌酸黏膜不可取代的胃黏膜腺体结构减少和黏膜化生为特征,导致胃酸缺乏,低血清胃蛋白酶原 - Ⅰ 和高胃泌素血症,后者导致胃嗜铬样细胞(enterochromaffin-like cell,ECL)增生。

【发病机制】

自身免疫性胃炎已被明确定义为器官特异性自身免疫性模型,或与遗传易感性(HLA DRB103,HLA DRB104)和环境因素(H.pylori 感染,HP)相关。由微生物触发易感者,在 GM-CSF 等促炎环境下,激活胃壁细胞 H/K-ATPase 和树突状细胞($CD11c^+DC$),激活的 DCs 进入胃旁淋巴结内,导致 H/K ATPase- 相关 $CD4^+T$ 细胞激活并分化为 Th1、Th2 和 Th17,表达 $\alpha4\beta7$ 的 $CD4^+T$ 细胞 "回巢",对 H/K-ATPase 亚基的耐受缺失,以 H/K-ATPaseβ 亚基为自身抗原启动了自身免疫性损伤,直接消耗产酶的壁细胞。

临床经历了 3 个阶段:无症状期、慢性萎缩性胃炎和恶性贫血 / 缺铁性贫血。在慢性进展性炎性过程中,抗胃壁细胞质子泵的自身抗体(抗胃壁细胞抗体,PCA)和致敏的 $CD4^+T$ 细胞逐渐破坏胃壁细胞,大量的壁细胞被萎缩和化生的黏膜取代,导致胃酸过少甚至缺乏;而针对内因子的自身抗体导致维生素 B_{12} 吸收障碍,后者导致巨幼细胞性贫血和神经系统症状体征,即恶性贫血。部分 AIG 患者伴随其他自身免疫病(1 型糖尿病或自身免疫性甲状腺炎),成人此病的胃类癌和胃癌的合并患病率明显上升,可能与本病的高胃泌素血症导致胃嗜铬细胞增生,后者进一步发展至瘤和类癌综合征。

【临床表现】

AIG 临床症状缺乏特异性,可有上腹饱胀感、缺铁性贫血症状、维生素 B_{12} 缺乏的贫血特征和神经系统症状和体征。一旦出现明显的临床症状,表明患者处于自身免疫性萎缩性胃炎阶段。

【实验室检查】

1. **AIG 血液学表现** 维生素 B_{12} 缺乏和巨幼细胞性贫血;儿童顽固性缺铁性贫血可出现得更早,需要关注家族史和仔细的免疫和组织化学评价。

2. **AIG 与自身免疫性内分泌病相关** 自身免疫性甲状腺炎和 1 型糖尿病相关检查。

3. **AIG 血清标志物** 主要是抗胃壁细胞抗体和内因子抗体。抗胃壁细胞抗体可在无症状期和胃黏膜形态正常时测得。比较免疫荧光检测胃壁细胞抗体的方法,ELISA 方法检测 H/K-ATPaseβ亚基抗体的敏感度高约 30%,无症状期的拟然值比较高。

4. 萎缩性胃炎的血清标志物　①血清学胃活检(serological gastric biopsy)包括低水平胃蛋白酶原(pepsinogen1 和 2,1/2 比率)、低胃酸水平和高胃泌素(gastrin17)血症;②生长素(ghrelin)水平的特异度和敏感度较高,优于胃蛋白酶原和胃泌素,而与 HP 感染无关;③ HP 抗体 -IgG 则缺乏敏感度和特异度。

【诊断及鉴别诊断】

根据临床表现、免疫病理特征和实验检查标志物可作出诊断。无症状期患者或可通过家族史中自身免疫性疾病得以早期发现;儿童期的顽固性缺铁性贫血或伴随神经系统症状的巨幼细胞性贫血时,应考虑做血清标志物的检测。

该病需要与儿童 HP 相关性胃炎、肥厚性胃炎等相鉴别。

【治疗】

治疗主要针对并发症,尚缺少可治愈性方法。维生素 B$_{12}$ 替代治疗可纠正大细胞性贫血,需监测血常规、胃泌素、血维生素 B$_{12}$ 及血清铁水平。胃息肉、胃类癌可在内镜下治疗。免疫抑制剂(糖皮质激素)可获得暂时性疗效,减量后易反复。自体骨髓移植的复发率和异基因移植的高排斥风险仍是挑战。

【预后】

成人此病的胃类癌和胃癌的合并患病率明显上升,可能与本病的高胃泌素血症导致胃嗜铬细胞增生,后者进一步发展至瘤和类癌综合征。

六、感染性腹泻

感染性腹泻是由病原微生物及其产物或寄生虫所引起的以腹泻为主要临床表现的一组急性肠道传染病。感染性腹泻的病原至少有 50 余种,但在临床表现方面可归纳为痢疾样综合征和霍乱样综合征。

【流行病学】

感染性腹泻病为一组广泛存在并流行于世界各地的胃肠道传染病,也是当今全球性重要的公共卫生问题之一,其发病率仅次于上呼吸道感染。在我国,感染性腹泻的发病率居所有传染病之首位,尤以 5 岁以下为多,新生儿也可感染。

【免疫学特征】

1. 病原微生物经消化道入侵后,黏附于黏膜上皮细胞,穿过黏膜层引起黏膜局部感染,也可经淋巴系统扩散导致全身性感染。病原体初次入侵后以固有免疫应答为主,如机体的生物屏障、吞噬作用、NK 细胞的杀伤作用等。此后可诱导适应性免疫。

2. 细菌性病原微生物产生的外毒素、内毒素的毒性作用和病毒所致的细胞病变是主要的直接损伤因素;通过免疫复合物形成和沉积、迟发超敏反应、诱导适应性免疫应答等,形成免疫病理损伤。

3. 从黏膜免疫的角度重新认识"病原体克隆 - 感染 - 疾病"的模式,分析粪便中促炎因子和 Treg 相关细胞因子水平,将获得更为精确的病原体介导和宿主介导的发病机制。

【免疫病理】

病原体不同,发病机制不同,病理过程和结果也不同。从病理生理的角度分类,腹泻的发病机制可分为:①渗出性腹泻。肠黏膜的完整性受到炎症、溃疡等病变的破坏时,可造成大量的渗出并引起腹泻。渗出性腹泻的特点为粪便含有渗出液和血。②分泌性腹泻。各种原因引起小肠分泌增加而导致腹泻。在致病因素作用下(如肠毒素、降钙素、前列腺素等)使肠黏膜细胞内环磷酸腺苷含量增加而加速水和电解质分泌到肠腔内,当小肠分泌液超过其吸收能力时,则出现腹泻。

【发病机制】

是否发生感染性腹泻取决于病原体介导和宿主因素作用两个方面。

1. **宿主因素**　宿主的防御机制从胃到结肠的黏膜(理化和免疫)屏障的综合作用抵御摄入的感染性病原体。这种复合机制固有的和获得性的缺陷,以及遗传因素和多态性,如岩藻糖基转移酶基因(fucosyltransferase gene,FUT2)异常等,都将影响病原体侵入引发宿主局部到系统的免疫应答。

2. **病原体介导**　感染性腹泻可分为非炎症性、炎症性或侵袭性,导致两种腹泻综合征,即非炎症性腹泻和炎症性腹泻。

(1)非炎症性腹泻:由产肠毒素的微生物产生引起,如霍乱弧菌和肠产毒性大肠埃希菌(enterotoxigenic Escherichia coli, ,ETEC),并不直接侵袭破坏肠黏膜,但能分泌肠毒素,肠毒素作用于肠壁促进前列腺素在肠道的合成,使前列腺素在肠壁含量增多,前列腺素激活腺苷环化酶,引起环磷酸腺苷增加,环磷酸腺苷促使肠黏膜细胞分泌功能亢进,向肠腔分泌大量的液体和电解质,引起水稀便。也可以是病毒导致的非急性炎症或黏膜结构破坏所致的肠细胞吸收或分泌障碍。

(2)炎症性腹泻:由产细胞毒素的非侵袭性细菌引起,如肠集聚性大肠埃希菌(enteroaggregative Escherichia coli)、肠出血性大肠埃希菌(enterohemorrhagic Escherichia coli,EHEC)和艰难梭状芽孢杆菌(Clostridium difficile),或由侵袭性细菌引起(非伤寒沙门菌、志贺杆菌、弯曲肠杆菌和痢疾阿米巴)。产细胞毒素的微生物黏附到小肠或结肠黏膜,激活细胞因子并刺激肠黏膜释放炎症介质;侵袭性微生物也可产生细胞毒素,侵袭肠黏膜诱发细胞因子活化和炎症介质释放,产生急性炎症反应。

(3)病毒作用:包括轮状病毒、诺如病毒和HIV-1病毒。如轮状病毒通过产生肠毒素和激活肠神经系统致病。具有非结构蛋白(nonstructural rotavirus protein,NSP4)的轮状病毒能侵犯小肠上皮细胞,破坏微绒毛,改变上皮细胞功能和通透性,通过钙依赖性氯化物分泌机制增加氯化物分泌,激活肠神经系统而导致腹泻;通过阻断小肠钠-葡萄糖协同转运蛋白-1(SC5A1)损伤肠道钠溶质同向转移,影响水和食物的消化吸收加重了腹泻。以上这些病原体成功进化到逃避和调节宿主防御系统,以各自的发病机制侵袭宿主引发感染性腹泻。

【临床表现】

病原菌不同,产生的临床表现也不尽相同。发热和腹痛是最常见的。还可伴呼吸道症状、头晕、头痛、肌肉酸痛、皮疹及关节炎。严重腹泻者可有脱水症状、肌肉痉挛及循环衰竭。不同致病菌引起粪便性状改变不同:志贺菌属引起的腹泻大便性状主要为黏液与脓血便,弧菌属引起的腹泻大便性状以稀便为主,轮状病毒引起的腹泻为蛋花汤样便。腹泻可引起水、电解质及酸碱平衡紊乱,严重者可致死亡。急性水样便(约占 70%)多为病毒或产肠毒素性细菌感染。黏液、脓血便患者(约占 30%)多为侵袭性细菌感染。

【实验室及其他检查】

1. **常规粪便检查**　包括肉眼检查、显微镜检查和大便培养。粪便培养虽然准确可靠,但阳性率较低,培养时间长。

2. **粪便免疫学技术**　荧光抗体染色法、玻片固相抗体吸附免疫荧光技术、对流免疫电泳法、粪便凝胶试验等试验迅速、简便,且敏感性较好,可用于快速病原学定性。

3. **PCR 技术**　直接从粪便中检测出致病菌的侵袭性相关基因。

4. **粪便趋化因子和促炎因子分析**　原理是病原体致炎症性腹泻时,炎症反应与感染的病原体载量和宿主应答有关,炎症进程中产生的趋化因子和促炎因子可间接反映黏膜固有免疫和适应性免疫应答程度,有助于在腹泻病因不明时作出鉴别和评估治疗效果。

【诊断及鉴别诊断】

1. **诊断**　感染性腹泻发病多见于 5 岁以下儿童,病原多是病毒、细菌和寄生虫。当患者每日大便 3 次以上、粪便稀软、24 小时粪便重量超过 200g;或每日粪便虽少于 200g,但排便次数多于 3 次,并伴有肛周不适、里急后重或大便失禁等可临床诊断腹泻。还应获取病原体感染的证据。

2. **鉴别诊断**　需与非感染性炎症性腹泻鉴别,如溃疡性结肠炎、克罗恩病、急性放射性肠炎、嗜酸细胞性胃肠炎等。非炎症性腹泻,如小肠消化吸收不良引起的腹泻,包括乳糜泻、获得性乳糖酶缺乏症等。其他,如肠易激综合征、药源性腹泻、急性中毒、全身疾病所致腹泻等。

【治疗】

1. **液体疗法**　对于急性水样泻,脱水是其显著特征,因此纠正脱水是治疗关键。

2. **抗菌药物的应用**　需要有明确的病原学证据,并权重包括耐药菌感染、菌群紊乱和抗生素诱导噬菌体在内的所有考虑。

3. **微生态制剂**　腹泻可导致胃肠微生态失调,抗生素会加重肠道菌群紊乱和诱导细菌耐药。微生态制剂在治疗感染性腹泻和疾病后期维系肠道菌群中有益。

4. **谷氨酰胺和维生素 A**　谷氨酰胺强化治疗(每日用量 0.3g/kg)可使婴幼儿急性腹泻病程明显缩短。其机制与谷氨酰胺能够强化并修复肠黏膜,加强其屏障作用有关。维生素 A 可改变炎症性腹泻进程中患者粪便内的趋化因子和促炎因子的水平,在症状期和无症状病例有较为明显的差异。

【预后】

大多数感染性腹泻属自限性疾病,肠道传染病在于预防。

七、幽门螺杆菌感染

幽门螺杆菌(Helicobacter pylori,Hp),1983 年

首次从人胃黏膜中分离出来,是胃特异性感染的病原体,儿童早期即可获得感染。未经治疗,即使引发了强烈的固有免疫和获得性免疫应答,幽门螺杆菌仍可存在终身。此菌不仅与儿童慢性胃炎、消化性溃疡及功能性消化不良密切相关,同时还可能导致生长发育迟缓、营养不良、营养性缺铁性贫血(nutritional iron-deficiency anemia,IDA)及特发性血小板减少性紫癜(ITP)等疾病。感染者与远期的胃癌和黏膜相关类淋巴组织淋巴瘤患病率相关。

【流行病学】

世界范围内幽门螺杆菌的感染率约为 50%。感染率因地区不同有很大差距,最低为 6%,最高为 78.1%。儿童感染在全球的分布差异很大,欧洲各国感染率为 7%~33%,南美洲为 48%~78%,亚洲为 37.5%~66%,南非则高达 87%。我国儿童感染率为 25%~59%(40%),每年以 0.5%~1% 的速度递增。感染率地区差异呈现沿海经济发达地区向内陆地区感染率逐渐增高的分布。幽门螺杆菌高感染率年龄段较早,至 20 岁时感染率已达 50% 以上,因此,成年人的幽门螺杆菌感染可能始于儿童期。

儿童幽门螺杆菌感染呈现明显的家庭聚集性。幽门螺杆菌感染通过口 - 口或者粪 - 口途径传播。已知的危险因素包括:年龄增加、低社会经济水平、居住条件拥挤、多人睡同一张床、父母受教育程度较差、水源污染、家庭成员中有感染者尤其是母亲有幽门螺杆菌感染。

【免疫学特征】

1. 在胃中,幽门螺杆菌穿透黏液层,多数在黏液层存活,不穿过上皮屏障,一些则在胃上皮细胞的顶端表面,少数侵入上皮细胞。感染幽门螺杆菌 2~4 周后,胃窦内和系统免疫应答即可出现:2 周时胃窦内淋巴细胞和单核细胞表达 IL-1、IL-8 和 IL-6,血清中出现 IgM 和 IgG 抗体,4 周时胃窦内 CD4$^+$ 细胞和 CD8$^+$ 细胞数明显比周围血细胞数增加。

2. 胃黏膜中可见幽门螺杆菌特异性 CD4$^+$ 细胞,以及增多的巨噬细胞、中性粒细胞、肥大细胞和树突状细胞。以 Th1 和 Th17 应答为主导,同时 Tregs 细胞增生。感染后产生的补体激活,细胞凋亡和 ADCC 作用导致组织破坏。

3. 幽门螺杆菌感染不仅与儿童消化性溃疡、慢性胃炎、消化不良、慢性腹泻和复发性腹痛等的发病密切相关,还可能参与某些胃肠外的疾病,如儿童营养性缺铁性贫血、生长发育迟缓、营养不良、

特发性自体免疫性血小板减少性紫癜、慢性荨麻疹和自身免疫性全身性风湿性疾病等。

【发病机制】

人获得感染的预后取决于宿主炎症应答的程度。一旦进入到胃中,这种螺旋状革兰氏阴性微需氧菌穿透黏液层,其中绝大多数幽门螺杆菌在黏液层存活,不穿过上皮屏障,一些则在胃上皮细胞的顶端表面,少数侵入上皮细胞。胃肠上皮细胞是防御幽门螺杆菌的第一道防线,对感染的应答始于众多的细胞信号通路,最终导致细胞因子诱导和随后的炎症细胞集聚到胃黏膜,病原体通过识别特异性 TLRs 介导这些细胞信号事件。在幽门螺杆菌感染时重要的 TLRs 作用是:①TLR-2 依赖的应答需要幽门螺杆菌配体(LPS、HSP 和 NAP)共同参与,激活 NF-κB 或诱导上皮细胞、单核细胞 / 巨噬细胞、树突状细胞和 B 细胞的细胞因子表达;②TLR-4 在 LPS 和 / 或 HP0175 的介导下参与对幽门螺杆菌的应答;③TLR-9 为 HPDNA 的受体。

在幽门螺杆菌病理机制中起至关重要作用的是幽门螺杆菌细菌毒力因子,如细胞毒素相关基因 A 抗原(cytotoxin-associated gene A antigen,CagA)和空泡形成细胞毒素 A(vacuolating cytotoxin,VacA);其他如诱导接触上皮 A(induced by contact with epithelium,IceA)可诱导中性粒细胞激活蛋白(neutrophil-activating protein,NapA)基因表达,血型抗原结合黏附(blood group antigen-binding adhesion,BabA),唾液酸结合黏附(sialic acid-binding adhesion,SabA),十二指肠溃疡促进基因(duodenal ulcer-promoting gene,DupA)和在蛋白转运、细胞间传息和信号转导具有重要作用的外膜炎性蛋白(outer membrane inflammatory protein A,OipA)等均可使幽门螺杆菌成功黏膜定植。定植后,VacA 可造成感染细胞的胞质空泡、线粒体损伤、细胞色素 C 释放、干扰 T 淋巴细胞活性,抗体生成增加;幽门螺杆菌的富含半胱氨酸蛋白质 A(HcpA)促使 T 淋巴细胞、中性粒细胞和巨细胞分泌促炎因子和环氧化酶 -2 而诱发炎症。不仅如此,CagA 还是潜在的致癌基因物质。幽门螺杆菌产生的氧化酶、过氧化氢及脂肪酶能抑制机体巨噬细胞和中性粒细胞的氧化杀伤作用。磷脂酶、蛋白酶能溶解黏液蛋白,破坏黏液层。幽门螺杆菌的细菌毒力因子 VacA 和 CagA 呈现菌群高度异质性,这种遗传学差异决定了感染后的临床结果。

感染者的胃黏膜中可见幽门螺杆菌特异性

CD4$^+$细胞,以及增多的巨噬细胞、中性粒细胞、肥大细胞和树突状细胞。细胞因子水平显示偏向Th1主导的应答,并上调胃黏膜中Th17表达分泌IL-17A,诱导间质细胞和上皮细胞释放促炎因子和趋化因子,如TNF-α、IL-1β、IL-6、CXCL1、CXCL2、CCL2、CCL7和CCL20。同时Treg细胞增生。感染后产生的自身抗体可激活补体,直接对上皮细胞产生毒性作用,诱导细胞凋亡或激活抗体依赖性细胞毒性反应而导致组织破坏。此时的胃肠道免疫防御机制中,抗HP-IgG可能具有一定的抗菌和抗炎活性,抗HP-IgA则无此作用。

【临床表现】

幽门螺杆菌感染与多种疾病的发病紧密相关。

1. **慢性胃炎和消化性溃疡** 临床症状表现为反复的上腹饱胀、呕吐、腹痛及纳呆等,消化道出血时伴有黑便。

2. **胃癌与胃MALT淋巴瘤** 早在1994年世界卫生组织就将幽门螺杆菌定为Ⅰ级致癌因子。幽门螺杆菌感染可导致萎缩性胃炎、肠上皮化生和异型增生,最终导致胃癌。幽门螺杆菌感染是胃MALT淋巴瘤的一个重要致病因素。儿童中幽门螺杆菌相关胃恶性肿瘤仅有少数报道。

3. **胃食管反流** 与幽门螺杆菌感染的关系仍有争议。常表现为烧灼感、反酸、嗳气及胸骨后疼痛等。

4. **复发性腹痛** 与复发性腹痛的因果关系尚无定论。

5. **胃肠道外症状** 与许多胃肠外疾病相关,比如缺铁性贫血(IDA)、特发性血小板减少性紫癜(ITP)及儿童身材矮小。

【实验室检查】

幽门螺杆菌的实验室诊断方法分为两大类。一类是侵入性试验:通过内镜获取胃黏膜组织作为试验材料,进行微生物学培养、病理组织学检测、快速尿酶试验和基因诊断等;另一类是非侵入性试验:不需获得胃黏膜组织,采用胃液、血液、唾液、粪便等标本,方法有粪便幽门螺杆菌抗原检测、血清幽门螺杆菌抗体检测、尿素呼气试验和粪便及其他标本中幽门螺杆菌基因的测定。细菌培养、组织病理学(活组织切片检查),以及快速尿素酶试验是诊断幽门螺杆菌感染的金标准。

【诊断及鉴别诊断】

对存在相关胃肠道症状及胃肠外症状的患者应行幽门螺杆菌相关检测。内镜黏膜病理检查是唯一能确诊幽门螺杆菌感染同时判断其损伤程度的方法,还能发现其他引起症状的原因。胃镜下取得黏膜进行快速尿素酶试验的灵敏度及特异度均高。胃窦、胃体、贲门多点取材可减少假阴性概率。利用PCR或FISH方法可快速检测胃黏膜标本的幽门螺杆菌,其敏感度和特异度均高,还可用于抗生素耐药突变菌株的鉴定。

^{13}C-UBT是诊断幽门螺杆菌感染首选的无创性检查。还可用于幽门螺杆菌感染根治后的复查等。同时,建立在单克隆或多克隆抗体基础上的酶联免疫分析法或免疫层析法检测大便幽门螺杆菌抗原也是较稳定且无创的方法,适用年龄也较广泛。

本病需与胆汁反流性胃炎、肥厚性胃炎及自身免疫性胃炎等相鉴别。

【治疗】

1. **三联疗法** 奥美拉唑、阿莫西林、克拉霉素14天。根除成功与否由13C-UBT检查和胃镜评估。

2. **序贯疗法** 采用阿莫西林、奥美拉唑5天,随后克拉霉素、替硝唑加奥美拉唑5天的序贯治疗与标准三联疗法相比根除率更高。

3. **药物的耐药性** 通常幽门螺杆菌对阿莫西林、呋喃唑酮和铋剂很少产生耐药性,而对克拉霉素和硝基咪唑类则易产生耐药。当阿莫西林和克拉霉素双重耐药时,可选择大剂量阿莫西林[75mg/(kg·d)]联合甲硝唑[25mg/(kg·d)]和埃索拉唑[1.5mg/(kg·d)]治疗2周的方案。

4. **益生菌** 体外试验证实乳酸杆菌、芽胞杆菌等均对幽门螺杆菌的生长有抑制作用,能减少幽门螺杆菌密度和减轻胃炎程度,有助于减少相关并发症的风险。

【预后】

一般未出现严重器质性损害的幽门螺杆菌感染的儿童预后较好,但应注意复发感染的可能性。

八、坏死性小肠结肠炎

坏死性小肠结肠炎(necrotizing enterocolitis, NEC)是发生在低体重早产儿回肠远端和结肠近端的炎症性疾病。固有免疫的不成熟或损伤是主要的病理基础。以明显腹胀、呕吐或便血为主要症状。本症是新生儿期消化系统极为严重的疾病,90%以上发生于早产儿、低体重儿,病死率达10%~50%,是早产儿肠道发病率和死亡率的主要原因。

【流行病学】

约 10% 出生体重低于 1 500g 的早产儿易患 NEC。男婴多于女婴,以散发病例为主,无明显季节性。患者出生后胎粪正常,生后 2~3 周内发病,以 2~10 天为高峰。在新生儿腹泻流行时,NEC 也可呈小流行,流行时无性别、年龄和季节的差别。

【免疫学特征】

1. 在低体重早产儿,既可以迅速而无预兆,又可以很缓慢,在"不知不觉中"发生腹部膨隆、褐红色便和鼻胃管可抽吸出胆汁,严重时可出现血流动力学不稳定的表现。

2. 新生儿胃肠成熟度和肠道细菌定植状态是 NEC 炎症形成的先决条件。缺氧、感染和过早喂养是重要的诱因。

3. 模式识别受体之一的 Toll 样受体 -4(TLR-4)过度表达,并与其配体细菌脂多糖(lipopolys-accharide,LPS)特异性结合启动了小肠结肠上皮黏膜炎性损伤,过度激活免疫系统,肠上皮细胞凋亡和黏膜中断,上皮修复减少,最终导致肠黏膜丧失。肠道屏障衰竭,固有菌群易位,甚至败血症。

【免疫病理】

可累及整个小肠及半数结肠。基本病理进程是:①肠闭锁,黏膜出血性坏死和绒毛尖端结构缺失。炎症浸润至绒毛结构已完全破坏的肌层,导致严重的肌组织和上皮细胞损伤与黏膜完全丧失,伴随完全的上皮和肌组织缺失,出现透壁坏死穿孔。②肠壁血管内皮细胞变性、坏死、脱落,血管壁纤维素样变性,血管壁肌层断裂。③可见到较多嗜酸性粒细胞。④细菌过度生长和易位,肠壁坏死。血管损伤是肠内气体得以进入黏膜下层、肌层、浆膜层,乃至门静脉内的病理基础。

【发病机制】

病理机制尚未完全清楚,但患者固有免疫不成熟或损伤的基础上,导致对细菌定植应答不受控的强烈炎症反应的理论已统一。未成熟宿主 TLR4 信号转导通路是易感性的最重要因素。

1. NEC 的固有免疫应答　固有免疫应答失常是导致本病的主要机制。实验动物模型和疾病研究表明在以下几个方面固有免疫异常与损伤直接或间接影响 NEC 的病理生理过程,包括:①生态屏障功能障碍;②改变微生物传感(细菌 - 肠上皮细胞信号转导);③内源 / 外源性保护性调节因子减少:血小板活化因子乙酰水解酶,生长因子(表皮生长因子,胰岛素样生长因子,转移生长因子 β)和免疫因子(分泌性 IgA 和 IL-10 作用);④固有免疫细胞参与。

(1)生态失调的结果是蛋白细菌和厚壁菌增加,继而导致屏障功能障碍和保护性生长因子 / 细胞因子的异常。

(2)屏障功能障碍或不成熟时,TLR4 过度表达,肠渗透性增强,肠上皮修复减弱和黏液层破坏。这些都可改变抗菌肽类(antimicrobial peptides,AMPs)的功能。

(3)早产不成熟婴儿从母体获得的保护性生长因子 / 细胞因子减少或出生后消耗,如乙酰水解酶活性下降,表皮细胞生长因子和肝素结合表皮生长因子(EGF/HB-EGF)、胰岛素样生长因子(IGF)、IL-10、sIgA 和 TGF-β。

早产低体重儿的生态屏障功能非常脆弱,与成熟新生儿比较更容易发生严重的细菌易位,肠上皮迁移减弱,组织的严重炎症或坏死;配方喂养不当直接影响生长因子与细胞因子,以及生态失调;抗生素可直接导致生态失调和屏障功能障碍;甚至分娩方式都可能导致生态失调。生态失调、屏障功能障碍和生长因子 / 细胞因子相互间——生态失调与屏障功能之间,生长因子 / 细胞因子与生态失调之间,或直接作用都将导致严重的细菌易位,肠上皮细胞修复的迁移减弱,炎症和坏死,严重的黏膜和上皮损伤,最终黏膜丧失。

2. NEC 的病理生理学

(1)缺血与感染:此病多发生在 1 500g 以下的极低体重早产儿。肠缺血和感染是两个主要触发因素:当新生儿窒息、休克和缺氧等应激时,肠系膜上动脉血流再分布造成小肠、结肠血液供应减少,缺少 sIgA 和黏液层的肠黏膜产生病菌过度繁殖,造成小肠结肠广泛的缺血性损伤和严重的细菌易位。肠壁炎症发生后,释放的细胞因子,如 PAF、TNF-α 和前列腺素等加重炎症反应。细菌产生的氢气使肠壁产生囊样积气。炎症肠壁缺血后的再灌注会加重已有的损伤。

(2)高渗透性配方奶致渗透性损伤作用:高渗透性配方奶喂养导致早产儿肠道黏膜屏障的渗透性损伤。黏膜上皮破坏和对肠道致病菌通透性增加而导致肠壁坏死。

(3)血小板活化因子诱导组织坏死:内源性介质之一的血小板活化因子受体(PAF-R)在回肠表达最多,乙酰水解酶可灭活 PAF,而新生儿体内缺乏该酶或含量较低。当给实验动物输注 PAF、

TNF-α 或 LPS 均可致肠坏死,小剂量 PAF 可诱导小肠局灶性坏死,大剂量可造成全小肠坏死。LPS 作为 PAF 的启动因子,与 PAF 协同参与 NEC 的病理。

(4)Toll 样受体激活与 NF-κB 信号通路作用: Toll 样受体(TLRs)表达于肠上皮细胞和部分固有免疫细胞,可感知并识别微生物,参与炎症反应与免疫防御,在维持肠黏膜屏障过程中起重要作用。共生菌和病原菌分泌的物质,如 LPS 和脂磷壁酸(lipoteichoic acid,LTA)可作为 TLRs 的配体。与细菌 LPS 特异结合的是 TLR4。与成熟新生儿比较,胎儿和早产低体重儿肠细胞表达 TLR4 更多。当出现共生菌定植异常时,TLR4 被激活,通过 TLR4/NF-kB 信号通路介导损伤肠细胞的修复和迁移,进而增加易位细菌的侵入,形成过度炎症反应和坏死。

【临床表现】

明显腹胀、呕吐或便血为主要症状。这些症状既可以迅速而无预兆,又可以很缓慢,在不知不觉中发生腹部明显膨隆,鼻胃管可抽吸出胆汁和褐红色便,严重时可出现血流动力学不稳定。其他症状有拒乳、少动和低体温,有时呼吸暂停、心率减慢,还可并发败血症、肠穿孔和腹膜炎。

【实验室及影像学检查】

1. 周围血象白细胞增加,常见中性粒细胞增多,血小板减少。

2. 粪便检查镜检可见数量不等的红白细胞,粪便隐血阳性。粪便细菌培养以产气荚膜杆菌、大肠埃希菌、克雷伯菌、沙门菌和铜绿杆菌多见。

3. 腹部 X 射线常见表现有胃肠道动力性梗阻,肠壁积气,门脉积气和选择肠袢扩张固定征。重者出现腹腔渗液或气腹,但因穿孔处可被肠系膜覆盖封闭,溢出气体被吸收后,X 射线上常不易显示。

【诊断及鉴别诊断】

1. **诊断** 低体重早产儿出现典型的临床表现和影像学特征时,诊断并不困难。但 NEC 只是一个临床诊断。早期症状、实验室检查和早期影像常模拟更为常见的其他疾病情况,如胃蠕动差,良性喂养的不耐受等良性状态。通常需要在短时间内的动态观察。

2. **鉴别诊断** 需要鉴别的疾病包括:代谢或呼吸性酸中毒、早产儿呼吸暂停、败血症、念珠菌病、胃食管反流、中毒性肠麻痹、机械性肠梗阻、肠

扭转、先天性巨结肠、自发性胃穿孔等。

【治疗】

1. 已有证据强烈支持含益生菌的肠内营养预防重度 NEC 的有效性,但最有效的制剂组成、治疗时机和疗程仍未确定。

2. 主要治疗包括禁食、肠道外营养支持治疗和必要的抗生素治疗。恢复期的喂养更应注重肠黏膜免疫功能维护。

3. 手术治疗,如肠穿孔和严重肠坏死需要外科手术治疗。

【预后】

病情较轻的,如能及时对症治疗,多于 7~14 日逐渐恢复健康。发生中毒性休克、肠穿孔及腹膜炎的重症患者病死率高。

九、嗜酸细胞性胃肠炎

嗜酸细胞性胃肠炎(eosinophilic gastroenteritis, EGE)是一个良性异质性的少见疾病,以胃肠道斑片状或弥漫性嗜酸性粒细胞浸润为特征。与嗜酸细胞性食管炎(eosinophilic esophagitis,EoE)同属嗜酸性粒细胞相关胃肠道疾病(eosinophil associated gastrointestinal diseases,EGIDs)的范畴。临床表现取决于受累肠壁的范围和深度,可表现为恶心、呕吐、消化不良、腹痛、腹泻或腹水,多呈慢性复发性。

【流行病学】

尚无明确的发病率。从新生儿至老年人均可发病,但儿童少见。目前尚无生物学因子对发病率影响的证据。

【免疫学特征】

1. 多数患者外周血嗜酸性粒细胞增加和高频率的特异性食物抗原 IgE,而缺少寄生虫感染、血管炎和肿瘤等导致嗜酸性粒细胞增多的疾病或情况。尽管与食物过敏有关,但膳食干预作用却非常有限,也很少发生严重的食物过敏症。

2. 消化道组织以斑片状或弥漫性嗜酸性粒细胞浸润为病理特征。

3. 其他过敏性疾病中普遍发生的 Th2 型免疫应答机制同样参与了 EoE 和 EG 的病理生理。IL-5、IL-13、GM-CSF 和特异性嗜酸细胞趋化因子-3(CCL26)是募集嗜酸性粒细胞至肠组织的主要因素,也是生物治疗 EG 的重要靶位。

【免疫病理】

病理改变分为弥散性浸润和局限性肉芽肿 2

类。前者多见,后者为局限性纤维炎性增生,由血管肉芽组织所组成,呈单发或多发。根据浸润深度、累及部位不同可分为黏膜、肌和浆膜型。胃最常受累,其次是小肠和结肠。其他病理改变有水肿、小肠绒毛萎缩、黏膜及腺上皮细胞坏死和再生。还可见胆管炎、胰腺炎、嗜酸细胞性脾炎、阑尾炎和巨大的难治性十二指肠溃疡。

1. **黏膜型 EGE(25%~100%)** 多数类型,主要特征是:吸收不良和蛋白质丢失性肠病,生长障碍和贫血;下消化道出血可能意味着结肠受累。

2. **肌型 EGE(13%~70%)** 胃出口和小肠梗阻;盲肠肿块或肠套叠。

3. **浆膜型 EGE(4.5%~13%)** 渗出性腹水为主,大量的嗜酸性粒细胞;此型对糖皮质激素有很好的治疗反应。

【发病机制】

已知嗜酸性粒细胞浸润和脱颗粒可导致EGE。作为宿主防御机制的一部分,在胃肠道黏膜深层组织中存在的嗜酸性粒细胞几乎都是病理性的。每一种亚型的不同个体的发病机制或不同。患者食物过敏和对食物成分可变的 IgE 反应意味着在发病机制中过敏反应的作用。部分患者还患有其他过敏性疾病,如湿疹、哮喘病等。

嗜酸性粒细胞密集浸润至炎症组织是一个复杂的过程,受一些炎性细胞因子的调节。在 IL-13、IL-5 和 GM-CSF 作用下,嗜酸性粒细胞由血液募集至肠壁,并激活。嗜酸性粒细胞趋化因子 -3(CCL26)在调节嗜酸性粒细胞归巢至胃和小肠黏膜固有层的过程中具有不可或缺的作用。在本病过敏亚型中,食物变应原透过肠黏膜,触发 IgE 介导或 IgE 与非 IgE 混合介导的炎性应答,诱导肥大细胞和嗜碱性粒细胞脱颗粒,一方面,通过 IL-13上调 CCL26(和 CCL11 和 24),促使嗜酸性粒细胞募集和归巢至肠组织;另一方面,通过 IL-5 上调嗜酸性粒细胞生成素和嗜酸性粒细胞活化。最终形成后期阶段的过敏性炎症。

【临床表现】

临床表现多样而缺少特异性,症状的表现取决于病变累及部位、病理类型、范围和程度。小儿EGE 多表现为腹痛、腹泻,易出现腹腔积液。其他全身症状,如低热、生长发育迟缓、缺铁性贫血、内分泌紊乱、肝功能及心肌酶异常等。

1. 病变在黏膜者最常见,以消化吸收不良症状为主要表现。表现为长期反复发作性腹痛、呕吐、腹泻、营养不良性失体重和便血,重者出现小肠吸收不良、蛋白丢失性肠病,以及贫血、生长迟缓。

2. 肌层病变型患者较少见,主要表现为幽门梗阻或肠梗阻,患者常腹痛、腹泻、呕吐、幽门狭窄或胃排空障碍,应用制酸剂和抗胆碱能药物难以缓解。有新生儿合并幽门梗阻、胃穿孔和肠套叠的报道。累及肌层的 EGE 易误诊为消化性溃疡。

3. 浆膜型患者罕见,可表现嗜酸细胞性胸腹腔积液,腹水中可检测到大量嗜酸性粒细胞,腹腔镜或剖腹探查活检可见浆膜下嗜酸性粒细胞浸润,腹腔积液中可见大量 Eos,通常对类固醇激素反应敏感。

【实验室及影像学检查】

1. **血液检查** 80% 的患者外周血 Eos 增多,黏膜和黏膜下层病变和肌层病变为主的患者外周血 Eos 为 $(1~2) \times 10^9/L$,浆细胞病变为主时,可达 $8 \times 10^9/L$。血清 IgE 水平升高,可有缺铁性贫血,清蛋白降低,ESR 轻度增快。

2. **粪便检查** 除外肠道寄生虫感染,有的可见到夏科 - 莱登(Charcot-Leyden)结晶。

3. **B 超检查** 可发现支持诊断的"伪肾图"影像。

4. **常规 X 射线和 CT 检查** 缺乏特异性。

5. **内镜及活检** 适用于黏膜和黏膜下层病变为主的嗜酸细胞性胃肠炎,内镜下黏膜活检证实胃肠道黏膜组织有嗜酸性粒细胞浸润(Eos>20/HPF)是诊断的关键,多点活检(6 点以上)可提高准确性。

6. **腹腔穿刺** 腹水涂片染色可区别细胞类别。

【诊断及鉴别诊断】

1. **诊断** 可参考 Talley 或 Leinbach 提出的诊断条件。

(1)Talley 标准:①胃肠道症状;②食管至结肠活组织检查有 1 个或者 1 个以上的部位嗜酸性粒细胞浸润(Eos>20/HPF),或者特征性的影像学发现,并有外周血嗜酸性粒细胞计数升高(Eos>$1.5 \times 10^9/L$);③无消化道以外其他组织的嗜酸性粒细胞浸润,且无寄生虫感染。

(2)Leinbach 标准:①进食特殊食物后出现胃肠道症状和体征;②周围血嗜酸性粒细胞增多;③组织学证实胃肠道有嗜酸性粒细胞增多和浸润。

2. **鉴别诊断** 需要除外各种原发性肠道疾病、系统性疾病,以及高嗜酸性粒细胞综合征、X 连锁免疫失调,多内分泌腺病,肠病综合征(IPEX)、食物蛋白诱导性小肠结肠炎综合征和系统性肥大细胞增多症。

【治疗】

本病的治疗原则是去除过敏原、抑制变态反应和稳定肥大细胞。

1. **饮食治疗** 回避已知或可疑的食物过敏原。月龄<6个月的婴儿适用于要素饮食;低敏性食物则适用于年长儿。一旦缓解,即应逐渐调整特定的饮食,以适应生长发育的需求。

2. **药物治疗** 适用于饮食治疗无效的患者。

3. **糖皮质激素** 作为一线用药可使80%~100%的患者病情改善。泼尼松龙0.5~1.0mg/(kg·d),多数病例在用药后1~2周内症状即改善,可逐渐减量至4个月。布地奈德可替代泼尼松,用于诱导和维持治疗,可维持缓解2年以上。

4. **抗组胺药** 色甘酸钠、酮替芬为肥大细胞膜稳定剂,对糖皮质激素治疗无效或产生较为严重的不良反应者可改用此类药物。

5. **免疫制剂** 硫唑嘌呤或6-巯基嘌呤下调或者抑制嗜酸性粒细胞生长因子、减少白细胞浸润、减轻症状,可用于严重、难治、激素依赖性的病例。

6. **白三烯受体拮抗剂** 孟鲁司特钠选择性阻滞白三烯受体LTD4活动,有阻止嗜酸性粒细胞聚集的作用。

7. **质子泵抑制剂** 单纯使用质子泵抑制剂奥美拉唑治疗EGE缓解症状。

8. **候选生物疗法** 与发病机制有关的生物标志抗体,如抗IL-5Rα抗体、IL-4/IL-13拮抗剂和嗜酸性粒细胞趋化因子(CCL26、CCL11、CCL24)拮抗剂已在临床研究中。

9. **外科手术治疗** 病变局限、以肌层浸润为主的患者,常有幽门梗阻或小肠梗阻,考虑胃次全切除或肠段切除或胃肠吻合术。

【预后】

本病是一种自限性变态反应性疾病,预后取决于临床表现的严重程度。虽可反复发作,多数预后良好。

十、小肠淋巴管扩张症

小肠淋巴管扩张症(intestinal lymphangiectasia)是肠黏膜、黏膜下层和浆膜下层的淋巴管扩张和增殖导致的蛋白质丢失性肠病。经肠道丢失淋巴液导致低蛋白血症、低γ球蛋白血症、低白蛋白血症和淋巴细胞减少。主要的临床表现是明显的对称性下肢水肿。其他还可有腹水、胸腔积液、失体重和腹痛、蛋白质和脂肪丢失性腹泻、血清α_1-抗胰蛋白水平增高和粪便排泄率增加。此病由Waldmann等于1961年首次报道。分原发性和继发性。原发性者为淋巴管发育异常,可仅限于小肠淋巴管扩张,也可与胸导管扩张(乳糜胸)或外周淋巴管扩张(淋巴性水肿)并存。继发者为肠道炎症性疾病所致淋巴管阻塞,或肠瓣压迫淋巴管,或纵隔肿瘤压迫胸导管,使淋巴液不能回流心脏所致。本内容仅介绍Waldmann病,即原发性小肠淋巴管扩张症(primary intestinal lymphangiectasia,PIL)。

【流行病学】

迄今为止,国内外文献报告近200例。偶有家族患病的报告。种族和性别差异不清。多数病例在3岁以前或儿童期即获得诊断。

【免疫学特征】

1. 小肠乳糜管扩张导致淋巴漏到小肠腔,形成的蛋白质丢失肠病导致淋巴细胞减少,低蛋白血症和低丙种球蛋白血症。所有蛋白均以相同速率从肠道丢失,半衰期长的蛋白,如白蛋白、IgG比IgA、IgM降低更显著,但化脓菌感染率并不增加。

2. 免疫系统的B细胞和T细胞谱系均可出现异常。B细胞的缺失导致免疫球蛋白的产生减少和抗体应答能力下降。T细胞的缺失以周围血淋巴细胞减少、皮肤排斥反应延长,以及对抗CD3和抗CD28刺激的体外增殖反应受损为特征。患者外周血CD4$^+$T细胞,尤其是CD45RA$^+$CD62L$^+$减少,而CD45RO$^+$记忆性细胞仅略低于正常;CD45RA$^+$和CD45RO$^+$CD8$^+$T细胞中度降低。

【免疫病理与发病机制】

小肠淋巴管扩张症曾被描述为渗出性肠病,基本特征是包括食管和胃在内的肠黏膜、黏膜下层和浆膜下层的淋巴管扩张和增殖。淋巴管扩张症患者VEGFR-3mRNA表达于疾病活动期显著增加,静止期消失,VEGF-C/VEGF-D mRNA的表达则显著抑制。一些受控于基因表达的因子影响淋巴系统的发育,如血管内皮生长因子受体-3(VEGFR3)、Prospero有关的同源盒转录子(prospero-related homeobox-transcriptional factor,PROX1)、叉头转录子(FOXC2和SOX18)。推测淋巴管发育不良是PIL的根本原因。而各种原因造成的淋巴管及周围组织损伤后的淋巴循环不畅则是继发性小肠淋巴管扩张症的获得性因素。

当经肠道丢失的白蛋白会明显超过代偿性合成增加时,即可发生严重的水肿和成分缺失后的功能障碍。不仅是白蛋白,其他半衰期较长的蛋白,如球蛋白、铜蓝蛋白也会受到影响而降低。反之,半衰期较短的蛋白,如 IgE、凝血因子、前白蛋白和转铁蛋白,则几乎不受影响。

【临床表现】

通常 3 岁前即可确诊,无明显性别差异。因淋巴管扩张的程度不同,临床表现轻重不一。轻者仅为轻微的局部水肿,水肿部位多见于下肢远端,亦可见于上肢远端或外阴部;重者可表现为严重的脂肪痢、吸收不良而需肠道外静脉营养。多数发展为乳糜性腹水、胸腔积液和心包积液。胃肠道出血、细菌性腹膜炎为较少见的表现。发生在上肢和乳腺外的淋巴水肿常伴随皮肤的增厚。

【实验室及影像学检查】

1. 低钙血症、低免疫球蛋白血症(以 IgG 最明显)和低淋巴细胞血症(CD4$^+$T 细胞和 CD8$^+$T 细胞明显降低、CD4$^+$/CD8$^+$T 细胞比值倒置)。

2. 72 小时粪脂量增加或脂肪吸收率减少。

3. 血清 α_1- 抗胰蛋白水平增高和粪便排泄率增加提示蛋白质丢失性肠病。

4. X 射线可见肠壁增厚和皱褶。

5. 小肠活检可见淋巴管乳突状扩张,绒毛变扁平和凌乱。由于病变呈斑片状,故活检应在多部位进行。

【诊断及鉴别诊断】

1. **诊断**　具有典型的临床表现、外周血淋巴细胞绝对数减少、血浆白蛋白和 IgG 同时降低者可疑诊。具有肠道丢失蛋白质增多证据及病理证实小肠淋巴管扩张者可确诊。无临床表现的患者,内镜结合组织学证实有小肠淋巴管扩张即可明确诊断。

分析低蛋白血症时,排除血清蛋白产生减少(蛋白质营养不良、蛋白质合成缺陷等)、血清蛋白丢失增加(蛋白丢失性肠病、肾病综合征、严重烧伤等)和血清蛋白重新分布(急性炎性反应)等情况后,即应考虑小肠淋巴管扩张症所致的蛋白丢失。

2. **鉴别诊断**　主要与继发小肠淋巴管扩张的其他蛋白丢失性肠病相鉴别,如缩窄性心包炎、肠道淋巴瘤、淋巴管瘘、Whipple 病、克罗恩病、类肉瘤病、肠结核、系统性硬化等。

【治疗】

应限制脂肪性饮食,监测脂溶性维生素缺乏并

及时予以补充。保证各种营养素的供给,在婴儿可饲以无长链脂肪酸的配方奶粉,少量长链脂肪酸对提供基本脂肪酸也是必需的。年长儿使用中链甘油三酯可减少肠道蛋白质丢失,减轻肠壁水肿和腹水,改善低蛋白血症和低钙血症。

继发性小肠淋巴管扩张症者,应治疗原发性疾病。还应注意患者的过敏倾向。

【预后】

无论是遗传缺陷还是淋巴阻塞所致的 PIL,患者对低长链甘油三酸酯和含中链甘油三酸酯补充剂的高蛋白饮食具有戏剧性的治疗反应。因此,准确细致的病理组织学评价是早期诊断、预防并发症或治疗的关键。

十一、肠病性肢端皮炎

肠病性肢端皮炎(acrodermatitis enteropathica,AE)为常染色体隐性遗传性锌吸收障碍继发免疫缺陷的疾病。1902 年由 Wende 首次描述。表现为婴幼儿期因锌缺乏导致严重的口周及四肢末端对称性皮炎、脱发和间歇性腹泻。针对性治疗是可逆的。

【流行病学】

没有明确的发病率或患病率。没有关于种族和性别差异的报告。发病年龄因锌缺乏程度而差异。基因缺陷者(*SCL30A2* 和 *SLC39A4*)常在婴幼儿期发病。通常未经治疗的病例多在出生几年之内死亡。经治疗存活率可达 100%。

【免疫学特征】

1. 常染色体隐性遗传的肠吸收障碍性锌缺乏,也可继发于不含锌的 TPN 治疗和青霉胺治疗之后。

2. 遗传型病例主要发生在婴幼儿期或停母乳之后出现的严重的口周及四肢末端对称性皮炎、脱发、间歇性腹泻、失体重、情绪障碍、感觉神经紊乱、伤口或溃疡愈合困难,以及细胞免疫缺陷相关的感染。

3. 可有胸腺萎缩,淋巴细胞减少,感染时固有免疫细胞和抗体介导的应答缺失等锌相关免疫细胞功能障碍,以及血清总 IgE 水平增加和食物特异性 IgE 的出现。部分患者血清中发现自身抗体。

【免疫病理】

由于遗传缺陷导致锌吸收障碍引起锌缺乏而影响免疫系统,包括胸腺萎缩,淋巴细胞减少,感染时固有免疫细胞和抗体介导的应答缺失等锌相关

免疫细胞功能障碍。

锌缺乏后继发性肠细胞异常,即小肠帕内特细胞中存在的细胞质丝状包涵体和异常溶酶体内含物,通过锌剂治疗后这些现象消失。

【发病机制】

先天性肠病性肢端皮炎是一种锌代谢异常的遗传性疾病,婴儿的致病基因为 *SLC39A4* 和 *SCL30A2*,前者基因编码人类调节锌离子的转运样蛋白(human zinc/iron-regulated transporterlike protein,hZIP4),影响包括肠细胞在内的各种细胞跨膜吸收锌离子,导致肠道锌吸收功能障碍;后者存在于母体,编码锌转运体(ZnT2),影响哺乳期分泌锌到乳汁,出现短暂性血清锌水平降低。患者肠道从正常食物中吸收锌的功能低下,使肠道黏膜锌含量下降,影响各种含锌蛋白质的合成,出现缺锌的临床表现,包括皮肤上皮朗格汉斯细胞的缺失。补锌治疗则可改善并逆转临床症状。

无基因突变的母乳喂养时,患者血清锌水平正常,而接受 *SCL30A2* 突变母亲哺乳的婴儿血清锌水平可出现短暂性降低。锌缺乏后,胸腺萎缩,淋巴细胞减少;感染时固有免疫细胞(中性粒细胞、NK 细胞和巨噬细胞)和抗体介导的应答缺失。慢性锌缺乏后,免疫系统可发生"重组效应",包括应激轴激活和慢性糖皮质激素产生,后者加快了 pre-B 和 pre-T 细胞凋亡,导致淋巴细胞减少和胸腺萎缩;细胞因子基因表达、DNA 修复酶、锌转运蛋白和信号转导分子均可出现异常,这些都是对锌水平不佳的适应性变化。

继发性肠病性肢端皮炎是因为锌摄入不足、吸收不良或消耗增加所致。常发生于慢性腹泻、克罗恩病、长期静脉营养、小肠切除术后和囊性纤维化的患者。

【临床表现】

肠病性肢端皮炎常发病于生后第 4~10 周,母乳喂养者发病稍后一些,多发生于断奶后数周。表现为肢端对称性皮炎、口及面部湿疹样丘疱疹、进行性脱发、间歇性腹泻、口腔炎和舌炎、畏光、角膜浑浊、睑炎和结膜炎、唇炎和口角炎、声音嘶哑、甲沟炎和甲萎缩。也可能出现烦躁和继发性感染。口腔及周围皮疹易被误诊为食物过敏(口腔综合征)和湿疹。

【实验室及影像学检查】

本病的主要实验室检查异常表现为血清锌水平下降和血清碱性磷酸酶(锌依赖性酶)活性低下。无特殊影像学改变。

【诊断及鉴别诊断】

1. **诊断** 依赖于临床表现和血清锌水平下降(低于 50μg/dl)。毛发锌水平与生长发育相关,其可靠性较差。尿锌水平亦下降,在补充锌 2~3 周后可恢复到正常范围。血清碱性磷酸酶(锌依赖性酶)活性低下,补充锌后可恢复正常。

2. **鉴别诊断** 包括特应性皮炎、生物素缺乏、念珠菌病、大疱性表皮松解症、必需脂肪酸缺乏症和蛋白质卡路里不足性营养不良等。

【治疗】

口服锌剂能控制症状和恢复免疫功能;一般每天使用硫酸锌 30~45mg。先天性肠病性肢端皮炎应长期使用锌剂,皮肤损害于数天开始改善,数周可完全消失;腹泻于 1 周左右消失;2~3 周开始生长头发。

【预后】

使用锌治疗的病例预后良好,经治疗存活率可达 100%,而未经锌治疗者,多于 3 岁时因营养不良和感染而夭折。

(胡 坚 刘 力 赵 煜)

第七节 免疫性呼吸病

一、概述

呼吸系统组织形态学的特点决定了其免疫学特征,呼吸道上皮的纤毛摆动、黏膜的黏液分泌构成了保护机体抵抗微生物的物理屏障。肺泡巨噬细胞、淋巴细胞和其他白细胞及肺间质、支气管相关淋巴样组织(bronchus associated lymphoid tissues,BALT)在肺免疫中也发挥重要作用。

固有免疫功能是呼吸系统免疫的主要方式,当呼吸系统被具有潜在进入并造成机体损伤能力的微生物侵袭时,吞噬细胞、自然杀伤细胞及补体成分动员并活化,启动"防御"功能,肺组织中的特异性淋巴细胞γδT 细胞通过保护上皮细胞完整性的初级防御功能,为固有免疫和获得性免疫反应间构建了联系。淋巴细胞的迁移和 BALT 促使肺组织启动适应性免疫应答,导致气道局部炎症。免疫系统中与黏膜免疫相关的部分利用多种方式进一步抑制由非病原刺激引起的炎症反应,气道上皮细胞在炎症的作用下异常凋亡和增生,上皮失去完整结构,抗原暴露引发抗体介导的肺免疫反应,以及肺毛细血管增生及渗漏、肺间质炎症细胞浸润、组织异常修复,导致弥漫性肺损伤。多数情况下,防御以自限和修复为结局,少数可形成慢性、持续进展或后遗性解剖与功能性异常。

生活方式病的改变,包括抗生素的广泛使用,人暴露于细菌的减少导致世界范围内哮喘病和过敏性疾病明显增加。数量庞大的人体细菌微生物组维持着基础免疫稳态,调节对病原微生物的免疫应答。一些呼吸道病毒引起婴儿细支气管炎和儿童喘息,加重原有的哮喘病;一些变应原可部分模拟感染性病原体而致病。新的观点对哮喘病宿主的固有传感系统在共生和致病微生物暴露下怎样导致黏膜炎症形成了统一的理论。呼吸道黏膜提供了关键的微生物界面,实现上皮细胞和树突状细胞与功能不同的淋巴细胞相互作用。淋巴样细胞控制一系列的反应通道,包括固有的和特异性的,构成宿主的黏膜免疫应答。最基本的对微生物先天免疫应答是病原相关分子模式与模式识别受体之间的相互作用。这一过程与 1 型干扰素、促炎因子和 Th-2 细胞信号通路相关。这些机制共同动态协调不同哮喘病表型的免疫应答。对微生物作用的理解,过敏至哮喘病历程和哮喘病加重因果性的认识,以及深入研究新的特异性治疗提供了理论基础。基于这些新理念,特定的宿主生物标志物或可使哮喘病个体化治疗成为现实。同时,维系个体的微生物组稳态也是减少黏膜免疫损伤的重要条件。

肺组织是由 40 多种不同类型的细胞组成的器官,肺泡上皮细胞几乎没有再生能力,对各种物理性、化学性、炎症性伤害不耐受,肺泡上皮细胞在肺稳态中具有不可替代的重要作用。肺还具有不依赖于全身免疫反应的独特的免疫学特点:Ⅰ型肺泡上皮细胞(AEC Ⅰ)覆盖 90%~95% 的肺泡表面,Ⅱ型肺泡上皮细胞(AEC Ⅱ)只覆盖 7%。AEC Ⅱ 与上皮修复相关,作为 Ⅰ 型细胞的干细胞,在炎症打击后可以重新繁殖 Ⅰ 型细胞。AEC Ⅱ 细胞质中含有板层小体,合成和分泌肺表面活性物质和免疫调节分子,如补体系统、细胞因子、溶菌酶、参与宿主防御的表面活性蛋白(SPs)SP-A 和 SP-D(C 型凝集素)的产物;AEC Ⅱ 产生的生物标志物涎液化糖链抗原 -6(Krebs von den Lungen-6,KL-6)在 ILD 患者的血清中浓度升高,KL-6 作为一种 MUC-1 黏蛋白,常见于再生 Ⅱ 型肺泡上皮细胞中,间质性肺炎会使 Ⅱ 型肺泡上皮细胞增生,从而导致 KL-6 浓度上升。当结缔组织病(connective tissue disease, CTD)出现或合并肺间质损害时,由于肺部基底膜的损坏而导致血管渗透性增加,KL-6 入血而导致血清浓度增加。肺脏常成为系统性疾病最易受累的器官,KL-6 联合 CTD 免疫标志物检测,或可作为评估 CTD 出现弥漫性肺损害的早期预测和评估指标。本节主要介绍与异常免疫修复相关的免疫性肺病。

二、肺炎

肺炎(pneumonia)是感染引起的肺泡、远端气道和肺间质的炎症。依据获得感染的场所,分为社区获得性肺炎(community acquired pneumonia,CAP)和医院获得性肺炎(hospital acquired pneumonia, HAP)。广义的 HAP 包括呼吸机相关肺炎(ventilator-associated pneumonia,VAP)和卫生保健相关性肺炎(healthcare-associated pneumonia,HCAP)。免疫功能低下宿主的肺炎则是特殊的类型。本部分将重点介绍 CAP 的临床免疫学特点。

【流行病学】

2011 年世界卫生组织和联合国儿童基金会(United Nations International Children's Emergency Fund,UNICEF)儿童健康流行病学专家组发布的《全球、地区、国家儿童死亡原因:2000—2010 最新系统分析报告》显示,肺炎仍是 5 岁以下儿童死因疾病的第一位(18%)。在我国,5 岁以下儿童每年致死的首位疾病也是肺炎(占 17.4%),其中 75% 是婴幼儿。

【免疫学特征】

1. CAP 病原分类、分布及易患性与年龄相关。与年长儿比较,婴幼儿易发生继发感染或共感染。

2. 一些感染性肺炎可发生炎症调控与免疫稳态失调性全身炎症和器官损伤,如严重的细菌性和非典型病原体性肺炎;另外一些则可发生感染后的 Th2 型免疫反应,如呼吸道合胞病毒(RSV)感染性肺炎的后期。

3. 免疫缺陷病患者易发生条件致病菌引起的反复、慢性感染性肺炎,且对感染病原体的菌属没有严格的限定。

【免疫病理】

根据病理形态可将肺炎分为小叶性肺炎(支气管肺炎)、大叶性肺炎和间质性肺炎。以肺炎链球菌感染为代表的细菌性肺炎常为大叶性肺炎。经典的大叶性肺炎病理过程有充血期、红色肝样变期、灰色肝样变期和消散期。非典型病原常表现为间质性肺炎或小叶性肺炎,呈多灶性,炎症从支气管、细支气管开始,小叶间隔以及肺泡壁等肺间质充血、水肿,中性粒细胞、淋巴细胞和单核细胞浸润,肺泡壁增宽。病灶间的肺组织大致正常,也可出现代偿性肺气肿和肺不张,严重时,病灶相互融合,呈片状分布,形成支气管肺炎。有些病毒性肺炎(如流感病毒、麻疹病毒、腺病毒等感染)肺泡腔内渗出较明显,渗出物浓缩凝结成一层红染的膜样物贴附于肺泡内表面,即透明膜形成。

【发病机制】

1. 肺炎的发生、发展与宿主、病原和环境因素有关。儿童的免疫状态与生长发育情况相关;病原因素包括病原的数量与毒力,也包括病原逃避宿主攻击的能力;环境因素包括社会经济水平、预防接种情况、区域内病原流行趋势等。多数肺炎是机体针对病原入侵呼吸道后的正常反应,因而病程具有自限性;有些肺炎则是感染蔓延和过度异常炎症反应的结果,因而可能是全身炎症状态在肺部的表现。

2. 呼吸道机械屏障,包括气道内的纤毛上皮细胞、黏膜分泌型杯状细胞、分泌型 Clara 细胞、黏膜下腺体,乃至咳嗽反射和吞咽动作,这些组分和功能发生异常,造成病原容易进入下气道,从而出现反复、顽固的感染,多见于囊性纤维化和纤毛不动综合征等。

3. 固有免疫(包括人呼吸道微生物族群)决定特异性免疫的激活类型、程度与规模。IL-17 是沟通肺部固有免疫和适应性免疫功能的桥梁,作为抗感染的重要成员,还与自身免疫的调节密切相关。IL-17 相关的固有免疫细胞包括 iNKT 细胞(invariant natural killer T cells,iNKT)、LTi 样细胞(lymphoid tissue inducer like cells)和 γδT 细胞。病原体相关分子模式(pathogen associated molecular pattern,PAMP)、损伤相关分子模式(damage associated molecular pattern,DAMP)和病原识别受体(pathogen recognition receptors,PPR)不仅诱导保护性免疫反应,也会产生炎症反应,后者造成组织病理损伤和感染扩散,这往往与某些 TLRs(如 TLR2、TLR4)信号活化有关,多见于麻疹病毒、单纯疱疹病毒和呼吸道合胞病毒感染。同时,很多病原可以利用各种策略阻抑宿主 PRR 的激活,从而达到免疫逃逸的目的。

4. 适应性免疫主导肺部感染的消退阶段,包括病原清除和针对固有免疫反应产物的免疫应答。此阶段有赖于细胞免疫和体液免疫的协调一致,细胞免疫水平对病毒清除非常重要,RSV 和 A 型流感病毒感染模型中,细胞毒性 CD8$^+$T 细胞和中和抗体最终可以清除病毒,并预防再次感染;体液免疫水平对防止下气道细菌感染起到重要作用,分泌型 IgA(sIgA)是黏膜免疫中重要的防御因素,而 B 细胞有效激活和分化成熟还有赖于 CD4$^+$T 淋巴细胞的协助;因此,细胞免疫受损的宿主,可能出现迁延不愈的病毒性肺炎,HIV 感染患者容易出现条件致病微生物所致的肺炎,而普通变异性免疫缺陷病患者容易发生细菌感染。

5. 多重因素参与肺部炎症调控和免疫稳态。针对清除病毒的固有免疫和适应性免疫应答都可能造成炎症并引起气道损伤,而肺部存在的多种调控机制,从细胞水平到分子水平,均参与维持肺组织稳态和抑制过度炎症反应。

6. 肺组织修复损伤上皮细胞的能力决定了感染的预后。病原清除后,机体免疫应答发生转变,由 Th1 型促炎反应转变为具有部分 Th2 型免疫反应的,后者与组织修复有关,也可能与继发感染、特应性疾病有关。

7. 免疫妥协宿主(immunocompromised host,ICH)易患肺炎。导致此类宿主易患肺炎的常见原因为 PID 和 AIDS,其他原因还有:①药物,如免疫抑制剂和细胞毒性药物;②恶性肿瘤和放化疗;③慢性消耗性疾病和营养不良;④器官移植;⑤手术和创伤;⑥自身免疫性疾病;⑦未成熟早产儿等。这些人群对各种病原体易感性增高,其中,机械屏障功能障碍者的肺部感染多为葡萄球菌、铜绿假单胞菌以及源自上气道的定殖菌;细胞免疫损害者肺部感染以胞内寄生菌为主,如李斯特菌、奴卡菌、分枝杆菌、军团菌,以及真菌、病毒(主要是疱疹病毒属)、原虫(卡氏肺孢子虫常见)等;体液免疫缺陷以肺炎链球菌、流感嗜血杆菌常见;中性粒细胞缺乏时,铜绿假单胞菌是最常见的病原体,真菌亦较常见。实体器官移植术后 3~4 周内的肺炎很少是机会性致病菌,6 个月后如无附加危险因素,致命性感染比较少见,病原体分布近似通常人群的社区感染,巨细胞病毒感染多见于术后 1~4 个月,卡氏肺孢子虫病大多发生在术后 2~6 个月,真菌感染多在术后 2~3 周;骨髓移植后肺炎以发生在中期的 CMV 感染最常见,其次是 PCP,后期以 CMV 以外的疱疹病毒最常见,但很少侵犯内脏。

【临床表现】

可有发热、咳嗽、喘鸣、呼吸增快、呼吸困难、胸壁吸气性凹陷、胸痛、头痛或腹痛等症状。其他症状有恶心、呕吐、腹胀或腹泻等胃肠道症状,重症时可出现神志模糊、烦躁、嗜睡、昏迷等。肺部体征可有湿啰音和管状呼吸音。

【实验室检查及影像学检查】

病原学检查应根据病情严重度、是否为有创性操作决定是否取材及标本取材方法;应结合标本来源、检测方法,疾病病程分析检查结果。炎症指标是评估病情严重度、区分病原、评估疗效的重要依据,需要结合病程、检测方法动态分析。

一般状况良好的门诊患儿可不进行胸片检查,对改善预后无明显影响。当病情严重或考虑有并发症或临床表现不典型者,需早期行胸片检查。不推荐常规行胸部 CT 检查,有以下情况时建议行低剂量胸部 CT 检查:临床表现与胸片不一致;怀疑气道和肺部畸形、有严重并发症等情况时;疗效不佳,需要除外其他疾病,如间质性肺疾病、肺结核等。一般无需进行增强 CT 检查,当临床疑诊血管畸形、肺部畸形、肿瘤或评价严重并发症等时,建议直接进行胸部增强 CT 扫描。

【诊断及鉴别诊断】

1. 诊断　典型临床表现结合影像学资料即可诊断。诊断同时需要进行病原学评估、严重度或风险因素评估。反复感染、罕见病原感染、"奇特"的感染形式要进行先天性疾病筛查和免疫学评估。

2. 鉴别诊断　需与气道疾病鉴别,如哮喘、气道软化和狭窄合并气道感染、迁延性细菌性支气管炎、肺炎支原体等感染性细支气管炎。需与非感染性肺部疾病鉴别,如吸入性肺炎、弥漫性间质性肺疾病、弥漫性肺泡出血综合征等。需与肺结核鉴别。

【治疗】

①依据严重度、风险因素评估、病原学判断选择治疗地点和治疗方案,监测病情变化并评估治疗反应,并根据此调整治疗。②对症支持治疗包括吸氧、水化、胸部物理治疗等。③全身糖皮质激素不可常规应用,仅用于经过审慎评估的患者。④抗病原微生物治疗要考虑使用指征、给药途径、疗程、药物不良作用以及用药依从性等方面。此外,还要参考常见病原微生物的区域分布和耐药现状。

三、弥漫性实质性肺病/肺间质疾病

弥漫性实质性肺病(diffuse parenchymal lung disease,DPLD)也称弥漫性肺间质疾病(diffuse interstitial lung disease,DILD)和肺间质疾病(interstitial lung disease,ILD),是一大类在临床(氧合障碍)-影像(弥漫性病变征象)-病理(炎症和纤维化)上具有共同特征,而病因不同的异质性疾病的总称。除影响间质,还可累及肺泡、肺毛细血管内皮细胞和细支气管。

【流行病学】

德国研究调查发现每年每百万儿童中有 1.32 新的 DPLD 病例,大多数在生后第一年内诊断,当年存活病例有 87%。来自英国和爱尔兰的数据显示儿童 ILD 的发生率为每百万 0~16 岁儿童中有 3.6 例。分析 2009 年我国 11 家医院就诊的 93 例儿童 ILD 患者前三位病因为 BO、IPH 和特发性间质性肺炎。

【免疫学特征】

儿童 DPLD 与成人不同,其形成包括先天性、代谢性和吸入性等因素,依据成因不同,其免疫学特征也不尽相同,但总体特征相似。

1. 影像学表现　为弥漫性肺实质疾病的一组异质同形性疾病。

2. 主要病理特征　为肺组织炎症和损伤,伴有成纤维细胞增生和纤维化,肺泡壁的紊乱,远端气管的结构重塑导致气体交换受损。

【免疫病理】

肺间质既包括解剖学的肺泡间质,还涉及肺泡上皮细胞、血管内皮细胞等肺实质部分,因此,最终的病理改变不仅局限在肺泡壁,还可波及肺泡腔和细支气管等。主要表现为细支气管和肺泡壁纤维化、细支气管炎症以及肺小血管闭塞。肺间质炎症可完全或部分消失,或发展为纤维化。组织重构和细胞外基质沉积是所有疾病实体的共同结果。

【发病机制】

DPLD 总体上是一组肺损伤表型相似、病因不同的异质性疾病。儿童 DPLD 的发病机制与成人不尽相同,主要特征:①起始,暴露抗原、毒物等;②增殖,炎症细胞、蛋白酶、细胞因子作用;③结局,纤维化。当宿主暴露于某种启动因素后,一系列复杂的相互作用引发的炎症和增殖是许多 DPLD 实体疾病的重要标志。毒物可以直接损伤肺泡上皮细胞,炎症细胞可以释放各种介质进一步损伤肺实质细胞。而上皮细胞、炎症细胞及免疫细胞所产生的细胞因子中介产物再次作用于炎症和免疫细胞,扩大或缩小炎症反应。一些细胞因子(如转化生长因子β和血小板衍生生长因子)募集和刺激成纤维细胞增殖,这些是最终形成新的结缔组织的关键。炎症细胞释放的蛋白酶的激活与结缔组织成分的降解有关,结缔组织的合成与降解使结缔组织基质重新排列,完成病理上的纤维化。

然而,即使了解了 DPLD 部分疾病实体的病理生理机制,如结节病、硅肺、药物反应和胶原性血管病,但共性特征纤维化的机制仍不明确。家族聚集性、罕见遗传性疾病的背景、纤维化形成中的个体是否暴露在有机或无机粉尘的巨大变异性,以及近交系小鼠对纤维刺激易感性差异等现象,提示纤维化的共性特征或是基因决定的。

尽管多数学者认为以特发性肺纤维化(IPF)为代表的 DPLD 是一种"炎性疾病",但抗炎药物或免疫抑制剂并未有效改善患者的预后,也很少逆转病程。近年来发现,表面活性蛋白基因突变与 IPF 之间存在联系,强烈提示"严重的上皮损伤"理论(severity of epithelial injury)-维茨基假说(the Witschi Hypothesis)在 DPLD 发病中的重要作用,即肺纤维化始于微灶性(microfoci)上皮损伤,如果损伤未修复,正常的"上皮细胞-成纤维细胞"平衡失调,在局部产生促进纤维化的微环境,此过程没有或很少有炎症细胞参与,或炎症表现仅是异常修复的继发表现。儿童 DPLD 也有类似情况,如先天性肺泡表面活性物质代谢缺陷(inborn errors of surfactant metabolism,IESM)、肺间质糖原累积症、神经内分泌细胞增生症(neuroendocrine cell hyperplasia of infancy,NEHI)等。

新近认为,人纤维细胞表达的趋化因子受体 CXCR4 和配体 CXCL12 间的相互作用(CXCR4-CXCL12 轴),以及肺泡上皮细胞表达细胞因子样介质是促进纤维化形成的重要环节,而炎症反应的程度对于纤维化发展并不是关键的激发因素。纤维化进程中的这一生物标志或将是潜在的治疗靶点。

【临床表现】

缺乏特异性临床表现。美国儿童 ILD 协作组及欧洲呼吸学会特别课题组提出了"儿童间质性肺病综合征"这一定义,即在未知原因肺病的前提下,至少包括以下四条标准中的三条即可临床诊断:①呼吸道症状,如咳嗽、气促、活动不耐受;②体征,如静息时气促、啰音、杵状指/趾、生长发育迟缓、呼吸衰竭;③低氧血症;④胸片或 CT 上的弥漫性异常。

2004 年提出的新分类方法,将小儿间质性肺病分为以下四类:①特发性间质性肺炎;②其他间质性肺病如肺泡出血综合征、特发性肺含铁血黄素沉着症、外源性过敏性肺炎、肺泡蛋白沉着症、肺嗜酸细胞浸润、肺淋巴组织的疾病、肺泡微石症、肺血管疾病等;③伴肺浸润的系统疾病如结缔组织疾病、肿瘤、组织细胞增生症、结节病、神经皮肤综合征、其他先天的代谢紊乱;④婴儿特有的间质性肺病如表面活性物质功能遗传性缺陷、肺的生长和发育障碍、婴儿持续性的呼吸增快等。

1999—2004 年北美 11 个儿科研究中心的 185 例具有肺活检资料的<2 岁患者的 ILD 分类为:

1. 既往体健者发生的疾病,包括感染/感染后、环境因素有关的如过敏性肺泡炎、吸入综合征以及嗜酸细胞性的肺炎。

2. 免疫缺陷患者发生的疾病,如机会感染、与介入治疗相关的以及原因不明的弥漫性肺泡损伤。

3. 全身性疾病相关的疾病,包括自身免疫性疾病、蓄积性疾病、结节病、朗格汉斯组织细胞增生症、恶性肿瘤。

4. 类似 DPLD 的疾病,如肺血管异常、先天性心脏病、静脉畸形等。

5. 婴儿特有的肺疾病,此组为分类中占最大比例的 ILD,包括:弥漫性肺发育障碍,如先天性肺泡发育不良、肺泡毛细血管发育不良伴肺静脉错位(alveolar capillary dysplasia with misalignment of the pulmonary veins,ACDMPV)。表面活性物质功能障碍,如表面活性蛋白 B 基因(SFTPB)、表面活性蛋白 C 基因(SFTPC)、ATP 结合盒转运蛋白基因(ABCA3)突变,组织学特点可为先天性肺泡蛋白沉着症、婴儿慢性肺炎(chronic pneumonitics of infancy,CPI)、脱屑性间质性肺炎(desquamative interstitial pneumonia,DIP)、非特异性间质性肺炎(nonspecific interstitial pneumonia,NSIP)。肺泡简单化(alveolar simplification)导致的肺生长障碍。未知原因的特殊类型疾病,如神经内分泌细胞增生症(NEHI)和肺间质糖原累积(pulmonary interstitial glycogenosis,PIG)。

【实验室及影像学检查】

若非侵入性检查仍不能明确病因和病理类型的可行侵入性检查以确诊,如肺泡灌洗液分析和肺组织病理检查。

1. 常规检查

(1)病原学检查:HIV、CMV、EBV 等感染是必要的。

(2)自身免疫检查:抗中性粒细胞胞质抗体(见于韦格纳肉芽肿病)、抗肾小球基底膜抗体(见于肺出血肾炎综合征)、针对有机抗原测定血清沉淀抗体(见于外源性过敏性肺泡炎)、特异性自身抗体检测(提示相应的结缔组织病)等。

血气分析、心脏彩超、24 小时食管下端 pH 的监测有助于鉴别诊断。

2. 影像学检查 胸片主要显示为弥漫性网点状的阴影或磨玻璃样影。肺部 X 射线无异常或无特征性发现者,可行高分辨率 CT 进行检查。图 6-2 显示了不同原因的弥漫性肺实质病胸部 CT 表现。

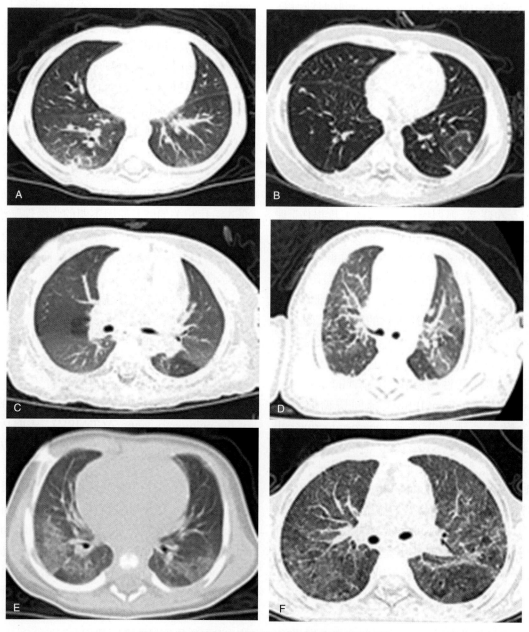

图 6-2 不同原因的弥漫性肺实质病胸部 CT 表现

A:男,2 岁,MDA5-ILD;B:女,12 岁,SLE-ILD;C:男,1 岁,朗格汉斯细胞增多症;D:男,1 个月,巨细胞病毒感染;E:女,2 个月,ABCA3 基因复合杂合变异致间质性肺病;F:女,8 岁,弥漫性肺实质病(未分型)。

3. **肺功能** 由于炎症和纤维化累及肺泡壁的肺病理生理改变相似,肺功能以限制性通气功能障碍为主:①肺顺应性降低。②肺活量(VC)、肺总容量(TLC)和功能残气量(FRC)降低,后者低于 VC 和 TLC 的减低量;残气容积(RV)通常不变。③弥散功能(DLCO)降低。④部分患者气道受累表现为混合性通气功能障碍,小气道功能异常。

4. **肺组织学检查**

(1)支气管肺泡灌洗液:有助于多种疾病实体的诊断和判断预后,肺泡灌洗液的肺泡巨噬细胞数目>63%,提示预后较好,<63% 的患者预示高死亡率。

(2)肺活检:可获得诊断和分型。

【诊断及鉴别诊断】

1. **诊断** 首先从临床的症状、体征和影像学的资料判断是否为间质性肺病。再根据病原学、血清免疫指标以及环境因素判断是否存在继发性和已知原因的间质性肺病,如感染、环境和吸入因素、结缔组织疾病。经详细询问病史及检查仍然不能明确病因的 DPLD,则归为"特发性间质性肺炎"。对于一些肺间质疾病,特别是特发性间质性肺炎的诊断要由临床医师、放射科医师和病理科医师综合对患者进行临床 - 放射 - 病理学(clinico-radiologic-pathologic diagnosis,C-R-P)诊断并达成共识。

2. **鉴别诊断** 应与婴幼儿哮喘、支气管肺发育不良、免疫缺陷病、肺囊性纤维化、反复下呼吸道感染等相鉴别。

【治疗和预后】

小儿 DPLD 多无特异性的治疗,有些疾病无需特殊治疗,如神经内分泌细胞过度增生可在吸氧治疗下数月或数年后改善。多数 DPLD(不包括肺泡蛋白沉着症和肺泡微石症)可用糖皮质激素、免疫抑制剂和抗纤维化药物,泼尼松,一般开始每日用 1~2mg/kg,症状缓解后可逐渐减量至小量维持,疗程 1~2 年。如疗效不佳,可加用免疫抑制剂。甲泼尼龙,10~20mg/(kg·d),连用 3 天,每月 1 次,一般连用 3 次,根据治疗的反应可连用 6 次以上,但如果治疗有效,疾病控制,则不宜增加治疗强度。粒细胞 - 巨噬细胞集落刺激因子(GM-CSF)治疗原发的肺泡蛋白沉着症限于个例报道。儿童 DPLD 预后较成人差,年龄越小,预后越差。

四、儿童风湿性疾病相关肺损害

风湿性疾病或自身免疫性结缔组织病相关肺病,包括毛细支气管炎、支气管扩张、胸膜炎、肺动脉高压和间质性肺炎,其中结缔组织病相关间质性肺炎(CTD-ILD)是结缔组织病最严重的肺损伤,具有显著的发病率和病死率。自身免疫性是 CTDs 的共同特征,然而 CTDs 中每一特定的实体发病机制间的异质性和纤维化进程终点的变异,以及跨学科性质,使相关 ILD 的临床问题存在显著的差异。CTD-ILD 既是间质性肺炎一个重要的分类特征,也是临床评价 ILD 和 CTD 患者的关键目标之一,是评估 CTDs 患者存活率的重要指标。与 ILD 相关的 5 个主要疾病包括系统性硬化症(SSC)、类风湿关节炎(RA)、多发性肌炎 / 皮肌炎(PM/DM)、系统性红斑狼疮(SLE)和干燥综合征 / 硬皮病的肺间质病(SS-ILD 和 SSC-ILD)。

【流行病学】

风湿性疾病实体背景下的实质性肺病少有流行病学的确切资料。依据病因分类,约 15% 的 ILD 由 CTD 引起。依据病理表型,不同实体病 ILD 的表现不尽相同,SSC 最常引起 ILD,以组织间质性肺炎为特征,而 RA 则是普通型间质性肺炎。各种 CTD 继发 ILD 的比率分别为:SSC 60%~100%,PM/DM 10%~20%,RA 10%~50%,SLE 3%~13%,混合性结缔组织病(MCTD)30%~85%。CTD 继发 ILD 的病死率分别为 SSC 9%~30%,PM/DM 30%,RA 5%。美国 CTD 合并 ILD 的患者死亡人数达每年 1 600 人,我国没有这方面的统计资料,儿童流行病学资料更加匮乏。

【免疫学特征】

1. 自身免疫性 CTDs 的每一疾病实体都有肺外器官或系统损伤的临床特征,一些自身抗体与 CTD-ILD 的发生和进展有关,如抗合成酶抗体、抗 Ro52 抗体等。

2. 自身免疫性炎症损伤血管内皮细胞和肺泡上皮,导致结构破坏,进而产生组织病理性凝血级联反应,各种细胞因子和生长因子释放,最终激活成纤维细胞,甚至形成纤维化的结局。

3. 临床表现复杂多样,以毛细支气管炎、支气管扩张、胸膜炎、呼吸肌损伤、肺动脉高压和间质性肺病常见。肺动脉高压和间质性肺病是 CTDs 最严重的肺并发症。

【免疫病理】

肺泡灌洗液分析 CTD-ILD 的间质性肺疾病主要为肺泡内炎症细胞、免疫复合物、细胞因子和生长因子浸润。早期可出现肺泡壁免疫球蛋白和补体沉积,肺泡内炎症细胞浸润,免疫复合物激活肺内巨噬细胞释放趋化因子和炎症因子(IL-1 和溶血磷脂酸),与 TGF-β、结缔组织生长因子和胰岛素样生长因子 -1 共同刺激成纤维细胞增生,导致间质纤维化、小叶间隔增厚,晚期形成蜂窝肺。同时诱导抗纤维化防御机制的因子表达,如过氧化物酶体增殖物激活受体 γ(PPARγ)。CTD-ILD 病理与特发性肺间质纤维化相似,不同的 CTD-ILD 肺疾患的病理学类型也不尽相同,同一病例的病理学类型可出现叠加现象,有些 CTD 具有特征性病理表现,如 RA 可有类风湿结节。

【发病机制】

CTDs 相关肺纤维化的机制不明,涉及多种类型的细胞和不同的细胞组分,细胞及其组分之间的相互作用可能决定了纤维化的类型和严重程度。

1. 炎症。最先启动的是初始肺泡上皮和血管内皮细胞的损伤。炎症细胞进入肺间质及肺泡,肺泡上皮细胞损伤程度是疾病进展的主要决定因素,TNF-α、TGF-β 是参与肺纤维化的主要因子。血管内皮细胞损伤后产生的内皮素 -1 可直接激活成纤维细胞。由于炎症和上皮细胞损伤,使位于肺结缔组织空间和肺泡壁肺间质中的成纤维细胞被激活,这些细胞在调节和控制其他细胞的过程中失去正常功能,导致在受损微环境下肺组织纤维化的发展。感染、肺上皮损伤和炎症环境或化学刺激可能在这一过程中对 CTD 肺纤维化进展起到重要作用。

2. 效应细胞活化的成纤维细胞、肌成纤维细胞(产生细胞外基质蛋白)和填充细胞在肺纤维化瘢痕形成过程中至关重要,是肺纤维化的效应细胞。人类成纤维细胞和成纤维细胞激活有 3 个潜在的来源:肺间质成纤维细胞或细胞亚群;肺祖细胞(可能是一个肺成纤维细胞亚群)及循环中被损坏的肺祖细胞。上皮细胞可能在肺纤维化中发挥作用,但确切机制尚不清楚。

3. 上皮细胞损伤对 CTD 相关的肺纤维化的发生起重要作用,特别是 SSC。此外,衰减的 Ⅱ 型肺泡上皮细胞增殖(一种重要的肺修复机制)和肌成纤维细胞持久性损伤是肺损伤后纤维化发展的一个影响因素。

4. 自身抗体 CD4$^+$ T 淋巴细胞及 B 淋巴细胞共同作用会产生大量自身抗体。肺纤维化的发展可能是 CTD 导致肺微环境改变促进肺纤维化形成的一个慢性进展过程。SSC 和其他自身免疫性风

湿性疾病引起的肺创伤,发生纤维化的程度可能比那些没有 CTD 者更严重而持久,而相关疾病致病机制的内在差异主要体现在肺纤维化和炎症的不同模式,从而发生肺纤维化和肺实质疾病。此外,与疾病亚型有关的其他替代标志物,如硬皮病的标志性抗体,临床发现抗 tRNA 合成酶抗体(如 Jo-1 抗体)阳性的患者更容易发展为 ILD,抗 RNA 聚合酶 Ⅲ 抗体则不具有这种特征。其他抗体也与硬皮病肺纤维化的风险增加有关,包括抗 RNP 抗体等,具体机制尚不清楚,但可能与早期硬皮病的进展过程有关,也可能对治疗选择有意义,而抗 Scl-70 抗体阳性的 SSC 患者更易出现 ILD。

【临床表现】

CTD 临床有两个主要特征,即多系统同时受累和自身抗体的存在,合并 ILD 时,早期可无症状,随着病情进展,可出现一系列呼吸系统症状,如乏力、发绀、呼吸困难、咳嗽、咳痰,甚至呼吸衰竭。CTD 可以引起多种肺部异常表现。常见有胸膜疾病、肺纤维化(上叶)、膈肌受累、吸入性肺炎、闭塞性细支气管炎伴机化性肺炎(BOOP)、闭塞性支气管炎、支气管扩张症等多种形式。类风湿关节炎(RA)是引起成人 CTD 相关肺损伤的主要疾病。儿童期则以 SLE 为主。近年来儿童全身型 JIA 相关肺损伤日益引起重视。事实上,伴随系统性自身免疫性疾病的 ILD 已成为这些疾病复发且严重的并发症。

1. **系统性红斑狼疮**(systemic lupus erythematosus,SLE)　SLE 患者肺受累常见,特点是炎症浸润和纤维化。胸膜、肺血管和实质均可受累。最常见的表现为单侧或双侧胸腔积液和心包积液。肺实质异常也常见。多数患者肺部机会菌感染的发生率增加。肺出血虽不常见,却非常严重。SLE 肺纤维化的发生率比 RA、SSC 少,纤维化主要涉及肺边缘地带和下叶,其他表现如膈肌功能障碍、肺水肿等,与肺容积减少有关。急性狼疮性肺炎是 SLE 的一种罕见的表现。ILD 和肺动脉高压可能由 SLE 引起,但更常见于 SSC 和其他 CTD,如 DM 或 MCTD。SLE 还可表现为"收缩肺综合征",表现为进行性呼吸困难和可逆性低氧血症。

2. **类风湿性关节炎**(rheumatoid arthritis,RA)　肺损害是仅次于感染导致 RA 死亡的主要原因。事实上,JIA 亚型中,有的亚型远期转归与成人 RA 一致或相似。此类患者肺部受累有几个不同的表现,主要是胸腔积液、结节性肺病、弥漫性肺

间质纤维化、肺血管炎、肺泡出血、阻塞性肺病和肺感染。RA 肺损害更有可能发展成 ILD 和肺动脉炎。RA 患者最常见的肺部表现为：①胸腔积液：可以是单侧或双侧，持续几个月。胸腔积液导致肺功能下降。胸腔积液多为渗出性表现，低糖、低补体水平。②类风湿结节：可能在肺实质发生，单独或簇集样，可早于 RA 之前或同时发生。③弥漫性间质纤维化：最初可表现为肺泡壁的慢性炎性改变及肺泡腔内大单核细胞浸润。弥漫性间质纤维化大多发生在那些有皮下结节的患者。RA 合并间质纤维化患者预后较差。④肺血管炎：是类风湿关节炎最常见的肺部表现，多见于重度 RA 患者。肺泡出血导致咯血、弥漫性肺浸润、贫血。⑤肺功能试验：RA 患者存在气道阻塞，呼吸流量峰值显著降低。RA 肺部病变的患者合并支气管炎和支气管扩张症的发病率较高。风湿性肺炎非常罕见。需要注意的是，RA 患者肺部受累也可由治疗的药物引起。

3. 全身型幼年特发性关节炎　幼年特发性关节炎（JIA）异质性亚型分类尚在探讨中，在此仅介绍全身型幼年特发性关节炎肺损伤的相关情况。此病往往是致命的，尤其是与巨噬细胞活化综合征（MAS）相关和伴肺动脉高压（PAH），其他肺部并发症表现为间质性肺病（LID）和肺泡蛋白沉积症（AP）或类脂性肺炎等，尽管其定义和特征尚不明确，但这类疾病目前定义为全身型幼年特发性关节炎相关性慢性肺部疾病（SJIA-LD）。SJIA-LD 的主要临床表现以运动时呼吸困难和呼吸短促，其他表现有杵状指、咳嗽和胸痛。PAH、ILD 和 AP 的发生与严重的炎症反应有关，PAH 患者的血清和组织中发现细胞因子水平升高，尤其是 IL-1β、IL-6 和 TNF-α。SJIA 患者还经常出现 CRP 增高、贫血和高铁蛋白血症。许多活动性 SJIA 患者被认为具有 MAS "亚临床"倾向。MAS 由 IFN-γ 和 IL-18 诱发，可激活肺泡上皮巨噬细胞（Mφ），随后释放趋化因子，包括 CXCL9 和 CXCL10 等，启动 Th1 细胞在肺间质中的募集。免疫细胞的积累会促进持续的和自我维持的炎症反馈，导致肺泡蛋白沉积症（PAP）样特征的出现。PAH 病理标本显示炎性血管周围浸润增加，包括 Mφ、树突状细胞、淋巴细胞和肥大细胞；在 AP 中，由于 Mφ 功能障碍和肺泡清除无效以及存在泡沫巨噬细胞，气道中存在脂蛋白物质积聚。感染、毒素和药物暴露均在引发 PHA 中起主要或次要作用。此外，CRP 增高在

PHA 中明显，并与疾病严重程度相关。临床表现中浆膜炎（56%）和 MAS（80%）是疾病严重程度的标志物，疾病严重程度本身可能在这些并发症的发病机制中起重要作用。在组织诊断上，SJIA-LD 主要表现为 PAP/ELP 样病理学改变。影像学表现包括弥漫性磨玻璃样混浊、胸膜下网状结节样病变、小叶间隔增厚及淋巴结肿大。与无 LD 的 SJIA 患者相比，SJIA-LD 患者低龄化更明显，远期预后差。检测血清 IL-18 水平、GM-CSF 自身抗体测定，肺泡灌洗液支气管镜伴支气管肺泡灌洗（BAL）和 / 或开放性肺活检有助于病理生理学分析 PAP。与家族性或自身免疫性 PAP 的典型特征不同，SJIA-LD 患者缺乏粒细胞 - 巨噬细胞集落刺激因子途径功能障碍的遗传学、血清学证据，采用高通量测序进行 BAL 或残余肺组织序列分析，或有助于早期鉴别诊断。近年抗 IL-1 单抗、IL-6 单抗被引入 SJIA-LD 的治疗中。

4. 系统性硬化病（systemic sclerosis，SS）　患者器官损伤严重时仍可表现为无症状性肺损害。一般多表现为肺间质纤维化而出现限制性肺病。纤维化由于炎症性肺泡炎引起，大量巨噬细胞、中性粒细胞、淋巴细胞、嗜酸性粒细胞侵袭肺部导致肺纤维化。硬皮病患者多表现为普通型间质性肺炎。然而，许多情况下呈现非特异性间质性肺炎的模式。这种肺部炎症可以通过支气管肺泡灌洗液或肺组织活检帮助诊断，可见中性粒细胞百分比增高，患者肺功能受损，死亡的风险增大。肺纤维化的发病机制是微血管损伤，导致内皮细胞和肺泡上皮细胞损伤，从而激活凝血级联反应。自身抗体的表达可以预测内部器官受累，尤其是肺部受累，抗酶抗体（Scl-70）与 ILD 的发展紧密相关，而抗着丝粒抗体则有保护作用。胸膜疾病是不常见的表现，一旦存在，通常伴随着实质性疾病。

5. 多发性肌炎 / 皮肌炎（polymyositis pm and dermatomyositis，DM）　肺部并发症是引起 PM/DM 加重和死亡的重要原因。通常是呼吸肌受累，约 40% 有肺部受累。相对于其他 CTD，在 PM/DM 肺部受累很少涉及气道或胸膜，多是继发于咽肌无力的吸入性肺炎。膈肌受累导致膈肌抬高，降低肺容积，基底肺不张。间质纤维化亦多发生于肺底。出现 ILD 将显著影响炎症性肌炎的病程。抗氨基酰 -tRNA 合成酶抗体是最强的预测因子，最常用的是抗 Jo-1 抗体。其他肺实质病变有闭塞性细支气管炎伴机化性肺炎和弥漫性肺泡炎。近年

研究发现，Ⅱ型肺泡上皮细胞产生的生物标志物唾液化碳水化合物抗原6（sialylated carbohydrate antigen，Krebs von den Lungen 6，KL-6）水平的变化与DM导致的间质性肺疾病相关，且与患者用力肺活量（forced vital capacity，FVC）变化明显相关。KL-6与SP-D联合检测将有助于评估SSC/ILD的活动性和医疗干预时机。在特发性炎症性肌病（idiopathic inflammatory myopathies，IIMs）中，抗合成酶综合征（anti-synthetase syndrorme，ASS）是一种以肌肉外表现为特征的多器官受累的严重疾病，尤其影响肺，典型的三联症是肌炎、ILD和非坏死性关节炎。肌炎特异性自身抗体（myositis specific autoantibody，MSA）主要用于IIM临床亚表型的划分，肌炎相关性抗体（myositis associated autoantibody，MAA）可作为背景疾病重要的诊断标志物。MSA呈阳性的靶抗原包括核抗原Mi-2α、Mi-2β、SAE1、NXP2、MDA5、cN-1A和TIF1γ，以及细胞质抗原Jo-1pl-7、PL-12、EJ、OJ、信号识别颗粒（signal recognition particle，SRP）及tRNA合成酶。MAA阳性的靶抗原是核抗原Ku、PM-Scl75、PM-Scl100和细胞质抗原Ro-52。其中黑色素瘤分化相关蛋白5（melanoma differentiation-associated gene 5，MDA5）如在轻度或无肌肉炎症DM的患者中呈现阳性，提示ILD及严重血管炎的风险增加，MDA5抗体也是早期诊断青少年DM的特异性生物标志物，且与ILD发生密切相关。联合MDA5和KL-6检测，对早期发现无典型肌病特征但存在可能危及生命的并发症，尤其是出现肺损害有早期诊断价值。

6. **干燥综合征（Sjögren syndrome，SS）**　上呼吸道外分泌腺受累常引起鼻腔和支气管干燥。常见上呼吸道感染黏液栓的形成，从而导致气道内顽固性分泌物阻塞，使小气道失去功能。SS相关肺损伤最常见的是肺纤维化和淋巴细胞性间质性肺炎，多累及下叶。患者还可出现胸膜炎型（有或无积液）和ILD淋巴性间质性肺炎。

7. **混合性结缔组织病（mixed connective tissue disease，MCTD）**　肺部受累是混合性结缔组织病的常见并发症，但在病程的早期肺损伤并不明显。纤维性肺泡炎（ILD）和肺动脉高压都是MCTD严重的肺部并发症。MCTD-ILD预后可能比SSC-ILD更好。免疫复合物水平升高和增加补体消耗表明免疫复合物沉积介导的肺泡毛细血管膜损伤和组织损伤可能在MCTD-ILD发病机制中起一定

的作用。MCTD可导致肺一氧化碳弥散能力下降，肺功能检查可见限制性通气功能异常。

8. **肉芽肿性多血管炎（granulomatosis with polyangiitis，GPA）（韦格纳肉芽肿病）**　从无症状肺结节到暴发性肺泡出血多种形式的肺损害是多数GPV患者的临床特点。结节通常是双侧多发，边缘多不规则，常见虫蚀样空洞和空泡化。罕见胸腔积液。纵隔和肺门淋巴结肿大较少见。放射检查可见局限性或弥漫性肺实变伴支气管充气征，受累气管或支气管壁通常表现为黏膜或黏膜下肉芽肿性增厚，浸润时常被误诊为肺炎。

9. **变应性肉芽肿性血管炎（allergic granulomatous angiitis，AGA）**　又称Churg-Strauss综合征（Churg-Strauss syndrome，CSS），肺是最常见的受累器官。90%的CSS患者有哮喘病史和嗜酸性粒细胞增多、发热和过敏性鼻炎。CSS的哮喘病理基础是一种过敏性血管炎和肉芽肿性坏死性血管炎。受累肺组织多在外周分布，多是暂时的，或有结节，罕见空泡。胸腔积液少见。其他不太常见的表现包括肺结节、小叶间隔增厚和支气管壁增厚。CSS分3个阶段：初期，表现为过敏性疾病（典型的哮喘或过敏性鼻炎），可能持续几个月到几年；嗜酸性粒细胞/组织浸润期，非常高的外周嗜酸性粒细胞和嗜酸性粒细胞组织浸润可发生在肺、胃肠道和其他组织；血管炎阶段，其中系统性坏死性血管炎涉及多种器官，包括心脏、肺外周神经和皮肤。因与其他血管炎相似，如韦格纳肉芽肿病，诊断有时困难。

10. **肺出血-肾炎综合征**　又称Goodpasture综合征，多数情况下，肺和肾脏受累同时发生。Goodpasture综合征的特征是弥漫性肺出血、肾小球肾炎和循环抗肾小球基底膜抗体三联症。肺部临床表现通常是轻微咳嗽、咯血、气短和缺氧。影像学表现为双肺实变伴支气管充气征。主要的致病因子是针对肺和肾毛细血管基底膜Ⅳ型胶原的抗肾小球基底膜抗体（抗GBM）。

11. **强直性脊柱炎（ankylosing spondylitis，AS）**　即使早期强直性脊柱炎患者，仍有50%~85%存在肺损害。主要变化包括顶端纤维化、肺气肿、支气管扩张和胸膜增厚。一般情况下，病变呈现轻度改变。自发性气胸是一种罕见的并发症。常见的异常还包括肺尖大疱和空洞，与结核病变类似。肋椎关节融合可能会导致胸壁活动受限。

12. **未分类的结缔组织病（undifferentiated connective tissue disease，UCTD）**　约10%的UCTD

合并 ILD,其中的 90% 病例通过肺活检病理曾诊断为"特发性"非特异性间质性肺炎(NSIP),而临床却完全符合 UCTD 的判定标准。相对于特发性肺纤维化(IPF),这些病例与 UCTD 一样预后较好,尤以最大肺活量和一氧化碳弥散量在纵向随访中的明显改善为特征。

【实验室及影像学检查】

目的有两个,一是自身免疫性疾病的确认;二是发现肺损伤的证据。肺损伤的证据可从两方面考虑:

1. **肺功能**　动态检测肺功能指数,重点是反映肺容积、弥散功能和运动后血氧饱和度。

2. **影像学**　与 ILD 无形态差异。特定疾病实体可有重要提示:

(1)SSC:HRCT 扫描时发现食管扩张可增加临床怀疑。

(2)RA:药物性肺炎可出现新的或恶化的 ILD。

(3)PM/DM:与特异性抗 Jo-1 抗体阳性相关的 ILD 可出现在轻微肌炎之前。

(4)SS:HRCT 发现囊肿可提高临床怀疑度。

【诊断及鉴别诊断】

1. **诊断**　没有确切的 CTD-ILD 诊断标准。需要在认知 CTD 同时,早期发现肺损伤,甚至先于 CTD 临床之前由肺损伤发现 CTD。临床医师可参考英国胸科协会(British Thoracic Society)的指南。以下三点有助于判断:

(1)动态肺功能指数:肺总量和最大肺活量,肺一氧化碳弥散量,6 分钟步行血氧饱和度。

(2)高分辨率 CT。

(3)外科肺活检肺组织病理:呈现机化性肺炎和细胞性非特异性间质性肺炎,尤其对免疫抑制剂治疗反应明显。

2. **鉴别诊断**　需与下述疾病鉴别:

(1)特发性肺间质纤维化(IPF):因 IPF 可表现低滴度的 ANA,而部分 CTD 以 IFP 为首发症状,应积极寻找 CTD 证据。

(2)CTD 合并肺感染:因患者多接受免疫抑制剂治疗,对真菌、结核菌和卡氏肺孢子虫等病原学检查尤显重要。

【治疗】

主要包括原发病治疗和抗纤维化两方面。抗纤维化常用药物有:N-乙酰半胱氨酸、秋水仙碱、γ 干扰素、内皮素受体阻滞剂、吡非尼酮等,但很多药物没有儿童应用的指征。生物制剂也被应用于治疗 CTD-ILD,如 TNF-α 拮抗剂,疗效仍在观察中。对症治疗依然需要,一旦病情进展至终末阶段,可考虑肺移植,但临床较少采用。

【预后】

CTD-ILD 是影响 CTD 预后的主要原因,也是 CTD 重要的死亡原因,早期诊断对改善预后有帮助。

五、结缔组织病相关性肺动脉高压

肺动脉高压(PAH)是原发性疾病或其他疾病导致的肺小动脉持久性阻力增加,终致右心衰竭的一类病理生理综合征。表现为肺动脉压力升高而肺静脉压力正常。可分为 5 类:特发性、家族性、相关因素所致、因肺静脉或毛细血管病变所致以及新生儿持续性 PAH。在各种因素所致的 PAH 中,CTD 占首位。与特发性肺动脉高压(iPAH)相比,结缔组织病相关 PAH(CTD-PAH)多为女性。PAH 可以是 CTD 猝死的重要原因。而早期 CTD-PAH 患者常缺乏明显临床表现易被忽视。

【流行病学】

几乎所有的 CTD 都可以合并 PAH,但无确切的流行病学资料。所报道的发病率差异很大(2.8%~65%),总体上高于普通人群的发生率(2.6%)。CTD 不同实体疾病 PAH 发生率不尽相同,容易并发 PAH 的 CTD 有 SSC、MCTD 和 SLE,其中系统性硬化的一个亚型——CREST 综合征(calcinosis:钙质沉着,Raynaud's phenomenon:雷诺现象,esophageal dysmotility:食管运动功能障碍,sclerodactyly:肢端硬化,telangiectasia:毛细血管扩张)伴发 PAH 可达 60%。其他还可见于盘状狼疮(DLE)、原发性干燥综合征(SS)、类风湿关节炎/幼年特发性关节炎(RA/JIA)、抗磷脂抗体综合征(APS)、自身免疫性甲状腺功能减退、多肌炎(PM)和惠普尔病(Whipple's disease)。

【免疫学特征】

1. 所有患者均有自身免疫或自身炎症疾病实体的临床特征。肺动脉高压常因与原发病的证候重叠或早期症状缺乏典型性而易忽略。严重的 PAH 是 CTD 猝死的原因之一。

2. 一些自身免疫性结缔组织病更易发生 PAH(SSC、MCTD、SS、SLE、APS),一些病征与 PAH 密切相关(雷诺现象)。在儿科,雷诺现象或是 SSC 极早期唯一的症状。

3. PAH 可与结缔组织病相关的间质性肺损伤并存。

【免疫病理】

CTD-PAH 的炎症和上皮细胞损伤是基本的病理基础,病理改变的核心结果是肺小血管和中等血管的重塑。抗核抗体、类风湿因子、IgG 或补体的沉积,以及巨噬细胞和 T 淋巴细胞等炎症细胞浸润强烈提示自身免疫炎症的参与。

炎症进程导致血管内皮的血管活性增生调节因子(血栓素 A2 和内皮素 -1)与抗增生血管舒张因子(一氧化氮和前列环素)的失衡。活化的血小板释放血清素使肺动脉血管收缩和细胞增生,并加速。同时,交感神经活性增加,低氧血症发生,以及再灌注损伤的肺血管促使更多的细胞因子释放,导致肺血管重塑进程、纤维化和血管内微血栓的形成,终致肺血管内膜增厚,阻力进行性增加,肺血管床减少,肺动脉压和右心室压过载。心脏瓣膜病变和肺小动脉栓塞有关。

某些临床证候可能与 PAH 进程相关。雷诺现象与 PAH 高度相关,肺小动脉反复痉挛收缩可产生"功能性"PAH,这种现象被称为"肺内雷诺现象"。初始阶段,右心室补偿机制可维持正常的每搏输出量(冲程容积)和心排血指数,一旦失代偿,便出现右心功能不全的症状、心脏衰竭甚至死亡(有时是猝死)。抗磷脂抗体与 PAH 有关,可以造成内皮损伤部位血栓形成,使肺循环压力升高,此为 CTD-PAH 的重要机制之一,因此抗凝治疗成为 CTD-PAH 的治疗基础之一。

【发病机制】

研究较为详细的是 SSC-PAH 的血管重塑机制。血管的改变贯穿肺血管的内膜、中层和外膜。内皮细胞凋亡,伴随内皮细胞活化的黏附分子表达增强以及炎症细胞募集导致血管闭塞。大量的循环自身抗体均可能产生致病作用。这些抗体包括:①经典的自身抗体。抗着丝点抗体,抗拓扑异构酶抗体 -1,抗 RNA 多聚酶 -Ⅲ 抗体,抗纤维蛋白(U3 小核仁的核糖核蛋白,U3RNP 抗体),抗 Th/To 抗体和抗多肌炎 / 硬皮病(PM/Scl)抗体;②新发现的自身抗体。抗纤维蛋白 -1 抗体,抗基质金属蛋白酶抗体(MMP)1~3,抗新抗原(nag)-2(非甾体抗炎药激活基因)抗体,抗成纤维细胞(Fb)抗体,抗内皮细胞抗体(AECA)以及抗血小板趋化生长因子(PDGF)受体抗体等。

在 SSC 患者中已经发现越来越多的候选基因与各种细胞因子表达的启动子关联。这些基因包括趋化因子配体 2〔单核细胞趋化蛋白 -1,CCL2(MCP-1)〕基因、CD19 的两个变量(启动子并编码 TNF-α 的多态性和 IL-1a 基因启动子)基因、IL-10 中的三个单核苷酸多态性单体型(3-SNP haplotype)基因、结缔组织生长因子(connective tissue growth factor,CTGF)启动子区多态性基因、干扰素调节因子 5(interferon regulatory factor 5,IRF5)替代物基因、信号传感器和转录激活子 4(STAT4)单核苷酸多态性等。尽管这些发现均支持 SSC 的遗传基础,但对 SSC-PAH 的遗传学效应认知尚少。被认为可能与 SSC-PAH 有关的转化生长因子 β 受体家族的骨形态发生蛋白受体 2(bone morphogenetic protein receptor 2)基因编码突变尚未得到证实。内皮糖蛋白(endoglin)是一种同型二聚体膜糖蛋白,作为 TGF-β 受体复合物的部分存在于人血管内皮,内皮糖蛋白基因多态性和 SSC-PAH 间的关系已有报告。尽管已经清楚内皮糖蛋白突变是遗传性毛细血管扩张症的致病原因,在 PAH 患者中却很少发现。因此,SSC 患者内皮糖蛋白基因多态性的功能意义还有待论证。

【临床表现】

PAH 患者的临床表现无特异性。常见症状为活动后气短、乏力,胸痛、干咳、咯血、晕厥等。CTD 疾病本身的多系统受累症状常常掩盖 PAH 的表现。出现气短往往意味着 PAH 患者已出现右心功能不全,发生晕厥或眩晕则提示患者心输出量明显下降。对高危患者应仔细体检 PAH 的相关体征,如 P_2 亢进、肺动脉瓣收缩早期的喷射性喀喇音和三尖瓣区收缩期反流性杂音,右心功能不全时常出现颈静脉充盈或怒张、下肢水肿、发绀、右房室瓣收缩期中晚期反流性杂音,右室肥厚导致的剑突下出现抬举性搏动等。

【实验室及影像学检查】

1. 血常规了解继发 PAH 的红细胞增多;肝功能以筛查门脉性 PAH;自身免疫相关检测以确定 CTD 相关 PAH。

2. 对 CTD 患者筛查或疑似 PAH 的患者应先行静息状态下经胸超声心动图、心电图及胸部 X 射线片,以及肺功能等评估。

3. 高度倾向 PAH 时尽早完善右心漂浮导管(right heart catheterization,RHC)、肺功能、核素肺通气 / 灌注显像、CT 肺动脉造影等检查以准确诊断和病情评估。

4. 不推荐 CTD 相关 PAH 患者常规进行急性肺血管扩张试验。

5. 核素肺通气/灌注显像是判断 PAH 患者是否存在肺动脉狭窄或慢性血栓栓塞性肺动脉高压（chronic thromboembolic pulmonary hepertension，CTEPH）的重要检查手段。

【诊断及鉴别诊断】

1. 诊断　包括 CTD 的临床诊断和 PAH 的临床与实验诊断条件。

（1）早期筛查。由于右心代偿的原因，早期左心回心血量并不减少，左心输出量亦不下降，患者常无特异性临床表现。一旦出现症状，即表明右心失代偿。所以，对于易患 PAH 的 CTD 患者应定期进行筛查实验。

（2）符合 CTD 诊断的患者，满足 2015 年 ESC/ERS 发布的指南中的 PAH 实验室定义，即海平面静息状态下，RHC 测得肺动脉平均压（mPAP）≥25mmHg（1mmHg=0.133kPa），PAWP ≤15mmHg，PVR>3WU，即可诊断 CTD 关联的 PAH。目前尚无专用于儿童 CTD 患者的金标准。

（3）已确诊的 CTD 相关 PAH 患者应进行全面病情评估。针对 CTD，应根据不同疾病分类进行疾病活动度和损伤程度评估；针对 PAH。应评估 WHO 的心功能分级、运动耐量、超声心动图及血流动力学指标等，并进行危险分层。

2. 鉴别诊断　由于肺高压（PH）引发的临床症状除 PAH，还包括肺静脉高压和混合性肺高压，因此在考虑 CTD 相关 PAH 时，应注意可能存在或并发其他导致 PH 的病因，包括左心疾病、慢性缺氧性肺疾病和肺动脉阻塞性疾病等。

【治疗】

CTD 及 CTD 相关 PAH 的治疗必须是相关的多学科协作完成，实现 CTD 和 PAH "双重达标" 的低危状态目标。早筛查和强化危险分层的免疫抑制治疗有助于 CTD 相关 PAH 病情改善。一般与基础治疗，包括严格避孕、康复锻炼、预防感染、心理支持，以及利尿、吸氧、强心、抗凝等治疗。遵循多学科规律随诊，重视对患者的教育。

【预后】

PAH 患者出现症状至确诊的时间与预后相关，早期诊治非常重要。尽管治疗药物和手段有了较大进展，PAH 仍然是 CTD 严重危及生命的并发症，特别是 SSC 患者。对 SLE 而言，PAH 已成为患者仅次于感染和脏器功能衰竭的第三大死亡原因。

六、闭塞性细支气管炎

闭塞性毛细支气管炎（bronchiolitis obliterans，BO）是小气道炎症损伤相关的慢性气流阻塞综合征，以小气道腔内肉芽栓塞或小气道损毁后瘢痕形成为组织学特征的缩窄性细支气管炎。支气管扩张为其常见并发症。成人 BO 主要与器官移植后移植物抗宿主反应有关，儿童常继发于呼吸道感染，最常触发 BO 的疾病是急性病毒性毛细支气管炎。

【流行病学】

近年发病率增加。艾滋病、免疫受损（包括脏器移植、肿瘤及结缔组织病）是高危罹患人群。儿童 BO 经常由感染引起，最常见触发 BO 的疾病是急性病毒性毛细支气管炎，约 1% 急性病毒性毛细支气管炎的患者发展成感染后 BO。

【免疫学特征】

1. 成人 BO　主要与器官移植后移植物抗宿主反应有关，儿童 BO 通常继发于呼吸道感染后，尤其是腺病毒、肺炎支原体的感染。

2. 缩窄性 BO　早期表现为上皮坏死，黏膜、黏膜下、毛细支气管周围和管腔的炎症渗出，进一步发展为黏膜下纤维化，管腔减小最后闭塞，多不可逆。增生性 BO 以肉芽组织在气道内组成 "息肉丛" 样肉芽结构为特征，伴有空泡样巨噬细胞聚集，肺泡隔增厚。间质改变通常限于息肉的区域，有潜在的可逆性。

3. 成人 BO 发展成闭塞性细支气管炎伴机化性肺炎（BOOP）的情况在儿童并不常见。

【免疫病理】

异常的组织修复，尤其是无效的上皮再生，以及对组织损伤的过度炎症反应既是导致小气道上皮细胞损伤、上皮下组织炎症和过度纤维增生的病理过程，也是闭塞性细支气管炎的病理学特征。形态上可见支气管扩张，小气道炎性细胞、肉芽组织和/或纤维组织阻塞和闭塞，细支气管旁的炎症和/或纤维化，肺不张，血管容积和/或数量的减少。病变区域中毛细支气管炎性浸润具有特异性，可见明显的 CD8+、CD4+、CD20+、粒酶 B+，以及穿孔素阳性的淋巴细胞浸润。

【病因和发病机制】

1. 常见病因

（1）吸入因素：如毒气、异物、胃食管反流等。

（2）感染因素：①病毒。主要有腺病毒（3、7、21

型)、呼吸道合胞病毒、副流感染病毒(2 和 3 型)、流感病毒 A 和 B 型及麻疹病毒；②细菌。金黄色葡萄球菌、B 族溶血性链球菌、肺炎链球菌；③肺炎支原体。

(3)自身免疫或炎症性疾病：如类风湿关节炎、渗出性多型性红斑、系统性红斑狼疮、皮肌炎。

(4)组织器官移植后：骨髓移植、心肺移植。

(5)支气管肺发育不良、先天性心脏病、囊性纤维化。

(6)药物。

2. 发病机制 临床可见移植相关性和非移植相关性两类。

(1)移植后 BO 的发病机制并不十分清楚。免疫损伤(急性排斥反应和淋巴细胞性支气管炎/细支气管炎)和非免疫损伤(缺血、再灌注损伤、感染等)启动了气道上皮细胞连锁免疫反应，通过破损的基底膜流入大量的炎性细胞、上皮细胞、T 淋巴细胞、活化的巨噬细胞和平滑肌细胞，这些细胞分泌大量的促炎性细胞因子(IL-2、IL-6、TNF-α)和化学趋化因子(IL-8、RANTES、MCP-1)，导致活化的中性粒细胞聚积，又加速了促炎性细胞因子及趋化因子的进一步产生，释放大量的活性氧化物(ROS)和蛋白酶，导致气道进一步损伤。巨噬细胞产生的促纤维化细胞因子使成纤维细胞吸附、增殖，导致细胞外基质沉积和平滑肌细胞增殖。这些复杂的原因使气道上皮在各种原因损伤后，产生无效上皮再生、大量炎性反应，最终导致进行性组织瘢痕修复致气道阻塞。

抗 HLA-I 抗体与肺功能进行性下降相关，推测此抗体可能参与了 BO 的发病。因 CMV 可减弱免疫抑制剂环孢素和他克莫司的免疫抑制作用，上调上皮细胞和内皮细胞中 HLA 抗原的表达而促进急性排斥反应。

(2)非移植相关 BO 的发生可能与感染、吸入有毒物质、严重的皮肤黏膜过敏性疾病(如史蒂文斯-约翰逊综合征)、结缔组织病、胃食管反流病、药物不良反应等因素有关。在儿童多为感染后 BO。当闭塞性细支气管炎没有原因可以解释时，称为隐源性闭塞性细支气管炎。非移植相关 BO 的发生主要与 T 淋巴细胞在细支气管周围的浸润有关，随后细支气管周围发生胶原沉积和纤维化。遗传因素也参与了非移植相关 BO 的发病。

【临床表现】

感染后 BO 的临床表现：急性病毒性肺炎、毛细支气管炎恢复慢、持续性咳嗽或喘鸣、病变肺野可闻捻发音(Velcho 音)；胸部 X 射线由支气管周围炎(支气管周围渗出、肺过度充气和段及以下肺膨胀不全)发展为间质浸润、支气管充气相等。临床表现差别大，大多呈亚急性过程，发热、干咳、呼吸困难、体重下降、厌食，少见咯血、胸痛、关节痛，发绀、杵状指少见。听诊可闻及 Velcro 啰音，即病变部位粗湿啰音伴支气管呼吸音。

【影像学检查】

1. 胸部 X 射线 斑状小泡、毛玻璃样改变、间质浸润、支气管充气相，支气管壁厚、肺过度充气、肺膨胀不全和支气管扩张。

2. CT 近胸膜区斑片状肺透亮。

3. HRCT 支气管壁厚，肺膨胀不全，支气管扩张和高通气与低通气区混合(镶嵌形式)是小气道损伤最重要的征象(马赛克灌注或马赛克衰减)。影像学动态特点为病变游走，病变与非病变区界线清楚，随病程进展上述特点渐弱。

【诊断及鉴别诊断】

1. 诊断 目前无统一标准。综合的动态观察是诊断的重要原则。开胸肺活检或支气管镜、胸腔镜肺活检是诊断的金标准，但只适于治疗后仍进行性恶化的患者。

临床诊断 BO 的条件为：

(1)急性感染或急性肺损伤后 6 周以上的反复或持续气促，喘息或咳嗽、喘鸣，对支气管扩张剂无反应。

(2)临床表现与胸片轻重不符，临床症状重，胸片多为过度通气。

(3)肺 CT 显示支气管壁增厚，支气管扩张，肺不张，马赛克灌注征。

(4)肺功能示阻塞性通气功能障碍。

(5)胸片为单侧透明肺。

(6)排除其他阻塞性疾病，如哮喘、先天纤毛运动功能障碍、囊性纤维化、异物吸入、先天发育异常、结核、艾滋病和其他免疫功能缺陷等。

2. 鉴别诊断 临床需与急性下呼吸道感染、支气管哮喘、先天性支气管肺发育异常、气管内异物伴感染、闭塞性细支气管炎伴机化性肺炎等鉴别。

【治疗】

目前尚没有公认的 BO 治疗准则，所有的资料几乎均来自移植后 BO 和 BOOP，鲜有儿科感染后 BO 的可用资料。免疫调节治疗是改善 BO 患者肺功能与预后的方法。临床多采用毒性较低的治疗策略,包括白三烯受体拮抗剂、吸入支气管扩张剂与糖皮质激素联合制剂。激素治疗有争议,可给予泼尼松 1~2mg/(kg·d),足量维持 1~3 个月后依病情逐渐减量,总疗程 1 年。疗效欠佳可应用免疫抑制剂,包括环孢素 A、他克莫司等。哪种治疗可以改变移植后 BO 的病程并无结论,早期、积极地应用免疫抑制剂预防急性排斥反应或许能减少 BO 的发生。肺移植后 BO 患者用大剂量甲泼尼龙冲击治疗无效时,可考虑使用抗淋巴细胞抗体治疗,部分患者 FEV$_1$ 可维持稳定达 6 个月以上。全身淋巴结照射也可考虑用于 BO 的免疫调节治疗。

在儿科,大环内酯类药物改善 BO 患者病情尚无结论,临床应用时必须权衡抗生素带来的人呼吸道微生物族群失调后的结果。体外光化学疗法尚处于起步阶段,疗效仍不确切。

【预后】

BO 的预后不确定,多数预后不良,有的死于进行性呼吸衰竭,多数病例遗留肺过度充气、肺膨胀不全和支气管扩张。转归可能与潜在病因和疾病发展速度相关,对感染后 BO 患者严密随诊观察,监测临床症状、体征、肺部影像学及血氧饱和度,早期治疗或可以改善预后。

七、弥漫性肺泡出血

弥漫性肺泡出血(diffuse alveolar hemorrhage,DAH)是多种原因导致的以肺泡毛细血管基底膜广泛破坏,终末细支气管、肺泡内出血并充满含铁血黄素和巨噬细胞大量出现为特征的综合征。主要表现为原发病基础上的呼吸困难、咯血、急性或慢性贫血和胸部弥漫性病变。特发性肺含铁血黄素沉积症(idiopathic pulmonary hemosiderosis,IPH)是儿童经典的 DAH。

【流行病学】

特发性肺含铁血黄素沉积症的人群发病率为(0.24~1.26)/1 000 000。

【免疫学特征】

伴随急性、进行性或慢性呼吸功能减低的贫血。除背景疾病本身的免疫学特征外,基本临床病理分为两类:以自身免疫疾病或系统性血管炎为背景的肺泡毛细血管炎,以及无肺泡毛细血管炎的疾病。

【免疫病理】

基本特征是肺毛细血管炎、单纯肺泡出血、弥漫性肺泡损伤和铁浸润肺组织造成纤维化。光镜下可见毛细血管壁纤维素样坏死,肺泡间隔毛细血管闭塞和纤维化,肺间质白细胞浸润,白细胞碎裂;近期出血的远端气道及肺泡内可见正常形态的红细胞;亚急性、慢性出血时可见含铁血黄素细胞,肺泡上皮和杯状细胞增生;急慢性出血都可以见到纤维增生。

存在自身免疫疾病或系统性血管炎背景的DAH,可呈现出与基础疾病相关的免疫病理特征,如免疫复合物介导、抗肾小球基底膜抗体和显微镜下多动脉炎等特征。

【发病机制】

发病率非常低是 IPH 相关研究资料匮乏的原因。其发病机制至今不清。微血管损伤导致血液外溢至肺泡是 IPH 主要的病理基础。

DAH 是很多临床综合征的一部分,包括全身性疾病和局限于肺部的血管炎或毛细血管炎性疾病。这类疾病以血管炎为病理基础,见于肉芽肿性多血管炎(GPA/WG)、微小血管炎(显微镜下多动脉炎)、系统性红斑狼疮、肺出血肾炎综合征、抗磷脂抗体综合征、IgA 血管炎(HSP,过敏样紫癜)、结节性多动脉炎、血栓微血管病、白塞病、冷球蛋白血症、药物导致肺细胞毛血管炎、特发性肺肾综合征等。

没有血管炎或毛细血管炎的"温和"肺出血,可发生于特发性肺含铁血黄素沉着症、亚铁原卟啉综合征、急性特发性婴儿肺出血、骨髓移植免疫缺陷凝血功能障碍、麦麸过敏;也可见于一些心血管系统疾病,如二尖瓣狭窄、肺静脉闭锁、肺动脉畸形、肺淋巴管肌瘤、肺动脉高压、肺动脉多发血管瘤、慢性心力衰竭、肺血管梗死后血栓形成等。

IPH 的主要学说涉及变态反应因素、环境、遗传和 / 或自身免疫机制:①变态反应学说的依据是发生率与牛奶过敏的关系;②环境理论提示在接触纸葡萄穗霉后发生 IPH;③同胞患病提示存在遗传因素参与发病;④自身免疫现象,如乳糜泻,可经无麸质饮食后缓解,以及肾小球肾炎和 / 或类风湿关节炎接受免疫抑制或调节剂治疗后缓解。

【临床表现】

不同程度的咯血、贫血、伴随呼吸困难是 3 个主要的临床特征。在儿童有时仅有咳嗽、贫血和呼吸功能减低。由于急性或慢性贫血和急性或慢性进行性呼吸功能减低,患者出现相应的乏力、运动不耐受、低热。严重者可出现肺纤维化或肺源性心脏病的体征。

存在自身免疫性疾病或系统性血管炎的 DAH,则有原发病的临床表现。以 DAH 为首发又缺少原发病的临床特征时,既有诊断困难,还潜在致死性风险。

【实验室及影像学检查】

1. 血红蛋白和网织红细胞需要动态观察。

2. 动脉血气分析可了解氧合情况。

3. 肺功能物理参数测定,限制性通气功能障碍,弥散功能正常或减低。急性期,由于弥漫性肺泡出血,肺泡内红细胞摄取一氧化碳,可能导致一氧化碳弥散量增加,超过 30% 则有提示意义。

4. 影像学示弥漫性肺泡影像增强。以肺门为中心,呈放射状弥漫性颗粒影或结节影,出血量多时可融合成片;阴影呈迁徙性,部位、大小及密度可变,可随肺内血液排出或吸收迅速消失。CT 检查可见实变影、磨玻璃影及网格影等肺间质纤维化样改变。HRCT 可见双肺弥漫磨玻璃样或网格状实变影,与出血程度、速度和时间有关。胸部影像学检查可提示肺泡出血量及病情进展程度。

5. 支气管肺泡灌洗可确定肺泡出血及出血范围,肺泡灌洗液中含铁血黄素巨噬细胞(hemosiderin-laden macrophage,HLMs)计数可以辅助诊断,对非典型病例更有意义。

6. 支气管镜肺活检可了解病理改变。

7. 自身免疫疾病、系统性血管炎的相关检查。包括抗转谷氨酰胺酶(antitransglutaminase,ATA)抗体 IgA 和 IgG;抗麦胶蛋白抗体(antigliadin,AGA)和抗肌内膜抗体(antiendomysium,AEA);抗核抗体,抗双链 DNA 和平滑肌抗体;类风湿因子和抗中性粒细胞胞质抗体以及血清补体水平。

8. 无肺泡毛细血管炎相关疾病的检查。

【诊断及鉴别诊断】

血红蛋白水平下降,呼吸困难和弥漫性肺泡影像增强,无论是否有咯血都应考虑 DAH 的诊断,证实血氧分压下降,肺弥散功能增高,支气管肺泡灌洗液检查 3 个或 3 个以上肺段回收液呈血性,出血 48 小时后超过 HLMs>20%。排除感染、结核病、新生物、支气管扩张、支气管肺发育不良、肺血管畸形等可导致肺出血的疾病可以诊断 DAH。应积极寻找伴或不伴肺泡毛细血管炎的原发病。

【治疗】

急性起病的 DAH,尤其是咯血危象,应尽快控制肺泡出血,稳定病情,抑制疾病进展。积极治疗原发病。DAH 大部分病因与免疫相关。因此治疗以糖皮质激素及免疫抑制剂如环磷酰胺、硫唑嘌呤、甲氨蝶呤等为主。危重病例可单用糖皮质激素或联合环磷酰胺冲击治疗,病情有所缓解时可改为维持量。小剂量激素联合硫唑嘌呤等免疫抑制剂可起到长期缓解以及预防复发的作用。静脉注射丙种球蛋白、血浆置换、免疫吸附疗法可视不同病因和不同的疾病阶段而定。

【预后】

激素以及免疫抑制剂的治疗后 5 年存活率超过 80%。自身免疫介导的 DAH 的预后受原发病的转归影响。

八、儿童喘息性疾病

喘息(wheeze,sibilant rhonchi)是症状,而不是一种疾病,以患者呼吸时出现持续性的哮鸣音为特征。喘息提示呼吸道存在狭窄或阻塞。喘息症状在学龄前期常见,往往为一过性,60% 婴儿喘息者至学龄期表现正常,但反复喘息和持续性喘息则与多种疾病相关,其自然进程多变。本节重点介绍儿童早期的喘息性疾病(wheezing diseases)。

【流行病学】

在欧、美地区 1~6 岁的儿童中,近 50% 的儿童在 6 岁前至少有一次喘息表现,约 1/3 的儿童在过去的 6 个月内有过喘息发作。在发展中国家,学龄前儿童喘息可能被误诊为肺炎,或因相关疾病定义间的重叠而导致其治疗不足及哮喘发病率和死亡率的增加。

【免疫学特征】

儿童喘息表型(wheezing phenotype)受病因或疾病谱的影响,首次发生年龄和发生的频率具有明显的异质性。各种表型的概念用于描述疾病的进程和预后,而儿童喘息性疾病的病因谱与年龄相关,鉴别诊断要考虑年龄因素。

婴儿期特有的产前免疫和产后早期系统免疫不成熟和脆弱的黏膜免疫、人类微生物组(human microbiome)和空气中的微生物(airborne microbes)是影响喘息临床表型重要的因素。

【免疫病理】

1. 刺激因素的多重作用 呼吸道不断与环境中的微生物和致敏源接触,在免疫系统保护机体免受环境因素攻击的同时,针对入侵病原或吸入微粒的免疫应答也可能造成炎症,出现哮喘样症状。"卫生学说"提示了在发育过程中,适当的刺激有利于免疫系统的正常发育,并防止发生以"哮喘"为代表的特应性疾病,也暗示了感染与宿主免疫之间存在着复杂的相互影响。病毒是造成婴儿期喘息和随后喘息急性发作的主要原因。被病毒感染的气道上皮细胞、树突状细胞及其他接触刺激原后的黏膜细胞可影响上呼吸道病毒感染的结局。以呼吸道合胞病毒为例,病毒感染呼吸道上皮细胞后,触发系列促炎性趋化因子和细胞因子的释放,其中的胸腺基质淋巴细胞生成素(thymic stromal lymphopoietin, TSLP),可导致过度的 Th2 细胞应答。许多变应原具有蛋白酶活性,可通过模拟微生物作用而刺激先天非特异性免疫系统,导致过敏反应。例如,屋尘螨变应原 Derp2 类似于细菌脂多糖的结合蛋白,能模仿脂多糖对肺结构细胞免疫刺激。这些感染和过敏因素结合起来,造成了对呼吸系统免疫的多重作用,从而产生喘息症状。

2. **黏膜屏障和Ⅰ型干扰素反应** 反复喘息患者的上皮细胞脆弱、稀疏,上皮细胞间的紧密连接被破坏。这会导致黏膜纤毛受损和屏障(分子筛)的功能减弱,有利于过敏原和其他刺激物接触气道黏膜组织。病毒感染后,上皮细胞是先天免疫反应的重要因素,也是Ⅰ型(特别是β干扰素)、Ⅲ型(λ干扰素)干扰素,其他细胞因子和趋化因子的主要来源,上皮细胞与树突状细胞间的相互作用可以调控黏膜的变应性炎症,维持免疫稳态,反复喘息患者可能在病毒感染时出现气道黏膜干扰素反应低下,造成对病原的清除能力下降。

3. **黏膜免疫与Th2型免疫反应** 黏膜组织、黏膜组织内淋巴组织和免疫细胞构成复杂的网络,可以针对不同刺激产生相应的免疫应答,呼吸道黏膜免疫系统与其他黏膜组织的免疫系统之间相互关联和相互影响,构成"共同黏膜免疫系统(common mucosal immune system)"。儿童喘息性疾病与哮喘之间有很多相同点。但是用 Th2 细胞介导的 2 型免疫很难解释许多相关现象,如很多患者并无过敏证据,喘息多为病毒感染,运动和气候变化等非过敏因素诱发等,使用变应原调节或抑制治疗并不能很好地改善患者的 AHR 和气道炎症的发展。黏膜免疫不但能够区分有益和有害的外来物质,还能够区分共生菌和入侵的致病细菌,存在于肠道和肺部黏膜组织的固有淋巴样细胞(innate lymphoid cells, ILC)可以非特异地对寄生虫、病毒、霉菌、过敏原等刺激原产生免疫应答,具有特定功能的 ILCs 已成为黏膜固有免疫应答反应的新参与者。ILC2 分泌的 2 型细胞因子(IL-5、IL-9 和 IL-13)可能参与了过敏进程,并与哮喘、变应性鼻炎、变应性皮炎等相关。ILC2 还可能是 Th2 细胞之外的活化途径,最终也将导致 Th2 型免疫的发生。

【发病机制】

1. **基因与产前环境的影响** 喘息性疾病的异质性与基因、产前及产后环境因素相关。越来越多的证据显示,基因可能与一些潜在的表型有关,并在环境因素刺激后显现。例如 17q21 位点被一致认为与儿童哮喘关系最为密切,该位点与生命早期烟草烟雾暴露和呼吸道感染存在着相互作用。基因之间或基因之间的相互作用也可能通过表观遗传机制发挥作用。

遗传易感性以及与妊娠相关的某种因素,例如母亲控制不佳的哮喘、吸烟或母亲对药物治疗的态度等,不仅会影响儿童的发病率,也会影响儿童在其整个童年期喘息的进展。

2. **后天环境** 婴儿期的几个危险因素与喘息性疾病相关,这些因素包括婴儿期体重的迅速增加、吸烟、吸入细颗粒物、内毒素等环境因素暴露、对乙酰氨基酚使用、集体环境以及有年长的兄弟姐妹等。母乳喂养似乎对减少喘息发病有一定作用。有些研究结果支持多重作用学说,即婴儿期处于呼吸道病毒感染的易感期以及遗传性过敏症的致敏期,这两者的双重作用可能在哮喘的发病机制中起到关键作用,但尚难确定这种作用与哮喘之间是否是因果关系。

【临床表现】

表现为反复发作或一过性喘息,可伴有咳嗽、胸闷、气短等,程度不一。发作时在双肺可闻及散在或弥漫性、以呼气相为主的哮鸣音,呼气相延长。部分患者的症状和体征可自行缓解。

【实验室及影像学表现】

以下检查方法基于喘息的病因与背景疾病的关联,对诊断、鉴别诊断,以及病情监测非常重要,但在大多数情况下属于排除性检查,而非诊断的"金标准"。

1. 肺功能检查,支气管舒张试验可评估可逆性气流受限,支气管激发试验可评估其气道反应性。

2. 过敏状态检测,包括变应原皮肤点刺试验、血清变应原特异性 IgE 测定和外周血嗜酸性粒细胞分类计数,有助于了解过敏状态,协助哮喘诊断,制订环境干预措施和确定变应原特异性免疫治疗方案。

3. 气道炎症指标检测,包括诱导痰嗜酸性粒细胞分类计数和呼出气一氧化氮(FeNO)水平,可评估嗜酸性粒细胞性气道炎症。

4. 胸部影像学检查、支气管镜检查有助于排除其他肺部疾病。

【诊断及鉴别诊断】

喘息是非特异性的呼吸道症状,具有异质性的背景疾病,存在于不同临床表型中。按照症状表现形式可分为发作性喘息和多诱因性喘息,按照病程演变趋势可分为早期一过性喘息、早期起病的持续性喘息(指 3 岁前起病)、迟发性喘息 / 哮喘。上述表型分类是回顾性的,无法实时、可靠地将患儿归入某一具体表型。

低龄组喘息性疾病可以依据症状做出诊断。诊断时应注意识别可能发展为持续性哮喘的患儿,当出现以下临床特点时高度提示哮喘:频繁发作性喘息多于每月 1 次;运动诱发的咳嗽或喘息;非病毒感染导致的间歇性夜间咳嗽;喘息症状持续至 3 岁以后;抗哮喘治疗有效,但停药后又复发。也可以通过哮喘预测指数(modified asthma predictive index)和哮喘预测工具(asthma prediction tool)等评估工具,对幼龄儿童喘息发生持续哮喘的危险度做出评估。

如果怀疑哮喘诊断,可采用针对哮喘的试验性治疗,并评估治疗反应。大部分低龄喘息儿童预后良好,喘息症状可能随着年龄增长而自然缓解,应避免过度治疗。

喘息的鉴别诊断贯穿始终,目的在于确定疾病实体。未明确诊断之前,应避免盲目诊断"喘息性疾病",甚至"哮喘病"的倾向。喘息较少见的其他原因包括先天性解剖异常、异物、其他肺部疾病(例如,囊性纤维化)、心脏疾病、自身免疫性疾病肺损伤及胃肠道疾病等。不典型病例或患者对治疗反应欠佳时,必须重新考虑喘息症状的背景疾病,并对患者进行气道高反应性、气道炎症水平和特应性进行评估。

【治疗】

治疗强调"控制"的概念,控制包括症状控制和预防不良预后的未来风险两个主要方面。判断患者的表型有助于医师为其做出治疗选择,但应用表型时需注意以下问题:表型本身也存在"异质性",表型可随时间变化。

急性期药物,吸入速效支气管扩张剂如沙丁胺醇是所有年龄段患者的一线用药,按需使用。抗胆碱能药物是二线用药,常用异丙托溴铵。

长期控制药物,应用治疗剂量的吸入糖皮质激素(inhaled corticosteroid,ICS)可以改善症状及肺功能,降低额外药物的应用,减少因喘息急性发作的住院率,喘息持续性发作的患者可每日用 ICS。长效支气管扩张剂必须与 ICS 联合应用,作为附加治疗药物。白三烯受体拮抗剂可作为低剂量 ICS 后的第二治疗选择,或为一线治疗的备选药,也可作为联合用药。

九、结核病

结核病(tuberculosis)是由结核分枝杆菌(MTB)感染引起的慢性传染病。结核菌可能侵入人体全身各种器官,但主要侵犯肺脏,称为肺结核病。

【流行病学】

由于免疫功能的不成熟,儿童感染 MTB 后容易发展为肺外结核或活动性结核病。近年来,耐药结核分枝杆菌的流行以及 HIV 病毒感染病例的增多,大大增加了结核病治疗的难度,并成为目前世界性的严重问题。仅 2010 年,全世界每年有 900 万新的活动性结核病例,140 万人死于结核病。据估计,全世界 1/3 的人口感染过结核,但没有临床症状,成为潜伏性感染者,这其中有 5%~10% 会转变成活动性结核。

【免疫学特征】

1. 宿主针对 MTB 的保护性反应与 Th1 型免疫反应密切相关,CD4$^+$T 细胞以及 IL-12、IFN-γ 和 TNF 在控制结核感染中尤为重要。

2. 结核病的感染形式、临床表现、免疫病理改变具有异质性。

3. 感染 MTB 后机体免疫反应的平衡至关重要,Th1/Th2 反应决定抗结核免疫的方向。

4. 结核病患者的局部免疫反应与全身免疫反应可能有所不同,具有隔室化(compartmentalisation)的特征。

【免疫病理】

结核的病理改变包括渗出、增生、变质性病变。机体免疫水平、入侵结核菌的数量及毒力,与病变的性质、范围有密切关系,三种病理改变可共存于一个病灶,并以一种为主。下文介绍几种特征性病理改变。

1. **结核肉芽肿** 肉芽肿是结核病的典型病理标志,也是了解其免疫机制的关键点。一般认为,结核性肉芽肿是宿主免疫防御的结果,免疫细胞按照一定组织结构形成肉芽肿,以控制结核菌感染。一旦细胞反应缺陷,肉芽肿也为 MTB 潜伏和复发提供了条件。但是,也有研究认为,MTB 可以利用肉芽肿增殖和传播,与 MTB 毒力相关的 *RD-1* 基因可以促使巨噬细胞聚集到肉芽肿,使肉芽肿不断扩大。

肉芽肿形成的早期是巨噬细胞持续活化、分化、融合成多核巨细胞、泡沫细胞、上皮样细胞。根据巨噬细胞的极化状态区分,在感染早期表达诱导型一氧化氮合酶的经典激活巨噬细胞(M1 巨噬细胞)应答,随后出现表达精氨酸酶的替代激活巨噬细胞(M2 巨噬细胞)应答,肉芽肿内 M1/M2 巨噬细胞比值变化与宿主控制 MTB 的能力相关。

在肉芽肿的形成过程中,促炎细胞因子,如 IFN-γ、TNF-α、IL-6、IL-12、IL-17 和 IL-23,趋化因子如 CCL2、CCL3、CCL5、CXCL8 和 CXCL10,对炎症细胞起到了诱导、募集作用。TNF-α 基因缺陷或受体缺失、IFN-γ 受体缺陷、IL-12 相关基因缺陷(导致 T 细胞 -IL-12Rβ-IFNγ 轴缺失),以及 CCL5 缺乏都能导致肉芽肿形成不良,并造成宿主对结核菌的控制能力下降。另外,肉芽肿内存在大量 B 细胞,有结核菌相关的特异性 IgG,说明体液免疫在肉芽肿免疫病理机制中的作用不容忽视。

2. **干酪样坏死**　结核病肉芽肿可以出现组织坏死,因其呈干酪样,故称为干酪样坏死,此病理改变由迟发型变态反应(DTH)介导的。MTB 诱导外周血单核细胞、肺肉芽肿上皮样巨噬细胞和朗格汉斯巨细胞表达基质金属蛋白酶(matrix metalloproteinases,MMPs),MMPs 在自然 pH 值下可以降解肺组织细胞外基质中起支撑作用的胶原纤维,从而产生组织破坏。巨噬细胞增殖、MTB 产生的肽链内切酶也与之有关。在干酪样中心部位可以发现大量 T 细胞和巨噬细胞凋亡,提示干酪样坏死是一个坏死和凋亡的综合体。

干酪样坏死物液化后可以沿支气管排出,此时传染性最强,所形成的空洞隔离了宿主的免疫反应,MTB 保持存活状态并具有传染性。空洞的形成使得宿主和病原菌达到一个共生的状态。

3. **纤维化**　纤维样病变见于各种类型的结核病,纤维化既是组织破坏后的结果,也是炎症反应的表现之一,纤维化造成组织结构改变,造成功能丧失。TGF-β 和 TNF-α 与结核肉芽肿的纤维化密切相关,并能在局部抑制成纤维细胞凋亡,使纤维化持续存在;Th2 型细胞因子也参与了肺纤维化进程,IL-4 和 IL-13 可促进纤维化并增强成纤维细胞产生胶原。MMP-1 基因的多态性使某些患者 MMP-1 活性增加,更易出现严重纤维化。

【发病机制】

1. **结核病的自然病程**　Koch 在 1891 年就曾论述过"细菌不是结核病的全部原因"。结核分枝杆菌感染是牵扯诸多因素的免疫病理过程,感染后会出现三种预后:结核分枝杆菌被清除;未清除但不发病,成为潜伏性感染;结核分枝杆菌增殖并出现活动性结核。感染 MTB 的结局除了与细菌的菌量、毒力有关,还与宿主的自然及抗结核免疫应答密切相关。

CD4$^+$T 细胞在 IL-12、IL-18 等诱导下,发生 Th1 型免疫反应,抑制 MTB 复制,使之处于低代谢状态。细胞内 MTB 可以抑制巨噬细胞活化,抑制早期吞噬体成熟,防止其自身被破坏而得以存活,成为潜伏性结核感染。一旦 MTB 在巨噬细胞内大量增殖,致敏 CD4$^+$T 细胞在 IL-10 的诱导下发生 Th2 型 T 细胞免疫反应,随之产生的 Th2 类细胞因子对 Th1 型免疫反应发生负调控,导致结核病变进展。

在针对结核菌的保护性免疫应答中,记忆性 T 细胞、识别特异性非肽抗原的 CD1 限制性 T 淋巴细胞和 γδT 细胞也发挥了作用。调节性 T 细胞和 Th17 细胞是重要保护性免疫细胞亚群,调节性 T 细胞可以在免疫应答反应过重时上调,减少损伤的风险,Th17 细胞的数量和应答水平与结核分枝杆菌感染的预后有关。

2. **结核菌感染的宿主反应及其生物学过程**　结核菌入侵宿主体内,感染引起的宿主反应可分为 4 期。

(1)起始期:入侵呼吸道的 MTB 被肺泡巨噬细胞吞噬,因菌量、毒力和巨噬细胞非特异性杀菌能力的不同,被吞噬 MTB 的命运各异。在出现有意义的细菌增殖或宿主细胞反应之前,若 MTB 被非特异性防御机制清除或杀灭,则不留任何痕迹或感染证据。如果 MTB 在肺泡巨噬细胞内存活和复制,并扩散至邻近非活化的肺泡巨噬细胞和形成早期感染灶。能够进入呼吸道的 MTB,被肺泡巨噬细胞表面多种受体识别,依抗原递呈途径主要与组织相容性复合体 Ⅱ 结合,致敏 CD4$^+$T 细胞。TLR2 是识别分枝杆菌共同抗原、活化巨噬细胞、树突状细胞的关键受体,它可识别 MTB 相对分子质量为 19 000 的脂蛋白,诱导细胞分泌肿瘤坏死因子、IL-12 等细胞因子,依赖 TLR2 信号转导的 IL-6 和 IL-10 分泌很可能是 MTB 感染后的负反馈调节机制,限制炎症反应的进展。

(2)T 细胞反应期:由 T 细胞介导的细胞免疫(cellular immunity,CMI)和 DTH 在此期形成,从而对结核病发病、演变及转归产生决定性影响。CD4$^+$T 细胞在 IL-12、IL-18 等诱导下,发生 Th1 型免疫反应,抑制 MTB 复制,使之处于低代谢状态。细胞内 MTB 可以抑制巨噬细胞活化,抑制早期吞噬体成熟,防止其自身被破坏而得以存活,成为潜伏性结核感染。一旦 MTB 在巨噬细胞内大量增殖,致敏 CD4$^+$T 细胞在 IL-10 的诱导下发生 Th2 型 T 细胞免疫反应,随之产生的 Th2 类细胞因子对 Th1 型免疫反应发生负调控,导致结核病变进展。在针对结核菌的保护性免疫应答中,记忆性 T 细胞、识别特异性非肽抗原的 CD1 限制性 T 淋巴细胞和 γδT 细胞也发挥了作用。Tregs 细胞和 Th17 细胞是重要保护性免疫细胞亚群,Tregs 细胞可以在免疫应答反应过重时上调,减少损伤的风险,Th17 细胞的数量和应答水平与结核分枝杆菌感染的预后有关。

(3)共生期:生活在流行区的多数感染者发展至 T 细胞反应期,仅少数发生原发性结核病。大部分感染者结核菌可以持续存活,细菌与宿主处于共生状态。纤维包裹的坏死灶干酪样中央部位被认为是结核分枝杆菌持续存在的主要场所。低氧、低 pH 和抑制性脂肪酸的存在使细菌不能增殖。宿主的免疫机制亦是抑制细菌增殖的重要因素,倘若免疫损害便可引起受抑制结核菌的重新活动和增殖。

(4)细胞外增殖和传播期:干酪灶中具有生长能力但不繁殖的结核菌,干酪灶液化后为细菌增殖提供了理想环境。即使免疫功能健全的宿主,从液化干酪灶释放的大量结核分枝杆菌亦足以突破局部免疫防御机制引起播散。

3. 科赫现象与 CMI、DTH 的联系　结核菌初次感染的豚鼠,经 2 周后局部出现硬结,随后溃烂,形成溃疡,进而出现肺门淋巴结肿大,终因全身播散而死亡,结素试验呈阴性反应。但对 3~6 周前感染过结核菌、结素反应转阳的豚鼠接种等量的结核菌后,3 日后局部即出现严重反应,迅速形成浅表溃疡,但很快愈合,无淋巴结肿大和周身播散,动物亦无死亡。这种现象称为科赫(Koch)现象,其解释是前者为初次感染,机体无 DTH,亦无 CMI;后

者因事先致敏,出现剧烈的局部反应,是 DTH 的表现,而病灶趋于局限化,则为获得 CMI 的证据。科赫现象同临床上儿童原发性肺结核与成人继发性肺结核表现的差异是一致的。

CMI 和 DTH 是结核病免疫反应的两种形式。一般认为,结核菌核糖体 RNA 能激发 CMI,但无 DTH;结核蛋白及脂质 D 引起 DTH,而不产生 CMI;DTH 是由抗原特异性 T 细胞介导的,而介导 CMI 的主要是 Th 细胞,细胞毒性 T 细胞在两种反应都可以参与作用;感染结核菌后机体同时产生 Th1+Th2 介导的免疫反应,在菌量少、毒力低或感染早期 Th1 型反应起主导作用,表现为 CMI 为主;而菌量大、毒力强或感染后期,则向 Th2 型反应方向偏移,出现以 DTH 为主的反应;CMI 通过激活巨噬细胞来杀灭细胞内吞噬的结核菌,而 DTH 则通过杀死含菌而未被激活的巨噬细胞及其邻近的细胞组织,以消除十分有利于细菌生长的细胞内环境。DTH 是否对宿主有利取决于其反应强度。轻度 DTH 可以动员和活化免疫活性细胞,并能直接杀伤靶细胞,使感染有结核菌的宿主细胞死亡而达到杀菌功效。比较剧烈的 DTH 则造成组织溃烂、坏死液化和空洞形成,已被吞噬的结核菌释放至细胞外,取得养料,从而进行复制和增殖,并引起播散。所以 DTH 虽然参与抗结核免疫,但总体上 DTH 的免疫损伤超过免疫保护作用。

【临床表现】

临床表现谱涵盖无症状携带者到致死性病例。结核病是慢性、消耗性疾病,特征是发热、消瘦、发育停滞等非特异性症状。最常见的受累器官和组织是淋巴结和肺,肺又是最常见的复发器官。长期低热和呼吸道症状是最常见的就诊原因。粟粒型肺结核是最常见的血行播散型肺结核,中枢神经系统结核是最严重的临床类型。结核病的许多症状是宿主针对结核菌的免疫反应所导致,而非细菌的直接毒性作用。

【实验室及影像学检查】

1. 影像学检查

(1)原发性肺结核主要表现为肺内原发病灶及淋巴结肿大,或单纯胸内淋巴结肿大。

(2)急性血行播散性肺结核表现为两肺均匀分布的大小、密度一致的粟粒阴影;儿童急性血行播散性肺结核有时仅表现为磨玻璃样影,婴幼儿粟粒病灶周围渗出明显,边缘模糊,易于融合。

(3)继发性肺结核胸部影像表现多样。轻者主

要表现为斑片、结节及条索影,或表现为结核瘤或孤立空洞;重者可表现为大叶性浸润、干酪性肺炎、多发空洞形成和支气管播散等;反复迁延进展者可出现肺损毁,损毁肺组织体积缩小,其内多发纤维厚壁空洞、继发性支气管扩张,或伴有多发钙化等,邻近肺门和纵隔结构牵拉移位,胸廓塌陷,胸膜增厚粘连,其他肺组织出现代偿性肺气肿和新旧不一的支气管播散病灶等。

(4)气管及支气管结核主要表现为气管或支气管壁不规则增厚、管腔狭窄或阻塞,狭窄支气管远端肺组织可出现继发性不张或实变、支气管扩张及其他部位支气管播散病灶等。

(5)结核性胸膜炎分为干性胸膜炎和渗出性胸膜炎。干性胸膜炎为胸膜的早期炎性反应,通常无明显的影像表现;渗出性胸膜炎主要表现为胸腔积液,且胸腔积液可表现为少量或中大量的游离积液,或存在胸腔任何部位的局限积液,吸收缓慢者常合并胸膜增厚粘连,也可演变为胸膜结核瘤及脓胸等。

2. 细菌学检查包括涂片显微镜检查、分子生物学检查和病理学检查。

3. 免疫学检查包括结核菌素皮肤试验、γ-干扰素释放试验和结核分枝杆菌抗体检查。

4. 支气管镜检查可直接观察气管和支气管病变,也可以抽吸分泌物、刷检及活检。

【诊断及鉴别诊断】

1. **诊断** 肺结核的诊断是以病原学(包括细菌学、分子生物学)检查为主,结合流行病史、临床表现、胸部影像、相关的辅助检查及鉴别诊断等,进行综合分析做出诊断。以病原学、病理学结果作为确诊依据。儿童肺结核的诊断,除痰液病原学检查外,还要重视胃液病原学检查。

结核病的实验室检查主要集中在 MTB 的病原学检查上,包括细菌学检测,如涂片、常规培养和噬菌体生物扩增法等;结核菌素试验;分子生物学检测,包括各种 PCR 检测手段,以及近年来应用于临床的 IFN-γ 释放试验(IGRAs)。

结核菌素皮肤试验是常用的诊断方法,以纯化蛋白衍生物为反应试剂,根据皮肤免疫反应程度作出诊断。但该方法在免疫抑制者、新近感染者及幼儿中敏感性较低,存在假阴性问题,且无法排除卡介苗接种引起的阳性反应。

IFN-γ 释放试验包括两种试验方法,即基于全血的酶联免疫吸附试验和基于外周血淋巴细胞的

酶联免疫斑点试验。IFN-γ 释放试验基于结核分枝杆菌 RD1 区基因编码的两种蛋白,早期分泌抗原靶分子 -6(ESAT-6)和培养滤液蛋白 -10(CFP-10),RD1 区基因与宿主巨噬细胞趋化形态和移动速度有关,决定结核菌毒力,BCG 及其他非致病性分枝杆菌中不存在该基因,除一些原发性免疫缺陷病外,该试验受机体免疫状态的影响较小,既可用于诊断,对判断疾病进展和疗效评估也有帮助。美国疾病预防控制中心推荐,所有可以使用 PPD 试验的场合均可用 IFN-γ 释放试验代替,并推荐优先使用 IFN-γ 释放试验的情况。目前认为,当机体处于严重免疫抑制状态,T 细胞反应较低,试验可能出现假阴性。试验的阴性预测值较高,对肺结核和肺外结核诊断的敏感度无显著差别,而肺外结核的特异度高于肺结核,其数值与结核病活动性存在一定相关性。由于 MTB 感染部位具有隔室化的特点,较之外周血,采用胸腔积液和腹水标本的 IFN-γ 释放试验有更高的诊断效能。

另外,用于结核病体液免疫学诊断的试剂盒已有数种,目标抗原包括 38kD 抗原、LAM、16kD 抗原(Rv2031c)、MTB81(Rvl837c)、ESAT-6(Rv3875)、Antigen 85B(Rvl886c)、Antigen 60 等。但这些检测尚不能替代现有的细菌学检测,因而WHO 未做推荐。

2. **鉴别诊断** 肺结核的症状、体征和影像学表现同许多胸部疾病相似,在诊断肺结核时,应注意与其他疾病相鉴别,影像呈浸润表现的肺结核应与细菌性肺炎、肺真菌病和肺寄生虫病等疾病相鉴别。肺结核球与炎性假瘤、肺错构瘤和肺隔离症等相鉴别。血行播散性肺结核与肺含铁血黄素沉着症和弥漫性肺间质病相鉴别。支气管淋巴结结核与淋巴瘤、结节病相鉴别。肺结核空洞与肺囊肿和囊性支气管扩张相鉴别。结核性胸膜炎与各种漏出性胸腔积液、肺炎旁胸腔积液相鉴别。肺结核应与非结核分枝杆菌肺病相鉴别。

【治疗】

1. **结核病的化学治疗** 根据结核病的类型、MTB 的耐药情况,以及未来风险选择治疗药物的种类和疗程。

2. **结核病的免疫辅助治疗** 结核病的辅助免疫治疗,可以在抗结核药物治疗的基础上,缩短病程、改善患者免疫状态、减少疾病复发,提高耐药结核菌感染的治愈率。基于结核病的免疫学改变,辅助免疫治疗的原则是:强化 Th1 型免疫反应,抑制

过度的 Th2 型免疫反应,通过免疫调节作用减轻结核菌造成的免疫病理损伤。具体方法有:免疫增强治疗,主要为 Th1 类细胞因子,如 IFN-γ、IL-2、IL-12;免疫抑制治疗,主要为 TNF-α 抑制剂;免疫调节治疗,包括丙种球蛋白、胸腺素、DNA 疫苗等。

3. 结核病与 HIV 感染的治疗　结核分枝杆菌感染是 HIV 感染者最常见的机会性感染之一,并且是导致其死亡的主要原因。AIDS 和 MTB 相互影响,互为因果,核心是 CD4$^+$ T 细胞减少。另外,MTB 及其部分代谢产物可加剧 HIV 感染。MTB 和 HIV 双重感染者的临床表现、影像学表现常常不典型,容易出现播散,而且治疗效果不佳。合并结核病的艾滋病患者联合应用高效抗反转录病毒治疗(highly active antiretroviral therapy,HAART)时,由于其免疫系统对炎症反应能力的加强,在最初的几个月内,其结核病的症状可能加重,可能会出现潜伏性病变转为活动性病灶。这种情况是 HAART 治疗的主要并发症之一,称为免疫重建炎症综合征,多在 HAART 初始治疗的 3 个月内,表现为难以解释的临床症状加重,常常伴随新出现的机会感染。因此,对于 HIV 感染合并结核病患者原则上应首先治疗结核病,当患者临床症状好转后再开始 HAART。

【免疫接种与预防】

BCG 是接种最广泛的疫苗之一。由于其对 T 细胞混合群缺乏有效刺激,特别是对于 CD8$^+$T 细胞诱导不足,因而 BCG 对宿主的保护效果并不理想。多年来,BCG 菌株在不同地区传代,产生了不同表型和基因型,因而保护效果也不尽相同;BCG 经多次传代,可能丢失了许多与保护性免疫有关的基因,也是保护效果不佳的原因;某些地区环境中存在大量分枝杆菌,也是干扰 BCG 保护作用的因素。鉴于 BCG 对宿主的保护不够理想,结核预防接种有 2 个方向:采用免疫保护力更强的疫苗,如重组 BCG 疫苗、亚单位疫苗等;改变单一的疫苗注射策略为异源初始加强免疫。

(邹映雪　徐勇胜　胡　坚)

第八节　丙肝病毒综合征

丙肝病毒综合征(hepatitis C virus syndrome,HCV syndrome,HCVS)是慢性 HCV 感染潜在相关的,临床 - 病理间复杂多样的多种疾病或现象的涵盖性病群。是感染 HCV 后宿主受多因素影响和多步骤发病过程的结果。通常症状由轻开始,或是孤立的,进而出现系统性自身免疫介导的损伤和更少的明显的恶性肿瘤。

【流行病学】

自 1989 年分离出 HCV 后不久,相关的临床流行病学、病理学和试验研究就证实了混合性冷球蛋白血症(mixed cryoglobulinemia,MCs)是由 HCV 驱动的系统性自身免疫病,其原型是伴随皮肤和内脏器官受累的冷球蛋白血症性血管炎(CV)。另外,MCs 还可模拟免疫介导的疾病和恶性病,特别是 B 细胞 - 非霍奇金淋巴瘤(B-cell non-Hodgkin's lymphoma,B-NHL)。近 20 年,这种独特的临床特征可见于其他免疫介导的肿瘤性疾病,尤其是肝外病症,显现出 MCs 原型(prototype)的趋淋巴性(lymphotropic)特征和 HCVS 临床表型的多样性,以及 HCV 相关恶性病受遗传和环境作用流行异质性的特点。

【免疫学特点】

1. 临床特征由肝脏和肝外疾病的表现构成,并受遗传和 / 或环境的影响。

2. 对淋巴样组织而言,HCV 感染后的趋势受一些免疫介导的疾病、感染 HCV 后寡聚克隆 B 细胞扩张、不同自身抗体和免疫复合物的影响。这些血清学改变构成了自身免疫或肿瘤性疾病的特征。

3. 循环中混合性冷球蛋白在小血管沉积导致的冷球蛋白血症性血管炎是 HCV 驱动免疫介导和淋巴增生异常的原型,并可发展至弗兰克恶性淋巴瘤(frank malignant lymphoma)。

4. HCV 具有潜在的致瘤倾向(肝细胞癌,孤立性 B 细胞 - 非霍奇金淋巴瘤,乳头状甲状腺瘤)。

5. HCV 感染通常是无症状性的或仅有肝脏病变,在遗传和 / 或环境作用下可呈现自限性,或形成自身免疫和 / 或肿瘤病变。

【发病机制的遗传级联】

病毒基因组与受感染宿主免疫系统的相互作用解释了复杂的临床现象或疾病取决于 HCV 的嗜肝性和趋淋巴性,尤其是病毒驱动的自身免疫淋巴增生疾病,由惰性 B 细胞持续扩增导致全身性疾病发生,并伴随循环自身抗体和 / 或 MCs。

HCV 是一个正螺旋单链 RNA 病毒,病毒复制时给定一个 DNA 中间缺失位,使 HCV-RNA 序列不能整合到被感染的宿主基因组中,因此,成为一种对免疫系统的慢性刺激,后者一步步导致克隆 B

淋巴细胞的持续扩增。特别是相当多的 HCV 感染者显示 t(14；18)易位,反过来又可能导致 bcl-2 原癌基因的激活,更为常见的是伴有单克隆 -2 型的 MCs。另外,病毒包膜蛋白 E2(HCV-E2)能绑定在肝细胞和 B 细胞细胞膜广泛表达的分子 CD81,这可能是 HCV 相关自身免疫现象的决定性所在。HCV-E2 与 CD81 间的作用,发生在 B 淋巴细胞表面蛋白复合物(B 细胞受体蛋白)CD81-CD21-CD19-Leu13 通过桥接补充识别 CD21- 介导和抗原特异性识别的过程中,结果是降低 B 细胞激活的阈值。

在抗原反应性 B 淋巴细胞中,HCV-E2 与 CD81 相互作用可能扩增 VDJ 重排的频率;t(14；18)易位代表 HCV 感染的个体伴随 bcl-2 原癌基因的遗传畸变。bcl-2 过度表达可防止凋亡而延长 B 淋巴细胞寿命,扩增的 B 细胞产生包括构成 IgG-IgM 免疫复合物的抗 -IgG 类风湿因子和 MCs 的自身抗体。这些特异性的自身抗体可存在于单器官或系统性自身免疫病患者,冷凝的和非冷凝的 IgG-IgM 免疫复合物是 MCs 的血清学标志。HCV 特异性蛋白通过分子模拟宿主自身抗原的机制,诱导 B 细胞激活而产生自身抗体。延长寿命的 B 细胞能导致另外的遗传变异,如发生在易感个体中的 c-myc、bcl-6 和 p53 对恶性 B-NHL 发生过程的作用。HCV 肿瘤的潜在性体现在肝细胞癌和 B-NHL 或甲状腺癌。HCV 的肿瘤倾向机制与幽门螺杆菌感染后胃黏膜相关淋巴组织淋巴瘤相似,即慢性抗原刺激导致恶性淋巴增生。

在 HCV 关联的淋巴瘤生成机制中,B 细胞激活因子或刺激因子(BAFF 或 BLyS)基因(BAFF)启动子的多态性变异有重要意义,等位基因变异(-871T)使转录活性增加,尤其是 HCV 阳性的 MCs 患者。至于 HCV 关联的 NHL,循环骨桥蛋白的水平增加与 HCV 阳性 B 细胞淋巴瘤相关。

【临床表现】

HCVS 的临床表现取决于自身免疫病和相关的肿瘤特征。

1. 自身免疫病 HCVS 的肝外表现是由免疫介导的。①MCs 和冷球蛋白血症性血管炎(CV)是最常见的,常被认为是交叉于"良性"器官特异性和系统性自身免疫疾病之间的疾病。②其他系统性风湿性疾病、相关症状和血清自身抗体,如干燥综合征,皮肌炎 / 多肌炎和结节性多动脉炎,MCs 和 CV 常重叠于其中。其他相关症状如紫癜、乏力、关节痛 / 轻度寡关节炎、雷诺现象、纤维肌痛。血清可出现多种自身抗体,如干燥综合征相关自身抗体,抗核抗体、抗平滑肌抗体和抗线粒体抗体,抗 ENA 抗体等,抗 HCV 抗体 ±HCV-RNA,以及低补体血症。③内分泌疾病:如甲状腺炎和 2 型糖尿病,以及男性性功能障碍等。④迟发性皮肤卟啉病。⑤膜增生性肾小球肾炎 1 型。⑥其他:如"原发性"自身免疫性肝炎,肺小疱炎,慢性荨麻疹,蚕食性角膜溃疡,银屑病,骨硬化,周围神经病变。

2. 相关肿瘤肝细胞性肝癌,乳头状甲状腺瘤,B 细胞非霍奇金淋巴瘤(相同的地理异质性)。

【实验室检查】

HCV 慢性感染相关血清学、肝损伤的组织病理学,以及自身免疫抗体和相关肿瘤组织病理学是主要的实验室特征。

【诊断及鉴别诊断】

1. 诊断　包括两部分:一是 HCV 感染的证据,二是临床多样性的自身免疫与肿瘤特征。HCV 感染通常是无症状性的或仅有肝脏病变,一旦出现多种器官和全身的病理生理状态即应考虑丙型肝炎综合征。

2. 鉴别诊断　主要是"原发性自身免疫病"或免疫介导的"肿瘤"特征的鉴别。

【治疗】

因 HCVS 的临床多样性和疾病谱的特殊性而尚无可用的综合性治疗指南。针对自身免疫和肿瘤的治疗涉及多学科的共识和协作。MCs 的基本治疗可遵循 3 个层面,并联合应用:病因治疗——HCV 根除性治疗,即抗病毒药物;病理机制治疗——免疫调节抗肿瘤药物治疗;病理症状性治疗——糖皮质激素和血浆置换。近年,抗 CD20 单克隆抗体的生物制剂已用于病理机制和症状控制性治疗。

【预后】

预后取决于嗜肝性和趋淋巴性的临床多样性和疾病谱的特殊性认知和治疗反应。遗传和环境的综合因素对预后的影响至关重要。

(胡　坚)

参考文献

[1] WEN Y, SHAH S, CAMPBELL KN. Molecular Mechanisms of Proteinuria in Focal Segmental Glomerulosclerosis. Front Med (Lausanne), 2018, 16: 95-98.

[2] BARBOUR TD, RUSEVA MM, PICKERING MC. Update on C3 glomerulopathy. Nephrol Dial Transplant, 2016, 31: 717-725.

[3] 胡培丹, 黄建萍. 儿童 C3 肾小球病的临床与病理特征. 中华实用儿科临床杂志, 2017, 32: 350-353.

[4] 江载芳, 申昆玲, 沈颖. 诸福棠实用儿科学. 8 版. 北京: 人民卫生出版社, 2014: 1754-1761.

[5] CHANTAROGH S, VILAIYUK S, TIM-AROON T, et al. Clinical improvement of renal amyloidosis in a patient with systemic-onset juvenileidiopathicarthritis who received tocilizumab treatment: a case report and literature review. BMC Nephrol, 2017, 18: 159-165.

[6] CALATRONI M1, OLIVA E2, GIANFREDA D, et al. ANCA-associated vasculitis in childhood: recent advances. Ital J Pediatr, 2017, 43: 46-55.

[7] MANUEL P, ANGEL S, PILAR A, et al. Changes in the aetiology, clinical presentation and management of acute interstitial nephritis, an increasingly common cause of acute kidney injury. Nephrol Dial Transplant, 2015, 30: 1472-1479.

[8] EPELMAN S, LIU PP, MANN DL. Role of innate and adaptive immune mechanisms in cardiac injury and repair. Nat Rev Immunol, 2015, 15 (2): 117-129.

[9] ROSSANO JW, JANG GY. Pediatric heart failure: current state and future possibilities. Korean Circ J, 2015, 45 (1): 1-8.

[10] CORUJEIRA S, FERRAZ C, NUNES T, et al. Severe IgG4-related disease in a young child: a diagnosis challenge. Case Rep Pediatr, 2015, 2015: 140753.

[11] WINGERCHUK DM, BANWELL B, BENNETT JL, et al. International consensus diagnostic criteria for neuromyelitis optica spectrum disorders. Neurology, 2015, 2: 177-189.

[12] 中国免疫学会神经免疫学分会, 中华医学会神经病学分会神经免疫学组, 中国医师协会神经内科分会神经免疫专业委员会. 中国视神经脊髓炎谱系疾病诊断与治疗指南. 中国神经免疫学和神经病学杂志, 2016, 23: 155-166.

[13] KRUPP LB, TARDIEU M, AMATO MP, et al. International Pediatric Multiple Sclerosis Study Group criteria for pediatric multiple sclerosis and immune-mediated central nervous system demyelinating disorders: revisions to the 2007 definitions. MultScler, 2013, 19 (10): 1261.

[14] 李海峰, 王琦. 国际儿童多发性硬化研究组对儿童多发性硬化和免疫介导的中枢神经系统脱髓鞘疾病的诊断标准: 对 2007 年标准的修订. 中国神经免疫学和神经病学杂志, 2013, 20 (6): 441-442.

[15] LEGER J, CAREL JC. Hyperthyroidism in Childhood: Causes, When and How to Treat. J Clin Res Pediatr Endocrinol, 2013, 5 (Suppl 1): 50-56.

[16] 儿童青少年糖尿病营养治疗专家共识 2018 版编写委员会. 儿童青少年糖尿病营养治疗专家共识 2018 版. 中华糖尿病杂志, 2018, 10 (9): 569-576.

[17] NAPIER C, PEARCE SHS. Autoimmune Addison's disease. Presse Med, 2012, 41: e626-635.

[18] RABRANDÃO NETO, JFDE CARVALHO. Diagnosis and classification of Addison's disease (autoimmune adrenalitis). Autoimmunity Rev, 2014, 13 (4-5): 408-411.

[19] 中华医学会骨质疏松和骨矿盐疾病分会, 中华医学会内分泌分会代谢性骨病学组. 甲状旁腺功能减退症临床诊疗指南. 中华骨质疏松和骨矿盐疾病杂志, 2018, 11 (4): 323-337.

[20] 房红芸, 翟屹, 赵丽云, 等. 中国 6~17 岁儿童青少年超重肥胖流行特征. 中华流行病学杂志, 2018, 39 (6): 724-727.

[21] CASTILLO NE, THEETHIRA TG, LEFFLER DA. The present and the future in the diagnosis and management of celiac disease. Gastroenterol Rep (Oxf), 2015, 3 (1): 3-11.

[22] MANNS MP, LOHSE AW, VERGANI D. Autoimmune hepatitis-Update 2015. J Hepatol, 2015, 62 (1S): S100-S111.

[23] TANNER SM, BERRYHILL TF, ELLENBURG JL, et al. Pathogenesis of Necrotizing Enterocolitis Modeling the Innate Immune Response. Am J Pathol, 2015, 185: 4e16.

[24] ISODA K, KOTANI T, TAKEUCHI T, et al. Potential of Krebs von den Lungen-6 as a predictor of relapse in interstitial pneumonia with anti-aminoacyl tRNA synthetase antibodies-positive dermatomyositis. Clin Respir J, 2018, 12 (7): 2235-2241.

[25] SAPER VE, CHEN G, DEUTSCH GH. the Childhood Arthritis and Rheumatology Research Alliance Registry Investigators, et al. Emergent high fatality lung disease in systemic juvenile arthritis. Annals of the Rheumatic Diseases, 2019, 78:

1722-1731.

［26］HUY, WANGLS, JINYP, etal. Serum KrebsvondenLungen 6 level as a diagnostic biomarker for interstitial lung disease in Chinese patients. Clin Respir J, 2017, 11 (3): 337-345.

［27］YOKOTA S, ITOH Y, MORIO T, et al. Tocilizumab in systemic juvenile idiopathic arthritis in a real-world clinical setting: results from 1 year of postmarketing surveillance follow-up of 417 patients in Japan. Annals of the Rheumatic Diseases, 2016, 75: 1654-1660.

［28］SABBAGH S, PINAL-FERNANDEZ I, KISHI T, et al. Anti-Ro52 autoantibodies are associated with interstitial lung disease and more severe disease in patients with juvenile myositis. Ann Rheum Dis, 2019, 78 (7): 988-995.

［29］MENDE M, BORCHARDT-LOHÖLTER V, MEYER W, et al. Autoantibodies in Myositis. How to Achieve a Comprehensive Strategy for Serological Testing. Mediterr J Rheumatol, 2019, 30 (3): 155-161.

［30］GEERTS S, WUYTS W, LANGHE E, et al. Connective tissue disease associated interstitial pneumonia: a challenge for both rheumatologists and pulmonologists. Sarcoidosis Vasc Diffuse Lung Dis, 2017, 34 (4): 326-335.

［31］KOO SM, UH ST. Treatment of connective tissue disease-associated interstitial lung disease: the pulmonologist's point of view. Korean J Intern Med, 2017, 32 (4): 600-610.

［32］BUTSABONG L, SOAMARAT V. Macrophage activation syndrome: early diagnosis is key. Open Access Rheumatology Research & Reviews, 2018, 10: 117-128.

［33］MOORES RC, BRILHA S, SCHUTGENS F, et al. Epigenetic Regulation of Matrix Metalloproteinase-1 and-3 Expression in Mycobacterium tuberculosis Infection. Front Immunol, 2017, 24 (8): 602.

中英文名词对照索引